（中文翻译版）

心血管病治疗学

——Braunwald 心脏病学姊妹篇

Cardiovascular Therapeutics－A Companion to Braunwald's Heart Disease

（原书第 4 版）

原　著　Elliott M. Antman

　　　　Marc S. Sabatine

主　译　高润霖　杨跃进

科学出版社

北　京

内 容 简 介

本书原著为世界级心血管病治疗权威教科书,翻译由著名心血管病专家高润霖院士领衔,多名心血管病专家共同参与。详述了心血管病临床试验及治疗的评估方法、新药开发、药物遗传学、健康医疗体系、全球范围内心血管病的治疗、缺血性疾病的药物治疗、稳定性缺血性心脏病/慢性稳定型心绞痛、非 ST 段抬高型急性冠脉综合征、ST 段抬高型心肌梗死、冠状动脉血运重建的进展、心力衰竭药物的动态管理等 49 章。其中 13 章是全新的内容,其余 36 章和附录内容进行了重要的更新,对特殊心血管病治疗在本书中进行了详细的论述,本版内容广泛参照第 9 版《Braunwald 心脏病学》,与其他姊妹篇相互协同,为心血管病提供了广泛的信息。

本书是心内科医师同时也是心血管外科、全科医师、实习医师、研究生及医学生珍贵的参考书。

图书在版编目(CIP)数据

心血管病治疗学:Braunwald 心脏病学姊妹篇:原书第 4 版 /（美)艾略特·M.安特曼(Elliott M. Antman) 等著 ;高润霖,杨跃进主译.—北京:科学出版社,2019.1

书名原文:Cardiovascular Therapeutics: A Companion to Braunwald's Heart Disease

ISBN 978-7-03-060195-7

Ⅰ.①心… Ⅱ.①艾… ②高… ③杨… Ⅲ.①心脏血管疾病-治疗 Ⅳ.①R540.5

中国版本图书馆 CIP 数据核字(2018)第 288791 号

责任编辑:路　弘 / 责任校对:严　姚
责任印制:肖　兴 / 封面设计:龙　岩

科 学 出 版 社 出版

北京东黄城根北街 16 号
邮政编码:100717
http://www.sciencep.com

中国科学院印刷厂 印刷
科学出版社发行　各地新华书店经销

*

2019 年 1 月第 一 版　开本:889×1194　1/16
2019 年 1 月第一次印刷　印张:50 3/4
字数:1643 000

定价:298.00 元
(如有印装质量问题,我社负责调换)

ELSEVIER

Elsevier (Singapore) Pte Ltd.

3 Killiney Road，#08-01 Winsland House I，Singapore 239519

Tel：(65) 6349-0200；Fax：(65) 6733-1817

译者名单

主　译　高润霖　杨跃进

副主译　张　奇　钱　杰　窦克非　徐　波

译　者（以姓氏笔画为序）

卜　军	王启闻	王现涛	王贵松	王贺阳	石顺懿	叶　飞
曲新凯	朱　灏	朱永宏	刘　芃	刘　健	刘学波	刘震宇
关　强	孙冬冬	李　妍	李　怡	李　悦	李　浪	李　毅
李俭强	杨伟宪	杨峻青	杨毅宁	吴　炜	吴小凡	何鹏程
沈成兴	沈珠军	宋现涛	张　力	张　奇	张东凤	张俊杰
张俊霞	张瑶俊	陈方圆	陈羽乔	陈海滨	杭靖宇	罗晓亮
金泽宁	金琴花	郑金刚	单守杰	赵志敬	胡新央	修建成
侯静波	贺　勇	钱　杰	徐　凯	徐迎佳	高　展	郭　宁
郭　超	陶　凌	黄福华	黄榕翀	曹　丰	章　航	梁　春
蒋　峻	曾　勇	赖红梅	窦克非	廖自立	滕纬利	潘靖南
戴锦杰						

Cardiovascular Therapeutics

A Companion to *Braunwald's Heart Disease*

FOURTH EDITION

Elliott M. Antman, MD
Professor of Medicine
Associate Dean for Clinical/Translational Research
Harvard Medical School
Senior Investigator, TIMI Study Group
Brigham and Women's Hospital
Boston, Massachusetts

Marc S. Sabatine, MD, MPH
Chairman, TIMI Study Group
Brigham and Women's Hospital
Associate Professor of Medicine
Harvard Medical School
Boston, Massachusetts

Section Editors
James de Lemos, MD
John P. DiMarco, MD, PhD
Michael M. Givertz, MD
Suzanne Oparil, MD
Frank M. Sacks, MD
Benjamin M. Scirica, MD, MPH
Piotr Sobieszczyk, MD

ELSEVIER
SAUNDERS

原　著　者

William T. Abraham, MD
Associate Director, Cardiac Transplantation, Cardiovascular
  Institute, University of Pittsburgh, Pittsburgh, Pennsylvania
  Implantable Devices for the Management of Heart Failure

Maria Czarina Acelajado, MD
Clinical Associate Professor, Section of Hypertension,
  Department of Medicine, University of The Philippines,
  Philippine General Hospital, Manila, The Philippines
  Resistant Hypertension

Dominick J. Angiolillo, MD, PhD
Associate Professor of Medicine, Director of Cardiovascular
  Research, Director, Center for Thrombosis Research,
  University of Florida College of Medicine, Jacksonville,
  Florida
  Pharmacologic Options for Treatment of Ischemic Disease

Elad Anter, MD
Cardiac Electrophysiology, Division of Cardiovascular Medicine,
  Beth Israel Deaconess Medical Center; Instructor, Harvard
  Medical School, Boston, Massachusetts
  Nonpharmacologic Treatment of Tachyarrhythmias

Elliott M. Antman, MD
Professor of Medicine, Associate Dean for Clinical/Translational
  Research, Harvard Medical School; Senior Investigator, TIMI
  Study Group, Brigham and Women's Hospital, Boston,
  Massachusetts
  Tools for Assessment of Cardiovascular Tests and Therapies

Piero Anversa, MD
Departments of Anesthesia and Medicine, Division of
  Cardiovascular Medicine, Brigham and Women's Hospital,
  Harvard Medical School, Boston, Massachusetts
  Regenerative Therapy for Heart Failure

Steven R. Bailey, MD
Chief, Division of Cardiology, University of Texas Health
  Sciences Center, San Antonio, Texas
  Percutaneous Treatment for Valvular Heart Disease

Suzanne J. Baron, MD
Interventional Cardiology Fellow, Massachusetts General
  Hospital, Boston, Massachusetts
  Advances in Coronary Revascularization

Eric R. Bates, MD
Professor, Department of Internal Medicine, University of
  Michigan, Ann Arbor, Michigan
  ST-Segment Elevation Myocardial Infarction

Brigitte M. Baumann, MD, MSCE
Head, Division of Clinical Research, Department of Emergency
  Medicine, Cooper Medical School of Rowan University,
  Camden, New Jersey
  Hypertensive Crisis

Edmund A. Bermudez, MD
Consultant, Florida Cardiac Consultants, Sarasota, Florida
  *Optimal Timing of Surgical and Mechanical Intervention in Native
  Valvular Heart Disease*

David A. Calhoun, MD
Medical Director, Vascular Biology and Hypertension Program,
  University of Alabama at Birmingham, Birmingham, Alabama
  Resistant Hypertension

Robert M. Califf, MD
Professor of Medicine, Division of Cardiology, Director, Duke
  University Translational Medicine Institute; Vice Chancellor
  for Clinical Research, Duke University; Editor-in-Chief,
  American Heart Journal, Raleigh, North Carolina
  Tools for Assessment of Cardiovascular Tests and Therapies

David J. Callans, MD
Associate Director of Electrophysiology, University of
  Pennsylvania Health System, Philadelphia, Pennsylvania
  Nonpharmacologic Treatment of Tachyarrhythmias

Niteesh K. Choudhry, MD, PhD
Assistant Professor of Medicine, Division of
  Pharmacoepidemiology and Pharmacoeconomics,
  Department of Medicine, Brigham and Women's Hospital,
  Harvard Medical School, Boston, Massachusetts
  Tools for Assessment of Cardiovascular Tests and Therapies

Janice Y. Chyou, MD
Brigham and Women's Hospital, Boston, Massachusetts
  Pharmacogenetics

Jay N. Cohn, MD
Professor of Medicine, Cardiovascular Division, University
  of Minnesota Medical School, Minneapolis, Minnesota
  *Pharmacologic Management of Heart Failure in the Ambulatory
  Setting*

Wilson S. Colucci, MD
Cardiovascular Section, Boston University Medical Center,
  Boston, Massachusetts
  Strategies for Management of Acute Decompensated Heart Failure

Michael H. Davidson, MD
Clinical Professor of Medicine, Director of Preventive
  Cardiology, The University of Chicago Pritzker School of
  Medicine, Chicago, Illinois
  *Therapy to Manage Low High-Density Lipoprotein Cholesterol and
  Elevated Triglycerides*

James de Lemos, MD
Professor of Medicine, Department of Cardiology, University of
  Texas, Texas Southwestern Medical Center, Dallas, Texas

G. William Dec Jr., MD
Chief, Cardiology Division, Massachusetts General Hospital;
  Roman DeSanctis Professor of Medicine, Harvard Medical
  School, Boston, Massachusetts
  Hypertrophic, Restrictive, and Infiltrative Cardiomyopathies

John P. DiMarco, MD, PhD
Professor of Medicine, Director, Heart Rhythm Center,
Cardiovascular Division, University of Virginia Health System,
Charlottesville, Virginia
Pharmacologic Management of Supraventricular Tachycardias

Kenneth A. Ellenbogen, MD
Kontos Professor of Cardiology, Chairman, Division of
Cardiology, Medical College of Virginia, Richmond, Virginia
*Role of Implantable Cardioverter-Defibrillators in Primary and
Secondary Prevention of Sudden Cardiac Death*

Rodney H. Falk, MD
Director, HVMA Cardiac Amyloidosis Program, Brigham and
Women's Hospital; Associate Clinical Professor of Medicine,
Harvard Medical School, Boston, Massachusetts
Atrial Fibrillation

Bonita E. Falkner, MD
Professor of Medicine and Pediatrics, Thomas Jefferson
University, Philadelphia, Pennsylvania
Management of Hypertension in Children and Adolescents

Andrew Farb, MD
U.S. Food and Drug Administration, Washington, DC
*Device Development for Cardiovascular Therapeutics: Concepts
and Regulatory Implications*

John D. Ferguson, MB ChB, MD
Associate Professor of Medicine, Cardiovascular Division,
University of Virginia Health System, Charlottesville, Virginia
Pharmacologic Management of Supraventricular Tachycardias

Joseph T. Flynn, MD
Dr. Robert O. Hickman Endowed Chair in Pediatric Nephrology,
Professor of Pediatrics, University of Washington School of
Medicine, Seattle, Washington
Management of Hypertension in Children and Adolescents

Lisa W. Forbess, MD
Associate Professor of Medicine, Division of Cardiology,
University of Texas Southwestern Medical Center, Dallas,
Texas
*Pharmacologic Options for Treating Cardiovascular Disease
During Pregnancy*

Keith A.A. Fox, MB ChB
Professor of Cardiology, Centre for Cardiovascular Research,
University of Edinburgh, Edinburgh, United Kingdom
Stable Ischemic Heart Disease/Chronic Stable Angina

William H. Frishman, MD, MACP
Rosenthal Professor and Chairman, Department of Medicine,
Professor of Pharmacology, New York Medical College;
Director, Department of Medicine, Westchester Medical
Center, Valhalla, New York
Pharmacologic Options for Treatment of Ischemic Disease

Victor F. Froelicher, MD
Professor of Medicine, Stanford University; Staff Cardiologist,
Palo Alto VA Medical Center, Palo Alto, California
Rehabilitation of the Patient with Cardiovascular Disease

William H. Gaasch, MD
Senior Consultant in Cardiology, Lahey Clinic; Professor of
Medicine, University of Massachusetts Medical School,
Burlington, Massachusetts
*Optimal Timing of Surgical and Mechanical Intervention in Native
Valvular Heart Disease*

Thomas A. Gaziano, MD, MSc
Assistant Professor, Harvard Medical School; Physician,
Cardiovascular Medicine, Brigham and Women's Hospital,
Boston, Massachusetts
Global Cardiovascular Therapy

Robert P. Giugliano, MD, SM
Senior Investigator, TIMI Study Group; Associate Physician,
Cardiovascular Medicine, Brigham and Women's Hospital;
Associate Professor of Medicine, Harvard Medical School,
Boston, Massachusetts
Non–ST-Segment Elevation Acute Coronary Syndromes

Michael M. Givertz, MD
Medical Director, Heart Transplant and Circulatory Assist
Program, Brigham and Women's Hospital; Associate Professor
of Medicine, Harvard Medical School, Boston, Massachusetts
*Pharmacologic Management of Heart Failure in the Ambulatory
Setting*
Strategies for Management of Acute Decompensated Heart Failure

Samuel Z. Goldhaber, MD
Director, Venous Thromboembolism Research Group; Professor
of Medicine, Cardiovascular Division, Harvard Medical
School, Boston, Massachusetts
Pulmonary Embolism and Deep Vein Thrombosis

Bruce R. Gordon, MD
Professor of Clinical Medicine and Surgery, Weill Medical
College of Cornell University; Chief Operating Officer and
Co-Director, Comprehensive Lipid Control Center, The
Rogosin Institute; Attending Physician, New York-Presbyterian
Hospital, New York, New York
*Steps Beyond Diet and Drug Therapy for Severe
Hypercholesterolemia*

Christopher B. Granger, MD
Rosenthal Professor and Chairman, Department of Medicine,
New York Medical College, Valhalla, New York
Systems of Health Care

Robert A. Harrington, MD
Arthur L. Bloomfield Professor of Medicine, Chair, Department
of Medicine, Stanford University, Stanford, California
New Drug Development

Jennifer E. Ho, MD
Cardiology Research Fellow, Massachusetts General Hospital,
Boston, Massachusetts
*Manifestations, Mechanisms, and Treatment of HIV-Associated
Cardiovascular Disease*

Brian D. Hoit, MD
Professor of Medicine and Physiology and Biophysics, Case
Western Reserve University; Director of Echocardiography,
University Hospitals Case Medical Center, Cleveland, Ohio
Treatment of Pericardial Disease

Priscilla Y. Hsue, MD
Associate Professor of Medicine, University of California–San
Francisco, San Francisco, California
*Manifestations, Mechanisms, and Treatment of HIV-Associated
Cardiovascular Disease*

Lisa Cooper Hudgins, MD
Associate Professor of Pediatrics in Medicine and Pediatrics,
Weill Medical College of Cornell University; Pediatric
Program Director, Comprehensive Lipid Control Center,
The Rogosin Institute; Associate Attending Physician,
New York-Presbyterian Hospital, New York, New York
*Steps Beyond Diet and Drug Therapy for Severe
Hypercholesterolemia*

Eric M. Isselbacher, MD
Co-Director, Thoracic Aortic Center, Associate Director, Heart
Center, Massachusetts General Hospital; Associate Professor
of Medicine, Harvard Medical School, Boston, Massachusetts
Aortic Disease

Michael R. Jaff, DO
Harvard Business School; Medical Director, Vascular Center,
Massachusetts General Hospital, Boston, Massachusetts
Renal Artery Stenosis

Jan Kajstura, PhD
Departments of Anesthesia and Medicine, Division of
Cardiovascular Medicine, Brigham and Women's Hospital,
Harvard Medical School, Boston, Massachusetts
Regenerative Therapy for Heart Failure

S. Ananth Karumanchi, MD
Associate Professor of Medicine, Department of Medicine and
Center for Vascular Biology, Harvard Medical School, Beth
Israel Deaconess Medical Center, Boston, Massachusetts
Hypertension in Pregnancy

David F. Kong, AM, DMT
Associate Professor of Medicine, Department of Medicine;
Co-Director, Cardiovascular Late Phase 3/Devices, Duke
Clinical Research Institute, Duke University Medical Center,
Research Triangle Park, North Carolina
New Drug Development

Daniel B. Kramer, MD
Cardiovascular Institute, Beth Israel Deaconess Medical
Center; Instructor, Harvard Medical School, Boston,
Massachusetts
Appendix: Cardiovascular Devices

Marc Z. Krichavsky, MD
Cardiac Specialists, Danbury, Connecticut
Peripheral Artery Disease

Marie Krousel-Wood, MD, MSPH
Professor of Clinical Epidemiology and of Clinical Family and
Community Medicine, Tulane University Health Sciences;
Director, Center for Health Research, Oschner Clinic
Foundation, New Orleans, Louisiana
Initial Evaluation and Approach to the Patient with Hypertension

Frederick G. Kushner, MD
Clinical Professor of Medicine, Department of Medicine, Tulane
University School of Medicine, New Orleans, Lousiana
ST-Segment Elevation Myocardial Infarction

Neal Lakdawala, MD, MSc
Instructor of Medicine, Harvard Medical School; Associate
Physician, Cardiovascular Medicine, Brigham and Women's
Hospital; VA Boston Healthcare System, Boston,
Massachusetts
Hypertrophic, Restrictive, and Infiltrative Cardiomyopathies

Michael J. Landzberg, MD
Director, Boston Adult Congenital Heart (BACH) and Pulmonary
Hypertension Group, Children's Hospital Boston, Brigham and
Women's Hospital, Harvard Medical School, Boston,
Massachusetts
Treatment of Pulmonary Arterial Hypertension
Care for Adults with Congenital Heart Disease

David C. Lange, MD
Chief Medical Resident, San Francisco VA Medical Center,
University of California–San Francisco, San Francisco,
California
*Manifestations, Mechanisms, and Treatment of HIV-Associated
Cardiovascular Disease*

Annarosa Leri, MD
Departments of Anesthesia and Medicine, Division of
Cardiovascular Medicine, Brigham and Women's Hospital,
Harvard Medical School, Boston, Massachusetts
Regenerative Therapy for Heart Failure

J. Michael Mangrum, MD
Associate Professor of Medicine, Cardiovascular Division,
University of Virginia Health System, Charlottesville, Virginia
Pharmacologic Management of Supraventricular Tachycardias

Jaimie Manlucu, MD
London Health Sciences Centre, London, Ontario, Canada
Implantable Devices for the Management of Heart Failure

Giuseppe J. Martucci, MD
Director, McGill Adult Unit for Congenital Heart Disease
Excellence (MAUDE), McGill University Health Centre and
Sir Mortimer B. Davis Jewish General Hospital, Faculty
of Medicine, McGill University, Montreal, Quebec, Canada
Care for Adults with Congenital Heart Disease

Michael A. Mathier, MD
University of Pittsburgh, Pittsburgh, Pennsylvania
Cardiac Transplantation and Circulatory Support Devices

Laura Mauri, MD
Associate Professor of Medicine, Brigham and Women's
Hospital, Harvard Medical School, Boston, Massachusetts
Advances in Coronary Revascularization

Kathy McManus, MS, RD
Director of Nutrition, Brigham and Women's Hospital, Boston,
Massachusetts
Cardiovascular Disease and Lifestyle Modification

Jessica L. Mega, MD, MPH
Brigham and Women's Hospital, Boston, Massachusetts
Pharmacogenetics

Stephanie Mick, MD
Division of Cardiac Surgery, Brigham and Women's Hospital,
Harvard Medical School, Boston, Massachusetts; Heart
and Vascular Institute, Department of Thoracic and
Cardiovascular Surgery, Cleveland Clinic, Cleveland, Ohio
Advances in Coronary Revascularization

Mary Mullen, MD, PhD
Director, Pulmonary Hypertension Service, Boston Adult
   Congenital Heart (BACH) Group, Children's Hospital, Brigham
   and Women's Hospital, Harvard Medical School, Boston,
   Massachusetts
Care for Adults with Congenital Heart Disease

Jonathan N. Myers, PhD
Clinical Professor, Department of Cardiology, VA Palo Alto
   Health Care System, Stanford University, Palo Alto, California
Rehabilitation of the Patient with Cardiovascular Disease

David E. Newby, PhD, BM DM
Professor of Cardiology, Centre for Cardiovascular Science,
   University of Edinburgh, Edinburgh, United Kingdom
Stable Ischemic Heart Disease/Chronic Stable Angina

Graham Nichol, MD, MPH
Medic One Foundation Endowed Chair in Prehospital
   Emergency Care, Director, University of Washington-
   Harborview Center for Prehospital Emergency Care; Medical
   Director, Resuscitation Outcome Consortium Clinical Trial
   Center; Professor of Medicine, University of Washington-
   Seattle, Seattle, Washington
Systems of Health Care

Suzanne Oparil, MD
Professor of Medicine and Physiology and Biophysics, Director,
   Vascular Biology & Hypertension Program; Department of
   Medicine, Division of Cardiovascular Disease, University of
   Alabama at Birmingham, Birmingham, Alabama
Initial Evaluation and Approach to the Patient with Hypertension

Alexander R. Opotowsky, MD, MPH
Boston Adult Congenital Heart (BACH) and Pulmonary
   Hypertension Group, Children's Hospital Boston, Brigham
   and Women's Hospital, Harvard Medical School, Boston,
   Massachusetts
Treatment of Pulmonary Arterial Hypertension

Neha J. Pagidipati, MD
Division of Women's Health, Brigham and Women's Hospital,
   Boston, Massachusetts
Global Cardiovascular Therapy

John D. Parker, MD
Program Medical Director, Heart & Circulation Program,
   University Health Network; Professor, University of
   Toronto, Toronto, Ontario, Canada
Pharmacologic Options for Treatment of Ischemic Disease

Joseph E. Parrillo, MD
Professor of Medicine, Robert Wood Johnson Medical School,
   University of Medicine and Dentistry of New Jersey; Chief,
   Department of Medicine, Edward D. Viner MD Chair, Director,
   Cooper Heart Institute, Cooper University Hospital, Camden,
   New Jersey
Treatment of Ventricular Tachycardia and Cardiac Arrest

Matthias Peltz, MD
Assistant Professor, Department of Cardiovascular and Thoracic
   Surgery, University of Texas Southwestern Medical Center,
   Dallas, Texas
Surgery for Valvular Heart Disease

Todd S. Perlstein, MD
Associate Physician, Cardiovascular Division, Brigham and
   Women's Hospital, Boston, Massachusetts
Peripheral Artery Disease

Gail E. Peterson, MD
University of Texas Southwestern Medical Center, Dallas, Texas
Prevention and Treatment of Infective Endocarditis

Gregory Piazza, MD
Staff Cardiologist, Cardiovascular Medicine Division, Brigham
   and Women's Hospital, Boston, Massachusetts
Pulmonary Embolism and Deep Vein Thrombosis

Sharon C. Reimold, MD
Professor of Medicine, Division of Cardiology, University of
   Texas Southwestern Medical Center, Dallas, Texas
*Pharmacologic Options for Treating Cardiovascular Disease
   During Pregnancy*

Klaus Romero, MD
Director of Clinical Research, Critical Path Institute, Tucson,
   Arizona
Clinical Pharmacology of Antiarrhythmic Drugs

Andrea M. Russo, MD
Professor of Medicine, Robert Wood Johnson Medical School,
   University of Medicine and Dentistry of New Jersey; Director,
   Cardiac Electrophysiology and Arrhythmia Services, Director,
   Clinical Electrophysiology Fellowship, Cooper University
   Hospital, Camden, New Jersey
Treatment of Ventricular Tachycardia and Cardiac Arrest

Marc S. Sabatine, MD, MPH
Chairman, TIMI Study Group, Brigham and Women's Hospital;
   Associate Professor of Medicine, Harvard Medical School,
   Boston, Massachusetts
Pharmacogenetics

Frank M. Sacks, MD
Professor of Cardiovascular Disease Prevention, Department of
   Nutrition, Harvard School of Public Health; Department of
   Medicine, Cardiovascular Division and Channing Laboratory,
   Brigham and Women's Hospital, Harvard Medical School,
   Boston, Massachusetts
Cardiovascular Disease and Lifestyle Modification

Joseph J. Saseen, PharmD
Professor of Clinical Pharmacy and Family Medicine,
   University of Colorado Anschutz Medical Campus, Skaggs
   School of Pharmacy and Pharmaceutical Sciences and
   School of Medicine; Professor of Family Medicine, University
   of Colorado School of Medicine, Aurora, Colorado
Pharmacologic Management of Hypertension

Frederick J. Schoen, MD, PhD
Executive Vice Chairman, Department of Pathology, Brigham
   and Women's Hospital; Professor of Pathology and Health
   Sciences and Technology, Harvard Medical School, Boston,
   Massachusetts
*Device Development for Cardiovascular Therapeutics: Concepts
   and Regulatory Implications*

John S. Schroeder, MD
Professor of Medicine, Department of Medicine, Stanford
   University, Stanford, California
Pharmacologic Options for Treatment of Ischemic Disease

Benjamin M. Scirica, MD, MPH
Investigator, TIMI Study Group; Associate Physician, Cardiovascular Division, Brigham and Women's Hospital; Assistant Professor of Medicine, Harvard Medical School, Boston, Massachusetts
Pharmacologic Options for Treatment of Ischemic Disease

Eric A. Secemsky, MD
Cardiovascular Fellow, Massachusetts General Hospital, Harvard Medical School, Boston, Massachusetts
Manifestations, Mechanisms, and Treatment of HIV-Associated Cardiovascular Disease

Ellen W. Seely, MD
Director of Clinical Research, Endocrinology, Diabetes, and Hypertension Division, Brigham and Women's Hospital; Professor of Medicine, Harvard Medical School, Boston, Massachusetts
Hypertension in Pregnancy

Prem S. Shekar, MD
Brigham and Women's Hospital, Boston, Massachusetts
Advances in Coronary Revascularization

Michael A. Shullo, PharmD
University of Pittsburgh, Pittsburgh, Pennsylvania
Cardiac Transplantation and Circulatory Support Devices

Piotr Sobieszczyk, MD
Cardiovascular Division, Vascular Medicine Section, Brigham and Women's Hospital, Harvard University Medical School, Boston, Massachusetts
Cerebrovascular Disease

Amy B. Stancoven, MD
Assistant Instructor, Internal Medicine, University of Texas Southwestern Medical Center, Dallas, Texas
Prevention and Treatment of Infective Endocarditis

Neil J. Stone, MD, MACP
Benow Professor of Medicine, Feinberg School of Medicine, Northwestern University; Medical Director, Vascular Center, Bluhm Cardiovascular Institute, Northwestern Memorial Hospital, Chicago, Illinois
Drugs for Elevated Low-Density Lipoprotein Cholesterol

Melanie S. Sulistio, MD
Assistant Professor, Division of Cardiology, Department of Internal Medicine, University of Texas Southwestern Medical Center, Dallas, Texas
Optimal Timing of Surgical and Mechanical Intervention in Native Valvular Heart Disease

Jeffrey Teuteberg, MD
Medical Director, Mechanical Circulatory Support, University of Pittsburgh, Pittsburgh, Pennsylvania
Cardiac Transplantation and Circulatory Support Devices

Raymond R. Townsend, MD
Department of Medicine, Perelman School of Medicine, University of Pennsylvania, Philadelphia, Pennsylvania
Hypertensive Crisis

Stephen Trzeciak, MD, MPH
Associate Professor of Medicine, Robert Wood Johnson Medical School, University of Medicine and Dentistry of New Jersey, Division of Critical Care Medicine, Department of Medicine and Department of Emergency Medicine, Cooper University Hospital, Camden, New Jersey
Treatment of Ventricular Tachycardia and Cardiac Arrest

Alice M. Wang, MD
Assistant Professor of Pediatrics, Boston University School of Medicine; Department of Pediatrics, Boston Medical Center, Boston, Massachusetts
Hypertension in Pregnancy

Ido Weinberg, MD, MSc, MHA
Department of Cardiology, Division of Vascular Medicine, Massachusetts General Hospital, Boston, Massachusetts
Renal Artery Stenosis

Stephen D. Wiviott, MD
Investigator, TIMI Study Group; Associate Physician, Cardiovascular Division, Brigham and Women's Hospital; Assistant Professor of Medicine, Harvard Medical School, Boston, Massachusetts
Non–ST-Segment Elevation Acute Coronary Syndromes

Mark A. Wood, MD
Professor of Medicine, Feinberg School of Medicine, Northwestern University, Chicago, Illinois
Role of Implantable Cardioverter-Defibrillators in Primary and Secondary Prevention of Sudden Cardiac Death

Christopher Woods, MD, PhD
Cardiology Fellow, Stanford University, Stanford, California
Pharmacologic Options for Treatment of Ischemic Disease

Raymond L. Woosley, MD, PhD
President Emeritus, Critical Path Institute; Professor of Medicine, Sarver Heart Center, University of Arizona College of Medicine, Tucson, Arizona
Clinical Pharmacology of Antiarrhythmic Drugs

Clyde W. Yancy, MD
Professor of Medicine, Department of Medicine, Stanford University School of Medicine, Stanford, California
Systems of Health Care

William F. Young Jr., MD, MSc
Chair, Division of Endocrinology, Diabetes, Metabolism, and Nutrition, Tyson Family Endocrinology Clinical Professor, Professor of Medicine, Mayo Clinic College of Medicine, Rochester, Minnesota
Endocrine Causes of Hypertension

Peter Zimetbaum, MD
Clinical Director of Cardiology, Beth Israel Deaconess Medical Center; Associate Professor of Medicine, Harvard Medical School, Boston, Massachusetts
Atrial Fibrillation

Bram D. Zuckerman, MD
U.S. Food and Drug Administration, Washington, DC
Device Development for Cardiovascular Therapeutics: Concepts and Regulatory Implications

译 者 前 言

由 Antman 和 Sabatine 医生主编的第 4 版《心血管病治疗学》作为《Braunwald 心脏病学：心血管内科学教科书》的姊妹篇，是一部当代最全面的心血管病治疗的权威教科书，对心血管病各种治疗方法进行了清晰、充分、详尽的阐述，与第 9 版《Braunwald 心脏病学：心血管内科学教科书》有广泛的互相参照。本书与《Braunwald 心脏病学：心血管内科学教科书》及其他姊妹篇专著相互协同，为临床医生提供了关于心血管病诊断、治疗的最完整、最权威的信息，不仅对心内科医生，同时对心血管外科医生、全科医生、实习医生、研究生及医学生都有重要参考价值。

为了使国内读者广泛受益，科学出版社决定将第 4 版《心血管病治疗学》译为中文，我们承担了主译任务。如何把这一巨著快速而准确地呈现给广大读者，我们想到了"中国介入心脏病学大会"（China Interventional Therapeutics，CIT）工作组（working group）的年轻专家，他们承担大会的文字翻译及同声传译工作，随着 CIT 的发展，工作组人员不断扩大，水平日益提高。他们不负众望，在繁忙的日常临床工作之余，仅仅用了半年时间即完成了全部文字翻译工作。在第 4 版《心血管病治疗学》中译本付梓之际，我们衷心感谢 CIT 工作组所有参加翻译的青年专家，特别感谢副主译徐波、张奇、钱杰和窦克非医生，他们做了大量组织、协调和后期收尾、补遗工作，使本书的翻译能如期完成。

译者在翻译过程中力求严谨、准确，忠实原著，但由于本书涉及内容广泛，译者翻译水平所限，翻译若有不当之处，请广大读者不吝赐教。

中国医学科学院阜外医院　高润霖　杨跃进

2019 年 1 月

原 著 序

40 年前，心血管病患者可获得的治疗选择非常有限。主要的治疗方式在急性心肌梗死患者为卧床休息和服用华法林；心绞痛患者服用硝酸甘油；心力衰竭患者为限制饮食钠盐、卧床休息、洋地黄类和汞剂或噻嗪类利尿药；心动过速患者服用奎尼丁或普鲁卡因胺；完全性心脏传导阻滞患者接受体积巨大、笨重的起搏器；严重高血压患者接受钠盐限制和交感神经阻断药治疗；数量有限的复杂先天性心脏畸形接受姑息性手术。不治疗轻度甚至中度高血压，也没有有效的药物来降低冠状动脉疾病及高胆固醇血症患者的血清胆固醇。经皮冠状动脉血运重建、置入性心脏复律除颤器、当代心肌缺血的药物治疗及溶栓尚未开发。β 肾上腺素拮抗药、血管紧张素转化酶抑制药及他汀类药物同样也未问世。

在过去 40 年中，没有哪一个医学领域比心血管病治疗取得更根本性的转变，这些结果确实令人吃惊。心脏疾病的总体死亡率得到了稳定的下降；继发于冠状动脉疾病这一最常见的心血管死亡原因经年龄矫正死亡率已下降接近每年 1%。有效的治疗，虽然不是治愈，现在对于几乎所有的心脏疾病都是可能的，从而使绝大多数心血管疾病患者延长生命和提高生活质量。

应当祝贺 Antman 和 Sabatine 医生及他们的章节主编 de Lemos、DiMarco、Givertz、Oparil、Sacks、Scirica 和 Sobieszczyk 医生，以及所有杰出作者，为我们提供了当代最全面的心血管病治疗教科书。本书不仅针对某一种单独的治疗方式——药物、介入心脏病学、器械或外科手术。这一当代、权威、不同寻常、值得阅读的书籍包含了对患者的全部处理。一些可用于特殊心血管疾病的治疗在本书中进行了清晰、充分、详细的阐述，以作为治疗绝大多数心血管疾病患者的基础。这部杰出的专著不仅对心内科医生，同时也对实习医生及从事初级保健的医生有巨大的价值，后者正负担着日益增加的心血管病患者的管理责任。

《心血管病治疗学》（第 4 版）与前几版相比，在本质上是一部全新的专著。本版增加了 4 位新的章节主编和许多新的作者。本版 49 个章节中的 13 章几乎是全新的内容，其余的内容进行了详细的更新。

我们非常骄傲《心血管病治疗学》能作为《Braunwald 心脏病学：心血管内科学教科书》的姊妹篇。我们希望这一新版，与现有其他心脏病学的姊妹篇一起，为心血管疾病提供更为广泛的信息。

Eugene Braunwald, MD

Robert O. Bonow, MD

Peter Libby, MD

Douglas Mann, MD

Douglas P. Zipes, MD

（高润霖 译）

原 著 前 言

第 4 版《心血管病治疗学》,一部开始由已故的 Thomas Woodward Smith 提出的作为《Braunwald 心脏病学:心血管内科学教科书》姊妹篇的教科书,继续强调应用循证医学的方法对心血管病患者进行治疗推荐。我们很荣幸地和一组经验丰富的章节主编 James de Lemos、John DiMarco、Michael Givertz、Suzanne Oparil、Frank Sacks、Benjamin Scirica 及 Piotr Sobieszczyk 医生一起工作,在本版中完成了49 个章节及附录的撰写。为读者提供了常见心血管病如缺血性心脏病、心力衰竭、血脂异常、心律失常、高血压、瓣膜性心脏病、外周动脉疾病、主动脉综合征、先天性心脏病、心包疾病、孕期心血管病及感染性心内膜炎等的最为前沿的治疗推荐。

与之前的版本相比,其中 13 章为全新的内容,其余 36 章和附录内容进行了重要的更新。有助于理解和推动指南推荐证据的工具介绍章节,提供了当代临床试验的重要的新信息。新版增加了关于新兴治疗方法的重要章节,如针对心力衰竭和心律失常的遗传药理学、再生治疗及置入性装置。为帮助临床医生理解心血管器械研发和获批的细节,美国食品药品管理局的代表编写了一章更新的内容。

不同训练阶段和不同经验的初级保健医生及心内科医生可在第 4 版《心血管病治疗学》中找到适合他们实践的重要资料。再者,本版内容和 Robert Bonow、Douglas Mann、Douglas Zipes 和 Peter Libby 主编的第 9 版《Braunwald 心脏病学:心血管内科学教科书》有广泛的互相参照。本版《心血管病治疗学》,与《Braunwald 心脏病学:心血管内科学教科书》和其他相关系列姊妹教科书一起有相互协同作用,临床医生可以最大限度地利用这些内容丰富、精心准备的资源。

致　谢

　　新版的教科书，如《心血管病治疗学》给我们提供了机会感谢众人的贡献，Eugene Braunwald 提供严格的科学思维、心血管病研究和临床医学方面的持续训练是宝贵的经验，对此，我们深表感谢。与 Joseph Loscalzo 的科学的和个人的合作是我们准备编写本书的重要财富。我们也要感谢 Peter Libby 领导下的布里格姆妇女(Brigham and Women)医院的几代心血管病学专业的研究生和非凡的教学人员，感谢 Peter Libby 对我们编写《心血管病治疗学》给予的鼓励和提供的专业环境。特别要感谢的还有我们TIMI研究组的同事，他们中的许多人直接或间接参与了本书的编写。我们的管理助理 Sylvia Judd 和 Pamela Melhorn 以各种方式对本书的准备和成书做出了宝贵的贡献。

　　最后，谨代表所有章节主编和作者对勤奋工作出版本书的 Elsevier 团队的努力表示谢意。

Elliott M. Antman，MD

Marc S. Sabatine，MD，MPH

（高润霖　译）

目　录

第 1 章
心血管临床试验及治疗的评估方法

Tools for Assessment of Cardiovascular Tests and Therapies

Elliott M. Antman, Robert M. Califf, and Niteesh K. Choudhry

曹 丰 译

心血管疾病是威胁人类健康的重大疾病,全球心血管疾病的死亡人数约占总死亡人数的 30%。目前心血管疾病位列美国人群死因之首,美国政府 17% 的医疗支出与心血管疾病有关。预计到 2030 年,心血管疾病造成的直接经济损失将会升至 8181 亿美元(2010 年,2725 亿美元),因疾病丧失劳动力造成的间接经济损失也将会上升至 2758 亿美元(2010 年,1717 亿美元)。而且随着人口老龄化的加快、人均医疗支出的增长及肥胖、糖尿病等相关疾病的流行,医疗花费也会逐年增加。因此,对心血管疾病患者必须遵循循证医学证据,权衡不同方案,比较成效及成本效率,积极与患者沟通,最终制订治疗决策。临床证据、机会成本、患者的意愿三者孰轻孰重目前尚无明确规定。越来越多的人意识到,虽然业务能力很重要,但一个优秀的医生通常会综合运用诊疗工具以减缓病情进展,减少心血管事件发生。这种综合模式虽然有效,也给医生制订个体化诊疗计划带来了新的挑战。

临床上制订心血管疾病的治疗计划通常需要经过以下几步,首先要询问病史,进行体格检查(Braunwald,第 12 章)。随后为患者进行多种诊断性试验,整合检查结果,对患者可能患有的心血管疾病进行评估。最后,根据患者病情及相关临床证据制订出治疗方案。预防医学的观点认为,通过互联网(如 e-mail、短信等)或其他中介,对患者在家中或工作场合进行实时监测更为重要。尽管我们对医疗的认识一直在更新,但临床证据向来是我们进行决策的依据,也是构成临床医疗的基石。本章旨在介绍一些量化工具,以分析诊断试验结果,评估临床试验优劣及比较不同临床决策的成效及效价比。本章介绍的一些原则和方法是理解后续章节的基础,也是临床指南的基础。患者预后的改善需要合理利用临床决策工具及遵循诊疗指南,而这正是心血管专家同其他医学专家的不同之处。

诊断性试验的解读

解读诊断性试验,首先要理解描述患病与否的标准表格,其由金标准检测结果及临床试验结果两个维度组成。在试验结果出来之前,临床医生需要根据该疾病在具有相似临床特点的人群中的流行程度,估计该疾病的验前概率。没有一个诊断性试验是完美的,因此我们运用各种定量的术语描述试验的运行特点,并以此评估该试验的应用价值(图 1-1)。敏感度指患病人群中被该试验正确诊断为患病的比例;特异度指未患病人群中被正确诊断为未患病的比例;假阴性率指患病人群中被错误诊断为未患病的比例;假阳性率指未患病人群中被错误诊断为患病的比例;阳性预测值指该试验结果为阳性的患者中,确实患病人数所占百分比;阴性预测值指该试验结果为阴性的患者中,确实未患病人数所占百分比。诊断准确性研究报告标准(Standards for Reporting of Diagnostic Accuracy,STARD)首次为诊断试验的准确性提供指南。

由于诊断性试验的结果与所研究的患者特点有关,人们用似然比一词来反映患病人群与无病人群的概率比值(图 1-1,这与 Bayes 原则相似,即疾病的验前概率在经诊断性试验结果修正后会得到相应的验后概率)。将疾病的验前概率乘以似然比,临床医生即可得到该疾病的验后概率,并能以此判断是否需要实施治疗。例如,对于一个心前区不适的患者,12 导联心电图发现 ST 段抬高(诊断性试验),增加诊断急性心肌梗死的可能性,使得我们在诊疗决策中倾向于为其实施再灌注,无须进行后续的诊断性

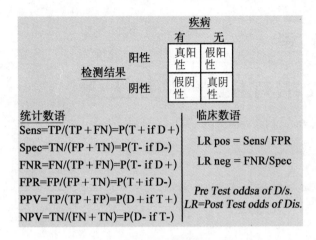

图 1-1　诊断性试验的解读

根据金标准和诊断性试验的结果(阳性或阴性),按疾病有无将患者分入标准四格表(图内上方)中的一个区域。图内左下方给出了七个常用统计学缩写及相关释义。图内右下方给出了临床常用定义"可能性比值(LR)",后者指一个试验结果有多大的概率在有疾病和没疾病患者中被发现。这有助于医生更新其对疾病概率的预估计。统计学定义可按照示例进行理解:敏感性=若疾病存在(D+)时试验阳性(T+)的可能性(P)。FN. 假阴性,FP. 假阳性,FNR. 假阴性率,FPR. 假阳性率,NPV. 阴性预测值,PPV. 阳性预测值,Sens. 敏感性,Spec. 阳性预测值,TN. 真阴性,TP. 真阳性。

试验。对于同一患者,不具诊断价值的心电图并未明显提高心肌梗死的验后概率,为明确心肌梗死的诊断,我们需要进行其他相关试验(如心肌酶谱、肌钙蛋白的测定)。

图 1-1 中的例子仅适用于结果以阴性/阳性区分的诊断性试验。然而许多试验结果是个连续的变量。对此,通常我们会根据试验目的,在权衡敏感度和特异度之后选择一个阈值。图 1-2 的例子中,将阈值制订在 A 点会使得该试验拥有较高的灵敏度(能辨别出绝大多数患病患者),但同时特异度会大大降低(未患病人群中许多人被误诊为患病)。在取了一系列临界值之后我们能绘制出一条受试者工作特征曲线(receiver operating characteristic,ROC 曲线),以此表明敏感度与特异度之间的关系,ROC 曲线越靠近左上角越好。通常采用计算ROC曲线下

面积来比较两种诊断性试验的优劣,曲线下面积较大的试验更为高级,尽管如此我们仍需权衡敏感度与特异度。现实中,临床医生很难运用图 1-2 所示的量化概念,因此,许多实验室会在报告中加入注释,以帮助医生评估疾病出现的可能性。

一些诊断性试验、风险评分、风险模型是用来预测患者未来发生心血管事件的概率,这些患者目前可能伴随或不伴随相关症状。评估以上工具的预后价值需要用到校准度、区分度、重分层等重要概念。

校准度指预测试验或风险评分能正确预测出发生目标事件的个体占全部个体的百分比。校准度反映了风险模型的拟合程度,通常用 Hosmer-Lemeshow 检验来进行评估。例如在一个经典高端临床试验中,Hosmer-Lemeshow 检验很可能出现低 χ^2 值与高 P 值,这表明模型与预测值偏倚较小,拟合性好。

区分度指风险模型或风险评分区分不同程度风险个体的能力,通常以 C 值进行衡量。C 值反映了患者中高危预测人群发生终点事件的百分比。在终点事件仅为"有"或"无"的案例中,C 值相当于 ROC 曲线下面积。毫无区分度的模型 C 值为 0.5,因为随机挑选的患者其发生预测正确的概率为50%,而一个区分度非常强的模型其 C 值应为 1.0,因为每个预测都会 100% 实现。

临床医生非常希望能根据风险评分对患者进行相应的治疗,并最终达到预期治疗效果。评估上述情况需要进行一项交互试验。由于多样的治疗手段,较高的医疗花费,以及大量新的风险评估指标,我们需要重新精炼风险评估系统,确保高风险者能接受相应治疗。每当新的评估试验或风险模型被提出后,它们首先被用于对目标重新进行危度分层。运用重分类改善指标(net reclassification improvement)及整合分类改善(integrated with classification improvement)方法对重分类定量评估。风险阈值是重分层预测的重要指标,风险阈值的结果影响临床决策的选择,如进行更多的检查、将患者转入 ICU、加用某种治疗药物或进行侵入性诊疗等。然而,不同的医生、患者对于风险阈值有着不同的看法,因此,临床实践的不精确性也日益凸显。

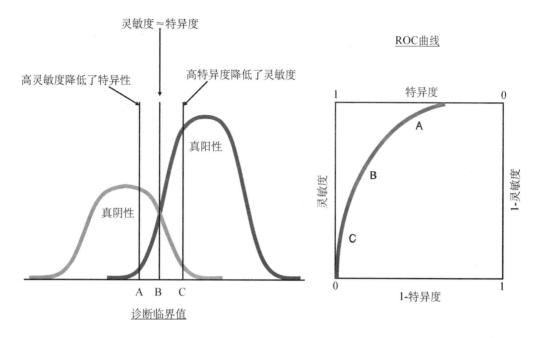

图 1-2　诊断临界值对于检测结果诠释的影响

左图阳性患者和阴性患者的分布情况,在一个连续范围内表达了 3 个不同水平的诊断临界值(A到 C)A 是具有高敏性能诊断大部分阳性患者但会降低特异性,阴性患者是指被诊断为有疾病的患者,具有最好的特异性,明确了较少的患者为阴性患者(无疾病患者)但敏感性会降低,右图典型的 ROC 曲线说明临界值 A 到 C 的敏感性和特异性变化情况

临 床 试 验

临床试验须知

对发病人群的非对照观察性研究能加深人们对疾病病理生理过程的理解,促使人们提出新的理论猜想,进而为治疗提供新的靶点。然而,类似于青霉素用于大叶性肺炎这样神奇的疗效实属罕见,因此大部分治疗手段不能仅仅依赖流行病学数据就被科学界认可,甚至应用于临床实践。鉴于心血管疾病自然进程具有多样性,个体对治疗的反应性也有差异,临床研究人员、监管机构代理及临床医生开始意识到,在决定使用或拒绝某种治疗前,应对其进行大量的对照性临床试验(Braunwald,第 6 章)。

目前人们认为,由基础研究到临床应用的转化需要经历如图 1-3 所示过程。生物医学领域基础研究必须经过临床前阶段后才能应用于人群研究。但要使其真正改善全球人民健康状况,还需经历 $T_1 \sim T_4$ 四个阶段。T_1 阶段的试验目的在于发现此干预可能对人类生理造成何种潜在影响,通常会涉及首次应用及概念验证两种试验。T_2 阶段试验如Ⅱ期临床及许多Ⅲ期临床试验,目的在于评估新的干预手段在理想条件下的治疗作用(表 1-1,表 1-2)。T_3 阶段试验用来观测此干预在真实世界中的治疗效果。T_4 阶段试验旨在了解影响人群健康状况的因素和干预手段。

心血管病学已经完成了从基于病理生理学到基于循证医学的过渡。一些临床试验发现曾被人们广泛接受的治疗理念可能会产生不良反应,导致死亡率增加,这进一步验证了循证医学的重要性(Braunwald,图 6-5)。心律失常抑制试验(CAST)最早提示相关现象,研究者发现,用于治疗频发期前收缩的Ⅰ类抗心律失常药会增加患者的死亡率。从此,不断有观察性试验及小规模临床试验证明,许多看似有效的疗法往往存在致死性不良反应的问题,这让心血管委员会大跌眼镜。

尽管循证医学存在一定的缺陷,临床实践仍需循证医学为其提供用药、器械选择及治疗流程的相关指导,这也同管理式医疗、成本节约措施、临床指南一起构成临床诊疗的组成部分。对临床试验进行恰当的设计、实施、分析、解释、阐述也就成了研究者们责无旁贷的重任。临床医生也需要批判性地看待临床试验,必要时可不经 T_3 阶段长时间验证直接将其应用于临床实践。这对全科医生格外重要,因为作为初级护理医师,其有职责根据恰当的临床试验结果来调整治疗方案,控制慢性病进展,降低患者医疗开销。

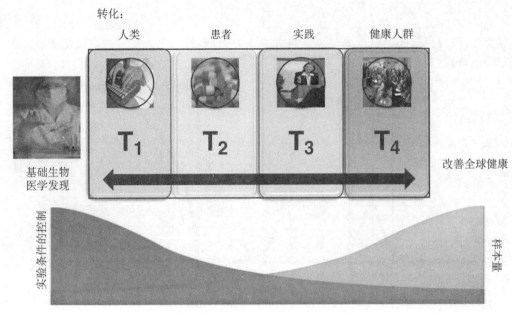

图 1-3　临床转化医学图示

　　将生物医学发现转化为能改善全球健康的过程,包括了一系列需克服的转化障碍 T_1 转化到人类("首次用于人体"及"概念验证"研究)T_2:转化到患者(同随机对照实验未确定疗效)T_3:转化到实践(控制事件率在这里起到很大作用)T_4:研究结果基于人口规模的转化。下图:在最左端的概念是指研究人员对实验条件具有高级的控制力且实验样本很小越向右接近,关于 T_3、T_4 的研究,人们对实验条件的控制越小并且样本量会大幅上升

表 1-1　新疗法评估过程

阶段	特点	目的
I	首次将新疗法应用于患者	探索性试验,用来决定是否有必要进行后续试验(T_1 阶段)
II	早期试验	用来获得剂量效应关系,评估不良反应,进一步观察疾病的病理生理特性对新疗法的潜在影响(T_2 阶段)
III	大规模比较试验	评估新疗法能否用于替代标准疗法,研究者需要为其注册并进行 RCT 研究(T_3 阶段)
IV	临床应用监测	在药品上市后进行监测,以获得更多关于治疗效果、应用情况、不良反应的相关信息(T_4 阶段)

表 1-2　临床试验步骤

阶段	本阶段工作	终点标志
初步设计	提出科学问题,确立测量指标,计算所需样本量	资金到账
完善流程	书写试验流程,完善病例统计表,确立数据分析及过程监管系统,培训相关人员	开始募集患者
患者募集	确立患者入组流程,完善对数据准确性、患者资质、研究者测量手法的监管机制,准备对 DSMB 进行临床疗效的周期汇报	完成患者募集
治疗及随访	继续对患者募集、不良反应、研究者表现进行监管,更新入组人员名单,将报告发给 DSMB 审核,不良反应上报相关机构,确立试验入组结束阶段时间表	进入入组结束阶段
入组结束	确定最终纳入的样本量,关闭数据库,开始非盲法评估治疗效果,结束相关治疗并密切监测戒断后的不良反应,准备向 DSMB 进行最终汇报,准备纸质版报告	完成入组结束阶段
试验结束	确保参与试验的每位人员均完成上一阶段,处理掉未用完的试验药品,回顾试验结果,撰写文章,向相关机构报告试验结果	资金撤销
后续随访（建议）	对入组患者进行长期随访,分析长期随访结果及初步试验结果,总结规律	全部随访结束

　　DSMB. 数据安全监测委员会

心血管领域临床研究数量太多、范围太广泛,即使是最尽职的医生也不能将其完全掌握。生物统计学技术相应而生,即将相同干预手段的随机对照研究(randomized controlled trials,RCTs)进行 Meta 分析或综述。

临床试验设计

当我们解读某项临床试验证据时,最好先对复杂临床试验的框架有个大体认识(图 1-4,图 1-5)。由于临床试验结果的重要性,研究者们必须谨慎地提出科学问题,计算所需样本量。样本量太小会导致原本存在的差异无法显现出,即 A 治疗与 B 治疗疗效不存在统计学上差异。一个理想的临床试验团队通常包括几名有经验的临床试验员、生物统计学家和数据分析人员。数据分析人员可以防止试验设计中出现一些小失误,比如低估患者招募的难度或是低估临床试验完成所需时间,对于临床试验的实施非常重要(图 1-4,图 1-5)。

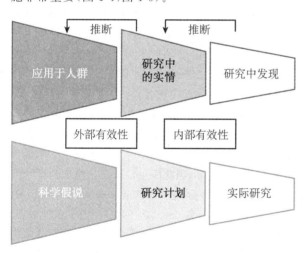

图 1-4　从一个临床试验中解释证据的六步法

这一流程从左下角开始,从科学流程的制定逆时针向上,一直到将该实验结果应用于具有目标疾病的广泛人群

临床试验的各阶段如表 1-2 所示。其大致反映了一个有组织的临床试验的必需步骤,不过各阶段之间的分界有时并不明确。例如,对患者的随机分组可能会出现在试验过程中,这样一来试验设计阶段与患者募集阶段就有了一部分交集。VALIANT(Valsartan in Acute Myocardial Infarction)研究表明,早入组的患者可能因其对试验流程较为熟悉而产生与晚入组患者不同的试验结果。该研究表明在试验开始阶段试验方案执行方面错误较多。这一现象在比较不同阶段纳入患者的治疗效果时会更加明显。当我们

比较不同地区患者的治疗效果时情况就更加复杂了,如果将可能会出现的疗效提前告知一组患者,情况将进一步复杂。值得注意的是,即使完成Ⅰ期临床到Ⅲ期临床的全部试验,新的治疗手段仍可能出现一些潜在的不良反应。虽然理论上上市后试验(Ⅳ期临床试验,表 1-1)能发现这些问题,并增列特定的禁忌证,但是Ⅳ期临床试验并不常有,这就需要专家们想出新方法对上市药品的安全性进行监管。

"对照组"指临床试验中接受与目标干预方式相对照的干预方式处理的受试者。对照及试验两种干预方式的要求如框 1-1 所述。随机对照试验被认为是评估新方法疗效的金标准,其通常包括上述对照组及试验组。对照组不一定采用安慰剂,因为新疗法通常需要同目前的标准疗法相比较,观测其效果是否更佳(例如,新型抗凝药同普通肝素相比,见第9、第 10 章),或至少不应劣于现有治疗手段(例如,静脉推注对快速静脉滴注阿替普酶,见第 9、第 10章)。这一定义并不要求对照组成员必须是与试验组同期随机选择的。也存在一些特殊情况,如同期非随机对照试验和历史对照试验,交叉对照试验和戒断试验(每个患者既属于对照组也属于试验组),群或群集分配试验(设置一组患者作为对照或试验组的障碍)。

对照试验分为两大类:固定样本量设计,即调查者在收集患者前选定患者数目;开序或闭序设计,即按对入选患者,一个置于对照组,一个置于试验组,直到两组相关指标出现统计学差异。一般来说,序列设计比固定样本量设计效率低,仅应用于两组间差异能快速显现的某些试验。另外固定样本量设计在达到目标终点前仍能继续入选。这一"事件主导"的特性决定即使患者纳入量不足也不会影响本试验的解释。

框 1-1　对照组及试验组干预手段的要求

必须彼此不同

具有医学上的合理性

不能违背伦理

试验干预必须与受试患者的治疗需求一致

均能被患者及其主治医生接受

试验组干预手段的疗效必须存在一定争议

需要有迹象表明试验干预带来的获益超过其可能带来的风险

给药方式需要与试验设计中的一致(例如在双盲试验中所有组的给药方式需要一致),并尽可能与临床实践中的给药方式保持一致

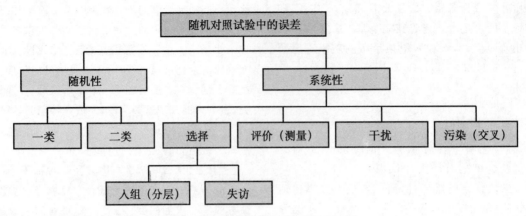

图 1-5　临床试验结果解释错误的因素

病例对照研究将患有本病的人群(病例)与未患本病的人群(相关对照)对比,其在流行病学研究中是必不可少的,然而其并不是严格意义上的临床研究,因此在本章中不予讨论。

随机对照试验

随机对照试验是其他临床试验的标准,原因如下:除了设有对照组外,此类临床试验还围绕随机这一核心,这便产生了如下 3 个优势。

①其减少了患者分组时有意或无意产生的入选偏倚。

②其增加了组间差异的可信度,尤其是当样本量足够大时。

③其增加了常规统计学检验的适用性,如用 χ^2 检验比较各组所占比例,用 t 检验比较各组平均值。

试验中随机化或是保持不变,或是根据先前分组、基线特征、所得结果随时进行调整(Braunwald,图 6-2)。固定的随机化方案应用更为普遍,并可进一步用分配率(衡量与试验组分配是否一致)、分层级别、区组大小(如限制患者的随机化,以保证各组分配数目的平衡,尤其是对于那些应用分层的试验)来衡量。随机分组的伦理学问题一直是临床试验相关书籍讨论的热点。

临床医生通常会亲自参与到那些潜在疗效尚不明确的临床试验中,以此来说服患者参与试验并使其提供知情同意。医生需要意识到,如果不能严格地获取疗效相关数据,许多被认为是对患者最有利的治疗方案有可能无效,甚至对患者有害。因此从社会学角度讲,我们需要 RCT 研究来帮助我们选取恰当的治疗方案。

入组病人时通常会遇到这样的窘境,随着证据的逐渐积累,我们能发现一组治疗效果优于另一组,并

且此种结果也变得越来越确定。尽管此时差异仍没有统计学意义,一些临床医生对于治疗效果较差的那组患者还是会感到内疚,因此在试验进行阶段,试验数据不会对参与试验的医生公开。试验过程中患者的利益由第三方监测机构——数据安全监测委员会(data safety monitoring board,DSMB 或 data safety monitoring committee,DSMC)保证。既往有很多大型 RCT 研究因为数据过早披露而无法进行下去,因此 DSMB 的存在是临床试验不可或缺的一部分。

"非盲法"指试验中患者与医生都知道分组情况。这样的试验可能存在偏倚,尤其是如果数据收集和患者评估阶段涉及主观感受(如慢性心力衰竭是否存在)。治疗过程中对一种或多种治疗手段毫不知情是非常困难的一件事,因此医生们通常会将试验设计成前瞻性随机开放标记试验(prospective,randomized,open-label blinded endpoint,PROBE)。为了减少偏倚,试验过程中将会逐渐增加盲法的程度。单盲试验为患者不知情但允许医生知情,双盲试验中患者及研究者均不知情。三盲试验中除医生和患者外,DSMB 对试验分组也不知情,仅用 A 组、B 组表示。

心脏病领域有很多 RCT 试验的例子。目前大多数与美国有关的临床试验都需要在美国国立卫生研究院(NIH)进行注册登记,登录 ClinicalTrial.gov 可以查询到各学科临床试验的概况,其中包括心血管病学。对 9600 个已注册试验的回顾调查表明,58% 的试验入选人数少于 100 人,96% 的试验少于 1000 人。一般来讲,心血管领域临床试验比其他领域临床试验规模更大,并且大多数有 DMSC 的支持。但同大多数学科一样,这些证据的主要缺陷在于缺乏指导临床决策的价值。有一个领域的临床试验在这点上做得很好:ST 段抬高型心肌梗死的治疗

（见第 10 章），人们在此完成了大量不同种类型的
RCT 研究。然而在其他领域，如心脏瓣膜病及先天
性心脏病，临床试验极少完成。

已经有学者努力在用统一的理论去解读临床试
验结果，但在这项工作完成之前，我们还是需要将临
床研究粗略地分为小型试验和大型试验。小型试验
又可以分为两种，一种样本量较少，并且主要关注化
验指标的变化，另一种拥有较大的样本量，其虽然也
观测化验指标，但这些指标同临床终点事件（如死亡
率）有密切的联系。在心血管疾病新现疗法的相关
临床试验中，人们常用复合终点作为主要终点指标，
如总死亡数、非致死性心肌梗死复发率、卒中率。这
是因为，其一，采用死亡率作为主要终点指标需要极
大的样本量，现实中难以实现；其二，其他终点事件
对患者及其家庭，甚至整个医疗系统也具有很大的
意义。大多数治疗手段效果并不显著（10% ～
20%），因此合理选择终点事件非常重要。对于某些
情况如心绞痛和高血压，我们需选择死亡以外的终
点事件，对于另一些情况如 ST 段抬高型心肌梗死，
则需要选择死亡作为终点事件。

非随机同期对照试验

非随机同期对照试验中研究者将患者分为对照
组或治疗组。这种简单的设计方案好处在于，医生不
必改变每位患者的治疗方案，患者也无须接受随机分
组。这种设计方案默认了医生能恰当进行分组，使两
组基线水平保持一致。不过这毕竟难以实现，很可能
会产生选择性偏倚，导致出现与 RCT 研究完全相反
的结果或是放大了疗效（Braunwald，图 6-3）。

该试验在观察分析阶段除了治疗分组未能随机
进行，其余均与 RCT 研究非常相似。此种研究需要
根据多学科交叉小组（包括临床医生、生物统计学家、
数据分析人员）给予的统一定义，收集预期数据。收
集试验结果时需要同 RCT 一样严谨，不能产生偏移。

历史性对照试验

历史性对照研究采用先前非集中获取的、非随
机的数据作为对照组（Braunwald，图 6-3）。其数据
来自先前出版的医学期刊或未公开的临床数据库。
历史性对照研究的好处在于，参与该试验的每个患
者均能接受新现疗法，均可能因此受益，同时减少了
样本需求量。劣势在于：其一，在选择对照组时可能
发生偏倚；其二，对照组所遵循的诊断标准能可能与
目前不同，增加了疗效的不确定性。因此尽管历史
性对照研究看上去非常方便，其目前仅被用于无法
进行 RCT 试验及同期非随机对照试验的情况下。

值得注意的是，先前记录的数据可能比 RCT 研
究中的对照组更能反映临床真实情况。这些数据能
用于进一步验证某种新现疗法疗效的真实性。因
此，我们可以用 RCT 试验证明某种疗法的有效性，
然后用既往的临床数据设计相关观察试验，进一步
验证疗效的真实性。

交叉对照试验

交叉对照试验是 RCT 试验的一种，每一个试验
者都是其自身的对照（Braunwald，图 6-3）。此种试验
采用交叉设计，受试者在第一阶段被随机选入对照组
或试验组，在第二阶段则对分组进行交换。同一个个
体分别进行对照干预及试验干预，消除了个体间差
异，也使样本需求量得以缩小。交叉对照研究的不足
在于，这种设计必须假定第一阶段的干预不会对第二
阶段的干预产生影响，且患者在两个阶段中病情保持
稳定。这种假设是否属实，临床或统计学上均难以证
明（例如无法设计试验证明不同的阶段与干预之间的
关系），因此一些专家对此持怀疑态度。尽管如此，交
叉对照试验可以用于新型抗心绞痛药物对慢性、稳定
型、劳力性心绞痛疗效的初步评估。

戒断试验

戒断试验中，我们停止慢性心血管病患者的相
关治疗，或是减少其药物治疗剂量，以此来评估停药
或减量后的反应。其限制在于，只有在进行了一段
时间的此项治疗后才有资格进行戒断试验，那些因
药物不良反应而停止服药的患者无法入组。这种选
择性偏倚会高估治疗的效果，低估其毒性。不过如
果我们的目的在于了解某种治疗作用的持续时间，
或是仅仅评估其对于新服药者是否有效，那这种试
验还是有其自身优势的。

另外，疾病自然病程的变化可能会导致停药后
患者反应各不相同。例如，如果一种疗法只在发病
初期有效，一旦病情进展就无效了，那么在疾病晚期
停药便不会使患者病情进一步恶化。在疾病进展期
停药未能加剧患者病情并不代表其在该病的急性或
亚急性时期同样无效。因此，为了使戒断试验为临
床诊治提供有用的信息，我们必须明确试验目的，并
尽可能运用对照试验的相关原则，包括随机分组法、
盲法等。

地高辛在血管紧张素转化酶抑制基础上的随机
研究（RADIANCE 研究）是心血管领域的一项戒断试
验，我们用它来具体阐明一下上述观点。尽管洋地黄
已经被内科医生们用了 200 多年，但其对慢性心力衰
竭，尤其是慢性心力衰竭合并正常窦性心律患者的治

疗效果仍有争议。该试验随机纳入 178 名 NYHA 评价为心功能 Ⅱ~Ⅲ 级，且正在接受 AECI 及地高辛治疗的患者，研究者以双盲法将受试者分为两组，一组继续应用地高辛，一组停用地高辛，改用安慰剂。戒断组中 23 人因心力衰竭加重不得不中止试验，服药组中仅有 4 人发生类似情况（$P < 0.001$）。RADIANCE 研究的结果表明，轻至中度慢性心力衰竭收缩期心功能不全的患者停用地高辛后会出现不良反应，但本试验并未发现地高辛同利尿药及 ACEI 联用会降低患者死亡率。另一经典 RCT 研究 DIG 研究证实了地高辛不会降低患者死亡率，但确实能改善患者症状，并能减少失代偿期慢性心力衰竭患者入院率。

析因试验

当一项临床试验涉及两种或以上的疗法时，研究者就要用到析因试验，在此试验中多种干预均能和对照组进行比较（Braunwald，图 6-3）。

如果不同干预手段之间不存在相互作用（例如不同药物作用机制不同），析因设计的结果将会非常容易解读。如果不存在相互作用，多种药物疗效就能用一个大型研究来进行比较，效果如同几个临床试验的叠加。而当不同干预之间存在相互影响时，该干预必须分别与对照组及其他相关干预手段进行比较。

心血管疾病患者通常需要进行心肌梗死、心力衰竭等药物治疗及动脉粥样硬化的二级预防性治疗，因此析因试验在心血管领域极其重要。析因试验设计比单一干预手段的随机试验更能真实反映实际的临床实践情况。临床医生需要明确增加一种药物的增值效益，以及是否存在药物相互作用。但是，值得注意的是，由于药物相互反应作用（如大置信区间）估计不精确，试验干预手段间的相互作用的统计显著性差异不够显著，以及患者可能服用大量非试验相关的药物，析因试验中很难排除不同药物之间的相互作用。

等效疗法评估试验

心血管疾病治疗进展对多种疾病的诊疗都有巨大的改善作用，甚至某些有效的治疗手段可以运用到现有的治疗方案中。但是，新的治疗方法仍待研发，这些新型治疗手段必须同样有效，而且具备更小的毒性、更优耐受性、更佳药动学、更少药物不良反应或更少花费。采用安慰剂作对照验证这些新治疗手段的临床试验存在伦理问题，因为当已有确证的效果的公认治疗存在时，50% 的患者就会拒绝安慰剂治疗。这就导致了临床试验设计中，我们更倾向于验证两种治疗的等价疗效而不是其中一种治疗的优效性。

采用有限样本量的研究去验证两种治疗方法的完全等效是不可能的。因此，研究者倾向选定一个特定值（δ），设定若试验组在高置信水平上疗效的真实差异数小于 δ，则认为试验疗法与标准疗法为等效（图 1-6A）。

目前对两种疗法间等效评估试验的定义并不明确。在经典等效试验中，如果评估两种治疗效果的置信区间（confidence intervals，CIs）在任一方向大于等效界值（δ），就认为不存在等效性。对于大多数针对新疗法的临床试验，其目标是证明新疗法非劣于标准疗法（阳性对照）。这种单侧比较被称为非劣效试验（noninferiority trials）。新疗法可以定义为非劣性（noninferiority），但其是否具有相对于标准疗法的优效性，取决于试验最终结果。

确定合适的边界或者 δ 是相对困难的。临床医生会根据最小差异的临床经验来设定 δ。具备法律授权的药物监控部门可基于以往的研究（安慰剂为对照组）评估标准疗法的效果。除了设定估计治疗效果标准之外，一个较为保守的方法是将标准疗法优于安慰剂的 CI 下限作为非劣性界值。

图 1-6B 是一个非劣性试验设计的例子，并对其 6 种假定的试验结果做出解释；横轴坐标用于比较应用测试药和标准药的事件发生率差异。基于以安慰剂作为对照组的试验，标准药物在 +4 的位置体现出优于安慰剂的优效性，但其优效性下限在 +2 的位置，所以，非劣性的边界设定为 +2。图中列举了 6 种假定的试验，测试药与标准药的药效差异以填充的方框表示，差异的 95% CI 以深色水平线段表示。

试验 A 的结果全在 0 点左侧（如上界未达到非劣性区域），因此我们可以认为测试药优于标准药。在 B、C 试验，上界落在非劣性区域，宽泛地说，可以认为测试药与标准药"等价"。值得注意的是，试验 D、E，不满足非劣性，即上界超过了试验 D 的边界，且整个 CI 区间在试验 E 边界外，说明测试药劣于标准药。

在开始试验之前提前阐述非劣性边界很重要；如果结果已知后再指定边界，试验就可能存在主观偏见。比如，如果已知试验 D 的结果，非劣性边界选为 +3 而不是 +2，那么测试药物就满足非劣性的定义，但这个方法非常值得怀疑。有足够大的样本量来获得有意义的结果同样重要。比如，尽管试验 F 的结果估计支持测试药物，但是较宽的 CI 区间是因为小样本数。试验 F 中并不能得到测试药比标准药优越的结论优效性，认为测试药与标准药"等价"也不合适，因为优效性不能被证明（注意：试验 F 的上

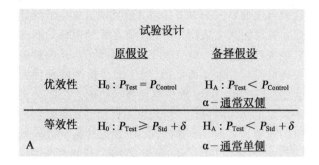

试验设计		
	原假设	备择假设
优效性	$H_0 : P_{Test} = P_{Control}$	$H_A : P_{Test} < P_{Control}$
		$\alpha -$ 通常双侧
等效性	$H_0 : P_{Test} \geq P_{Std} + \delta$	$H_A : P_{Test} < P_{Std} + \delta$
A		$\alpha -$ 通常单侧

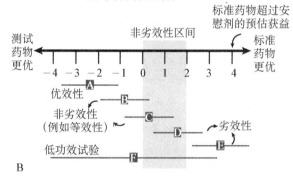

B

图 1-6　A. 统计设计的优效性和等效性试验　在两个优效性和等效性试验中，实验员提出一个原假设（Hb），并通过试验把原假设来支持各种假设（H_A），为了确定是否可以拒绝原假设，试验开始前就规定好了一类错误（α）和二类错误（β），在优效性试验中，δ 通常是两面的，而在等效性试验中是一面的，（$1-x$）的值被称作实验值（未显示）；**B. 非等效性试验的设计及解释**　基于预试验中标准药物与安慰剂的对比，预先设定好等效性区间的范围，例子中假设性试验 A-F 显示了他们中的一些能满足非劣效性的定义

界明显超过了非劣性界限）。

调查者可以提前阐述试验设计，可以同时检测优效性和非劣性。在单纯非劣性试验结论时检测优效性是可以接受的。但是由于上文提到的主观偏见原因，在单纯优效性试验中检测非劣性是不恰当的：除非边界提前定义，在单纯优效性试验中不能检测试药非劣性。

优效性和非劣性试验一个重要的共性是参与试验设计的临床专家有意识地考虑最小临床重要差异（minimally important clinical outcome difference）。对两种疗法结果差异的共同理解为试验数据的合理解读提供基础，其实，"统计学差异"和"临床上重要"的差异由普遍观点决定，而这种差异会导致临床实践的改变。非劣性试验是最近加入 RCT 试验范畴

的，它有争议性，特别是对非劣性边界存在分歧时（如新的治疗手段可以达到金标准治疗相对于安慰剂治疗效益的百分比，则认为临床等效）。医学著作的非劣性试验报道常缺少对非劣性边界或样本量大小的定义。优效性与有效性试验相似，临床试验报告统一标准（CONSORT）发表了对非劣性试验目录及结果编排推荐。

因为我们必须假定以安慰剂为对照的金标准试验为非劣性试验，否则非劣性试验存在可靠性不足。然而，事实上，如上文所述，统计推断的基石是依赖回顾性对照研究。

试验终点的选择

选择研究指标是临床试验设计的关键。在心血管药物治疗对照研究中，研究指标或研究终点一般是一个临床终点事件。理想的主要终点有以下特点：易于判断、无测量误差、疗效观察与治疗分组无关，选择研究终点必须早于数据的收集。

随着心血管领域治疗方法的进步，疾病死亡率大大降低，对照组临床事件的发生率也发生了降低，因此需要增大样本量，也使新治疗方法的大型临床研究的成本激增，因此主要有两种方法来确立研究终点：一是使用复合终点，即把死亡率与一个或多个非致命负面结果结合，如心肌梗死、卒中、复发缺血、心力衰竭住院治疗。如果这些复合终点每一个都能受到研究的治疗方法的影响，那么这种复合终点的试验是有临床价值的，这类试验已经在心力衰竭和急性冠脉综合征的研究方面得到应用。但是，当治疗手段对复合终点组成因素的影响不同时（比如降低死亡率的同时提高心肌梗死发生率），复合终点的解读就相对困难。选择研究终点的另一方法是用生物标志物或假定的替代终点以替代临床事件。一个有效的替代终点不仅必须能预测临床结果，也能说明对临床治疗的效果。能满足有效替代终点要求的生物标志物极少，但其在治疗方法和治疗概念的研究方面有极大价值。图 1-7 举例说明成功及失败的替代终点（另见 Braunwald，图 6-5）。不论一个替代终点能否有效决定治疗是否有效，单一的替代终点不能提供治疗风险和效益的综合评价。这也更加证实治疗手段的评估需要在特定时间区域内对相关人群进行临床结果评价。

样本量估算和连续研究终止界值

评估试验样本量需要以原假设（H_0）和备择假设（H_A）明确科学问题。例如，在二分变量（例如主要结果变量为死亡率），原假设认为测试组中患者死亡率

(P_{Test})与对照组相同($P_{Control}$;图 1-6A)相等,即:

$$H_0: P_{Test} - P_{Control} = 0$$

备择假设为:

$$H_A: P_{Test} - P_{Control} \neq 0$$

假阳性和假阴性错误率及临床试验效力

为了在试验开始前明确是否拒绝原假设,对 Ⅰ (α)类和 Ⅱ(β)类错误(有时被称作假阳性和假阴性率)要有所规定(图 1-6A)。常规的 5% α 值表示了原假设为真,研究者根据观察结果错误地拒绝该假设的可能性是 5%(图 1-5)。β 值反映了忽略了统计学差异或因为在试验分析时没有足够的事件量而未发现统计学意义。(1-β)值代表试验效力,反映试验发现组间真正差异的能力(图 1-5)。预测的事件发生率、预先规定的 α 水平与理想试验效力之间的关系决定了必须随机化入组的患者数量。如果反应变量为连续量表测量变量(如血压)或以失败时间点表示的变量(如 Kaplan-Meier 生存曲线)且非二分变量时,上述概念也可以应用。

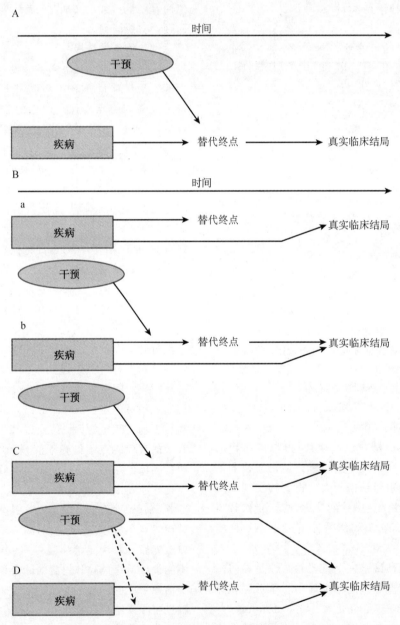

图 1-7　A 和 B 为替代终点提供最大潜力的设置是有效的,a. 替代终点中失效的原因;b. 替代品不在疾病过程的因果途径中,(A)对于一些疾病的因果途径干预仅影响通过替代介导的途径,(B)替代不在干预影响的途径中或者对它的影响不敏感;C. 干预具有独立于疾病过程的行为机制;D. 虚线表示可能存在的行动机制

统计方法也能用于患者招募阶段定期监测研究,根据现有证据决定试验组治疗是否有优势性。在对数据中期检查时,通过将标准正态统计(Z_i)与图 1-8 中所示的边界比较,得到治疗组的统计学差异。如果 Z_i 值在边界范围外 DSMB 将考虑是否终止试验。通常,数据表示为测试组:对照组,所以超过上界表示试验药物优于对照药物且有统计学意义,超过下界表示对照药物优于试验药物。因为大型临床试验花费巨大,某些情况下如果中期分析时数据提示试验完成时得到阳性结果的可能性较低,即可终止。无效指数(futility index)表示基于累积数据得到阳性结果的可能性,它提示研究者停止一个非生产性试验并集中有限资源到其他试验上。DSMB 成员需要具备出色的临床和统计才能,因为他们要整合 5 个关键点:①中期分析时评估试验数据的一致性和及时性;②试验过程中事件发生率的随机变化;③研究疾病的种类和严重性;④试验疗法的利益与风险比;⑤其他试验的新数据和临床经验。根据显著治疗效益而决定提早终止随机对照试验。尽管研究员、试验赞助方及期刊编辑都乐于提早停止试验,但应该注意的是,曾有后续的 RCT 试验证明其中一例试验疗效并非如此显著。一项针对提早终止的 RCT 试验的系统回顾研究表明,当观测的事件总数很小时,研究者很少报道决策过程的相关信息,而且这种早期终止 RCT 的决定可能对真实治疗效果产生不真实的估计。对于一些新的未经验证的治疗方法来说,过早终止试验可能因为没有足够安全的数据而导致监管部门对试验结果并不支持。

为了减少提早终止试验时高估治疗效果的风险,建议设定一个低 P 值阈值(如 $P<0.001$),如此一来只有当终点事件数达到一定数量时,试验才可终止(如至少 200~300 件),患者募集和随访期限也要相应延长以确保阳性结果的真实性。

尽管在特定亚组内极限的治疗效果可能偶尔出现,但这种情况必须谨慎分析,以确保此效果与之前的假设一致,并且在多项比较及相互作用后差异仍有统计学效应(Braunwald,图 6-7)。DSMB 成员必须权衡共识、统计终止原则、患者伦理职责和临床领域职责以确保患者同意参加试验,从而获得最佳治疗方案。

运用 Bayesian 方法学设计、监测、解读临床试验尚存争议。与之前提到的经典或频率学方法学相比,Bayesian 方法通常使用先验信息,定义它为先验概率分布。贝叶斯分析以后验分布形式表示治疗效果,而

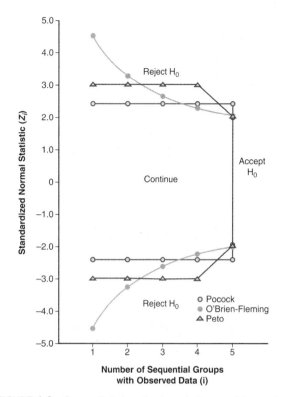

FIGURE 1-8   Sequential stopping boundaries used in monitoring a clinical trial. Three sequential stopping boundaries for the standardized normal statistic (Z_i) for up to five sequential groups (of patients enrolled in trial by the ith analysis) with a final two-sided significance level of 0.05. H_0, Null hypothesis. (From Friedman LM, Furberg CD, DeMets DL. Fundamentals of clinical trials, 4th ed. New York, 1998, Springer-Verlag.)

不是采用 P 值和 CI 值。如图 1-8 所示,频率学方法以后验分布替代中期监测程序。同时,可以运用 Bayesian 方法改良终止规则的传统方法。现在,由于先验概率分布的来源和不确定性,概率论方法是法规机构普遍接受的验证新药的标准方法,但在设备领域,概率论方法的地位逐渐动摇。将来,Bayesian 方法可能会更多用在 RCT 设计和分析上。

如何解读临床试验

在实践中已经研究了正确解释临床试验报告和应用于什么,临床医生必须应用统计学和流行病学的知识来解读临床试验结果,并将其应用到临床。为了实现临床试验结果到临床实践的转化,临床医生必须了解图 1-4 的概念,提出 3 类主要问题,如数据框 1-2 所示(改编自 McMaster Group),并总结试验的主要发现(图 1-9)。

临床医生必须确定该研究能提供有效结果,提

取关键试验数据并将其输入 2×2 表格。以图 1-9 为例，10 000 例符合纳入标准的患者随机分配比例为 1∶1，即 5000 例接受治疗 A 组，5000 例接受治疗 B 组。因为只有 600 个主要终点事件发生在 A 组（12%

事件率），750 个发生在 B 组（15%事件率），提示治疗 A 组比治疗 B 组有效。是否这种差异有统计学意义和临床意义？将数据输入 2×2 表（图 1-9），即可以标准公式进行 χ^2 检验和 Fisher 精确检验。

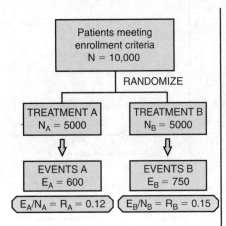

Randomized Controlled Trials
Summary Measures of Treatment Effect

	EVENT	NO EVENT	
A	$E_A = 600$	4400	5000
B	$E_B = 750$	4250	5000
	1350	8650	10,000

STATISTICAL TESTS OF Rx EFFECT

1. $\chi^2 = 19.268 \rightarrow P < .001$
2. Fisher Exact Test : $P < .001$
3. Comparison of Proportions: $Z = 4.360 \rightarrow P < .001$

STATEMENTS DESCRIBING Rx EFFECT

1. RELATIVE RISK $= R_A/R_B = 0.80$ *(0.72 − 0.88)*
2. RELATIVE RISK REDUCTION $= [1 - \text{RELATIVE RISK}] = 0.20$
3. ODDS RATIO $= \dfrac{R_A/(1 - R_A)}{R_B/(1 - R_B)} = 0.77$ *(0.69 − 0.87)*
4. ABSOLUTE RISK DIFFERENCE $= (R_B - R_A) = \text{ARD} = 0.03$
5. NUMBER NEEDED TO TREAT $= [1/\text{ABS. RISK DIFF}] = 33$

FIGURE 1-9　Evaluation of a randomized clinical trial (RCT). In this example, 10,000 patients meeting enrollment criteria for the RCT are randomized such that half receive treatment (Rx) A (N_A) and half receive treatment B (N_B). Six hundred patients assigned to treatment A (E_A) had an event (e.g., death), yielding an event rate (R_A) of 12%, compared with 750 patients assigned to treatment B (E_B), yielding an event rate (R_B) of 15%. The 2×2 table (right) is then constructed, and various statistical tests are performed to evaluate the signifi cance of the diff erence in event rates between groups A and B. Common statements describing the treatment effect are the relative risk, the odds ratio, and the absolute risk difference (ARD) of events in treatment A versus treatment B using the formulas shown. A clinically useful method of expressing the results is to calculate the number of patients who need to be treated to prevent one event. (Modifi ed from Antman EM. Clinical trials incardiovascular medicine. Circulation 2001;103[21]:E101-E104.)

框 1-2　解读临床试验结果时需要提出的问题

研究结果是否有效？
主要问题
1. 患者分组是否随机？
2. 得出结论时是否考虑所有纳入患者？
　• 随访完整吗？
　• 分析结果时患者是否在其随机分组内？
次要问题
1. 是否对患者、医生、研究者采用"盲法"？
2. 分组是否与试验开始相似？
3. 除了试验干预，各组处理是否相同？
结果是什么？
1. 治疗效果有多大？
2. 治疗效果评估有多准？
试验结果是否对我的患者有益？
1. 我的患者是否满足试验入组标准？如果不，有多接近？

续

2. 我的患者是否满足试验亚组的特点？如果满足，该亚组的试验结果是否有效？
3. 是否所有临床重要结果都考虑在内？
4. 疗效的获益是否大于潜在风险和医疗花费？

　　尽管试验研究者可能用图 1-9 中的方法分析结果，我们仍需要对结果的精确性及其对临床实践的潜在影响进行检验。一个设计良好的临床试验需要提供治疗效果的样本估计（研究样本存在随机差异），入组患者均要患有同一种疾病。治疗效果的不精确通过 95% 置信区间来体现。如果研究未设定 95% 置信区间，可以运用 P 值估测 CI 是否存在于零效应区间。95%CI 也可以通过治疗效果±2 倍标准差或直接计算得到。

数据缺失

尽管研究人员在临床试验的设计和开展阶段时付出了最大的努力,数据缺失仍然不可避免。试验受试者可能没有规律受访,或设备故障导致忽略试验终点的数据。根据数据缺失的原因将其简单分类(表1-3)。总的来说,数据完全随机缺失或随机缺失时,缺失数据对评估治疗效果的影响小于非随机数据缺失。尽管理论上数据完全随机缺失或随机缺失

是"可忽视的",非随机缺失的数据不可忽略,实际上研究者通常不能严格分辨缺失数据的不同类型,这就对研究结果有一定影响,同时也使监管部门对关键性心血管治疗 RCT 研究有所顾虑。美国国家科学院针对临床试验缺失数据报告提供了一系列指南推荐,包括试验设计、试验期间退出及敏感性分析等。当然,最重要的推荐是尽量减少数据缺失的发生。

表 1-3　缺失数据的机制和假设

缺失数据机制	假设	例子	假设评价
MCAR	数据缺失不依赖于测量值(包括已观察的和未观察的)	因漏水损坏了存储数据的 CD	数据缺失个体与未发生数据缺失个体对比,检测其已观察的测量值的平均值是否有差异
MAR	数据缺失依赖于观察到的测量值,但不依赖于未观察到的测量值	相对于年轻患者,老年患者更易缺失胸痛数据	取决于尽可能多的数据
NMAR	不符合上述两种情况	某些患者因不良反应退出,造成不良反应相关数据缺失	不可能用数据证明,需要回顾文献以明确是否缺失关键混杂因素或缺失与混杂因素无关

MCAR. 完全随机缺失;MAR. 随机缺失;NMAR. 非随机缺失

疗效评估

当试验结果不理想,且试验数据安排以测试组:对照组表示时,相对风险(RR)或比值比(OR)小于1说明试验组治疗有益。在图1-9中,RR＝0.80(95% CI:0.72～0.88)和 OR＝0.77（95% CI:0.69～0.87),提示治疗 A 组获益。当控制率低时,OR 近似于RR,可以认为 OR 是 RR 的估值。随着控制率上升,OR 偏离 RR,医生更依赖于 RR 值。在本例中,以 RR 降低值表示治疗效果,为 20%,但其95% CI 区间为 0.12～0.28,这种结论需要在不良结果绝对风险范围内解读。如果以必须接受治疗患者数目表示,绝对危险差值(absolute risk difference,ARD)对于评估治疗获益是十分有意义的。

如果研究者仅以 RR 减少值形式表示得到的临床试验结果,而不是包括 ARD 在内的综合结果,他们更倾向于认为试验组干预有更大的疗效。所以,鉴于对照组的基线风险为 15%,即同期未使用溶栓药物心肌梗死患者 1 个月内死亡率,试验组事件发生率为 12%,即 ARD 为 3%,相当于1/0.03,或者说大概 33 位患者需要治疗以避免不良事件发生。此

数据有时也表达为每 1000 例患者中存活患者数,或在本例中 30 例存活。除了关注获益外,我们必须权衡治疗的风险(如溶栓治疗引发出血性卒中),可以以损害需要病例数(number needed to harm,NNH,NNH＝1/ARI,ARI 是治疗组的事件绝对增长值)表示。我们可以用"净临床收益"(net clinical benefit)的概念综合考量试验药物的获益和风险。在本案例中,治疗 A 组较治疗 B 组多 0.5% 的不良结果危险度,如卒中,那么对于每 1000 例接受治疗 A 组的患者来说,获益 30 例就有 5 例死于卒中,净临床收益则为 25 例患者。

此类比较需要医学领域考虑多种临床结果的相对重要性做出综合判断。减少多少死亡数来平衡卒中的风险?举另外一个例子,某些药物(如正性肌力药物)可以改善症状但同时增加死亡率,这就造成了症状较重患者可能接受,但症状较轻患者可能拒绝服用此类药物。这个问题可以通过决策分析解决(见成本效益分析部分)。

NNT 是一个复杂的概念,当需要考虑到慢性疾病的治疗影响时其运用更加困难。对只有短暂疗效的急性治疗来说,如溶栓治疗,简单运用 NNT 的概

念是足够的。但是,在开始阶段每 30 天救治 100 例患者拯救 10 例患者与 5 年救治 100 例患者拯救 10 例相比,这两者有很大不同。在一些治疗中,这个概念就更复杂了,因更有效的治疗有更早的危险使得概念更复杂,导致随时间推移出现相反的治疗效果。

当临床医师权衡临床试验证据对具体患者治疗决策的影响时,仅考虑试验结果的显著性水平是不够的。除特定治疗的原理之外,临床医生还需要知道何种患者需要治疗,使用何种药物和剂量,何时何地开始治疗。不是所有的临床试验报告都详尽地提供结果有效性、准确性及影响的信息,也不会完全回答之前提出的问题。另外,临床医生必须警惕过分阐述 RCT 的亚组分析,因为 RCT 对多个亚组的疗效评估大多缺乏足够的证据。对各亚组反复的统计学检验可能会导致假阳性结果,所以,将亚组结果以描绘点估计和置信区间的可视形式来展现时,其对疗效的诠释作用会更好（Braunwald,图 6-7）。为介绍生物医学领域临床试验报告的一致性,我们为试验者、期刊编辑、同行评议事务委员会及普通医学读者给出了一个信息表单（表 1-4）。临床试验报告统一信息展示形式必须对临床医生的治疗决策有所帮助。

表 1-4　随机试验报告信息目录

部分/主题	项目序号	项目
标题和摘要		
	1a	标题中明确为随机试验
	1b	摘要结构:试验设计,方法,结果,结论
导言		
背景和目标	2a	科学背景和基本原理的阐述
	2b	试验目标和假设
方法		
试验设计	3a	试验设计描述(例如平行或析因),包括分配比例
	3b	试验开始后试验方法的重要的修订,例如入选标准,并给出理由
入选者	4a	入选标准
	4b	数据采集的设定和地点
干预	5	干预条件描述详细(可重复),包括具体治疗方法和时间
结局	6a	试验主要和次要结局都要精确阐述,包括评估方法和时间
	6b	试验开始之后如果修改,必须阐述原因
样本量	7a	样本量如何决定
	7b	如果可行,阐述中期分析及终止原则
随机化		
序列的产生	8a	产生随机分组序列的方法
	8b	随机类型,限制条件,例如区组及区组大小
分配隐藏机制	9	实施随机分配顺序的机制,例如顺序编号器,分组前任何隐蔽序列的措施
执行	10	谁生成的随机分配顺序,谁入选受试者,谁对受试者分组
盲法	11a	盲法的对象(如受试者、操作者、结局评估者)及盲法的具体实施
	11b	对相似的干预进行描述
统计方法	12a	用于比较各组主要和次要结局的统计方法
	12b	其他分析方法,如亚组分析和调整分析
结果		
受试者流程图	13a	每组随机分配、接受治疗及达到主要结局受试者数量
	13b	随机化后退出及排除情况,并提供理由

续表

部分/主题	项目序号	项目
招募	14a	确定招募和随访时间
	14b	招募结束及终止原因
基线数据	15	以表格形式表示各组统计学和临床特点基线情况
分析的数目	16	每组参与结果分析的受试者数目及分析是否按原分配分组进行
结局和评估	17a	对每个主要和次要结局,评估每组结果的疗效大小及精确度(如95%置信区间)
	17b	对于二元结果,推荐以绝对和相对效果大小表示
辅助分析	18	其他分析的结果,包括亚组分析和调整分析,区分预定的分析与探索性分析
危害	19	全部重要的危害或每组非预期的危害(具体见 CONSORT 危害)
讨论		
局限性	20	试验局限性,阐明潜在偏倚、非精确性及分析的多样性
普遍性	21	试验结果的普遍性(外部有效性及实用性)
解读	22	试验解读与结果保持一致,权衡获益和危害、综合考虑其他相关证据
其他信息		
注册	23	试验注册编码和题目
方案	24	获得全部试验方案的途径
资金	25	资金来源和其他支持(如药物提供),资助者角色

临床试验疗效检测

临床试验研究者检测疗效的能力受各种因素的影响(图 1-10)。临床试验设计阶段研究者设置的变量包括:①定义组成试验终点的事件(如,硬终点如死亡,是少见的并导致比复合终点更少的观察事件);②随访持续时间,因为短期随访限制事件发生的时间并减少发现不良事件的可能性;③样本量,因为不合适的样本量可能发生Ⅱ类错误,忽略可能存在的治疗效果。

患者和治疗相关的变量影响治疗组间事件发生率,并可能减少或增大事件风险信号。这些包括:①与其他治疗的反应;②对照组事件发生的风险,因为如果对照组事件发生较少时,试验组药物有效的证据可能更低;③治疗组事件 RR 值,与试验药物本身性质和对比剂种类有关(例如,如果对照组是安慰剂那么试验药物疗效更易检测到,如果对照组为活性药物其疗效则不易被检测到)。如果相对于对照组,试验组治疗改善了症状或生物学指标,对照组可能会补偿性地运用更好的治疗方法,这种现象被定义为"强化"(intensification)。尽管这种现象合乎伦理,我们仍需在试验设计和监管时尽量减少强化现象的影响。

如果在治疗过程中患者和治疗发生改变,情况将更加复杂。例如,糖尿病及难治性高血压的进展以血栓形成过程中高度风险或易损斑块的破裂为终点。随着急性情况的发生,对照组的风险及药物相关的相对危险度(RR)都有可能改变。

上述这些考量对评估一种治疗方法(例如使用 coxib 药物的心血管风险)是否存在危害信号是非常重要的。对照组事件风险(control event rate,CER)、特定药物事件相对危险度(RR)、检测损害信号的能力(NNH)之间的关系可以用以下公式表达。

$$NNH=1/[(RR-1)\times CER]$$

图 1-10 提示 NNH 较高(难以检测危害),对照组事件率较低,治疗组的相对危险度较低。随着 NNH 的下降,检测危害的能力提升,同时,对照组事件率增多,治疗组相对危险度升高(图 1-10 和图 1-11)。

当执行的治疗有益但存在潜在伤害可能时,总体目标是按图 1-11 部分实施,以将患者的风险降到最低。这可通过优先将此类药物只用于低风险患者治疗,以降低控制组事件率来实现(图 1-11)。选择低伤害事件风险的药物,将降低剂量及治疗事件也是可行的(例如,在图 1-11 中向低 RR 值方向移动)。

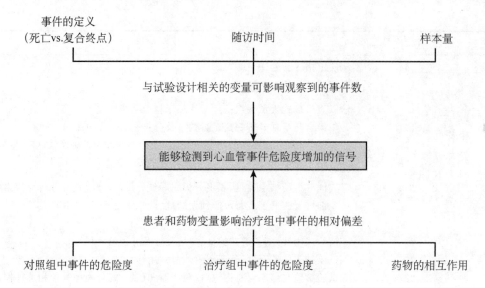

图 1-10　观察临床试验中的治疗效果

　　试验的设计(顶端)和研究的患者和药物(底端)的相关因子被罗列,这些因素的相互作用全影响对临床试验中治疗效果的观察

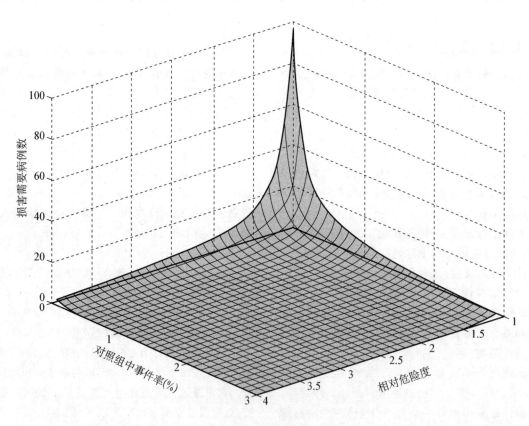

图 1-11　对照组事件发生率和管理心血管事件

　　相关风险决定了需要药物治疗的患者个数来观察他们发生一项心血管事件(损害需要病例数)。生成的表面可用来理解检测特定治疗不良反应的相对容易或困难的程度

荟　萃　分　析

临床医生经常面对针对一种实际治疗的很多研究，其中一些研究似乎得到了不一致的结论。因此很有必要建立一种总结分析这些资料的方法。荟萃分析是针对一个相关问题的多个临床资源的系统定量的综合分析。荟萃分析是一门具有固定方法和标准、科学定义的学科。其同义词包括概括、搜集、资料搜集、文献综述、研究综述和定量综述。虽然资料搜集的概念从19世纪早期就已存在，但将其运用到临床领域褒贬不一。大量心血管领域荟萃分析的文献发表表明这种方法逐渐得到关注，并有可能在将来的治疗决策及心脏病学新型药品及设备监管中扮演十分重要的角色。权威机构已经开始为提高临床试验荟萃分析报告质量建立相应标准，包括 PRISMA（Preferred Reporting Items for Systematic Reviews and Meta-Analyses：www. prisma-statement. org）和观察性研究，例如 MOOSE（Meta-Analysis of Observational Studiesin Epidemiology）。商业或局域网上都可使用荟萃分析软件。当汇总研究时，查找并分析所有的相关试验是非常重要的。因为调查者很可能只公布阳性结果，所以在进行荟萃分析时必须考虑试验的发表偏倚的问题。

荟萃分析的基本原则就是当增加样本量时，评估疗效的统计功效也相应提高。其固有假设是入选研究必须十分相似因而具有数据汇总的合理性。运用多种方法进行数据合并，估计研究效应的平均水平；选择合适的加权技术并恰当处理不同研究的不一致性以区分的不同统计方法学。权威人士提出，进行荟萃分析时应针对单个研究的不一致性进行调整，但在作为正式的推荐前需要进一步研究。

荟萃分析的另一原则是同一类治疗的综合回顾。特别是在临床规范形成过程中，总体策略是纵观全部同类研究资料，然后做出对这类人群的普遍推荐，而不是对个体或单一设备做出推荐。在心血管治疗领域，关于抗血小板药物、低分子肝素、β受体阻滞药的应用一直饱受争议，另一种争议是多种药物联合使用的风险和获益是否为其单一作用的简单相加。

低分子肝素是涉及这个问题的非常好的例子。结合所有它的家族成员，美国心脏病学会指导委员会关于不稳定型心绞痛的指南指出，低分子肝素的应用要优于无抗凝治疗，然而，当所有搜集所有试验结果时，与普通肝素相比，低分子肝素无明显的优势（图1-12A）。然而，当把依诺肝素的资料从剩余资料中单独提取出来时，依诺肝素要明显优于普通肝素（图1-12B）。尽管异质性检测是指导研究者关于总体与拆分的定量工具，但这种方法不够强大，且需要其他工具将单个疗法的整体影响进行定量化估计。

数据合并原则

固定效应模型（fixed effects model）假定试验是从同类研究进行抽样。在同类假设下，每个试验提供一个对单个治疗效果的评估，多个试验评定的差异仅在于试验误差的结果（within-trial variability）。随机效应模式假设试验是不同类的，多种疗法疗效的评估之中的差异不仅源于试验误差，也与试验的异质性有关（between-trial variability），比如试验设计和入选患者特点。随机效应模型目前备受推崇，因为不能用试验误差解释的异质性一直存在，这个模型在评估与假设检验中将异质性考虑在内，但是上述观点仍存在争议。除非在试验中存在极度异质性，无论是应用固定效应模式或是随机效应模式，对治疗效果评估的观点是相似的，但在随机效应模式中，95%可信区间更加宽泛，因为随机效应模式将试验异质的不确定性考虑在内。

累积荟萃分析

一些分析包含了 RCT 研究结果的贝叶斯方法。为了缩短对临床试验中疗法有效或无效鉴别时间及将实现临床转化的时间，持续更新的荟萃分析技术正在发展中。每当一个新的试验结果公布时即将荟萃分析结果更新，这种被称为累积荟萃分析（图1-13和图1-14）。

累计荟萃分析的思想来源于贝叶斯理论，把先前的临床随机试验的概率分布作为先验概率，新的研究加入后，再累积荟萃分析计算概率，从此作为后验概率。当关于急性或亚急性心肌梗死治疗策略的随机对照试验的累积荟萃分析与教科书的章节和综述观点比较时，荟萃分析的有效性模式与临床专家推荐的差异便显现出来。这些差异的原因是复杂的，可能包括①回顾性文章作者了解所有特殊领域 RCT 研究最新情况的能力有限；②不能理解小的"阴性"试验的作用；③对荟萃分析的不熟悉或不确定性；④在大规模临床试验完成前对新治疗推荐持保守意见。在将来，累积荟萃分析结果可能指导临床指南修订,但在此之前,累积荟萃分析需要更多的方法学研究。模拟研究(simulation studies)表明,累积荟萃分析最初有显著性差异时可能有相当大的抽样误差。模拟方法也可评估 Ⅰ 型误差和荟萃分析的

检验效力。因为某些试验数据收集时可能增加 Ⅰ 型误差的风险,多个试验数据综合分析时统计学差异的判定需要更严格的统计学标准。

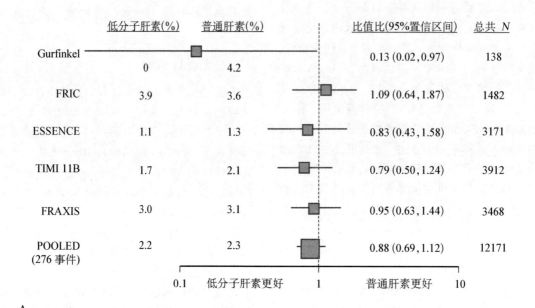

A

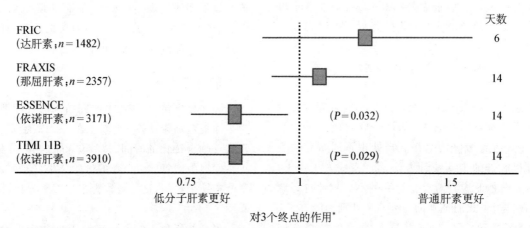

*3个终点事件包括死亡,心肌梗死,复发缺血伴或不伴血管再通

B

图 1-12　列举同一种类不同药物研究的复杂性
　　在不稳定型心绞痛和非 ST 段抬高型心肌梗死患者中对使用不同的低分子肝素做了研究。尽管一致认为低分子肝素比安慰剂能减少死亡和心脏缺血事件,但是当低分子肝素的作用和普通肝素相比时却存在争议

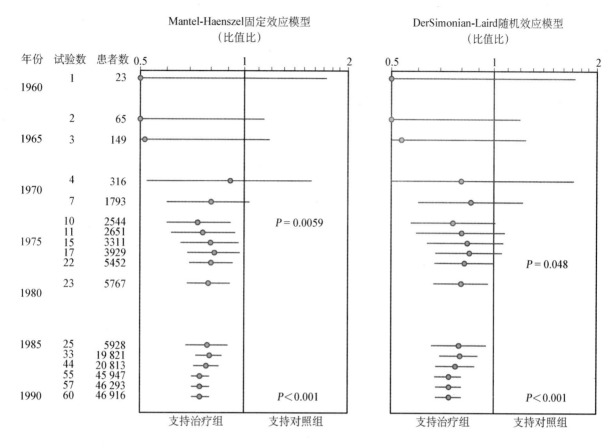

图 1-13　对急性心肌梗死行静脉溶栓的 60 个临床试验用卡方检验和德西蒙法和莱尔德法随机效应荟萃分析

荟萃回归分析

　　大多数心血管文献的荟萃分析报道了从当前研究得出的平均治疗效果。为了超越当前的方法学，研究者已经提出将治疗效果的评估根据研究具体特点表达，如研究年限、药物剂量、入选患者特征或对照组的平均死亡率。临床研究间的异质性可以通过回归方法调整，因此引入了荟萃回归分析的概念。荟萃回归分析可以用来鉴别临床试验中个体的异质性，并且可以帮助建立重要的临床关系如剂量反应关系，同时也可以识别较早研究和后续研究中临床试验结局变量的变化。

荟萃分析的未来趋势

　　荟萃分析先前的讨论中将单个的 RCT 研究作为独立分析单元。计算出每一个试验中试验组和对照组总体结果的差异，并与其他试验中观察到的差异共同统计。理想状态下，应将每一个试验中独立患者作为一个单位进行分析，以评估特定患者的特征是否可以影响治疗效果。众多试验者共同致力于

研究抗血小板药物在心血管疾病中的应用，凝血酶抑制药在急性冠脉综合征中的应用，溶栓治疗在可疑急性心肌梗死中的应用，分析比较冠心病中旁路移植手术与药物治疗的差异，胆固醇治疗试验合作组（Cholesterol Treatment Trialists' Collaboration）表明汇集患者个体层面的数据可以提供各种临床所满意的治疗结果评估（比如年龄、性别、心室功能、心肌梗死或者卒中病史，图 1-15 和图 1-16）。这些成果很可能激发其他研究者从相关试验中收集相关病例报道。

　　未来的数据收集在许多方面都会取得巨大的进展。所有临床试验结果必须在 ClinicalTrials. gov 报道意味着公众可以看到主要的和关键的次要临床结局，以及不良事件总数，这种情况会引发特殊审查。此外，新的关于不良事件报道的食品药品管理规定主要集中在某一药物的所有汇集数据，而不是像既往只关注单一报道。这种趋势会导致数据合并概念的形成，并且避免导向性的分析导致的错误结论。这一方式所带来的另外一个结果是需要为正在进行的不同试验的数据汇总的期中分析制订规则，包括

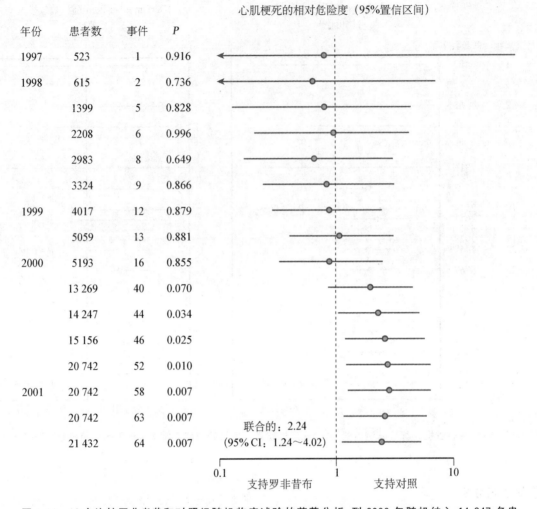

图 1-14　16 个比较罗非考昔和对照组随机临床试验的荟萃分析:到 2000 年随机纳入 14 247 名患者,共发生了 44 次事件证实了急性心肌梗死风险在逐步增加随后的一系列试验增加纳入了 2143 名患者,并且事件发生上升至 64 次,尽管通过随后的临床试验将 95% 的可信区间缩小了,但是结果仍更倾向于对照组

有效性和安全性终点。如果想增加监管项目中获得的非随机的数据,这个概念就更为重要,这些监管项目包括美国的定点网络计划(计划聚集 1 亿份电子健康记录),在欧洲也有类似的项目。

如何解读荟萃分析

框 1-3 列出了读者在评价一份荟萃分析时应该提出一系列的问题。这些问题同样适用于临床医生解读疗法综述、分析药物诊断结果及评价卫生保健系统的干预效果。读者必须相信作者的目的是去集中回答具有临床意义的重点问题,包含了所有的相关临床试验、评估试验异质性的证据并解释其原因。一篇概述应该包括 RR 降低值和 ARD 在内的疗效

的评估,并且应该以临床实践的方式给出信息(比如治疗患者的数目和每 1000 例患者中通过治疗存活的数目)。

当临床医生想应用一个随机对照试验的结果,或者多个随机试验的概述时,必须清楚他或她的患者与临床试验入选患者是否相似。尽管临床医生主要关注荟萃分析中的亚组信息来确定一个特定患者是否可能从治疗中获益,但是这可能会受到误导(Braunwald,图 6-7)。如果治疗差异十分显著,并验证了试验前的假设,且差异贯穿在整个试验里同时也是生物学可行的,那么亚组分析可能会更可靠。应该考虑到治疗干预潜在的风险,并同患者沟通以确保治疗决策与其质量是一致的。

结果是什么？

研究间的结果是否相似？

综述的总体结果是什么？

这些结果有多精确？

这些结果是否有效？

综述是否包括明确、恰当的合格标准？

偏倚的选择和报道是否有可能？

主要研究是否具有很高的方法学特性？

研究的评价是否具有可重复性？

如何将这些结果应用到患者的管理中？

是否所有的结果都经过深思熟虑？

亚组疗效是否可信？

证据的综合质量是什么？

综合考虑成本及潜在的风险，这些获益是否值得？

疗效比较研究

评价诊断和治疗心血管疾病的文献很多，并且

一般都是通过严谨的试验得出的成果。然而大多数文献将特定的试验或疗法与安慰药或者无活性的对比剂相比较。即使一些与有活性物质作对比的试验，比如凝血酶直接抑制药与华法林对比试验，或者不同他汀药物的等价试验，也会受到严格的质量控制，通过设计最大内部有效性而不是普遍性选用严格的标准持续时间是相对短的，并且经常依赖替代终点而不是临床终点。换句话说，临床医生和患者缺少一个高质量的数据去精确指导其在临床实践中所面临的问题。

疗效比较研究可以填补这一空缺。医疗机构将疗效比较研究定义为"产生和综合证据，以比较替代方法的获益与危害，达到预防、诊断、治疗、监视临床状况或者改善治疗实践的目的"。疗效比较研究的范围非常广泛，反映出了与心血管疾病患者相关的多种问题（表 1-5）。在 2009 年，美国再投资法案为疗效比较研究拨出 11 亿基金，他们相信这一信息能够"帮助消费者、临床医生、购买者和政策决策者做出正确选择，以改善个体及大众医疗水平"。

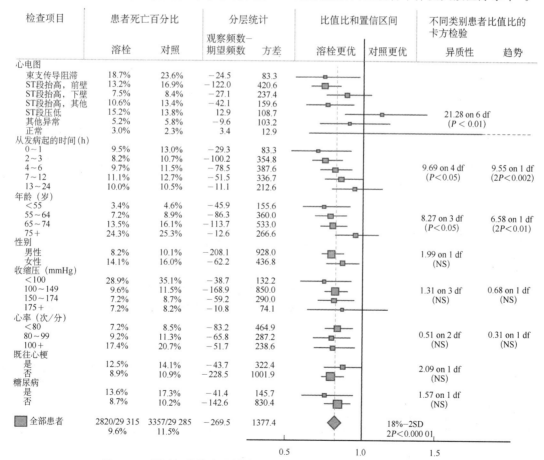

图 1-15　通过细分临床症状统计心肌梗死溶栓治疗 35 天内的病死率

溶栓组的事件如预期一样减少并且随症状和危险部位存在一定的变异，这用来计算溶栓组和对照组死亡率的比值比

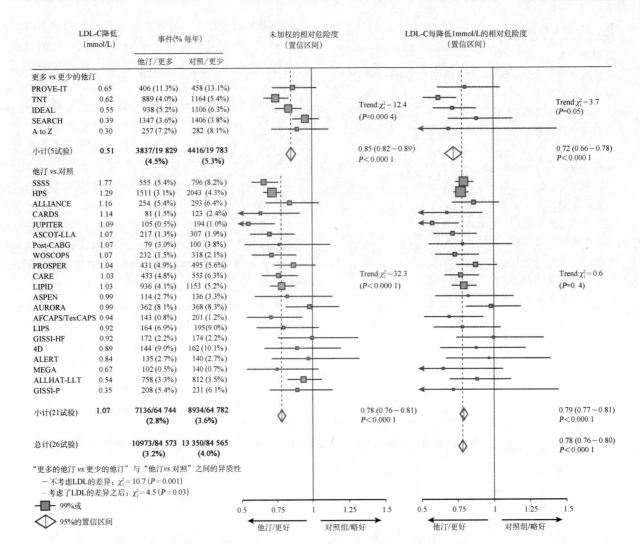

图 1-16 各大研究他汀减少主要血管事件效果的说明,左边是比较各临床试验中随机治疗组的第 1 事件的未加权发生率以及他们的 99% 的可信区间,各临床试验按 1 年内低密度脂蛋白降低的绝对值进行排序,右边发生率按 1 年内每 1mmol/L 低密度脂蛋白变化情况进行计算,部分和总发生率的 95% 可信区间进行打开的菱形表示

表 1-5 心血管方面的疗效比较研究

研究领域	疾病	案例
心脏病专业	心房颤动	心房颤动治疗策略:手术、导管消融、药物治疗
	冠心病	在不同年龄、伴有多种合并症的稳定患者中,积极药物治疗与 PCI 的对比
	心力衰竭	各种创新性治疗策略(如心脏再同步化、远程生理检测、药物治疗、新型药物如 CRP-2 受体)
	静脉血栓形成	髋关节、臀部手术患者的各种抗凝治疗(如小剂量华法林、阿司匹林、注射用抗凝药)
与心脏病相关的一般研究	保健服务	不同技术通知患者治疗措施的有效性(患者同意前提下)
	保健差异	介入干预在减少健康差异中的有效性(如以社区为中心,多层次干预,简单健康教育,常规护理)
	药物依赖性	戒烟策略的有效性(如药物,个人或戒烟热线咨询,或两者结合)

CRP-2. 促肾上腺皮质激素释放激素 2

表 1-6　疗效比较研究的常用方法

研究设计	疗效比较研究的理想特点	已发表研究的局限性	案例
随机试验	入选有常见合并症的患者并接受一般护理；采用随机设计方案增大入组有效性；事先评估重要患者亚组（如，老年）	评估替代指标而非健康结局；时间短；评估重要亚组或不良反应的效力不足	DOSE 试验：弹丸式 *vs.* 持续用药；大剂量 *vs.* 小剂量利尿药治疗失代偿心力衰竭
荟萃分析，临床试验合并分析	结合多个研究数据增强检验效力；分析重要亚组；进行非直接 Meta 分析	依赖对效力而非有效性研究试验的评估；评估临床有效终点的替代治疗的头对头研究较少导致汇总资料不足	比较 ACEI 和 ARB 对原发性高血压效果的 Meta 分析
观察性研究	实际应用中评估患者，包括那些经常被随机临床试验排除的患者。研究可能有极大的样本量	可能由于适应证和其他重大偏倚导致很难消除混杂因素；只能评估工作流程中的干预措施（例如不能评估正在研究的药物）	关于服用不同 ACEI 的心肌梗死后患者死亡率的回顾性队列研究

DOSE. 利尿药优化治疗策略

疗效比较研究的方法

这种方法被用来评估一种改良的治疗或者诊断试验是否优于安慰剂组，同时也用来解释疗效比较研究有效性和安全性的问题（表 1-6）。例如，很多同期的试验直接将一种研究药物与另一种可体现标准治疗的替代药物相比较。这样，它们提供关于疗法选择的对比价值。但是，这些试验通常在理想状态下评价干预的影响（efficacy），而不是在真实环境下的影响（effectiveness）。随机试验的特征主要是去对比真实疗效，包括：①入选患者的典型特点，包括患者的共存疾病；②非学术提供者的参与；③设计的方法，例如允许最大有效性适应性的随机；④亚组患者的具体评价，例如老年人。

在疗效比较研究中，荟萃分析和对随机对照试验患者数据的汇总分析都是重要的方法。如前所述，这些方法可以提高检验效能。它也可以易化重要的亚组分析，并易于低证据效力的次要终点个体试验的分析。然而，阳性对照试验研究是比较少的，对于这些研究类型的系统综述通常是不可能的。间接荟萃分析可通过评估两个或多个干预的相对值来克服这个限制，这些干预是独立地与安慰剂或另一个常用的对比剂进行比较。换句话说，干预效应可通过与第三方干预的相对效应进行间接比较。

在疗效比较研究中，更多关注非随机观察研究的应用。这些评估代表对真实世界环境中有广泛临床和人口学特征患者的实际应用。这样的研究经常

需要比其他临床试验较多的样本量，并对结果进行精确评估，尤其在重要患者亚组分析中。当然，当用观察性研究进行评估时，这些干预必须已经批准在日常工作中使用。这些研究也常面对很多方法学挑战和质疑，例如，观察性研究是建立在大部分治疗选择为随机制订的基础上的，然而实际工作中，不同安全性、有效性的治疗选择往往要基于不同患者目标临床结局来制订，这可能导致治疗有效性、安全性估计的不恰当增加。例如，在观察性研究中比较心肌梗死患者服用不同种类的口服降糖药物可能得出错误的结论：罗格列酮可以减少心血管事件，但实际上，该药主要用于相对低危的患者。换句话说，治疗和结局的关系可能受到混杂因素的影响。许多重大偏倚可以通过试验设计来实现最小化，比如研究"新"使用者，确保结果在既定暴露后均得到评估，以及运用多种先进的分析方法（如倾向分数、工具变量）。然而，观察性疗效对比研究的内在有效性还是个争议，因为如果没有随机化的话混杂因素对对照组来说是巨大的挑战。

风险和获益的平衡

疗效比较研究可以对干预的获益和风险进行双重比较。在一项治疗既有效、风险也较高的情况下，很难决定哪一种更好。例如，ACS 的患者行 PCI 时，普拉格雷似乎比氯吡格雷更有效，但出血风险也更高。

平衡获益与风险最直接的方法是观察与标准治疗相比，新疗法预防的终点事件（如心肌梗死、卒中）

个数是否比其引发的不良事件(脑出血、消化道出血)的个数多。这也可以通过比较 NNTs 和 NNHs 来实现(见前文"治疗评估"部分)。优效性治疗指的是 NNT 比 NNH 少,即对同样数量的患者来说治疗获益患者的数目要多于出现风险患者的数量。第 3 种策略是对包括风险与获益的结局进行综合考量。以普拉格雷和氯吡格雷为例,获益和风险结局包括血栓形成和出血事件,为两者的评估提供了全面的比较因素。

这些方法都无法解释患者发生不期待的临床结局。例如,相比于心肌梗死,许多患者宁愿承担消化道出血的风险,一对一的事件利弊权衡也许不能准确地代表患者的选择。我们可以在不清楚患者健康状况的条件下通过一些"utilities"测患者的选择倾向来获取这些信息,使这些结果事件转化为广为接受的事件,从而克服这些限制。

utilities 从 0 到 1,0 表示死亡,1 代表完全健康,相应的,所有健康状况都在这个范围内赋予一个值。例如,心房颤动患者服用达比加群和华法林的比较分析中,并发卒中的 utilities 值为 0.39,主要的消化道出血 utilities 值为 0.8。utilities 值可以直接通过患者选择的方法获得,例如标准博弈法或时间交换法,或者等级评定或视觉模拟评分。utilities 值也能够通过使用一定分值评定健康状况的调查问卷获得。

为帮助受益和风险的比较,utilities 值可用于权衡存活情况。一种常见的度量方法是质量调整生命年(quality-adjusted life-year,QALY),它广泛用于成本效益比分析。它由期望寿命乘以 utilities 值计算所得。不同干预的受益风险平衡点不同,便会产生不同质的 QALYs 数值;基于最大化 QALYs 的选择优于基于相对效力的选择。因为患者面对着许多不同的风险,包括卒中、急性心力衰竭、出血,并可能在不同时间经历这些风险,在下一章节将要描述的决策分析技术对计算 QALYs 和使用这些方法学比较干预措施是必不可少的。

世界卫生组织表示,除 QALYs 外,评价健康调整生命年的一个指标为伤残调整生命年(disability life year,DALY)。它定量计算了人群健康和理想健康情况的差异。DALY 将健康相关的生命质量赋值为 0~1,0 代表完全健康。与 QALYs 相反,DALY 的权重是基于专家的评估,而不是个人来规定分值。

成本效益分析

与现有的治疗相比,新的和有效的治疗会普遍增加医疗成本,即使考虑到其可避免的临床事件产生的下游费用。我们能承担的额外健康医疗费用的能力越来越有限,因此,评价医疗卫生干预措施价值(即成本相关的效益风险评估)的技术就尤为重要,尤其是在心脏病学的临床实践方面(表 1-7)。成本效益分析就提供了这样的一个方法。

经济评估的类型

成本效益分析是经济评价方法学的一部分,经济评估的主要目的是比较某种行为的成本与结果。根据效益的假设及量化方法不同,策略也不同。

成本最小化分析(cost-minimization analysis)旨在确定基于假设评估的成本最低干预措施同样有效的治疗效果。例如,在老年收缩期高血压的管理中,基于假设不同抗高血压药物的等价性,成本最小化分析发现以利尿药为基础的治疗比其他治疗方法成本更低。由于相等的效益和安全性的假设是不常见的,所以成本最小化分析很少出现在医学文献中。

成本-效益分析(cost-benefit analysis)旨在寻找净效益高于成本的干预措施(如效益-成本>0),因为这种干预措施值得采用。在这类分析中,成本是干预措施本身(如新药额外的费用)和消耗的资源(如检查、住院、手术费用)。干预措施的效益是从其避免的临床事件节省下来的费用(该费用并非由新干预措施产生)及干预带来的健康效益。在成本效益分析中,健康价值用货币值表示,换句话说,临床事件的比例由其自然事件单元(如挽回的生命数)转化为经济学价值(如美元)来衡量。这可以通过"人力资本法"得到,即从现有治疗中获得的未来收益的现值来评估治疗的价值,或者是评估或推断人们为避免某一状况而愿意支付的价值。通过将健康货币化,成本效益分析可用于健康医疗与其他经济版块的比较,如住房和教育。然而,量化生命充满了实践和伦理的考验,所以,这些分析类型很少出现在公开的医学文献中。

最广泛应用的评估卫生保健干预价值的方法就是成本效益和成本效用分析。这些方法的目的是针对给定水平的消费提供最好的治疗方案,或者,等同于对于给定的健康水平选择花费最少的方案。所以,当治疗方法因花费和效力而选择不同时,这些评估方法就尤为重要了。这些方法仅在量化健康的方式方面不同,所产生的概括评估也不同(表 1-8)。尽管对它们的结果有不同的解释,实际上,一般的成本效益分析(cost-effectiveness analysis)概念适用于两者。

表 1-7　经济评估的主要方法

分析类型	目的和关键假设	测量单位		度量标准
		成本	效益	
成本最小化	假定选择同样有效,确定最低成本的选择	货币单位	不适用	新的干预成本减去对照干预成本
成本效益	确定最大净效益	货币单位	货币单位	新干预的增量成本对比新干预的增量收益
成本效率	确定受预算限制的健康最大化的选择	货币单位	自然单位(如生命年增加)	每健康单元对应的成本增加(例如,每一个生命年对应的美元数)
成本效用	确定受预算限制的效用最大化的选择	货币单位	健康状况(如质量调整生命年)	每健康单元对应的成本增加(例如,每QALY对应的美元数)

QALY. 质量调整生命年

表 1-8　对于男性年龄≥50 岁、女性年龄≥60 岁的低密度胆固醇脂蛋白水平<130mg/dl 及未知心血管疾病的患者,超敏 C 反应蛋白测定及瑞舒伐他汀治疗的成本效益及成本效用分析

结果	治疗分支		差异
	常规治疗	超敏C反应蛋白筛查和瑞舒伐他汀治疗高密度脂蛋白升高的患者	
成本(美元)			
筛查和治疗	1032	11 366	10 334
血管事件	12 241	8077	−4164
不良反应事件	6444	8173	1729
总计	19 717	27 616	7899
效益			
增长的生命年	12.38	12.75	0.36
质量调整生命年	10.29	10.61	0.31
成本-效益			
增加的成本效益比($/增加的生命年)	—	—	$ 22 160
增加的成本效用比($/质量调整生命年)	—	—	$ 25 198

所有未来成本及质量调整生命年按每年 3% 折算

在成本效益分析中相关成本包括干预治疗本身及由治疗所致的或所避免的临床事件产生的成本。例如比较治疗心房颤动的达比加群酯及华法林的成本效益分析包含药物、监测、可能发生缺血及出血性卒中患者护理的成本。

成本效益分析比较新的治疗方案增加的成本和其产生的额外收益。获益,包括避免风险,以健康为单位定量,比如治疗所挽救的生命年,避免的临床事件,或 LDL 胆固醇降低百分比。成本效益分析的总的评估是增值成本效益比(incremental cost-effectiveness ratio,ICER)。

$$\frac{新的治疗成本-旧的治疗成本}{新的治疗效益-旧的治疗效益}=\frac{\Delta\,成本}{\Delta\,健康收益}$$

ICERs 值较低的治疗方法成本效益比较高(如每个健康单元的成本较低)。成本效用分析以效用量化健康,较常用的是 QALYs,在此基础上计算增值成本/效用比(incremental cost/utility ratio,ICUR)

$$\frac{新的治疗成本-旧的治疗成本}{新的治疗效用-旧的治疗效用}=\frac{\Delta\,成本}{\Delta\,效用}$$

尽管这个比值在成本效益分析中易于解释,成本效用比在不同临床临床情况下疗法的比较及对寿命和生活质量影响不同的疗法比较时有极大优势。

例如,终末期肾疾病时置入式心律转复除颤器、一级预防他汀类药物及血液透析的治疗价值均可以由其ICUR值与标准疗法对比评估获得。

成本效益分析的方法

成本效益分析可通过决策模型成为临床试验的一部分或是两者结合的产物。

基于试验的分析

基于试验的分析根据评价干预的有效性及安全性的必要信息收集经济数据。基于试验的经济评价优点很多。它们探讨研究设计的方法学优势(如随机分配),评估在同一疾病人群中的成本和影响,但不需要对成本效益模型做过多假设(下文详细讨论)。相反,基于试验的分析不包括从其他重要资源来源的信息,如其他类似干预试验。另外,基于试验的分析可能选择性评价使试验内部有效性最大化的患者人群,并分析由试验方案给定的成本,而不反映标准设置下临床成本,因为试验本身仅在相对较短的随访期间内完成。相对于临床事件比率,高成本项目变化大,如住院治疗,因此从试验中得到的评估也许不足以产生可靠的经济评估。

理想情况下,前瞻性收集的经济信息包括在试验过程中产生的实际费用。对于多中心试验,成本可能会在不同国家有所不同,甚至在一个特定国家的中心不同成本也不同,所以本地成本数据是必要的。基于由医生、医院、药房和其他如医疗保险等提交的账单来计算费用是一个简化的捕捉前瞻性数据的方法,特别是在美国。这个方法可以应用在评估两个干预措施的相对影响,但对许多服务收费是建立在实际价格之上,以确定在所有级别的报销付款方式。使用公布的成本费用比率(cost-to-charge ratio)可以将收费缩小到实际成本。

如果收集不到显性成本或价格的数据,一种常用的方法是量化患者治疗过程中消费的主要资源乘以他们的花费的每一项。在这种情况下,成本通常是根据发表的资源,如医保报销比例。例如,在TRITON-TIMI(the Trial to Assess Improvement in Therapeutic Outcomes by Optimizing Platelet Inhibition with Prasugrel-Thrombolysis in Myocardial Infarction)38试验通过比较8个国家急性冠脉综合征患者使用氯吡格雷和普拉格雷的住院率、医疗服务、医疗规程和用药,并将上述数据与美国患者价格权重结果相乘,以获得其经济学评价。

建模方法

模型分析使用决策分析技术,主要是马尔可夫模型,来评估一项治疗药及其对比剂的临床和经济结果。这些模型利用决策树(decision tree)提取复杂的临床情况为其组成部分。对于患者面对两个或多个选择,比如新的药物或标准治疗方法,决策树展示了所有可能临床结局的途径及其临床和经济后果。

最常用的成本分析模型包括事件是否发生及其发生时间。这些动态转换模型称为马尔可夫模型,用来评估一组假设队列的患者在其自然病史影响下的健康状况演变情况(例如,从健康到心肌梗死,心肌梗死后,慢性心力衰竭直到最终死亡)。该模型是基于设定的时间周期,称为周期,可以是数天、数月、数年、数十年,或与研究相关任何时间。在每个周期中,一些患者改变了健康状态,一些患者保持不变。患者改变健康状况是基于患者的过渡概率,这受影响患者的人口统计资料、合并症、治疗及其他临床因素影响。此模型通过计算每个健康状态花费的时间来估算预期寿命或平均质量调整寿命平均寿命成本。该模型对每一个干预治疗进行单独运算,为增量成本和疗效的估算提供必要信息。

例如,图1-17显示马尔可夫模型用于评估治疗策略的成本效益比,它是基于JUPITER(the Justification for the Use of Stains in Prevention: An Intervention Trial Evaluating Rosuvastatin)试验,一项评估C反应蛋白(超敏C反应蛋白)升高的患者服用瑞舒伐他汀治疗的试验。此模型开始对"测试和治疗"策略进行选择,并对男性年龄≥50岁、女性年龄≥60岁的低密度胆固醇脂蛋白水平<130mg/dl和未知心血管疾病的患者进行一般治疗。在每个以1年为单位的周期中,患者可能有1个或多个并发症及8种可能导致存活或死亡的临床事件发生。患者在每个周期末以33种健康状况的其中一种结束,并开始新的年周期。

成本效益模型的数据来源于大量资源,包括随机试验的Meta分析、代表队列研究、自然史研究(常用弗雷明汉试验)、人群生命统计表和美国的重要统计数据。同期和真实临床模型(图1-17)是极其复杂的,需要对于合适的数据源做出许多决定,并包括关于治疗结果的许多假设,尤其是没有合适的数据时。虽然这些选择能够由敏感的分析所评估(下面详细列出),充分评估这些模型的有效性是很复杂的,并限制对于非专业读者的透明度。

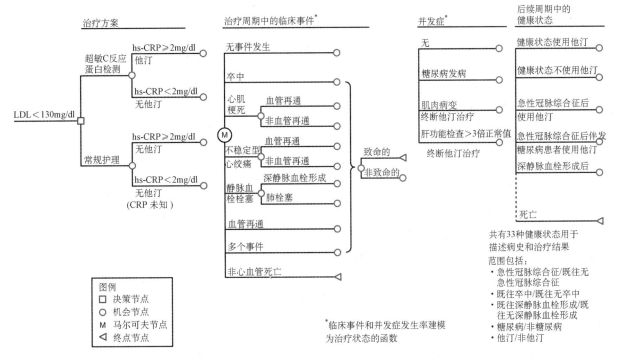

图 1-17　在 50 岁以上男性，60 岁以上女性低密度及脂蛋白水平低于 130mg/dl 和未知血管疾病人群中比较 C 反应蛋白水平测定和瑞舒伐他汀治疗策略的成本效益模型结构

混合方法

尽管随机试验提供内部效度较高的临床试验结果，通常在一个相对短的时间内评估治疗方法，包括高选择的患者人群。相反，许多心血管治疗，如他汀，为长期用药，有长期效果，并且许多不符合试验纳入标准的许多患者也在使用。决策模型可用于扩展试验结果，以解决这些不足。例如，在经典的比较急性心肌梗死溶栓策略的成本效益研究中，由 GUS-TO(the Global Use of Strategies to Open Coronary Arteries)试验观测 1 年生存率，并通过杜克心血管疾病数据库及 Gompertz 生存函数补充数据(图 1-18)。

其他方法学考量

敏感性分析

由于包括在成本效益分析在内的分析方法的不确定因素，敏感性分析用于评估有悖于在最初或基础案例分析的假设结果的可靠性。在单向敏感性分析中，潜在的影响变量随时间演变，并产生一系列可信值。这些值是可以得到的，例如，在基础病例分析中由点估计得到的 95％可信区间，这个数据可以在文章中或临床专家那里得到。例如，图 1-19 介绍心房颤动患者使用基因型信息指导华法林用药以达到目标国际标准化比值(INR)的时间范围，此参数从 0(无改善)到 30％(INR 控制理想)。因为许多变量

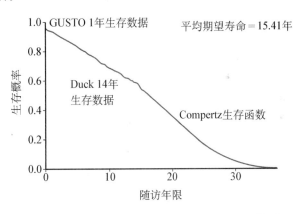

图 1-18　与心肌梗死其他的溶栓策略相比用组织型纤维蛋白治疗的心肌梗死患者生存率的成本效益分析

使用单因素方差分析，龙卷风图(tornado diagram)或龙卷风表(tornado plot)可以显示哪些变量最能影响研究结果(图 1-20)。

双向敏感性分析可以同时改变两个潜在影响变量。这种分析也可以用一系列单因素方差分析表示。例如，在图 1-17 显示的成本效益分析，双向敏感性分析可以同时改变不同的疗效和患者的基线风险(图 1-21)。另外，双向敏感性分析可以以可能值的二维平面的形式表示，在该平面中，X 轴和 Y 轴代表两个测试变量的范围，阴影则表示既定条件下最佳治疗策略(图 1-22)。

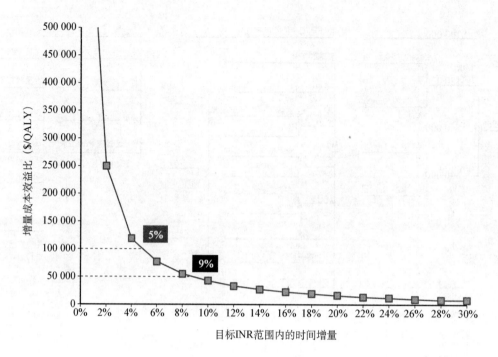

图 1-19   与用国际标准化比值指导华法林用药相比,对用基因型指导华法林用药的成本效益行单向分析

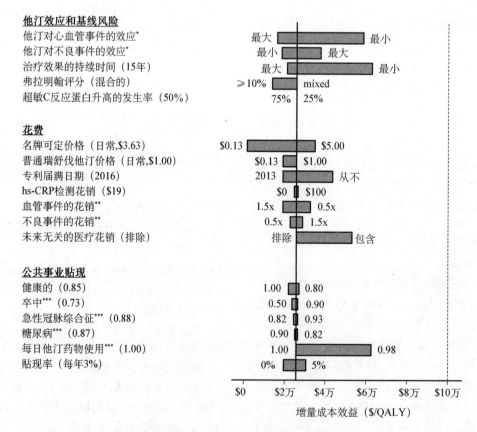

图 1-20   基于正确使用他汀预防治疗研究:评估瑞舒伐他汀的介入试验(Jupiter),对 C 反应蛋白测试以及瑞舒伐他汀治疗升高的成本效益的单向敏感性分析

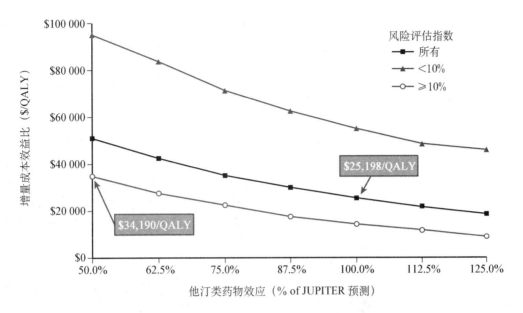

图 1-21　在 50 岁以上男性,60 岁以上女性中 C 反应蛋白水平是升高的,低密度脂蛋白的水平低于 130mg/dl 或未知有心血管疗效病的人群中,研究他们的效应和星线风险对 C 反应蛋白测定和瑞舒伐他汀治疗的成本效益的影响

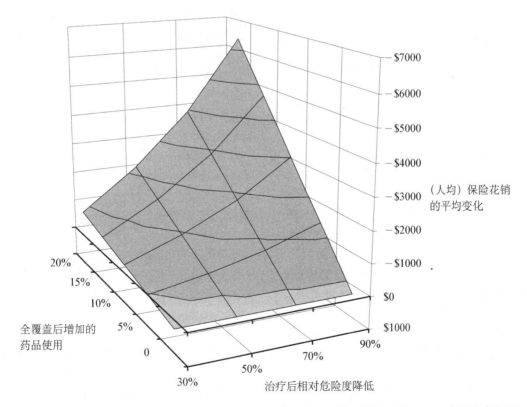

图 1-22　心肌梗死后患者完全覆盖二级预防治疗的成本效应二维图分析,分析了心血管治疗事件后药物治疗的保险成体和全覆盖后增加药物使用产生的影响

概率敏感性分析,又称为蒙特卡洛模拟,综合同一时间变化的多个参数。在一个分析中将范围和分布分配到每个影响变量中。通常情况下,这样的分析运行 1000～10 000 模拟,其中每个参数的不同的值来源于它特定的分配。基于此,可以计算平均成本效益所有的模拟值和 95% 可信区间。来自于模拟的增量成本和增量效益估计可以直观地被显示(图 1-23)。成本效益阈值也可以添加到这类图中,并可以估计低于指定值的模拟数量。

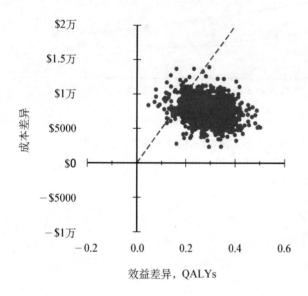

图 1-23　基于图 1-17 中展示的成本效益模型的概率性分析

观点

许多团体,如医院、卫生维持组织、供应商、患者或作为一个整体的社会,可能从干预措施中获取收益或花费成本。每一个团体都会从自己的角度看待成本,因此会有利益冲突。例如,缩短患者的住院时间对医院有利,因为保险公司支付的费用是有预期性的(通过诊断相关组),并且与住院时间长短无关。对于患者,住院也许更省钱,因为由此可避免不列入预算的费用,包括任何家庭照顾成本。虽然个别实体可能发现成本效益分析以自己的观点分析合理分配资源方面很有用,但应该从更广泛的社会视角确保分析之间的可比性。

贴现

贴现是一种用来平衡现在和未来成本的方法。经济与寿命、未来的收益和逆境会以与现在不同的方式定价。总的来说,现在花钱产生的收益比将来花钱更有价值。用于平衡时间的方法是贴现未来的成本和效益。推荐每年 3% 贴现未来的项目(公共投资平均领域的反射),虽然许多过去的分析每年使用 5%。由于成本和收益的一个时机特殊干预的变化,贴现的影响也变化。在长期服用药物治疗(如高血压)的情况下,成本是相对统一的(如药物成本、间段性诊断测试、并发症),而收益是延迟的。手术或手术干预的初始成本很大,但长期花费较少,且术后产生效益。用这种方法,最初的投资花费逐渐产生回报。虽然这两种医疗干预类型的整体成本效益分析有可比性,更高的折现率对预防性获益的贬值有很大作用,因为这些收益更多地在将来出现。

时间范围

成本效益分析的时间范围是指收益和成本进行评估的时间长度。一个模型应该延伸到未来,以捕捉到干预措施的所有的主要效果,无论是试验预期中及预期外的。在心血管疾病中,使用终身时间范围(lifetime time horizon)的分析常常意味着患者可能被一直监视至生命结束。时间范围的选择,有别于假定的治疗效果的持续时间,它可以大幅度影响成本效益的估计(图 1-24)。然而,当正贴现率(positive discount rate)使用时,超过一个特定点的延长时间限度将对研究结果没有影响,因为将来的健康效果及成本对现在没有什么现值。在某些情况下或特定角度下,短期范围也许非常相关。例如,当考虑到心血管药物的保险覆盖范围扩大的改变,从美国私人保险公司的角度看短期时间范围(3 年)是有利润的,因为患者保险覆盖范围的改变频率对此有一定影响。

如何定义治疗成本的有效性

成本效益分析的目的是对是否新的干预措施有价值或可以应用到实践中来做出决定,原则上,两项干预措施的分析随着效益成本不同有 4 种可能结果(表 1-9)。如果新的干预措施比标准的治疗效益更大、成本更低、促进健康、减少花费,那它成为主要的治疗策略,应该被采用。相反,如果新的治疗增加成本,治疗结局更差,那么它应该被舍弃。在西方国家,干预措施只要提供低质量的健康医疗就被认为没有价值,与其是否降低医疗成本无关。

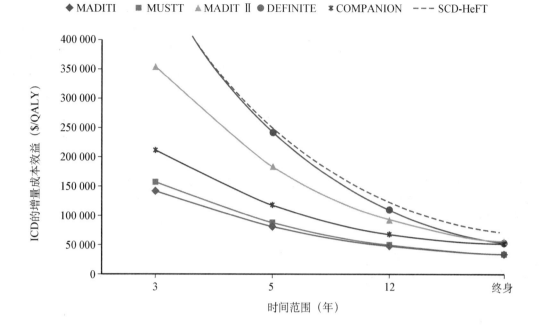

图 1-24　自动除颤仪随着时间变化对猝死的预防效果与预防性植入自动除颤仪的增量成本效益的互相变化关小

　　大部分新的技术用额外的花费提供额外的健康（表 1-9）。如何定义额外的花费水平长期广受争议，这与给定社会的成本效益阈值（cost-effectiveness threshold）有关。这个阈值因临床情景不同而不同，并受决策者（例如，患者、保险公司或社会作为一个整体）角色的影响及其价值观、对风险的洞察力和各自的预算限制的影响。

表 1-9　评估一个新的治疗与现有的治疗相比是否具有新价值及是否该被采用的阈值确定

与现有的治疗比	改善的预后	恶化的预后
降低花费	是（优势策略）	可能不是
增加花费	可能（依赖于成本效益/实用比）	否（优势策略）

　　每质量调整生命年的一个 50 000～100 000 美元的阈值在文献中被广泛引用，但实际上没有理论依据。这一水平被认为反映了几十年前透析的成本效益，受目前水平的影响，每质量调整生命年超过 120 000 美元。在美国，大多数现代的医疗保健干预措施的成本效用比每质量调整生命年为 109 000～297 000 美元。在英国，成本效益是评估医疗覆盖范围的重要因素之一，每质量调整生命年为 20 000～30 000 英镑的阈值被认为有良好价值。世界卫生组织建议实施缩减相当于 3 倍的国内生产总值的花费，这导致每质量调整生命年阈值为 5000～120 000 美元。

如何解读经济评价

　　当评估成本效益分析时读者应该提出的一系列实际问题（框 1-4）。为判定该分析是否可提供有效的干预措施的价值评估，读者必须首先相信此分析已评估所有相关的临床策略，并从合适的观点或视角（通常为社会角度）评估。所有相关的临床和经济结果必须经过鉴定，例如，生产力缺失的成本，如果生产力是相关的并合理评估的。此结果应该体现增量成本和干预措施的增量效益的评估，以及在成本效益和成本效用分析的情况下，这两者的比值。此结果也需要在重要的患者亚组中体现。必须进行适当的敏感性分析，并鉴别可能影响结果的因素。

框 1-4　如何使用经济学分析

结果是否有效？

推荐是否考虑了所有相关患者，管理情况及所有可能的结果？

• 调查者是否采用了足够广泛的视点？

• 结果报告是否分别报告不同的亚组？

是否对每一个相关的问题的预后进行系统的回顾和证据总结？

• 成本计算精确吗？

• 调查者考虑了成本和结果吗？

我如何将结果应用到对患者的治疗中？

治疗的受益值得这样的风险和花费吗？

从我的条件出发可以预估相同的花费吗？

结果是什么？

每一个策略的增量成本和收益是什么？

不同亚组间的增加花费和影响相同吗？

可接受的结果的不确定值的改变范围是多少？

结果是否可以应用到决策者的临床实践情景中应该根据是否出现与分析中相似的临床结果，以及绝对和相对成本评估是否可比决定。最后，就像前一部分所讨论的，将结果与合适的成本效益阈值比较将有助于决定治疗收益增值是否超过风险和花费增值。

第 2 章
新 药 开 发

New Drug Development

David F. Kong and Robert A. Harrington
郭 宁 陈方圆 译

从 1955 年艾森豪威尔将军在办公室发生心肌梗死引起的全世界的关注起,心血管系统药物已经成为新的治疗发展的先导。在许多领域中许多军方的力量贡献于心血管系统药物的配制,包括患者治疗需要的队列、关于各种学问的平行研究、市场力量、工业生产及公众卫生重点。另一个重要的特点是,作为一个新的治疗的发展过程,一个调整中的环境快速地变得更加和谐,而且变成一个全球的努力方向。然而,尽管改进平行发展而且发展计划投资巨大,接收注册审批的新化合物的数量已经慢慢下降。为了成为增长的复合经济和动态环境的导向及调整军方势力对发展计划挑战的贡献,彻底地理解新的心血管疾病治疗策略的发展是必要的。

药物概述发展过程

Ⅰ～Ⅳ阶段

从一个有前景的研究的药物变成市场上可买到的药物,研发者必须证明它的有效性和安全性。尽管许多初步评估在进入临床之前就能进行,临床前期实验和动物模型研究的主要目的是当应用受到限制时提供数据证明在早期临床研究中新药应用于人体不会带来不合理的危险性[调查研究药物在人体的效应被由遵循法律监督责任的美国食品和药物管理局(FDA)管理,这个将在下个章节进行讨论]。

额外的安全性和药动学信息集中在Ⅰ期研究。在这个阶段,新的化合物被分配给健康志愿者。清除率及药效评估需要被经常获得,以便提供关于吸收、生物利用度、半衰期、清除率和其他指标的信息。而且,对于安全性的标志及主要毒性有一个更严密的监督。

基于第一阶段的效果观察的初步评估,新药可被用来做Ⅱ期研究,Ⅱ期研究能提供剂量信息作为建立安全性和有效性的前奏。许多可能的Ⅱ期研究设计可以被使用,包括剂量增加、淘汰不合格者及平行组研究。Ⅱ期研究的目标是为Ⅲ期研究决定一个优先的剂量。使用错误剂量的罚金或者没有识别正确的剂量会对最后阶段造成许多影响。

在Ⅲ期研究中,新药被分派到一个大样本的患者中,在某种意义上类似于它的预期的用法,以试图去证明安全性和有效性。高发的心血管系统疾病(在美国通常有接近于 1.25 亿新发和复发的 ACS 被诊断)要求大多数Ⅲ期研究去证实应用传统统计学的有效性。新的治疗比目前的治疗提供仅仅适度的改进,可能就需要更加复杂的统计方法,从而就促使 FDA 出台对于适合的和非劣性的临床试验设计发展导向性的文件。在Ⅰ～Ⅲ期获得的信息被提交给一个管理机构进行评估,从而形成市场准入的基础。一旦通过,这个药物就能被用于商业销售。

经常在精炼、精确地评估一个特殊药物的安全性和有效性之后,甚至在最开始的注册审批之后科研人员的兴趣仍在继续。Ⅳ期研究需要寻找精准的剂量,扩展药物的适应证到额外人群,这些在早期的工作中很少能表现出来,或者提供不间断的安全性监督。总的来说,不断需要资源去维持证实这个途径是合理可行的。在 1994－2003 年,在美国年度生物医学基金从 37.1 亿增加到 94.3 亿,然而 FDA 批准的每年冠以分子研究的项目从 36 项下降到 23 项。数以千计的分子研究的候选项目在药物开发阶段被研究,仅 8％ 的新的分子研究药物能成功地出现在从临床前评估到商业过程。发现和发展一个新的分子药物平均需要 13.5 年,而且不包括证明药物靶标的时间(图 2-1)。

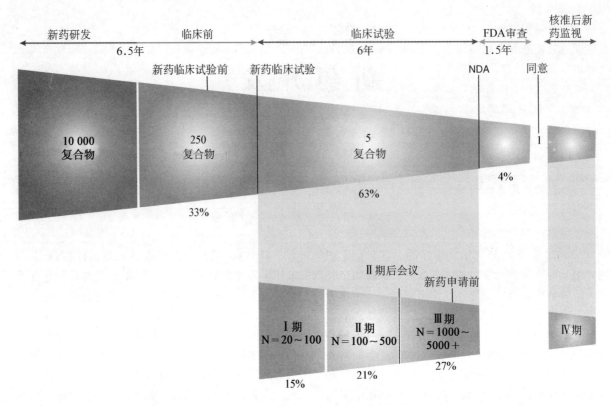

图 2-1　一个典型的药物开发的流水线
对超过 10 000 受试者进行评估后开始对一个批准的药进行试验。图中标示了主要的调节会议和里程碑式的会议临床上 II 期研究的相关成本以及调节提交的费用已按比例在上述图中表示出来

新治疗策略发展周期

在 I ～ IV 期研究中,提供了一些线索支持或否定一个新的治疗及其他方面的产品生命周期存在(图 2-2)。在这个临床治疗发展周期中,通过 I ～ IV 阶段的研究发现和翻译预先设想的研究结果中得出的新的概念支持临床决策。总体的证据,比较对照了不同治疗策略的有效性和安全性,不仅仅对于安慰剂,还有临床治疗指南形成的基础治疗。指南执行度服从于指南在临床机构的接受度及社会意愿接受新的治疗范例的非临床结果,例如花费。主要的信息证据为指南和额外的治疗策略提供帮助辨别决定性的需要提供教育和反馈。评估绩效和结果使证据综合和治疗创新进入随后的循环。

新药管理:与食品和药品管理机构的典型接触

在美国,新的心血管治疗由 FDA 进行管理,FDA 有 3 个主要的中心:药物评估和研究中心(CDER),这个中心监管化学药物;生物学评估和研究中心(CBER),这个中心监管生物学制剂;设备和放射性健康中心,这个中心管理药物设备。设备的管理过程在第 3 章中略述。在美国,对于新的治疗策略的研究和批准这些调节过程的管理规定在"联邦调节法典"中(CFR)可以找到,它被划分成了 50 个标题。FDA 管理的研究在第 21 标题里被提到,对于保护研究人群的一般规定在第 45 标题被提到。对于药物,主要的调节在"312 联邦调节法典"中的

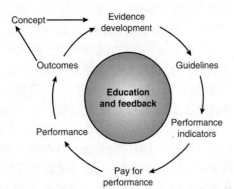

FIGURE 2-2 The cycle of clinical therapeutics. *(Modified from Califf RM, Peterson ED, Gibbons RJ, et al. Integrating quality into the cycle of therapeutic development. J Am Coll Cardiol 2002;40:1895-1901.)*

21 标题被提到。

用于商业用途的一个合格的新药,包括运输穿过各个州分发到每个临床研究中心,从 FDA 得到被认可的市场应用。当一个新的治疗性的化合物从前期临床中心(工作台或动物实验)转移到临床研究(人体研究)中,它则变成一个实体药物通过特殊的联邦调节。要免除令人讨厌的商业用途,主办者必须以一个新药研究申请(IND)的形式获得一个 FAD 的免除。

新药申请应用之前的调查

FDA 鼓励主办方与代理方沟通从而获得必要数据的指导以支持新药研究申请的提交。大多数心血管治疗评估被分派给心血管和肾产品部门(心-肾),尽管一些抗凝产品被分派到出血产品部门。许多与首次药物发展计划相关的部门需要预先的新药研究申请建议,为了管理需求及证明安全性和有效性,以及新药研究申请的数据需要。这些包括需要的数据以支持基本原理药物应用于人体和非临床药理、毒理、药物活性研究设计的检测,包括动物模型的治疗研究。在"新药调研(IND)"获批之前的磋商中,主要是提供一些关于药物早期研发的基本信息,这些信息常常是通过远程的电视、电话会议所获得的书面说明。随着磋商的进展或是"新药调研"获批后,这些基本信息会得到补充、修改和完善。

"新药调研"申请的一些类型

广义来说,有 3 种不同的类型。①"新药调研"的任务常交给医生,他们负责发起、组织完成这项调研,并直接决定该调研药物是否可以获批。这名医生可派调研者调研一种未批准的新药或已批准药物新的适应证或是新的适用人群。②在一些紧急情况下,FDA 会授权应用一些还处于试验阶段的药物,因为在这些情况下没有时间完成常规的调研过程。有时也常被用于一些未达现存用药标准或无用药标准的人群。③如有一种处于试验阶段的药物在临床试验期间或危及生命的情况下疗效显著时,即使最终的临床试验才完成并且还处于 FDA 审核过程中,这种药物凭借其显著疗效也可顺利获批。

递交"新药调研"申请时,需要向 FDA 提供一些动物实验、药品制造商及临床发展规划等相关信息。申请人必须提供一些临床前期的数据,以确保首次人群试验用药的安全性。新药此前所有的人群试验信息必须包含在申请中,这些人群试验信息常来源于美国以外的国家。一些详细的生产数据包括药物的成分、制造商、性状及新药生产过程中的调控都必须包含在内,以确保药商能准确地生产并持续供应这批新药。

对于调研者来说最重要的是申请中必须包含预期临床研究的详细计划,从而使 FDA 清楚参与者在初次临床试验中的风险。同时申请新药调研时,研究者也必须遵守有关临床研究的相关准则并充分保护人权。

一旦"新药调研"获批后,申请人必须等待 30d 后才能进行临床试验。在这段时间内,FDA 有机会去核查新药的安全性,从而避免试验参与者面临一些不当的风险。

顾问团

FDA 最终要负责评估"新药调研"的申请,这些申请包括推荐新药进入市场或是已批准药物增加其适应证。一种新药如果疗效显著并且不良反应小,就很容易通过 FDA 委员的评估,然而,多数情况下风险与获益比值有很大变数,药商提供的此类信息与 FDA 的评估有很大出入。

从 1972 年后,但凡出现这种情况,FDA 就会向指定的专家团寻求帮助。对于心血管系统用药,FDA 会向心血管及肾药物咨询委员会(CRAC)寻求帮助。实际上顾问团不决定药物是否获批,他们只是向 FDA 提供建议,最终的决定权在 FDA 手中。顾问团的建议 FDA 并非一定接受。

药品说明书

一旦 FDA 拟批准某种新药时,它将会把更多的精力放在药品的说明书上,以确保其对药品真实、准确描述。药物的说明会直接影响药物宣传的用词,这些宣传用词可被药商用来描述新药、推广新药及广告新药。通常情况下,说明书需涵盖药品安全、有效的一些科学数据,这些数据必须基于尽可能多的人群试验。说明书中的所有表达、描述都必须有实实在在的证据。通过以上这些措施,说明书中的用量及适应证常常就是获批Ⅲ期临床试验的使用剂量和适用人群,从而保证药品的安全、有效。

在一些情况下,一种药物或一类药物的注意事项必须要包括在药品说明书中。比如,联邦法律中 21 条,310.517 款(21 CFR 310.517)中强制规定,磺脲类药物的说明书中必须注明口服此类药物可能导致低血糖的警告。另一些情况下,含有某类成分的所有药物,其说明书需包含描述这类药物相关风险或作用的注意事项,这些风险或作用常与此类药物的药理学或化学性质相关。比如,处于孕期Ⅱ、Ⅲ阶段的孕妇应用 ACEI 类药物的风险被印在所有此类药物的说明书中。

案例研究:降压药物

在此之前,降压药说明书中只含有其降低血压的作用;未包含由血压降低带来的心血管获益。

在 2005 年,心血管及肾药物咨询委员会(CRAC)讨论降压药说明书中增加以下描述,"血压降低可减少心血管疾病的发生率"。该委员会一致同意,降压药物说明书中增加由血压降低带来的心血管获益的描述。接着,在 2008 年,FDA 为降压药物描述其带来的心血管获益制订了规范的描述。

案例研究:口服降糖药

西格列汀是最早发现的二肽基肽酶抑制药类的降糖药物,该类降糖药物通过增加内源性胰岛素的释放,抑制胰高血糖素的释放发挥作用。2006 年 10 月,在其临床试验中,因西格列汀与安慰剂对比可降低糖化血红蛋白水平,因此获得 FDA 的批准。在当时,糖化血红蛋白被认为是反映血糖降低最有效的指标。2007 年,由于罗格列酮导致心血管风险的报道,促使 FDA 进一步讨论有关新型降糖药获批所需的各种临床证据。2008 年 7 月,内分泌和代谢咨询委员会被质问,药商是否应该进行长时期的心血管试验或者提供类似/对等的证据来排除它可能带来的心血管风险,甚至在不需要提供心血管安全性信息的Ⅱ、Ⅲ期也进行。参与投票的 16 人中,有 14 人赞同。2008 年 12 月,FDA 发布了糖尿病治疗药物的心血管风险评估指导意见。指导意见要求药商证明,用于治疗 2 型糖尿病的新药不增加心血管风险。随后,对沙格列汀、利拉鲁肽的审查几乎都要评估其心血管的安全性,并且例证了一新的转变,那就是,通过生物标志物仅进行某一方面的评估转向通过更多的评估方式来验证其临床安全性。

上市后的监管

尽管Ⅲ期试验的核心研究可评估新药在数千名患者中的安全性,但在获批后的初始阶段,药物的额外不良反应仍未完全显现。因此,上市后的监管及风险评估程序对明确其安全性是非常必要的。FDA 通过上市后监管的数据来更新其药物说明书,在某些罕见的情况下,它可能重新评估该药是否获批或者撤市等市场决定。

不良反应报告系统(AERS)是为支持 FDA 对上市药物的安全监测而设计的计算机化的数据库。它包括由健康专家及公众通过 MedWatch 自愿提交的,以及制造商被要求按规定提交的报告。AERS 中的报告由监测与流行病学中心的药物评估与研究部门进行评估以发现安全问题。这些分析有助于FDA 采取规范化措施,例如更新产品说明信息、发送通知书(如以"亲爱的健康专家"开头的)或对核准决定的重新评估,以提高产品的安全性。

案例研究:决奈达隆

决奈达隆是一种与胺碘酮类似的抗心律失常药物,常用来抑制心房颤动。尽管胺碘酮和决奈达隆都同安慰剂进行详细的评估,关于两种药品的直接对比却很少。虽然间接的分析暗示决奈达隆对预防心房颤动的有效性不如胺碘酮,决奈达隆的安全性已经被 FDA 和其他权威机构所认可。FDA 的批准内容包括不良反应的评估和减轻策略,以及药品上市后安全性的监测。在批准生效之后,FDA 接到了一些在接受决奈达隆治疗的患者中出现肝功能衰竭的报道,包括 2 例急性肝功能衰竭而需要进行肝移植的病例。药物的临床风险通过通知书告知厂商,并且药物说明书随后得到修正。

新药临床应用研究中的特例

在临床实践中,很少有药物在具有明确适应证之前成为基于经验的实际标准。政府很早之前就允许医师根据经验开具合法上市的药物,这种情况通常由各州的法律进行规范。如果医师使用药物不在其允许的适应证之内,他们应该将决定建立在良好临床实践的科学证据之上。

对于一些研究,FAD 可能会使其免除新药研发的一些特定规范。通常,符合以下要求的研究程序可免于进行新药研究:①已经被 FDA 认可;②不会显著增加受试对象风险或降低对风险的接受性;③对药物的应用与药物说明一致;④药物说明及商业广告的改变而不需向 FDA 上报。

研究员发起的对新药应用的研究

很多对新药或是对现有药物新用法的研究方案常无法满足免于研究的标准,因此需要由研究者发起对新药应用的研究。药物现有剂量、释放系统、服用方式或是伴随治疗(例如一种新的合成产品)的改变,可能需要进行新药应用研究。研究员由发起及实施研究的人员担任,在其直接指导下进行药物的管理及分发。基于研究员的研究由规模远大于药商资助研究的新药应用研究组成。在 1986—2005 年,由学术机构及医师个人实施的新药临床研究是商业研究数量的 3.5 倍。如果研究者同时担当新药资助者的角色,需要向 FDA 提交额外的文件说明。其中包括在要求时间之内安全性和不良反应的报道,以及新药应用研究生效满 1 年后的 60d 内提交年度报告。资助人应当选择合格的研究者,进行后续的监测及确保依从性。如果研究者使用商业制造的药物并且从制造商处获得安全许可,便可以从 FDA 现有的药物文件中引用详细的研究数据。

药物评价研究中心(CDER)与生物制剂评价研究中心(CBER)的主要区别:生物制剂

FDA 通过生物制剂评价与研究中心对生物制剂进行管理,包括血液成分及血液制品,例如凝血因子、基因治疗、移植组织及疫苗。生物制剂由联邦法律 600-680 监管,从而被引入洲际贸易。自从 1987 年成立以来,CBER 与 CDER 的联系越来越紧密,并且在近几十年来经历了多次重组。最近,生物制品,包括从动物及微生物中提取的用于治疗作用的蛋白质,它们的重组制品,不包括凝血因子在内的监管权,已经由 CBER 转至 CDER。与传统的化学药物相比,生物制药的发展经常面临不同的挑战,包括药效的差异、动物模型同人体之间的差异及对人体作用机制和潜在风险的不确定性。随着生物制药的飞速发展,CDER 和 CBER 的监管活动已经极为一致,部分是由于两个中心之间对规范化决策和评估过程的积极分享。因此,未来对于生物制品的管理可能会更类似于传统药物的研发。其中一个令人感兴趣的新兴领域是仿生化合物,与传统化学药物相比,其鉴定及效能方面的因素仍不十分明确。

随着管理措施的完善及两个中心对于药物的同步研发,CDER 和 CBER 的管理标准基本一致。对于比伐卢定,一种直接的凝血酶抑制药,用于血管成形术治疗心肌梗死后心绞痛,其在 CDER 中的管理要求与 CBER 对阿昔单抗的要求一致,后者是一种抑制 II b/III a 的生物合成糖蛋白,适应证与比伐卢定基本相同。

国际药物研发概述

随着全球心血管疾病治疗技术的发展,对于国际制药厂家来说,美国之外的心血管新药的管理准入程序显得尤为重要。从 2002 年来,美国之外由 FDA 管理的研究者的数量增加了 15%,而美国本土则下降了 5.5%。1995—2005 年发表在《新英格兰医学杂志》《美国医师协会杂志》《柳叶刀》上的 300 多项临床研究中,美国之外的研究数量增加了 2 倍以上,相比之下美国本土研究所占的比例下降。理想情况下,一个国家的临床研究应该为另一个国家进行规范决策提供资料,然而,现实情况截然相反,各个独立的研究机构对于药物的有效性和安全性都有自己独立的标准。

对于收集自不同国家和地区的研究数据,人们通常担心的包括准则实施、标准护理及附加治疗等过程中潜在的差异。对大多数研究者而言,他们更希望,如果经济上许可的话,研究能够在包含药物暴露患者的人群中进行。研究实施的质量,对研究方案的依从,以及随访个体的流失也是人们常担心的几个问题。此外,20 世纪 60 至 70 年代的医药开发快速进展导致了不同公司在管理和技术方面的广泛分歧,这增加了全球治疗发展计划的费用及复杂性。

个案研究:关于全球治疗发展计划地区差异的报告

替格瑞洛,一种 P_2Y_{12} 血小板抑制药,在一个 18 000 多例患者的大型随机临床试验中与氯吡格雷相比,对于预防包括心血管死亡、心肌梗死和脑卒中等事件效果较好。但是,对一个预先设定的亚组分析发现,治疗效果与地区之间有显著的相关性,比如,替格瑞洛在北美地区较世界其他地方的效果差。区域干扰可能产生于某个偶然因素,或者是对同期使用不同剂量阿司匹林的潜在统计学干扰的反应。虽然欧洲药品管理局(EMA)在 2010 年 12 月 6 日就批准替格瑞洛上市,但美国监管机构因为这一亚组的分析结果,直到 2011 年 7 月才批准,并且警告:在联合使用阿司匹林超过每天 100mg 时,替格瑞洛的有效性就会降低。相反,在糖蛋白 II b/III a 受体拮抗药依替巴肽的初始评估中,其地区差异性表现为北美地区的相对疗效优于东欧,所以美国在 1998 年 5 月就批准了,但欧洲一直推迟到 1999 年 7 月。

许多这些差异正通过努力协调迅速解决。欧洲联盟(欧盟)作为一个机构,EMA 负责对在欧盟使用的药物进行科学评价。自 1995 以来,EMA 对人和兽药产品进行集中授权,并规范药品市场、生产制造及配送。EMA 目前的工作重点包括:促进药物研发以满足医疗需要,鼓励探索医学发展的新途径,降低治疗性药物研发过程中的高消耗率,加强授权后的证据基础。

世界贸易组织一直是中国统一监管审查的推动

力量,中央监管机构在 1985 年以来一直在进行药品监管。在印度,中央政府管理着新药品的批准、临床试验、药品进口,但是药品的生产、销售和分销的管理权是下放给州政府的。日本的药品开发是由药品和医疗器械监管局(PMDA)管理的,其对于新药品、生物制品和医疗器械有各自的部门。PMDA 是由两个早期中心于 2004 年合并成立的,它负责处理所有的关于药品从临床前阶段的审批和上市后监测的咨询和审查。拉丁美洲如巴西和墨西哥都有成熟的监管体系,其他地方也出现了新兴的监管环境。南方共同市场和安第斯成员国(的监管体系)类似于巴西,而墨西哥则更类似于其北美的盟友,与美国 FDA 的结构相似。

人用药品注册技术要求国际协调会议(ICH)促进了美国、欧洲和日本监管体系之间发生很多适应性变化。(该会议)于 1990 年召集了欧洲、日本和美国的监管部门和制药行业,讨论药品注册的科技方面,致力于实现更大的协调,以确保安全、有效、优质的药品开发和注册能够以资源最有效的方式进行。

ICH 指南建立一个全球协调的共识。适用于:①GMP(良好生产规范)和药品质量;②药物和生物制品临床试验的设计、实施,安全性和报告;③对致癌性与毒性安全信号的检测;④多学科工作中的数据标准、医学术语和技术标准。临床实践指南旨在提供广泛的共识指导医学实践,但缺乏普遍的约束力。与临床实践指南不同,ICH 指南是纳入国家和地区内部监管程序的正式规定。在美国,FDA 规范专注于良好的临床实践(GCP)和保护人类受试者(HSP)的临床试验。遵循 GCP 原则,包括足够的 HSP(世界公认的开展涉及人类受试者研究的一个关键要求)。监管部门认为,不遵守 ICH GCP 的临床试验是不适合作为证据的。考虑到这些全球协调工作努力背后的大部分的成功,这是最终的影响。

发展中国家的药品开发伦理

一些研究表明,发展中国家的监管力没有得到充分执行,如被欧盟市场批准的部分试验在设计上不符合伦理规范。在美国或西欧,那些被认为不符合伦理要求的临床试验,有时会得到这些地区以外的地方伦理委员会批准。一旦由当地伦理委员会正式批准,该试验就会顺利进入营销应用技术档案。确保良好的临床试验进行,解决利益冲突,并充分保护人类受试者在国际监管机构、行业和研究组织中的优先权利。

临床试验的剖析:操作

全球心血管药物开发项目的设计、执行和结果的传播已成为一项重要事业(见第 1 章和 Braunwald,第 6 章)。目前的评估表明,开发一个新药的总体成本,包括资本投资和药物失败的成本,现在接近 1 亿美元。大型临床试验的实施需要一个临床研究基础设施,直到最近才为每个单独的开发计划分别设计。很少有商业赞助者为了临床研究提供资源来构建和维护这些复杂的系统,特别是较小的公司在它们的产品生命周期的早期阶段研发新产品时。学术研究机构(ARO)和合同研究组织(CRO)为企业提供外包所需的赞助活动的机会。这些活动可以包括协议的设计、研究地点选择或监测、数据收集、统计分析、准备提交给 FDA 的材料的准备。通过外包,制药公司可以将维持临床研究基础设施的固定成本转化为可变成本,并可以获得有关特定的疾病状态、患病人群或全球地区的专业知识,而这些若由其内部发展通常是有挑战性且不现实的。Aro 模型进一步促使学术机构人员的集体经验为关键领域提供必要的知识。

了解一个成功的临床开发计划所需的服务规模,有助于将试运行分成关键功能组成部分。个人 ARO 和 CRO 可以提供所有这些组件("全程服务")或可提供这些服务的一个子集。对于一个大的Ⅲ期临床试验,常常需要发起人、一些学术团体和合同研究组织的密切合作,以便在全球范围内协调这些活动。

开发流程

临床研究流程明确地描述了科学背景、基本原理、设计、管理和研究终点。临床研究流程适用于美国、欧洲和日本,一般按照 ICH GCP 协议中普遍列举的形式。监测和入组有适当的程序,包括纳入和排除标准、终点限定和评估、随机化及操作监管来实现,这对于试验成功来说是至关重要的。在任何流程范围中意料之外的缺点能导致一个非获益的研究。尽管协议修正案能补救一些问题,但过多地或频繁地改变研究设计会导致效率降低及花费较大。

场所管理

临床研究地点范围广泛,包括各种各样复杂程度的位置,从主要关心的社区基础场所到多重资格的以大学为基础的场所。一些地点仅被限制于个体的研究者,但其他可能代表协会的研究者每年都参加一次许多研究项目。与一个特殊的研究协议匹配的临床研究场所不但能提供预期的研究人群,而且能满足进行研究干预和评估需要的特殊的知识和整个监管。一个管理部门提供的场所包括识别和选择当地场所的研究者、协议中特殊程序的研究场所,以及确保执行 ICH GCP 协议及可适用的规定。通常通过现场监管服从协议和规定,尽管患者参加及收集数据履行电子系统协议,为日常现场监管降低整体的需求,以便支持"当然"或"触发的"监管访问。

数据处理

设计、执行和维持临床试验操作的信息系统对于保存完整的和令人满意的数据是必要的,需要管理部门评估新治疗策略。尽管小型的临床研究可能仍旧需要书面协议报道形式,它需要后续的专用的数据入口,大量的以治疗为基础的临床研究已经转成了以电子数据俘获系统。电子数据处理促进快速地查明数据完整性和研究状态度量的来源,为了减少在数据获取时的错误,并且为了减少额外的信息,需要发送随后的问题给各个研究场所,完成分析和调整提交的数据的时间被缩短。电子数据收集系统也能被绑定到从其他信息系统中电子来源的数据,例如心电图存档、起搏器数据库和血流动力学监测系统。为了调节在美国获得的数据,FDA 已经授权了许多电子数据标准(例如临床数据相互交换标准联合研究数据表格样式),这些数据有利于临床数据处理系统的设计和互用性。在研究的结论部分,来自法律临床研究数据处理系统的一个分析资料组被提取和转递给统计学家以进行分析。

数据统计

临床研究计划、实施、开展和分析依赖于生物统计学家和临床专家的合作。当样本量估计、中期分析和停止标准形成作为设计发展的一部分,在设计阶段数据服务是至关重要的。为了随机化计划的创造、设计和数据分析的确认,从研究开始阶段就需要牵涉数据分析。研究全程监控数据质量是非常重要的,数据需要进入另一个高度作为研究结论,为了并入调整提交数据和公开数据,必须准备暂时的和最终的研究结果。

安全监管

每一个新药和生物学制剂均能被预测到它的不良反应。在一个临床研究中发生严重的和不可预知的不良事件需要被强制性报告给主办方、机构审查委员会及 FDA。这些报告的时间标准被概述在管理规则中。对于安全监管来说,严重不良事件的收集、回顾和随访通常需要一个额外的专用的数据库。在数据库的每一个不良事件使用一个一致的字典被编码,通常是管理活化医学字典(MedDRA),这个字典由 ICH 颁布。安全监管职员监督临床描述的准备,在最终研究报道和安全性数据库和临床数据库调解中完成不良事件描述。

临床事件裁定

尽管一些临床终点(例如全因死亡)由分中心的研究者进行裁定,研究者裁定终点的应用假定了确定偏倚的风险。终点界定变得比较复杂,特别是出血和心肌梗死,所以统一界定非常重要。主要的事件界定委员会提供方法,具有代表性的是各个研究部门被要求报告任何可能的终点事件,即使当地研究者相信它是不可能导致更严重的事件,以便于降低伪阴性率。这个报告过程能导致更多的伪事件的收集,但是中心裁定过程打算移除这个考虑,从而降低错误的可能性。这个过程确保在研究中获得最好的整体数据的报告。委员会的排除率依靠终点事件界定的选择。一个温和的终点(例如复发性心绞痛)比严重的终点事件(例如脑出血)有更高的排除率。中心委员会也允许事件由相关特殊的研究者进行回顾分析。在典型的心脏多中心研究中,中心神经病学裁定者排除了 20%~30% 的卒中终点。

尽管在研究设计方面的优势价值能减少偏倚,然而在相同的研究中使用独立双盲裁定不能阻止偏倚。在相同的背景下,终点界定的敏感性应用,甚至通过全盲委员会,能使整个事件率增加,因此配备更为接近的背景,且并不比另外一个差。

新药开发的经济学

处方药使用者收费法案

在 1992 年由议会制定的处方药使用者收费法案(PDUFA),通过从研究者收集新药申请(NDA)花费。为允许 FDA 抵消研发新药的花费,1997 年议会修改和延伸 PDUFA 为 PDUFA Ⅱ,2002 年为 PD-UFA Ⅲ,2007 年为 PDUFA Ⅳ。FDA 为批准后监督和监管直接面向消费者的广告,从申请费用中收取税收。PDUFA Ⅳ 也扩展了 FDA 的权力,要求申请者监督和命令新的处方药改变标签及新的安全说明。在 PDUFA Ⅳ 的监管下,在一个财政年度中申请费用、实施费用和花费各占总费用的 1/3。在一个财政年度结束时收集和拨款而不是继续花费使 FDA 获得在下一个财政年度的花费。在 2009 财政年度,FDA 从 PDUFA 支出 512 亿美元的花费。从 FDA 支出所有基金的 60% 用来支持人体药物申请,它代表一个由 FDA 的整体支出,其超过 855 亿美元。PDUFA 花费为 FDA 复审提供一个实际的承诺,在美国,这个方法逐渐成为维持满意的监管审查。尽管上升趋势转向从国外提交的支持 NDA(研究者收集新药申请)应用的生产和临床试验操作文档。

国立卫生研究院路标计划

临床研究事业主要的动力是持续发现化合物和生物制药学实体物质,这些都组成了心血管疾病治疗的基石。转化研究路线将这些从工作台发展到病床旁,依靠了工厂和政府的支持。对于常见疾病的高风险的想法和治疗经常不能吸引私人部门的投资,并且需要公众资源去填平这个鸿沟。国立卫生研究院(NIH)药物研究的路标计划设立临床和转化科学基金(CTSA)便利了转化研究。2006 年 10 月启动的 CTSA 财团源于 12 个学术的健康中心。当在 2012 年当完全实施时,CTSA 将合并近 60 个公司为临床和转化科学提供一个国际的支援。

专利考虑

一个新的治疗性药物通常是受许多专利保护的,涵盖了它的结构,叫作一个合成物的物质专利,以及合成这个药物使用的生产过程或方法。这些专利的截止日期可能发生在生产生命周期的各个点上,取决于将这个药物推向市场所需要的整个时间。专利法不是全球一致的,导致了在不同的时间和不同的区域一个到期药物各种各样的专利。总的来说,只要它的专利是有效的,则一个新药在它的竞争者那里被保护。FDA 也承认一个尚未被批准的新药 5 年的独占期,在这段时间没有竞争能被

批准。这些保护政策允许原先的工厂收回新药开发的费用。竞争者逐渐花费较少的费用去检测和开发一个通用配方,因为这个化合物和合成的药物是已知的,而且一些关于药物的安全性和效果的优先的信息是能够得到的。开发同类药物通过简短的新药申请过程(ANDA)被管理。1984 年新药价格竞争和专利协会恢复法令,也被熟知叫作哈奇维克斯曼法,通过应用标准如优势、质量、纯净度和身份(生物等效性)来加快同类药物开发,这个法律作为一个基础支持可选择药物进行加倍的临床研究。在哈奇维克斯曼法,同类药物的制造商必须证明它的 ANDA,即对于先前的药物来说同类药物没有侵犯专利保护。这个规定允许先前的制造商在同类可选择的药物上被延迟批准诉讼专利侵权以对抗同类药物的开发者,在此期间,从专利药物衍生的利润超过了诉讼费用。

作为生物制剂和生物制药学,同一类药物相似程度可能是不确定的,所以它可能会有一定的变化,取决于生物学制剂来源的复杂性。基于这个原因,大家就应用术语去描述这些后续的化合物及保存这个术语便于描述后来的化学药物。化学合成物的开发通常比开发它们的同一类相似化学物质更昂贵,因为需要确定它们涉及的不确定的潜在的危险和有效性。由 FDA 批准的 2010 年发布的《患者保护与平价医疗法案》支持生物仿制药和生物制剂工厂在与其竞争的生物仿制药申请被批准之前能独自应用 12 年。

总　结

血管治疗领域独特地跨越了众多的前言学科,如转化医学、公司策略和联邦政府规章方面。在理解疾病状态和药理学机制方面的先进性已经驱使研究者和工厂去快速寻求有效的方法将创新的药物和生物制品送到患者的床边。同时,令人兴奋的外围治疗策略必须被调和,以理性地保护公众健康通过合理的安全性和有效性评估。临床和学术团体帮助建立门槛和通告调整决策,使其通过临床的实践指南和 FDA 咨询委员会。这个"临床疗法"协作履行为其他的特性构成一个强有力的发展模式,为持续的开展提供新颖的技术支持。

第 3 章
心血管治疗的器械研发:概念和监管的意义

Device Development for Cardiovascular Therapeutics:Concepts and Regulatory Implications

Frederick J. Schoen,Bram D. Zuckerman,and Andrew Farb*

杭靖宇 译

概　述

在过去的 50 年中,新型医疗器械及与之相关的创新为减少心血管原因的死亡率做出了巨大贡献。事实上,心血管器械的研发在过去的几十年里有着迅猛的进展,大大增加了心血管疾病治疗器械和诊断测试的种类和复杂性。临床获益在缺血性疾病、瓣膜疾病、心肌疾病、心脏节律及外周血管疾病等领域尤为显著。

经导管血管内支架出现于 20 世纪 90 年代。支架最初仅有裸金属丝组成,后续采用了药物涂层,它们是治疗严重冠脉粥样硬化疾病的一次革命。金属支架也获批作为外科颈动脉内膜剥脱术的一种经皮替代治疗方法。对于瓣膜疾病,突出的进展是 20 世纪 60 年代开始的外科瓣膜置换术。严重主动脉瓣狭窄患者 2～3 年的病死率为 50%,相比之下采用当代的机械或生物瓣膜施行外科瓣膜置换后,10～15 年生存率为 50%～70%。经导管主动脉瓣和肺动脉瓣置入术是一种新型的瓣膜置换方法。这一系列创伤较小的治疗方法目前正处于开发、临床研究和使用的不同阶段。

包括心室辅助装置(VADs)和完全置入式人工心脏在内的辅助或替代心脏泵功能的器械的使用少于支架和瓣膜。但这些器械的置入使那些离开有效的心脏支持就无法存活的患者得以维持生命。起搏器、置入式心律转复除颤器(ICDs)、射频导管和冷冻消融导管极大地改善了存在限制和威胁生命的心

律失常患者的预后。合成血管移植物及支架移植物能有效治疗外周动脉狭窄和胸腹主动脉的瘤样病变。对于缺少适宜静脉而不能建立动静脉瘘的肾衰竭血液透析患者,血管移植物还可以使血管入路得以长期保持。

大多数永久置入的心血管器械是用于治疗基础疾病并改善功能。然而,器械失败及组织和生物材料的交互作用可引起不得不手术的并发症或引发残疾和死亡。在一些病例中,有害作用可能发生于患者多年无事件的获益之后(图 3-1)。

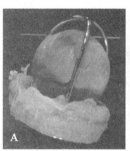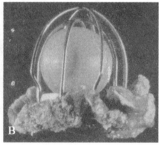

图 3-1　人工心脏瓣膜的晚期失败

A. 球变异(血液脂肪吸收引起的肿胀、开裂和阻塞球无法活动),笼球心脏瓣膜置入 19 年后;B. 感染性心内膜炎,笼球心脏瓣膜置入 22 年后

对新型心血管产品的安全性和有效性进行评估,以及对已获批产品的持续评价具有挑战性。美国食品和药品监督管理局(FDA)医疗器械和放射健康中心(CDRH)在促进和保障公众健康方面扮演着重要角色。这主要通过确保美国上市的医疗器械具有合理的安全和疗效保证,以及可为目标人群提供良好的风险获益比来实现。

本章讨论心血管医疗器械的研发、验证和监管

---

* 本文仅代表作者的专业意见,并不是美国政府、健康和公众服务部或食品药品监督管理局的官方文件、机构指南或政策规定,也不具有官方批准的含义。

审核的过程,并描述器械和药物监管的差别。它同时覆盖了临床医生感兴趣的特殊话题,包括标签外使用及心脏专科医生对于保证安全有效使用器械的责任。

医疗器械研发及与药物研发的差别

心血管医疗器械的研发和落实:概述

近年来由于新技术的涌现、监管的需要和器械成功商业化之后日趋重要的补偿问题使得医疗器械研发过程变得愈发复杂。整个过程需要战略策划、协同决定和一贯而严谨的科学和商业方法。医疗器械的研发和临床使用涉及复杂的过程,它向前发展但并非总是呈直线发展的。其过程包括概念生成、原型研发、知识产权形成、监管要求、补偿问题、商业模式、研究和开发(包括将早期概念转化为成品到最后通过验证的器械的科学和工程工作)、临床试验、市场营销和股东的考虑、质量和流程管理、制造及销售和流通。技术层面上,由临床需求所引发的设计概念在形成过程中的关键考量包括选择和评价合适的生物材料,将材料整合到原型器械中并通过实验室检测和动物模型对器械功能和潜在并发症进行评价(图 3-2)。在 FDA 批准了研究器械豁免(IDE)之后,对于高风险的研究器械需要在严格监督的临床试验条件下进行人体临床研究。所有临床前和临床数据必须在上市前经由上市前 510(k)通告和上市前批准申报(PMA)的监管流程(见下)进行评估。在器械研发和使用过程中的任何阶段,出现的不良事件和随后的分析(通常包括置入物的回收和病理评估)可能会迫使人们重新评估器械的概念、改变生物材料或设计、调整对已置入器械患者的管理。其中的任何的改变都会影响到其监管审核。

器械和药品的区别及对相应监管的影响

医疗器械和药品在研发和监管流程方面均有不同。后者在美国国会交付 FDA 的法定指令中有所阐明。药品是在预计的作用发生前后可能被代谢的化学物质。它们具有可测的半衰期并最终被代谢和排泄。药物解决一个生物化学的问题,它们的作用是全身性的而且不能被直接观察,它们的作用机制通常并不被完全了解。相比之下,医疗器械主要解决机械或其他物理问题,它们的作用一般是局部的,其作用可以直接或间接被观察到。此外,尽管药物

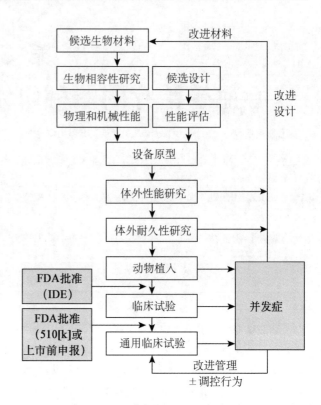

图 3-2　心血管医疗器械研发和认证

指出了可能发生的问题以及通用的解决方法。同时显示了监管的节点。FDA. 食品药品监督管理局;IDE. 研究器械豁免

被代谢和排泄,其半衰期可测,而且便于再次给药和停药,器械通常是永久置入物,但它们器械的移除可能产生重要临床影响。因此,器械和患者之间的相互作用经常持续进行,潜在不良反应的风险可以持续存在多年。此外,与药物方案不同的是,对于置入性医疗器械不存在依从性差的问题。而对于抗凝和抗血小板等辅助药物治疗如缺乏依从性可能产生严重问题。

外科和介入医生经常参与器械的研发和评估,因此术者技术和专长及对于一个特定器械的经验会对成功使用该类器械发挥重要作用。Ⅲ期药品研究通常在较短时间内入组数千例患者,而通常那些对于新型或改进型医疗器械所进行的关键性研究入组的患者数明显较少。此外,双盲的随机对照研究(RCTs)对于评估医疗器械通常缺乏可行性。大型企业在制药工业里占主导地位,而小公司通常更密切地参与到医疗器械从概念到市场准入的这样一个研发过程中去。器械设计和生物材料的迭代创新可能成为这个流程中早期阶段的标志。

表 3-1 总结了器械和药品影响监管审批的关键

特征,其中包括器械相关和人群相关的因素。新近发表的文献进一步扩大了这些差别。

表 3-1　药品和器械研发的比较

研发特征	器械	药品
技术发展速度	快	慢
作用方式	物理作用	化学作用
持续时间	长	短
潜在的依从性问题	无	有
学习曲线	有	无
实验研究的方便度	高	低
对治疗设盲	难	易
入组大量受试者的能力	难	易

监 管 要 点

器械监管的历史和医疗器械分类系统

1976 年,《医疗器械修正案》为 FDA 审核医疗器械的流程建立了制度体系。根据器械的临床风险高低设置了三类水平。

Ⅰ类器械包括风险最低的器械,例如绷带、检查手套及一些人工手持的外科器械。Ⅰ类器械中的大部分在上市前被豁免上市前通告和并获得 FDA 认证。对于这些器械只做一般性控制,即适用于针对所有医疗器械的《食品、药品和化妆品法案》(修正后)的基本要求,包括产品注册和列名要求、生产质量管理规范、标签使用要求、禁止条款及医疗器械报告(MDR)要求。

Ⅱ类器械具有中等风险,大部分需要在上市认证前向 FDA 递交 510(k)申请。Ⅱ类器械中心血管器械的例子有导丝、指引导管、导入鞘、止血器械和计算机化的心电图设备。除了一般控制之外,Ⅱ类器械必须遵守特殊控制的规定,包括器械特有的标签要求、性能标准和上市后监测。

Ⅲ类器械为风险最高的器械,它们用于支持和延长人类的生命,对于防止人类健康损害至关重要或者具有潜在的不合理的导致疾病或创伤的风险(21 C.F.R.,Part 814)。大部分情况下Ⅲ类器械需要在上市前递交 PMA 并获得 FDA 批准。1976 年,《医疗器械修正案》通过前已经进入商业流通领域的器械被认为是修正案前器械并能不受新规定限制,

即无须额外的 FDA 审核而继续留在市场,除非 FDA 采取特殊监管行动要求 PMA 申报。这些器械被归为能合理保证安全性和有效性而需要最少监管的一类。在 1976 年后,第一次上市的器械必须符合所属器械类别的监管要求。

心血管器械监管审批流程

器械评价流程的第一步是确认器械的分类水平以便确定监管的要求。根据器械分类,医疗器械生产商通常会采用两个关键监管流程中的一种:510(k)上市前报告递交或者 PMA 申报(图 3-3)。

510(k)上市前报告

1976 年,《医疗器械修正案》在《食品、药品和化妆品法案》510(k)部分增加了上市前申报的条款,要求每个厂商在 FDA 注册其生产设施。对于需要在上市前递交 510(k)的器械,申报必须包括器械设计、功能和工作原理的描述;如可能需要参考相关性能标准,所有公布和未公布的报告的目录,建议的标签及生产信息。生产商必须提供信息显示新器械和一个或多个被称作参考器械的已合法上市器械在适应证、技术和性能方面"显著等效"。如果新器械有不同的技术特征,这种差异不应引起对安全性和有效性的顾虑。生产商必须表明新器械至少和参照者一样安全有效。FDA 有法定要求 90d 内完成审核并做出上市前的认证决定。生产商必须从 FDA 接受认证信件,允许其在美国进入商业渠道前先上市。

FDA 批准的用于美国市场的大部分医疗器械均进入 510(k)上市前报告流程;大部分经过 FDA 审核一系列非临床研究(必要时实验室研究和动物研究)后被认证。例如,经皮经腔冠脉血管成形术(PTCA)导管被认为是Ⅱ类器械。对于一种新的 PTCA 导管只需要进行实验室检测即可。然而,如果使用适应证有显著改变或者该技术引起的安全性和有效性方面的关切只能通过临床研究澄清时,则需要进行临床试验。10%～15% 的 510(k)申报包含了临床研究的数据。例如,血管内的栓塞保护装置是一种Ⅱ类器械,需要临床数据来明确它的显著等效性。

上市前申报

作为 FDA 批准上市前申报(PMA)的条件之一,生产商必须合理保障器械在其适应证内使用时的安全性和有效性。对于Ⅲ类心血管器械,例如心脏瓣膜、起搏器、冠脉内支架和循环辅助装置,器械

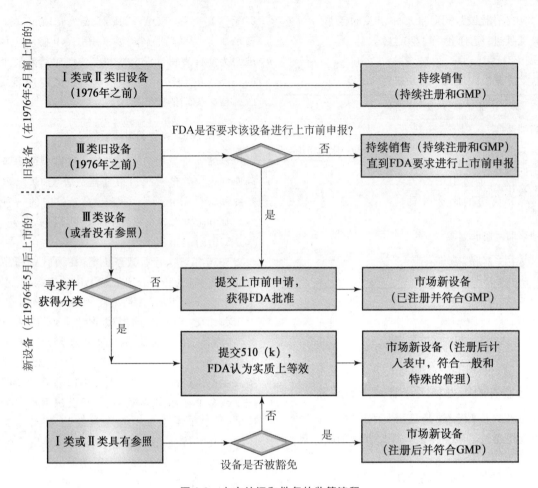

图 3-3　上市认证和批复的监管流程

FDA. 食品药品监督管理局；GMP. 生产质量管理规范

在安全性和有效性上的表现几乎都需要采用临床数据来作为产品申报的基础。为了确定Ⅲ类器械的安全性和有效性，FDA 的参考因素包括器械的使用目的、适用人群、器械的可靠度，以及器械使用时的风险和获益的比较。为使安全性和有效性得到合理保障，FDA 将依据有效的科学证据*。不同等级的数据组成了有效的科学证据，包括随机对照研究、部分对照的研究、无对照研究、由具有资质的专家记录的完好病例报道，以及上市器械的大量使用经验。

FDA 器械审核的主要目标在于根据风险获益来评估器械的临床应用，确定产品的安全性和有效性。在过去的 10 年中，FDA 对于所报心血管器械的有效科学证据的审核越来越严格，在合适的情况下更多地采用了随机、对照甚至设盲的研究。

研究器械豁免

在美国如对人体具有显著风险的器械（部分Ⅱ类器械和所有Ⅲ类器械）进行临床研究必须经研究器械豁免（IDE）申报流程报 FDA 批准。IDE 申请通常需要提供器械的详细描述、建议的适应证；既往研究的报告，包括所有非临床研究（实验室和动物）；既往临床经验；生产流程和质控系统的小结；提出的研究计划；建议的标签；以及研究中使用的知情同意书。FDA 批准的 IDE 允许生产商或临床研究者对于研究器械或已批准器械用于未批准的适应证并在美国患者中进行试验，以获得支持器械安全性和有效性的数据。IDE 的目的在于"鼓励探索和研发针

---

* 21 C.F.R. § 860.7(c)(2) 有效的科学证据的定义为"来源于良好对照的研究、部分对照研究、未设对照的研究或客观试验、具有资质的专家记录的完好病例报道及上市器械大量使用经验的证据。从中具有资质的专家可以公平合理地得出结论：在这些条件下使用这一器械具有安全性、有效性的合理保障。"

对人类的有用器械",同时保护公众健康并确保临床研究在安全和符合伦理要求的方式下进行(21 C.F.R. § 812.1[a])。为使科学研究者在器械研发过程中保持最大程度的自由,法定 FDA 完成对 IDE 申报的审批时间为 30d。在审核 IDE 申报后,FDA 可能允许:①完全批准开展临床研究;②有条件通过,意味着 FDA 认为启动试验具有足够的安全性,但在完全批准前仍有一些突出问题需要申办者说明;③未通过。通过 IDE 之后可以根据上市路径的要求将研究获得的临床数据用来支持 510(k)或 PMA 申报。

人道主义器械豁免

人道主义器械豁免(HDE)申报内容为器械在罕见临床条件下针对极少数人(每年<4000 例)的使用。HDE 申报的形式和内容和 PMA 相似,并有相同的安全性要求。然而与 PMA 有所不同,PMA 要求提供器械安全性和有效性的合理保障,HDE 申报必须显示出器械的安全性及给患者带来的可能的获益。

当代的监管问题

医疗器械评估中随机和非随机研究的对比

评判有效科学证据的适合程度取决于所使用的技术类型和器械可能引起的风险。FDA 认为来源于 RCT 的数据是具有最高等级的科学数据,因此,鼓励在心血管器械研究中采用 RCT。然而,由于样本量及伦理问题导致一些心血管器械采用 RCT 设计可能面临挑战。例如外科人工心脏瓣膜这样的成熟产品引起的技术相关不良反应发生率低,因此,需要一个不切实际的大样本量来发现新器械对比对照组的优效或非劣效性。对于没有标准治疗或已知标准治疗效果不佳的疾病,由于缺乏临床经验会使患者被强制随机进入医患认为效果差的一组从而产生伦理问题。合理评估器械技术时必须平衡好科学有效性最大化和临床试验实际操作(和有效完成)之间的竞争需求。因此,在上市审批的某些情况下非随机临床研究可以被接受。

对于外科心脏瓣膜这些性能和并发症已被清晰描述的成熟技术,FDA 采用了一种方法来使用经过严格评价的历史对照数据,从而在新型心脏瓣膜的单臂研究中确定最为常见的并发症。1993 年,在与企业界和学术界组成的委员会探讨时,FDA 根据获批外科心脏瓣膜研究的患者水平数据制订了客观性能标准(OPC),其样本量为 800 瓣膜年。OPC 方案是递交 FDA 审批评价新型外科瓣膜的有效方法。

此外,对于处于不断改进中的现有心血管器械,如具有特征性工程和动物研究数据的电生理消融导管,某些情况下可以通过单臂临床研究对安全性和有效性进行评价。然而,使用非随机研究设计必须包括审慎选择合适的历史对照病例(见第 1 章)。此外,应该制订详尽的统计分析方案来消除基线临床协变量及心血管疾病管理进展所带来的影响,这些因素可能引起历史对照资料的研究偏倚。诸如倾向分数分析等统计学方法能在非随机治疗研究中平衡测定的协变量。然而必须认识到所有的非随机研究都易于发生偏倚,尽管采取了严谨的措施,但倾向分数分析和其他数据调整方法仍具有严重的局限性。此外,由于术者技术和专长会对临床结果造成显著影响,许多新器械的研究中设置了一个预试验期来消除医生学习曲线带来的影响。

心血管器械研究中的终点和替代终点

理想状态下临床研究的终点应当是客观、便于评估、具有重要临床意义、与患者密切相关、可被医生解读,并可以在适当规模的研究中进行评价。为了确定器械的安全性和有效性,应该深入思考选择临床研究中最富信息量和最有意义的终点。对于大部分心血管器械,采用诸如心肌梗死(MI)、卒中和因充血性心力衰竭住院等临床终点参数。复合终点是临床重要参数的组合,它们被经常使用。例如严重心血管不良事件(死亡、心肌梗死和靶病变血运重建)和靶血管失败(心源性死亡、靶血管心肌梗死和靶血管血运重建)。复合终点最适用于疾病特征状态明确、公认所有分终点均具有重要临床意义及预计所有分终点均朝同一方向变化(例如具有减少死亡、心肌梗死和卒中发生率的趋势)的情况下。

采用复合终点的一大优势在于能放大治疗获益并增加总体的事件数量,因而可以减少样本量。然而,复合终点在解读时的潜在局限性也是显而易见的。例如在多数情况下会对估计具有同样重要性的分终点赋予同样的权重,而这样可能是不合理的。很难就如何对分终点给予合理权重达成共识。有可能分终点的结果指向相反(例如,再次血运重建率低,但心肌梗死发生率高)。最后,新治疗和对照组的差异可能由复合终点中最不具有临床重要性的成分所驱动。

对于一些心血管器械，技术的持续改进使得不良事件的发生率有所降低。患者预后的改善当然是可喜的，但同时也使下一代器械的对比研究变得更为困难。冠脉药物洗脱支架（DES）技术在这方面提供了一个例子。最早获批的两种支架，即 Cypher 西罗莫司涂层冠脉支架（Cordis Corporation，Warren，NJ）及 Taxus 紫杉醇洗脱冠脉支架（Boston Scientific，Natick，MA），在它们的关键性研究中和金属裸支架进行了对比；两者使严重心脏不良事件有所减少，主要是受再次血运重建显著减少的驱动。在一项对比两种 DES 的研究中，由于事件发生率低，因而需要更多的患者研究以便显示新器械和老器械相比的优势或者非劣效性。设计一项具有可操作性的研究的一个潜在方法是入组更多样的患者包括高危患者（例如非 ST 段抬高型心肌梗死患者）或具有更为复杂病变的患者，这些患者的事件发生率更高。

替代终点是一种旨在取代临床终点的指标，根据流行病学、治疗学、病理生理和其他科学证据估计可以用来预测临床终点。认为替代终点有效必须符合两条关键标准：①替代终点必须对临床终点有很高的预测能力；②它必须充分反映治疗作用对临床终点正反两方面的影响（见第 1 章）。在心血管药物研究中，将降血压和降脂分别作为冠心病和卒中的生理和生化的替代终点。建议将替代终点作为评价 DES 和减少心肌梗死面积器械的替代指标。

直径百分比狭窄和晚期管腔丢失是冠脉支架研究中临床有效性终点的潜在替代指标。一些研究显示这些血管造影终点的测定在非复杂的冠脉病变中能替代需再次血运重建这样的终点。因此，直径百分比狭窄和晚期管腔丢失的优势在于能为不同支架置入策略的比较提供量化的数据。它们能扩大组间的治疗差别，所需入组患者较少。

专门使用影像学替代终点可能会引发一些问题。采用血管造影终点需要高质量的图像、手术和随访时一致的投照角度及标准化的核心实验室方案和软件。根据定义，血管造影替代终点需要较高的造影随访依从性。由于预期的事件发生率低，如果没有症状患者可能不太愿意接受方案规定的有创影像学复查。研究的可信度可能因为大量受试者退出造成数据缺失而受到不利影响。此外，无法确定影像学替代终点能否应用于更为复杂的患者和病变类型。最后，尽管使用有效的替代终点可以减少样本量而足以显示器械疗效，但这种方法通常不足以评价器械的安全性。可以考虑替代的试验设计方法，

即联合常规的临床终点和确认的替代终点作为共同的主要终点。由于这些考虑，替代终点可以作为第二代或更新一代器械的主要疗效终点（例如已经获批器械的迭代更替）。继续探索科学有效的替代终点和新颖的研究设计有助于制订评价新技术的有用策略。

心血管器械试验中的研究设盲

研究中设盲加强了 RCT 中分组患者治疗效果评价的真实性。例如，在 Cypher 和 Taxus 药物洗脱支架的关键性研究中使用了双盲的研究设计，前提是产品在外观上和放射影像表现上完全一致。然而，由于器械的物理特征或工作模式，对于大多数心血管器械研究无法采用双盲设计。例如在比较两种不同 DES 的研究中，术者和导管室工作人员可以根据每种产品的独特物理特征而知晓治疗分组情况。此外，在诸如比较经皮冠脉介入（PCI）和旁路手术的研究中，无论对患者和术者设盲都不可能。因此，器械研究经常不能满足对患者和置入医生同时设盲的要求。例如，在 REMATCH 研究（Randomized Evaulation of Mechanical Assistance for the Treatment of Congestive Heart Failure）中，终末期心力衰竭患者被随机分入左室辅助装置或优化药物治疗组，从而不能设盲。随机非盲研究还被用来比较冠脉阻塞的外科和介入治疗、不同种类的人工心脏瓣膜（机械和生物瓣膜）及开胸和经导管瓣膜置换。

鉴于研究设盲的局限性，必须认识到由于知晓治疗分组而带来的研究者或患者偏倚可能对研究结果产生干扰，且减少研究的科学真实性。因而研究需要最大程度采用盲法设计。对于患者、研究者和进行临床随访的研究工作人员保持设盲。此外，采用客观而非主观的研究终点及采用分析工具来评价偏倚对终点的影响会增加研究结果的科学真实性。

利用国外数据进行美国产品申报

无论是采用单个的全球试验或者是多个单独研究，搜集各地数据的一个潜在优势在于能够在更多样的而不是限于一地的人群中评价器械的性能。由此，研究的结果可以推广至更大范围的人群中。此外，在不同地域人群中显示出相同的器械性能更有力说明产品的安全性和有效性。

越来越多的心血管器械研究在美国以外的中心开展，而 FDA 会将来自美国外中心所获得的数据考虑作为美国产品申报的支持性证据（21 CFR §

814.15)。然而,必须证明这些数据适用于美国人群并符合美国的行医习惯。除非这些在美国以外进行的研究在其启动之前考虑了人群的潜在差别,否则这些试验数据的适用性有限。

评估美国以外数据的一个关键考虑是能否将之推广至美国患者群中。重要参考因素包括患者人口统计学和临床特征、医疗实践的地域差别及研究方案的差别,尤其是对监测患者临床事件和长期随访的不同要求。建议采用预先设置的统计学分析来评价数据的可比性,方法包括检验不同地域不同中心人口统计学和手术协变量的同质性,以及检验治疗措施和不同区域分布的交互作用。

心血管器械研究的独立监管

许多心血管器械研究评价了突破性技术,这些技术有新的应用或者对于入组临床试验的患者具有不可预测的风险。为了充分保障患者的安全,FDA通常建议成立独立的数据安全性监测委员会(DSMBs)。研究的 DSMB 应该对方案进行核查以保证患者没有暴露于不必要的风险中。当在多个同步进行的研究中评价心血管器械时,采用同一个DSMB 全面进行高效的安全监测是合理的。FDA同时强烈建议使用独立的核心实验室进行影像学和病理学分析,同时通过独立的临床事件委员会对临床事件进行判定。这些独立的监测机构对于研究DSMB 的工作起到补充作用,加强了研究的完整性,减少了偏倚和利益冲突带来的影响。

心血管器械的标签和标签外使用

器械审批过程中最重要的方面之一是形成准确、易懂的产品使用说明书,FDA 和器械生产商密切合作来制订产品标签。标签被定义为"任何物品的直接容器表面所展示的书写、打印或图像的东西",其中包括"所有标签和其他书写、打印或图像"[《食品、药品和化妆品法案》201(k)和(m)]。器械标签的制订是与医生和患者沟通的一种途径,标签包括器械的描述、应该在何种人群中如何使用该器械,何时应当审慎使用或禁用,以及一项或多项临床研究中与器械使用相关的安全性和有效性终点。"使用适应证"声明有助于发现目标人群,充分有效的科学证据显示在相当部分患者中按标签使用该器械可以带来重要的临床疗效,同时不会带来不合理的疾病或损伤风险。标签内容还包括用于支持该产品申报的临床研究的细节,包括对于特定人群的

测试。

尽管标签中使用了特定的语言,医生可以采用与标签内适应证不同的方式来使用器械,因为预计临床研究中的有益作用可以延伸至未经试验的亚组中。这被称为标签外使用,意味着通过这一途径只要医生在日常工作中认为可以使个体患者获益就能使用这种已经合法上市的器械。然而,无论是标签外使用器械的医生还是接受这种器械治疗的患者都应该明白标签外使用可能没有经过充分的检验,因而并没有风险获益的完整信息。同时,也缺少将预计的安全性和有效性推广至更广大人群的临床证据。

尽管日常医学实践中医生的标签外使用不在FDA 的监管范围内,器械的这种标签外使用会减少生产商进行研究以使标签外适应证获得 FDA 批准的积极性。此外,在重要患者类型中缺乏评价器械性能的安全性和有效性数据限制了临床医生判断特定器械是否适用于患者的能力。这种数据缺乏大大阻碍了合理告知患者该治疗风险和获益的过程。

如果医生超出所批标签适应证来使用一种器械,他们有责任充分了解该产品的信息,将产品的使用建立在坚实的科学原理之上,并保留产品使用及疗效的记录。1997 年,FDA《现代化法案》专门定义了"医疗行为"(21 U. S. C. 396 § 906,同时见 1997年《食品药品现代化法案》§ 214),声称"本法令中的任何部分都不得限制或干预行医者对处于合法医患关系内的患者的任何疾病或状况处方和使用法定上市器械的权威"。然而法令清晰阐明推广医疗器械的使用在 FDA 的监管范围之内,因此医疗器械的推广活动必须和获批的器械标签内容相符。

风险、获益和产品生命周期

美国议会给予 FDA 的监管法令是用来确保器械在上市之前已经有合理的安全和有效性保障。合理保障的要求反映了一种认识,即没有一种监管机制能够确保医疗器械的绝对安全和有效。对器械安全性和有效性合理保障的要求暗示着需要理解所治疗的潜在疾病。换句话说,有效的医疗器械可能具有导致损害的能力。评价器械的安全性和有效性时要对临床使用时的风险和潜在获益进行权衡。尽管合理保障法令允许 FDA 在决策过程中依赖审慎的风险获益评估结果,但这一要求增加了产品获批上市前所需信息级别的复杂程度,从而增加了 FDA 的

工作难度,因为对于医疗器械并没有一种"一刀切"的方法。在器械的整个生命周期中,FDA 必须不断进行风险获益评估以保护和促进公众健康。

完整的生命周期途径

所有医疗器械都经历形成概念到淘汰的阶段,其产品生命周期是有限的(图 3-4)。FDA 将器械开发视为由不同发展阶段所组成的连续过程,其中在产品生命周期的各个阶段必须对产品风险获益进行评估。心血管器械从概念到淘汰的产品生命周期和一般药物相比大大缩短。最佳的监管策略应当考虑到心血管器械的快速生命周期。必须采用新的方法来评估现有技术的迭代过程,由此在第一代产品的临床试验完成后它不会只能归于过时。允许生产商递交已经获批 PMA 的补充材料可以提高对器械不断更新的监管效率。此外,器械监管的运作将产品生命周期作为整体来看,对器械的临床前研发、临床测试、上市和上市后监测并不是孤立的阶段,而代表研发的连续过程。

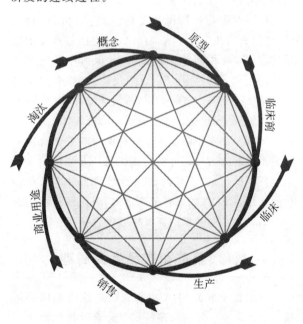

图 3-4　完整产品生命周期

器械安全和失败概念

临床置入物和医疗器械的设计、生物材料、研发和实施的检测项目旨在最大程度减少失败的严重性和可能性。大部分获批的医疗器械为患者提供良好服务,减轻疼痛和伤残,提高生活质量并增加生存率。然而,一些医疗器械会发生失败,通常会在较长

时间令人满意的工作后。有关医疗器械技术的问题通常被称为医疗器械错误。揭晓个案中器械失败的原因经常需要系统地整合患者相关的临床和实验室信息和通常被称为失败模式分析的器械的病理分析。如果可能,这一过程应当结合相关的解剖和病理生理情况。对于发生器械失败的患者进行分析可以涉及许多病例,有时需要进行额外的调查,例如审查企业质量保证或其他文件。无论置入部位和预计器械功能如何,绝大多数心血管置入器械导致的临床并发症可以归于以下区分明确的种类,包括:①血栓形成和血栓栓塞;②器械相关的感染;③愈合过度或缺失;④变性、断裂或其他生物材料失败;⑤不良的局部组织反应,如毒性作用;⑥全身不良反应,如生物材料的远处移行或过敏。不同器械中这些问题的临床表现和发生率有所不同,某些为一些特殊应用和模型中独有。

医疗器械失败和一般的医疗错误具有一些共同特征,它们都是由系统防御中的"机会窗口"的调整引起的。与人口统计学、结构、功能或患者生理状态相关的因素(包括年龄、置入部位的解剖、患者活动水平、血栓形成的遗传倾向、过敏)及置入手术相关的因素(包括置入类型、操作技术、对置入物可能造成的损害)叠加于其他潜在因素(包括设计、生物材料、器械制造和导致特定失败模式的制造后状态等)。的确临床上发生器械失败通常涉及多种原因。例如,一种新型人工瓣膜设计所具有的引起血栓的倾向可能只有在患者抗凝水平跌至某一关键点以下或者当患者存在遗传性高凝状态或房颤局部血液淤滞时才有意义。病理分析的过程被称为置入物回收和评估,通常是确定置入物或其他器械失败原因和发生机制的重要特征。

事件调查的根本目的在于发现事件的根本原因并消除或减少再发的概率和严重程度。置入物失败原因分析对提高已经或即将接受置入的个体或群体的医疗质量有重大意义。因此,FDA 的 MDR 规定要求对一些器械相关事件进行调查和报道。对于孤立置入失败或多处失败模式一致的置入进行分析可以为个体患者管理治疗提供重要信息。这些信息例举如下。

(1)这些信息能够对置入物选择和患者-人工物匹配产生影响。

(2)对于特殊患者强制进行管理的改变,例如选择抗凝治疗的类型和剂量或高危心脏瓣膜置换后的系列心超评估。

（3）揭示置入特定人工瓣膜的患者群对于特定器械失败类型或机制的易感性,以便对已经置入该器械的患者进行更为严密的观察,或者可以促使改进设计、材料选择、加工制造、对该人群进行管理或监管机构可能采取措施,例如进一步测试或者退市。

例如,来自心脏瓣膜置换的许多病理研究显示:①明确了人工瓣膜相关并发症的发生率、形态改变及发生机制;②阐明了性能良好的器械的结构基础;③预测研发改进后对于安全性和有效性的影响;④提高了人们对于患者-人工瓣膜和血液-组织的相互作用的认识。

生物材料的机械失败和组织与生物材料之间的不良相互作用经常被认为是发生器械失败的关键因素。有时器械或置入物失败的唯一原因是所组成的生物材料不符合申报要求的理化或生物学特征。一些组织和生物材料相互作用的重要机制在各型器械中均相似,因此一些同类的器械相关并发症可以发生于几乎所有接受心血管置入物治疗的患者中,然而,有些并发症仅见于一些设计独特和采用特殊材料的特定器械品种。图 3-5 显示心血管器械共有并发症(如血栓形成)、特殊模型中的并发症,以及针对特殊器械种类和模型的并发症。

器械设计对于性能有至关重要的影响。心脏瓣膜的设计影响到血流模式、相关的血小板损伤及局部的血液淤滞,所有这些均可能成为血栓形成的风险。然而,为了消除一种并发症而对于医疗器械进行再设计可能会产生意外的严重后果。当对一种广泛应用的倾斜碟瓣进行重新设计以便能更充分地开放,从而增强血流动力学功能并减少血栓形成风险时,发生了大量机械失败案例(图 3-6)。对于直接或可能导致损伤的器械失败需要进行全面的根本原因分析,并及时上报 FDA 采取监管措施,最后产品可能被召回。

保证已上市产品的安全性

关于Ⅲ类器械 FDA 所面临的最复杂的工作之一是在确保产品安全性和有效性与使有益治疗迅速面向公众之间找到平衡点。为达到合理的平衡,FDA 考虑了产品研发周期里各个阶段的多种因素。例如启动一项临床研究需要根据临床前实验室、工程和动物研究来充分确保安全性。而批准Ⅲ类器械及部分Ⅱ类器械的监管认证需要根据临床研究数据明确安全性和有效性。在获批后风险获益评估将继续进行,其中包括在产品获批的上市前研究中没有进行评估的病变和患者中进行器械试验。确定获批前后安全性和有效性信息的最佳平衡点时必须在研究方法的合适级别和批准能挽救生命和提高生活质量的产品的速度间作出权衡。

尽管心血管器械的临床前和临床测试为其在特定人群中使用时的安全性和有效性提供了宝贵的信息,但对于未纳入上市前研究的人群("真实世界"使用)和置入后的长期随访通常数据不够完整。此外,用于器械报批的临床前和临床研究可能不足以发现发生率低但可能具有灾难性后果的不良事件。这种低发生率事件只有在大样本人群和长期随访中才可能被发现,使得进一步收集产品在广泛临床应用后的信息十分必要。因此,有必要在产品获批上市后进行持续的器械评估。

上市后安全性评估工具

医疗器械的获批后的监测为真实世界的使用、长期可靠性、培训有效性、获批人群内外的亚组分析数据及比上市前阶段长得多的随访阶段中不良事件等数据的收集提供了手段。一些方法被用于收集器械的获批后临床信息,每种方法具有不同的科学上的严谨程度,从 RCT 到定量研究及辅助的数据收集方法(框 3-1)。根据已经在 1990 年《医疗器械安全法案》(PL 101-629)中详细说明的 MDR 规定,FDA 要求器械生产商和医疗机构在 10d 内报告所有的器械相关的死亡和严重疾病或损害。外科取出置入物的病理检查结果及尸检结果能丰富临床数据,然而由于缺乏样本的信息(所有实际使用器械的数目),这种方法并不能评价不良事件发生率。明确不良事件发生率需要样本和随访期限经过计算的前瞻性研究。

技术转化速度的加快、产品生命周期的缩短,以及对于每项医疗器械迭代进行大型随机临床研究的困难强调了进行获批后监测研究以便进行器械性能长期评估的重要性。获批后的研究能够揭示与产品生产改变、器械改良或术者技术等人为因素相关的意外问题。在既往的 5 年里,FDA 经常将高风险器械的获批后研究作为批准的条件之一。这些研究通常由一些在多个临床中心连续入组患者的注册研究组成,为器械在一般人群中的使用提高重要的安全性和有效性信息。重要的是这些获批后注册研究的样本量应该大到足以精确地显示少见不良事件的发生率。

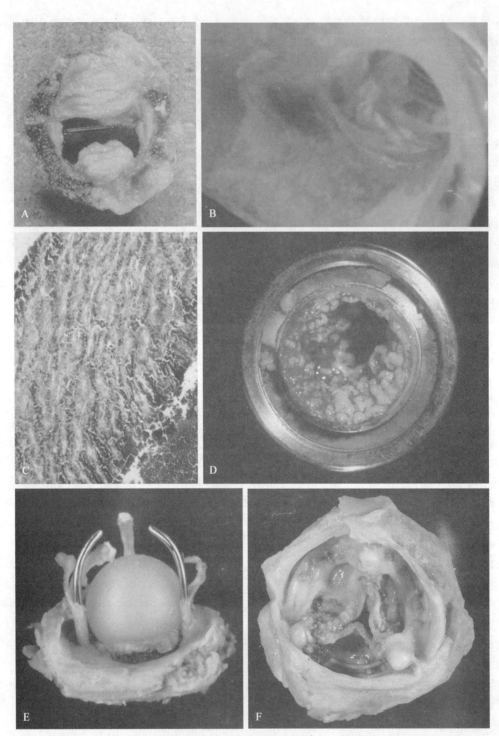

FIGURE 3-5　Common cardiovascular medical device complications: thrombus, infection, and durability limitations. A, Thrombus on a mechanical heart valve. B, Thrombus in a left ventricular assist device (LVAD). C, Infection associated with a synthetic vascular graft. Photomicrograph showing dark blue bacteria and acute infl ammatory cells (hematoxylin and eosin; x40). D, Fungal infection in an LVAD conduit. E, Cloth wear on a clothcovered ball-in-cage valve. F, Calcifi cation of a bioprosthetic heart valve. (B, From Fyfe B, Schoen FJ: Pathologic analysis of 34 explanted Symbion ventricular assist devices and 10 explanted Jarvik-7 total artifi cial hearts. Cardiovasc Pathol 1993;2:187-197. D, From Schoen FJ, Edwards WD: Pathology of cardiovascular interventions, including endovascular therapies, revascularization, vascular replacement, cardiac assist/replacement, arrhythmia control and repaired congenital heart disease. In Silver MD, Gotlieb AI, Schoen FJ (eds): Cardiovascular pathology, 3rd ed. Philadelphia, 2001, WB Saunders, p 678.)

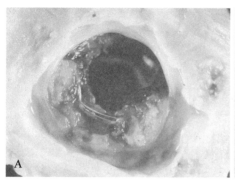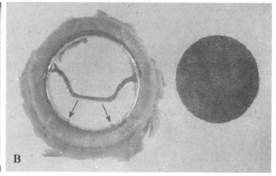

图 3-6 Bjork-Shiley 瓣膜模型和相关并发症

A. 标准瓣膜的血栓形成；B. 重新设计的凹凸瓣膜的瓣脚断裂。箭头指出了位于焊接点的瓣脚断裂

框 3-1 上市后数据收集方法举例

- 随机盲法对照临床研究
- 随机非盲临床研究
- 对照和非对照队列研究
- 病例对照研究
- 注册研究
- 调查
- 主动监测
- 通过 Medical Device Reporting（MDR）system、Medical Device Safety Network（MedSun）和 International Vigilance 被动监测

上述例子按科学严谨度排序，从最具科学有效性的数据收集方法到完全描述性或更易导致偏倚的数据收集方法

有效的获批后评估主要依赖器械生产商、监管机构、医疗单位和医生的积极合作以发现和报告同器械相关的损伤和其他不良事件。由于心血管器械领域技术的迅猛发展和产品生命周期的缩短，上市后监测十分必要。对入组可行性和关键性获批前研究的患者进行延长的随访（通常对于 EDS 和其他高危的永久置入物随访 5 年以上）和获批后研究对于证实器械的长期安全和有效性十分重要。对于迅速被医生应用于患者的新器械，必须在 PMA 获批后即刻开始进行获批后监测研究的入组工作。获批器械的使用目的和适应证须在产品标签和使用说明中清晰地描述；然而，预计获批后研究入组的患者和病变复杂程度将高于获批前研究。罕见而严重不良事件的真实发生率可能从获批后研究的扩大数据库中浮现。这些数据提供了器械和替代治疗相比较的风险获益信息，从而提高了医生个人临床决策的能力。

DES 支架内血栓形成和双联抗血小板治疗的最佳持续时间是一个棘手的话题，它显示出来自获批前后研究的大量数据的重要性及对标签外使用进行监测的必要性。金属裸支架或 DES 置入后的支架内血栓通常是引起急性心肌梗死和猝死的灾难性事件。在非复杂病变中对第一代 DES 进行的获批前研究显示了置入 1 年后发生晚期支架内血栓这样一种安全警示。FDA 所要求的获批后 DES 研究在更复杂的病变和患者中显示出更高的晚期支架内血栓发生率，从而对放大这种安全警示起到了关键性作用。这些数据和临床前资料一致，提示 DES 与动脉延迟愈合相关，从而导致了和金属裸支架相比它具有在更长时间段内发生支架内血栓的风险。

在晚期支架内血栓形成的问题上，基础科学、上市前临床研究和获批后研究的数据直接促使了一个重要临床问题的发现，建议置入 DES 的患者接受更长期的双联抗血小板治疗，以及 DAPT（dual antiplatelet therapy）研究的设计和启动以便评估这种治疗的最佳持续时间。

心脏专科医生在保证器械安全性和性能中的作用

FDA 在产品上市前后使用了一系列的监管工具以帮助评估器械的安全性和有效性。临床医生在这个过程中扮演者关键性角色，包括知晓所使用器械的临床适应证、理解和记录所遇见的潜在不良反应，并告知患者获益和风险。非常重要的是所有的医生必须阅读放在器械包装内的产品使用说明书中关于支持性临床研究的受试人群的内容，同时充分熟悉获批的适应证及产品使用的正确方法。同样重要的是临床医生和医疗机构熟悉关于上报产品相关不良事件的 FDA 的 MDR 系统,并立即报告这些事件(不良事件可以上网报告 www.fda.gov/cdrh/mdr)。医疗器械相关不良事件的报告可参见www.fda.gov/MedicalDevices/Safety/ReportaProblem/default.htm。

产品召回和 CDRH

医疗器械和放射健康中心(CDRH)负责进行医疗器械的召回工作。召回是当医疗器械出现违反了FDA 规定的问题时所采取的行动。当器械存在缺陷或对公众安全带来风险时可以称之具有危害,并应该予以召回。召回被置于 FDA 的严密监管下以便确保召回公司所采取的行动对保护公众健康是适宜的。这可能包括对公司进行稽查和随访以确保召回得以及时完成,从而最大限度减少再次发生问题的可能性。

召回并不一定意味着该器械不能再使用或者必须退回至相关制造生产商。在某些情况下,召回只不过意味着器械必须被检查、整修或标签必须改变或更换以保证器械在长期工作时的安全性。诸如起搏器和心脏瓣膜之类的置入器械是否需要被更换取决于疾病的特征及风险。有时,可以通过告知公众来完成召回,从而使受影响的个人可以联系他们的医生进行妥善的随访。召回有可能是一种更正,即器械在原位而解决问题或移除,即器械必须在物理上从原部位或销售区域去除。根据器械所出现的问题对公众健康造成潜在风险的大小对召回进行分类。Ⅰ类召回表示风险最高,Ⅱ类召回的风险稍低,Ⅲ类召回的风险最低。对于召回的分类告知了公众问题的严重程度,同时确定了稽查及其他监管随访措施的性质和范围。更多关于召回的信息及FDA、企业和公众在召回事件中的关系可以上网查找www.fda.gov/cdrh/recalls/learn.htm。

其他关键性监管话题

联合产品

联合产品由器械、药物或生物学制品中两个或两个以上的监管产品组成,它们通过物理或化学途径结合(例如 DES 或释放激素的皮贴)在一个单元中包装(例如哮喘吸入器和药盒)或分开包装,但在标签上注明了为了达到预计的治疗目的,两种产品无论已获批或仍处于研究阶段都需要使用。

由于历史上 FDA 被分为器械、药品、生物制品等不同中心,针对药物器械、药物生物制品或生物制品和器械等联合产品确立一致和适宜的评审流程是具有挑战的。针对联合产品数量显著地增加,根据2002 年《医疗器械使用者费用和现代化法案》建立了 FDA 联合产品办公室(OCP)。OCP 具有下列功能:①将审核联合产品的主要权限交由 FDA 的一个中心;②通过监督一个或多个中心的审批过程来保证认证及时有效地进行;③保证联合产品上市后法规的一致性和合理性;④对联合产品的合同、指导性文件和实施细则进行更新。

FDA 针对 DES 采用的方法是直接了解设计过程,其中明确了主要的作用机制在于支架为血管壁提供了机械支撑,同时药物通过减少再狭窄进一步增加它的作用。由于发现器械的组成部分对于产品的治疗效应起到主要作用,CDRH 被称为领头羊,而FDA 的药品评价和研究中心(Center for Drug Evaluation and Research)在为其提供大量的咨询。

联合产品的评价对于上市前后的评估提出了一系列问题。上市前审核需要来自多个中心的科学家的参与,而测试推荐各中心可能不同。此外,分析不良事件也具有挑战,不清楚是单一原因还是各种原因的组合导致了事件的发生。例如,对于DES 相关的少量过敏反应难以分辨是由于金属支架、聚合物涂层、涂层内的药物还是辅助用药导致了这种反应。

顾问团的作用

FDA 聘用科学家、工程师和临床医生来审核上市申报,但对于全新技术或对于有争议的申报,也会咨询外部专家所组成的顾问团对于器械审批的建议。顾问团通常由下列人员组成:医生、统计师、伦理学家、生物工程师、律师及一名企业代表。顾问团成员具有和该待议申报相关的特长并且与申报器械或竞争器械不存在经济和知识产权的利益冲突。要成为顾问团的成员,专家必须在客观评价信息和解读其意义方面受过训练并具有经验。顾问团只提出建议,FDA 对于上市申报负有最后决策的责任。

CDRH 与外部股东和政府合作者的互动

企业、研究者、临床机构和监管机构之间的积极互动对于最大程度提高效率并加速新技术在产品研发生命周期中各个时期的进展是至关重要的。近年来,CDRH 通力合作增加和各类股东的接触和合作。

与医疗器械企业、学术研究者、健康和公众服务部（department of health and human services）内的政府机构之间的有效沟通一直是该中心保护和促进公众健康使命中的关键组成部分。尽管 CDRH 在大部分情况下并不制订器械研发方案的细节，但它和企业申办者进行建设性合作，其目的在于推动设计良好的非临床与临床研究，以便使创新和成功的产品能及时上市。此外，CDRH 与企业贸易合作来开发 FDA 指导文件的题目，增加培训机会，并共同申办针对上市前评估、上市后监测及风险沟通等关键问题的公共研讨会。

医疗器械研发者所面临的主要挑战之一是使用创新器械的手术补偿问题。一般 FDA 对于产品展开上市前评估和监管，以及医疗保险和医疗补助服务中心（centers for medicare and medicaid services，CMS）确立对医疗手术进行补偿是分别进行的。尽管 FDA 和 CMS 都隶属于 HHS，但它们的使命是互补的，存在着明显不同。CDRH 的使命是确保医疗器械安全有效，而 CMS 通过确认手术和产品的合理性，以及公众对于其有益作用需求的必要性来确立和监督保险覆盖政策。因此，医疗器械研发者通常被要求先后分别与 FDA 和 CMS 进行互动。为了便于引入对公众健康有重大意义的有益的创新器械，FDA 与 CMS 开始在部分领域共同合作来探索医疗新技术的意义，尤其是关于发现适宜的目标人群及数据分享的机会。

第 4 章
药物遗传学
Pharmacogenetics

Janice Y. Chyou, Jessica L. Mega, and Marc S. Sabatine
胡新央 译

药物疗效的个体间差异已有很多报道。除了药物-药物及药物-环境的相互作用之外,遗传因素在多种心血管药物的疗效变异性中也有重要作用。药物遗传学是研究影响药物疗效的遗传因素。涉及药物从吸收到活化(如果以前体药物形式摄入)、到发挥作用、到从体内消除的整个药物代谢途径的编码蛋白基因的多态性,都可以影响药物的疗效(表 4-1)。基因变异可改变药动学及药效学,并最终影响药物的疗效及安全性(表 4-2)。

表 4-1 氯吡格雷、华法林、他汀类药物代谢通路中的主要基因

	氯吡格雷	华法林	他汀
吸收	ABCB1		ABCB1
代谢	CYP2C19	CYP2C9	CYP3A4
	CYP3A4		CYP3A5
	CYP3A5		CYP2C9
			CYP2D6
			SLCO1B1
活化	P2RY12	VKORC1	APOB
			APOE
			CETP
			HMGCR
			LDLR

药物遗传学的研究可能部分阐释以下问题:①药效减弱可以导致严重后果,甚至是致命的;②药物的治疗窗十分狭窄;③预测某些可导致严重药物不良反应甚至致死的基因变异已经有了较成熟的方法,及时检测相关指标可以帮助调整治疗方案,预防严重不良反应的发生。这些研究已经引起了氯吡格雷、华法林和他汀治疗的药物遗传学探索。

药物遗传学检测越来越广泛地应用于心血管疾病的治疗决策,这对药物遗传学检测试验的性价比有了更高的要求,同时需要有循证医学证据来证明药物遗传学试验结果指导的治疗可促进医疗质量,以及有效的循证医学医疗决策调整。

氯 吡 格 雷

药物、适应证、作用机制、药理学

氯吡格雷是一种不可逆的口服噻吩吡啶类药物。作为与阿司匹林联合治疗的双联抗血小板治疗的一部分,氯吡格雷被推荐用于急性冠脉综合征(ACS)的治疗,不论患者是否接受了经皮冠状动脉介入治疗(PCI)。双联抗血小板治疗的最佳剂量及使用时间目前仍是这个领域的研究热点。

氯吡格雷是以前体药物形式被吸收的,它的吸收受肠道外向转运体 P-糖蛋白限制。吸收过程中,85% 的前体药物在酯酶的作用下水解为没有活性的羧酸衍生物。剩下的 15% 前体药物经过肝 P450 酶(CYP450)系统,尤其是 CYP2C19 酶代谢为有活性的巯基代谢物。几小时内活性代谢产物即可达到血浆峰浓度,氯吡格雷的负荷剂量由 300mg 增加到 600mg 后,峰浓度也随之升高。活性巯基代谢产物与血小板上的腺苷二磷酸(ADP)受体的 P2Y12 不可逆结合,从而抑制 ADP 依赖的血小板活化和聚集。

药物相互作用

研究已经观察到氯吡格雷不同的血小板抑制作用,其作用显示为钟形分布曲线(图 4-1)。药物-药物相互作用被认为是影响氯吡格雷药效的潜在因素,并进行了大量研究,其中氯吡格雷与他汀类药物及质子泵抑制药(PPIs)的药物相互作用被重点关注。与他汀联合使用可减弱氯吡格雷的抗血小板作用,这种影响呈剂量依赖性,但并不增加临床心血管事件风险。

表 4-2　基因多态性对氯吡格雷、华法林及他汀治疗有效性及安全性的影响

	基因影响	
	药效	药物相关不良反应
氯吡格雷	↓ 有效性:CYP2C19 * 2	↑ 不良反应(↑ 出血):CYP2C19 * 17
华法林	到达治疗窗时间:VKORC1 单倍型 A	↑ 出血:CYP2C9 * 2 and * 3,尤其是 * 3
他汀	降低 LDL:APOE,PCSK9,? CETP	肌病:SLCO1B1

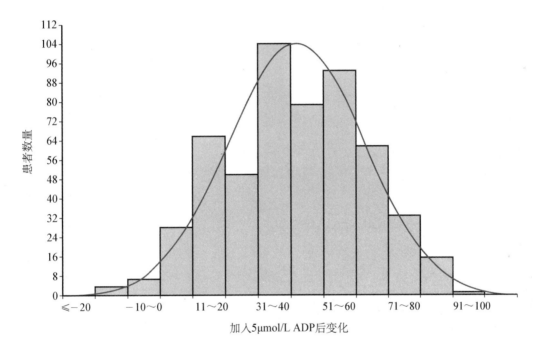

图 4-1　共纳入 544 例接受氯吡格雷治疗的患者

　　加入 5 μmol/L 腺苷二磷酸(ADP)作为激动药,通过检测透光率,分析使用氯吡格雷前后血小板聚集与基线水平的差异。血小板聚集的平均变化为 41.9%,标准差为 20.8%。研究人群使用氯吡格雷前后血小板聚集与基线水平差异的直方图呈钟形分布

　　PPIs 是 CYP2C19 酶的抑制药,而 CYP2C19 酶是氯吡格雷代谢过程中重要的酶。初步观察研究的数据显示 PPIs(尤其是奥美拉唑)与氯吡格雷联合使用可能与心血管事件与死亡率增加有潜在联系。然而,通过优化血小板抑制药普拉格雷剂量提高临床疗效——心肌梗死溶栓治疗(TRITON-TIMI38)及普拉格雷与氯吡格雷抑制血小板活化与聚集能力比较——心肌梗死溶栓治疗(PRINCIPLE-TIMI 44)研究的亚组分析显示,尽管体外实验显示 PPIs 可减弱氯吡格雷的抗血小板作用,但它们的联合使用与临床不良事件的发生并无关联。一项前瞻性随机对照的氯吡格雷与消化道事件优化(CO-GENT)研究显示,联用 PPI 和氯吡格雷的患者与单用氯吡格雷的患者在一级心血管安全终点,包括心血管死亡率、非致死性心肌梗死血管再通、缺血性卒中等无显著差异,而两药联用的患者消化道出血明显减少。这些研究结果促使 2010 年的专家共识推荐:存在多个消化道出血危险因素的抗血小板药物治疗患者,使用 PPIs 是合适的;不推荐在上消化道出血风险较低的患者中常规使用 PPIs 或 H$_2$ 受体拮抗药。随后发表的一项法国的注册研究:急性 ST 段抬高型及非 ST 段抬高型心肌梗死研究(FAST-

MI)，也显示与 PPIs 联用在心血管事件和死亡率上无显著差异。更多关注 PPIs 使用的研究将会帮助权衡消化道出血与心血管事件风险，指导 PPIs 在使用氯吡格雷的患者中的应用。

氯吡格雷治疗的药物遗传学

氯吡格雷吸收（ABCB1）、代谢（CYP2C19）及作用（P2RY12）相关基因的多态性与氯吡格雷药效的潜在联系已经受到关注和研究（图 4-2，表 4-3）。在这些研究中，*CYP2C19* 基因的多态性和氯吡格雷药效的相关性是最一致的，在针对氯吡格雷药理学作用的基因影响的全基因组关联分析（GWAS）中，

CYP2C19 基因变异是唯一有显著差异的。

CYP2C19

CYP2C19 基因是一个高度多态性，已知有功能增强和功能减弱的变异。*CYP2C19* 基因编码 CYP4502C19 酶，该酶参与了氯吡格雷在肝细胞中活化为活性代谢产物的过程（图 4-2）。在功能减弱的变异中——如 ＊2、＊3、＊4、＊5、＊6、＊7 和 ＊8 变异——＊2 变异是最常见的。＊2 变异（rs4244285）是在 681 位点上单碱基对 G→A 变异，产生了一个异常的剪接位点，导致下游合成了缩短了的、无功能的 *CYP2C19* 蛋白。

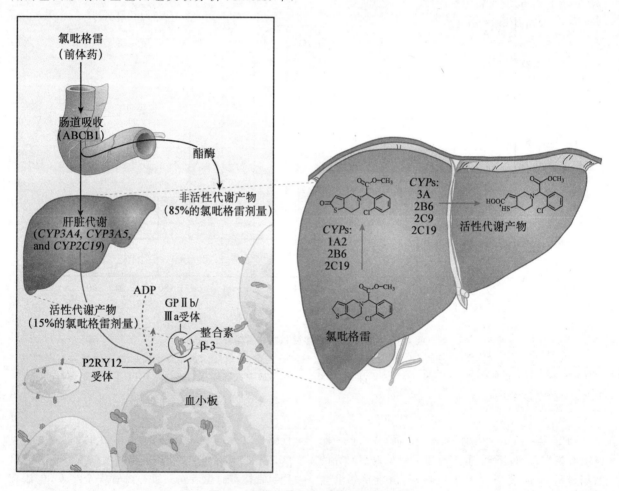

图 4-2　氯吡格雷吸收、代谢及活化通路
ADP. 腺苷二磷酸；CYP. 细胞色素；GP. 糖蛋白

表 4-3　氯吡格雷主要的药物遗传学变异

基因(位点)	编码	研究的变异基因 (对蛋白的作用)	等位基因频率	相关疾病基因型 及相对危险度
ABCB1 (7q21.1)	P-糖蛋白 药物外向转运,参 　与氯吡格雷在 　肠道吸收	C3435T (rs1045642)	T 等位基因: • 欧洲人:57.1% • 亚洲人:41.7%~45.9% • 非洲的撒哈拉以南 11.1%	生化:TT 型活性代谢产物水平 　更低 临床:FAST-MI and TRITON- 　TIMI 38 基因研究显示 TT 　型心血管事件发生率更高, 　但 PLATO 基因研究显示是 　CC 型
CYP2C19 (10q24.1- q24.3)	氯吡格雷前药在两 　步 CYP450 肝 　代谢的同名蛋白	*2(rs4244285, G681A) (功能减弱)	A 等位基因: • 欧洲人:15.5% • 亚洲人:25.6%~28.4% • 非洲的撒哈拉以南: 　14.4%	生化:血浆中活性代谢产物相 　对减少 32.4% 和血小板抑 　制下降 25% 临床:心血管事件增加 1.5 倍 　和 PCI 患者支架内血栓风险 　增加 3 倍
		*3(rs4986893) (功能减弱)	A 等位基因: • 白种人:0 • 环太平洋:8.7% • 非洲人:2.1%	
		*17(rs12248560, C806T) (功能增强)	T 等位基因: • 欧洲人:21.7% • 亚洲人:0~2.2% • 非洲的撒哈拉以南 27.5%	生化:抑制 ADP 诱导的血小板 　聚集作用增强 临床:在初始研究中显示出血 　风险增加,但对支架内血栓 　无显著影响;后续研究发现 　增强氯吡格雷疗效(降低 　ACS 患者心血管事件),不增 　加大出血。 基因-剂量-依赖的生化和临床 　作用

* 除非另外说明,等位基因频率为每人类基因组单体型图相 2

ACS. 急性冠脉综合征;ADP. 腺苷二磷酸;FAST-MI. 急性 ST 段抬高及非 ST 段抬高型心肌梗死的法国注册研究;PCI. 经皮冠状动脉介入;PLATO. 血小板抑制与患者结局;TRITON-TIMI. 通过优化普拉格雷的血小板抑制改善治疗效果-急性心肌梗死溶栓

　　临床研究和注册数据库的亚组分析,以及一项 GWA 研究和一项 Meta 分析研究,显示功能减弱的 CYP2C19 基因变异与氯吡格雷抑制 ADP 诱导的血小板聚集功能减弱独立相关,并增加氯吡格雷使用者死亡及发生缺血性事件的风险。与非携带者相比,具有至少一个功能减弱的 CYP2C19 等位基因的携带者体内氯吡格雷活性代谢产物减少约 30%,抗血小板功能下降约 25%。携带有 1 个和 2 个功能减弱的 CYP2C19 等位基因的患者发生心血管不良事件的风险增加:一项针对因 PCI 而使用氯吡格雷的

患者的 Meta 分析发现,与非携带者相比,携带有 1 个或 2 个功能减弱的 CYP2C19 等位基因的患者发生心血管死亡、急性心肌梗死或卒中的风险增加 1.5 倍,支架内血栓的风险增加 3 倍。

　　针对非 PCI 术后使用氯吡格雷的患者,基因研究却得到了不同的结果。氯吡格雷在高动脉粥样硬化风险患者与稳定、管理和避免缺血事件中的作用(CHARISMA)基因组研究的亚组分析,包括了稳定性动脉粥样硬化患者,发现相对于 CYP2C19 *2 基因杂合子而不是纯合子患者,双联抗血小板治疗可

增加缺血性事件风险,降低消化道出血风险。在氯吡格雷在预防不稳定型心绞痛反复发作(CURE)的研究中,研究人员分析了未行 PCI 术的 NSTEMI 患者,发现携带功能减弱的 CYP2C19 等位基因并不影响氯吡格雷疗效。不同的研究人群(稳定型心绞痛与急性冠脉综合征),以及是否暴露于 PCI 可能部分解释为何 CHARISMA 和 CURE 基因研究与那些基于行 PCI 术的急性冠脉综合征患者的临床研究会有不同的结果。

在 808 位点的单碱基对 C→T 突变导致的功能增强的 CYP2C19 * 17 变异,也被报道可影响氯吡格雷的疗效。它可增加 CYP2C19 酶的转录活性,促进氯吡格雷的代谢并产生大量活性代谢产物,更强的抑制 ADP 诱导的血小板聚集,并增加基因-剂量依赖的出血风险,在支架内血栓、死亡或心肌梗死的 30d 混合缺血事件终点、急诊血管再通方面无显著影响。CURE 研究的基因分析发现携带 CYP2C19 * 17 等位基因者使用氯吡格雷可显著减少心血管事件发生。

ABCB1

ABCB1 基因,也被称为 MDR1 基因,编码异型生物质外向 P-糖蛋白泵,参与了氯吡格雷在肠道的吸收过程。C3435T 基因多态性与氯吡格雷药效变化相关。3435TT 基因型与氯吡格雷及其活性代谢产物血浆峰浓度降低有关。在 FAST-MI 注册研究中,TT 和 CT 基因型的携带者与野生型基因携带者相比,在发生急性心肌梗死后使用氯吡格雷治疗发生心血管事件的风险更高。同样的,在 TRITON-TIMI 38 研究中,使用氯吡格雷治疗的患者中,AB-CB1 3435TT 纯合子患者发生心血管不良事件风险较 CT/CC 患者高 72%。在血小板抑制和患者结局(PLATO)研究中,结果却大为不同,数据显示 3435CC 基因型与缺血事件风险增加有关。

PON1

PON-1 基因编码对氧磷酶-1,它是在肝内合成的一种酯酶,与血液中高密度脂蛋白(HDL)相关。利用体外代谢组学分析及一项队列研究和一项独立重复研究的亚组分析结果,另一项研究认为 PON1 Q192R 基因多态性可影响氯吡格雷药效并增加支架内血栓风险。PON1 Q192R 基因多态性对氯吡格雷药效的影响被认为与对氧磷酶-1 在氯吡格雷从肝细胞色素作用下的中间产物到血流中的活性代谢产物的生物活化过程中所起的作用相关。然而,之前发表的氯吡格雷药物基因组学的 GWAS 研究显示 PON1 Q192R 基因与氯吡格雷药效并无相关性,而发现新的 PON1 Q192R 基因多态性的研究未能重复功能缺失的 CYP2C19 等位基因对氯吡格雷药效影响的研究结果。在一项同时研究 PON1 Q192R 基因型与 CYP2C19 * 2 基因型对氯吡格雷药效及支架内血栓生成影响的大型研究中,尽管研究结果进一步确认了 CYP2C19 * 2 与氯吡格雷的抗血小板作用及支架内血栓发生有关,但未发现 PON1 Q192R 基因型与血小板对氯吡格雷的反应及支架内血栓风险有关。

治疗应用

2010 年 3 月,美国食品与药品管理局(FDA)通过了氯吡格雷附有关于低代谢者(定义为带有两个功能减弱的 CYP2C19 等位基因的患者)药效较差的药物遗传学黑框警告的新标签。该黑框警告进一步说明,"基因检测可确定患者的 CYP2C19 基因型,有助于确定治疗安全性及决定是否需采用替代治疗,或帮助 CYP2C19 低代谢者选择合适的治疗方案。"

氯吡格雷治疗的药物遗传学检测

尽管目前已有检测患者 CYP2C19 基因型的手段,氯吡格雷药物遗传学检测并未常规进行。小范围的"床旁检测"在一些机构已开始进行。氯吡格雷的药物遗传学检测的作用及预测价值正在积极研究中。研究的主要问题包括:①确定用于指导氯吡格雷使用的最佳检测方法(如哪些血小板功能检测,如果有,CYP2C19 基因型分析或二者兼顾);②评估检测及其结果指导的治疗是否改善患者预后;③估算检测指导的氯吡格雷治疗(将于 2012 年在美国通用)与统一剂量的非通用治疗的性价比。

治疗调整

对携带有 CYP2C19 * 2 等位基因的患者潜在的治疗调整包括增加氯吡格雷剂量或选择替代药物。之前的小型研究显示根据血小板反应性调整氯吡格雷负荷剂量可能改善心血管结局,基于血管扩张药刺激磷蛋白磷酸化(VASP)检测结果增加氯吡格雷负荷与维持剂量(最高 1200mg 负荷剂量及 150mg 维持剂量)或追加 600mg 负荷剂量可能改善带有功能减弱 CYP2C19 * 2 等位基因患者的血小板抑制作用。然而,采用 VerifyNow 检测衡量应答性-对血栓形成和安全性的影响(GRAVITAS)一项随机对照研究,纳入了 2796 例因稳定型心绞痛行择期 PCI 术患者,研究结果显示,在高血小板残余活性的氯吡格雷无反应患者中,加倍氯吡格雷剂量(追加 600mg

负荷剂量后将维持量从 75mg 增至 150mg) 对改善心血管事件预后或支架内血栓并无益处。但是，GRAVITAS 研究的结果并未完全否定基于血小板功能检测的噻吩吡啶治疗方案调整，这需要进一步研究证实。ELEVATE-TIMI 56 研究发现，在稳定的心血管疾病患者，$CYP2C19*2$ 杂合子患者使用 3 倍氯吡格雷维持剂量 225mg/d，可到达与非携带者使用 75mg/d 标准治疗同样的血小板反应性水平；但是，在 $CYP2C19*2$ 纯合子患者中，300mg/d 的剂量不能达到同等血小板抑制效果。

目前已有适用于 ACS 及 PCI 术后需要双联抗血小板患者的替代治疗。普拉格雷是第三代噻吩吡啶类药物，它通过与血小板上的 P2Y12 受体不可逆结合来抑制 ADP 诱导的血小板聚集。TRITON-TIMI 38 研究发现，普拉格雷在降低全因死亡率及血管并发症，包括支架内血栓方面优于氯吡格雷，但其出血风险增加。FDA 于 2009 年 7 月批准普拉格雷用于 ACS 患者 PCI 术中。TRITON-TIMI 38 研究中一项基因分析发现，包括 $CYP2C19$ 基因在内的多个基因的多态性，不影响普拉格雷的活性代谢产物水平，血小板抑制能力，或心血管事件发生率。$CYP2C19$ 基因多态性对氯吡格雷和普拉格雷的不同影响可能是由于他们活化过程是由不同的酯酶及细胞色素 P450 酶介导的。氯吡格雷吸收后，酯酶将其大部分分流入终端失活途径，而余下的前体药物需进过两步细胞色素依赖的氧化步骤来产生活性代谢产物；普拉格雷被吸收后，酯酶作用是其活化过程的一部分，并且只需一步细胞色素依赖的氧化步骤即可将其活化。$ABCB1\ C3435T$ 基因多态性在一些研究中被认为可能影响氯吡格雷的疗效，而在使用普拉格雷的患者中发现它不影响临床或药理学结局。

另一个选择是替格瑞洛，一种在欧洲和美国被批准使用的口服血小板 ADP P2Y12 受体可逆拮抗药。PLATO 研究证实了在 ACS 患者中替格瑞洛的作用优于氯吡格雷，研究发现替格瑞洛（负荷剂量 180mg，维持剂量 90mg，每天 2 次）在减少心血管死亡、急性心肌梗死或卒中方面优于氯吡格雷（负荷剂量 300～600mg，维持剂量 75mg/d），但发生非操作相关出血风险增加。替格瑞洛本身就具有活性而非前体药物，因此它不需要经过 CYP-450 酶系介导的活化过程。来自格瑞洛与氯吡格雷在稳定型冠心病患者抗血小板作用的起效与失效（ONSET/OFFSET and RESPOND）的随机双盲研究的药物遗传

学分析证实，无论患者为何种 $CYP2C19$ 基因型，包括 *2 低代谢型及 *17 高代谢型，替格瑞洛的抗血小板作用都优于氯吡格雷。PLATO 研究的一项基因分析发现，在 ACS 患者中，不管 $CYP2C19$ 是何种基因型，替格瑞洛的疗效都优于氯吡格雷，尽管在无功能等位基因患者中这种优势更大。

氯吡格雷药物遗传学检测的性价比

普遍使用的氯吡格雷药物遗传学检测或血小板功能检测补偿政策尚未明确。尽管检测费用会降低商业化氯吡格雷药物遗传学检测的可行性和利用度，在不久的将来，氯吡格雷普遍有效性可能抵消检测费用。此外，技术进步和可利用检测方法的增加可能缩短周转时间，更便于检测结果应用于临床决策制定。目前，廉价、快速的床边检测技术已在一些机构局部使用和试点。正式的氯吡格雷药物遗传学检测的性价比分析将继续为临床实践提供有用数据。

展望

前瞻性临床研究将有助于进一步评估基因检测在抗血小板治疗中是否确实能改善预后，药物遗传学和血小板功能检测是否互补，以及对所有患者进行基因筛查或者只对高危患者进行检测哪个更可行。一些正在进行的临床研究将进一步研究血小板功能检测（ARCTIC，NCT00827411）或者基因型分型（GIANT NCT01134380；TARGET-PCI，NCT01177592；基因型指导的氯吡格雷与普拉格雷临床结局研究，NCT00995514）指导的 PCI 抗血小板治疗的影响。这些研究将帮助确定利用药物遗传学检测选择不同抗血小板治疗方案的最佳途径。

华 法 林

药物说明、适应证、作用机制和药理学

华法林是一种口服抗凝药，用于治疗和预防静脉系统血栓，心脏机械瓣抗凝，以及预防心房颤动（房颤）患者发生卒中。华法林通过拮抗维生素 K 发挥抗凝作用。

华法林是由 R 型和 S 型两种同分异构体组成，S 异构体的活性是 R 异构体的 3～5 倍。华法林吸收迅速，生物利用度近 100%。它主要通过结合白蛋白在体内循环，平均血浆半衰期为 40h。华法林抑制维生素 K 环氧化物还原酶和维生素 K 奎宁还原

酶,干扰肝的维生素 K 循环(Braunwald,图 87-13)。维生素 K 不足减弱了维生素 K 依赖的 γ-羧基化,而这一过程是产生凝血因子 Ⅱ、Ⅶ、Ⅸ 及抗凝蛋白 C 和 S 所必需的。华法林必须在已经合成的凝血因子耗竭后才能充分起效,因此至少开始治疗 24～72h 后才能完全发挥抗凝作用。S 型华法林由 CYP2C9 酶水解灭活;活性较小的 R 型异构体则由 CYP1A2 和 CYP3A4 酶代谢。

服用华法林的患者需常规检测国际标准化比值(INR)。除置换了机械瓣的患者需维持 INR 2.5～3.5 之外,INR 目标值多为 2～3。华法林抗凝过度或者手术前需要逆转其抗凝作用时可以使用维生素 K;当需要快速逆转抗凝作用时,可以输入新鲜冷冻血浆补充凝血因子。

药物相互作用

众所周知,华法林治疗窗较窄,且药物间互相作用和药物-食物相互作用广泛,这使得滴定华法林的剂量非常困难。摄入富含维生素 K 的食物使得机体维生素储备增加,而使用抗生素会影响肠道菌群产生维生素 K 使得维生素 K 储备减少,两种情况分别导致华法林的抗凝作用增强或减弱。使用其他 CYP2C9 酶诱导药或抑制药会相应地加快或减慢活

性 S 型华法林的代谢。代谢 R 型华法林的 CYP1A2 酶会被喹诺酮类抑制,CYP3A4 酶会被大环内酯类抑制,而两者都可以被唑类抗真菌药抑制。同时使用其他抗凝药或抗血小板药会增加潜在出血风险。其他心血管系统用药,包括胺碘酮和他汀,可能也会跟华法林发生相互作用。胺碘酮及其主要代谢产物抑制 CYP2C9 酶,因此加强华法林的抗凝作用、增加出血风险。小规模的回顾性研究、病例系列和病例报道表明氟伐他汀、洛伐他汀、辛伐他汀和瑞舒伐他汀可能会通过抑制 CYP2C9 和(或)CYP3A4 加强华法林的作用。

华法林治疗的遗传药理学

华法林代谢通路的基因多态性已被研究。GWAS 已经证实 VKORC1,CYP2C9 和 CYP4F2 的基因多态性与华法林的剂量变异有关。这 3 个基因的多态性对华法林的剂量差异分别起到 20%～30%,约 12% 和 1%～4% 的作用。

VKORC1

VKORC1 基因位于 16 号染色体,它编码的维生素 K 环氧化物还原酶复合物 1 是华法林的分子作用位点(图 4-3)。根据 VKORC1 单倍型的差异可以把患者分组,每组需要达到华法林维持剂量不同。

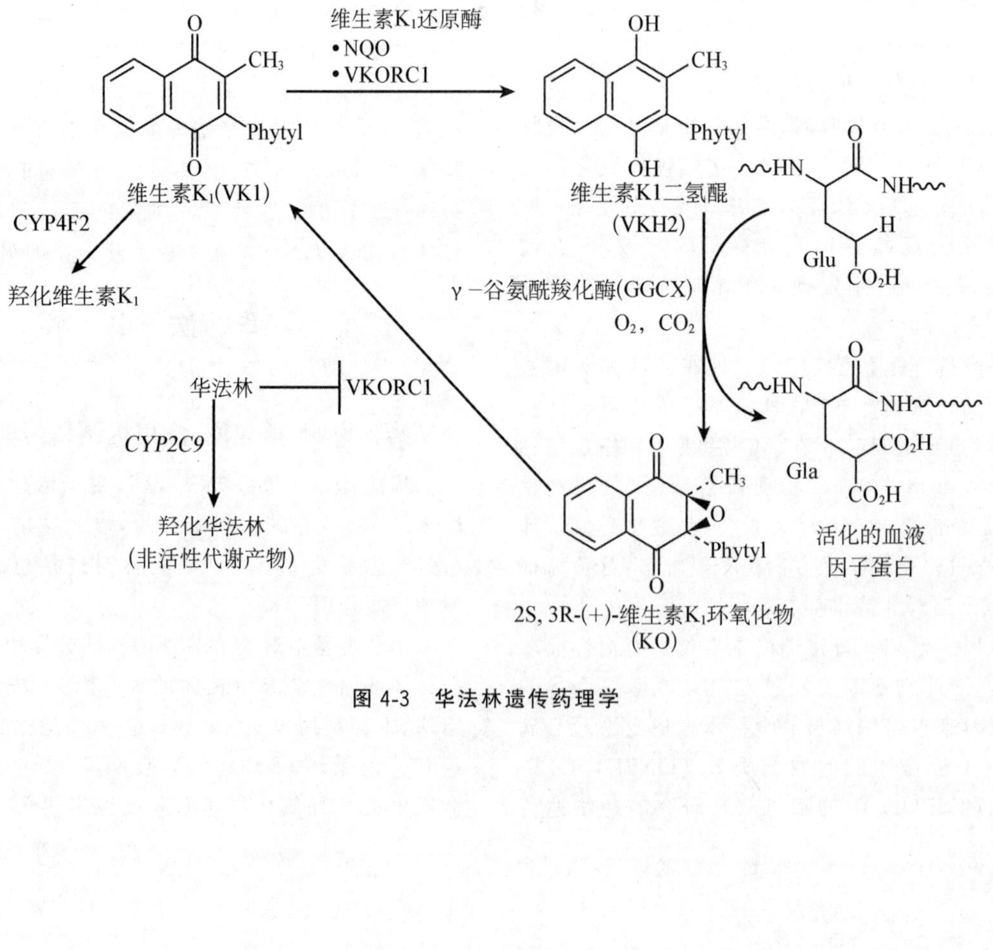

图 4-3　华法林遗传药理学

具体来说，A 单倍型（亚裔人口更多见）所需华法林剂量更小，而 B 单倍型（非裔人口更多见）需要更高的华法林维持剂量。A/A，A/B 和 B/B 不同单倍型的组合分别对应低剂量、中等剂量和高剂量的华法林维持量。A 单倍型的两种非编码单核苷酸多态性（SNPs）rs9923231（－1639G＞A，也被称为 VKORC1 * 2）和 rs9934438（1173C＞T）之间存在连锁不平衡关系，均与更小的华法林维持剂量有关。rs9923231 和 rs9934438 的最小的等位基因频率在不同人种中均有所不同（表 4-4）。但是与种族无关，存在 rs9923231 或 rs9934438 变异总是与更低的华法林维持剂量相关，无论是亚洲人、白种人还是黑种人；国际华法林遗传药理学联合会（IWPC）队列特别研究了这一点。

另外一个变异 rs61742245（D36Y）与需要更高的华法林剂量相关。D36Y 变异使得 VKORC1 产生了一个错义突变，它只在－1639G/G 的背景下出现，在德系犹太人中最小等位基因频率为 0.043，在西班牙系犹太人中最小等位基因频率为 0.006，它会对华法林剂量带来额外的变异性。然而，在瑞典人和美国人的队列中 GWAS 并没有发现 rs61742245（D36Y）和华法林剂量差异之间存在联系。

表 4-4　华法林主要的遗传药理变异

基因（位点）	编码	变异体研究（对蛋白的影响）	次要等位基因频率*	疾病相关的显型	治疗学价值
VKORC1（16p11.2）	维生素 K 环氧化物还原酶复合物 1，华法林的作用位点	rs9923231 与 rs9934438 连锁平衡	T 等位基因： • 欧洲:39.8% • 亚洲:90.1%～94.2% • 非洲撒哈拉以南:2.2%	生化学影响：在人体肝减少 20% 的 VKORC1 mRNA 水平	华法林敏感性：减少华法林剂量
		rs9934438 与 rs9923231 连锁平衡	A 等位基因： • 欧洲:39.8% • 亚洲:90.1%～94.2% • 非洲撒哈拉以南:2.2%	临床影响：减少华法林维持剂量并缩小 INR 达标时间（部分 VKORC1 单倍体 A）	
CYP2C9（10q24）	参与华法林代谢的相关蛋白（S-华法林）	* 2，rs1799853（减弱功效）	T 等位基因： • 欧洲:10.4% • 亚洲:0 • 非洲撒哈拉以南:0	生化学影响：减少 S-华法林，增加血浆 S 与 R 型华法林比率	减少华法林代谢：减少华法林用量
		* 3，rs1057910（减弱功效）	C 等位基因： • 欧洲:5.8% • 亚洲:3.3%～4.4% • 非洲撒哈拉以南:0	临床影响：减少华法林维持剂量并增加严重出血风险	
CYP4F2（19p13）	参与维生素 K 代谢的相关蛋白	rs2108622（减弱功效）	T 等位基因： • 欧洲:23.3% • 亚洲:23.3%～26.7% • 非洲撒哈拉以南:5.8%	生化学影响：减少维生素 K$_1$ 代谢 临床影响：可能需要增加华法林	需要更多的华法林

*等位基因频率参照第二阶段国际单倍体图谱计划其他的会标注

CYP2C9

CYP2C9 基因位于第 10 号染色体上，它编码的 *CYP2C9* 蛋白对于灭活 S 型华法林有重要作用（图 4-3）。*CYP2C9* 基因的两个非同义外显子突变与华法林反应差异有关。* 2 突变使得 144 位氨基酸位点的精氨酸被替换为半胱氨酸；* 3 突变使得 359 位的氨基酸残基由异亮氨酸变成了亮氨酸。两种变异都导致 *CYP2C9* 蛋白的功能减低，华法林的代谢被减弱。因此 *CYP2C9* * 2 和 *CYP2C9* * 3 突变都导致所需华法林维持剂量减小，出血风险增加。

VKORC1 和 *CYP2C9* 蛋白分别作用于华法林的效用（药效学）和代谢（药动学），因此这两者基因的多态性会带来不同的影响。VKORC1 的多态性而非 *CYP2C9* 的多态性影响着第一次达到目标 INR

的时间;具体说来,VKORC1 单倍型 A 与更快达到目标 INR 有关。CYP2C9（＊2,＊3）和 VKORC1（haplotype A,rs9923221)多态性都与抗凝过度有关(定义为 INR＞4)。然而,CYP2C9 低代谢变异而不是 VKORC1 多态性使得华法林治疗稳定后大出血风险增加。

CYP4F2

位于 19 号染色体的 CYP4F2 基因编码 CYP4F2 蛋白,它催化维生素 K_1 的羟基化,"虹吸"过量的维生素 K_1（图 4-3)。CYP4F2 rs2108622 变异产生 V433M 错义突变,致使下游 CYP4F2 活性减低,维生素 K_1 代谢减弱,所需华法林剂量增加,这可能是因为活性维生素 K 水平升高了,迫使需要更高剂量的华法林发挥抗凝效果。除此之外,研究表明 rs2108622 能解释 1%～4% 的华法林个体剂量差异。

尽管 CYP4F2 在维生素 K_1 代谢中的作用很好地解释了 rs2108622 和华法林需要剂量增加之间的关系,但是这一关系并不总是能被重现。一项英国的前瞻性候选基因研究没有发现 rs2108622 和华法林剂量变异之间的联系,但发现另一种 CYP4F2 变异,rs2189784（与 rs2108622 有强连锁不平衡关系)会使达到治疗目标 INR 的时间变长。目前能获得的关于 CYP4F2 和华法林剂量关系的数据提示,无论为了维持还是达到治疗水平 INR,这些 CYP4F2 变异都可能导致华法林需要量增加,然而,尚需进一步研究来证实这种潜在关系。

治疗应用

年龄、性别、体表面积和目标 INR 值等临床因素解释了华法林治疗剂量差异性的 15%～17%。CYP2C9 和 VKORC1 基因型性信息解释了剂量差异的另外 40%;结合临床因素,大约 55% 的剂量差异可以被解释,CYP4F2 基因型信息也许与另外 2% 的差异性有关。2007 年 FDA 更新了华法林说明书,提到 VKORC1 和 CYP2C9 基因变异可能会影响华法林所需剂量。2010 年说明书被再次更新,包含了初始华法林治疗时基因药理学指导下的给药方案,纳入了是否存在 VKORC1-1369 G→A,CYP2C9＊2 或 CYP2C9＊3 的因素。

华法林治疗的基因药理学检测

已经开发了结合患者的基因型、人口学特征和其他用药情况的华法林使用的计算方法,旨在提高初始时华法林剂量的可预测性。这些算法对于所需华法林剂量特别小或特别大的患者(≤21mg/周或

≥49mg/周)最有帮助。

早期一些较小样本量的前瞻性随机试验对比了基于基因型的华法林给药和标准华法林给药的有效性,但这些研究的结论并不一致。一项研究对比了 CYP2C9 基因型指导的给药方法和标准给药方法,发现基因型指导的方法显著缩短第一次达到治疗目标 INR 的时间,并且减少 INR 处于治疗窗之外的时间,而其他包括了 CYP2C9 基因型或 CYP2C9 及 VKORC1 基因型数据的前瞻性随机研究并不能重现这些发现。最近,一项非随机前瞻性研究对比了基因型指导的华法林给药方法和临床因素结合华法林治疗 2～3d 后反应指导的给药方法,发现基因型指导的华法林剂量调整可以使患者处于 INR 治疗窗内的时间更长,并减少实验室和临床不良事件。这项 Mayo-Medco 研究还发现在 6 个月的随访期内,与对照组相比,基因型组(测定 CYP2C9 和 VKORC1 基因型,11～60d 收到基因型数据)的全因住院率显著减少 31%,出血或栓塞住院率减少 28%。这项研究虽然是前瞻性的,但因为它是非随机的,所以易被认为结论不够可靠。将基因型信息纳入临床特征带来的好处尚需要前瞻性随机试验证实,目前研究还在进行当中。

华法林基因药理学检测的成本效用

通过成本效用分析得知,基因型指导下的华法林给药对于房颤患者在以下情况是划算的:对于出血风险高的患者(HEMORR_2 HAGES 评分 1～2),若检查结果回报时间少于 24h 且花费低于 200 美元;若基因型指导的治疗使处于治疗水平 INR 之内的时间增加 9%。目前华法林基因药理学检测的性价比受检查费用的限制,但是,检测的花费和简便程度都在明显改善。除此之外,尚需大规模随机前瞻性研究验证基因型指导低华法林给药是否确切提高临床预后。目前,除了研究华法林基因药理学检测临床效果的临床试验,华法林基因药理学检测不在医保范围之内。

治疗调整

对于有使用华法林指征的 VKORC1 和(或) CYP2C9 多态基因携带者,潜在的治疗调整包括:①考虑上述的基因药理指导的华法林治疗方案;②考虑其他抗凝治疗。目前存在几种不需常规监测和滴定的新型口服抗凝药,可以作为华法林的替代品。新型口服抗凝药,例如可逆的口服直接凝血酶抑制药(达比加群)和可逆的口服 Xa 因子抑制药(利伐沙班、依度沙班、阿哌沙班)的很多临床应用已被研

究,包括预防及治疗静脉血栓栓塞和房颤抗凝。重要的是,尽管以上研究证实新型口服抗凝药对于房颤患者的卒中预防比华法林有效且划算,但新型口服抗凝药在静脉栓塞预防中的效果和效价分析是与低分子肝素对比的,而不是与华法林对比的。对于机械瓣口服抗凝药尚无其他替代药物。

展望

几个大规模前瞻性研究（NCT00162435、NCT00927862、NCT00904293、NCT00654823）,包括国家心肺血液研究所资助的"通过基因检测实现最优抗凝试验"（COAG）正在进一步验证基因型指导的给药方法是否可以改善临床结果。包括达比加群、利伐沙班、阿哌沙班和依度沙班在内的新型口服抗凝药很有希望成为华法林的替代品。一些著名研究的子研究和一些新的研究正在更进一步地明确新型口服抗凝药的适应证、作用持续时间、潜在相互作用和选择考虑。未来的研究方向包括直接对比新型口服抗凝药和基因药理指导的华法林治疗的有效性和安全性,并评估两者各自的成本效用。新型口服抗凝药的基因药理学研究也同样重要,但是,考虑到新抗凝药在患者间的变异性较小,可以推测基因多态性带来的影响应该没有那么显著。

他 汀

药物说明、适应证、作用机制、药理学

他汀（羟甲基戊二酰辅酶 A[HMG-CoA]还原酶抑制药）主要通过两种机制发挥作用。首先,他汀通过干扰胆固醇和脂质中间分子的合成降脂。它抑制 HMG-CoA 还原酶,阻碍限速酶甲羟戊酸的形成,因此,血浆低密度脂蛋白（LDL）的清除增加,肝极低密度脂蛋白（VLDL）和 LDL 的产生减少。其次,他汀有抗炎作用（见第 24 章和 Braunwald 第 47 章）。他汀被用于治疗血脂异常、冠心病、卒中、周围血管疾病,并用于降低围术期风险。在心力衰竭的免疫调节（见 Braunwald 第 33 章）和预防静脉血栓栓塞的治疗中,他汀的应用也被尝试。

常用他汀的药效学和药动学信息总结见表 4-5。值得注意的是,阿托伐他汀、辛伐他汀和洛伐他汀很大程度上由 CYP3A4 代谢,氟伐他汀由 CYP2C9 代谢,瑞舒伐他汀部分经 CYP2C9 和 CYP2C19 代谢,但大部分以原型排出。普伐他汀的代谢基本不受肝细胞色素系统的影响,部分在胃内通过硫酸化作用由非 CYP 酶分解,然后以原型形式经粪便和尿液排泄。不同他汀的代谢方式差异影响着药物间相互作用、药物-食物相互作用和安全性。

表 4-5　HMG-CoA 还原酶抑制药的临床药理学及药动学[*]

	辛伐他汀	洛伐他汀	阿托伐他汀钙	氟伐他汀	瑞舒伐他汀	普伐他汀
达峰时间(h)	1.3～2.4	2～4	2～3	0.5～1	3	0.9～1.6
峰浓度（ng/ml）	10～34	10～20	27～66	448	37	45～55
生物利用度（%）	5	5	12	19～29	20	18
亲脂性	是	是	是	是	否	否
活性成分	亲脂性内酯前体药物	亲脂性内酯前体药物	活性他汀酸	活性他汀酸	活性他汀酸	活性他汀酸
结合蛋白(%)	94～98	＞95	80～90	＞99	88	43～55
代谢途径	CYP3A4	CYP3A4	CYP3A4	CYP2C9	CYP2C9,2C19（小部分）,大部分以原型排出	硫酸化作用
代谢物	有活性	有活性	有活性	无活性	有活性（小部分）	无活性
转运蛋白底物	是	是	是	否	是	是/否
半衰期（h）	2～3	2.9	15～30	0.5～2.3	20.8	1.3～2.8
小便排泄（%）	13	10	2	6	10	20
粪便排泄（%）	58	83	70	90	90	71

HMG-CoA. β-羟[基]-β-甲[基]戊二酸单酰

[*] 基于 40mg 口服剂量,氟伐他汀 XL（80 mg）

药物相互作用

CYP3A4 依赖性的他汀,如辛伐他汀、洛伐他汀和阿托伐他汀与影响CYP3A4 酶的药物相互作用已得到广泛证实。CYP3A4 酶抑制药如唑类抗真菌药、大环内酯类抗生素(例如阿奇霉素、红霉素、克拉霉素)、维拉帕米和地尔硫草、伊马替尼、HIV 蛋白酶抑制药会增加血浆他汀浓度,也增加横纹肌溶解症的潜在风险。葡萄柚和石榴汁通过抑制CYP3A4 参与食物-药物相互作用。苯妥英钠、利福平和卡马西平等CYP3A4 诱导药可能会加速辛伐他汀、阿托伐他汀和洛伐他汀的清除。

胺碘酮通过抑制CYP3A4 酶与他汀发生相互作用——它对辛伐他汀、洛伐他汀和阿托伐他汀的影响最为显著——并且它通过抑制CYP2C9 酶影响氟伐他汀。FDA 已经发出警告,应避免在使用胺碘酮时联合使用20mg 以上的辛伐他汀。环孢素是一种OATP1B1 转运体的蛋白酶抑制药,可以增加血浆普伐他汀、瑞舒伐他汀和辛伐他汀的浓度。使用西立伐他汀时加用影响他汀葡萄糖醛酸化的二甲苯氧庚酸会使得他汀浓度更高,横纹肌溶解的风险也更高;这导致西立伐他汀被撤出市场,且使得在联合使用他汀类和贝特类降脂时只建议选择非诺贝特。他汀也会改变其他药物的血药浓度,例如,他汀通过抑制P 糖蛋白运输增加地高辛浓度。辛伐他汀、氟伐他汀和瑞舒伐他汀被发现可以增强华法林的药效。

他汀治疗的基因药理学

若干个编码他汀代谢通路蛋白基因(表 4-6 和表 4-7)的多态性已被研究。迄今为止,已经有 2 个他汀基因多态性的 GWAS 结果被发表,一个着重于他汀反应,另一个着重于他汀导致的肌病。

表 4-6　他汀代谢途径中的关键基因与蛋白

他汀代谢过程中的作用	基因	蛋白
吸收	ABCB1/MDR1	P-糖蛋白药物外排转运体
进入肝细胞	SCLO1B1/OATP1B1	有机阴离子转运体
作用位点	HMGCR	HMG-CoA 还原酶,胆固醇合成的限速酶及他汀的分子靶点
	CETP	胆固醇酯转移蛋白,将胆固醇酯从高密度脂蛋白转至 ApoB-包含用于交换三酰甘油的微粒,由此减少了 HDL 的含量
	LDLR	LDL 受体
	APOE	ApoE,VLDL/IDL 的主要结合蛋白
	PCSK9	前蛋白转化酶枯草溶菌素 9 引导 LDL 受体蛋白水解
代谢	CYP3A4	参与辛伐他汀、洛伐他汀、阿托伐他汀代谢细胞色素 P450
	CYP3A5	参与阿托伐他汀代谢细胞色素 P450
	CYP2C9	参与氟伐他汀代谢细胞色素 P450
	CYP2D6	细胞色素 P450
其他基因研究	KIF6	驱动蛋白家族蛋白 6
	CLMN	Calmin,在肝及脂肪组织表达,但其在胆固醇及脂蛋白代谢过程中的作用不清楚
	APOC1	ApoC1 与 ApoE 连锁不平衡

Apo. 脱辅基脂蛋白;HDL. 高密度脂蛋白;HMG-CoA. β-羟[基]-β-甲[基]戊二酸单酰;LDL. 低密度脂蛋白;VLDL. 极低密度脂蛋白;IDL. 中密度脂蛋白

表 4-7 他汀的主要药理学变异体

基因(位点)	编码	变异体研究 (对蛋白的影响)	次要等位 基因频率*	疾病相关的显型
APOE (19q13.2)	脱辅基蛋白 E	*2 (e2),rs7412 Arg176Cys	T 等位基因 ·欧洲:5.5%† ·亚洲:5.4%~9.5% ·非洲撒哈拉以南:9.5%	较大的 LDL 降低他汀治疗效果,与他汀反应强相关
		*4 (e4),rs429358 Cys130Arg	C 等位基因 ·欧洲:16.2%† ·亚洲:0~1.1% ·非洲撒哈拉以南:1.7%	降低他汀治疗 LDL 疗效,增加心肌梗死患者死亡风险,他汀治疗可消除此风险
KIF6(6p21)	码驱动蛋白样家族蛋白 6	rs20455 Trp719Arg 与 rs9462535,rs9471077 强连锁不平衡	C 等位基因 ·欧洲:37.2% ·亚洲:47.7%~57.0% ·非洲撒哈拉以南:90.4%	既往报道增加冠心病风险(OR 1.1~1.5),GWAS 研究无类似结果 增加他汀治疗冠心病作用(降低 37%~50% 相对风险度)
PCSK9 (1p34.1-p32)	前蛋白转化酶枯草溶菌素 9	rs11591147 Arg46Leu	T 等位基因 ·欧洲:2.8% ·亚洲:0 ·非洲撒哈拉以南:0	降低基线总胆固醇及低密度脂蛋白水平 降低冠心病风险
CLMN (14q32.13)	Calmin	rs8014194	A 等位基因 ·欧洲:19.8% ·亚洲:10%~16.3% ·非洲撒哈拉以南:56.2%	与他汀相关-影响总胆固醇及低密度脂蛋白的改变
APOC1 (19q13.2)	脱辅基蛋白 C1	rs4420638	G 等位基因 ·欧洲:18.3% ·亚洲:6.5%~11.6% ·非洲撒哈拉以南:13.1%	与他汀相关-影响总胆固醇及低密度脂蛋白的改变
SLCO1B1 (12p12)	有机阴离子转运体	rs4363657 T>C,内含子 与 rs4149056 连锁不平衡	C 等位基因 ·欧洲:16.4% ·亚洲:37.8%~54.7% ·非洲撒哈拉以南:14.2%	与他汀相关 GWAS 研究发现与肌病相关,C 等位基因 OR 4.3
		*5,rs4149056 Val174Ala	C 等位基因 ·欧洲:15.0% ·亚洲:11.1%~15.1% ·非洲撒哈拉以南:0.9%	增加他汀引起的肌病风险(C 等位基因 OR:4.5~4.7)辛伐他汀 80mg/d;(C 等位基因 OR:2.6)辛伐他汀 40mg/d 他汀治疗第 1 年的肌病风险最高 增加 20% 的肌病及肌痛,不管肌酸激酶是否升高

续表

基因（位点）	编码	变异体研究 （对蛋白的影响）	次要等位 基因频率*	疾病相关的显型
	rs2306283 Asn130Asp		T 等位基因： 欧洲：59.7% 亚洲：16.3%～34.9% 非洲撒哈拉以南：19.0%	越少的他汀剂量越少的肌 病风险
	*15（定义为 rs4149056 + rs2306283；缬氨酸 174 丙氨酸和天冬酰胺 130 天冬氨酸）		日本：15%	普伐他汀弱反应

* 等位基因频率参照第二阶段国际单倍体图谱计划其他的会标注

† 第二阶段国际单倍体图谱计划没有相应的等位基因频率信息

影响他汀药效的主要基因变异

APOE

APOE 基因的多态性最多见于调控他汀的治疗反应。APOE 编码载脂蛋白 E，它作为一种配体，介导脂蛋白受体从血流中摄取乳糜微粒、极低密度脂蛋白（VLDL）和高密度脂蛋白（HDL）入肝的过程。一项早期的 Meta 分析发现他汀药效在 APOE * 2 突变携带者中增强，但在 APOE * 4 突变携带者中减弱；这些发现也在 PROVE IT-TIMI 22 研究和"糖尿病基因审查及研究（Go-DARTS）"中得到证实。已经有很多研究报道了 APOE * 2 变异携带者与全基因组水平相比，他汀治疗时 LDL 胆固醇降低显著增加，差异具有统计学意义。"斯堪的纳维亚辛伐他汀幸存者研究"（4S）的一个亚研究进一步发现 APOE * 4 基因型的心肌梗死幸存者死亡率更高，但死亡率可以通过辛伐他汀的治疗减低。

PCSK9

已有研究报道 PCSK9 多态性和他汀反应之间有较强的关系。PCSK9 编码前蛋白转化酶枯草溶菌素 9，其能调节 LDL 受体蛋白水解。LDL 受体蛋白水解减少肝细胞对胆固醇的摄取，导致血胆固醇增高，也使得他汀在肝内抑制胆固醇合成及循环的作用效果减弱。因此，使 PCSK9 功能增强的突变将会增加 LDL 胆固醇水平且降低他汀治疗的敏感性，而使 PCSK9 功能丧失的突变将会降低血浆 LDL 胆固醇浓度并增加他汀治疗的敏感性。PCSK9 rs11591147 有一个错义的 arg46-to-leu（R46L）突变，导致 PCSK9 蛋白的功能减低，这一突变与血浆总胆固醇水平、LDL 胆固醇水平降低有关，且使得

冠脉事件减少。治疗新靶点（TNT）队列的全基因组综合分析发现 PCSK9 rs11591147 与他汀反应在全基因组水平显著相关。

HMGCR

HMGCR 编码 HMG CoA 还原酶，此酶是胆固醇生物合成的限速酶，也是他汀的作用位点。HMGCR H7 单倍型基因内存在 3 个 SNP——rs17244841、rs17238540 和 rs3846662——在候选基因研究中发现与他汀治疗时 LDL 胆固醇降低幅度变小有关。rs3846662 变异与 HMGCR mRNA 选择性剪切的比例变化有关；这一选择性剪切的变化被认为可以调节 HMG-CoA 还原酶活性和他汀结合能力。在仅包含了阿托伐他汀的治疗中，rs10464433、rs17671591 和 rs6453131——而非之前讨论的 rs17244841、rs17238540 或 rs3846662 与他汀治疗反应适度相关。

CETP

CETP 编码胆固醇酯转运蛋白，它把胆固醇酯从 HDL 转移到含有载脂蛋白 B 的微粒中换取三酰甘油，以此降低 HDL 的浓度。研究表明他汀降低 CETP 蛋白浓度和 CETP 相关活性。B1 变异（高 CETP、低 HDL 的生化表型）和 B2 变异（低 CETP、高 HDL 的生化表型）是两种最显著的 CETP 突变。CETP 基因型对于他汀治疗的影响尚不明确。尽管早先有研究发现 B1 变异的个体在他汀治疗时出现有益的血管影像反应，而 B2 突变不能；后来的研究发现强化他汀治疗能使 B2 等位基因携带者获益，不良事件减少；其他研究报道 B2 等位基因携带者接受他汀治疗时心血管事件增加，死亡率也升高。一项

纳入 7 个大规模研究、涉及 13 677 例研究对象的荟萃分析没有发现 CETP 基因型和普伐他汀治疗反应之间存在联系。

LDLR

LDLR 编码 LDL 受体，参与肝细胞摄取 LDL 胆固醇。*LDLR* L5 单倍型可以使辛伐他汀治疗所致的 LDL 胆固醇、总胆固醇、非 HDL 胆固醇和载脂蛋白的减低幅度变小，但这一结果还没有被更大规模的研究证实。

KIF6

KIF6 编码驱动蛋白样家族蛋白 6。早先有报道发现 *KIF6* Trp719Arg 携带者冠心病风险中度增高［比值比（OR），1.1～1.5］。此外，*KIF6* 719Arg 携带者他汀治疗的获益更大。而在"他汀在预防治疗中的使用理由：评估瑞舒伐他汀的干预性试验"（JUPITER 研究）中，*KIF* Trp719Arg 多态性对 20 mg/d 的瑞舒伐他汀降低 LDL 胆固醇的效果和心血管事件终点都没有影响。一项涉及两个 Meta 分析的研究（包括了 JUPITER 研究的数据）和一项多元回归分析为这些互相矛盾的发现提供了一个生物学上合理的解释。*KIP6* 719Arg 等位基因似乎可以增加 LDL 胆固醇的易损性。因此这种基因介导的不同 LDL 胆固醇易损性改变了降低血清 LDL 胆固醇水平带来的临床获益。

他汀治疗反应的全基因组关联研究

一个大型 GWAS 纳入了"普伐他汀与炎症反应/CRP 评估"研究（PRINCE），"胆固醇与遗传药理学"研究（CAP）和 TNT 队列，报道了 *CLMN* 基因的 SNPrs8014194 和靠近 APOE 的 *APOC1* 基因的 SNP rs4420638 是在全基因组水平与 LDL 胆固醇改变唯一相关的 SNPs。此外，rs4420638 是 *APOC1* 的一种基因多态性，*APOC1* 基因与 *APOE* 基因相邻，共同遗传，有强连锁不平衡关系。rs4420638 和他汀治疗所致的 LDL 胆固醇降低之间的关系可能可以用 *APOC1* 和 *APOE* 的强连锁不平衡关系来解释，此外，先前报道的 ApoC1 蛋白在胆固醇代谢中抑制 *CETP*、通过 VLDL 受体抑制脂蛋白微粒清除均与此有关。GWAS 研究还揭示了 *CLMN* 基因的一个新的内含子多态性（rs8014194）和他汀治疗降低总胆固醇和 LDL 浓度的关系。这个 Calmin 蛋白序列包含一个钙调蛋白样结合域，被认为具有肌动蛋白结合活性。Calmin 在肝内和脂肪组织中高表达，但 calmin 在胆固醇和脂蛋白代谢中的确切作用仍不清楚。需要未来的研究再现 *CLMN* 基因的发现，并了解这个新候选基因的功能意义。

影响他汀不良反应的主要基因变异

已知的他汀治疗不良反应包括肌肉毒性和肝酶升高。所有的他汀都会导致无症状的肝酶升高，据报道使用他汀导致的肝衰竭的发生率大约是 1/1 000 000人·年。肌肉毒性包括没有肌酸激酶（CK）升高的肌痛，轻度 CK 升高的肌损（11/100 000人·年）到 CK 升高和肾衰竭的横纹肌溶解（3.4/100 000人·年）。辛伐他汀 80mg 的治疗方案会使肌病风险增加，因此 FDA 已经限制了这种大剂量辛伐他汀治疗方案。肌病的风险增加还与女性性别及药物间相互作用有关，尤其是使用依赖 CYP3A4 酶代谢的他汀（洛伐他汀、辛伐他汀、阿托伐他汀）联合 CYP3A4 抑制药、胺碘酮或钙离子拮抗药。除此之外，一些基因变异，例如 SLCO1B1 的变异会影响某些他汀的不良反应。

SLCO1B1

SLCO1B1 基因的多态性与肌病有关，包括从没有肌酸激酶（CK）升高的轻微肌痛，CK 轻度升高的肌损到横纹肌溶解。*SLCO1B1* 基因编码有机离子转运多肽 OATP1B1，它能促肝细胞从血流中摄取他汀。GWAS 研究显示：*SCLO1B1* 基因变异是唯一与辛伐他汀所致肌病相关的基因多态性。"额外减低胆固醇和同型半胱氨酸有效性"（*SEARCH*）的研究中发现，几乎处于完全连锁不平衡状态的非编码突变 rs4363657 和非同义突变 rs4149056 都与他汀引起的肌病有很强的关系（OR 分别为 4.5 和 4.7）。使用辛伐他汀 80mg 治疗的肌病累积风险对于 CC 基因型个体（高风险等位基因纯合子）为 18%，对于 CT 基因型个体为 3%，而对于 TT 野生基因型个体仅为 0.6%。*SEARCH* 研究中超过 60% 的 80mg 辛伐他汀所致肌病是由 SLCO1B1 基因的 rs4149056 C 变异引起的。

在一项候选基因研究中检测了 SLCO1B1、CYP3A4、CYP2C8、CYP2C9、CYP2D6 基因多态性与他汀不良反应关系的，又一次发现 *SLCO1B1* 与他汀不良反应有关。"通过基因单倍型标志物检测他汀反应"（STRENGTH）的研究中，*SLCO1B1 *5* 等位基因（rs4149056）携带者发生复合不良事件的风险增加 2 倍，包括因任何不良反应或肌痛而提前停药（不论 CK 水平）或 CK 升高超过 3 倍正常上限（不论有无症状）。与 *SEARCH* 研究一致，*STRENGTH* 的研究人群中也观察到了基因-剂量效应，随着高危的 *5 等位基因数目增加，发生不良反应的个体比例亦随之增加。

这种基因-他汀相互作用（*SLCO1B1* * 5 等位基因携带者比非携带者接受他汀治疗时不良事件更多）在使用辛伐他汀和阿托伐他汀治疗时存在，但在瑞舒伐他汀治疗时没有观察到这一现象。

治疗应用

尽管基因变异与他汀有效性和不良反应相关，基因药理学检测并不是他汀治疗的标准照护的组成部分。若干个基因的变异——例如 *APOE* 和 *PCSK9*——与他汀治疗的降脂幅度有关。未来的研究将有助于决定检测这些变异是否能提供临床应用。尽管如此，与基因相关研究产生的生物学见解可以给我们很多信息。例如，治疗血脂异常的 *PCSK9* 抑制药已经被研发，正在被临床试验验证。考虑到 *SLCO1B1* 多态性与辛伐他汀所致肌病的强烈相关性，未来 *SLCO1B1* 多态性检测可能有助于甄别辛伐他汀所致肌病的高危患者，指导选用合适的他汀以减小不良作用，提高依从性并均衡花费。

展望

探索瑞舒伐他汀治疗的药物遗传学的随机临床试验（NCT00934258）正在进行中，探索 *SLCO1B1* 多态性对瑞舒伐他汀治疗影响（NCT01218347）的研究和普伐他汀与地瑞纳韦/利托纳韦相互作用的研究（NCT00630734）也正在开展。

第 5 章
健康医疗系统

Systems of Health Care

Clyde W. Yancy，Christopher B. Granger，and Graham Nichol

高 展 译

一个系统是由为了取得一定功能和目标的互相关联的元素组成。一个医疗系统是一个相互关联的医疗投送系统，通常在一个地理上相连地区，组织起来提供一个能改善医疗过程和结果机会。任何有效的医疗系统的关键因素是对医疗质量的实时检测和应答。本章论述系统理论、心血管医疗系统经验、质量改进理论、心血管关键项目经验，以及对于如何改进和完善心血管医疗的努力所获得的教训。

系 统 理 论

系统理论是一个跨学科系统研究，目的是阐明对不同系统的通用的原则。系统理论研究资金来源于多方。系统理论起源于工业革命，当时对制造过程的结构、功能和产出的关系用科学、逻辑和还原论进行评估。爱因斯坦发明了多视角存在概念，用互相联系的不同的行为和知识水平去观察、理解和改变现象。

系统思考是对因素在整体内如何互相影响的理解过程。在自然界，系统的例子包括生态系统，在其中诸如空气、水、运动、植物和动物-共同发挥作用来保证生物体的生存；没有相互作用，它们就会消失。在组织内，系统包括人、流程和结构，共同发挥作用使得组织健康或者不健康。结构包括厂房和设备。

对于医疗系统，过程的改进包括增加应用有效的药物、设备或策略，降低无效干预，用更少的资源输送同样的干预，或改善组织文化。医疗系统不同与健康系统，前者倾向于适应一种或几种特定临床疾病[如院外心搏骤停（OHCA）、ST 段抬高型心肌梗死（STEMI）、心力衰竭、卒中或创伤]的健康医疗需求。按照世界卫生组织要求，健康医疗系统适应目标人群的健康医疗需求，提供①经济机制；②良好培训和充分报酬的工作人员；③决策和政策制定的可靠的信息；④保持良好的输送高质量医疗技术的设备和流程。

为什么需要医疗系统

对于包括心搏骤停、STEMI 和心力衰竭在内的各种心血管情况，其过程和结果存在显著和重要的区域差别。而且，冠心病（CAD）患者只有 68% 接受了推荐质量的医疗服务。这些医疗质量的差别主要反映了患者人口学和地理分布差别，而非患者选择或风险的不同。一些差别源于医院的特点，诸如城市分布、教育状态或安全网络状态。然而，患者预后的不同与医疗策略和程序的关系并非那么密切，这些医疗策略和程序包括应用快速反应团队、医务工作者、临床指南和药物检测。事实上，在心肌梗死（MI）患者死亡率最高和最低医院存在的最明显的差别是医院组织目的和价值、高级人员的参与、针对患者状况的专业医疗人员的介入、相关人员的沟通合作、对出现的问题的解决和认识的不同。一个美国健康医疗体系特殊的挑战是其碎片化特点。克服这种碎片化要着眼于健康医疗体系改革，这也是补充和保持医疗系统的关键因素。

有意思的是，研究证实有效的治疗并不一定促进在实践中的应用。宣传是把研究结果传递给决策者来改变患者的行为模式以达到促进健康的目的。到目前为止干预手段的传播和贯彻在不同的临床情况下取得了不同程度的成功。

发生急性心血管事件的患者在出院后被转到不同的医疗机构接受各种医疗服务。这些患者需要及时的干预，这些干预必须是随时可获得的，并能够快速到达需要的患者身旁。很少有医院能对 STEMI 和 OHCA 提供全天 24h、1 周 7d 的急诊经皮冠状动脉介入治疗(PCI)服务。另外,以医院为基地的医疗人员不经常治疗诸如 OHCA 等心血管事件的患者,因为在低人口密度地区其发生率较低及在他们社区最初的现场复苏也很少,所以,对这些事件的医疗就诊体系很少是完善的。对院外发生的急性心血管事件的识别可以有助于甄别该类患者,及时送至相应的医疗机构并立即告知患者的病情,改善医疗流程和效果。

在医学领域有很多例子可以证明医疗人员的经验越丰富,医疗机构的相关操作越多,患者的预后越好。这些例子包括那些对开始治疗时间非常敏感的患者,如院内和院外心搏骤停、单纯的院外心搏骤停和外伤;也包括 STEMI 和因 STEMI 行急诊介入治疗。但是,操作量和预后的关系比较复杂。对患者、医生和医疗机构分别定量评估较困难时,操作量似乎可以作为以上各种因素的替代指标。将患者从医疗资源较匮乏的机构转到那些治疗反应迅速的机构,可能会带来有益的效果,也使得这样的医疗机构和医生对该类患者的操作量增加。

目前心血管医疗系统的经验

ST 段抬高型心肌梗死

通过再灌注治疗开通梗死相关闭塞的血管能使心肌梗死患者的生存率得到改善。再灌注治疗开始的越早,患者获益越大。另外,通过急诊 PCI 治疗在有经验的中心及时开通梗死相关动脉改善生存率的效果好于溶栓。在一些国家,对那些呼叫紧急医疗服务(EMS)的患者,通过在急救车上开始溶栓,能够进一步节省时间。而且,在院前 EMS 简单地获得 12 导联心电图(ECG)就可以早期诊断和早期治疗。主要在欧洲开展的多个随机研究表明,对于那些到达非 PCI 医院的患者,只要能有组织地快速地转运,患者预后同样能够得到改善(表 5-1)。

尽管在美国超过 5000 家有急诊的医院里估计只有 1500 家有急诊 PCI 的能力,大多数人的居住地离有 PCI 能力的医院在 60min 车程内,而且许多非 PCI 医院转运到 PCI 医院的车程为 30～60min。STEMI 患者有 30%～50% 的通过 EMS 到达医院,传统上患者被送到最近医院,而不考虑这个医院是否有 PCI 能力。因此,患者如何通过 EMS 从非 PCI 医院转入 PCI 医院就是转运系统最关键的一步(图 5-1)。这些发展——早期溶栓、急诊 PCI、院前诊断和为了急诊 PCI 而进行的医院之间的转运——有效地建立了将适合的患者及时转运到有经验的急诊 PCI 医院的系统。美国心脏协会(AHA)组织会议讨论建立这个涉及多学科利益相关者的医疗系统并形成包括执行方案在内的文件。发展包括 EMS 和医院网络在内的区域合作系统是 2009 年美国心脏病协会(AHA)/AHA STEMI 更新指南的强烈推荐(Ⅰ级)。下面汇总了一些通过医疗系统发展和完善而提高 STEMI 治疗的经验。

表 5-1　STEMI 医疗系统选择项目

项目 (参考文献)	类型	参加者	内容	收获
接受 STEMI 中心网络	EMS 分诊到 PCI 中心	美国地区 10 个	院前 ECGs、院前诊断、应用院前诊断启动导管室治疗和直接转运到急诊 PCI 中心	将EMS 诊断和分诊与 PCI 中心联系到一起能明显降低 D2B 和首次医疗接触和器械之间的时间
急诊 PCI 网络	EMS 分诊到 PCI 中心	渥太华心脏中心大学和周围的 EMS 及医院	院前 ECGs、院前诊断、应用院前诊断启动导管室治疗和直接转运到急诊 PCI 中心	EMS 分诊到急诊 PCI 能够比医院之间转运明显减少整体治疗时间
MHI 第一水平策略	区域转运网络	明尼阿波利斯心脏中心和周围半径 210 英里内的 30 家非 PCI 中心	非PCI 中心、急救车和直升机转运系统、急诊 PCI 中心	转到 60 英里内医院做急诊 PCI 可以在 90～100min 完成首次门诊到器械操作,60～210 英里可以在 120min 内完成(先启动半量溶栓治疗),取得优异临床效果

续表

项目 （参考文献）	类型	参加者	内容	收获
Mayo Clinic 策略	区域转运网络	St. Mary 急诊 PCI 中心和 28 家最远 150 英里非 PCI 中心	非 PCI 中心、急救车和直升机转运系统、急诊 PCI 中心	对于发病 3h 内的患者,先溶栓再转运首次门诊到器械操作的时间中位数为 116min,取得优异临床效果
RACE 项目	国家 STEMT 系统	南卡罗来纳州等区域,包括 EMS,10 个急诊 PCI 中心,55 个非 PCI 中心	EMS,非 PCI 中心,急诊 PCI 中心非 PCI 中心,初级 PCI 中心	所有时间（包括门诊到针、D2B、转运首次门诊到器械）都大幅度减少,常规转运首次门诊到器械中位数时间为 106min

ECG. 心电图;EMS. 急诊医疗服务;MHI. 明尼阿波利斯心脏中心;PCI. 经皮冠状动脉介入治疗;RACE. 南卡罗来纳急诊中心急性心肌梗死再灌注;STEMI. ST 段抬高型心肌梗死

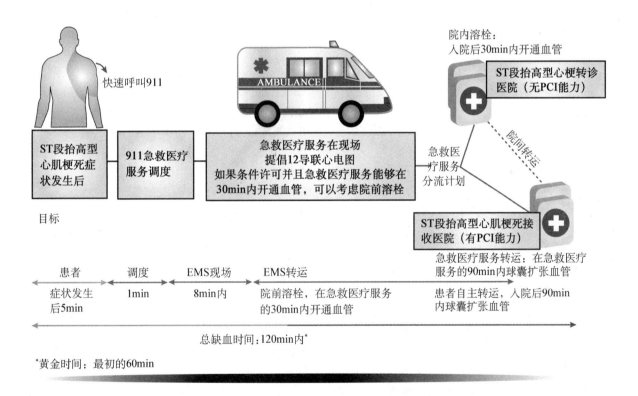

图 5-1　心电图;EMS. 急诊医疗系统;PCI. 经皮冠状动脉介入治疗

院前诊断、导管室启动和转运到急诊 PCI 中心

整合 EMS 和医院资源可以使治疗"前移",使得诊断和再灌注治疗由经过培训的 EMS 就能开展。包括拉斯维加斯在内的 10 个地区的经验表明,院前 ECG 诊断被用来启动心脏导管室的介入治疗。门-球(D2B)时间大约在 60min,首诊医疗接触到介入治疗时间少于 90min,这些成绩的取得体现了整合医疗系统的优势。同样,在加拿大渥太华通过院前诊断和直接转运到 PCI 中心的方法使得再灌注的时间大大缩短。

区域转运方案

尽管随机对照研究(RCTs)表明将患者从非 PCI 医院转运到 PCI 医院行急诊 PCI 比溶栓治疗更能改善患者预后,但实际情况是很难取得如 RCT 研究做到的门诊-器械时间<120min。在明尼苏达明尼阿波里斯市和奥姆斯特德县应用标准化的区域转运方案收集的资料和反馈表明，在 60 英里（1 英里＝1609.3m）转运半径内患者得到了有效的转运接受急诊 PCI 治疗，门诊-器械时间为 90～100min，取得了良好的疗效。在其他社区相似的方案取得了同样的成功。

ST 段抬高型心肌梗死州医疗系统

在南卡罗来纳州范围内的开展的包括医院（PCI 和非 PCI）和 EMS 在内 STEMI 医疗标准化方案（RACE）使得 STEMI 的治疗得到大幅度改善。整个州应用一个数据收集工具（ACTION Registry—Get With The Guidelines）和同样的方案，能够在社区开展标准化高质量的医疗服务。由包括 ACC 在内的专业团体支持，由 AHA 发起的涵盖社区医疗机构和多家急诊 PCI 中心在内的合作机制，打破了既往由于竞争导致的障碍。几乎有 90% 的患者在由 EMS 到 PCI 中心时已做 ECG，EMS 更倾向于将患者送到最近的 PCI 中心，而非最近的非 PCI 中心。在许多 STEMI 诊治系统中，心脏复苏医疗也被纳入系统中。

任务：改善 ST 段抬高型心肌梗死医疗服务的生命线项目

任务：生命线项目是通过整合区域医疗系统改善 STEMI 疗效的 AHA 项目。应用上述的项目，建立证据支持的标准，指导 STEMI 医疗系统的发展和完善。随着 2011 年近 600 个系统注册，超过一半的美国公民为这个任务：生命线系统项目覆盖，这个全国项目已经成为 STEMI 医疗服务区域系统发展的标准。许多医院的成果得到了该项目的认可，一个认证计划正在实施中。参加该任务：生命线项目对医疗服务和患者疗效的影响仍需进一步评估。

心力衰竭

心力衰竭患者在院外对医疗服务的依从性较低变异性较大。心力衰竭患者住院率高，导致患者更加虚弱，也增加费用。到目前为止，对心力衰竭患者在一定区域内建立互相联系的医疗服务投送系统的有效性尚未得到证据支持。但有一些随机试验和其他观察研究评价了建立互相联系策略对降低因心力衰竭住院和再住院率及减低死亡率的效果。因为这些研究的异质性，无法对这些研究进行汇总分析或分辨出哪些干预是有效的。尽管如此，这些研究表明应用专业的多学科团队进行临床和非临床的随诊可以降低心力衰竭的再入院率、各种原因住院率，但不降低死亡率。只应用自动电话联系干预，在患者病情加重时建议到初级医疗机构就诊，不能降低心力衰竭住院率、各种原因的住院率和死亡率。

心搏骤停

2011 年 2 月，美国的一些区域实施了心脏复苏医疗系统来改善患者预后（如亚利桑那州、马里兰州、明尼苏达州部分地区、纽约州、俄亥俄州、德克萨斯州和弗吉尼亚州）。这些区域系统常常是特设的，没有大规模证据支持的通用的标准和专门支付机制。一些机构将他们设计成复苏中心，可能不是区域系统的一部分。一些区域已经试图建立一个医疗系统把患者从 OHCA 转到能够进行低温治疗的医院，而其他区域还不能做到这一点。在亚利桑那、明尼苏达、南卡罗来纳、宾夕法尼亚和华盛顿州 EMS 工作人员和医院的医师开始合作在一个抢救项目中共享知识、设备和技术来改善救助过程和效果。一些心脏复苏系统与 STEMI 医疗系统相联。目前，尚没有发表的证据支持或反对这个项目对心脏复苏的结构，过程和结果的有效性，因为对 OHCA 的区域医疗系统尚没有正规的评估。因此，我们总结对 OHCA 的互相联系区域和医院为基础的干预的有效性证据。

在一些城市已经实施了对于 OHCA 患者 EMS 医疗系统互联，大多数取得了与以往比较更好的疗效。因为这些研究是观察性的，故还无法定论哪种干预是有效的。以下的干预手段可能是重要的：①强调更好的胸部按压；②减少判断心律的停顿；③应用一种而非多重休克救助；④应用促进静脉回流的设备。

另外，一些群体已经实施了对于 OHCA 复苏患者医院系统互联。所有的研究均取得了与以往比较更好的疗效。同样，因为这些研究是观察性的，故还无法定论哪种干预是有效的。以下的干预手段可能是重要的：①选择昏迷患者应用低温治疗；②对怀疑急性缺血的患者实行冠状动脉造影；③对于复苏有效的患者尽早保持血流动力学稳定；④可靠的预后评价；⑤出院前心电生理评价和治疗。

如果患者心脏停搏复苏后去指定医院，这个指定医院的距离或转运时间是否与预后有关呢？许多观察性研究表明在进行之前和之后低温治疗的区域，转运时间和 OHCA 患者出院时的生存没有关系。对这些研究的解读由于大比例的转移时间的缺失和较低的整体生存率而受到限制。另一个在北美进行针对 OHCA 患者的多中心的观察性研究表明，与那些转运到较远医院的患者比，转运到最近的医院的患者的生存率更低。但该研究没有评价患者接受的哪种干预，尽管更远的医院更可能有 PCI 设备，电生理导管室，更多的床位，高患者流量和是教学医院属性。汇总这些研究表明：可以将患者先送到就近的医院保证循环的稳定。目前尚没有研究明确安全的转运时间、转运模式或在当地医院进行初次救治后二次转运的价值。

质量改进理论

系统为基础的干预给应用者提供了广泛的反馈。给工作者提供反馈的理论的发展从而改善过程和结果要归功于 W. E. Deming、Joseph Juran and Armand Feigenbum。最基本的原则反映在个体的工作中是鼓励他们在系统中的行为得到改变。小的改变贯穿在整个工作过程。对指南或干预手段的依从性和效果之间的关系是一个很强的剂量反应性关系。

应用了许多方法来改善工作人员操作、工作程序和商业或卫生保健领域的产品。这些方法包括总体质量管理、再造、规模优化、重组、文化改造、转向、破坏和精益管理和其他方法。这些方面没有那种一致好于另一种，每种改善过程都会经历一系列阶段，需要一定时间才能取得理想的效果。跳跃式的步骤会产生高速的假象，但不会导致满意的结果。任何阶段的失误都会对势头已经来之不易的成果造成影响。对医疗卫生过程的监测是必要的，单靠检测还不足以取得疗效的改善。

在组织中通过调整改变来改进过程和效果面临着 4 个关键性障碍。第一是缺乏对改变的必要性的理解。对于治疗急性心血管事件患者的 EMS 和医院来讲，这种调整必要性的理解涉及大的区域、医院之间、医院内部。第二是资源的限制，迫使组织重新配置资源。第三是个体缺乏调整改变的愿望。最后的障碍来自公共政策。

为了改变应考虑关键的方法。最初的努力应该集中在地方观点领导人身上，他们组织内产生不成比例的影响。对于 EMS 人员，这种领导人可能是医疗领导、转运监督或负责培训或质量保障的人员。一旦这些人愿意改变，他们的做法会被重视而影响他人也取得相应的改变。对那些不愿意改变的人，应该考虑变更他们的职位。有时单靠说教是不能取得成功的，故组织应该经常寻求更实际的必要的改变。对于负责急性心血管病的医疗组织，应该监测出院期生存率和在出院前后进行功能检测（如 STE-MI 患者的射血分数、心力衰竭患者明尼苏达心力衰竭问卷、心搏骤停复苏患者神经状态评价的 Rankin 评分）。资源应该从那些付出多而产出少的领域向付出少而产出多的领域转移。对心肺复苏组织，应该从训练和装备人员进行现场开通静脉通路转变到训练人员和公众实施有效的胸部按压。在医院里，应该停止常规应用肺动脉导管，而培养和训练工作人员咨询患者每天体重变化和关注基础医疗医生反映的临床症状的恶化。每个机构具有不同的功能，这个功能需要重新分布。最后，心脏复苏组织需要任命一个德高望重的、知识渊博的、对这个项目持续支持的高级指导者，以便于设计策略和建立能适应变化的同盟。高级指导者能告知变革领导者在组织较低水平正在发生的事情。

如果没有证据显示效果也得到改善，过程的改进是无法持续的。特别是在经济资源参与进来的时候就更是如此。考核的周期长度随着过程的不同而不同。一个合理的方法是定期对过程进行评估（如季度）及对结果评估（如每年）。在评估时，相关人员应提供过程和结果反馈的数据。如果干预手段没有对过程参数发生影响，就应该努力找到原因、确认替代方法并得到实施。如果干预有效，就应建立标准，接下来应该找到其他薄弱点。一个有建设性的方法是确认薄弱点和能够改变的杠杆点。总体上，应用这些理论和方法可以取得持续的和重要的在过程、结果和心血管医疗质量上的改进。

如今心血管质量改善的经验

ST 段抬高型心肌梗死

根据多中心观察研究的数据，只有不到一半的患者 D2B 的时间达到了指南的标准。有很大比例的 MI 的患者住院期间的药物治疗没有依从指南的推荐，而且，这些 MI 患者出院的药物同样有很大比例没有依从指南的推荐。

很多组织曾执行和评估改善急性 MI 患者的医疗质量的策略。心血管合作项目是数据回顾之前/之后的研究以及由纯粹回顾组织进行的反馈。项目包括整个美国多个州诊断为心肌梗死的医疗保险患者。质量参数来自现在 ACC/AHA 指南。数据来自临床记录,被提供给研究者,来鼓励启动 MI 治疗的质量改善行动。住院期间阿司匹林的应用,出院 β 受体阻滞药的开药和患者 30d 的死亡率得到大幅度改善。

指南在实践中的应用(GAP)项目是为了改善急性 MI 患者对证据支持的治疗依从性的研究。项目随机入选 10 个医疗保险和非医疗保险中心的确诊的 MI 患者。干预手段包括项目启动展示、产生来自指南的用于提高依从性的关键质量指标、召集当地有发言权的组织者、病例研讨、现场参观和数据检测和回馈。住院期间阿司匹林和 β 受体阻滞药的应用大幅度提高了,接受戒烟的患者明显增多了。其他治疗目的的依从性有改善但并没有显著性。没有观察到对死亡率的影响。

EFFECT 研究是针对医院工作的对公众发放报告卡方式的一系列随机研究。包括 86 家医院,入选入院诊断为急性心肌梗死和心力衰竭的患者。通过早期 2004 年 1 月和晚期 2005 年 9 月对针对基线运行情况的公众报告卡(1999－2001 年)的反馈得到医疗评估参数。公众反馈的针对医院质量参数结果提示医疗质量和死亡率没有明显改善。

美国心血管协会 Door-to-Balloon 联盟

Door-to-Balloon 联盟是由 ACC 发起的为了提高 STEMI 患者在入院 90min 内接受急诊 PCI 治疗的比率的国家项目。该项目发现与加快 D2B 时间的医院因素,并展开旨在加快 D2B 时间的广泛的包括 EMS,急救药物,心脏科和入院在内变革。到 2008 年 3 月,项目已经取得 75% 的患者 D2B 时间＜90min 的成绩,当然,降低死亡率不能单靠减少 D2B 时间。

CRUSADE 项目

CRASUDE 项目是多学科参与的质量促进项目;包括一个注册研究、对最初参与医院评估其对非 ST 段抬高型急性冠脉综合征患者的管理和指南的依从情况、把与国家标准比较的学会治疗模式反馈给参与者及 CRUSADE 委员会的教育项目。在整个项目期间,对指南的依从性得到了改善。改善了的对指南的依从性带来了死亡率的大幅度降低。

遵循指南-冠心病项目

AHA 的遵循指南-冠心病项目(GWTG-ACD)是对冠心病患者改善对指南依从性的国家质量运动。项目应用患者管理工具、教育和基准质量报表来改善依从性。GWTG-CAD 项目已经随着时间扩张到院内心搏骤停(GWTG-复苏,前 AHA 对心肺复苏的国家注册研究)、心力衰竭(目标:心力衰竭)、卒中(目标:卒中)和患者院外管理(指南优势)等广泛的领域,来改善心血管疾病患者的医疗质量。

参加 GWTG-CAD 项目的医院比那些没有参加的医院对指南的依从性更高,在治疗急性 MI 患者量大的医院、东南部医院和教学医院的依从性也很高。对每个参与的医院,急性 MI 急诊 PCI 的 D2B 时间随着时间逐渐降低。这些指标与世界卫生组织 CMS 联合委员会的核心指标的变化没有明显的联系,也和住院期死亡率没有联系。这些结果表明改善医疗质量需要全方位方法,而不应该只注意一种方法。

急性冠状动脉治疗和干预疗效网络

美国心脏协会的 GWTG-CAD 项目联合急性冠状动脉治疗和干预疗效网络在 2008 年 6 月开展了国家心血管数据注册研究 ACTION-遵循指南(AR-G),以建立整个国家的注册研究来检测和改善急性 MI 患者的过程和预后。这个正在进行的项目包括数据质量保障、每个季度的工作反馈、提供质量改进的工具、定期召开工作组会议。AR-G 是仅有的关注 STEMI 医疗系统的过程和结果的国家注册研究,并为任务:生命线项目提供了关键的基础。来自 AR-G 的数据是验证任务:生命线项目质量改进和成绩的基础,例如 STEMI 患者的第一个医疗接触到设备应用的时间＜90min 的概率最起码达到 75%,这个成绩的取得需要整合医疗系统的 EMS 和 PCI 医院。

心力衰竭

在 SWTG 项目中取得治疗心力衰竭最高质量奖励的医院显示出更好的效果,那些在 CMS 数据库中取得比国家平均水平更好效果的医院与那些因提供最好医疗过程而获奖的医院比,更有优势。院外患者质量改进行动显示,对证据支持的质量指标的依从性通过过程改进干预能大幅度的得到改善。尽管值得称赞,但单纯靠依从性是不够的,因为结果必须得到有效的影响。目前的数据表明,理论上即使按保守的估计,对相当数量的心力衰竭患者可以在中期得到生命的挽救。因此,有一个好的过程可以产生好的结果,而好的结果意味着有个一好的过程。

院外心搏骤停

在 1969 年与西雅图消防局合作的医生最先应

用稽查和反馈方法来改进对心搏骤停的复苏的效果。几年后，另一些医生在 King 县周围实行了同样的做法。然而到 2011 年 2 月，几乎没有 EMS 工作人员提供这样的反馈。随着医疗的有效性的证据的积累，决策者决定哪些手段是医疗救治过程中必需的。于是医疗工作得到稽查以确保对这些手段的依从性，信息定期反馈给决策者。是否是因为这些正在进行的质量促进项目的效果还是其他原因，如 EMS 的训练或经验的积累，西雅图和 King 县周围经 EMS 治疗的 OHCA 或经历心室颤动的亚组的生存率明显高于大多数社区。而且，这种生存率的差别不能用患者基线特点或医疗救治中的 EMS 过程的不同来解释。

为了心血管急症，包括 STEMI、OHCA 和卒中的质量改进而进行的协同的作用是显而易见的。在各系统之间的努力合作正在进行，包括 AHA。这些包括数据收集和反馈、DEM 和医院网络的整合、心血管急症质量改进团队和识别确认在系统进步中表现优异的医院。

收获与教训

在医疗过程中、对指南依从性和患者效果上存在巨大的区域差别。医疗系统和质量促进项目的目的是改进医疗过程和患者疗效。两个关键的内容是对过程的稽查和对相关机构的反馈。

目前，大多数成功的努力都来自于基层项目，有着激情的领导者，能说服医院投资基础建设来发展医疗系统。将这些区域的努力变成整个国家的标准是一个巨大的挑战。挑战之一是许多在医疗体系或质量促进项目中的医院资源有限。一些注册研究已经因为医院参与愿望或支持复制数据入口能力有限而无法进行。专家已经推荐给参与者资金反馈来支持质量促进项目的推进。因此，试图收集到所有信息而不是一部分关键参数是广泛参与的一个障碍。意识到这些不足，一些质量促进项目为了增加参与者开放了有效数据的入口。

另一个挑战是质量促进项目和研究项目的界限不清。在美国，专家们推荐针对研究和患者知情同意的明确规范，以便于收集和整理数据来改进医疗。一个常用的但不是通用的方法是，将当地的数据收集作为质量促进行为，而在进行中心整理时在重新确认这些数据。另一个办法是搜集有限的资料时在非常小的风险下放弃签署知情同意书。

最后一个挑战是只知道改变什么是不够的，这些改变必须得到落实。为了能成功的落实，需要一个标准化和系统的方法。那些强调医生的独立决策的参与者必须意识到就是这个原因导致了结果的高度变异性。采纳被证实了安全性和有效性的最佳治疗能够提供效率、使患者获得最佳效果、值得系统中更多资源投入。至于医疗系统的广泛实施，随着治疗促进项目对心脏病患者的过程和结果的改善，现在就是最好的试剂。

第 6 章
全球范围内心血管病的治疗

Global Cardiovascular Therapy

Thomas A. Gaziano and Neha J. Pagidipati

侯静波 译

全球范围内心血管病治疗的挑战

在世界范围内,心血管疾病已经成为引起死亡最多的单一病种。2004 年,心血管疾病造成大约 1700 万人死亡,并导致 1.51 亿伤残调整生命年的损失。以上数字约占所有死亡人数的 30% 和当年所有伤残调整生命年损失的 14%。本章回顾了变量模式和心血管疾病的负担,当前针对个体层面治疗方法的趋势走向,在低收入国家建立药物性治疗的各种挑战,以及针对心血管疾病的主要危险因素所制订的人口或公共卫生策略。为了降低负担而进行的各种干预措施的成本效益,将在每一个相关的部分进行回顾。

心血管病的负担

考量各地区差异性有助于我们理解全球范围内疾病负担(尤其是心血管疾病)的发展趋势。即使年龄调整率在高收入国家下降,但世界范围内心血管疾病发病率仍然持续升高。这是由于大多数低收入和中等收入国家正在步入第二和第三流行病学过渡阶段,这两个阶段以心血管疾病发病率上升为主要特征。由于世界 85% 的人口生活在低收入和中等收入国家,因此这些国家的心血管疾病发病率在很大程度上驱动着全球心血管疾病的发病率。除非洲撒哈拉以南的所有发展中地区,心血管疾病是主要的致死原因。然而,心血管疾病的负担在不同地区表现出巨大的差异(图 6-1),心血管疾病死亡率在东欧高达 60%,而在非洲撒哈拉以南地区仅有 10%,在高收入国家为 38%。

世界卫生组织预测,到 2030 年,全世界约有 2420 万人死于心血管疾病,约占全部死亡人数的 33%。心血管疾病发生在发展中国家更倾向于年轻化,在高收入国家近 80% 的心血管疾病所致死亡发生在 60 岁以上的老年人中,而在低收入和中等收入国家,这一数字仅为 42%。除此之外,在低收入国家,心血管的致死率比高收入国家更高。

最后,心血管疾病的经济影响力是巨大的。在未来 10 年左右,诸如中国、印度和俄罗斯等国家可能会消耗 2000 亿~5500 亿美元的国民收入用以针对心脏病、卒中和糖尿病。近年来在世界所有地区,人们评估了由于卒中和心肌梗死导致的非理想血压水平控制成本。2001 年全球来范围内,高血压的医疗费用估计为 3700 亿美元,占当年全球卫生保健支出 10%。

在发展中国家,承受心血管疾病负担的较高比例的人群是年轻的正在工作年龄的成年人。根据目前的发展情况,在南非等发展中国家,心血管疾病将发生在 40% 的年龄在 35~64 岁的成年人身上,而这一比例在美国仅为 10%。在同样的年龄组别,印度和中国死亡率将是大多数发达国家的 2~3 倍。鉴于这两个拥有庞大人口的快速增长的经济体,一旦劳动者主要死于心血管疾病,可能会引发巨大的经济效应。

按时间顺序发展起来的 3 种互补类型的干预措施,可以用来解决心血管疾病的全球负担,就像他们在发达国家被用来解决心血管疾病。策略之一,被称为二级预防,目标是急性或已经存在的心血管疾病。其二是一级预防需要建立针对高危人群的多种危险因素进行风险评估,在发生首次心血管病事件之前给予干预。其三是原始预防,针对整体人群通过公众教育和政策干预手段减少总体风险的水平。以下部分针对这 3 种策略致力于减少全球心血管疾病的发生。

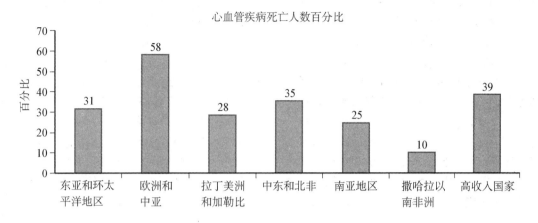

心血管疾病死亡人数百分比

图 6-1　世界银行地区心血管疾病死亡人数比

当前的趋势及挑战

紧急处理和二级预防

急性冠脉综合征

应用纤溶治疗急性冠脉综合征（ACS）因地域不同而表现各异。尽管溶栓疗法地在国民生产总值（GNI）较低的国家应用更频繁，但是与国民生产总值较高的国家相比，低的国家启动溶栓时间更长（4.3h 比 2.8h）。在一项包括北美和南美、欧洲、澳大利亚和新西兰在内 14 个国家的急性冠状动脉事件的全球注册研究（GRACE）中，链激酶是继重组组织纤溶酶原激活物和纤溶酶原激活物之后针对 ST 段抬高型心肌梗死患者最常用的溶栓药物。由于其成本是组织纤溶酶原激活物的 1/10，因此大多数发展中国家经常使用链激酶。依据世卫组织的标准，链激酶在发展中国家应用是经济有效的。调查人员发现，每伤残调整寿命年阿司匹林、阿替洛尔和链激酶的成本由 634 美元增量到 734 美元，略低于阿司匹林、阿替洛尔、组织纤溶酶原激活物的 16 000 美元。再次分析进一步表明，如果在 MI 发病后提前 6h 给予链激酶，每伤残调整寿命年会降低成本 440 美元，反之延迟 6h 后给药会增加成本 1300 美元。截至 2002 年，在世界的多个区域绝大多数的 ACS 患者，没有接受过任何类型的再血管化治疗过程。经皮冠状动脉介入治疗（PCI）率在美国是最高的，东欧很低。如图 6-2，不出所料，PCI 的应用与国民生产总值显著相关；在国民生产总值低的国家只有 1.3％的 STEMI 患者接受 PCI，与之

相比高的国家这一数字是 22.7％。在非西方国家，与接受 PCI 相比溶栓后的再梗死率也更普遍，尤其是俄罗斯和东欧。

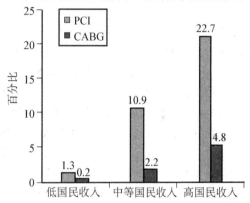

经皮冠状动脉介入治疗和心脏旁路移植的百分比

图 6-2　不同国家收入水平下经皮冠状动脉介入治疗（PCI）和心脏动脉旁路移植（CABG）比率

在过去的 10 年里，几项研究在世界各地已经开始阐明循证医学在治疗 ACS 当中的作用。Grace 研究发现在所有注册的 ACS 患者之中阿司匹林的平均使用率是 91％。然而，当我们仔细关注会发现，在东欧国家 ACS 患者阿司匹林使用率平均只有 75％。目前更多的基于国民生产总值分层的研究发现，阿司匹林在 STEMI 患者的使用率实际上是低水平国家略高（99.3％比 95.4％，$P<0.001$）。相反，β受体阻滞药在低收入国家使用率较低，这可能与其较高的心力衰竭发生率有关。在美国，PCI 的患者中 39％接受糖蛋白（GP）Ⅱb/Ⅲa 抑制药作为辅助

治疗,而这一数字在东欧只有 1%,在拉丁美洲是 4%。导管技术可行性与这些药物的使用增加有关。然而,对当前在全球范围内应用糖蛋白(GP)Ⅱb/Ⅲa 抑制药趋势的更多的更新数据仍然十分匮乏。可能是由于在拉丁美洲、东欧和亚洲地区心力衰竭的发生率更高,在这些地区 ACS 患者使用血管紧张素转化酶(ACE)抑制药比在西方国家频率更高。这个发现支持了 Orlandini 等在 2006 年的研究,该研究证实了血管紧张素转化酶抑制药在低国民生产总值国家应用更频繁。降脂药物,如下所述,最近才被添加到世界卫生组织基本药物清单,因此有关此药应用数据最少。

虽然人们试图把诸多治疗方面的差异归因于药物成本过高和发展中国家缺医少药,但仅仅单纯是经济学仍无法解释所有的地域性差异。例如,虽然 ACE 抑制药是一种相对昂贵的药物,但其在东欧的使用率是很高的;同时,阿司匹林非常便宜使用率却最低。显然,在世界各地并非成本因素导致不同的处方应用。

按照国际标准行心脏手术的病例,其资料和结果都非常少。在 Grace 研究中,心脏动脉旁路移植(CABG)率在 STEMI 患者中是 4%,non-STEMI 是 10%,不稳定型心绞痛患者是 5%。尽管目前还不清楚为什么在发达国家与发展中国家这些百分比存在不同。与发达国家相比,心脏手术在发展中国家进行地更加频繁。例如,直到 2007 年,心脏直视下心肺旁路手术在乌干达做得最多。一些发展中国家的组织已经决定在他们国家评估与心脏手术相关的死亡率,但目前还没有所有的国家都可以收集并提交数据的全球数据库或系统的方法。这样的国际数据库帮助发达国家的外科医生,识别关键区域,以便在这些区域做出改进和重点工作。

二级预防

据估计,缺血性心脏病患者接受阿司匹林治疗、β受体阻滞药、血管紧张素转化酶抑制药或降脂药物可以分别独立降低未来心血管事件风险约 1/4;如果联合应用,预计可减低 2/3 或 3/4。根据世卫组织的标准,联合用药方案对于低收入和中等收入国家的二级预防是经济有效的,这意味着预防的成本不到这些国家国民生产总值的 3 倍。尽管上述药物在二级预防缺血性心脏病的功效十分清楚,但其在发展中国家的使用却是低得惊人。发表于 2005 年的世卫组织的研究心肌梗死和卒中的预防复发研究(PREMISE),是一个在 3 个低收入和 7 个中等收入

国家中进行,入选了 10 000 例冠心病患者和(或)脑血管疾病的横断面研究。发现冠心病患者中,18.8% 没有接受阿司匹林治疗、51.9% 没有接受 β受体阻滞药治疗、60.2% 没有接受 ACE 抑制药治疗、79.2% 没有接受他汀类药物治疗。尤其令人担忧的是,1/10 的冠心病患者没有应用任何药物。EUROASPIRE Ⅱ 研究中,66.4% 的患者使用 β受体阻滞药(PREMISE 研究为 48.1%),57.7% 的人服用他汀类药物(PREMISE 研究为 20.8%)。阿司匹林和 ACE 抑制药的应用也有类似的结果。最近,PURE 研究阐述了在全球使用的有效的二级预防缺血性心脏病药物。从 2003 年 1 月到 2009 年 12 月,研究对象是处于不同经济地位的 17 个国家的社区。如图 6-3 所示,研究者发现药物诸如:抗血小板 t 药物包括阿司匹林、β受体阻滞药、血管紧张素转化酶抑制药或血管紧张素受体阻滞药(ARB)和他汀类药物,随着国家收入水平降低上述药物被用作二级预防也相应减少。最引人注目的是,11.2% 的患者在高收入国家没有接受药物治疗,中上收入国家这个比例增加到 45.1%,在低中等收入国家是 69.3%,在低收入国家是 80.2%。国家层面的经济地位等因素对其使用率的影响超过了诸如年龄、性别、教育、吸烟状况、身体质量指数(BMI),高血压和糖尿病状态等个体层面的因素。这些估计比世卫组织的 PREMISE 研究所报道的更严峻,我们可能要面对的事实是世卫组织的 PREMISE 研究包括入选已经就医的患者,因此在药物使用方面可能更多。由于冠状动脉疾病的发病率在印度和中国很高,因此两国在二级预防方面的研究已经更为密切。2009 年的一项针对不同级别的印度医疗机构的医生处方行为的研究发现,在已知稳定型冠心病患者,阿司匹林的处方率是 90.6%,β受体阻滞药是 68.7%,血管紧张素转化酶抑制药或血管紧张素受体阻滞药是 82.5%,他汀类药物是 68.8%,和其他降脂药物是 13.5%。尽管处方率看似相当高,但接受所有 4 类药物处方的患者只有 35.5%。有趣的是,减少使用上述每种药物的这种趋势是显而易见的,而且与三级医院相比这种趋势在初级和中级的医疗卫生机构仍然在继续,这表明有关社区二级预防策略的知识可能在缓慢转型。这是很有意义的,因为在印度大多数患者在一级和二级机构接受慢性疾病护理(初级水平 12.6%,二级水平 57.2%,三级水平 30.1%)。古普塔等 2009 年的研究证实了上述发现即二级预防在初级医疗机构的低利用率,他们进一

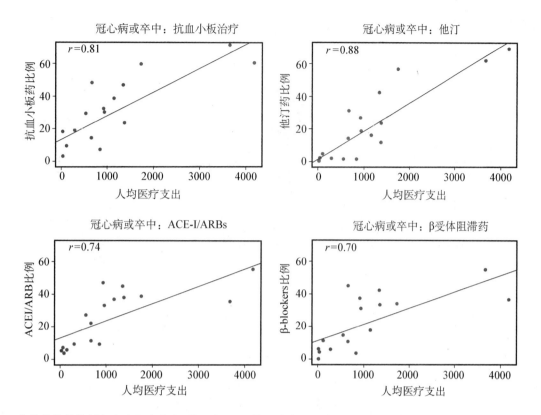

图 6-3 药物的使用比例和人均医疗支出(冠心病、充血性心脏病和血管紧张素转化酶抑制药,血管紧张素受体阻滞药)

步发现,与男性相比女性尤其不太可能接受阿司匹林或任何组合的药物进行二级预防。在中国,急性冠脉综合征的临床路径(cpac)试验按照近 3000 例疑似 ACS 患者的前瞻性研究而执行。研究发现,只有不到 50% 的患者从医院出院接受阿司匹林、β 受体阻滞药、ACE 抑制药/ARB 和他汀类药物的联合处方,而这些药物的使用率在 1 年随访时更低(41%)。

治疗的挑战

当前心血管疾病的药物在低收入和中等收入国家的可使用性和可承担性

在发展中国家心血管疾病的预防和治疗有明确的障碍是可使用性和可承担性药物很低。在孟加拉国、马拉维、尼泊尔这三个低收入国家及巴西、巴基斯坦和斯里兰卡 3 个低中等收入国家,研究人员进行了一项 32 个药物用于治疗慢性疾病(如心血管病)的调查。例如,在调查中孟加拉国氢氯噻嗪以注册商标或通用形式存在于公众销售点只有 5%,而在私人销售点是 85%。同样,洛伐他汀公众销售点没有,而在私人销售点是 75%。作者发现心血管药物在公共部门的应用是很少的。

同样引人注目的是这些药物在发展中国家的可负担能力很低。上述研究发现,1 个月的通用剂量的阿司匹林、他汀类药物、β 受体阻滞药和一种 ACE 抑制药联合治疗的最低成本相当于斯里兰卡的政府工作人员 1.5d 最低工资水平,在巴西、尼泊尔、巴基斯坦相当于超过 5d 的工资;在马拉维相当于超过 18d 的工资(图 6-4)。由于许多发展中国家的人民收入水平低于政府工作人员的最低工资,因此实际支付能力可能更糟。根据上述的研究,药物在私营部门通常比公共部门更昂贵,这反映了批发和零售的情况。具体来说,制造商定价的附加成本范围从巴基斯坦的 18% 到马拉维等国的超过 90%,在那些国家没有相关的监管政策出台。

针对 5 个抗高血压药物在 36 个不同收入程度的国家的大型研究,充分明确了心血管药物的可用性和负担能力这一现实。调查显示抗高血压药物的整体可用性较差(最低价格一般在公共部门仅占 26.3%,私营部门仅占 57.3%)。此外,在任何情况下,无论公共还是私营部门,最低的价格一般产品品牌更能让人接受。事实上,购买一个品牌产品成本一般是购买最低价格产品的 4.2 倍。

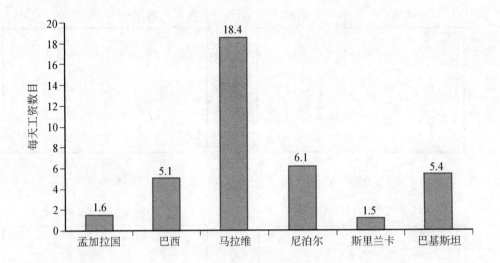

图 6-4　冠心病在选定的低收入和中等收入国家的私营部门接受标准治疗的负担能力

负担能力被定义为天数工资,政府工作人员购买 1 个月的一般阿司匹林(100mg/d),血管紧张素转化酶抑制药(10mg/d)、阿替洛尔(100mg/d)和他汀类药物(20mg/d),所需要的最低工资

世界卫生组织基本药物清单的作用

其中一个是否能达到改善的挑战是确保在世界卫生组织基本药物清单(EDL)上有足够的有效的心血管疾病药物,这是一个世界卫生组织认为必要的能够满足人类的健康需求的药物的总编纂。自1977 年首次出版以来,已经成为一个指导如何分配国家卫生保健支出的全球性标准。这对于发展中国家尤其重要,其在药物支出占公共和私营卫生支出总体的 25%～66%,相比之下,仅仅不到发达国家的 20%。此外,许多国际组织,如联合国儿童基金会(UNICEF)、非营利组织和供应机构,都以世界卫生组织基本药物清单为蓝本维持医药供给体系。

根据患病率、疗效和安全性的证据和成本效益选择药物。这一目录由世卫组织专家委员会每两年修订一次。2007 年的他汀类药物提供了重要的案例研究,即药物如何花一些时间以添加到 EDL。试验可以追溯到 20 世纪年代中期,其已表明他汀类药物治疗会改善心血管事件一级和二级预防的终点。除此之外,直到 2003 年根据世卫组织标准,他汀类药物显示在发展中国家心血管疾病中预防的投入是极为有效的。然而在 2005 年,当世界卫生组织专家委员会认为他汀类药物应被列入 EDL 时。他们得出的结论是因为没有任何单一药物已被证明比其他组中药物更有效或更便宜,所以任何药物都不应包含在模班列表之中;在高风险的患者当中选择药物的应用,这一决策权应该在国家层面上。随后,辛伐他汀于 2006 年成为通用,从而使他汀类药物价格显著减少。鉴于这种新的发展,2006 年的秋天在美国两个医学生向专家委员会提交申请,并于 2007 年 4 月批准列入 2007 年 EDL。

人力资源短缺

虽然药物应用可能导致心血管疾病的治疗率降低,最重要的一个因素是人力资源的短缺(图 6-5)。尽管已经尝试增加教育机会和培训更多的医生和护士,但发展中国家继续失去大量的训练有素的专业人员,许多发展中国家的新毕业的医生和护士离开本国去寻找更大的机会和更多的经济补偿在更发达经济体中。例如,在过去的 35 年里由南非威特沃特斯兰德大学培养的所有的医学毕业生(超过 45%,约 2000 位医生)离开南非另谋高就。此外,越来越多的医生和护士寻求在私营企业就业以谋求更好的薪酬和福利。应对卫生保健工作者短缺在低收入和中等收入国家,世界卫生组织提倡任务转变,这是委托任务的过程,在适当的时候,降低卫生工作者(如护士)的专业化门槛。有限的研究表明,护士可以有效地启动和管理高血压的治疗。

每10万人口的卫生保健工作者

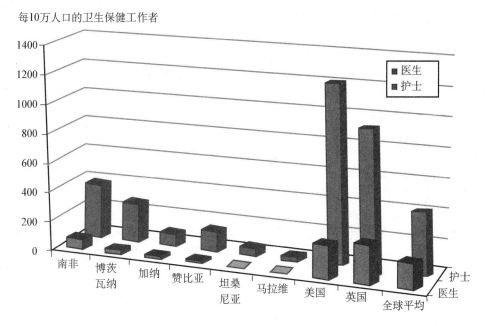

图 6-5　每 100 000 人卫生保健工作者

一级预防

针对大量的心血管疾病的高危人群,一级预防是最重要的。特别是控制风险因素导致大量减少的心血管疾病死亡率。然而,全球主要风险因素的控制率依旧很低。例如,一些西欧国家高血压控制率(＜140/90mmHg)不到 10％,西班牙不到 5％。血脂的控制率可能更糟,因为许多国家没有测量血脂的设施,他汀类药物最近才在低收入地区投入应用。除了药物的低应用率之外,低控制率反映低检出率。考虑到有限的资源,寻找低成本的预防策略是一个首要任务。在发展中国家使用预测规则或风险分数,以确定那些高危人群以达到目标特定的行为或药物干预是一个行之有效的一级预防策略并且已被证明是划算的。大多数研究包括年龄、性别、高血压、吸烟状况,糖尿病和其他脂质值,其他还包括家族史。许多研究人员一直试图观察是否可以添加额外的基于实验室的危险因素到弗雷明汉心脏研究中使用的风险因素的风险评分的预测性偏差。社区动脉粥样硬化风险分析(ARIC)研究和弗雷明汉的子研究表明:当其他基于血液的新奇的风险因素被添加到传统的危险因素时,会获得一点额外的信息。虽然针对女性的包括家族史、C 反应蛋白(hsCRP)和糖化血红蛋白水平的雷诺风险评分,与弗雷明汉协变量(0.791)相比仅曲线下面积(0.808)略高,但它在中危水平上正确地重新分类许多人。那些被弗

雷明汉风险评分认为是低风险的女性,根据雷诺兹风险评分被重新归类为中间或高度风险,因此能够获得更积极的管理。那些最初被弗雷明汉风险评分认为是高风险的女性,根据雷诺兹风险评分被重新归类为低风险,因此不必治疗。

现在把注意力更多地集中在发展风险评分系统上,它们会更容易在临床实践中使用,在资源贫乏的国家不会出现预测性偏差带来的损失。在高收入国家,需要一个实验室测试的预测规则是不方便的;但在测试设备有限的低收入国家,它的广泛筛查可能过于昂贵,或者它的使用被完全排除。应对这一真正的问题,世卫组织发布了有或没有胆固醇测定的世界不同地区的风险预测图。一项基于美国国家健康和营养调查(NHANES)随访的研究证明:一个采用源于单一研究点的信息(如年龄、收缩期血压、体重指数、糖尿病状态和吸烟状态)的非基于实验室的危险评定工具可以预测心血管疾病事件终点及要求实验室检测的项目的结果。其曲线下面积在男性为0.79,女性为 0.83,这一结果和弗雷明汉风险评分类似。此外,拟合优度检验的结果表明,非基于实验室得的模型能很好地校准大范围的绝对风险水平,在分类的风险方面没有变化,这一结果已经在另一个队列研究中得到验证。

复方制剂

一个同时解决成本负担和可行性方案是把通用

药物和进一个药片。2003 年，Wald 和 Law 在《英国医学杂志》发表具有里程碑意义的论文，介绍了在冠心病预防中应用复方制剂的概念。他们建议所有 55 岁的人和所有那些在任何年龄患有已知的心血管疾病的患者接受由他汀类药物，3 种降血压药物、叶酸和阿司匹林治疗组成的复方制剂。作者估计仅此一项单一的干预就可以降低 88% 的缺血性心脏病事件和 8% 的卒中。

这一不考虑个人风险因素的评估水平或生化安全监测参数的新奇的一级预防的概念引发了很大的争议和广泛关注，特别是在资源有限的发展中国家。复方制剂作为一级预防的潜在优势包括减少剂量，提高依从性，在单一配方中使用相对便宜的药物，然而，这些看似直观的潜在优势，尚未得到证实。复方制剂应用于一级预防的缺点是仅根据年龄做出判断，一些接受治疗的患者可能没有获得显著的好处，或只获得药物的不良反应，同时那些心血管疾病风险更高的人可能得不到足够的治疗。其他缺点包括复方制剂中任何一种药物的不良反应可能导致患者完全停止服药。临床医生希望滴定复方制剂中一个或多个药物的剂量的愿望也是一个合乎逻辑的挑战。

很明显鉴于上述的优缺点，一个大规模的验证复方制剂在心血管疾病的一级预防中有效性的研究是必要的。在撰写本文时，尽管一些有关冠心病的研究正在进行，但达到终点事件的研究尚未出版。与此同时，一些研究各种复方制剂配方的安全性及其对风险因素的影响水平试验已经开始进行。第一个出版是印度 Polycap 研究（TIPS），其表明复方制剂可以安全有效地降低在中度风险的无症状的冠心病患者的危险因素水平。其他复方制剂影响危险因素水平的试验正在进行或尚未出版。

复方制剂在二级预防使用是有争议的，因为即使没有试验已经证明它在这个环境中的效力，但是多个试验表明，单个药物如他汀类药物、β 受体阻滞药、肾素-血管紧张素受体阻滞药能改善的已知的心血管疾病患者或高危险因素水平的患者的临床结果。此外，在英国针对 13 029 例缺血性心脏病的大量的病例对照分析表明，他汀类、阿司匹林和 β 受体阻滞药组合比单一的应用，更能减少已知的心血管疾病患者的死亡率。最后，使用联合治疗被证明对低收入和中等收入国家的一级和二级预防是经济划算的，其具有二级预防的最佳成本效益比和随着一级预防心血管疾病风险完全下降虽然增长，但可接

受的每生活质量调整年比率成本。

正如讨论复方制剂在一级和二级预防的适当使用一样，其也有其理想的配方。Wald 和 Law 最初提出的配方他汀类药物，3 种降血压药物是标准剂量的 50%，叶酸和阿司匹林低剂量的。从那时起，已经表明叶酸不能改善心血管疾病的预后。此外，必须权衡使用低剂量的阿司匹林在低风险患者一级预防中减少心血管疾病事件的获益与主要出血风险。降血压和他汀类药物在一级和二级预防中都有明确的疗效，然而，在 TIPS 试验采用了低剂量的阿司匹林、辛伐他汀 20mg、雷米普利 5mg、双氢克尿噻 12.5mg、阿替洛尔 50mg，但血压和胆固醇降低率要比 Wald 和 Law 的预测水平要低。这就提出了一个可能性：应该应用完整的降血压药物的剂量或高剂量和更强效的应他汀类药物，但这也会增加复方制剂的不良反应。印度 Polycap-K 试验（TIPS-K）目前正在危险因素水平和安全性两个层面，评估 TIPS 试验（Cadila 制药有限公司，艾哈迈达巴德，印度）加倍剂量的效果（伴或不伴钾制剂）。其他领域的不确定性包括 ARB 是否应该用来代替 ACE 抑制药从而减少咳嗽的风险，提高依从性。尚不清楚的还有如何滴定不同强度药物，比如哮喘患者 β 受体阻滞药的量或已知的心血管疾病患者以降低低密度脂蛋白（LDL）为目标需要应用他汀类药物的量。然而，这将需要剂量滴定，它可能会干扰目前最大的优势之一的方案简单性。

其他也需要解决有关制剂的问题包括：① 制剂是否会提高药物依从性；② 医生和患者是否会接受这个心血管疾病预防的新形式；③ 制剂从长远来看是否会是安全的；④ 最贫穷地区的人们是否能够负担得起；⑤ 是否存在一个不需处方可以出售分发的机构。

总的来说，制剂作为心血管疾病预防的概念是拥有更大的潜力，特别是在发展中国家，资源稀少，但心血管疾病负担正在增加。然而，药物的具体配方、使用的人群、成本、投放方式、药物的不良反应、使用后的长期结果，在其被普遍使用前需要更充分地调查。

人口策略

心血管疾病的危险因素

烟草

在很多人看来，烟草是世界上最可预防的死

因。总的来说,1/6 的非传染性疾病死亡是归因于烟草。全世界有超过 13 亿人使用烟草;超过 10 亿人吸烟,其余的人使用口服烟草或鼻烟。超过 80% 的烟草在低收入和中等收入国家使用,如果按目前的趋势继续下去,在 21 世纪将有超过 10 亿人的死于烟草。2000 年在发展中国家,与吸烟有关的冠心病死亡人数总计为 360 000 人,脑血管死亡人数为 200 000 人。

控制烟草可以通过减少供应或需求这一策略而实现概念化。到目前为止,大多数公共卫生部门和临床策略都侧重于通过经济约束(税收)削减需求,通过媒体努力促进健康和包装警告、限制广告进入和烟草消费、创造无烟区域(工作和公共)或临床上帮助戒烟。世卫组织努力促进建立一个针对烟草使用全球性的公约,这是一个重要的里程碑。2003 年 5 月,世界卫生大会一致通过了世界卫生组织烟草控制框架公约(FCTC),这是全球第一个烟草条约。《烟草控制框架公约》于 2012 年 1 月被 174 个国家批准,成为联合国最被广泛接受的条约之一。《烟草控制框架公约》促使全球烟草控制,努力为富国和穷国都提供一个通用的基于证据的立法框架和实现策略减少烟草使用。《烟草控制框架公约》中相关供应方面的措施支持包括主要是非法的跨境贸易控制。全面实施《烟草控制框架公约》的 4 个战略减少烟草需求,会导致 23 个国家近 75% 的心血管疾病的负担下降并减少 550 万人死亡。

此外,这些策略非常划算。Jha 和他的同事们在 2006 年提出了一个具有里程碑意义的烟草控制的成本效益分析。他们计算了在 2000 年在吸烟者当中通过遵循一系列税收、治疗和非价格的干预措施以削减未来烟草所致的死亡人数。他们发现烟草价格上涨 33% 将导致来自发展中国家的烟民死亡人数减少 1970 万～5680 万(占全国总人口 5.4%～15.9%),而这些人直到 2000 年还健在。在上述队列当中,一系列非价格干预(广告禁令、健康警告、无烟法律)使死亡人数减少 570 万～2860 万(占全国总人口 1.6%～7.9%)。这些死亡人数的减少将转化为发展中国家的成本效益值,源于节约增税(不包括税收)3～42 美元每质量调整生命年;节约尼古丁替代疗法 55～761 美元每质量调整生命年;节约非价格措施 54～674 美元每质量调整生命年。

血压

最值得推荐的以人群为基础的降低血压的有效手段是减少盐的摄入量。在美国,高血压患者中减少盐摄入量 3g/d 可以收缩压降低 3.6～5.61mmHg;在所有其他患者,效果是 1.8～3.51mmHg。随机对照的荟萃分析试验(RCTs)针对没有高血压的人群减少盐摄入量的长期影响表明,减少食盐的摄入量可以小幅度降低绝对收缩压但却十分重要。减少食盐摄入量对血压的影响的线性范围为 0～3g/d,减少食盐的摄入量(g/d)和减少的收缩压为一个近似 1:1 的比例。通过大众媒体宣传运动和再塑食品制造业,使全民食盐消耗量减少 15%,会避免超过 10 年时间在 23 个高负担国家 850 万多人死亡。在公共教育方面减少食盐的摄入量是十分划算的。上述干预减少成本甚至节约 200 美元每质量调整生命年。然而,现代研究发现每增加 1.71mmHg 的收缩压会导致 100mmol 钠排泄增量,而且发现钠排泄量和心血管疾病死亡率之间的负性关系,但是其他研究已经看到减少钠的摄入量可以减少死亡率。目前仍需要进一步的研究评估这种影响。世卫组织的目标是减少钠的摄入 2g/d。

脂肪

据估计,在世界范围内,高胆固醇导致 56% 的缺血性心脏病和 18% 的卒中,总计每年 440 万人死亡。不幸的是,大多数发展中国家针对胆固醇水平的有限的数据收集通常只是总胆固醇值。在高收入国家,人口平均胆固醇水平普遍下降,但在低收入和中等收入国家,这些水平差异很大。一般来说,东欧和中亚地区水平最高,东亚和非洲撒哈拉沙漠以南地区有的水平最低。随着国家通过流行病学转型,意味着人口血浆胆固醇水平趋于上升。这种转变在很大程度上是由更大的膳食脂肪的消费,主要来自动物产品和加工植物油和体力活动减少。基于之先的试验评估减低饱和脂肪并用多不饱和脂肪取代饱和脂肪,提示尽量减少饱和脂肪可能是有效的。每降低 3% 饱和脂肪含量加上 6 美元人均教育成本将导致成本在南亚地区下降 1800 美元每质量调整生命年,中东和北非地区则会下降 4000 美元。如果能够实现减少人均不到 0.50 美元,教育计划可以节省费用,这一计划在媒体领域开展要便宜得多。此外,研究表明,用不饱和脂肪取代反式脂肪的 2% 的能量估计能减少 7%～8% 冠心病发病率,假设仅仅低密度脂蛋白胆固醇(低密度脂蛋白)变化,就会减少 40% 的冠心病,除了低密度减少之外,还会带来诸如三酰甘油、内皮功能和炎症标志物的有益的变化。2003 年,丹麦成为第一个几乎全面禁止反式脂肪的国家,限制人们消费的食物来源的脂肪含量不得超过 2%。2008 年,瑞士也颁发了一条相似的禁令。在美国,纽约等城市已经禁止在餐馆出现反式脂肪。

由于这样的变化可以通过由行业或监管发生自愿行为,所以实现这些计划可以没有大型媒体活动或成本也不高。据美国食品和药品管理局的调查,实现这一目的的成本人均不到 0.50 美元。凭借此蓝图,保守地估计将减少 8%冠心病,整个发展中世界,干预是花费 25～75 美元质量调整生命年是很划算的。假如冠心病更大程度地减少 40%,干预措施将变得更经济。

肥胖

根据最新的数据,世界上大约有 11 亿成年人超重,其中 1.15 亿人在发展中国家与肥胖相关的问题相伴。2005 年,一个以人群为基础的调查修订这个数字为大约 13 亿,估计 23%的成年人比 20 年超重(体重指数＞25),另外 10%是肥胖(体重指数＞30)。在发展中国家如埃及、墨西哥、泰国超重的比例正在以美国 2～5 倍的速度增加。在中国,8 年时间内,无论男性和女性与 BMI＞25 相关的人口患病率增加了 50%以上。然而,单一的理想饮食减肥方法还没有达到共识。一些人认为除了饮食体育活动更容易成功。其他方法包括饮食建议、运动、行为矫正、药物治疗和减肥手术。这些干预措施难以坚持,还可能十分贵。此外,几乎没有什么干预措施已经进行了很长一段时间或有长期减少主要事件的作用,比如之前心血管疾病在健康人群当中。在没有准确地评估收益的情况下,干预策略的重大变化,评价减肥计划或干预手段的成本/收益比是极具挑战性的课题。除了上面提到的干预措施,以人群为基础的教育项目对改善饮食、增加体育活动、降低血糖水平被许多诸如美国心脏协会的简单程序等非营利组织所推动。

总　结

心血管疾病的负担在世界范围内是沉重的,而且在愈演愈烈。大部分增加的负担正降临在低收入和中等收入国家,他们用有限的资源来对抗心血管疾病的巨大的健康和经济负担。个人治疗和以人群为基础的策略来减少负担是划算的,然而,在识别和治疗高危人群的重大挑战仍然存在。这些挑战包括有限的公共卫生系统基础设施、可负担能力减少、可用的基本药物和人力资源的稀缺。

第 7 章
缺血性疾病的药物治疗

Pharmacologic Options for Treatment of Ischemic Disease

John S. Schroeder，William H. Frishman，John D. Parker，Dominick J. Angiolillo，Christopher Woods，and Benjamin M. Scirica

金琴花　译

有机硝酸盐

概述

硝酸甘油［glyceryl trinitrate（GTN）］由 Ascanio Sobrero 于 1847 年首次合成，并被描述在服用少量药物后可出现"剧烈头痛"。在 19 世纪后期有大量相关 GTN 治疗作用的报道，包括 Field，Brunton 和 Murrell 等的研究。虽然舌下含服 GTN 治疗急性心绞痛发作的方法已经有一个多世纪，但由于有机硝酸盐口服吸收受限，其作用不能持续存在受到限制。随着经皮作用 GTN（transdermal formulations of GTN）的出现克服了作用时间短的问题，随后又出现了很多长效口服硝酸酯类制剂，包括单硝酸异山梨酯、5-单硝酸异山梨酯、丁四硝酯和四硝化戊四醇。现在有机硝酸盐在治疗心绞痛和充血性心力衰竭（congestive heart failure，CHF）治疗方面有着重要作用。

作用机制

有机硝酸盐类药物为前体药物，必须经过酶的去硝作用才能起作用（图 7-1 和图 7-2）。在 1977 年，Murad 首次提出 GTN 通过 NO（nitric oxide，NO）起作用。此后，普遍认同所有硝酸盐类药物都是通过释放 NO 或一些含有 NO 的部分起作用。随着对 NO 生理学了解增加，NO 利用率降低对心血管疾病的影响逐渐被认识，硝酸盐类药物被认为是通过补充内源性 NO 而起有效的生物学作用，但是这种理论从没有被验证过，也没有证据提示提供外源性 NO 可以改善心血管疾病的进展。

硝酸盐类药物的生物转化过程（去硝基）的机制已经被争论了数个世纪。提出了多种可能的酶，包括细胞色素 P450（CYP）、内皮 NO 合酶和谷胱甘肽转移酶。确定去硝基途径的兴趣非常强烈，因为如果明确此途径有可能可以解释持续应用硝酸盐类药物作用消失即硝酸盐类药物耐药性的原因。越来越多的研究提出线粒体乙醛脱氢酶 2（mALDH-2）在 GTN 生物转化中的作用。这种酶的作用下 GTN 诱导的环鸟甘酸产生，应用特异性 mALDH-2 拮抗药可以阻断 GTN 引起的血管活性作用支持这种观点。亚裔人群存在 ALDH 酶的先天性缺失，亚裔缺血性心脏病患者对 GTN 出现低血流动力学反应的现象进一步支持人类中存在这种生物转化途径。重要的是，这种生物转化途径的作用和硝酸酯类耐药性有关（见以下讨论）。虽然 mALDH-2 生物转化途径的发现提供了重要的针对 GTN 作用的新的解释，仍然有很多问题尚不清楚，其中最重要的是，其他硝酸酯类药物，包括硝酸异山梨酯和 5-单硝酸异山梨酯的去硝化作用并不依赖 mALDH-2，提示我们在此领域中的认识并不完整。

尽管 NO 来源的确切性质并不确定，下列有机硝酸盐生物激活存在可溶性鸟苷酸环化酶的激活和 cGMP 合成增加。cGMP 活性增加促进介导血管舒张的多途径分子级联反应，导致细胞内 Ca^{2+} 浓度的降低，包括调节细胞内 Ca^{2+} 水平的蛋白激酶，如肌质 Ca^{2+} ATP 酶 NO 供体，内皮源性 NO，似乎有多种生物作用：包括疏基改变、线粒体呼吸的调节、K^+ 通道活性的调节和蛋白硝基化，虽然这些作用和治疗的相关性目前还没有证据。正如下面讨论，这些硝酸酯类药物的不同生物化学反应和近期描述的非血流动力学效应相关。

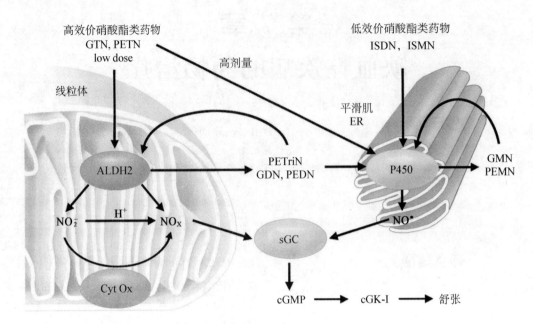

图 7-1 血管细胞有机硝酸盐活化代谢途径

ALDH2. 乙醛脱氢酶 2；cGMP. 环磷酸鸟苷；cGK-I. 依赖蛋白激酶；Cyt Ox. 细胞色素氧化酶；ER. 内质网；GDN. 二硝酸甘油酯；GMN. 单硝酸甘油酯；GTN. 硝酸甘油；ISDN. 硝酸异山梨酯；ISMN. 单硝酸异山梨酯；NO. 一氧化氮；PEDN. 双戊四醇酯；PEMN. 单戊四醇酯；PETN. 四戊四醇酯；PETriN. 季戊四醇酯；sGC. 可溶性鸟苷酸环化酶

药动学

硝酸酯类药物有不同给药途径的多种剂型。GTN 经过肝和血管内代谢，半衰期 1～4min，生成的具有生物活性的代谢产物半衰期为约 40min。GTN 经舌下或者皮肤途径给药非常有效，经皮途径给药可以提供长期疗效。如果口服应用，肝的首关效应非常明显，虽然可被用于心绞痛的治疗，但是没有临床效果。

硝酸异山梨酯代谢很快，其血浆半衰期大约有 40min，其主要代谢产物 2-单硝酸异山梨酯和 5-单硝酸异山梨酯具有生物活性，半衰期分别为 2h 和 4h。5-单硝酸异山梨酯不经过肝的首关代谢，直接具有生物活性。这两种硝酸酯药物均有持续释放剂型，持续、相位释放形式的 5-单硝酸异山梨酯应用最广，每日一次服用及其代谢形式避免了药物的耐受性。虽然没有在北美应用，丁四硝酸和季戊四醇四硝酸酯在一些国家用于治疗心绞痛。

药效学效果

有机硝酸酯是强血管扩张药，其血管扩张效果在不同的血管床有很大的差异（图 7-3）。对容量静脉血管床作用强，可以减少血管容量和前负荷，也扩张输送动脉，在临床应用剂量范围内对外周阻力血管没有作用，扩张心外膜冠状动脉但是对于冠脉阻力血管几乎没有作用。在冠状动脉疾病患者，硝酸酯类药物扩张狭窄部位血管及侧支血管，进而改善和重新分布冠状动脉血流，因为药物没有降低冠脉血管阻力，避免了像其他小动脉扩张药物，如潘生丁和短效二氢吡啶类药物（short-acting dihydropyridines，DHPs）那样引起冠状动脉窃血，使狭窄部位血流减少而加重心肌缺血。因此，硝酸酯类药物拥有有效影响冠心病患者氧供需失衡的独特血管效应。

有机硝酸酯类药物的不良反应

头痛是硝酸酯类药物治疗中最常见的不良反应，在开始治疗早期最明显（表 7-1）。部分患者头痛症状在数天后自行消失，但是大多数情况下需要停止应用硝酸酯类药物，所有的硝酸酯类药物都可能会出现低血压，但是更容易出现在快速起效的制剂，如舌下含服的 GTN 或者短效的硝酸异山梨酯

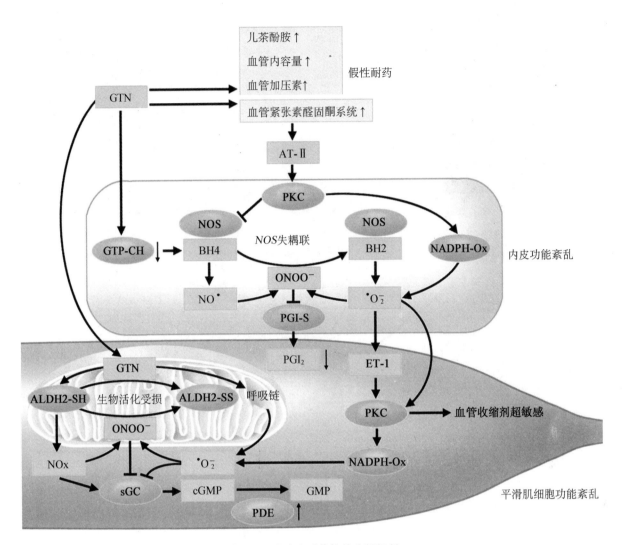

图 7-2　硝酸酯耐药性的分子机制

ALDH2. 乙醛脱氢酶；AT-Ⅱ. 血管紧张素Ⅱ；BH2. 二氢生物蝶呤；BH4. 四氢生物蝶呤；cGMP. 环磷酸鸟苷；ET-1. 内皮素-1；GMP. 鸟苷酸；GTN. 硝酸甘油；GTP-CH. 鸟苷三磷酸环化水解酶；NOS. 一氧化氮合酶；PDE. 磷酸二酯酶；PGI. 前列环素；PKC. 蛋白激酶 C；RAAS. 肾素-血管紧张素-醛固酮系统；NADPH-Ox. 尼克酰胺腺嘌呤二核苷酸磷酸氧化酶；sGC. 可溶性鸟苷酸环化酶

常见。很多患者在舌下含服 GTN 或口服硝酸异山梨酯初期出现眩晕、头晕甚至晕厥。在经皮途径应用 GTN 很少出现有症状的低血压，通常，在首次服用硝酸酯类药物时应该保持坐位或者卧位，硝酸异山梨酯剂量从 10mg 开始，剂量应该隔数天进行滴定增加。如果发生低血压，应考虑减少剂量或者换剂型。其他不良反应不常见，经皮给药时有些患者可能会出现皮疹或者在局部出现水肿，提示局部高反应性，但是在某些患者是过敏的表现，如果反应严重可能需要停止经皮途径给药，在大剂量经静脉给药途径时报道有少见的高铁血红蛋白症发生。

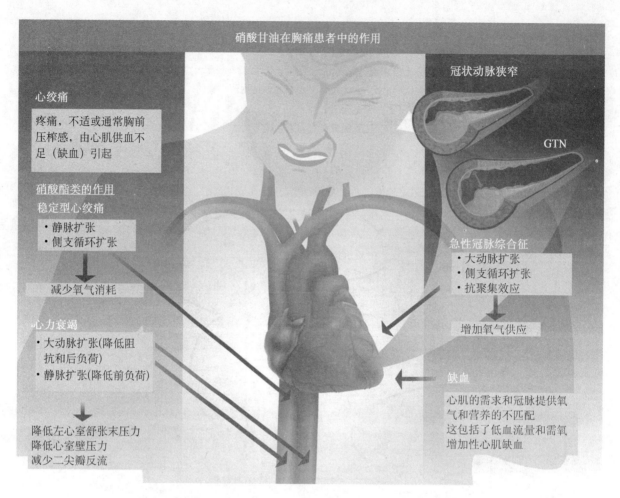

图 7-3　硝酸甘油急救的抗心绞痛作用（GTN；nitroglycerin 硝酸甘油）

表 7-1　硝酸盐制剂的作用途径和应用剂量

药物	途径	剂量范围	频次
治疗心绞痛			
硝酸甘油片	舌下	0.3～0.6mg	1～3 次
硝酸甘油喷雾剂	舌下	0.4～0.8mg	1～3 次
硝酸甘油含片	颊部	1～3mg	1 次
预防心绞痛			
硝酸甘油片	舌下	0.3～0.6mg	活动前 2～5min
硝酸甘油喷剂	舌下	0.4～0.8mg	
硝酸甘油含片	颊部	1～3mg	活动前 2～5min 或每天 3 次；夜间不用
硝酸甘油 SR	口服	2.6～10.4mg	每天 2～3 次
硝酸甘油贴剂	经皮	0.2～0.8mg/h	每日 1 次，12h 无贴剂间隔
硝酸异山梨酯 SF	舌下	2.5～10mg	活动前 5～10min
硝酸异山梨酯 SF	口服	10～45mg	每日 3 次，14h 不服药间期

续表

药物	途径	剂量范围	频次
硝酸异山梨酯 SR	口服	20~80mg	每日 1~2 次
5-单硝酸异山梨酯 SF	口服	10~20mg	每日 2 次,期间间隔 7h
5-单硝酸异山梨酯 SR	口服	30~240mg	每日 1 次

SF. 标准剂型;SR. 缓释剂型提供 12h 持续血浆治疗浓度

有机硝酸酯类药物的临床疗效

舌下含服硝酸酯类

舌下含服硝酸甘油是治疗急性心绞痛的经典治疗方法(表 7-2,图 7-3)。无论是片剂还是喷剂,舌下给药可以迅速起作用,可以迅速缓解心绞痛,以往,舌下含服药物往往用来预防心绞痛的发生,在进行有可能导致心绞痛发作的活动前服用,临床研究已经证实通过这种方式给药可以明显增加运动耐量。在部分患者,这种给药方式可有效改善症状和生活质量,也可以舌下含服硝酸异山梨酯,虽然不常应用,但是在部分患者也可以治疗和预防心绞痛发作。

长效硝酸酯类

硝酸酯类药物的经典药动学特点是耐药现象,已经反复证实长期应用长效制剂,如果保证一天中有部分时间段低或无药物剂量的话可以有效治疗心绞痛、改善运动耐量和减少心绞痛的发生。5-单硝酸异山梨酯分时段释放药物,可以在日间保持有效浓度,夜间保持低浓度。在某些国家季戊四醇四硝酸酯也用来治疗心绞痛,这种硝酸酯有独特的生化特性使其不易出现耐药性,但是没有关于抗心绞痛疗效方面的报道。

充血性心力衰竭

在 CHF 患者应用硝酸酯类药物有强效的血流动力学效果,如果正确应用,可以显著降低充盈压,而没有明显降低系统血压的不良反应。在急性发作、充盈压升高的患者,舌下含服或者静脉应用硝酸酯类药物非常有效。有机硝酸酯类药物虽然在急性失代偿性心力衰竭患者中没有确切数据证实能够改善预后,但是认为是安全和可以改善患者症状的。有机硝酸酯类药物是治疗急性心力衰竭和急性心肌缺血患者的方法之一,在慢性心力衰竭患者中也可以应用。

表 7-2　有机酸盐的不良反应

药物	途径	不良反应	备注
硝酸甘油	舌下	头痛	可能需要降低剂量
硝酸异山梨酯		直立性低血压	
		晕厥	
硝酸甘油	口服	头痛	
硝酸异山梨酯		直立性低血压	头痛和体位性头晕经常在治疗数天后缓解
5-单硝酸异山梨酯		晕厥	头痛的消失并不代表疗效的丢失
丁四烯酸		恶心	
戊四硝酯			
硝酸甘油	经皮肤	同口服硝酸酯	小剂量开始治疗必要时增加剂量
		皮肤红斑和贴敷局部炎症	改变应用局部

约 25 年前,硝酸异山梨酯和肼屈嗪联合应用是治疗慢性心力衰竭的首选方案,显示可以降低慢性心力衰竭患者的死亡率。在 2004 年,A-HeFT 研究中显示硝酸异山梨酯联合肼屈嗪每日 2 次应用在非美人群中有有益的效果。这种给药方式在非裔美国人在收缩性心力衰竭患者中推荐应用,而在其他慢性心力衰竭人群中作为辅助治疗方法。

其他硝酸酯类药物适应证

不稳定型心绞痛和急性心肌梗死患者治疗中硝酸酯类药物非常有用。在急性缺血症状患者中,经常采用舌下含服 GTN 方法,但静脉给药或者经皮给药的方式也有效。作用机制除了通过改善负荷起作用外,舒张心外膜冠状动脉,改善心肌血流也是重要的机制。另外,硝酸酯类药物的抗血小板作用也是作用机制之一,在这种临床情况下硝酸酯类药物的耐药性是有争议的,近期的研究显示在扩张心外膜冠状动脉方面不会发生耐药性,或者发生耐药性不像在其他临床情况那样迅速。

硝酸酯类药物耐药性

硝酸酯类药物应用时有血流动力学效应和治疗效果。随着长效硝酸酯类药物在临床上的应用,有关耐药性的问题随之产生。早期对口服硝酸异山梨酯的疗效持质疑的态度,因为在动物研究中发现经过门静脉给药后没有血流动力学作用,因此认为经过肝首关效应后药物完全代谢不起作用,随后在冠心病患者中的研究否认了这种观点,因为口服硝酸异山梨酯后产生了明显的血流动力学效果和抗心绞痛的效果。但是,随后的研究发现持续给药硝酸酯类药物的作用很快消失,提示硝酸酯类药物的耐药性是一个非常重要的临床问题,虽然研究显示季戊四醇四硝酸酯耐药性不明显,但耐药性可见于所有硝酸酯类药物剂型中。如果硝酸酯类药物的血浆有效浓度持续 24h,则其血流动力学效应很快完全消失,耐药在用药早期出现,往往在 24h 内出现,且不能通过增加剂量来改善。这种在持续治疗浓度下作用消失的耐药机制相关研究已经进行了 30 年以上,但到目前为止仍然有争议。在认识硝酸酯类药物耐药性后不久便发现如果每天保持数小时的无药物或低浓度药物浓度时可以保持药物的有效性。因此,目前给药都是间断应用或应用不均匀释放的剂型,特别是在稳定型劳累性心绞痛患者持续用药时。数十年来硝酸酯类药物的耐药机制仍然是研究的课题,虽然提出了很多假设,但是没有公认的一个确定的假说。

生物转化理论

在持续有效药物浓度下作用消失,排除药动学病因,提出作用消失可能继发于药物生物活性的消失。虽然硝酸酯类药物作为 NO 供体的机制并不清楚,但是认为是通过酶生物转化起效的。最初的关于硝酸酯类药物耐药性原因的解释是持续用药会破坏生物转化。Needleman 等进行的经典研究证实硝酸酯类药物的生物转化会消耗巯基基团,如果这些作为辅助因子或底物的物质耗竭时其作用会消失,

这种巯基耗竭的假说导致一系列关于阻止或逆转硝酸酯类药物耐药性的实验,这些研究试图通过提供如 N-乙酰半胱氨酸等巯基物质来解决耐药性问题。虽然这种方法被随后的体外研究数据证实,但是从来没有在临床应用。关于减少引起硝酸酯类药物耐药的生物转化的研究并没有结束,但是由于没有发现生物转化相关的酶,所以研究受到限制。2002年,在 Needleman 等提出巯基耗竭学说 20 年后,陈和其同事们提出 mALDH-2 为相关酶的描述,这个发现明显有助于对耐药性现象的理解,并且和下面要阐述的自由基学说密切相关。

神经激素学说

20 世纪 80 年代晚期,很多研究者提出了神经激素假说,提出硝酸酯类药物失效是由肾素-血管紧张素和交感神经系统反射介导的,是由于硝酸酯类药物对心脏负荷影响介导的,这种学说是基于硝酸酯类药物应用后随着血浆容量负荷的改变出现了神经激素活性的变化。进一步研究提出耐药性可能通过同时服用血管紧张素转化酶抑制药或利尿药来阻止,但没有被其他研究证实,总之,神经-体液学说并没有解决耐药性的问题,但是它提示研究者,像硝酸酯类药物等强效血管活性药物可能引起多个水平的反馈机制。

自由基学说

1995 年,Münzel 及其同事报道了一项对硝酸酯药理学有重要影响的现象。他们证实持续暴露在 GTN 下自由基生成增加,且血管内皮细胞就是产生自由基的场所。他们同样发现应用抗氧化的脂质体超氧化物歧化酶可以逆转耐药性,恢复血管对 GTN 和对内皮依赖性血管扩张药乙烯胆碱的反应。基于这些发现,作者提出了硝酸酯类药物耐药性的自由基学说,既硝酸酯类药物诱导自由基产生,限制了硝酸酯类药物的作用。硝酸酯类药物诱导自由基产生的机制又进一步在动物和人体进行了研究。提出了多种酶的反应,包括 NADPH 氧化酶、黄嘌呤氧化酶、内皮源性 NO 合成酶。动物研究发现紧张素转化酶在此过程中起重要作用,增加超氧化物 NADPH 的产生,同时应用血管紧张素 Ⅱ 受体抑制药阻止超氧化物的增加,保持硝酸酯类药物的有效性。因为肼苯达嗪有抗氧化作用,可以抑制 NADPH-介导的超氧化物的产生和解释了为什么在 CHF 患者中同时应用肼屈嗪和硝酸异山梨酯有效。

血管自由基增多怎么引起硝酸酯作用降低并不清楚。可能的机制包括:①过氧化状态下硝酸酯生

物转化异常;②自由基破坏 NO,使 NO 含量减少;③自由基对信号途径的损伤。mALDH-2 在 GTN生物转化过程中核心作用的发现及其相关研究提供了关于硝酸酯生物转化和耐药性的统一的解释,这种酶在治疗浓度的 GTN 生物激活过程中起关键作用,但是长时间应用导致氧化抑制,影响硝酸酯功能。氧化抑制 mALDH-2 活性提供了连接硝酸酯诱导产生自由基和自由基影响硝酸酯生物转化导致耐药性的机制。目前不清除的是什么触发了最初活性氧族的增加。值得注意的是,最近的证据提示虽然提出了多种可能性来源,过氧化物增加可能是通过GTN mALDH-2 生物转化直接形成的。

虽然 mALDH-2 在硝酸酯药物生物转化和耐药性机制方面起非常重要作用,但肯定还有其他机制参与 Münzel 及其同事最近总结了相关机制内容,但是不在本书描述范围。重点内容包括 mALDH-2 没有参与硝酸异山黎酯和 5-单硝酸异山梨酯的生物转化。这些硝酸酯生物转化过程有其他酶系统参与,包括谷胱甘肽-S-转移酶、黄嘌呤氧化还原酶和CYP。耐药性发生在所有硝酸酯药物中,因此不仅仅是 mALDH-2 功能异常的问题。其他的耐药性机制并不清楚,但是似乎自由基产生增多是所有硝酸酯类药物共同的机制。另外,自由基的增多会抑制其他硝酸酯类药物生物转化酶的氧化,如参与 NO信号传导的鸟苷酸环化酶。最后,应用 GTN 治疗导致内皮合成 NO 功能受损的事实是值得关注的,强调有机硝酸盐潜在的意想不到的生物效应。在正常自愿者,经皮应用 GTN 导致 NO 合成酶功能异常,明显抑制对 NO 合成酶抑制药 L-NMMA 的反应,这种反应似乎是由于四氢生物蝶呤的减少引起,而四氢生物蝶呤是由 GTN 诱导过氧硝酸盐氧化的。这反过来导致 NO 合酶去偶联现象,导致酶产生超氧化物而非 NO,而超氧化物增多通过正反馈机制进一步导致 NO 合酶功能异常。

有机硝酸盐的非血流动力学效应

大量的研究证实有机硝酸酯可抑制血小板聚集。血小板释放 NO,抑制颗粒释放及聚集。大量体外及人体试验中证实 GTN 抑制血小板聚集。这种对血小板效应是否存在耐药性存在争议,且这种效果的临床相关性尚不清楚,但是,虽然 GTN 的这种作用是假设性的,在 ACS 患者中这种作用则非常重要。

另一个有机硝酸酯非血流动力学效应是预适应

能力,GTN 在大量动物模型中被证实有重要的预适应作用。在临床研究中,短期应用 GTN 会在行 PCI时减少缺血的发生,同运动诱发的缺血。人体模型中证实在应用 GTN 时同时应用抗氧化剂可以抑制这种预适应现象。目前无相关其他硝酸酯类药物是否存在预适应的报道,但是一项临床研究发现应用5-单硝酸异山梨酯并没有缺血-再灌注方面的保护作用。

mALDH-2 在缺血预适应中起关键作用的发现,引起了 GTN 生物转化,随后出现自由基增加和预适应现象之间的联系。到目前为止,GTN 的预适应现象还没有发现有意义的临床应用。值得关注的是,一项近期在志愿者进行的研究发现,单次短期应用 GTN 的急性预适应作用,在长期应用 GTN 时会消失,说明这种现象也存在耐药性。

随着对 NO 生物活性在 CV 患者中重要性的认识,普遍认为 NO 的供体,如有机硝酸酯,能够提供NO 是有益的。虽然这种认为的益处有一定的猜想成分,但是从来没有认为有机硝酸酯会对血管功能有不良反应。意外地发现,在动物研究中 GTN 应用会引起内皮功能的显著异常。GTN 长期以来一直被认为作用于平滑肌细胞,而非内皮依赖性,但是动物研究后进行的临床研究中显示持续应用硝酸盐引起非常明显的血管功能异常。在 CAD 患者中,持续应用 GTN48h,增加动脉阻力血管对紧张素 Ⅱ 和去甲肾上腺素的敏感性。进一步进行的研究证实:持续应用 GTN 在正常志愿者中会引起内皮功能的显著异常和在 CAD 患者中内皮功能的进一步损伤。同样的血管功能损伤也见于经皮途径间断应用GTN 及 5-单硝酸异山梨酯每日 1 次。

发现 NO 对交感神经系统有重要作用。NO 和NO 供体对多部位(包括外周和中枢)交感输出神经有抑制作用。作用强时,其显著的血流动力学作用反射性引起交感神经刺激,使此类研究观察复杂化,动物研究提示持续应用硝酸盐治疗可能引起交感神经输出增多。有意思的是,在人体研究中,持续经皮应用 GTN 减少心率不良反应及其反射调节,导致进一步影响交感神经影响。总的作用是抑制迷走反射,与特殊的 CV 疾病相关,其临床影响并不清楚,但是这一异常的"硝酸盐效应"认为往往和不良预后相关。

有机硝酸酯治疗展望

虽然在临床已经应用了大约 150 多年,有机硝酸酯类药物的很多生物学效应并不清楚。就目前的认识，根据应用方法及应用指征的不同，有机硝酸酯有有益及潜在害处，在潜在害处方面认识有限，需要密切关注和进一步研究。

至于益处，有机硝酸酯对缓解心绞痛的作用毋庸置疑。虽然在 ACS 和急性失代偿心力衰竭中应用没有大规模临床研究证实，但在临床广泛应用。对于慢性心绞痛患者治疗也有效，虽然存在耐药方面的局限性，且从来没有对此类患者远期预后方面的评价研究。正如前面描述，硝酸盐与肼屈嗪联合治疗慢性心力衰竭患者有明确益处。需要指出，可以改善慢性心力衰竭患者的远期预后。目前已知 GTN 有预适应作用，对于改善缺血-再灌注损伤方面有益处，但是，同其他预适应方法一样，是否有明确的临床意义尚待进一步明确。

至于不良作用，持续用药会增加自由基和引起内皮功能异常，提示有机硝酸酯类药物长期用药可能起有害效果。虽然有机硝酸酯引起血管功能异常的报道已经有 10 年，但没有影响有机硝酸酯在临床中的应用模式。由于缺乏有机硝酸酯长期用药的预后方面的数据，使这些不良反应的临床意义并不清楚。有对相对大量心肌梗死早期应用有机硝酸酯人群方面的研究，但由于这些研究中治疗和随访时间均太短，不足以验证安全性问题。需要注意的是，2 项 MI 后长期应用硝酸酯类药物显示，长期用药和死亡率增加有关。研究虽然显示联合应用 5-单硝酸异山梨酯和肼屈嗪对心力衰竭患者有效（见前述），但没有单独应用硝酸酯制药物安全性和有效性方面的研究。虽然不清楚关于临床预后方面的研究是否会完成，但是可以说长期应用这些药物没有临床安全性方面的假设。

需要指出关于硝酸酯类药物发生耐药性和（或）内皮功能异常的研究都是在正常志愿者或者未服用其他心脏疾病药物的患者进行的。无论在动物还是在人体研究均显示同时服用 HMG CoA 抑制药及其他肾素-血管紧张素抑制药的药物，可以预防耐药性的发生。慢性心绞痛人群对硝酸酯药物抗心绞痛作用产生耐药性的典型研究是在缺乏现代上述肾素-血管紧张素抑制药药物的情况下进行的。慢性心绞痛患者是可应用硝酸酯类药物改善缺血症状的典型的代表人群。近期一项临床研究证实同时服用阿托伐他汀可完全阻止长期应用 GTN 发生耐药性和内皮功能异常的发生。基于此研究，一些应用硝酸酯类药物耐药性的研究应该在同时应用现代药物治疗下再次评价。

钙 拮 抗 药

钙拮抗药（Calcium channel blockers，CCBs）是可以抑制心血管系统中几种钙依赖的功能的药物。通过降低血管平滑肌收缩和张力，引起外周血管和冠脉血管的舒张。非二氢吡啶类药物（non-DHPs，NDHPs）有负性肌力的作用，如果作用过强则效果不理想。一些 CCBs（如维拉帕米、地尔硫䓬）抑制钙依赖的窦房结和房室结的传导，CCBs 可用于高血压、心绞痛和急性室上性心动过速的患者。在美国，最常用的 CCBs 药物是地尔硫䓬、维拉帕米、尼非地平、氨氯地平和非洛地平。苄普地尔、伊拉地平和尼卡地平有效但是应用很少，尼莫地平通常仅用于蛛网膜下腔出血或脑动脉瘤破裂。

钙拮抗药的基本机制

作用部位钙通道

CCBs 通过电压依赖的 L-型和 T-型钙通过干扰钙进入细胞内。主要心血管作用部位：①血管平滑肌细胞；②心肌细胞；③窦房结和房室结细胞。这些药物通过与钙通道亚单位蛋白结合部位结合，使通过电压除极开放的钙通道失活（图 7-4）。

分子结构

CCBs 包括 4 个高分子量亚单位：α_1、α_2、β 和 γ，其中 α_1 亚单位含有钙通道孔和 CCBs 结合位点．亚单位是有 4 个主要域的复杂结构（图 7-4），每个有 6 个跨膜单位。钙通道位于第 5 个和第 6 个单位之间，电压感受器位于每个域中靠近第 4 个跨膜单位处。

CCBs 的两个调节方面是非常重要的。首先，当 cAMP 激活蛋白激酶 A 使钙通道磷酸化，大量可磷酸化位点位于 α_1 亚单位的羧基端末端，磷酸化使钙通道保持在更开放状态。其次，β 亚单位结合到 γ_1 亚单位Ⅰ和Ⅱ区域细胞质连接处，加强钙通道开放。

药物结合位点

存在至少 3 个这些药物的结合位点，通常被维拉帕米、尼非地平和地尔硫䓬原型识别；叫作 V-或苯烷基胺-；N-或 DHP 和 D-或 苯并噻氮唑类-结合位点。N-结合位点又称 DHP 位点，认为是所有 DHPs 类药物的结合位点。不同的药物结合到不同区域特定位点，没有一种药物可以与所有通道都结合，因此，钙通道从来都不会完全被阻断。

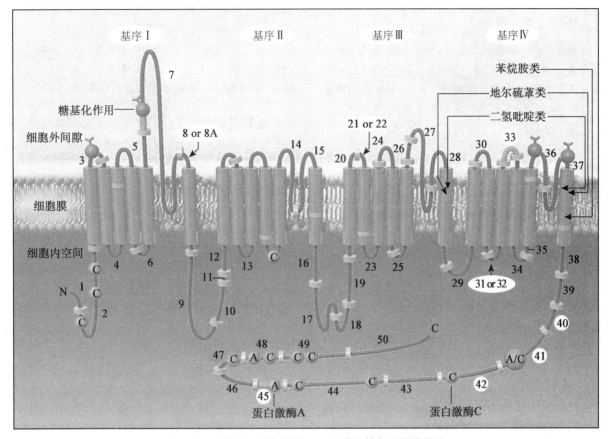

图7-4   形成人 L-型钙通道 a12 亚单位的多肽链的排列

　　4 种模式—Ⅰ、Ⅱ、Ⅲ 和Ⅳ—可重复,每个由 6 个假定的贯穿膜的节段组成,N 末端和 C 末端都指向细胞质,圆环分离由外显子编码的密码片段。由替代外显子编码的穿透膜的部分显示为 8 或 8A,21 或 22 和 31 或 32. 由不变外显子编码的序列 7、33 和 45,与组成性剪接有关。外显子 40、41 和 42 与替换剪接有关。蛋白激酶 C 和蛋白激酶 A 相关的糖基化和磷酸化的假定位点,是 3 种钙拮抗药——苯烷基胺(如维拉帕米)、苯并噻氮䓬类(如地尔硫䓬)和二氢吡啶类(如非洛地平)的结合区域(引自:Abernethy DR,Schwartz JB. Calcium-antagonist drugs. N Engl J Med,1999,341:1448.)

钙通道:L-型和 T-型

　　CCBs 最重要的特性是在钙通道开放状态时选择性阻断 Ca^{2+} 内流,心血管疾病相关的钙通道至少有两种:L-型 和 T-型和拮抗药物相关的钙通道主要是电压门控 L-型通道(长作用、慢激活),可被目前所有 CCBs 阻断。

　　T-型(短暂作用)钙通道比 L-型具有更多负电势,在窦房结和房室结去极中起重要作用。L-型通道作用是使 Ca^{2+} 充分内流,诱导肌质网释放 Ca^{2+} 至细胞内,促进细胞收缩。L-型钙通道见于血管平滑肌细胞、很多组织及非收缩组织中的非血管平滑肌细胞。目前临床上的 CCBs 药物都主要通过 L-型通道起作用。

钙拮抗药的药理特性

药效学效果

　　虽然结构差异和结合位点的不同,CCBs 具有很多共同的重要的药理特点,但是在 DHPs 和 NDHPs 间存在明显差别(表 7-3)。

钙拮抗药的主要心血管作用

　　1. 血管扩张对动脉和小动脉更明显,包括冠状动脉血管,而对静脉没有作用。

　　2. 负性变时性及传导作用见于窦房结和房室结传导组织(只见 NDHP)。

　　3. 负性肌力作用见于心肌细胞,在 DHPs 药物,此作用被外周血管扩张后反射性兴奋的交感神经作用所抵消。

钙拮抗药分类

根据 CCBs 的药效学效应不同分类,所有 DHPs 都与 α_1 亚单位上同一位点结合,对血管平滑肌细胞钙通道阻滞效果强于心肌细胞,可以解释此类药物的血管选择性,因此,此类药物的主要血流动力学和治疗效果主要是周围血管和冠状动脉血管的扩张。

表 7-3　CCBs 药物的扩张血管和正性肌力、变时性、传导性效果

	氨氯地平	地尔硫䓬	尼非地平	维拉帕米
心率	↑ / —	↓	↓	↓
窦房结传导	—	↓		↓
房室结传导	—	↓	—	↓
心肌收缩力	↓ / —		↑ / —	↓↓
神经激素激活	↑ / —	↑	↑	↑
血管扩张	↑↑	↑	↑↑	↑
冠脉血流	↑	↑	↑	↑

↓. 降低;—. 无变化;↑. 增加

尼非地平是典型的 DHP 类药物。快速释放剂型引起快速血管扩张、降低血压和终止冠脉痉挛。但是,此类剂型引起的快速周围血管扩张引起血压显著下降和反射性肾素激活,会导致心动过速、交感神经和肾素-血管紧张素系统的激活。合成的长效 DHP 药物的出现,明显减少了血管扩张引起的不良反应,此类药物有氨氯地平或持续释放剂型的尼非地平、非洛地平、伊拉地平。普遍认为早期关于 CCBs 类药物临床研究结果不良主要是应用了短效 DHP 药物的结果。第二代 DHPs 以更长的半衰期(如氨氯地平)和更强的血管选择性为特点。

虽然 NDHPs 类药物如维拉帕米和地尔硫䓬与 α_1 亚单位的不同位点结合,它们有许多共同特性。两者都作用于窦房结和房室结组织,都可用于治疗室上性心动过速。两者都可降低窦房结放电频率,抑制心肌收缩作用比 DHPs 强;相应的,血管选择性低,维拉帕米和地尔硫䓬对房室结的作用强于对窦房结作用,可能和频率依赖右冠,因钙通道处于开放状态时更容易进入结合位点。室上性心动过速(室上速)时,房室结的钙通道开放更频繁,因此 CCB 药物结合更活跃,更特异地阻断房室结,干扰折返环。

至于不良反应,因为 NDHPs 类药物更少作用于血管平滑肌细胞,血管扩张的不良反应比 DHPs 类药物少。窦性心动过速不常见,部分是由于药物抑制了窦房结,如存在房室结疾病或与其他房室结拮抗药,如同时 β 受体阻滞药,可能会发生高度房室传导阻滞。NDHPs 比 DHPs 有更明显的抑制心肌的作用。另外,维拉帕米有便秘的不良反应,而地尔硫䓬少见,后者可出现外周水肿。

血管选择性

血管平滑肌细胞收缩机制不同于心肌细胞。虽然平滑肌细胞收缩完全是钙依赖的,是肌球蛋白轻链激酶被钙调蛋白激活的。在人类心肌细胞 Godfraind 及其同事提出血管扩张和负性肌力作用比在尼非地平为 10:1,地尔硫䓬 1:1,维拉帕米 1:1,其他合成的 DHP 血管选择性甚至更强,最高可达 1000:1。在临床应用中,根据这些观察结果,将 CCBs 分为两大临床分类:DHPs(包括尼非地平及其衍生物)和 NDHPs(如维拉帕米、地尔硫䓬及其衍生物)。

非心血管作用

虽然 CCBs 药物对血管平滑肌作用强,但对全身其他部位平滑肌,如骨骼肌、胃或泌尿系统平滑肌几乎无作用。这些药物可能会松弛子宫平滑肌,曾被用于治疗早产,但通常建议在分娩前停止应用。不同组织的钙通道的结构和功能是不同的,CCBs 类药物在临床上应用的关键是不作用于骨骼肌。因此骨骼肌无力不是钙拮抗药的不良反应。在骨骼肌,去极化引起肌质网释放钙是细胞基质内钙升高的主要原因。心肌细胞是通过电压依赖钙通道使细胞内钙增多,因此只有心肌细胞的收缩作用是可被 CCBs 拮抗的。

药动学

从药物的相互作用看,所有 CCBs 在肝经过酶系统代谢,因此可被西咪替叮、唑类抗真菌药物和肝功能异常所抑制,而被苯巴比妥和苯妥英钠作用增强。

钙拮抗药的主要适应证

体循环高血压

所有 CCBs 均作用于外周动脉。在各年龄组和所有种族,CCBs 都是有效的钙拮抗药。所有 DHPs 类药物降低周围血管阻力和有不被广泛知道的利尿作用。维拉帕米和地尔硫䓬扩血管作用相对弱,有认为其降血压作用是由于其心肌抑制。表 7-4 列出了 CCBs 相关的高血压临床研究。

心绞痛

虽然不同 CCBs 的抗心绞痛机制有些不同,但是共同机制包括：①扩张冠状动脉,特别是运动相关的冠状动脉收缩；②降低心脏后负荷。维拉帕米和地尔硫䓬,相关的机制包括降低窦房结节律,降低非极限运动时心率及负性肌力作用,都会引起心脏功率的降低。

表 7-4　CCBs 研究的选择特性

研究	应用药物	入选患者(例)	患者特性
ALLHAT	氨氯地平 *vs.* 双氢克尿塞 *vs.* 赖诺普利	33 357	高血压和有一个冠心病危险因素
INVEST	维拉帕米缓释剂型 ± 群多普利 ± 双氢克尿塞 *vs.* 阿替洛尔± 双氢克尿塞 ±群多普利	22 576	高血压和冠心病
CONVINCE	缓释维拉帕米 *vs.* 阿替洛尔或双氢克尿塞	16 602	高血压和有一个冠心病危险因素
NORDIL	地尔硫䓬 *vs.* 利尿药 ＋ β 受体阻滞药	10 881	高血压
STOP-2	非洛地平或伊拉地平 *vs.* 传统抗高血压药物	6614	高血压
INSIGHT	尼非地平胃肠道治疗系统 *vs.* 双氢克尿塞 ＋ 氨氯地平	6321	高血压和有一个冠心病危险因素
VHAS	维拉帕米 *vs.* 氯噻嗪	1414	高血压
MIDAS	伊拉地平 *vs.* 双氢克尿塞	883	高血压
ABCD	尼索地平 *vs.* 依那普利	470	高血压和糖尿病
NICS-EH	尼卡地平 *vs.* 三氯噻嗪	429	高血压和年龄>65 岁
FACET	氨氯地平 *vs.* 福辛普利	380	高血压和糖尿病
CASTEL	尼非地平 *vs.* 可乐定或阿替洛尔 ＋ 氯噻酮	351	高血压和年龄>65 岁

　　CCBs 药物和硝酸酯类药物虽然都扩张冠状动脉,但是其作用部位不同。CCBs 药物作用于更小的冠状动脉阻力血管,这些阻力血管张力更高,CCBs药物作用更明显。因此 CCBs 在冠状动脉收缩或痉挛引起的心绞痛治疗中效果更明显。大量关于抗心绞痛药物相关的临床数据显示 CCBs 和 β 受体阻滞药有相似的临床效果。

室上性心动过速

　　维拉帕米和地尔硫䓬通过对房室结的抑制作用,干扰室上速折返环,在终止此类心律失常方面有效。他们可减慢心房颤动(atrial fibrillation, AF)时心室率,可用于慢性 AF;DHPs 类药物由于对窦房结和房室结作用低,因此对心律失常无效。

心肌梗死后保护

　　维拉帕米在北欧国家处方用于心肌梗死后 β 受体阻滞药应用禁忌的患者中。DAVIT-1 和 DAV-IT-2 研究中显示对没有心力衰竭的心肌梗死患者在死亡及心肌缺血事件方面有保护作用。地尔硫䓬对心室功能正常或无心力衰竭 MI 后患者有益处。对非 Q 波 MI 患者应用大剂量地尔硫䓬观察 2 周,可减少缺血再发和心肌梗死。

特殊 CCBs

维拉帕米

维拉帕米扩张周围血管后引起的心排血量和左

心室 EF 增加不如 DHPs 类药物明显,可能与其负性肌力和抑制心肌收缩力有关。

　　药动学

　　维拉帕米平片的清除半衰期为 3～7h,但是长效制剂及在肝肾功能不全的患者中其清除半衰期会明显延长。在严重肝功能不全患者中,维拉帕米剂量应减少 50%～75%。在肾功能不全患者,如肌酐清除率<30ml/min,剂量应减少 50%。由于有极高的肝代谢的首关效应,生物利用度只有 10%～20%。维拉帕米母体和经肝代谢产物去甲维拉帕米,75%经肾排泄,25%经胃肠道排泄。维拉帕米蛋白结合率 87%～93%。

　　剂量

　　口服应用

　　常用的口服剂量是 80～120mg,每日 3 次。长效制剂,每日服用次数明显减少(去甲维拉帕米)。目前有缓释剂型(240～480mg/d),且为常用方案。

　　静脉应用

　　用于折返性室上性心动过速,5～10mg(0.1～0.15mg/kg)静脉推注至少 2min,必要时 15～20min后重复一次,随后如有必要可以以 0.005mg/(kg·min)的速度维持 30～60min。如用于心房颤动患者的心室率控制,维拉帕米以 0.005mg/(kg·min)的速度应用,必要时加量,或者静脉推注 5mg,必要时再次静推 10mg。存在心肌疾病或同时应用干扰药物时,以极低剂量开始[0.0001mg/(kg·min)],并根据室率情况逐步滴定。但是,对于 LV 收缩功能受损的患者,建议应用更加安全地 A-V 抑制药,如地高辛和腺苷。

不良反应

不良反应包括头痛、脸部潮红、眩晕和踝部水肿,但其发生率均低于 DHPs 类药物。服用维拉帕米的患者高达 1/3 的人出现便秘,其负性肌力作用可能会诱发或加重 CHF。同时服用 β 受体阻滞药或其他血管扩张药或心功能不全患者在应用静脉维拉帕米时有发生低血压的风险。

禁忌证

病窦综合征和房室结疾病是静脉和口服维拉帕米的相对禁忌证。此时应用维拉帕米需要起搏器。在 W-P-W 预激综合征患者合并心房颤动时,应用维拉帕米会加速旁路前传,可能会导致快速心房颤动或心室颤动。在宽 QRS 室速患者,应用维拉帕米,因其负性肌力作用和周围血管扩张作用,可能会导致死亡,因此禁忌。维拉帕米不能终止室速、不应用于中-重度左心室功能不全或严重低血压时应用。

妊娠

C 类推荐,仅在潜在获益大于潜在风险时应用;没有随机对照研究。

地尔硫䓬

地尔硫䓬适应人群同维拉帕米:高血压、心绞痛、阻止 AV 折返;心动过速和急慢性 AF 心率控制。不良反应也相似,除了便秘更少见。

药动学

口服地尔硫䓬的吸收率大于 90%,生物利用度约为 45%(肝首关代谢)。起效时间在 15～30min,峰作用时间在 1～2h。清除半衰期 4～7h,蛋白结合率在 80%～90%。地尔硫䓬在肝乙酰化变成有活性代谢产物去乙酰化地尔硫䓬(前体活性的 40%),在长期用药时会有累积。仅 35% 的地尔硫䓬经肾排泄;其余经 GI 排泄。

剂量

地尔硫䓬口服标准剂量是 120～360mg,每日分 3～4 次服用。缓释剂型每日 1～2 次。静脉应用(心律失常时应用)地尔硫䓬 0.25mg/kg 静脉推注 2min,同时监测 ECG 和血压;如果反应不充分,可在 15～20min 内再次用 0.35mg/kg。负荷剂量后持续用药 5～15mg/h。

不良反应

不良反应少见,可见头痛、眩晕和踝部水肿,见于 6%～10% 患者。长效或缓释剂型不良反应类似于平片。服用地尔硫䓬时可见窦性心律过缓和 I 度 AVB。存在 SA 或 NA 疾病时应避免应用此类药物或及时减量。严重 LV 功能不全(如 EF＜35%)的心力衰竭患者,此药可以是致命的。剥脱性皮炎和皮肤红斑偶有发生,静脉注射地尔硫䓬的不良反应和静脉维拉帕米不良反应类似。

禁忌证

禁忌证类似于维拉帕米的禁忌证:导致 SA 或 AV 结抑制、低血压、低 EF、心力衰竭和 AF 合并 W-P-W 综合征。MI 后 LVEF＜40% 是明确的禁忌证。

妊娠

C 类推荐,仅在潜在获益大于潜在风险时应用;没有随机对照研究。

二氢吡啶类

二氢吡啶类(Dihydropyridines,DHPs)药物主要治疗作用是扩张动脉和小动脉,治疗高血压、变异性心绞痛和雷诺现象。DHPs 的直接负性肌力作用很小。氨氯地平是严重 LV 功能受损患者的可以选择的 CCBs 类药物,因其在标准剂量时不降低 LV 收缩力。没有研究证据显示 DHPs 药物对 SA 和 AV 有抑制作用;因此对室上性心动过速无效。与减慢心率的 CCBs 相比,DHPs 更适合与 β 受体阻滞药合用治疗高血压、心绞痛,不用担心对 SA 和 AV 的抑制作用。

第一代 DHPs

口服尼非地平是 DHP 的原型。吸收迅速,20～45min 达到峰值,作用持续 4～8h。由于半衰期短且血压下降程度控制困难,很少应用其短效剂型。目前有缓释剂型,大多数医师更倾向于应用缓释剂型,其剂量为 30～90mg 每日。

不良反应

因 DHPs 无 SA 或 AV 作用,如果血压下降过快反射性引起心动过速。任何类型 CCBs 都可能出现头痛,但在应用第一代 DHPs 时更容易发生。

妊娠

C 类推荐,仅在对胎儿潜在获益超过潜在风险时应用;没有随机对照研究。

二代 DHPs

理论上,在治疗高血压和心绞痛方面,血管选择性更强的 DHPs,如非洛地平、伊拉地平、氨氯地平和尼卡地平,尼卡地平更加安全,特别是在 LV 功能受损时。虽然非洛地平和氨氯地平在 LV 功能受损患者中相当安全,但在 CHF 患者中,这些药物可能会产生不良反应。实际上,在 PRAISE 和 PRAISE-2

心力衰竭试验中显示,氨氯地平和安慰剂相比无不良反应也无益处。这些 DHPs 药物可以再 LV 功能不全患者中应用,每日一次的给药方案也比较方便。

虽然氨氯地平血管选择性不如尼非地平,它有特殊的药动学,包括与钙通道结合启动和失效缓慢,因此清除半衰期长。基于这些药动学特点和新的在心绞痛和高血压中的应用经验,氨氯地平已经在西方国家成为大多数医师的首选 DHPs 药物。

CCBs 药物相互作用

β 受体阻滞药

维拉帕米和地尔硫䓬抑制 SA 或 AV 功能和抑制心肌;另外这些药物也经肝代谢,会与 β 受体阻滞药有相互作用,如与普萘洛尔和美托洛尔。虽然这些药物显示可以成功和 β 受体阻滞药联合应用治疗心绞痛和高血压,但如与减慢心率的 CCB 和 β 受体阻滞药联用时,应该密切监测可能发生的严重并发症。

地高辛

维拉帕米会影像地高辛低肾排泄,从而增加地高辛的血药浓度。在地高辛中毒的患者如果静脉应用维拉帕米加重 AV 阻滞可能会非常危险,甚至致命。

地尔硫䓬

药物相互作用同维拉帕米,但对地高辛浓度的影响更轻,或可以忽略。虽然可以与 β 受体阻滞药谨慎联用,在一些研究中发现联合应用没有比单纯地尔硫䓬大剂量应用更有效。西咪替丁可以增加地尔硫䓬的生物利用度,使血浆地尔硫䓬水平升高 $50\%\sim60\%$。

二氢吡啶类

DHPs 类药物与 β 受体阻滞药联合应用比 NDHP 类 CCB 药物更加安全。如存在 LV 功能受损,β 受体阻滞药和 DHP 类药物的负性肌力作用会导致心力衰竭加重,但不常见;在此类患者中氨氯地平和非洛地平是首选的 CCB 类药物。

CCBs:"安全性"争议

自 1995 年开始,当一项回顾性研究显示短效制剂尼非地平增加 ACS 患者的心脏事件时,引发了关于 CCBs 类药物安全性方面的顾虑。随着后续的前瞻性研究没有证实这些顾虑,且临床医师对缓释 NDHPs 和氨氯地平等长效 DHPs 药物应用经验的增加,这种顾虑逐渐消失。实际上,几项抗高血压研究已经证实了这些药物的安全性和有效性。

在过去的 10 年中,积累了大量 CCBs 药物的数据,提供了在缺血性心脏病中应用的重要和确切的安全性数据。ALLHAT 研究入组 33 357 例年龄 $>$ 55 岁的高血压和同时合并有至少一项心脏病危险因素的患者。随机分到 4 组抗高血压药物治疗方案中的一组:利尿药,氯噻酮;一种 α 受体阻断药,多沙唑嗪;一种 CCB,氨氯地平;一种 ACEI 类药物,赖诺普利。多沙唑嗪由于增加 CV 风险而提前终止;其他三组在包括致死性 CHD 和非致死性 MI 或者全因死亡的主要复合终点方面没有差别。

第二个研究,VALUE 试验专门设计去验证假设:ARB 类药物缬沙坦比氨氯地平在同等程度降低血压基础上有更大优势。入选 15 245 例 >50 岁的患者随访 4.2 年,共发生事件 1450 次。两种药物均明显降低血压,但氨氯地平组降压效果更明显,特别是在研究早期,氨氯地平组在用药 1 个月时较缬沙坦降低血压多 4.0/2.1mmHg,一年时多 1.5/1.3mmHg。最重要的是,在人群中没有发现任何有害的作用,在氨氯地平的不良事件轻微下降,但无统计学差异:缬沙坦组 810 例(每年每 1000 例有 25.5 例)和氨氯地平组 789 例(每年每 1000 例有 24.7 例)。另外,二级终点中 MI 发生率缬沙坦组要高于氨氯地平组($P=0.02$)(图 7-5)。作者推测,CCB 药物降低血压更多可以解释缬沙坦没有更多临床获益,但是似乎并不能解释 MI 方面的差异。

CAMELOT 研究随机 1992 例造影证实 CAD 基线血压正常的患者(平均血压 129/78mmHg)给予氨氯地平或依那普利或者安慰剂。CV 事件发生率安慰剂组 23%、依那普利组 20% 和氨氯地平组 17%,在两组治疗组血压相似,均低于安慰机组;事件下降主要是冠脉血供重建和心绞痛方面的降低,而非硬终点,两组治疗组在硬终点事件上有较安慰剂组下降趋势,但是没有统计学差异。重要的是,考虑 ACCORD 研究数据,在高危 DM 患者强化降低收缩压低于 120mmHg 似乎比目标值低于 140mmHg 组没有更多获益。研究中药物治疗平均收缩压下降仅 4.5mmHg,说明降压治疗组血压水平仍在 ACCORD 研究目标血压水平。

在临床实际用药时,为了达到目标血压值,往往会需要联合用药,限制了以往试验中验证的单剂降压药物的普及应用。后期研究试着比较事件计划的联合治疗方案的效果。其中一项研究 ASCOTBPLA 比较 CCB 或 β 受体阻滞药作为一线用药的联合 RAAS 抑制药和利尿药的疗效,入组 19 257 例高血压、年龄在 40～79 岁、高危的 CV 风险的患者,随机到一组给予氨氯地平必要时加用培哚普利联合,另一组给予阿替洛尔,必要时加重苄氟噻嗪联合。主要终点是致死性冠脉事件和非致死性 MI 的复合终点。在 CCB 组,39％的患者联合 RAAS 抑制药,β受体阻滞药组 49％需要联合利尿药。研究由于β受体阻滞药组 CV 时间明显增加而提前中止。CCB 组事件率更低[27.4％ vs 32.8％/1000(例·年),相对危险(RR) 0.84];全因死亡率更低 [13.9％ vs. 15.5％,RR:0.85],虽然不是重要终点,研究发现糖尿病发生率更低,后来被证实为β受体阻滞药及噻嗪类利尿药的不良反应。

ASCCOT 试验显示了 NDHP 药物优势,而另一大型研究显示 CCB 类药物 RAAS 抑制药相比没有任何优势。INVEST 研究随机 22 576 例 CAD 患者,随机到维拉帕米或群多普利组,显示在主要终点—首发全因死亡、非致死性 MI 或非致死性卒中方面没有差异。

在 ASCCOT 研究中提出了一个很重要的问题是在高危患者中开始应用多种药物时应该如何进行选择。具体一些,RAAS 抑制剂已经在 DM、MI 后患者和明确 CV 疾病患者中被推荐应用,如需联合用药时应该首选哪一种? 回答这个问题的最大的试验是 ACCOMPLISH 研究,随机入组 11 506 例患者至双联降压药物治疗。两组都服用贝那普利,结合另一种药物,一组服用 CCB-氨氯地平,另一组加用利尿药-双氢克尿塞。研究主要终点是包括心源性死亡、非致死性 MI、非致死性卒中、因心绞痛住院、心搏骤停后恢复和冠脉血供重建在内的复合事件发生率。两组都达到了血压的目标值,联合 CCB 组和利尿药组相比主要终点事件绝对风险降低 2.2％ [HR:0.8;95％ 可信区间(CI),0.72～0.9;P＜0.001;图 7-6]。

需要关注的是理论上 DHP 类 CCBs 可能会加重肾损伤,特别在 DM 患者中。与 RAAS 抑制药效果不同,CCB 扩张出球动脉更明显,因此会损伤肾功能。在 GUARD 研究中,专门设计研究了这个问题,随机 332 例高血压和蛋白尿 2 型糖尿病患者服用贝那普利加上另外一种降压药氨氯地平或双氢克尿噻,随访 1 年。研究设计为非劣效性研究,主要终点

是尿微量白蛋白肌酐比值。两组均证实可以降低尿蛋白,似乎和改善血压相关。近 30％的获益来自 RAAS 加利尿药,虽然这可能被利尿药导致估测 GFR 更迅速下降所抵消,使结果产生偏差。GUARD 和 ACCOMPLISH 研究结果使联合降压治疗对临床医生更具有挑战性,在 GUARD 研究中提出联合应用 RAAS 抑制药与 DHP 类 CCB 在降低 CV 风险同时存在尿蛋白方面的代价。考虑到这些研究例数少和肾疾病本身复杂的进展过程,尚需进一步研究证实。

至于原发性高血压患者中是否应用 DHP 代替 NDHP 类 CCB 的问题,在高风险 MI 患者中应用短效 DHP(尼非地平)和 NDHP(维拉帕米和地尔硫草)已经引起关注。这种顾虑来自 20 世纪 90 年代进行的一项观察性研究。在该病例对照研究中,应用尼非地平、地尔硫草或维拉帕米治疗的患者 MI 风险增高,而在其他降压药物组未见,特别是在高剂量应用这些药物时,而临床上在症状性 CAD 患者中考虑 CCB 类药物有抗心绞痛作用,因此更倾向于应用 CCB 类药物。需要指出,在长效 DHP 药物没有这种顾虑,在大多数治疗原发性高血压应用长效 DHP 药物的临床研究中没有发现任何增加 MI 的风险。INVEST 研究亚组分析在既往心肌梗死患者中应用长效维拉帕米和阿替洛尔的差别,在心血管事件预后方面没有差异。虽然对亚组分析结果的解读应该谨慎,但这些结果同其他研究结果一样,NDHPs 类药物同β受体阻断药一样有效。

总之,基于以上研究,在高心血管事件风险的需要进一步控制心绞痛及高血压的大多数患者中应用 DHP 类 CCBs 是安全有效的。应特别指出,联合治疗同样有效。早期提到的在短效 CCBs 药物中见到的不良现象在长效 CCBs 的研究中没有发现。在包括 27 项研究,共 175 634 例患者的荟萃分析研究中,对于高血压合并其他高危因素患者中应用 DHP CCBs 和其他药物或安慰剂比较发现,DHP CCBs 应用组虽然心力衰竭发生比值比(odds ratio,OR)增加(可能与踝部水肿的不良反应相关),但在全因死亡发生方面明显 DHP CCBs 药物有明显优势,OR 值 0.96 (P＝0.026),即使是在 CAD 亚组中也没有增加心肌梗死的发生率。

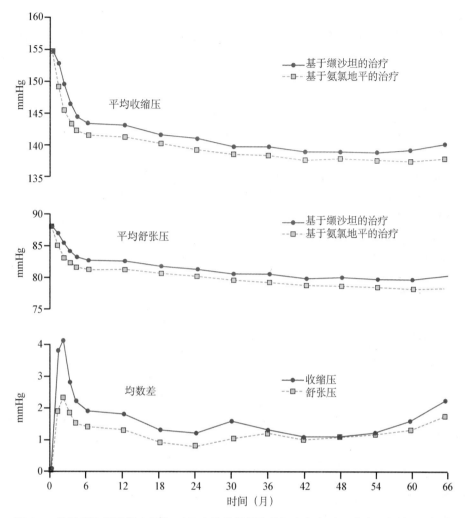

图 7-5　收缩期和舒张期血压(BP)及在随访期间缬沙坦和氨氯地平治疗组间的血压差别

VALUE 研究中在各个时间点血压差别都显著($P<0.0001$),氨氯地平为基础治疗组更有效。收缩期 BP 差别 2.23mmHg（标准误差,0.18）;舒张压差 1.59mmHg（标准误差,0.11）

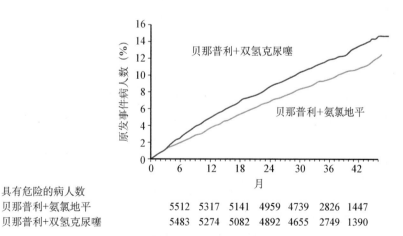

具有危险的病人数							
贝那普利+氨氯地平		5512	5317	5141	4959	4739	2826	1447
贝那普利+双氢克尿噻		5483	5274	5082	4892	4655	2749	1390

图 7-6　联合治疗心血管死亡和致残率

ACCOMPLISH 研究的主要终点有显著差异,贝那普利-氨氯地平组优于氨氯地平-双氢克尿噻组,相对危险降低 20%（危险比:0.80;95% CI:0.72~0.90;$P<0.001$）

β 肾上腺素能阻滞药

作为主要的药物治疗进展 β 受体阻滞药早期被用于治疗心绞痛和心力衰竭患者，但是在其他临床疾病中也有治疗作用，如高血压、肥厚型心肌病、充血性心肌病、二尖瓣脱垂、主动脉夹层、无症状心肌缺血、偏头痛、青光眼、原发震颤和甲状腺功能亢进症。β 受体阻滞药在急性心肌梗死存活患者中治疗心绞痛非常有效，且可降低心血管死亡和非致死性再发心肌梗死风险。β 肾上腺素能受体是溶栓或不溶栓患者中用于降低心肌梗死超急性期治疗过程中降低心肌损伤范围和死亡的强力治疗策略。

β 肾上腺素能受体

内源性激素或外源性药物最终要与叫作受体的大分子结构发生物理化学反应起作用。激活受体会引起一系列反应，阻断与受体作用就是阻止受体激活发生反应的过程。

在儿茶酚胺作用时，循环中的激素或药物（"第一信使"）与靶细胞表面的特异受体相互作用。药物（激素）受体复合物，经 G 蛋白（Gs）介导，激活靶细胞膜内表面的腺苷酸环化酶，促进细胞内 cAMP 形成，cAMP-依赖蛋白激酶（"第二信使"）随即刺激或抑制不同的代谢或生理过程。儿茶酚胺介导的细胞内 cAMP 升高通常与 β-肾上腺素能受体相关，而 α-肾上腺素能受体激活由蛋白 Gi 介导，引起 cAMP 浓度下降，增加细胞内 GMP 的量。儿茶酚胺激活的不同的受体效应导致完全相反的生理学效应，依赖于被激活的受体种类。

大多数受体活动的研究早期绕过最初结合步骤和中间步骤而是检验 cAMP 是否增加或最终的步骤及生理效应。通过放射性标记的激动药或抑制药结合到受体上标记受体来研究结合和激素作用。肾上腺能受体克隆也已经揭示了重要的受体功能。人类 β 肾上腺素受体的晶体样结构已经被认识。

不同于以往的观点，认为肾上腺能受体是细胞内静止固定的物体，只有简单的启动事件链，新的观点认为肾上腺素能受体是可以对变化做出调控反应的，对受体位置和儿茶酚胺敏感性做出动态调控的物质。组织受体密度的变化是组织对药物敏感性变化的原因，这些理论有重要的临床治疗意义，例如，β-肾上腺素能受体数量明显增加，导致对激动药的高反应性，可能是由于长期应用拮抗药引起。长期应用肾上腺素能受体阻滞药，导致与儿茶酚胺结合的受体减少，反射性引起受体密度的增加。当突然停止应用 β 肾上腺素能受体阻滞药时，大量受体与内源性儿茶酚胺反应，可能会导致不稳定型心绞痛、心肌梗死或两者均发生。β_1 和 β_2 肾上腺素能受体基因多态性也会影响 β-肾上腺素能受体药物敏感性。

对心绞痛作用

Ahlquist 证实心脏交感神经释放去钾肾上腺素，刺激心脏 β 肾上腺素能受体，引起心率加快，增强等长收缩力及增加心肌纤维的收缩速度，增加心脏做功和心肌耗氧。交感神经介导引起的心脏收缩力增强会降低心室压力和容量降低，通过降低室壁张力进一步减少心肌氧耗（LaPlace's law）。虽然心肌净氧需增加，但通过冠脉内血流增加所平衡，在心肌氧需超过氧供时会发生心绞痛（如当冠状动脉粥样硬化导致血流受限时）。因在诱发心绞痛发作的情况—运动、情绪激动、饱食时会引起心脏交感神经活性增高，因此希望通过阻断心脏 β 交感神经受体来缓解心绞痛。正是基于这种理论，发展了 β 受体阻断药在心绞痛患者中应用的临床研究。

影响左心室心肌氧需的因素有 3 个：心率、心室收缩压和左室大小，其中心率和心室压力更重要。在特定患者中，心率和心室收缩压力的乘积能够是预测心绞痛发作的可靠指标；其中心肌收缩力可能更主要。

β 受体阻滞药引起心率下降有两方面的益处：降低血压，因此减少心肌氧需；心率减慢，增加舒张期充盈时间，增加冠脉灌注。β 受体阻滞药也会降低运动诱发的血压升高、心肌收缩速度及运动负荷下的氧耗（框 7-1）。治疗后，心脏自主神经控制异常的标志——心率降低的变异性，或低运动耐量都可以预测患者对 β 受体阻滞药的反应。虽然在控制心率方面的益处，β 受体阻滞药抑制心肌收缩力可能是药物抗心绞痛作用的主要机制。在正常人冠状动脉，β_2-肾上腺素能受体介导的血管扩张，会增加冠脉灌注，如果存在严重的动脉粥样硬化，则这种作用会减弱。

在狗进行的研究显示普萘洛尔会引起冠状动脉血流减少，但是，随后的动物研究显示 β 受体阻滞药引起冠脉分流能维持缺血区域的血流，特别是在心内膜下区域。在人类研究中，在降低心肌氧耗的同时，β 受体阻滞药引起冠脉血流的减少和冠脉血管阻力的增加。由于冠状动脉的自身调节作用,β受体阻滞药引起的总的心肌氧耗的减少足以平衡冠脉血流的减少。

　　实际上所有 β 受体阻滞药都可不同程度地增加心绞痛患者无症状活动耐量,无论 β 受体阻滞药是否具有内在拟交感活性、α 肾上腺素能受体阻断作用、直接血管扩张作用、膜稳定作用或者全部或选择性 β 受体阻滞作用。因此认为这些作用归结为其共同的特性:心脏 β 肾上腺素能受体阻滞作用(表 7-5)。d-和 l-普萘洛尔均有膜稳定作用,但只有 l-普萘洛尔具有显著的 β 受体阻滞作用。外消旋混合物(d,l-普萘洛尔)会同时降低心率和心肌收缩力,尽管 d-异构体没有阻断 β 肾上腺素能受体阻断作用。在人类,d-普萘洛尔仅有"膜"效应而无 β 受体阻滞作用,及时给予大剂量也没有缓解心绞痛的作用。

> **框 7-1　β 肾上腺素能受体阻断药保护缺血心肌的可能机制**
>
> 降低心肌消耗、心率、血压和心肌收缩力
> 增加冠脉血流,通过降低心率增加舒张期灌注,增加侧支循环的血流和缺血部位血流重新分配
> 预防或减少粥样硬化斑块破裂和继发冠脉血栓
> 改变心肌底物利用
> 降低微血管损伤
> 稳定细胞和溶酶体膜
> 氧合血红蛋白解离曲线右移
> 血小板聚集抑制
> 抑制心肌凋亡,使自然细胞再生

表 7-5　β 肾上腺素能受体阻滞药药效学特性和心脏效果

药物	相对β_1选择*	ISA	MSA	静息心率	运动心率	静息心肌收缩力	静息血压	运动血压	静息AV传导	抗心律失常效果
醋丁洛尔	+	+	+	↓—	↓	↓	↓	↓	↓	+
阿替洛尔	++	0	0	↓	↓	↓	↓	↓	↓	+
倍他洛尔	++	0	+	↓	↓	↓	↓	↓	↓	+
比索洛尔†	++	0	0	↓	↓	↓	↓	↓	↓	+
卡替洛尔	0	+	0	↓	↓	↓	↓	↓	↓	+
卡维地洛‡	0	0	++	↓—	↓	↓	↓	↓	↓—	+
艾司洛尔	++	0	0	↓	↓	↓	↓	↓	↓	+
拉贝洛尔§	0	+	0	↓	↓	↓	↓	↓↓	↓	+
美托洛尔	++	0	0	↓	↓	↓	↓	↓	↓	+
纳多洛尔	0	0	0	↓	↓	↓	↓	↓	↓	+
奈必洛尔¶	++	0	0	↓	↓	↓	↓	↓	↓	+
氧烯洛尔	0	+	+	↓	↓	↓	↓	↓	↓	+
喷布洛尔	0	+	0	↓	↓	↓	↓	↓	↓	+
吲哚洛尔	0	++	+	↓	↓	↓	↓	↓	↓	+
普萘洛尔	0	0	++	↓	↓	↓	↓	↓	↓	+
d-普萘洛尔同分异构体‖	0	0	++	↓	↓	↓	↓	↓	↓	+
索他洛尔	0	0	0	↓	↓	↓	↓	↓	↓	+
噻吗洛尔	0	0	0	↓	↓	↓	↓	↓	↓	+

AV. 房室结;ISA. 内在拟交感活性;MSA. 膜稳定活性;＋＋. 强效;＋. 中效;0. 无效;↓. 降低;—. 无变化

*β_1 选择性仅在低治疗剂量浓度时可见,在更高剂量浓度,无 β_1 受体选择性

†比索洛尔作为一线抗高血压药物批准和极低剂量利尿药联合治疗

‡卡维地洛有周围血管扩张作用和额外的 α_1 肾上腺素能受体阻滞作用

§拉贝洛尔有额外的 α_1 肾上腺素能受体阻滞作用和直接扩张血管活性

¶奈必洛尔通过增加 NO 活性增加 h 内皮依赖性扩张血管的额外作用

‖d-普萘洛尔的作用在人类应用剂量远在治疗剂量之上;同分异构体仍然缺乏 β 受体阻滞药活性

虽然阻断 β 受体可以改善运动耐量,减弱了运动引起的心率和血压增加,引起心绞痛时心率/血压乘积(收缩压×心率)低于对照组。症状发作时心率/血压的乘积较对照组下降约 20%,见于不同的 β 受体阻滞药,可能和心排血量的降低和冠脉灌注下降有关。因此,虽然应用 β 受体阻断药可以增加运动耐量,患者运动要低于预期的程度和 β 受体阻滞药增加 LV 体积,在同一血压下增加 LV 室壁张力和氧耗有关。

与其他抗心绞痛治疗方法的比较

一项临床荟萃分析入选 20 余年来在稳定型心绞痛患者中应用 β 受体阻滞药、CCBs 和硝酸酯类药物的研究进行分析,显示 β 受体阻滞药和 CCBs 和长效硝酸酯类药物一样降低心绞痛发作和减少不良事件。心源性死亡和 MI 发生在 β 受体阻滞药和 CCBs 之间没有显著差异。

静息心绞痛和变异型心绞痛

不稳定型心绞痛发生有多种机制,包括冠脉血管痉挛、心肌桥和血栓形成,血栓形成是大多数不稳定型心绞痛和静息心绞痛的主要原因。由于 β 受体阻滞药降低氧耗但是不扩张冠状动脉,因此对于冠脉管腔痉挛引起的心绞痛患者并不完全有效。虽然 β 受体阻滞药在静息心绞痛和变异型心绞痛患者中应用有潜在风险,但是临床上在大多数患者中广泛单纯应用 β 受体阻滞药或联合其他抗心绞痛药物应用。另外,有研究证实 β 受体阻滞药可以减少 C 反应蛋白,一个增加心脏致残率和死亡率的炎性指标。

β 受体阻滞药和其他抗心绞痛药物联合应用

硝酸酯类药物

正如前面提到的那样,联合硝酸酯类和 β 受体阻滞药治疗心绞痛比任何单用药物治疗更加有效。β 受体阻滞药的主要作用是减少静息心率和降低活动时心率反应。因为硝酸酯类药物通过降低血管压力反射性增加心率和收缩力,同时合用 β 受体阻滞药非常有用,因为可以阻滞这种增加心率的反射。同样,心率减慢增加舒张期心血流储备,也是有益的。在有心力衰竭倾向的患者,β 受体阻滞药使心脏大小可能会轻微增加,硝酸酯类药物通过外周血管扩张作用,可以减少心脏大小,从而抵消这种作用。应用硝酸酯类药物过程中,反射性增加交感神经系统兴奋而增加心脏收缩作用可被 β 受体阻滞药

阻断。同样,应用 β 受体阻滞药增加冠脉血管阻力的作用可被硝酸酯类药物中和。

钙拮抗药

一些钙拮抗药(地尔硫䓬、维拉帕米)也减慢心率和抑制房室结传导和 β 受体阻滞药联合治疗对于那些单用两者之一的任何药物效果不明显的患者提供临床获益。但是联合治疗如过度抑制心脏传导和心肌抑制的心血管不良作用也可能会发生,因此需要谨慎选择适应证和密切观察。

在血流动力学方面,这两种药物对循环有不同的效果,导致联合治疗成为可能(表 7-3 和表 7-5)。在联合应用中,常用的是 β 受体阻滞药联合一个 DHP 类 CCBs 如尼非地平。DHPs 不抑制 SA 或 AV,因此可能比 NDHPs 类药物(如维拉帕米和地尔硫䓬)更适合和 β 受体阻滞药结合。DHPs 有增加心率的倾向,可以被 β 受体阻滞药拮抗,抵消 β 受体阻滞药抑制窦房结和房室结的不良反应。DHPs 药物通过血管扩张,包括冠状动脉扩张作用起到抗心绞痛的效果。β 受体阻滞药只有在衡量风险和做好监测后才和 NDHPs 药物如维拉帕米和地尔硫䓬联用。如果和 NDHP 类 CCBs 联用,则有心率缓慢、房室结传导阻滞或明显的负性肌力作用等不良反应。第二代 CCBs 类药物 — 如 DHPs 类药物氨氯地平、非洛地平、伊拉地平和尼卡地平也可以和 β 受体阻滞药联用。

雷诺嗪

雷诺嗪是一种哌嗪类衍生物,作为缓慢释放剂型被批准为慢性心绞痛的一线治疗药物,可以和 β 受体阻滞药联合应用更好地控制心绞痛,但是没有批准用于不稳定型心绞痛。

心绞痛相关的临床情况

心律失常

β 受体阻滞药是治疗不同心源性心律失常的重要药物,特别是在缺血性心肌病患者。虽然早期认为 β 受体阻滞药治疗室上性心律失常较室性心律失常更有效,但是随后的研究显示可能并不是这样。β 受体阻滞药可以用于心肌缺血、二尖瓣脱垂、遗传性 QT 间期延长综合征和心肌病等其他心血管情况引起的室性快速性心律失常的预防和治疗。β 受体阻滞药可以与相对安全且具有抗心律失常作用的阿米达隆联合可置入心脏除颤装置联合降低休克的发生。

高血压

β受体阻滞药抗高血压的机制仍然在受到争议,但是对于心血管疾病总体死亡率的影响显示和其他类型的降压药物是一样的。β受体阻滞药应用初期降低心率和心排血量约 20%,但是由于动脉阻力反射性增加,所以血压并不下降。治疗 24h 内,随着周围血管阻力的下降,动脉压力也逐渐下降,这种血压延迟下降的机制并不清楚,但是认为和 β 肾上腺素能受体的启动抑制有关。还有,肾素-血管紧张素系统的抑制可以解释延迟的血管舒张,其他降压机制可能还涉及中枢活动和肾素释放的下降。

急性心肌梗死后存活者

β受体阻滞药对许多心肌缺血的决定因素有有益的影响(框 7-1 和第 9 章和第 10 章)。在急性心肌梗死后存活者长期应用 β受体阻滞药与安慰剂对照研究表明总死亡率、心血管相关死亡率(包括猝死和非心脏死亡)、非致命再梗死发生率方面都有益处。在这些研究中也包括了一些有应用 β受体阻滞药相对禁忌的患者,结果仍然显示有益处,对于糖尿病患者,显示 β受体阻滞药治疗同样有益处。β受体阻滞药的益处可用其抗心律失常和抗缺血作用解释。还有人提出 β受体阻滞药可以降低斑块破裂,从而减少血栓形成。两种非选择性 β 受体阻滞药,普萘洛尔和替米洛尔,被推荐用于 MI5～28d 后的患者以减少死亡的发生。美托洛尔和阿替洛尔,两种选择性 $β_1$ 受体阻滞药同样被推荐应用,还可以在超急性期静脉应用。β受体阻滞药也被提出在 MI 超急性期应用可以减少心肌损伤的范围和死亡。α/β受体阻滞药卡维地洛推荐用于 MI 急性期后临床稳定患者,射血分数低于 40% 的有或无心力衰竭症状的患者,可以减少心血管死亡。已经显示在急性 MI 超急性期静脉或口服阿替洛尔可以中等程度降低早期死亡率,阿替洛尔和美托洛尔可以减少早期心肌梗死死亡率 15%,如果同时合用溶栓药物可以进一步获益。虽然所有的证据都表明临床稳定患者,在 MI 生存患者中获益,但是在临床上仍然应用严重不足。如果 MI 就诊患者有心力衰竭的证据、低心排血量或有心源性休克时不应该应用 β受体阻滞药。

无症状心肌缺血

研究者们发现并不是心电图上显示的所有心肌缺血发作都有相应的症状,正电子发射成像技术已经证实这种无症状缺血发作确实提示存在心肌缺血。与有症状心绞痛患者相比,静息或运动时发生的无症状心肌缺血的预后还不确定。

动态心电图监测显示 β受体阻滞药可以明显减少无症状心肌缺血的发生。

心绞痛相关其他心血管情况

虽然 β受体阻滞药广泛研究于心绞痛、心律失常和高血压的患者,β受体阻滞药用于心绞痛相关的其他心血管情况也是安全的。

肥厚型心肌病

已经证实无部分激动作用的 β受体阻滞药对肥厚型心肌病患者有效。这些药物可以减轻气短、心绞痛和晕厥发作。β受体阻滞药可以降低静息和运动时的心室内压力阶差。

流出道压力阶差不仅是肥厚型心肌病的异常表现,更主要的是左心室顺应性降低引起心室功能异常的表现,通过侵入性和非侵入性方法都证实应用普萘洛尔能改善左心室功能。药物在缓解症状同时也改善心室顺应性,普萘洛尔已经被批准用于肥厚型心肌病,如果单纯应用 β受体阻滞药效果不好时,可以同时应用 CCBs 维拉帕米或地尔硫䓬。

β受体阻滞药通过抑制心脏交感神经激活而起到血流动力学和症状改善的效果。没有证据显示药物能够改善原发心肌病进程,很多患者即使应用 β受体阻滞药症状不缓解或者复发甚至死亡。

充血性心肌病

静脉应用拟交感胺通过刺激 β-肾上腺素能受体增加心肌收缩力,因此希望能够通过口服儿茶酚胺的类似物可以使严重心力衰竭患者获益。但是,研究显示的心肌肾上腺素能受体的调节和肾上腺素能受体介导刺激衰竭心肌的异常都对长期应用 β-肾上腺素能受体激动药的科学有效性提出了需要进行关键的重新评估。证据显示,如果能够耐受,长期应用 β受体阻滞药对潜在的心肌病理变化有改善作用。

在 CHF 患者中存在持续交感活性增强,与患者运动耐量降低、血流动力学异常和死亡率增加有相关性。交感神经活性增加,引起肾素-血管紧张素系统活跃,使水钠潴溜,动脉和静脉收缩,引起心脏前后负荷增加。儿茶酚胺水平增高,引起心率加快,冠脉血管收缩,在细胞水平对心肌收缩有不良作用,引起心肌细胞肥厚和血管重构。儿茶酚胺能刺激生长,在终末分化的心肌细胞引起氧化应激,这两方面因素均会诱发程序性细胞死亡,即细胞凋亡。最后,过度的儿茶酚胺通过影响衰竭心脏的电生理特性,增加 CHF 猝死的风险。

对缺血或非缺血心肌病患者进行的几项 β受体

阻滞药的对照研究均显示这些药物可以改善症状、心室功能和改善功能储备,降低住院率。一系列安慰剂对照研究显示在 NYHA Ⅱ～Ⅳ级心力衰竭患者中在应用利尿药、ACEI 类药物和地高辛等抗心力衰竭药物同时应用 α/β 受体阻滞药,如卡维地洛、β₁选择性受体阻滞药,如比索洛尔和美托洛尔可以降低死亡率。在 NYHA Ⅱ级或Ⅲ级患者先应用 β 受体阻滞药后加用 ACEI 或者先应用 ACEI 后加用 β 受体阻滞药同样有效。

应用 β 受体阻滞药获益的机制目前尚不清楚。在慢性心力衰竭患者中可能的获益机制包括 β-肾上腺素能受体在心脏表面异常表达和改善压力感受器的功能受损,进一步控制交感神经的过度表达。已推荐长期应用 β 受体阻滞药来改善心房对心室的充盈同时增加心脑钠肽的水平。

二尖瓣脱垂

可出现不典型胸痛、恶性心律失常和非特异性 ST-T 异常。通过降低交感活性,β 受体阻滞药可以缓解大多数患者的胸痛、心悸症状,降低恶性心律失常发生和其他 ECG 异常。

夹层动脉瘤

β 受体阻滞药在急性主动脉夹层治疗中起重要作用。在超急性期,β 受体阻滞药可以降低心肌收缩强度和速度(dP/dT),降低夹层血肿的进展。另外,在开始其他降压治疗(如应用硝普钠)时应同时开始应用 β 受体阻滞药,因降压药物会反射性增加心率、增加心排血量,会引起夹层进展。静脉应用 β 受体阻滞药降低心率至 60/min 以下。一旦患者稳定,即心率和血压得到充分控制且没有明显夹层引起的疼痛,应长期药物治疗,持续应用口服 β 受体阻滞药可以防止夹层复发。

Ehlers-Danlos 综合征

在一项安慰剂对照研究中,长期应用 β 受体阻滞药可以降低血管亚型 Ehlers-Danlos 综合征患者主动脉自发破裂的风险。

X 综合征

X 综合征考虑是由于冠状小动脉功能异常引起,常发生胸痛而冠状动脉大血管没有病变,X 综合征治疗往往是经验性用药和效果经常不满意。一些研究者发现 β 受体阻滞药可用于缓解症状,而 CCBs 和硝酸酯类药物则不能提示对 X 综合征患者药物治疗时 β 受体阻滞药可能是首选。

缺血性心脏病高危患者的围术期治疗

β 肾上腺素药物将减少围术期缺血和心律失常的风险,基于这些研究,多个国家性的机构已经推荐围术期应用 β 受体阻滞药。但是,一些近期的研究显示常规应用 β 受体阻滞药在一些患者反而有害。目前,证据显示可以用于以下两类人群:①缺血性心脏病或有多种危险因素的患者在进行血管手术时;②由于心血管原因已经在服用 β 受体阻滞药的患者进行血管手术时。如有可能,β 受体阻滞药应在术前 1 个月应用,并逐渐增加剂量,控制心率在 60/min,并持续应用至术后 1 个月。

β 受体阻滞药的药物差异

已知有 100 多种 β 受体阻滞药,临床上应用的有 30 多种。选择性作用于两种不同 β-肾上腺素能受体是药物发展的主要方面:心脏 β₁ 肾上腺素能受体和周围血管和气管 β₂ 肾上腺素能受体。更矛盾的是具有 α 肾上腺素能受体阻断作用、选择强度不同和非选择性内在拟交感活性、CCB 活性、NO 活性和非特异性膜稳定作用的 β 受体阻滞药(表 7-6)。这些 β 受体阻滞药之间的药动学不同具有重要的临床意义。

在美国用于治疗心血管疾病的 β 受体阻滞药有16 种:普萘洛尔用于心绞痛、心律失常、高血压、预防偏头痛、原发性震颤、肥厚型心肌病,用于 MI 后存活患者可以改善死亡风险;纳多洛尔(nadolol)用于高血压和心绞痛;噻吗洛尔用于高血压、用于 MI 存活患者减少 CV 死亡和非致死性再发心肌梗死的风险、青光眼局部用药;阿替洛尔和美托洛尔用于高血压、心绞痛和 MI 存活者口服或静脉应用均可降低 CV 死亡风险;喷布洛尔(penbutolol)、比索洛尔(bisoprolol)、奈必洛尔(nebivolol)、吲哚洛尔(pindolol)和卡维地洛用于高血压;贝他洛尔(betaxolol)和卡替洛尔(carteolol)用于高血压和青光眼局部用药;醋丁洛尔(acebutolol)用于高血压和室性心律失常;静脉应用艾司洛尔(esmolol)用于室上性心律失常;索他洛尔(sotalol)用于房性和室性心律失常;拉贝罗尔(labetalol)用于高血压和静脉制剂可用于高血压急症。卡维地洛、美托洛尔和比索洛尔批准用于治疗慢性心力衰竭患者。

虽然 β 受体阻滞药在临床应用经验逐渐增多,但是没有比较这些药物间在治疗 CV 时各自优缺点的研究。目前任何 β 受体阻滞药只要合理滴定剂量应用,对于心律失常、高血压或心绞痛患者均有效(表 7-6)。但是某一种药物可能在治疗某些特定患者特定疾病时有优势。

表 7-6　不同 β 肾上腺素能受体阻滞药:非心脏选择性 vs. 心脏选择和血管扩张药

药物	ISA	血浆半衰期(h)	脂溶性*	首关效应	肝/肾丢失	血浆蛋白结合率(%)	用于心绞痛剂量(其他指征)	轻/中度高血压单一治疗剂量
非心脏选择								
普萘洛尔(Inderal, Innopran)[†‡]	－	1～6	＋＋＋	＋＋	肝	90	80mg,bid 通常足够(可以到 160mg,bid)	10～40mg,bid 开始,平均 160～320mg/d,1～2 次
Inderal LA	－	8～11	＋＋＋	＋＋	肝	90	80～320mg,qd	80～320mg 每日
Innopran XL	－	8～11	＋＋＋	＋＋	肝	90	没有研究	80～120mg 睡前
卡替洛尔(Cartrol)[†]	＋	5～6	0/＋	0	肾	20～30	没有研究	2.5～10mg 单剂量
纳多洛尔(Corgard)[†‡]	－	20～24	0	0	肾	30	40～80mg,qd 增至 240mg	40～80mg/d 增至 320mg
喷布洛尔(Levatol)[†]	＋	20～25	＋＋＋	＋＋	肝	98	没有研究	10～20mg/d
索他洛尔(Betapace, Betapace AF)[§]	－	7～18,平均 12	0	0	肾	5	80～240mg,bid 严重室性心律失常用 2 次;最多 160mg,bid 用于心房颤动和心房扑动	80～320mg/d,平均 190mg/d
噻吗洛尔(Blocadren)[†]	－	4～5	＋	＋	肝,肾	60	MI 后 10mg,bid	10～20mg,bid
心脏选择								
醋丁洛尔(Sectral)[†]	＋＋	8～13	0		肝,肾	15	400～1200mg/d,PVCs 中分 2 次应用	400～1200mg/d,可以单次给药
阿替洛尔(Tenormin)[†‡]	－	6～7	0	0	肾	10	50～200mg,qd	50～100mg/d
贝他洛尔(Kerlone)[†]	－	14～22	＋＋	＋＋	肝,肾	50	－	10～20mg/d
比索洛尔(Zebeta)[†]	－	9～12	＋	0	肝,肾	30	10mg,qd(非美国)	2.5～40mg/d
美托洛尔(Lopressor,Toprol)[†‡]		3～7	＋	＋＋	肝	12	50～200mg,bid	100～400mg/d,1 或 2 剂
Toprol-XL		缓释	＋	＋＋	肝	12	100～400mg,qd	同上,单次
血管扩张 β 受体阻滞药 **非心脏选择**								
拉贝洛尔(Trandate, Normodyne)[†]	－	6～8	＋＋＋	＋＋	肝,一些经肾	90	至于高血压	300～600mg/d,分 3 次;至多 2400mg/d
吲哚洛尔(Visken)[†]	β_1,β_2	4	＋	＋	肝,肾	55	2.5～7.5mg,tid(不在美国)	5～30mg,每日 2 次
卡维地洛(Coreg)[†¶]	－	6	＋	＋＋	肝	95	在美国和英国许可用于心力衰竭最多 25mg;从低剂量开始	12.5～25mg,bid
心脏选择性								
奈必洛尔(Bystolic)	－	6～10	＋＋	＋＋	肝,肾	98	2.5～10mg,qd	2.5～10mg,qd

ISA. 内源性类交感活性;MI. 心肌梗死;PVC. 室性期前收缩;＋＋＋. 效应非常强;＋＋. 效应强;＋. 中等效应;0. 无效应;－. 负效应

* 辛醇-水分配系数(pH 7.4,37℃),0.≤0.5,＋.0.5～2,＋＋. 2～10,＋＋＋.≥10

[†] FDA 批准用于高血压

[‡] FDA 批准用于心绞痛

[§] FDA 批准用于生命危险的室性心律失常

[¶] FDA 批准用于心力衰竭

效力

β 受体阻滞药竞争性地阻断儿茶酚胺与 β 受体结合。儿茶酚胺作用的剂量-反应曲线右移；即当有 β 受体阻滞药时，如果需要达到同等程度的组织反应，需要更高浓度的儿茶酚胺。β_1 受体阻断效力可以通过抑制异丙肾上腺素或运动（在完整的生物体更可靠）引起的心动过速的程度来衡量，不同的药物，其效力也不同。这种效力的不同没有治疗相关性，但会影响达到有效 β 受体阻滞作用时剂量及药物间相互转换剂量。

β_1 选择性

不同组织阻滞交感活性浓度的不同，在一些组织低剂量 β 受体阻滞就可以阻断其交感活性，而在另一些组织则需要高剂量才可以阻断，根据这些阻断强度不同，将 β 受体阻滞分为选择性和非选择性。β_1 选择性药物，如醋丁洛尔、贝他洛尔、比索洛尔、艾司洛尔、阿替洛尔及美托洛尔，在低剂量时阻断心脏 β_1 受体，而对气管和血管上的 β_2 肾上腺素能受体作用非常低。剂量增加时，在阻断 β_1 肾上腺素能受体同时也会阻断 β_2 肾上腺素能受体。因此，β_1 选择性制剂在阻塞性肺疾病患者中较非选择性 β 受体阻滞药更安全，因 β_2 肾上腺素能受体激活后可以扩张支气管作用。即使相对选择性 β 受体阻滞药在某些患者中也会引起支气管痉挛，因此在活动期支气管痉挛性疾病患者中不应用 β 受体阻滞药。

另一个理论上的优势是，不像非选择性 β 受体阻滞药，β_1 选择性阻滞药低剂量时不阻断调节血管扩张的 β_2 肾上腺素能受体。静脉应用去甲肾上腺素时，存在非选择性 β 受体阻滞药通过阻断 β_2 肾上腺素能受体引起压力改变，周围血管收缩。而存在 β_1 受体阻滞药时去甲肾上腺素则不引起这种压力的反应，减轻了对周围血流的损伤。保持 β_2 受体不被阻断，保留其对去甲肾的反应，在一些哮喘、低血糖和高血压或周围血管疾病患者中非常重要。

内在拟交感活性（部分激动作用）

部分 β 受体阻滞药具有拟交感活性作用（部分激动作用），可以部分激动 β_1 交感神经受体，或者 β_2 交感神经受体或两者都激动。在 β 受体阻滞药，这种轻微的心脏激动作用可被普萘洛尔阻断。具有这种特性的 β 受体阻滞药在阻断儿茶酚胺与 β 受体结合的同时也轻微激活 β 受体。第一个合成的 β 受体阻滞药，二氯异丙肾上腺素（dichloroisoprenaline）由于具有明显的部分激动作用而不适合在临床应用。但是具有轻微部分激动作用的合成 β 受体阻滞药是有效的，具有部分激动作用的 β 受体阻滞药，如吲哚洛尔其激动作用不同于去甲肾上腺素或异丙肾上腺素，虽然其与受体亲和力强，但能获得的药理反应是低的。在治疗心律失常、劳累性心绞痛及高血压患者时，具有轻到中度部分激动作用的药物和无内在拟交感作用的药物疗效相似。在心脏疾病方面应用部分拟交感活性的 β 受体阻滞药是有获益还是没有，目前不确定。具有部分激动作用的 β 受体阻滞药比普萘洛尔和美托洛尔等没有激动作用的药物虽然静息心率下降低，但是在抑制运动时心率加快的作用类似。与没有部分激动作用的 β 受体阻滞药相比较，具有部分激动作用的 β 受体阻滞药可以减少外周血管阻力，对心肌抑制及房室结抑制更轻。一些研究者指出具有部分激动作用的 β 受体阻滞药在心肌抑制、对血脂不良作用、支气管哮喘及周围血管并发症等方面具有保护作用。

但是这些证据目前尚不足，需要进行更确切的临床研究去明确。

α 肾上腺素能活性

拉贝洛尔是一种同时具有 α 和 β-肾上腺素能受体抑制作用的 β 受体阻滞药，具有直接扩张血管作用。拉贝洛尔对 α 肾上腺素能受体的抑制作用比酚妥拉明低 6～10 倍，对 β-肾上腺素能受体的阻滞作用比普萘洛尔低 1.5～4 倍，且其对 α 受体的阻滞作用比对 β 受体阻滞作用低 4～16 倍。与其他 β 受体阻滞药一样，对治疗高血压和心绞痛有效。但是同大多数 β 受体阻滞药不同，拉贝洛尔额外的 α 肾上腺素能受体阻滞作用使外周血管阻力降低、维持心排血量。是否这种 β 受体阻滞药的 α 肾上腺素能受体阻滞作用起有益作用还有待进一步明确。

卡维地洛是另一个具有 α 受体阻断作用的 β 受体阻滞药，其阻断 α_1 和 β 受体的比例是 1:10，在 mg/mg 水平，卡维地洛阻断 β 受体的组织作用是普萘洛尔的 2～4 倍。另外，卡维地洛还有抗氧化和抗增殖作用，已经用于治疗高血压和心绞痛患者，且批准用于高血压和有症状心力衰竭患者中。

NO 增效作用

新的 β_1 受体选择性 β 受体阻滞药奈必洛尔通过 NO 途径产生内皮依赖性血管扩张作用。奈必洛尔通过激动 β_3 受体，增加 NO 活性，产生扩张血管作用。奈必洛尔还阻止 NO 降解而增加 NO 活性。这种通过 NO 扩张血管的作用主要在小动脉，参与药物对血压的调节作用。

药动学

虽然 β 受体阻滞药普遍具有相似的治疗作用，它们的药动学却明显不同。它们芳香环结构的不同，导致其胃肠道吸收、肝首关代谢量、脂溶性、蛋白结合率、在体内分布、进入大脑、心内浓度、肝生物转化速率、代谢产物的药理学活性、药物及其代谢产物的肾清除率方面的差别，这些会影响在部分患者中的临床应用。β 受体阻滞药普遍存在的理想的药动学特点是在生物利用度、代谢清除率及在作用组织中消除方面的个体差异少且比较缓慢，给药间期可以足够长。

根据药动学特性 β 受体阻滞药分为两大类：经过肝代谢清除的药物，血浆半衰期相对短；另一类是经过肾代谢的药物，其半衰期长。普萘洛尔和美托洛尔均为脂溶性的，在小肠完全被吸收，大部分经过肝代谢，它们具有更变异的生物利用度和相对短的血浆半衰期。临床药理学效应间期和血浆半衰期间相关性缺乏，使这些药物每日需要应用 1～2 次。

相反，阿替洛尔和纳多洛尔是水溶性的，经胃不完全吸收，经肾完整清除。在正常肾功能患者中生物利用度稳定，半衰期长，每日 1 次用药。长半衰期药物可以改善服用短效药物需要多次服用而依从性下降患者的依从性。

目前，有长效的普萘洛尔和美托洛尔制剂，比传统的快速释放剂型多次反复给药提供更稳定的血浆浓度。另外，普萘洛尔的延迟释放/持续释放剂型设计用于由于昼夜节律引起的血压和心率的晨峰现象。

β 受体阻滞药的特殊的药动学特点：首关代谢、活性代谢产物、脂溶性和蛋白结合率，有重要的临床意义。如口服的药物首关代谢过强，药物经过肝大部分生物转化，到达体循环中的药物少。根据首关效应程度不同，口服 β 受体阻滞药如果要产生相同的临床效果，其用量要大于静脉应用剂量。一些 β 受体阻滞药（如醋丁洛尔）生物转化生成有活性的代谢产物，而不是无活性的代谢产物。药物的作用依赖于药物吸收量和代谢产物的总量，β 受体阻滞药脂溶性特点决定其通过血脑屏障进入大脑的浓度，很多目前不太确定和 β 受体阻滞药相关的不良反应：乏力、抑郁及幻觉，可能和药物对中枢神经系统的作用相关。但是，脂溶性更低的 β 受体阻滞药是否这些不良反应发生率更低尚不清楚。

一些基因多态性能影响 β 受体阻滞药的代谢，包括普萘洛尔、美托洛尔、噻吗洛尔和卡维地洛。

CYP_2D_6 一个密码子的差异导致普萘洛尔在中国人群中显著的药动学差异。另外，运动对普萘洛尔的药动学无任何影响。

β 受体阻滞药的不良反应

由于不同研究定义不良反应不同、研究人群不同、研究设计不同、确定和报道方法不同，因此评价药物不良反应变得复杂。总体看，不同 β 受体阻滞药的不良反应的种类和频率相似。在与安慰剂对照的研究中见到的不良反应证实了 β 受体阻滞药的用药安全程度。

β 受体阻滞药的不良反应是将正常心脏治疗效应扩大，包括心动过缓、AV 传导阻滞及负性肌力作用。所有 β 受体阻滞药都有引起支气管痉挛的倾向，低剂量的 $β_1$ 选择性制剂风险最低。四肢冰凉可发生在选择性及非选择性制剂，然而，具有内在拟交感活性的制剂比普萘洛尔引起影响更轻，至少是在治疗短期观察阶段，对周围循环的影响没有以往认为的那么严重。

乏力是一种常见的不良反应，特别是在应用普萘洛尔时，在 $β_1$ 选择性药物或者血管扩张阻滞药时更少见，可能涉及中枢和周围血流动力学机制。虽然一项双盲研究显示 $β_1$ 受体阻滞药（阿替洛尔）和安慰剂间乏力不良反应没有差异，但是运动生理学家发现几乎所有 β 受体阻滞药对运动峰值均有损伤。

阳痿在服用 β 受体阻滞药患者中经常有报道，通常在患有动脉粥样硬化疾病的中年男性患者中。在一项研究中显示，勃起障碍在因高血压服用 β 受体阻滞药的患者中发生率为 11%，在服用利尿药的患者中发生率为 26%，而在安慰剂中发生率为 3%。

生活质量下降在服用普萘洛尔患者中尤其明显，理论上认为与其脂溶性和进入大脑有关。然而，除了普萘洛尔，其他具有不同药理学特性的 β 受体阻滞药，应用于高血压患者对生活质量无影响。β 受体阻滞药的中枢效应往往很弱，不能用脂质通透性去解释。

β 受体阻滞药对不同代谢参数都有影响，如血脂、血糖。一项前瞻性队列研究中，包含 12 550 例非糖尿病高血压患者，显示 β 受体阻滞药增加新发糖尿病的风险，而在应用利尿药、ACEI 或者 CCBs 药物患者中没有。在缺血性心脏病患者中，需要权衡这种新发糖尿病风险和降低心血管疾病风险方面的获益。需要进行相关研究确定是否 ACEI 类药物与 β 受体阻滞药同时应用是否会抵消 β 受体阻滞药对糖耐量的不良影响。卡维地洛显示无对血糖调控方面的不良影响，没有美托洛尔在糖尿病患者中引起的代谢综合征参数的不良影响。

同样，无内在拟交感活性的 β 受体阻滞药显示在高血压患者中应用降低 HDL 浓度 7%～10%，增加 TG 浓度 10%～20%。这些对血脂的轻微改变并不影响 β 受体阻滞药降低血压引起在心血管疾病及卒中引起的死亡和致残率方面的获益。

β 受体阻滞药禁忌证

存在几种绝对禁忌证，心血管方面包括严重心动过缓（心率＜40/min）；存在高度房室传导阻滞（PR 间期＞0.24s 而无起搏器）；明显的左心室功能衰竭，除非在已经加用地高辛、ACEI 类药物、利尿药的患者在严密监测下从小剂量开始加用；与具有静息痛的活动性周围血管疾病患者，严重的支气管痉挛是绝对禁忌证，即使是应用选择性 β 受体阻滞药；严重抑郁是重要的相对禁忌证，特别是普萘洛尔。

超量

自杀倾向和故意大剂量多次服用 β 受体阻滞药导致超量。因 β 受体阻滞药是竞争性药理学阻滞药，危及生命的效果：心动过缓、心力衰竭和呼吸衰竭—可以通过立即给予 β 受体激动药进行拮抗，如异丙肾或者多巴酚丁胺。当儿茶酚胺不起效，可以静脉应用胰高血糖素、氨力农及米力农。没有治疗 β 受体阻滞药过量确切的静脉应用儿茶酚胺或磷酸二酯酶的剂量推荐；应按照常规药理学浓度应用，直至逆转 β 受体阻滞药的中毒作用：心脏阻滞、心动过缓和心肌抑制恢复。

需要在 ICU 监测心肺功能至治疗 β 受体阻滞药过量药物起效后 24h 恢复后无后遗症，但须观察 β 受体阻滞药阻滞的心脏表现。

β 受体阻滞药戒断

有报道，长期应用 β 受体阻滞药的患者如果突然停止应用，会发生心绞痛加重，甚至急性心肌梗死和死亡。多个双盲随机研究已经证实普萘洛尔有戒断反应的存在。机制并不清楚，但一些证据提示戒断现象可能是由于在 β 受体阻滞药治疗阶段形成 β 受体增多，在突然停止应用 β 受体阻滞药时，肾上腺素刺激增多的 β 受体，作用会增强，这在缺血性心肌病患者氧的供需平衡已经形成时非常重要。其他提到的戒断综合征的机制包括血小板聚集增加，甲状腺功能亢进，循环中儿茶酚胺增多。类似的戒断问题也见于心力衰竭患者中在长期应用 β 受体阻滞药反应良好的患者停用 β 受体阻滞药时。

药物相互作用

β 受体阻滞药通常与其他心脏或非心脏药物合用，可以与 β 受体阻滞药相互作用的药物很广（表 7-7）。报道最多的药物相互作用的是与普萘洛尔的，不一定适用于其他 β 受体阻滞药。

表 7-7　β-肾上腺素能药物相互作用

心脏药物	相互作用药物	机制	结果	预防
血流动力学相互作用				
所有 β 受体阻滞药	钙拮抗药，尤其尼非地平	加重低血压	心肌缺血风险	BP 控制，调整剂量
	维拉帕米或地尔硫䓬氟卡尼	加重负性肌力作用低血压	心力衰竭风险检查 LV 功能，氟卡尼水平	检查 CHF，调整剂量
	拟交感神经药	相对效果	临床效益缺失	避免拟交感神经药
电生理效应				
所有 β 受体阻断药	维拉帕米	加重 SA 和 AV 结抑制	心动过缓，心搏停止，完全心脏阻滞	排除病窦综合征，AV 结疾病；调节剂量；排除 LV 心力衰竭药物

续表

心脏药物	相互作用药物	机制	结果	预防
	地尔硫䓬	加重负性肌力	低血压	
肝作用				
普萘洛尔	西咪替丁	西咪替丁降低普萘洛尔代谢	增加普萘洛尔效应	减少两种药物剂量
	利多卡因	降低肝血流	增加利多卡因效果	减少利多卡因剂量
美托洛尔	维拉帕米	维拉帕米降低美托洛尔代谢	增加美托洛尔的效果	减少美托洛尔剂量
	西咪替丁	西咪替丁降低美托洛尔的代谢	增加美托洛尔的效果	减少两种药物剂量
拉贝洛尔	西咪替丁	西咪替丁降低拉贝洛尔的代谢	增加拉贝洛尔和西咪替丁的效果	减少两种药物剂量
卡维地洛	西咪替丁	西咪替丁降低卡维地洛的代谢	增加卡维地洛效果	减少两种药物剂量
抗高血压相互作用				
所有 β 受体阻滞药	吲哚美辛，其他 NSAIDs	吲哚美辛抑制血管扩张的前列腺素	降低降血压效果	不用吲哚美辛；用其他代替药物
免疫调节药				
醋丁洛尔	其他改变免疫状态的药物；普鲁卡因胺，肼屈嗪，卡托普利	附加免疫效应的理论风险	狼疮或中性粒细胞减少的理论	检测抗核因子和中性粒细胞；联合应用时降低剂量

AV. 房室；BP. 血压；CHF. 充血性心力衰竭；LV. 左心室；NSAIDs. 非甾体消炎药；SA. 窦房

慢性心绞痛治疗的新选择

　　在过去的几十年，几种新的抗心绞痛药物（伊伐布雷定、尼可地尔、曲美他嗪和雷诺嗪）进行临床研究评价；在稳定缺血性心脏病患者，它们提供了改善缺血供需失衡的新的机制而改善心绞痛症状。雷诺嗪在美国获得批准用于治疗心绞痛，而伊伐布雷定、尼可地尔和曲美他嗪在其他国家广泛应用。每种药物都是通过新的机制改善供需失衡，因此，它们是传统抗心绞痛药物硝酸甘油、β 受体阻滞药和 CCBs 类药物的有效补充。

尼可地尔

　　尼可地尔通过两种机制改善缺血。一种是通过激活 ATP 依赖钾通道，可以直接扩张外周和冠脉小动脉。与硝酸酯一样，尼可地尔通过硝酸盐部分增加 cGMP 而促进平滑肌细胞舒张和收缩。在 IONA 研究，入组 5126 例稳定型心绞痛患者，应用尼可地尔与安慰剂相比，虽然在总死亡率方面没有差异，但降低了主要终点事件 17％，包括心源性死亡、MI 或因胸痛再次住院（13.1％ *vs.* 15.5％；HR：0.83；95％ CI：0.72～0.97；$P = 0.014$）（图 7-7）。与硝酸盐一样，长期应用会产生快速耐药性，但是耐药性不与硝酸酯交叉，可以长期同服。

伊伐布雷定

　　伊伐布雷定，一个窦房结细胞 If 电流抑制剂，在窦性心律患者减少静息和运动时心率，而没有明显的血流动力学效应。在几个在慢性心绞痛患者进行的小样本研究中，伊伐布雷定和安慰剂相比，延长运动时无症状 ST 段压低的时间，与阿替洛尔相比，降低心绞痛症状和应用硝酸甘油次数的程度相同。在 BEAUTIFUL 研究中，入组 11 000 例 CAD 合并有 LV 功能降低的患者。与安慰剂相比，伊伐布雷定减少平均静息心率 6/min，但对主要终点心血管死亡、MI 或因心力衰竭或心力衰竭加重住院率没有影响（HR：1.00；95％ CI：0.91～1.1；$P = 0.94$）。在特殊亚组分析中，对于静息心率至少 70/min 的患者组，伊伐布雷定降低 MI（HR：0.64；95％ CI：0.49～

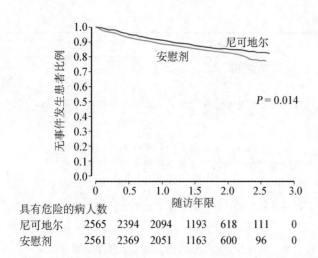

具有危险的病人数

尼可地尔	2565	2394	2094	1193	618	111	0
安慰剂	2561	2369	2051	1163	600	96	0

图 7-7　IONA 研究中稳定型心绞痛患者中应用尼可地尔和安慰剂对比可降低心脏死亡、非致死心肌梗死或非预期住院

$0.84；P=0.001$)和冠状动脉血供重建率(HR:$0.70；95\%$ CI:$0.52\sim0.93；P=0.016$)。由于心率慢而需要停药的患者在伊伐布雷定组比安慰剂组更多(13% vs.2%),虽然其中仅 21% 有相关症状。

在 6558 例有症状心力衰竭患者或者 LVEF<35% 的静息心率>70/min 的患者中研究伊伐布雷定的效果。患者随机分到伊伐布雷定和安慰剂组,剂量逐步增加至 7.5mg,每日 2 次。在 23 个月的随访中,伊伐布雷定组降低了主要终点,包括 CV 死亡或者因心力衰竭住院(24% vs.29%;HR:0.82;95% CI:$0.75\sim0.90$;$P<0.0001$)。5% 的服用伊伐布雷定患者出现症状相关的心动过缓,而在安慰剂组仅有 1%($P<0.0001$)。

除了心动过缓,其他最常见的不良反应有发光现象(幻视),被描述为短暂增强的视觉亮度、头痛和视物模糊。伊伐布雷定不应用于二度 AV 传导阻滞患者或静息心率<50/min 的患者。在欧洲,伊伐布雷定批准用于正常窦性心律而对 β 受体阻滞药禁忌或不能耐受的慢性稳定型心绞痛患者。推荐剂量从 5mg,每日 2 次开始,可以增加至 7.5mg,每日 2 次。如心率持续<50/min 或有低血压征象或症状时减量或停用。

雷诺嗪

作用机制

雷诺嗪为一种哌嗪的衍生物,首次被认为抑制脂肪酸氧化,因此将心脏代谢途径转换到更加合理的葡萄糖代谢途径。随后进行的细胞和动物研究中发现在临床可用剂量范围内,雷诺嗪并不明显抑制脂肪酸氧化,而抑制晚期钠电流(late I_{Na})。

在正常生理状态下,晚期 I_{Na} 只占心脏除级总钠内流的极少部分。在严重疾病状态,如缺血或心力衰竭时,晚期 I_{Na} 被加强,占细胞总钠内流量的比例增加,随后钙通过钠-钙交换进入细胞内增多。钠钙平衡失调,导致细胞内钙超载,使心脏舒张期舒张受损,室壁张力增强,冠脉血流降低。在诱发缺血、心力衰竭或者增加单个心肌细胞中活性氧时,雷诺嗪可以抑制晚期 I_{Na},降低细胞内钠钙超载而改善舒张功能。

基于 3 项慢性稳定型心绞痛患者中进行的研究结果,雷诺嗪的持续释放剂型被批准用于治疗稳定型心绞痛。在 MARISA 和 CARISA 研究评价雷诺嗪在慢性心绞痛且在低运动负荷下出现 ST 段压低和心绞痛的患者运动试验参数的作用。在 CARISA 研究中,823 例以往用过阿替洛尔、氨氯地平或地尔硫䓬的患者随机分到雷诺嗪(750mg 或 1000mg 每日 2 次)或者安慰剂组。雷诺嗪组较安慰剂组在血浆浓度低谷时增加总运动时间 24s($P=0.01$)和增加出现增加缺血和 ST 段压低的时间。另外,在服用雷诺嗪的患者在研究进行的 21 周期间出现心绞痛发作和舌下含服硝酸甘油的次数也减少(图 7-8)。在心率和血压方面,两组无显著差异。第 3 个稳定型心绞痛的研究 ERICA 研究中,入组 565 例慢性心绞痛患者随机到雷诺嗪组(1000 mg,每日 2 次)或安慰剂组,同时服用氨氯地平(10 mg/d)。与安慰剂组相比,雷诺嗪明显降低了心绞痛发生[雷诺嗪组(2.88 ± 0.19)次/周 vs. 安慰剂组(3.31 ± 0.22)次/周;$P=0.028$]和每周应用硝酸甘油的次数(2.03 ± 0.20 雷诺嗪组 vs.2.68 ± 0.22 安慰剂组;$P=0.014$)。

在 MERLIN-TIMI 36 研究中,在更广泛和更不稳定的患者中评价雷诺嗪的效果。入选 6560 例 NSTE-ACS 患者同时给予常规治疗基础上随机到雷诺嗪或者安慰剂组。结果,雷诺嗪组未能降低主要终点:CV 死亡、新发或再发 MI、再发缺血。与其他抗心绞痛药物相似,在 CV 死亡或 MI 再发方面没有效果(12.9% vs.13.7%;HR:0.99;95% CI:$0.85\sim1.15$;$P=0.87$),但是降低了缺血再发(17.3% vs.20.0%;HR:0.87;95% CI:$0.76\sim0.99$)。在 3500 例原有心绞痛患者中,雷诺嗪明显降低了缺血复发(HR:0.78;95% CI:$0.67\sim0.91$),包括降低心

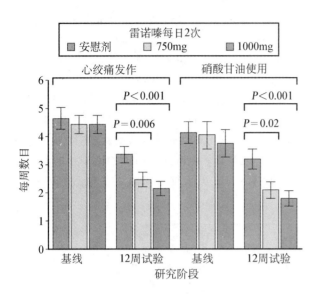

图 7-8 CARISA 研究中,在已经服用阿替洛尔 50 mg/d 或地尔硫䓬 180mg/d 的慢性心绞痛患者应用雷诺嗪和安慰剂对比降低每周心绞痛发生频率和硝酸甘油应用的频次

绞痛加重(HR:0.77;95% CI:0.59~1.00)和延长 8 个月运动耐量(514 vs.482;P=0.002)。

雷诺嗪的其他潜在应用

雷诺嗪的几个其他额外的有趣的效果还在研究中。在 CARISA 研究中,雷诺嗪 1000mg,每日 2 次应用组明显降低了糖化血红蛋白 0.7%(P=0.002),这一发现在 MERLIN-TIMI 36 研究中也被证实,降低了 HbA1c 0.6%(P<0.001)其机制并不清楚,可能与抑制胰腺 I_{Na} 电流有关。

越来越多的证据显示雷诺嗪具有抗心律失常作用,尽管其轻微延长 QTc 间期。在试验模型中,雷诺嗪抑制早期后除极和降低跨膜心肌细胞复极离散度和其他心律失常早期电生理现象。在 MERLIN-TIMI 36 研究中,随机 6300 例患者时连续监测 7d ECG,应用雷诺嗪的患者组减少了室性心动过速至少 8 次心跳的比例(5.3% vs.8.3%;P<0.001),室上性快速心律失常(44.7% vs.55.0%;P<0.001),新发 AF(1.7% vs.2.4%;P=0.08),或者室性停搏至少 3s(3.1% vs.4.3%;P=0.01)。但是,雷诺嗪潜在的抗心律失常作用需要进行进一步的前瞻性临床研究证实。

曲美他嗪

曲美他嗪通过阻断部分脂肪酸氧化而加强葡萄糖依赖的氧化,在低氧状态下更有效地产生 ATP,改善缺血心肌的代谢。在心绞痛患者进行的临床研究显示,即使是在正常应用传统抗心绞痛药物的患者,曲美他嗪可以降低症状发生率和延长运动时出现 ST 段压低的时间。

在 EMIP-FR 研究中,曲美他嗪应用于就诊的 AMI 患者中,19 000 例患者随机到静脉负荷曲美他嗪组或安慰剂组,曲美他嗪组先静脉负荷后再持续应用曲美他嗪,结果显示短期和长期死亡率两组没有差异,但是如果按照是否溶栓进行亚组分析发现有差别倾向,溶栓患者曲美他嗪组比安慰剂组死亡率有增高趋势(11.3% vs.10.5%;P=0.15),而没有溶栓患者则有下降趋势(14.0% vs.15.1%;P=0.14)。

血栓性或缺血性心血管疾病

止血过程是机体通过肝作用使血管内促凝和抗凝因子处于平衡状态。虽然正常止血机制会防止出血,但也会导致病理学血栓和血管堵塞。动脉血栓形成高度依赖血小板黏附于血管壁。特别是在冠状动脉,动脉粥样硬化斑块破裂和继发血栓形成是大多数 ACS 的主要机制。斑块破裂和侵蚀暴露内膜下胶原,血小板可以黏附在血管损伤位置,血小板被活化和聚集(图 7-9)。血管损伤也会释放组织因子,激活外源性凝血反应,最终产生凝血酶和纤维蛋白的沉积。纤维蛋白原在激活的血小板间形成桥状连接使血栓稳定;血栓可以部分或完全堵塞血管致急性粥样硬化血栓事件。血小板聚集,结合纤维蛋白原形成血栓,通过凝血级联反应形成富含纤维的血凝块。富含血小板的白血栓不会完全堵塞血管,往往和 NSTE-ACS 相关。凝血反应形成完全堵塞血管的血栓往往是富含纤维蛋白的红色血栓,多见于 STEMI 患者。对血栓形成调节机制的深入了解是抗栓治疗的关键,包括针对血小板的抗血小板治疗和针对凝血因子的抗凝治疗、粥样硬化血栓事件的预防。

抗血小板治疗

目前,在 CAD 患者中批准用于治疗和预防事件复发的抗血小板药物有 3 种,包括环氧化酶-1(cyclooxygenase-1,COX-1)抑制药、二磷腺苷(adenosine diphosphate,ADP)P_2Y_{12} 受体拮抗药和糖蛋白(glycoprotein,GP)Ⅱb/Ⅲa 抑制药。还有其他具有抗血小板作用的制剂(如西洛他唑、双嘧达莫、己酮可可碱),它们在 CAD 患者预防事件再发中没有临床适应证,但在其他部位动脉粥样硬化疾病中有推荐应用(如在周围血管疾病、脑血管疾病;见第 35 章和第 36 章)。本节将描述预防 CAD 的抗血小板药物的作用机制、应用指征、剂量、不良反应和禁忌证。

阿司匹林

作用机制

阿司匹林在胃肠道吸收迅速,60min 内即可检测到血小板抑制。血浆半衰期约为 20min,30～40min 可达血浓度峰值。肠溶阿司匹林吸收延迟,在服用 3～4h 达到血浆峰浓度。阿司匹林不可逆失活前列腺素(prostaglandin H, PGH)合成酶 1 和 PGH_2 的 COX 活性,也分别叫作 COX-1 和 COX-2。这些同工酶将花生四烯酸转化为 PGH_2,作为产生其他几种前列腺素(包括 TXA_2 和 PGI_2)的基础物质(图 7-10)。阿司匹林弥散通过细胞膜进入链接细胞膜和 COX 酶催化口袋的狭窄亲水通道后发挥作用。阿司匹林乙酰化丝氨酸残端(在人 COX-1 中丝氨酸 5 29 和 COX-2 中丝氨酸 516)阻止花生四烯酸到达

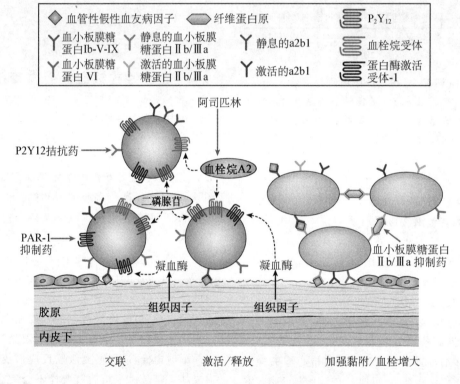

图 7-9　血小板介导的血栓形成

GP Ib 和 vWF 相互作用捕捉血小板,使 GP VI 和胶原相互作用成为可能,这会促发整合素到高亲和状态并导致释放 ADP 和 TXA_2,分别结合到 P_2Y_{12} 和凝血酶受体上。TF 促发局部凝血酶形成,通过与 PAR-1 受体结合激活血小板

COX 酶催化位点(图 7-11)。只有大剂量阿司匹林才可以抑制 COX-2,和抗炎和抗过敏效果相关;低剂量阿司匹林足够抑制 COX-1 活性产生抗血小板作用。血管内皮细胞和新形成的血小板(占循环中 8%～10%)同时表达 COX-1 和 COX-2,但成熟血小板仅表达 COX-1。重要的是,血小板激活的产物和血管收缩药 TXA_2 主要由 COX-1 介导产生,可被阿司匹林高度阻滞;血管 PGI_2,一种血小板抑制和血管扩张药,主要由 COX-2 介导产生,不易被低剂量阿司匹林阻滞。因此,低剂量阿司匹林最终主要阻断血小板形成 TXA_2,通过血栓素受体途径抑制血小板激活和聚集。①血小板合成蛋白的能力小;②阿司匹林阻断 COX-1 是不可逆的,COX-介导 TXA_2 合成抑制持续血小板的整个生命周期(7～10d)。

阿司匹林也通过不依赖前列腺素途径影响止血和 CV 疾病。虽然尚不确定,阿司匹林的非前列腺素依赖的途径是剂量依赖性的,与 COX-1 活性无关。这些机制包括维生素 K 抑制、减少血小板生成凝血酶和单个或多个凝血因子的乙酰化。除了对血

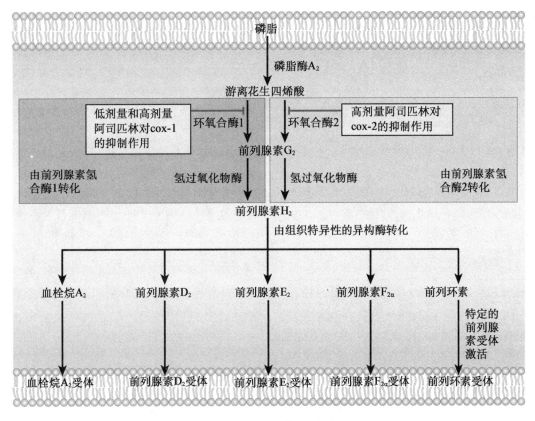

图 7-10　阿司匹林作用机制

　　花生四烯酸,一个 20 碳脂肪酸含有 4 个双键,通过几种磷脂酶 A₂ 的集中形式从膜磷脂酶释放,通过多种刺激激活。花生四烯酸由细胞质前列腺素 H 合成酶转化成不稳定的前列腺素 G₂ 和 H₂ 中间体,同时具有环氧合酶和氢过氧化物酶(HOX)活性。合成酶又叫作环氧合酶,有两种形态,环氧合酶-1 (COX-1)和环氧合酶-2 (COX-2)。低剂量阿司匹林选择性抑制 COX-1,而高剂量阿司匹林同时抑制 COX-1 和 COX-2。前列腺素 H₂ 由组织特异构酶转化成多种前列腺素,这些生物活性脂质激活特殊的 G 蛋白偶联受体超家族的细胞膜受体,如血栓烷受体、前列腺素 D₂ 受体、前列腺素 E₂ 受体、前列腺素 F₂ₐ受体和前列环素受体

小板的直接作用,阿司匹林可以保护 LDL 不被氧化,改善动脉粥样硬化患者的内皮功能,作为抗氧化剂而降低炎症反应。

　　指征

　　阿司匹林作为有效的抗血小板制剂,在 CV 患者粥样硬化并发事件预防上被证实有效。阿司匹林作为 CV 事件一级预防中应用在临床研究和专家共识中存在矛盾的地方,不在本章讨论。在不同临床表现的 CAD 患者,包括稳定型 CAD、ACS(UA 和 NSTEMI)和进行冠状动脉血管重建(包括经皮和外科手术),阿司匹林都是预防缺血事件二级预防的抗血小板药物的治疗选择。在高危患者,特别是 ACS 或进行 PCI 患者,应尽快应用阿司匹林,首剂 162～325mg,以 75～162mg 维持。尽管证实服用阿司匹林有效,但在服用阿司匹林的患者中再次发生心血

管事件的绝对风险仍然相当高,2 年后 8%～18%。虽然目前机制不明确,但是药物抵抗可以解释部分;血小板功能受临床、生理和基因特性等综合因素的影响,存在多种血小板激活途径和受体等可能与尽管服用阿司匹林仍然有事件复发有关。

　　剂量

　　预防 CV 事件适合的阿司匹林剂量一直存在争议。体外药效学研究显示阿司匹林抑制 COX-1 的作用在 30mg/d 的低剂量时就存在。长期口服阿司匹林 75～150mg/d 预防缺血事件方面同大剂量阿司匹林。低于 75 mg 的阿司匹林剂量在临床上没有评价,因此不推荐。重要的是,更大剂量阿司匹林(>150 mg)并不提供更多缺血事件方面的保护。这在近期报道的大规模随机研究 CUR-RENTOASIS-7 中证实,研究比较高剂量和低剂量

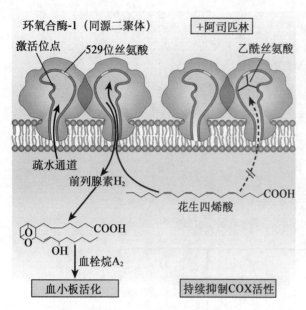

图 7-11　阿司匹林抑制环氧合酶的机制

靶酶是血小板环氧合酶 1(platelet cyclooxygenase 1，COX-1)COX-1 的底物，花生四烯酸，转化为前列腺素 H_2 (PGH_2)，最终通过血栓素合成酶转化成血栓素 A_2 (TXA_2)。阿司匹林通过在阻断催化口袋下 COX-1 通道和乙酰化 529 位置丝氨酸残基不可逆抑制 COX-1

阿司匹林治疗计划行 PCI 的 ACS 患者($n=25\ 087$)，研究采用 2×2 析因设计，患者随机到双盲高剂量或标准剂量氯吡格雷 30d 组，同样随机双盲高剂量($300\sim325$ mg/d)或低剂量($75\sim100$ mg/d)阿司匹林组，结果显示高剂量和低剂量阿司匹林同样有效，无差异，虽然在主要出血方面两组没有差异，但胃肠道出血率在高剂量组有增加 (0.38% vs. 0.24%；$P=0.051$)。

基于早期随机研究设计和临床应用经验，因此，ACS 患者急诊处理首次应用剂量在 $162\sim325$mg。但是，考虑作用机制生化研究结果中缺乏剂量和抗栓效应关系、剂量相关不良反应，优先考虑低剂量阿司匹林($75\sim162$ mg)作为长期治疗方案。在与其他抗血小板或抗凝药物合用时同样考虑低剂量阿司匹林。实际上，ACS 患者的标准治疗，阿司匹林和氯吡格雷联合应用时，在 CURE 研究中显示低剂量阿司匹林(<100 mg)和高剂量阿司匹林(>200 mg)在临床疗效相似，主要出血发生率低。同样，在与抗凝药物(如维生素 K 拮抗药)合用时也考虑低剂量阿司匹林(<100 mg)。

不良反应和禁忌证

阿司匹林的不良反应主要是对胃肠道作用，与剂量相关，应用低剂量($75\sim162$ mg/d)可以减少发生。服用阿司匹林可导致胃糜烂、出血、溃疡，导致贫血。在一项抗栓研究的荟萃分析中，抗血小板治疗增加主要颅外出血约 60%，增加致命性出血和非致命性出血相比没有差异，非致命性出血增加明显。阿司匹林出血风险可通过降低剂量来减轻。在正常健康男性应用阿司匹林可以轻微增加出血卒中发生率，但总卒中发生率可减少。在一个小样本研究中，在老年患者应用阿司匹林($75\sim325$ mg/d)2 周后显著降低肌酐清除率和尿酸分泌，出血风险在凝血功能异常或正在接受抗凝药物治疗(如华法林)的患者中明显增加。如果阿司匹林与非甾体消炎药(NSAIDs)同时服用，由于存在 COX-1 激活位点结合竞争，导致阿司匹林抗血小板作用减弱，这会增加缺血事件的增加，因此在服用阿司匹林的患者中需谨慎应用 NSAIDs。

阿司匹林的过敏反应主要由 3 种：呼吸道过敏[哮喘和(或)鼻炎]、皮肤过敏[荨麻疹和(或)血管性水肿]和系统性过敏(过敏性反应)。阿司匹林加重呼吸道疾病约 10%，至于阿司匹林引起的溃疡，在普通人群中发生率为 $0.07\%\sim0.2\%$。在 CAD 患者中如阿司匹林过敏或不能耐受时可以应用氯吡格雷替代，逐步增加药物剂量进行脱敏也是一种选择。

P_2Y_{12} 受体拮抗药

作用机制

血小板 ADP-信号途径由 P_2Y_1 和 P_2Y_{12} 受体介导，在血小板激活和聚集过程中起重要作用。P_2Y_1 和 P_2Y_{12} 受体与 G 偶联，在血小板聚集中两者均需要。ADP-激动效应主要由 P_2Y_{12} 受体介导，引起血小板聚集和保持聚集稳定；P_2Y_1 主要在早期聚集和血小板形态变化时起作用。P_2Y_{12} 受体与 G_i 蛋白偶联，调节激活磷酸肌酸 3 激酶和抑制腺苷酸环化酶。磷酸肌酸 3 激酶激活引起血小板内激酶激活导致 GP Ⅱ b/Ⅲ a 激活，抑制腺苷酸环化酶，降低 cAMP 水平。cAMP 水平下降调节 cAMP-依赖蛋白激酶的活性，降低 cAMP-介导的 VSDP 的磷酸化，消除其对 GP Ⅱ b/Ⅲ a 受体激活的保护作用(图 7-12)。

已经研制出几种 P_2Y_{12} 抑制药(表 7-8)。噻吩并吡啶衍生物(噻氯匹定、氯吡格雷和普拉格雷)是间接作用、口服和不可逆的抑制 P_2Y_{12} 受体亚型的抑制药。当与阿司匹林联用时，噻吩并吡啶衍生物有协同作用，比单用获得更强的抗血小板抑制作用。噻吩并吡啶衍生物药物的抗血小板抑制作用是浓度依赖性的，为前体药物，在体外没有作用，需经肝

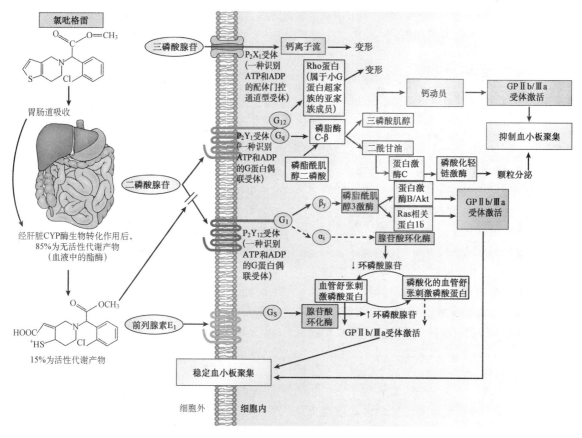

图 7-12 P₂ 受体和氯吡格雷的作用机制

氯吡格雷是前体药,口服应用。约 85％的前体药物经血中的酯酶水解成无活性的羧酸衍生物,仅 15％的前体药物经肝 CYP450 系统代谢产生有活性的代谢产物。活性代谢产物不可逆地抑制 ADP P₂Y₁₂受体。激活 P₂X₁ 和 P₂Y₁ 受体引起血小板形态的改变,会促发轻微和短暂的血小板聚集。P₂X₁ 介导细胞外钙内流,使用 ATP 作为一激动药。ADP 与 Gq-偶联的 P₂Y₁ 受体结合导致磷脂酶 C(PLC)激活,由磷脂酰肌醇磷酸(PIP₂)产生二酰甘油(DAG)和三磷酸肌醇(IP₃)。DAG 激活蛋白激酶 C(PKC),导致肌球蛋白轻链的磷酸化(MLCK-P);IP₃引起细胞内钙动员。P₂Y₁ 受体与另一糖蛋白偶联,导致血小板形态变化。ADP 结合到 Gᵢ-偶联的 P₂Y₁₂受体解放 Gᵢ蛋白的 αᵢ和 βᵧ亚单位引起血小板聚集的稳定。αᵢ亚单位引起腺苷酸环化酶(AC)抑制,降低 cAMP 水平。反过来减弱 cAMP-介导的血管舒张刺激磷蛋白(VASP-P)磷酸化。VASP-P 调节糖蛋白(GP)Ⅱb/Ⅲa 受体激活。βᵧ亚单位激活磷脂酰肌醇 3 激酶(PI3K),通过激酶激活途径引起 GPⅡb/Ⅲa 受体激活。前列腺素 E₁(PGE₁)激活 AC,增加 cAMP 水平和 VASP-P 状态。实线箭头表示激活,虚线箭头表示抑制

表 7-8 已有和正在研发的 P₂Y₁₂ADP 受体拮抗药

药物	分类	作用机制	应用方法	服用频次	推荐状态
噻氯匹定	噻吩并吡啶(第一代)	前体药;不可逆	口服	每日	1991 年批准
氯吡格雷	噻吩并吡啶(第二代)	前体药;不可逆	口服	每日	1997 年批准
普拉格雷	噻吩并吡啶(第三代)	前体药;不可逆	口服	每日	2009 年批准
替格瑞洛 (AZD6140)	环戊三唑并吡啶	直接作用;可逆	口服	每日两次	PLATO Ⅲ期临床研究 2009 年完成
坎格瑞洛	ATP 类似物	直接作用;可逆	Ⅳ	NA	Ⅲ 期 CHAMPION-PLATFORM 和 CHAMPION-PCI 研究于 2009 年完成;附加的实验正在进行
Elinogrel (PRT060128)	Quinazolinedione	直接作用;可逆	Ⅳ 和口服	每日 2 次	Ⅱ 期研究 2009 年完成

ADP. 二磷酸腺苷;ATP. 三磷酸腺苷;Ⅳ. 静脉滴注;NA. 不能获得

CYP 系统作用产生有活性的代谢产物后起作用,可选择性抑制 P_2Y_{12} 受体。因抑制 P_2Y_{12} 受体为不可逆,噻吩并吡啶衍生物药物引起的抗血小板作用持续血小板的整个生命周期。

噻氯匹定是第一个研制的噻吩并吡啶衍生物类药物,批准剂量 250mg,每日 2 次,用药 2~3d 达到显著抑制效果。在行 PCI 置入支架的患者中在预防缺血事件复发方面阿司匹林与噻氯匹定联合应用明显优于单用阿司匹林或阿司匹林与抗凝药物联合应用。但是,处于安全性方面的考虑,特别是中性粒细胞减少症,噻氯匹定逐渐被氯吡格雷替代,氯吡格雷是目前最广泛应用的 P_2Y_{12} 受体拮抗药。

氯吡格雷是第二代噻吩并吡啶衍生物,结构上不同于噻氯匹定,多了羧甲基团。氯吡格雷抑制血小板激活和聚集的作用是浓度依赖性的,为非前体药,需经肝 CYP 系统两步氧化形成活性代谢产物。但是,约 85% 的前体药物被酯酶水化成无活性的羧酸衍生物,只有 15% 的前体药物经 CYP 系统代谢为有活性的代谢产物。CYP3A4、CYP3A5、CYP2C9 和 CYP1A2 涉及一种氧化步骤;CYP2B6 和 CYP2C19 两步氧化步骤均涉及。氯吡格雷活性代谢产物的活性硫巯基团在一个或多个 P2Y12 受体的半胱氨酸残端间形成二硫键而不可逆阻断血小板活性。虽然氯吡格雷的半衰期仅 8h,对血小板的不可逆抑制作用持续血小板整个生命周期,7~10d。与噻氯匹定不同,氯吡格雷负荷量应用,迅速获得抗血小板作用。

氯吡格雷批准应用的负荷和维持剂量分别是 300mg 和 75mg。但是,无数药效学研究发现应用氯吡格雷治疗患者在血小板抑制水平上存在很大的差异。多种因素,包括临床因素(糖尿病、ACS、肥胖、吸烟和药物相互作用)及一些细胞因素(血小板周转率和基因因素:CYP 多态性),可以解释这种现象。重要的是,一些研究显示,血小板抑制水平下降和动脉粥样硬化缺血事件复发相关。促进研究者进行大剂量氯吡格雷疗效的相关研究,研究显示,在行 PCI 患者中应用大剂量(≥600 mg)氯吡格雷负荷较低剂量氯吡格雷(<300mg)更快达到血小板抑制效果。大剂量氯吡格雷在 PCI 患者中也降低了围术期 MI。虽然大剂量氯吡格雷维持(150 mg)方案使血小板抑制更迅速,但没有获得更有意义的临床结果。这些研究结果促进更强的 P_2Y_{12} 受体拮抗药药物的研发,如普拉格雷和替格瑞洛。虽然在应用氯吡格雷患者中提倡检测血小板功能,但至今没有证据支持需要常规监测,那些试图应用血小板功能检测来达到更合理的血小板抑制的大规模临床研究都没有获得有意义的结果。几个研究正在进行关于基因检测指导口服抗血小板药物及评估血小板功能安全性和有效性的研究。

普拉格雷是近期被批准用于行 PCI 的 ACS 患者中的第三代噻吩并吡啶类药物,为口服制剂,与其他噻吩并吡啶类药物相似,也需要经肝代谢形成有活性的代谢产物,不可逆阻断 P2Y12 受体。与其他噻吩并吡啶类药物不同的是,普拉格雷经更快和更有效地转化为活性代谢产物,主要在小肠进行羧酸酯酶水解,随后经过肝单个 CYP-依赖的步骤完成,涉及 CYP3A、CYP2B6、CYP2C9 和 CYP2C19 异构体。这种药动学特点使其药效学更佳,及时与应用大剂量负荷和维持的氯吡格雷比较其抑制血小板作用更强,血小板反应的个体差异小,起效时间更快。60mg 普拉格雷负荷应用后 30min 时抑制 50% 的血小板,在 1~2h 时抑制率可达到 80%~90%。

替格瑞洛是一种新的非噻吩并吡啶类抑制 P_2Y_{12} 的药物,称 CPTPs(cyclopentyltriazolopyrimidines)。替格瑞洛是第一代 CPTP,为口服制剂,作用机制不同于噻吩并吡啶类药物,不需肝代谢可直接作用,可逆性抑制 P_2Y_{12} 受体。替格瑞洛吸收迅速,半衰期为 7~12h,因此每日需要口服 2 次。与氯吡格雷比较,其抑制血小板作用更强、更迅速和个体差异更低。

指征

氯吡格雷是在阿司匹林不能耐受或过敏的患者二级预防中的抗血小板治疗选择。这个指征来源于 CAPRIE 研究结果,该研究在近期 MI,缺血性卒中或有明确周围血管疾病患者中比较氯吡格雷(75 mg/d)和阿司匹林(325 mg/d)在减少缺血性事件方面的疗效。研究结果显示了临界,但非常重要的结果,降低了年复合终点事件——血管性死亡、MI 或缺血性卒中(5.32% $vs.$ 5.83%;$P=0.043$)。在有症状的周围动脉粥样硬化疾病患者中,氯吡格雷较阿司匹林更有效降低血管缺血事件的发生。

在阿司匹林基础上加上氯吡格雷在行 PCI 患者和所有 ACS 人群中获益明显。表 7-9 总结了在行 PCI 和 ACS 患者中进行的比较双联抗血小板(阿司匹林和氯吡格雷)治疗和单用阿司匹林疗效的研究。总之,CURE、PCI-CURE 和 CREDO 研究均显示双联抗血小板药物长期(9~12 个月)治疗优于单药治疗。在 STEMI 患者进行的研究 COMMIT 和

CLARITY-TIMI 28 研究显示氯吡格雷联合阿司匹林优于单纯阿司匹林或者阿司匹林联合溶栓治疗。不同于在 ACS/PCI 进行试验中的阳性结果，在 CHARISMA 研究中入选具有 CV 或有多个 CV 危险因素的患者，持续联合应用氯吡格雷和阿司匹林组在 28 个月主要复合终点事件方面（包括 CV 死亡、MI 或卒中方面）并不优于单纯阿司匹林治疗

（表 7-9）。在具有明确动脉硬化疾病患者中氯吡格雷组降低了事件的发生，但在仅有危险因素亚组分析中增加出血和死亡率。总之，临床研究结果显示，双联抗血小板药物在高危患者，如各种 ACS 或进行 PCI 的患者中是获益的，而在低危患者中是无益的，甚至可能存在潜在的害处。

表 7-9　氯吡格雷治疗急性冠脉综合征、冠脉介入治疗和粥样硬化血栓性疾病的Ⅲ期临床研究

试验	N	患者	治疗*	主要终点	事件率（治疗组 vs 对照组）	P 值
CAPRIE	19 185	既往卒中或 MI 或有症状 PAD	Clopidogrel vs. ASA	1 年缺血性卒中，MI，血管性死亡	5.3% vs. 5.8%	0.043
CURE	12 562	NSTE ACS，不稳定型心绞痛	Clopidogrel + ASA vs. ASA	1 年 CV 死亡，非致死性 MI 和卒中	9.3% vs. 11.4%	<0.001
CREDO	2116	PCI 的 ACS	Clopidogrel + ASA vs. ASA	1 年 CV 死亡，MI，或卒中	8.5% vs. 11.5%	0.02
PCI-CURE	2658	PCI 的 NSTE ACS	Clopidogrel + ASA vs. ASA	30d CV 死亡，MI 或再血管化	4.5% vs. 6.4%	0.03
CLARITY-TIMI 28	3491	STEMI	Clopidogrel + ASA + FA vs. ASA + FA	梗死相关血管闭塞，死亡，或造影前再发 MI	15.0% vs. 21.7%	<0.001
COMMIT	45 852	STEMI	Clopidogrel + ASA vs. ASA	28d CV 死亡，再梗死，或卒中	9.2% vs. 10.1%	0.002
CHARISMA	15 603	CVD 或多种危险因素	Clopidogrel + ASA vs. ASA	28 个月 MI，卒中或 CV 死亡	6.8% vs. 7.3%	0.22
CURRENT-OASIS 7	25 087	计划旨在早期介入干预的 ACS	加倍剂量 clopidogrel + ASA vs. 低剂量+ ASA	30d CV 死亡，MI，或卒中	4.2% vs. 4.4%（总队列）	0.37

ACS. 急性冠脉综合征；STEMI. ST 段抬高型心肌梗死；TIMI. 心肌梗死溶栓；ASA. 阿司匹林；CVD. 心血管疾病；CV. 心血管；FA. 纤溶药物；MI. 心肌梗死；NSTE. 非 ST 段抬高；PAD. 外周血管疾病；PCI. 经皮冠脉介入治疗

* 在 CURE、CREDO、PCI-CURE、CLARITY、COMMIT 和 CHARISMA 研究中氯吡格雷负荷 300mg 后以 75mg 每日 1 次维持。CAPRIE 研究中氯吡格雷每日 75mg，在 CURRENT-OASIS 7，双倍剂量氯吡格雷定义为 600mg 负荷后以 150mg 维持 7d 后改为 75mg，每日 1 次维持。标准剂量组规定氯吡格雷 300mg 负荷后 75mg 每日 1 次维持。患者也随机到接受低剂量（75～100 mg/d）或高剂量（300～325 mg/d）阿司匹林

CURRENT-OASIS 7 研究评价在 ACS 患者中应用双倍剂量氯吡格雷的疗效和安全性，该研究中，双倍剂量规定氯吡格雷 600mg 负荷，150mg，每日 1 次，用 7d 后改成 75mg，每日 1 次维持。标准剂量组规定 300mg 负荷后 75mg，每日 1 次维持。患者同时随机到低剂量（75～100 mg/d）或高剂量（300～325 mg/d）阿司匹林组。在总体研究人群中，30d 主要终点事件——CV 死亡、MI 或卒中，在双倍剂量和标准剂量间没有差异。但是在 PCI 患者中，双倍剂

量氯吡格雷较标准剂量组明显降低了主要终点和支架血栓的发生率。

普拉格雷目前推荐在急性 ACS 进行 PCI 的患者中应用降低血栓性 CV 事件的发生，包括支架血栓的发生。这种推荐源自 TRITON-TIMI 38 研究结果，研究结果提示在中到高危 ACS 行 PCI 患者，有或无 ST 段抬高，在预防短或长期（至 15 个月）缺血事件方面，普拉格雷（60mg 负荷，10mg 维持量）加阿司匹林明显优于氯吡格雷（300mg 负荷，75mg 维

持）加阿司匹林。获益主要来自 MI 降低,也见于支架血栓的明显下降。但是,普拉格雷组和氯吡格雷比较主要出血的风险增高,包括危及生命的出血。在一些特定的亚组中更加明显,限制了普拉格雷的临床获益。既往有卒中或 TIA 发作的患者应用普拉格雷有临床净害处,应避免在此类患者应用。年龄≥75 岁,体重低于 60kg 的患者普拉格雷无净获益。相反,在 DM 和因 STEMI 行 PCI 的患者普拉格雷获益明显,没有主要出血的增加。基于 TRITON-TIMI 38 的数据,普拉格雷最适合在<75 岁,体重>60kg 的无 TIA 卒中史的 ACS 行 PCI 的患者中。

基于 PLATO 研究,替格瑞洛在欧洲和美国被批准用于减少缺血事件的复发,研究评价了替格瑞洛加阿司匹林和氯吡格雷加阿司匹林比较,评价其安全性和有效性。入选人群包括 ST 段抬高或非 ST 段抬高的 ACS 患者,包括行 PCI 或 CABG 术及药物治疗的患者。随机分组到替格瑞洛 180mg 负荷后 90mg,每日 2 次服用或者氯吡格雷 300mg 或 600mg 负荷后 75mg,每日 1 次维持 12 个月。替格瑞洛组短期和远期预后更好(包括 CV 死亡、非致死 MI 或非致死卒中的复合终点)。需要指出的是,全因死亡率替格瑞洛组比氯吡格雷组下降了 22%。研究定义的主要出血发生率在两组没有显著差异,但替格瑞洛组非 CABG 相关出血率更高,包括致命性颅内出血。有意思的是,事先定义的区域亚组分析显示入选患者区域间存在临界差异($P = 0.05$),北美患者对氯吡格雷更有效,而非替格瑞洛。

剂量

在间歇跛行、不稳定型心绞痛、周围血管旁路移植手术和脑血管疾病患者中噻氯匹定的标准剂量为 250mg,每日 2 次,但是,由于氯吡格雷的安全范围更优,逐渐被氯吡格雷替代。氯吡格雷的负荷量和维持量分别是 300mg 和 75mg。在行 PCI 时,氯吡格雷的负荷剂量是 300～600mg。75 岁以下的 STEMI 患者进行溶栓治疗时应用 300mg 负荷量,随后 75mg,每日 1 次维持。肾功不全患者无须调整剂量,包括终末期肾病患者。

ACS 就诊或进行 PCI 的患者,应尽早应用负荷量氯吡格雷。PCI 术前应用氯吡格雷比未用者改善 30d 预后。在包括 3 个随机研究的荟萃分析显示,PCI 前应用氯吡格雷无论 PCI 时是否应用 GP Ⅱb/Ⅲa 拮抗药均安全并有获益。为了获得疗效,应在 PCI 前 6～12h 开始应用氯吡格雷,应用 600mg 氯吡格雷负荷可以缩短至 PCI 前 2h 用药即有效。以

ACS 就诊的患者,无论采取什么治疗方法(药物、PCI 或 CABG),氯吡格雷应用 75mg,每日 1 次至少 12 个月。行 PCI 的患者,无论置入 BMS 或 DES,氯吡格雷均建议 75mg,每日 1 次,应用 12 个月。提前停用氯吡格雷,特别是在置入 DES 患者,明显增加支架血栓的风险。如果出血致残风险大于抗栓获益时,可以考虑提前停用。置入 DES 患者,氯吡格雷应用是否超过 1 年,也应个体化考虑。服用氯吡格雷患者计划行 CABG 者,如能延迟,建议先停药,待血小板功能恢复,氯吡格雷停药时间应至少 5d。

普拉格雷推荐用于急性 ACS 行 PCI 患者中可以降低血栓性事件,包括支架血栓。推荐应用患者包括进行急诊或延迟 PCI 的 UA/NSTEMI 和 STEMI 患者。普拉格雷 60mg 负荷后 10mg,每日 1 次维持。在体重<60kg 人群,可以考虑用低剂量 5mg 维持,虽然其有效性和安全性还没有在前瞻性研究中证实,推荐持续应用 15 个月,如果临床需要,如出血等情况下,可以提前停用。在服用普拉格雷的患者,计划行 CABG 且可延迟的患者建议停药至少 7d,使血小板功能恢复。

替格瑞洛推荐用于成人 ACS(UA、NSTEMI 或 STEMI)患者,包括计划药物治疗或者进行 PCI 或 CABG 治疗者。180mg 负荷后以 90mg,每日 2 次维持 12 个月。如果出现出血等情况时可以提前停用。服用替格瑞洛的患者,如计划进行 CABG 且可延长时,停药至少 5d 至血小板功能恢复。

不良反应和禁忌证

噻氯匹定治疗有很高的中性粒细胞减少的发生率(1.3%～2.1%),常于停药后恢复,但在少数患者为不可逆,且可能是致命的。用药时应每隔 2 周监测,特别是在开始用药 3 个月,以发现严重并发症。噻氯匹定的其他少见但可能致命的并发症有骨髓增生异常和血栓性血小板减少性紫癜(thrombotic thrombocytopenia purpura,TTP)。其他不良反应包括腹泻、恶心、呕吐,比较常见,发生率为 30%～50%,皮疹发生率极少。氯吡格雷代表抗血小板治疗的一个进步,因中性粒细胞减少的不良反应非常少见(0.1%)。在 CLASSICS 研究中,主要外周或出血并发症与噻氯匹定相似(分别为 1.3% 和 1.2%)。在 CAPRIE 研究中,GI 出血发生率在氯吡格雷和噻氯匹定组分别为 2.0% 和 2.7%,颅内出血发生率 0.4%,阿司匹林组 0.5%。TTP 发生率在氯吡格雷非常罕见,但可能是致命的。噻吩并吡啶类药物的出血风险和患者的临床情况密切相关。在 CURE

研究中,氯吡格雷组主要出血率稍增加,主要是 GI 出血,但是,在该研究中,高剂量阿司匹林组出血也有增加。颅内出血发生率(0.1%)和致命出血发生率(0.2%)在两组一致。在 CREDO、CLARITY-TI-MI 28 和 COMMIT 研究中,加用氯吡格雷并没有增加主要出血发生率。争议在于在,服用氯吡格雷患者进行外科手术时增加出血。在 CURE 研究中显示,入院开始就应用氯吡格雷获益大于风险,即使是在住院期间进行 CABG 的患者。但是,非常明确术前应用氯吡格雷会增加再次手术风险,增加 CABG 术中和术后输血率和输血量。药物相互作用中,PPIs 和氯吡格雷间存在相互作用而影响氯吡格雷的抗血小板作用而曾被提出警告,奥美拉唑和埃索美拉唑干扰 CYP2C19 的活性,而泮托拉唑则不影响。对于慢代谢型患者,既 CYP2C19 基因功能缺失等位基因纯合子携带者,也提出了警告,这种情况在白种人发生率 3%,非裔美国人中 5% 和亚洲人中 12%。对这些人群应考虑加大氯吡格雷剂量或改为不受 CYP2C19 基因型影响的药物(如普拉格雷和替格瑞洛)。服用氯吡格雷发生过敏或血液系统反应的发生率约在 1%,对于这些患者换其他类噻吩并吡啶类药物效果的数据有限,对于过敏的患者提出可以减量应用,脱敏治疗的方案。

要考虑重要的安全性问题,以减少普拉格雷相关的风险。普拉格雷不应用于有活动性病理性出血的患者(如溃疡)或者有 TIA 或卒中史的患者,对于已经服用普拉格雷的患者发生卒中或 TIA 时应停止应用。在 75 岁或以上的患者,普拉格雷不常规推荐,因会增加致命风险和颅内出血的风险,且获益不确定。除非在高危患者,如存在糖尿病或既往 MI 史,获益大于风险的情况下才考虑应用。普拉格雷不应在有可能进行急诊 CABG 的患者中开始应用。行任何手术前停用至少 7d 以减少出血风险。TTP 在普拉格雷应用中罕见,但可能会致命。药物相容性研究显示,普拉格雷可以与其他 CYP 酶诱导或抑制药物同时应用,包括他汀和 PPIs(如奥美拉唑),显示在药效学方面互不干扰。因为有潜在出血风险增加的风险,普拉格雷与维生素 K 抑制药或 NSAIDs 长期同服时要谨慎。肾功能不全的患者中无须调整剂量,包括终末期肾病患者。对其他噻吩并吡啶类药物过敏的患者换普拉格雷是否发生交叉反应的研究数据有限。

与普拉格雷类似,替格瑞洛有更强的抗血小板作用,在用于活动性病理性出血或有出血倾向的患者中需要注意。替格瑞洛增加非 CABG 相关的主要出血发生率,包括致命性颅内出血。替格瑞洛在既往有脑出血、中至重度肝损伤、同时服用强 CYP_3A_4 抑制药的患者中禁用。替格瑞洛应在 CABG 前停用至少 5d 以减少出血风险,其他不良事件替格瑞洛要高于氯吡格雷,包括气短、晕厥、心室停搏至少 3s,血尿酸和肌酐增高,导致停药的比例增加。替格瑞洛不应用于没有起搏器且有明显缓慢心率或病窦综合征患者中。另外,在中到重度肾功能不全患者、同时服用 ARB 类药物、高尿酸或痛风史、哮喘或慢阻肺的患者中需谨慎应用。他汀类和 PPIs(如奥美拉唑)与替格瑞洛在药效学方面没有交叉影响,虽然有潜在增加出血的风险,但是替格瑞洛与维生素 K 抑制药或 NSAIDs 药物长期合用时需要谨慎。在肾衰竭患者中无须调整剂量,在 PLATO 研究中观察在阿司匹林基础上加用替格瑞洛或氯吡格雷观察疗效的研究中,不推荐替格瑞洛和高剂量阿司匹林(>300 mg)联用。

糖蛋白Ⅱb/Ⅲa 受体拮抗药

作用机制

GP Ⅱb/Ⅲa 受体是一种 α 和 β 亚单位非共价结合的异源二构体的整合蛋白;GP Ⅱb/Ⅲa 受体由 $α_{2b}$ 和 $β_3$ 亚单位组成 GP Ⅱb/Ⅲa 受体拮抗药与纤维蛋白原核 vWF 因子竞争性结合 GP Ⅱb/Ⅲa 受体,干扰血小板的桥接和血小板源血栓形成,因 GP Ⅱb/Ⅲa 受体代表血小板聚集的最后的共同通路,GP Ⅱb/Ⅲa 受体拮抗药是非常强的血小板抑制药。关于口服 GP Ⅱb/Ⅲa 受体拮抗药的研究中,由于在 ACS 和行 PCI 患者中由于缺乏疗效且增加死亡率而终止应用。具体的这些负效应的机制尚不清。目前,只有静脉 GP Ⅱb/Ⅲa 受体拮抗药药物剂型被批准用于临床,且推荐在 ACS 行 PCI 患者中应用。虽然 GP Ⅱb/Ⅲa 受体拮抗药已经显示在 PCI 患者中可减少主要不良心脏事件(死亡、MI 和急诊再血管化)35%~50%,但由于增加出血风险而应用受到限制,目前有其他更安全和更有效的抗栓药物。

有 3 种静脉 GP Ⅱb/Ⅲa 受体拮抗药批准用于临床:阿昔单抗、依替巴肽和替罗非班。阿昔单抗是一个大的有高度亲和力和作用时间长的嵌合抗体。特别是,它是人鼠嵌合基因 7E3 重建的抗原结合片段(Fab)的单克隆抗体。去除 Fc 片段以减少抗原性,Fab 部分与人免疫球蛋白的恒定区结合。阿昔单抗与 $β_3$ 亚单位特异性结合,也可与其他 $β_3$ 受体结合,如玻连蛋白[vitronectin($αV β_3$)]。与小分子 GP

Ⅱb/Ⅲa 受体抑制药依替巴肽和替罗非班不同,阿昔单抗与受体结合位置远离配体结合 RGD 序列位置(Arg-Gly-Asp 三肽),且抑制作用是非竞争性的机制。其血浆半衰期呈双期,最初期 10min,第二期为 30min。但因为与 GP Ⅱb/Ⅲa 受体结合力强,生理半衰期长,可达 12~24h。因清除慢,其功能半衰期可达 7d,可在停药 14d 后还可检测到与血小板相关的阿昔单抗。

小分子制剂,依替巴肽和替罗非班不引起免疫反应,与 GP Ⅱb/Ⅲa 受体亲和力低。依替巴肽是一可逆的和高选择性的七肽,起效快,血浆半衰期短 2~2.5h。其分子结构是在 barbourin 基础上设计的,是去整合素(disintegrin)家族一成员,含有新的 KGD(Lys-Gly-Asp)序列,使其可以与 GP Ⅱb/Ⅲa 受体高度特异性结合。在停用药物 4h 内血小板聚集功能可以恢复。

替罗非班是由酪氨酸衍生的非肽类抑制药,其功能区模拟 RGD 序列,可与 GP Ⅱb/Ⅲa 受体高度特异性结合。替罗非班起效快和作用时间短,血浆半衰期约 2h。与依替巴肽相似,在停用药物 4h 内血小板聚集功能可恢复。

适应证

证据支持 GP Ⅱb/Ⅲa 受体拮抗药在 UA/NSTEMI 行 PCI 的患者中应用。ACC/AHA 指南推荐在高危患者,尤其在肌钙蛋白阳性患者中应用 GP Ⅱb/Ⅲa 受体拮抗药。小分子制剂,依替巴肽和替罗非班,可在操作前 1~2d 开始应用,并在操作过程中持续应用。但是,最近的临床研究数据不支持常规在 ACS 行 PCI 患者中上游及临时用 GP Ⅱb/Ⅲa 受体拮抗药。任一 GP Ⅱb/Ⅲa 受体拮抗药都应在 PCI 术前即刻及术中应用,但是在肌钙蛋白阴性且不考虑早期介入干预的低危患者中任何 GP Ⅱb/Ⅲa 受体拮抗药均无效。

在一项包括 11 个随机临床研究,27 115 例 STEMI 行急诊 PCI 的患者的荟萃分析研究显示 GP Ⅱb/Ⅲa 受体拮抗药可以降低 30d 死亡和再梗死的发生率。但是,包含的临床研究中大多数患者术前均没有应用 P_2Y_{12} 受体抑制药,还有研究数据反对在急诊 PCI 患者上游应用 GP Ⅱb/Ⅲa 受体拮抗药。

指南中没有明确在不进行 PCI 患者中是否应该应用 GP Ⅱb/Ⅲa 受体拮抗药。小分子 GP Ⅱb/Ⅲa 受体拮抗药依替巴肽和替罗非班显示可以中度降低死亡或 MI 的复合终点事件,同时会增加出血的发生。荟萃分析显示接受早期介入干预的患者从 GP Ⅱb/Ⅲa 受体拮抗药使用中获益最大。基于 GUS-TOIV ACS 研究结果,在不计划进行介入治疗的 UA/NSTEMI 患者中不推荐应用阿昔单抗。

剂量

GP Ⅱb/Ⅲa 受体拮抗药剂量依赖于药物种类。在 PCI 时阿昔单抗负荷量 0.25 mg/kg 后,以 $0.125\mu g/(kg \cdot min)$(最大量 10μg/min)维持 12h。无须肾功能调节。在 UA/NSTEMI 患者在 PCI 18~24h 前负荷 0.25 mg/kg,术后以 10μg/min 维持 1h。

PCI 期间,应用依替巴肽时间隔 10min 给 2 次负荷量后维持用药,推荐负荷 2 次 180μg/kg 后以 $2\mu g/(kg \cdot min)$ 持续 12h;负荷量后很快会达到血浆峰浓度,在持续给药期间血浆浓度将维持在稍低于峰浓度水平。因依替巴肽主要经肾排泄,在肌酐清除率低于 50 ml/min 时推荐维持量减为 $1\mu g/(kg \cdot min)$。在 UA/NSTEMI 进行心导管前负荷 180μg/kg 后以 $2\mu g/(kg \cdot min)$ 维持。肌酐清除率低于 50 ml/min 时维持量减半。

替罗非班虽然在欧洲获得批准并广泛应用 PCI,但是美国 FDA 没有批准替罗非班用于 PCI,替罗非班欧洲应用推荐 10μg/kg 负荷后以 $0.15\mu g/(kg \cdot min)$ 维持 18~24h,几项研究显示这种给药方案在 4~6h 才可以达到基本合适的血小板抑制水平,因此研究结果在 PCI 患者中比较差。因此,提出更大负荷剂量给药方案 25μg/kg,获得更满意的血小板抑制状态。因替罗非班主要经肾代谢,在肾功能不全患者(肌酐清除率<30 ml/min)剂量减半。在 UA/NSTEMI 患者心导管检查前,负荷 $0.4\mu g/(kg \cdot min)$ 给予 30min 后以 $0.1\mu g/(kg \cdot min)$ 维持。

不良反应和禁忌证

GP Ⅱb/Ⅲa 受体拮抗药的主要不良反应为出血和血小板减少。发现免疫机制与血小板减少有关。虽然发生率低,但可能会致命。研究中定义应用阿昔单抗,如果血小板计数<100 000/L,则认为血小板减少,发生率在 2.5%~6%;严重血小板减少,计数<50 000/L,发生率 0.4%~1.6%。发生严重血小板减少时需立即停药,在依替巴肽和替罗非班应用时发生率很低。PCI 患者发生血小板减少和缺血事件、出血并发症及输血相关。血小板减少常在应用 GP Ⅱb/Ⅲa 受体拮抗药后数小时内发生。再次应用阿昔单抗时血小板减少发生率轻微增加,而依替巴肽和替罗非班就不会增加。需要注意的是,GP Ⅱb/Ⅲa 受体拮抗药可能会引起假性血小板

减少,是血小板在体外聚集造成的伪象,导致血小板计数错误。这种现象往往与应用特殊的抗凝药有关,如枸橼酸、EDTA 或者非螯合的抗凝药,阿昔单抗发生假性血小板减少率高达 2.1%,直接血涂片观察是否存在聚集的血小板。

新的抗血小板药物

作用于调节血小板激活和聚集的不同靶点的几种药物正在进行临床研究(图 7-13)。P_2Y_{12} 受体代表最近几年临床抗血小板药物发展最多的靶点,前面已经描述。所有目前临床上应用的 P_2Y_{12} 受体拮抗药是口服制剂,静脉制剂目前进行临床研究。坎格瑞洛是一种稳定的 ATP 类似物,高度选择性、可逆性地抑制 P_2Y_{12} 受体药物,半衰期很短。因此,坎格瑞洛在很短时间内获得强的血小板抑制作用(在数分钟内可达到 90% 以上),在停止用药后,可在 60min 内完全恢复基线血小板功能,但是,坎格瑞洛在 2 项大规模 PCI 患者中进行的 III 期临床研究中没有显示任何临床获益。目前在 PCI 患者中进行的另一大型 III 期临床研究中评价坎格瑞洛用于 CABG 前停用口服 P_2Y_{12} 受体抑制药时的替代治疗防止缺血事件发生。Elinogrel 是另一 P_2Y_{12} 受体拮抗药,有口服和静脉制剂,已经完成 II 期临床研究。

另一个出现的抗血小板药物家族是一类直接作用于血小板受体或蛋白酶激活受体(protease activated receptors,PARs)的药物。这个途径非常关键,PAR-1 受体是人血小板的主要凝血酶受体,而凝血酶认为是血小板最强的激活药。PAR-1 拮抗药阻断凝血酶与其受体结合,因此,抑制凝血酶途径诱导的血小板激活和聚集。临床前研究已经显示,血小板 PAR-1 受体抑制药可选择性干扰凝血酶诱导的血小板激活,但不干扰凝血酶介导的止血过程中纤维蛋白的产生和凝血过程。PAR-1 受体拮抗药有在目前标准的双联抗血小板药物治疗的基础上提供更强的血小板抑制同时不增加出血的潜力。目前有两种 PAR-1 拮抗药正在进行临床研究,评价在预防动脉血栓的作用:atopaxar(E5555)和 vorapaxar(SCH530348)。在 II 期临床研究中已经显示 2 种药的临床结果鼓舞人心。但是在 III 期临床研究中,出血风险增加受到关注。TRACER 研究入选 12 944 例 ST 段抬高的 ACS 患者,比较 vorapaxar 和安慰剂疗效。研究由于安全性问题提前终止,vorapaxar 组中严重出血发生率明显增加(7.2% 和 5.3%;$P <$ 0.001),颅内出血率(1.1% 和 0.2%;$P <$ 0.001)。vorapaxar 组有缺血事件降低的倾向,2 年死亡、MI、再发缺血导致再住院或者急诊冠脉血供重建率复合终点分别为 18.5% $vs.$ 19.9%;$P = 0.07$。

另外有以经 TXA_2 诱导的血栓素受体为靶点的药物,其理论基础是即使应用阿司匹林药物完全阻断了 COX-1 途径的血小板激活,但是血小板仍然暴露在 TXA_2,仍有被激活的可能,因此研制了 TP 受体拮抗药(如 terutroban)。此类血小板抑制药及作用于其他受体的药物,包括 5-羟色胺和胶原受体的药物,目前正在进行临床前和临床研究。

抗凝药物

抗凝治疗是阻断凝血因子的激活。随着对各凝血因子在凝血过程中作用的了解,出现了疗效更好(血栓风险更低)及安全性更佳(出血风险低)的新的抗凝制药。IIa 和 Xa 因子是两个在凝血过程链中起中心作用的丝氨酸蛋白酶,出现的很多新的抗凝药物均以它们为靶点。抗凝药物根据作用靶凝血因子不同分类:抗 IIa 因子或抗凝血酶,抗 Xa 因子等。再进一步根据抑制作用时是否需要协同因子而分为直接和间接作用制剂。

普通肝素

作用机制

普通肝素(Unfractionated heparin,UFH)是不同分子量(2000～30 000 Da)多糖分子的混合物。UFH 有两个决定其功能的主要结构:①一个独特的五糖序列,主要作用于抑制 Xa 因子;②抑制凝血酶作用的大于 18 个单位的糖链结构。UFH 的五糖序列与抗凝血酶(antithrombin,AT)结合,加强 AT 的作用强度至 1000 倍(图 7-14)。这个 UFH-AT 复合物可以失活多种凝血因子,包括 IIa、Xa、IXa、XIa 和 XIIa。IIa 因子或凝血酶和 Xa 因子对激活的 AT 最敏感,凝血酶比 Xa 因子高 10 倍。五糖结构与 AT 结合引起 AT 结构改变,由慢凝血酶抑制药转变为快凝血酶抑制药。但是需要 UFH 的链足够长,能连接 AT 和凝血酶形成一个复杂的三元结构。一旦形成复杂的复合体对凝血酶的抑制率要大于 Xa 因子,UFH 链短于 18 单位则不能形成这种三元复合体(UFH-AT-凝血酶),只能通过 AT 抑制 Xa 而不能抑制凝血酶,见低分子肝素(low-molecular-weight heparins,LMWHs)。

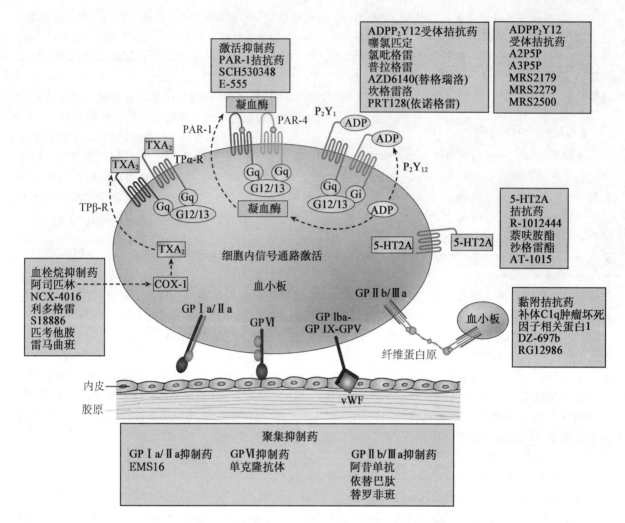

图 7-13　目前已有和正在研发的抗栓药物的作用位置

　　血小板通过糖蛋白(glycoprotein,GP)受体与暴露的细胞外基质蛋白(胶原和 vWF)结合,黏附到内皮细胞发生在血管损伤位置。血小板激活通过复杂的细胞内信号过程,引起大量激动剂的产生和释放,包括血栓素 A_2 (thromboxane A_2 ,TXA_2)和二磷腺苷(adenosine diphosphate,ADP),局部形成凝血酶。这些因子和它们各自的 G-蛋白偶联的受体相结合,旁分泌和自分泌激活血小板。进而,增强各自的活性(P_2Y_{12} 受体信号调节凝血酶产生)。大多数血小板整合素 GP Ⅱb/Ⅲa 受体通过构象形状变化和结合纤维蛋白原和 vWF 介导血小板活化的最后共同通路,导致血小板聚集,这些相互作用的最终结果是通过血小板-血小板与纤维蛋白相互作用形成凝血块。目前已有和正在研制的治疗方法抑制血小板激活相关的血小板受体、整合素和蛋白的药物包括血栓素抑制药、ADP 受体拮抗药、GP Ⅱb/Ⅲa 抑制药、新的蛋白酶激活受体拮抗药和黏附拮抗药。可逆作用制剂用括号表示。TP.血栓素受体;5-HT2A.5-羟色胺 2A 受体

　　UFH 清除主要通过两种途径:①主要清除途径是 UFH 与内皮细胞和巨噬细胞结合快速但是饱和的解聚过程;②慢过程,初级清除机制是通过不饱和的肾清除机制,主要发生在 UFH 超临床剂量时发生。这种代谢特点使肝素的抗凝反应与治疗剂量不呈线性关系,在强度和疗效上随剂量增加而不成比例地增加。因此,肝素的生理半衰期增加静脉负荷 25U/kg 30min、100U/kg 60min 和 400U/kg 150min 时,考虑相对快速清除,UFH 的抗凝效果在停药数小时内消失,其中抗凝过程有重复被激活的风险,称肝素回弹,有短暂增加血栓的风险。

　　UFH 由于其与不同细胞和蛋白结合的能力而具有抗凝作用差异和很多不同的生理学效果,临床上可能出现的最重要的 UFH 的非抗凝作用是肝素诱导的血小板减少(heparin-induced thrombocytopenia,HIT)。

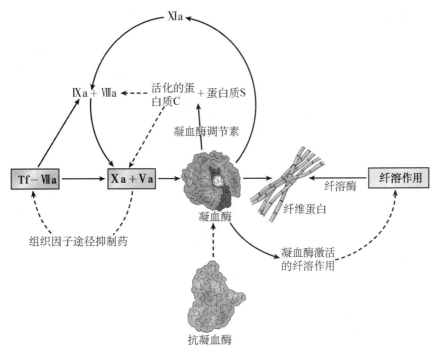

图 7-14　凝血酶产生机制

凝血过程是蛋白酶逐步激活最终引起纤维蛋白网形成的过程。血管损伤后,内皮细胞组织因子表达是纤维蛋白初始形成的关键一步,而 XI、IX 和 VIII 因子的激活是纤维蛋白持续形成的重要步骤。凝血酶在凝血瀑布过程中起中心作用,凝血块的形成受自然抗凝机制调节,使止血过程发生在血管损伤部位。大多数自然抗凝剂都针对凝血酶而产生和激活的,主要包括抗凝血酶和蛋白 C 系统。实线表示激活途径;虚线表示抑制途径

适应证

UFH 用于治疗 UA/NSTEMI 很多年,与抗血小板药物联合应用获益非常明确。很多抗血小板药物的研究都是在同时应用肝素情况下进行的,已经确立肝素与抗血小板药物合用推荐级别是 IA 级别。肝素与溶栓药物同时应用也在一些临床试验中进行评价。皮下或静脉应用肝素与链激酶联合应用有争议,但推荐在链激酶溶栓治疗的高血栓风险患者中应用肝素。应用 tPA 溶栓的 STEMI 患者应给予肝素 60U/kg IV 负荷[最大 4000 U 在开始应用 tPA 时,随后以 12 U/(kg·h)最大 1000 U/h 维持,保持 aPTT 在正常 1.5~2 倍]。如果已经应用阿司匹林,持续 48h 静脉肝素应该足够,只有在明显体循环栓塞风险存在的患者(如大面积前壁心肌梗死、CHF、既往有栓塞病史或者心房颤动)才考虑继续静脉肝素。否则,仅低剂量肝素 7500U/12h 皮下应用暂时预防静脉血栓,接受瑞替普酶或者替奈普酶(TNK)的患者也推荐类似用药方案。

剂量

在 ACS 患者,UFH 应用剂量通常要保持 aPTT 达到一定强度,相当于通过鱼精蛋白滴定测量肝素水平 0.2~0.4 U/ml 或者抗 Xa 因子水平测量 0.30~0.7 U/ml。对于大多数 aPTT 试剂,相当于 1.5:2.5 正常值(患者/对照 aPTT)。ACS 患者通常在就诊早期应用 UFH。对于 UA/NSTEMI,负荷 60~70 U/kg(最大 4000 U)继以持续静脉应用 12~15 U/(kg·h)(最大 1000 U/h)。对于 STEMI 患者接受非链激酶溶栓治疗方案时,UFH 以推荐的最低剂量给药,静脉负荷 60 U/kg(最大 4000 U)继以持续静脉应用 12 U/(kg·h)(最大 1000 U/h),调节剂量使 aPTT 在正常 1.5~2.0 倍(50~70s)。在开始用药或调整剂量 6h 后或者患者情况发生明显变化时都应监测 aPTT。在溶栓治疗后肝素应用往往不超过 48h。在低体重、高龄、女性应用 UFH 往往产生更高的 aPTT 反应,应考虑调整剂量,静脉应用鱼精蛋白可以迅速逆转肝素作用,1mg 鱼精蛋白可以中和 100U UFH,吸烟和糖尿病会削弱对 UFH 的反应。肝素抵抗是指对 UFH 反应不足的现象,需应用比常规剂量更大的量来达到理想的抗凝效果。

不良反应和禁忌证

UFH 的主要不良反应是出血。在近期的研究中,静脉应用 UFH 的出血风险低于 3%。出血风险

随肝素剂量增加而增加,同时应用抗血小板药物或口服抗凝药物、年龄增加(>70 岁)时出血风险也增加。肝素相关的另一问题是 HIT 的发生,通常在用肝素 5～15d 出现,以往用过肝素的患者可以提前出现。肝素与血小板结合,导致血小板激活和释放血小板因子Ⅳ时出现 HIT。肝素-血小板因子Ⅳ复合体会导致机体产生,HIT 相关血栓是由于免疫介导血小板激活和微粒形成。出现 HIT 时,必须更换抗栓药物,少见的情况是,长期应用肝素出现骨质疏松和少见的过敏反应。

低分子肝素

作用机制

应用 UFH 有很多局限性,包括非特异性结合、抗肝素抗体的产生和诱发血小板减少、需要持续静脉应用及需要频繁监测。因为这些 UFH 相关的局限性,研发了 LMWHs。LMWHs 无须持续静脉用药及频繁监测,同时抑制凝血酶(抗-Ⅱa)和Ⅹa 因子。LMWHs 可皮下给药,由于其吸收迅速且可预测因此无须监测。LMWHs 产生血小板抗体可能性更低,因此发生 HIT 率低,皮下应用后 LMWHs 抗凝效果可预测及生物利用度超过 90%,抗-Ⅹa 因子的水平在皮下给药用药 3～5h 达到峰值。皮下应用LMWHs 清除半衰期为剂量依赖性,且在 3～6h LMWHs 经肾清除,在肌酐清除率<30ml/min 时,抗-Ⅹa 因子效应呈线性延长。

LMWHs 是经 UFH 通过解聚去掉多糖链而制成,分子量为 2000～10 000 Da。短链分子含有可与AT 结合的独特的五糖结构,如果长度小于 18 个糖链不能与 AT 和凝血酶形成三元复合体。因此 LM-WHs 的作用主要局限在 AT 依赖的Ⅹa 因子抑制。与 UFH 的抑制Ⅹa 和凝血酶比例 1:1 不同,LM-WHs 抑制Ⅹa 和凝血酶的比例为 2:1～4:1。LM-WHs 与血浆蛋白结合率更低,因此药动学范围更有益及更可预测。

虽然出现了很多不同的 LMWH,依诺肝素是目前在 UA/NSTEMI、STEMI 和 PCI 患者中进行临床研究最多的肝素不同的 LMWHs 主要是分子量的不同,因此相对抗-Ⅹa/抗-Ⅱa 比例不同:依诺肝素平均分子量 4200 Da,抗-Ⅹa/抗-Ⅱa 比例 3.8;达肝素分子量 6000 Da,抗-Ⅹa/抗-Ⅱa 比值 2.7。

适应证

LMWHs 在 UA/NSTEMI 和 STEMI 进行 PCI 的患者中应用的安全性和有效性已经确立。一项

Petersen 等进行的荟萃分析包含 6 项依诺肝素在UA/NSTEMI 患者中应用显著降低 30d 死亡/MI 的发生率,特别是在那些在随机前没有服用任何抗栓药物的患者。相反,其他 LMWHs,包括达肝素钠和fraxiparine 的临床研究疗效欠佳,这可能是由于依诺肝素比达肝素钠具有更高的抗-Ⅹa/抗-Ⅱa 比值,入选患者更严重,抗栓活性范围更广,还可通过抑制vWF 的释放抑制血小板聚集。最大最新的研究比较依诺肝素和 UFH 在 10 027 例高危 UA/NSTEMI计划进行早期干预的患者在应用指南推荐的阿司匹林、氯吡格雷和 GP Ⅱb/Ⅲa 受体拮抗药时的疗效。在 30d,包括死亡或 MI 的主要复合终点两组间没有差异。TIMI 定义的主要出血在依诺肝素组明显高于 UFH 组,主要考虑是由于在随机前应用抗凝药物,随机后转换抗凝药物有关。ACC/AHA 指南建议在 UA/NSTEMI 患者抗凝治疗时优选依诺肝素而不是其他 LMWHs,肌钙蛋白增高的患者获益最大。

在接受溶栓治疗的 STEMI 患者中已经评估联合依诺肝素或者 UFH 的安全性和有效性。与 UFH比较,溶栓治疗的患者中同时应用依诺肝素降低了院内发生再梗死或顽固性缺血的发生率,但在 75 岁以上人群增加了颅内出血的发生。在 ExTRACT-TIMI 25 研究中,入组 20 506 例 STEMI 进行溶栓治疗的患者,同时辅助应用依诺肝素或者 UFH 至少48h。在大于 75 岁以上人群中给予更低剂量的依诺肝素(不给负荷量,皮下剂量减至 0.75 mg/kg,每日2 次)和对于肾功能不全患者,肌酐清除率低于 30ml/min 时依诺肝素皮下注射 1 mg/kg,每日 1 次。结果显示依诺肝素治疗比 UFH 明显降低 30d 死亡和再梗死的风险(9.9% vs.12%;P=0.001)。TI-MI 主要出血在依诺肝素组有增加(2.1% vs.1.4%),最终临床净获益(无死亡、非致死性梗死或颅内出血)依诺肝素组更佳,无论应用何种溶栓药物或患者年龄如何。

剂量

在 UA/NSTEMI 患者应在到达医疗中心后尽快加用抗凝治疗加抗血小板治疗。对于选择进行PCI 治疗或者非手术治疗的患者,依诺肝素(1 mg/kg SC,每日 2 次)获益都明确,在肾功能不全患者注意调整剂量(1 mg/kg SC,q24h 对于肌酐清除率低于 30 ml/min 的患者)。如果上游应用 LMWH,在之后不应转换成 UFH。如行 PCI 治疗,依诺肝素有几种给药方案,第一种 1 mg/kg SC,每日 2 次;当采

用这种给药方案时,在 PCI 操作前 8h 内要保证有 1 次皮下 LMWH 且至少应用 2 次,以保证抗凝效果达到稳定。第 2 种给药方式,如果末次依诺肝素是在 PCI 前 8～12h 应用,在 PCI 时建议追加依诺肝素 0.3～mg/kg。第三个给药方案是在 PCI 时如果未用 GP Ⅱb/Ⅲa 受体拮抗药则依诺肝素静脉用 1 mg/kg,如果应用了 GP Ⅱb/Ⅲa 受体拮抗药依诺肝素静脉用 0.75 mg/kg。对于择期 PCI,在 STEEPLE 研究中证实了依诺肝素 IV 0.5 mg/kg 给药方式的安全性和有效性。

溶栓的 STEMI 患者就诊时如肾功能正常,年龄小于 75 岁时依诺肝素的推荐剂量是负荷 30mg IV 后 1 mg/kg SC,q12h(头两次 SC 剂量最多 100 mg);对于大于 75 岁的患者,不给负荷量,0.75 mg/kg SC。q12h(头一次 SC 剂量最多 75 mg)。依诺肝素的效果要优于 UFH,应在溶栓前开始应用,通常,依诺肝素在住院期间持续应用,至多 8d。出院后继续用药目前没有显示获益。

不良反应和禁忌证

同 UFH,LMWH 不应用于抗凝禁忌的患者,包括活动性出血、严重的血小板减少、近期神经科手术、颅内出血或眼科手术。慎用的情况包括出血体质、脑肿瘤、近期创伤、心内膜炎和严重高血压。在急性静脉血栓性栓塞患者中 LMWH 比 UFH 出血风险低;UFH 和 LMWH 应用在缺血性冠脉综合征患者中并未和主要出血增加有关联,但在缺血性卒中患者中增加了主要出血的发生。出血并发症在肾功不全有增加。应调整剂量。如果出血由 LMWH 引起,可以应用硫酸鱼精蛋白中和 LMWH 的抗-Ⅱa 因子作用,但是中和抗-Ⅹa 因子的程度变异大且不可预测。应用 LMWH 的患者可发生 HIT,因此不建议用于以往发生或可疑 HIT 的患者。

直接凝血酶抑制药

目前可用或批准应用的直接凝血酶抑制药(direct thrombin inhibitors,DTIs)有水蛭素、阿加曲班和比伐卢定,所有 DTIs 直接与凝血酶结合起抗凝作用(图 7-15)。随后抑制凝血酶激活和凝血酶介导的凝血因子的激活(如纤维蛋白原形成纤维蛋白)和凝血酶诱导的血小板聚集。DTIs 抑制游离和结合到血凝块中的凝血酶,因此,为在 ACS 和 PCI 患者中临床应用提供了理论基础。

水蛭素

作用机制

水蛭素是在欧洲水蛭唾液腺中发现的多肽,是自然界中最强的凝血酶抑制药之一。不同的生化和分子生理技术用于研究水蛭素-凝血酶相互作用的现象,水蛭素的氨基酸终端通过亲水作用与凝血酶的极性结合位点结合,羧基端通过离子结合与凝血酶的阴离子结合位点,水蛭素的这种与凝血酶催化位点和阴离子结合位点的双重结合可以解释强效凝血酶抑制作用,对于游离和纤维蛋白结合的凝血酶作用是相同的。最常用的测量水蛭素抗凝效果的是凝血酶时间(thrombin time,TT)和 aPTT 水蛭素对血小板聚集和分泌没有直接作用,出血时间没有显著改变。

适应证和剂量

TIMI 9 和 GUSTO Ⅱ 研究都比较单剂肝素和单剂水蛭素的效果。两个研究都应用了高剂量水蛭素[0.6mg/kg 负荷后 0.2 mg(/kg·h)维持]和根据体重调整的肝素,且两个研究都因未预期的颅内出血增加而提前停止。TIMI 9b 和 GUSTO Ⅱb 研究应用更低剂量的水蛭素[0.1 mg/kg 负荷后 0.1 mg/(kg·h)维持]和肝素(没有根据体重调整)。TIMI 9b 研究结果显示在急性 Q 波 MI 患者中作为链激酶或 tPA 溶栓治疗的辅助用药水蛭素和肝素同样有效,出血也没有增加,GUSTO Ⅱb 试验结果显示与肝素比较,在 Q 波和非 Q 波 MI 患者中水蛭素有边缘获益,但是获益随着时间降低。OASIS-2 研究结果显示在服用阿司匹林的 UA/NSTEMI 的患者,联合应用水蛭素比应用肝素在预防 CV 死亡、MI 和顽固性心绞痛方面更有效、且相对安全。在此研究中,10 141 例患者随机到肝素或水蛭素 72h。7d 时肝素组 4.2% 和水蛭素组 3.6% 发生了 CV 死亡或新发 MI(RR:0.84;95% CI:0.69～1.02;P=0.077)。

HIT 的治疗中推荐应用重组水蛭素(来匹卢定 lepirudin),与历史对照,来匹卢定治疗的患者发生负荷主要终点事件率低,主要是新发血栓栓塞事件的发生。应用方法 0.4mg/kg 负荷,以 0.15 mg/(kg·h)维持 72h 保持 aPTT 在 60～100s,来匹卢定治疗窗狭窄,需要监测。治疗时保持 aPTT 比值 1.5：2.5 时临床效果恰当,出血风险适中,aPTT 比值低于 1.5 效果稍差和 aPTT 比值大于 2.5 出血风险高,静脉应用血浆半衰期 60min。清除主要通过肾排泄,即使是在轻微肾功能不全患者应用都需减少剂量。应用来匹卢定患者与历史出血事件及输血的比例高,来匹卢定也可用于心脏外科手术中体外循环中抗凝,但是尚缺乏充分的数据支持。

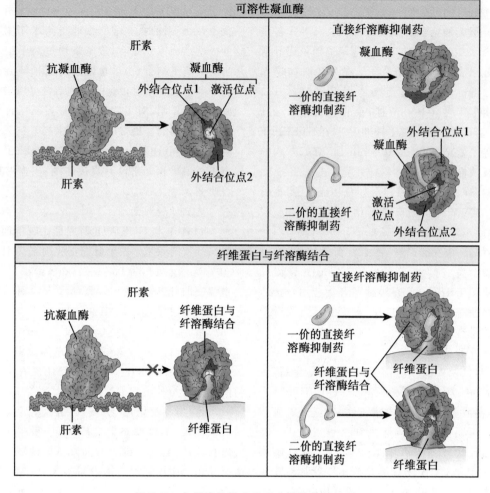

图 7-15　与肝素比较直接凝血酶的作用机制

没有肝素时,凝血酶被抗凝血酶失活相对低,在肝素引起构象改变后,抗凝血酶与凝血酶活性部位不可逆结合并抑制其活性。因此,肝素的抗凝活性与形成肝素-凝血酶-抗凝血酶的三元复合物的能力。直接凝血酶抑制药(direct thrombin inhibitors,DTIs)不依赖于抗凝血酶,直接与凝血酶分子作用。虽然二价 DTIs 同时结合位点 1 和活性位置,但是这类药物中的单价药物仅与酶的活性位置相互作用。在图中,肝素-抗凝血酶复合物不能与纤维蛋白结合的凝血酶结合,但是鉴于它们的作用机制,DTIs 不仅能与溶解状态的凝血酶结合并激活还与纤维蛋白结合的凝血酶(如血凝块中)结合并激活

不良反应和禁忌证

水蛭素在存在抗凝禁忌时禁用,与其他抗凝或抗血小板制剂合用时出血风险增加。水蛭素经肾清除,不应用于肾功能不全的患者,来匹卢定能诱导 40% 的患者形成抗体,再次应用时容易出现过敏反应。

阿加曲班

作用机制

阿加曲班(Argatroban)是由 L-精氨酸衍生的合成的直接凝血酶抑制药,这种合成的 N_2 替代精氨酸衍生物可与凝血酶的催化位点结合力强,它与凝血

块中的凝血酶与溶解状态的凝血酶都可快速且可逆结合。阿加曲班经肝 CYP_3A_4 途径代谢,半衰期 45min,其可逆结合的特性使止血功能在停药后迅速恢复。阿加曲班有可靠的剂量反应,与康宁参数变化有很好的相关性。

指征

主要在溶栓药物的辅助治疗、HIT 治疗、冠脉血管成形术中进行了阿加曲班的疗效评价。关于阿加曲班的数据有限,因此目前仅推荐用于 HIT 患者。阿加曲班会引起剂量依赖的 aPTT 和 TT 升高,阿加曲班单独应用时其抗凝半衰期约 25min。静脉应

用阿加曲班的 HIT 患者与历史对照有明显获益,在 HIT 患者中,阿加曲班可以改善预后,特别是新发血栓和血栓引起的死亡。

剂量

不稳定型心绞痛患者,阿加曲班用法 0.5～5.0μg/(kg·min)持续 4h。HIT 患者,2μg/(kg·min)维持使 aPTT 在基线值得 1.5～3 倍持续 5～7d。阿加曲班不经肾代谢,因此即使在肾功能不全患者也无须调整剂量。

不良反应和禁忌证

抗凝禁忌时应避免应用阿加曲班,经肝代谢,肝功能受损患者,其血最大浓度和半衰期会增加 2～3 倍,清除速度是健康患者的 1/4。

比伐卢定(Hirulog)

作用机制

水蛭素衍生的凝血酶抑制药,是含有 2 个水蛭素具有抗凝血酶活性的独立域的合成多肽。仅仅轻微的改变使得比伐卢定对凝血酶的亲和力增加到与天然水蛭素相当。比伐卢定是 20 个氨基酸序列的多肽,是合成的水蛭素,其氨基端的 D-Phe-Pro-Arg-Pro 区域,与凝血酶的活动位点相作用,通过 4 Gly 残端与水蛭素的羧基端十二肽类似物结合(凝血酶位点,图 7-15)。比伐卢定与凝血酶形成 1:1 化学计量的复合物,但为一过性结合,比伐卢定的氨基末端被凝血酶分离后即恢复凝血酶的活性。比伐卢定的清除半衰期为 25min,通过蛋白水解、肝代谢、肾排泄清除,严重肾功能不全时比伐卢定的半衰期会延长,透析患者需调整剂量。与水蛭素比较比伐卢定无免疫原性,水蛭素抗体与比伐卢定有交叉作用,但是临床预后不祥。临床研究结果支持比伐卢定在 UA/NSTEMI 患者、急诊 PCI 的 STEMI 患者中应用比伐卢定代替 UFH 加 GPⅡb/Ⅲa 受体拮抗药,CABG 患者及 HIT 患者。

指征和剂量

比伐卢定已被批准用于 PCI 术中替代 UFH。比伐卢定已经在广泛 CAD 人群 PCI 时作为抗凝药应用,包括稳定 CAD、UA/NSTEMI 和 STEMI 患者。在 REPLACE-2 研究中,入组 6010 例择期或急诊 PCI 的患者随机接受比伐卢定＋必要时 GPⅡb/Ⅲa 抑制药或者 UFH＋GPⅡb/Ⅲa 抑制药。研究结果显示比伐卢定＋必要时 GPⅡb/Ⅲa 抑制药组并不劣于 UFH＋GPⅡb/Ⅲa 抑制药组,不仅缺血性终点事件方面,且主要和轻微出血也显著减少。在 ACUITY 研究,UA/NSTEMI 患者随机分到以下

3 组:①UFH 或依诺肝素＋GPⅡb/Ⅲa 抑制药;②比伐卢定＋GPⅡb/Ⅲa 抑制药;③单用比伐卢定。在缺血性终点事件方面单用比伐卢定组不次于 UFH 或依诺肝素＋GPⅡb/Ⅲa 抑制药组,且出血方面更有优势(3.0% vs 5.7%;P<0.001),导致临床净获益(10.1% vs 11.7%;P=0.02)。重要的是,随机前应用 UFH 或者依诺肝素并没有抵消比伐卢定的净获益。

HORIZONS-AMI 研究,入组症状发作 12h 内就诊的 STEMI 患者 3602 例随机至急诊 PCI 时应用 UFH＋GPⅡb/Ⅲa 抑制药或单用比伐卢定组。30d 时,单用比伐卢定组较 UFH＋GPⅡb/Ⅲa 组证实死亡率低(2.1% vs 3.1%;P=0.047)和主要出血低(4.9% vs 8.3%;P<0.001),导致净临床不良事件率低(2.9% vs 12.1%;P=0.005)。支架血栓的发生率单用比伐卢定组要高 1%,提示氯吡格雷或者普罗格雷术前负荷的重要性。1 年时,单用比伐卢定组心源性死亡发生率(2.1% vs 3.8%;HR:0.57;95%CI:0.38～0.84;P=0.005)和全因死亡率(3.5% vs 4.8%;HR:0.71;95%CI:0.51～0.98;P=0.037)明显低于对照组。

在 PCI 患者目前推荐的比伐卢定剂量为 0.75mg/kg 负荷后以 1.75mg/(kg·h)维持整个操作期间。负荷后 5min 应测量 ACT,如必要时可以追加 0.3mg/kg。肾功能不全患者应调整比伐卢定的剂量,但对任何程度的肾功能比伐卢定的负荷剂量不用调整;维持剂量需要调整,且应监测抗凝强度。中度肾功能受损患者(30～59ml/min)应用 1.75mg/(kg·h)维持。如果肌酐清除率低于 30ml/min,维持量降低到 1mg/(kg·h)。透析患者,降低到 0.25mg/(kg·h)。根据术者决定,可维持至操作后 4h。

Ⅹa 因子抑制药

磺达肝癸钠

作用机制

磺达肝癸钠是一个合成的 UFH 中与 AT 结合的五糖结构的类似物。磺达肝癸钠选择性抑制Ⅹa 因子,可与 AT 可逆结合,结合后使 AT 活性位置发生不可逆的构象改变,加强Ⅹa 因子的活性。一旦与 AT 解离,磺达肝癸钠又可以去激活其他 AT 分子,显示皮下注射后磺达肝癸钠吸收迅速,有 100% 的生物利用度,在 3～4 次,每日 1 次的剂量后可以达到稳定的效果。清除主要经肾,清除半衰期为 17h;在严重肾功能不全患者中禁忌。磺达肝癸钠在

皮下注射 2～8mg 或静脉注射 2～20mg 产生可预期的抗凝效果,药动学呈线性,其抗-Ⅹa 因子的活性是 LMWH 的 7 倍。磺达肝癸钠应用中虽然无须进行监测,但可通过抗Ⅹa 因子单位进行检测其抗凝效果。磺达肝癸钠不影响其他抗凝参数,包括 aPTT、ACT 或凝血酶原时间。可与血浆蛋白少量非特异性结合。磺达肝癸钠不诱导 UFH-血小板因子 IV 复合体的产生,与 HIT 抗体不产生交叉反应,不会产生 HIT。

　　适应证和剂量

　　OASIS-5 研究评价了磺达肝癸钠(2.5mg/d,皮下注射)在 UA/NSTEMI 患者中应用的有效性和安全性。研究结果显示 9d 时死亡、MI 或顽固性缺血的复合终点呈不劣于对照组,主要出血明显减少,因此临床净获益明显优于对照组依诺肝素组。值得关注的是 6 个月死亡率也有降低。但是 PCI 时导管相关的血栓发生率增加,说明 PCI 术中单纯应用磺达苷癸钠抗凝不足,需要与 UFH 联合应用。

　　OASIS-6 评价在 STEMI 患者中,磺达肝癸钠代替传统抗凝治疗的效果。磺达肝癸钠皮下注射,2.5mg/d,应用 8d 与不用 UFH 和与应用 UFH48h 相比。约 25% 的患者进行了急诊 PCI,约 50% 的患者接受了溶栓治疗,其中 73% 的患者应用了链激酶。与不用 UFH 组相比,主要终点中 30d 死亡和 MI 发生率磺达肝癸钠组明显下降,而在行急诊 PCI 或者与应用 UFH 相比没有获益。需要指出的是,行急诊 PCI 的患者中磺达肝癸钠发生更多的导管相关血栓,更多冠脉并发症和更高的死亡和 MI 率。虽然指南中推荐磺达肝癸钠应用于 ACS 中,但在美国 FDA 未批准。

　　根据在 UA/NSTEMI 患者中磺达肝癸钠相对依诺肝素剂量范围的研究,磺达肝癸钠 2.5mg,每日 1 次皮下注射剂量与 4mg、8mg、12mg 磺达肝癸钠剂量相比显示了最好的有效性和安全性。在中度肾功能受损患者(30～50ml/min),磺达肝癸钠的剂量应该减半,不推荐抗凝监测。磺达肝癸钠推荐用于早期非手术治疗或者延迟 PCI 的 UA/NSTEMI 患者中。如果在 PCI 前应用了磺达肝癸钠,术中给予 UFH 静脉推注,同时另外再给磺达肝癸钠静脉推注,如果同时应用 GP Ⅱb/Ⅲa 受体拮抗药则给 2.5mg,如无则应用 5mg。急性 STEMI 患者没有接受再灌注治疗,推荐剂量是 2.5mg,首剂静脉推注,后皮下注射每日 1 次,应用 9d。急性 STEMI 溶栓治疗的患者,磺达肝癸钠首剂 2.5mg 静脉推注,后皮下注射至 9d,可以代替肝素,但是进行行急诊 PCI

的患者不应该应用。

口服抗凝药

华法林

作用机制

华法林和香豆素衍生物是维生素 K 抑制药,阻止维生素 K 和其 2,3 环氧化物间的循环作用。维生素 K 是位于维生素 K 依赖的凝血因子和抗凝蛋白 C 和 S 氨基末端的谷氨酸残基羧化的辅因子,维生素 K 依赖的凝血因子包括 Ⅱ、Ⅶ、Ⅸ 和 Ⅹ。华法林的抗凝特性延迟 72～96h。

指征

虽然预防和治疗静脉血栓是口服抗凝药的标准治疗,但在缺血性心脏病患者中也进行了口服抗凝药的疗效评价。华法林与阿司匹林联合或者单独应用于急性 MI 患者中,在降低复合终点事件方面优于单用阿司匹林治疗,但出血风险增高。在 WARIS Ⅱ研究中,联合应用时 INR 目标值为 2～2.5,单用华法林组 INR 目标值 2.8～4.2。MI 后长期低剂量华法林加阿司匹林并未证实降低复合事件风险——CV 死亡、再梗死或卒中,但在次要终点事件中降低了卒中的发生。联合应用与出血风险增加相关。近期的一项研究入组近 20 000 例患者进行随机对照研究发现,在充足剂量条件下,口服抗凝药物降低了再梗死和血栓栓塞性卒中的风险,但代价是增加了出血事件。但是,关于应用华法林的研究,即使是在对照研究中也有局限性,在 WARIS Ⅱ研究,1/3 的患者其 INR 值在目标值以下,且 75 岁以上的人群排除在外。

剂量

华法林的剂量应该根据 INR 值进行调整,而这又基于一个国际敏感指数(ISI)分配给每个凝血活酶试剂以规范剂量。

不良反应和禁忌证

口服抗凝剂治疗窗窄,反应变异大。华法林治疗最主要的不良反应是出血,出血的主要危险因素是抗凝强度、患者特性和治疗时间。维生素 K 拮抗药治疗目标是 INR 在 2.5(范围:2.0～3.0),比目标值 INR>3.0 时,出血风险相对低,少见不良反应有皮肤坏死,华法林诱导的皮肤坏死在治疗开始后可以立即出现,在蛋白 C 和蛋白 S 缺乏患者中更常见,在蛋白 C 和蛋白 S 缺乏的患者在开始应用华法林之前先应用肝素达到治疗剂量。虽然妊娠期间应用口服抗凝药还是 UFH/LMWH 是正在进行研究的领域,但华法林有致畸可能,妊娠期间应避免应用。

新型抗凝药

华法林的局限性非常明确,包括治疗窗窄,需要反复调整剂量,与其他药物、食物和基础疾病相互作用。口服Ⅱa和Ⅹa因子抑制药目前在治疗深静脉血栓、心房颤动和 ACS 治疗方面进行广泛临床研究,有望替代华法林在血栓栓塞疾病方面的治疗(图 7-16)。希美加群是一口服直接凝血酶抑制药,吸收迅速,蛋白结合率低,无药物相互作用,剂量固定,但是,希美加群由于潜在的肝毒性未被 FDA 批准。达比加群是一口服直接凝血酶抑制药,在 RE-LY 研究中批准在心房颤动患者中替代华法林应用。达比加群半衰期 12～17h,每日服用 2 次,无须监测。达比加群 150mg,每日 2 次,卒中和体循环发生率低,但是主要出血发生率与华法林相似;110 mg,每日 2

次,卒中和体循环栓塞发生率相似,但主要出血发生率更低,达比加群在 ACS 中的应用疗效正在进行研究。阿哌沙班,口服Ⅹa因子抑制药,在 APPRAISE 研究中评价阿哌沙班在 ACS 患者应用疗效,随机 1715 例患者,应用 4 种剂量的阿哌沙班,2.5 mg,每日 2 次,5 mg,每日 2 次,10mg,每日 1 次和 10mg,每日 2 次与安慰剂进行对照。10mg,每日 2 次组由于出血率高而提前终止。虽然与安慰剂组相比缺血事件降低明显,但即使是在低剂量组出血也增加。AP-PRAISE 2,大型Ⅲ期临床研究,在入组 7392 例后由于出血增加,而未降低缺血事件而提前终止。TIMI 主要出血风险在 5mg,每日 2 次的患者中增加 2 倍以上。

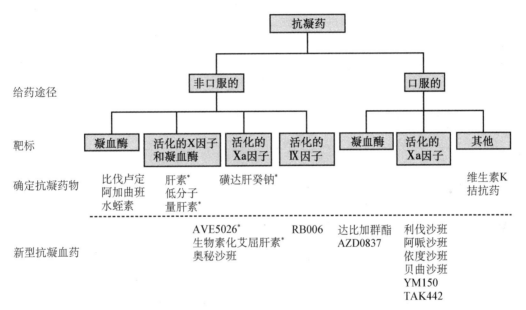

图 7-16　抗凝药物的分类
fIXa、Ⅹa因子、Ⅸa因子。* 通过与抗凝血酶相互作用不直接抑制凝血。AVE5026 是一种超低分子量的肝素,主要抑制 fXa 和有抑制凝血酶的最小活性

在大型Ⅱ期临床研究 ATLAS ACS 2-TIMI 51 中评价利伐沙班在 ACS 患者应用的疗效。在研究中,入组 15 526 例患者,服用 2.5mg,每日 2 次和 5mg,每日 2 次组降低了 CV 死亡、MI 和卒中复合终点(9.1% vs.10.7%;P=0.02;8.8% vs.10.7%;P=0.03)。2.5mg,每日 2 次降低了心血管源性死亡(2.7% vs.4.1%;P=0.002)和全因死亡(2.9% vs.4.5%;P=0.002),在 5mg 每日 2 次组未见生存率方面的获益。利伐沙班与安慰剂相比增加了非 CABG 相关主要出血(2.1% vs.0.6%;P<0.001)

和颅内出血(0.6% vs.0.2%;P=0.009),未显著增加致命出血(0.3% vs.0.2%;P=0.66)。因此,与阿司匹林和氯吡格雷合用,即使是极低剂量的利伐沙班也降低了主要缺血事件的风险,包括死亡。

其他新型抗凝药物,如作用于组织因子或Ⅶ因子的抗凝起始部位的重组蛋白正在进行研究评价中。另外新型抗凝药物涉及 RNA 适配技术,作用于因子Ⅸa 等。这种药物的优点是抗凝起效快,且可通过 RNA 互补技术可以迅速逆转。

溶栓药物

溶栓药物已经成为 STEMI 患者的常规治疗。通过这些治疗,心功能改善和主要 CV 并发症降低,进而改善了短期死亡率。随访研究已经证实一次溶栓治疗获得的短期效益可以维持至少 8 年。需要注意的是,仅 50% 的患者在给予 tPA 或 TNK 90min 内心外膜血流达到了 TIMI 3 级。

作用机制

纤溶酶原是一个前体酶,经纤溶酶原激活剂激活成为有活性的纤维蛋白溶酶。纤溶酶降解纤维蛋白成可溶解的降解产物。纤溶酶原激活剂通过启动级联反应,引起血栓溶解,可被纤溶酶原激活抑制药抑制,可阻断 tPA 和 uPA 激活的纤溶酶原过度激活。

指征

溶栓治疗用于缺血症状持续至少 30min,肢体导联至少两个相邻导联 ST 段抬高 1mm,心区导联至少两个相邻导联至少升高 2mm 或完全性左束支传导阻滞的患者(表 7-10)。应在发病 12h 内接受溶栓治疗。改善生存率最重要的因素是症状发作到治疗开始的时间,在发作 1h 内治疗获益最大,无 ST 段抬高的 ACS 患者溶栓治疗无益。

表 7-10 溶栓药物特性

特点	SK	tPA	rPA	nPA	TNK
应用模式	静脉维持 30～60 min	负荷 + 维持 90 min	间隔 30 min 应用 2 次	单次静脉推注	单次静脉推注
剂量	1.5×106 U	≤100 mg*	10 U + 10 U	120 ku/kg	30～50 mg/kg
体重调节剂量	No	Yes	No	Yes	Yes
抗原性	++	—	—	—	—
血浆半衰期,平均(SD)	30 min	3.5 (1.4) min	14 (6) min	47 (13) min	17 (7) min
血浆清除(ml/min),平均(SD)	—	572 (132)	283 (101)	57 (19)	151 (55)
排泄	肝	肝	肾/肝	肝	肝
纤维蛋白特异性†	—	++	+	+	++++
90min 通畅率	++	+++	++++	+++/++++	+++/++++
死亡率下降	+	++	++	+++	++
出血性卒中	++	++	++	+++	++
费用‡	+	+++	+++	NA	+++

NA. 不适用(nPA 没有上市);nPA. 拉诺替普酶;rPA. 瑞替普酶;SD. 标准差;SK. 链激酶;TNK. 替奈普酶;tPA. 组织凝血酶原激动药(alteplase)

* 负荷,15mg;维持,0.75mg/kg,不超过 50mg/30min;0.5mg/kg,不超过 35mg/h

剂量

链激酶(SK)是包含 3 个纤溶酶原结合域的细菌蛋白,任何一个域都不能单独激活纤溶酶原。SK 通常静脉应用,150 万单位持续 30～60min。一旦与纤溶酶原结合,SK-纤溶酶原复合物将纤溶酶原转化为有活性的纤溶蛋白,降解纤维蛋白。SK 产生的纤溶酶原非纤维蛋白特异,SK 治疗导致的纤维蛋白、V 因子、III 因子蛋白水解和凝血因子的消耗会增加出血风险。SK 高免疫源性,会中和抗体形成,往往不能再次使用。静脉应用后很快达到血浆峰浓度,30min 后达到最大溶栓效果。血浆半衰期 30～40min,经肝代谢。SK 一直是世界上最常应用的溶栓药物。

第二代制剂设计成静脉推注,作用加强,纤溶酶原激活抑制药(plasminogen activator inhibitor,PAI)-1 抵抗增强再灌注效果。虽然临床数据有争议,溶栓药物的纤维蛋白特异性在其疗效和安全性方面起重要作用。重组 tPA 具有相对纤维蛋白选择性。其常用量为 15mg 静脉推注 3min 后以 0.75mg/kg 静脉维持(不超过 50 mg)30min,再以 0.5 mg/kg(不超过 35 mg/kg)维持 60min。

瑞替普酶(Reteplase)是 tPA 切除第一个 Kringle 域的形成的。与 tPA 比较,半衰期更长,但未显示优势,剂量应用方法是间隔 30min 在 2min 期间静脉推注 10 U 瑞替普酶 2 次。

替奈普酶(Tenecteplase)是 tPA 的突变形式,半衰期更长,具有更强的纤维蛋白特异性。与加速 tPA 类似,根据体重计算剂量单次负荷静脉推注(5～10s):体重低于 60 kg 患者 30 mg;60～69.9 kg 患者 35 mg;70.0～79.9 kg 患者 40 mg;80.0～89.9 kg 患者 45 mg;90 kg 或以上 50 mg。

近期与溶栓药物相关的临床研究主要集中在与抗血小板和抗凝药物联合应用改善疗效和安全性方面.ExTRACTTIMI 25 研究随机接受溶栓治疗的 STEMI 患者(20％ SK)住院期间接受依诺肝素或体重调整剂量 UFH 至少 48h。在开始 30d 内依诺肝素组出血率更高,但即使依诺肝素应用时间长,颅内出血率相似,临床净获益依诺肝素优于 UFH。溶栓治疗的 STEMI 患者应用 75mg,每日 1 次的氯吡格雷,有或无 300mg 负荷剂量均可改善梗死相关动脉的通畅率。重要的是,降低了包括 TIMI 0/1 血流、死亡、造影前再发 MI 的复合终点事件率 36％。

不良反应和禁忌证

溶栓药物最主要不良反应是出血。相对纤维蛋白特异溶栓药物颅内出血的发生率为 0.5％,随着年龄增长,颅内出血发生率升至 1％～2％。SK 在 5％患者会发生过敏反应,但 anaphylaxis 少见。溶栓治疗的绝对和相对禁忌证列于框 7-2。

框 7-2　STEMI 患者溶栓治疗绝对和相对禁忌证

绝对禁忌证
- 任何既往 ICH
- 已知脑血管结构病变(如动静脉畸形)
- 已知颅内恶性肿瘤,原发或继发
- 缺血性卒中 3 个月,除了急性缺血性卒中 3h 内
- 可疑主动脉夹层
- 活动性出血或出血体质(月经除外)
- 3 个月内明显闭合性头颅或面部创伤

相对禁忌证
- 慢性、严重控制不良的高血压
- 就诊时严重高血压(收缩 BP＞180 mmHg 或舒张 BP＞110 mmHg)
- 3 个月以上缺血性卒中病史,已知颅内其他非禁忌证的疾病或痴呆
- 创伤性或超过 10min 的心肺复苏或 3 周内大手术
- 2～4 周部出血
- 不能压迫的血管穿刺
- 对于链激酶/anistreplase:5d 前曾经用过或有任何过敏反应
- 妊娠
- 活动性消化道溃疡
- 目前正在服用维生素 K 拮抗药:INR 值越高,发生出血风险越高

BP. 血压;ICH. 颅内出血;STEMI. ST 段抬高型心肌梗死

第 8 章
稳定性缺血性心脏病/慢性稳定型心绞痛

Stable Ischemic Heart Disease/Chronic Stable Angina

David E. Newby and Keith A. A. Fox

窦克非　译

稳定型心绞痛或劳力性心绞痛绝大多数发生在冠状动脉存在固定粥样硬化性狭窄的情况下。其他疾病,如主动脉缩窄和肥厚型心肌病也可出现类似的症状。相对的,阻塞性冠状动脉疾病可能缺乏典型的劳力性心绞痛,或者完全无任何症状。本章节主要讨论与阻塞性冠状动脉粥样斑块相关的慢性稳定型心绞痛,但是需注意还存在其他类型的心绞痛(表 8-1),以及与非阻塞性粥样硬化斑块相关的血管痉挛现象。

表 8-1　非动脉粥样硬化性冠状动脉狭窄导致的心绞痛样胸痛原因

血管疾病	心脏疾病
变异性心绞痛	肥厚型心肌病
动脉粥样硬化相关性痉挛	主动脉瓣狭窄
微血管性心绞痛或 X 综合征	高血压性心脏病及左心室肥大
	二尖瓣脱垂
	严重肺动脉高压及右心室肥大

流 行 病 学

冠状动脉粥样硬化与吸烟、高脂血症、家族史、高血压及糖尿病等多种危险因素相关(见第 24 章至第 29 章)。冠状动脉粥样斑块和心绞痛的患病率及严重程度均随年龄增长而增高,并倾向于在男性中发病。本病在不同种群中的分布并不均衡,与白种人相比,印度亚洲(Indo-Asians)人群发病率更高,而东亚及加勒比非裔人种发病率较低。

冠心病和心绞痛的流行病学特点正处于变化之中。虽然冠心病的总体患病率仍在提高,与人口老龄化的趋势一致,但是北美、西欧、日本及澳大利亚等地区的发病率、死亡率及住院死亡病例正在减少。然而,东欧地区冠心病发病率及相关的死亡率正在增加,同时许多发展中经济体的年龄调整死亡率也在上升。世界卫生组织(WHO)估计冠心病造成的总死亡数将在 2020 年前由 2002 年的 700 万人增加至 1100 万人。

自 然 病 程

心绞痛可导致严重的疾病状态,2/3 的患者受到疼痛影响,限制了工作、娱乐、性生活及其他日常活动的能力。一名心绞痛患者平均每年至初级卫生保健人员处就诊 2～3 次。心绞痛的并发症部分取决于冠心病的严重程度,包括心肌梗死、充血性心力衰竭、心律失常及心源性猝死。总体上,稳定型心绞痛患者每年发生死亡或非致死性心肌梗死的风险为 2.5%～5%,主要心血管病事件年发生率为 2.4%,卒中为 0.6%,死亡为 3%。

急性心肌梗死发生的可能性与冠状动脉粥样硬化病变的范围和严重程度呈正相关(图 8-1),此外,左心室功能,心绞痛的频率与严重程度(图 8-2 及图 8-3),以及年龄、性别等人口学特征都是导致发生心肌梗死的风险因素。由于基线特征不同所造成的死亡,心肌梗死及卒中的风险可相差 10 倍。

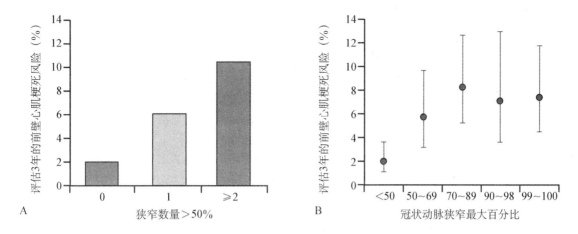

图 8-1 根据前降支冠状动脉狭窄数量(A)和程度(B)(平均值±95％可信区间)判断 3 年前壁心肌梗死的风险

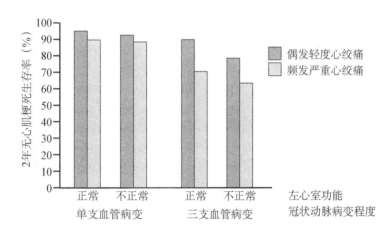

图 8-2 心绞痛患者根据心绞痛频率、冠状动脉病变范围和左心室功能(射血分数:正常,异常＜50％)分类后的 2 年无心肌梗死生存率

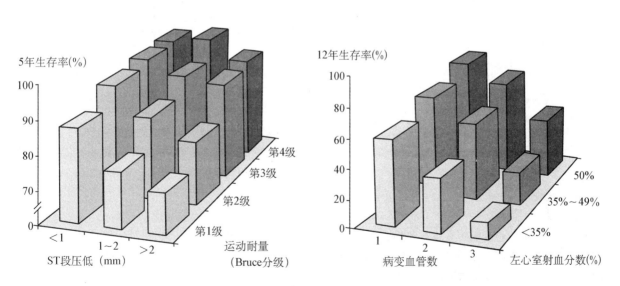

图 8-3 根据运动耐量、运动诱导的 ST 段压低、病变血管数目和左心室功能分类后药物治疗患者 5 年和 12 年生存率

病情评估与检查

临床评估

慢性稳定型心绞痛患者的症状通常在固定的运动负荷下出现,并在活动终止后迅速消失(框 8-1)。短期内出现活动阈值减低以及心绞痛症状加重,或者静息时反复出现疼痛,则是急性冠状动脉综合征发作的指征(ACS;见第 9 章及第 10 章)。

如果患者存在确定的危险因素可提高诊断冠心病的准确性。除了罕见的高脂血症皮肤沉着和外周动脉粥样硬化征象,心绞痛通常不具备其他体征。但是,查体时应当注意其他导致心绞痛样胸痛的疾病征象,如主动脉缩窄及肥厚型梗阻性心肌病。

风险分层

临床指征

数个临床指标显示患者发生临床事件的风险相对升高(框 8-2 与图 8-4)。在高危患者中考虑进行有创冠状动脉造影的阈值应当降低,而不是仅根据患者的症状。框 8-2 列出的高危指征并不复杂,却综合了确定风险的基本因素。

框 8-1　加拿大心血管协会稳定型心绞痛分级

1 级:日常活动,如走路、爬楼梯,不会引起心绞痛。高强度、或快速、或长时间体力工作或娱乐活动可引起心绞痛

2 级:日常活动轻微受限,如快速走路、爬楼梯、爬山,进食后、寒冷、大风环境下走路、爬楼梯,情绪激动或睡醒短时间内;正常环境下平地走两个或以上街口或爬一层楼均可诱发心绞痛

3 级:日常活动明显受限,如正常环境下平地走一到两个街口或爬一层楼

4 级:患者不能进行任何活动,即任何活动都会引起不适,心绞痛症状在休息时也可出现

无创检查

心电图

对慢性稳定型心绞痛患者进行诊断评价时应当常规记录静息心电图。静息心电图同样可以用于 β 受体阻滞药等药物治疗的调整。尽管心电图对于冠心病诊断的敏感性较低——实际上 50% 的患者在就诊时心电图是正常的——但它确实提供了有关预后的信息。静息状态下 ST 段压低预示着发生心肌

梗死以及死亡的可能性增加。患者心电图出现既往心肌梗死的证据,或者出现不伴透壁性 Q 波心肌梗死的 ST-T 段异常,则预示着生存率的降低。

框 8-2　慢性稳定型心绞痛患者预后不良的临床预测因素

- 既往心肌梗死
- 近期发作的不稳定型心绞痛或新发稳定型心绞痛
- 并存心力衰竭或左心室功能不全证据
- 并存冠状动脉疾病危险因素,如高血压和糖尿病
- 年龄(死亡或非致命性缺血事件随年龄增长而增加)
- 家族史,死亡的独立预测因素
- 心绞痛症状类型(静息型心绞痛与死亡和心脏缺血事件降低相关)

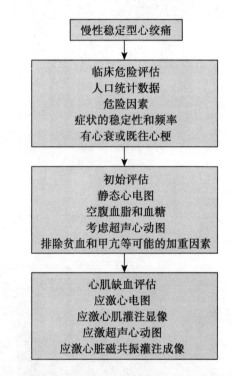

图 8-4　慢性稳定型心绞痛患者初始评估和检查流程

当评估患者可诱发性缺血时,临床医生应当使用所列方法中的一种,不要进行所有 4 项检查。MI. 心肌梗死

进行运动心电图试验通常出于两个主要原因:进行冠心病的诊断及预后评估。但运动心电图试验并不适于单独作为冠心病的筛查试验。在冠心病患病率较低的人群中,运动心电图试验的假阳性率较高,对于无症状者尤其如此(图 8-5)。对于年轻人群以及女性假阳性率同样偏高。反之,诊断冠心病的

阴性预测值也较差,因此运动心电图检查不适用于除外冠心病的诊断。

临床背景,相关症状以及心血管系统对于运动的反应和运动中心电图的变化一样重要(框 8-3)。运动试验易于开展,在使用得当时可作为稳定型心绞痛患者危险分层的有效手段。它特别适用于鉴别高危的患者,以及可从进一步有创检查及干预手段中获益的患者。

框 8-3　运动心电图特征与预后不良及疾病严重程度相关

- 最大运动能力极差(Bruce 方案 3 级以下)
- 2 级或以下时出现 ST 段压低≥1mm(Bruce 方案)
- 任何时间 ST 段压低≥2mm
- 血压反应受限(较基线下降或无升高)

超声心动图

超声心动图可用于评估静息状态下及药物或运动负荷下的心脏功能。静息状态下或运动时出现左心室功能减退预示患者预后较差。

与心肌核素显像相似,负荷超声心动图可用于冠心病的诊断,那些伴有左心室功能减退和冬眠心肌的患者可能从冠状动脉血运重建治疗中获益。与进行负荷试验的标准手段相比,运动心电图有利有弊。由于运动带来的干扰问题,负荷超声心动图更倾向于使用药物手段,将多巴酚丁胺与阿布他明一类的正性肌力药物及正性时相性药物持续静脉输注,有时可使用阿托品增强药效以进一步提高心率,然后从多角度评估心脏的收缩功能,并整合心脏 16 个节段在静息和不同负荷级别的表现。因此负荷超声心动图是一种要求较高的技术,需要受过训练的检查者进行严格而熟练的操作。

负荷超声心动图主要用于评估负荷下心室壁运动异常状态的变化。负荷增加时局部室壁运动恶化提示存在心肌缺血及潜在的冠状动脉疾病。此外,既往无运动或运动减低的区域在多巴胺负荷下出现改善,则提示存在由于近期显著缺血导致收缩功能暂时减弱的顿抑心肌。检查中还可能出现对药物不同反应特性的组合,起初收缩功能在低剂量多巴酚丁胺作用下逐渐增加,在更高剂量下则出现减退。这一现象提示"冬眠"心肌的存在,严重的冠状动脉狭窄导致静息状态下心肌收缩功能减退,在正性肌力刺激下可在短时间恢复一定的收缩功能,最终在高负荷时因缺血导致收缩功能恶化。完全没有反应

的无运动心肌则提示区域内心肌梗死。

心脏磁共振成像

既往文献报道的磁共振冠状动脉血管成像需要较长的采集时间、患者的高度配合及高场强的扫描仪,导致其不适用于日常临床实践。另一方面,磁共振首关心肌灌注显像则是检测心肌灌注缺陷、定量测量梗死范围的成熟的无创检查手段,并可避免电离辐射的使用。磁共振成像具有良好的空间及时间分辨率,少量增加影像采集序列还可进一步进行心肌纤维化或梗死心肌体积的定量分析。多个研究证实心肌灌注磁共振成像对于冠心病的诊断具有高敏感性(89%)、高特异性(81%)及高准确率(86%)的优势。心脏 MRI 同样对于冠心病患者的预后评估有价值。目前心脏 MRI 已成为冠心病患者中成熟使用的无创性标准评估手段。

心肌灌注显像

在冠心病的诊断方面,负荷心肌灌注成像或显像较运动试验具有更高的准确性,它们的敏感性分别为 80% 和 68%,特异性分别为 92% 和 84%。但是对于常规检查手段已经确定为高危的患者,负荷心肌显像很难进一步提供其他信息。它特别适用于运动心电图变化不明确的、静息心电图异常的、运动心电图结果假阳性或假阴性的或不能耐受次最大运动值的患者。多支病变的患者在准备进行犯罪病变血管成形术等选择性血运重建治疗时,负荷心肌显像还可用于确定心肌缺血的范围。确定冬眠心肌对于左心室功能减退患者尤其有利,他们可能在血运重建治疗中取得最大获益。

负荷心肌显像正常的患者预后良好,即使在冠心病患者中,主要心脏不良事件的年风险仍低于 1%。严重而广泛的灌注缺损则提示患者处于心脏事件风险高并且预后较差(框 8-4)。

框 8-4　激发心肌灌注核素扫描特征与预后不良及疾病严重度相关

- 多个区域出现可逆性核素灌注缺损
- 运动下核素射血分数降低
- 肺部核素摄取增加

未来心肌显像的使用可能将逐渐减少,逐步让位于心脏 MR,超声心动图及计算机断层扫描(CT)等更简便易行,而性能相近甚至更好的技术。

计算机断层扫描

上文所述所有无创技术均使用替代性指标,如

ST 段变化、心肌收缩、组织灌注等来诊断冠心病。这些技术检测的是冠心病所造成的功能影响,而非冠心病本身的存在,对于仅有心外膜受累的冠心病可能缺乏准确性与特异性。与之相比,CT 冠状动脉血管成像能直接显示冠心病的存在,并能获得粥样硬化斑块负担水平的信息,这一点有创的冠状动脉造影术也难以达到。CT 冠状动脉血管成像的弱点主要在于不能确定斑块是否限制了血流。

冠状动脉钙化积分

　　冠状动脉钙化积分是冠心病的独立危险因素,即使较低的冠状动脉钙化积分也提示冠脉事件的风险加倍。冠心病钙化相关的相对风险与吸烟、高血压、糖尿病等明确的危险因素相似。冠状动脉钙化进展与冠脉事件更高的发生率相关,即使是初次检查时无症状的人群也是如此。因此,冠状动脉钙化

不仅提示粥样硬化斑块的存在,它的发展还与心血管事件的发生率相关。

　　钙化程度与粥样硬化病变相关,但其并不能显示软斑块,也不能预测对于药物干预的反应。冠状动脉钙化本身并不能预测阻塞性粥样硬化病变的存在。因此,钙化应作为冠状动脉粥样硬化性疾病程度的替代标志,而不是管腔狭窄程度的测量指标。

CT 冠状动脉血管成像

　　当下影像扫描技术方面的重要进展使得利用多排 CT 进行无创冠状动脉血管成像成为现实(图 8-6)。现代多排 CT 冠状动脉成像的结果与有创冠状动脉造影及血管内超声具有很好的一致性。目前扫描仪的时间与空间分辨率允许人们对管腔狭窄进行定量分析,并显示非钙化性的软斑块。

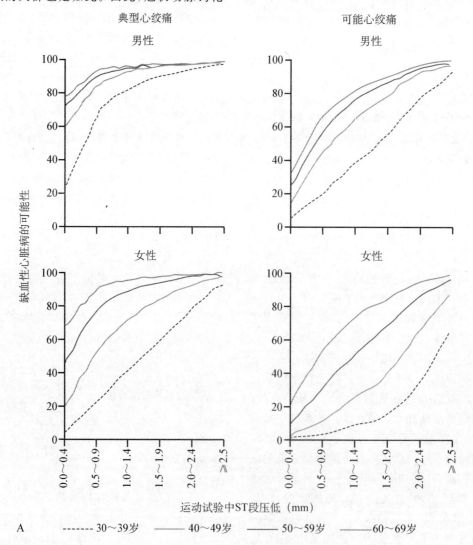

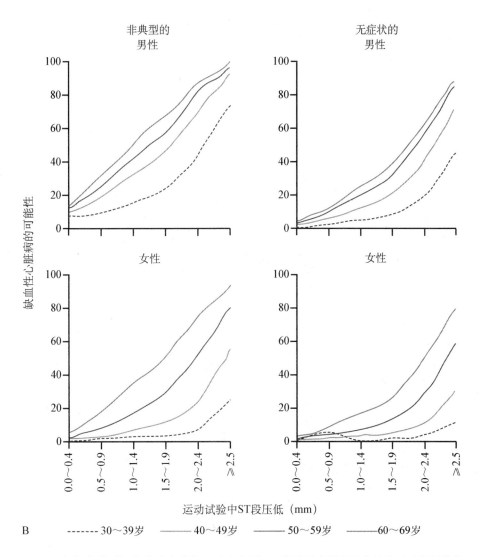

图 8-5　根据年龄、性别、临床病史和运动心电图 ST 段压低来判断缺血性心脏病的可能性

A. 具有典型或心绞痛患者缺血性心脏病的可能性；B. 不典型心绞痛和无症状患者的安排相似

从对 800 例以上患者进行的汇总分析表明，与有创冠状动脉造影相比，64 排 CT 具有 89% 的敏感性［95% 置信区间（CI）87%～90%］，以及 96% 的特异性（95% CI：96%～97%）。冠状动脉 CT 的主要优势在于高达 98% 的阴性预测值（95% CI：98%～99%）。主要局限性在于心律失常患者和快心率患者的成像质量较差，以及较高的辐射剂量（约 20mSv）。目前这些不足正在被脉冲序列、双源系统，以及具有更多探测器的动态容量扫描仪等所克服。目前扫描技术的发展趋势是使用更低的辐射剂量（2～4mSv）达到更高的时间与空间分辨率，成为更加高效与安全的影像手段。目前 CT 技术最有希望的应用领域是评价可能患有稳定性冠心病的患者，以及除外动脉粥样硬化性病变。然而，尽管具有较高的敏感性，CT 对于阻塞性冠心病的特异性却较差，这是因为冠状动脉钙化带有所谓的"开花状"伪影。这在稳定型心绞痛或冠心病患者等冠状动脉钙化高发人群中具有特殊意义。

由于大数目探测器（256～320 排）的出现，现在动态容量 CT 扫描成为可能。此时，整个心脏都被环绕在观察区域中，在造影剂通过心肌时能够得到额外的图像（图 8-6）。这使得进行具有超高空间分辨率的负荷 CT 灌注显像成为可能，优于核素技术并在一定程度上超过 MR 技术。

无创负荷试验的选择与频率

4 种主要的无创性负荷试验方法具有各自的优缺点（表 8-2）。运动心电图检查易于开展并能得到广泛认可，目前仍作为许多患者的首选无创检查手

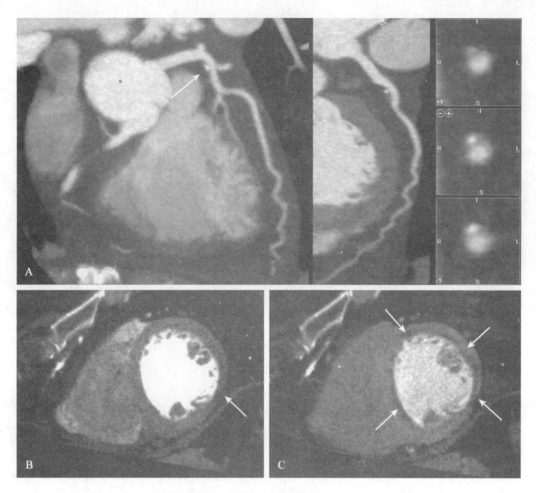

图 8-6　心脏计算机成像(CT)

A. 冠状动脉横切面多层显像提示钙化和软斑块(箭头所示);B. 静息下心肌灌注,提示静息下灌注缺损和与心肌梗死一致的室壁变薄;C. 应激状态下表现出广泛的内膜下充盈缺损(箭头所示),提示三支冠状动脉病变

表 8-2　4 种主要非侵入性激发试验的相对优缺点

	激发心电图	心机灌注扫描	激发超声心动图	心脏核磁灌注
技术难度	＋	＋＋	＋＋＋	＋＋＋
解释容易度	＋＋＋	＋＋	＋＋＋	＋＋
诊断敏感性(%)	50～80	65～90	65～90	70～90
诊断特异性(%)	80～95	90～95	90～95	90～95
风险分层	＋＋	＋＋	＋＋	＋
冬眠心肌判断	—	＋＋	＋＋＋	＋＋＋
缺血区域判断	＋	＋＋	＋＋	＋＋＋
局限性	传导或除极异常	放射线暴露	不能在所有患者中获得诊断图像	闭室恐惧及设备不兼容
花费	＋	＋＋＋	＋＋	＋＋＋

＋. 数量代表轻重程度

段。但是,运动心电图的敏感性及特异性较差,可能会导致明显的误判。其他的无创性负荷试验同样如此。对于冠心病的诊断,CT 血管成像正扮演越来越重要的角色。

目前并没有明确的指南能够说明慢性稳定型心绞痛患者需要多久进行一次无创性检查。在进行初次预后评估后,重复的检查似乎并没有带来获益,除非患者出现新的症状或其他症状改变,职业需求出现变化,患者进行过或预备进行冠状动脉血运重建等治疗以及重要的非心脏外科手术。

有创检查手段

有创冠状动脉造影用于帮助已知或可疑冠心病患者的诊断与治疗,在药物治疗不能有效控制症状,以及临床或无创检查显示患者高危或可从介入治疗中获益时需考虑进行冠状动脉造影。使用压力测定导丝测定血流储备分数以评估冠状动脉狭窄的功能意义,可进一步补充冠状动脉造影的临床价值,并指导冠心病患者的适当治疗及血运重建(框 8-5)。

框 8-5　冠状动脉造影指征

严重或致残性心绞痛

  提示需要进行冠状动脉造影的症状严重程度可能不同,这依赖于患者、医生对疾病的描述。然而,多数专家同意在接受最佳药物治疗后,仍有 CCS 分级 3 或 4 级症状的患者可从冠状动脉旁路手术或经皮介入治疗中在症状上获益

临床特征或非侵入性检查提示预后不良

非侵入性检查无明确结论或阴性结论,但仍有持续胸痛的患者

  在这种情况下,冠状动脉造影对于排除阻塞性冠状动脉疾病、鉴别诊断及减轻患者和医疗负担极为有助。对于症状已经对患者生活产生限制或冠心病诊断对患者职业有影响时,也需要特别考虑进行冠状动脉造影

总体风险评估

为了确定冠心病患者风险,人们发展了多种评分体系,将患者的临床特征与无创检查结果结合在一起。这些模型为稳定型心绞痛患者的风险与预后提供了更加全面的评估。冠状动脉造影适用于那些临床特征及无创检查显示预后较差,并可能从冠状动脉旁路移植术中获益的患者(图 8-7)。

对于低危患者而言,任何干预的风险都可能抵消症状与预后方面的获益。相对而言,高危患者则可能从冠状动脉血运重建等治疗干预中得到最大获益。因此风险分层应当作为稳定型心绞痛患者初始评估中的重要部分。风险的主要决定因素包括患者特征,例如年龄、糖尿病、高血压,以及临床检查的结果,如运动或其他形式的负荷试验,冠状动脉疾病的严重程度(受累血管的数目和类型),左心室功能等(图 8-1～图 8-3)。

治 疗 干 预

慢性稳定型心绞痛患者的治疗须致力于缓解症状及改善预后,包括生活方式改善、风险因素管理、药物治疗及冠状动脉血运重建等多种措施。由于所有形式的干预均具有一定的危险,只有在改善症状与预后方面的已知获益能够抵消相关风险时才可以采用。进行决策时应当整体考虑各种治疗措施,将疾病对于患者生活的影响降到最低。图 8-4 及图 8-7～图 8-10 为冠心病患者初次诊治的总体指导。

生活方式及危险因素调整

生活方式及危险因素是慢性稳定型冠心病治疗的必要成分和重要补充,能够在症状与预后的改善上提供获益。本章稍后将进一步讨论运动、运动计划以及高脂血症控制的收益。高血压的治疗与管理将在第 28 章至第 34 章讨论。

吸烟

吸烟是发生致命和非致命心肌梗死的主要危险因素。戒烟与重要获益相关,在治疗过程中应当反复向患者强调并给予支持性意见。应当向重度吸烟患者(每日吸烟大于 10 支)提供短期尼古丁替代治疗,因为它可以将戒烟成功的可能性提高 9 倍。抗抑郁药物安非拉酮及去甲替林也可以为长期戒烟提供帮助,但氟西汀等选择性 5-羟色胺再摄取抑制药则无效,说明此类药物的戒烟作用与抗抑郁效应无关。部分性尼古丁受体激动药,varenicline,将戒烟的可能性提高了 2～3 倍,较安非拉酮更加有效。一些报道认为,varenicline 与严重的不良反应,如抑郁状态、易激惹及自杀观念等相关,但目前尚未被证实。

饮食干预

饮食干预能够增加降脂治疗的效果。虽然在积极控制饮食的个体中低脂饮食平均仅降低 5% 的血清胆固醇浓度,但是饮食调整却可以提供其他的预防效果,如地中海型饮食或富含鱼油类不饱和脂肪

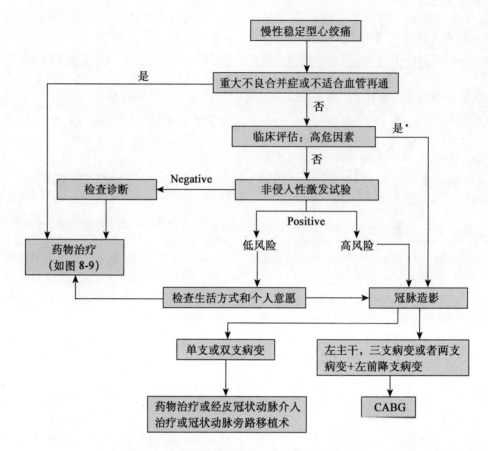

图 8-7 慢性稳定型心绞痛患者管理和治疗计划

CABG. 冠状动脉旁路手术；PCI. 经皮冠状动脉介入治疗；LAD. 左前降支冠状动脉。* 很多伴有高临床风险特征的患者应当接受非侵入性检查来帮助进一步风险分层

酸的饮食。一些观察性研究及随机临床试验显示，摄取富含抗氧化维生素的蔬菜水果，以及补充维生素 E 对于心血管事件具有保护作用。然而，三个大规模（6000～30 000 人）多中心随机对照临床试验（RCT）却显示高或低剂量的维生素 E 补充对于心血管疾病的结局没有影响。少量的酒精摄取与冠心病风险的降低相关，但酒精的消耗量应限制在男性每周 21～28 单位（1 单位等于 8g 纯酒精）以及女性每周 14～21 单位。

肥胖

体重指数（body mass index，BMI）已经被证实与心血管病事件之间具有显著而独立的相关性。虽然肥胖的发生率很高，但目前仍缺乏关于肥胖稳定型心绞痛患者的减重与症状、结局改善之间关系的干预性试验。然而，我们有理由推断减肥可以减少心绞痛的发作并可能改善预后。

代谢综合征以肥胖、胰岛素抵抗、高血压、高尿酸血症以及血脂异常为特点。目前，尤其是在西方社会，不断增加的肥胖水平与代谢综合征的发病相关。这引起了人们对于未来心血管疾病发病率及患病率的关注。新的治疗方法，如内源性大麻素受体拮抗药利莫那班，或许能够减轻肥胖及相关的代谢异常。但是，在针对将近 20 000 例存在风险的个体的随机对照临床试验中，利莫那班对不良心血管结局无明显作用，却与一般至严重的精神心理问题的增加相关，其中包括自杀问题。

糖尿病

所有的糖尿病患者都需要良好的血糖控制，以降低长期并发症的风险，其中也包括冠心病。尽管缺少专门针对慢性稳定型心绞痛患者的糖尿病治疗的临床试验，然而一级预防临床试验和心肌梗死后患者中进行的二级预防临床试验均显示强化降糖治疗可减少心血管病的患病率与死亡率。此外，心肌梗死发作时血糖控制差是预后不良的标志之一。尽管以前的研究认为磺脲类药物，特别是甲苯磺丁脲与心血管疾病死亡风险增加有关，但这一结果却未

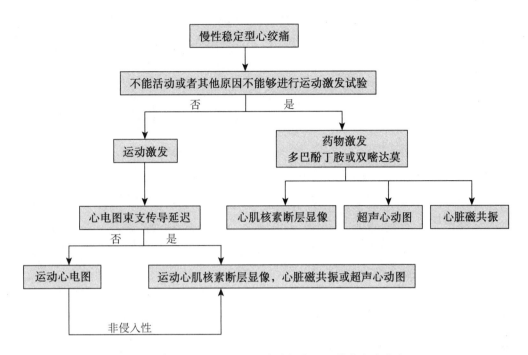

图 8-8 慢性稳定型心绞痛患者选择非侵入性激发试验流程

被 U. K. Prospective Diabetes Study（UKPDS）试验证实。该试验中却显示二甲双胍应作为超重糖尿病患者的一线用药，因为它可以降低糖尿病相关终点的发生，减少体重增加，并且低血糖发作次数较少。

虽然控制高血糖很重要，但是过于严格的血糖控制则是有害的。2 型糖尿病患者中强化降糖治疗与不良心血管事件的发生有关。这很可能是由于低血糖等不良反应导致的，特别是对于那些同时患有冠心病的患者。因此，糖尿病治疗在控制长期高血糖与避免低血糖等不良反应之间必须达到一种平衡。

对症治疗

心脏康复治疗

心脏康复治疗是一种多学科的治疗策略，包括运动、教育、二级预防，以及职业指导等，注重医学以及社会心理学治疗相关的需要。虽然主要应用于近期心肌梗死后及冠状动脉旁路移植术后的患者，它对于慢性稳定型心绞痛患者同样适用。康复治疗措施包含以下 3 个主要内容：①解释与理解；②特定干预，包括二级预防、运动训练、心理支持等；③长期适应与教育。

参加规律锻炼与康复训练的稳定型心绞痛患者较少发作心绞痛及再发心肌梗死，具有更好的心肺功能及职业状态。运动计划可以增进患者的信心及功能状态，尽管这些计划需要密集的劳力，但它们对于稳定型心绞痛患者的治疗却是行之有效的，可能也是性价比较高的手段（见第 49 章）。实际上，在一项随机对照试验中显示，运动计划可以更好地改善运动耐量，与更少的心脏不良事件相关，并且与经皮冠状动脉介入治疗（PCI）相比更具性价比。

药物治疗

在减少心绞痛发作方面并没有哪一类药物显示出比其他药物更加优越。但是，鉴于在二级预防方面的获益，β 受体阻滞药应当作为一线药物使用（图 8-9）。此外，荟萃分析显示 β 受体阻滞药耐受性更好，在控制慢性稳定型心绞痛方面比 CCB 类药物更加有效。

如果单药治疗不能有效控制心绞痛发作，使用第二种抗心绞痛药物可以产生有统计学意义的少量额外收益（图 8-9）。联合使用 β 受体阻滞药及减慢心率的钙通道受体阻滞药可能导致过度的心动过缓或传导阻滞。然而，这一相互作用并不常见，如果临床上存在顾虑，还可以使用长效二氢吡啶类 CCB。没有明确的证据显示三联或四联药物治疗能够比二联提供更多的收益。在两个大规模随机对照临床试验（入选患者分别为 5126 例及 7665 例）中，在以 β 受体阻滞药为主，包含一种及以上药物的抗心绞痛治疗基础上增加尼可地尔或硝苯地平，并没有显示出心绞痛症状出现显著的改变，尽管硝苯地平与冠

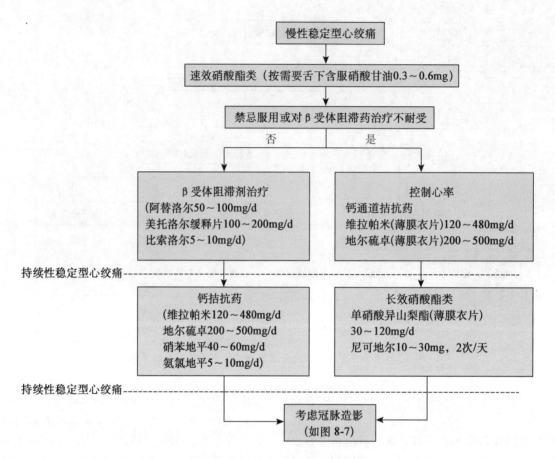

图 8-9   慢性稳定型心绞痛患者症状控制性药物治疗计划
所列药物及剂量推荐基于临床试验结果,并无优先之分;同时并不代表排除其他同类药物。实际上,这是基于作者经验对治疗建议的举例。LA. 长效;SR. 持续释放

状动脉造影(绝对数量每年减少 1.23%)及冠状动脉旁路移植术(绝对数量每年减少 0.44%)的需求减少存在相关性。在可能的情况下尽可能使用单次剂型和缓释剂型,以改善患者的依从性。

β受体阻滞药

β受体阻滞药抑制心肌β肾上腺素能受体,以产生负性时相效应及负性肌力作用。运动或压力状态下心率的减低减少了心脏的氧耗及缺血的严重程度,同时延长了舒张期这一心肌灌注时间的主要决定因素。随机临床试验显示β受体阻滞药治疗在减少心绞痛正传发作和缺血发作及改善运动能力方面是有效的。

目前尚无证据显示哪一种β受体阻滞药优于另一种。高选择性β受体阻滞药,如塞利洛尔、比索洛尔等,或者结合血管舒张作用与抗氧化作用的β受体阻滞药,如卡维地洛等,并没有证实比常用的β受体阻滞药如阿替洛尔或美托洛尔等带来更多的获

益。然而,药物的内在拟交感效应可能会抵消β受体阻滞药的二级预防效果,此类药物应当避免使用。

β受体阻滞药真正的不良反应比较少见,发生在不到 10% 的患者中,包括疲劳、嗜睡等症状,主要在常规就诊中发现。在长期停用β受体阻滞药前应当确定症状与治疗之间的因果关系。由于使用β受体阻滞药时可导致β肾上腺素能受体的上调,患者应当避免快速终止治疗,否则可能导致急性停药综合征,并且还可能促使急性心肌梗死的发生。

钙通道阻滞药

不能耐受β受体阻滞药的患者应当考虑加用地尔硫䓬、维拉帕米等有控制心率作用的钙通道阻滞药(CCB)。在第二次 Danish Verapamil Infarction Trial (DAVIT Ⅱ)研究中,分析显示维拉帕米对于心肌梗死后无心力衰竭的患者是有益的。然而,其他的 CCB 类药物和抗心绞痛药物在缓解症状方面是等效的。在其他抗心绞痛药物基础上加用硝苯地平可以减少进一步

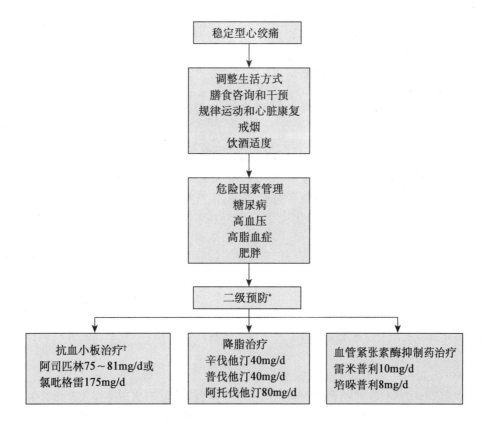

图 8-10　慢性稳定型心绞痛患者二级预防流程

* 若患者处于高风险且适合血运重建治疗时应当考虑进行冠状动脉造影

† 单一抗血小板治疗时应用阿司匹林较氯吡格雷更为合适,接受支架置入的患者应用双
联抗血小板治疗。所列举的药物及剂量基于临床试验结果,并无优先之分,同时也并不表示
排除了其他同类药物。实际上,这仅是基于作者经验的治疗建议举例。ACE. 血管紧张素
转化酶

有创检查及血运重建治疗的需要。

　　CCB 类药物能否安全地用于心力衰竭患者还存在争议。研究显示氨氯地平对于心力衰竭患者的死亡率具有中性作用,对于心绞痛同时合并明显左心功能不全的患者是一个合适的选择。

硝酸酯类药物

　　硝酸酯类是最先被人们发现并使用的抗心绞痛治疗药物。它们的效应主要是通过间接释放[如硝酸甘油(GTN)与甲硫氨酸或半胱氨酸的巯基相互作用]或直接释放(如硝普钠)一氧化氮并与细胞质及细胞膜相互作用产生的。释放的一氧化氮通过增加细胞内环单磷酸鸟苷(cGMP)水平引起非内皮依赖性的血管平滑肌收缩(见第 7 章)。

　　随机对照试验显示硝酸酯类药物可有效减少心绞痛症状并改善运动耐量。然而,与 CCB 类药物不同,在严重主动脉狭窄及肥厚型梗阻性心肌病中禁用硝酸酯类药物,因为它们可能会引起外周动脉扩张及体循环低血压从而影响冠状动脉血流灌注。

心绞痛发作的快速缓解

　　在舌下或颊黏膜处应用硝酸甘油可以快速而有效地缓解急性心绞痛发作。所有患者都适用硝酸酯制剂舌下含服。颊黏膜给药可以延长释放时间,适用于需要进行较长可能会诱发心绞痛的活动时。

预防心绞痛发作

　　口服或透皮贴剂的长效硝酸酯类药物均可有效缓解心绞痛。硝酸酯类药物经过肝谷胱甘肽还原酶可产生明显的首关效应,而局部或透皮硝酸酯制剂可以避免首关效应,从而减少总剂量。而单硝酸异山梨酯等硝酸酯类药物经受较少的经肝代谢,因而具有更高的生物利用度和更长的作用时间。

　　预防性使用硝酸酯类药物的一个主要局限性在于耐药性的出现(见第 7 章),需要每日有一段硝酸酯药物空白时期,通常在夜间,来预防药效的减低。这一问题存在于所有临床使用的硝酸酯类药物。硝酸酯耐药的机制至少在部分上是由于巯基耗竭导致的。S-亚硝基硫醇可能预示着新型硝酸酯类药物的出现,它可以避免耐药现象发生,并且具有一定的抗血小板作用。

钾离子通道激动药

这一类抗心绞痛药物具有血管扩张作用及潜在的心脏保护作用。钾离子通道开放药作用于血管平滑肌细胞与心肌细胞的离子通道上。因而,它们可能对于心肌的缺血预适应具有一定的促进作用,并且改善心肌对于缺血打击的反应。

尼可地尔是本类药物中唯一用于临床使用的制剂,它可有效治疗心绞痛并包括硝酸酯类药物及钾离子通道开放药两种特性。但是,没有证据显示钾离子通道开放药优于其他类型的抗心绞痛药物,在已有抗心绞痛治疗基础上加用钾离子通道开放药也并不能改善症状。Impact of Nicorandil in Angina (IONA) 试验中包括了 5126 例稳定型心绞痛患者,试验显示尼可地尔 20mg 每日 2 次给药使得由冠心病死亡、非致死性心肌梗死及意外住院组成的复合终点的相对风险减少了 17%,但是研究并没有显示冠心病死亡及心肌梗死组成的次级终点存在差异。

其他药物治疗

伊伐布雷定是窦房结中 I_f 通道的抑制药,能够减慢窦性心律患者的心率。这种减慢心率的效应产生的抗心绞痛作用与其他抗心绞痛药物相当,并且可以增强其他药物的疗效。伊伐布雷定特别适用于静息心率高却不能耐受 β 受体阻滞药的患者。

雷诺嗪是一种新型抗心绞痛药物,其具体作用机制尚不完全明确,但是它能够调节缺血心肌细胞的代谢并提高氧的利用效率。在与其他治疗联合使用时可进一步提高抗心绞痛作用。雷诺嗪同样可安全用于急性冠状动脉综合征患者的缺血控制。

冠状动脉血运重建

无论是 CABG 还是 PCI,术后早期发病率和死亡率风险均较高。因此,所有的有创治疗只有在预期获益超过治疗相关风险的情况下才能进行,这种获益包括症状及预后的改善。尤其当有创治疗的目的是控制症状而不是改善预后的时候,这一点更加重要,如应用 PCI 或 CABG 治疗单支血管病变时。

进行血运重建的合适时机及方式与冠状动脉的解剖技术密切相关,同时还受到多方面因素影响,如合并症和患者的偏好。可接受的症状水平,最佳的

药物治疗方案,对药物副作用的耐受程度,这些在不同的患者中差别很大。因此,是否进行冠状动脉血运重建及采用何种方式需要综合考虑客观的临床指标及患者的症状(见第 11 章)。

在评价冠状动脉血运重建术的临床应用价值时,必须考虑几个因素。首先,主要的随机试验结果都是基于高度选择的患者群体,而临床中遇到的患者更加多样且复杂。例如,ACME 试验(the Angioplasty Compared with Medicine trial)对近 5000 人进行了筛选,而最终只招募了 212 例患者。其次,大多数试验都没有专门针对慢性稳定型心绞痛的患者。再次,许多文献报道的数据是过时的。药物治疗已有所改善,且更加有效;同样,外科手术的研究结果也并没有考虑到技术的进步及动脉桥使用的增加(图 8-11)。事实上,随着冠状动脉支架置入(图 8-12)、药物洗脱支架、抗血小板药物的辅助治疗等技术的广泛应用,早期 PCI 的失败率和再狭窄率已大大降低。

经皮冠状动脉介入治疗

PCI 治疗的成功率和并发症发生率受多种因素影响,包括年龄、性别、临床表现、左心室功能、合并症(如糖尿病)及术者的经验。然而,对结果起决定性作用的因素仍然是靶病变的性质。一个短的、孤立的软病变,如果位于动脉直线段,且不涉及其主要分支,这将是 PIC 治疗的理想病变。而不太适合 PCI 治疗的病变包括慢性完全闭塞、长病变、钙化、病灶位于曲折段或弯曲,或病变涉及分支血管。对于理想病变,PCI 术成功率高,并发症发生率低;而对于复杂病变,PCI 术成功率低,并发症发生率高。

适应证:经皮冠状动脉介入与药物治疗的比较

第一个对 PCI 与药物治疗效果进行比较的 RCT 是 ACME 试验。本研究招募了单支血管病变的患者,其中大部分(90%)是稳定型心绞痛。这项研究表明,PCI 治疗 6 个月后患者心绞痛症状在主观和客观上都得到了极大的改善。然而,值得注意的是,PCI 术后并发症的发生率较高,特别是需要再次进行血运重建治疗的发生率也较高。

后来的 RITA-2 研究(Randomised Intervention Treatment of Angina trial)是一项更大的 RCT($N = 1018$),该研究比较了球囊血管成形术与药物治疗对心绞痛患者的疗效,其中包括单支血管病变(60%)与多支血管病变(40%)。然而,研究人群还包括了无症状型心绞痛(20%)与近期(随机化前 7~90d)不稳定型心绞痛(10%)的患者。与 ACME 研究结

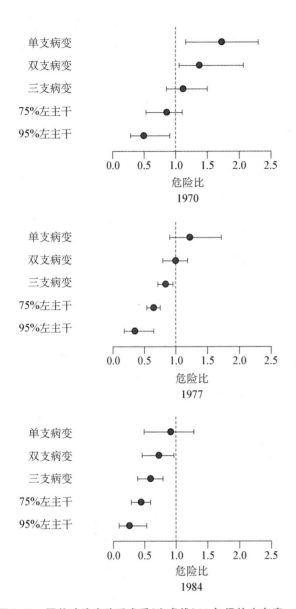

图 8-11 冠状动脉旁路手术后（左虚线）14 年间的生存率改善

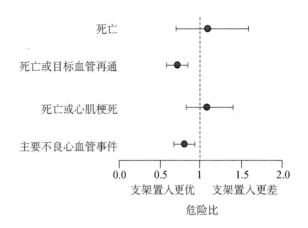

图 8-12 应用冠状动脉支架后 1 年临床预后的改善

现在有严重症状或运动耐量受限的患者中；因此，为了缓解严重的或影响活动的心绞痛症状，而接受血管成形术所带来的微小的、早期的、操作过程相关的风险也是必要的。然而，目前影像及支架技术已有长足进步，同时抗血小板治疗更加优化，诸如噻吩并吡啶类和糖蛋白（GP）Ⅱb/Ⅲa 受体拮抗药等药物被广泛使用，这就意味着就目前而言，RITA-2 研究高估了血管成形术的风险。因此，PCI 治疗适用于慢性稳定型心绞痛，尤其是冠状动脉解剖适合在药物控制下仍有明显症状的患者（图 8-7）。事实上，更近期的 COURAGE（Clinical Outcomes Utilizing Revascularization and Aggressive Drug Evaluation）研究入选了 2287 例稳定型冠心病患者，他们被随机分配到 PCI 加优化药物治疗组或单独优化药物治疗组。PCI 在改善心绞痛症状方面再次显示了其优势，与单纯药物治疗比较，PCI 组中 1 年（66% 比 58% 无心绞痛发作；$P < 0.001$）和 3 年（72% 比 66%；$P < 0.02$）内无心绞痛发作的患者比例更高，但 5 年时结果无统计学差异。同时没有任何不良事件的增加，5 年死亡率与非致死性心肌梗死的发生率也相似。

经皮冠状动脉介入与冠状动脉旁路移植术比较
一项包括了 8 个大型 RCT 的荟萃分析显示，在稳定型心绞痛为主（80%）的患者中，PCI（$N = 1710$）与 CABG（$N = 1661$）这两种血运重建策略对生存期的影响没有显著差异，平均随访时间为 2.7 年。然而，再次需要行血运重新的比例在两组中有显著差异，PCI 治疗组中，17.8% 的患者在 1 年需要行 CABG 术，以后每年约 2% 的患者需要 CABG 治疗。1 年时，PCI 组的心绞痛发生率明显高于 CABG 组（1.5～2 倍），但在 3 年时这种差异不再显著。

果一致，与药物治疗组患者相比，以血管成形术作为初始治疗的患者至少在术后 2 年其心绞痛症状有所减轻。心绞痛症状的减轻表现在抗心绞痛药物需求的减少、运动耐量的增加，以及整体生活质量的提高。然而，考虑到该研究中纳入了低危人群，血管成形术使得死亡或非致死性心肌梗死发生的风险增加了近 2 倍（6.3% 比 3.3%，2.7 年时；$P = 0.02$），其主要发生在随机入组后的头 3 个月。还应注意的是，在药物治疗组中，1/4 的患者在随访期间因为症状恶化而需要进行血运重建治疗。

在 RITA-2 研究中，血管成形术的获益主要体

BARI(Bypass Angioplasty Revascularization Investigation)研究发表于 Pocock 等进行的荟萃分析之后,它是比较 PCI 与 CABG 的最大规模的研究,虽然这项研究所纳入的患者中只有 40% 是稳定型心绞痛。BARI 研究也表明,接受 PCI 或 CABG 的患者其生存期和心肌梗死的风险并没有差异;然而,PCI 再次血运重建的比例仍较高(8% CABG 比 54% PCI,5 年时)。PCI 患者再次血运重建主要仍发生在第一年。然而,在 ARTS(Arterial Revascularisation Therapy Study)研究和 SOS(Stent or Surgery)研究中,择期冠状动脉支架的使用减少了多支病变患者需要再次血运重建的比例(4%～6% CABG 比17%～21% PCI,1～2 年时)。

SYNTAX(Synergy Between Percutaneous Coronary Intervention with Taxus and Cardiac Surgery)研究将 1800 例三支或左主干病变的患者随机分配到药物洗脱支架 PCI 组或 CABG 治疗组。约 60% 的入选患者因心绞痛来就医。1 年时,死亡、心肌梗死及卒中的复合终点并无差异(7.7% vs. 7.6%;P=0.99),但 PCI 与更高的再次血运重建率相关(13.5% vs. 5.9%;P<0.001),而 CABG 与卒中的增加相关(2.2% 比 0.6%;P=0.003)。

杜克大学数据库(N=9263)公布了一项单中心前瞻性观察研究结果,分析了不同治疗对缺血性心脏病患者的疗效,包括药物治疗,PCI 和 CABG。这些数据显示单支或双支病变的患者,如果没有累及冠状动脉前降支近端的病变,PCI 治疗的临床效果要优于 CABG。这与 Pocock 等的荟萃分析结果不一致,在他们的荟萃分析中,单支血管病变的死亡或心肌梗死的复合终点事件在 CABG 组要少于 PCI 组(4.5% vs. 7.2%)。然而,Pocock 等所报道的亚组分析只包含了三个小型研究(每组 n=350),作者本人也对结论的可靠性存在质疑。与杜克大学数据库不同,这些随机试验纳入的都是高度选择性的患者;如 RITA 研究只将进行冠状动脉造影患者的 3% 纳入了试验。

这样看来,对于已经使用药物治疗的慢性稳定型心绞痛患者,如果仍有严重的心绞痛症状,PCI 治疗可以代替 CABG,特别是当病变只涉及单支或双支血管,而无显著 LAD 近端狭窄时。同时,在多支血管病变中,血流储备分数小于 0.8 的病变从 PCI 治疗中受益最大。

罪犯病变经皮冠状动脉介入治疗

当血运重建治疗的主要目标是缓解心绞痛的症状时,只针对引起患者症状的病变进行 PCI 干预的策略是可取的,即使是多支血管病变。这种策略被称为罪犯病变 PCI,往往适用于有症状的冠心病患者,他们的冠状动脉存在多支血管病变,其中有一处严重狭窄和多处轻度病变。这种策略也可以使因合并症而不能进行 CABG 的患者获益,如合并脑血管疾病或慢性阻塞性气道疾病的患者。罪犯病变 PCI 还适用于 CABG 治疗不能完全行血运重建的患者,在这种情况下,CABG 可能没有预后益处。

冠状动脉旁路移植术后的经皮冠脉介入治疗

CABG 术后 5 年,50% 的患者会再次出现心绞痛症状,到术后 12 年,有 30% 的患者需要再次行血运重建治疗。与首次 CABG 相比,二次 CABG 的风险较高而获益的可能性较低。一项针对 632 例 CABG 术后患者进行的非随机研究显示,再次接受 CABG 或 PCI 治疗,完全血运重建率在 PCI 组中达到 38%,而在 CABG 组中达到 92%;然而,并发症的发生率 PCI 组明显低于 CABG 组(0.3% vs. 7.3%),另外 1 年和 6 年随访的生存率相似。这两种方法都可以带来相似的无事件生存率,不发生死亡、心肌梗死或心绞痛等事件;但到第 6 年,PCI 组需要进一步行血运重建治疗的发生率显著升高(64% 比 8%)。

这些结果在一项更大规模的队列研究中得到了证实,这一研究入选了 4174 例需要再次行血运重建治疗的 CABG 术后患者,非随机的接受 PCI 或 CABG 治疗。与 PCI(1.2%)相比,再次 CABG 与较高的住院死亡率相关(6.8%),但 1 年、5 年和 10 年的死亡率相似。再次表明 PCI 组心绞痛复发及需要反复行血运重建的风险增加。

对于已经接受过 CABG 及药物治疗的慢性稳定型心绞痛患者,如果技术上是可行的,我们更倾向于采用 PCI 治疗而不是二次旁路移植手术。

支架

冠状动脉内支架最初用于处理 PCI 产生的严重并发症,如急性或致命的血管闭塞,即所谓的补救支架置入术。它提供了一种非常有用的方法用来保持血管通畅,并使得 PCI 术后需要急诊旁路移植的数量降低。观察性研究和最初的随机对照试验已证实了这项技术在处理急性血管闭塞方面的实用性。

几个 RCT 评估了择期冠状动脉内支架置入术的疗效。有些研究存在方法学方面的局限性,如对照组患者没有接受匹配的抗凝治疗[the Stent Restenosis Study(STRESS)]或调查者没有完全盲化

〔the Belgian Netherlands Stent（BENESTENT）and Stenting in Chronic Coronary Occlusion（SICCO）trials〕。然而，所有的研究均报道了一致的结果：择期支架术可以改善手术和临床结局，并可以减少后续的血运重建术。这方面最明确的证据来自于针对高风险性病变进行 PCI 时，即慢性动脉闭塞、大隐静脉桥、前降支近端狭窄及 PCI 术后再狭窄。当传统的 PCI 术没有得到最理想的结果时，支架置入术也是适用的。

BENESTENT 研究比较了在新发单支病变的稳定型心绞痛患者中，择期支架术与单独应用 PCI 治疗的疗效。在这个试验中无手术相关死亡发生，支架术能更显著的改善临床和血管造影结果。随后进行的 BENESTENT Ⅱ 研究包括了不稳定型心绞痛患者（40%），并证实了使用肝素涂层支架进行择期支架置入术的好处。然而，针对高危病变或次优的造影结果进行选择性支架置入术似乎更加合适。

观察性研究和随机对照试验表明，支架置入后的患者，再狭窄率更小和无事件（包括心肌梗死和再次冠状动脉介入）生存期更长。随着支架在加拿大的广泛使用，人们观察到了更多的证据，表明支架可以改善临床结局，特别是减少重复冠状动脉介入治疗的需要（图 8-12）。

现已有聚合物涂层支架（参见第 11 章）。第一个被使用的是肝素涂层支架，它被用来减少支架内血栓形成和再狭窄的发生率；但是，这些肝素涂层支架没有显示出比金属裸支架更多的优势。目前，含有抗细胞增生剂的药物洗脱支架得到了广泛的关注。西罗莫司是大环内酯类抗生素，具有抗真菌、抑制免疫和抗有丝分裂的特性，并已被用来预防肾移植术后的排斥反应。西罗莫司涂层支架可以使支架内再狭窄的发生率显著降低，在包括 1058 例冠心病患者的 SIRIUS（Sirolimus-Eluting Stent in Coronary Lesions）研究中，西罗莫司涂层支架使靶血管血运重建失败率从 21.0% 下降到 8.6%。紫杉醇是一种有着抗肿瘤活性的微管稳定药，它也已成功的用于支架涂层，同样可以降低支架内再狭窄率。支架平台不断改善，新的涂层药物，如依维莫司和佐他莫司，继续呈现出大幅的改进和卓越的成果。

抗血小板治疗

所有冠心病患者应维持阿司匹林治疗，这将在后面进行讨论（图 8-10）。阿司匹林治疗可以使 PCI 术后血管闭塞的发生率下降 53%（2.7% 比 5.5%）。噻氯匹定（250mg，每天 2 次）和阿司匹林（100mg，每天 2 次）联合应用与常规抗凝治疗相比，减少了 PCI 或支架术后的心脏事件，以及相关的出血及血管并发症。实际上，阿司匹林和噻氯匹定联合应用优于单独使用阿司匹林或阿司匹林与华法林联合。观测数据表明，氯吡格雷（75mg/d）在预防支架血栓方面与噻氯匹定同样有效。然而，新的和更有效的抗血小板药物，如普拉格雷和替格瑞洛，与氯吡格雷相比都有较低的支架内血栓发生率。

更有效的抗血小板药物已被应用，即血小板糖蛋白（GP）Ⅱb/Ⅲa 受体拮抗药（见第 7 章）。一项包括了 16 个 RCT，共 32 135 例患者的荟萃分析证实了 PCI 或 ACS 患者使用血小板 GP Ⅱb/Ⅲa 受体拮抗药有轻度获益。ISAR-REACT（The Intracoronary Stenting and Antithrombotic Regimen：Rapid Early Action for Coronary Treatment）研究对 GP Ⅱb/Ⅲa 受体拮抗药在择期 PCI 的应用提出了质疑。当所有的患者都予以负荷剂量的口服氯吡格雷时（600mg），使用 GP Ⅱb/Ⅲa 受体拮抗药似乎没有额外的获益，尽管如此，我们仍需要进行较大规模、更有效力的试验，并纳入不同危险分层的患者。

并发症

PCI 最常见的严重并发症是由于夹层或血栓导致的血管急性闭塞。其他并发症包括血管损伤；血栓栓塞，包括卒中；抗凝治疗所致出血。尽管在 ACS 患者中风险最大，择期 PCI 有着 >95% 的总体成功率，非常低的并发症发生率（透壁性心肌梗死 0.08%；卒中 0.02%），急诊冠状动脉旁路移植手术发生率为 0.4%，住院死亡率为 0.1%。

单纯球囊扩张血管成形术所报道的再狭窄率为 25%~40%。再狭窄主要发生在术后 3~6 个月，并不总是导致症状再发，同时，随着冠脉内支架，尤其是药物洗脱支架的广泛应用，再狭窄率已被显著降低了。事实上，不置入支架的单纯球囊扩张血管成形术目前已不常规应用，只有当治疗小口径血管解剖不良时才予以考虑。药物洗脱支架的再狭窄率是很低的（约 5%）。

冠状动脉旁路移植术

适应证：冠状动脉旁路移植术与药物治疗的比较。

将冠状动脉旁路移植术与药物治疗进行比较的三项主要 RCT 分别是 CASS 研究（Coronary Artery Surgery Study）、VA 合作研究（the Veterans Affairs Cooperative Study）及 ECSS 研究（the European Coronary Surgery Study）。Yusuf 等根据这些研究进行

了荟萃分析,比较了 CABG 与药物治疗在慢性稳定型心绞痛患者中的疗效。与药物治疗相比,CABG 显著改善运动能力和心绞痛的症状,同时可以减少抗心绞痛药物的使用。CABG 术后,70% 以上的患者在 1 年内无心绞痛发作,50% 患者 5 年内无心绞痛发作。患者在 CABG 术后生活质量更佳,体力活动受限较少。据报道,73% 患者在 CABG 术后 1 年都可以进行工作。

使用药物治疗后仍有症状的慢性稳定型心绞痛患者,如果冠状动脉解剖适合,CABG 将是恰当的干预措施(详见第 11 章)。

并发症

当考虑对慢性稳定型心绞痛患者进行血运重建手术时,我们应该注意到 CABG 是一种安全的手术,其择期手术所报道的死亡率通常在 2%～4%,这取决于病例组合。影响手术死亡率的各种因素包括年龄、性别、左心室功能障碍的程度,以及其他合并症如糖尿病,肥胖和高血压(图 8-13)。

动脉桥

由于桥血管病变,大隐静脉旁路移植在术后 5 年手术失败率明显增加。为了延长桥血管的使用时间,动脉桥正在被越来越多地使用。其中,乳内动脉是主要的桥血管,而其他的桥血管,如桡动脉和胃动脉,也可以使用(见第 11 章)。

CABG 术后 15 年,88% 左乳内动脉桥保持通畅,而大隐静脉桥只有 32% 保持通畅。观察性和类实验性研究表明,这种通畅率的提高与生存期的延长和心绞痛、住院、心肌梗死,以及再次手术的风险降低有关。总体而言,大隐静脉旁路移植术患者 10 年后的死亡风险是乳内动脉旁路移植术患者的 1.6 倍。因此,对于慢性缺血性心脏病患者而言,如果技术方面可行,CABG 手术应该尽量使用动脉旁路移植,如一侧或双侧乳内动脉。

冠脉事件的预防

除了改善症状,许多方法也可以改善冠心病患者的预后(图 8-10)。一些治疗方法可以有明显的获益,而另一些则仍未经证实或有中性的效果(图 8-14)。例如冠状动脉血运重建,为了改善患者的症状和生活质量,承担一些早期的手术风险也是值得的。

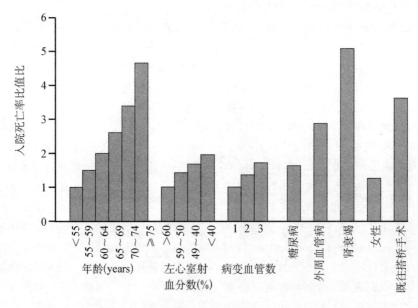

图 8-13　患者因素选择后院内死亡率比值比
慢性稳定型心绞痛患者占 40%

心脏康复

大部分关于心脏康复的 RCT 是在近期心肌梗死的患者中进行的,他们表明心脏康复治疗对发病率和死亡率有明显益处。虽然其获益在前两年最为突出,但其二级预防的作用可以持续 10 年。尽管这些好处在没有心肌梗死的稳定型心绞痛患者中还未得到充分证实,我们仍应为这类患者推荐心脏康复计划(见第 49 章)。

抗血小板治疗

虽然阿司匹林抑制血小板聚集的作用较弱,但

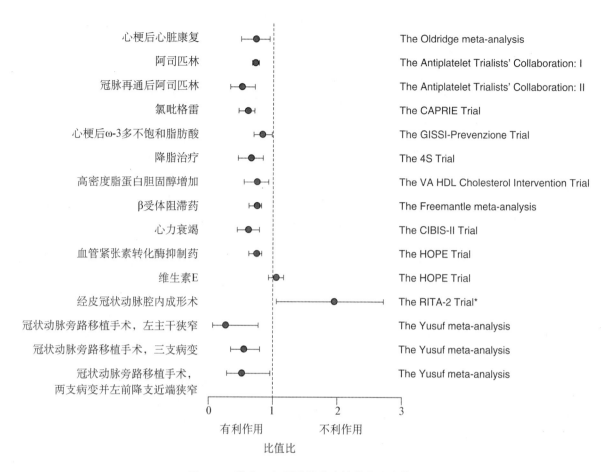

图 8-14 潜在二级预防性治疗的获益比率范围

* RITA-2 试验明显入选了低心血管风险的患者。ACE. 血管紧张素转化酶;CABG. 冠状动脉旁路手术;HDL. 高密度脂蛋白;LAD. 左前降支动脉;MI. 心肌梗死;PTCA. 经皮冠状动脉腔内成形术;各试验名称参看文章内容

它仍是简单而有效的慢性稳定型心绞痛的治疗方法。抗栓治疗试验协作组进行的一项荟萃分析表明,慢性稳定型心绞痛患者长期使用阿司匹林在发病率和死亡率方面都有获益(相对风险减少 33%),特别是冠状动脉血运重建后的患者(图 8-15)。由于其可以明确降低死亡和心肌梗死的危险性,所有稳定型心绞痛患者都应长期规律服用阿司匹林。阿司匹林治疗在所有剂量组都有相似的益处,而出血风险则以剂量依赖方式增加。这样看来,每天 75～81mg 阿司匹林是最佳的长期二级预防剂量。如果有消化性溃疡和胃肠道出血的风险,应与质子泵抑制药(PPI)合用为宜。

由于阿司匹林抗血小板作用较弱,人们开始寻找其他更强效的抗血小板药物。CAPRIE(Clopidogrel Versus Aspirin in Patients at Risk of Ischemic Events)试验表明,动脉粥样硬化患者长期使用氯吡格雷(75mg/d),在预防缺血性脑卒中、心肌梗死或血管性死亡方面,至少与阿司匹林同样有效。尽管氯吡格雷的总体二级预防获益在统计学上超过阿司匹林,但其相对获益是轻度的(相对危险度降低,8.7%,$P=0.04$);由于研究人群异质性显著($P=0.04$),在稳定型心绞痛患者中不能确定氯吡格雷较阿司匹林更有优势。对于 ACS 患者,氯吡格雷联合阿司匹林是有益的(见第 9 章和第 10 章);同时,氯吡格雷可以替代阿司匹林,尤其是对阿司匹林过敏的患者。阿司匹林和氯吡格雷双联疗法在慢性稳定型心绞痛患者中益处不大,不推荐用于长期二级预防。事实上,包含 15 603 例患者的 CHARISMA(Clopidogrel for High Atherothrombotic Risk and Ischemic Stabilization,Management,and Avoidance)研究表明,氯吡格雷联合阿司匹林双联抗血小板治疗与单用阿司匹林相比没有更多的益处。普拉格雷或替格瑞洛与阿司匹林合用是否有长期二级预防的好处,目前还尚不清楚。

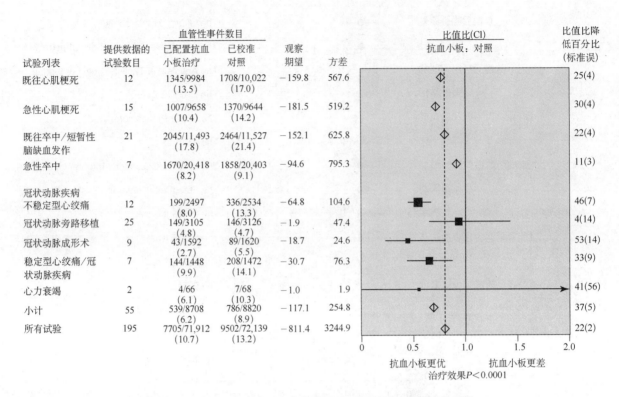

		血管性事件数目				比值比(CI) 抗血小板：对照	比值比降 低百分比
试验列表	提供数据的 试验数目	已配置抗血 小板治疗	已校准 对照	观察 期望	方差		(标准误)
既往心肌梗死	12	1345/9984 (13.5)	1708/10,022 (17.0)	−159.8	567.6		25(4)
急性心肌梗死	15	1007/9658 (10.4)	1370/9644 (14.2)	−181.5	519.2		30(4)
既往卒中/短暂性 脑缺血发作	21	2045/11,493 (17.8)	2464/11,527 (21.4)	−152.1	625.8		22(4)
急性卒中	7	1670/20,418 (8.2)	1858/20,403 (9.1)	−94.6	795.3		11(3)
冠状动脉疾病 不稳定型心绞痛	12	199/2497 (8.0)	336/2534 (13.3)	−64.8	104.6		46(7)
冠状动脉旁路移植	25	149/3105 (4.8)	146/3126 (4.7)	−1.9	47.4		4(14)
冠状动脉成形术	9	43/1592 (2.7)	89/1620 (5.5)	−18.7	24.6		53(14)
稳定型心绞痛/冠 状动脉疾病	7	144/1448 (9.9)	208/1472 (14.1)	−30.7	76.3		33(9)
心力衰竭	2	4/66 (6.1)	7/68 (10.3)	−1.0	1.9		41(56)
小计	55	539/8708 (6.2)	786/8820 (8.9)	−117.1	254.8		37(5)
所有试验	195	7705/71,912 (10.7)	9502/72,139 (13.2)	−811.4	3244.9		22(2)

抗血小板更优　　抗血小板更差
治疗效果P＜0.0001

图 8-15　阿司匹林治疗对心血管疾病患者及处于风险患者的益处
CI. 可信区间；SE. 标准差

降脂治疗

所有慢性稳定型心绞痛患者均应评估血清胆固醇浓度，以检测高胆固醇血症；无论血清胆固醇浓度如何，都应予以羟基-3-甲基戊二酰辅酶 A 还原酶抑制药（他汀类）治疗（见第 24 章）。几个大型 RCT 研究已经阐明了冠心病患者降脂治疗的问题。4S（Scandinavian Simvastatin Survival Study）试验首次揭示了在血清胆固醇浓度＞210 mg/dl（5.5 mmol/L）的冠心病患者中使用他汀，可以明显降低死亡率（相对危险度降低 30%）。无论是辛伐他汀还是普伐他汀均可降低死亡率，治疗目标至少要将血清总胆固醇浓度降低到 190mg/dl（5.0 mmol/L）以下。此外，CARE（Cholesterol and Recurrent Events）研究建议，胆固醇浓度在平均水平［低密度脂蛋白（LDL）胆固醇 120～150mg/dl，3.2～3.9mmol/L］的患者，也应考虑降脂治疗，因为其可以使未来心脏不良事件的相对风险减少 26%。然而，正常胆固醇浓度的患者，尤其是只有慢性稳定型心绞痛的患者，其心脏事件的绝对风险是相应降低的。与此相反，更积极的降脂治疗对大隐静脉旁路移植术后患者有额外的益处，并在这种情况下，目标 LDL 胆固醇

（LDL-c）的浓度应低于 100mg/dl（2.6mmol/L）。

4S 试验是唯一专门招募慢性稳定型心绞痛患者的大规模研究。然而，慢性稳定型心绞痛患者降脂治疗的益处在 AVERT（Atorvastatin Versus Revascularization Treatmen）研究中也有体现。该研究表明，与 PCI 介入治疗相比，阿托伐他汀可降低慢性稳定型心绞痛患者急性缺血事件（因心绞痛恶化住院或行冠状动脉血运重建术）的数量（13% 比 21%），随访期为 18 个月。然而，与阿托伐他汀相比，PCI 可以更好的改善慢性心绞痛症状（54% 比 41%），RITA-2 试验也观察到相似的结果，即 PCI 改善慢性症状是以在短期内不显著的增加缺血事件为代价的。

在初期二级预防研究中，主要招募的患者其血清总胆固醇浓度总高于某个阈值，通常在 190mg/dl 左右。CARE 研究中明显的阈值效应表明将血清 LDL-c 浓度降低到 120mg/dl 以下并无益处。随后的心脏保护研究已经明确，所有冠心病患者均应接受他汀类药物治疗；重要的是整体绝对风险，而不是胆固醇浓度本身。高危患者将从降低胆固醇中获益，不论胆固醇浓度是多少（即他汀类药物治疗的益

处无阈值效应)。例如,在心脏保护研究中,总胆固醇浓度 < 190mg/dl 的患者每日服用辛伐他汀 40mg,使得 5 年心血管事件发生率从 22.1% 下降到 16.9%。因此,慢性稳定型心绞痛、糖尿病,或周围血管疾病的患者都将从他汀治疗中获益,即使其总胆固醇浓度为 136mg/dl。一项包含了 14 个主要他汀类药物试验的荟萃分析,共纳入 90 056 例患者,再次证实了他汀类药物的益处,并表明事件的减少与 LDL-c 降低成正比(图 8-16)。

慢性稳定型心绞痛患者血清胆固醇浓度应降到多低? PROVE-IT(Pravastatin or Atorvastatin Evaluation and Infection Therapy)和 TNT(Treating to New Targets)试验分别评估了强化降脂治疗在不稳定型心绞痛或慢性稳定型冠心病患者中是否可以得到更好的结果。两项研究均表明将 LDL-c 浓度降低到当前指南推荐的水平(62~77mg/dl)以下有一致的获益。在 TNT 试验中,与每天服用 10mg 阿托伐他汀相比,30 例患者每天服用 80mg 阿托伐他汀,治疗 5 年将避免一次主要心血管事件。IDEAL(Incremental Decrease in Clinical Endpoints Through Aggressive Lipid Lowering)试验比较了每天 80mg 阿托伐他汀和 20mg 辛伐他汀在心肌梗死后患者二级预防中的疗效。阿托伐他汀治疗后 LDL-c 为 81mg/dl,而辛伐他汀组是 104mg/dl。包括冠心病死亡、非致死性心肌梗死或心搏骤停复苏的主要复合终点在高剂量阿托伐他汀组有下降趋势(HR:0.89;95% CI:0.78~1.01;$P = 0.07$);非致死性心肌梗死在高剂量阿托伐他汀组显著降低(HR:0.83;95% CI:0.71~0.98;$P = 0.02$),中位随访时间为 4.8 年。

其他类别的降脂药物,如贝特类、螯合剂、烟酸和依折麦布,也可降低血脂浓度,但尽管可以推测,它们在 RCT 中没有明确显示出可以降低死亡率。有一个例外,在 VA 研究中,吉非贝齐可以升高高密度脂蛋白胆固醇(HDL-c)浓度,因而有显著的二级预防益处。在 LDL-c 浓度正常(≤140mg/dl),而 HDL-c 浓度降低(≤40mg/dl)的冠心病患者,其中包括慢性稳定型心绞痛患者,1.2g/d 吉非贝齐可升高 HDL-c 浓度 6%,并使总胆固醇和三酰甘油的浓度分别降低 4% 和 31%,而不会改变 LDL-c 的浓度。因此,在 LDL-c 正常而 HDL-c 降低的患者中可考虑使用贝特类药物。

β 受体阻滞药

没有随机对照试验证明 β 受体阻滞药治疗可以提高慢性稳定型心绞痛患者的生存期。然而,心肌梗死后,高血压和病例对照研究表明,坚持服用 β 受体阻滞药的患者发生血管事件的可能性降低,同时,如果他们随后发生心肌梗死,其死亡率也会下降。由于这些原因,我们认为 β 受体阻滞药应该是慢性稳定型心绞痛患者的一线药物。此外,由于 β 受体阻滞药无对抗 α 肾上腺能受体的缩血管作用及对 β 血管受体的阻断,人们担心 β 受体阻滞治疗会使外周灌注减少,而这一情况并没有被观察到,即使在周围血管疾病的患者中。β 受体阻滞药对周围血管疾病的患者可能有明显的二级预防益处,因为在接受大血管手术的患者中,β 受体阻滞药可以显著降低围术期死亡和心肌梗死的发生率。

由于吸烟是普遍的危险因素,许多心绞痛患者都有慢性阻塞性肺疾病(COPD)。因为担心引起支气管痉挛而影响了 β 受体阻滞药在这类患者中的使用。然而,大量观察性数据表明,阻塞性肺疾病患者在心肌梗死后同样可以从 β 受体阻滞药治疗中获益(死亡率相对风险减少 40%)。因此,这类患者应尝试阻滞 β 受体,因为大多数患者耐受性良好。如果临床上真的担心显著的可逆性支气管痉挛情况的发生,应使用 β$_2$ 受体激动药,如 5mg 沙丁胺醇雾化进行肺功能激发试验。

慢性稳定型心绞痛合并心力衰竭属高危患者,也应以 β 受体阻滞药作为首选药物。几个大规模 RCT 表明,中、重度心力衰竭患者维持 β 受体阻滞药治疗,在发病率和死亡率方面受益最大。虽然对于心功能失代偿患者进行谨慎的剂量滴定和严密的临床观察是必要的,但心力衰竭患者使用 β 受体阻滞药治疗的退出率是较小的(15%),基本等同于安慰剂组。此外,β 受体阻滞药治疗可以降低再住院率,改善心力衰竭症状。

血管紧张素转化酶抑制药

血管紧张素转化酶(ACE)抑制药治疗对缺血事件发病率和死亡率方面的益处,首先是在心力衰竭的患者中被观察到。根据 HOPE(Heart Outcomes Prevention Evaluation)和 EUROPA(European Trial on Reduction of Cardiac Events with Perindopril in Stable Coronary Heart Disease)研究,这些益处可能反映了 ACE 抑制药的抗缺血作用。HOPE 研究是一项大型 RCT,纳入了 9297 例有血管疾病,同时没有心力衰竭的高危患者(55% 为慢性稳定型心绞痛)。在 4.5 年的随访中,雷米普利与全因死亡、心肌梗死和卒中的降低相关。这些有益的效果似乎独立于血压的下降,特别是在糖尿病患者最为明显。

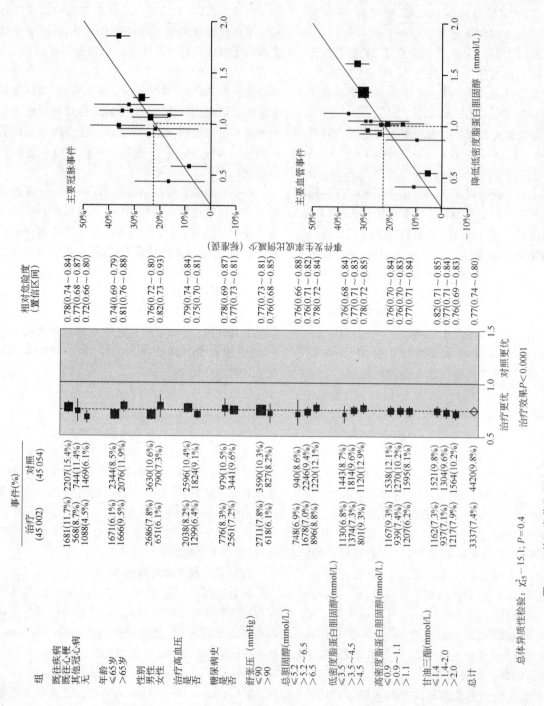

组	事件(%)		相对危险度 (置信区间)
	治疗 (45 002)	对照 (45 054)	
既往疾病			
既往心梗	1681(11.7%)	2207(15.4%)	0.78(0.74～0.84)
其他冠心病	568(8.7%)	744(11.4%)	0.77(0.68～0.87)
无	1088(4.5%)	1469(6.1%)	0.72(0.66～0.80)
年龄			
≤65岁	1671(6.1%)	2344(8.5%)	0.74(0.69～0.79)
>65岁	1666(9.5%)	2076(11.9%)	0.81(0.76～0.88)
性别			
男性	2686(7.8%)	3630(10.6%)	0.76(0.72～0.80)
女性	651(6.1%)	790(7.3%)	0.82(0.73～0.93)
治疗高血压			
是	2038(8.2%)	2596(10.4%)	0.79(0.74～0.84)
否	1299(6.4%)	1824(9.1%)	0.75(0.70～0.81)
糖尿病史			
是	776(8.3%)	979(10.5%)	0.78(0.69～0.87)
否	2561(7.2%)	3441(9.6%)	0.77(0.73～0.81)
舒张压 (mmHg)			
≤90	2711(7.8%)	3590(10.3%)	0.77(0.73～0.81)
>90	618(6.1%)	827(8.2%)	0.76(0.68～0.85)
总胆固醇(mmol/L)			
≤5.2	748(6.9%)	940(8.6%)	0.76(0.66～0.88)
>5.2～6.5	1678(7.0%)	2246(9.4%)	0.76(0.71～0.82)
>6.5	896(8.8%)	1220(12.1%)	0.78(0.72～0.84)
低密度脂蛋白胆固醇(mmol/L)			
≤3.5	1130(6.8%)	1443(8.7%)	0.76(0.68～0.84)
>3.5～4.5	1374(7.3%)	1814(9.6%)	0.77(0.71～0.83)
>4.5	801(9.3%)	1120(12.9%)	0.78(0.72～0.85)
高密度脂蛋白胆固醇(mmol/L)			
≤0.9	1167(9.3%)	1538(12.1%)	0.76(0.70～0.84)
>0.9～1.1	939(7.4%)	1270(10.2%)	0.76(0.70～0.83)
>1.1	1207(6.2%)	1595(8.1%)	0.77(0.71～0.84)
甘油三酯(mmol/L)			
≤1.4	1162(7.3%)	1521(9.8%)	0.82(0.71～0.85)
>1.4-2.0	937(7.1%)	1304(9.6%)	0.77(0.71～0.84)
>2.0	1217(7.9%)	1564(10.2%)	0.76(0.69～0.83)
总计	3337(7.4%)	4420(9.8%)	0.77(0.74～0.80)

治疗更优　对照更优

治疗效果 $P<0.0001$

总体异质性检验：$\chi^2_{15}=15.1$; $P=0.4$

图8-16　他汀类药物治疗对风险人群亚组的益处（左）与低密度脂蛋白（LDL）的降低（右）成比例

胆固醇浓度转换：1 mmol/L＝38 mg/dl。HDL.高密度脂蛋白；LDL.低密度脂蛋白；SE.标准差

纳入 13 655 例稳定型冠心病患者的 EUROPA 试验进一步证实了这些研究结果。培哚普利每天 8mg，可以使心血管死亡、心肌梗死或心搏骤停的相对风险下降 20％，每 50 例患者治疗 4 年可以避免 1 次事件发生。PEACE(Findings of the Prevention of Events with Angiotensin Converting Enzyme Inhibition)试验与 HOPE 试验和 EUROPA 试验相反，因为在 8290 例稳定型冠心病患者中，PEACE 研究没有观察到群多普利的益处。然而，在本试验中事件发生率出人意料的低，比 HOPE 和 EUROPA 研究的治疗组都要低。

所有慢性稳定型心绞痛的患者，如果预测其 10 年事件发生率＞15％，均应予以长期 ACE 抑制药治疗。

冠状动脉血运重建

没有随机对照试验表明，PCI 能改善慢性稳定型心绞痛患者的长期预后和生存期。事实上，一些研究表明，PCI 治疗的中期预后不如药物治疗。相反，与药物治疗相比，冠状动脉旁路移植术可以显著降低死亡率。对 PCI 和 CABG 的预后效益比较表明，这两种方法之间无统计学差异，但这并不意味两者相同。实际上，在 SYNTAX 研究中，PCI 未能显示出比 CABG 具有优势。对于慢性稳定型心绞痛患者，PCI 仍然是缓解症状的重要治疗方法，但其早期风险略高。

冠状动脉旁路移植术

与药物治疗相比，冠状动脉旁路移植术改善慢性稳定型心绞痛患者的长期(10 年)生存。亚组分析表明，左主干狭窄＞50％的患者 CABG 获益最大。生存获益也见于三支病变或包括前降支近段狭窄的双支病变。然而，单支血管病变或不包括前降支近段狭窄的双支病变不会从 CABG 获得生存期方面的获益。对于左心室功能异常或运动试验结果呈强阳性的患者，CABG 比药物治疗有更大的绝对生存获益。

冠状动脉手术的生存益处与冠心病的严重程度相关。疾病越严重，冠状动脉手术的获益越大，左主干病变的获益最大，其次是三支病变，然后是单支或双支病变(图 8-11 和图 8-14)。来自杜克大学数据库的观察性证据进一步证实，对于包括前降支近段的双支病变和三支病变的患者，CABG 的风险比(死亡率)要低于药物治疗。

需要注意的是，在先前引用的试验中，有相当数量的最初随机分配到药物治疗组中的三支病变患者最终接受外科手术(10 年 41％)。因此，这些研究不是单纯的比较手术和药物治疗，而是比较初始接受手术与初始药物治疗的疗效。这一因素淡化了 CABG 的益处，因为最初随机分配到药物治疗组中的患者可能有很大一部分从手术中获益。在 Yusuf 和其同事所做的荟萃分析中，只有 9.9％的患者接受了乳内动脉旁路移植术，而只有 25％的 CABG 患者接受了抗血小板治疗。这些 RCT 可能低估了 CABG 的好处，同时也没有考虑到外科技术的进步(图 8-11)。

未来的潜在疗法

胆固醇酯转移蛋白抑制药

降脂治疗同阿司匹林一样，是冠心病预防中的一大进步。然而，尽管有这些进展，心血管事件的易发性和复发性仍然是一个主要问题，尽管采用了最强化的降脂治疗，冠状动脉粥样硬化仍有进展。最近的一种方法是提高具有心脏保护作用的 HDL-c 颗粒的血浆浓度。这可以通过抑制胆固醇酯转移蛋白(CETPs)来实现，一些药物可以使血浆 HDL-c 浓度由 30％增加到 60％。ILLUMINATE(Investigation of Lipid Level Management to Understand its Impact in Atherosclerotic Events)试验是第一项 CETP 抑制药的大型 RCT，在 15 067 例高危患者中，torcetrapib 可以使血浆 HDL-c 浓度增加 72％，使 LDL-c 降低 25％；然而，它的使用意外地使心血管事件风险增加，从而导致该研究的提前结束，并终止了 torcetrapib 的开发计划。据认为，这可能是源于其对血压的脱靶效应，而不是 CETP 抑制药治疗策略的失败。事实上，早期关于其他 CETP 抑制药的安全性研究，例如 anacetrapib，还没有观察到类似 torcetrapib 的升压作用。至少两项关于 CETP 抑制药的 RCT 正在进行，包括 anacetrapib 和 dalcetrapib，它们将阐明这种治疗方法是否可以真正进一步降低心血管事件。

新型抗血小板治疗

尽管抗血小板治疗取得了重大进展，但 ACS 患者心血管事件的复发率仍居高不下。此外，降低动脉粥样硬化事件所获得的效益几乎一直以出血的副作用为代价。凝血酶是已知的最有效的血小板活化因子，同时，它与内皮和血管平滑肌相互作用，具有促炎、促动脉粥样硬化效应。与它在凝血级联中的活性不同,凝血酶通过蛋白酶激活受体(PAR)-1 来介导这些效应。近来,PAR-1 受体拮抗药的应用引起了人们的关注,因为它们有重要的抗动脉血栓作用,同时并不增加出血并发症,可能成为治疗心血管疾病的重大突破。近日报道了关于 PAR-1 抑制的第一项大规模随机对照试验,共纳入了 26 449 例稳定性心血管疾病患者,随访 3 年。在这项研究中,PAR-1 拮抗药 vorapaxar 使心血管死亡,心肌梗死或卒中的风险降低 13%,但也使大出血风险增加 66%,其中颅内出血率增加 1 倍。既往有卒中的患者颅内出血风险特别高,因此,在这个亚组中被提前终止。因此,今后 vorapaxar 的应用需要仔细选择患者。

第 9 章
非 ST 段抬高型急性冠脉综合征

Non-ST-Segment Elevation Acute Coronary Syndromes

Stephen D. Wiviott and Robert P. Giugliano

潘靖南 蒋 峻 译

在这个章节中,我们参照循证指南,采用标准的分级图式结构对推荐级别和证据强度进行分级,同时提供了关于非 ST 段抬高型冠脉综合征(NSTE-ACS)的最新研究进展。一个常见的主题是需要基于患者发生不良事件的可能性进行整体风险评估以制订针对性治疗方案。人们努力通过整合生理学、实验室检查和人口学特征形成风险评分模型,如用于不稳型心绞痛(UA)或非 ST 段抬高型心肌梗死(NSTEMI)的心肌梗死溶栓(TIMI)风险评分。源于临床试验和注册研究的其他评分方法也被用于评估 NSTE-ACS 患者的风险,识别出最有可能从侵入

性治疗中获益的患者。一项分析对比了 3 种风险评分方法,包括:TIMI、不稳定型心绞痛患者的血小板糖蛋白Ⅱb/Ⅲa:依替巴肽受体抑制研究(PURSIT)和急性冠脉事件全球注册研究(GRACE)评分(表 9-1),最后得出上述 3 种方法都可准确预测死亡或心肌梗死。TIMI UA/USTEMI 风险评估被发现在预测冠脉造影严重程度和冠心病(CAD)的范围上很有效果,也包括预测更大的冠状动脉内血栓负荷和血流受损。TIMI 评分高的患者更能从积极的抗栓治疗策略及早期侵入性策略(如冠状动脉造影和冠状动脉介入治疗)中获益。

表 9-1 不稳定型心绞痛/非 ST 段抬高型心肌梗死综合临床风险评估

评分法	条 目	注 释
TIMI	年龄≥65 岁,≥3 个心脏危险因素,7d 内使用阿司匹林,确诊 CAD(狭窄≥50%),24h 内反复心绞痛,ST 段改变,坏死指标升高	特征数目之和(每个记 1 分)
PURSUIT	年龄,性别,过去 6 周 CCS 分级加重,心力衰竭表现,ST 段压低	每个条目不同加权分数的总和(0～14 分)
GRACE	年龄,心率,收缩压,肌酐水平,Killip 分期,心搏骤停,生化指标升高,ST 段改变	每个条目不同加权分数的总和(0～91 分)

CCS 分级. 加拿大心血管协会心绞痛分级;GRACE. 全球急性冠脉事件记录;PURSUIT. 血小板糖蛋白Ⅱb/Ⅱa 与不稳定型心绞痛:依替巴肽抑制受体治疗;TIMI. 心肌梗死溶栓治疗

抗缺血药物

UA/NSTEMI 的管理应该直接针对双重目标,包括缓解心肌缺血症状及预防严重的短期和长期后遗症,包括再发心肌梗死(MI)、充血性心力衰竭(CHF)和死亡。治疗的努力方向应专注于这两个目

标,NEST-ACS 患者全面和持续更新的治疗方法是非常必要的。举例来说,一种药物如硝酸甘油常被第一时间用于持续发生缺血性胸痛的患者来缓解症状,之后可被替换成其他被认为能降低远期风险的药物例如 ACEI。通过初始强化药物治疗无法缓解症状的患者,可以考虑早期做心导管术和血运重建等机械疗法以缓解缺血症状,例如主动脉球囊反搏。

大部分 NSTE-ACS 患者都可以通过药物手段缓解缺血症状。

心肌缺血是心肌氧需求和供应不平衡的结果。在大多数 UA/NSTEMI 病例中，这一不平衡的主要原因是冠状动脉内非堵塞性血栓导致血流急剧下降引起的。因此，主流的 UA/NSTEMI 治疗包括抗血栓和抗血小板及冠状动脉血运重建。血运重建术未必总能及时实行，实际上安全合适的针对心肌需氧（MVO_2）及更少程度上针对供氧的药物治疗可以缓解症状。MVO_2 的主要成分包括心率、心肌收缩力和室壁张力。控制及减小这些因素可以改善平衡，缓解心绞痛。主要的抗心绞痛治疗药物包括硝酸酯类、β 肾上腺素能受体阻滞药（β 受体阻滞药），钙离子通道阻滞药（CCBs）。吗啡则既能降低心肌需氧又能减少疼痛。

硝酸酯类

使用硝酸酯类治疗 NSTE-ACS 是基于生理学原则和专家共识。硝酸甘油应被用于 UA/NSTEMI 来迅速缓解缺血和缺血相关的症状，包括心绞痛和 CHF（图 9-1）。在合适的患者中，硝酸甘油可从舌下给药开始，每次 0.4mg（片剂或喷雾），每次间隔 5min，给到 3 剂。尽管使用了足够剂量的 β 受体阻滞药但仍有难治性症状且无低血压的患者可开始静脉硝酸甘油治疗。静脉用硝酸甘油起始可选择 5～10μg/min 持续静脉滴注，并可在 3～5min 的间隔后逐步增加剂量直到 20μg/min。如果这个剂量可以耐受而不发生低血压，但患者持续存在心绞痛，20μg/min 的更大的剂量滴定可很好耐受。如果症状缓解或发生低血压，亦或达到最大剂量 200～300μg/min，剂量滴定需要停止。硝酸酯类抗缺血作用的耐药性可以在 12～24h 发生，可通过硝酸酯类给药空白期来解决。如果症状不允许停用硝酸酯类，增加剂量可能会有效。除了耐药，突然停药也可导致缺血复发，因此停用大剂量静脉硝酸酯类药物时需逐步减少剂量。

硝酸酯类的药理作用主要是扩张静脉和降低心室前负荷，这可能会对高度依赖心室前负荷来维持心排血量的患者造成损害，可导致严重的低血压。右心室心肌梗死，严重主动脉瓣狭窄，肥厚型心肌病或者肺栓塞的患者总体来说应避免或谨慎使用硝酸酯类。硝酸酯类药物禁用于 24～48h 使用过磷酸二酯酶-5（PDE-5）抑制药，如西地那非、他达拉非或伐地那非的患者，因为它们会通过抑制环鸟甘酸

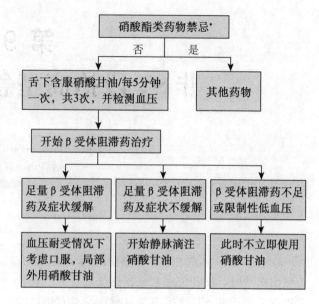

图 9-1　硝酸酯类药物在急性冠状动脉综合征中早期使用的示意图

24h 内使用磷酸二酯酶-5 抑制药，严重的主动脉狭窄、低血压、肥厚型心肌病、右心室心肌梗死伴低血压、血流动力学显著改变的肺动脉栓塞。BB. β 受体阻滞药；BP. 血压；IV. 静脉内；NTG. 三酰甘油；SL. 舌下含服

（cGMP）的分解而放大延长硝酸酯类的扩血管作用。合用这两个药被发现与严重低血压、心肌缺血和死亡有关。

β 肾上腺素能受体阻滞药

β 受体阻滞药的临床试验数据稀少，尤其是 UA/NSTEMI 的数据。一项基于累计的试验数据的系统性回顾指出 β 受体阻滞药降低了 NSTE-ACS 发展到 MI 的风险。相反，一个大样本随机对照研究发现 STEMI 患者早期使用 β 受体阻滞药可以降低复发心肌梗死和死亡的风险。因此，在 NSTE-ACS 中使用 β 受体阻滞药的证据主要是通过 STEMI 临床试验和生理学原则外推而得。

基于这些数据，β 受体阻滞药需要在没有禁忌证的 UA/NSTEMI 的患者中尽早使用。基于氯吡格雷和美托洛尔在心肌梗死中的作用研究（COMMIT）的结果，到达诊疗中心有 CHF 患者中静脉用 β 受体阻滞药需要格外谨慎，在这个群体中使用可出现不良事件。但在 CHF 稳定后或左心功能不全的患者当中强烈推荐在出院前口服 β 受体阻滞药治疗。β 受体阻滞药需要谨慎或避免用于显著一度房室传导阻滞的患者，同时不应该用于严重心动过缓

或者二～三度房室传导阻滞而没有置入起搏器的患者。选择性 β 受体阻滞药应被用于继发于儿茶酚胺过多的 NSTE-ACS 患者,比如嗜铬细胞瘤或可卡因使用者。对于有气道高反应性疾病的患者,推荐使用心脏选择性(β₁)药物。有进行性缺血证据患者的起始治疗需要选择静脉 β 受体阻滞药,如美托洛尔,如果心率、血压耐受的话可以使用 5mg 每 5min 最高 3 次的剂量。在初始的静脉用药后,需要尽早使用口服 β 受体阻滞药来避免静脉停药和口服起效间的反跳效应。

钙离子通道阻滞药

二氢吡啶类 CCBs 有显著的外周血管扩张作用,而非二氢吡啶类 CCBs 则有显著的窦房结、房室结及心肌抑制作用,外周血管扩张作用则相对较弱。各种药物间的冠状动脉扩张作用看起来相近。CCB 类药物的主要临床应用是控制高血压,但是它扩张动脉、降低心率和心肌收缩力的生理学作用有助于改善心肌氧平衡。由于性能上存在不同,所以将两类 CCsB 分开讨论。

二氢吡啶类 CCBs 在没用足量 β 受体阻滞药的情况下可引起反射性心动过速,这一机制在 NSTE-ACS 患者中可能引起不良反应。相反,地尔硫䓬和维拉帕米则可以降低心率,不会增加 UA/NSTEMI 患者缺血事件的发生率。然而,需要注意的是心肌抑制作用可能会增加心力衰竭的风险。非二氢吡啶类 CCBs 和 CHF 之间的关系是存在争议的。CCB 研究的回顾性分析显示其增加射血分数降低患者的 CHF 发生率及死亡率。但其他研究表明同时接受 ACEI 治疗的心力衰竭患者可从 CCBs 治疗中获益。

总而言之,CCBs 可减少缺血症状。短效二氢吡啶类 CCBs 未被证实能改善心脏转归,在未合用 β 受体阻滞药的情况下还可能导致更差的结局。另外,NSTE-ACS 中缺乏长效二氢吡啶类 CCBs 研究。非二氢吡啶类 CCB 可以缓解心绞痛,不会造成损害,可能改善 NSTE-ACS 患者的结局,尤其是无左心室功能不全的患者,因此,非二氢吡啶类 CCB 可被考虑用于不能耐受 β 受体阻滞药的患者。

雷诺嗪

雷诺嗪是一种作用独特的抗心绞痛药物,它不会改变心率及血压。心肌缺血时延迟相钠离子流病理性增加,而雷诺嗪的抗心绞痛机制被认为主要是通过抑制该离子流达成。研究证,明雷诺嗪单药或

与 CCB、β 受体阻滞药联用可有效减少慢性稳定型心绞痛。一项大样本的名为雷诺嗪在非 ST 段抬高型冠状动脉综合征的抗缺血代谢作用(MERLIN)-TIMI 36 试验显示雷诺嗪不影响研究的主要终点(心血管死亡、心肌梗死或反复缺血),但的确可以减少反复缺血的发生。心血管死亡和心律失常没有增加,因此雷诺嗪可安全用于缓解心绞痛,但不会改变疾病的进程。

抗血小板药物

抗血小板药物是 NSTE-ACS 患者治疗的基石。药理上抑制血小板功能可以通过干扰多个过程来实现:抑制环氧化酶(COX)、磷酸二酯酶、二磷腺苷(ADP)、血栓烷、5-羟色胺、血小板黏附及血小板聚合。在这些机制上发展出了许多血小板抑制药(框 9-1),其中阿司匹林、P₂Y₁₂ ADP 受体阻滞药及静脉内糖蛋白(GP)Ⅱb/Ⅲa 抑制药受到了最广泛的研究。

框 9-1　抗血小板药物的分类

花生四烯酸抑制药

　COX 抑制药:阿司匹林,吲哚布芬,三氟醋铷酸,非甾体消炎药,磺吡酮

　非 COX 花生四烯酸抑制药;磷酸二酯酶抑制药:双嘧达莫,己酮可可碱,西洛他唑,曲匹地尔

　其他:ω-3 脂肪酸,类花生酸(前列环素,前列腺素类似物)

P₂Y₁₂ ADP 受体抑制药

　噻吩并吡啶(ADP 拮抗药):噻氯吡啶,氯吡格雷,普拉格雷

　ATP 衍生物:坎格瑞洛

　CPTP 类:替格瑞洛

　Elinogril

凝血酶激活受体-1 抑制药

　沃拉帕沙,E-55555

血小板糖蛋白Ⅱb/Ⅱa 受体阻滞药

　静脉内:阿昔单抗,替罗非班,依替巴肽

有次级抗血小板活性的药物

　直接凝血酶抑制药,肝素,硝酸酯,贝特类,钙离子通道阻滞药,其他

ADP. 二磷腺苷;ATP. 三磷腺苷;COX. 环氧合酶;CPTTP 类. 环戊基三唑嘧啶类

阿司匹林

多项小中型临床研究对比了阿司匹林和安慰剂在 NSTE-ACS 中的作用,结果显示死亡和心肌梗死的发生率减少了 50%(图 9-2)这些数据支持了 2007 年美国心脏学会(ACC)和美国心脏协会(AHA)UA/NSTEMI 指南中关于阿司匹林的I类推荐,建议一旦 NSTE-ACS 确诊即应开始并长期使用阿司匹林治疗。由于阿司匹林便宜有效,同时安全性明确,未来可能不再会进行安慰剂对照研究。因此,在可预见的将来阿司匹林仍会被保留为 NSTE-ACS 的一线抗血小板药物。

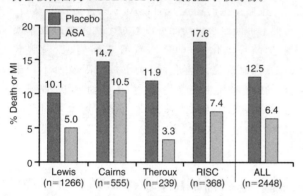

FIGURE 9-2　Placebo-controlled trials with aspirin(ASA)in patients with non-ST-segment elevation acute coronary syndrome. Aspirin was associated with a 50% reduction in death or myocardial infarction(MI)compared with placebo.(From Braunwald E, Antman EM, Beasley JW, et al. ACC/AHA guideline update for the management of patients with unstable angina and non-ST-segment elevation myocardial infarction—2002. Summary article: a report of the American College of Cardiology/American Heart Association Task Force on Practice Guidelines[Committee on the Management of Patients with Unstable Angina]. Circulation 2002;106[14]:1893-1900.)

尽管有很长的临床应用历史,阿司匹林的最佳剂量仍未被明确确定。增加剂量伴随着出血的增加,而剂量和疗效间的关系还不太清楚。40mg 的剂量一旦达到稳态即可实现最大程度的抑制作用,当然仍需要超过 160mg 的剂量来快速实现临床抗栓效果,而少于 75mg 的日剂量并未被临床研究很好地探讨。一项抗血小板研究者合作组织的荟萃分析显示,阿司匹林日维持剂量由 75mg 递增到 1500mg 间并没有增加获益,相反 300mg 以上日剂量增加了胃肠道出血。两项非随机亚组分析比较了不同剂量的阿司匹林,发现大剂量伴随出血风险增加,而未明确降低缺血并发症。一项随机多元回归模型得出阿司匹林的疗效不会随着剂量

的增加而增加,实际上它估计大剂量反而获益更少。

关于 ACS 阿司匹林剂量的最大型临床研究:氯吡格雷和阿司匹林用于减少复发事件的最佳用量——评估缺血综合征策略的第 7 组织(CURRENT-OASIS 7)试验。这项 2X2 析因试验比较了标准和高剂量氯吡格雷,以及低剂量和高剂量阿司匹林的对比(30d 的 75～100mg 和 300～325mg)对比。这项试验的阿司匹林对照显示,心血管死亡、心肌梗死、脑卒中的主要终点并没有显著差异(4.2% vs 4.4%,危险比 0.97,95% CI: 0.86～1.09,P=0.61),严重出血也没有差异(2.3% vs 2.3%,危险比:0.99,95% CI:0.84～1.17,P=0.90);但高剂量阿司匹林组轻度出血略有增加。这些数据只分析了早期阿司匹林剂量的作用,但它与荟萃分析结果一致,支持低剂量阿司匹林治疗的概念。

对于 NSTE-ACS 或行 PCI 术的患者,指南建议初始剂量为 162～325mg。支架术后建议剂量为 325mg 至少为 1 个月(裸金属支架),3 个月(西罗莫司包被支架),或者 6 个月(紫杉醇包被支架)。为减少出血风险,之后阿司匹林的剂量可减少到 81～162mg。但是最近 PCI 指南允许长期使用每天 81mg 的剂量代替更高剂量。

P_2Y_{12} 拮抗药

ACS 的治疗包括了阿司匹林和 P_2Y_{12} 拮抗药如噻吩并吡啶类的氯吡格雷或普拉格雷,或另一类不同化学结构药物替格瑞洛组成的双联抗血小板治疗,现有的 3 种噻吩并吡啶类药物包括抵克立得、氯吡格雷和普拉格雷。吩噻嗪并吡啶类药物通过不可逆阻断血小板表面的 P_2Y_{12} ADP 受体来抑制血小板的激活和聚集。按照目前批准的剂量使用时,氯吡格雷每天 75mg,抵克立得 250mg,每天 2 次,达到稳态时可中度抑制血小板(20%～35%,使用 20μmol/L ADP 作为激动药)。同前激动药时 10mg 普拉格雷可以达到约 60% 的血小板抑制作用。使用负荷剂量可以更快地抑制血小板,但达到稳态后更大的剂量只能轻微提高血小板抑制程度。除 ADP 诱导的血小板聚集外,噻吩并吡啶类药物还有其他尚未被完全阐明的作用,例如抑制血小板活化、降低纤维蛋白原水平和血黏度,还能减少红细胞的可变形性及聚集能力。如果需要快速达到血小板抑制(比如放置冠状动脉支架),应该使用负荷剂量。

氯吡格雷

氯吡格雷在不稳定型心绞痛预防复发事件(CURE)试验在 12 562 例 NSTE-ACS 患者中比较

了氯吡格雷联合阿司匹林与单用阿司匹林的在 3～12 个月的效果差异。与安慰剂相比,氯吡格雷在开始 30d 及之后平均 9 个月的随访中可减少 20% 的死亡、心肌梗死和卒中事件。此外,总体出血发生率增加 38%,停药 5d 内行冠状动脉旁路移植术(CABG)的患者风险更高(增加 53%)。在 CURE 试验中行 PCI 患者的亚组分析中(PCI-CURE),氯吡格雷平均预治疗 10d 可以降低早期(30d)和远期心血管事件发生率。ACC/AHA UA/NSTEMI 指南认为对早期介入或非介入策略且无严重出血风险的 NSTE-ACS 患者在阿司匹林基础上使用氯吡格雷为 I 类指征。对于计划行择期 CABG 的患者,氯吡格雷应在术前 5～7d 停药以降低围术期出血和输血风险。

氯吡格雷治疗的一些关键问题还存在争议,例如最佳负荷剂量、治疗的持续时间、遗传学差异与氯吡格雷抵抗的临床关联性。不用负荷剂量时氯吡格雷在 4～7d 达到稳定的血小板抑制作用。有研究比较了不同负荷剂量氯吡格雷的效果,达到稳态时间从 300mg 的 12～48h 降低到 600～900mg 的 2～

6h。氯吡格雷在观察期间减少事件发生(CREDO)试验的数据提示,使用 300mg 负荷剂量氯吡格雷后,最少需要等待 12～15h 来获得比不负荷更佳的临床获益,而血运重建术中抗血小板治疗减少心肌损伤(ARMYDA)-2 研究显示,PCI 术前 4～8h 使用 600mg 氯吡格雷比 300mg 结局更好(图 9-3)。CURRENT-OASIS 7 试验在计划做 PCI 的 ACS 患者中比较了高剂量(600mg 负荷后随后 7d 每天 150mg)和标准剂量(300mg 负荷后随后每天 75mg)氯吡格雷给药方案。超过 25 000 例患者被随机分组。总体上,包括了心血管死亡、心肌梗死或卒中的主要终点并没有显著差异(4.2% vs. 4.4%;HR:0.94;95% CI:0.83～1.06;P=0.30);而研究定义的严重出血有增加(2.5% vs. 2.0%;HR:1.24;95% CI:1.05～1.46;P=0.01)。这些数据不支持 ACS 后使用高剂量氯吡格雷进行治疗。然而,在这项试验超过 17 000 例行 PCI 的患者中发现主要终点相对降低 15%。当今的 ACS 和 PCI 指南推荐 ACS 患者负荷量为 300～600mg,随后每天 75mg 的治疗。

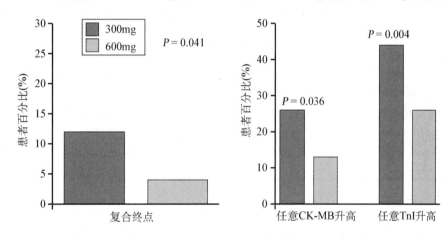

图 9-3　ARMYDA-2 试验的主要结果
对比了 255 例已知冠心病患者 PCI 术前 4～8h 使用 600mg 和 300mg 氯吡格雷的效果。600mg 氯吡格雷降低了死亡、心肌梗死或 PCI 术后 30d 内靶血管血运重建术这些主要复合终点及 PCI 术后心肌坏死生化指标的升高。300mg 氯吡格雷组 PCI 术后心肌梗死的发生率出乎意料的高于其他相似研究。CK-MB. 肌酸激酶同工酶;TnI. 肌钙蛋白 I

普拉格雷

普拉格雷是一种噻吩并吡啶类药物,与氯吡格雷相比:①因更有效的代谢故起效更快;②更高的体外血小板抑制程度;③更小的患者间差异。在药效学研究中,普拉格雷的低反应者相比要少于标准或高剂量的氯吡格雷。一项名为通过使用普拉格雷优

化抗血小板治疗改善治疗结果(TRITON)——心肌梗死溶栓 TIMI 38 的试验在拟行 PCI 的 ACS 患者中对比普拉格雷(60mg 负荷量随后每天 10mg)和氯吡格雷(300mg 负荷量随后每天 75mg)治疗 15 个月的差异。超过 13 500 例患者被随机分为普拉格雷或者氯吡格雷合用阿司匹林。普拉格雷治疗可以减少心血管死亡、心肌梗死或卒中在内的主要终点

（9.9% *vs.* 12.1%；HR：0.81；95% CI，0.73～0.90；*P*＜0.001）。终点差异主要与心肌梗死减少了 24% 有关。普拉格雷也显著降低支架内血栓风险，但安全性评估即冠状动脉旁路移植相关 TIMI 严重出血风险升高（2.4% *vs.* 1.8%；HR：1.32；95% CI：1.03～1.68；*P*=0.03），最严重的出血事件包括致命性出血也增加。进一步数据分析发现既往有卒中或短暂缺血发作（TIA）患者亚组不能从普拉格雷的更强抗血小板治疗中获得优于氯吡格雷的收益。另外，超过 75 岁或体重低于 60kg 的亚组获益并没有明显超过风险。基于这些数据，普拉格雷被批准用于计划行 PCI 的 ACS 患者。基于试验设计，对于 NSTE-ACS 的患者，普拉格雷需要在计划行 PCI 后第一时间使用，它不应该被用于广泛的如 CURE 试验中的 ACS 人群。CABG 相关的出血概率也相对更高。

　　在 2011 UA/NSTEMI ACC/AHA 指南更新中，普拉格雷的 Ⅰ 类推荐适应证是计划行 PCI 的 ACS 患者，而在有卒中或者 TIA 史患者中则是三类推荐（不推荐）。对于计划行 CABG 的患者建议尽可能在术前 7d 停药。

替格瑞洛

　　替格瑞洛是一种口服抗血小板药物，是一类新型 P_2Y_{12} 受体阻滞药叫作环戊基三唑嘧啶（CPTPs）的第一个成员。与噻吩并吡啶不同，替格瑞洛是一种不需要经过代谢直接发挥作用的抗血小板药。另外，它并不是不可逆地与 P_2Y_{12} 受体结合。替格瑞洛对比标准剂量的氯吡格雷可以更快更强地达到抗血小板作用，低反应者更少。与氯吡格雷相比，尽管替格瑞洛在药理学上是可逆，但因其血小板抑制更强，在停药后约 4d 仍能保持较高的血小板抑制作用。血小板抑制和患者结局（PLATO）试验对比了替格瑞洛（180mg 负荷随后 90mg，每天 2 次）和氯吡格雷（300～600mg 负荷随后每天 75mg）。超过 18 500 例 ACS 受试者随机分组接受治疗，包括药物、手术和 PCI。总体上，替格瑞洛治疗可使包括心血管死亡、心肌梗死或卒中的主要终点减少，9.8% 比氯吡格雷的 11.7%（HR：0.84；95% CI：0.77～0.92；*P*＜0.001）。主要终点的差异来源于心血管死亡（21%）和心肌梗死（16%）的降低。替格瑞洛也可降低支架内血栓形成的风险，同时研究定义的总严重出血事件没有增加。然而，研究定义的非 CABG 相关严重出血增加 19%，而 CABG 相关出血两组相似。广泛的亚组人群中主要有效性终点事件都一致减少，没有发现特定亚

组风险增加。在长期接受高剂量阿司匹林的患者中未发现明显的获益（主要在美国），然而没有已知的可信机制来解释这一结果。患者更可能发生呼吸困难，但大部分都是自限性的而且并不被证明与心血管或肺部病理事件有关。基于这些结果，替格瑞洛被批准用于各类 ACS，然而，FDA 发布了一项警告，替格瑞洛应与低剂量（＜100mg）阿司匹林合用，同时只要可能，应该在 CABG 术前 5d 停用。

治疗持续时间

　　抗血小板治疗的持续时间是十分重要的临床问题，因为药物治疗的价格高昂，同时还会增加出血风险。ACS 主要抗血小板研究的治疗时间为 9～15 个月。有数据提示置入药物洗脱支架的患者抗血小板治疗超过 1 年后停药仍然会增加支架内血栓风险。出血风险不高的 ACS 患者建议双联抗血小板治疗至少 1 年。PCI 术后氯吡格雷的最佳疗程取决于随后血栓事件的风险，这与介入的类型、是否放置冠状动脉内支架及置入的药物洗脱支架种类等有关。这些建议主要基于观察性数据和随机试验的方案不是随机对照研究，需要进一步的研究来阐明，例如双联抗血小板治疗（DAPT）研究。其他观察数据提示，ACS 患者中断抗血小板治疗与一些不良结局例如支架内血栓形成等有很强的关联。因此，不用或停止抗血小板治疗的门槛需要高一些（如危及生命的出血或高风险急诊手术）。

　　氯吡格雷在高动脉硬化血栓风险患者中稳定、治疗、防止缺血（CHARISMA）试验在广泛的高风险稳定型心血管疾病患者中评估了阿司匹林加氯吡格雷平均治疗 28 个月的有效性。尽管包括心血管死亡、心肌梗死和卒中在内的主要终点发生率在氯吡格雷加阿司匹林（6.8%）对比安慰剂加阿司匹林组（7.3%，*P*=0.22）并没有显著差异，但双联抗血小板治疗使次要终点包括由于缺血事件再入院显著减少了 8% 的（*P*=0.04）二级预防亚组，即大约 80% 的入选患者有基础心血管疾病，主要终点事件减少了 12%（*P*=0.046），而剩下的无症状患者（一级预防）则风险增加 20%（*P*=0.2），包括心血管死亡率更高（3.9% *vs.* 2.2%；*P*=0.01）。最大的获益者应该是既往有心肌梗死的患者。在研究总体人群中，氯吡格雷组严重出血倾向于更多（1.7% *vs.* 1.3%；*P*=0.09）。因此，在阿司匹林基础上长期使用氯吡格雷治疗对确诊心血管疾病患者缺血事件的二级预防有效，倾向于增加严重出血事件，但对无症状者（一级

预防)无效甚至有害。

血小板功能检测和遗传学

多个血小板功能研究发现不同个体的标准剂量氯吡格雷的药物反应存在差异。基于采用的方法、时机和"抵抗"的定义,有 5%～30%的患者没有达到氯吡格雷的预期药理效果。不能达到氯吡格雷的预期药效会增加心血管事件包括支架内血栓形成和死亡的风险。数项研究证实加大氯吡格雷剂量可以部分解决对标准剂量反应不佳的问题。迄今为止最大规模的基于血小板功能检测来调整氯吡格雷剂量的研究为"利用 Verify Now 方法测定反应性:对血栓形成和安全性的影响(GRAVITAS)"证实了氯吡格雷低反应性者结局更差,但它未能证实提高剂量可以改善结局。普拉格雷和替格瑞洛都有更高程度的血小板抑制能力和更低的低反应性概率。所以,TRITON-TIMI38 和 PLATO 试验的主要结果均显示更低的缺血事件发生率,支持了更高水平的血小板抑制可以减少复发血栓形成的假设。

这一反应的变异性主要与负责将氯吡格雷代谢为活性产物的细胞色素(CY)P450 酶的遗传多态性有关。25%～30%的西方患者至少是一个功能减退 CYP2C19 等位基因的携带者。多个在使用氯吡格雷治疗的患者的研究证实,一个或更多功能减退等位基因的携带者缺血事件更多,尤其是支架内血栓形成。类似于血小板功能检测,基因检测的临床地位仍有些不确定性。普拉格雷和替格瑞洛在 CYP2C19 功能减退携带者中并未被发现有相对更差的效果。变更治疗方案对临床结果的作用并不明确,然而一项研究证实增加氯吡格雷的维持剂量可部分改善携带 CYP2C19 功能减退等位基因患者的血小板低反应性。

静脉内血小板抑制药

糖蛋白(GP)Ⅱb/Ⅲa 阻滞剂药制了血小板聚集的最终通路,换句话说就是纤维蛋白原或者血管假性血友病因子(vWF)与细胞膜 GP Ⅱb/Ⅲa 整合素受体结合。因此,它们仍是至今最强的血小板抑制药。市售的 3 种药剂中一种是不可逆的单克隆抗体(阿昔单抗);另外两种,即依替巴肽和替罗非班,是可逆的小分子抑制药。口服 GP Ⅱb/Ⅲa 阻滞药的研发因 5 个连续的 3 期临床试验发现其会增加死亡率而被终止。

静脉用 GP Ⅱb/Ⅲa 阻滞药最初作为 PCI 的辅助药物被引入,在其他群体中也进行了研究,包括药物非手术治疗的 ACS 患者、即将行 PCI 术的患者和接受直接 PCI 术的 STEMI 患者,在导管室外用药研究结果混杂不一。在 6 个大型安慰剂对照临床试验中,静脉 GP Ⅱb/Ⅲa 阻滞药可使接受 PCI 术的 NSTE-ACS 患者 30d 死亡或者心肌梗死的相对危险度降低 31%～83%(图 9-4)。尽管一项荟萃分析提示,在阿司匹林基础上加用静脉 GP Ⅱb/Ⅲa 阻滞药比单用阿司匹林治疗可使接受 PCI 的患者死亡率降低 1/3,但在双联口服抗血小板治疗的年代,GP Ⅱb/Ⅲa阻滞药的地位还不太明确。

血管内支架和抗栓方案:冠状动脉治疗早期行动(ISAR-REACT)2 试验发现在入选的 2022 例 NSTE-ACS 患者中在阿司匹林(不同剂量)和氯吡格雷(600mg)基础上,阿昔单抗对比安慰剂可使 30d 内死亡、心肌梗死或紧急靶血管血运重建复合事件减少 25%($P=0.003$)。然而阿昔单抗治疗获益仅限于基线肌钙蛋白水平升高的患者($RR:0.71$),因为基线肌钙蛋白正常的患者未能被证实获益($RR:0.99$;$P=0.07$)。在近来被批准使用的更强的口服 P_2Y_{12} 抑制药基础上使用还缺乏类似的随机试验。

两个随机试验未能证实在 NSTE-ACS 患者中 PCI 术前早期常规使用静脉 GP Ⅱb/Ⅲa 阻滞药比在 PCI 时延迟必要时使用更有益处。在一项包含了这两大试验和 3 个小样本试验的荟萃分析中,PCI 术前常规上游使用在 30d 时可以减少 9%的死亡或心肌梗死事件率(统计学达临界意义),而死亡率则没有显著差异($OR:1.00$),代价是严重出血事件($OR:1.34$)和输血增加($OR:1.31$)。

在不常规拟行冠状动脉血运重建术的 NSTE-ACS 患者中,一项包含了 31 402 例患者的荟萃分析提示静脉 GP Ⅱb/Ⅲa 阻滞药治疗可以小幅度减少死亡或心肌梗死的风险(9%;95% CI:0.02～0.16;$P=0.015$)。然而,有证据显示药物具有异质性,最大的阿昔单抗临床试验显示由于其在超过 12h 后不能维持高度的血小板抑制作用而有定向的负面作用,而小分子静脉 GP Ⅱb/Ⅲa 阻滞药则在试验中表现出一定的有利作用。另外事后分析证实基线高危如基线肌钙蛋白升高或高 TIMI 风险评分的患者获益更多。

更近的 ISAR-REACT 2 试验发现在 2022 例 PCI 术前至少 2h 使用 600mg 负荷剂量氯吡格雷的 NSTE-ACS患者当中,GP Ⅱb/Ⅲa阻滞药阿昔单抗

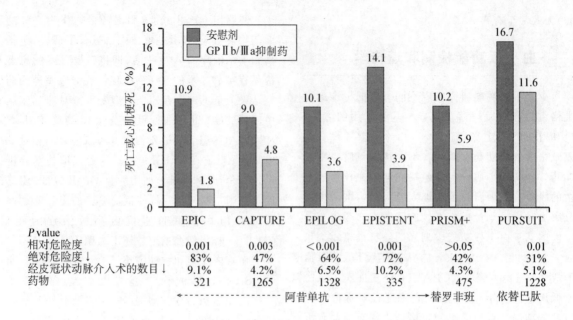

P value	EPIC	CAPTURE	EPILOG	EPISTENT	PRISM+	PURSUIT
相对危险度	0.001	0.003	<0.001	0.001	>0.05	0.01
绝对危险度↓	83%	47%	64%	72%	42%	31%
经皮冠状动脉介入术的数目↓	9.1%	4.2%	6.5%	10.2%	4.3%	5.1%
药物	321	1265	1328	335	475	1228

←------------------- 阿昔单抗 -------------------→ 替罗非班　　依替巴肽

图 9-4　静脉内糖蛋白(GP)Ⅱb/Ⅲa 抑制药在行 PCI 术的非 ST 段抬高型急性冠状动脉综合征患者
显示了在 6 个 GP Ⅱb/Ⅲa 抑制药临床试验超过 10 000 例患者死亡或心肌梗死的结果。Abs. 绝对的；PCI. 经皮冠状动脉成形术；RR. 相对风险度

可以减少 25% 的缺血并发症。然而，获益仅见于基线肌钙蛋白水平升高的患者。使用阿昔单抗的患者血小板减少发生更多，但临床上重要的出血事件并没有差异。

另外两种强效的静脉血小板抑制药——坎格瑞洛和伊利格雷正在接受晚期临床试验，坎格瑞洛是一种 P_2Y_{12} 受体的静脉抑制药，起效和消除都很快。它比氯吡格雷强效，静脉使用 $1\sim4\mu g/(kg\cdot min)$ 的剂量可以在给药后的几分钟内抑制 90% 的血小板聚集。坎格瑞洛对比标准治疗达到最佳血小板抑制的（CHAMPION）平台和 CHAMPION-PCI 试验分析了行 PCI 术的患者，其中大部分为 ACS，汇总分析显示包括死亡、心肌梗死或缺血驱动的血运重建在内的主要终点并没有显著降低（*OR*：0.97；*P* = 0.68）。但次要终点包括新发 Q 波心肌梗死和支架内血栓形成则从 45% 显著降低为 39%。一项正在进行的试验，即在需行 PCI 的受试者中对比坎格瑞洛和氯吡格雷标准治疗的临床试验（CHAMPION-PHOENIX）在超过 10 000 例行 PCI 的稳定型冠心病或不稳定型 ACS 患者中评估了坎格瑞洛的效果，他们事先都未用噻吩并吡啶处理。

伊利格雷是可逆的竞争性 P_2Y_{12} 受体拮抗药，可直接发挥作用，有静脉和口服两种剂型。静脉使用可以立即达到几近最大的血小板抑制作用，半衰期则为 12h。它在行直接 PCI 术 STEMI 患者和非

急诊 PCI 患者中进行了前期试验，但还有待在 ACS 患者中行更大规模的研究。

结论

目前，在 NSTE-ACS 患者中静脉 GP Ⅱb/Ⅲa 阻滞药的地位根据 2011 年指南是受限制的（框 9-2），强烈建议作为高危患者行 PCI 术的辅助治疗和管理 PCI 术中的血栓并发症。早期常规上游使用 GP Ⅱb/Ⅲa 阻滞药的策略只有临界获益，并伴随更多的出血和输血事件。新型强效静脉 P_2Y_{12} 受体抑制药也在研发过程中。

框 9-2　静脉内 GP Ⅱb/Ⅲa 抑制药在非 ST 段抬高型急性冠状动脉综合征患者中使用的指南推荐

早期侵入性治疗

Ⅰ 类（LEO A）：诊断性冠状动脉造影前（上游）必须开始阿司匹林加氯吡格雷或者静脉内 GP Ⅱb/Ⅲa 抑制药的抗血小板治疗

Ⅰ 类（LEO A）：阿昔单抗仅在当冠状动脉造影估计不会延迟并可能行 PCI 时作为上游 GP Ⅱb/Ⅲa 抑制药的选择，其他情况下选择静脉依替巴肽或替罗非班

Ⅱa 类（LEO B）：氯吡格雷加者静脉内 GP Ⅱb/Ⅲa 抑制药也是合理的初始抗血小板治疗

续

Ⅰ类(LEO C):如果症状、缺血反复发作、出现心力衰竭或者严重心律失常,诊断性冠状动脉造影前(上游)需在阿司匹林和一种抗凝药基础上加用依替巴肽(LEO A)或替罗非班(LEO A)亦或是氯吡格雷(LEO A)

Ⅱa类(LEO C):如果使用氯吡格雷、阿司匹林和抗凝药治疗的情况下反复出现症状和缺血,在诊断性冠状动脉造影前加用 GP Ⅱb/Ⅲa 抑制药是合理的

Ⅱa类(LEO B):阿昔单抗仅在当冠状动脉造影估计不会延迟并可能行 PCI 时作为上游 GP Ⅱb/Ⅲa 抑制药的选择,其他情况下选择静脉依替巴肽或替罗非班

Ⅱb类(LEO B):在抗凝血药和口服抗血小板治疗的基础上加用依替巴肽和替罗非班是合理的

Ⅲ类(LOE A):阿昔单抗不应在不计划行 PCI 术的患者中使用

GP. 糖蛋白;LEO. 证据强度;PCI. 经皮冠状动脉成形术

抗凝血药

起始于组织因子的表达并终止于凝血酶的产生,凝血反应链的生物学复杂性产生了多个可能的抗凝治疗靶点(图 9-5)。抑制反应链早期阶段的药物,如组织因子(TF)抗体、TF/凝血因子Ⅶa复合物抑制药、凝血因子Ⅹa抑制药等,都是强效的凝血酶生成抑制药,而以其他远端过程为靶点的药物,如直接凝血酶抑制药(DTIs),它们的药理作用主要来源于抑制已经存在的凝血酶,是接触途径的重要抑制药(表 9-2)。由于凝血系统中的生物学冗余和多重反馈回路,抑制反应链中的某一级可以得到复杂的结果,这使研究者很难预测药物的临床反应。

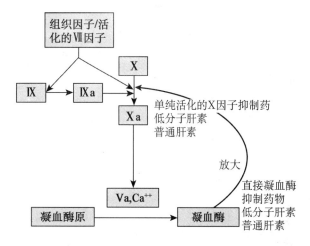

图 9-5　急性冠状动脉综合征患者凝血反应链的激活和血小板聚集机制

在易损斑块破裂后,组织因子(TF)暴露了出来,与Ⅶa因子复合,从而激活凝血反应链。Ⅹ因子被激活,通过和激活血小板上的凝血酶原复合物(Ⅴa因子、Ⅹa因子和钙离子)的互相作用从而导致凝血酶的产生。血小板可以通过多种途径激活;两种最强的激动药是凝血酶和腺苷 5'-二磷酸。血小板激活的最终共同的步骤是与纤维蛋白原的连接,这介导了血小板之间的互相作用。普通肝素(UFH)相似程度地抑制Ⅹa因子和凝血酶,低分子肝素(LMWH)抑制 Ⅹa 因子更强;直接凝血酶抑制药(DTIs)主要作用于凝血酶。黑体字表明了更大的作用

表 9-2　5 种新型口服抗凝血药的药动学和药效学特征

	达比加群 (泰毕全)	利伐沙班 (拜瑞妥)	阿哌沙班 (艾乐妥)	依度沙班 (LIXIANA)	贝曲西班 (PRT054021)
靶点	Ⅱa(凝血酶)	Ⅹa	Ⅹa	Ⅹa	Ⅹa
达到 C_{MAX} 时间	2	2～4	1～3	1～2	NR
CYP 代谢	无	32%	15%	<4%	无
生物利用度	7%	80%	66%	>45%	34%～47%
转运蛋白	P-gp	P-gp/BCRP	P-gp	P-gp	P-gp
蛋白结合率	35%	>90%	87%	55%	NR
半衰期	12～14 h	9～13 h	8～15 h	8～10 h	19～20 h
肾消除率	80%	66%*	25%	35%	<5%
线性 PK	是	否	是	是	是

BCRP. 乳腺癌抵抗相关蛋白;CYP. 细胞色素酶 P450;NR. 未报道;P-gp. P-糖蛋白;PK. 药动学
* 33% 为改变,33% 无活性代谢产物

普通肝素（UFH）在几十年来一直是标准的抗凝血药,当然过去 20 余年间针对低分子肝素（LM-WHs）、DTIs 和凝血因子 Xa 抑制药的广泛研究正在改变着现行的指南（参见第 8 章）。

普通肝素和低分子肝素

普通肝素（UFH）的最佳剂量并未被严格明确,但多项研究支持据据体重的低剂量给药方案可以提高安全性而又不降低疗效（表 9-3）。在 ISAR-RE-ACT 3A 试验中,初始生物标志物阴性的不稳定型心绞痛患者随机分为两组,一组使用低剂量 UFH 单次静脉推注（100U/kg）,另一组则选用德国标准剂量的 UFH（140U/kg）。所有患者都在 PCI 术前使用阿司匹林和氯吡格雷。在这些低危患者中,低剂量肝素在抑制缺血上十分接近高剂量肝素,但出血减少。一些小样本试验也提出并检验了更低剂量的 UFH（如 30～60U/kg）,特别是合用 GP Ⅱb/Ⅲa 阻滞

药情况下的效果。然而,UFH 存在的一些局限性（表 9-4）导致人们努力研究替代的抗凝治疗药物。

与 UFH 不同,LMWHs 有许多其他优点,包括更少的蛋白和血小板非特异性结合,更少导致组织因子通路抑制药耗竭和更大的 vWF 抑制效果。此外,它还有更高的生物利用度和更长的半衰期,可以皮下给药,院内和院外使用都更方便（表 9-4）。尽管已发展出超过不同的 LMWH 剂型,只有两种即依诺肝素和达肝素钠被在 ACS 患者中进行了广泛的研究。依诺肝素比达肝素钠分子量更小（4200 *vs.* 6000 Da）,抗-Xa/抗-Ⅱa 比例稍高（3.8∶1 *vs.* 2.7∶1）,vWF 抑制能力更强。这两种药物都采用皮下注射,维持剂量都基于患者体重,而依诺肝素单次 30mg 的静脉负荷剂量已在 NSTE-ACS 患者和辅助 STEMI 患者溶栓治疗中进行了研究（表 9-3）。在唯一一项两种 LMWHs 头对头比较的随机临床试验中,依诺肝素比亭扎肝素更有效。

表 9-3　非 ST 段抬高型急性冠状动脉综合征患者中抗血栓药的剂量

	初始药物治疗	PCI 期间		PCI 后
		如果在 PCI 前已接受治疗	PCI 前无治疗	
比伐卢定	推注:0.1 mg/kg,Ⅳ Inf:0.25mg/(kg·h)	推注:0.5 mg/kg,Ⅳ Inf:1.75mg/(kg·h)	推注:0.75 mg/kg,Ⅳ Inf:1.75mg/(kg·h)	不用或维持 4h
达肝素钠	120 IU/kg,SC q12h*	增加 UFH 来使 ACT 达标;剂量依据是否使用 GP Ⅱb/Ⅲa 和器械‖	增加 UFH;剂量依据是否使用 GP Ⅱb/Ⅲa**	不用
依诺肝素	推注（可选）:30 U,Ⅳ 1 mg/kg SC,q12h†	最后一次 SC<8 h:不用 最后一次 SC＞8h:0.3 mg/kg,Ⅳ	0.5～0.75 mg/kg,Ⅳ	不用
磺达肝葵钠 UFH	2.5 mg SC,q24h 推注:60 U/kg‡ Inf:12 U/kg/h¶	加用 UFH:50～60 U/kg 目标 ACT 依据是否使用 GP Ⅱb/Ⅲa§	加用 UFH:50～60 U/kg 剂量依据是否使用 GP Ⅱb/Ⅲa**	不用 不用
利伐沙班	2.5 mg,PO,bid	不适用	不适用	2.5 mg,PO,q12h

* 最大剂量 10 000U

† 如果肌酐清除率＜30 ml/min,则改为 q24h

‡ 最大剂量 4000 U

¶ 初次滴注最大剂量 1000 U/h,随后控制 aPTT 在 1.5～2.5

§ 如果有 GP Ⅱb/Ⅲa 抑制药:目标 ACT 200s。如果没有 GP Ⅱb/Ⅲa 抑制药,目标 ACT 250～350s（使用 Hemo-chron）,300～350s（使用 Hemochron）

‖ 如果有 GP Ⅱb/Ⅲa 抑制药,加用 UFH 控制目标 ACT 200s。如果没有 GP Ⅱb/Ⅲa 抑制药,目标 ACT 250～350s（使用 HemoTec）,300～350s（使用 Hemochron）

** 如果有 GP Ⅱb/Ⅲa 抑制药,使用 60～70 U/kg 的 UFH。如果没有 GP Ⅱb/Ⅲa 抑制药,使用 100～140U/kg 的 UFH

ACS. 急性冠状动脉综合征;ACT. 活化凝血时间;aPTT. 部分活化凝血酶时间;GP. 糖蛋白;Inf. 输注;Ⅳ. 静脉注射;PCI. 经皮冠状动脉成形术;PO. 口服;UFH. 普通肝素;SC. 皮下注射

表 9-4　UFH 的局限性及与其他抗凝血药的对比

UFH 的特性	药理学结果	临床结果	抗凝血药比较		
			LMWH	DTI	FXA 抑制药
凝血酶依赖特性					
非特异性蛋白结合	较少药物结合凝血酶	抗凝作用不稳定；需要频繁监控	+	0	0
		PF4 和富组氨酸糖蛋白可使其失活	+	0	0
消耗 TFPI	减少 TF/Ⅷa 因子复合物↓	反弹性高凝状态	0	＋＋	0
不能抑制纤维蛋白结合凝血酶	治疗水平时血栓溶解后凝血酶生成	治疗后和治疗期间反弹性血栓形成	＋＋	0	？
需要辅助因子（AT Ⅲ）来最佳结合凝血酶	没有 AT Ⅲ 存在时抑制凝血酶↓	无法用于 AT Ⅲ 缺乏患者	0	0	＋＋
非凝血酶依赖性特性					
结合血小板↑	免疫原性血小板活化/黏附↑	出血，HITTS 或血栓形成可能↑	+	0	0
			+	0	0
不能钝化 vWF 水平的上升	vWF 水平↑	血栓形成可能↑	0	+	？
主要经肾排泄	药物清除↓，肾功能不全时的血药浓度↑	肾功能不全时出血可能↑	＋＋	*	*

* 依据不同药物而定

AT. 抗凝血酶；DTI. 直接凝血酶抑制药；LMWH. 低分子肝素；UFH. 普通肝素；HITTS. 肝素相关血栓形成-血小板减少综合征；PF4. 血小板因子Ⅳ；TF. 组织因子；TFPI. 组织因子通路抑制药；vWF. 血管假性血友病因子；↑. 增加；↓. 减少

一项包含了 4 个试验共 999 例患者的荟萃分析证实，阿司匹林加 UFH 对比单用阿司匹林可以大幅减少死亡或心肌梗死（5.5% ～ 2.6%；$P = 0.018$）。类似的，法安明不稳定型冠心病（FRISC）试验证实，阿司匹林加达肝素钠比单用阿司匹林可使 7d 死亡或心肌梗死风险减少 63%（4.8% $vs.1.8%；P = 0.001$）。

多个随机试验在阿司匹林的基础上对比了 LMWH 和 UFH 的作用。在法安明不稳定型冠心病（FRIC）试验中和弗希肝素用于缺血综合征（FRAX. I. S）试验中，达肝素钠和弗希肝素分别对比 UFH 都不能改善预后。而多项对比依诺肝素和 UFH 的试验则证实，伊诺肝素对比 UFH 在预防缺血并发症方面有优势，或者至少说没有劣势。一项包含了过去 15 年间 6 个试验共超过 22 000 例患者的荟萃分析显示，伊诺肝素可以减少 9% 的死亡或心肌梗死概率，同时不会增加严重出血或输血事件（图 9-6），这些关于依诺肝素的有力数据使得主要的指南认可依诺肝素作为 NSTE-ACS 患者的 I 类推荐用药，不论这些患者是非手术治疗还是计划行早期冠状动脉造影。

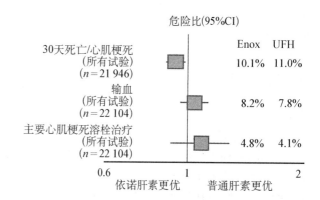

图 9-6　在非 ST 段抬高型冠状动脉综合征（NSTE-ACS）患者中对比依诺肝素（Enox）和普通肝素（UFH）试验的系统回顾

包括 6 个试验 21 946 例 NSTE-ACS 患者的分析显示，依诺肝素在 30d 后可以减少 0.9% 的死亡和新发心肌梗死（相对风险减少 9%）。两种治疗之间输血或大出血的风险没有统计学显著差异。CI. 置信区间；TIMI. 心肌梗死溶栓治疗

依诺肝素新策略的最大收益及血运重建和 GP Ⅱ b/Ⅲ a 阻滞药（SYNERGY）试验对比了依诺肝素

和 UFH,发现随机分组前使用了抗凝血药的患者在随机分组后出血更多。这一发现被依诺肝素(STACKNOX)试验所证实,在这项试验中,在伊诺肝素最后一次给药(1mg/kg)后 4～10h 使用负荷量的 70U/kg UFH 使得抗-XA 和抗-Ⅱa 水平超出治疗范围,导致 PCI 围术期或术后出血增加。此外尽管活化凝血时间短于 270s,凝血酶生成已近完全抑制。因此,应尽可能避免在同一个患者的一次住院过程中变换抗凝血酶药物。

依诺肝素比 UFH 有相似或者更好的效果,每天只要 2 次皮下注射,使用起来更方便,不需要常规监测,剂量也可简单通过体重确定,基于这些优势,NSTE-ACS 患者应倾向使用依诺肝素而非 UFH(Ⅱa类推荐)。

直接凝血酶抑制药

3 种静脉 DTIs,即水蛭素、比伐卢定和阿加曲班现在美国已用于临床。它们被称作直接凝血酶,因为它们不像肝素,不需要辅因子,它们直接抑制已存在的凝血酶,而对凝血反应链的近端影响很小(图 9-5)。

一项包含了 5 个试验 20 570 例 NSTE-ACS 患者随机分为 DTI 比 UFH 的荟萃分析总结出,DTI 可以减少 20% 的死亡或心肌梗死(OR:0.80;95% CI:0.70～0.92),从 4.6% 降至 3.7%,单独对死亡(OR:0.82)和心肌梗死(OR:0.78)的作用也是类似的。DTIs 可使严重出血事件风险近乎增加 1 倍(1.0% vs.0.5%;OR:1.79;95% CI:1.29～2.50);然而,不同药物和同一药物不同研究之间存在定义和观察结果上的异质性,这影响了这一评估的准确性。另外,不同 DTIs 减少缺血事件的作用是不同的,没有证据表明单价药物可以使患者获益(effegatran)。因此,在有肝素诱导血小板减少症(HIT)或者肝素诱导性血小板减少和血栓形成综合征(HITTS)的患者中,用水蛭素、比伐卢定和阿加曲班代替 LMWHs 和 UFH 是合理的。

现在也已有 DTIs 作为辅助药物在患者(包括噻吩并吡啶药物、静脉 GP Ⅱb/Ⅲa 阻滞药和药物支架)中应用的更新数据。随机评估 PCI 合用比伐卢定减少临床事件(REPLACE-2)试验包含了 6010 例接受紧急或择期 PCI 术的患者,比伐卢定(其中 7% 的患者临时使用过静脉 GP Ⅱb/Ⅲa 阻滞药)在包括死亡、心肌梗死、紧急靶血管血运重建和严重出血 4 个在内的主要终点方面并不劣于静脉 GP Ⅱb/Ⅲa

阻滞药合用 UFH。与死亡、心肌梗死或再次血运重建相关的长期疗效也没有显著差异。

急性导管插入和紧急介入分类策略(ACUITY)试验是一个 3 组试验,对比了比伐卢定合用或不合用 GP Ⅱb/Ⅲa 阻滞药及肝素加 GP Ⅱb/Ⅲa 阻滞药,共包含 13 819 例采用早期侵入性策略的 ACS 患者。主要的发现是单独使用比伐卢定对比其他两组可以减少 30d 临床复合终点包括死亡、再梗死、针对缺血的非计划内血运重建和严重出血,尽管这一结果主要是来自于出血的减少(图 9-7)。另外,在减少 3 个缺血性终点包括死亡、再梗死和针对缺血的非计划内血运重建方面,单用比伐卢定(25% 界限)不劣于 UFH/依诺肝素加 GP Ⅱb/Ⅲa 阻滞药。比伐卢定和 GP Ⅱb/Ⅲa 阻滞药合用并不能有效改善缺血,和单用比伐卢定相比反而增加出血风险。在其他关于 ACUITY 试验的分析中,在 PCI 术前或 PCI 术时改为单用比伐卢定和 UFH 加 GP Ⅱb/Ⅲa 阻滞药一样安全有效。

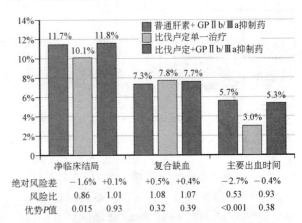

图 9-7　采取急诊心导管和紧急介入策略在 30d 时的主要发现(ACUITY)试验

在这项试验中,13 819 例患者被随机分为比伐卢定单药治疗组和比伐卢定加 GP Ⅱb/Ⅲa 抑制药组或肝素(普通肝素或者依诺肝素)加 GP Ⅱb/Ⅲa 抑制药组。比伐卢定组相对其他两组减少了净临床结局(包括缺血和主要出血事件),这主要是由于减少了 ACUITY 试验定义的大出血事件。三组间的缺血事件终点没有显著差别

1 年时的结果与 30d 一致,1 年内 3 组之间的死亡率没有显著差异,尽管比伐卢定减少了早期出血事件。经济学分析指出尽管基于比伐卢定策略的药物价格更高,单用比伐卢定对比其他策略(包括了 GP Ⅱb/Ⅲa 阻滞药连用肝素,无论是早期常规或 PCI 时选择性使用)在 30d 当中的总体花费是最低

的。如果选择比伐卢定单药策略，为避免早期支架内血栓形成要早期使用强效的口服双联抗血小板治疗，例如阿司匹林加 600mg 氯吡格雷或者更新更强的 P_2Y_{12} 抑制药。

在 ISAR-REACT 3 试验中，4570 例有稳定型或不稳定型心绞痛的患者在 PCI 术前至少 2h 用 600mg 氯吡格雷处理后随机分为比伐卢定组或者 UFH 140U/kg 组（不使用 GP Ⅱb/Ⅲa 阻滞药）。净临床复合事件包括缺血和出血的发生率基本一致（8.3% $vs.$ 8.7%；$P=0.57$）。尽管使用比伐卢定严重出血事件发生更少，但这一好处被更多的缺血并发症所抵消（5.9% $vs.$ 5.0%）。需要指出的是，研究中 UFH 使用剂量要高于北美和现有指南推荐的剂量。

在 ISAR-REACT 4 试验中，1721 例 NSTEMI 患者被随机分为阿昔单抗加 UFH 70U/kg 或者比伐卢定单药治疗。两组间 30d 后的主要终点（死亡、大面积心肌梗死、紧急靶血管血运重建或严重出血）或次要终点（加上小出血）没有显著差别。比伐卢定单药治疗的严重出血发生率相对更低（2.6% $vs.$ 4.6%；$P=0.02$）。

口服 DTIs 也已被研发出来，可能会在 NSTE-ASC 发病时或之后的治疗上有它的地位。在一个心肌梗死后的剂量范围研究试验中，希美加群在减少缺血并发症方面显著优于安慰剂，但希美加群增加了无症状肝功能指标升高。另外，在预防静脉血栓栓塞和预防心房颤动患者栓塞性卒中的大型研究中，希美加群被发现有少见但严重的肝毒性，一个 FDA 顾问小组已经建议禁止批准它的使用许可。

总而言之，使用比伐卢定不合用 GP Ⅱb/Ⅲa 阻滞药对比肝素（不论是 UFH 还是依诺肝素）都能减少出血风险，提供近似的或稍弱的缺血事件保护作用。这使得比伐卢定成为行早期侵入性处理伴高出血风险患者的极佳抗凝血选择。

凝血因子 Xa 抑制药

近来研发出数个肠外纯凝血因子 Xa 抑制药，其中一种人工合成的肠外戊糖即磺达肝癸钠，在美国被批准用于预防和治疗静脉血栓栓塞。在 OASIS-5 试验的基础上，磺达肝癸钠也已被批准用于 ACS 患者，但需要注意的是并不在美国。这项研究在 20 078 例 NSTE-ASC 患者中对比了磺达肝癸钠 2.5mg 每天 1 次皮下注射（SC）和依诺肝素（1mg/kg SC，q12h）。磺达肝癸钠在 9d 内改善主要终点包括死亡、心肌梗死或缺血复发的效果上并不劣于依诺

肝素（5.8% $vs.$ 5.7%；HR：1.01；95% CI：0.90～1.13）。而磺达肝癸钠可以减少近 50% 的出血事件（2.2% $vs.$ 4.1%；HR：0.52；$P<0.001$）和 25% 的输血需求。磺达肝癸钠的抗凝效果的强度和变异性显著低于依诺肝素，尽管依诺肝素的剂量尤其在冠状动脉造影和 PCI 术左右加入 UFH 时并不是最佳的。使用磺达肝癸钠的患者在 30d（$P=0.02$）和 6 个月时（$P=0.05$）的死亡率要显著降低，尽管这一降低的解释还不清楚。来自于 OASIS-5 的经济学分析显示 NSTE-ACS 患者住院期间使用磺达肝癸钠，在未来 6 个月平均每人可以节约 547 美元，同时也在多数情景下提高了质量调整生命年（QALYs）。欧洲心脏病学会（ECS）现已认可磺达肝癸钠作为 NSTE-ACS 患者的首选抗凝血药物。

需要注意的是，OASIS-5 中患者的导管相关性血栓形成概率更高，OASIS-6 中行直接 PCI 的 STE-MI 患者也同样较高，这限制了磺达肝癸钠的接受度，尤其是介入心脏病学家。由于磺达肝癸钠并没有直接抑制凝血因子 Ⅱa，它对阻断接触途径的效果较弱，于是有学者研究了在 PCI 过程中增加使用 UFH 的效果。在急性冠脉综合征患者血运重建过程中使用普通肝素和磺达肝癸钠（FUTURA）-OASIS 8 试验中，在之前使用过每天 2.5mg 磺达肝癸钠的患者中使用 50U/kg 的小剂量 UFH 和使用标准剂量的 UFH 一样安全有效。因此，在使用磺达肝癸钠治疗的 NSTE-ACS 患者中，当需要行 PCI 术时建议增加使用低剂量的 UFH 来降低导管相关性血栓形成的风险。

第二种肠外的直接 X 因子抑制药奥米沙班并不会增加导管相关性血栓形成的风险，已处于开发的末期。在使用奥米沙班治疗 NSTE-ACS 患者（SEPIA-ACS1-TIMI）42 试验中，0.105mg/（kg·h）和 0.140mg/（kg·h）的静脉滴注奥米沙班对比依替巴肽加 UFH 可以减少缺血并发症，而出血风险则类似。对比奥米沙班和 UFH 加依替巴肽在计划行早期侵入性治疗的不稳定型心绞痛/NSTEMI 患者中的效果的随机双盲三模拟试验（TAO）这一对 NSTE-ACS 患者使用奥米沙班的大型三期临床试验正在进行中。

数个口服 Xa 因子抑制药已经被研制出来（表 9-2），其中两个已进行了大规模的三期临床试验。"阿哌沙班联用阿司匹林和氯吡格雷预防急性缺血事件（APPRAISE）-2"试验观察阿哌沙班（5mg，每天 2 次）的效果。该试验被一个独立的数据安全监测

委员会贸然的提前终止,因为它有不可接受的高出血风险且没有显著的功效。同时"ACS 患者标准化治疗中增加抗-Ⅹa 因子治疗来减少心血管事件(ATLAS ACS-TIMI)51"试验中,针对 15 527 例 ACS 患者,低剂量的利伐沙班(2.5mg,每天 2 次和 5.0mg,每天 2 次,分别是用于心房颤动患者允许剂量的 25% 和 50%)对照不加抗凝血药的标准抗血小板治疗,减少了 16% 的主要终点包括死亡、心肌梗死或卒中(8.9% vs.10.7%;P = 0.008)(图 9-8)。另外,利伐沙班还可以大幅度减少总体死亡率和支架内血栓形成的风险,然而,也有额外的出血包括颅内出血。

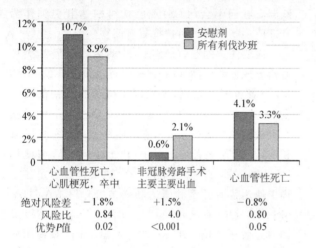

图 9-8　在 ACS 患者标准化治疗中增加在抗-Ⅹa 因子治疗来减少心血管事件(ATLAS-ACS)心肌梗死溶栓治疗(TIMI)51 试验

针对 15 527 例 ACS 患者,低剂量的利伐沙班(2.5mg,bid 和 5.0mg,bid)对照不加抗凝血药的标准抗血小板治疗,对比安慰剂对照组减少了 1.8% 的主要结局组合包括死亡、心肌梗死或卒中。非冠状动脉旁路手术(CABG)相关 TIMI 大出血增加了 1.5%,但是总体心血管死亡率下降了 0.8%

其他抗凝血药

以凝血反应链近端为靶点的药物,例如 TF 抗体、TF 通路抑制药、TF/Ⅶa 因子复合物抑制药和Ⅻa因子抑制药都还处于临床研发的早期阶段。一种来源于钩虫的 TF/Ⅶa 因子复合物的单克隆抗体,名为 rNAPc2,被研究用于 253 例 NSTE-ACS 患者,通过连续测定凝血素因子 F1.2 确定它有效地抑制了新凝血酶的生成。另外,通过连续监测 ECG 发现在 NSTE-ACS 后第 1 周内使用高剂量的 rNAPc2 可以减少缺血。然而类似磺达肝葵钠,在导管室介入处理时需要加用一些肝素来抑制导管和其他异物上血栓形成。

一种可逆的Ⅸa 因子直接抑制药,RNA 适配子 RB006,以及它的适配子配对逆转药,RB007,正被研究用于进行 PCI 的患者,它被发现易于使用而且安全有效。一种Ⅻa 因子抑制药,充足人白蛋白侵扰素-4,能在体外人血浆中延长部分活化凝血酶原时间(aPTT),同时在动物模型中清除了梗阻性动脉血栓。众所周知,Ⅻ 因子诱导的凝血过程对于病理的血栓形成必不可少但是并非止血所必需。由于凝血系统的复杂性和生物学冗余,通过体外机制研究预测哪些策略在临床实践中最有可能会比较困难,然而,对于这些化合物的临床研究还在持续进行中。

抗凝血药选择的总结

随机临床研究的数据支持在 NSTE-ACS 患者中使用四类主要的抗凝血药——UFHs、LMWHs、DTs 和Ⅹa 因子抑制药。它们在药动学和药效学上的重要差异,也导致了随机研究中临床效果上的重要差异,抗凝血药的选择需要根据患者个体的特征及临床背景。最近的 ACC/AHA 和 ESC 指南的建议见表 9-5。

表 9-5　CCCF/AHA 和 ESC 2011 年实践指南建议的抗凝血药

	ACCF/AHA	ECS	注　释
UFH	IA	IC	ACCF/AHA:依诺肝素或磺达肝葵钠在非手术治疗中效果更好(Ⅱa,B) ESC:只在没有磺达肝葵钠和依诺肝素的情况下使用
依诺肝素	IA	IB	ECS:如果没有磺达肝葵钠
比伐卢定	IB	IB	仅用于早期侵入治疗患者
磺达肝葵钠	IB	IA	ACCF/AHA:如果出血风险较高或者非手术治疗时优选 ECS:首选药物

显示了推荐等级(Ⅰ,Ⅱa,Ⅱb 或Ⅲ)和证据水平(A,B,C 或 D)

ACCF. 美国心脏学会基金;AHA. 美国心脏协会;ESC. 欧洲心脏协会

心导管术侵入性与保守性策略的对比

除了药物治疗，UA/NSTEMI 患者在住院期间最重要的决定是关于早期行冠状动脉造影和血运重建术策略。冠状动脉造影的目的是明确冠状动脉粥样硬化的位置和范围以判断预后，同时发现能从经皮或外科的血运成形术中获益的患者。采取早期非手术治疗策略的患者，一旦出现静息或最低程度活动诱发的缺血症状，或出院前负荷试验强阳性，都应行冠状动脉造影和血运成形术。早期侵入性策略指的是对于没有禁忌证的患者建议在症状发作12～48h常规行冠状动脉造影和血运重建。

多项试验已被开展来评估哪种策略在治疗UA/NSTEMI 患者上更好。早期的试验例如 TIMI 3B 和退伍军人院内非 Q 波心肌梗死患者治疗策略（VANQWISH）研究都显示，不论何种策略都有相似的临床结局。然而，随后的采用了现代的抗血小板、抗血栓和导管术的试验，例如 FRISC Ⅱ 试验及使用替罗非班治疗心绞痛及判定侵入性或保守性策略的费用（TACTICS）-TIMI 试验都显示采取早期侵入性策略可以使患者显著获益，尤其是对于高危患者。

为了调和对比侵入性策略和保守策略的临床试验之间的差异进行了3项荟萃分析。每个试验都证实早期侵入性策略对比早期保守策略可以使患者获益。一项由 Mehta 及其同事进行的荟萃分析纳入了TIMI 3B、VANQWISH、FRISC Ⅱ、TACTICS 和其他试验，总结出常规侵入性策略可显著减少死亡或心肌梗死的风险，到随访结束时死亡倾向于降低，而心肌梗死显著减少，事件早期有增加，而晚期减少更显著（图9-9）。一项多元回归分析显示早期侵入性策略获益的最显著预测因子是使用强化抗血小板治疗（即指静脉内 GP Ⅱb/Ⅲa 阻滞药或噻吩并吡啶联合阿司匹林）和早期侵入治疗组置入冠状动脉内支架，这些药物可常规获得前（TIMI 3B）和后（TACTICS-TI-MI）的两个试验的直接对比支持了这个结果。关于女性侵入性和保守性策略的相对获益特别存在争议。一项荟萃分析直接检验了这个问题，证实了女性选择侵入性策略可以减少19%的心血管事件发生率，而男性的则是27%。有趣的是，心脏标志物水平升高的女性患者心血管事件显著减少了33%。

有一项研究并不支持早期选择侵入性策略。不稳定型冠状动脉综合征患者中侵入性和保守性策略的对比（ICTUS）试验入选了1200例存在肌钙蛋白T 水平升高或 ECG 缺血改变，又或有明确 CAD 病史的 NSTE-ACS 患者，将他们随即分为早期侵入性策略组及选择性侵入性策略组，最终发现1年时两组间的死亡、心肌梗死和因 ACS 再次入院率相似。早期侵入性治疗并不能获益的可能解释是，保守组中的导管术和血运重建比例相对较高及随访时间相比其他试验较短。

总而言之，大部分数据支持 NSTE-ACS 患者可以从早期侵入性策略中获益。高风险患者尤其可以从中获益，而 ST 段偏移及心脏肌钙蛋白升高的患者获益最明显。值得注意的是，采取非手术治疗的患者在出院前出现高风险的指标或者负荷试验强阳性时应转而采取侵入性治疗策略。一旦采用侵入性策略，是否行血运重建术要依据冠脉造影结果而定，这和慢性稳定型心绞痛患者行血运重建术的适应证是类似的，初发症状的严重性是选择某种形式血运重建术的强烈指征。

出院和出院后管理

NSTE-ACS 患者在使用药物治疗和（或）血运重建术初步稳定后，其在最初至少1～3个月发生主要心血管事件的风险仍然较高，随后风险会降至与慢性稳定型 CAD 的患者接近。因此，建立高效综合的出院计划对于预防缺血事件早期再发至关重要。临床路径，出院工具和参与质量改善行动可以提高对于临床指南的依从性，改善患者的临床结局。

不幸的是，只有小部分人接受了最佳的治疗，加拿大的记录显示只有23%的 NSTE-ACS 患者接受了指南推荐的治疗。即使是在心肌梗死患者免费处方药计划和经济评估（MI-FREE）试验中，免费提供二级预防所需药物也只提升了4%的完全依从性（39%提高到44%）。患者对药物的依从性显然存在许多障碍（图9-10），我们需要更多的研究来解答这些问题的根源从而提供有效的解决办法。没有或只有轻度肌钙蛋白升高、肾功能不全或多种合并症的 NSTE-ACS 患者治疗不理想的概率更高。有希望的新方法包括采用系统的标准化的方法直接从患者当中收集药物暴露的信息及基于药剂师的针对低文化水平心血管疾病患者的干预措施。在通往理想心血管健康这一终极目标的道路上，有一些理想的健康行为和健康因素的定义，AHA 制订了到2020年提高全美20%的心血管健康程度，同时减少20%由于心血管疾病和卒中所致死亡的目标。

　　大部分患者可在无创评估为低风险或正常、或简单的 PCI 术后 24h 内出院。接受 CABG 同时没有严重术后问题的患者可以在术后 5～7d 出院或前往康复机构短期停留。出院阶段最重要的 3 个目标是：①NSTE-ACS 方面对患者进行评估和宣教，做过手术的危险因素二级预防，出院带药，饮食和锻炼；②适当活动强度的教育，同时做好在不久的将来恢复正常活动量的计划；③确保长期用药随访。

　　包括内科医生、医师助理、护士、药剂师、营养师和康复专家的多学科支持可以帮助患者达到这些目标。Gluckman 和他的同事发明了 NSTE-ACS 管理的"ABCDE"法（表 9-3），这在临床实践中提供了实用而且系统化的包括药物（表 9-4）和生活习惯（表 9-6）两方面的方法来落实循证医学的治疗。

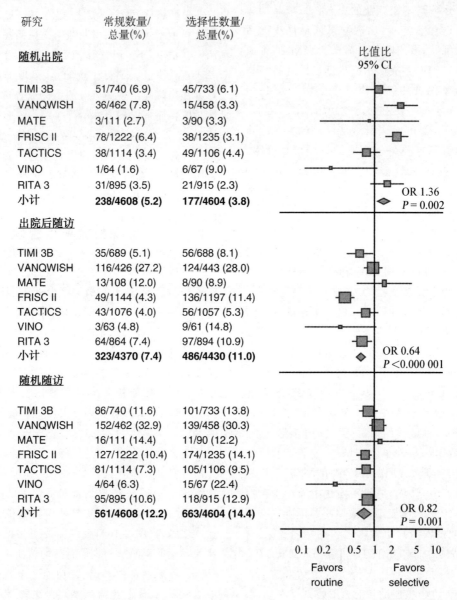

图 9-9　急性冠脉综合征常规早期和选择性（早期非手术治疗）侵入性治疗对院内、出院后和总体死亡或心肌梗死复合终点的影响

　　异质性检验：随机至出院时的死亡或心肌梗死，$P=0.001$；出院后至随访期间死亡或心肌梗死，$P=0.001$；随机至随访期间死亡和心肌梗死，$P=0.06$；随机效应模型：随机至出院时死亡或心肌梗死，相对风险（RR）：1.31；95％置信区间（CI）：0.85～2.01。出院后至随访期间死亡或心肌梗死，RR，0.65；95％ CI：0.46～0.91。随机至随访时的死亡或心肌梗死，RR：0.82；95％ CI：0.68～0.99。OR：危险度

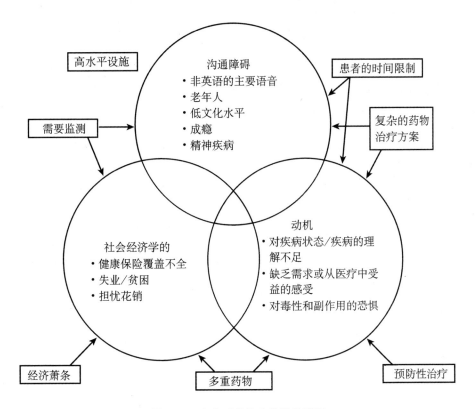

图 9-10　患者对药物依从性的障碍
患者对处方药物依从性下降的主要挑战,包括沟通障碍,社会经济学因素和患者积极性缺乏

框 9-3　出院后的 ABCDE 法则

A:抗血小板治疗,抗凝治疗,ACEI,ARB

抗血小板治疗:阿司匹林每天≥75mg,终身服药,同时 P_2Y_{12} 抑制药(氯吡格雷、普拉格雷或替格瑞洛);疗程取决于治疗策略和置入支架类型

抗凝治疗:心房颤动、左心室血栓、严重室壁运动异常

ACEI:充血性心力衰竭、左心室射血分数<40%、高血压、糖尿病(如 ACEI 不耐受用 ARB 代替)

B:β 受体阻滞药,血压控制

β 受体阻滞药:没有绝对禁忌证的患者都要使用

血压控制目标:生活方式调整和药物控制使得血压<130/85mmHg

C:胆固醇控制,戒烟

胆固醇:低饱和脂肪(<7%的总热量)和低胆固醇(每天<200mg)饮食,同时在饮食中增加含有 ω-3 脂肪酸的鱼,或者每天补充 1g ω-3 脂肪酸,目标 LDL<100mg/dl(最佳目标是<70mg/dl)

续

香烟:询问,建议戒烟,避免二手烟

D:糖尿病管理,饮食

糖尿病:目标糖化血红蛋白<7%,处理其他危险因素

饮食:低饱和脂肪酸低胆固醇,富含 ω-3 脂肪酸的鱼类,新鲜蔬菜,全谷物;目标体重指数 18.5～24.9kg/m²;腰围目标男性<40 英寸(1 英寸=2.54cm),女性<35 英寸

E:锻炼:每天 30min 或更多的锻炼,积极的生活方式;参考多危险因素患者的心脏康复和二级预防,高风险状态需进行监测下的运动康复

ACEI. 血管紧张素转化酶抑制药;ARB. 肾素血管紧张素受体阻滞药;LDL. 低密度脂蛋白

框 9-4　NSTE-ACS 患者出院后药物治疗

阿司匹林每天 75～325mg，如无法耐受（比如过敏），则用氯吡格雷每天 75mg

氯吡格雷每天 75mg，普拉格雷每天 10mg 或者替格瑞洛 90mg，每天 2 次，合用阿司匹林至少 9 个月

没有绝对禁忌证使用 β 受体阻滞药

LDL-c＞130 mg/dl 或饮食治疗后 LDL-c＞100 mg/dl 的患者使用降脂药物治疗，同时结合饮食管理

充血性心力衰竭、左心室射血分数＜40％、高血压或糖尿病使用 ACEI（ACEI 不耐受时用 ARB 代替）

教育合理使用硝酸甘油舌下含服或喷雾

ACEI. 血管紧张素转化酶抑制药；ARB. 血管紧张素受体阻滞药；LDL-c. 低密度脂蛋白胆固醇；NSTE-ACS. 非 ST 段抬高型急性冠脉综合征

表 9-6　生活方式调整

危险因素	目标
戒烟	完全戒断，避免二手烟
体重控制	体重指数 18.5～24.9kg/m^2；腰围目标男性＜40 英寸，女性＜35 英寸（1 英寸＝2.54cm）
锻炼	每天≥30min，每周 3～4 次的有氧运动*
饮食	饱和脂肪酸占总热量＜7％，低胆固醇每天≤200mg
	增加新鲜蔬菜和水果，富含 ω-3 脂肪酸的鱼类，全谷物和可溶解纤维
胆固醇管理	控制 LDL-c＜100mg/dl，非 HDL-c＜130mg/dl，三酰甘油＜200mg/dl
血压控制	＜130/85mmHg（如果有糖尿病或慢性肾病则＜130/80mmHg），限制钠盐摄入
糖尿病控制	糖化血红蛋白＜7％
抑郁/焦虑	评估社会心理状态，适当的支持和治疗

LDL-c. 低密度脂蛋白胆固醇；HDL-c. 高密度脂蛋白胆固醇

* 最好是每天

抗血小板治疗、抗凝治疗、血管紧张素转化酶抑制药和血管紧张素 Ⅱ 受体阻滞药

所有没有绝对禁忌证的患者在出院后需要无限期使用阿司匹林，同时合用第二种抗血小板药物例如氯吡格雷、普拉格雷或替格瑞洛，它们的使用期限需要视临床情况而定（详见之前抗血小板药物部分）。P$_2$Y$_{12}$ 抑制药花费较高，但某些地区需要提前

批准，这给使用造成了障碍。例如，在加拿大安大略省，当需要事先核准时，只有 35％ 的患者在支架置入术后按照处方用满了 30d 的氯吡格雷（平均到出院后 9d）。但当批准程序取消时，这一指标戏剧性地增长到了 88％（平均到第 0 天）。缺乏双联抗血小板治疗和开始过晚（在美国的分析中每 6 个患者有 1 个）都伴随不良结局增加的风险。实际上安大略省的随访经验证实了可使死亡、再梗死、PCI 和 CABG 的复合风险从 15％ 降低到 11％（P＝0.02）。预计 2012 年多个国家会出现氯吡格雷仿制品，这将有希望提高全球患者的依从性。

心房颤动或者有左心室血栓的患者建议带口服抗凝血药出院，而左心室功能不全和大面积节段性室壁运动异常的患者也可以考虑使用。合用华法林加抗血小板药治疗的患者需要更为频繁的监测。ACCF/AHA 更新的 2011 年焦点特别关注了华法林加双联抗血小板治疗的高出血风险问题，同时建议患者和临床医生密切监测出血的症状和体征，特别是消化道出血，比较容易通过医学评估来发现。在减少出血风险的尝试中，使用低剂量阿司匹林（75～81mg/d）和用华法林将 INR 控制到 2.0～2.5 对比两者都使用高剂量更为合适，尤其在需要使用第二种抗血小板药物的情况下（如支架放置术后）。

NSTE-ACS 患者出现 CHF、左心室射血分数＜40％、高血压或糖尿病而又没有禁忌证的情况下，需要开始无限期使用 ACEI 类药物。对于无法耐受 ACEI 类药物的患者，ARB 类药物可以作为替代选择。有上述适应证的患者若肌酐清除率＞30ml/min 且血钾正常，在 ACEI 或 ARB 基础上可长期用醛固酮受体阻滞药治疗。尽管现在的指南已经注意到了 ACIE 和 ARB 类药物联合治疗可考虑用于顽固有症状的左心室功能不全心力衰竭患者，但两者联用的临床地位还不够清晰。

β 受体阻滞药和血压控制

所有没有绝对禁忌证的患者都建议使用 β 受体阻滞药（见抗缺血药物章节）。它的剂量需要按照治疗心绞痛和控制血压进行调节，血压靶目标低于 130/80mmHg。研究表明，内科医生常常不能将 β 受体阻滞药滴定到推荐的剂量，由此限制了它们的效果。对于有中重度左侧心力衰竭的患者，它的剂量需要慢慢增加来避免心力衰竭的加重。

胆固醇控制和戒烟

ACS 患者胆固醇管理的主要目标是将低密度脂蛋白（LDL-c）显著降到 100mg/dl 以下，理想的目标值是低于 70mg/dl。两项关于强化降脂的研究通过血管内超声证实当 ACS 患者 LDL 降到 70mg/dl 以下时 CAD 会有逆转。出院前开始他汀治疗是降低 LDL-c 低于 100mg/dl 的患者的一线治疗方案，而当 LDL-c 高于 100mg/dl 时可能需要联合其他降脂药物（如依折麦布 10mg，qd，胆汁酸螯合剂或烟酸）。另外一个重要的目标是降低非高密度脂蛋白（HDL）-c，也就是总胆固醇减去 HDL 胆固醇，显著降低至 130mg/dl 以下。如果在初始降 LDL-c 治疗后，三酰甘油达到了 200~499mg/dl，那么可加用贝特类或者烟酸类药物。对于三酰甘油水平更高的患者（如空腹状态下 >500mg/dl），需要在开始降 LDL-c 治疗前，考虑使用贝特类和烟酸类药物。

尽管内科医生们已经广泛认同要在 ACS 早期就积极使用降脂药，在长期药物使用与维持（MAINTAIN）注册研究中的 89% 的患者出院时在使用降脂药物，但剂量往往太小而不能达到 ACS 后患者强化降脂目标。例如，来自于对于不稳定型心绞痛早期干预和快速危险因子分层能减少不良预后（CRUSADE）与急性冠状动脉治疗和介入预后网络（ACTION）注册研究的数据显示在 LDL-c 指标高于 100mg/dl 的患者中，只有 37% 在出院时加大了他汀剂量，而绝大部分（70%）的患者没有达到更为严格的降脂标准，即 LDL-c 低于 70mg/dl。达到这些目标的重要步骤是使用更强的药物（如 40~80mg 的阿托伐他汀，20~40mg 的瑞舒伐他汀或者他汀加依折麦布），而在依从 CAD 指南注册研究中只有 38% 的 ACS 患者得到这样的处方。

普伐他汀和阿托伐他汀治疗的评估和影响（PROVE-IT）-TIMI 22 试验强烈支持针对 ACS 患者采用强化他汀治疗，这项试验中，4162 例住院治疗的 ACS 患者在 10d 内被随机分为普伐他汀 40mg，qd 组和阿托伐他汀 80mg，qd 组，随后进行了平均 24 个月的治疗。阿托伐他汀 80mg 组进一步

降低 LDL-c 平均值（62mg/dl $vs.$ 95mg/dl；$P<$ 0.001），同时在 2 年随访期间主要心血管事件或者死亡率降低 16%（$P=0.005$）。有趣的是，临床事件的降低在早期就显示出来（治疗开始后 30d 内），同时还可不依赖减少再梗而减少心力衰竭的发生。即使基线 LDL-c 低至 66mg/dl 的 ACS 患者也可从强化他汀治疗中获益。

从 PROVE-IT TIMI 22 试验中观察出的一项重要推论是，急性抗炎作用与更好的临床结局有关，这样的多重效应或可部分解释上文描述的早期非缺血介导的获益。Yi 个回顾性研究发现不论 LDL-c 降到多少，C 反应蛋白（CRP）水平 <2mg/L 的患者心血管事件率更低（图 9-11）。达成这双重目标与改善临床结局之间的关系还在持续研究中，例如改善结局：依折麦布的效能国际化试验（IMPROVE IT），这项试验在 18 057 例 ACS 发作后稳定了 10d 内的患者中进行，将患者随机分组，对照了辛伐他汀联用依折麦布和单用辛伐他汀治疗。这个研究会提供关于依折麦布效果和安全性的重要信息，同时评估进一步降低 LDL（降至 50~55mg/dl）的效果；这在之前的大型 ACS 后试验中还被实现过。

一项包含了 13 项试验共 17 963 例入院 14d 内的 ACS 患者的荟萃分析证实，早期强化他汀治疗在 4 个月内可以减少 16% 的心血管事件风险（图 9-12）。早期获益的机制还有待阐明，部分可用快速的免疫调节功能来解释，特别是 20mg 瑞舒伐他汀治疗 72h 可抑制激活 T 淋巴细胞合成肿瘤坏死因子-α 和 γ 干扰素。

ABCDE 记忆法中的 C（指香烟）提醒了医务工作者询问患者的烟草使用情况。禁烟法令成功减少了 ACS 的住院率，因此应该强烈鼓励患者和他的家庭成员戒烟。鼓励避免暴露于工作和家庭环境中的烟草烟雾，即使暴露于二手烟中也可以引发 ACS。内科医生可以采取的实际措施包括评估患者戒烟的意愿，考虑药物治疗（如尼古丁代替治疗、丁胺苯丙酮）及转诊至戒烟门诊。ACCF/AHA 推荐的阶梯式方案叫作"5A 法"——询问、建议、评估、辅助和安排。

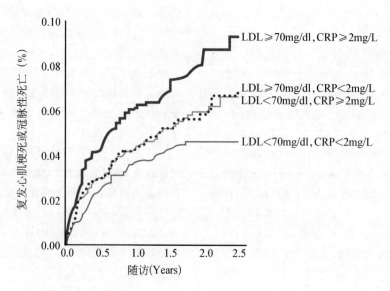

图9-11　普伐他汀或阿托伐他汀评估和感染治疗(PROVE-IT,TIMI 22)试验中达到的低密度脂蛋白(LDL)和 hs-C 反应蛋白(CRP)水平。分别以 70mg/dl 和 2mg/L 为 LDL 和 hs-CRP 控制的分割点,将患者分成了 4 组。高 LDL 同时高 hs-CRP 组出现心血管事件的风险最高,而低 LDL 同时低 hs-CRP 组的最低。hs. 高灵敏度;MI. 心肌梗死

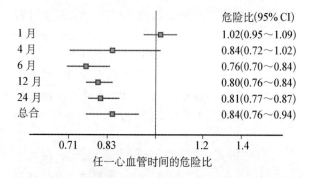

图9-12　ACS 患者早期强化他汀治疗的荟萃分析

分析 17 963 例来自 13 个试验住院 14d 内的 ACS 患者发现在 4 个月时,早期强化他汀治疗对比安慰剂或者低剂量他汀可以减少总体心血管事件发生率。估计值在中线左侧支持使用强化他汀治疗,而右侧的支持对照组。CI. 可信区间;HR. 危险比

糖尿病管理和饮食

糖尿病的管理目标是将糖化血红蛋白降到 7% 以下(针对糖尿病患者的进一步建议会在本章节的后面部分提供)。推荐的饮食需要限制饱和脂肪和饮食胆固醇,但富含 ω-3 脂肪酸的鱼、蔬菜和全谷物,目标体重指数(BMI)是达到 18.5～24.9kg/m²。

腰围测量也需要作为评估的一部分,如果超标(男性 >40 英寸,女性>35 英寸,1 英寸=2.54cm)则需要开始改变生活方式或考虑采取代谢综合征相关治疗方案。每次随访时,医务工作人员应持续鼓励患者维持体重、限制热量摄入及视个体情况而定的行为方式。减少体重的初始目标应该是减少基线值的 10%;一旦达成,如果进一步评估认为有必要就可以尝试继续减重。不幸的是,ACS 患者对饮食、运动、戒烟等方面建议的依从性很差,不到 1/3 的患者遵照上述三方面建议。

锻炼

所有患者理想状态下需要每天锻炼 30～60min,最好是 1 周 7d,但最少也需要每周 5d。这些活动量可以通过日常生活例如工作间歇的散步、园艺活动和家务劳动等补充。对于有多个可改变危险因素和高危需进行监控下运动训练的患者推荐转心脏康复治疗或二级预防项目。一个美国的大型调查显示转至心脏康复治疗的比例很低(56%),应更加重视这条 I 类推荐。

流感疫苗

修改后的前述记忆法包括了一个"flu"中的"F",流感疫苗已经受到了新版 ACS 后治疗指南的推荐。被实践证明可以在 ACS 患者中减少心血管

事件后,流感疫苗已被广泛接受并使用。

心脏 X 综合征

心脏 X 综合征,简称 X 综合征,这一概念是由 Kemp 在 1973 的一份编辑评论中引入的,这篇评论针对的是一项研究有胸痛症状但冠状动脉造影结果正常的患者对心房起搏后 ECG 和血流动力学的反应。其中一个被标记为 X 的有趣亚组,组中的患者左心室功能正常,但有典型的缺血性 ECG 改变同时还有与缺血一致的心肌乳酸产物持续增高。这一临床概念的 3 个重要特征包括:①劳力性心绞痛;②运动平板试验显示 ST 段压低;③没有冠状动脉阻塞,包括没有自发或诱发的痉挛的证据。在氯吡格雷和乙酰水杨酸用于针对外围动脉疾病的旁路手术(CASPAR)研究中,接近 25% 的 ACS 患者并未发现罪犯病灶,其中接近 50% 的患者冠状动脉内给乙酰胆碱后出现缺血性 ST 段异常,提示内皮功能紊乱和冠状动脉形态学异常在诱发 ACS 的过程中起着重要作用。

尽管还缺乏对心脏 X 综合征明确定义的共识(如有些定义没有要求运动时的 ECG 缺血性改变),而且它的发病机制也比较多元化,我们仍把心脏 X 综合征纳入这一章节是因为超过 15% 的 ACS 患者传统的冠状动脉造影检查未发现血流动力学显著意义的狭窄。重要的是,不要混淆心脏 X 综合征和代谢 X 综合征,后者是指具有以下 5 种情况中 3 种的患者:①腰围超标;②三酰甘油升高;③高血压;④空腹血糖升高;⑤HDL 降低。少数患者可能同时有两种综合征的表现。

据信心脏 X 综合征的发病机制主要有两个:即心脏微血管功能障碍和心脏痛觉敏感性异常;两者可以单独或同时存在于任一个体中。微血管功能障碍受到以下研究的支持,存在内皮依赖性动脉舒张功能受损包括某些患者冠状动脉高反应性和痉挛;血管张力代谢和激素调节子水平异常(一氧化氮合成减少、雌激素缺乏、内源性神经肽 Y 和内皮素-1 的释放);交感神经张力升高带来对交感刺激敏感性的增加;运动引发的前小动脉和(或)冠状动脉的收缩部分由血小板聚集力增加所致。观察发现心脏 X 综合征的患者的 CRP 水平升高,同时 CRP 也被证明与血管内皮功能紊乱相关,这些发现进一步证明了冠状动脉微血管功能紊乱是可能的发病机制。

心脏痛觉敏感度异常是非缺血机制,参与很多

心脏 X 综合征的患者发病机制。已经有研究发现存在痛知觉的增强、对腺苷的疼痛反应放大、间隙钾离子释放异常和右侧前岛叶皮质激活可导致神经功能异常。也有学者推测微血管功能障碍和痛觉感知异常作为两个独立的因素同时参与了发病机制,某些患者患心脏 X 综合征是由于在心脏痛觉敏感性增高的基础上发生了微血管功能紊乱。

治疗计划的第一步要考虑到历史数据显示心脏 X 综合征总体中期预后很好,然而,最近从女性缺血综合征评估(WISE)试验得到的数据显示,女性心脏 X 综合征患者的预后未必良好,尽管没有梗阻性 CAD,她们 4 年内心血管死亡和非致死性心肌梗死的发生率仍有 9.4%。另外,因为都需要长期的强化治疗,她们的终身治疗医疗花费也接近女性三支病变 CAD 患者。

预防心绞痛治疗主要从以下四类药物中选择:①抗缺血药;②改善内皮功能药物;③镇痛药;④生活方式或行为治疗。框 9-5 总结了 ACC/AHA 2011 年更新的 UA/NSTEMI 治疗指南推荐的治疗方法。大量的数据推荐使用 β 受体阻滞药作为一线治疗,研究显示它能减少胸痛,减少运动时的 ST 段压低,减少连续心电图检测发现的无症状缺血,改善微循环,提高生活质量。临床试验中的数据也支持使用硝酸酯类和 CCB 类(但不一致),特别是用于减少运动诱发的心绞痛和缺血性 ST 段改变。尼可地尔是一种三磷腺苷(ATP)敏感钾离子通道开放药也有类似硝酸酯类药物的作用,而曲美他嗪是一种氧化磷酸化抑制药,可以使心肌能量产源从游离脂肪酸转变成葡萄糖氧化从而提高运动耐量,而 α 受体阻滞药和氨茶碱的使用则限于特定的患者。

冠状动脉微血管内皮功能损害导致的血流储备不足在心脏 X 综合征的发病过程中起着重要的作用,旨在改善内皮功能的治疗也已取得了部分的成功。在一个安慰剂对照试验中,每天 40mg 的普伐他汀可以在心脏 X 综合征患者中改善肱动脉血流介导的舒张功能、提高运动时间、延迟缺血症状的出现。联合使用 ACEI 和他汀类药物的试验提示这些药物可以改善内皮功能,提升生活质量,这可能是通过改变血管壁超氧化物歧化酶活性来降低氧化应激而实现的。使用雌激素治疗仍然存在争议,尽管它能改善部分绝经后心脏 X 综合征妇女的内皮依赖性冠状动脉血管活动,但有随机试验发现激素替代治疗会增加心血管事件风险。

框 9-5　心脏 X 综合征的治疗建议
Ⅰ 级
控制危险因素
联用或单独使用硝酸酯、β 受体阻滞药和钙离子通道
阻滞药(LOE B)
Ⅱ b 级(采取 Ⅰ 级推荐的处理后症状持续存在)
考虑使用丙米嗪或者氨茶碱(LOE C)
考虑 TENS(LOE B)
考虑 SCS(LOE B)

　　LOE. 证据等级；SCS. 脊髓刺激；TENS. 经皮神经电刺激

　　当抗缺血和他汀类药物无法有效控制症状,我们建议尝试一些基于镇痛药的治疗,因为有证据表明,部分心脏 X 综合征患者存在器官和躯体痛、知觉共性。在使用或不使用抗缺血药的情况下,安慰剂对照试验都证实丙米嗪能减少胸痛。使用过程中必须要观察眩晕、口干和便秘等不良反应,因为这些会影响生活质量。电刺激技术,例如,经皮神经电刺激和脊髓刺激都可以减少冠状动脉造影结果正常患者的心绞痛发作。因此,当患者在多种药物治疗无效时,可以考虑使用这些治疗方法。体育锻炼可以改善运动耐量并且推迟运动诱发心绞痛的出现,在身体虚弱的患者中尤其有效。在确诊后及早使用有组织的认知行为治疗也可以减少胸痛和心脏 X 综合征引起的心理疾病。

　　由于心脏 X 综合征患者存在异质性,需要采取个体化、多学科的治疗来达到最佳的症状控制。富有同情心的内科医生应该更加重视改善患者的生活质量。图 9-13 中描述了阶梯式的经验性治疗方法,这还有待更多的试验数据来支持。

可卡因和甲基苯丙胺

　　可卡因可以阻断节前神经元对突触中的去甲肾上腺素的再摄取从而导致交感兴奋性显著升高。可卡因可以通过多种机制加重心肌缺血和增加心肌梗死风险,包括增加心肌需氧、减少心肌供氧、加快动脉粥样硬化和血栓形成。由于心动过速、心肌收缩力增强和室壁压力增大(β 肾上腺素能效应)导致心肌需氧增加,而供氧量则受到了血管收缩的限制(α 肾上腺素能效应),这导致了供氧和需氧的极大失衡,然而,心血管毒性不止局限于这些动态效应。可卡因还可以产生内皮损害、提高血小板活

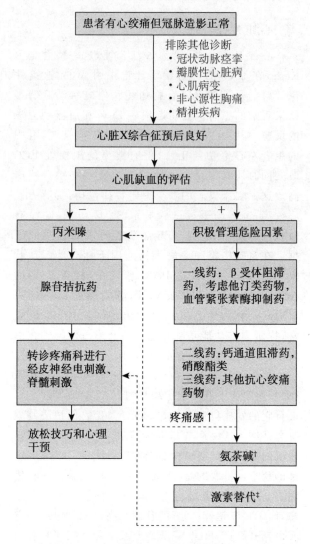

图 9-13　心脏 X 综合征的阶梯式诊断和治疗
*尼可地尔,曲美他嗪。† 尤其是伴随慢阻肺、哮喘或原因不明的呼吸困难。‡ 仅在没有禁忌证的绝经后妇女中考虑；需要注意血栓并发症的风险会增加

　　ACEI. 血管紧张素转化酶抑制药；SCS. 脊髓刺激；TENS. 经皮神经电刺激

性和聚集能力同时减少纤溶酶原激活物抑制药。尽管可卡因血药浓度最高时(影响心率和血压)发生心血管事件风险最大,这些交替的病理生理过程可能有助于解释为什么使用可卡因的患者即使血药浓度下降后仍持续有心脏缺血事件的风险。甲基苯丙胺的病理生理过程和临床表现十分相似,现在指南中针对使用这两种兴奋药后的治疗方案都是一样的(框 9-6)。

框 9-6　可卡因或甲基苯丙胺使用后出现缺血性胸部不适的治疗建议

Ⅰ级:有 ST 段抬高或压低的患者
　　舌下含服或静脉给予硝酸甘油(LOE C)
　　静脉给予或口服钙离子通道阻滞药(LOE C)
Ⅱa级:ECG 正常或轻微 ST 段压低的患者
　　硝酸甘油(LOE C)
　　口服钙离子通道阻滞药(LOE C)
Ⅱb级
　　前1h 内已使用过硝酸甘油和(或)钙离子通道阻滞药
　　有高血压或心动过速的患者可使用 α 和 β 受体联
　　合阻滞药(如拉贝洛尔)

　　ECG. 心电图;LOE. 证据等级

　　在因为胸痛而看急诊的患者中使用可卡因十分普遍,而使用可卡因者的冠状动脉缺血治疗和不使用的存在差异,因此医疗服务人员需要警惕辨别患者是否使用可卡因。使用选择性 β 受体阻滞药可以加重可卡因使用者的冠状动脉收缩,因为它可使 β 肾上腺素能兴奋相对过剩。因此与混合性 α 和 β 受体阻滞药不同,不提倡选择性 β 受体阻滞药作为治疗可卡因相关心肌缺血的一线药物。

　　可卡因相关的血管痉挛可以用维拉帕米、硝酸甘油和 α 受体阻滞药如酚妥拉明逆转。硝酸酯、CCB 和苯二氮䓬类药物都可以作为可卡因相关性缺血的一线用药。临床医生需要记住的是,不论如何,可卡因使用者中冠状动脉血栓形成都很常见,因此需要使用阿司匹林和其他抗血栓药物。如果出现难以控制的缺血症状,尤其是合并持续 ST 段抬高,除了硝酸酯类和钙离子通道阻滞药,还应该行经皮心导管介入治疗。ECG、负荷试验和心脏标志物正常的可卡因或者甲基苯丙胺使用后胸痛者,不建议行冠状动脉造影。

　　西班牙巴塞罗那的一所大学附属医院的冠心病监护病房进行的一项为期 8 年针对 ACS 患者的前瞻性分析显示,12% 的患者有可卡因使用史,而且这一比例在持续升高(从 2001 年的 7% 升高到了 2008 年的 22%,$P=0.04$)。在小于 30 岁的患者中,先前使用或正在使用可卡因的比例是年长患者的 4 倍。可卡因可以导致更大面积的梗死,更低的射血分数和高出 10 倍的住院死亡率(8.3% $vs.$ 0.8%;$P=0.03$);因此细致的询问用药史,一旦怀疑即行尿液毒理学筛查是非常重要的,尤其是对于来院的年轻 ACS 患者。

糖尿病

　　糖尿病成年患者因心脏病死亡率比没有的患者高 2~4 倍。接近 2/3 的糖尿病患者死于某种心脏或血管疾病,因此,必须注意评估和管理患有 NSTE-ACS 的糖尿病患者。

　　在全球急性冠状动脉事件登记(GRACE)中,超过 1/4 的 NSTE-ACS 患者有糖尿病。有糖尿病的患者通常有更多的合并症,例如高龄、CAD 病史、高血压、肥胖和心力衰竭病史,但他们吸烟的倾向较低。无论如何进行多变量调整,糖尿病自身仍可使死亡或缺血并发症风险增加 20%~30%。这一发现在最近 TIMI 试验的综合分析中又获得了确证。即使是轻度的葡萄糖代谢异常也可以导致心血管风险的增加。以色列国家调查显示,25% 的 ACS 患者同时患有代谢综合征,而这些患者 1 年内的调整死亡率要高出 2 倍。

　　患有糖尿病患者的 NSTE-ACS 药物治疗除了与非糖尿病患者相同的部分以外,还需要着重注意控制血糖。框 9-7 中总结的是 AHA 管理高血糖 ACS 患者的声明中提出的 4 个关键建议。最重要的是目标血糖范围有变化(餐前目标<110mg/dl,最大血糖<180mg/dl),最新的指南也特别强调了要避免低血糖,因为那样会增加死亡率。

框 9-7　高血糖管理的建议

怀疑 ACS 的患者都要测量血糖
密切监测血糖,血糖>180mg/dl 的 ICU 患者可考虑静脉胰岛素强化降糖
在非 ICU 患者使用皮下注射胰岛素维持血糖<180mg/dl
没有糖尿病病史但在因 ACS 住院期间出现高血糖的患者,出院后判断其代谢紊乱的严重程度

　　ACS. 急性冠脉综合征;ICU. 重症监护室

　　FRISC Ⅱ 和 TACTICS-TIMI 18 试验显示,糖尿病患者和非糖尿病患者采取侵入性治疗策略的获益是接近的。因此,2011 年 ACCF/AHA 指南更新的编写团队将糖尿病添加到了可选择早期行侵入治疗性策略的指征列表中。与非糖尿病患者相比,糖尿病患者在血运重建术尤其是 PCI 术后的远期预后较差,因为它们发生再狭窄和非罪犯病变进展的风险更高。使用 GP Ⅱb/Ⅲa 抑制药和冠状动脉支架可以使 PCI 术后的糖尿病患者获得特别的收益。特

别是基线血糖高的患者可能需要更强效的血小板抑制药,因为他们血小板功能障碍更严重。

在血运重建术方面,对于多支血管病变的糖尿病患者,使用左侧乳内动脉为旁路血管的 CABG 比 PCI 术效果更佳,尽管如此,还是需要研究更新的治疗方法(比如药物洗脱支架、噻吩并吡啶类药物)来明确多支血管 PCI 在糖尿病患者中的最佳角色。PCI 术被认为是单支血管病变和可诱发缺血患者血运重建术的合理选择。

不幸的是,近 1/3 因 NSTE-ACS 入院的糖尿病患者在住院期间并没有检测糖化血红蛋白 A1c。此外,在那些接受评估的患者中有至少 60% 血糖并未得到很好控制(即糖化血红蛋白 A1c>7.0%)。糖尿病 ACS 患者的治疗还有进一步提升的空间。

老年人

CAD 的发病率随着年龄增长而增加。结果是高龄患者占了冠心病患者的绝大部分。有报道称,35% 的 UA/NSTEMI 患者年龄超过 75 岁,而其中 11% 年龄>85 岁。尽管高龄患者风险更高,这部分患者基于循证的治疗手段使用不足。

更常见的医学和心脏合并症影响着高龄 NSTE-ACS 患者诊断和管理的方方面面。危险因素和生理差异也在高龄 NSTE-ACS 患者的看护中有所表现。高龄患者更有可能因不典型的 ACS 症状就诊,包括呼吸困难和意识模糊,与年轻患者相比,他们的 NSTE-ACS 也更有可能是由于非冠状动脉因素所致,例如高血压、心肌肥厚和舒张功能不全。肝肾功能下降导致代谢受损和药物清除减慢,老年患者动脉顺应性更差导致心脏后负荷增加、β 交感能反应减弱。这些因素,加上多重用药,导致老年人药物互相作用和药物不良反应的风险增加。另外,高龄患者更有可能表现出 UA/NSTEMI 的非典型症状,例如,气短或者 CHF,这是由于心室压力增高引发的,因此,高龄患者诊断 UA/NSTEMI 时要保持高度怀疑和警惕。

针对高龄 UA/NSTEMI 患者药物治疗的一般建议是遵循年轻者可以接受的治疗,又要认识和预料到高龄人群可能出现的治疗不良反应。然而,对剂量和不良反应的监测必须保持更高的警惕。例如,高龄患者使用硝酸甘油更容易发生低血压。老年人对于肾上腺素能刺激的反应更弱同时房室结传导功能也更弱,因此,他们对 β 受体阻滞药的反应常难以预测。尤其重要的是,老年人肾功能不全发生

率很高,即使血清肌酐看起来正常。老年患者需要特别计算肌酐清除率和肾小球滤过率来指导治疗,调整通过肾排泄药物的剂量,特别是 LMWHs 和 GP Ⅱb/Ⅲa 抑制药,因为高龄患者常常发生这些药物过量事件。

决定是采取侵入性还是非手术治疗也必须考虑患者的年龄。高龄患者常常有严重的 CAD,这使他们能从侵入性治疗中获益,但他们也更有可能存在可以导致不良结局的合并症。观察性研究发现高龄患者相比年轻人更少接受冠状动脉造影和血运重建术。研究表明小心选择被试对象可以获得与年轻人相似的结果,但也有研究显示超高龄患者手术成功率降低而并发症增加,包括围术期心肌梗死的增加。

大部分临床试验没能明确地解决老年人侵入性和非手术治疗对比的问题。在高龄患者中对比侵入性治疗和药物治疗(TIME)试验是一个前瞻性随机试验,在 75 岁以上患有慢性 CAD 的老年人中对比了侵入性和非手术治疗。6 个月内,采取血运重建术治疗的患者对比非手术治疗的患者发生不良心血管事件的比例更低,症状的改善也更好。在针对 TACTICS-TIMI 18 试验的分析中,采取侵入性治疗的老年患者对比年轻患者有更大的临床获益,但这种获益也被更高的出血事件而部分抵消。FRISC Ⅱ 试验也观测到类似的风险和获益模式,早期侵入性策略的获益主要见于 65 岁以上的患者。

正如其他治疗方式,CABG 术后严重不良事件率包括脑血管事件在高龄患者中也显著增加,然而,观测性研究也显示 80～89 岁的患者选择 CABG 治疗对比 CAD 严重程度类似但未行 CABG 的患者能获得更好的临床结局。

治疗高龄 NSTE-ACS 患者与管理年轻患者所需要关注的重点是一致的。由于生理学和社会心理学特征上的不同,也由于多重用药和医学合并症,每种治疗都需要特别仔细的考虑可能出现的不良反应和互相作用。特别需要关注肾功能障碍和药物清除功能受损,同时适当调整药物剂量。执业医师应该尝试分辨别出老年期抑郁症的症状并给予治疗。另外,物理治疗、康复训练以保持活动能力和强化恢复对于老年人尤其重要。

总而言之,数据支持适当的高龄患者可以从已被证明有效的治疗中获益。除非合并症中有治疗禁忌证,高龄应该被视为 NSTE-ACS 综合治疗的适应证而不是禁忌证。

女性

尽管 CHD 在传统意义上被认为是中年男性的疾病,但在美国,2003 年,约 43% 的 ACS 出院患者是女性。尽管女性在作为治疗指南主要证据的临床研究中比例较低,总体上来说诊断为 NSTE-ACS 女性的治疗应该和男性类似。一些关于女性的关键观察数据(取平均)需要被牢记。女性的 NSTE-ACS 患者相比男性更为年老,CHD 的发病要相对延迟将近 10 年,直至 70 岁以后。先前研究所描述的 ACS 典型症状主要存在于男性中,而与女性的不同,女性的更为复杂和多元化。非粥样硬化基础的心绞痛例如微血管功能异常,在女性中更为常见。

使用生物标志物、ECG、非侵入性检查和冠状动脉造影评估女性和评估男性是类似的,然而,有些问题仍需要注意。静息状态下 ECG 上的复极异常是绝经后女性心血管事件、死亡和 CHF 的独立预测指标。心电图运动试验在女性中缺乏特异性,而在负荷 ECG 上增加影像检查则会提高诊断的准确性。由于女性有更为复杂、多因子的 NSTE-ACS 致病原因,诊断的不确定性也更为可能,评估额外的信息如斑块负荷、血管反应性和功能状态对于女性来说特别重要。与男性相似的是,有高风险指标和高风险无创检查结果的女性需要行冠状动脉造影,但要注意女性发生出血并发症的风险更高,部分由于高龄、低体重和肾功能受损。高龄女性患者常出现低体重,也可能合并肾功能不全,这使得她们使用经肾清除药物时发生药物过量的风险更高,例如 LMWHs 和 GP Ⅱb/Ⅲa 抑制药时。

女性常常接受强度弱于男性的治疗,其原因比较复杂和多元化。女性常未充分利用已被证明有高风险/获益比的治疗(比如阿司匹林和他汀),这提示尽管在过去 10 年里已经发表了许多的治疗指南治疗上的性别差异仍持续存在。患有 CAD 的女性较少接受冠脉造影和血运重建术,部分原因是女性的心外膜 CAD 的范围较小。最近的研究质疑了女性相比男性从侵入性治疗中获益较少的概念。将肥胖和缺乏运动作为治疗目标在 NSTE-ACS 后格外重要,因为这些是女性缺血性心力衰竭的独立危险因素。

总而言之,根据指南,患有 UA/NSTEMI 的女性应该接受和男性相似的治疗,包括诊断流程、药物治疗和是否行侵入性治疗的评估。对于药物的剂量需要格外小心,以防出现抗凝血药过量。有高风险特质的女性也和男性一样建议采取侵入性治疗策略。

慢性肾病

慢性肾损或者慢性肾病(CKD)会导致 CAD 的更快进展和更差的 ACS 结局。CKD 是 ACS 患者死亡和复发心血管事件的独立危险因素,尤其是进行血液透析的患者,风险更高。大部分主要的心血管临床试验排除了患有中重度 CKD 的患者,因此,对这些患者的治疗推荐证据受限。患有 CKD 的患者更容易出现血小板功能受损,也更易出现抗凝血药过量,因此,他们发生出血并发症的风险更高。此外,患有 CKD 但不是终末期肾病的患者,有更高的风险出现造影剂肾病和急性肾损,使用等渗造影剂可能可以减少风险。因此,及时发现 CKD 对于 UA/NSTEMI 患者的治疗极为重要,可以恰当调整药物剂量,对侵入性治疗的风险做出合适的评估。

第 10 章
ST 段抬高型心肌梗死
ST-Segment Elevation Myocardial Infarction

Frederick G. Kushner and Eric R. Bates

章 航 张 奇 译

概　述

ST 段抬高型心肌梗死(STEMI)是发达国家面临的一个重要健康问题,这一问题目前在发展中国家也变得日趋严重。STEMI 这一综合征临床定义为出现心肌缺血症状并伴有心电图(ECG)提示某一主要冠状动脉阻塞的 ST 段改变(通常表现为抬高)。各项数据库中得出的 STEMI 发病率不尽相同(表 10-1)。参与 ACTION(acute coronary treatment and intervention outcomes network registry)-GWTG(get with the guidelines)医院 2009 年上半年的数据显示,STEMI 在所有心肌梗死就诊患者中的比例约为 40%。1/3 的患者在发病首个 24h 内发生死亡,多数为猝死。在过去几十年里,STEMI 病死率呈稳定下降,但其下降速度正在减缓,这可能和 STEMI 本身的发病率及致死率下降有关。基于 Swedish 注册 61 238 例 STEMI 患者得出的循证医学治疗策略应用得到了显著的增加,这种循证治疗策略的应用与院内、30d 及1年病死率的明显改善相关,多因素

表 10-1　STEMI 患者的比例估计[*]

心肌梗死注册	% STEMI
National Registry of Myocardial Infarction (NRMI-4)	29%
AHA Get with the Guidelines	32%
Global Registry of Acute Coronary Events (GRACE)	38%

[*] 主要和次要诊断;接近 570 000 例非 ST 段抬高型心肌梗死和 540 000 例不稳定型心绞痛

调整以后这种相关性仍持续存在。与此相应的改善同样也发生在非 ST 段抬高型心肌梗死患者中。本章内容将遵行 STEMI 患者临床进程,从院前、急诊间(ED)、院内及出院后的治疗管理加以阐述。

ST 段抬高型心肌梗死前管理

针对冠心病(CHD)相关危险因素的一级和二级预防可减少 STEMI 的风险,这包括戒烟、饮食控制、运动、血脂管理,控制血压(BP)及糖尿病管理。提供一级预防医疗管理的人员应当每 3~5 年评估患者是否存在主要的危险因素并加以控制。应当对所有具有 2 种或以上主要风险患者的 10 年发生症状性 CHD 风险进行计算,以此评估采用一级预防策略的必要性。已明确 CHD 的患者应当进行二级预防,患者存在 CHD 等危险因素(如糖尿病、慢性肾病、外周血管疾病、Framinghan 公式计算出 10 年风险>20%)时应当接受与临床 CHD 明确患者二级预防同样程度的强化风险干预策略。

若患者及身边相关人员能被告知如何早期识别症状并呼叫医疗急救服务(EMS),那么 STEMI 的致残率和病死率可以得到下降。出现 STEMI 症状的患者应当由救护车运送至最近合适的医院,以便其能接受心肺复苏(CPR)和除颤,以及必要的再灌注治疗。由私人汽车送到 ED 的患者中每 300 人中就有 1 人在路上会发生心搏骤停。

尽管传统上推荐患者在打 EMS 求助电话前舌下含服一片硝酸甘油,每 5min 可重复 1 次,最多 3 次,但目前推荐更鼓励患者更早的联系 EMS。若 STEMI 样症状在含服一片硝酸甘油后无改善或加重,患者应当立刻打急救电话(911)。

院前治疗

症状识别

早期症状识别是 STEMI 生存链的第一步。尽管大多数人意识到胸痛是 STEMI 发生的症状,但对其他相关症状的认识仍不充分,如手臂疼痛、额下疼痛、呼吸困难、出汗及其他心绞痛等同症状。由于各种原因,患者出现症状后不去寻求医疗救助的估计延误时间为 1.5h。非西班牙裔黑种人、老年患者、医疗补助患者及女性延误的时间更长。约 1/3 确诊为 STEMI 的患者在到达医院时还伴有胸痛以外的其他症状,约 50% 的 STEMI 事件发生前在临床上并无特殊表现或不被患者所认识到。在对女性、糖尿病、老年患者、有心力衰竭病史及置入起搏器或有束支阻滞可能导致 STEMI 发生时 ECG 表现不典型的患者主诉胸痛时,均需要高度怀疑 STEMI 的发生可能性。

院外心搏骤停

STEMI 导致的死亡多数发生在症状发生后的最初 1～2h,通常是由心室颤动(VF)导致死亡。心室颤动每多延续 1min,患者生存的概率就降低 7%～10%。STEMI 生存链的关键点包括早期求助于 EMS 体系、对需要的患者进行早期 CPR 和除颤及实施高级的心脏生命支持方案。美国国家健康研究院(National Institutes of Health)资助的 PAD (Public Access Defibrillation)研究中患者生存率增加了 1 倍,该研究在一些高风险的公共区域培训没有经验的志愿者学习使用自动体外除颤仪(AED)。通过美国心脏协会(AHA)的教育项目,60% 的美国人认为其熟悉 CPR 操作,98% 的人了解 AED 可以起什么作用,并且 31.4% 的院外心搏骤停患者接受过旁观者的 CPR。有鉴于此,应当建议 STEMI 患者家属接受 CPR 和 AED 培训。由于院外心搏骤停后成功复苏患者其急性冠状动脉闭塞的高发生率,特别是 STEMI 状态下发生 VF 的患者,AHA2010 年 CPR/急诊心血管管理指南推荐进行急诊冠状动脉造影及快速的直接经皮冠状动脉介入治疗(PCI)。院外心搏骤停后存活的 STEMI 患者若有缺氧性脑病的话应当尽早开始治疗性低温处理。

急救医疗服务及医疗体系

AHA 和美国心脏病学会(ACC)共同致力于促进 STEMI 患者的治疗体系。AHA 的"生命线使命"项目推荐包括了一个多方面的、全社会范围的方案,后者包含患者教育、改进 EMS 和 ED 的护理、建立转诊医院(无 PCI 治疗能力)和接诊医院(可以进行 PCI 治疗)网络、协调医疗费用支付方和政策制定者来努力促进这些改变。关于这些倡议的信息可以在 AHA 网站上获得(www. americanheart. org)。在 2006 年,ACC 应用国家心血管数据库注册启动了就诊-球囊扩张(D2B,www. d2b. acc. org)和 ACTION-GWTG 注册,来帮助参与医院达到从接诊开始 90min 内进行直接 PCI(P-PCI)的推荐时间和落实指南推荐的各项治疗。另外,美国心脏病学会基金会(ACCF)/AHA 实践性指南专门工作组和 ACC/AHA 执行评估组已经更新了临床治疗指南和质量评价指标。目前正是建议每一个社会团体参与建立 STEMI 治疗体系的时候,这包括了院前 STEMI 患者的确认和导管室的激活、STEMI 接诊中心目的地方案的确立及高危 STEMI 患者转运方案,后者包括了适宜 P-PCI 患者、溶栓治疗不合格患者或心源性休克患者。为最小化治疗获得时间,特别是对心肺骤停患者,很多团体允许志愿者和(或)消防员,以及其他急救提供者作为第一反应人员,提供 CPR 和应用 AED 早期除颤处理,直到 EMS 到达。EMS 救护车反应是一种分层式体系。最基础的急诊医疗技术人员(EMT)包括急救和应用 AED 早期除颤者。其他单位应当配备医疗辅助人员或其他中级 EMT,后者可以进行基础治疗,建立静脉(IV)通路,插管和应用药物。在某些体系中,配备了更高级的人员,可以进行 12 导联 ECG 检查、对有症状的心动过缓者行体外起搏及应用其他技术。一些高性能的 EMS 体系配备了具有高级生命支持功能的救护车。

院前 EMS 提供者应当给予怀疑发生 STEMI 的患者 162～325mg 阿司匹林,除非其有相应的禁忌证。应当强烈推荐医疗辅助人员院前应用 12 导联 ECGs 来评估所有可能患有缺血性胸痛的患者。ECG 证据提示 STEMI 的患者,应当根据 ECG 结果查询再灌注治疗流程并将患者送到预先计划好的医疗设施点或医院。

院前溶栓

随机、对照研究已证实了 STEMI 症状出现后尽早开始溶栓治疗的益处。院前给予此类治疗可使 50% 患者在症状出现 2h 内就得到治疗,从而期望其得到更大的获益。法国一项全国性的注册研究表明,院前溶栓治疗患者 1 年的死亡率低于院内溶栓或接受 P-PCI 治疗的患者(图 10-1)。然而,建立一个院前溶栓项目要求救护车上配备内科医生或有高度专业化的团队,包括能够进行 ECG 检查的医疗辅助人员,后者能将 ECG 后续传输至配备医疗主任的医疗指挥中心。

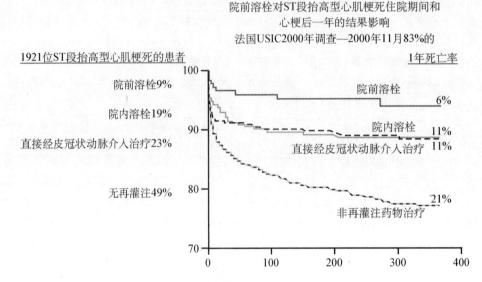

图 10-1　年龄校正的 Kaplan-Meier 一年生存分析

依据法国 USIC 2000 调查中 2000 年 11 月 83%CCU 的再灌注策略。经 Cox 多因素分析调整之后,院前溶栓依然与改善生存相关。CCUs. 冠心病重症监护病房;Mort. 死亡率;PCI. 经皮冠状动脉介入治疗;Prim. 直接;Reperf. 再灌注;Rx. 药物治疗;STEMI. ST 段抬高型心肌梗死

院前目的地方案

每一个社区都应当有一个书面的方案来指导 EMS 人员来决定将怀疑或确诊的 STEMI 患者运送到哪里去(图 10-2)。总体来讲,怀疑 STEMI 的患者若有希望在医疗联系至球囊扩张或其他器械治疗时间<90min 时,应当就近被送到有 PCI 治疗能力的医院。STEMI 患者若已经就诊于或被送到没有 PCI 治疗能力的医院,若其有希望在医疗联系至球囊扩张或其他器械治疗时间<120min 时,应当被转诊至有 PCI 治疗能力的医院,特别是具有高危特征、适合接受 P-PCI 治疗的患者。对于就诊于无 PCI 治疗能力医院的患者,若期望的医疗联系至器械治疗时间>120min 且无禁忌证时,应当在医疗联系至就诊时间 30min 内开始溶栓治疗。若溶栓治疗后有证据提示再灌注治疗失败或再次阻塞,患者应当被紧急转运至有 PCI 治疗能力的医院;溶栓治疗后 3～24h 将患者转运至有 PCI 治疗能力的医院接受侵入性策略也是应当的。

急诊间治疗

患者分诊

各项治疗选择的效果在症状出现后最初的数个小时内减少最快,因此,快速分诊相当重要。传统 ED 对胸痛患者的评估很大程度上依赖于患者的病史、体格检查和 ECG 结果。所有因胸痛或其他怀疑 STEMI 症状就诊于 ED 的患者应当立刻接受心脏监护,并在其旁备有包括除颤仪在内的紧急复苏设备。开放静脉通路(IV)以便快速用药。若患者在救护车上没有 ECG 资料,那么患者在就诊于 ED 的 10min 内应当接受 ECG 检查并由有经验的急诊医生进行阅读。为避免治疗违背患者的意愿,特别是对于老年患者,应当做出一些事先声明。若 STEMI 诊断成立,应当在后续的 10min 内决定患者是接受溶栓治疗还是 P-PCI。应当获得就诊至溶栓开始 30min 或就诊至球囊扩张 90min 以内的治疗目标,院间转诊的患者应当以首次医疗联系至器械治疗时间在 120min 以内为目标。若初始 ECG 不能确诊,患者

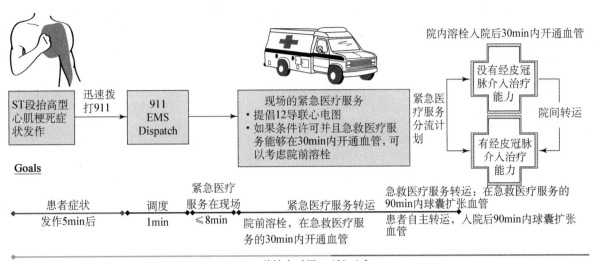

图 10-2 ST 段抬高型心肌梗死患者的运输及初始再灌注治疗的选择

患者应当拨打 911 激活紧急医疗服务（EMS）系统。目标是使总缺血时间从第一次医疗接触到再灌注＜120min。当患者被运送至无 PCI 能力的医院,应当做出关于转移给有 PCI 能力的医院进行直接 PCI 的决定。从第一次医疗接触到球囊或设备的时间预计 ≤120min 时,这样是可取的。如果转移和 PCI 的时间＞120min,溶栓应立即进行使入院至溶栓时间≤30min。如果患者有心源性休克、血流动力学不稳定、持续性缺血或者明显的再灌注失败,或为了在溶栓之后,在缺血症状出现后的 3～24h 进行的常规血管造影和 PCI 的患者应当在一开始就从无 PCI 能力的医院转移至有 PCI 能力的医院。当患者被运送至有 PCI 能力的医院,从第一次医疗接触到 PCI 再灌注的时间应≤90min。ECG. 心电图

仍有症状,临床高度怀疑 STEMI,应当在每 5～10min 重复 ECG 检查或进行连续性 ST 段监护。应当由急诊医师根据各家医疗中心事先制订的书面性的方案做出 STEMI 的初始治疗选择。若初始的诊断和治疗方案不能明确,应当立刻由心脏专科医生会诊。

患者评估

应当有目的性的询问患者病史来明确其既往是否有稳定型或不稳定型心绞痛、MI、冠状动脉旁路手术（CABG）或 PCI。对患者症状的评估应当着重于胸部不适的问讯及相关症状,注意性别及年龄对就诊状态的影响差异、高血压、糖尿病、主动脉夹层的可能性、出血的风险和临床脑血管疾病（如一过性黑矇、面部/肢体无力或笨拙、感觉丢失或眩晕）。应当针对性的对 STEMI 潜在并发症进行简短的体格检查,如充血性心力衰竭（CHF）、心源性休克、室间隔缺损（VSD）或缺血性二尖瓣反流（MR）。应当对有 STEMI 相似症状的疾病进行鉴别诊断,如主动脉

夹层、肺栓塞、心包炎及吸食可卡因等。

急诊间 12 导联 ECG 结果是整个治疗决断环节的中心。死亡风险随着 ECG 导联上 ST 段抬高导联数目、ST 段偏移幅度总和及就诊时是否出现 Q 波等情况而增高。死亡的预测因素包括前壁心肌梗死伴左束支传导阻滞（LBBB）。下壁 STEMI 的患者应当增做右侧导联以排除右心室（RV）心肌梗死。尽管无 ST 段抬高的患者不应当接受溶栓治疗,但对于显著 V_1～V_4 导联 ST 段压低同时伴有右心导联 R 波高耸及 T 波垂直,提示存在真后壁心肌损伤时,此类患者可以应用溶栓治疗。新生或推定的 LBBB 患者,伴有 STEMI 症状及体征时,应当考虑再灌注治疗。LBBB 伴有相应的至少一个主要导联 ST 段抬高 0.1mV 或以上或相应前壁 V_1、V_2 或 V_3 导联 ST 段压低 0.1mV 或以上（伴有明显的 S 波）或相反导联出现负向 QRS 并伴 ST 段抬高 0.5mV 或以上时,这些表现均提示为发生了 STEMI。aVR 或 V_1 导联 ST 段抬高 0.1mV 或以上、伴随有 8 个或以上其他导联 ST 段压低 0.1mV 或以上时,提示左主干

或多支血管闭塞。类似 STEMI 的 ECG 异常,如高血钾、心包炎、急性脑出血、Brugada 综合征、左心室(LV)肥大、Tako-tsubo 综合征、变异性心绞痛或吸食可卡因等,应当通过 ECG 变化、病史及体格检查和 STEMI 加以鉴别。

实验室检查应当包括连续性测定心脏损伤的心脏标志物(肌酸激酶心脏同工酶,CK-MB)、全血计数、血小板计数、国际标准化比值(INR)、激活的部分凝血酶原时间(aPTT)、电解质、镁、血尿素氮、肌酐、葡萄糖和血脂。但治疗决定并不依赖于这些检查结果的得出。心脏标志物有助于 STEMI 诊断的确认、评估溶栓治疗成功、评估梗死面积及提供判断预后信息。

某些影像学检查可用于胸痛的评估。应当进行便携式胸部 X 线片检查,但不要因此而延误再灌注治疗。经胸或经食管心脏超声检查有助于评估心室功能和机械性并发症的诊断。增强胸部计算机断层扫描(CT)对排除主动脉夹层是需要的。CT 造影成像和磁共振显像不适用于怀疑 STEMI 的患者。急性期也不适合进行放射性核素成像检查。

早期风险评估

全面的风险评估有助于医生将患者个人特征整合成半定量积分,提供对患者预后的评估、控制和强化需要的治疗及将患者分流到相应的治疗部门。STEMI 患者早期死亡的独立预测因素包括高龄、高 Killip 分级、心搏骤停、心动过速、低血压、前壁心肌梗死、既往心肌梗死史、糖尿病、肾功能不全、初始心脏标志物阳性及 Q 波出现等。STEMI 心肌梗死溶栓(TIMI)风险积分(www. mdcalc. com/timi-risk-score-for-stemi)应用了包括死亡、卒中和再发缺血在内的综合临床终点。风险评估应当是一个连续性的过程,在首次住院的整个过程中反复进行。

急性期药物应用

氧气

STEMI 患者合并低氧血症(氧饱和度<90%)时给予吸氧是适当的,即便是作为安慰,对其他患者进行吸氧也是有益的。严重 CHF、肺水肿或机械性并发症的患者,可能需要气管插管和机械通气。

硝酸甘油

硝酸甘油的适应证包括缓解缺血性胸痛、控制血压及对有左心室衰竭或冠状动脉痉挛的患者作为血管扩张药应用。临床试验结果提示,硝酸甘油仅获得中度获益的治疗效果。一项针对 22 个静脉或口服应用硝酸酯类药物临床研究、超过 60 000 例患者的汇总分析发现,对照组死亡率为 7.7%,硝酸酯类组病死率为 7.4%。这些数据和硝酸酯类治疗对病死率减少效果不大的结论相一致(每 1000 例患者中减少 3～4 例死亡)。

初始收缩压<90mmHg、显著心动过缓或过快、已知或怀疑右心室梗死的患者应当避免使用硝酸酯类药物。磷酸二酯酶抑制药通过释放一氧化氮,潜在有加重硝酸酯类药物低血压的效应。因此,对于在过去 24～48h 因为勃起障碍而应用过磷酸二酯酶抑制药的患者,不应当对其应用硝酸酯类药物。

具有持续性缺血不适的患者应当舌下含服硝酸甘油(0.4mg),每 5min 1 次,最多 3 次;随后应当评估静脉应用的必要性。静脉应用有效剂量应当从 5～10μg/min 开始,可增加至 5～20μg/min,直到症状缓解或平均动脉压较基础值下降 10%(正常血压患者)或 30%(高血压患者)。任何患者都不应当出现收缩压低于 90mmHg 或平均动脉压下降超过基础 30mmHg。鉴于其边缘性的治疗益处,若存在低血压限制时,硝酸酯类的应用应当排在 β 受体阻滞药或血管紧张素转化酶(ACE)抑制药后面,因为后者有更强的治疗获益。

镇痛药

在疼痛治疗上医生应当聚焦于两个方面:持续性缺血和坏死症状的急性期缓解和对由焦虑及恐惧导致的疼痛加重的整体缓解。疼痛可在 STEMI 急性期出现,导致高肾上腺素状态,后者被认为在斑块开裂及血栓扩展中也有一定作用,同时也会降低 VF 的阈值。

患者应当避免给药不足的倾向。典型的心脏性疼痛可在联合应用硝酸酯类、阿片类药物、吸氧及 β 受体阻滞药后得到控制。吗啡作为镇痛药物常用于 STEMI 患者,其剂量应当根据患者年龄、体表面积、血压及心率来调整。若需要的话,吗啡(2～4mg 静脉注射,可相隔 5～15min 增加剂量至 2～8mg)的最大剂量可给至 10～30mg。急性肺水肿时应用吗啡极为有效,因其可促进外周动脉和静脉扩张。静脉应用硝酸酯类的一个重要考量是其对血压的降低不能影响到最大剂量的吗啡应用。

应用吗啡的不良反应,如低血压,可让患者采取保持仰卧或在收缩压低于100mmHg时抬高下肢等措施来使其最小化。若发生显著心动过缓或低血压,可同时静脉应用阿托品0.5mg,后者有助于减轻吗啡引起的过渡的类迷走效应。尽管呼吸抑制相对少见,仍应当监测患者的呼吸频率,特别是在其心血管状态得到改善时。麻醉逆转药纳洛酮,0.4~2mg,每3min静脉应用、最大剂量10mg,若发生呼吸抑制时可逆转吗啡的效应。恶心和呕吐是大剂量应用吗啡的潜在不良反应,可应用吩噻嗪类治疗。STEMI住院期不应当应用除阿司匹林以外的非甾体消炎药物(NSAIDs),包括环氧化酶-2选择性和非选择性制剂,因其可增加死亡、再梗死、高血压、心率衰竭及心脏破裂的风险。

抗血小板药物

阿司匹林

在第二次国际心梗存活研究(second international study of infarct survival,ISIS-2)中,阿司匹林减少了23%的35d死亡率。当阿司匹林和链激酶联合应用时,相对死亡率降低达42%。一项荟萃研究分析显示,阿司匹林可降低溶栓治疗(无论是应用链激酶或阿替普酶)后冠状动脉再次闭塞及缺血事件的复发。阿司匹林的初始剂量应当为162~325mg,后者更适合应用于接受P-PCI的患者。81mg的阿司匹林维持剂量应当被终身应用,这一剂量被发现和高剂量一样有效,同时可减少毒性作用。阿司匹林栓剂(300mg)可安全的应用于严重恶心、呕吐或有严重上胃肠道疾病的患者。真正阿司匹林超敏的患者(即荨麻疹、鼻息肉反应、支气管痉挛、过敏性休克),若不能进行脱敏治疗,应当替代性使用氯吡格雷,后者的有效性至少和阿司匹林一样。布洛芬或其他NSAIDs可能会限制阿司匹林的心脏保护作用。

氯吡格雷

心肌梗死氯吡格雷和美托洛尔试验(clopidogrel and metoprolol in myocardial infarction trial,COMMIT)/第二个中国心脏研究(second chinese cardiac study,CCS-2)显示,对于症状发生12h内接受药物治疗的患者,每日应用氯吡格雷75mg,可降低13%的死亡、心肌梗死和卒中事件。氯吡格雷辅助再灌注治疗(clopidogrel as adjunctive reperfusion therapy,CLARITY)-TIMI 28试验表明,75岁以下患者应用氯吡格雷300mg负荷、75mg/d维持作为早期介入治疗策略的一部分,可降低20%的死亡、心肌梗死及紧急血运重建事件(图10-3)。没有试验表明

氯吡格雷会增加严重出血或颅内出血(ICH)的发生率。因此,溶栓或没有接受再灌注治疗的患者,推荐应用阿司匹林和氯吡格雷(年龄<75岁者300mg负荷应用)双重抗血小板治疗。接受P-PCI患者推荐负荷应用600mg氯吡格雷。氯吡格雷治疗中的患者若计划接受CABG,应当术前至少5d(最好7d)停用该药物,除非手术的紧急程度远远超过药物可能带来的出血风险。

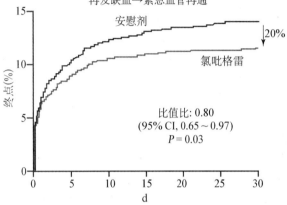

图10-3　以心血管原因死亡,再发心肌梗死(MI)或者再发缺血导致迫切需要再血管化为终点的累积发病率

30d的终点的比值比,氯吡格雷组显著低于安慰剂组

普拉格雷

普拉格雷是一种可更快、更强取得血小板抑制作用的噻吩吡啶类药物,其患者变异性也较氯吡格雷要少,TRITON(trial to assess improvement in therapeutic outcomes by optimizing platelet inhibition with prasugrel)-TIMI 38试验表明其在STEMI患者中要优于氯吡格雷。所有患者计划接受PCI治疗,主要终点的差异来自于非致命性心肌梗死事件的减少。析因分析表明,前壁心肌梗死的患者更能从普拉格雷治疗中获益。年龄≥75岁、体重<60kg,既往有卒中或一过性缺血发作的患者,不应当使用普拉格雷。CABG或其他大手术前7d应当停用普拉格雷。溶栓治疗患者应用普拉格雷的效果目前尚无研究。

替格瑞洛

替格瑞洛是一种新型的、非噻吩吡啶类、可逆性的P_2Y_{12}受体拮抗药,可口服应用,且不需要肝代谢来变成活性形式。在PLATO(Platelet Inhibition and Patient Outcomes)试验中,替格瑞洛180mg负

荷、随后 90mg，每日 2 次应用效果要优于氯吡格雷，包括了死亡率下降。与氯吡格雷相比，非 CABG 性出血事件增加，但 CABG 相关性出血事件发生率无差异。因此，择期性 CABG 术前 5d 应当停用替格瑞洛。

糖蛋白Ⅱb/Ⅲa 抑制药

两个试验结果表明，溶栓治疗联合应用阿昔单抗并不能改善生存率，其可减少年龄<75 岁的前壁心肌梗死其再梗死的发生率，但增加了颅内出血的发生率。也有研究探讨了在接受 PCI 治疗的患者中静脉应用糖蛋白（GP）Ⅱb/Ⅲa 受体抑制药作为抗血小板支持治疗的效果，然而，在双重抗血小板和抗凝治疗年代前，已经积聚了很多的证据。很多试验评估了 STEMI 接受 P-PCI 治疗患者中 GP Ⅱb/Ⅲa 拮抗药作为口服抗血小板后辅助治疗的作用。这些研究同时也探讨了给药时间。根据这些及其他试验的结果，目前 ACC/AHA 指南中应用 GP Ⅱb/Ⅲa 受体拮抗药（阿昔单抗、高剂量替罗非班和双倍剂量依替巴肽）在 STEMI 患者接受 P-PCI 治疗时（无论是否置入支架）的适应证推荐为Ⅱa 类等级。对于已经接受 P_2Y_{12} 抑制药负荷治疗的高血栓负荷患者，其获益将更大。也有研究比较了静脉应用和冠状动脉内给药，并另有一些其他的研究正在进行。

抗凝血药物

抗凝血酶药物

未分段肝素（普通肝素，UFH）和低分子量肝素（LMWH）属抗凝血酶类药物，其可降低梗死动脉再闭塞、深静脉血栓形成、肺栓塞、左心室附壁血栓形成及脑栓塞的发生。抗凝治疗在没有接受再灌注治疗的患者中被推荐应用，因为溶栓治疗出现以前的数据显示，即便没有其他治疗，抗凝治疗仍可使患者获益。因为链激酶产生全身性的凝血病，应用 UFH 额外抗栓治疗可带来微小的获益，每 1000 例患者中可拯救 5 个生命，但代价是多出 1~2 例的出血性卒中和 3~5 例的全身性出血（图 10-4）。治疗对有全身性栓塞高风险的患者最为有益，包括大面积或前壁心肌梗死、心房颤动（AF）、既往栓塞病史或已知左心室（LV）血栓患者。对于纤维蛋白特异性制剂（阿替普酶、瑞替普酶、替奈普酶），UFH 应当静脉给药并维持 aPTT 大于正常 1.5~2.0（50~70s）的目标。推荐 60U/kg 一次性注射，随后 12U/（kg·h）静脉输注维持（最大一次性注射剂量为 4000U，静脉维持剂量为 1000U/h）。之前没有接受 UFH 或溶

栓治疗的患者在接受 PCI 治疗时，若没有静脉给予 GP Ⅱb/Ⅲa，推荐一次性注射 UFH 70~100U/kg，维持活化凝血时间（ACT）250~300s 的目标；若静脉给予了 GP Ⅱb/Ⅲa，UFH 一次性给予剂量减少至 50~70U/kg，维持 ACT 200~250s 的目标值。若患者之前接受了 UFH 治疗，P-PCI 治疗时应根据上述目标值给予一次性额外的 UFH 注射。除了应用 UFH，所有患者应当给予阿司匹林和一种抗血小板药物。UFH 延长应用超过 48h 可能导致肝素诱导的血小板减少症（HIT）的发生。

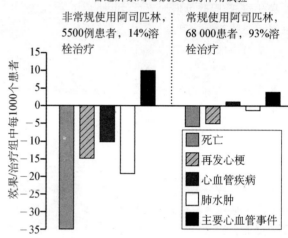

普通肝素对心肌梗死的作用试验

图 10-4　普通肝素对 STEMI 的作用试验
普通肝素对 1000 例患者的治疗作用已表示，左侧是不常规使用阿司匹林组，右侧是常规使用阿司匹林组。普通肝素的益处标绘在水平线下方，其危害标绘在上方。CVA. 脑血管意外；Pulm. 肺的；ReMI. 再发心肌梗死；Rxd. 治疗组

LMWH 作为可接受的替代药物，对于接受溶栓治疗、年龄 75 岁以下、无严重肾功能不全（血清肌酐男性>2.5mg/dl，女性>2.0mg/dl）的患者，可替代 UFH 作为辅助用药。伊诺肝素［enoxaparin，30mg 一次性静脉推注，15min 后 1.0mg/kg 每 12h 皮下注射（SC）直到出院］和全剂量替奈普酶在 75 岁以下患者中的联合应用是研究的最为全面的方案（图 10-5）。但老年患者在应用这一剂量时其额外的颅内出血发生率不可让人接受。在那些患者中，初始一次性注射应当被取消，随后的 SC 剂量也应当减少到每次 0.75mg/kg。当和氯吡格雷联合应用时，与 UFH 相比，LMWH 和梗死动脉开通率显著改善及更低的死亡/心肌梗死相关。严重出血发生率在 LMWH 组和 UFH 组分别为 2.1% 和 1.4%。无论年龄，若

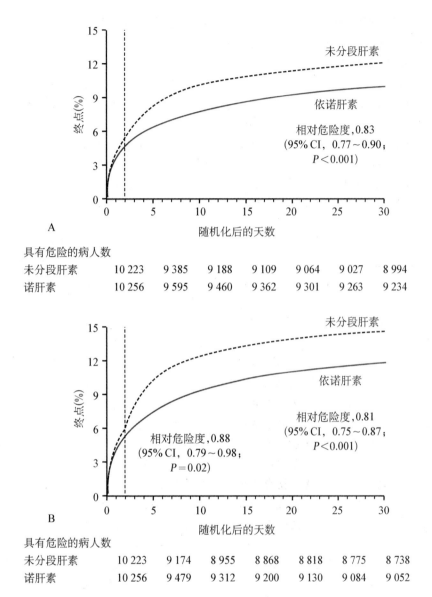

图 10-5　首要终点（死亡或非致命性心肌梗死）及次要终点（死亡，非致命性心肌梗死，或紧急再血管化）的累积发病率

在 A 图中,30d 的主要终点率,依诺肝素组显著低于普通肝素组（9.9% vs.12.0%;P<0.001 采用对数秩和检验）垂直虚线表示第 2 天的比较（直接药理比较）,此时可以看到有利于依诺肝素的趋势。在 B 图中,30d 的主要的次要终点率,依诺肝素组显著低于普通肝素组(11.7% vs.14.5%;P<0.001 采用对数秩和检验)。差异在 48h 已经非常显著(6.1% 在普通肝素组 vs.5.3% 在依诺肝素组;P=0.02 采用对数秩和检验)。间隔显示的是时间(在 24h 的间隔)从随机到事件发生或最后一次随访。CI. 可信区间.

肌酐清除率估算低于 30ml/min, SC 剂量为每 24h 1.0mg/kg。对之前接受过伊诺肝素的患者,若末次 SC 给予时间在计划 PCI 前 8～12h 的,应当给予 0.3mg/kg。若末次给予时间在 PCI 治疗 8h 以内的,无须额外给予伊诺肝素。伊诺肝素应当在整个住院期或血运重建进行前维持应用。近期研究表明,P-PCI 时应用伊诺肝素在减少缺血事件方面优于 UFH,两者出血发生率相似。在 FINESSE(facilitated intervention with enhanced reperfusion speed to stop events)试验非随机亚组研究中,与 UFH 相比,伊诺肝素与不良心血管预后风险更低似乎有相关性。

直接凝血酶抑制药

直接凝血酶抑制药,如比伐卢定,和凝血酶底层识别区和催化部位结合。通过这样,其直接阻止纤维蛋白原形成纤维蛋白,并抑制凝血酶导致的血小板聚集成分。在 HORIZONS-AMI(harmonizing outcomes with revascularization and stents in acute myocardial infarction)试验中,严重心脏不良事件发生率在单用比伐卢定组和 UFH 联用 GP Ⅱb/Ⅲa 组相同,但比伐卢定组严重出血发生率和全因死亡率明显下降(3.4% 和 4.8%, $P=0.03$)。对于这一试验的顾虑包括其开放性设计、比伐卢定组有 66% 的患者在随机前接受了 UFH 治疗、研究中严重出血的定义(包括了 5cm 大小的血肿)及其复合主要终点的有效性和安全性。比伐卢定组早期支架血栓和 UFH 联用 GP Ⅱb/Ⅲa 抑制药组出血的增加可能和这些治疗对血小板抑制及抗栓活性程度相关。在支持 P-PCI 治疗时,无论患者之前是否接受 UFH,比伐卢定是一种可接受的 UFH 联用 GP Ⅱb/Ⅲa 受体阻滞药方案的替代选择,特别是当出血并发症风险增高时。

比伐卢定对 HIT 和(或)出血高风险的患者是有用的。对于已接受 UFH 的患者,应当等待 30min,给予 0.75mg/kg 一次性注射,随后以 1.75mg/(kg·h) 剂量静脉维持[肌酐清除率<30ml/min 的患者减量至 1mg/(kg·h)],同时给予阿司匹林和 600mg 氯吡格雷。若没有给予 UFH,应立刻给予一次性负荷注射及随后的静脉输注维持。

磺达肝癸钠

磺达肝癸钠是一种戊多糖类的 Ⅹa 因子间接抑制药,在美国很少应用,在 OASIS 6 试验(sixth organization to assess strategies in acute ischemic syndromes)中进行了评估。磺达肝癸钠的益处在溶栓治疗或未接受再灌注治疗的患者中得到了确认,体现在出血事件的减少上。对于接受 P-PCI 治疗的患者没有体现出益处,甚至出现了有害的趋势。其使用剂量为初始 2.5mg 静脉注射,随后 2.5mg 住院期内每日 1 次 SC 注射(血清肌酐<3.0mg/dl)。

β 受体阻滞药

β 受体阻滞药通过降低心率、全身动脉压和心肌收缩力来减少心肌耗氧。心率的降低可延长心脏舒张期,并可能增加心内膜下心肌的灌注。对于没有接受溶栓治疗的患者,早期研究提示其可减少梗死面积和死亡率;对于接受溶栓治疗的患者,近期研究尽管发现其应用可减少再发缺血和再梗死的发生,但并没有发现其可降低死亡率。β 受体阻滞药也被认为可减少室性心律失常和减少溶栓治疗患者颅内出血的风险。β 受体阻滞药治疗的证据基础来自于 25 年前的临床研究,当时的治疗环境和现代实践不相一致。COMMIT/CCS-2 低估了 β 受体阻滞药应用对严重心力衰竭或心源性休克患者的潜在风险。就诊时有高血压,且没有心力衰竭体征、低输出量状态或有发展成心源性休克风险(年龄>70 岁,收缩压<120mmHg,窦性心动过速>110/min,心率<60/min)或其他相对禁忌证,如严重的一度房室传导(AV)阻滞、二或三度 AV 阻滞、活动性哮喘或其他呼吸道疾病,这部分患者应用 β 受体阻滞药是合理的。不然,应当在最初 24h 内开始应用口服 β 受体阻滞药,除非存在禁忌证,并在首次住院期间滴定至最大可耐受剂量。最初 24h 内不能耐受 β 受体阻滞药的患者(中或重度 LV 衰竭)应当在进行二级预防治疗时再次评估。美托洛尔应当谨慎地从25～50mg(或其等效剂量)每 6 小时一次口服应用,过渡到最大剂量 200mg/d,或最大耐受剂量。若治疗中出现心动过缓或低血压,可静脉应用异丙肾上腺素(1～5μg/min)。

再灌注治疗

一般概念

所有 STEMI 患者应当接受快速的再灌注治疗评估,并得到一个再灌注治疗策略,后者在于医疗系统联系后得到快速实施。尽管导致梗死的阻塞动脉可发生自发性再灌注,血流的再次恢复通常需要溶栓治疗或 P-PCI。一个分诊和转运的系统性计划应当准备就绪(图 10-2)。早期、完全及持续的梗死动脉开通是决定短期和长期预后的一个关键决定因素,无论是应用溶栓还是 P-PCI 来进行再灌注治疗。再灌注治疗应当在 STEMI 患者症状出现 12h 内进行,有进行性缺血证据的患者时间可延长至 12～24h。P-PCI 若能及时由有经验的操作者进行,则其是再灌注方法的优先选择。应当竭尽所能夫缩短症状出现到联系医疗系统时间,并根据医疗专业目标值来实施再灌注策略。这包括溶栓治疗患者的首次医疗联系至静脉用药(或救护车至静脉用药)时间在 30min 以内或 P-PCI 治疗患者的首次医疗联系至球囊扩张(或救护车至球囊扩张)时间在 90min 以内,至少 75％ 的非转运性 STEMI 患者应当达到这些目标值。不应把这些目标理解成"理想的"时间点,这些目标应当被认为是对于合适患者取得治疗可接受的最长延误时间,除非有其他充分的延误理由,如诊断不能确定、需要评估及治疗其他危及生命的情况(如呼吸衰竭)或由患者自身选择治疗策略所引起的延误。若能做到首次医疗联系至球囊扩张或器械时间＜120min,应当主张将患者从无 PCI 治疗条件医院转运至有 PCI 治疗条件的医院接受造影和 P-PCI 治疗。若首次医疗联系至器械预期时间超过 120min,无禁忌证的患者应当给予溶栓治疗。对于就诊于无 PCI 治疗条件医院的患者,应当快速评估:①症状发生时间;②基于患者特征和梗死部位的 STEMI 死亡风险;③出血风险;④转运需要的时间和首次医疗联系至球囊或器械的时间间隔。

即使溶栓或 P-PCI 治疗成功恢复了梗死动脉血流,梗死区域的灌注仍可因微血管损害和再灌注损伤而受到损害。

从症状发生时间开始

症状发生最初 2h 内(特别是最初 1h 内)给予溶栓治疗可能会中止 MI 并显著降低病死率。院前溶栓可缩短治疗时间约 1h,使大多数患者能够在症状发生 2h 内接受治疗。与院内开始溶栓相比,院前溶栓可降低 17％ 的病死率。溶栓治疗药物溶解血栓的有效性随着治疗时间的延误而下降。相比之下,P-PCI 很少能在症状出现 2h 内进行,但其再灌注成功率要优于溶栓治疗,且和时间无关。CAPTIM 研究总体结果在 P-PCI 治疗是否优于溶栓治疗上得出了不同的结论,但在时间至治疗亚组分析中的结果是相似的。与转运进行 P-PCI 相比,CAPTIM 研究中症状发生 2h 内的患者院前接受组织型纤溶酶原激活药,其预后得到改善。PRAGUE-2 研究中症状发生 3h 内得到治疗的患者,无论是应用链激酶溶栓

还是转运接受 P-PCI 治疗,其病死率相当。相反的,这两个研究均显示了对于症状发生 3h 以上的患者,P-PCI 治疗患者的预后更好。

ST 段抬高型心肌梗死风险分层

有多个不同的风险分层工具可用于定量分析风险(图 10 6)低死亡风险患者溶栓或 P-PCI 治疗预后相似。前壁 STEMI、老年患者、充血性心力衰竭或心源性休克患者接受 P-PCI 治疗预后更好。治疗策略选择的平衡点在于估计 30d 死亡率为 3％。

出血风险

溶栓治疗的出血风险越高,再灌注策略就更倾向于应用 P-PCI。在此类亚组中,老年患者中的高 ICH 风险是应用 P-PCI 治疗的强烈因素。

预计转运和就诊至球囊时间

P-PCI 治疗若能在高病例量的医院由有经验的团队进行,其效果要优于溶栓治疗。随机、临床试验中观察到的益处明显受到非致命性再发 MI 减少的影响(图 10-7)。一些试验结果提示了将患者从无 PCI 治疗能力医院转运至有 PCI 治疗能力医院的益处。在美国,仅 25％ 的医院有能力进行 P-PCI 治疗。尽管数项试验提示了转运对患者的益处,但转运时间仍然保持着不合理的延长。在国家心血管数据注册中,仅 9.9％ 的转运患者在 90min 内接受了 P-PCI 治疗,近 30％ 的患者就诊至球囊时间＞3h。当预计首次医疗联系至器械时间超过 120min 时,无禁忌证的前提下应当应用溶栓治疗。

溶栓治疗

适应证和禁忌证

无禁忌证且当 P-PCI 治疗有延误时,溶栓治疗应当在 STEMI 患者症状出现 12h 内、且伴有至少两个连续导联 ST 段抬高＞0.1mV,或者新生或假设新生 LBBB,加以应用。真后壁 MI、发生 12～24h 但症状持续且 ST 段抬高的患者也是合理的候选者。禁忌证及应用溶栓治疗的提醒事项参见框 10-1,出血是最为严重的风险,特别是 ICH,后者在 50％ 的患者中是致命性的。已经开发了数个估计 ICH 的风险的模型。ICH 风险＞4％ 的患者应当接受 P-PCI 治疗,而不是溶栓治疗。应用链激酶,同时不联用肝素 ICH 发生率最低。

死亡率获益

安慰剂对照试验已经证明了溶栓治疗在生存率上的获益。由于缺血心肌拯救和减少梗死面积,病死率的降低在最初数小时内是最大的,特别是在第 1 小时内。较晚的治疗在病死率上的获益依赖于梗

	GRACE 风险评分	ST段抬高型心肌梗死 TIMI风险评分
人群	所有急性冠脉综合征	STEMI
结果	死亡	死亡
关键元素	9	8
年龄	X	X
性别		
既往心梗/冠心病	X	X*
糖尿病，慢性肾衰竭		X
症状发作频率		
体重		X
心率	X	X
收缩压	X	X
慢性心衰竭	X	X
心电图	X	X
肌酸激酶同工酶-MB型/肌钙蛋白	X	
血肌酐	X	
院内经皮冠脉成形术	X	
延长药物治疗		X
可能最高评分	263	14
C-统计	0.81	0.78

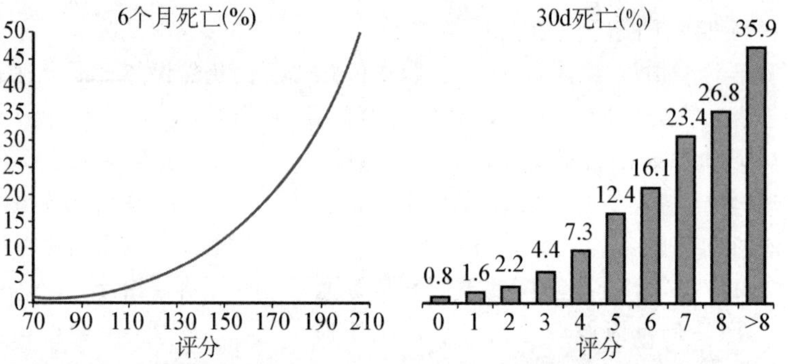

网络访问	www.outcomes-umassmed.org/grace/	www.mdcalc.com/timi-risk-score-for-stemi

图 10-6 STEMI 临床风险评分总结

报道的 c 统计量来源于推导组。ACS. 急性冠脉综合征；CAD. 冠状动脉疾病；CHF. 充血性心力衰竭；CKMB. 肌酸激酶同工酶；Cr. 肌酐；CRFs. 心脏危险因子；cTn. 心肌肌钙蛋白；DM. 糖尿病；ECG. 心电图；GRACE. 急性冠脉事件全球注册；HR. 心率；In-hosp. 院内；max. 最大值；MI. 心肌梗死；PCI. 经皮冠状动脉介入治疗；Rx. 治疗；SBP. 收缩压；sx. 症状

死愈合和心肌重构的改善、心电不均匀性和潜在致命性室性心律失常的降低。LBBB、前壁心肌梗死、低血压和心动过速的患者面临更高的来自于 STEMI 的风险，同时也能获得更大的治疗获益。下壁 MI 合并 RV 受累、心前区导联 ST 段压低、或完全性心脏阻滞时，患者风险和潜在的治疗获益也将增加。ECG 导联受累数目和 ST 段变异程度是 STEMI 潜在风险的良好预测因子。尽管 75 岁以上患者接受 PCI 治疗可能更好，和安慰剂相比，溶栓治疗在每 1000 例患者中拯救的生命绝对数目在较年轻的患者中要更高(34 vs. 28)。

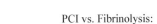

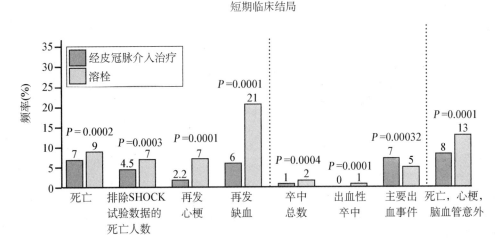

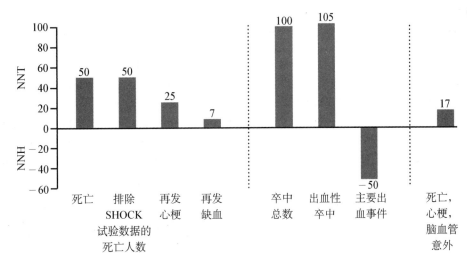

图 10-7　STEMI 的经皮冠状动脉介入治疗（PCI）与溶栓治疗对比

短期（4～6 周，左上）和长期（右上）各种终点的结果如图所示

在 23 个试验中的 STEMI 患者（$N=7739$），随机选择 PCI 或溶栓进行再灌注。基于两治疗组各个终点事件的频率，出现 1 例有效所需病例数（NNT）或出现 1 例有害所需病例数（NNH）的短期（左下）和长期（右下）结果如图所示。巨大的治疗差异在死亡，非致命性再梗死及卒中方面的变化取决于 PCI 是与链激酶还是与特异性纤溶酶相比较。例如，直接 PCI 与阿替普酶相比，并将 SHOCK 试验排除在外，死亡率为 5.5% $vs.$ 6.7%（RR：0.81；95% CI：0.64～1.03，$P=0.081$）. CVA. 脑血管外；Hem. 出血性的；MI. 心肌梗死；Rec. Isch. 再发缺血；ReMI, 再发心肌梗死

对左心室功能的影响

成功的早期再灌注可降低梗死面积、保护局部室壁运动、减少心室扩张和维持整体 LV 功能，后者是生存的一个重要预测因子。恢复梗死动脉正常血流不能反映微循环灌注，后者应用造影心肌灌注、造影剂灌注超声或 ECG 上 ST 段快速回落等来评估效果更佳。微循环灌注差与梗死面积、致残率和死亡率增加相关。

并发症

溶栓治疗的主要并发症是出血，后者可能需要输血。危险因素老龄、女性、低体重和高血压。ICH 包括软组织出血、脑室内出血、蛛网膜下腔出血、硬脑膜下血肿和硬脑膜外血肿。典型的出现特征包括意识的急性改变、单一或多病灶的神经体征、昏迷、

绝对禁忌证

- 任何先前的脑出血
- 已知的脑血管结构性病变(如房室畸形)
- 已知的颅内恶性肿瘤(原发或转移)
- 3个月内的缺血性脑卒中除外 3h 内的急性缺血性脑卒中
- 可疑的主动脉夹层
- 活动性出血或出血倾向(不包括月经)
- 3个月内头部或面部的严重闭合性损伤

相对禁忌证

- 慢性、严重、控制不良的高血压病史
- 自述有严重未控制的高血压(SBP>180 或 DBP>110 mmHg)†
- 缺血性脑卒中>3 个月,痴呆或禁忌证中未涉及的已知颅内病变病史
- 外伤性或长时间(>10min)心肺复苏或者大手术(<3 周)
- 新近的(2~4 周)内脏出血
- 不能压迫血管的穿刺
- 对于链激酶/阿尼普酶:之前暴露或之前对该药物有过敏反应
- 妊娠
- 活动的消化性溃疡
- 当前使用抗凝药物:INR 越高,出血风险越高

　* 视为临床决策的建议,不包含所有情况或决定性的

　† 可以是低风险心肌梗死患者的绝对禁忌证

　DBP. 舒张压;INR. 国际标准化比值;SBP. 收缩压;STEMI. ST 段抬高型心肌梗死

头痛、恶心、呕吐和急性发作。溶栓治疗中或治疗后神经状态改变的出现,特别是在治疗开始后的最初 24h 内,需要考虑 ICH 导致的因素,除非明确证明是其他原因引起的(图 10-8)。在头颅影响学检查发现没有 ICH 证据之前,溶栓、抗血小板和抗凝治疗应当停止使用。应当根据临床情况来要求神经内科和(或)神经外科的会诊。降低颅内压的即刻措施包括静脉应用甘露醇、头位抬高 30°、气管插管及高通气来使 CO_2 分压到达 25～30mmHg。冷凝蛋白(10U)在一个体重 70kg 的成人中可增加纤维蛋白原水平约 0.7g/L,Ⅷ因子水平约 30%。新鲜冷冻血浆可恢复Ⅴ因子和Ⅶ因子水平。鱼精蛋白(在先前的 4h 内 1mg/100U 普通肝素)可逆转肝素的抗凝作用。若出血时间异常,可输注血小板(6～8U)。优化控制 BP 和血糖水平。在选择性的患者中可能需要进行神经外科手术排空 ICH。

　纤溶蛋白溶解制剂的比较

　纤溶蛋白溶解制剂是纤溶酶原激活剂。纤溶酶可溶解纤维蛋白网,后者保存了红细胞和血小板并一起形成血栓。4 种被批准的静脉应用制剂在表 10-2 中进行了比较。阿替普酶(alteplase)在降低致残率和病死率方面优于链激酶,但是更为昂贵并伴随着 ICH 风险的轻微增高。瑞替普酶(reteplase)或替耐普酶(renecteplase)一次性注射剂量可产生与阿替普酶等效应的结果。对于大面积心肌存在风险和 ICH 低风险的患者,使用昂贵的制剂有更好的性价比。一些临床医生在患者预计梗死面积较小或 ICH 风险较高时应用链激酶,但由于中和抗体滴度的高发生率,该药物不应再次应用。

表 10-2　已批准的纤溶酶的比较

	链激酶	阿替普酶	瑞替普酶	替奈普酶
剂量	1.5 MU 持续 30～60min	90min 内最多 100mg(基于体重)*	10U×2,每次持续 2min	30～50mg(基于体重)
团注给药	否	否	是	是
抗原性	是	否	否	否
过敏反应(低血压最常见)	是	否	否	否
全身纤维蛋白原的消耗	明显	轻微	中度	极少
90min 开通率(近似百分比)	50	75	75	75
TIMI 3 级流量(%)	32	54	60	63
花费(美元计)每次	613 美元	2974 美元	2750 美元	50mg 需 2833 美元

　MU. 百万单位;TIMI. 心肌梗死溶栓试验

　* 静脉团注 15mg,以 0.75mg/kg 输注,持续 30min(最多 50mg),再以 0.5mg/kg(不超过 35mg)输注,持续 60min 以达最大总量或 100mg

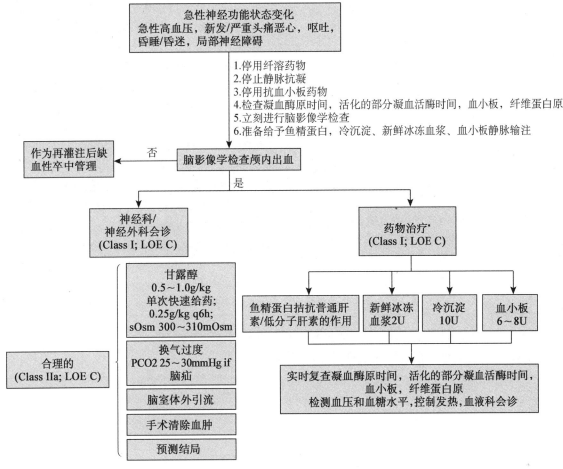

图 10-8　纤溶治疗 STEMI 并发颅内出血的评估流程

* 根据临床情况。aPTT. 活化的部分凝血活酶时间；LMWH. 低分子量肝素；LOE. 证据等级；PT. 凝血酶原时间；mOsm. 血清渗透压；UFH. 普通肝素

经皮冠状动脉介入

直接

90％以上的 STEMI 患者是 P-PCI 的候选者。研究表明其开通率在 90％以上，TIMI 血流 3 级率为 70％～90％。若立即可行、由操作经验丰富的人员（每年进行 75 例以上 PCI 治疗）在短时间内（就诊至球囊扩张时间＜90min）进行，STEMI（包括真后壁 MI）、MI 伴新生或假设新生 LBBB，且症状发生 12h 内的患者应当对梗死动脉进行 P-PCI 治疗。操作应当由有丰富经验的人员支持，且在合格的导管室中进行（每年进行 400 例以上 PCI 治疗，其中至少包括 36 例 STEMI 患者的 P-PCI，并有心脏外科手术的能力）。

由有经验者进行操作、在选择性患者中进行的临床随机研究结果表明，与溶栓相比，PCI 治疗的患者有更低的短期死亡率［5.0％ vs. 7.0％,相对风险（RR）：0.70,95％ CI：0.58～0.85, P＝0.000 2］,非致命性再梗死（3.0％ vs. 7.0％,RR：0.35,95％ CI：0.27～0.45, P＝0.000 3）和出血性卒中（0.05％ vs. 1.0％,RR：0.05,95％ CI：0.006～0.35, P＝0.000 1）,但严重出血的风险增加（7.0％ vs. 5.0％,RR：1.3,95％ CI：1.02～1.65, P＝0.032）(图 10-7)。当与阿替普酶相比,溶栓治疗后允许介入性策略、由经验不足的操作者进行或在低手术量中心进行,或就诊至球囊时间过分延长时,PCI 治疗的有效性差异变小。

P-PCI 的生存获益与时间相关（图 10-9）。随机试验中由有操作经验者进行 P-PCI 来替代溶栓治疗可能产生额外的 40min 时间延误,为达到与这些试验同样的结果,应当遵从严格的操作标准。这些包括就诊至球囊时间＜90min、90％以上患者应达到 TIMI 2/3 级血流、紧急旁路手术率低于 2％、85％以上送至导管室的患者接受 P-PCI 操作。无心源性休克患者、风险校正后的院内病死率应当低于 7％,这

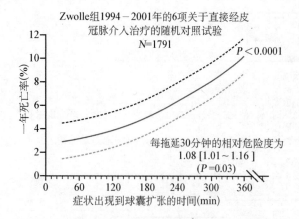

图 10-9　STEMI 的症状到球囊时间及直接 PCI 的死亡率

治疗时间与 1 年内死亡的关系作为连续函数,采用的是二次回归模型进行评估。虚线表示的是预测死亡率的 95％CI。RCTs. 随机对照试验;RR. 相对危险度

与溶栓治疗报道结果相仿,且与既往注册性研究报道结果相一致,后者表明不同治疗策略的病死率没有差异。若不能满足以上操作标准,应当考虑进行溶栓治疗,除非后者有禁忌证。

P-PCI 对高风险患者有更大的死亡率获益。P-PCI 可使 30d 病死率绝对风险在心源性休克患者下降 9％,相对风险在充血性心力衰竭患者下降 33％(与溶栓治疗相比较)。与溶栓治疗相比,P-PCI 可降低前壁 MI 患者的病死率,但在非前壁 MI 患者中无差异。再阻塞发生率在经皮腔内冠状动脉成形术(PTCA)为 15％,支架置入后为 5％,相比溶栓治疗为 30％。潜在的并发症包括动脉穿刺点问题,容量负荷、造影剂和抗栓药物的不良反应,技术性并发症和再灌注事件。

支持 P-PCI 灌注的辅助抗血小板和抗栓药物治疗推荐参见表 10-3 和表 10-4。

表 10-3　辅助抗血小板治疗对直接 PCI 再灌注的支持

抗血小板治疗	类别	证据等级
阿司匹林		
术前:325mg	I	A
术后:81～160mg/d 长期	I	A
维持:81mg/d	IIa	B
P₂Y₁₂ 抑制药		
负荷剂量		
氯吡格雷:600mg 尽早在 PCI 前或当时	I	B
普拉格雷:60mg PCI 时	I	B
替格瑞洛:180mg PCI 时	I	B
药物洗脱支架≤1 年的维持剂量		
氯吡格雷:75mg/d	I	C
普拉格雷:10mg/d	I	B
替格瑞洛:90mg,bid†	I	B
治疗期间≥1 年	IIb	C
仅有金属裸支架或球囊血管成形术的维持剂量*		
氯吡格雷:75mg/d	I	B
普拉格雷:10mg/d	I	B
普拉格雷用于 STEMI 患者伴既往卒中/TIA,体重<60kg,或年龄≥75 岁或更大	III	
替格瑞洛:90mg,bid	I	B
GP Ⅱb/Ⅲa 受体拮抗药(与普通肝素联用)用于严重血栓负担的患者		
阿昔单抗:0.25mg/kg 静脉推注,再 0.125μg/(kg·min)(最大速度 10μg/min)最多 12h	IIa	A
阿昔单抗:0.25mg 冠状动脉内注	IIb	B
依替巴肽(两次静脉推注):180μg/kg 静脉推注,再 2μg/(kg·min)维持;第 2 次 180μg/kg 静脉推注应在第 1 次静脉推注的 10min 后执行	IIa	B
患者 CrCl<50ml/min(Cockcroft-Gault 公式),单次静脉推注及灌流减少 50％	IIa	B
替罗非班(大剂量):25μg/kg 静脉推注,再给予 0.15μg/(kg·min)维持	IIa	B
患者 CrCl<50ml/min(Cockcroft-Gault 公式),灌流减少 50％	IIa	B
GP Ⅱb/Ⅲa 抑制药联合比伐卢定	IIb	B

CrCl. 肌酐清除率;GP. 糖蛋白;PCI. 经皮冠状动脉介入治疗;STEMI. ST 段抬高型心肌梗死抑制药;TIA. 短暂性脑缺血发作

* 持续最少 1 个月,直至 1 年

† 建议维持剂量的阿司匹林,使用替格瑞洛的量为 81mg

表 10-4　辅助抗凝治疗对直接 PCI 再灌注的支持

抗凝治疗	类别	证据等级
普通肝素维持活化凝血时间		
使用 GP Ⅱb/Ⅲa 受体拮抗药方案:50～70U/kg 静脉推注,使 ACT 在 200～250s	Ⅰ	C
不使用 GP Ⅱb/Ⅲa 受体拮抗药方案:70～100U/kg 静脉推注,使 ACT 在 250～300s(HemoTec 测定),或 300～350s(Hemochron 测定)	Ⅰ	C
比伐卢定		
0.75mg/kg 静脉推注,再 1.75mg/(kg·h)输注,有或没有预先使用普通肝素,以实现手术期间治疗性的 ACT;如有需要,可 0.3mg/kg 额外推注一次	Ⅰ	B
估计 CrCl<30ml/min 时,输注降低至 1mg/(kg·h)	Ⅱa	B
高出血风险患者首选普通肝素加 GP Ⅱb/Ⅲa 受体拮抗药或低分子肝素加 GP Ⅱb/Ⅲa 受体拮抗药	Ⅱa	B
磺达肝癸钠:不推荐作为直接 PCI 的唯一抗凝血药	Ⅲ	B

ACT. 活化凝血时间;CrCl. 肌酐清除率;GP. 糖蛋白;PCI. 经皮冠状动脉介入治疗

支架应用

与 PTCA 相比,冠状动脉内支架可得到更好的即刻造影结果、更大的动脉管腔、更低的梗死动脉再阻塞和再狭窄、更少的后续缺血事件,但两者在再梗死和死亡率上并无差异。比较裸金属支架(BMS)和药物洗脱支架(DES)在 STEMI 患者中的研究表明,两者在病死率、MI 发生率或支架血栓方面无差异。DES 超过 BMS 的主要优势在于靶血管再次血运重建率的轻度降低。在急诊状态下决定患者是否适合接受长时间的双重抗血小板治疗是选择 STEMI 患者是否接受 DES 的最大挑战。经济和社会障碍可能限制患者依从性或医疗问题,包括后续 1 年中出现可能中断抗血小板治疗的出血或侵入性或外科手术等情况,这些必须被考虑在内。

血栓抽吸

两个小型试验和一个荟萃分析支持对 STEMI 使用血栓抽吸。其理念为减少动脉粥样血栓性碎片、限制微血管阻塞和最大限度拯救心肌。在接受 P-PCI 治疗和缺血时间短及血栓负荷大的患者中进行抽吸性血栓祛除术是合理的。

药物侵入性治疗

P-PCI 若能及时并由有经验的操作者进行,则其是 STEMI 治疗的首选。不幸的是,在美国,仅 25% 的医院有能力进行 P-PCI,并且患者从无 PCI 治疗能力医院转运至有 PCI 治疗能力医院的时间又不可思议的长。Ⅳ溶栓治疗在 25%～50% 的患者中无法重新开通梗死动脉。REACT 试验表明,中高危患者溶栓治疗再灌注失败后进行 PCI 较再次溶栓更能获益。现已提出了一些治疗策略来测试药物-侵入性策略是否能完成及时再灌注的目标,特别是

对就诊于无 PCI 治疗能力医院的患者。P-PCI 前应用不同组合的抗栓药物(全剂量或半剂量溶栓药物、抗凝药、GP Ⅱb/Ⅲa 受体阻断药、双重抗血小板治疗),与标准 P-PCI 相比并无明显的临床获益。6 项试验和一个荟萃分析已表明了早期转运策略的希望:高危患者 STEMI 发生 24h 内,在无 PCI 治疗能力医院接受溶栓治疗后转运至有 PCI 治疗能力医院,常规进行动脉造影及可能的 PCI 治疗。这和"缺血驱动"策略有所不同,后者仅转运那些有血流动力学不稳定或再灌注失败迹象的患者去进行动脉造影。

最适合转运接受 PCI 的 STEMI 患者包括具有高风险特征的患者、高出血风险的患者及就诊较晚的患者(症状发生 4h 以上)。症状发生后早期就诊且出血风险较低的患者最适合溶栓治疗。溶栓治疗后,若患者不处于高风险,转运至有 PCI 治疗能力的医院也应当被考虑,特别是当症状持续、怀疑再灌注失败的时候。

OAT(occluded artery trial)试验表明,与接受最佳药物治疗相比,稳定的患者在 STEMI 发生 1～28d 对完全阻塞的血管常规进行 PCI 治疗不能减少死亡、再梗死或Ⅳ级心力衰竭的复合终点事件。该研究排除了纽约心脏协会(NYHA)分级Ⅲ或Ⅳ的患者,有静息性心绞痛或诱发性缺血、肌酐水平>2.5mg/dl、临床不稳定、左主干病变或三支血管病变的患者。

无心脏外科的医院

鉴于无心脏外科的医院允许提供至 PCI 导管室的即刻通路,此类医院必须建立更为复杂的治疗方案,包括院间转运协议等。溶栓治疗通常成为首选的再灌注策略。然而,很多患者由于出血的风险,并非是溶栓治疗的理想人选,应当考虑转运这些患者

以接受 P-PCI。对溶栓无反应的患者是接受补救性 PCI 的人选,应当被转运,类似情况还包括充血性心力衰竭或心源性休克的患者。

　　一些配备心导管室但无心脏外科条件的医院有能力进行 P-PCI。这一策略的实施必须满足一定的标准以期复制发表报道中的良好结果(框 10-2)。操作者必须是有经验的介入医生(每年进行至少 75 例介入治疗),导管室每年至少进行 36 台操作,护士和技术人员必须全面培训过。PCI 器械必须齐全,并且需要有主动脉内球囊反搏的专家。正确的病例选择和连续的质量改进是很重要的组成部分(框 10-3)。高风险患者应当转运至有外科条件的医院接受 P-PCI。

框 10-2　在不能就地心脏手术医院的直接 PCI 执行标准

- 术者必须是经验丰富的介入专家,在外科手术中心定期实施选择性 PCI(最少 75 例/年)。导管室必须每年最少实施 36 例直接 PCI
- 导管室的护理和技术人员必须熟练掌握处理重病患者,熟悉介入设备。他们必须在外科手术中心获得专用介入室的经验并参加 24h,365d 的呼叫安排
- 导管室本身必须设备齐全,拥有最佳的成像系统、复苏设备、IABP 支持和一系列的介入设备
- CCU 的护士必须血流动力学监测和 IABP 管理
- 医院行政部门必须全力支持该项目,并且能够满足上述制度性要求
- 必须具备正式的书面协议,以便于立刻有效地将患者转移至最近的,定期(每季度)审查/测试的心脏外科手术设备
- 直接 PCI 必须作为大部分 STEMI 患者的治疗选择而常规实施,以确保简化护理路径病例数量的增加
- 必须严格选择实施直接 PCI 的病例。直接 PCI 及转移至急诊主动脉冠状动脉旁路手术适宜病变类型的标准,见表 11-5
- 必须具有现行的结果分析方案和正式的定期病例回顾
- 机构应该参与 3～6 个月的执行期。在此期间,已制定的正式的直接 PCI 方案的发展包括确立标准,培训人员,详细的物流发展,建立质量评估和差错管理系统

　　IABP. 主动脉内球囊反搏;PCI. 经皮冠状动脉介入治疗;STEMI. ST 段抬高型心肌梗死

院内管理

场所

　　患者应当被收治到冠脉监护病房(CCU)或有监护及即刻除颤条件的下一级病房。初始的患者评估包括生命体征的评估、脉氧饱和度、心脏节律和 ST 段,以及急性心脏缺血的症状。显著的(不正常)结果应当进行跟踪,并且实行标准的入院规则(框 10-4)。低血压患者应当接受动脉内血压和肺动脉压监测。应当配备主动脉内球囊泵(IABPs)或其他心室辅助装置来治疗心源性休克。口服 β 受体阻滞药治疗应当剂量充分以控制心率。IV 硝酸甘油控制心绞痛、高血压或急性心力衰竭是有用的。若氧饱和度超过 90%,可停止吸氧。

　　重症监护的护理应当由有资质人员提供,人员配置应当基于患者的特殊需求、机构的能力和组织上的优先性。患者的心力衰竭发展、严重心律失常或再发缺血等情况应当被监护观察。药物,如大便软化剂及抗焦虑制剂,应当根据护理判断进行使用。

框 10-3　不能就地心脏手术医院,患者直接 PCI 和急诊主动脉冠状动脉旁路的选择

血流动力学稳定且有以下情况的患者避免介入治疗

- 左冠状动脉系统的急性闭塞,上游有未加保护的左主干显著(≥60%)狭窄,可能被血管成形术导管中断
- TIMI 血流 3 级,极长的或成角的梗死相关病变
- TIMI 血流 3 级,稳定的 3 支血管病变患者的梗死相关病变
- 小血管或次级血管的梗死相关病变
- 在非梗死血管中的血流动力学显著病变

将患者转移至急诊主动脉冠状动脉旁路手术

- 闭塞血管直接 PCI 之后,左主干高度残余,或多支冠状动脉病变存在临床或血流动力学不稳定(最好有主动脉内球囊泵支持)

　　PCI. 经皮冠状动脉介入治疗;TIMI. 心肌梗死溶栓试验

框 10-4　患者的入院流程样本

- 状态:严重
  - 静脉注射:生理盐水或 5% 右旋糖酐溶液以保持静脉开放,开始第二次静脉注射如果已准备好药物,末端可接肝素锁
  - 生命体征:每 30 分钟 1 次直至稳定,再根据需要每 4 小时 1 次。如果心率<60/min 或>100/min,收缩压<100mmHg 或>150mmHg,呼吸频率<8/min 或>22/min 应通知医生
  - 监测:心律失常和 ST 段偏离的连续 ECG 监测
  - 饮食:禁食(除了饮水),直至稳定。然后开始钠盐 2g/d,低饱和脂肪酸(<7%总热量/天)及低胆固醇(<200mg/d)饮食,如治疗性生活方式改变饮食
  - 活动:卧床休息和床旁排便及稳定后轻体力活动
  - 氧气:连续氧饱和度监测。鼻导管吸氧 2L/min。当已稳定 6h,停止吸氧;评估氧需要(即氧饱和度<90%),考虑停止吸氧

药物
硝酸甘油
- 胸部不适时舌下含服 NTG 0.4mg,5min 1 次
- 充血性心力衰竭,高血压或持续性缺血静脉注射 NTG
阿司匹林
- 如果急诊未使用阿司匹林,嚼服非肠溶型阿司匹林 162~325mg[†]
- 如果急诊已使用阿司匹林,开始每日维持剂量 75~162mg,可使用肠溶型阿司匹林以保护胃肠道
β 受体阻滞药
- 如果急诊未使用,评估禁忌证(即心动过缓和低血压)。连续每日评估以确认可以使用 β 受体阻滞药
- 如果急诊已使用,继续每日服用,按照心率和血压优化
血管紧张素转化酶抑制药
- 当患者有前壁心肌梗死、肺淤血或者 LVEF<40%且没有低血压(收缩压<100mmHg 或<30mmHg 低于基线)或此类药物的已知禁忌证,开始口服 ACEI
血管紧张素受体阻滞药
- 不能耐受 ACEI 及具有临床或影像学心力衰竭征象或 LVEF<40%的患者,开始口服 ARB
镇痛药物
- IV 硫酸吗啡 2~4mg,每隔 5~15min 增加 2~8mg,根据需要以控制疼痛
抗焦虑药物(基于护理评估)
每日大便软化剂
实验室检查
- 心脏损伤的血清标志物,[*] 全血细胞计数与血小板计数,INR,aPTT,电解质,血镁,BUN,肌酐,血糖,血脂

[†] 尽管一些试验将肠溶剂型阿司匹林作为首次给药,非肠溶剂型具有更迅速的口腔黏膜吸收
[*] 实施再灌注策略前不要等待结果
ACEI. 血管紧张素转化酶抑制药;ARB. 血管紧张素受体阻滞药;aPTT. 活化的部分凝血活酶时间;BUN. 血尿素氮;ECG. 心电图;INR. 国际标准化比值;IV. 静脉注射;LVEF. 左心室射血分数;NTG. 硝酸甘油

　　临床稳定后 12~24h,患者通常由监护病床转入下一级病房。同样的,低风险患者成功接受 PCI 后可直接转入下一级病房接受 PCI 术后护理,而不是去 CCU。前者应当配备脉氧饱和仪、ECG 监护及除颤设备。护理人员应当拥有和 CCU 护士相似的技术,可评估及对任何临床并发症做出反应。

常规措施

　　出于对机体脱适应及直立性低血压的顾虑,卧床休息应当限制在 12~24h。操作前患者应当禁食,除此之外患者应当接受国家胆固醇教育计划的成人治疗方案Ⅲ治疗性生活方式改变的饮食,后者聚焦于减少脂肪和胆固醇的摄入,饱和脂肪酸占总热量<7%,每天<200mg 的胆固醇,增加 ω-3 脂肪酸的消耗,以及为能量需要适当的摄入热量。糖尿病患者需要一个适当的饮食习惯,高血压或心力衰竭的患者应当限制钠的摄入。针对患者危险因素改良的辅导,包括停止吸烟、药物依从性、饮食及运动,应当是每次遇见患者时进行宣教的一部分内容。

　　使用抗焦虑药消除短期的焦虑是合理的。戒断

咖啡因和头痛及心率增加相关。每天 1~2 杯咖啡，避免咖啡因戒断，与血压增加或室性心律失常无关。吸烟者可能会产生尼古丁戒断症状，包括焦虑、失眠、抑郁、注意力不集中、兴奋、愤怒、坐立不安及心率减慢。抗焦虑药，安非他酮和尼古丁替代治疗是处理的选择。IV 氟哌啶醇是一种快速起效精神镇定药，可应用于激动的心脏病患者。与患者和家属沟通、自由的探视制度、心理支持及心理辅导能减少患者和家属焦虑和抑郁情绪。

药物

硝酸甘油

IV 硝酸甘油适用于 STEMI 发病 48h 内对硝酸酯类治疗有反应的持续性缺血、CHF，或高血压。若与使用 β 受体阻滞药或 ACE 抑制药无冲突，静脉、口服或局部应用硝酸酯类治疗 STEMI 发病超过最初 48h 后的复发性心绞痛或持续性 CHF 是有用的。超过最初 24~48h 以后无症状患者持续使用硝酸酯类治疗在目前实践中未被良好的证明。若计划持续使用硝酸酯类治疗，每天剂量中给予一个硝酸酯类空白时间间隔对避免发生硝酸酯类耐药是很重要的。

抗栓药物

阿司匹林应当被无限期应用，除非存在过敏。长期治疗建议使用小剂量阿司匹林（81mg/d），因为出血风险是和剂量增加相关的。当阿司匹林因超敏或严重胃肠道不能耐受而存在禁忌时，应当应用一种噻吩吡啶类来替代。应用质子泵抑制药、H_2 受体拮抗药、抗酸药物或使用肠溶型阿司匹林，可能减少胃肠道反应。获得的数据表明，应用阿司匹林联合氯吡格雷、普拉格雷或替格瑞洛的双重抗血小板治疗应用在所有患者中持续至少 1 年。

IV 普通肝素在未接受 P-PCI 治疗的患者中应当持续应用最多 48h。同样的，伊诺肝素和磺达肝素应当在住院期持续应用最多 8d 或直到再血管化治疗。抗凝治疗应当在患者完成 P-PCI 后停止使用，这样患者的血管鞘管就能被拔除。SC 应用 LM-WH（依据不同药物选择剂量）或普通肝素（7500~12 500U，每日 2 次）直到患者能完全走动，对预防深静脉血栓可能是有用的。但在当今常规使用阿司匹林和早期活动的时代，这一策略的有效性目前尚未被良好证实。

aPTT 测定和剂量调整应当在 IV 普通肝素治疗开始 3h 后进行，并在剂量调整之后 6h 进行重复测定，随后每日测定 1 次。停止普通肝素输注应当逐渐减量（如 6h 内减少一半，随后 12h 以上再停止应用），而不是突然停止治疗，这可能降低肝素反跳所导致的高凝风险。应当每日监测血小板计数，因为 3% 的患者可能会发生 HIT。

β 受体阻滞药

溶栓治疗出现以前的试验荟萃分析了 24 000 多例在康复期接受 β 受体阻滞药治疗的患者，结果表明了急性缺血事件的减少，并在 23% 的长期病死率降低。风险是 3% 的充血性心力衰竭刺激发生率或完全性心脏阻滞，以及 2% 的心源性休克发生率。β 受体阻滞药对伴有持续性或复发性缺血、心肌梗死扩大证据或心动过速的患者尤为有益。无心动过缓和充血性心力衰竭等相对禁忌证的患者应当在 24~48h 开始进行治疗。通常应用的 β 受体阻滞药酒石酸美托洛尔 25~50mg 每 6~12h 口服，随后过渡到每天 2 次的酒石酸美托洛尔剂量或每天 1 次的琥珀酸美托洛尔剂量，滴定至 200mg 剂量或最大耐受量，或卡维地洛 3.125~6.26mg 每天 2 次，滴定至 25mg 每天 2 次或最大耐受剂量。

肾素-血管紧张素-醛固酮系统抑制

稳定期、能耐受此类药物的患者应当接受一种 ACE 抑制药。若收缩压低于 100mmHg 或存在临床相关肾功能不全、双侧肾动脉狭窄病史或已知对 ACE 抑制药过敏，不应该应用 ACE 抑制药。ACE 抑制药治疗的相应益处在风险更高的患者中是最大的：患者有既往 MI、心力衰竭、LV 射血分数（LVEF）抑制或心动过速，这些患者应当接受长期治疗。老年和低风险亚组患者在生存率上的获益没有那么强势。治疗可以从卡托普利或等效其他制剂，6.25~12.5mg 每日 3 次开始，逐渐滴定至 50mg 每日 3 次。若能耐受，可应用每日 1 次或每日 2 次的 ACE 抑制药替代（赖诺普利 2.5~5mg 每日 1 次，滴定至 10mg 每日 1 次或耐受量，或雷米普利 2.5mg 每日 2 次，滴定至 5mg 每日 2 次或耐受量）。

STEMI 患者不能耐受 ACE 抑制药但伴随有临床或放射学心力衰竭征象或 LVEF 在 40% 及以下时，应当接受一种血管紧张素受体阻断药治疗。缬沙坦（从 20mg 每日 2 次开始应用，靶剂量为 80mg 每日 2 次）和坎地沙坦（从 4mg 每日 1 次开始，靶剂量 32mg 每日 1 次）在这一情况下推荐应用已被证明有效。

若患者没有明显肾功能不全（男性肌酐≤2.5 mg/dl，女性肌酐≤2.0 mg/dl）或高血钾（钾≥5.0

mEq/L),已接受治疗剂量的 ACE 抑制药,且 LVEF <40%,并有心力衰竭症状或糖尿病时,应当给予长期醛固酮阻断药治疗。螺内酯评估随机研究应用螺内酯(25~50mg/d)或安慰剂治疗 NYHA Ⅲ~Ⅳ级心力衰竭患者。超过 24 个月的随访表明,螺内酯治疗与全因死亡绝对风险减少 11% 和相对风险减少 24% 相关。EPHESUS(the eplerenone post-acute myocardial infarction heart failure efficacy and survival study)研究随机了 6632 例心肌梗死后 LVEF 为 40% 或以下、心力衰竭或糖尿病患者,接受依普利酮(靶剂量 50mg/d)或安慰剂联合常规应用的心脏药物治疗。总体死亡率、心血管病死率和心脏性住院均有明显的降低。

血糖控制

尽管高血糖和 AMI 后不良预后相关,但目前仍不明了强化血糖控制是否和预后改善相关。因此,治疗>180mg/dl 的高血糖是推荐的,与此同时要避免低血糖。

钙通道阻断药

对 β 受体阻断药无效或禁忌(如气管痉挛性疾病)、无 CHF、LV 功能不全或 AV 阻滞的患者给予维拉帕米或地尔硫草来缓解 STEMI 后持续性缺血或控制 AF 或心房动扑导致的快速性室性反应是合理的。但目前尚无数据提示这些药物能降低心脏事件。通常情况下,尼非地平(快速释放型)由于其应用相关的交感激活反射、心动过速和低血压,在治疗 STEMI 时是禁忌的。

血流动力学障碍

血流动力学评估

在发展性加重的 CHF 或低血压患者中应用肺动脉导管测定血流动力学可允许早期诊断休克前状态,可积极应用药物支持来预防心源性休克的发生。在对心源性休克患者进行 PCI 治疗之前,心脏介入医生应当插入肺动脉导管来最大化患者的血流动力学状态及诊断未被发现的机械性并发症。再灌注治疗后,肺动脉导管可以用来在血流动力学不稳定患者顿抑心肌恢复期指导利尿药、正性肌力药物和血管加压药物的使用。尽管没有随机研究证明血流动力学监测可以改变 STEMI 患者的临床预后,但有预期表明缺血心肌再灌注后相应的监测措施对改善预后可能是需要的。

肺动脉导管术的并发症包括室性心动过速(操作过程中)、肺动脉出血或梗死,以及一过性右束支传导阻滞,后者对已有 LBBB 的患者可能导致心脏阻滞。若患者对其他干预反应快或预期治疗无效,则不应当置入肺动脉导管。不再需要治疗监测或 4~5d 后,应当迅速撤除导管,因为存在感染的风险。

低血压

低容量、心律失常、RV 或 LV 衰竭、MI 的机械性并发症、败血症或肺动脉栓塞等重叠并发症可导致低血压(收缩 BP<90mmHg 或平均压低于之前 30mmHg)。低容量经常发生,可能由摄入不足、出汗、呕吐、过度利尿、过度适用血管扩张药或外周血管扩张异常反射造成。随着介入性操作、溶栓、抗血小板和抗凝血药物的使用,出血正成为一个增长中的问题。因此,对于无临床容量超负荷证据的患者,快速的容量补充是所有患者初始治疗的推荐(图 10-10)。持续性低血压应当进行心脏超声检查来确定心脏解剖,并进行血红蛋白测定。纠正或控制心律失常或传导异常经常可逆转低血压。心脏收缩力衰竭的患者需要使用血管加压药和正性肌力药物。显著的低血压可能需要应用多巴胺或去甲肾上腺素。与去甲肾上腺素相比,使用多巴胺时会产生更多的心律失常事件。一旦动脉血压恢复到至少 90mmHg 以上,可同时 IV 给予多巴酚丁胺以期减低多巴胺的输注速度。另外,应当考虑启用 IABP 反搏或置入 LV 辅助装置。

低输出状态

在循环崩溃之前可能会伴有血压正常的休克前低灌注状态,但临床可表现出肢端湿冷、发绀、少尿或精神抑制。院内病死率高,因此对这类患者应当积极诊断及治疗,就像对待心源性休克一样(图 10-11)。输注多巴酚丁胺是初始的药物干预。若低血压持续、为改善冠状动脉灌注可能需要使用 IABP 治疗或 LV 辅助装置。若血压允许,应当加用减少后负荷的药物以降低心脏工作和肺充血。无论是 PCI 或 CABG 对缺血心肌进行冠状动脉血运重建已显示可降低心源性休克患者的病死率,对适合的患者这是强烈推荐的。同样的,室间隔破裂、乳头肌断裂或心脏压塞的患者也可从紧急外科修补中获益。

肺充血

急性冠状动脉阻塞后 LV 充盈压可快速上升。这可快速导致液体从血管间隙重新分配到肺间质和肺泡中。肺水肿的病因学(收缩功能、舒张功能、二尖瓣反流或室间隔破裂)应当应用二维超声的多普勒功能进行快速评估。肺充血增加死亡和肺水肿的风险,即便在再灌注治疗流行时期也与 30d 死亡率增加（20%～40%）相关。

应当进行氧气补给来维持动脉血氧饱和度＞90%。治疗包括应用急性降低前负荷的药物-硝酸酯类、吗啡和利尿药（图 10-10），以及避免急性期给予负性肌力药物（如 β 受体阻滞药、钙通道拮抗药）。一次性注射 10～20μg 硝酸甘油，随后 10μg/min 静脉滴注，每 5～10min 增加 5～10μg/min，直到呼吸困难缓解、平均动脉在血压正常患者降低 10% 或高血压患者降低 30% 或心率增加＞10/min。高容量患者应当启用低至中剂量的襻利尿药（呋塞米、托拉塞米或布美他尼）。

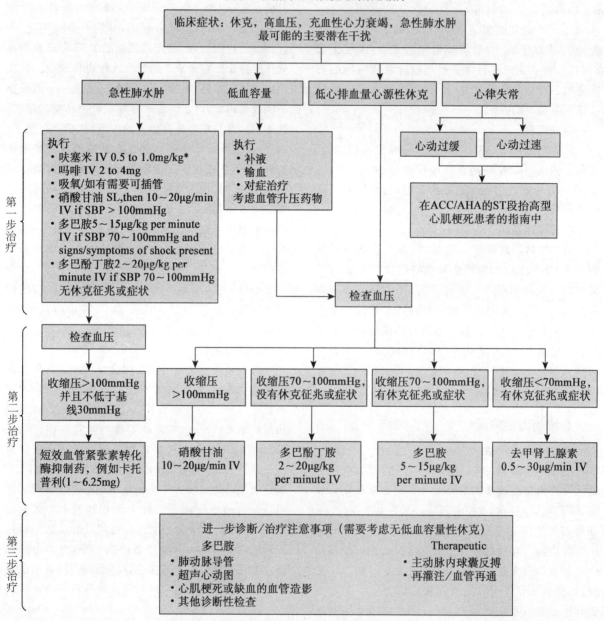

图 10-10　复杂 STEMI 的紧急治疗

患者伴有心源性休克、急性肺水肿或两者皆有的紧急治疗如图所示。＊呋塞米＜0.5 mg/kg 用于没有血容量不足的新发急性肺水肿；1mg/kg 用于急性或慢性容量超负荷，肾功能不全。重组人脑钠肽在 STEMI 患者中的研究尚不充分。可以联合使用药物（如多巴酚丁胺和多巴胺）。ACC. 美国心脏病学会；ACE. 血管紧张素转化酶；AHA. 美国心脏协会；BP. 血压；IV. 静脉注射；MI. 心肌梗死；SBP. 收缩压；SL. 舌下含服

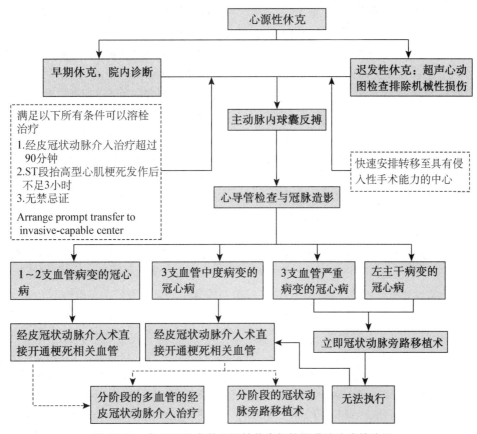

图 10-11　当 STEMI 合并心源性休克初始再灌注治疗的建议

　　PCI/CABG 早期机械再通作为Ⅰ类建议理想对象是：年龄＜75 岁，伴 ST 段抬高或左束支传导阻滞从 STEMI 进展为休克＜36h 或再血管化能在 18h 内进行的休克患者；作为Ⅱ类推荐：相同标准的，年龄≥75 岁的患者。85％的休克病例是在 STEMI 初始治疗之后被诊断的，但是大多数患者的休克发生在 24h 内。当患者需要进一步行侵入性治疗，而其休克不能通过药物治疗迅速逆转时。主动脉内球囊反搏可推荐作为稳定化措施。虚线表示具有特定指征的患者才需执行手术。CAD. 冠状动脉疾病；IRA. 梗死相关动脉

　　血压正常或高血压患者应当早期接受口服 ACE 抑制药治疗，倾向于选用短效制剂如卡托普利，从 1～6mg 开始。若患者耐受，剂量可逐步双倍递增，直至每 8h 应用 25～50mg，随后可替换成长效制剂。MI 就诊时合并 CHF 的患者，在 3～10d 开始接受雷米普利治疗可显著降低 30d 死亡率。因此，若因血压限制了血管扩张药使用时更应考虑应用 ACE 抑制药。IV 应用硝普钠可大幅降低后负荷和前负荷，但其应用可导致冠状动脉窃血发生。洋地黄类在治疗 STEMI 并发的肺水肿中没有作用，除非患者存在快室率 AF。

　　依普利酮（Eplerenone），一种醛固酮拮抗药，在 MI 后伴有充血性心力衰竭及 LVEF 低于 40％的患者 3～14d 应用可预防死亡和再次住院。螺内酯在包括陈旧性 MI 在内的慢性 CHF 患者中可改善生存率，而且是普遍性的。

　　与在肺水肿期间应避免使用 β 受体阻滞药相反，后者在出院前是心脏事件二级预防中强烈推荐的。其初始剂量及递增速度应当根据临床心力衰竭状态及 LVEF。

　　可能需要机械性通气。当出现难治性肺充血时，考虑应用机械性支持可能是合理的。GUSTO Ⅱb（global use of strategies to open occluded coronary arteries in acute coronary syndromes）试验和心肌梗死国家注册研究分析表明，与溶栓治疗相比，PCI 治疗对 CHF 患者有显著的获益。应当在住院期并发晚期 CHF 的患者中进行冠状动脉造影和基于解剖情况的血运重建治疗。

心源性休克

　　就诊至医院的心源性休克的 STEMI 患者低于 1％，约 7％的患者入院后会发生休克。出现全身低灌注的临床证据，伴有至少 30min 的收缩期 BP＜

90mmHg(或需要支持措施来维持收缩期 BP＞90mmHg)、心脏指数低于 2.2 L/(min·m²)及肺毛细血管嵌压至少 15mmHg 是心源性休克的有效定义。

75％的患者其心源性休克的原因是广泛的 LV 功能不全。其他原因包括急性严重的 MR、室间隔破裂、亚急性游离壁破裂伴随心脏压塞及右心室梗死。主动脉夹层和出血性休克可产生类似心源性休克的表现，必须加以排除。应当应用彩色多普勒心脏超声来明确休克的发生原因。

继发于心肌缺血和梗死的心源性休克患者应当尽快复苏治疗。恢复窦性节律，充分通气，纠正酸中毒为主的紊乱及应用正性肌力药物和血管加压药治疗来支持组织灌注，这些均是非常重要的干预措施。除非认为进一步干预无效(图 10-11)，患者应当接受再灌注治疗。但心源性休克患者溶栓治疗的再灌注率由于低心脏输出而减低，其改善生存率的效果不得而知。与之相反，超过 20 个观察性研究建议应用 PCI 或 CABG 进行再灌注治疗可改善生存率。

SHOCK(should we emergently revascularize occluded coronaries for cardiogenic shock)试验及注册和 SMASH(swiss multicenter trial of angioplasty for shock)试验结果证实了急性 MI 并发心源性休克的合适者应当接受冠状动脉造影及紧急的血运重建治疗，除非存在禁忌证。后者包括存在其他缩短生命的疾病、已知其冠状动脉解剖不适合血运重建治疗、缺氧性脑损害，以及进一步治疗不能显示价值的那部分患者。

三支血管病变(60％)和左主干病变(20％)在 STEMI 并发休克患者中常见。SHOCK 试验的紧急血运重建组患者中，60％接受 PCI，40％接受 CABG 治疗。30d 死亡率分别为 45％和 42％，但 CABG 治疗组患者冠状动脉病变的严重程度更高，且合并糖尿病的患者比例是 PCI 组的 2 倍。PCI 组中三支病变患者的院内病死率达 69％。虽然 CABG 是一些的治疗选项，但多数患者其梗死动脉应用 PCI 进行治疗。存活下来的多支病变患者可后续考虑接受额外的 PCI 或 CABG 治疗来获得更多的完全血运重建率。

SHOCK 试验中唯一未能从治疗中获益的亚组为 56 例年龄 75 岁及以上的患者。然而，通过分析 SHOCK 试验注册中 44 例老年患者发现，相比其他 233 例未接受血运重建治疗的患者，早期的血运重建治疗得到了明显更低的病死率(48％ vs.81％，P＝0.000 2)。其他报道也同样支持在 STEMI 并发心源性休克的老年选择性患者应用 P-PCI 治疗，因此

单纯年龄因素不应当作为选择患者接受心导管诊治的排除因素。

溶栓治疗应当在那些非早期血运重建治疗合适患者及无溶栓治疗禁忌患者中应用。就诊于无血运重建能力医院的患者应当转运到有能力的医院。转运前置入 IABP 可帮助稳定患者。若患者休克出现在 MI 发生 3～6h，且预计转运或介入治疗可能出现延迟，可开始对患者进行溶栓治疗及 IABP 反搏支持。

右心室梗死(RV)

尽管仅 10％～15％临床显著的 RV 梗死出现经典的血流动力学异常，RV 缺血最多可出现在 50％的下壁 STEMI 的患者中。这些患者代表着死亡率达 25％～35％的高危亚组。在 SHOCK 试验注册中，具有显著右心室梗死和心源性休克的患者与左心室休克的患者的死亡率相似(53％ vs.61％)。

右冠状动脉通常供应大部分的右心室心肌，该血管近右心室分支的闭塞会导致右心室缺血。经过数周至数月，大多数患者显示有正常右心室功能的恢复，表明发生的是 RV 抑顿，而非不可逆性坏死。该现象的病理生理机制包括，右心室心肌质量比左心室更低，所以对氧需求更低，在舒张期和收缩期都有冠状动脉灌注，以及因为右心室具有更广泛的侧支供应所以比左心室氧气供应更有利。

右心室功能障碍的程度，周围心包的抑制效应，以及与共享室间隔有关的空间依赖决定了右心室缺血的血流动力学效应。缺血的右心室扩大，因为心包的约束力，心包压力会越来越大。因此，右心室收缩压和输出量降低，左心室前负荷降低，左心室舒张末期内径和每搏量降低，室间隔向左心室移位。右心房和左心房间压力梯度，成为肺灌注的重要力量。降低前负荷的因素(容量不足、利尿药、吗啡、硝酸酯类)或者降低右心房的收缩(心房梗死、房室同步缺失、心房颤动)，或增加右心室后负荷的因素(左心室功能不全)，对血流动力学会有巨大的不利影响。异常的室间隔运动，像活塞一样凸入右心室，对产生收缩力很重要的，其增加了肺的灌注。同时发生的室间隔梗死，可能会导致这种代偿机制受损。

所有的下壁 STEMI 患者都应该评估可能存在的右心室缺血或梗死。由低血压，肺野清晰和颈静脉压力增高组成的临床三联征在即将发生心肌梗死背景下是特异的，但是灵敏度＜25％。单独出现的颈静脉怒张或存在 Kussmaul 征(吸气时颈静脉扩张)，两者都是灵敏且特异的除外患者容量衰竭。所有的下壁 STEMI 患者在入院时，都应当用右侧心电图记录以

甄别右心室心肌梗死（图 10-12）。在 V_1 导联和右胸导联 V_{4R} 上显示 1mm 的 ST 段抬高，是右心室缺血患者最具预测力的 ECG 结果，但是可能会在症状发作后的 10h 消失。超声心动图能够显示右心室扩大及运动失调或室、房间隔运动异常。当持续性低氧对吸氧没有反应时，应考虑有通过未闭卵圆孔的右向左分流的可能。可用彩色血流多普勒检查证明。肺动脉导管可有助于诊断右心室缺血或梗死。右心房压力达到 10mmHg 或更高且大于肺动脉楔压的 80% 是一个相对灵敏和特异的结果。

临床表现：
　　休克伴有肺野清晰，颈静脉压增高，
　　Kussmual征阳性

血流动力学：
　　右心房压力增高（由于右心室舒张受损，三尖瓣
　　开放后左心房压力高，形成明显的"y-descent"）
　　右室导联的平方根征

心电图：
　　右侧导联ST段抬高

超声：
　　右心室功能降低

管理：
　　维持右心室前负荷
　　降低右心室后负荷（肺动脉–肺毛细血管）
　　恢复方式同步
　　强心剂
　　再灌注

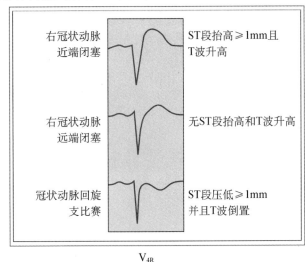

V_{4R}

图 10-12　右心室梗死的心电图追踪

AV. 房室的；ECG. 心电图；JVP. 颈静脉压；PA. 肺动脉；PCW. 肺毛细血管楔压；RA. 右心房；RV. 右心室

左侧图标注：
右冠状动脉近端闭塞 —— ST段抬高≥1mm且T波升高
右冠状动脉远端闭塞 —— 无ST段抬高和T波升高
冠状动脉回旋支比赛 —— ST段压低≥1mm并且T波倒置

成功的再灌注治疗能够预防或扭转右心室心肌梗死的血流动力学并发症。PCI 对于低血压或休克患者特别有效，因为成功灌注快速解决了右心室缺血功能不全。右心室缺血功能不全患者的内科治疗与左室功能不全的管理不同，而且往往截然相反。第一目标是维持右心室前负荷，硝酸酯类、吗啡、利尿药是治疗左心室心肌梗死常规使用的药物，但是应该避免使用于右心室心肌梗死患者，因为它们可降低右室前负荷、心排血量及血压。用生理盐水维持容量负荷可以改善心排血量和血压，但不应过量，因为右心室扩张会将室间隔移至左心室，降低左心室输出。第二目标是使用多巴酚丁胺向缺血右心室提供正性肌力支持。第三目标是维持双室的同步性。高度房室传导阻滞可发生在多达 50% 的患者中。当心室独自起搏不成功时，房室顺序起搏可恢复正常血压。心房颤动可发生在多达 1/3 患者，如果存在血流动力学的损害，应电复律治疗。第四目标是在左心室力衰竭的背景下降低右心室后负荷，可以使用肺血管扩张药来达到。

机械性并发症

二尖瓣反流

STEMI 后，具有轻度二尖瓣反流的患者比没有反流者预后更差。严重的二尖瓣反流可能是由于后乳头肌梗死或者是继发于广泛的坏死（表 10-5）。最初的管理应包括降低后负荷，可及的 IABP 或 LV 辅助装置。如果二尖瓣反流经数天后没有改善或是因为关键的冠状动脉解剖或进行性缺血而需要手术的，应当行经食管超声心动图来帮助确定适用于瓣膜置换术或瓣环成形术。对于中重度缺血性 MR 患者，二尖瓣手术通常是瓣环成形术，应当与 CABG 同时进行。

肺水肿和心源性休克的存在表明急性乳头肌断裂的可能。如果急性乳头肌断裂经心超证实，应采取紧急手术，因为拖延会增加心肌进一步损伤，其他器官的损伤及死亡的风险。此类患者应当通过降低后负荷、正性肌力药物支持及 IABP 来维持稳定，而且应当在外科手术之前行冠状动脉造影。在 SHOCK 试验注册中，8% 的休克患者表现出更严重的 MR 及高达 55% 的医院整体病死率。与手术治疗 40% 的病死率相比，内科治疗的病死率为 71%。

表 10-5　室间隔破裂、心室游离壁破裂、乳头肌断裂的特征

特征	室间隔破裂	心室游离壁破裂	乳头肌断裂
发生率	无再灌注治疗 1%～3%,溶栓治疗 0.2%～0.34%,心源性休克 3.9%	0.8%～6.2%;溶栓治疗未降低风险;直接 PTCA 似乎降低了风险	约 1%（后乳头肌比前乳头肌更常发生）
时程	双峰峰值;24h 内 和 3～5d;全距,1～14d	双峰峰值;24h 内 和 3～5d;全距,1～14d	双峰峰值;24h 内 和 3～5d;全距,1～14d
临床表现	胸痛,气促,低血压	心绞痛,胸膜炎或心包胸痛;晕厥;低血压;心律失常;恶心;躁动不安;猝死	突发气促和肺水肿;低血压
体检发现	粗糙的全收缩期杂音,震颤(+),S_3,第 2 心音增强,肺水肿,RV 和 LV 衰竭,心源性休克	JVD（29% 的患者）,奇脉（47%）,电机械分离,心源性休克	一些病例有柔和杂音,无震颤,RV 超负荷的不同体征,严重肺水肿,心源性休克
超声心动图发现	室间隔破裂,多普勒彩超可见通过室间隔的左向右分流,RV 超负荷图像	>5mm 心包积液（不是所有病例）;分层,心包内高回声（血凝块）;直接见到裂缝,压塞表现	左心室过度收缩,乳头肌或腱索撕裂,连枷状瓣叶,多普勒彩超可见严重二尖瓣反流
右心导管检查	从 RA 到 RV 氧饱和度增加,大 V 波*	心室造影迟钝,典型的压塞症状不一定总是出现（在心腔中舒张压均等化）	从 RA 到 RV 氧饱和度不增加,大 V 波,* PCWP 非常高

JVD. 颈静脉扩张;LV. 左心室;PTCA. 经皮冠状动脉成形术;RA. 右心房;RV. 右心室。
* 大 V 波见于肺毛细血管楔压

室间隔破裂

在及时再灌注时期,急性室间隔破裂的发生率有所下降。其诊断可以通过彩色血流多普勒超声心动图或从右心房到肺动脉的血氧饱和度增加来证实（表 10-5）。与急性重度 MR 类似,其管理包括正性肌力药物和血管扩张药的治疗、主动脉内球囊反搏、立即手术修复。通常手术涉及所有坏死组织的切除、补片修补间隔破裂及 CABG。在 GUSTO-1 试验中,手术治疗和内科治疗室间隔破裂的患者,病死率分别为 47% 和 94%。在 SHOCK 试验注册中注册的具有心源性休克的患者,手术治疗和内科治疗的病死率分别为 81% 和 96%。经皮室间隔缺损封堵是一种比外科手术更微创的选择。室间隔缺损采用该技术,即使是部分的封闭也能稳定受到严重损害的患者,并且可作为手术的桥梁。因此,如有可能,在休克发生之前,血流动力学稳定的患者应当接受紧急手术或经皮室间隔缺损封堵。还需要进一步的多中心随机试验来鉴别哪些患者最适合外科手术或介入封堵。

左心室游离壁破裂

心脏破裂发生在 1%～6% 的患者中,占医院内病死率的 15%（表 10-5）。早期再灌注和侧支循环的存在降低了游离壁破裂的风险。危险因素包括高龄、女性、首次心肌梗死,大面积梗死,以及在出现症状 14h 之后的溶栓治疗。许多患者因不可逆的电机械分离而迅速死亡,其他患者发展为低血压和心脏压塞。通过超声心动图可以快速获得心脏压塞和假性动脉瘤的诊断。建议快速补充血容量并转移至非心导管手术室进行紧急手术,外科手术病死率约为 60%。

左心室室壁瘤和左心室血栓

左心室室壁瘤的形成通常与左前降支动脉闭塞和大面积梗死有关。临床并发症包括心绞痛、充血性心力衰竭、血栓栓塞及室性心律失常。成功的再灌注治疗降低了室壁瘤发生的风险。外科手术较少需要,一般用于控制常规治疗无效的心力衰竭或顽固性室性心律失常。

外科方法包括折叠、切除与线性修复及使用心室内补片进行心室重建来维持更佳的生理功能。LV 大小和功能决定了预后。外科病死率为 3%～7%。附壁血栓引起的全身性栓塞通常发生在 STEMI 发生后的最初几天。几项研究的 Meta 分析表明,全身性抗凝治疗似乎减少栓塞的风险。由于大多数栓塞事件发生在 STEMI 后的前 3 个月,华法林可以限定在这段时间使用。

机械支持装置

主动脉内球囊反搏（IABP）提高舒张冠状动脉的血流量并通过降低后负荷减少心肌工作。其适用于其他干预措施无效的低血压患者（收缩压＜90mmHg 或比原先平均动脉压 30mmHg），低排血量综合征或心源性休克。IABP 同样有助于反复出现的缺血型胸闷，有血流动力学不稳定的迹象，LV 功能不佳，或大面积心肌处于危险中的患者在心导管检查和可能的再血管化时保持稳定。IABP 对于管理顽固性多形性室性心动过速或顽固性充血性心力衰竭也可能是一个合理的干预手段。新型经皮左心室辅助装置现在可以帮助心源性休克的患者。一些小型试验已经测试了这些装置，结果显示血流动力学有改善但病死率没有改变。如果 IABP 未能改善心源性休克患者的血流动力学，则应当合理的使用这些装置。幸存者可成为择期心脏移植的候选者。

心律失常

缓慢性心律失常

缓慢性心律失常可能是由于过度刺激迷走传入神经受体，导致胆碱能兴奋或是传导组织的缺血性损伤。窦性心动过缓常见，尤其在下壁 STEMI 的最初几小时，有右冠状动脉的再灌注（bezold-Jarisch 反射），或者是使用了 β 受体阻滞药或钙拮抗药的药物治疗后。心室间的传导延迟已在 10%～20% 患者中被报道，有 6%～14% 的患者会发展为心脏传导阻滞（表 10-6）。两者都与死亡风险增加相关，因为它们一般涉及更大的缺血/梗死区域。

表 10-6　急性心肌梗死房室传导障碍的特点

特点	房室传导障碍的位置	
	近端	远端
阻滞部位	结内	结下
梗死部位	后下壁	前间壁
血供损害	90% RCA，10% LCx	LAD 的间隔穿支
发病机制	缺血，坏死，细胞肿胀，过度的副交感神经激活	缺血，坏死，细胞肿胀
房室结阻滞的主要类型	一度（PR＞200ms），莫氏 I 型二度	莫氏 II 型二度
三度房室传导阻滞的共同特点或三度阻滞后的逸搏	一～二度，莫氏 I 型图形	三度
定位	近端传导系统（希氏束）	远端传导系统（束支）
QRS 宽度	＜0.12s*	＞0.12s*
逸搏心律的心率	45～60/min，但可能低至 30/min	通常＜30/min
逸搏心律的稳定性	心率通常稳定；心脏停搏罕见	心率通常不稳定，有中重度的心室停搏风险
高度房室传导阻滞的时间	通常短暂（2～3d）	通常短暂，但是一些形式的房室传导障碍和（或）心室内缺陷可能持续
相关的死亡率	低，除非与低血压和（或）充血性心力衰竭有关联	高，因为广泛的梗死与动力衰竭和室性心律失常有关联
起搏器治疗		
临时	很少需要；与左心室动力衰竭相关的心动过缓，晕厥或心绞痛可以考虑	适用于前间壁心肌梗死和急性双束支传导阻滞的患者
永久	几乎不适用，因为传导缺陷通常是暂时的	适用于高度房室传导阻滞伴希氏束-浦肯野系统阻滞和短期进展性房室传导阻滞及相关束支阻滞的患者

LAD. 左前降支；LCx. 左回旋支；RCA. 右冠状动脉

* 一些研究表明，下壁心肌梗死的高度房室传导阻滞后的宽大 QRS 逸搏心律（＞0.12s）与较差的预后有关

症状性莫氏Ⅰ型房室传导阻滞,症状性窦性心动过缓,窦性停搏>3s,以及窦缓心率<40/min且与低血压相关或有全身血流动力学损害迹象应当静脉推注阿托品0.6~1.0mg。不推荐异丙肾上腺素和氨茶碱,因为它们致心律失常且使心肌耗氧量增加。胰高血糖素已经被用于治疗中毒剂量的β受体阻滞药和钙通道阻滞药引起的心动过缓。如果心动过缓是持续性的,且阿托品已达最大剂量(2mg),应当使用经皮或经静脉的临时起搏器。当发生的是结下的房室传导阻滞,阿托品可增加窦率而对结下传导没有影响,所以有效传导比率会降低,心室率降低。因此,应当使用临时起搏器而不是药物治疗。

心室停搏可能是由窦房结起搏的功能衰竭或完全性心传导阻滞的发展所引起,同时伴有通常的潜在心房、交界区或心室逸搏机制的衰竭。该急性事件的处理需要及时建立胸外按压、阿托品、血管加压素(40 IU)、肾上腺素及经皮起搏。解决根本病因并且停止使用电活动抑制药物非常重要。

窦房结功能不全或莫氏Ⅰ型二度房室传导阻滞应该推迟数日再决定置入永久起搏器,因为传导异常通常能解决且不影响长期预后。永久心室起搏适应证为永久性二度或三度房室传导阻滞,与双侧束支传导阻滞相关的短暂二度或三度结下房室传导阻滞。有永久性心房颤动或心房扑动的患者应当置入心室起搏系统。有窦性心律的患者应当置入永久性双腔起搏器。心力衰竭患者是再同步化治疗进行双心室起搏的理想对象。有严重左心室功能不全且有置入永久起搏器指征的患者应当评估置入式复律除颤器(ICD)适应证。

室上性心律失常

心房颤动发生在多达20%的高危亚组患者中。心房颤动和心房扑动的诱因包括交感神经过度兴奋,左心室或右心室功能不全引起的心房牵张,回旋支或右冠状动脉病变引起的心房梗死、心包炎、低血钾、潜在的慢性肺疾病及缺氧。心房颤动预示着更差的院内和长期的结局。有阵发性心房颤动的(1.7%)患者比无心房颤动(0.6%)患者全身性栓塞发生率更高,其中50%的栓塞事件发生在住院的第1天,>90%发生在前4天。有心房颤动或心房扑动的患者必须考虑电复律、心率控制及抗凝治疗。

如果患者有持续的缺血性疼痛或因心动过速、低血压、心力衰竭而不稳定者,应当进行同步电复律治疗。在电击之前应当进行简单的一般性麻醉或清醒镇静,开始的单相电击心房颤动选择200J,心房扑动选择50J。如需要连续电击,可以以100J为增量递增。两次连续电击的间隙不应该小于1min以避免心肌损伤。

心率控制可通过静脉注射β受体阻滞药,或持续2min静脉注射地尔硫䓬[20mg(0.25mg/kg)]之后再以10mg/h的速度输注,或静脉注射维拉帕米(2.5~10mg持续2min;15~30min之后可重复1次)来实现。如果因充血性心力衰竭或严重的肺疾病禁忌使用以上药物,胺碘酮有效且耐受性好。如需抗凝,可选择普通肝素或低分子量肝素。

折返性阵发性室上速,因其快速心率,应当按以下顺序治疗:颈动脉窦按摩,静脉注射腺苷(6mg持续1~2s;如果没有反应,12mg持续1~2s),静脉注射β受体阻滞药,静脉注射地尔硫䓬及静脉注射地高辛。阵发性室上速和心房扑动都可以通过心房调搏而终止。

室性心律失常

室性心动过速的机制包括跨膜静息电位的丢失,因梗死与非缺血组织之间的边缘区不应期离散引起的折返机制及自律性增强病灶的发展。再灌注心律失常涉及冲刷出了有毒代谢产物和各种离子,如乳酸和钾离子。重要的促成因素包括肾上腺素能紧张度的增加、低血钾、低血镁、细胞内高钙、酸中毒、脂肪分解产生游离脂肪酸及缺血心肌再灌注产生的自由基。

孤立性的室性期前收缩、联律、非持续性心室过速及加速性室性自主心律的治疗尚未表明。应当使电解质和pH维持正常。大多数的室性心动过速和心室颤动发作发生在STEMI后的48h内。持续性的室性心动过速或心室颤动发生在STEMI的48h后,可表示存在心律失常的基质,值得通过电生理检查进一步评估。

心率低于150/min的持续性室性心动过速通常不需要立即复律,除非出现了血流动力学障碍。持续性单形室速不伴心绞痛,肺水肿或低血压(BP<90mmHg)者应当用胺碘酮150mg持续10min输注(替代剂量,5mg/kg),根据需要每10~15min重复150mg。另一种方法是360mg持续6h(1mg/min)输注,然后540mg持续,在之后的18h(0.5mg/min)输注。总累积剂量,包括心搏骤停期间提供额外的剂量不能超过2.2g/24h。普鲁卡因胺药丸或输注是另一种选择。也可行从单相能50J开始的同步电复律治疗。持续性室性心动过速(>30s或造成血流动力学塌陷)应当立即用200J同步电击治疗,如果首次电击无效,可以增加能量。

持续性多形性室速应当视为与心室颤动类似,并且用200J开始的非同步电复律处理。未控制的缺血或交感神经过度紧张最佳的治疗方式是静脉注射β受体阻滞药、IABP或急诊再血管化。可能需要静脉注射镁以使血清镁>2.0mg/dl及血清钾水平应>4.0mEq/dl。如果患者心率低于60/min或有长QTc间歇,可置入更高频率的临时起搏器。

原发性心室颤动在>75岁的患者中更常见且在STEMI后的前4h发生率最高(3%~5%)。当前早期的治疗干预似乎降低了原发性心室颤动的发生率,病死率也似乎正在下降。原发性心室颤动增加了院内病死率而非幸存者的长期预后。当前数据不支持预防性抗心律失常治疗。然而,静脉注射β受体阻滞药及维持血钾和血镁的正常水平,可能降低

原发性心室颤动的风险。心室颤动或无脉性室性心动过速应当用初始单相电击能量为200J的非同步电击治疗。如有需要,可按200J、300J及360J逐渐增加。对于不易通过电除颤复律的心室颤动患者血管加压素40U静脉推注可替代肾上腺素1mg。电击难以治疗的心室颤动或无脉性室速可用胺碘酮(300mg或5mg/kg,静脉推注)随后重复非同步电击。

ICD适用于STEMI超过48h之后的心室颤动或持续性室速患者(图10-13)。预防性ICD置入同样适用于STEMI至少40d后及冠状动脉再通3个月后LVEF减少(≤30%)的患者。对于LVEF为31%~40%且有非持续性室性心动过速证据的患者,适用于进行电生理检查来确定是否需要置入ICD。如果发现有诱导的心室颤动或室性心动过速,则ICD是适用的。

ST段抬高型心肌梗死后ICD置入
ST段抬高型心肌梗死后至少40d
ST段抬高型心肌梗死后48h没有自发的室速或室颤

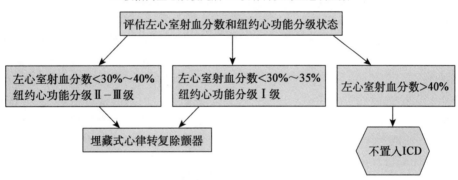

图10-13 需要置入ICD的评估流程

合适治疗方法的选择是基于测量左心室射血分数及评估NYHA心功能分级。STEMI后至少40d,患者具有左心室功能下降,满足以下条件的,推荐置入ICD。LVEF低于30%~40%且NYHA Ⅱ~Ⅲ;或LVEF低于30%~35%且NYHA I。左心室功能正常的患者(LVEF>40%)不需要置入ICD不考虑NYHA心功能分级。所有的患者在STEMI后都接受了药物治疗。VF. 心室颤动;VT. 室性心动过速

胸痛复发

再发缺血或梗死

胸痛类似于最初的缺血性胸部不适,可发生在住院期间休息或有限的活动时。这与CK-MB的再次升高,ST段压低或抬高,或假性正常化的倒置T波可能有关或无关。再梗死发生在4%~5%溶栓治疗并使用阿司匹林后的患者。诊断应当基于严重缺血性胸痛的复发,最少持续30min,复发ST段抬高,CK-MB再次升高至超过正常值的上限或至少超过之前数值的50%。并发症包括充血性心力衰竭、心源性休克、心律失常、心搏骤停及死亡。溶栓治疗后再发心肌梗死增加了死亡的风险,但是大多数死亡发生在院内,住院期间至2年后,死亡风险几乎没有额外增加。

硝酸酯类和β受体阻滞药治疗应当最优化,并且应当实现抗凝治疗。再发缺血的次要原因(心力衰竭控制不佳、贫血及心律失常)应当纠正。冠状动脉造影可以明确胸痛原因并且如有需要,有助于PCI或CABG。如果患者血管未能再通或冠状动脉造影和PCI不能迅速实施,再次施行溶栓治疗是合理的。

心包炎

心包炎可并发于透壁性STEMI,并且与大面积

心肌梗死、低 LVEF、CHF 发生率增加相关。心包炎可在 STEMI 长达数周后出现,且易与再发相混淆。然而,心包性疼痛通常是胸膜炎性的和(或)有定位性且可放射到左肩、肩胛骨或斜方肌。听诊发现呈三相(心房收缩-心室收缩-心室舒张一致)的摩擦音可以诊断心包炎。心电图可显示 J 点抬高,ST 段凹面向上抬高,PR 压低。超声心动图少量心包积液不能作为心包炎的诊断。在这个再灌注时代,心包炎的发病率已经下降;Dressler 综合征(心肌梗死后综合征),一种自身免疫性心脏炎,也已非常罕见。

阿司匹林(160～325mg/d)是可供选择的治疗方法,但可能需要大剂量(650mg,每 4～6h 1 次)治疗。如果病情没被阿司匹林控制,可以口服秋水仙碱 0.6mg,每 12h 1 次或口服对乙酰氨基酚 500mg。不应使用 NSAIDs,因为它们能够降低阿司匹林的效力且增加了心肌瘢痕变薄和梗死扩展的风险。除非作为最后的手段,否则不应使用糖皮质激素,因为其与瘢痕变薄和心肌破裂有关。抗栓治疗通常可以安全地继续,但是需要对扩大的心包积液和血流动力学不稳定的迹象加强警惕。

其他并发症

缺血性卒中

急性卒中并发于 0.75%～1.2% 的 STEMI 患者,且病死率>40%。既往卒中、高血压、老年人、EF 降低、多个溃疡性斑块及心房颤动是 STEMI 后栓塞性卒中的主要危险因素。STEMI 后栓塞性卒中源自左心室血栓或具有心房颤动背景下的左心房,甚至发生在接受溶栓治疗的患者。大部分的缺血性脑梗死发生在超过溶栓治疗后 48h。风险最高的时期是 STEMI 后的第一个 28d,但风险升高最少长达 1 年。与脑出血相比,缺血性脑梗死患者表现出局部神经功能缺损更常见,意识下降更不常见。头痛、呕吐、昏迷更不常见。

评估和抗栓治疗的流程图见图 10-14。当出现突然发作的局灶性神经功能缺损,初始 CT 出血或肿块效应阴性,以及无严重代谢障碍、癫痫、自身免疫疾病或肿瘤时,可以推断为缺血性脑功能障碍。建议请神经科会诊商讨神经血管的评估和管理问题。缺血性脑损伤的定位和性质应当通过重复 CT 或磁共振扫描确定。血管病变应当通过非侵入性技术评价,如颈动脉超声、经颅多普勒、磁共振血管成像、CT 血管成像或经食管超声心动图。对于颈动脉系统的症状和体征,应当找到狭窄 50% 以上的证据。

阿司匹林和氯吡格雷都降低了缺血性卒中的发生。具有心源性栓塞源的患者,例如,心房颤动,左心室附壁血栓或部分左心室心肌无运动应当接受中等强度的华法林抗凝治疗(INR:2～2.5),抗血小板治疗并使得出血性并发症的风险减到最小。通常,STEMI 伴左心室附壁血栓患者,应当接受 3 个月的华法林治疗。预先存在或持续性心房颤动的缺血性卒中患者需要终身使用华法林治疗。显著的颈动脉狭窄需要接受颈动脉内支架或颈动脉内膜剥脱术治疗。

深静脉血栓和肺栓塞

深静脉血栓形成和肺栓塞不常发生。对于无法走动的或具有高深静脉血栓形成风险的充血性心力衰竭患者,应当小剂量肝素预防,最好使用低分子肝素。大部分深静脉血栓形成患者或肺栓塞患者应当使用低分子肝素抗凝。华法林应当与低分子肝素同时开始使用,低分子肝素应持续使用至 INR 达到治疗范围 2～2.5。华法林应当针对各个患者的风险状况确定持续使用时间。

出血性并发症

并发于急性冠脉综合征的出血与再发心肌梗死、卒中及死亡相关。治疗再发心肌梗死有巨大的出血风险。危险因素包括年龄、出血史、肾功能不全、高血压及抗血栓药物的方案选择(框 10-5)。例如,在急性冠脉综合征中,比伐卢定比肝素加 GP Ⅱb/Ⅲa 受体抑制药更少引起出血,而在体重<60kg 或年龄>75 岁的患者中,普拉格雷与氯吡格雷相比增加了出血风险。

框 10-5　ACS 的出血危险因素

高龄(>75 岁)

女性

上消化道出血史

表现为 STEMI 或 non-STEMI (不稳定型心绞痛)

严重肾功能不全 (CrCl<30ml/min)

白细胞计数升高

贫血

纤溶治疗

侵入性治疗策略

抗血栓药物的不适当计量

比伐卢定单一治疗(保护性的)

ACS. 急性冠脉综合征;CrCl. 肌酐清除率;STEMI. ST 段抬高型心肌梗死

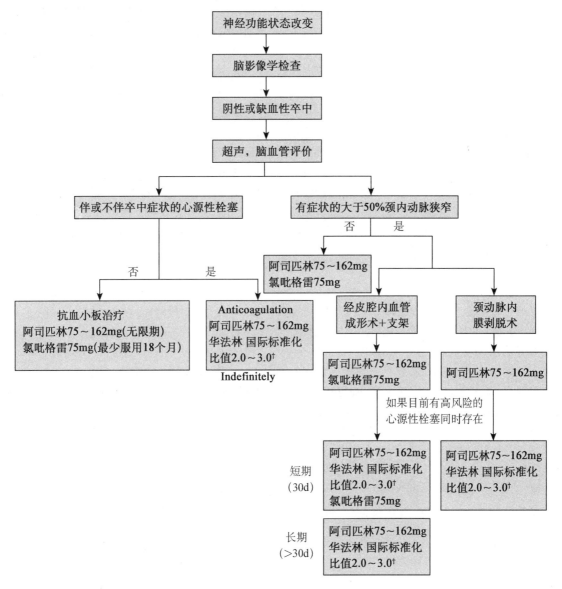

图 10-14　再灌注后缺血性卒中治疗的流程

抗栓治疗的每日剂量如图所示。* 严格控制国际标准化比值（INR）在 2.0～3.0 是可以接受的,但该范围的下端更可取。抗血小板治疗联合华法林对于＜75 岁,低出血风险患者且能可靠监测的患者是可行的。ASA. 阿司匹林;CEA. 颈动脉内膜剥脱术;PTA. 经皮腔内血管成形术（颈动脉）

　　为了使出血风险最小化,治疗方法的选择应考虑到患者具体的危险因素。例如,有颅内出血风险（老年、女性、卒中史、低体重）的患者,应当接受 PCI 而不是溶栓治疗。选择 BMSs 还是 DESs,可受到显著胃肠道出血史或近期大手术威胁的影响。应当每日服用阿司匹林 81mg。对于有心房颤动或心源性栓塞事件的患者或有机械性心脏瓣膜的患者,使用华法林时应当严格控制。围术期的出血风险可通过股动脉、桡动脉穿刺部位的细心护理,用比伐卢定替代肝素,以及血管封堵器的可能使用来最小化。术

后意外的低血压和心动过缓,腹膜后出血应引起怀疑。CT 或超声可以确诊。非手术治疗通常是足够的,如果非手术治疗失败,应请血管科会诊。输血的最佳阈值尚不明确,但血红蛋白＜8mg/dl 应当输血。

冠状动脉旁路移植手术

　　STEMI 后的手术会带来巨大风险,尤其是有 Q 波心肌梗死和左心室功能下降的不稳定患者。既往 CABG、女性、合并症及高龄等因素大大加重了这一

风险。有心肌梗死的机械并发症,例如室间隔破裂或乳头肌断裂;或进行性缺血其他内科治疗无效的患者,如有适合 CABG 的血管应当接受急诊手术。稳定的患者应当推迟手术 3～7d,以利于心肌的恢复。

应当尽可能地将乳内动脉移植到严重狭窄的左前降支,因为这样可获得更好的长期生存率。不稳定患者,主要是持续性心肌缺血的患者,在溶栓治疗不久后接受 CABG 有更高的手术死亡率(13%～17%)并且血液制品的使用量增加。冠状动脉解剖不适宜 PCI 的再发缺血患者应当考虑 CABG。体外循环主动脉阻断 CABG 当代标准的改进及麻醉管理和围术期护理的提高有利于降低病死率。以下情况的心肌梗死患者,选择 CABG 相对于内科治疗可提高生存率:①左主干狭窄;②左主干等效病变(左前降支近端或左回旋支近端显著的≥70% 狭窄);③三支病变,尤其是左心室功能下降;④两支病变伴左前降支近端显著狭窄,不适于 PCI,且 EF＜50% 或非侵入性检查显示明显缺血;⑤一支或两支病变,不适于 PCI,不伴左前降支狭窄但有大面积存活心肌处于危险状态以及处于无创性检查的高危标准。术前不应停止使用阿司匹林,但如有可能,氯吡格雷应停用5～7d,普拉格雷停用 7d,替卡格雷停用 5～7d 除非需要行紧急或急诊 CABG。停用依替巴肽或替罗非班 4h 后,血小板聚集性可恢复正常。如果手术是在接受阿昔单抗治疗的 24h 内,由于其长期效应,应当通过输注血小板来回复血小板功能。

危险分层

危险分层测试的目的是为了确定哪些患者再发缺血事件,充血性心力衰竭或猝死风险增加。重大管理决策包括安排患者接受心导管术(图 10-15)或放置 ICD(图 10-13)。

运动试验

运动试验可用于:①预测随后心脏事件的可能性;②建立心脏康复运动参数;③评估功能能力及患者在家中或工作中所能执行任务的能力;④评估复发胸痛;⑤评估患者目前治疗方案的效力。

已有两种方案被使用。如果患者没有心绞痛或心力衰竭的症状,并且运动试验前 48～72h 心电图基线稳定,低级别的运动试验似乎是安全的。当达到以下终点之一时,传统的次极量运动试验应当停止:最大心率达 120～130/min 或最大年龄预测的70%,最大工作级别达 5 代谢当量,轻度心绞痛或呼吸困难的临床或心电图终点,ST 段降低超过 2 mm,运动性低血压,或者 3 个及 3 个以上的室性期前收缩。第二个方案是在 STEMI 后数天至数周的低风险患者中进行的症状控制运动试验。尽管这将导致异常运动试验的频率增高,功能衰退患者在更高工作级别时发生的 ST 段降低的预后价值尚不明确。症状控制试验的结果可用于在心脏康复期间确立运动强度和目标心率。运动的持续时间同样被认为是结局的重要预测指标。具有至少能执行 5 代谢当量的运动不伴 ST 段降低且血压正常上升的能力是令人宽慰的,其具有反向预测力。无并发症的 STEMI 患者中,未接受冠状动脉造影或再血管化的潜在理想对象,应当在出院前或出院后的几周内接受运动心电图检查。

基线异常干扰心电图的解读,包括休息时跟踪到的＞1mm ST 段降低、左束支传导阻滞、左心室肥大伴劳损、心室预激及心室起搏。如果运动试验在这些异常存在的情况下进行,应当增加超声心动图或心肌灌注显像。运动试验不应在再灌注不成功的 STEMI 患者发病的 2～3d 进行。STEMI 患者伴不稳定型梗死后心绞痛,失代偿充血性心力衰竭,危及生命的心律失常,严重限制运动能力的非心脏疾病或运动试验的其他绝对禁忌证时,不应进行运动试验。

超声心动图

超声心动图可用于评估未接受左心室对比造影患者整体和局部的心室功能。也可用于评估可疑的并发症,包括右心室心肌梗死、急性二尖瓣反流、室间隔破裂、心源性休克、梗死扩展、心腔内血栓及心包积液。

STEMI 后运动超声心动图相比于常规运动试验所增加的价值尚不确定。然而,当基线异常预计会干扰心电图的解读,运动试验应当增加超声心动图或灌注显像。药物负荷超声心动图具有分级方案,以低剂量多巴酚丁胺开始,可以替代运动能力受限的缺血患者出院前功能试验中的运动,并且可以帮助评估 STEMI 后早期心肌的存活性。

心肌灌注显像

当基线异常预计会干扰运动试验心电图的解读,应当增加心肌灌注显像或超声心电图。核素显像的优势之一是可以定量测定 LVEF。对于不能运动或心电图基线异常的患者,双嘧达莫、腺苷或瑞加德松负荷灌注核素显像是安全的,且可以用于早期(48～72h)危险分层。

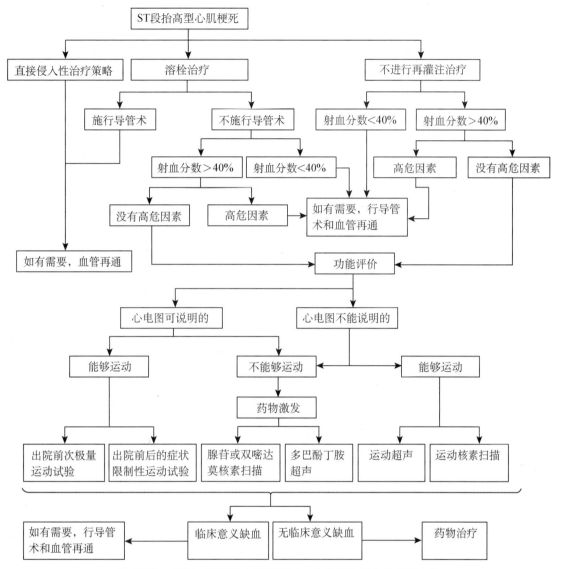

图 10-15　STEMI 后需要心导管术(Cath)和再血管化的循证方法

　　流程图显示了初始接受直接侵入性策略,接受溶栓治疗,或者不进行再灌注治疗的 STEMI 患者的治疗路径。没有进行直接侵入性策略且无高危特征的患者应当通过所指出的一种无创测试来进行功能评估。如果发现具有临床意义的缺血,患者应当行上述的心导管术和再血管化治疗;如果没有发现临床意义的缺血,STEMI 后按规定药物治疗。ECG. 心电图;EF. 射血分数

左心室功能

　　STEMI 后 LV 功能的评估已被证明是最准确的未来心脏事件的预测指标之一。评估可包括像基于患者症状(劳力性呼吸困难、功能状态)和体征(啰音、心脏杂音、颈静脉压力增高、心脏扩大、S_3 奔马律)的临床评估这样的基本因素。通过心室对比造影,放射性核素心室造影及二维超声心动图测量 LVEF 具有重要的预后价值。由于 STEMI 后 LV 功能恢复的动态性,必须考虑影像学检查的时机。LVEF<40％ 是 ACEI 治疗的适应证,以及<30％ 是置入 ICD 的适应证。梗死后左心室扩张,表现为收缩末期容量增加,>130 ml,可能是比 LVEF<40％ 或舒张末期容积增加更好的心肌梗死后死亡的预测指标。

心肌存活力

　　在一些患者中,存活的但是功能障碍的心肌是左心室功能障碍的原因之一,通过再血管化可以显著逆转。心肌冬眠(与心肌功能下降有关的慢性低流量状态)和心肌顿抑(急性缺血之后的心室功能下降,尽管充分恢复了血流)的过程有助于左心室功能潜在的可逆性。放射性核素显像和多巴酚丁胺超声

心动图可鉴别最有可能受益于再血管化的患者。PET 和对比增强 MRI 是很有前景的试验性技术。然而,在其成为标准试验之前,需要更多的确凿的诊断效力研究来说明患者受益于存活力检测。

侵入性评估

所有 STEMI 幸存者中,再血管化治疗的理想对象具有自发缺血,非侵入性检查发现中等或高度风险、血流动力学或电生理不稳、机械障碍、之前有过再血管化治疗或高危临床特征应当考虑冠状动脉造影。PCI 或 CABG 应在已发现有严重阻塞性冠状动脉疾病的患者中考虑。以往有随机临床试验检验溶栓治疗后常规导管术的策略,结果表明这一方法是有害的。然而,这些临床试验是在阿司匹林使用不一致的年代进行的,当时大剂量的普通肝素在没有监测 ACT 的情况下被使用,并且介入导管、放射成像设备及支持的抗血小板药物不是最令人满意的。随后的数据表明,早期侵入性策略与更低的再发心肌梗死和死亡相关。

冠状动脉多支病变出现在 40%～65% 的经历了直接 PCI 的 STEMI 患者中,并且与不良的预后相关。STEMI 后超过 24h,不管患者是否接受再灌注治疗,针对明显梗死动脉的造影显著狭窄的 PCI,可被视为侵入性策略的一部分以保持长期通畅或减轻缺血。缺乏充足的随机临床试验数据用以评估 STEMI 后非梗死动脉的分期 PCI 的益处。如果有明显的自发性或激发性缺血,或非侵入性检查发现中等或高度风险,共识和观测数据支持针对非罪犯狭窄的延迟 PCI。具有较低并发症风险的患者可作为早期出院的人选。

评估电生理基质

STEMI 后心律失常死亡的两个最重要的预测指标是左心室功能障碍和室性心律失常的严重程度和持续时间。如果在急性住院阶段有 LVEF 下降,应当在心肌梗死后 40d 或再血管化后 3 个月重新评估。如果 LVEF 仅为 35% 或更低,并且患者有 NYHA Ⅱ级或Ⅲ级充血性心力衰竭的症状或体征及 LVEF 为 30% 或更低,适合置入 ICD。对于 LVEF 为 35% 或更低或者 QRS 持续时间为 120ms 或更长的患者,以及 NYHA Ⅲ级或Ⅳ级充血性心力衰竭联合最优药物治疗的患者,建议心脏再同步治疗联合 ICD(图 10-13)。STEMI 首个 24～48h 的持续性室性心动过速或心室颤动与院内死亡率增加相关,但不一定与长期死亡率相关。然而,晚期持续性室性心动过速/心室颤动缺乏可逆因素并且与显著左心室功能障碍相关,其增加了晚期猝死风险并且是置入 ICD 的指征。通过遥测或 Holter 监测到的 STEMI 后 6～40d 非持续性室速的存在,对于这些患者,早期置入 ICD 不能预测或提高总体生存率。许多其他的非侵入策略已被用于尝试识别高危患者的心律失常事件。信号平均心电图以 QRS 波群末端晚电位的形式,识别梗死区延迟或破碎的传导并且代表了使患者易于发生折返性室性心动过速的解剖基质。心率变异性,循环周期中搏动之间变异的一项分析,主要反映了交感迷走张力在调节心率方面的相互作用。低心率变异性,表明迷走神经张力降低,是病死率增加的预测指标,包括患者心肌梗死后的猝死。压力感受器的敏感性也量化了副交感神经张力对心脏的影响。它能通过与每搏心率变化对血压变化的反应相关的回归线的斜率来衡量,常通过给予去氧肾上腺素小药丸来完成。心室复极化异常可被微伏级的 T 波振幅变化或 T 波电交替检测到,并且已经被证明与程序性心室刺激期间的诱导型室性心律失常和自发性心律失常事件相关。这些试验的临床重要性尚未确定。

长 期 治 疗

危险因素控制

二级预防治疗是所有 STEMI 患者的管理中不可缺少的一部分(表 10-7)。因为动脉粥样硬化性血管病变经常在多个血管床被发现,内科医生同样应当寻找 STEMI 患者的外周血管病变或脑血管病变的症状或体征。约 70% 的冠心病死亡及 50% 的心肌梗死发生在以前确诊有冠心病的患者。据估计,具有明显冠状动脉病变的患者发生致命或非致命心肌梗死的可能性增高了 4～6 倍。对于已确认的心肌梗死,6 年内有 18% 的男性和 35% 的女性将会有另一次心肌梗死;大多数心搏骤停发生在 STEMI 出院后的 18 个月内。因此,STEMI 恢复后患者的二级预防治疗和风险降低策略的制订意味着重大机会以降低心血管疾病的代价。

体重控制

肥胖是心血管疾病公认的主要危险因素,并且是代谢综合征的重要组成部分。包括以下 3 个标准可诊断为代谢综合征:腰围男性 >40 英寸或女性 >35 英寸;三酰甘油水平达 150mg/dl 或更高;高密度脂蛋白(HDL)水平男性 <40mg/dl 或女性 <50mg/dl;血压 >130/85mmHg;以及空腹血糖水平达 100mg/dl

或更高。主要的治疗策略是能量控制和体力活动。体重指数的理想区间是 18.5～24.9kg/m²。减肥应当是 STEMI 后心脏康复计划的一部分,目标是以1～2磅/周的速度,在 6 个月内减去 10% 的体重。

戒烟

吸烟增加了冠状动脉的血管紧张度,降低了 β-肾上腺素受体阻滞药的抗缺血效应,并且使得 STE-MI 后的死亡率加倍。戒烟降低了 1 年内的再梗死率和死亡率,但是在 6～12 个月,1/3～1/2 的患者又再度吸烟。住在同一户的家庭成员也应当被鼓励戒烟以帮助加强患者的努力并减少暴露于二手烟的危险。尼古丁替代疗法(口香糖和贴片)、丁氨苯丙酮及其他的药物治疗结合行为咨询是治疗尼古丁依赖最有效的药物辅助手段。

表 10-7　STEMI 患者的二级预防

因素	目标	干预建议
危险因素		
吸烟	完全停止	评估烟草使用。强烈鼓励患者及其家属停止吸烟并且避免二手烟。提供合适的咨询,药物治疗(包括尼古丁替代和安非他酮)及正式的戒烟计划
血压控制	＜140/90mmHg	如果血压≥120/80mmHg:对于所有患者,开始生活方式的调整(体重控制、体力活动、适量饮酒、适当限盐、注重水果、蔬菜及低脂乳制品)
	＜130/80mmHg 有 CKD 或糖尿病	增加降压药物,强调使用 β 受体阻滞药和肾素-血管经张素-醛固酮系统阻滞药
血脂管理（TG＜200mg/dl)	LDL-C 基本上＜100mg/dl,最好≤70mg/dl	所有患者开始饮食治疗(饱和脂肪酸＜7% 的总热量及＜200mg/d 胆固醇)。促进体力活动和体重控制。鼓励增加 ω-3 脂肪酸摄入
		评价空腹血脂检查,最好在 STEMI 24h 内,增加如下药物治疗
		· LDL-C＜100mg/dl(基线或治疗期):使用他汀类药物以降低 LDL-C
		· LDL-C≥100mg/dl(基线或治疗期):加强降 LDL-C 药物治疗,最好用他汀类
血脂管理（TG≥200mg/dl)	Non-HDL-C* ＜130mg/dl	TG≥150mg/dl 或 HDL-C＜40mg/dl:注重体重控制和体力活动;建议戒烟
		TG 200～499mg/dl:在降 LDL 治疗之后,† 考虑增加贝特类或烟酸‡
		TG is≥500mg/dl:在开始降 LDL-C 治疗† 前考虑贝特类或烟酸类‡ 治疗,可应用 ω-3 脂肪酸作为辅助
体力活动	最少:30min 每周 3～4d	评估风险,最好有运动测试以指导处方。鼓励最少 30～60min 的运动,最好每天或最少 3～4d/周(行走、慢跑、自行车、其他有氧运动)加以日常生活运动(工作休息时行走、园艺、家务劳动)补充
		STEMI 患者推荐心脏康复方案,尤其是有多重可变危险因素和(或)中高危患者有监管保障下的运动训练
体重控制	BMI (18.5～24.9)kg/m²	计算 BMI 和测量腰围作为评估的一部分,监控治疗时期的 BMI 和腰围
		开始适当的体重控制和体力活动
	腰围:女性:＜35 英寸(1 英寸≈2.54cm) 男性:＜40 英寸	如果女性腰围≥35 英寸或男性腰围≥40 英寸,开始改变生活习惯并治疗代谢综合征

续表

因素	目标	干预建议
糖尿病控制	HbA1c<7%	恰当的降糖治疗以获接近正常的空腹血糖 治疗其他危险因素（体力活动、体重控制、血压和胆固醇控制）
药物治疗		
抗血小板药/抗凝血药		无禁忌证者长期持续服用，阿司匹林 81mg/d。对于置入支架的 STEMI 患者 · 如果患者接受负荷剂量氯吡格雷，持续 75mg/d 最少 1 年 · 如果患者接受负荷剂量普拉格雷，持续 10mg/d，最少 1 年 · 如果患者接受负荷剂量普拉格雷，持续 90mg bid，最少 1 年 STEMI 后患者接受双重抗血小板治疗，需要时将华法林控制在 INR：2.0～2.5
肾素-血管紧张素-醛固酮系统阻滞药		ACEI 所有患者长期服用；在稳定的高危患者（前壁心肌梗死，既往心肌梗死，Killip 分级≥Ⅱ［S₃ 奔马律，啰音，影像学充血性心力衰竭]，LVEF<40%）中及早开始 ARBs 用于不耐受 ACEI 的患者及临床或影像学表现为充血性心力衰竭或者 LVEF<40% 醛固酮拮抗药用于无明显肾功能障碍§ 或是正在服用治疗剂量的 ACEI 而无高血钾‖，LVEF 40%，伴有糖尿病或心力衰竭的患者
β受体阻滞药		所有患者长期持续服用。注意常见禁忌证

ACE. 血管紧张素转化酶；ARBs. 血管紧张素受体阻滞药；BMI. 体重指数；HbA1c. 糖化血红蛋白；HDL-C. 高密度脂蛋白胆固醇；INR. 国际标准化比值；LDL-C. 低密度脂蛋白胆固醇；LVEF. 左心室射血分数；STEMI. ST 段抬高型心肌梗死；TG. 三酰甘油

* Non-HDL-C＝总胆固醇-HDL-C

† non-HDL-C 治疗目标：基本上<130mg/dl

‡ 营养补充剂烟酸不能替代处方剂烟酸；非处方的烟酸只能在医师指导和监控下使用

§ 肌酐应当≤2.5mg/dl(男性)或≤2.0mg/dl(女性)

‖ 血钾应当<5.0mEq/L

血脂控制

低饱和脂肪酸和胆固醇饮食（饱和脂肪酸<总热量的 7% 及胆固醇<200mg/d）应当从 STEMI 恢复后开始。患者应当增加 ω-3 脂肪酸、水果、蔬菜、可溶性膳食纤维及全谷类的摄入。心脏保护研究和 PROVE IT（pravastatin or atorvastatin evaluation and infection therapy)-TIMI 22 试验及其他的试验表明，这类患者他汀类药物的治疗目标应当将 LDL 胆固醇降低至 70mg/dl 以下。约 25% 的从 STEMI 恢复的患者表现出理想的总胆固醇值，但 HDL 降低。低 HDL 是 CAD 发展的独立危险因素。患者 non-HDL 胆固醇水平<130mg/dl 及 HDL 水平<40mg/dl 应当接受特别强调的非药物疗法（例如运动和减肥）以增加 HDL。对于没有反应的患者，可开始使用贝特类或烟酸。当三酰甘油水平＞

500mg/dl 时，不管 LDL 和 HDL 的水平，在饮食中添加烟酸或贝特类药物是合理的。在此背景下，non-HDL 胆固醇（目标<130mg/dl）应当是降脂的目标而非 LDL。饮食和药物治疗对于老年人同样有效。在出院前开始降脂治疗的患者比出院后开始治疗的患者，在 6 个月中具有 3 倍的服用药物可能。

血压控制

对于血压在 140/90mmHg 或更高的患者，生活方式的改变包括减肥（如果超重或肥胖）食用富含水果和蔬菜、低总脂肪和饱和脂肪的饮食及减少钠盐摄入至不超过 2.4g/d。对于肾功能正常者，同样推荐富含钾和钙的饮食。STEMI 后，对于目标血压为低于 140/90mmHg 的患者应当用 β受体阻滞药，ACEI（或 ARB，如果 ACEI 不耐受），如有需要，可使用醛固酮受体拮抗药。对于伴有慢性肾病或糖尿病的患者,治疗目标为<130/80mmHg。大部分患者需要两种或更多的药物以达到目标,当血压高于目标值20/10mmHg时,往往从一开始就要使用两种药物。如果其他药物不耐受或不足以达到目标血压,可以使用噻嗪类利尿药或长效钙通道阻滞药。不应使用短效钙拮抗药。

糖尿病控制

STEMI 期间和之后,糖尿病患者严格的血糖控制(HbA1c<7.0%)已被证明能降低短期和 1 年的死亡率。吡格列酮可作为单一治疗或与其他口服降糖药、胰岛素及控制糖尿病的饮食联用。吡格列酮也可能与体液潴留和左心室前负荷增加利尿药抵抗相关,所以吡格列酮不应使用于从 STEMI 恢复的,具有 NYHA Ⅲ级或Ⅳ级心力衰竭的患者。

药物治疗

抗血小板药物

抗血小板试验联合报告报道,长期接受抗血小板治疗的患者,再发心肌梗死、卒中或血管性死亡的风险降低了 25%(每 1000 个接受治疗的患者中有 36 例事件减少)。没有其他抗血小板治疗被证明优于阿司匹林,每日 81mg 的阿司匹林应当无限期持续服用。阿司匹林的益处可被联合使用布洛芬或其他 NSAIDs 减弱,所以应当阻止。对于阿司匹林过敏的患者,氯吡格雷是最佳的替代药物。双联抗血小板治疗,未接受 PCI 治疗的患者最好应当持续 1 年,接受 PCI 治疗的患者最少持续 1 年或更长。

β受体阻滞药

在所有年龄组中,无禁忌证患者 β 受体阻滞药治疗的益处是长期被肯定的,不管是否进行了再灌注治疗。最大的死亡率获益见于具有左心室功能障碍、室性心律失常、梗死动脉闭塞的患者。低危患者的获益较少,但是在服药期间,β 受体阻滞药仍可以降低再发缺血症状的可能性,并控制心率和血压。对于中度或重度左侧心力衰竭的患者,β 受体阻滞药治疗应当以逐渐加量的方案进行。即使存在相对禁忌证(当前非活动性的轻度哮喘,胰岛素依赖型糖尿病,慢性阻塞性肺疾病,周围血管病变,PR 间期>0.24s,中度左侧心力衰竭),β 受体阻滞药治疗在降低死亡率和再梗死方面的获益超过其风险。来自大型临床试验的数据指出,β 受体阻滞药治疗应当最少持续 2～3 年,最好无限期持续。

他汀类药物

他汀类药物治疗降低了所有亚组心肌梗死、卒中和死亡的风险。所有 LDL 水平的获益都已被证明,尽管最大的获益见于 LDL>125mg/dl 的患者。这可以作为一个让所有患者开始他汀类药物治疗,不管其 LDL 水平的强有力论据。治疗目标是 LDL 水平达 70mg/dl 或更低。

肾素-血管紧张素-醛固酮系统抑制药

ACEI 抑制了 STEMI 后的心室重塑和扩张,并且应当在出院时开给所有无禁忌证的患者以降低心肌梗死,充血性及死亡的风险。尽管最大的获益出现在 EF 低于 40% 和前壁心肌梗死的患者,其他的临床试验已证明无已知左心室功能不全或充血性心力衰竭患者的获益。

ARB 应当用于 ACEI 不耐受,有心力衰竭的临床或影像学表现及 LVEF<40% 的 STEMI 患者。缬沙坦可从 20mg/d 开始,逐渐增加至最大剂量 160mg,每天 2 次。坎地沙坦可从每日 4～8mg 开始,逐渐增加至每日 32mg。

醛固酮拮抗药(螺内酯,目标剂量 50mg;依普利酮,目标剂量 50mg)应当在血肌酐≤2.5mg/dl(男性)或≤2.0mg/dl(女性),血钾≤5.0mEq/L 的条件下与 ACEI 或 ARB 合用,对于 LVEF≤40%,充血性心力衰竭或糖尿病的患者。

华法林

STEMI 后长期抗凝治疗的适应证是有争议并不断变化的。STEMI 后凝血酶生成的标志物居高不下,即使阿司匹林和氯吡格雷联用时的再发缺血事件。在 APRICOT(antithrombotics in the prevention of reocclusion in coronary thrombolysis)研究中,使用中等强度的华法林(INR:2～3)加阿司匹林,其结果是溶栓治疗后梗死血管再闭塞减少;并且相比于单一阿司匹林组,死亡、心肌梗死和再血管化的联合终点显著降低。在 WARIS Ⅱ(warfarin, aspirin, or both after myocardial infarction)试验中,比较了单一高强度华法林(INR:2.8～4.2),中等强度华法林(INR:2～2.5)加 81mg 阿司匹林及单一 160mg 阿司匹林。使用华法林者,在非致命性心肌梗死和非致命性血栓栓塞性卒中方面有显著的降低,但是出血更普遍且有相当数量的患者中断治疗。关于 75 岁以上患者的研究尚不充分。

华法林应当被用于有持续性或阵发性心房颤动的 STEMI 患者。影像学检查显示左心室血栓至少 3 个月的患者应当使用华法林;存在广泛室壁运动异常时也可能有用。当需要联合使用华法林和双联抗血小板治疗时,氯吡格雷应尽快停用。并且 INR

应尽可能接近 2～2.5。

激素替代疗法

对于二级预防，绝经后妇女不应当接受联合雌孕激素治疗。建议 STEMI 女性患者停止激素治疗。已开始激素治疗 1～2 年并希望继续的女性，应当权衡风险和获益，认识到更大的心血管事件的风险。患者在医院卧床治疗期间不应继续激素治疗，因为会增加静脉血栓栓塞事件的风险。

功能状态

体力活动

出院后可立即鼓励步行。稳定无并发症的患者，与平常伴侣的性生活可以在 1 周至 10d 恢复。驾驶可在出院后 1 周开始，如果患者被认为遵守各州法律的话。STEMI 前两周内的航空旅行只有在休息时无心绞痛和呼吸困难的情况下方可进行。基于风险评估，最好能够进行运动试验以指导处方，应当鼓励所有从 STEMI 中恢复的患者进行至少 30min 的运动，最好每天进行，或者最少一周 5 次（步行、慢跑、骑行或其他有氧运动）。可将每天 30min 的运动分散成一天中的 2 或 3 段来完成。还应当增加日常生活中的活动作为辅助（如工作休息时步行、园艺、家务）。患者同样需要关于剧烈运动的特别指导（如抬举重物、爬楼梯、整理庭院、家务劳动），知道哪些是允许的，哪些是应当避免的。除了有氧训练，同样建议轻度到中度的阻力训练。阻力训练可以在有氧训练开始 2～4 周后开始。

心脏康复

全面的心脏康复服务包括涉及医学评价、运动处方、心脏危险因素纠正、教育及咨询的长期计划。这些计划旨在限制心脏疾病生理或心理上的影响，减少猝死或再梗死的风险，控制心脏症状，稳定或逆转动脉粥样硬化的进，并且增强被选出患者的社会心理和职业地位。出院后在心脏康复计划中注册可增强患者的教育和服药的依从性，以及协助定期运动计划的实施。应向所有患者推荐心脏康复计划，特别是那些具有多个可纠正风险因素的患者和必须在监督下进行运动训练的中等至高风险患者。

心理影响

重度抑郁可发生在 15%～20% 的患者，而轻度抑郁多达 50%。这些患者更有可能在 1 年内再次住院并且长期生存率降低。他们完成心脏康复，遵从改变生活方式和药物处方，重返工作岗位，或恢复正常生活质量的可能性较小。因此，应当评估患者的心理状况，包括询问抑郁、焦虑、睡眠障碍的相关症状，以及社会支持环境。抑郁症治疗结合了认知行为治疗和选择性 5-羟色胺再摄取抑制药在抑郁症症状和社会功能方面改善了结果。

随访

一个关心和支持的医患关系对幸存者及其家属的健康至关重要。通常的做法是在出院后的 3～6 周看望患者以评估他们的进展。应处理如下若干问题：①是否存在心血管症状及应当划分患者的功能状态。②应当核验和重新评估当前的药物列表。β受体阻滞药、ACEI 及他汀类的剂量应当适时逐渐增加。③应完成并审查和风险评估检查。应当包括对 STEMI 后早期 EF 为 30%～40% 或更低，有 ICD 使用可能的患者的左心室功能检查。④医生应当审查患者及其家属二级预防的原则。⑤应当评估患者的心理状况，包括询问抑郁、焦虑、睡眠障碍的相关症状，以及社会支持环境。如果有指征，认知行为治疗和抗抑郁药物应开始使用。⑥应当讨论恢复体力活动、回到工作岗位、恢复性生活及旅行。⑦应当询问患者及其家属是否对 CRP 和 AED 训练有兴趣。⑧医生应当审查患者再梗死的风险、心绞痛和 STEMI 的症状及如果舌下含服硝酸甘油片 5min 后症状未改善或恶化时拨打 911 的可行性。⑨现有的且合适的心脏康复计划应当被推荐。

复工和失能

复工率和失能率受多种因素影响。除患者的心功能状态之外的因素，如年龄、抑郁症状、职业保障、工作满意度、财务稳定性，以及公司政策都影响到返回工作的能力和决定。

第 11 章
冠状动脉血运重建的进展

Advances in Coronary Revascularization

Suzanne J. Baron, Stephanie Mick, Prem S. Shekar, and Laura Mauri

张俊霞 黄福华 张俊杰 译

概　　述

50 多年前,当第 1 例冠状动脉旁路移植手术成功后不久,第 1 例经皮扩张开通冠状动脉手术也取得成功,冠状动脉血运重建领域取得了革命性的进步。过去几十年手术技艺和生物医学工程取得的成就极大拓宽了冠状动脉血运重建的指征和可能性,以至于单就美国而言,每年有 800 000 以上血运重建例数。本章重点讲述心导管室和手术室里冠状动脉血运重建的新进展。

冠状动脉支架的进步

支架前时代

冠状动脉成形术的概念在 1964 年首次提出,当时 Dotter 和 Judkins 依次在导丝外套上逐渐增大的硬扩张器扩张狭窄血管的管腔。遗憾的是扩张器的尺寸和缺乏弹性限制了临床医生处理细小冠状动脉狭窄。15 年后,治疗冠状动脉孤立病变的、小的可扩张球囊问世,这种专门针对冠状动脉设计的方法被称作"球囊成形术"。20 世纪 80—90 年代,与球囊成形术相关的技术和器械进一步优化,包括生产出可移动导丝系统、为辅助通过复杂病变改变头端硬度的导丝,一系列直径变小但在经皮介入治疗中仍旧提供必要支撑的指引导管。这些球囊成形术的巨大进步使得更多的冠心病患者能够经皮实现血运重建。

尽管如此,初期球囊成形术手术的成功率为 60%～80%,并不令人满意。早期研究显示冠状动脉内球囊扩张常常导致斑块和血栓栓塞,远端血管慢血流。球囊成形术中系统抗凝能够减少血栓并发症,但球囊成形术暴露出来其他问题。研究表明球囊扩张狭窄段能够引起血管弹性回缩,术后早期血管急性闭塞。除此之外,内膜增生和随后 6 个月再狭窄的发生很常见。为解决球囊成形术后即刻弹性回缩和晚期再狭窄,冠状动脉支架术的概念被提出。

裸支架

第一次人体置入冠状动脉支架是在 1987 年。随后,支架的设计得到优化,能够输送到更加扭曲、狭窄和远端的血管。支架置入优于球囊成形术在几个研究中得到证实。Belgium-Netherland Stent (BENEST-ENT) 和 Stent Restenosis 研究(STRESS)是 20 世纪 90 年代早期随机对照研究(RCTs),发现较之球囊成形术,采用 Palmaz-Schatz 支架能够降低再狭窄率和心脏事件,包括死亡、心肌梗死、卒中、再次成形术和冠状动脉旁路移植术(CABG),相对危险度(RR)为 0.68,95% CI:0.5～0.92,$P=0.02$;长期随访仍有获益。

自 Palmaz-Schatz 支架崭露头角并获成功后,支架的物理设计不断改进,性能更加优化。最初的裸支架由不锈钢构成,钴铬合金和钴铂合金使得更薄更柔软的支架获得良好的轴向支撑。支架的几何构造也经历了一系列改进。Palmaz-Schatz 支架由成排的金属槽组成,支架释放时扩展成钻石形状(槽管)。为了提高支架的柔韧性,研发了新的、一般为开环或闭环设计的多环状支架。闭环支架的支架整体环状结构统一,通常血管覆盖更均一,但柔韧性稍差。当前使用的支架更多采用开环设计,整个支架的环大小形态不一,因此操纵过程中通过扭曲血管的柔韧性更好。

尽管支架输送性能得到改进,裸支架再狭窄的风险在一段时间内依旧存在,复查造影发现的再狭窄率高达 20%～40%,临床上需要靶血管重建的患者达 14%～17%。尽管支架置入避免了血管成形术后弹性回缩,减少了总的再狭窄率,但置入支架较单纯成形术有更多的晚期内膜新生。糖尿病、长病变、小血管被证实为再狭窄高的危险因素。

为了预防支架内再狭窄,进行了几种药物和手术干预的研究。放射治疗(冠状动脉内放射)对治疗支架内再狭窄有效,但无法预防。口服药,包括西洛他唑、罗格列酮、依维莫司、曲尼司特和雷帕霉素,作为预防裸支架置入后再狭窄也曾被研究过,但总体说来,口服或静脉药物减少再狭窄的效果充其量算中度。由于预防和治疗裸支架置入后再狭窄缺乏有效和方便的方法,药物洗脱支架应运而生。

药物洗脱支架

药物洗脱支架的研发

为了解决裸支架再狭窄率高的问题,研究者找到了一种对付内膜增生的血管内、局部药理学手段,药物洗脱支架(DES)。一个成功的 DES 需要具备 3 个因素:药物,药物的投递系统(如多聚膜),支架平台本身。一个理想的药物需要针对血管损伤的增殖效应但不引起系统不良反应。一个理想的药物投递系统要能够有效储存药物,在给定的时间框架内释放药物以提供抑制再狭窄的最大效应,这就要求药物和药物的载体不会显著降解或失效。最后,新支架平台要求融合裸支架开发中所有的经验:薄钢梁的重要性、柔韧性、与血管壁贴合,并优化支架的设计,使动脉硬化的血管表面药物洗脱持续均匀。

DES 的研发成功经历了一个漫长过程。在这些新技术中,Tetra-D 支架(Guidant,Santa Clara,CA)采用了一种新的抗增殖药物放线菌素 D,还有 Quanam 支架(Boston Scientific),它采用新的多聚膜携带可靠的紫杉醇衍生物紫杉烷,都在临床研究中被证实 1 年再狭窄率和主要心脏不良事件发生率更高。这些令人失望的结果可能来自局部药物的毒性和对多聚膜的不良反应。

美国当前使用的药物洗脱支架

西罗莫司洗脱支架

吸取 DESs 失败的教训,研究者在 20 世纪 90 年代最后研发出西罗莫司洗脱支架,Cypher(Crodis 公司,Warren,NJ),这项技术带来了介入心脏病学的革命。西罗莫司最初被作为免疫抑制药来预防器官移植的排斥反应,然而,这个药物被发现能够抑制平滑肌增殖和迁移,因此是抑制内膜增生的好药。西罗莫司被装载于多聚膜上,这是聚醋酸乙烯酯和聚

甲基丙烯酸正丁酯 2:1 的混合物,在随后数个月内缓慢释放药物。这个多聚膜被随后置于不锈钢闭环金属支架,就构成了 Cypher 支架。

1999 年,巴西 45 例患者首先置入了西罗莫司洗脱支架。对预试验人群的随访发现,1 年再狭窄率较裸金属支架显著下降。由于预试验结果令人鼓舞,随后又进行了随机对照研究(RCTs)进一步评价西罗莫司支架,一是采用西罗莫司涂层 BX Velocity 球囊可扩张支架(RAVEL)研究,二是原位病变置入西罗莫司洗脱支架(SIRUIS)研究。在 RAVEL 研究中,238 例简单、不连续冠状动脉病变被随机分到接受西罗莫司洗脱支架组或类似的裸支架组。6 个月后造影发现支架内再狭窄在西罗莫司洗脱支架组明显降低(26.6% vs.0%;P<0.001)。SIRIUS 研究中,1058 例冠状动脉病变更复杂(小血管,长病变)的患者随机接受了西罗莫司洗脱支架或裸支架。再一次显示了 8 个月时西罗莫司洗脱支架显著降低支架内再狭窄(35.4% vs.3.2%;P<0.001),因此显著降低了 1 年和 5 年靶病变血运重建。这两个研究获得的阳性结果促使西罗莫司洗脱支架在 2003 年获得美国食品和药品管理委员会(FDA)批准,该支架在特定人群——糖尿病、ST 段抬高型心肌梗死(STEMI)、复杂病变——的后续研究中也显示,在降低 6～12 个月再狭窄率,减少 5 年靶血管血运重建方面优于裸支架(表 11-1)。

紫杉醇洗脱支架

西罗莫司洗脱支架获得批准后不久,Taxus 紫杉醇洗脱支架(Boston Scientific,Natick,MA)也获得批准。紫杉醇是最常用作抗增殖的药物,大剂量时它干扰细胞有丝分裂,导致细胞死亡。低剂量时,紫杉醇使得细胞周期静止而不引起细胞死亡,它能抑制平滑肌细胞增殖。Taxus 支架从多聚苯乙烯-b-异丁烯-b-苯乙烯多聚膜中释放紫杉醇。

第一个紫杉醇洗脱支架,Taxus-Express,在使用单个紫杉醇洗脱支架治疗原发冠状动脉病变的初期研究(TAXUS)中,61 例简单冠状动脉病变的患者随机接受紫杉醇洗脱支架或裸支架。提示造影发现的支架内再狭窄率显著降低(10.4% vs.0%;P<0.001),1 年靶病变血运重建率显著降低(10% vs.0%;P<0.001)。TAXUS 的首个研究结果令人振奋,为后续的研究,包括 TAXUS Ⅱ、Ⅳ、Ⅴ、Ⅵ铺平道路,这些大型 RCTs 研究评价紫杉醇洗脱支架在简单病变、复杂病变和 STEMI 中的使用(表 11-2)。在所有这些研究中,紫杉醇能够降低造影发现的再狭窄率和支架置入后 5 年靶病变血运重建。

TABLE 11-1 Trials Involving Sirolimus-Eluting Stents

TRIAL	EXPERIMENTAL GROUP (N)	CONTROL GROUP (N)	CLINICAL POPULATION	ANGIOGRAPHIC/ CLINICAL FOLLOW-UP PERIOD (MO)	ANGIOGRAPHIC BINARY IN-STENT RESTENOSIS	DEATH	MI	TLR
					SES vs. BMS (%)			
RAVEL[39]	SES (120)	BMS (118)	Elective single lesions	6/12	0.0 vs. 26.6*	1.7 vs. 1.7	3.3 vs. 4.2	0.0 vs. 23.7*
SIRIUS[40,41]	SES (533)	BMS (525)	Complex disease	8/9 / 60	3.2 vs. 35.4* / NA	0.9 vs. 0.6 / 8.4 vs. 8.4	2.8 vs. 3.2 / 6.2 vs. 6.5	4.1 vs. 16.6* / 9.4 vs. 24.2*
SCANDSTENT[56]	SES (163)	BMS (159)	Complex disease	6/7	2.0 vs. 30.6*	0.6 vs. 0.6	1.2 vs. 3.1	2.5 vs. 29.3*
TYPHOON[54]	SES (355)	BMS (357)	STEMI	8/12	3.5 vs. 20.3*	2.3 vs. 2.2	1.1 vs. 1.4	5.6 vs. 13.4*
SESAMI[50,51]	SES (160)	BMS (160)	STEMI	12 / 36	9.3 vs. 21.3* / NA	1.8 vs. 4.3 / 3.2 vs. 5.0	1.8 vs. 1.8 / 2.5 vs. 2.5	4.3 vs. 11.2* / 7.0 vs. 13.5*
PASEO[49]	SES (90)	BMS (90)	STEMI	12 / 48	NA / NA	3.3 vs. 6.7 / 7.8 vs. 12.2	4.4 vs. 6.7 / 8.9 vs. 13.3	3.3 vs. 14.4* / 5.6 vs. 21.1*
STRATEGY[52,53]	SES (87)	BMS (88)	STEMI	8 / 60	7.5 vs. 28.0* / NA	8.0 vs. 9.1 / 18.0 vs. 16.0	6.9 vs. 9.1 / 22.0 vs. 25.0	5.7 vs. 20.5* / 10.3 vs. 26.1*
Diaz de la Llera et al[46]	SES (60)	BMS (60)	STEMI	12	NA	5.0 vs. 3.6	NA	0.0 vs. 5.7*
DESSERT[44]	SES (75)	BMS (75)	Diabetes	8/12	3.6 vs. 38.8*	4.4 vs. 2.9	16.2 vs. 20.0	5.9 vs. 30.0*
SCORPIUS[45]	SES (98)	BMS (102)	Diabetes	8/12	8.8 vs. 42.1*	5.3 vs. 4.1	4.3 vs. 5.2	5.3 vs. 21.1*
DIABETES[42,43]	SES (80)	BMS (80)	Diabetes	9/24 / 48	3.9 vs. 31.7* / NA	2.6 vs. 3.8 / 4.1 vs. 6.5	3.8 vs. 8.8 / 4.1 vs. 10.4	7.7 vs. 35.0* / 8.1 vs. 37.7*

*P < .05.
BMS, bare-metal stent; MI, myocardial infarction; NA, not available; SES, sirolimus-eluting stent; STEMI, ST-elevation myocardial infarction; TLR, target lesion revascularization.

研究者后来通过将支架改变为闭环结合开环的杂交设计优化紫杉醇洗脱支架,使其柔韧性更好(Taxus-Liberte,Boston Scientific),钢梁更薄,血管壁药物投递更均一。TAXUS 赖诺普利治疗和生存评估(ATLAS)研究(基于多聚膜,原发病变紫杉醇洗脱 TAXUS Liberte 支架)证实了支架改良保持了有效性,而且,特别是在长病变(26~34mm),Taxus-Liberte 支架较 Taxus-Express 支架显著降低 MI 发生率(1.4% $vs.$ 6.5%;$P=0.002$),被认为是支架钢梁引起边支闭塞减少。最近,Taxus 药物和多聚膜的铂金属平台在美国获得批准使用(见下面讨论)。

有几个研究比较紫杉醇洗脱支架和西罗莫司脱支架。总的来说,紫杉醇支架造影发现的再狭窄率更高,总的靶病变血运重建率更高。在紫杉醇洗脱支架冠状动脉再次血运重建研究(SIRTAX)研究中,1011 例需要置入支架的患者随机接受紫杉醇洗脱支架或西罗莫司洗脱支架。8 个月时紫杉醇洗脱支架的支架内再狭窄率更高(7.5% $vs.$ 3.2%;$P<0.05$),这导致 1 年随访时靶病变血运重建率升高(8.3% $vs.$ 4.8%;$P<0.05$),但 5 年随访时这种差异消失,(5.9% $vs.$ 4.5%;P 无显著差异)。在特定人群中(糖尿病、STEMI、小血管和长病变)比较这两个支架也发现,紫杉醇支架造影发现的支架内再狭

窄率高,导致靶病变血运重建率增高。然而,这个借助于常规造影随访的发现可能被夸大,因为其他没有造影随访的研究发现靶病变血运重建和主要心脏不良事件在两组中无差别。

佐他莫司洗脱支架和依维莫司洗脱支架

2008 年 FDA 批准了佐他莫司和依维莫司洗脱支架,两者都使用钴铬合金支架,耐久性多聚膜,抗增殖药物都是西罗莫司类似物。钴铬合金支架平台的钢梁更薄,输送性得到改善。因此,学者认为使用这两种改进后的支架再狭窄率会更低。

佐他莫司洗脱支架尽管不比其他在售的药物洗脱支架在抑制支架内再狭窄方面优越,但优于裸支架。ENDEAVOR-II 研究随机化 1197 例患者,分别接受佐他莫司洗脱支架或裸支架治疗。接受佐他莫司支架的患者在 9 个月时造影发现的再狭窄率显著下降(33.5% $vs.$ 9.4%;$P<0.001$),靶病变血运重建率更低(11.8% $vs.$ 4.6%;$P<0.001$)。与西罗莫司洗脱支架相比,佐他莫司洗脱支架靶病变血运重建率更高。与紫杉醇洗脱支架相比,造影发现佐他莫司洗脱支架再狭窄率轻度升高。尽管佐他莫司洗脱支架的支架内晚期管腔丢失率显著升高,靶病变血运重建率无差别(表 11-3)。

表 11-3　佐他莫司洗脱支架相关试验

试验	研究组(n)	对照组(n)	造影/临床随访期限(月)	ZES vs. 对照组(%)			
				造影支架再狭窄	死亡	心肌梗死	靶病变血运重建
ENDEAVOR I	E-ZES(100)	N/A	12/12	5.4	0.0	1.0	2.0
ENDEAVOR II	E-ZES(598)	BMS(599)	9/9	9.4 vs. 33.5*	1.2 vs. 0.5	2.7 vs. 3.9	4.6 vs. 11.8*
ENDEAVOR III	E-ZES(323)	SES(113)	8/9	9.2 vs. 2.1*	0.6 vs. 0.0	0.6 vs. 3.5*	6.3 vs. 3.5
SORT OUT III	E-ZES(1162)	SES(1170)	9	NA	2.0 vs. 2.0	1.4 vs. 0.5*	4.0 vs. 1.0*
			18	NA	4.4 vs. 2.7*	2.1 vs. 0.9*	6.1 vs. 1.7*
ENDEAVOR IV	E-ZES(773)	PES(775)	8/12	13.3 vs. 6.7	1.1 vs. 1.1	1.6 vs. 2.7	4.5 vs. 3.2
ZEST	E-ZES(880)	PES(880)	12	NA	0.7 vs. 1.1	5.3 vs. 7.0	4.9 vs. 7.5
		SES(880)		NA	0.7 vs. 0.8	5.3 vs. 6.3	4.9 vs. 1.4*
RESOLUTE	R-ZES(139)	NA	9/12	1.0%	2.2%	5.8%	0.7%
RESOLUTE US	R-ZES(1376)	NA	8/12	9.2%	1.3%	1.4%	2.8%

BMS. 裸金属支架;E-ZES. Endeavor 佐他莫司洗脱支架;NA. 不可获得;PES. 紫杉醇洗脱支架;SES. 雷帕霉素洗脱支架;R-ZES. Resolute 佐他莫司洗脱支架

*$P<0.05$

依维莫司洗脱支架(Xience V,Abbott Vascular,Abbott Park,IL;Promus,Boston Scientific)首次在 SPIRIT FIRST 研究中评估,这是比较依维莫司

洗脱支架和标准对照裸支架的 56 例患者的研究。依维莫司支架在 6 个月和 5 年随访时靶病变血运重建率明显降低。这个小样本研究为后续大规模依维

莫司洗脱支架与其他 DESs 的比较铺平道路（表 11-4）。有几个随机研究比较依维莫司洗脱支架与紫杉醇洗脱支架，其中最大的研究是 3600 例患者的 SPIRIT-IV 研究。12 个月随访时，依维莫司洗脱支架靶病变血运重建率明显降低（2.5% *vs.* 4.6%；

$P=0.001$），MI 发生率低（1.9% *vs.* 3.1%；$P=0.02$）。这些结果基本上在 COMPARE（小的第二代依维莫司洗脱和紫杉醇洗脱支架的真实使用）研究中得到验证，该研究也提示与紫杉醇洗脱支架相比，MI、支架内血栓、靶病变血运重建发生率更低。

表 11-4 依维莫司洗脱支架相关试验

试验	研究组(n)	对照组(n)	造影/临床随访期限(月)	造影支架再狭窄	死亡	心肌梗死	靶病变血运重建
				EES vs. 对照组(%)			
SPIRIT FIRST	EES(27)	BMS(29)	6/6	0.0 vs. 25.9*	0.0 vs 0.0	3.8 vs. 0.0	3.8 vs. 21.4
			60	NA	0.0 vs. 7.4	8.3 vs. 0.0	8.3 vs. 28.0
SPIRIT Ⅱ	EES(223)	PES(77)	6/6	1.3 vs. 3.5	0.0 vs. 1.3	0.9 vs. 3.9	2.7 vs. 6.5
			36	NA	0.5 vs. 4.3	3.6 vs. 7.2	4.6 vs. 10.1
SPIRIT Ⅲ	EES(669)	PES(333)	8/12	2.3 vs. 5.7	1.2 vs. 1.2	2.8 vs. 4.1	3.4 vs. 5.6
SPIRIT Ⅳ	EES(2458)	PES(1229)	12	NA	1.0 vs. 1.3	1.9 vs. 3.1*	2.5 vs. 4.6*
COMPARE	EES(897)	PES(903)	12	NA	2.0 vs. 1.6	2.8 vs. 5.3*	2.0 vs. 5.3*

BMS. 裸金属支架；EES. 依维莫司洗脱支架；NA. 不可获得；PES. 紫杉醇洗脱支架

* $P<0.05$

药物洗脱支架的有效性和安全性

药物洗脱支架的有效性

如前描述，多个研究证实与裸支架相比，DESs 在减少再狭窄率方面非常有效。几个荟萃分析已经证实这些结果，其中最大的研究包括 18 000 例患者，发现与裸支架相比，西罗莫司和紫杉醇洗脱支架 4 年靶病变血运重建率分别下降 70% 和 58%。而且，基于人群的研究和注册研究发现非标签适应证（复杂病变、不稳定临床状态）患者接受 DESs 同样能够降低再狭窄，如同这些支架最初在 FDA 批准使用时的研究一样。纵观不同种类的支架，有效性方面存在某些差别，特别是对于如糖尿病、小血管病变、长病变这些再狭窄率高风险的患者，总体来讲，相对于裸支架，DESs 有利于减少再狭窄率。

药物洗脱支架的安全性

2003 年获得批准后，DESs 被广泛用于经皮冠状动脉介入治疗（PCI），PCI 当前在更复杂的病变和患者中开展。在这种环境下，2006 年和 2007 年几个关于 DESs 与支架置入后 1 年及以后急性血栓性闭塞的报道浮出水面。BASKET-LATE 研究回顾分析了 746 例随机接受裸支架和西罗莫司洗脱支架的稳定型和不稳定型冠心病患者。除外治疗后的 6 个月，这些接受西罗莫司支架的患者再次血运重建、死亡、MI 发生率低，但 7～18 个月死亡和 MI 发生率升高。有趣的是，尽管作者认为这个发现是因为 DESs 支架内血栓发生率升高的缘故，两组间支架内

血栓发生率无显著差别。随后的研究发现 DESs 导致死亡率升高的结论不完全准确，存在几个因素，包括样本量小导致的发现小概率事件（如支架内血栓）的研究效力下降，所有患者在 6 个月时提前停用双联抗血小板药，这是 DESs 患者发生支架内血栓的显著危险因素。更近些的前瞻性、随机比较 2300 例患者的 BASKET 前瞻性验证研究（BASKET-PROVE）旨在解答 BASKET-LATE 提出的安全性问题，发现西罗莫司、依维莫司洗脱支架和裸支架之间死亡、MI 或支架内血栓发生没有差异。尽管一些非随机研究或 Meta 分析发现 DESs 可能增加死亡，随后的患者水平再分析显示裸支架和 DESs 之间死亡率没有显著差异。进而后来大的荟萃分析和注册研究发现 DESs 在 200 000 多例患者中不论是短期还是长期随访，死亡、MI 方面没有差异。

尽管这些报道平息了 DESs 的安全性问题，晚期支架内血栓的风险持续存在。虽说罕见，支架内血栓与严重的致死和致残相关。因为样本量的限制，没有随机研究提示裸支架和 DESs 之间支架血栓发生率差异显著。另一方面，许多的注册研究和荟萃分析提示 DESs 置入后极晚期支架血栓风险高，因为残余混杂因素很难排除，这些结论可能过于尖刻。

支架血栓成因的研究可能涉及几个与这一严重并发症发生有关的不同因素。患者因素（如不稳定型冠心病、糖尿病、肾功能不全、既往放疗），病变特征（包括小血管直径、高度钙化、长病变、复杂病变）

可能使得患者容易出现支架内血栓。DES自身的特点可能让患者易患支架血栓。尽管药物涂层支架的目的是抑制内膜增生，降低再狭窄，缺点是内皮化延迟，因此增加血液中致血栓分子在支架钢梁上的暴露。而且，承载药物的多聚膜能够导致超敏反应和血管炎症，这两者都可以促进血栓事件。技术层面，如支架膨胀不良或支架偏小或支架贴壁不良，都与支架血栓有关。

尽管过早停用双联抗血小板药治疗的构成数据有矛盾，过早停用，特别是在支架置入的第1个月内，是增加支架血栓的强有力因素。冠状动脉支架置入后抗血小板治疗的恰当疗程仍然不明确。最初的西罗莫司洗脱支架随机研究采用3个月双联抗血小板治疗，然而观察性研究表明至少6个月，甚至12个月双联抗血小板治疗能够降低DES置入后支架血栓和改善预后。延长双联抗血小板药治疗增加出血风险。尽管小的RCTs希望明确双联抗血小板药疗程与支架血栓和其他心血管事件的差异，这些研究的检验效力不够。几个能够更明确DES置入后双联抗血小板药治疗疗程大型随机试验正在纳入患者或已经入选完毕。表11-5总结了当前国内和国际组织关于双联抗血小板治疗的指南。

表 11-5 支架置入后双重抗血小板治疗国家和国际指南

推荐	协会	推荐等级	证据等级
阿司匹林			
PCI 术后，阿司匹林应当永久性持续应用	ACCF/AHA/SCAI	I	A
PCI 术后，应用 81mg 或更高剂量阿司匹林是合理的	ACCF/AHA/SCAI	IIa	B
择期或非 ST 段抬高型 ACS 或 ST 段抬高型心肌梗死 PCI 术后，应当给予阿司匹林 150～300mg 负荷剂量，随后以 75～100mg/d 维持	ESC	I	A, B, C
ACS 后，阿司匹林应当以 75～162mg 永久性持续应用	CCS	I	A
P_2Y_{12} 抑制药			
ACS 患者置入 BMS 或 DES 后，P_2Y_{12} 抑制药-无论是氯吡格雷，普拉格雷或是替格瑞若-应当至少应用 12 个月	ACCF/AHA/SCAI	I	B
非 ACS 患者置入 DES 后，氯吡格雷应当应用至少 12 个月	ACCF/AHA/SCAI	I	B
非 ACS 患者置入 BMS 后，氯吡格雷至少应用 1 个月，最好持续至 12 个月	ACCF/AHA/SCAI	I	B
若出血风险高且大于长时间应用 P_2Y_{12} 治疗预期获益的患者，在到达 12 个月前停用 P_2Y_{12} 治疗是合理的	ACCF/AHA/SCAI	IIa	C
置入 DES 的患者可以考虑 P_2Y_{12} 治疗超过 12 个月	ACCF/AHA/SCAI	IIb	C
非 ST 段抬高型 ACS 或 ST 段抬高型心梗患者 PCI 治疗后，应当给予氯比格雷持续剂量 9～12 个月	ESC	I	B, C
非 ST 段抬高型 ACS 或 ST 段抬高型心梗患者 PCI 治疗后，可以给予其他 P_2Y_{12} 治疗（普拉格雷或替格瑞洛）	ESC	I, IIa	B
ACS 和择期 PCI 治疗的患者置入 BMS 后，氯比格雷应用至少 1 个月，无过多出血患者可持续至 12 个月	CCS	I	B
ACS 和择期 PCI 治疗的患者置入 DES 后，氯比格雷应用应当持续 12 个月，若支架血栓风险高且出血风险低的患者可考虑更长	CCS	I, IIb	A, C
ACS 患者 PCI 治疗后，血栓风险增加的患者可考虑应用普拉格雷	CCS	IIa	B

ACCF. 美国心脏学院基金会；ACS. 急性冠状动脉综合征；AHA. 美国心脏协会；BMS. 裸金属支架；CCS. 加拿大心血管协会；DES. 药物洗脱支架；ESC. 欧洲心脏协会；PCI. 经皮冠状动脉介入；SCAI. 心脏造影和介入协会

数据来自参考文献 297, 298, 299

什么时候使用药物洗脱支架

DESs 的优势明显,但价格普遍昂贵,还不知晓其支架内血栓的确切风险。另外,DESs 迫使患者延长双联抗血小板药治疗,甚至连确定的治疗疗程还是个未来研究的话题。风险、成本、获益的差异综合起来,对患者个体和患病人群需要考虑如何恰当使用支架。一些病变特征、患者特征使得再狭窄率升高,这些再狭窄率高的患者最能从 DES 中获益。源于 10 000 例患者真实世界注册研究的模型提示 60 岁以下、以往有 PCI 术史、左主干动脉或隐静脉桥移植物(SVG)、支架直径＜2.5mm 或病变长度＞40mm 增加支架置入后再狭窄风险。另外一个大型注册研究得出类似的结果,研究者报道,DESs 和裸支架在短的、非复杂病变(长度＜20mm)、血管直径＞3mm 的非糖尿病患者中使用,靶血管血运重建率无显著差别,(5.3％ vs.5.9％;$P=0.61$)。研究一致提示裸支架对于小血管、长支架、糖尿病、多支血管病变治疗、再狭窄治疗患者再狭窄风险高。因此,构建了置入 DES 再狭窄率绝对风险降低预测模型,以便识别最可能从置入 DES 获益的患者。

在选择药物洗脱或裸支架前,对必须使用抗血小板药的考虑很重要。特定患者停用双联抗血小板药风险升高,比如那些已经贫血或近期要外科手术的患者,这会引起支架血栓的更大风险。因此,对每个患者和临床情况,需要平衡再狭窄的风险和延长双联抗血小板药治疗的需求。如果一个患者再狭窄风险低,支架血栓风险高(包括提前停用双联抗血小板药风险和出血风险),裸支架可能是更好的选择。相反,如果再狭窄风险高,支架血栓加上双联抗血小板药的出血风险低,应该使用 DES。

美国以外新的药物洗脱支架或正在进行的研究

过去 10 年 DES 技术上有很大进展,但仍有改进空间。研究集中在支架平台,投递药物,控制药物释放的多聚膜的改变方面。在获得美国批准前,美国以外正在使用的其他支架需要进一步临床评估,因为在引入美国市场前,需要 1 年以上安全性的充分证据。

涉及支架平台改变的产品
传统支架平台

因为钴铂合金较不锈钢和钴铬合金强度更高,可以设计更薄的支架。欧洲有两种 DESs 采用钴铂合金:Promus Element 支架(依维莫司洗脱)和 Taxus Element stent(紫杉醇洗脱)。一个小的、纳入 100 例患者的单组研究评估 Promus Element 支架在 9 个月时晚期管腔丢失为(0.17＋/－0.25mm)。大的前瞻性随机多中心研究评价依维莫司洗脱冠状动脉支架系统(Promus Element)治疗两个原发冠状动脉病变(PLATINUM),该研究随机化接受 Promus Element 支架或钴铬合金平台的依维莫司洗脱患者。使用 TAXUS Element 紫杉醇洗脱支架冠状动脉支架洗脱的安全性和有效性前瞻性评估随机研究(PERSESUS)前瞻性评价了 Taxus Element 支架的安全性和有效性,该研究的亚研究提示 Taxus Element 支架就支架内晚期丢失较裸支架和早期 Taxus Express 支架的结果更好。

生物可降解支架

理论上,生物可降解支架的优势类似于生物可降解多聚膜支架的优势,最终血管壁没有外来物质,该处残余炎症可能减少,理论上支架内血栓发生率会减少。而且,随着支架完全降解,围绕着完成后续跨过受困边支的手术操作很困难这些问题可以免去。

尽管生物可降解支架具有理论上的优势,它们的设计面临几个现实的挑战。当前在研究的生物可降解支架由多聚膜或金属合金组成。生物可降解多聚膜在其他医学移植物如缝线或矫形器械上已经有了研究,但完全由多聚膜组成的支架要求支架梁更厚,以维持与金属支架可比的径向支撑力;这可能导致操纵这些支架进入小血管时柔韧性下降。而且,生物可降解支架通常放射可视性差,仍然需要充分的金属支架标记。最后,生物可降解支架的置入和多聚膜的存在尽管短暂,仍可能导致内膜新生,需要药物抑制增生来获得与 DESs 相似的效果。

有几个生物可降解支架正在研究中,当前获得的最多的临床数据来自依维莫司生物吸收血管支架(BVS)。该完全生物可降解支架采用多聚-L-乳酸,包被多聚-D,L-乳酸,释放依维莫司抑制内膜新生。其临床研究显示,尽管管腔急性获得比传统 DESs 轻微下降,多聚膜和药物的组合能够很好抑制晚期内膜新生。

改变药物包被的产品

当前采用的药物的化学结构和可能的作用机制如图 11-1。西罗莫司的几个新衍生物被用于支架技术,包括 myolimus、biolimus、novolimus,它们和西罗莫司类似,抑制雷帕霉素靶标(mTOR)。除了西罗莫司衍生物和抗增殖药物,其他新的应用在冠状动脉支架上的药物仅在欧洲能够获得。比如 CD34 抗

体,它能捕捉循环中的内皮祖细胞,它们被用来覆盖支架表面。较不锈钢而言,钛--氧化氮是另一种减

少内膜新生的包被,目前正在研究。

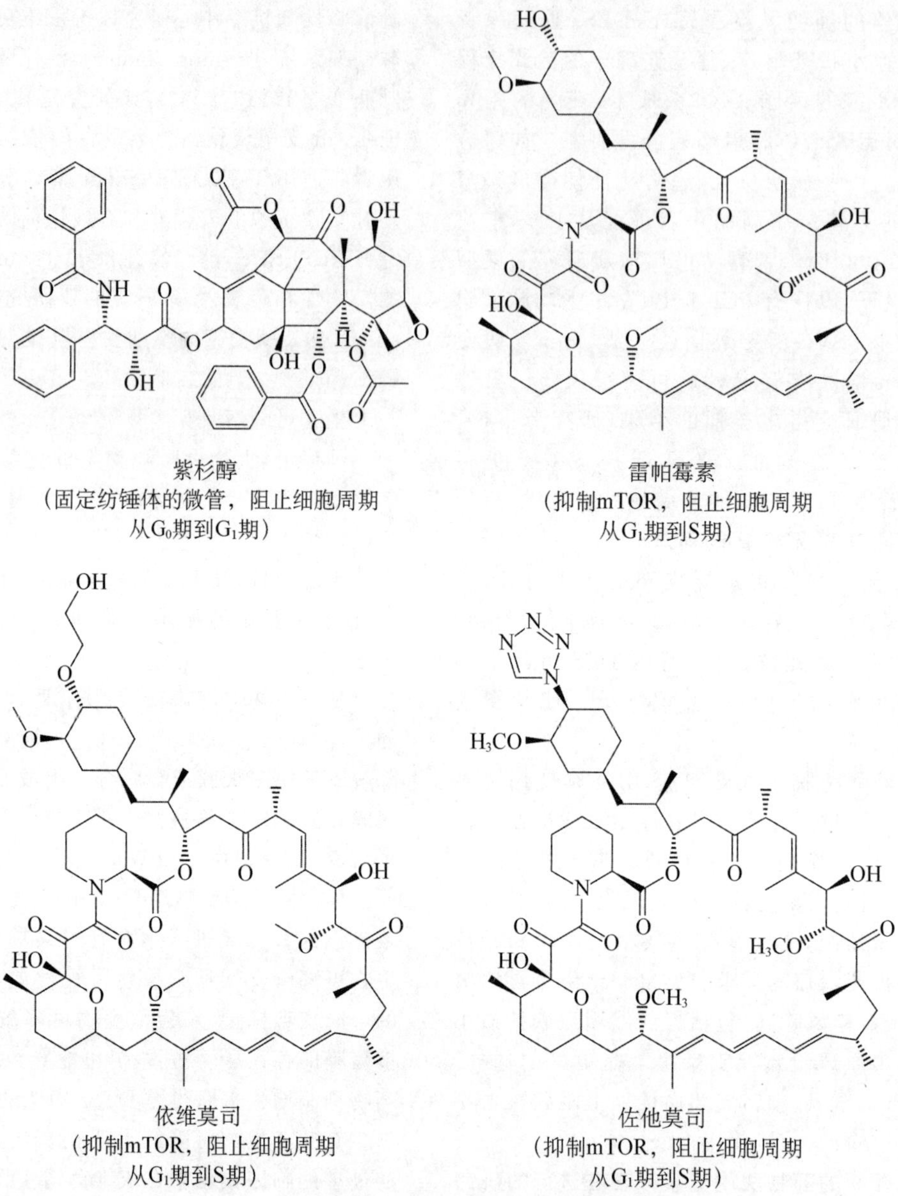

紫杉醇
(固定纺锤体的微管,阻止细胞周期
从G_0期到G_1期)

雷帕霉素
(抑制mTOR,阻止细胞周期
从G_1期到S期)

依维莫司
(抑制mTOR,阻止细胞周期
从G_1期到S期)

佐他莫司
(抑制mTOR,阻止细胞周期
从G_1期到S期)

图 11-1　药物洗脱支架所应用化合物的分子结构
mTOR. 哺乳类雷帕霉素作用点

与多聚膜结构变化有关的产品

以往研究显示,多聚膜药物投递系统可能导致血管壁炎症时间延长,推迟血管壁修复,因此增加支架内血栓的风险。为了最小化组织病理反应,进行了改善释放药物的多聚膜的研究。涉及耐久多聚膜和生物可降解多聚膜,后者经过一段时间降解,支架完全无多聚膜。

耐久多聚膜支架

当前在售的 FDA 批准的 DESs 采用耐久多聚膜。尽管这些多聚膜在血管修复过程中控制药物连续释放方面获得成功,为了提高现有支架的临床疗效,耐久多聚膜被改良。一个例子就是 Endeavor Resolute 支架(Medtronic, Inc., Minneapolis, MN),它和 Endeavor 佐他莫司洗脱支架类似,采用钴铬合金平台和佐他莫司作为抗增殖药物。与 Endeavor 支架比较,新型支架释放药物的多聚膜包括 3 种不同多聚膜,它们一起延迟药物释放。多聚膜的改进增强疗效,减少临床研究中平均晚期丢失,在随机研

究中发现临床再狭窄率相似。经皮冠状动脉介入中,随机比较佐他莫司洗脱支架和依维莫司洗脱支架(RESOLUTE)所有患者入选研究随机化 2300 例接受 Endeavor Resolute 支架或依维莫司洗脱支架的患者,发现两种支架主要心脏不良事件相似(8.2% *vs.* 8.3%;非劣性 $P < 0.001$)。

生物可降解多聚膜支架

在规定的时间内释放药物,随后被降解的生物在可降解多聚膜支架方面可能有一定优势,它能减少血管壁暴露多聚膜的时间。几个在研究的生物可降解多聚膜支架被美国以外的国家批准,它们可根据释放的药物归类。

基于 BIOLIMUS A9 的支架

目前在售的两种支架采用西罗莫司类似物 biolimus,Biomatrix 支架(Biosensors International,Singapore)和 Noboristent(Terumo Europe,Leuven,Belgium)。这两个支架采用相同的生物可降解多聚-乳酸(PLA)多聚膜和相同的不锈钢支架平台。Nobori 支架冠状动脉造影再狭窄率和西罗莫司洗脱支架相似,在两个小研究中晚期管腔丢失显著低于紫杉醇洗脱支架。在 1700 例患者的 Limus 从耐久或 Eroable 支架包被上洗脱(LEADERS)研究中发现,Biomatrix 支架较之西罗莫司洗脱支架造影再狭窄率低,主要心脏不良事件相似。

基于 MYOLIMUS 的支架

Myolimus 是另一种西罗莫司类似物,被应用在包被生物可降解 PLA 多聚膜的钴铬合金支架上。小的、单臂研究提示采用该支架的造影结果优良。

基于紫杉醇的支架

正在研究两种采用紫杉醇的生物可降解多聚膜支架,Jactax 支架(Boston Scientific)和 Infinnium 支架(Sahaja-nand Medical Technologies,Gujarat,India)。尽管两种支架都采用不锈钢平台承载紫杉醇,生物可降解多聚膜稍有不同。最初的研究发现 Jactax 支架的低造影再狭窄率与接受 Taxus Liberte 支架的历史对照相似。Infinnium 支架在超过 200 例随机对照经皮介入(PAINT)研究中验证,该研究比较裸支架与 Infinnium 支架和 Supralimus 支架(Sahajanand Medical Technologies;见下文),发现 9 个月时靶血管血运重建率和晚期管腔丢失 Infinnium 支架更低。

基于依维莫司的支架

SYNERGY 支架(Boston Scientific)由负载依维莫司的多聚-乳酸-co-乳酸(PLGA)生物可降解膜和钴铂合金组成。与类似支架(依维莫司洗脱耐久膜钴铂合金平台支架)相比,该支架的有效性和安全性在 EVOLVE 研究中得到证实。

基于西罗莫司的支架

正在研究的 3 个西罗莫司洗脱支架采用的生物可降解多聚膜不同。Excel 支架(JW 医疗系统,中国威海)采用不锈钢平台和多聚乳酸多聚膜投递西罗莫司,近期 2000 例患者的注册研究显示 18 个月时主要心脏不良事件低(3.1%)。Supralimus 支架也采用不锈钢平台,生物可降解多聚膜和西罗莫司混合物包被支架。如上提到的小型随机研究 PAINT 提示,较之裸支架,Supralimus 支架晚期管腔丢失和靶血管重建显著降低。Nevo 支架(强生公司)是第 3 个拥有生物可降解多聚膜的西罗莫司洗脱支架。与 Excel 和 Supralimus 支架不同,Nevo 支架采用钴铬合金微孔负载多聚乳酸-co-乙醇酸多聚膜。理论上讲,采用微孔搭载含药物的多聚膜,相对于表面包被支架,能够减少血管壁多聚膜的暴露。394 例采用 Nevo 支架的患者晚期管腔丢失明显低于 Taxus Liberte 支架(0.13 *vs.* 0.36mm;$P < 0.0001$)。

无多聚膜支架

完全去除作为药物投递系统的多聚膜是解决多聚膜致炎症的另一选择。然而,缺乏多聚膜的情况下难以实现控制药物释放,这是一个挑战。已经研究的方案有支架表面直接包被、微摩擦、微孔覆盖。尽管最初的预实验和观察性研究结果乐观,需要 RCTs 研究进一步评价这种新技术的有效性和安全性。

药物涂层球囊

药物涂层球囊被设计用来扩张狭窄冠状动脉同时投递抑制内膜增生的药物。通过药物洗脱球囊,摆脱了多聚膜和支架平台,完全避免了血管壁存在异物而增加血栓形成的可能。而且减少了边支受困或血管再狭窄导致的再次干预。另外,没有支架理论上可以减少双联抗血小板药物的使用时间,这对有出血倾向的患者很有吸引力。该技术最大的即刻缺陷是血管弹性回缩和有效的抗增殖药物载体分子的识别。

欧洲当前可售或在研的药物涂层球囊采用紫杉醇作为抗增殖药物,最常用于治疗支架内再狭窄和外周动脉狭窄,特别是在因为机械应力而避免置入支架的解剖部位,比如股浅动脉。紫杉醇涂层球囊导管治疗支架内再狭窄(PACCOCATH ISR)I 研究中,52 例支架内再狭窄患者随机分配到标准球囊成形术组和药物包被球囊成形术组。药物包被球囊组 1 年主要不良心脏事件明显下降(4% vs. 31%;P = 0.01),2 年随访仍具优势。在 131 例支架内再狭窄患者中比较了紫杉醇洗脱层球囊和紫杉醇药物洗脱支架的疗效,发现潜在有降低靶病变血运重建的趋势。尽管这些结果提示前景良好,还需要大规模长期的随访研究。

尽管药物涂层支架有望治疗支架内再狭窄,其治疗原发冠状动脉病变的结果不一致。药物涂层球囊联合裸支架较裸支架的冠状动脉造影结果更理想,但并不优于 DES。在紫杉醇洗脱 PCTA 球囊导管治疗冠心病(PEPCAD)Ⅲ 研究中,637 例患者被随机分到西罗莫司洗脱支架组或裸支架联合药物涂层球囊组。药物涂层球囊组支架内再狭窄明显升高(10% vs. 2.9%;P<0.01),9 个月时 MI、支架内血栓和总的靶病变血运重建也显著升高。同样,纳入 57 例患者的紫杉醇涂层球囊与药物洗脱支架小血管 PCI 比较的研究(PICCO-LETO)发现支架内再狭窄率高(32.1% vs. 10.3%;P = 0.043),而且,药物涂层球囊联合裸支架组较紫杉醇洗脱球囊组不良心脏事件有升高趋势,但未达到统计意义(35.7% vs. 13.8%;P = 0.54)。

特定条件下再血管化的进展

隐静脉移植物干预

SVGs 通常用于治疗多支冠状动脉病变的冠状动脉旁路手术中。不幸的是,那些移植物经历了加速的动脉粥样硬化过程,移植物退变后再发心肌缺血。因此,它们常常是 PCI 的对象。国家心血管注册数据显示,SVG 干预占 5 年期间所有 PCI 的 5.7%。因为该手术越来越常见,研究者开始研究该类型狭窄病变的恰当治疗。

几个小型、随机研究比较 DESs 和裸支架治疗 SVG。Cypher 西罗莫司洗脱支架减少隐静脉移植物再狭窄(RRISC)研究评价 75 例随机接受裸支架或西罗莫司洗脱支架的 SVG 狭窄患者。西罗莫司组尽管在 6 个月随访时支架内再狭窄下降,但 32 个月长期随访提示死亡率更高(29% vs. 0%;P<0.001),就长期靶血管血运重建率而言缺乏任何优势(34% vs. 38%;P = 0.74)。这些结果令人惊讶,因为很多回顾性研究提示 DESs 在 SVG 干预中安全有效。一项 610 例患者的随

机研究近期发布,发现药物洗脱较裸支架治疗 SVG 的 1 年死亡、MI 和靶病变血运重建减少,两组支架内血栓发生率相似(1%)。总而言之,这些结果表明 SVG 干预应该选择 DESs。

因为血管本身较大特性,SVGs 常常含有大量动脉粥样硬化碎屑,干预 SVG 病变具有远端栓塞和心肌损伤的高风险。早期研究未能证实 SVG 干预时血小板糖蛋白(GP) Ⅱ b/Ⅲ a 抑制药预防栓塞事件的优势,因此近期研究转向开发术中远端保护装置。

3 种远端保护装置目前在售。远端堵塞装置包括导丝上携带球囊,治疗时在病变以远膨胀阻断血流,这样任何血栓碎屑都能在灌注冠状动脉床前被滞留和抽吸。隐静脉无栓塞血管成形术(SAFER)研究是一个对 801 例 SVG 患者干预的随机研究,分别接受传统导丝或 GuardWire 远端阻塞装置(Medtronic)。30d 随访发现,GuardWire 远端堵塞装置显著减少主要心脏不良事件(9.6% vs. 16.5%;P = 0.004)。

远端血栓过滤装置捕获血栓碎屑的同时灌注靶血管。几个随机研究比较远端血栓过滤装置[FilterWire EF, EZ (Boston Scientific), Interceptor PLUS (Medtronic)]SVG 干预,均显示在 30d 主要不良心脏事件方面不劣于远端堵塞装置。

尽管远端血栓保护装置结果理想,仍有栓塞发生。研发的近端放置阻塞装置克服了远端放置装置的弊端。近端装置包括一个狭窄近端放置球囊的指引导管,在堵塞前向血流时,通过该装置能够输送球囊、导丝和支架。手术完成后抽吸血栓碎屑,恢复前向血流。对于病变在 SVG 远端,远端保护装置无法放置;或病变位于"Y"形移植物结合处,这种情况下单一远端保护装置无法保护两个分支;或病变狭窄程度高,在通过大器械前必须预扩张的情况下,近端装置可能提供更好的保护。隐静脉移植物干预时近端保护采用 Proxis 近端血栓保护系统(PROXIMAL)研究比较 Proxis 近端堵塞系统(St. Jude Medical,St. Paul,MN)和远端堵塞、远端血栓装置,发现近端堵塞装置 30d 主要心脏不良事件不劣于远端血栓保护装置。当前,无论远端还是近端血栓保护装置已经成为 SVG 病变治疗的标准方法。

慢性晚期闭塞病变干预

慢性晚期闭塞病变(CTOs)在冠状动脉造影是常见,占心脏导管检查患者的 15%~30%。然而,关于再血管化治疗的临床决策制订,病变处理的手术技术,甚至是否应该开通 CTO 都是具有挑

战的问题。

观察性研究发现成功再血管化 CTO 能够减少长期死亡率,改善左心室功能。因为缺乏随机研究,不清楚这些获益是否本质上与再血管化相关或不复杂的病例更有可能手术成功。一些 CTO 特征与成功可能性下降有关,包括口部或分叉病变,困难部位的病变,闭塞段,显著钙化或长病变,而且,没有临床症状或 CTO 部位没有存活心肌的患者可能不能从闭塞血管血运重建中获益。因此,决定是否尝试 CTO 血运重建时需要考虑多种因素。

总的来说,CTO 的即刻手术成功为 50%~60%,技术和技艺的改进提高了 CTO 治疗的可行性。完全闭塞病变的 PCI 技艺挑战主要来自导丝通过闭塞段。为通过慢性闭塞,设计了新的导丝,它们尖端硬度不同,亲水性提高。除此之外,研发了支撑通过病变的小管径亲水微导管。当前向途径不能通过病变时,可选择从侧支逆向通过病变。采用导丝成功通过并开通病变,置入 DES 能够减少复杂、长病变的再狭窄,优于裸支架。完全闭塞原位冠状动脉病变首次支架置入(PRISON)Ⅱ研究随机化 200 例 CTOs 患者,随机接受西罗莫司洗脱支架或裸支架,发现西罗莫司洗脱支架显著降低 6 个月支架内二维再狭窄(7% vs. 36%;P<0.001),3 年靶病变血运重建也因此显著降低(7% vs. 27%;P<0.001)。DES 置入降低靶病变血运重建的研究结果在其他 RCTs、观察性研究和荟萃分析中得到一致性重复。

分叉病变治疗

冠状动脉分叉病变相对常见,占 PCIs 的 15%~20%。尽管分叉病变历来较之非分叉病变手术成功率低,再狭窄和支架内血栓发生率高,采用 DESs 和特定的手术技巧能够显著提高成功率。首先,关于什么地方放置支架有几个策略:一种选择是分叉病变的主支置入支架,仅在造影、血管内超声和血流储备分数提示分支显著狭窄时置入支架,这成为即兴策略;另一种选择是计划内双支架术,采用不同导管技术在主支和分支均置入支架。双支架策略可采用不同技术,取决于分叉的解剖几何学(如 T-stenting,culotte,crush,kissing, or stenting;图 11-2)。尽管一些解剖特点需要双支架术式,比如大的分支存在病变,大面积心肌存在风险,几个小型随机研究提

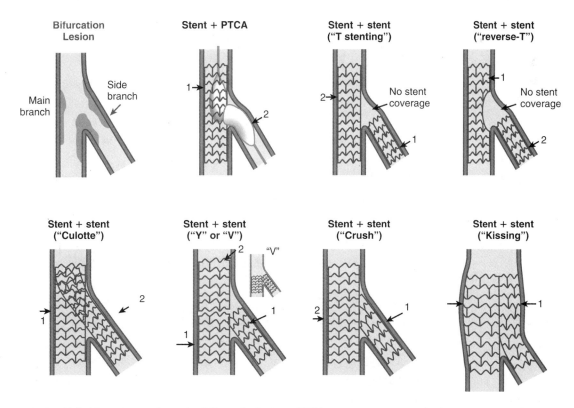

FIGURE 11-2　Techniques of treating bifurcation lesions. PTCA, percutaneous transluminal coronary angioplasty.

示常规双支架术没有益处。而且,最近一项 1553 例患者的荟萃分析提示即兴策略可能降低 MI 风险(RR:0.53;95% CI:0.37~0.78;P=0.001)。

是否计划采用即兴策略或双支架策略,并没有那种策略适合所有类型的分叉病变。因此病变覆盖可能存在问题。为了完全覆盖病变设计了几个专门的分叉支架(一个支架将覆盖主支和分支)。尽管新器械的第一个人体研究和注册研究前景光明,需要进一步确定它们是否改善冠状动脉分叉病变的造影和临床结果。

导管技术的进步

经桡动脉途径

尽管在 20 世纪 40 年代就提出了经桡动脉途径心脏导管治疗,缺乏相应设备阻碍了这项技术,直到近期才广泛开展。最近,专门设计了经桡动脉途径的指引导管,亲水鞘管和小尺寸支架,使得 PCI 能从桡动脉通过小的导管(5Fr 或 6Fr)进行。而且,研究表明经桡动脉途径减少出血、血管并发症,桡动脉已经成为世界上许多导管室的介入途径之选。

当比较桡动脉成功率,必须将它与经股动脉途径的手术和临床结果相比较。对有经验的桡动脉途径术者,经桡和经股途径在手术成功率上无显著差别,当术者经桡动脉手术量增加,手术失败率和整体手术时间显著下降。迄今,比较经桡动脉与经股动脉冠状动脉介入研究(RIVAL)是最大的评价 PCI 介入路径的随机研究,3507 例 PCI 患者随机接受桡动脉或股动脉途径。研究者发现桡动脉显著减少血管路径并发症,死亡、MI、卒中或出血复合终点没有差别。尽管一些大的观察性研究发现预防出血与减少死亡有关,RIVAL 研究并没有显示这种获益,急性 MI 亚组除外。

高危经皮冠状动脉介入的机械支持

PCI 过程中机械支持装置常用于两种临床情况:复杂冠状动脉病变干预中,如对于 LV 功能受损患者的左主干干预或多支病变干预,还有急性 MI 合并心源性休克。机械支持装置的目的是通过减少左心室(LV)负荷和降低心肌耗氧来预防或治疗血流动力学不稳定。尽管主动脉内球囊反搏(IABP)是最常使用的机械支持装置,TandemHeart (CardiacAssist,Inc,Pittsburgh,PA)和 Impella LP2.5 de-

vice (Texas Heart Institute,Houston,TX) 两个新的机械支持装置目前也常常使用。

1968 年最早描述了 MI 合并心源性休克患者使用 IABP,至此,数个回顾性研究提示在这类患者中使用 IABP 能够显著降低死亡,特别是对于溶栓患者。这些数据使得药物治疗改善不明显,等待血运重建的心源性休克患者中,置入 IAPB 成为一类适应证。

在高危复杂经皮介入中预防性使用 IABP 的效果尚不明确。尽管早期观察性研究支持预防性使用 IABP,最近的一个 RCT 研究对此提出质疑。球囊泵辅助冠状动脉介入研究(BCIS)研究了随机入组 301 例 LV 功能不全合并复杂弥漫冠状动脉病变的患者,随机分为接受术前选择性 IABP 置入或术中需要才接受 IABP 置入两组。出院时两组间主要心脏不良事件无显著差异(15.2% vs.16%;P=0.85)。而且,PCI 术前反搏减少急性 MI 梗死面积(CRISP-AMI)研究发现,心脏磁共振显像测定的前壁 STEMIs 就医患者中常规使用 IABPs 并不能显著影响平均梗死面积(MRI;IABPs 组 42.1% vs.37.5%;P=0.07)。

IABP 通过反搏降低后负荷,改善舒张期冠状动脉灌注,与之相比,TandemHeart (Cardiac Assist,Pittsburgh,PA) 和 Impella LP2.5 (Abiomed,Danvers,MA) 装置是经皮 LV 辅助装置。经股静脉并穿刺房间隔,将 TandemHeart 装置置入左心房,从左心房抽吸氧合血液进入外部连续血流泵,最后将血液经股动脉输送到动脉系统。室间隔缺损患者因为分流有低氧血症风险;主动脉瓣反流患者存在心内膜下灌注不良;外周动脉疾病患者不能耐受需要大孔鞘管的器械,它在以上患者中禁忌使用。小型研究发现 TandemHeart 装置在改善心脏指数和其他血流动力学指标如肺毛压或平均动脉压上比 IABP 更有效,但 30d 死亡率无显著差别。另外,一项研究发现 TandemHeart 装置增加并发症,如肢体缺血和出血。

Impella LP2.5 是一个轴向流泵,经股动脉跨主动脉瓣置入 LV,抽吸 LV 血液并泵入升主动脉,因而减少 LV 做功。尽管路径比 TandemHeart 导管小巧,该装置的输出量也少。Impella LP2.5 装置也因为需要大孔鞘管放置器械而在严重外周动脉疾病患者中禁忌。它同时在严重主动脉狭窄或关闭不全;LV 存在血栓有可能被泵入主动脉分支血管;严重主动脉疾病如动脉瘤或夹层患者中禁忌。LV 辅助装置治疗心源性休克患者有效性研究（ISAR-SHOCK）发现，26例MI并发心源性休克患者，Impella LP2.5装置较IABP增加心脏指数[0.49L/(min·m²) vs. 0.11 L/(min·m²)；P=0.02]，尽管两组间30d死亡或射血分数无差别。与之类似，Impella LP2.5装置在20例择期高危PCI患者中安全使用。IMPELLA RECOVER LP 2.5系统与主动脉球囊反搏（IABP）在非急诊高危PCI患者中比较的前瞻性、多中心、随机对照研究（PROTECT Ⅱ）被提前终止，因为中期分析发现该研究无法到达预定的终点。

病变严重程度的血管内评估

血管造影对冠状动脉病变严重程度的评估在是否干预病变的策略制订上起主要作用，特别是稳定型心绞痛患者。冠状动脉造影可能高估或低估冠状动脉真实直径。而且，在存在多个冠状动脉病变时，难以确定哪个或哪些病变导致缺血症状。最后，冠状动脉造影难以显示狭窄的生理功能。因此，介入医生借助其他技术，包括血管内超声和血流储备分数测量评估病变严重程度。

血管内超声（IVUS）导管采用超声波显示血管壁组成（内膜、中层、外膜）和血管腔，然后沿不同血管部位评价管腔狭窄程度。因为IVUS不能测量生理性缺血，较少用于评价中度冠状动脉病变，更多用于指导计划内干预，比如指导支架置入和球囊成形术，或诊断支架内再狭窄或支架内血栓的病因。另一种血管内成像技术是光学相干断层（OCT），2010年它在美国获准使用。OCT较IVUS轴向分辨率更高，对支架钢梁与斑块和血管边缘相互作用的成像效果更优。

造影发现的很多病变处于中间范围，它们与缺血的相关性不清楚。血流储备分数（FFR）能够测量造影显示为中度病变的血流动力学严重程度。FFR是存在狭窄病变的血流与同一支假象血管无狭窄时理论上血流的比值，它测量静脉腺苷输注时病变远端和主动脉平均压的比值。FFR低于0.75~0.8时与冠状动脉缺血相关。在血流储备分数与造影比较多支病变评估（FAME）研究中，1005例多支冠状动脉病变的患者随机接受造影指导或造影结合FFR指导的PCI。在FFR指导组，FFR低于0.8的病变行PCI治疗。1年随访发现，接受FFR指导干预的患者主要终点（死亡、MI和再次血运重建）显著降低，2年随访证实该发现。凭借这些有利结果，FFR在评估病变严重程度，更靶向的治疗多支冠状动脉病变时应该更广泛的应用。

外科冠状动脉血运重建的进展

最近外科冠状动脉血运重建的进展多来自不断改进的微创术式，包括不停跳冠状动脉搭桥手术（Off pump CABG）和小切口手术。同时，代替大隐静脉作为旁路移植的血管桥材料领域有了更多研究。最后，开始研究结合支架置入和冠状动脉旁路移植的杂交血运重建手术。本章重点阐述该领域的知识和技术进展。

外科冠状动脉血运重建的创伤最小化

外科冠状动脉血运重建的许多进展来自传统CABG的改良，归入外科冠状动脉血运重建的创伤最小化这一宽泛主题。就心脏外科的背景而言，创伤最小化比起其他外科专业更加意味深长。其他外科学科的手术创伤主要由切口大小决定，而心脏外科与此不同，其创伤减少有两个层次上的改变。躯体创伤可采用更小切口，胸骨下段小切口，甚至无须胸骨锯开的肋间切口。另外，对内脏血液的损伤可以通过不停跳，非体外的手术来改变，也就是不使用人工心肺机（CPB）辅助和心脏停跳技术，这至少理论上减少了旁路移植手术对生理的干扰和损伤。

这两个领域不断创新使得外科冠状动脉血运重建持续改进，未来，技术的进步会带来更多的转变。本章这部分重点讲述最小化创伤外科（MIS）在冠状动脉旁路移植手术中的选择和每种方法的相关最新数据。

脱泵冠状动脉旁路移植术

事实上早在20世纪60年代开始不使用体外循环（CPB）技术行外科冠状动脉血运重建，该技术现已在外科冠状动脉血运重建中广泛使用并成为标准术式。CPB保护心肌，提供停跳、无血的手术视野，为冠状动脉吻合创造有利条件，因此经过几十年来外科冠状动脉血运重建的发展，经胸骨正中切口体外循环辅助心脏停跳下冠状动脉旁路移植术（ON PUMP CABG）已成为金标准术式。

体外循环辅助心脏停跳下冠状动脉旁路移植术时，主动脉和上腔、下腔或右房，连接体外泵。静脉血经聚氯乙烯（PVC）管道被抽吸到心肺装置，通过氧合器，进入体循环动脉分支。升主动脉被钳夹，心脏在心脏停搏液灌注后停跳。当心脏停搏时人工泵维持机体灌注（图11-3）。

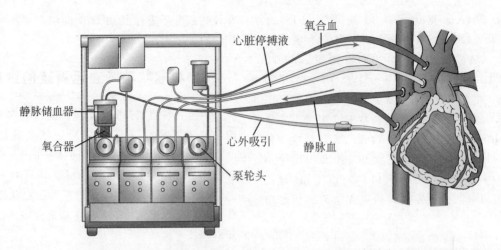

图 11-3　心肺旁路手术时,主动脉和静脉供血,图示上腔和下腔静脉,插管并连接体外泵。静脉血流,以及心脏切开术中回收的血流通过聚氯乙烯管道进入心肺仪的静脉存储器,通过氧合机,随后泵入动脉系统。升主动脉被钳夹,心脏由灌注师用心脏麻醉液进行停跳处理。在心脏停跳期间由泵工作维持肌体灌注

　　因为冠状动脉旁路手术在心脏表面进行,不需要打开心脏,理论上没有理由要求手术必须在停跳的心脏上进行。固定装置用来稳定心外膜,血管吻合在心脏表面完成,20 世纪 90 年代后专门设计的心脏牵引器改进了手术方式,使得冠状动脉血运重建技术上能够在无体外循环支持下进行[脱泵冠状动脉旁路移植术(OPCAB)]。OPCAB 能够在不同手术路径中进行,从传统的胸骨正中切口到机器人内镜下完成。胸骨正中切口下冠状动脉旁路移植阐述如下。

　　初始 OPCAB 采用胸骨正中切口。在旁路移植术中,心脏持续跳动,提供全身灌注。专门的牵引器和稳定装置用于暴露冠状动脉,在行血管缝合前临时阻断冠状动脉(图 11-4)。

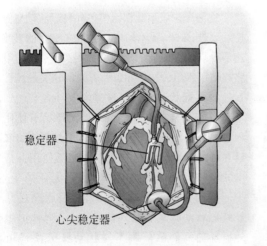

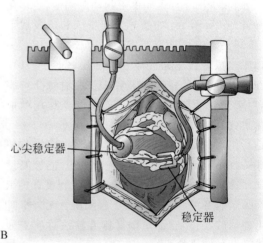

图 11-4　体外循环冠状动脉旁路手术经由胸骨正中切开进行。在这一操作过程中,心脏保持跳动并持续其平常功能状态。应用心尖固定装置将靶血管得到最佳暴露,并应用固定器来固定靶血管
A. 左前降支动脉旁路术的代表性位置;B. 顿缘支旁路术位置

在 OPCAB 时,心脏位置有部分阻断静脉回流的风险,因为要改变心脏相对腔静脉的角度来暴露侧壁和下壁。麻醉团队在维持血流动力学稳定上发挥着积极和重要的作用。在这种环境下,手术路径和稳定冠状动脉是决定手术难易程度的关键因素,可能决定了技术难度和远期结果(如吻合口的通畅程度)。

如前面提到,无 CPB 的冠状动脉旁路手术代表意味着更少生理侵袭性,更少干扰生理的情况下完成手术。尽管多数患者在没有明显不良反应情况下能够耐受手术,使用 CPB 和心脏停跳影响较大,与许多潜在的并发症相关。CPB 扰乱炎症和凝血瀑布反应,产生和释放微小血栓,局部脏器灌注异常、血液稀释和低温,破坏酸碱平衡。这些异常至少部分来自患者全血暴露于非血管内皮表面的泵和外科手术视野的各种物品。暴露在泵的异源性表面,随之而来的就是强烈的炎症反应,这可能导致神经、肾和肺功能不全。

过去 30 多年进行了 CPB 的有害效应的广泛研究,鉴于 ONCAB 的病死率和并发症发生率已经很低,提示 OPCAB 具有明显优势的证据有限。Buffolo 于 1989 年报道了第一个大数据 OPCAB 系列,从那以后,许多前瞻性和回顾性研究比较 OPCAB 和 ONCAB,为了说明何种技术更具优势,也有许多荟萃分析。

21 世纪初期,几个 RCTs 报道了 OPCAB 的安全性和有效性。许多研究提示输血率低,机械通气时间缩短,住院和 ICU 停留时间缩短,但这些研究相对较小,并不能显示该技术死亡率方面的优势。也就是说,这些获益是因为考虑到一些代价花费。早期 RCTs 研究比较 ONCAB 和 OPCAB 早期或长期移植物通畅率,对于 OPCAB 下完全血运重建提出质疑。最近的荟萃分析纳入 2007 年前所有的 RCT 数据,作者的结论是使用 OPCAB 减少术后心房颤动的风险,但对于死亡、MI、卒中和再次冠状动脉血运重建无明显获益。

该荟萃风险发表后,最大围绕该问题 RCT 研究是退伍军人随机上泵/离泵移植(ROOBY)研究。该研究中,2203 例计划急诊或择期 CABG 的患者被分配到 OPCAB 或 ONCAB 组,随访 30d 或 1 年死亡或并发症。30d 随访时,未发现 OPCAB 或 ONCAB 死亡(1.6% vs.1.2%,P=0.47)或死亡、再次血运重建或 MI 复合终点(7.0% vs.5.6%,P=0.19)的差异。同样,其他重要的临床结果无差异,如卒中、心搏骤停、需要血透的肾功能不全、需要再次血运重建和需要新的机械支持。1 年后两组间所有原因的

死亡无显著差异,OPCAB 和 ONCAB 分别是 4.1% vs.2.9%,P=0.15。然而,1 年后心脏原因的死亡在 OPCAB 组较 ONCAB 明显升高(2.7% vs.1.3%; P=0.01)。而且,OPCAB 组 1 年死亡、再次血运重建、MI 主要复合终点明显升高(9.9% vs.7.4%;P=0.4)。1 年随访发现两组间神经精神终点类似,移植物通畅率在 OPCAB 组下降,尽管只有 1 个亚组患者在研究中有影像评估而导致数据不全面。

ROOBY 研究也有缺陷。特别是该研究中从 OPCAB 组调整到 ONCAB 组的发生率高于平常(ROOBY 为 12.4%,荟萃分析为 8%),该问题被认为是术者经验水平导致的,ROOBY 研究中 55% 的 OPCABs 是住院医生完成的。高的交叉率可能影响 OPCAB 组死亡和并发症发生率,因为在 OPCAB 治疗意向研究中分析了交叉者,尽管它们并没有接受 OPCAB 而是非计划的转向进行 ONCAB 手术,它们被划在随机时的分组中分析。当解释 ROOBY 研究时另一个重要的考虑是该研究可获得的完整性证据所处的背景,该研究仅仅纳入男性患者,排除了高危患者。观察性研究提示女性、高龄和严重合并症的患者可能从 OPCAB 中获益,ROOBY 研究可能排除了最能从中获益的患者。

OPCAB 在冠状动脉血运重建中的作用依然是有争议,至今还是心脏外科悬而未决的话题。毫无疑问,我们对它在心脏血运重建中的地位随着时间的推移将逐渐加深。需要新的研究更清晰的界定上泵或离泵冠状动脉血运重建的优势。

小切口冠状动脉血运重建

余下部分讲述外科血运重建手术采用的非传统胸骨正中切口的手术径路,采用或不采用 CPB (表 11-6)。讨论的内容有每次干预血运重建的程度,不论单支或多支病变,可从文献获得的这些手术方式的结果。

直接冠状动脉旁路术的创伤最小化

直接冠状动脉小创伤旁路术,也称单支血管胸廓小切口直视旁路移植(SVST),是直视左内乳动脉(LIMA),吻合 LIMA 至冠状动脉时经左前外侧小切口。该手术脱泵进行,需要直接通过手术切口安放稳定器或通过分离的内镜切口。为了把内乳动脉(IMA)通过切口取下,需要特殊的胸廓牵引器,分离肋骨或去除软骨(图 11-5)。而且,因为到达跳动心脏的侧壁和后壁表面很困难,采用 MIDCAB 进行冠状动脉血运重建受到限制,仅用于左前降支(LAD)或对角支旁路术。

TABLE 11-6	Small-Access Surgical Coronary Revascularization			
PROCEDURE	**DESCRIPTION**	**VESSELS BYPASSED**	**PUMP USE**	**NUMBER IN LITERATURE**
LAST, MIDCAB, SVST	A limited anterior, medially placed thoracotomy incision is used for both direct-vision IMA harvest and creation of an anastomosis of the IMA to coronary artery in an off-pump fashion.	Single-vessel (LIMA-LAD or LIMA-diagonal) more often than multivessel (bilateral) procedures	Off pump	~5000[300]
Endo-ACAB; PACAB; robot-assisted, thoracoscopic, or video-assisted MIDCAB	The IMA is harvested thoracoscopically or robotically via small-access port incisions with direct-vision anastomosis creation through a minithoracotomy with minimal rib spreading.	Single-vessel (LIMA-LAD or LIMA-diagonal) more often than multivessel (bilateral) procedures	Off pump more often than on pump	~1000[301,302]
ALT-CAB, MVST	A larger left thoracotomy incision is used to harvest the LIMA and RIMA under direct vision with greater access to the heart, allowing all territories to be bypassed under direct vision through a single incision.	All territories	Off pump more often than on pump	<1000[262,303]
MICS CABG	A more laterally placed thoracotomy than a traditional MIDCAB uses a specialized pivoting retractor for IMA takedown through the thoracotomy with two port-site incisions for epicardial stabilizer and apical positioner. Multivessel OPCAB is performed through small incisions.	All territories	Off pump	~500[261]
AH-TECAB, BH-TECAB, TECAB	The IMA is harvested robotically with intracorporeal robotic anastomosis creation.	Anterior territories more often than multivessel procedures	On pump more often than off pump	<500[272,301]

AH, arrested heart; ALT-CAB, anterolateral thoracotomy coronary artery bypass; BH, beating heart; Endo-ACAB, endoscopic atraumatic coronary artery bypass; IMA, internal mammary artery; LAST, left anterior small thoracotomy direct-vision bypass grafting; LAD, left anterior descending artery; LIMA, left internal mammary artery; MICS CABG, minimally invasive coronary artery bypass grafting; MIDCAB, minimally invasive direct coronary bypass; MVST, multivessel small thoracotomy direct-vision bypass grafting; OPCAB, off-pump coronary artery bypass; PACAB, port access coronary artery bypass; RIMA, right internal mammary artery; SVST, single-vessel small thoracotomy direct-vision bypass grafting; TECAB, totally endoscopic coronary artery bypass.

　　Kolessov 在 1965 年最初描述 MIDCAB 手术，在 20 世纪 90 年代中期它再次被引入。再次登场后它在美国和欧洲迅速采用，许多早期的系列报道提示它较传统 CABG 减少住院时间，减少资源使用，早期完全恢复，减少输液要求，移植物通畅率高。其与单支 OPCAB 相比数据有限，但小型研究发现 MIDCAB 机械通气时长和总住院时间下降。比如，新近来自欧洲的 Holzhey 和同事报道了他们 1347 例 MIDCABs 的经验。该莱比锡小组报道了转为胸骨切开术的比例为 1.7%，术后死亡率为 0.8%，围术期卒中率为 0.4%。常规的术后冠脉造影提示 95.6% 的早期移植物通畅率，短期靶血管再干预率为 4.1%。6 个月后血管造影($n=350$)提示移植物通畅率为 94.3%。再次手术在 MIDCAB 术中取得成功，一些证据提示在高危患者中采用其进行冠状动脉血运重建减少手术死亡。

　　MIDCAB 的主要不利是为了得到 LIMA 而强烈的胸壁牵拉导致早期术后疼痛控制非常棘手。尽

管切口小，术后疼痛控制困难导致该手术引进后的受欢迎程度下降。然而，几个有经验的中心继续在大量采用，并报道该方法效果优良。

　　胸腔镜直接冠状动脉旁路术的创伤最小化

　　为了避免出现标准 MIDCAB 手术那样的胸部牵拉程度，提出了其他方法获取 LIMA。在视频辅助 MIDCAB 法中，LIMA 是通过小切口下胸腔镜获得。经迷你胸廓切开和最小肋骨展开制作 LIMA-LAD 吻合口。值得一提的是，经胸腔镜获得 LIMA 需要胸腔吹气，术前需要评估患者对术中通气减少的耐受能力。

　　2007 年，Vassiliades 和他的同事报道了经胸腔镜 MIDCAB，他们将这种方法称为内镜下无创伤冠状动脉旁路移植术(endo-ACAB)。该小组报道了患者向胸骨切口术和胸廓切口术的转化率为 3.6%，术后死亡率为 1%(相对于 STS 国家数据库预测的 30d 死亡率为 2.7%)，卒中发生率为 0.3%。而且，作者报道了 18 个月中期随访 LIMA-LAD 吻合口通

畅率为 95%～98.5%。ICU 平均停留时间为(11.2±9.9)h,平均住院时间为(2.4±1.3)d。

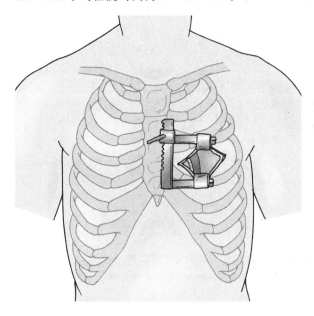

图 11-5 胸腔小切口冠状动脉旁路术

局部居中胸腔切口用于分离左侧乳内动脉(LIMA)和与左前降支冠状动脉进行吻合。由于在这过程中心脏跳动时无法到达其侧部和后部,冠状动脉血运重建仅限于和左前降支或心脏前部的角支血管进行旁路手术。通过这一切口截取乳内动脉时,需要应用特殊的胸壁牵引器断离或移除软骨

同样受限于先进的经胸腔镜取得 LIMA,估计掌握这项技术需要 25～50 例学习曲线,现在经胸腔镜 MIDCAB 还没有被广泛采纳。机器人辅助的 MIDCAB 是经胸腔镜 MIDCAB 的另一选择,将在下边机器人血运重建技术部分讨论。

多支血管手术的创伤最小化

如上所述,MIDCABs 仅在 LIMA-LAD 或 LIMA-对角支旁路术中进行。通过结合 MIDCAB 和 PCI 治疗后壁或侧壁表面病变,该方法的优势采用杂交技术可以扩展到多支病变的患者(后面讨论)。然而,杂交技术仅在病变适合 PCI 时采用,因此多支病变的部分患者需要其他创伤最小化治疗的选择。

双侧 MIDCABs 也有报道,是指双侧前壁(正中安置)迷你胸廓切口术结合双侧直视下取得 IMA 和采用桡动脉血管桥,但缺乏大型研究的评估。也有使用双侧胸腔镜下获取 IMA,经右前胸壁切口术行右冠状动脉旁路术,LAD 区域前面已经讲述过。需注意,采用这种技术需要双侧胸部切开才能达到后

侧面血管,而后室间支也不能行旁路术。

也有单侧胸壁切开行多支血管病变的技术。一个被称为前外侧胸部切开-冠状动脉旁路术,采用较大的左侧胸部切开。采用这种切口,LIMA 和 RIMA 都能在直视下获得,心脏所有范围的旁路术都能进行。除此之外,大切口暴露更多,中心置管成为可能。这个术式没被广泛采纳,仅部分中心使用,结果可以接受。255 例患者接受了该种术式,所有患者都获得了完全血运重建,没有患者转为 CPB。死亡率和卒中发生率分别为 1.2% 和 0.8%,65.1% 的 ALT-CAB 患者 48h 内出院。

2005 年提出最新的多支病变切口最小化技术,称为小切口冠状动脉旁路移植术(MICS CABG)或多支血管胸部小切口术(MVST)。这种技术采用一个更靠侧面的胸部切口而非传统的 MIDCAB。专门的轴向牵引器使得能从胸部切口获取 LIMA,还有能够使用心外膜固定器和心尖位置牵引器的前后外侧切口(图 11-6)。通过结合切口部位、心外膜固定器和心尖位置牵引器,心脏所有区域都能够行旁路移植术。这种术式脱泵进行,不需要使用胸腔镜和机器人装置;这意味着通过小切口完成了多支血管的 OPCAB。

一个 450 例患者历时 3.5 年的双中心系列报道了这种术式,结果令人鼓舞。作者报道病死率为 1.3%,卒中发生率为 0.4%。采用这种技术 95% 患者实现了完全血运重建。就移植物通畅率而言,无造影数据,但 19 个月随访中,仅 3% 患者需要 PCI。3.8% 患者转为胸部切开术,7.6% 患者转化为体外下手术(经外周插管)。有趣的是,该报道纳入这些研究机构所有的经验,包括他们最初的经验。作者认为这意味着该术式可以不通过明显的学习曲线完成和改进。

该技术的支持者断言,对所有心胸外科医生都能实施这种术式,它不要求昂贵的基础设施和与机器人或胸腔镜相关的一次性耗材。全面评价这种新技术还需要额外的数据,但它对多支病变患者提供了小切口外科手术的选择,具有广泛运用的前景。

机器人辅助的血运重建

机器人外科手术是指外科医生在控制台通过仪器遥控操作。使用最广的系统是达芬奇(Intuitive Surgical,Mountain View,CA)。该系统给控制台的外科医生传递高分辨率的三维图像,传感器记录外科医生手指和腕关节运动(过滤抖动),将之转化为视野中微器械的活动。

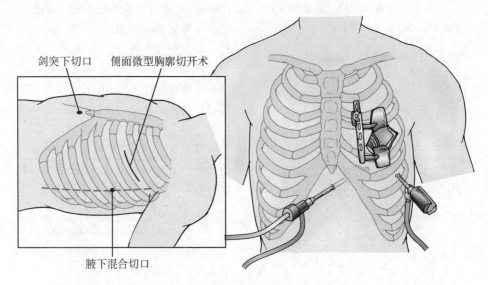

剑突下切口　侧面微型胸廓切开术

腋下混合切口

图 11-6　小切口冠状动脉旁路手术与传统方法相比胸部切口部位更往外侧
应用一种特制的旋转牵引器来帮助游离左侧乳内动脉,结合两处点状切口来固定心包和心尖。在切口、心包和心尖固定器之间的心脏所有区域都可以应用这一技术进行旁路手术

达芬奇机器人在 2002 年获得批准在心脏外科使用,目前美国完成了 1700 例机器人心脏手术。大多数手术在少数中心进行。每年手术量增加 25%(约 400 例),但在每年全部心脏外科手术中占小部分。

在小切口心脏外科中使用机器人是为了克服胸腔镜的一些局限性。比如,胸腔镜仅提供四个自由度,不能充分、精细完成心脏手术。长柄仪器受限于支点效应,在开口部位施加剪切力,导致术后肋间神经疼痛。除此之外,胸外科系统的外科视野目前是二维图像,深度判别缺失会影响在精细部位的外科手术效果。

外科机器人系统在冠状动脉血运重建中有不同的使用方法。手术方式从依赖或不依赖 CPB 的机器人 MIDCAB(机器人 IMA 获取,通过前胸腔切开或胸骨切开手工缝合吻合口)到经单一小口部切开完全胸腔内血运重建(取得 IMA 并完成旁路移植)。

冠状动脉血运重建中最早使用机器人技术是20 世纪 90 年代后期至 21 世纪早期,再现了胸腔镜在上面提到的胸腔镜辅助 MIDCAB 的作用。也就是说,机器人辅助获得 IMA,然后通过一个小的胸部切口在脱泵方式下行手工缝合吻合口。与单支血管 OPCAB 比较,机器人辅助的 MIDCAB 住院时间更短,能够更快返回工作岗位。与胸腔镜辅助 MID-CABs 一样,机器人辅助 MIDCABs 是杂交血运重建的关键组成部分(如下讲述)。

据最近报道,机器人辅助的获取双侧 IMA(BI-MA),结合胸部小切口或经腹部途径制作吻合口,对于多支病变治疗效果良好。比如,Subramanian 报道30 例患者(平均移植物 2.6 根),97% 的患者经机器人辅助的多支血管血运重建后在手术台上拔出气管插管,77% 的患者 48h 内出院。该系列无患者死亡,仅 2 例患者需要再入院,1 例患者转为胸骨切开术。Srivastava 等完成了最大的单中心机器人辅助多支病变冠状动脉血运重建。在他们的系列中,150 例患者进行双侧机器人辅助 IMA 获取,胸廓小切口下手工缝合吻合口,148 例患者完成了计划内动脉血运重建。每例患者平均动脉移植物数量为(2.6±0.8)根。作者发现所有冠状动脉都能吻合到原位BIMA 或隐静脉混合移植物,他们的死亡率、卒中、MI 和伤口感染率为 0。该系列的平均术后住院时间为(3.6±2.9)d。

与其他侵袭最小化术式相比,完全内镜冠状动脉旁路(TECAB)使用的切口不大于接口点(图 11-7)。上泵或脱泵 TECABs 都有报道。1998 年首次报道时,TECAB 倡导者提出最小外科创伤和快速恢复是该术式的主要优势。与迷你胸廓切开术比较,瘢痕减少,没有肋骨牵拉,肋间神经损伤很小,术后疼痛减少。21 世纪初的系列提示 TECAB 后患者住院时间缩短,很早就完全恢复活动,由于很小的外科视野被暴露到周围环境,很少有深部胸腔伤口感染。

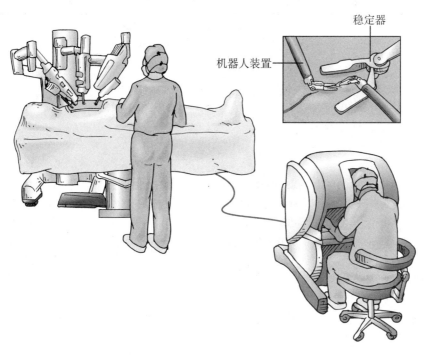

图 11-7　完全内镜下冠状动脉旁路手术

通过机器悬臂,外科医生控制从孔道进入手术视野的微手术器械。这一系统在控制台处给医生提供高清晰度的三维图像,感应器接受医生手指和腕部的动作,并将这些动作传导到手术区域的微器械上。靶血管位置应用固定器进行固定

绝大多数 TECABs 是上泵单支血管手术(LIMA-LAD)。这些手术涉及机器人从两个仪器接口点获得 LIMA,气管插管和单肺通气。接下来全身肝素化,外周动脉和静脉置管 CPB。动脉置插管涉及经食管引导的主动脉内球囊定位;一旦放置,它会阻断主动脉,实施前向心脏停搏。心脏停搏后,CPB 下患者接受冠状动脉切开术和 LIMA-LAD 吻合术。

多个研究评价 TECAB 的安全性和有效性。2006 年的一个研究中,Argeniazo 等在 12 个中心纳入 98 例需要 LAD 血运重建的患者,85 例患者行 TECAB。这些患者中,CPB 时间为(117±44)min,阻断时间是(71±26)min,住院时间是(5.1±3.4)d。6%患者转为开放技术,1 例围术期 MI,无卒中和死亡发生。3 个月时,75 例行冠状动脉造影的患者中,吻合口再狭窄或再闭塞的发生率为 7.1%,91%患者无须血运重建再干预。

最大的机器人辅助冠状动脉血运重建多中心研究包括 5 个欧洲机构的 228 例患者,分别接受 TECAB(n=117)或机器人辅助 MIDCAB(n=111)。尽管有 28%患者转为非机器人手术,这种转化会逐渐下降,总死亡率为 2.1%。总的来说,手术有效性(定义为造影通畅或运动心电图无缺血表现)为 97%,6 个月主要心脏不良事件发生率为 5%。虽然两种方法的靶血管重建率较胸外科协会(STS)报道的开放手术稍高,移植物通畅率和主要心脏不良事件与数据库报道的类似。

2001 年首次报道脱泵、不停跳 TECAB(BH-TECAB)。尽管有多支病变 BH-TECAB 的病例报道和单支病变 BH-TECABs 的小型系列研究的报道,因为稳定目标困难和完全内镜配置的原因,CPB 基本上仍是 TECAB 的先决条件。当前,BH-TECAB 需要进一步手术改进;随着吻合器械、内镜稳定方法和靶血管识别系统的日益精良,TECAB 和 BH-TECAB 可能更广泛的运用。

非左内乳动脉外科血运重建

心肌血运重建除了 OPCAB 和新的 MIS 技术外,还需要确定非 SVG 血管的作用(表 11-7)。桡动脉(RA)、右内乳动脉(RIMA)和胃网膜动脉(GEA)都有研究。

表 11-7　外科血运重建所用旁路血管：优点、缺点和通畅率

旁路血管	优点	缺点	通畅率	评价
SVG	现成的	晚期倾向闭塞	1 年：78%～90% 10 年：57%～61%	
LIMA	现成的 抗动脉粥样硬化 LIMA-LAD 吻合后的生存率优势已被很好的证实		1 年：95%～99% 10 年：95%～99%	
RIMA（当和 LIMA，BI-MA 同时应用时）	现成的 抗动脉粥样硬化 不易痉挛 游离后可用于任何区域旁路移植 回顾性研究证明较 BI-MA 有生存率优势	取血管时间更长 输血需求增加 BIMA 旁路移植术后胸骨伤口感染增加	1 年：95%～99% 10 年：～81%*	原位与 PLV 或 PDA 旁路移植由于长度短而不可能 原位旁路移植到左冠脉时可能成为将来主动脉手术时的危险 旁路移植到右冠状动脉＜70%狭窄血管的益处存疑
RA	与 BIMA 相比，取血管时输血需求更低 益于外科方便处理	并非总是可以获得† 有痉挛倾向，术后需要应用血管扩张药 有术后感受/运动功能不良风险	1 年：70%～90% 5 年：89%～98% 10 年：无数据	存在竞争血流的患者；旁路移植冠状动脉狭窄＜75%的患者不推荐使用
GEA	几乎可以对所有原位区域旁路移植 再次外科血运重建的患者可以应用	需要应用腹腔切开获取 存在血流竞争倾向	1 年：92%～96% 10 年：～62%	某些患者存在应用禁忌（肠系膜缺血，胃切除术后） LAD 旁路不推荐使用
IEA	再次外科血运重建时可应用	与腹壁血肿及感染相关	与 SVG 通畅率无明显差异	非常规使用

　　BIMA. 双侧内乳动脉；GEA. 胃网膜动脉；IEA. 腹壁下动脉；LAD. 左前降支动脉；LIMA. 左侧内乳动脉；PLV. 左心室后支动脉；PDA. 后降支动脉；RA. 桡动脉；RIMA. 右侧内乳动脉；SVG. 大隐静脉移植血管

　　* 依靶血管不同而不同（如 LAD，95%；OM，90%；RCA or PDA，83%）

　　† 前壁缺血或插管导致撕裂动脉的应用是禁忌的

背景和前言

　　对外科血运重建的患者，当采用 LIMA 行 LAD 旁路时临床效果优势明显。LIMA-LAD 移植物改善生存，5 年通畅率为 95%～98%，10 年为 92%～95%。其他移植物血管在外科冠状动脉血运重建中的证据不确定。常常使用的大隐静脉（SVG）容易发生内膜增生和移植物动脉硬化，导致后期移植物闭塞。1 年 SVG 失败率为 7%～30%，到 15 年，40%～50% SVGs 无效或出现动脉粥样硬化。

　　LIMA 的优势引发了寻找其他动脉血管桥的兴趣，比如 RIMA、RA 和 GEA。20 世纪 90 年代报道并评估了腹壁下动脉（IEA）作为动脉移植物，但后来没有被广为采纳，它的畅通率不优于 SVG，而且会引起腹壁血肿和感染。因为 RIMA、RA 和 GEA 是在组织上、生理上、解剖上属独立的血管，它们作为血管桥必须分别评估。本章剩余部分将阐述这些动脉管道在冠状动脉血运重建中的最新信息。

双内乳动脉移植中右内乳动脉

　　与 LIMA 类似，RIMA 是具有弹性的肌性血管，因此被称为过渡血管。它的中层薄，血管平滑肌较其他动脉少，对如血小板源生长因子和机械牵拉等有丝分裂原的增殖效应减弱。IMA 的非孔内弹力膜可抑制细胞迁移，抑制内膜增生和动脉粥样硬化的起始。同样，IMA 的内皮倾向于血管舒张，它分

泌血管舒张因子,如前列环素和一氧化氮在基线水平、硝酸甘油刺激状态时更高,它缺乏去甲肾上腺素的缩血管效应。因此,IMAs 的组织病理特征使得它们能够独特的耐受动脉粥样硬化和减少痉挛。

采用 RIMA 作为旁路移植的优势包括较 RA 减少痉挛倾向,事实上它几乎总能获得来移植,至少作为游离移植物,理论上可以移植到任何区域。也就是说,这种移植选择并不是没有缺点的。RIMA 短,不能以原位方式移植到侧支或后降支动脉。而且,它的壁薄,不适合行主动脉吻合,但它可以吻合到 LIMA 上,这是可以接受的技术。RIMA/LIMA 组合技术采用减少的原因包括长的获取时间,增加了输血和胸骨伤口感染的可能。此外,如果 RIMA 被用于左侧移植物进行原位移植,需要从中线跨过主动脉,将来二次手术会相当危险,有损伤 RIMA 之虞。

就胸骨伤口而言,最近的研究提示在糖尿病患者中传统的 BIMA 移植增加胸骨伤口问题的风险。DePaulis 等比较 450 例单根 IMA(SIMA)或 BIMA($n=150$)移植的患者,发现糖尿病并不是胸骨损伤问题的显著危险因子,带蒂获取技术是最显著的危险因素,采用这项技术导致的胸骨损伤问题比数比(OR)值为 4∶1。事实上,作者发现胸骨问题在带蒂 SIMA 手术组较精简 BIMA 手术组明显升高(1.1% vs. 3.3%)。

就特定的靶血管而言,IMA 移植物一般对所有的冠状动脉通畅率都提高。但 IMA 移植右冠状动脉(RCA)特别需要进一步探讨。Sabik 等评价 2121 例 IMA(多数为 LIMA)和 8733 例 SVGs 移植物的造影效果,他们发现 IMAs 1 年、5 年、10 年的通畅率分别为 93%、88% 和 90%;SVGs 分别为 78%、65%、57%。10 年后,IMAs 通畅率 LAD 为 99.1%,对角支为 98.3%,回旋支为 98.3%,后降支为 98.5%,RCA 为 82.5%,优于 SVG。对 RCAs 而言,术后早期 SVG 通畅率与胸廓内动脉相当甚至更高。但 10 年后,IMA 较 SVGs 的通畅率高,尤其对于靶血管狭窄率为 70% 或更高。因此作者得出结论,IMA 移植物普遍较 SVGs 通畅率高,除了 RCA 狭窄不到 70% 的病例,这种情况下,SVG 可能是比 RIMA 更好的选择。

就 RIMAs 的通畅率而言,RIMA 移植物的优越性最近受到质疑。桡动脉通畅率和临床结果(RAPCO)研究是一项 10 年、前瞻性、随机、单中心研究旨在普及 RA、RIMA 和 SVG 的远期通畅率和临床效果。5 年造影随访时,研究者发现 RA、RIMA 和 SVG 通畅率无显著差别,然而,多个回顾性发现提示 BIMA 移植具有显著地生存优势。这些研究纳入了低危患者,他们的预计寿命长。因此,这些研究的结果不能用于普通人群。近期的一项研究,回顾了 4584 例连续、单纯 CABG 患者,发现 BIMA 移植较仅仅 LIMA 移植 30 年长期生存率改善,除了那些单支 IMA 移植倾向性最大的患者,他们中远期生存无显著差异。尽管采用倾向性评分配对减少选择偏倚,该研究的 BIMA 患者更年轻,更少可能患糖尿病、肾功能不全、血管疾病、心力衰竭和 LV 功能不全。这让外科医生疑惑,这样的研究能否有力的支持 BIMA 移植,这些结果是否只是统计混杂的负效应。或许这些担心部分解释了为什么美国当前双侧 IMAs 手术只占所有冠状动脉手术的 4%。

桡动脉移植物

桡动脉是 20cm 长、含有孔内弹力膜的体动脉,壁较 IMA 厚,中层肌细胞密度高。它对缩血管物质的敏感度和 IMA 一样,但肌纤维质量更大,产生的收缩力更强,众所周知,它容易痉挛。

20 世纪 70 年代,Carpentier 等采用机械扩张对付术中痉挛,首次采用 RA 作为血管桥材料。2 年时,发现 32% 的移植物闭塞,RA 作为桥血管被遗弃,后来,当造影发现一些移植物在 15 年后仍然完全通畅,它又迎来复兴。RA 取材方便,较双侧 IMA 获取输血率低,获取时间短。但容易痉挛的特性使得术后需要使用扩血管药物,这对术后低血压的患者来讲较困难。另外,RA 并不是总能得到,前臂缺血、动脉粥样硬化、动脉置管后夹层的患者禁忌,3%~15% 患者术后出现感觉或运动功能障碍。而且可能受到竞争血流的影响。因此,狭窄程度<75% 的冠状动脉不推荐使用 RA。

RA 长期通畅率而言优于 SVG 点燃了对于 RA 最初的热情,近期的研究对此表示了怀疑。最近 RCTs 研究的荟萃分析并不显示使用 RA 的优势,缺乏优势归因于血流严重受损,可能是血管容易痉挛活性的结果。如前讨论的一样,RAPCO 研究者报道移植物通畅率的 5 年造影结果,发现动脉和静脉通道通畅率无显著差别。来自 Fukui 等的一篇额外报道提示 RA 通道 1 年通畅率为 69.5%,明显劣于 RIMA(92%)和 SVG(82.6%)。这些结果使得研究者得出这样的结论,当多支动脉管道移植左冠状动脉系统,IMAs 是最可信赖的血管桥材料。因此,围绕 CABG 时,RA 优于 SVG 还有许多问题需要进一步探讨。

胃网膜动脉移植物

GEA 是含薄内膜层和有孔内弹力膜的肌性动脉。中层厚度与 IMA 相似，但发育不如 RA。与 IMA 相比，GEA 的中层能够产生更大的收缩力，较 IMA 更容易痉挛。

GEA，通常是网膜右动脉，在日本比在西方国家更广泛用于血管桥材料。1987 年最早描述它主要作为游离移植物的使用。但早期通畅率并不理想，现在它主要作为原位移植物使用。GEA 作为原位移植物可以移植到任何部位，效果理想，尽管主要用于移植 RCA，它还可以用于再次 CABGs。GEA 的缺点包括它的获取需要剖腹手术，这可能导致术后口服药物时间延长。另外，GEA 较 IMA 更易痉挛，它的压力较 IMA 低 10~15mmHg，更易出现竞争血流。因此，它的尺寸可能不适于移植到一些患者。既往胃切除术，血管内介入处理或肠系膜血管功能不全的患者也不适宜使用。

一些近期可获得的 GEA 通畅率分析提示右 GEA 行 RCA 旁路能够获得与大隐静脉类似的长期通畅率，5 年为 80%~90%，10 年约为 62%。值得注意的是，GEA 移植到 LAD 效果更差，中期通畅率约为 59%。因此，它不推荐作为 LAD 的血管桥材料。

杂交冠状动脉血运重建

引言和定义

杂交冠状动脉血运重建综合了冠状动脉外科和导管治疗。至 LAD 的 LIMA 移植物常常与非 LAD 靶血管 PCI 协同。通常，LIMA-LAD 移植物采用本章前面部分描述的创伤最小化技术，如 MIDCAB 或 TECAB。杂交概念可被拓展到治疗冠状动脉和瓣膜疾病，比如瓣膜外科手术侵袭最小化良好冠状动脉病变 PCI，目的是将高危瓣膜/CABG 转化为低危，瓣膜手术侵袭最小化，但它们的原因在此不讨论。

原理和背景

杂交方法旨在结合心脏外科和介入心脏病学两个世界最好的部分，通过联合两个学科最有效的治疗策略治疗多支冠状动脉疾病。

已知 LIMA-LAD 移植物是前壁血运重建最有效、耐久的选择，主要与它抑制血栓和动脉粥样硬化有关。所有冠状动脉中，LAD 提供最大面积的心肌，包括前壁和室间隔，LIMA-LAD 移植物能够改

善生存，5 年通畅率为 95%~98%，10 年通畅率为 92%~95%。使用 DESs 的 PCI 血运重建的耐久性至少不劣于静脉或 RA 移植物。SVG 移植物 1 年失败率为 7%~30%，15 年时 40%~50% SVGs 失败或出现动脉粥样硬化。而且，最近的数据（上面讨论）就使用 LIMA 外其他动脉材料改善通畅率提出质疑。

鉴于这些因素和提倡 MIS 手术的大环境下，人们对始于 20 世纪 90 年代后期，并在 21 世纪前 10 年持续发展的杂交手术前景看好。Angelini 等在 1996 年报道了第一个该系列，6 例患者行 MIDCAB LIMA-LAD 和 PTCA 或 PTCA 联合支架。从那以后，少数中心在开展该技术过程中获得部分经验。

杂交干预的技术和时机问题

杂交技术通常包括 MIDCAB 或 TECAB 外科手术完成 LIMA-LAD 吻合和基于导管的 PCI 治疗。外科手术与 PCI 的时机是一个讨论的话题。

本质上，所有杂交技术都是分期的，仅仅是分期时长和秩序可以改变。两阶段杂交手术是指 PCI 和 CABG 在不同的手术地点完成，两个手术可以间隔数小时、数天或数周。一站式手术是在一个环境下完成，手术间隔数分钟。在两阶段杂交手术中，无论外科或经皮介入都能先进行。在一站式手术中，外科干预通常先进行。

下面讨论每种方法的优缺点。每种方法都具有理论上的优点和缺点，但目前没有数据支持那种方法更优。事实上，临床医生必须在他们特定的实践条件下权衡每种策略的相对优势，决定患者个体的最佳方法。

经皮介入先于外科干预

外科干预前完成经皮血运重建具有极高潜在优势。第一，非 LAD 靶血管血运重建提供侧支循环，减少了不停跳外科手术中夹闭 LAD 的缺血风险。第二，它给介入医生提供侵袭性治疗多支血管血运重建的机会，如果出现并发症或 PCI 失败，传统 CABG 能够在后面时间进行。第三，当目标血管不是 LAD 时，这种方法允许在急性心肌梗死情况下进行杂交，急性病变在当时处理，LAD 可以在以后血运重建。

不幸的是，这种方法也有许多缺点。PCI 必须在无 LIMA-LAD 移植物保护的情况下完成。而且，外科手术后除非进行第三次手术（完成冠状动脉造影），没有机会进行中期 LIMA-LAD 移植物血管显影。最重要的是，PCI 术后支架血栓和抗血小板药

物使得 MIS 血运重建必须在氯吡格雷基础上进行，后者轻度升高心脏外科手术出血风险，或直到外科干预需维持住院患者 GP Ⅱ b/ Ⅲ a 抑制药使用。

外科干预先于经皮介入

在 LIMA-LAD 旁路移植后进行 PCI 治疗避免了外科手术时抗血小板药相关的出血并发症。外科手术后可以开始并按照当前支架置入后推荐长期进行抗血小板药治疗。另外，PCI 可以在外科血运重建的保护下进行，使得介入医生可以更安全的处理左主干病变。最后，该方法的优势是 PCI 术中可以造影评价 LIMA-LAD 吻合口。然而，如果 PCI 失败或出现并发症，必须进行二次、更高危的外科手术。这应该很少发生，PCI 术后急诊 CABG 的发生率不到 1％。综上所述，大多数进行分期杂交手术的心脏内科医生和外科医生采纳这种策略。

当前，尚不清楚两种干预最优的间隔时期，但推迟 PCI 直到外科手术的炎症环境消退看似合理。这通常需要 3～5d，但患者外科手术后可能需要 7～10d 身心恢复。更理想的是，PCI 在计划住院期间完成，这样患者可以完全血运重建后出院。但如果外科术后恢复时间长，经济开支可能成问题。

同期手术

尽管 PCI 和 CABG 可以在两个不同的手术中完成，这些病例需要两个团队，逻辑上充满挑战，费用增加，两次手术间隔可能要住院。另外，许多患者不愿面对两次独立的手术。一些中心具有同时能够完成经皮和外科手术的杂交手术室，进行同期 PCI 和 CABG 的一站式手术。

采用这种方法，全身麻醉下患者的监护条件更优。另外，当遇到任何并发症都能在一个环境下解决，可以进行评价 LIMA-LAD 移植物的冠状动脉造影。在患者离开手术室前能够保证完全血运重建，在麻醉状态下患者情感和生理上获得完全"修复"。可能的缺点包括需要专门的杂交设施，增加手术时间和费用，住院补偿不足。在外科旁路术产生的炎症环境中完成 PCI 术有所顾忌，另外充分抗血小板治疗、联合手术后中和肝素不完全或不中和的出血风险也是需要考虑的问题。目前，关于氯吡格雷对

杂交手术患者出血影响的数据不统一，一些报道增加出血风险，另一些报道不增加。而且，鱼精蛋白中和对支架通畅的影响也不确定。

杂交血运重建的现状和快讯

杂交血运重建方面的经验在本版发行时还有限。没有杂交血运重建的前瞻性随机研究发表，仅仅病例序列报道，完全进行杂交手术的患者不到 500 例，通常为 MIDCAB 或 TECAB 联合 PCI，最大的单中心序列报道了 70 例患者，随访时间超过 7 年。

这方面可获得的少量数据显示整体低死亡率（0～2％）和低并发症发生率（平均 4.7％住院并发症发生率），住院和 ICU 停留较传统 CABG 短。即刻 LIMA-LAD 通畅率为 92％～100％。就再狭窄而言，数据混杂，早期序列研究采用裸支架或不置入支架的冠脉成形术，提示 6 个月再狭窄率为 2.3％～23％，所有文献报道平均为 11％。然而，更近期的系列，术中 MIDCAB 联合 PCI 时采用 DESs，1 年通畅率为 97％。鉴于评价杂交血运重建的数据有限，MIS 方法和经皮治疗的不断发展，杂交血运重建结果的通用声明目前还难以颁布。随着时间推移，全面评估这种方法还需要更多的研究。

未来的方向

外科冠状动脉血运重建从兴起到现在经历了巨大改变，随着心脏外科和心脏内科的技术进步，这种转变还将继续。外科血运重建需要进一步研究和开发，新的临床研究需要充分界定上泵或脱泵冠脉血运重建的优势，特别是对脱泵治疗获益的患者。机器人血运重建仍处于起始阶段，对需要侵袭最小化的重症患者还需要技艺和技术的改进。杂交血运重建依然方兴未艾，鉴于手术技艺方面的"硬"技术和介入心脏病学与心脏外科学科间合作的"软"技术，未来发展这项技术充满机会。因为这些领域都在进步，未来的终点数据需要评估杂交技术的有效性和经济效力，就外科血运重建的不同动脉桥材料方面，心脏外科界期待 RAPCO 研究的 10 年数据，这将最终决定桡动脉移植物是否在外科血运重建中占有一席之地。

第 12 章
心力衰竭药物的动态管理

Pharmacologic Management of Heart Failure in the Ambulatory Setting

Michael M. Givertz and Jay N. Cohn
黄榕翀 译

心力衰竭是一个日益严重的公共卫生问题。过去 20 年,发生了相当大的进步在理解基本的病理生理机制,包括心力衰竭(HF)的临床症状、左心室(LV)重建的渐进过程和相关的高死亡率。此外,随机对照试验表明,血管紧张素转化酶(ACE)抑制药、血管紧张素受体拮抗药(ARBs)、β受体阻滞药,醛固酮拮抗药能够减少死亡率和改善功能状态。尽管如此,与心力衰竭相关的发病率居高不下,许多患者不能得到最佳治疗。这些研究观察激发了为慢性心力衰竭患者制定具体指南的管理。主要强调在未来几年将不仅包括继续寻找更有效的治疗方法,而且需要显著的教育努力协助卫生保健提供者增加利用现有的疗法。

本章回顾当前慢性心力衰竭患者的药物治疗策略。在每个部分中,关于病理生理的机制最相关的信息,都有相应重要的临床试验提供的数据及依据其数据提供的科学合理的治疗推荐。由美国心脏病学院/美国心脏病协会(ACC/AHA)和美国心力衰竭学会(HFSA)提供的医疗管理和以证据为基础的建议,在某些领域是高度一致的。在某些领域,病理生理机制和治疗只有很少的数据,对心力衰竭专家的共识和经验性推荐进行了讨论。此外,每个部分包括实用的建议,可以应用在日常的临床实践中。更加详细的治疗心力衰竭药物应用可在第 9 版的 Braunwald 心脏病中的第 28 章找到。

病理生理学和分段系统:治疗的目标

心力衰竭的基本病理生理学——包括短期适应性机制、慢性心室和血管重建、神经激素的旁分泌和自分泌调整,这些将在 Braunwald 的第 25 章和其他回顾中进一步讨论。3 个重要的病理生理的概念对整个治疗策略产生实质性的影响。第一个概念,认识到心力衰竭临床症状的系统性表现。尽管主要问题与心肌的异常有关,但是许多初发症状和体征与累及器官的功能障碍有关,包括肺、肝、肾和骨骼肌。事实上,心力衰竭是一个系统性的过程,任何单一疗法都不太可能提供一个完整的治疗反应。第二个重要的概念包括了心肌功能障碍,激活的神经激素系统和疾病进展之间的相互作用(图 12-1)。该模型强调了一个事实,虽然心力衰竭主要与心肌功能障碍相关,无论是先天性或获得性,进一步的心肌功能损害和进行性肥大、扩张,或两者并存,都可以发生在没有额外的直接损伤到心脏的情况下。这个模型还有助于解释在某些患者虽然有显著的心室功能障碍但是缺乏相应症状和体征,并且为无症状左心功能障碍的患者提供了应用肾素-血管紧张素系统抑制药和β受体阻滞药合理的治疗依据。最后,该模型强调观察,对于先天性心肌异常相应的治疗虽然没

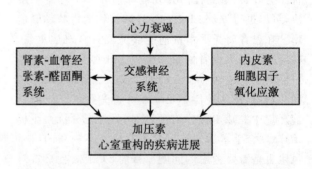

图 12-1 心力衰竭进程中事件发生顺序

在初始损伤后,去甲肾上腺素,血管紧张素等各种继发调控物及机械应激力作用于心肌,导致心室重构。其他生物学调控物,包括内皮素,促炎因子和反应性氧类在心力衰竭中将上调并参与疾病进展

有潜在影响,但是仍旧能够给心力衰竭治疗带来实质性益处。因此,血管紧张素转化酶抑制药在心脏,血管和肾能够减少血管收缩和血管紧张素介导的毒性,并且与症状和生存率的明显改善有关。相比之下,药物被证实也能激活神经激素途径,例如,口服的正性肌力药物,在长期生存方面有一个中性或负面影响。第三个概念是从随机临床试验的发展而来,也就是所有的治疗措施必须严格检查,相对于两种不同但同样重要的终点:①症状和生活质量的改善;②生存率的改善。尽管最好的是,所有的措施对这些终点的一个和谐的效果,但这不总是如此(表

12-1)。例如,利尿药在减少心力衰竭症状和体征上是非常有效的,但是他们在改善生存率方面是未知的。相比之下,β 受体阻滞药能够降低住院和延长生存,但是在运动耐量和生活质量的影响却依据不足。两个终点之间的差别也体现在不同亚组患者的优先处理上。例如,对于无症状左心室功能障碍患者虽然没有接受减少症状的治疗,但是仍能够从减慢疾病进展和延长生命的处理上获益。相比之下,一个晚期心力衰竭患者在生命终点时能够从任何减轻症状的治疗上获益。

表 12-1　心力衰竭药物:治疗目标的多种影响

药物	死亡率	运动耐受	生活质量
ACEI	↓20%	轻度提高	轻度提高
β 受体阻滞药	↓35%	轻度或没有提高	轻度或没有提高
醛固酮受体拮抗药	↓30%	轻度或没有提高	轻度提高
地高辛	没影响	轻度提高	不确切
利尿药	不确切	中度提高	中度提高

在 2001 年,ACC/AHA 指南编写委员会针对心力衰竭发生和发展的过程提出新的分类方法。阶段 A 和 B 的患者有进展成心力衰竭的高危因素,这包括了没有器质性心脏病的患者(阶段 A)和有器质性心脏病但是不合并心力衰竭症状和体征的患者(阶段 B)。阶段 C 和 D 的患者有器质性心脏病既往或者当前有心力衰竭症状(阶段 C)或者难治性心力衰竭需要特殊的干预(阶段 D,图 12-2)。这个分期系统认为:①确立心力衰竭进展的危险因素和结构性

先决条件的存在;②在左心室功能不全或者症状发展之前应用的治疗能够降低发病率和死亡率;③除非减慢治疗,患者将从一个阶段到下一个阶段;④所有患者都获益于危险因素的管理,包括血压控制,血脂管理,锻炼和戒烟。本章主要集中在射血分数减低的阶段 C 患者,对于他们来说有很多有益的证据指导治疗(表 12-2)。相比之下,针对心力衰竭和保存射血分数的患者经验性治疗的推荐只有有限的讨论。

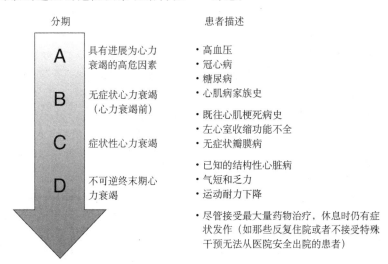

图 12-2　ACC/AHA 心力衰竭分类

表 12-2　分期基础上的心力衰竭药物治疗

分期	药物	选择性推荐
A	ACEI 或 ARB	血管病,糖尿病,高血压
B	ACEI 或 ARB	近期或既往 MI,
	β 受体阻滞药	无症状性 LVD,
C	ACEI 或 ARB	所有患者除非禁忌
	β 受体阻滞药	所有患者除非禁忌
	利尿药	液体潴留
	醛固酮拮抗药	症状性 LVD,心肌梗死后心力衰竭,LVD
	肼屈嗪和	症状性心力衰竭,非裔美国人
	ARB(在 ACEI 基础之上)	症状性心力衰竭
	地高辛	症状性心力衰竭,心房颤动
D	ACEI 或 ARB	所有患者除非禁忌或不能耐受
	β 受体阻滞药	稳定的 NYHA Ⅳ 级
	利尿药	液体潴留
	地高辛	心房颤动合并快速心室率
	阳性强心药	移植前或生命晚期的桥梁

ARB. 血管紧张素受体阻滞药;LVD. 左心室功能不全;MI. 心肌梗死;NYHA. 纽约心脏协会

利尿药和钠限制

病理生理机制

心力衰竭患者常见异常是细胞外容量负荷增加,表现为肺淤血、外周水肿、腹水、颈静脉压力升高和足踝肿胀、在用力时呼吸困难、腹胀症状。这些异常体征与肾引起的钠潴留部分相关,原因是复杂的相互作用,包括减少的心排血量和肾灌注,肾保钠髓质血流的再分配,全身和局部神经激素激活,肾交感神经活动增加。对于症状和体征与增加的细胞外容量负荷相关的患者,利尿药是药理学管理的基石。尽管对用利尿药治疗的心力衰竭患者限制饮食中钠摄入量是普遍建议,但是这个建议在很多临床操作中没有充分执行。不能正确执行限钠饮食就会减少应用利尿药的益处,导致增加剂量要求和钾盐的损失加剧。

限制钠

很少有当代研究专门评估在心力衰竭患者膳食钠摄入量的影响。Cody 和同事们研究 10 个严重心衰患者,在临床研究中心监测其所有血管舒张药和利尿治疗停止后,饮食含有很低的钠(～200mg/d)或中等量的钠摄入量(～2000mg/d)。低钠饮食与体重、平均肺动脉压、平均肺毛细血管楔压的减低显著相关。相比之下,轻度心力衰竭患者合并高盐饮食被证明能增加左心室容量,抑制肾素和醛固酮浓度和减少每日钠排泄。因此,即使在患者没有淤血症状或体征的情况下,排泄钠负荷的能力也降低了。其他研究高血压心脏病和保留射血分数的心力衰竭患者表明,限制钠可能减少钠尿肽,减弱心室重构和改善临床状态。

限制钠的推荐水平取决于水肿形成的病史和严重程度。无症状左心功能障碍患者,明智的选择是限钠不超过 3500mg/d。轻度心力衰竭患者通常需要限制不超过 2500mg/d,但那些中度至重度心力衰竭患者应减少至摄入不足 2000mg/d。重要原则包括用替代植物和其他香料代替盐,避免含有大量的钠盐的常见食物 (表 12-3),仔细阅读食品标签和烹饪新鲜的肉类和蔬菜。依从度的关键是由护理专家和推荐营养学家给予的患者和家庭教育,使用患者导向的文本和网站应用,如 www.hfsa.org。

利尿药

应用机制

利尿药可以抑制钠在肾的重吸收和导致增加尿钠和水的排泄。有几种利尿药可用(表 12-4),通常根据作用在肾的位点进行分类。噻嗪类利尿药抑制远曲小管氯化钠转运体,其中 30%～35% 的过滤负载钠被重吸收。然而,随着心脏功能和肾灌注的减少,近端肾小管钠重吸收从 65% 增加到 80%～90%

的过滤负荷,使噻嗪类利尿药没有效果。因此,对于大多数合并心力衰竭和水肿的患者,襻利尿药是首选的药物;这将抑制在钠氯化钾转运体厚襻升支肢体,导致显着在钠排泄分数增加。另外,襻利尿药抑制在髓质间质的溶质浓度,从而降低集合管中的水重吸收的驱动力。因为襻利尿药和噻嗪类都能导致钾排泄,辅助治疗应用保钾利尿药在远端小管和集合管的行为能够维持血钾的正常水平(利尿药药理学的详细讨论,见 Braunwald,第 28 章)。

表 12-3 高钠食物

食物	份额	钠(mg)
美国奶酪	1 盎司	406
金枪鱼,罐头	3 盎司	288
火腿	3 盎司	1114
热狗	1	639
意大利面条,罐头	8 盎司	1124
面包,白	1 片	114
玉米片	2 盎司	462
鸡肉面条汤	1 杯	1107
豆,罐头	1 杯	326
酱油	1 汤勺	1029
意大利汁	1 汤勺	116
麦当劳	1	1010
汉堡奶酪	1	1450

表 12-4 心力衰竭的利尿治疗

属名	常规口服剂量	作用持续时间
襻利尿药		
呋塞米	40～160 mg/d	6～8h
布美他尼	0.5～4mg/d	4～6h
托塞米	10～40mg/d	2～4h
利尿酸	50～150mg/d	6～8h
噻嗪类利尿药		
氯噻嗪	500～1000mg/d	6～12h
氢氯噻嗪	25～100mg/d	>12h
美托拉宗	2.5～10mg/d	24～48h
氯噻酮	100mg/d	24h
吲达帕胺	1.25～5mg/d	24h
保钾利尿药		
螺内酯	25～100mg/d	起始后 3d
氨苯蝶啶	100～200mg/d	8～16h
阿米洛利	5～10mg/d	24h

不良反应

尽管利尿药被广泛接受,它们仍有很多长期不

良反应包括电解质耗竭,神经-激素激活,低血压和肾功能不全。慢性利尿药治疗可导致低钾血症、低钠血症、低钙血症、低镁血症和代谢性碱中毒。低钾和低镁血症需要特别关注,因为他们可诱发心力衰竭患者的心律失常。另外对电解质紊乱,利尿药可能导致尿酸水平的升高及有助于痛风的发生或加重。利尿药对心力衰竭患者特别重要的不良影响是神经激素途径的激活。利尿药刺激肾素和去甲肾上腺素的释放的机制还没有被完全定义,但是有 3 个重要的病理生理学影响。①肾素分泌将导致醛固酮的分泌增加,其增加钠潴留。②增加血管收缩,继发于血管紧张素Ⅱ和去甲肾上腺素水平的升高可能有正反馈作用,即增加心室排空阻抗,导致进展性心室功能障碍。③去甲肾上腺素、血管紧张素Ⅱ和醛固酮直接对心肌有毒性作用,导致心室重构和致心律失常。最后,神经-激素激活是一个强大的增加死亡率的预测因子。因此,利尿药引起的神经-激素激活能够与长期生存的不利影响有相关,这一点是可能的。

利尿药治疗和神经激素激活的关联对心力衰竭患者利尿药的最佳应用有重要影响。正如讨论所说,对于需要大剂量的利尿药的患者,加强饮食中的钠限制是有用的。其次,它重点强调的是,应用利尿药引起的神经激素激活的不利影响,许多可以用 ACE 抑制药(或 ARB)和 β 受体阻滞药的联合治疗来阻止。联合治疗可以获得利尿药的有益效果,减少血管紧张素Ⅱ和醛固酮的增加,并抑制去甲肾上腺素的作用。同样重要的是要了解继发过程的影响,尽管持续应用利尿药仍可能会导致整体的钠平衡回归中性。利尿药诱导的细胞外容积减少的效应,通过刺激肾近端肾小管重吸收,进一步减少钠和氯的排泄,增加肾交感神经活性,增加醛固酮。另外,长期利尿药应用诱导集合管和远曲小管的数量的改变,包括线粒体体积增大,ATP 酶活性增加和细胞肥大导致远端肾小管重吸收增加。

在心力衰竭患者中利尿药的药动学和药效学的影响也是异常的。肠壁水肿和内脏血流灌注不足的患者,口服药物的吸收会降低,从而延缓起效时间和尿液中的利尿药峰浓度。除非肾小球滤过率(GFR)是 <30ml/min,在心力衰竭患者静脉注射(IV)制剂的药动学是很大程度上正常的,这也解释了在急性失代偿性心力衰竭患者静脉途径的有效性(见第 14 章)。此外,心力衰竭期间药效学反应是衰减的,在任何给定的肾小管利尿药浓度里钠排泄率降低。因此,“天花板”剂量,或剂量以上,进一步钠排泄是

最小的，通常对于心力衰竭患者给予与正常人剂量的 2 倍。由于这个原因，给予处方一个大剂量的利尿药通常比增加治疗频率更有效。

实际考虑

短期研究提示利尿剂减少充血性心力衰竭的症状和体征，在起始应用的几个小时到几天里就能减少心脏充盈压，中期研究表明利尿药能够改善活动耐量和生活质量。利尿药对心力衰竭的发病率和死亡率的影响尚未被检验。根据 ACC/AHA 指南，利尿药应用于所有目前或过往有证据显示有液体潴留心力衰竭症状的患者，并且需要和 ACE 抑制药和 β 受体阻滞药一起联合应用维持临床稳定。另外，不恰当的低剂量利尿药将导致液体潴留，从而减弱 ACE 抑制药的反应和增加 β 受体阻滞药的用量。第一步判断患者合并液体潴留的依据是症状(气促、端坐呼吸、阵发性夜间呼吸困难)，体征(啰音、颈静脉压升高、外周水肿)，和其他临床症状，例如体重增加，频繁的门诊或复发住院。非侵入性工具，可能有助于识别高血容量包括胸部 X 线片、利钠肽水平和超声心动图，虽然这些试验的敏感性和特异性是有限的。较新的设备如置入式血流动力学、胸腔阻抗监测和无创主动脉响应录音机也被开发出来用于心力衰竭。使用放射性标记的白蛋白技术可在专门的中心对血容量进行直接评价。如果临床评价是模棱两可的，右心导管测量心脏充盈压应考虑。

对于心力衰竭患者，最常用的襻利尿药是呋塞米，其通常起始于低剂量(20~40mg，每天 1 次)并逐渐增加，直到尿量增加，体重下降发生。利尿药的剂量或频率可以逐渐滴定同时监控几个终点。因为治疗的主要目标之一就是缓解症状，一旦在呼吸困难，端坐呼吸，水肿方面能看到满意效果利尿药的剂量可以减少到维持水平。此外，仔细关注颈静脉压力的正常化和消除充血性肝大是实现正常血容量的关键，特别是晚期心力衰竭患者。症状性低血压的进展或者氮质血症必须经常保持利尿药治疗，但在其他心力衰竭药物如 ACE 抑制药和 β 受体阻滞药调整后，利尿药通常可以维持在一个较低的剂量。一旦解决了液体潴留，利尿药的维持剂量被推荐预防复发容量超负荷。入选轻度心力衰竭患者或无症状左室功能障碍可能不需要维护的利尿药，如果患者能够减少钠摄入量，尽管在随机临床试验中利尿药停药的策略未被检验。在一个短期的研究中，利尿药停药导致在亚临床的肾小管功能障碍的体积状态和标志物增加。然而，其他已经证明，稳定的临床

状况伴随改善的肾功能和神经内分泌标记物经过 3 个月利尿药停用。

部分患者有顽固性心力衰竭的体征和症状，被标以利尿药抵抗的标签，然而，这些患者可能是因为药物治疗的依从性差或者没有有效地限钠和液体摄入，他们需要加强教育。合并双心室或右心室的患者，显著的肠壁水肿可能限制口服药物的吸收，因此静脉制剂(呋塞米或氯噻嗪)或者增加口服生物利用度(托拉塞米)的襻利尿药可能会启动一个有效的利尿。在低心排血量的患者，这个问题是由于减少了肾血流灌注和肾小管分泌异常导致不充分的钠传递到肾小管管腔。大多数患者会响应加倍的剂量，而不是每日 2 次给同样的剂量。

在其他患者襻利尿药与噻嗪类利尿药或美托拉宗(有利于襻利尿药的作用)的组合，可以特别有效。利尿药联合应用的机制还没有完全定义但很可能与利尿药抑制肾单位的不同的部位有关。此外，添加一个噻嗪类利尿药可能抑制远端小管的重吸收并导致持续利尿，而不是简单地增加襻利尿药的剂量。美托拉宗的添加也可能用于集液体积累的瞬时状态。这一策略维持一个襻利尿药的通常剂量，最小化频繁剂量变化的错误，并降低长期大剂量利尿药的暴露。然而，密切监测是必需的，因为这个"助推器药片"策略可以迅速导致过度利尿药带来的低血压、低血钾、低钠血症、肾功能恶化。

在长期治疗期间，特别是在利尿药治疗方案变化期间，很重要的是监控血钾水平，给出利尿药物标注的排钾影响。血清中血尿素氮(BUN)测定和肌酐水平作为评估肾功能应该被监视，因为他们可能会对血容量和(或)血管收缩的激素的变化非常敏感。过度的体液丢失应避免，因为它可能导致低血压和肾功能障碍。在同时合并心力衰竭和慢性肾疾病患者，所谓的有心肾综合征，潜在引起肾毒性的药物应该非常谨慎的使用。非甾体消炎药(NSAIDs)，包括环氧合酶-2 抑制药，应该避免应用，这些药物可以抑制利尿药的利钠效果和肾功能损害，从而加剧了液体潴留。其他药物，例如噻唑烷二酮类药物和普瑞巴林，导致水肿——在心力衰竭中是相对禁忌证。

患者应该称重自己在一个日常基础体重；如果他们没有自己的范围，应该向他们提供。这一过程涉及患者医疗护理，提醒他们不控制饮食的影响，并促进药物的调整。对于被选择的患者，远程电子天平可以每天发送信息关于体重、重要生命体征和症状可能有助于维护精确和依从性。快速的体重增加

2～3磅,临时增加利尿药剂量或添加美托拉宗或噻嗪类利尿药 1～3d 往往有效使患者重返"干"的体量。对晚期心力衰竭患者,重要的是要记住,干体重可能会随着时间减少,作为心脏恶病质的结果会伴随骨骼肌肉和脂肪组织的损失。住院患者急性失补偿心力衰竭的静脉利尿药使用和其他液体管理策略会在第 14 章中详细讨论。

肾素-血管紧张素系统抑制药

病理生理机制

约 35 年前,治疗心力衰竭的重要进步是认识到泵功能是极度依赖于流出阻力,而不是心室必须是空的。急性血流动力学的研究证实,血管舒张药能够松弛外周小动脉使得心室功能曲线向上向左,导致心排血量的增加而血压没有大的变化。此外,增加静脉容量的药物再分配血容量从中心到边缘容器中,因此减少心脏充盈压升高的症状和体征。不像肼屈嗪,它主要作用于小动脉,导致阻抗减少,或硝酸盐,而作用于动脉顺应性和静脉张力,血管紧张素转化酶抑制药和 ARBs 平衡效应影响小动脉、动脉和静脉。

血管紧张素转化酶抑制药的传统观点是,他们在心力衰竭治疗中的主要作用机制是减少血管紧张素Ⅱ介导地血管收缩。此外,血管紧张素转化酶Ⅱ的减少降低了突触间隙里肾上腺和去甲肾上腺素的释放。然而,随后的研究表明,血管紧张素转化酶抑制药的行为比一个简单的作用于循环中血管紧张素Ⅱ

水平更复杂(图 12-3)。因为激肽酶同样是转化酶,血管紧张素转化酶抑制药还能减少缓激肽的新陈代谢,缓激肽可以刺激一氧化氮的释放和其他内皮依赖性血管扩张药,包括前列腺素。更重要的是,通过抑制在血管、肾、心脏组织中肾素-血管紧张素系统,血管紧张素转化酶抑制药发挥重要作用于减弱血管和心肌重构、减少炎症和血栓形成的风险,延迟肾脏疾病的进展。所有这些作用对血管紧张素转化酶抑制药在心力衰竭治疗的临床疗效有重要影响。

几个非酶的途径独立存在于血管紧张素Ⅰ向转换血管紧张素Ⅱ转化的过程中,可能持续作用于循环和组织的血管紧张素,即便应用了血管紧张素转化酶抑制药治疗 (图 12-3)。这种逃逸现象可能部分由于非 ACE 途径血管紧张素Ⅰ代谢(如心肌糜蛋白酶);这提供了 ARB 类药物发展的理论,即竞争结合,游离缓慢,血管紧张素Ⅱ 1 型受体。循环血管紧张素Ⅱ水平的增加,在治疗过程中的负反馈损失的结果。许多 ARBs 药物是可用的,但目前只有两种由美国食品药品管理局(FDA)批准应用于心力衰竭治疗(表 12-5)。缬沙坦是被批准用于治疗纽约心脏协会(NYHA)心功能分级Ⅱ～Ⅳ级的心力衰竭患者并证实减少临床稳定的左心室衰竭或心肌梗死(MI)后功能障碍患者的心血管疾病死亡率。坎地沙坦证实对 NYHA 心功能分级Ⅱ～Ⅳ级和射血分数降低的心力衰竭患者减少心血管疾病的死亡率和住院率。

表 12-5　ACEI、ARB 和 β 受体阻滞药治疗在心力衰竭合并减少的射血分数

属名	起始每日剂量	最大剂量
ACE 拮抗药		
卡托普利	6.25mg 每日 3 次	50mg 每日 3 次
依那普利	2.5mg 每日 2 次	10～20mg 每日 2 次
福辛普利	5～10mg 每日 1 次	40mg 每日 1 次
赖诺普利	2.5～5mg 每日 1 次	20～40mg 每日 1 次
喹那普利	5mg 每日 2 次	20mg 每日 2 次
雷米普利	1.25～2.5mg 每日 1 次	10mg 每日 1 次
群多普利	1mg 每日 1 次	4mg 每日 1 次
血管紧张素受体阻滞药		
坎地沙坦	4～8mg 每日 1 次	32mg 每日 1 次
氯沙坦	12.5～25mg 每日 1 次	100mg 每日 1 次
缬沙坦	40mg 每日 2 次	160mg 每日 2 次
β 受体阻滞药		
比索洛尔	1.25mg 每日 1 次	10mg 每日 1 次
卡维地洛	3.125mg 每日 2 次	25mg 每日 2 次
酒石酸美托洛尔	12.5～25mg 每日 1 次	200mg 每日 1 次

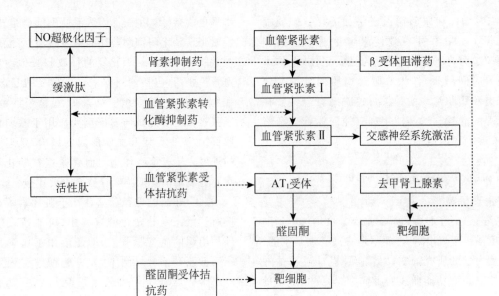

图 12-3　药物用来调控肾素-血管紧张素-醛固酮系统

虚线提示阻滞途径

临床疗效

血管紧张素转化酶抑制药

众多前瞻性、安慰剂对照研究显示 ACE 抑制药对运动耐量、盐和水平衡、临床体征和症状、神经激素刺激、生活质量、慢性心力衰竭患者的生存是获益的(表 12-6)。在这些多中心试验中的一致性对使用血管紧张素转化酶抑制药在治疗心力衰竭提供了一个强大的科学基础。几个多中心试验值得评论。

合作北斯堪的那维亚依那普利生存研究(共识)

共识随机 253 例 NYHA 心功能Ⅳ级症状的住院患者在应用地高辛、利尿药,非 ACE 血管舒张的基础上分别应用依那普利或安慰剂。中期分析的基础上,依那普利相比安慰剂有更显著的生存获益(52% 和 36%),尽管联合死亡风险或心力衰竭住院两组没有无明显差异。此项试验提前终止,因为如果继续下去它被视为不道德的,50% 的参与者被随机分配到安慰剂。血管扩张药心力衰竭试验(V-HeFT)Ⅱ。

表 12-6　ACEI 和 ARB 的随机、对照试验

试验	N	药物	入选标准	随访时间	主要终点	发现
心力衰竭试验						
CONSENSUS	253	依那普利 *vs.* 安慰剂	NYHA Ⅳ	188d	死亡	安慰剂 52% 依那普利 36%(40%↓)
V-HeFT Ⅱ	804	肼屈嗪/二硝酸异山梨酯 *vs.* 依那普利	CTR>0.55 LVID>2.7cm/m² LVEF<45% VO₂<25ml/(kg·min)	2.5 年	死亡	肼屈嗪/二硝酸异山梨酯 25% 依那普利 18%(28%↓)
SOLVD Treatment	2569	依那普利 *vs.* 安慰剂	LVEF≤35% NYHA Ⅱ～Ⅲ	41 个月	死亡	安慰剂 40% 依那普利 35%(16%↓)
SOLVD Prevention	4228	依那普利 *vs.* 安慰剂	LVEF≤35% 没有或者最少症状	37 个月	死亡	安慰剂 16% 依那普利 15%(8%↓,P=0.30)

续表

试验	N	药物	入选标准	随访时间	主要终点	发现
ATLAS	3164	大剂量赖诺普利 *vs.*小剂量	LVEF≤30% NYHA Ⅱ～Ⅲ	39～58 个月	死亡	小剂量 45% 大剂量 43%(8% ↓ , P =0.13)
ELITE-Ⅱ	3152	氯沙坦 *vs.*卡托普利	年龄≥60 岁 LVEF≤ 40% NYHA Ⅱ～Ⅳ	1.5 年	死亡	氯沙坦 18% 卡托普利 16%(13% ↓ , P =0.16)
Val-HeFT	5010	缬沙坦 *vs.*安慰剂	LVEF<40% LVID>2.9 cm/m² NYHA Ⅱ～Ⅳ	23 个月	死亡 死亡和不良反应	安慰剂 19% 缬沙坦 20%(P =0.80) 安慰剂 32% 缬沙坦 29%(13% ↓)
CHARM-Added	2548	坎地沙坦 *vs.*安慰剂	LVEF≤ 40% NYHA Ⅱ～Ⅳ 应用 ACEI 治疗	41 个月	心血管病死亡或者心力衰竭住院	安慰剂 42% 坎地沙坦 38%(15% ↓)
CHARM-Alternative	2028	坎地沙坦 *vs.*安慰剂	LVEF≤ 40% NYHA Ⅱ～Ⅳ 不能耐受 ACEI	34 个月	心血管病死亡或者心力衰竭住院	安慰剂 40% 坎地沙坦 33%(23% ↓)
梗死后试验						
SAVE	2231	卡托普利 *vs.*安慰剂	LVEF≤ 40% 心肌梗死后 3～16d	42 个月	死亡	安慰剂 25% 卡托普利 20%(19% ↓)
CONSENSUS Ⅱ	6090	依那普利 IV/PO *vs.*安慰剂	心肌梗死后 24h	6 个月	死亡	安慰剂 10% 依那普利 11%(10% ↑ , P =0.26)
AIRE	2006	雷米普利 *vs.*安慰剂	心力衰竭 心肌梗死后 3～10d	15 个月	死亡	安慰剂 23% 雷米普利 17%(27% ↓)
GISSI-3	19 394	赖诺普利 *vs.*安慰剂	心肌梗死后 24h	6 周	死亡	安慰剂 7.1% 赖诺普利 6.3%(12% ↓)
SMILE	1556	佐芬普利 *vs.*安慰剂	心肌梗死后 24h	6 周	死亡或严重心力衰竭	安慰剂 10.6% 佐芬普利 7.1%(34% ↓)
TRACE	1749	川多普利 *vs.*安慰剂	LVEF≤ 35% 心肌梗死后 3d	4 年	死亡	安慰剂 42% 川多普利 35%(22% ↓)
ISIS-4	58 050	卡托普利 *vs.*安慰剂	心肌梗死后 24h	5 周	死亡	安慰剂 7.7% 卡托普利 7.2%(7% ↓)
VALIANT	14 808	缬沙坦 *vs.*缬沙坦卡托普利 *vs.*卡托普利	心肌梗死后 0.5～10d 心力衰竭 LVEF≤35%,或两者皆有	25 个月	死亡	缬沙坦 20% 缬沙坦卡托普利 19% 卡托普利 20%

↓ . 降低；↑ . 增加

P<0.05 除非标注

V-HeFT Ⅰ是第一个安慰剂对照试验表明,血管扩张药可以延长心力衰竭患者的生存。V-HeFT Ⅱ被设计为在缺血性或非缺血性心肌病引起的轻中度心力衰竭患者中,比较依那普利和肼屈嗪-硝酸异山梨酯治疗,其在 V-HeFT Ⅰ试验中是优越的药物组合。依那普利组有较低的 2 年死亡率相比随机对照组肼屈嗪-硝酸异山梨酯(18% vs. 25%;死亡率降低,28%;P = 0.016)。有趣的是,锻炼时间和左心室功能在随机分在肼屈嗪-硝酸异山梨酯组的患者有更大程度的改善。

左心室功能障碍的研究(SOLVD)

SOLVD 是一个前瞻性、双盲安慰剂对照试验,选择射血分数<35%的患者。这项实验随机研究 2569 例 NYHA 分级为Ⅱ或Ⅲ级的心力衰竭患者,应用地高辛和利尿药,给予依那普利或者安慰剂。经过平均 41 个月的随访,安慰剂组相较依那普利组有更显著地死亡(510 vs 452;死亡率减少 16%;P = 0.003 6)。而且,依那普利组对心力衰竭患者住院率减少 30%。

SOLVD 预防试验与治疗试验同步进行,利用相同的试验设计,除了对入选患者的限制,即明确心力衰竭却没有接受治疗且几乎没有症状的患者。平均随访 37 个月,安慰剂组有 334 例患者死亡相对于依那普利组有 313 例。这 8%降低死亡率接近但未达到统计学意义(P = 0.30)。更令人印象深刻的是非常显著降低心力衰竭的首次住院率(36%)和在心力衰竭起始就接受药物治疗(37%)。

赖诺普利治疗与生存的评估(ATLAS)

尽管对照研究显示大剂量 ACEI 治疗的益处(如卡托普利 50～100mg 每日 3 次,依那普利 10～20mg 每日 2 次),但是更低的剂量应用于临床实践因为考虑到患者耐受性。ATLAS 研究入组 3164 例 NYHA 心功能分级为Ⅱ到Ⅳ级心力衰竭且射血分数<30%患者随机给予低剂量(2.5～5mg/d)或大剂量(32.5～35mg/d)赖诺普利。中位随访 46 个月,大剂量组在减少死亡或住院联合风险方面更优(<12%;P = 0.000 2),但是对全因死亡方面没有显著影响。尽管在大剂量组头晕和肾功能不全更常见,但是两组因为不良反应(18%)导致的停药率上相似。

血管紧张素受体阻滞药

对因为左心室收缩功能不全的慢性心力衰竭患者的早期临床研究表明,血管紧张素受体阻断药能够产生有益的血流动力学的影响并且通常能够很好

地耐受。老年人对氯沙坦的评价(ELITE)Ⅰ研究随机入选了 722 例年龄>65 岁 NYHA 分级为Ⅱ～Ⅳ级并且射血分数<40%的患者,接受氯沙坦或卡托普利 48 周。尽管两组间对于主要安全终点没有差异(即,肾功能的治疗作用),氯沙坦意外地降低 46%死亡率。与 ELITE Ⅰ类似的设计,但侧重检测全因死亡率的差异,ELITE Ⅱ随机入选 3152 例轻中度心力衰竭患者,氯沙坦(目标剂量 50mg,每日 1 次)或卡托普利(目标剂量 50mg,每日 3 次),结果证明卡托普利组非显著的减少 13%的死亡率。对心脏性猝死、联合死亡终点和住院率等次级终点的观察,趋势也有利于血管紧张素转化酶抑制药的治疗。少部分患者因为不良反应没有连续氯沙坦治疗(9% vs 15%;P<0.001)。在 ELITE Ⅱ研究中氯沙坦劣势的原因可能是由于低剂量;尽管氯沙坦没有被批准对心力衰竭的治疗,推荐的每日剂量是 100mg。

有理论性原因表明,ARB 与 ACEI 联合治疗比单用某一种药物会有更多的临床效果,这个理论将在下面的几个临床试验中检验。在一个小的试验研究中,氯沙坦的加入最大耐受剂量的血管紧张素转化酶抑制药是和较低的 NYHA 心功能分级和更高的峰值耗氧量相关联的。缬沙坦在心力衰竭试验(Val-HeFT)随机入选 5010 NYHA 分级为Ⅱ～Ⅳ级的心力衰竭患者在常规治疗基础上接受缬沙坦(目标剂量 160mg 每天 2 次)或安慰剂,包括 93%应用 ACEI 和 36%应用 β 受体阻滞药。缬沙坦显著减少死亡率和发病率联合终点 13%(P = 0.009),包括心力衰竭住院率 28%的减少,但是对全因死亡率没有影响。尽管事后分析引起了对不良结果的关注在接受 ACEI、ARB 和 β 受体阻滞药,所谓的三联治疗,相似的疗效和安全结果在坎地沙坦治疗心力衰竭:减少死亡率和发病率的评估(CHARM)—增加研究也有报道。在 CHARM—增加研究中,2548 例轻到中度心力衰竭患者合并射血分数减少接受 ACEI 治疗,随机接受坎地沙坦(目标剂量 32mg 每日 1 次)或安慰剂。平均随访 41 个月,坎地沙坦减少心血管死亡或心力衰竭住院联合终点 15%(P = 0.01)。重要的是,坎地沙坦减少 β 受体阻滞药加用 ACEI 的风险,并且对服用低剂量 ACEI 和服用推荐剂量 ACEI 的患者同样有效,然而,肾功能恶化和高钾血症的风险比附加治疗更高。

对于不能耐受血管紧张素转化酶抑制药的患者,血管紧张素受体阻断药已被证明是有效的替代疗法。在 CHARM-Alternative 研究中,2028 例症

状性左心室功能障碍的患者因为咳嗽（72%），低血压（13%）或者肾功能不全（12%）没有接受ACEI，随机接受坎地沙坦（目标剂量 32mg 每日 1 次）或安慰剂。中位随访 34 个月，坎地沙坦减少心血管死亡或心力衰竭住院的风险 23%（$P=0.004$）。另外，应用坎地沙坦后能够看到全因死亡降低的趋势（HR：0.87；95% CI：0.74~1.03；$P=0.11$）。Val-HeFT 研究中一个 366 例患者的亚组，在基线没有接受 ACEI，应用 ARB 后发病率和死亡率也显著下降。

除了针对心力衰竭患者，几次大的试验研究了 ACEI 和 ARBs 对急性心肌梗死后死亡率的影响（表 12-6）。这些试验专注的患者人群和在 V-HeFT，CONSENSUS，SOLVD 和 CHARM 试验中慢性心力衰竭合并射血分数降低的患者是不可比拟的。另外，背景药物治疗和研究药物剂量与慢性心力衰竭试验明显不同。尽管如此，当考虑左心室收缩功能障碍和（或）心力衰竭患者的治疗心肌梗死后试验的结果有几个重要的暗示。

第一，这些试验的大多数证实证明治疗心肌梗死后早期应用 ACEI 对减少短期死亡率有一个小的但显著获益。这一发现是重要的因为大多数在梗死后试验招募的患者没有心力衰竭。另外，HOPE 研究证实 ACEI 雷米普利治疗合并动脉粥样硬化但是没有心力衰竭的患者能够减少死亡率，EUROPA 研究也证实对于低危患者 ACEI 也有血管保护效果。

第二，也更引人注目的问题是 ACEI 的早期干预能够阻止或延缓心力衰竭的发生。在 SAVE 试验，卡托普利与减少 37% 的心力衰竭进展和减少 22% 的住院率有关。CONSENSUS Ⅱ证实依那普利能够减少 10% 需要更换方案的心力衰竭治疗，心肌梗死远期评价生存（SMILE）研究证实早期应用佐芬普利能减少 6 周内的心肌梗死进展成严重心力衰竭的可能性。这些数据与 SOLVD 预防试验一致，证实减少 20% 的心力衰竭住院率和 29% 的心力衰竭进展。在 HOPE 研究中，雷米普利减少 23% 心力衰竭住院率；在 EUROPA 研究中，培哚普利减少 39% 的心力衰竭住院率。这些累积数据建议在相对低危的患者 ACEI 也有显著的临床获益。

第三，来自于缬沙坦治疗急性心肌梗死试验（VALIANT）建议尽管 ACEI 和 ARBs 对急性心肌梗死和心力衰竭，左心室收缩功能障碍或两者都有

的患者在减少致死率和死亡率上是同样有效的，联合治疗比单独应用 ACEI 或 ARBs 来说没有提供什么好处并且增加不良事件的发生率。这些发现似乎有可能与 Val-HeFT 和 CHARM 的研究表明在 ACEI 的背景上增加了血管紧张素受体阻断药能进一步降低心血管风险（RR），然而，对于稳定的心力衰竭和急性心肌梗死的患者之间，患者人群，药物方案和心血管风险模式的不同也可能解释这些发散的结果。

实践考虑

血管紧张素转化酶抑制药

尽管从临床试验和共识指南的采纳中有压倒性的数据，但是包括利用率和剂量——ACEI 在广泛心力衰竭人群中的利用仍不理想。有几个因素为此负责。①ACEI 的使用似乎在不同专业不同，心脏病医生比初级保健医生更可能给予 ACEI 处方的事实就能证明。②这是一个普遍的看法是，血管紧张素转化酶抑制药在大剂量和（或）在老年人使用时与不良反应的频率较高有关联。然而，大量门诊患者进行的 CONSENSUS 和 SOLVD 研究的早期经验建议，认为这些并发症的发生率是可以接受的低与潜在获益相比，ATLAS 证实大剂量治疗没有增加撤药的风险。最后，可以运用相关易感因素的知识和预防措施便于管理和避免血管紧张素转化酶抑制药相关的并发症。其他患者相关的医源性低 ACEI 利用率的因素包括老龄、肾功能不全、保留的射血分数。

在血管紧张素转化酶抑制药启动过程中最需要监测的不良反应是低血压（表 12-7），尽管血压降低通常很少并且患者经常无症状。有症状低血压的高危患者是那些容量丢失，接受大剂量利尿药或同时应用血管扩张药治疗，或者老年人>75 岁。肾素-血管紧张素-醛固酮系统的激活增加的、血管紧张素介导的血管收缩和有低血压风险的患者，表现为血浆肾素活性水平的升高。由于血浆肾素活性的测量是不容易获得的，临床医生可以利用血浆肾素活性和血清钠之间的相对紧密的逆相关。低血钠患者（<130mmol/L）在治疗起始时更容易发生低血压。在这些病人中有用的策略包括利尿药临时停药，开放盐摄入量和一个试验剂量的短效的 ACE 抑制药（如卡托普利 6.25mg）在几周之内逐渐减量 50%。如果症状性低血压出现在一开始用药，随后给药时它可能不会复发。

表 12-7　肾素-血管紧张素-醛固酮系统抑制药的不良反应

不良反应	血管紧张素转化酶抑制药	血管紧张素受体阻滞药	醛固酮拮抗药
低血压	++	++	+
肾功能不全	++	++	+/-
高钾血症	+	+	++
咳嗽	+		
血管性水肿	++	+	
皮疹	+	+/-	
中性粒细胞减少症	+	+	+/-
乳房发育	-	-	+*
阳萎	-	-	+*

没有在依普利酮中看到,其为一个选择性盐皮质激素受体拮抗药,与螺内酯相比,对雄激素,糖皮质激素和黄体酮受体有极低的相互作用

　　虽然临床医生可能关注轻度肾功能不全,但是 ACE 抑制药对肾功能的影响有几个误区一直存在。许多心力衰竭的患者实际上在应用 ACEI 的一开始肾功能是有所改善的,其原因可能是心排血量的增加和肾灌注的改善。另外,与对照试验相比肾供血不足的发病率和幅度是低的,仅仅很少的患者(<0.5%)需要停药。引起肾功能不全的机制是复杂的,并且与伴随药物的治疗及血流动力学异常相混杂。引起肾功能恶化危险的患者与有低血压危险的患者有共同的特性。通常,患者应该在应用 ACEI 约 1 周后重新评价,检测肾功能和血压。如果有血肌酐 0.5 mg/dl 或更高的升高,容量状态和利尿药剂量应该重新评估。在大多数例子中,一旦容量状态回到正常或利尿药减量,肾功能也将回到基线。同样建议检查伴随用药,例如 NSAIDs,或者医疗条件例如肾动脉狭窄,其能加重肾功能恶化。尽管有这些考虑,对于高血压和(或)糖尿病肾病的心力衰竭患者,ACEI 可能延缓肾疾病的进展。

　　由于血管紧张素 II-介导的醛固酮分泌减少,高钾血症能够发生在接受 ACEI 的患者。糖尿病或慢性肾病患者的血钾水平升高更常见,特别是他们在接受钾补充剂或保钾利尿药时,或者他们使用含有氯化钾或碘的盐替代品时。因此,在启动血管紧张素转化酶抑制药后约 1 周,应监测氯化钾的用量和血钾水平,并应谨慎使用。

　　其他 ACEI 的不良反应—例如味觉障碍、皮疹、咳嗽—通常是自限性或停药后可逆的。临床医生必须特别谨慎,在临床研究中据报道有 5%～15% 的患者因为咳嗽停用血管紧张素转化酶抑制药。

ACEI 相关的咳嗽是典型的非生产性的,出现在治疗的头几个月,停药后 7～10d 消失,然而,咳嗽是一种常见的心力衰竭表现,可以增加利尿药、血管紧张素转化酶抑制药或这两者的剂量。如果咳嗽是无法忍受的,一个较小的剂量或暂时停止可以尝试。在过去,许多患者会忍受轻度咳嗽以换取在生存和生活质量的重要改善,然而,大多数患者能够很容易地切换到 ARB 希望可以达到预期的临床效益。

　　血管性水肿是一种罕见但可能危及生命的 ACEI 治疗中的并发症,可能会出现在用药后数周到数月,其可能机制被认为是缓激肽或其代谢产物的积累。一个 ACEI 不应该给既往有血管性水肿病史的患者。此外,如果患者出现血管性水肿同时服用 ACE 抑制药,应立即停药。

　　ACEI 的剂量应逐渐增加数周,直至靶剂量—也就是,临床试验中减少发病率和死亡率的剂量—实现(表 12-5)。最佳剂量的问题一直是有争议的,因为这是一种常见的印象,许多患者都是基本上低剂量治疗。尽管从 ATLAS 研究的结论争论在有利于努力实现大剂量 ACEI 方案来降低住院风险,低剂量有类似的影响对于症状和死亡率方面。对于那些不能耐受大剂量 ACEI 的患者,应继续进行低或中等剂量的 β 受体阻滞药。一旦最大耐受剂量的血管紧张素转化酶抑制药能接受,患者一般可以长期维持这个剂量,即便其他的心力衰竭药物的改变。然而,20%～25% 的晚期心力衰竭患者将进展到一个循环或肾限制的血管紧张素转化酶抑制药治疗。这些患者往往是年龄较大合并持续时间较长的心力衰竭、血压较低和基线肾功能不全。血管紧张素转化酶抑制药不能耐受是预后不良的标志物。

　　另一个有争议的问题是,是否 ACE 抑制药的有益效果是一类的或是特定的。卡托普利、依那普利、赖诺普利、喹那普利和福辛普利是目前用于治疗症状性心力衰竭的。卡托普利、雷米普利和群多普利用于心肌梗死后心力衰竭患者,依那普利是唯一的 ACE 抑制药应用在无症状患者中预防心力衰竭。虽然数据不能充分证明在临床试验中证实的益处适用于所有的血管紧张素转化酶抑制药或仅在具体的药物研究,但是荟萃分析表明,几种不同的 ACE 抑制药有等效生存获益,在广泛的患者中有一致的作用。尽管在结构上有一些差异,药动学和药效学是明显的,不知道是否这些差异对临床结果有显著的影响。另外,对很多患者和提供者来说费用也成为重要的问题。

一些证据表明阿司匹林可能减弱 ACE 抑制药的临床获益,通过抑制缓激肽介导的前列腺素合成。在小的试验研究中,对于慢性心力衰竭患者,阿司匹林抑制了运动持续时间和峰值耗氧量的改善,并减弱了血管紧张素转化酶抑制药的血流动力学效应。从血栓预防研究额外的数据也表明,阿司匹林可能对心力衰竭住院的风险有不利影响。对 SOLVD 研究的事后分析,依那普利的生存获益没有在基线接受抗血小板治疗的患者上看到,然而,从 6 个大型临床试验的超过 22 000 例患者的系统回顾,发现服用或不服用阿司匹林的患者 ACE 抑制药对主要临床结果没有任何差异(RR,20% 和 29%,相对;相互 $P=0.07$)。血管紧张素转化酶抑制药的衰减对氯吡格雷的作用不明显。虽然目前的指南推荐阿司匹林用于心肌梗死合并缺血性心力衰竭患者的一级和二级预防,阿司匹林在非缺血性心肌病患者也没有证实。

血管紧张素受体阻断药

基于临床试验数据和 ACC/AHA 指南,对心力衰竭和射血分数降低的患者有应用血管紧张素受体拮抗药(ARB)的证据。①这些药物可以作为不能耐受血管紧张素转化酶抑制药患者的替代治疗,主要是由于持续性咳嗽。虽然最初 ARB 类药物被认为是一个安全的替代——ACE 抑制药引起的血管性水肿患者,病例报道表明,危及生命的事件也可能发生在这些药物的使用,在一个替代另一个的时候,建议非常谨慎。②尽管 ACE 抑制药仍为抑制肾素-血管紧张素系统的首选药物,ARBs 仍是一个合理地选择,对老年患者仍可以更好的耐受性,虽然最近的数据表明,这些药物可能会类似于 ACEI 产生低血压,肾功能恶化和高钾血症(表 12-7)。最后,基于 Val-HeFT 和 CHARM-Added 的数据,对那些已经应用了 ACE 抑制药和 β 受体阻滞药治疗仍有症状的患者,ARB 应被考虑减少心力衰竭住院。然而,相对于接受 ACE 抑制药或 ARB 与醛固酮拮抗药结合的选择,ACE 抑制药和 ARB 联合治疗的热情有所下降(见下文)。直到进一步的信息是可行的,所有 3 种抑制肾素-血管紧张素系统的联合使用是不被推荐的,因为高钾血症的高风险。

像 ACEI、ARBs 应该起始于低剂量(表 12-5)并且达到目标剂量滴定(如坎地沙坦 32 mg 每日 1 次,氯沙坦 50~100 mg 每日 1 次,缬沙坦 160mg,每日 2 次)。没有大型研究比较高与低剂量血管紧张素受体阻断药的疗效和安全性。ACE 抑制药单药治疗过程中低血压、氮质血症和高钾血症的风险是类似

的,指南对临床和实验室的后续讨论应遵循。更多的警告是必要的,ARBs 被放在 ACE 抑制药上面正如在 VALIANT 研究中证实了的,联合治疗组有更高的不良事件比率需要停药。

β 受体阻滞药

病理生理学基本原理

β 受体阻滞药是心力衰竭患者传统禁忌,因为担心它们的负性肌力作用可能导致临床上严重的恶化。它是目前公认的在心力衰竭的病理生理学里慢性过度活跃的交感神经系统起着一个重要的作用(Braunwald,第 25 章)。循环中儿茶酚胺的不利影响和增加心脏的肾上腺素驱动包括:①心肌肥厚、纤维化、细胞凋亡导致心室重构和受损的收缩功能;②β受体下调,一系列复杂的生化和分子事件导致表面 β 受体数量减少和 β 受体复合物的解偶联;③房性和室性心律失常;④心肌缺血;⑤肾钠排泄受损;⑥外周血管收缩。无论哪种机制,β 受体阻滞药减慢或逆转心室重构,在这样做时,他们减少心力衰竭患者的发病率和死亡率。

药理学

三类 β 受体阻滞药可供临床使用(见第 7 章)。第一代药物,如普萘洛尔、噻吗洛尔,非选择性 β 受体阻滞药,相同亲和力的 β_1 和 β_2 受体。第二代 β 受体阻滞药,如美托洛尔和比索洛尔,选择性地抑制 β_1 受体。第三代药物,如卡维地洛和布新洛尔,开发了包括其他的药物特性,尤其是血管舒张。卡维地洛是一种非选择性的 β_1/β_2 受体阻滞药并且具有潜在的 α_1 受体阻滞特性。在体外研究还表明,卡维地洛发挥抗氧化作用,虽然这些研究结果的临床相关性仍不清楚。布新洛尔也是一个非选择性 β 受体阻滞药具有弱扩张血管作用,可能介于 α_1 受体阻断药。奈必洛尔是一个 β_1 受体阻滞药具有血管舒张的特性与提高一氧化氮的生物利用度相关。

临床疗效

1975,在瑞典 Göteberg 大学的调查员首次报道了 β 受体阻滞药加入地高辛和利尿药治疗扩张型心肌病的有益作用。在 20 世纪 80 年代和 90 年代初,几个小的临床试验表明 β 受体阻滞药,当仔细运用时,可以改善心室结构和功能,血流动力学和 β 受体密度。随后的研究还表明,β 受体阻滞药对轻至中度心力衰竭患者的运动耐量和症状有好处。最后,涉及超过 20 000 例射血分数降低的患者应用 ACE 抑制药和利尿药治疗的随机对照研究(表 12-8)得出

结论,β 受体阻滞药降低住院和延长慢性心力衰竭患者生存期。与 ACE 抑制药一样,亚组和荟萃分析表明,β 受体阻滞药对缺血性和非缺血性心力衰竭和广泛的患者人群包括妇女、糖尿病、非裔美国人和老年人同样有效。然而,最近的一项研究表明,与国外的患者比较,参加 β 受体阻滞药的研究的美国患者可能会一个较低的幅度的生存获益,几个多中心试验值得评论。

表 12-8　β 受体阻滞药的随机对照试验

试验	N	药物	入选标准	随访时间	主要终点	发现*
CIBIS Ⅰ	641	比索洛尔 vs. 安慰剂	LVEF<40% NYHA Ⅲ~Ⅳ	23 个月	死亡	安慰剂 21% 比索洛尔 17%(20%↓, P=0.22)
U. S. Carvedilol Heart Failure Trials	1094	卡维地洛 vs. 安慰剂	LVEF≤35% NYHA Ⅱ~Ⅳ	6 个月	死亡	安慰剂 7.8% 卡维地洛 3.2%(65%↓)
CIBIS Ⅱ	2647	比索洛尔 vs. 安慰剂	LVEF≤35% NYHA Ⅲ~Ⅳ	16 个月	死亡	安慰剂 17% 比索洛尔 12%(34%↓)
MERIT-HF	3991	美托洛尔 CR/XL vs. 安慰剂	LVEF≤40% NYHA Ⅱ~Ⅳ	12 个月	死亡	安慰剂 11% 美托洛尔 7%(34%↓)
BEST	2708	布新洛尔 vs. 安慰剂	LVEF<35% NYHA Ⅲ~Ⅳ	2 年	死亡	安慰剂 33% 布新洛尔 30%(10%↓,P =0.10)
COPERNICUS	2289	卡维地洛 vs. 安慰剂	LVEF<25% NYHA ⅢB~Ⅳ	10 个月	死亡	安慰剂 17% 比索洛尔 11%(35%↓)
CAPRICORN	1959	卡维地洛 vs. 安慰剂	LVEF≤40% 心肌梗死后 3~21d	1.3 年	死亡或心血管住院	安慰剂 37% 卡维地洛 35%(8%↓, P=0.30)
COMET	3029	卡维地洛 vs. 酒石酸美托洛尔	LVEF≤35% NYHA Ⅱ~Ⅳ 2 年内心血管入院	58 个月	死亡	美托洛尔 40% 卡维地洛 34%(17%↓)
SENIORS	2128	奈比洛尔 vs. 安慰剂	年龄≥70 岁 LVEF≤35%或 1 年内 心力衰竭入院	21 个月	死亡或心血管入院	安慰剂 35% 奈比洛尔 31%(14%↓)

↓. 降低

* P<0.05 除非标注

比索洛尔在心功能不全治疗研究(CIBIS)Ⅰ和Ⅱ

CIBIS Ⅰ 随机入选 641 例缺血性或非缺血性心肌病合并中到重度心力衰竭患者,给予比索洛尔(最高到 5mg 每天 1 次)或安慰剂。在平均 23 个月的随访后,比索洛尔组总死亡率轻度但不显著的减少(17% vs.21%;P=0.22)。亚组分析显示死亡率获益仅限于非缺血性心肌病患者。CIBIS Ⅱ 随机入选 2647 名 NYHA 分级Ⅲ到Ⅳ级心力衰竭患者合并射血分数<35%给予比索洛尔(最大到 10mg 每天 1 次)或安慰剂平均 1.3 年。研究早于 18 个月结束因为比索洛尔组在全因死亡率减少 34%。比索洛尔也减少 44%的猝死和 22%的住院。不像 CIBIS Ⅰ。CIBIS Ⅱ 的治疗效果是独立于心力衰竭的原因。值得注意的是,入选 CIBIS Ⅱ 研究的患者 90%以上是 NYHA 心功能Ⅲ级,安慰剂组年平均死亡率是 13%,导致研究人员发出警告到外推严重心力衰竭的结果。

美国心脏衰竭试验

美国心脏衰竭试验招募 1094 例 NYHA 心功能分级Ⅱ~Ⅳ级心力衰竭和射血分数 35%或更少,在应用血管紧张素转化酶抑制药和利尿药基础上,基于 6min 步行距离的 4 次试验。前瞻性随机评价卡维地洛对症状和运动的影响（PRECISE）随机入选 278 例中到重度心力衰竭患者给予卡维地洛或者安慰剂 6～8 个月。卡维地洛对运动耐量的主要终点没有影响，但是降低死亡和心血管住院联合终点达 37％。多中心口服卡维地洛在心力衰竭评估（MOCHA）研究随机入选 345 例中度至重度心力衰竭给予 3 种剂量之一（12.5mg、25mg 或 50mg 每天 1 次）或安慰剂。正如在 PRECISE 研究，卡维地洛对运动耐量没有影响，但是降低心血管住院联合终点达 45％和全因死亡率达 73％。轻度卡维地洛心力衰竭研究随机入选 366 例患者给予卡维地洛（每天 50～100mg）或者安慰剂到 12 个月。卡维地洛减少临床进展的风险（死亡、心力衰竭住院或药物增加） 48％和全因死亡率 77％。在严重心力衰竭研究中，卡维地洛对一级终点，对生活质量没有影响，但是它提高了医生和患者的全球的评估和增加射血分数。美国卡维地洛心力衰竭试验中位随访仅 6.5 个月后被数据安全监测委员会提前终止，因为卡维地洛与安慰剂相比，死亡率显著获益（RR：65％；$P <$ 0.000 1）。虽然生存数据没有被认为是决定性的由于短的随访时间和少量死亡人数（总共 53 例），美国计划的综合结果导致美国食品和药品管理局在 1997 年批准卡维地洛用于治疗轻至中度的心力衰竭患者。

美托洛尔 CR/XL 对充血性心力衰竭随机干预试验（MERIT-HF）

MERIT-HF 招募 3991 例主要为轻度至中度心力衰竭和射血分数为 40％或更少的患者，随机安慰剂对照研究琥珀酸美托洛尔缓释片（最多为 200mg 每日 1 次）。平均随访 1 年，独立的安全委员会建议提早终止本研究由于在美托洛尔 CR/XL 组降低 34％的死亡风险。此外，美托洛尔 CR/XL 减少猝死（41％），由于心力衰竭恶化导致死亡（49％）和总的住院，并改善 NYHA 功能分级和生活质量。事后分析 MERIT-HF 试验和汇总其他随机对照研究数据表明这些好处扩展到妇女，包括那些临床稳定的严重心力衰竭。

β 受体阻滞药评价及生存试验（BEST）

BEST 研究随机入选 2708 例中至重度心力衰竭给予安慰剂或布新洛尔，结果显示总死亡率没有显著减少 10％（$P = 0.10$）。初步亚组分析建议用布新洛尔治疗 NYHA 心功能 Ⅳ 级症状的患者和非洲裔美国人往往有更坏的结果。α 肾上腺素能受体多态性抑制去甲肾上腺素的降低作用布新洛尔可能

解释差异的种族效应。当与 MERIT-HF 或 CIBIS Ⅱ 比较，BSET 研究中可以看到较低的死亡率获益，可能是人口研究相关，布新洛尔独特的药理特性，或两者都有。

布新洛尔没有被批准在美国临床应用。

卡维地洛前瞻性随机累积生存试验（COPERNICUS）

COPERNICUS 被设计为检测 β 受体阻滞药在严重心力衰竭的有效性。这个试验随机入选 2289 例在休息或最小活动就有心力衰竭症状和射血分数＜25％的患者给予卡维地洛或安慰剂。患者心力衰竭住院期间可以参加，但是如果他们需要的强化治疗或静脉注射血管活性药物治疗就会被排除出去。该试验被数据和安全监测委员会提前终止（平均随访 10 个月）基于卡维地洛组 35％减少死亡的危险。此外，卡维地洛降低死亡联合风险或 31％心力衰竭住院。卡维地洛在所有亚组有良好的效果，包括最近的风险最高的患者或复发性心功能失代偿或射血分数减少低于 20％。

卡维地洛和美托洛尔欧洲试验（COMET）

与安慰剂相比，卡维地洛和酒石酸美托洛尔缓释药已经被证实的获益，欧洲研究者寻求比较卡维地洛和美托洛尔对心力衰竭的临床结局的影响。COMEY 研究随机 3029 例 NYHA 心功能分级 Ⅱ～Ⅳ 级心力衰竭和射血分数＜35％患者，接受卡维地洛治疗（靶剂量 25mg 每日 2 次）或立即释放酒石酸美托洛尔（目标剂量 50mg，每日 2 次）。平均随访时间为 58 个月，全因死亡率卡维地洛为 34％，美托洛尔为 40％，（HR：0.83；95％ CI：0.74～0.93；$P = 0.001 7$），死亡率获益在约 6 个月时明显。卡维地洛和美托洛尔平均维持剂量分别为 42mg 和 85mg，卡维地洛施加稍大的血压-和心率-降低效应。通常与 β 受体阻滞药相关不良事件的模式，包括心动过缓和低血压，两组相似。

卡维地洛对左心功能不全的心肌梗死后生存控制（CAPRICORN）

β 受体阻滞药对急性心肌梗死后生存的有益效果是第一次证明了在低风险的患者优于 ACE 抑制药和溶栓治疗。为了确定 β 受体阻滞药治疗在高危患者中的作用，CAPRICORN 研究随机分配了 1959 例射血分数≤40％的患者到在急性心肌梗死后 3～21d 接受卡维地洛或安慰剂治疗。虽然在死亡或因心血管疾病住院的主要联合终点没有差异，但是卡维地洛组全因死亡率明显降低（HR：0.77；95％ CI：

$0.60 \sim 0.98$；$P = 0.03$）。

奈必洛尔对老年心力衰竭干预的结果和住院率影响的研究（SENIORS）

是重要的 β 受体阻断药的研究，在之前的 SENIORS 研究招募了慢性心力衰竭、射血分数降低、平均年龄为 63 岁的患者。相应的，SENIORS 研究被设计成测试奈必洛尔，一个有血管扩张特性的选择性 β_1 受体阻滞药，对高龄心力衰竭患者不管射血分数的发病率和死亡率的影响。共有 2128 例 70 岁以上有心力衰竭病史的患者，定义为既往住院或射血分数 ≤35%，随机分配接受奈必洛尔（目标剂量 10mg，每日 1 次）或安慰剂组平均为 21 个月。全因死亡或因心血管疾病住院的主要复合终点发生在奈必洛尔组 31.1% 和安慰剂组 35.3%（HR：0.86；95% CI：$0.74 \sim 0.99$；$P = 0.039$）。在预先设定的亚组分析中，没有证据表明，奈必洛尔对年龄或射血分数有修正的获益作用。目前，奈必洛尔仅被批准用于治疗高血压。

实际考虑

基于对照的临床试验的结果，推荐所有当前或既往有症状的心力衰竭和射血分数降低的稳定患者应用 β 受体阻滞药，除非有禁忌证或不能耐受治疗。一旦治疗诊断左心室功能障碍 β 受体阻滞药就应该尽快启动和不应该被推迟，直到患者的治疗应用其他药物失败（如 ACE 抑制药和利尿药）。患者有轻微症状或无症状的左心功能不全的患者也应接受 β 受体阻滞药来减轻心室重构，延缓疾病进展，降低猝死风险。β 受体阻滞药对难治性心力衰竭（D 阶段）的患者是否是安全和有效仍然是未知的，尽管从 COPERNICUS 研究的数据表明，临床恶化的风险可能被夸大了。此外，出院前起始管理：卡维地洛治疗心力衰竭的评估过程（IMPACT-HF）试验表明，起始 β 受体阻滞药治疗优于出院之前，在稳定的患者是安全的，不增加住院天数，提高长期使用 β 受体阻滞药。最近由 O'Connor 和其同事描述的地理变化的 β 阻滞药治疗反应值得进一步的研究，但也可能反映了人口、遗传、文化或社会的差异。

β 受体阻滞药治疗开始的时候，患者应该有稳定的治疗背景包括 ACE 抑制药（或 ARBs）和利尿药，虽然他们不需要服用高剂量的 ACE 抑制药。液体潴留，应是最小的或不存在的，患者不应在 ICU 住院，不应该因为急性失代偿性心力衰竭最近接受正性肌力治疗。在开始治疗前，还应纠正容量丢失。β 受体阻滞药相对禁忌有中至重度哮喘或慢性阻塞型肺疾病（COPD）和严重的心动过缓或传导系统疾病，没有行起搏治疗。在无症状性低血压（如收缩压 <90mmHg）时，β 受体阻滞药应谨慎使用。虽然有理论提出 β 受体阻滞药可能掩盖糖尿病患者低血糖的症状，糖尿病患者也不应该排除在临床试验之外，应该同非糖尿病患者同样受益。此外，卡维地洛已被证明有良好的代谢作用，可延缓 2 型糖尿病和高血压患者尿微量白蛋白。

β 受体阻滞药应该起始于非常低的剂量（如比索洛尔 1.25mg，每日 1 次，卡维地洛 3.125mg，每日 2 次，琥珀酸美托洛尔 $12.5 \sim 25$mg，每日 1 次），他们应该在几周后慢慢滴定逐渐耐受（表 12-5）。滴定过程中，患者应密切监测药物不良反应的进展，包括低血压、心力衰竭恶化或心动过缓。家庭成员也应该对潜在不良反应，以及如何监测药物不耐受教育。低血压是 β 受体阻滞药相关的最常见的不良反应，尤其是伴随 α_1 受体阻滞药（如卡维地洛）应用和容量丢失。典型地，患者描述轻度头晕或视物模糊其几次剂量之后可以解决，但晕厥也可能发生。低血压症状管理策略包括 β 受体阻滞药与食物同服延缓吸收，交替或减少其他血管扩张药的剂量（如 ACE 抑制药或 ARBs），或减少利尿药治疗。如果症状持续，β 受体阻滞药剂量应减少，但应该避免突然撤药。

因为心力衰竭的心脏是依赖于肾上腺素的支持，在启动 β 受体阻滞药治疗期间临床心力衰竭状态可能会恶化。虽然液体潴留和疲劳比伴有低血压的症状不常见，它们更可能导致 β 受体阻滞药的退出。体液潴留，这可能表现为肺和全身静脉淤滞，通常可以增加口服利尿药治疗，而疲劳可能需要减少 β 受体阻滞药的剂量。β 受体阻滞药在急性失代偿心力衰竭的管理将在第 14 章讨论。最近用 β 受体阻滞药治疗的患者出现低血压或疲劳的原因是心动过缓或心脏传导阻滞引起的。初始管理包括评估实验室或心电图（ECG）地高辛的毒性和降低 β 受体阻滞药剂量的证据。如果其他具有负性变时作用的药物是起作用的，如胺碘酮或抗抑郁药，他们应该停用或者永久起搏器应被考虑。永久起搏器的作用就是允许 β 受体阻滞药的使用-特别是在轻度或无症状的患者，目前还没有被研究。

对 β 受体阻滞药启动过程中发生不良反应的可能性，50% 应该不会出现直到患者稳定在目前的剂量。总体而言，10%～15% 的患者不会忍受长期 β 受体阻滞药治疗，虽然相较合并更严重的疾病和老年人的患者来说,这种比率可能会更高。在心力衰竭患者中,β-受体阻滞药的最佳剂量是不知道的。在 MOCHA 试验中,患者随机分为卡维地洛 3 种不同剂量,趋势观察发现,对射血分数提高呈剂量依赖性增加而死亡率减少。然而,即使患者随机分为小剂量卡维地洛也收到显著的临床效益。在 MERIT-HF 研究中,相似的临床疗效在高剂量与低剂量琥珀酸美托洛尔也能看到。因此,尽管应尝试滴定 β 受体阻滞药到目标剂量用于对照的临床试验(表 12-5),低剂量 β 受体阻滞药治疗仍是首选治疗。患者应该被建议,β 受体阻滞药的临床获益可能不会在几周到几个月那么明显,他们可能会在感觉更好之前感觉更糟,治疗的主要目标是延缓疾病进展,延长生存期。

卡维地洛心肌梗死后存活控制左心室功能紊乱(CAPRICORN)

β 受体阻滞药对于急性心肌梗死后的存活率的获益首次报道于之前应用 ACEI 和溶栓治疗的低危人群中。为了明确 β 受体阻滞药治疗在高危人群中的作用,CAPRICORN 随机分配了 1959 例患者,其射血分数为 40％ 或最近 3~20d 发生急性心肌梗死,接受卡维地洛或安慰剂。尽管死亡或心血管住院率等主要终点事件并未发现有差异,但是卡维地洛组的全因死亡率显著下降(HR:0.77,95％ CI:0.60~0.98,P＝0.03)。

实际问题

基于临床对照试验的结果,推荐所有目前或者既往存在心力衰竭症状的稳定患者及射血分数下降的患者应用 β 受体阻滞药,除了存在禁忌或者不耐受。β 受体阻滞药的治疗需要在诊断出左心室功能紊乱后尽快使用,且不能因为其他药物治疗失败而耽误(如 ACEI、利尿药等)。患者存在轻微症状或无症状的左室功能紊乱也需要接受 β 受体阻滞药的治疗,为了预防左心室重构、减缓病程进展、降低猝死风险。β 受体阻滞药对难治性心力衰竭(D 期)患者是否安全和有效不是特别明确,尽管 COPERNICUS 数据显示临床退化的风险被夸大了。除此之外,出院前管理:心力衰竭的治疗评估方法(IMPACT-HF)研究显示在病情稳定的患者中出院前早期使用 β 受体阻滞药是安全的,这并不增加住院时间,并且提高了 β 受体阻滞药的长期使用。近期,O'Connor 及其同时报道了 β 受体阻滞药治疗的地理变异,需要进行进一步研究,可能与人群、基因、文化或者社会差异有关。

当开始 β 受体阻滞药治疗后,患者需要有一个稳定的支持治疗包括 ACEI(或 ARB)和利尿药,并不需要服用大剂量的 ACEI。液体潴留必须降到最小或者消除,并且患者不能在 ICU 内住院,近期不能因急性失代偿心力衰竭接受正性肌力药物治疗。容积损耗也需要在此之前进行纠正。β 受体阻滞药对于中重度哮喘或者 COPD 患者,以及未安装起搏器的严重心动过缓或者传导系统疾病的患者是相对禁忌。β 受体阻滞药在无症状高血压患者(收缩压<90mmHg)中使用需谨慎。尽管有理论支持 β 受体阻滞药可能会掩盖糖尿病患者低血糖的征象,研究中并未排除糖尿病患者,并且其受益与非糖尿病患者相同。而且,卡维地洛被证实具有改善代谢的效应,或许可以延缓 2 型糖尿病和高血压患者微量白蛋白尿的进展。

β 受体阻滞药的初始剂量很小(比索罗尔 1.25mg,qd,卡维地洛 3.125mg,bid,美托洛尔 12.5~25mg,qd),需要经过数周逐渐滴定加量至耐受剂量(表 12-5)。在滴定加量期间,患者需要密切监测药物不良反应的发生,包括低血压、心力衰竭加重或心动过缓。家庭成员也需要同时进行宣教潜在的一些不良反应及如何辨别是否不耐受。低血压是 β 受体阻滞药最常见的不良反应,尤其是合并 α_1 受体抑制药的药物(如卡维地洛)或是合并容量不足时更容易出现低血压。一般来说,患者主诉用药后出现轻微的头晕、眩晕或是视物不清,但是也有出现晕厥的。针对低血压症状的策略主要包括 β 受体阻滞药与食物一起服用以减缓药物的吸收、停用或减少其他扩血管药物的用量(如 ACEI 或者 ARB)或较少利尿药的用量。如果低血压的症状仍旧持续,那 β 受体阻滞药需要减量,不过不提倡突然撤药。

由于功能下降的心脏需要肾上腺素的支持,在应用 β 受体阻滞药的初始阶段心力衰竭的状况可能会进一步恶化。尽管液体潴留和乏力不如低血压这么常见,但它们导致突然撤药的概率要比低血压高。液体潴留提示肺循环及静脉系统的淤血,可以通过口服利尿药来改善,然而乏力可能需要通过减少 β 受体阻滞药的剂量来缓解。对于应用 β 受体阻滞药初始阶段的急性失代偿性心力衰竭的处理我们将在第 14 章进行阐述。另一个引起近期开始使用 β 受体阻滞药的患者的低血压或乏力的原因是心动过缓或心脏传导阻滞。初期管理包括通过实验室结果或心电图评估是否存在地高辛中毒和是否减少 β 受体阻滞药的剂量。如果其他药物具有降心率作用,如胺碘酮或抗抑郁药物,这些药物也需要停药或患者需要置入永久性起搏器。永久性起搏器用于具有轻微症状或者无症状的 β 受体阻滞药应用的患者目前并无研究。

考虑到在 β 受体阻滞药应用的初始阶段可能存在的不良反应,需要在患者应用当前剂量时病情平稳后才能进行加量。总体来说,10%～15% 的化妆不能耐受长期的 β 受体阻滞药的治疗,尽管这一比例在合并多种基础疾病和老年的患者中更高。心力衰竭患者 β 受体阻滞药的最佳剂量并未明确,在 MOCHA 试验中,患者被随机分为 3 个组,接受不同剂量的卡维地洛,结果显示出剂量相关的射血分数的升高及死亡率的下降。然而,患者随机接受更低剂量的卡维地洛也可以获得明显的临床获益。MERIT-HF 研究发现,低剂量和高剂量的琥珀酸美托洛尔具有相似的临床获益。因此,尽管 β 受体阻滞药滴定到靶剂量的控制的临床研究中出现(表 12-5),低剂量的 β 受体阻滞药治疗被认为是无效的。患者需要知道在应用 β 受体阻滞药数周至数月时可能效果不会那么明显,而且他们在感到缓解之前可能还会有一段加重的时期,同时,这个治疗的原始牧鞭是减缓病程的进展以延长生存时间。

β 受体阻滞药的选择

目前,有 3 种 β 受体阻滞药可以延长生存时间,并且被 FDA 批准用于心力衰竭的治疗:比索罗尔、琥珀酸美托洛尔缓释片、卡维地洛。奈比洛尔可以延长生存时间或再入院时间,对于老年心力衰竭患者具有一定益处,但是只适用于高血压的治疗。没有对照数据研究阿替洛尔或普萘洛尔用于心力衰竭的治疗。尽管一些重建和生存资料显示卡维地洛优于美托洛尔,这些研究存在一些缺陷,即应用了 β_1 受体阻滞药含量较低的速效美托洛尔。没有研究能直接比较靶剂量的琥珀酸美托洛尔缓释剂和卡维地洛之间的效果,不过 COPERNICUS 和 MERIT-HF 研究的综述表明所有患者的死亡率和猝死率均有类似的下降。β_1 受体阻滞药琥珀酸美托洛尔或比索罗尔的日一次的疗法比较适用于近期反应性气道疾病或者长期坚持、经济比较困难的患者。卡维地洛更适用于降低高血压患者的血压,并且增加糖尿病患者胰岛素的敏感性,卡维地洛对于病情稳定的重症心力衰竭患者是安全和有效的。

醛固酮拮抗药

病理生理

除了全身缩血管作用和增加血管内容积的作用之外,心力衰竭患者肾释放血管紧张素增加了醛固酮的水平。心力衰竭患者中其他引起醛固酮释放增加的因素包括抗利尿激素、内皮素和儿茶酚胺类。醛固酮在心力衰竭病理生理过程中扮演一个重要角色,包括促进液体潴留、交感兴奋、压力感受器功能紊乱和引起心肌及血管的纤维化。尽管 ACEI 在急性期能降低醛固酮的水平,长期 RAS 系统的抑制与不可持续的醛固酮抑制相关,主要是由于醛固酮逃逸。

螺内酯和依普利酮可以竞争性抑制肾皮质集合管的醛固酮敏感的钠通道,进而促进水钠排泄同时保钾。与 ACEI 和 ARB 类药物抗重塑的作用相似,醛固酮拮抗药抑制心脏、肾和血管的盐皮质激素受体,盐皮质激素具有多效性,可引起心室和血管重塑和肾功能紊乱。许多动物及人体研究已经表明,醛固酮受体抑制药对于舒张血管、压力感受器应答和去加肾上腺的摄取存在益处。除此之外,抑制冠状动脉炎症损伤进展可以减轻心肌损伤。这些实验数据为醛固酮拮抗药临床试验中心力衰竭和猝死率均下降提供了解释(表 12-9)。

临床疗效

以往螺内酯常被作为保钾利尿药应用于进展性心力衰竭的患者,难治性水肿和低钾血症。对于心力衰竭患者醛固酮逃逸有一定认识及同时应用 ACEI 和螺内酯的预实验显示了安全性后,一个大量的醛固酮拮抗药死亡率的研究得以展开。随机螺内酯评估研究(RALES)将 1663 例射血分数≤35% 的严重心力衰竭的患者随机分为螺内酯组(25mg/d)和安慰剂组。平均随访时间达到 24 个月后研究提前终止,因为螺内酯组全因死亡率下降了 30%。除此之外,螺内酯改善了症状,并且因心力衰竭的住院率也下降。RALES 研究的结果对于健康保健的处方模式产生了快速的改变,同时对于高钾血症的发生风险也需要提高警惕了(详见下文)。

依普利酮是一个选择性盐皮质激素受体拮抗药,与螺内酯相比具有成百上千倍降低雄激素、糖皮质激素和孕激素受体的亲和力。先前的研究发现阻断醛固酮受体对于心肌梗死后左心室重构具有有利效应。关于依普利酮对急性心肌梗死后心力衰竭的效应与生存率的研究(EPHESUS)计划用于检测依

表 12-9　醛固酮拮抗药的随机对照研究

试验	样本量	药物	纳入标准	随访时间	主要终点	结果
RALES	1663	螺内酯/安慰剂	LVEF≤35% NYHA Ⅲ~Ⅳ	24 个月	死亡	安慰剂组 46% 螺内酯组 35% (31%↓)
EPHESUS	6632	依普利酮/安慰剂	心肌梗死后 3~14d LVEF≤40% 心力衰竭症状	16 个月	死亡	安慰剂组 16.7% 螺内酯组 14.4% (15%↓)
EMPHASIS-HF	2737	依普利酮/安慰剂	年龄>55 岁 LVEF≤35% NYHAⅡ 6 个月内心因性住院治疗或 BNP/NT-proBNP 升高	21 个月	CV 死亡或心力衰竭住院治疗	安慰剂组 25.9% 螺内酯组 18.3% (37%↓)

* P<0.05

BNP. B 型钠尿肽;CV. 心血管;EMPHASIS-HF. 依普利酮在轻症心力衰竭患者住院治疗和生存研究;EPHESUS. 依普利酮应用于急性心肌梗死后心力衰竭的有效性和生存率研究;LVEF. 左心室射血分数;NT-proBNP. N 末端前脑钠肽;NYHA. 纽约心脏病学会心功能分级;RALES. 螺内酯随机评价研究

普利酮的治疗可以使急性心肌梗死后左心室功能紊乱和心力衰竭的患者降低死亡率和发病率。EPHESUS 研究将 6632 例患者 3~14d 急性心肌梗死合并左心室射血分数≤40%,同时病历记录中证实肺淤血或 S_3 亢进的患者随机分配接受依普利酮(靶剂量 50mg/d)或者安慰剂。患有糖尿病和左心室功能紊乱的患者并不需要有心力衰竭的临床证据。在随访的 16 个月内,依普利酮降低了 15% 的全因死亡率(P=0.008)并且减少了 13% 因心血管疾病死亡或再入院的院内终点事件(P=0.002)。依普利酮也可以减少 21% 心源性猝死的风险。

EPHESUS 和 RALES 试验的结果显示了醛固酮拮抗药在心肌梗死后射血分数降低的心力衰竭患者或 NYHA 心功能分级Ⅲ~Ⅳ级症状的患者的益处。依普利酮在轻症心力衰竭患者住院治疗和生存研究(EMPHASIS-HF)中的目标主要是研究依普利酮对收缩性心力衰竭和轻微症状(如 NYHA 心功能Ⅱ级)患者的临床效应。在这一随机、双盲研究中,2737 例轻度心力衰竭及左心室射血分数≤35% 的患者被随机安排服用依普利酮(50mg/d)或安慰剂,除此之外均进行标准疗法。新增的入选标准包括射血分数在 31%~35% 时,QRS 需>130ms;6 个月内心血管疾病再入院,BNP 水平增高。执行委员会于试验平均随访至 21 个月后提前停止试验,结果显示,依普利酮降低了 37% 主要终点事件(心血管死亡或心力衰竭再住院率)(P<0.01),降低 24% 全因

死亡率(P=0.008)。

在一项非盲研究中,螺内酯可以促进老年女性患者(至少一次因心力衰竭住院治疗或射血分数>50% 或更高)耗氧峰值、收缩功能及症状。一个多中心的临床 RCT 研究醛固酮拮抗药治疗成人合并隐匿性射血分数降低充血性心力衰竭患者(TOPCAT)是当前检验螺内酯在心力衰竭及射血分数较低的患者死亡率、发病率的效应。

实际问题

基于目前所有临床研究的证据,对于所有伴有心力衰竭症状、射血分数降低及急性心肌梗死伴有左心室功能不全和心力衰竭的患者,醛固可以考虑应用酮拮抗药的辅助治疗。应用醛固酮拮抗药的主要风险就是高钾血症,在有些肾功能不全的患者中会更加明显。尽管 RALES 研究中严重高钾血症的发病率很低(安慰剂组 1%,螺内酯组 2%,P=0.42),但是仍需注意血清肌酐>2.5mg/dl 的患者不要纳入,平均肌酐水平的基线为 1.2mg/dl。类似的,EMPHASIS-HF 研究中,血清钾水平>5.0mmol/L 的患者或估计 GFR<30 ml/(min·1.73 m²)均被排除。在两个研究中,均禁止钾的摄入,并且密切监测电解质和肾功能。

RALES 研究后续发布内容显示,螺内酯的处方率、因高钾血症的住院率、相关死亡率显著增加。这是在一个更广泛的人群(慢性肾病的老年人群,射血分数尚可的心力衰竭患者)中应用醛固酮拮抗药,并

未严格监测血清钾水平,最初认为可以用这些来解释并发症的比率增高。然而,一个较新的社区为基础的研究显示醛固酮拮抗药治疗心力衰竭均有较高的安全性,可能与增加实验室化验的监测频率相关。除此之外,尽管轻度高钾(血清钾>5.5mmol/L)的比率较 EMPHASIS-HF 研究中依普利酮高(11.8% vs.7.2% 安慰剂 $P<0.001$),严重高钾(血清钾>6.0mmol/L)的发生率并无明显差异(2.5% vs.1.9%安慰剂 $P=0.29$),并且安慰剂组患者更易发生低钾血症。

　　螺内酯推荐起始剂量为 12.5mg,每日 1 次,依普利酮的推荐起始剂量为 25mg,每日 1 次。钾的摄入量需要适当的减少或禁止,同时第一周需要进行随访的实验室检验,接下来是 1 个月、3 个月。患者需要避免某些食物,如香蕉、鳄梨、西兰花和盐替代品等,这些可能含有大量的钾。此外,加重肾功能损害的药物如非甾体类药物应尽量避免。任何心脏药物的改变可能会影响肾功能或血容量状态,如 ACEI 滴定或联合使用利尿药,均需要重新评估血清电解质和肾功能。根据高钾血症的严重程度,治疗可能包括终止醛固酮拮抗药的应用,暂时停止其他肾素-血管紧张素系统抑制药和钾的补充,或者使用交换树脂。高钾血症与心律失常和(或)血流动力学不稳定应当按照 AHA 中心肺复苏的指南第 4 条,使用碳酸氢钠、氯化钙、葡萄糖加胰岛素。

标准疗法后仍有心力衰竭症状患者的选择

　　使用利尿药、ACEI 或 ARB、β 受体阻滞药和醛固酮拮抗药强化治疗,患者心力衰竭症状和体征仍持续存在,这是内科医师治疗心力衰竭的一个严峻的挑战。当前有一些药理学、设备和手术的方案可供选择,这需要一个心力衰竭专家针对一个患者制订出个体化治疗方案。对于有症状的心力衰竭患者,地高辛被认为是减少进行性左心室功能衰竭的发病率和死亡率的辅助治疗。肼屈嗪和硝酸异山梨酯联合应用可以改善非裔美国人中重度心力衰竭预后,并且减少射血分数。进展性心力衰竭或难治性心力衰竭患者,以下有一些方案可供选择单个或联合使用(表 12-10)。一些患者需要联合利尿药,襻利尿药和噻嗪类,或者多种血管活性药物,通常联合 ACEI、ARB 和(或)肼苯哒嗪和硝酸异山梨酯。一小部分被选择的患者可能需要进行循环支持器械和(或)心脏移植(详见第 15 章)。

表 12-10　进展性或难治性心力衰竭患者的治疗方案选择

批准	临床试验
联合利尿药	新型血管扩张药
额外血管扩张药	磷酸二酯酶-5 抑制药
心脏再同步治疗*	促红细胞生成素药物
正性肌力药物	增强型体外反搏
机械循环支持	可置入性人体血流动力学监测
心脏移植	外科或经皮二尖瓣成形术

　　* 同样适用于具有症状、射血分数降低、QRS 时限延长的轻度心力衰竭患者,基于多中心置入自动除颤仪及心脏再同步治疗的研究(MADIT-CRT)、再同步治疗逆转左心室收缩功能障碍的心室重构研究(REVERSE)和再同步化治疗-除颤仪对于动态心力衰竭的研究(DAFT)(见第 13 章)

　　心脏再同步治疗改善扩张型心肌病和心室内传导延迟患者心肌收缩功能,同时减少慢性心力衰竭的发生率和死亡率(详见第 13 章)。并且,高危的冠状动脉旁路移植术(CABG)和外科二尖瓣成形术(分别见第 11 章和第 46 章)可以减少、壁压力,并且引起因心肌缺血或非缺血性心肌病的心室重构的逆转,然而,这些措施与单纯药物治疗相比并没有延长生存时间并且他们受限于专业中心。最后,持续注入正性肌力药物可能作为最后的临终关怀连接患者生命的终点,或者是特定患者心脏移植的连接过度。下面的讨论主要集中在药物辅助治疗上。

肼屈嗪和硝酸异山梨酯

　　肼屈嗪和硝酸异山梨酯在 V-HeFT Ⅰ 研究中显示是一个有效的联合方案,与安慰剂组相比可以改善生存时间。同时,在 V-HeFT Ⅱ 研究中这一联合用药较依那普利有增加运动能力及射血分数的趋势。从这两个大型研究中得出的经验清楚的显示这两种药物联合使用的有效性和获益,此外,V-HeFT 研究的回顾性分析显示这一效果在非裔美国人群中是尤其明显。为了验证这一联合用药是否在这一特殊人群中有额外的获益,A-HeFT(非裔美国人心力衰竭研究)随机安排了 1050 例自认是非裔美国人且 NYHA 分级为Ⅲ～Ⅳ级同时心室扩张的患者除了标准治疗外,还给予固定剂量的硝酸异山梨酯和肼屈嗪(各自的目标剂量为每日 120mg 和 225mg)或安慰剂。这绝大多数是 ACEI/ARB(86%)或 β 受体阻滞药(74%)。这项研究因安慰剂组较接受硝酸异山梨酯加肼屈嗪组显著增加的死亡率而提前终止(10.2% vs. 6.2%; P = 0.02)。联合疗法同时还可以减少 33% 心力衰竭的再住院率,而且改善了生活质量。

尽管最初被认为是作为血管扩张药起效,但是最新证据表明肼屈嗪和硝酸异山梨酯联合用药的有效性与它们的生物学效应更加相关。举例来讲,硝酸盐可以通过增加一氧化氮的生物有效性来减弱心肌同时进行血管重建。肼屈嗪通过抑制 NADH/NADPH 氧化酶同时通过直接清除活性氧使硝酸盐耐受性减弱。通过积极改变心力衰竭患者的亚硝基-氧化还原平衡,肼屈嗪和硝酸异山梨酯的联合可以阻止心肌肥厚、纤维化和凋亡,同时可以改善血管顺应性(图 12-4)。肼屈嗪同时还具有强效的抗动脉粥样硬化效应。尽管这些机制没有 RCT 研究直接阐明,但 A-HeFT 研究的初步数据显示出了临床疗效,这独立于基线血压及逆转心室重构。这些作用机制是否对于非裔美国人比其他种族或民族有更大的好处也并不清楚。初步研究表明受损血流介导的血管舒张效应在患有高血压的黑种人和白种人中间进行比较,但是这些研究受限于小样本量和潜在的偏倚的影响。另一些研究显示了心力衰竭时内皮依赖的舒张血管效应更大的异常,这可能受到一氧化氮强化治疗的影响。其他的研究了解遗传和环境决定的肼屈嗪和硝酸异山梨酯在心力衰竭这一疾病进展中的效应。

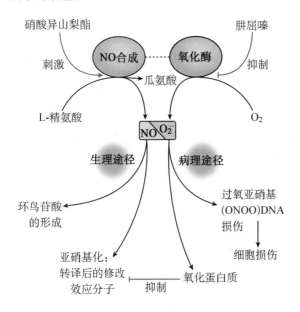

图 12-4 伴有心力衰竭的心血管系统疾病患者的 NO 和过氧化物平衡紊乱结果

实际问题

很多因素限制了肼屈嗪/硝酸异山梨酯在心力衰竭患者中的应用。第一,V-HeFT Ⅱ 研究中,ACEI 卡托普利较肼屈嗪/硝酸异山梨酯显著改善了心力衰竭患者生存率。第二,肼屈嗪和硝酸异山梨酯在患者依从性上存在更多麻烦,因为 V-HeFT 研究的靶剂量是硝酸异山梨酯 160mg(40mg, 每日 4 次),肼屈嗪 300mg(75mg, 每日 4 次)。虽然固定计量的混合药片可以每日 3 次服用,依从性和成本依旧是已经使用大量心力衰竭药物的患者的主要问题。第三,这一联合用药存在很多不良反应,包括硝酸酯类相关的头痛、面色潮红,以及肼屈嗪引起消化道症状。V-HeFT 研究中,18%~38% 的患者由于不良反应而停用这一种或两种药物。V-HeFT 研究中,肼屈嗪/硝酸异山梨酯的不良反应包括头痛(50%)、头晕(32%)、恶心(10%),有 20% 的人会中断该合剂。

在临床实践中,肼屈嗪和硝酸异山梨酯合剂适用于具有持续性症状但是不能耐受肾素血管紧张素系统抑制药治疗的心力衰竭患者。但是,没有研究针对这一人群进行过研究,并且,肼屈嗪和硝酸酯类药物不应该取代 ACEI 或 ARB 类药物。许多内科医师在心力衰竭患者中使用硝酸酯类药物,尤其是具有缺血性心脏病的患者。基于这两者的作用机制和研究数据,管理硝酸酯类药物联合肼屈嗪应用于非裔美国人的心力衰竭患者或者射血分数下降的患者中需要谨慎。此外,更新的 HFSA 指南推荐非裔美国人射血分数下降,其症状仍不缓解的患者使用额外肼屈嗪/硝酸异山梨酯合剂治疗,为优化标准治疗。

这个方案最重要的建议是从低剂量开始治疗,经过数周的逐渐剂量滴定增量。初始剂量硝酸异山梨酯>10mg,肼屈嗪>25mg,即可产生头痛,但是逐渐加量可以耐受。预防性的给予对乙酰氨基酚可以减轻硝酸酯类药物相关性头痛,而 NSAIDs 类药物应该避免使用。一些长效的硝酸酯类药物现在是可以应用的,但是这些药物在心力衰竭患者中的临床经验是有限的。

地高辛

药理作用和临床效果

地高辛的药理作用和效应在 Braunwald 心脏病学第 28 章及其他综述中阐述过。通过抑制钠钾三磷腺苷酶,地高辛影响了细胞的过程,包括心脏(增加心脏收缩)、迷走神经传入纤维(降低交感兴奋)及肾(减少肾素分泌),这些引起了其心血管效应。尽管地高辛在心力衰竭患者的管理中常规应用存在争议,但也有包含了其临床疗效的明确文件。早期研究室是相互矛盾的,并且由于小样本量和临床测量的不精确性,诠释起来比较困难。大样本和更精确的随机对照研究的数据提供了推荐了使用地高辛可以改善射血分数下降和存在心力衰竭症状的心力衰竭患者的症状及降低住院率更科学的数据。

许多早期临床试验,应用交叉设计评估了地高辛的临床疗效,样本量较近期多中心试验相比较小。后续试验应用了并行设计,将地高辛与安慰剂相比,或者其他影响肌力和(或)扩血管的药物如扎莫特罗、卡托普利、米力农和异波帕胺。德国和澳大利亚扎莫特罗研究组织随机将 433 例患者分配至安慰剂组、地高辛组或者扎莫特罗组,扎莫特罗是一个 β 受体拮抗药具有一定的 β 受体阻滞的活性。地高辛和扎莫特罗较安慰剂组可以减轻心力衰竭患者的症状。卡托普利-地高辛多中心研究小组将 300 例患者随机分配至安慰剂组、地高辛租或者卡托普利组。经过 6 个月,地高辛增加了心力衰竭患者的射血分数并且降低了住院率,卡托普利改善了运动耐量及NYHA 心功能分级。在其他比较地高辛和其他口服正性肌力药物治疗的试验中,地高辛降低了神经激素的活性同时显著降低了临床代谢紊乱的发生频率。两个试验研究了撤除心力衰竭患者的地高辛治疗后仅有利尿治疗或者利尿药和 ACEI 治疗。两个研究结果均显示,撤除地高辛后引起运动耐量的下降、心力衰竭症状加重及射血分数降低。

尽管这些研究显示了地高辛临床终点事件的有利疗效,但是因为样本量不足,几乎所有的研究均不能评估有效生存率。此外,急性心肌梗死患者的回顾性研究显示地高辛增加死亡率。洋地黄调查小组(DIG)评估了地高辛在慢性心力衰竭患者死亡率的效应。在 DIG 研究中,6800 例轻中度心力衰竭且射血分数≤45% 的患者随机分配至地高辛组或安慰剂组,除此之外应用利尿药和 ACEI。在平均 37 个月的随访后,地高辛组患者有 1181 例死亡,安慰剂组有 1194 例患者死亡(RR:0.99;P=0.80)。地高辛减少心力衰竭患者的死亡率或住院率是错误的,但是它倾向于增加其他原因死亡的风险。

对照试验的累计数据显示,地高辛与重要的临床改善相关,并且没有影响生存率的不良反应。此外,这些好处在很大一群人中已经显现出来,尽管心

力衰竭的病因并不完全明确。1997 年,DIG 研究的结果使 FDA 批准地高辛用于心力衰竭的治疗。按照更新的 ACC/AHA 指南,地高辛治疗的目标应该是缓解已经使用利尿药、ACEI/ARB 或 β 受体阻滞药治疗的心力衰竭患者的症状,并且改善临床状态。地高辛也可以作为标准疗法无明显反应的严重心力衰竭症状患者的初始治疗方案中,但是这并不是急性失代偿性心力衰竭的稳定患者的初始治疗(见第 14 章)。地高辛在心力衰竭合并射血分数尚可的患者中并没有显示出有效,同时其在急性冠状动脉综合征的患者中还存在一些不良反应。此外,没有数据支持无症状左心室功能紊乱的患者有应用地高辛的指征。

实际问题

先前的实践常涉及使用全洋地黄负荷剂量以更快达到治疗水平剂量。然而,这不在推荐,同时患者需要开始维持剂量每天保持在 0.062 5～0.25mg。达到稳态水平需要约 1 周时间。由于药物清除主要的通过肾,急性或慢性肾病的患者地高辛剂量必须习惯调整。许多药物之间存在相互作用,可以显著地影响地高辛的药效和毒性。已知的增加地高辛药物浓度的包括维拉帕米、螺内酯、胺碘酮。使用这些药物的患者,经验性的减少地高辛的初始剂量是很常见的,并且需要密切随诊地高辛的浓度。此外,老年心力衰竭患者或者体重较轻的患者推荐使用低剂量。

目前很少有证据支持常规监测血清地高辛浓度来指导剂量的选择。然而,随诊时检测地高辛水平来确定患者接受了治疗剂量的药物是否是合理的,在有些患者中仅次于没有依从性。地高辛水平在评估毒性反应时也很重要,例如,在患者出现恶心、食欲缺乏、心律失常、房室传导阻滞或紊乱。地高辛中毒通常血清浓度＞2.0ng/dl,但是在低钾血症或者低镁血症时(在较低浓度时)也可发生中毒。DIG 研究的回顾性分析建议,血清地高辛浓度在正常上限(1.2～2.0ng/dl)时与男性和女性的死亡风险的增加相关。综上所述,这些数据表明,地高辛的有效性和安全性可以通过达到一个血清浓度(0.5～0.9ng/ml)剂量而达到优化。值得注意的是,这个建议尚未纳入大多数临床实验室的参考范围内。

多年来,地高辛被应用于控制心房颤动患者的心室反应率,然而,在很多情况下,地高辛可能无法提供有效的心律控制,尤其是在运动情况下,交感神经张力较高的老年患者中。在心房颤动合并心力衰

竭已经接受 β 受体阻滞药的患者中,地高辛可作为辅助用药,用于控制心室率。另外胺碘酮用于控制心室率及保持窦性心律是比较安全的。在有症状的心房颤动患者中,不能耐受或对抗心律失常治疗无反应,其治疗方案包括临时起搏器下房室结消融、或肺静脉射频消融或外科消融。为了更好地讨论心房颤动的药理及非药理管理,详见 Braunwald 心脏病学第 20 章、第 21 章、第 40 章。

钙通道阻滞药

该通道阻滞药最初被认为对于心力衰竭患者是有效的,主要是由于这些药物存在强有力的扩血管效应,并且可以减轻因冠状动脉疾病引起左心室功能紊乱者的缺血情况。血流动力学研究显示,急诊给予钙通道阻滞药可以减少全身系统血管阻力,增加心排血量,然而,硝苯地平、维拉帕米、地尔硫䓬的急性血流动力学效应并未统一。同时,这些药物的短期和长期治疗与其严重不良反应和超额死亡率相关,这些不良反应与死亡率与其负性激励作用或神经激素刺激相关。

第二代钙通道阻滞药对于血管作用具有更高的选择性,在心力衰竭应用中也被评估了。氨氯地平,一个长效的二氢吡啶类药物,具有强有力的舒张血管效应,被批准用于治疗高血压和心绞痛。在氨氯地平生存评价的前瞻性研究(PRAISE)中,1153 例患有严重心力衰竭及射血分数<30％的患者随机分为氨氯地平组(10mg 每天 1 次)或安慰剂组,随访 6 ～33 个月。氨氯地平在主要终点事件死亡或重大心血管疾病住院率中并无明显影响,但是倾向于减低全因死亡率(RR:16％,$P = 0.07$),尤其是非缺血性心肌病。然而,PRAISE Ⅱ研究表明氨氯地平在这一人群中对于神经激素刺激或生存率并没有有利效应。类似的阴性结果在 V-HeFT Ⅲ试验中也显示出来,这一研究是非洛地平的长期治疗对于改善运动耐量、住院率或生存率并没有明显益处,同时还增加了周围水肿的发生率。最后,预防心脏病发作的抗高血压和降脂治疗方案研究(ALLHAT)的数据显示,氨氯地平降压的益处可以被增加的心力衰竭发展风险而抵消。

基于这些累积的数据,建议心力衰竭患者应该避免使用大多数的钙通道拮抗药。主要的益处主要来自高血压的控制或减轻缺血,尽管一些替代措施如硝酸盐类药物或者再血管化治疗被认为比较好。钙通道阻滞药的应用,只有血管选择性药物还未显

示出对心力衰竭患者及射血分数下降的患者生存率的不良反应。钙通道阻滞药可以控制心率,或者改善心力衰竭和射血分数下降的患者的症状(见下文)。

正性肌力药物

口服强心药

寻找心力衰竭患者安全有效的强心药主要是基于观察心力衰竭的临床症状,主要是由于心肌收缩力下降引起和许多在标准疗法中仍有症状的难治性心力衰竭患者。在 20 世纪 80－90 年代,一个口服强心药显示出了显著的效益。绝大多数研究集中于磷酸二酯酶(PDE)抑制药,其主要是产生明显血流动力学效益,应用于急性失代偿性心力衰竭的患者效果显著。然而,多中心研究未能发现可以显著改善症状和运动耐量,对这些药物分类的热情也显著下降了。米力农生存评估的随即对照研究(PROM-ISE)显示,患者应用米力农会增加心率。PDE 抑制药的口服制剂,与增加心力衰竭患者的病死率密切相关,包括伊诺昔酮及维司力农等。

静脉强心药

对于患难治性心力衰竭的患者还有一个额外的治疗,即静脉推注多巴酚丁胺或米力农。多巴酚丁胺主要是通过刺激 β 肾上腺素能受体来增强心脏的收缩力,是一个温和的血管舒张药。而米力农通过 PDE-3 抑制药对心肌和血管发挥强有力的正性肌力作用,并且具有直接的扩张血管效应,分别(见第 14 章)讨论药理学和短期使用正性肌力治疗急性失代偿心力衰竭。少数终末期心力衰竭的患者不能中断急性强心治疗。中断失败的证据包括低血压症状的进展、充血复发和(或)肾功能恶化。在实践中,一个或更多的原因会引起中断正性肌力治疗,而在患者达到临床稳定之前不应该中断治疗。此外,ACEI 和 β 受体阻滞药可能需要增加血压和肾脏灌注。通常并不需要侵入型监测和血流动力学的"最优化",也并不推荐。除非是为了确保家庭输液。被选择进行正性肌力药物治疗的患者慢性静脉应用治疗被用于移植前衔接或生命终末阶段。

移植的衔接

因为供体有限,大多数的患者接受心脏移植手术需要药物或机械循环支持移植的衔接(见第 15 章)。强心药物依赖患者的选择包括住院或家庭持续性静脉治疗。出院回家的标准包括单药、低剂量药物可以维持血流动力学稳定,改善功能状态,具有

家庭和护理的支持。预防猝死方面推荐置入式心律转复除颤器(ICDs)。家庭应用多巴酚丁胺和米力农改善了功能性能力和肾功能,成功地衔接了移植,尽管再住院率和并发症很常见。在一向研究中,59%的患者要求再住院;2/3的再住院主要是由于心力衰竭恶化,1/3的患者主要是感染或留置导管阻塞。家庭强心药物治疗的患者建议避免驾驶。

生命终末阶段的衔接

对于难治性心力衰竭不移植的患者,慢性强心治疗可以在生命终末阶段缓解症状。对于老年患者的心脏病照顾的这一做法越来越常见,这些患者常常已经没有药物和手术的选择。同时,在老年患者中使用β受体阻滞药和ICDs能降低猝死的风险,取代的是进展性泵功能衰竭。Hershberger和他的同事报道了一项10年的经验性研究,主要是针对家庭强心治疗在非移植终末期心力衰竭患者。尽管患者在出院时可以步行而且并不疼痛,中位生存率仅有3个月,1/3死于医院。在实践中,终末期心力衰竭患者的强心治疗需要临终关怀、家庭临终关怀提供设备促进麻醉药和抗焦虑药同时服用,与患者及家属讨论进一步处置和关闭ICDs。

正性肌力药物需要在家中或在社区诊所中间断服用。尽管初始的非对照研究建议改善症状和降低住院率,一些小的随机对照研究显示没有任何好处或者超额死亡率。增加慢性强心药物应用死亡率的主要机制是细胞内环磷酸腺苷(cAMP)的增加,这对心肌产生直接的毒性作用,导致进一步的收缩功能障碍和致心律失常。超敏性心肌炎应用多巴酚丁胺会导致血流动力学恶化。因为缺乏数据显示有效性和毒性的担忧,不推荐间歇使用静脉强心药物治疗进展性心力衰竭。

抗血栓治疗

没有特殊的禁忌证,许多临床一直都是推荐扩张型心肌病患者进行抗血小板聚集治疗,主要是为了预防血栓栓塞和卒中。这一建议主要是基于旧数据显示近75%扩张型心肌病患者存在左心室血栓,并且基于观察这一人群的栓塞事件的高发生率。此外,回顾性研究建议心力衰竭患者进行抗血小板聚集治疗后栓塞事件的发病率和全因死亡率均减少。心力衰竭患者血栓栓塞风险的增加其可能机制包括心腔和全身静脉循环的血液状态,以及高凝状态。此外,心力衰竭患者发生心房颤动的风险也会增加,这也会发心脏血栓形成。

多中心试验的数据显示,心力衰竭患者常规使用抗凝治疗的建议需要被重新考虑。在V-HeFT Ⅱ研究中,平均随访的2.5年中,804例患者中仅发生46例栓塞事件。此外,在V-HeFT Ⅱ研究显示接受抗凝治疗的心力衰竭患者其血栓栓塞率高于那些未接受抗凝的患者(4.9 vs 2.1,每100例患者·年;P=0.01)。在SOLVD研究中,栓塞事件的年发病率在女性中只有2.4%,男性有1.8%。此外,个人医生的直接抗凝治疗与血栓栓塞发病率的降低无明显相关。不幸的是,心力衰竭患者抗凝治疗的随机对照研究得出的结果并不确定,由于样本量太小或者由于缺少入组而过早中止。

华法林和抗血小板治疗慢性心力衰竭(WATCH)研究的目的是确定存在正常窦性心律的射血分数下降的心力衰竭患者的最优抗血栓方案。在1999—2002年,WATCH研究将1587例患者随机分配,远少于原计划的4500例患者,其心功能分级为NYHA Ⅱ~Ⅳ级并且左心室射血分数≤35%,非盲接受华法林(目标INR 2.5~3.0)或者双盲接受阿司匹林(162mg/d)或者氯吡格雷(75mg/d)。在平均随访的19个月中,主要终点事件风险,全因死亡率、非致死性心肌梗死、非致死性卒中这3组均无明显差异。与抗血小板治疗相比,华法林具有更低的非致死性卒中和心力衰竭住院率,但是出血时间更多。研究人员得出结论,数据不支持华法林优于阿司匹林,以及氯吡格雷优于阿司匹林的假设。比较华法林和阿司匹林降低心脏射血分数(WARCEF)研究旨在比较射血分数下降的心力衰竭患者中华法林(INR目标值2.0~3.5)和阿司匹林(325mg/d)治疗是否存在差异。2305例患者随访6年,两组的复合终点发生率并无显著差异(缺血性卒中、颅内出血、全因死亡)。尽管华法林可以减少缺血性卒中,这一益处被增加的主要出血事件所抵消。

由于血栓栓塞的风险及抗凝的益处并不像被一度认为是明显的,推荐心力衰竭患者的抗凝治疗需要在个体化的基础上。抗凝的专家共识包括心房颤动(阵发性或持续性)、静脉或系统血栓栓塞病史,但是抗凝需要考虑到患者腔内血栓或者心脏超声提示的自发的反常活动,或者合并具有高血栓栓塞风险的特殊诊断如心肌淀粉样变、左心室致密不全、围生期心肌病。近期大面积前壁心肌梗死或者近期心肌梗死的患者合并左心室血栓形成需要至少应用3个月的华法林治疗。患有遗传性心肌病的年轻患者及血栓栓塞家族史的患者也应该考虑使用抗凝治疗。

华法林禁忌的患者,选择的方案是使用每日单剂量阿司匹林,但是目前没有对照数据支持这一推荐。此外,正如上面所讨论的,阿司匹林可能减弱 ACEI 类药物对于心力衰竭的疗效,对于非缺血性心肌病的患者并不推荐。新型抗血小板药物(普拉格雷)和抗凝血药物(达比加群、阿哌沙班、利伐沙班)其减少心力衰竭患者血栓栓塞风险这一结论尚未确定。

抗心律失常治疗

心力衰竭患者应用抗心律失常药物的适应证及有效性存在很大的争议。认为这些药物可以进行辅助治疗的主要原理是基于有观察显示死亡的心力衰竭患者中有 30%~50% 为突然发生。Holter 记录的频繁的室性期前收缩和阵发的室性心动过速在心力衰竭患者中十分普遍,在院监护患者是主要担心的来源。这些心律失常可能与一系列原因相关,包括纤维化、壁压力、左心室扩张、电解质紊乱、循环高儿茶酚胺、致心律失常药物药物如地高辛和正性肌力药物。所有的这些因素表明,抗心律失常治疗和抑制高危心律失常可能对于这一人群有利,然而,对于心力衰竭患者猝死的理解主要是归结于缺血或心动过缓,随着对抗心律失常治疗不良反应认识的逐渐增加,包括对照研究中显示的致心律失常、加重心力衰竭和超额死亡率,这导致了建议避免使用Ⅰ类抗心律失常药物。

后续的研究主要集中在Ⅲ类药物——胺碘酮、右旋索他洛尔、多非利特在心力衰竭中的应用。胺碘酮可以大幅减少无症状室性心律失常的发作频率和复杂性,同时初步研究表明,胺碘酮对于心力衰竭患者的发病率和死亡率有一定益处。充血性心力衰竭-抗心律失常治疗的生存率(CHF-STAT)是一项前瞻性双盲研究,674 例射血分数≤40%、合并无症状室性异位心律的心力衰竭患者随机被分为胺碘酮组或安慰剂组,平均随访 45 个月。正如所料,胺碘酮较安慰剂减少了室性异位心律的发生。然而,与更小样本的非盲研究相比,CHE-ATAT 证明胺碘酮对于死亡率没有益处。心力衰竭心源性猝死(SCD-HeFT)研究也证实对于 2500 例缺血性和非缺血性心肌病患者胺碘酮在生存率上并没有明显优势。

尽管胺碘酮对于心力衰竭的治疗没有优势,不过对于合并有症状的室性或房性心律失常的复杂心力衰竭患者可能是有效的。尤其是,胺碘酮可以快速控制心力衰竭合并心房颤动患者的心室率,并且长期使用可以恢复和维持窦性心律。胺碘酮也可以

用来控制有症状的室性心动过速,尤其是接受 ICD 反复电击的患者。心律转复除颤器患者最佳药物治疗(OPTIC)研究显示胺碘酮联合 β 受体阻滞药可以有效预防射血分数下降以及自发性或诱发性室性心动过速或心室颤动的患者的 ICD 电击。然而,胺碘酮 1 年后的停药比例为 18%,β 受体阻滞药的停药率为 5%。不良反应的监测包括肝毒性、肺毒性、甲状腺毒性,以及药物相互作用如增加地高辛水平、提高 INR 水平,都对安全使用胺碘酮是至关重要的。与Ⅰ类药物相比,胺碘酮对于左心室功能紊乱的患者似乎有较低的致心律失常作用。

治疗心力衰竭的其他Ⅲ类抗心律失常药物包括多非利特、决奈达隆、钾通道阻滞药——右旋索他洛尔。在口服右旋索他洛尔生存率(SWORD)研究中,3121 例合并缺血性心肌病的患者随机被分至右旋索他洛尔组(200mg/d)或安慰剂组。由于右旋索他洛尔组的超额死亡率,研究被提前终止。丹麦多非利特心律失常和死亡率调查(DIAMOND)研究小组证实,对于 1518 例合并有症状的左心室功能紊乱的患者,多非利特无效。和胺碘酮一样,多非利特对于心房颤动患者转律十分有效,然而,有 3.3% 的患者会发生尖端扭转型室性心动过速。决奈达隆是胺碘酮不含碘香豆酮衍生物,与胺碘酮有相似的电生理特性,但是没有碘相关的不良反应。在一项心房颤动患者的大型研究中,决奈达隆可以显著降低心血管住院率和死亡率。然而,在一项急性失代偿性心力衰竭患者的研究中,由于心力衰竭加重,决奈达隆增加早期死亡率,对于心房颤动高危患者,决奈达隆增加心力衰竭、卒中和心血管死亡率。这些数据导致了黑框警告——决奈达隆禁止在心功能分级 NY-HA Ⅳ级或者近期有失代偿表示的 NYHAⅡ/Ⅲ级患者。ICDs 用于心力衰竭患者猝死的初级和二级预防在第 22 章中进行讨论。

特殊注意事项

大多数门诊心力衰竭合并射血分数下降的心力衰竭患者可以根据本章给出的建议进行药物治疗。然而,由于其他药理学治疗可能提供重要的临床益处,几个亚组的患者需要特殊考虑。

射血分数正常的心力衰竭患者

前来就诊的心力衰竭患者中 50% 以上其左心室射血分数是正常或接近正常的。尽管在年轻或中年患者中射血分数正常心力衰竭的患者相对少见,老年患者中的发病率超过 50% 以上,尤其是老年女

性高血压患者。除了高血压性心脏病,其他原因引起的射血分数正常的心力衰竭包括限制型心肌病、肥厚型心肌病、浸润性心肌病和缩窄性心包炎。引起临床症状的主要机制被认为是舒张功能不全,但是其他病理生理因素也参与了这一疾病过程,包括动脉硬化、钠潴留和肾功能紊乱。虽然有些数据表明,射血分数降低和支持的患者在长期生存率上没有明显差异,绝大多数研究显示正常射血分数的心力衰竭患者死亡风险较低(表 12-11)。

尽管大型随机对照研究证实射血分数下降的心力衰竭患者接受 ACEI 和 β 受体阻滞药是可以提高生存率并且有其他益处,射血分数正常的患者的试验是有限(表 12-12)。因此,治疗主要是基于对小群体患者和病理生理概念的临床调查的研究结果。治疗的原则包括血压、心控制心率、降低心室充盈压、预防心肌缺血(表 12-13)。由于心力衰竭是高血压的一个结局,血压控制在预防左心室肥大进展中是很重要的,并且可能促进其恢复。此外,有效地降压治疗可以促进舒张充盈性能、减轻左心房的负荷,并且帮助维持窦性心律。

表 12-11　射血分数降低 VS 射血分数正常的心力衰竭患者的死亡率

试验	样本量	随访时间	EF 降低的死亡率(%)	EF 正常的死亡率(%)	EF 正常的死亡 RR 值
Cohn 等	623	2.3 年	19(每年)	8(每年)	0.42
Ghali 等	78	2 年	46	26	0.56
McDermott 等	192	27 个月	35	35	0.97
Vasan 等	73	5 年	64	32	0.50
McAlister 等	566	3 年	38	34	NA
Philbin 等	1291	6 个月	18	15	0.69
Masoudi 等	413	6 个月	21	13	0.49

EF. 射血分数;RR. 相对危险度

表 12-12　肾素-血管紧张素系统抑制药对于射血分数正常的心力衰竭患者的随机对照研究

研究	人数	药物	入选标准	随访时间	主要终点	结果
PEP-CHF	1000	培哚普利/安慰剂	年龄≥70 岁 LVEF≥40%	26 个月	死亡或心力衰竭住院	安慰剂组 25.1% 培哚普利组 23.6%(8% ↓; P=0.55)
CHARM-Preserved	3023	坎地沙坦/安慰剂	LVEF>40% NYHA Ⅱ～Ⅳ级 心源性住院	37 个月	CV 死亡或心力衰竭住院	安慰剂组 24% 坎地沙坦组 22%(11% ↓; P=0.12)
I-PRESERVE	4128	厄贝沙坦/安慰剂	年龄≥60 岁 LVEF≥45%	50 个月	死亡或心力衰竭住院	安慰剂组 37% 厄贝沙坦组 36%(5% ↓;P =0.35)
TOPCAT	～3500	螺内酯/安慰剂	年龄≥50 岁 LVEF≥45% 12 个月内心力衰竭住院治疗或 BNP/NT-proBNP 升高	NA	心搏骤停 CV 死亡或心力衰竭住院	NA

BNP. B 型钠尿肽;CV. 心血管;LVEF. 左心室射血分数;NT-proBNP. N 末端前脑钠肽;NYHA. 纽约心脏病学会心功能分级;CHARM. 坎地沙坦在心力衰竭:降低死亡率和发病率的评估;I-PRESERVE. 厄贝沙坦在心力衰竭保存收缩功能的评估;NA. 不可用;PEP-CHF. 培哚普利对老年慢性心力衰竭患者的治疗;TOPCAT. 评估醛固酮拮抗药对射血分数正常的成人充血性心力衰竭的治疗

表 12-13　ACC/AHA 指南射血分数正常的心力衰竭患者的管理

分级	指南	证据等级
Ⅰ	控制收缩期和舒张期高血压	A
	控制心房颤动的心室率	C
	利尿药控制肺淤血和周围水肿	C
Ⅱa	缺血对冠心病患者的心功能有不利影响时进行冠状动脉再灌注治疗	C
Ⅱb	恢复和维持窦性心律,改善心房颤动患者的症状	C
	β受体阻滞药、血管紧张素抑制药、ARB 或钙通道阻滞药减少控制的高血压症状	C
	地高辛减少心力衰竭的症状	C

ACC. 美国心脏病学会;AHA. 美国心脏病协会;ARB. 血管紧张素受体阻滞药

　　钙通道阻滞药可以减轻正常射血分数心力衰竭患者的症状,不仅仅是降低血压,同时可以改善心室舒张。肾素-血管紧张素系统抑制药(如 ACEI/ARB)也可以改善心室舒张,减轻或逆转心肌纤维化,同时可以预防心房颤动。然而,没有证据证实钙通道阻滞药或肾素-血管紧张素系统抑制药可以改善射血分数正常心力衰竭患者的生存率或降低住院率。

　　临床疗效

　　培哚普利用于治疗老年慢性心力衰竭患者(PEP-CHF)的研究中,850 例年龄≥70 岁的患者合并心脏超声提示收缩功能正常舒张功能减低,随机分配至培哚普利组(4mg/d)或安慰剂组。主要研究对象为非缺血性、高血压性和相对正常的肾功能。1年的横断面分析显示了降低了死亡率、显著减少心力衰竭住院,同时可以改善心功能的趋势,然而,在3 年死亡率或计划外的心力衰竭住院率没有发现显著的差异(HR:0.92;95% CI:0.70～1.21;$P=0.55$)。1 年的结果与随访结束时的结果之间存在的矛盾被认为是 1 年后开放交叉使用 ACEI 的高比例的权利限制及整体事件的低发生率。

　　两个大型、多中心临床研究了 ARB 药物对于发病率和死亡率的效应:CHARM-Preserved 和厄贝沙坦在收缩功能正常的心力衰竭患者中的效应(I-PRESERVE)研究。在 CHARM-Preserved 研究中,3023 例 NYHA 心功能Ⅱ～Ⅳ级、射血分数＞40% 的心力衰竭患者,随机分配至坎地沙坦组(目标剂量 32mg/d)或安慰药组,平均随访时间 37 个月。坎地沙坦在主要复合终点(心血管死亡率或心力衰竭再住院率)没有显示出明显的益处(HR:0.89;95% CI:0.77～1.03;$P=0.12$),但是它减少了一次或多次再入院,并且降低了糖尿病的风险。尽管接近 70% 的患者 6 个月后达到了坎地沙坦的目标剂量,心力衰竭事件适度的降低被严重不良事件的增加所中和,包括低血压、肾功能不全及高钾血症。I-PRESERVE 随机选取了 4128 例具有心力衰竭症状及射血分数＜45% 的患者接受厄贝沙坦(目标剂量 300mg/d)或安慰剂。平均随访时间 50个月,厄贝沙坦和安慰剂组的复合全因死亡率或心血管再住院率没有差异,同时厄贝沙坦对于心力衰竭恶化的住院率也没有影响。在研究过程中,厄贝沙坦组 16% 的患者和安慰剂组中 14% 的患者由于药物不良事件而停药($P=0.07$)。严重不良事件低血压、肾功能不全及高钾血症,两组之间没有显著差异。

　　螺内酯对于射血分数正常的心力衰竭患者发病率和死亡率的影响目前还在研究阶段,美国国立卫生研究院(NIH)研究,由 TOPCAT 研究集资。

　　实际问题

　　左心室肥大的患者即使没有缺血性心脏病也容易心内膜下缺血。缺血会增加心肌舒张受限,并且会加重舒张功能不全。因为大多数冠状动脉血流在心脏舒张期充盈,心动过速使心脏舒张时间缩短使得心内膜下灌注不足。因此,控制心率是预防或治疗缺血相关性及射血分数正常的心力衰竭的关键。β受体阻滞药和一些钙通道阻滞药(维拉帕米)是具有负性时效作用的。在缺血性心脏病患者中,经皮或外科再血管化治疗可以治疗缺血。

　　心脏舒张功能不全引起肺静脉充血通常对应用利尿药和(或)硝酸酯类药物降低前负荷反应很迅速。然而,由于心肌受限增加,左心室容积的轻微减少会引起左心房充盈压力、心搏量和心排血量的明显降低。因此,避免前负荷的过度增加十分重要,前负荷增加会引起症状性低血压,尤其是在老年利尿药治疗的患者中,襻利尿药需要一个小的起始剂量(如呋塞米 20mg,布美他尼 0.5mg)。若没有达到有效利尿剂量,需要增加剂量,或者使用第二种利尿药如美托拉宗(2.5～5mg),需要谨慎地增加。

　　由于左心室舒张受限增加,一些射血分数正常的心力衰竭患者其早期和中期被动心室充盈会减低,并且心室晚期充盈依赖一个活跃的心房。因此,提出了一个强大的原理阐述了为了维持窦律,获得足够心搏量和心排血量。然而,心房颤动患者速度和节律控制策略的研究并未显示出节律控制有更高的住院率及药物的不良反应。不幸的是,这些试验包括一些心力衰竭患者。尽管正在进行的临床研究的数据还需要等待,β 受体阻滞药、钙通道阻滞药或者地高辛或许可以单独或联合使用于控制心室反应。如果心率控制无效,其他选择包括化学或者电复律、导管射频消融(如肺静脉隔离),或者房室结消融后安装起搏器。所有阵发性或持续性心房颤动除了存在禁忌证外均应该进行华法林抗凝治疗。对于非瓣膜病性心房颤动患者,每日 2 次口服达比加群,这是一个新型口服直接凝血酶抑制药,是目前不需要抗凝监测。

一般来说,射血分数正常的心力衰竭患者不推荐使用正性肌力药物,这些药物可能会对心肌代谢产生不利影响,包括缺血、引起心动过速。在 DIG 附属研究中,射血分数>45％的心力衰竭患者口服地高辛可以降低心力衰竭加重后死亡或住院的联合终点事件(RR:0.82;95％ CI:0.63~1.07),但是对于全因死亡率没有影响。

缺血性心脏病患者

缺血性心脏病会使心力衰竭的治疗方案更加复杂。心绞痛和心肌缺血的症状常很难与心力衰竭的劳累性呼吸困难和乏力区分,然而,心肌缺血的患者为了最大化临床状态常需要额外的抗缺血治疗(表 12-14)。因此,除了肾素-血管紧张素系统抑制药、β 受体阻滞药和利尿药,这类患者需要硝酸酯类的进一步改善。正如上述讨论的,长效的二氢吡啶类钙通道阻滞药如氨氯地平可以用于治疗心绞痛二线或三线药物。雷诺嗪——缓慢灭活钠电流(I_{Na})的抑制药——已经被批准用于治疗慢性心绞痛。尽管雷诺嗪用于心力衰竭的安全性和有效性还未明确,但有理由相信内向晚钠电流抑制药可以改善心肌效率并且具有功能利益的,尽管这还未被证实。除了钠电流抑制药,雷诺嗪可以抑制快速的钾内流(I_K),从而延长了心室动作电位。而雷诺嗪延长 QT 间期存在剂量相关性,致心律失常或猝死的风险的增加并没有在急性冠状动脉综合征试验中观察到。在雷诺嗪减少非 ST 端抬高型急性冠状动脉综合征心肌梗死溶栓的患者的代谢效率 36 研究(MERLIN-TIMI),雷诺嗪实际上可以减少室性或室上性心动过速的发生率。

表 12-14　美国心力衰竭协会由缺血性心力衰竭引起的心力衰竭的治疗指南

指南	推荐等级
抗血小板治疗来减少心力衰竭和冠心病患者血管事件	A (阿司匹林) B (氯吡格雷)
ACEI 在所有心肌梗死后 LVEF 下降或正常的患者	A
β 受体阻滞药应用于所有心肌梗死后或 LVEF 下降的患者	B
在早期血流动力学稳定的心肌梗死后患者其 LVEF 下降或心力衰竭,建议早期使用(<48h) ACEI 和 β 受体阻滞药治疗	A
心力衰竭患者应考虑额外的药物需要缓解心绞痛应该使用硝酸酯类	B
尽管 β 受体阻滞药和硝酸酯类是心绞痛的最佳选择,CCB 类药物可以考虑应用于心力衰竭患者。 LVEF 减少的患者,氨氯地平、非洛地平是首选药物,地尔硫䓬和维拉帕米应该避免	C
冠状动脉再灌注治疗适合心力衰竭和适当的冠状动脉解剖的患者来缓解难治性心绞痛或急性冠状动脉综合征	B
血管再灌注治疗适用于心力衰竭和适当冠状动脉解剖,且明显阻塞冠状动脉或诱发缺血的心肌还存在活力的患者	C

另一个口服药物显示出对难治性心绞痛患者具有临床疗效的是别嘌醇,一个黄嘌呤氧化酶抑制药,可以减少动物模型中系统及血管氧化应激。在一个概念验证研究中,Noman 及其同事纳入了 65 例冠心病和慢性心绞痛的患者进行随机双盲对照交叉研究,使用大剂量别嘌醇(600mg/d)6 周。与安慰剂相比,别嘌醇可以增加总体运动时间、胸痛事件及 ST 段回落事件。进一步对这些调查数据显示,大剂量别嘌醇可以改善心绞痛患者的内皮依赖的血管舒张并且减轻血管氧化应激。鉴于氧化应激在心室重构

的病理生理中起到很重要的作用,有理由相信黄嘌呤氧化酶抑制药对于慢性心力衰竭患者具有临床疗效。这一假设目前正在被验证——美国国立卫生研究院-资助高尿酸血症心力衰竭患者应用黄嘌呤氧化酶抑制药的研究(EXACT-HF)。

其他心肌缺血的患者由于心肌缺血的发作会出现周期性呼吸困难。除了抗缺陷的药物治疗,这些患者可以从冠状动脉再灌注治疗中获益,不管是冠状动脉旁路移植术(CABG)还是经皮冠状动脉支架置入(PCI),这些患者的一个重要的治疗方案是针对冬眠心肌的存在。许多患者在旁路移植术后左心室功能有了很显著的改善,评估心肌活力抑制被认为是一个很重要的指标,来预测哪些患者会有一个良好的反应。然而最近外科治疗缺血性心肌病研究(STICH)有数据表明在射血分数下降的冠心病患者中接受药物治疗基础上再进行外科再灌注治疗的益处是有限的。此外,在 STICH 研究中,心肌活力并不能确定患者选择旁路移植或药物治疗存在不同。有关于外科治疗缺血性心脏病的进一步讨论在 Braunwald 心脏病学中的第 31 章和其他综述中会提及。

缺血但是不适合直接再灌注治疗的患者,增强型体外反搏(EECP)可以减轻心绞痛并且提高生活质量。此装置可以强烈地减轻收缩的负荷状态同时增加舒张期冠状动脉血流。然而,负责治疗反应和影响长期发病率和死亡率的机制仍然未知。基于缺血性心脏病的良好的数据,Feldman 和同事将 187 例轻中度心力衰竭的患者分配至 EECP 和拟定的药物联合治疗组或者单独药物治疗组。在 6 个月的单盲研究中,EECP 组中有 35% 的患者延长了至少 60s 时间(相比对照组 25%,$P=0.016$)。EECP 同时也改善了 NYHA 心功能分级和生活质量,但对峰值耗氧量没有影响。进一步研究需要明确 EECP 对于治疗心力衰竭的机制及获益。激光心肌血运重建术(TMLR)也被用于治疗一些不适合经皮或外科再灌注治疗的冠心病患者的难治性心绞痛,然而,大型安慰剂效应被提出,唯一的盲法试验显示出的结果是与药物治疗无明显差异。缺血性心力衰竭的 TMLR 的有效性和安全性还未明确。选择终末期缺血性心肌病的患者,心脏移植或者左心室辅助装置是首选的(见第 15 章)。

心脏瓣膜病患者

明显反流的瓣膜性心脏病是另一群难治人群。许多显著左心室扩张的患者会有功能性的二尖瓣反流,主要是由于瓣环扩张导致的。其他患者会有随之而来的二尖瓣设备的病理过程,由于先前的风湿性心脏病、黏液瘤变性或缺血性心脏病和乳头肌功能失调病史。经常使用血管舒张药和利尿药治疗会充分减少回心血量,并且会有改善长期血流动力学和症状。有症状及左心室功能紊乱主要是二尖瓣或瓣下结构异常的患者,瓣膜修复或置换是有效的治疗方案。然而,没有可靠的方法可以将接受二尖瓣外科手术后获益的患者从术后心室功能逐渐下降的患者中区分出来。

二尖瓣成形术证实在扩张型心肌病和因瓣环扩张而导致的严重二尖瓣反流患者中是安全的。尽管最初的手术结果令人鼓舞,二尖瓣修复联合药物治疗的长期效果仍未被证实。经皮二尖瓣修复的 Novel 装置也在一级和二级治疗二尖瓣反流的发展阶段。心力衰竭和(或)射血分数下降的患者合并主动脉瓣狭窄的治疗管理的讨论超出了本章的讨论范围(Braunwald 心脏病学第 45~47 章及第 66 章)。

糖尿病患者

在心力衰竭患者人群中,关于糖尿病药物管理存在几个问题,比例是 25%~35%。噻唑烷二酮(TZD)类是一类口服的降糖药,广泛应用于胰岛素抵抗的患者的治疗,由于其对于血脂代谢、血管内皮功能和炎症因子的有利作用。然而,这些药物与液体潴留的增加及心力衰竭症状的恶化相关。一般来说,噻唑烷二酮(TZD)可以增加 6%~7% 的体液量或增加 2~4kg 的体重。在一项研究糖尿病心力衰竭的患者显示,服用 TZD 药物可以增加 17% 的体液潴留,即增加 10 磅的体重。其危险因素包括老年、高血压和缺血性心脏病。TZD 诱导的体液潴留会加重随后的胰岛素治疗用量。外周水肿,不适中心性水肿,一般在停药后可消失。这些药物禁用于 NYHA 心功能Ⅲ~Ⅳ级的患者,并且不推荐轻度心力衰竭患者使用。此外,由于心血管安全性的问题,尤其是增加心肌梗死的风险,罗格列酮仅用于其他药物控制不佳的糖尿病患者。

二甲双胍是另一个广泛使用的口服胰岛素增敏药。然而根据目前的药物说明书,二甲双胍是禁用于心力衰竭患者的,尤其是不稳定或需要药物治疗的急性心力衰竭的患者,主要是因为存在乳酸酸中毒的风险。尽管乳酸酸中毒危及生命的概率很低,但是 FDA 在上市报告后也标注了一个黑框警告:其会增加慢性灌注不足及低氧血症的老年患者的风险。尽管存在警告,一个关于医保心力衰竭住院患者的处方模式的综述提出,近 1/4 的患者出院应用 TZD 或二甲双胍。需要进一步的数据来研究二甲双胍对轻中度心力衰竭患者或无症状左心室功能不全的患者的风险/效益比。

性别、种族、人种的考虑

除了少数例外,女性、非裔美国人、其他少数种族没有心力衰竭治疗的充分的相关 RCT 研究,然而,大多数亚组分析和荟萃分析显示标准疗法在大多数人群中均有效。ACEI、ARB、醛固酮拮抗药都被证明对于有症状左心室功能紊乱的患者均有相同的效果,不论男女,而地高辛的数据存在矛盾。在一个 DIG 研究的事后亚组分析中,Rathore 和同事发现将女性随机分配至地高辛组较安慰剂组存在更高的死亡率(33% $vs.$ 29%),但在男性群体中并没有差异。然而额外的分析建议这一性别/治疗相关性可能是女性地高辛血清浓度更高引起的。其他针对心力衰竭女性的治疗建议包括在妊娠期间避免使用 ACEI、ARB 和华法林,并且在乳腺癌治疗时谨慎使用心脏毒性化疗药物(如曲妥珠单抗)。对于患有稳定性心力衰竭及勃起功能障碍的男性,间歇使用 PDE5 抑制药(西地那非、伐地那非等)是安全有效的。

与白种人相比,非裔美国人在较年轻的年龄里发生心力衰竭并且症状发展更迅速。心力衰竭流行病学的这些差异目前引起越来越多的关注,心力衰竭专家开始更多强调针对非裔美国人的最有效地治疗。尽管回顾性研究分析表明,患有高血压或心力衰竭的非裔美国人对于 ACEI 类的药物有效性较小,有荟萃分析显示黑种人和非黑种人心力衰竭患者死亡率的减少是类似的。β 受体阻滞药的随机对照试验的数据不是很清楚,但是卡维地洛显示黑种人和非黑种人之间有效性并无差异,然而布新洛尔倾向于增加非裔美国人的发病率和死亡率,可能是因为肾上腺素能受体的多态性导致的。排除 BEST 研究的结果,Shekelle 和同事进行 β 受体阻滞药的种族分层数据分析,数据来源于 COPERNICUS、MERIT-HF 和美国卡维地洛研究基金会,黑种人的死亡率的 RR 值为 0.67(95% CI:0.38~1.16)。正如以上讨论的,肼屈嗪和硝酸异山梨酯的联合使用减少了有症状的左心室收缩功能障碍的非裔美国人的发病率和死亡率,同时这种方案被推荐作为 ACEI 和 β 受体阻滞药的标准疗法的一部分。

像非裔美国人、西班牙裔和其他少数民族在 HF 研究中没有受到应有的重视。没有数据显示缺乏疗效或者具有额外的毒性,肾素-血管紧张素-醛固酮系统抑制药、β 受体阻滞药和其他用于心力衰竭治疗的药物制剂应遵照本章内容中以及国家指南中所述的适应证。

心肌炎患者

心肌炎的基本病因、病理生理、临床表现和诊断标准在 Braunwald 心脏病学第 70 章及其他综述中进行详细阐述。总之,心肌炎是一种罕见疾病,其病理生理机制还不是很清楚,没有诊断金标准或者合适的治疗。原发性心肌炎被认为是病毒感染或者病毒感染后免疫反应对心脏的损害,主要的治疗是针对调节免疫反应。对于继发性心肌炎的患者,心肌的炎症反应是由一个已知的药物或者疾病(如曲霉菌或结核杆菌)可以通过治疗原发病因而进行治疗。

大多数心肌炎患者有急性病毒感染病史,尽管在最初病毒感染症状和心肌疾病症状发病时间之间会有延迟。这种延迟可能是依赖病毒病原学和宿主反应。成人暴发性心肌炎延迟时间最短,心力衰竭病情最为危重。很少数患者会发生栓子脱落,包括心肌梗死、卒中或猝死。尽管急性和恢复期的病毒滴度存在一定价值,来决定心肌炎的可能病因,这些检验仅仅显示一个相关性但并不能确定诊断。此外,镓或抗肌球蛋白抗体的非侵入性核素现象其相对假阴性率较高,诊断的非特异性也高。心肌炎的诊断可以通过心肌活检来确定,这提供了因炎症因此浸润而造成的心肌损伤,而不是典型的缺血性心脏病的损伤。由于抽样误差,当取样为个样本时,诊断心肌炎的心内膜下心肌活检的假阴性率高达 30%。

目前,临床没有有效的抗病毒药物来治疗肠道病毒,这是大多数原发性心肌炎的致病因素:柯萨奇 B 和 A 组,艾柯病毒、腺病毒。此外,由于存在大量的潜在病毒,预防心肌炎的免疫接种也不太可能。由于大多数心肌炎患者被认为是免疫介导的,免疫抑制药是目前有效疗法的最受关注的药物。然而,对照研究的结果令人失望。

免疫抑制药疗法的非对照研究中,观察左心室功能的进展速度和程度增加了许多心肌炎患者自发恢复的可能性。心肌炎治疗试验是一个前瞻、随机 NIH 支持的研究,主要用于确定免疫抑制药疗法对于心肌炎患者的左心室功能有无效果。超过 2200 例心力衰竭患者诊断时间小于 2 年以及射血分数＜45%,接受了心内膜下心肌活检。200 例患者(约

10%)活检证实为心肌炎,这些患者中,111 例患者随机分配接受泼尼松传统疗法或接受环孢素或硫唑嘌呤。28 周治疗后,所有人群平均 LVEF 从 25% 增加到 34%,但是组间并没有明显差异。此外,生存率生没有明显差异,1 年和 4 年的整体死亡率分别是 20% 和 56%。另一个免疫调节治疗被提出,用于治疗心肌炎,即静脉应用免疫球蛋白(IVIG)这基于临床前以及非对照临床研究。然而,一项 IVIG 的 RCT 研究发现,纳入 62 例新发心力衰竭并且射血分数≤40% 的患者药物疗效优于安慰剂组。评价射血分数显著增加,25%～42%,同时预后非常良好,2 年生存率为 88%。

　　Frustaci 和同事报道了急性心肌梗死的患者接受了泼尼松及硫唑嘌呤的治疗后对于常规药物没有反应。41 例患者中有 21 例(51%)对免疫抑制药治疗反应良好,射血分数有明显的改善(26%～47% 1 年;P＜0.001)后续心肌活检提示心肌炎修复。无反应性显示了心脏功能及心肌变性并无改变。通过聚合酶链反应分析活检标本可以发现病毒基因 17 个无反应和 3 个有反应(14%,P＜0.001)。心脏自身抗体至少存在 19 个应答者(90%)没有无应答体(P＜0.001)。基于这些数据,Frustaci 和同事随机将 85 例病毒基因组阴性、心力衰竭至少 6 个月的心肌炎患者对传统接受泼尼松、硫唑嘌呤或安慰剂的治疗无反应。接受 6 个月的双盲治疗后,免疫抑制药治疗组的患者逆转左心室重构 EF 值增加(27%～47%,P＜0.001),同时容积减少,然而安慰剂治疗组的患者左心室功能恶化(28%～21%;P＜0.001)。免疫抑制疗法也可以改善 NYHA 心功能分级,主要是由于有纤维取代心肌的心肌纤维化消失。

　　由于缺乏确切的治疗,许多转诊中心不那么积极地进行心内膜下心肌活检以诊断心肌炎。此外,可用的数据显示心肌炎患者和原发性扩张型心肌病的患者之间生存率没有明显的差异。然而,有严重血流动力学紊乱的亚组患者前来就医:心内膜下心肌活检可以证实是巨细胞病毒性暴发性心肌炎或是过敏性心肌炎,同时对预后和治疗有重要影响。成人暴发性淋巴细胞性心肌炎对免疫抑制药治疗效果欠佳,但是可以通过聚集血流动力学支持来获益,包括机械循环支持作为恢复的桥梁。经皮心室辅助装置和体外膜肺氧合也可以作为临时支持心源性和呼吸衰竭的患者。相比之下,巨细胞性心肌炎的患者预后较差,应立即评估机械协助和心脏移植。尽管非对照数据显示环孢素和类固醇的免疫抑制药治疗巨细胞性心肌炎有重要意义,但是移植术后复发和死亡也有报道。希望对疾病发病机制有更好的理解可以促进心肌炎诊断和治疗策略。

药物治疗的未来方向

药物治疗

　　心力衰竭药物治疗方向主要包括新型扩血管药物、窦房结抑制、心肌和血管氧化应激的调控,贫血和肺动脉高压等并发症的治疗(表 12-10)。心力衰竭患者精氨酸血管加压素的血浆水平升高或许导致低钠血症及通过刺激 V_1、V_2 受体加重疾病进展,并且引起血管收缩和液体潴留。急性失代偿性心力衰竭患者短期服用后叶加压素受体拮抗药可以改善症状和血流动力学,增加尿量,纠正低钠血症且不影响肾功能。然而,长期抗利尿激素受体的阻滞对于心力衰竭患者长期的死亡率或再住院率没有影响。抗利尿激素、肾素可以通过增加血管紧张素Ⅱ导致心力衰竭患者容积控制适应不良。因肾灌注不足、转钠降低,肾小球旁细胞分泌肾素。尽管 β 受体阻滞药通过抑制肾脏肾素的释放,心栓患者使用目标剂量的 β 受体阻滞药可以提升循环内肾素的水平。阿利吉仑是一种直接肾素抑制药,可以减少血清肾素活性以及血管紧张素水平,并且是治疗高血压的一种方式。在一项试点研究中,阿利吉仑可以现在减少接受 ACEI 治疗并且存在心力衰竭症状及射血分数下降的患者其血浆利钠肽和尿醛固酮的水平。阿利吉仑预防心力衰竭的结果研究(ATMOSPHERE)主要是阿利吉仑单独、联合卡托普利使用或卡托普利单独使用对 NYHA 心功能分级Ⅱ～Ⅳ级心力衰竭患者后,评估其有效性和安全性,纳入人群超过 7000 例。然而,近期提出了一些有关于心血管疾病患者应用阿利吉仑和 ACEI 后的问题,主要是低血压、肾功能不全及高钾血症等。2 型糖尿病应用阿利吉仑心肾疾病终点(ALTITUDE)研究被提早终止,主要是监测数据显示了无效性和安全性问题,包括心肾疾病风险及卒中风险。是否 ALTITUDE 研究初步结果应该警示指导 ATMOSPHERE 研究,对于不同的化妆群和研究设计,仍然存在争议。

　　另一项新型神经激素管理心力衰竭患者的成就是增强利钠肽(NP)系统。尽管合成的利钠肽如奈西利肽（详见第 14 章）可以引起温和的利尿和排钠，抑制神经激素活性等，但被低血压限制，而对心室重构和疾病进展的长期影响还未被证实。蛇毒肽是一种新型的化学利钠肽，由人 C 型利钠肽和眼镜蛇利钠肽 C 碳端结合。蛇毒肽激活鸟苷酸环化酶（GC）A、B 受体，B 受体有更高的活性，因此低血压的效应比奈西利肽弱。人类心力衰竭的初步数据显示蛇毒肽激活环鸟苷酸（cGMP），减轻心脏负荷，并且在一个不产生降压影响的剂量下保存肾功能，蛇毒肽在心力衰竭患者中有效。

伊伐布雷定是一个选择性窦房结抑制药，可以降低心率，并且在心力衰竭患者中合用部分 β 受体阻滞药是有效的。在一项大型 RCT 研究中显示，冠心病合并射血分数下降的患者应用伊伐布雷定 12 个月后可以减慢心率每分钟 6 次（与安慰剂相比）。尽管伊伐布雷定不会影响整体人群中急性心肌梗死或心力衰竭的心血管死亡或再入院的主要复合终点，伊伐布雷定似乎可以改善心率≥70/min 患者的次要终点。I_f 电流抑制剂伊伐布雷定治疗收缩性心力衰竭的研究（SHIFT）随机选取了 6558 例有心力衰竭症状及射血分数≤35% 的患者，其窦性心率≥70/min，接受伊伐布雷定（目标剂量 7.5mg，每日 2 次）或安慰剂。在平均随访 23 个月后，伊伐布雷定组 793 例患者（24%）和安慰剂组 937 例患者（29%）到达了心血管死亡或心力衰竭再住院的主要终点（HR：0.82；95% CI：0.75～0.90；P＜0.000 1）。伊伐布雷定组症状心动过缓（5% vs. 1%）和视觉不良反应（3% vs. 1%）发生率较高。SHIFT 研究的额外数据显示伊伐布雷定组内降低心率和生活质量改善之间存在联系。尽管这些数据令人鼓舞，SHIFT 研究中仅有 23% 的患者接收到靶剂量的 β 受体阻滞药，不到 50% 的患者接受了 50% 或更多的 β 受体阻滞药剂量。同时，接受了 50% 或更多的 β 受体阻滞药剂量的伊伐布雷定组患者在主要终点事件中并没有明显的获益。在一个观察性队列研究中，2211 例心力衰竭患者，射血分数≤35%，窦性心律，静息心率≥70/min，12 个月随访后适合伊伐布雷定的＜10%。

最后，抑制心肌及血管氧化应激作为治疗心血管疾病的新型治疗目标。别嘌醇是一种能够黄嘌呤氧化酶抑制药，心力衰竭患者服用高剂量后可以改善血管内皮功能和心肌效率。尽管别嘌呤二醇的治疗，激活别嘌醇的代谢，在未经选择的射血分数下降的心力衰竭患者没有临床效益，但是高尿酸血症的亚组患者有所改善。EXACT-HF 研究验证近期的一个假设，左心室收缩功能障碍、血清尿酸水平≥9.5mg/dl，具有症状性心力衰竭的患者，别嘌醇治疗（目标剂量 600mg/d）24 周，与安慰剂组相比可以改善临床结局。

并发症

心力衰竭患者的并发症的识别和治疗也是目前研究的主要关注点。贫血在心力衰竭患者中很常见，主要是由于血容量增加或者红细胞减少引起。主要病因包括缺铁性营养不良、因激活的促炎因子引起的骨髓抑制和慢性肾病。贫血会导致心室重构并且通过神经激素和细胞因子的激活而影响疾病进展，促进左心室肥大及加重缺血。心力衰竭患者促红药物（ESA）的短期研究显示，纠正贫血可以改善运动及生活质量。达贝泊汀 α 应用与心力衰竭患者不良事件发生的减少（RED-HF）研究目前是为了验证长期应用促红细胞生成素其发病率和死亡率的影响，针对患者包括近 2600 例 NYHA 心功能Ⅱ～Ⅳ级、射血分数≤40%，贫血定义为血红蛋白为 9.0～12.0mg/dl。

和贫血一样，继发性肺动脉高压在进展性心力衰竭患者中也很常见，主要与运动耐量下降和不良反应相关。肺血管张力的失调和结构重建主要是由于肺血管内皮功能紊乱引起，而内皮功能紊乱主要受一氧化氮的利用度和 cGMP 水平下降的影响。PDE-5 抑制药如西地那非通过促进一个强效和持续的 cGMP 水平使肺血管舒张。在肺动脉高压的患者中，急性使用西地那非可以降低肺血管阻力并且增加心脏指数，然而长期慢性口服可以增加运动能力和心功能分级。Lewis 和同事评估急性使用西地那非 50mg 前后，中度心力衰竭患者的运动和休息时的血流动力学。西地那非作为一个选择性肺血管舒张药改善峰值耗氧量及通气效率。在后续研究中，这些研究人员表明 12 周的 PDE-5 抑制药治疗后，运动耐量和生活质量明显改善。其他人表明可以通过改善血流介导的血管舒张来持续改善运动通气和用氧效率。射血分数再次的心力衰竭长期使用西地那非目前正在研究中，尽管间断使用 PDE-5 抑制药显示出了勃起功能障碍的患者的安全性。PDE-5 抑制药的应用禁用于目前采用硝酸酯类药物治疗缺血性心脏病和心力衰竭的患者。

第 13 章
心力衰竭的管理中可置入装置的应用

Implantable Devices for the Management of Heart Failure

Jaimie Manlucu and William T. Abraham

陈羽乔　石顺懿　叶　飞　译

美国在专注于药物管理心力衰竭（HF）几十年后，在 2001 年迎来了可置入装置用于管理心力衰竭的新时代。美国食品与药品监督管理局（FDA）批准了第一批心脏再同步化治疗（CRT）的设备。此后不久，有学者发表了一系列支持在心力衰竭管理中常规使用可置入式心律转复除颤器（ICDs）和组合的心脏再同步化治疗置入式心律转复除颤器（CRT-ICD）的随机对照试验（RCTs）。尽管已经证明了 ICDs 对心力衰竭患者而言，在心搏骤停的复苏、心室颤动、血流动力学不稳定的室性心动过速方面有疗效，但是这些新的研究进一步表明预防性使用 ICDs 可降低死亡率，这样可以大幅增加符合 ICD 指征的心力衰竭患者数量。到 2005 年为止，支持在心力衰竭管理中使用具有或不具有除颤器的 ICD 或者 CRT 的证据的强度强到足以推荐所有符合条件的患者使用这些治疗。尽管有压倒性的证据支持在心力衰竭中使用可置入式装置治疗，但 ICDs 和 CRT 仍未被充分利用。

人们除了研究 CRT 和 ICDs 的治疗效果，还开发了可置入式装置在监测心力衰竭的临床状态和（或）血流动力学中的作用，并将继续研究下去。FDA 批准了这样的一种装置，一种可用 CRT-ICD 装置通过测量胸腔内的阻抗可以追踪胸腔内液体积的变化。使用置入式的血流动力学监测系统是另一种研究管理心力衰竭的方法。临床医生只有通过这些系统才能每天管理心脏充盈压和其他生理参数。初步报告表明使用这些装置可以提供相当大的机会减少心力衰竭发病率（如心力衰竭住院治疗）。本章节回顾了在心力衰竭管理中 ICDs 和 CRT 的使用，概述了置入式心力衰竭监测装置的愿景，并且提及了其他用于治疗心力衰竭的研究装置。

置入式心律转复除颤器
在心力衰竭中的管理

ICDs 最初应用于治疗心脏性猝死（SCD）的幸存者室性心动过速或心室颤动的再次发作（参见第22 章关于在 SCD 的二级预防中 ICD 使用的完整讨论）。SCD 是心力衰竭患者死亡的首要病因，而左心功能不全（无论病因是否为缺血性的）的患者具有较高的发生 SCD 的风险，这样的风险是普通人群的6～9 倍。MERIT-HF（metoprolol CR/XL randomized intervention trial in heart failure）表明，纽约心脏病协会（NYHA）心功能分级为Ⅱ级或Ⅲ患者中最常见的死因是 SCD。这项研究估算 NYHA 心功能Ⅱ级或Ⅲ患者因 SCD 导致的死亡占总死亡率的比例分别为 64% 和 59%。与此相反，在 MERIT-HF 中心功能Ⅳ级患者死亡的主要原因是进展性或终末期心力衰竭。因此，重症心力衰竭患者比恶化的心力衰竭患者更容易猝死。

在此背景下，一系列研究在 1996－2005 年发表，这些研究推动了 ICDs 作为预防性治疗在有发病风险的受试者中的使用（表 22-2）。这些研究聚焦于有冠状动脉疾病的患者[通常有过心肌梗死（MI）]，近来更关注所有原因引起的左心室（LV）收缩功能不全的患者。在心力衰竭/左心室功能不全的人群中，MADIT（multicenter automatic defibrillator implantation trial）是第一个证明预防性置入 ICD 有好处的一级预防研究。MADIT 入选了既往有过 MI、左心室射血分数在 35% 及以下、且电生理检查诱发出心室率 123～150/min 的非持续性室性心动过速的高风险患者（$n=196$），随机分为两组，一组为 ICD 组，另一组为按照传统服用抗心律失常药（主要为胺碘酮）治疗的对照组。与传统治疗组相比,装有 ICD 的组在 2 年内全因死亡率方面表现出显著的下降(15.8% vs. 38.6%;P=0.009)。然而,相当多的 ICD 组的患者同时予以了 β 受体阻滞药,这使得试验的结果存在偏倚。

在 MADIT 之后,有一些令人鼓舞的其他关于左心室收缩功能障碍患者的研究出现了,比如冠状动脉旁路移植术(CABG)修补试验和 MUSTT(multicenter unsustained tachycardia trial)。然而,具有里程碑式的帮助体现 ICDs 在减少心力衰竭患者死亡率中作为一级预防的重大作用的研究,是 MADIT Ⅱ(multicenter automatic defibrillator implantation trial Ⅱ)和美国国家卫生研究院(NIH)资助的 SCD-HeFT(sudden cardiac seathheart failure trial)。尽管 MADIT 不能充分证明它的主要终点存在显著差异,但 DEFINITE(prophylactic defibrillator implantation in patients with nonischemic dilated cardiomyopathy)研究,在支持心力衰竭管理中使用 ICD 进行预防性干预方面,同样贡献了重大的证据。

MADIT Ⅱ 是一个前瞻性设计的随机对照试验,它有力地评估了射血分数减少的(<30%)心肌梗死后患者从 ICDs 中获得的生存受益。重要的是,这项试验包括了无创心电学指标,例如非持续性或诱导性室性心动过速。MADIT Ⅱ 入选了 1232 例患者,以 3∶2 的比例随机分配为接受 ICD 治疗组(742 例患者)或传统药物治疗组(490 例患者)。在平均随访 20 个月后,传统治疗组的全因死亡率为 19.8%,ICD 组的这个比率为 14.2%[相对危险度(RR)减少了 31%,P=0.016;图 13-1]。根据年龄、性别、射血分数、NYHA 心功能分级、QRS 时限进行分层来分析 ICD 对生存的影响,各亚组得到的结果是相似的。此外,在这些患者中有 72% 服用了 β 受体阻滞药,非常均衡地分为 ICD 组和传统治疗组。

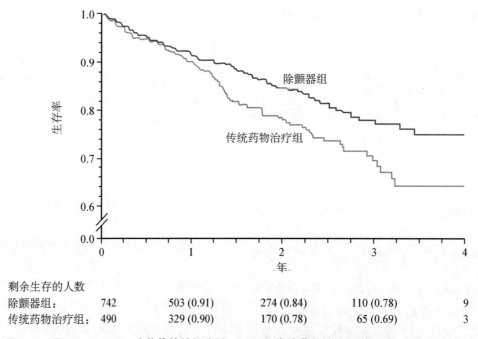

剩余生存的人数

除颤器组:	742	503 (0.91)	274 (0.84)	110 (0.78)	9
传统药物治疗组:	490	329 (0.90)	170 (0.78)	65 (0.69)	3

图 13-1　用 Kaplan-Meier 法估算被随机分到 ICD 组和传统药物治疗组的患者,在 Ⅱ 期多中心自动除颤置入试验中生存率的比较(时序检验得出 P=0.007)

值得注意的是,入选 MADIT Ⅱ 的主要是 NYHA 心功能 Ⅱ 级或 Ⅲ 级的患者。NYHA 心功能 Ⅳ 级患者被排除在外,且 NYHA 心功能 Ⅰ 级患者的队列相对是比较小的。这些研究表明,平均左心室射血分数(LVEF)在 23% 的心力衰竭患者伴有轻度到中度症状和 LVEF 有中度到重度下降时,可以从预防性 ICD 中获得最大收益。另外,MADIT Ⅰ 在随机化后的早期就可以看见 ICD 治疗的生存获益,与此不同,MADIT Ⅱ 在装置置入后约 9 个月后才开始看到生存获益。作者认为这种差异可能是由于参加 MADIT Ⅱ 的是低风险人群,缺少心律失常的危险分层作为入组条件,或者是因为使用了更积极的药物治疗。暂且把解释放在一边,当需要把握将装置置入符合条件患者身上的时机时,这种观察可能是重要的。

非缺血性扩张型心肌病病人预防性植入除颤仪试验

鉴于 MADIT Ⅱ 仅入选心肌梗死后因缺血导致的左心室收缩功能障碍和心力衰竭的患者，DEFINITE 研究则是第一个将 ICD 作为非缺血性心肌病患者一级预防治疗的随机研究。这些患者也表现出高的 SCD 概率，但在这类患者中如何管理 SCD 的风险还没有达成共识。一部分是因为客观风险评估的局限性，由于不管是有创还是无创的检查程序，都无法准确确定哪一种非缺血性心力衰竭患者可能会突然死亡。以往的观察结果把这个问题的答案弄得难以探明，它提示预防性给予抗心律失常药物(如胺碘酮)可能会延长非缺血性心肌病患者的生存期。

DEFINITE 研究是关于 458 例非缺血性心肌病患者的前瞻性评估。入选患者的标准包括射血分数在 35% 及以下、曾经有症状性心力衰竭、存在被定义为非持续性室性心动过速的发作的周围性室性心律失常或者在 24h 动态心电图监测上发现至少 10 次室性期前收缩。将患者 ($n=458$) 随机、均等的分为两个试验组，一组接受 ICD 和标准药物治疗，另一组只用标准药物治疗。服从药物治疗的患者疗效很好，队列中有 86% 的患者使用血管紧张素转化酶抑制药(ACEI)，85% 使用 β 受体阻滞药。以全因死亡为主要终点平均随访了患者 (29 ± 14) 个月。

在 DEFINITE 研究中共有 68 个死亡患者：28 个在 ICD 组，40 个在标准治疗组。ICD 置入使患者减少了无显著意义的 35% 的全因死亡[风险比 (HR)：0.65；95% 的可信区间 (CI)：0.40~1.06；$P=0.08$]，并且显著减少了 80% 的猝死风险(HR：0.20；95% CI：0.06~0.71；$P=0.006$)。在 NYHA 心功能 Ⅲ 级患者的亚组中，ICD 组的全因死亡率显著下降(HR：0.37；95% CI：0.15~0.90；$P=0.02$)。尽管这个研究存在不足，且在全部随机队列中，全因死亡率的主要终点无统计学意义，但这个结果表明了接受 ICD 治疗的患者有明显取得生存优势的趋势。值得一提的是，全因死亡率在 DEFINITE 研究中减少了 35%——这个数值与在 MADIT Ⅱ 中观察到的缺血性人群的相对风险减少了 31% 是惊人的相似。DEFINITE 研究的统计学效力是受两组低比例 SCD 的影响，可能与这个试验中积极使用了 ACEI 和 β 受体阻滞药有关。

SCD-HeFT(sudden cardiac death-heart failure trial)

SCD-HeFT 研究的结果在 2005 年发表，它对 ICDs 目前的实践和补充准则有着很大的影响。这一里程碑式的随机对照试验入选了 2521 例患者，他们来自 1997-2001 年的 148 个大部分位于美国的中心。研究入选了 NYHA 心功能 Ⅱ 级(70%)或 Ⅲ 级(30%)心力衰竭患者和 LVEF 值降低(≤35% 或更少，平均~25%)的患者(不管有没有缺血的病因)。SCD-HeFT 是一个 3 组研究，分为治疗上使用 ICD、胺碘酮和安慰剂 3 组。因此，SCD-HeFT 研究解决了至少两个在心力衰竭管理中重要的问题：① 经验性胺碘酮治疗是否拯救了这些得到了很好的治疗的、并没有服用抗心律失常药物适应证的、NYHA 心功能 Ⅱ 级和 Ⅲ 级心力衰竭患者的生命；② 预防性运用 ICD 是否拯救了这部分不论有没有缺血性病因的心力衰竭患者。

在 SCD-HeFT 研究中，患者如果能耐受的话，就接受标准化的心力衰竭治疗，分为占 85% 的接受 ACEI 或血管紧张素受体阻滞药治疗组、占 69% 的 β 受体阻滞药治疗组和占 19% 的醛固酮拮抗药治疗组(研究进行时是与指南推荐的相兼容的)。随访时间的中位数是 45.5 个月。重要的是，队列均等的分为缺血性病因导致的和非缺血性病因导致的心力衰竭，这样就允许在其中进行一个重要的亚组分析。3 年死亡率在 ICD 组、胺碘酮组和安慰剂组分别为 17.1%、24% 和 22.3%，5 年死亡率分别为 28.9%、34.1% 和 35.9%。与安慰剂组相比，在全因死亡率方面，ICD 组在统计学上显著减少了 23%(HR：0.77；97.5% CI：0.62~0.96；$P=0.007$)。与安慰剂组相比，胺碘酮组的结果在所有亚组中并没有显著的不同(HR：1.06；97.5% CI：0.86~1.30)。在缺血性心力衰竭患者(减少了 21% 的死亡率)和非缺血性心力衰竭患者(减少了 27% 的死亡率)中可以看到类似程度的获益，这样一来就分别证实了 MADIT Ⅱ 研究和 DEFINITE 研究的发现。SCD-HeFT 研究为在轻度到中度心力衰竭及几乎任何原因引起的射血分数减少的患者中预防性使用 ICDs 提供了迄今为止最有力的证据支持。

心肌梗死后置入式心律转复除颤器的早期应用

尽管上面讨论的很多研究包括了缺血性心肌病

的患者,但那些患者中大多数都积年累月地死于急性心肌梗死。那些从急性缺血性事件中恢复过来的患者 SCD 的相对风险,可能与那些瘢痕相关的慢性梗死不同。入选 VALIANT(valsartan in acute myocardial infarction trial)患者的一个亚组分析显示,在 MI 之后的第一个 30d 猝死风险是最高的。在有事件发生(在他们心肌梗死后中位数为 180d)的人中,19% 会在心肌梗死后的第一个 30d 发生猝死或心搏骤停。虽然这些研究结果表明在心肌梗死后早期置入 ICD 将显著降低死亡率,但前瞻性随机化试验的结果证明并非如此。DINAMIT(defibrillator in acute myocardial infarction trial)研究认为,ICD 的作用在 MI 后最早的几周是显著的,且后来 IRIS(immediate risk stratification improves survival)研究证实了该结果。

急性心肌梗死期植入除颤仪试验

DINAMIT 是第一个评估了预防性 ICD 的置入在急性心肌梗死期作用的研究。这个研究将 MI 6～40d 的患者随机分组,入选条件为 LVEF 值为 35% 或更少且存在心脏自主神经功能受损(定义为心率调节功能减低或者在 24h 动态心电图监测上平均心率增快),它分为预防性置入 ICD 和没有置入 ICD 两组来做对照。DINAMIT 研究排除了存在 MI 后超过 48h 的持续性室性心动过速的患者、NYHA 心功能Ⅳ级的心力衰竭患者和血管重建的患者。经过平均随访 30 个月,发现两组的全因死亡率没有什么区别(ICD 组死亡的 HR:1.08;95% CI:0.76～1.55;P=0.66)。预先设定的次要终点(心律失常导致的死亡)在对照组更常见,而非心律失常导致的死亡在 ICD 组更常见。现行指南推荐 MI 后置入 ICD 至少要推迟 40d,这项研究结果为此提供了根据。

心肌梗死后即刻危险分层评估有助于提高生存率

大型多中心的 IRIS 研究证实了在心肌梗死后短时间内置入 ICD 缺乏益处,这项研究将 MI 后 5～31d,置入 ICD 或单独使用最好药物治疗的患者随机分组。这项研究入选了 LVEF 值为 40% 或更少的、第一次可获得的心电图上心率在 90/min 或更快的、和(或)合并心率在 150/min 或更快的非持续性室性心动过速的患者。共有 898 例患者平均随访 37 个月。总的来说,ICD 组与对照组相比没有观察到死亡率的减少(HR:1.04;95% CI:0.81～1.35;P=

0.78)。与 DINAMIT 研究的结果类似,尽管 ICD 组与对照组相比 SCDs 减少了(HR:0.55;95% CI:0.31～1.00;P=0.049),但这个死亡率的下降与 ICD 组相对对照组非 SCD 死亡率的上升是平行的(HR:1.92;95% CI:1.29～2.84;P=0.001)。

心力衰竭患者中预防性置入心律转复除颤器的适应证

基于这些试验,ICD 的适应证拓展到了 NYHA 心功能Ⅱ级和Ⅲ级伴射血分数减少的心力衰竭患者(见第 22 章)。2009 年美国心脏病学院(ACC)/美国心脏病协会(AHA)在为心力衰竭制订的指南中,对于得到很好治疗的 NYHA 心功能Ⅱ级和Ⅲ级患者(不管有没有缺血性心肌病)和 LVEF 值为 35% 或更少的患者,把 ICD 的使用提升为全因死亡一级预防的Ⅰ类适应证。同样将 ICD 作为那些有缺血性心肌病、NYHA 心功能Ⅰ级和射血分数<30% 的患者的Ⅰ类适应证。对于那些近期有 MI 的患者,ICD 的置入必须推迟到急性 MI 后 40d。对于那些已经经历外科手术或经皮血管成形术的患者,美国医疗保险和医疗补助服务中心要求在 ICD 置入前必须等待 3 个月。此外,ACC/AHA 指南建议,申请置入 ICD 的资格应该是具有超过一年伴随好的功能状态的合理的生存预期。

置入式心律转复除颤器治疗中的实际问题

在 ICD 置入之前,患者应该对装置治疗的风险和益处有透彻的了解,同样要了解常规随访和除颤阈值测试的必要性,还有与合适及不合适 ICD 电刺激相关的发病率。患者应该明白 ICDs 已经表现出可以延长生存期,但它们将不会改善心力衰竭的症状,也会不减缓疾病的进展。还应当向患者及其家属说明的是,关闭置入装置的除颤功能可以作为临终关怀的一部分。相比其他问题,应该提前预见和处理关于锻炼、驾驶、移动电话和机场安全的问题。ICD 置入后的并发症管理将在第 22 章讨论。尽管从远距离的感染源播种到装置上可能发生在任何时候,在置入后的早期阶段监测出血或感染仍是最重要的。对于新发或反复发作室性心律失常(会导致频繁的 ICD 电刺激)的患者来说,治疗方法的选择包括抗心律失常药物(如胺碘酮或美西律)、室性心动过速的心导管消融术、或者在特定的情况下,考虑机械循环支持或心脏移植。在缺血性心脏病患者中,必须保证引起 ICDs 电刺激的多形性室性心动过速发生时对缺血的重新评估。发展为与 ICD 电刺激有关的显著焦虑的患者可以从抗焦虑治疗中获益,和(或)转诊到一个治疗或帮助团队。最后,重要的是记住 ICDs 可能会加重心力衰竭,并且导致心力衰竭的住院治疗增加。这可能是由于右心室起搏引起的机械性不同步。

心力衰竭中的异常传导

在慢性心力衰竭背景中可以看到一些异常传导。伴有心力衰竭和射血分数减少的患者中约有 1/3 QRS 时限>120ms,其中更多见的是左束支传导阻滞(LBBB)。这样的传导延迟会导致心室充盈不理想、左心室收缩力降低、二尖瓣反流增多及矛盾的室间隔运动。这些心室传导异常引起的机械表现称为心室不同步,尤其是因为室间隔和左心室游离壁再也不会以正常的、几乎同时的方式收缩。这种情况降低了衰竭心脏的泵血能力,并且与心力衰竭患者死亡率的增加有关。

在 20 世纪 90 年代中期,人们开始探索起搏治疗在克服心室不同步中的应用。尤其是心房同步的双心室起搏——现在被称为心脏再同步化治疗(CRT)——作为最有希望治疗心室不同步的方法出现了。一系列的研究证实了 CRT 在伴有心室不同步的 NYHA 心功能Ⅲ级和Ⅳ级心力衰竭患者中的益处,引发了目前强烈推荐使用这种治疗。

第一个心房同步的双心室起搏的应用是由 Cazeau 和他的同事们实施的,他们在一个 NYHA 心功能Ⅳ级并且伴有显著房室和心室传导障碍的 54 岁男性心力衰竭患者身上使用了四腔起搏。在右心房和右心室放置标准的经静脉起搏导线。放置在冠状窦的导线起搏左心房,而放置在左心室游离壁的心外膜导线起搏左心室。在经过起搏 6 周后,这个患者的临床状况得到了显著的改善,体重减轻了 17kg 并且外周性水肿消失了。他的 NYHA 心功能分级显著提升到了Ⅱ级。这种有利的临床经验引发了评估双心室起搏对全身血流动力学急性影响的小研究的展开。这些研究提供了补充的证据支持这种观点:CRT 可以逆转心室不同步引起的不良后果。紧随其后的一些研究进一步评估了 CRT 在心力衰竭中急性和更长期的影响。这些结果同样令人鼓舞:患者在运动耐量、生活质量(QOL)、NYHA 心功能分级和心脏搏出量方面表现出一致的、持续的提高。随着经静脉(而不是经心外膜)起搏左心室方法的到来,使得 CRT 更大规模的观测和随机对照研究成为了可能。

有重大意义的心脏再同步化治疗的临床研究

大量的证据支持了 CRT 用于治疗心力衰竭的有益效果。已经在随机单盲或双盲对照试验中评估了约 4000 例患者,包括大规模的发病率和死亡率研究。这些研究中最重要的:MUSTIC(multisite stimulation in cardiomyopathy)研究、MIRACLE(multicenter inSync randomized clinical evaluation)研究、MIRACLE ICD、CONTAK CD(safety and effectiveness of cardiac resynchronization therapy with defibrillation)研究、CARE-HF(cardiac resynchronization in heart failure)研究、COMPANION(comparison of medical therapy, pacing, and defibrillation in heart failure)研究。

心肌病患者多点激活起搏试验

设计 MUSTIC 研究是用来评估患者心脏再同步化的安全性和有效性,这些患者包括晚期心力衰竭、心室不同步和不管心脏节律是正常窦性心律还是心房颤动的患者。他们代表了 CRT 应用于心力衰竭的第一个随机单盲试验。第一项研究随机入选了 58 例伴有 NYHA 心功能Ⅲ级心力衰竭、正常窦性心律和 QRS 时限至少 150ms 的患者。所有患者均置入了 CRT 装置,经过一段磨合期后,以单盲的方式随机将患者分到激活起搏功能的一组或未激活起搏功能的一组。经过 12 周,两组患者交换后并且留在另外的研究小组中,时间分配为 12 周。经过这第二个 12 周的阶段,将装置编程为治疗患者的最佳模式。

第二个 MUSTIC 研究包括了更少的患者(只有 37 例完成),他们有心房颤动和慢心室率(无论是自发的还是射频消融术后的)。每个心室都置入了 VVIR(频率自适应的心室按需型起搏器)的双心室起搏器和导线,并且应用了与刚才描述相同的随机程序,然而,在这个心房颤动患者组中,与双心室 VVIR 起搏器相对照的是单点右心室 VVIR 起搏器,而不是没有安装起搏器的患者。MUSTIC 研究的主要终点是通过测定最大耗氧量(VO$_2$)或 6min

步行测试和用明尼苏达心力衰竭患者的调查问卷确定的 QOL 来评估患者的运动耐量。次要终点包括再次住院和（或）恶化心力衰竭药物治疗的调整。MUSTIC 研究中正常窦性心律组的结果为 CRT 的益处提供了强力的证据。CRT 组 6 分钟平均步行距离比在不积极起搏的阶段大 23%（$P<0.001$）。在积极再同步化治疗中可以看到生活质量和心功能分级的显著改善，和更少的住院时间。在 MUSTIC 研究中对心房颤动队列的评估表现出了类似的改善，尽管受益的幅度略显不足。

随机化多中心同步化治疗评估

MIRACLE 研究是第一个用来评估 CRT 的优点和更进一步阐明 CRT 作用潜在机制的前瞻性、随机、双盲、平行对照临床试验。主要终点是 NYHA 心功能分级、QOL 得分（使用明尼苏达心力衰竭患者的调查问卷）和 6min 步行距离。次要终点包括综合临床反应的评估、心肺运动性能、神经激素和细胞因子水平、QRS 时限、心脏结构和功能（如通过超声心动图测定），以及多种心力衰竭恶化和联合发病率和死亡率的评估。

MIRACLE 研究是在 1998 和 2000 年进行的。将伴有中度到重度心力衰竭症状、LVEF 值为 35% 或更少、QRS 时限至少在 130ms 的患者（$n=453$）随机（双盲）分到心脏再同步化组（$n=228$）或对照组（$n=225$），他们在保持心力衰竭传统治疗的条件下随访 6 个月。与对照组相比，随机分到 CRT 组的患者在 QOL 得分（-18.0 $vs.$ -9.0 分；$P=0.001$）、6min 步行距离（$+39$ $vs.$ $+10$m；$P=0.005$）、NYHA 心功能分级（-1.0 $vs.$ 0.0 级；$P<0.001$）、跑步机锻炼时间（$+81$ $vs.$ $+19$s；$P=0.001$）、VO$_2$ 峰值 [$+1.1$ $vs.$ 0.1ml（kg·min）；$P<0.01$] 和 LVEF（$+4.6\%$ $vs.$ -0.2%；$P<0.001$）方面表现出显著的提升（图 13-2）。

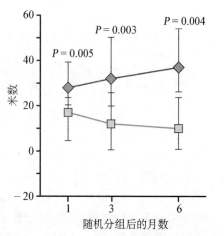
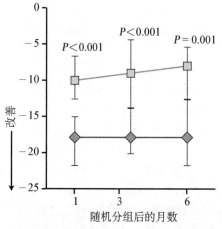

图 13-2　在随机化临床评估的多中心同步试验中，心脏再同步化治疗对 6min 走廊步行距离（左）和生活质量（QOL）得分（右）的影响。图中所示的是对照组（正方形）和心脏再同步化组（菱形）在随机分组后第 1，第 3，第 6 个月中位数的改变和各自 95% 的可信区间。QOL 得分减少表示有改善。P 值代表显著的组间差异。对于每个变量，在 3 个时间点有数值的患者的数据才被展示出来

与对照组相比，随机分到 CRT 组的患者在复合临床心力衰竭反应终点方面表现出非常显著的改善，这表明心力衰竭的临床状态有整体的提升。此外，与对照组相比，在恶化心力衰竭的治疗方面，CRT 组有更少的患者需要住院（8% $vs.$ 15%）或需要使用更少的静脉药物（7% 和 15%）（两者 $P<0.05$）。在再同步化治疗组中，住院治疗的人数减少了 50%，并伴随住院时间的显著减少，这使得与对照组相比，住院超过 6 个月的天数的总和减少了

77%。这种治疗的主要缺陷是，有 8% 的患者会有装置不成功置入的情况。这个研究的结果使得 FDA 在 2001 年 8 月批准了同步系统（Medtronic，Inc.，Minneapolis，MN），这是美国批准的第一个 CRT 系统，这使得临床实践允许了引进 CRT。

MIRACLE 研究也提供了有说服力的证据支持长期使用 CRT 能逆转左心室重构。在 MIRACLE 研究中，分别获得了亚组的 323 个患者在基线、3 个月和 6 个月的连续多普勒超声心动图。与对照组相

比,舒张晚期和收缩晚期容积的减少(两者 $P<$ 0.001)、左心室重量的减少($P<0.01$)、射血分数的增加($P<0.001$)、二尖瓣反流量的减少($P<0.001$)和心肌性能指数的增加($P<0.001$)与使用 6 个月的 CRT 有关。在心力衰竭中使用 β 受体阻滞药可以看到类似的效果,但是在 MIRACLE 研究中,这样的效果是在患者已经接受 β 受体阻滞药治疗的基础上看到的。

随机、多中心同步化联合自动除颤仪置入治疗评估

MIRACLE ICD 研究的目的几乎等同于 MIRACLE 研究。MIRACLE ICD 是一个前瞻性、多中心、随机、双盲、平行对照临床研究,它是用来评价在伴有扩张型心肌病(LVEF≤35%,LV 舒张末期内径≤55mm)、NYHA 心功能Ⅲ级或Ⅳ级心力衰竭、心室不同步(QRS≥130ms)和有置入 ICD 适应证的患者中使用组合 CRT-ICD 的安全性和有效性。主要和次要的疗效指标在本质上是与在 MIRACLE 研究中评估的那些指标一样,但也包括 ICD 功能的评测(包括用双心室起搏治疗抗心律失常的疗效)。

在随机的 369 例置入装置的患者中,182 例属于对照组(积极使用 ICD,不积极使用 CRT),187 例属于再同步化组(积极使用 ICD,积极使用 CRT)。随访 6 个月,分配到积极使用 CRT 组的患者在 QOL 得分的中位数(-17.5 vs. -11.0;$P=0.02$)和心功能分级(-1 vs. 0;$P=0.007$)方面比对照组有更好的提高,但是在 6min 步行距离方面的提升没有那么明显(55 vs. 53m;$P=0.36$)。与对照组 0.1ml(kg·min)的最大耗氧量相比,再同步化组的最大耗氧量增加了 1.1ml(kg·min)($P=0.04$),并且在跑步机锻炼持续时间方面,CRT 组增加了 56s,而对照组下降了 11s($P=0.0006$)。改善的幅度可以与 MIRACLE 研究相媲美,这表明有 ICD 置入适应证的心力衰竭患者从 CRT 中的获益与没有 ICD 适应证的患者一样。FDA 在 2002 年批准了这个研究中使用的组合 CRT-ICD 装置,在伴有射血分数减少、心室不同步和有 ICD 适应证的 NYHA 心功能Ⅲ级或Ⅳ级心力衰竭患者中的使用。

心脏同步化联合除颤仪置入治疗安全性及有效性评估

CONTAK CD 研究入选了 581 例有着心室不同步及恶性室性快速型心律失常的症状性心力衰竭患者,他们均为置入 ICD 的候选人。除外那些置入尝试失败或撤回的病例,该研究总共分析了 490 例患者的数据。虽然结果显示置入 CRT 有改善临床结局的趋势,但未能达到其主要研究终点,即疾病进程的延缓,其定义为由心力衰竭住院天数、全因死亡率、需要除颤治疗的室性心律失常组成的复合终点。尽管生活质量的改善只发生在那些 NYHA 心功能分级Ⅲ级或Ⅳ级且没有合并右束支阻滞的病例中,CONTAK CD 研究仍然显示同步化治疗组相较于对照组而言,最大氧摄取量及生活质量显著改善。与其他 CRT 研究相类似地,该研究中再同步化治疗使左心室直径减小了,左心室射血分数增加了。重要的是,心脏再同步化治疗最大氧消耗量的改善与 MIRACLE 研究中观察到的结果相当。该研究未发现其能改善 NYHA 心功能分级。

心衰患者的药物治疗、同步化起搏及除颤仪置入治疗的比较

起自 2000 年初,COMPANION 研究是一项多中心、前瞻性、随机对照临床研究,旨在比较单纯药物治疗和药物联合心脏再同步化治疗在扩张型心肌病、心室内传导障碍、NYHA 心功能分级Ⅲ到Ⅳ级的心力衰竭及没有器械置入指征患者中的作用。COMPANION 研究将 1520 例患者按照 1:2:2 随机分入 3 个治疗组。组Ⅰ(308 例患者)只接受最佳药物治疗,组Ⅱ(617 例患者)接受最佳药物治疗及 Guidant 公司的 CONTAK TR(双腔起搏器),组Ⅲ(595 例患者)接受最佳药物治疗及 CONTAK CD(心力衰竭/心动过缓/心动过速联合装置)。COMPANION 研究的主要研究终点为全因死亡率和全因住院率的复合终点,以随机分组到出现第一次临床事件的时间作为衡量标准。次要研究终点包括全因死亡率和各种心血管事件发生率。

与单纯最佳药物治疗相比,接受 CRT 和接受 CRT-ICD 的患者死亡率和心力衰竭住院率的复合终点分别降低了 35% 和 40%,且 P 值均<0.001。若仅以死亡率为研究终点,那么与单纯最佳药物治疗相比,接受 CRT 和接受 CRT-ICD 的患者分别降低了 24%($P=0.060$)和 36%($P<0.003$)的风险。COMPANION 研究证实了早期再同步化治疗对合并心室不同步心力衰竭患者的临床症状、活动耐量及生活质量的改善作用。另外,该研究首次发现了 CRT-ICD 有降低全因死亡率的作用。

心力衰竭的再同步化治疗研究

CARE-HF 研究（the cardiac resynchronization-heart failure trial）旨在评估心脏再同步化治疗对于 NYHA 心功能分级 Ⅲ 或 Ⅳ 级心力衰竭合并心室不同步患者的作用。入选的患者左心室射血分数 LVEF≤35％并且合并心室不同步，而心室不同步定义为 QRS 波≥120ms，或者 QRS 波介于 120～150ms 但有心超证据证实心室不同步。该随机非盲对照研究总共入选了 813 例患者，平均随访时间为 29 个月。404 例患者被随机安排接受单纯最佳药物治疗，而 409 例患者接受了最佳药物治疗及再同步化治疗。主要研究终点包括到出现事件时间内的全因死亡风险或者因主要心脏事件而带来的计划外住院风险，结果发现，相较于对照组，治疗组的风险降低了 37％（HR：0.63；95％ CI：0.51～0.77；$P <$ 0.001）。在 CRT 治疗组中，随访期间有 82（20％）例患者死亡，而药物治疗组随访期间有 120（30％）例患者死亡，体现出再同步化治疗能显著降低 36％的全因死亡率（HR：0.64；95％ CI：0.48～0.85；$P <$ 0.002；图 13-3）。再同步治疗同时也显著降低了 39％的因主要心脏事件而带来的计划外住院风险，46％的全因死亡率加上心力衰竭住院率及 52％的心力衰竭住院率。

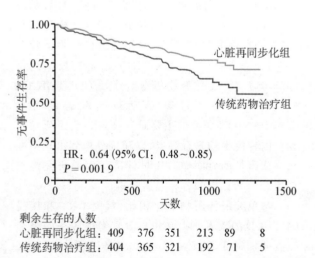

剩余生存的人数
心脏再同步化组：409　376　351　213　89　8
传统药物治疗组：404　365　321　192　71　5

图 13-3　用 Kaplan-Meier 法估算被随机分到心脏再同步化（CRT）组和传统药物治疗组的患者，在 CARE-HF 试验中生存率的比较。CI. 可信区间；HR. 风险比

心脏再同步化治疗用于治疗轻度心力衰竭

最近的随机临床研究证据发现，CRT 对于逆转心室重构、减少心力衰竭事件、降低死亡率等的益处扩展到了那些具有心室不同步、低 EF 值及轻度心力衰竭症状的患者。尽管那些患者被包括在 MIRACLE ICD Ⅱ 和 CONTAK-CD 研究中，但是他们只代表着研究人群相对较小的一部分。探索再同步化治疗在轻度心力衰竭中作用的主要随机研究是 RAFT 研究（resynchronization reverses remodeling in systolic left ventricular dysfunction（REVERSE 研究），multicenter automatic defibrillator implantation trial with cardiac resynchronization therapy（MADIT-CRT 研究）及 resynchronization-defibrillation for ambulatory heart failure trial）。

再同步化治疗逆转左心室收缩功能退患者的心室重物

公开于 2008 的 REVERSE 研究，是第一个包括了 NYHA 心功能分级 Ⅰ 级和 Ⅱ 级患者的大规模随机临床研究。该研究随机抽取并随访了 610 例窦性心律、左心室射血分数≤40％、QRS 时限≥120ms、左心室收缩末期直径≥55mm、NYHA 心功能分级 Ⅰ 级或 Ⅱ 级的心力衰竭患者。所有患者均置入了带或不带 ICD 的 CRT 装置，他们按照 2∶1 的比例被随机分至 CRT 开启组和 CRT 关闭组。主要研究终点为心力衰竭临床综合反应；当患者因心力衰竭住院、转入其他研究组、NYHA 心功能分级恶化或死亡都被认为是病情恶化。该研究预先设定的次要研究终点为心脏超声测得的左心室收缩末期容积指数（LV end systolic volume index，LVESVI）。大约有 50％的患者合并有缺血性心肌病，超过 80％的患者为 NYHA 心功能分级 Ⅱ 级的患者。尽管一年复合主要研究终点未达到统计学差异，但 CRT 开启组的 LVESVI 显著改善[（−18.4±29.5）ml/m vs.（−1.3±23.4）ml/m；$P <$ 0.000 1]。同时，该组患者首次因心力衰竭住院的时间延后了（HR：0.47；$P =$ 0.03）。

自动除颤仪联合心脏再同步化治疗的多中心研究

MADIT-CRT 研究是 CRT 用于治疗轻度心力衰竭患者方面最大的研究。在 4.5 年的时间内，研究招募入组了 1820 例合并缺血性或非缺血性心肌病的患者。入组标准与 REVERSE 研究相类似,为合并左心室收缩功能不同步、NYHA 心功能分级Ⅰ级或Ⅱ级的心力衰竭患者,但较 REVERSE 该研究左心室 EF 稍低(≤30%)、QRS 时限稍长(≥130ms)。患者被随机分配到有或没有左心室导线的 ICD 组(CRT-ICD 组和 ICD 组),随机分组对患者和诊治医生双盲。MA-DIT-CRT 研究的主要研究终点为全因死亡或首次心力衰竭事件的发生,而后者定义为心力衰竭住院或门诊治疗并需静脉使用利尿药;该研究的次要终点为左心室收缩末期容积(LVESV)的改变。在平均 2.4 年的随访中,CRT-ICD 组和 ICD 组发生主要研究终点事件的发生率分别为 17.2% 和 25.3%(CRT-ICD 组 HR:0.66;P=0.01)。CRT-ICD 组的优势主要因为其降低了 41% 的心力衰竭事件,尤其是对于那些 QRS 时限>150ms 的患者。再同步化治疗与左心室容积及射血分数的改善密切相关,但其对于缺血性心肌病和非缺血性心肌病的作用并无差异,CRT-ICD 组和 ICD 组总的死亡率也无统计学差异。

轻中度心力衰竭患者带除颤功能再同步化治疗试验

RAFT 研究验证了 CRT 对治疗轻到中度心力衰竭的有效性。1798 例左心室射血分数≤30%、固有 QRS 时限≥120ms(或起搏 QRS 波≥200ms)、NYHA 心功能分级Ⅱ级或Ⅲ级的患者被随机分至 CRT-ICD 组和单纯 ICD 组。该研究中超过 80% 的患者为 NYHA 心功能分级Ⅱ级的心力衰竭,2/3 的患者有着潜在的缺血性心肌病。研究的主要结局为全因死亡或因心力衰竭住院。平均 40 个月的随访发现,CRT-ICD 组和单纯 ICD 组中,主要结局的发生率分别为 33.2% 和 40.3%(HR:0.75;95% CI:0.69~0.87,P<0.001)。再同步化治疗较单纯 ICD 治疗,能降低全因死亡率(21% *vs.* 26%,P=0.003)及心力衰竭住院率。然而,在置入 CRT 或 ICD 30d 之后,CRT-ICD 组不良反应发生率较高(13% *vs.* 7%),包括了血胸/气胸、血肿、感染、电极移位及冠状窦撕裂等。

RAFT 研究是第一个证明 CRT 相较于单纯 ICD 治疗改善生存率的研究。对于该研究中轻到中度的心力衰竭患者,相较于单纯 ICD 治疗和优化药物治疗,在其基础上加用再同步化治疗,5 年内能降低 6% 的绝对死亡风险。亚组分析提示这种优势在那些 QRS 时限≥150ms 的患者中更明显,而对于那些合并心房颤动和右束支阻滞的患者,其优势不明显。

心脏再同步化治疗

长期右心室起搏患者的心脏再同步化治疗

长期右心室起搏会对左心室功能产生潜在不利影响的现象众所周知。证据表明,不论固有 QRS 波群时限长短,合并左心室功能不全及有起搏器置入标准指征的患者将获益于再同步化治疗。HO-BIPACE 研究(the homburg biventricular pacing evaluation trial)是一项随机交叉研究,该研究中 30 例左心室收缩功能不全(左心室舒张末期内径≥60mm,左心室射血分数≤40%)的患者置入了 CRT 系统,并分别接受了为期 3 个月右心室起搏和 CRT 治疗。相较于基线及右心室起搏,CRT 治疗不仅被认为与逆转心室重构、降低 N 端前脑钠肽(NT-proBNP)水平相关,而且利于改善左心室射血分数、氧耗及心力衰竭症状。类似的结果也出现在一项纳入了 60 例左心室功能障碍及长期右心室起搏患者的小型研究中,在这些患者中,左心室起搏电极的增加明显改善了患者的 NYHA 心功能分级和左心室射血分数。根据 ACC/AHA 指南,对于那些左心室射血分数≤35%、NYHA 心功能分级Ⅲ级或者步行分级(不必卧床的)Ⅳ级且已接受最佳药物治疗、频繁依赖心室起搏的患者,CRT 治疗是合理的(Ⅱa 类推荐,证据级别 C)。

心房颤动患者的心脏再同步化治疗

心房颤动(房颤)是再同步化治疗候选患者的常见合并症,一些研究的亚组分析表明,心力衰竭合并心房颤动的患者相较于窦性心律患者而言,将更少地在 CRT 治疗中获益。其中一个影响因素可能是心室率控制不足,导致融合波及假性融合波,最终导致有效的双心室起搏水平不理想。一些证据表明,在这种心房颤动人群中,CRT 治疗辅以房室结消融术优于单独药物治疗。一项研究纳入了 673 例具有传统 CRT 置入指征(左心室射血分数≤35%,NYHA 心功能分级≥Ⅱ级,QRS 时限≥120ms)且合并心房颤动的患者,该研究发现,只有那些接受了房室结消融术的患者表现出了左心室功能及功能容量的改善。最近的研究还提示,房室结消融术不仅改善了接受 CRT 治疗的心力衰竭合并心房颤动患者的心功能分级,而且,相较于那些单纯使用控制心室率药物的患者,房室结消融术还带来了生存益处。

心力衰竭患者心脏再同步化治疗的指征

2009 年 ACC/AHA 心力衰竭指南提出了 CRT 治疗的 I 类适应证,即左心室射血分数≤35%、QRS 时限不超过 120ms、正常窦性节律,并且 NYHA 心功能Ⅲ级或尽管推荐最佳药物治疗但步行分级仍为Ⅳ级的患者。鉴于越来越多的证据支持再同步化治疗在轻度心力衰竭患者中的应用,最近欧洲心脏病学会(ESC)指南放宽了 CRT 的指征,同时纳入了 NYHA 心功能分级Ⅱ级的患者。美国心力衰竭学会(HFSA)最近也根据数据的变化和临床实践更新了他们的指南。目前,CRT 并不推荐用于治疗不稳定性心力衰竭或难治性心力衰竭。

心脏再同步化治疗的未来方向

几个关于心力衰竭患者 CRT 治疗的问题尚未解决。尽管 CRT 已被广泛运用,但是设备及电极技术的进一步发展是十分必要的。有高达 10% 的患者由于心脏静脉插管失败无法经皮置入左心室电极,另外,由于冠状静脉窦夹层、后期电极故障及电极脱落等情况的发生,电极置入过程将变得相当复杂。条件允许的患者可选择外科心外膜左心室电极置入,但其结果尚不确切。新的电极系统及最小限度的侵入性外科操作目前是可行的,但尚需随机研究以明确这些新技术的安全性和有效性。

尽管设备技术和置入工具获得了长足的进步,但多达 1/3 的患者对再同步化治疗反应性差。我们对于这种现象的认识还不全面——个体差异,例如,瘢痕负荷、瘢痕的位置接近左心室起搏部位、缺血性心肌病及右束支阻滞,这些被认为是对 CRT 治疗反应性差的预测因子。另外,对于那些未合并缺血性心肌病、QRS 时限至少 150ms 的患者,将更容易获得临床改善及负性重构。目前亟需更多的研究来进一步探索再同步化治疗最佳候选者及难以获益者的特异性变量。

通过可置入装置监测心力衰竭

无论是作为独立的装置还是作为 CRT/ICD 联合装置,置入性监测技术正迅速地被应用到心力衰竭的管理当中。可置入装置可以提供关于心力衰竭患者临床状况的丰富的生理信息,并且这样的信息可以改善心力衰竭患者的预后。例如,许多可置入的 CRT 和 ICD 设备能够提供关于心房率和节律、心室率和节律、患者的活动水平以及心率变异性(heart rate variability,HRV)等方面的信息,并且越来越多的 FDA 批准的可置入性 CRT-ICD 设备能够追踪胸内阻抗的变化,通过监测这些参数的变化趋势,将有可能预测心力衰竭的恶化。

心力衰竭患者应当保持适当活动,进行有规律的、亚极量的有氧运动,如散步、骑自行车或游泳。由可置入装置记录的运动趋势能够客观反映患者每天进行身体活动的小时数。因此,这种运动趋势的记录对于患者及其家庭来说,可以作为反映活动水平的一种有用的教育和强化工具。由于运动耐力下降是心力衰竭恶化的一个标志,被测患者活动水平的下降可以为疾病进展或失代偿提供线索。这种测量结果被认为与患者的病史是互补的,或者说更为客观,其反映出的患者活动水平的变化在疾病进展中的预测作用目前正在研究当中。有报道称,相较于明显的心力衰竭失代偿表现,活动水平的下降更早出现。

Adamson 和他的同事们评价了以心率变异性(HRV)变化作为心力衰竭临床状态标志的有效性。HVR 反映了心脏交感神经系统和副交感神经系统活动之间的平衡,HVR 的下降预示着交感神经活动的增强及副交感神经活动的减弱。这项研究表明,HVR 在数天至数周内的降低提示可能会因心力衰竭恶化而住院,因此,HVR 的下降也能够提示心力衰竭失代偿。通过连续监测心率变异性变化来预测心力衰竭恶化的想法极具吸引力,因为它符合我们对心力衰竭恶化或者是心力衰竭疾病进展的理解——特别是交感神经系统的激活。

可置入装置对流体状态的监测是基于监测胸腔内阻抗的变化,电阻由发生器和位于右心室的 ICD 电极决定。事实上,电阻抗的测量跨越了肺脏,从电极的前端到发生器(图 13-4)。因为水的导电性比空气好,肺水量的增多将导致电阻减小。利用这样的技术,一天当中多次测量电阻并绘制成曲线图,肺水量的阈值可以由临床医生根据患者的症状进行调整,并且可以通过回顾来判断容量状态。胸腔内阻抗的变化的临床评估提示,其能在事件发生前 10～14d 预测因心力衰竭失代偿而住院。一种这样的装置已被 FDA 批准并且已可商购。通过测量胸腔内阻抗,这种 CRT-ICD 装置能可靠地追踪胸腔积液量的变化。

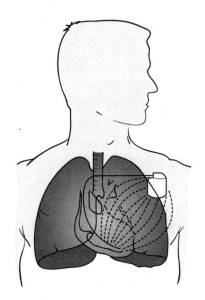

图 13-4　图片描绘了在心力衰竭中深层胸腔内阻抗监测的概念
电流从右心室心尖部的导线传递到"容器"或发生器。电流流过肺时的阻抗就可以被测量。阻抗降低与肺水量增加有关，而肺水量减少则被认为会引起胸腔内阻抗增加

然而，最近的一项研究表明，胸腔内阻抗衍生而来的液体指数在预测置入 CRT-ICD 早期住院率方面敏感性较低且阳性预测价值有限。另一项纳入了335 例置入了 ICD 或者 CRT-ICD 的患者的研究发现，使用带有警报功能的置入式诊断工具来测量胸腔内阻抗并不改善临床预后，事实上反而增加了心力衰竭住院率和门诊就诊率。

新一代更先进的置入式血流动力学监测设备正在研究当中，这些系统为临床医生提供了心室充盈压力及其他侵入性的生理参数。早期报道提示，运用这些检测设备能为降低心力衰竭发病率（如心力衰竭恶化需要住院治疗）带来重大机遇。每一种设备都有其特有的平台、机制及置入位置，它们大多能安全、直接地向临床医生传递血流动力学信息，便于它们对临床情况的波动做出迅速、有效的治疗反应。其中一个置入式血流动力学监测系统已经经历了临床试验的全面评估。Chronicle 系统（Medtronic 公司）的平台类似于一个单腔永久性起搏器系统，包括了置于胸部的一个程控发生器及置于右心室流出道的一个被动固定的经静脉电极，该

装置在精确估计左心室充盈压、预测心力衰竭事件（如因心力衰竭恶化而于急诊就诊或住院）等方面被证明是安全有效的。然而，在 COMPASS-HF 研究（chronicle offers management to patients with advanced signs and symptoms of heart failure）中，274例患者接受了血流动力学监测设备指导下的治疗，该项随机临床对照试验提示相较于最佳药物治疗，这种设备未能显著降低总的心力衰竭相关事件。在 COMPASS-HF 研究中，一个预设的亚组分析了心力衰竭且左心室射血分数正常的这一部分患者，发现增加血流动力学监测设备指导下的治疗也不能够降低心力衰竭事件发生率。基于这些阴性数据结果，FDA 没有批准 Chronicle 系统用于心力衰竭的管理。

一种无须电池或电极的无线传感器也被作为心力衰竭远程管理工具被广泛地研究（图 13-5）。这种置入式压力监测器（CardioMEMS，Atlanta，GA）经右心导管到达降肺动脉的远端分支，其能够连续监测肺动脉压力和心率。一项研究中，550 例 NYHA 心功能分级Ⅲ级且置入了这种设备的患者被随机分配至开放组（血流动力学数据对经治医生公开）和封闭组，6 个月随访发现，血流动力学监测设备指导下的治疗降低了 30% 的心力衰竭住院率（31% *vs.* 44%；HR：0.70；95% CI：0.60 ～ 0.84）。尽管有这些阳性结果支持，但 FDA 尚未批准 CardioMEMS 设备用于心力衰竭的管理。

另外一些系统授权患者自我管理左心室充盈压，类似于糖尿病患者通过使用血糖仪自我管理血糖水平。这些设备在革新心力衰竭管理方面的潜力是巨大的，但目前尚处于研究阶段。例如 LAPTOP（St. Jude Medical 公司），包括定位在房间隔的一个敏感元件及其附属的腹部发生器（图 13-5B），这种设备旨在连续、直接地测量左心房压力，且其测量数据与肺毛细血管楔压的侵袭性测量结果有着良好的相关性。一项观察性研究中，患者利用这种设备帮助他们管理心力衰竭治疗，发现其能显著降低心力衰竭事件。LAPTOP-HF 研究（the left atrial pressure monitoring to optimize heart failure therapy）目前正在招募 NYHA 心功能分级Ⅲ级的心力衰竭患者，以测试这种设备的安全性和有效性。

可置入装置在心力衰竭管理中未来的方向

　　一系列其他可置入装置在心力衰竭管理中的作用正在被评估,从许多方面来说,对于心力衰竭的管理,我们现在正处于一个"设备时代"。一种有前景的方法是心脏收缩调制(cardiac contractility modulation,CCM),这种置入装置在心室绝对不应期给心脏以间歇性的电脉冲。虽然这种研究性治疗方法的作用机制尚未完全被了解,但由于电流介导的心肌细胞钙离子浓度变化能够提高心肌收缩力,该种治疗方法仍被认为是心脏电流调控的一种形式。这种心肌收缩力的增强同时伴有心肌耗氧量的减少,提示心脏效率得到了改善。心肌收缩力和心脏做功之间的这种有利关系与改善其他心力衰竭治疗方法的临床结局相关,例如 CRT 治疗。CCM 也被认为有助于逆转左心室重构并提高射血分数。相较于最佳药物治疗而言,虽然大规模随机试验未能验证 CCM 能改善具有窄 QRS 波、射血分数<35％的中重度心力衰竭患者的通气无氧阈值,但后续的亚组分析提示,CCM 的获益可能限于那些 NYHA 心功能分级 Ⅲ 级、左心室射血分数<25％的患者。其他可置入的心力衰竭治疗设备,包括迷走神经和脊髓刺激器,仍处于临床前或者早期临床评估阶段。

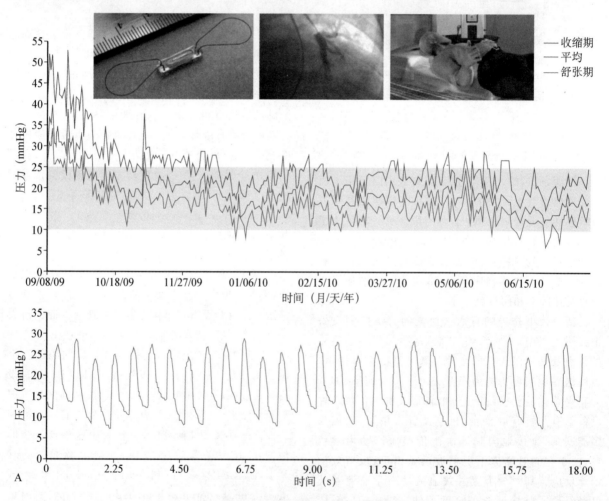

图 13-5　A. 新型可置入式血流动力学监测装置

　　A. CardioMEMS 感受器(左上图)是通过导管置入在降肺动脉远端分支的(中上图)。这个平台使患者可以在家测量肺动脉压力(右上图),并且把它们传送给临床医生进行评估。数据能以总的趋势(中间图)或单独的压力测量(底部图)的形式传送

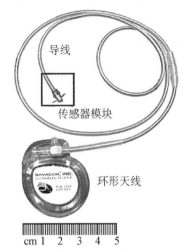

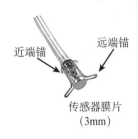

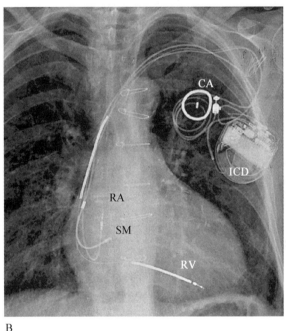

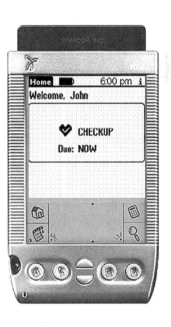

B

图 13-5　B. LAPTOP（圣犹达医疗设备公司）系统的插图，包括经皮置入房间隔的传感器导线和埋于胸前皮下的环形天线。下图（左）是使用 LAPTOP 系统患者的胸部 X 线片和一个双心室置入式心律转复除颤器系统，在左图边上是患者可以用来连接传感器导线的患者咨询模块（右）

总　　结

心脏再同步化治疗为治疗心室不同步和中度至重度心力衰竭提供了新的治疗途径。大量研究试验表明，它是安全和有效的，患者在临床症状、多种功能状态的评价、活动能力及临床结局等方面得到了显著改善。CRT 对心室结构和功能的益处也已经体现在多个临床研究当中，ICD 的预防性置入目前也被证明对心力衰竭患者，至少是对那些 NYHA 心功能分级Ⅱ级或Ⅲ级的患者而言是有益的。置入式监测技术有望提高我们避免心力衰竭失代偿事件的能力，并且可能能够改善疾病的自然病程。一些其他正在研究设备可能为心力衰竭的治疗带来更多益处。

第 14 章
急性失代偿心力衰竭治疗策略

Strategies for Management of Acute Decompensated Heart Failure

Michael M. Givertz and Wilson S. Colucci
罗晓亮 郭 超 杨伟宪 译

心力衰竭(心衰)是一种常见的住院病因,尤其是对老年人。大多数住院的心力衰竭患者以往被诊断患有心力衰竭,逐渐进展至临床和血流动力学失代偿导致入院。所有送往医院的心力衰竭患者都需要快速的临床评估,从而进行危险分层,决定提升心脏充盈压及合适的系统灌注程度。另外,有效的治疗应该包括仔细查寻可校正的或可逆的因素。有些情况,还需要使用肺动脉导管(PAC)进行血流动力学监测,指导正性肌力药物、扩血管药物及利尿药的开始使用及滴定剂量。应当建立临床及血流动力学治疗目标,相应药物的选择必须符合这些目标。一些难治性心力衰竭的患者,需要置入左心室辅助装置(VAD)或心脏移植。对于不能置入 VAD 或心脏移植的终末期心力衰竭患者,治疗策略应为改善症状及临终关怀。

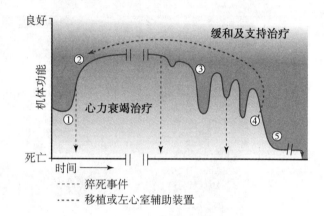

图 14-1 有症状心力衰竭的时间过程

①患者出现心力衰竭症状就诊,开始治疗;②在适当的治疗下保持稳定一段时间,长短不确定,但心功能逐渐降低;③间断出现失代偿,住院治疗可以改善,或猝死告终;④患者随后进展为难治性心力衰竭,需要考虑左心室辅助装置和心脏移植;⑤或者临终关怀

术 语

急性失代偿性心力衰竭定义为症状体征发作相对快速,导致住院或非计划就诊或急诊。新近出现的术语,急性心力衰竭综合征,概念更宽泛,包括新发生或进行性或急性加重的需要急诊治疗的心力衰竭。大部分症状发作由慢性心力衰竭的加重或失代偿导致。D 期心力衰竭的概念来自于美国心脏病学会(ACC/AHA)指南,是指难治性心力衰竭,适用于特殊的更积极的治疗策略,如机械循环支持(MCS)或临终关怀(图 14-1)。约 20% 的住院治疗归因于新发的心力衰竭,即急性心力衰竭,可能的病因包括急性冠状动脉综合征,控制不良的高血压,或急性瓣膜功能障碍。急性肺水肿,是一个临床定义,是指由于急性肺毛细血管楔压升高导致急性症状加重,有肺充血的体征或放射学证据。

流 行 病 学

美国 20 岁及以上人群中接受心力衰竭治疗的患者 5 700 000 人(2.4%),每年还有 620 000 新发病例。心力衰竭的患病率随年龄增长显著升高,40～59 岁人群患病率 1%～2%,而大于 80 岁人群则上升至 12%。白种人男性中心力衰竭新发事件的年发生率,每 1000 人中,65～74 岁为 15.2%,75～84 岁 15.2%,≥85 岁上升至 65.25%。1979－2006 年,心力衰竭患者出院人数由 39 000 人增长到 1 100 000 人,增加 182%(图 14-2)。约 80% 的心力衰竭住院患者是 >65 岁的老年人,其结果是,心力衰竭是 Medicare 医疗保险受益人的主要出院诊断,平均住院天数 5.3d。在社区医院诊断心力衰竭后通常会住院治疗,83％住院 1 次,而 43％住院至少 4 次。

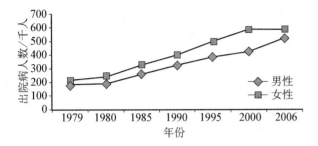

图 14-2　美国 1979－2006 年间不同性别心力衰竭患者出院人数曲线图

　　男性患者(钻石型),从 1979 年的每年 180 000 人增长至 2006 年的 520 000 人,而女性患者(方块型)数量则从 1970 年的 210 000 人增加至 2006 年的 580 000 人

　　过去 10 年中,大量的人口统计学和伴随疾病资料登记与急性失代偿心力衰竭明确相关(表 14-1)。将近 50％的心力衰竭患者是女性,75％既往有心力衰竭病史。超过 50％患者伴有高血压及冠心病,30％或以上的心力衰竭住院患者伴有糖尿病、心房颤动(房颤)和肾功能不全。

　　心力衰竭入院的患者短期、长期预后均较差。急性失代偿性心力衰竭国家注册项目(ADHERE)随访了 107 000 例心力衰竭住院患者,发现住院期

间死亡率为 4.0％。在欧洲心脏调查中超过 11 000 例的心力衰竭住院患者,死亡率为 6.9％。以社区医疗为基础的研究中,心力衰竭 30d 住院死亡率的为 8％～14％,1 年时上升至 26％～37％。调查中可以看到,心力衰竭存活者再入院率高,60d 时 20％～25％,而 6 个月时增长到 50％。加拿大一项包括超过 14 000 例的队列研究结果显示,首次住院、2 次出院、3 次住院、4 次住院的心力衰竭患者中位生存时间分别为 2.4 年、1.4 年、1.0 年及 0.6 年(图 14-3)。

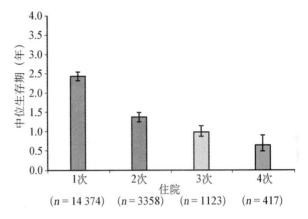

图 14-3　心力衰竭再住院死亡率预测

心力衰竭患者每次因心力衰竭住院的生存中位数(50％死亡率)和 95％CI

表 14-1　急性失代偿心力衰竭的人口学资料及合并疾病情况

	ADHER($N=107\,920$)	EHFS($N=11\,327$)	OPTIMIZE-HF($N=48\,612$)
平均年龄(岁)	75	71	73
女性(%)	52	47	52
既往心力衰竭史(%)	75	65	88
LVEF<40%(%)	59	35	52
CAD(%)	57	68	46
高血压(%)	72	53	71
糖尿病(%)	44	27	42
心房颤动(%)	31	43	31
肾功能不全(%)	30	17	20

　　由心力衰竭造成的直接医疗花费、致残及劳动力丧失,对美国的健康保障系统造成经济影响巨大。2003 年,Medicare 医疗保险支付心力衰竭住院费达 36 亿美元(每次平均住院费用 5456 美元)。2000－2007 年,心力衰竭患者在临终前 6 个月的医疗费用上涨 26％,由 28 766 美元升到 36 216 美元,而合并

肾或肺疾病成为费用更高的独立预测因子。2010 年全美国心力衰竭直接或间接造成的费用达 392 亿。尤其是大型的心力衰竭中心,与较小规模医院相比,在提供更优质的医疗服务的同时,成本也更高。

病 理 生 理

射血分数降低及射血分数保留的心力衰竭

收缩功能减低的心力衰竭患者(如,射血分数<40%),表现为收缩功能受损,收缩末压力/容积曲线下移收缩末容积、舒张末容积及舒张末压力增大,舒张末充盈压力升高传导到肺静脉循环,导致肺淤血的症状及体征。有些患者右心充盈压力的升高导致体循环及肝淤血,出现腹部不适症状。收缩功能障碍由直接或间接心肌损害造成,包括心肌梗死后的大量心肌损伤、慢性容量或压负荷过多重;毒素影响,如乙醇或多柔比星;原发性的心肌病,如扩张型心肌病。收缩功能降低还会造成心搏量降低,出现心排血量减少的症状。

高达50%心力衰竭住院患者左心室收缩功能正常或接近正常(表14-1),推测存在舒张功能异常。舒张末压力/容积关系曲线上移,反映出心室充盈受损。左心室和右心室的舒张末压力升高,分别导致肺血管和体循环淤血。舒张功能受损可能是由于早期心肌舒张障碍,心室僵硬度升高,或两者均存在,通常与高血压及血管顺应性异常有关。容量调节不适应也对射血分数保留的心力衰竭有影响,有证据证明在对老年高血压患者,容量负荷增加、肾功能不全和贫血在疾病进展中扮演重要作用。射血分数保留的心力衰竭常见病因包括缺血及左心室肥大,而限制性、浸润性和肥厚型心肌病略少一些。

为提高实践中的标准化,提出射血分数保留的心力衰竭有特殊的诊断标准,最初初被称为舒张性心力衰竭。但射血分数减低的心力衰竭和射血分数保留的心力衰竭并不相互矛盾。尽管使用旧的概念,如收缩性和舒张性心力衰竭,强调了病理生理机制对患者的影响,而相当多的心力衰竭患者是同时存在收缩功能和舒张功能障碍的。比如缺血性心肌病,射血分数下降的心力衰竭,由心肌梗死导致继发的慢性心肌丢失和缺血导致的急性收缩功能受损,共同参与,而舒张功能障碍是由于慢性纤维化和缺血导致的急性舒张功能受损。

从机制角度,使用置入性血流动力学装置监测表明,舒张压升高在急性失代偿心力衰竭的病理生理中发挥重要作用,无论是射血分数降低的还是射血分数保留的心力衰竭。进而对住院患者的治疗目标相似,不管射血分数是否降低。尽管对于射血分数降低的心力衰竭,大部分诊断工具及治疗策略已是公认的,

近期的心力衰竭试验诣在研究更多的不同人群。在ADHERE注册研究中,射血分数保留的心力衰竭患者住院死亡率更低(2.8% vs. 3.9%),尽管ICU住院时间和总住院时间相似。在OPTIMIZE-HF研究中,射血分数≥40%的患者住院死亡率更低(2.9% vs. 3.9%),住院时间相似,死亡率、60d 和 90d 的再住院率无差异。更完整的关于射血分数保留心力衰竭的讨论见第12章及其他相关内容。

急性失代偿机制

在收缩功能障碍的初始阶段,心脏依靠一系列代偿机制维持足够的心排血量及重要脏器的灌注(见Braunwald,第25章)。实际上在一定范围内当心脏前负荷增加时心脏功能可维持正常:前负荷越高,心室的收缩力越大,每搏量也越大。但是,Frank-Starling机制只在前负荷和收缩功能是正相关时有益。这一法则可能在急性缺血伴心室腔大小正常时适用,而慢性心力衰竭,左心室扩大时,心室功能曲线在随舒张末容积增高变得平坦(图14-4A)。充盈增加几乎不能使心排血量增加,而舒张末期压力进一步升高,可能导致室壁张力增高,心内膜下心肌灌注减少,并加重二尖瓣反流。对急性失代偿心力衰竭患者的血流动力学研究表明,通过静脉扩血管药物(图14-4B)及利尿治疗降低肺毛细血管楔压(PCWP),能使每搏量升至最大,其对心室功能的改善可能在很大程度上是由于减轻了二尖瓣和(或)三尖瓣反流,缺血性或非缺血性心肌病心脏扩大常合并瓣膜反流,另外也可能反映了心肌氧供和需求的改善。

除了每搏收缩功能的改变取决于 Frank-Starling 机制,心排血量或血压的短期稳定可能是通过激活肾素-血管紧张素-醛固酮系统(RAAS)和交感神经系统获得。颈动脉窦和主动脉弓压力感受器感

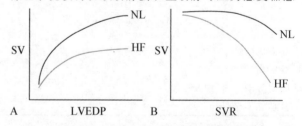

图 14-4　正常人(NL)和左心室收缩功能下降(HF)病人中前负荷和后负荷影响心排血量/每搏量

A. 心力衰竭患者的心室功能曲线在充盈压力高时较平,因此,进一步增加左心室舒张末期压(LVEDP)可能导致每搏量(SV)没有明显变化;B. 血管扩张药治疗减少外周血管阻力(SVR)可能导致 SV 显著增加

受到灌注压降低,导致交感神经激活和副交感神经系统张力减低。心脏失代偿时循环中儿茶酚胺增加导致包括心率增快和收缩力增强,从而增加心排血量,外周血管收缩增加前负荷和维持收缩压,血流重新分布,由皮肤和内脏血管床到心脏和中枢神经系统。激活的 RAAS 系统与交感神经系统张力增高协同作用,维持动脉压力。循环血管紧张素 Ⅱ 水平升高导致外周血管收缩和血容量增加,而后者会导致肾上腺皮质分泌醛固酮增加,水钠潴留。在急性失代偿心力衰竭时循环中的抗利尿激素和内皮素水平升高也可能导致血容量增加和血管收缩。心脏的压力和容量负荷增加,心脏分泌心房肽和 B 型利钠肽,并作为饭调节激素,扩张血管、利尿、增加排钠及拮抗醛固酮和内皮素的效应。

心肌损伤

心力衰竭加重患者血清中心肌肌钙蛋白水平升高,急性失代偿时可能会进一步升高,即使没有却血存在时。此外,肌钙蛋白升高预示短期预后不良,包括心力衰竭加重及在院死亡率,是独立于缺血的因素(图 14-5)。在入院时肌钙蛋白阴性的患者在治疗期间也可能出现肌钙蛋白阳性,这种转变提示患者 60d 的预后更差,但是与基线肌钙蛋白阳性的患者比较,这种危险性无显著差异。这些临床现象提示急性心力衰竭综合征与心肌细胞丢失加速相关的可能性大,进而导致心室重构和疾病进展。心肌细胞丢失的潜在机制包括坏死和凋亡。除了缺血,在急性失代偿时某种凋亡刺激被激活,

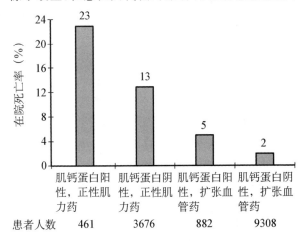

图 14-5　根据治疗药物和肌钙蛋白情况分组的死亡率
入选 ADHERE 研究的急性失代偿性心力衰竭患者住院死亡率,以基线肌钙蛋白情况和应用静脉正性肌力药物/血管舒张药分组

包括氧化应激、机械应变和神经内分泌因素(如去甲肾上腺素和血管紧张素)。

常见的心力衰竭的诱发因素

心力衰竭患者可能无症状或轻微症状,或因为心脏损伤轻微或因为代偿机制有助于平衡或使心脏功能正常化。出现心力衰竭症状需住院治疗时,可能是出现一个或多个诱发因素增加心脏负荷,破坏了代谢平衡,加速失代偿。50%～90%的住院患者可以明确特定的诱发因素时可以得到纠正的。RE-SOLVED 探索性研究报道显示,最常见的导致心力衰竭加重的原因包括,盐摄入量过多占 22%,其他非心血管疾病占 20%,心律失常占 13% 及上呼吸道感染占 11%。在 OPTIMIZE-HF 注册研究中,61%的患者明确有一个或多个诱发因素,最常见的有肺炎 15%,缺血 15% 及心律失常 14%(框 14-1)。

框 14-1　导致急性失代偿心力衰竭患者的潜在可逆因素

心肌缺血

血压控制不良

心动过速或心动过缓

药物依从性差和(或)未限盐限水

大量乙醇摄入

周期性缺氧(如睡眠呼吸暂停、COPD)

贫血

近期的病毒性疾病

非心脏药物导致液体潴留(如,非甾体消炎药,普瑞巴林)

急性肾损伤或与利尿药难以纠正的肾功能恶化

甲状腺功能亢进症

COPD. 慢性阻塞性肺病

对一家城市医院 435 例确诊心力衰竭患者的研究表明,急性胸痛及不遵嘱服药或饮食分别占到 33% 和 21%。老年人心力衰竭患者治疗依从性差发生率很高,尽管经过比以前略有改善。尽管风险更高,依从性差的患者已被证明住院死亡率较低和住院时间更短,提示可能通过限制钠和(或)液体摄入,以及恢复治疗更容易重新达到临床稳定。未能遵嘱使用抗心力衰竭药物和坚持饮食限制可能导致进一步的液体潴留和充血加重,然而,治疗效果差并不总是患者依从性差的结果。医生未能对心力衰竭患者充分使用 RAAS 抑制药和 β 受体阻滞药心力衰竭患者是有据可查的。同样,因为担心毒性而不用地高辛,或者因为可能出现肾功能下降而减少利尿

药剂量,可能诱发心力衰竭住院。

心律失常在心力衰竭患者中很常见,往往引发或使中度失代偿家中至重度。心房颤动快心室率导致心房压力升高,对基础收缩功能储备较差的患者,心排血量可能进一步减少。缺血性心脏病患者,心动过速可能诱发或加重缺血,心肌耗氧量增加可使收缩和(或)舒张功能下降。此外,匀齐的窄 QRS 心动过速可能有时会被误认为窦房结起源,而当实际上是心房扑动或房室结折返性心动过速。在某些情况下,房性心律失常可能是心律失常所致心肌病的主要原因,这可能被有效的抗心律失常的治疗或射频消融所逆转。新出现的房性心律失常需要评估甲状腺功能,尤其是老年人。

虽然不如房性心律失常常见,持续性或阵发性非持续性室性心动过速可以诱发左心室功能不全而住院,经常需置入心律转复除颤器(ICD)治疗。心力衰竭患者不管是射血分数减少或保留,出现症状的心动过缓可能是由于窦房结或房室结本身的功能障碍,药物不良效果,或电解质紊乱(如高钾血症)早期识别和积极治疗心律失常对于恢复平衡至关重要,然而,除了诱发心力衰竭,心律失常也可能由心力衰竭导致,或者源于治疗心力衰竭的有致心律失常作用的药物。虽然与前述的心律失常不同,右心室起搏可引起的心室收缩不同步,增加心力衰竭住院和心房颤动的风险,应考虑双心室起搏。

心肌缺血或梗死应被视为一个可能的诱因,不仅是已知有缺血性心脏病的心力衰竭患者,也包括其他心脏病患者。例如,患者既往心力衰竭是继发于高血压或心脏瓣膜病,一直维持代偿,直到出现不稳定型心绞痛或急性冠状动脉综合征。无症状性心肌缺血或心肌梗死的糖尿病患者也可能以心力衰竭起病且必须治疗。感染是另一个常见的心力衰竭诱因。在一项研究中,11%的心力衰竭加重患者患有肺炎。常见的病毒感染,包括甲型流感病毒和呼吸道合胞体病毒(RSV),也可能导致慢性心室功能受损急性加重,导致急性失代偿心力衰竭入院。目前尚不清楚是病毒直接感染心肌、心肌炎症还是心肌功能障碍继发于循环或局部细胞因子在这类患者中的重要作用。指南建议,所有现在或既往有心力衰竭症状的患者,每年接种流感疫苗,已被证明能安全有效减少肺炎住院和死亡的风险,特别是对老年患者。

心力衰竭患者的合并症治疗控制不满意也是致症状加重而住院的常见因素,包括血压控制不满意及贫血。此外,急性肾损伤或肾功能恶化,或利尿药

难以纠正(见下面的心肾综合征),可能进一步损害的心力衰竭患者排钠或排水的能力,加剧体液潴留。其他的导致心力衰竭急性失代偿的因素包括过度饮酒和药物,包括抑制心肌功能的药物(β 受体阻滞药、胺碘酮)或引起水钠潴留的药物(非甾体消炎药物、噻唑烷二酮、普瑞巴林)。找到以上这些和其他不太常见的诱发因素如甲状腺功能亢进症或肺栓塞,十分重要,如未能认识到这些因素,可能导致住院患者出现难治性心衰或心力衰竭复发发作。

综 合 管 理

最初的患者评估

不管病因或潜在的诱发因素,患者住院治疗心力衰竭存在血流动力学恶化的可能性,包括心源性休克,因此,床边快速评价循环状态、心脏节律和评估缺血应该在医疗记录或诊断回顾之前被执行。除了排除需要急诊血运重建或溶栓的急性冠状动脉综合征,还需要注意心脏内充盈压力显著升高和(或)外周灌注不足的证据。在一些情况下,启用正性肌力或血管活性药物的治疗之前,可能需要更多的诊断数据或有创的血流动力学测量。然而,大多数临床情况比较稳定的患者,完整的病史回顾和详细的查体可以为心力衰竭原发病因、急性加重的诱因及适当的治疗目标提供重要信息。

危险分层

患者入院时的临床信息可能有助于预测住院期间和出院后的预后。Chin 和 Goldman 首先对 435 例城市大学医院确诊为心力衰竭恶化的患者主要并发症或死亡危险因素进行了探索性研究。结果显示 2/3 的患者有心力衰竭病史。与那些新发患者相比,这些患者年龄更大,合并症更多,射血分数(LVEF)更低,初始血压也更低。在多变量分析中,住院死亡或主要并发症的独立预测因素包括入院时收缩压低于 90mmHg、呼吸频率 >30/min、血清钠 ≤135mEq/L 及新出现的缺血性心电图改变。

ADHERE 注册研究的数据,Fonarow 和他的同事试图开发一个实用的床边工具,对急性失代偿心力衰竭患者进行危险分层。对超过 65 000 例患者的记录进行队列推导和验证,采用分类和回归树(CART)分析,确定住院死亡的预测因子。分析结果提示,单一最佳预测死亡率的因素是入院时血尿素氮(BUN)升高,≥43mg/dl;其次是收缩压 <

115mmHg，和血清肌酐≥2.75 mg/dl。一个简单的风险树依据患者死亡率从 2.3%～19.8% 分组（表14-2）。同样，OPTIMIZE-HF 调查人员基于 48 612 例心力衰竭患者的数据开发了一种风险预测的计算图。多变量预测死亡率的因子包括年龄、心率、收缩

压、钠、肌酐、心力衰竭是否是住院的主要原因、左心室收缩功能障碍的存在与否（表 14-3，图 14-6）。其他的入院时临床和实验室预测不良预后的因素包括存在充血、LVEF 降低、缺血性病因、贫血、利钠肽水平升高及心肌肌钙蛋白阳性。

表 14-2　ADHERE 注册研究中住院病死率危险分层

BUN≥43mg/dl	SBP＜115mmHg	肌酐≥2.75mg/dl	病死率（%）
－	－	－	2.3
＋	－	－	5.7
－	＋	－	5.7
＋	＋	－	13.2
＋	＋	＋	19.8

ADHERE. 急性失代偿心力衰竭国家注册；BUN. 血尿素氮；SBP. 收缩压；－. 无；＋. 有

表 14-3　预测住院死亡风险列图

参数	评分	参数	评分
年龄（岁）		110	10
20	0	120	8
25	2	130	6
30	3	140	4
35	5	150	2
40	6	160	0
45	8	**钠（mEq/L）**	
50	9	110	13
55	11	115	11
60	13	120	9
65	14	125	7
70	16	130	4
75	17	135	2
80	19	140	0
85	20	145	2
90	22	150	4
95	24	160	8
心率（/min）		165	10
65	0	170	12
70	1	**血清肌酐（mg/dl）**	
75	1	0	0
80	2	0.5	2
85	3	1	5
90	4	1.5	7
95	4	2	10
100	5	2.5	12
105	6	3	15
110	6	3.5	17
SBP（mmHg）		**住院主要原因**	
50	22	心力衰竭	0
60	20	其他	3
70	18	**左心室收缩功能障碍**	
80	16	否	0
90	14	是	1
100	12		

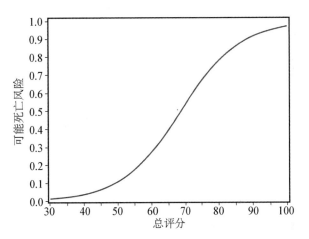

图 14-6　表 14-3 显示的住院病死率风险及功能风险预测的列图评分

临床评估心脏内的充盈压力

大多数住院患者急性失代偿心力衰竭的发生，因为充血而不是低心排血量。虽然充血通常在原发或急性心力衰竭加重的患者中显而易见，慢性心力衰竭患者充盈压力是否明显升高可能被隐藏。在一项对非水肿性心力衰竭患者的研究中，65% 患者的血容量过多 未被识别，预示着生存率下降。近期使用置入式血流动力学监测的研究表明，心脏充盈压在心力衰竭患者住院前几天到几周逐渐上升，症状和体征滞后或根本未被发现。由慢性肺充血导致的肺淋巴系统容量增加，临床表现可能耐受，尽管 PC-WP 超过 30～35mmHg 的上限。相反，劳累性呼吸困难在心力衰竭患者中是很常见的，对于评价心脏充盈压升高不特意。其他呼吸困难的机制包括肺功能下降、通气驱动增加和呼吸肌肉疲劳。不奇怪，调查人员很难证明心力衰竭患者症状或对运动的耐受

性,与静息时左心功能状态的密切关系。然而,在最小的活动量或静止时出现的呼吸困难,包括端坐呼吸和夜间阵发性呼吸困难,对于已知左侧心力衰竭的患者都是左心室压力升高的特异表现。全心衰竭患者,腹部不适、饱胀感、恶心、呕吐、食欲缺乏提示右心脏充盈压升高。此外,患者基础临床症状的变化可能提示心力衰竭加重。

啰音是相对特异但不敏感的肺血管充血征象。在一系列慢性心力衰竭和射血分数降低的患者中,只有 60% 的患者 PCWP 升高伴有啰音。然而,16% PCWP 正常的患者也可以听到啰音,可能是由于同时合并肺或胸膜疾病。在 ADHER 及 OPTIMIZE-HF 两个注册研究中,急性失代偿心力衰竭患者中约 2/3 出现啰音。右心充盈压升高的体征包括颈静脉怒张、腹水,外周水肿是左心充盈压升高的可靠标志。然而,在特定的临床情况,如右心室梗死或肺栓塞、颈静脉怒张可能不伴有左心充血征象。最近的数据也表明,1/3 的急性心力衰竭患者可能出现右心和左心压力之间的不匹配。不同观察者对颈静脉怒张程度的判断有很大的差异,它在床旁的进一步使用价值受到限制。腹水和外围水肿都提示对容量超负荷,但比颈静脉怒张敏感性差,特别是年轻人,但比肝大提前出现。第三心音可能提示存在以前未确诊的心肌病,也有预测预后的价值,但它对急性失代偿心力衰竭既不敏感也不特异。P_2 亢进伴随全收缩期的杂音提示慢性心力衰竭导致的肺动脉高压,和二尖瓣反流、三尖瓣反流有关或两者兼而有之。

很少见的,有经验的检查者可使用床边血压计测量血压对 Valsalva 运动的反应,来确定左心室压力。但心律失常,患者因呼吸困难或不适不能完成,会干扰此测试。能够量化血压对 Valsalva 运动反应的自动化设备,如同对比剂增强及组织多普勒超声心动图技术,用来无创测定左心室充盈压。此外,胸廓内的阻抗监测、血浆容量分析和肺超声是评估心力衰竭患者液体状态的较新方法,然而,这些技术对急性失代偿心力衰竭患者可能缺乏准确性,尚缺乏前瞻性的研究数据展示这些工具对患者疗效的作用。

像体格检查,常规胸部 X 线片已被证明对显示心力衰竭加重不敏感。在最初的报道,68% 的晚期心力衰竭患者和 PCWP 25mmHg 或以上,入院时胸部 X 线片仅有很少或没有肺充血征象。ADHERE 注册研究中,85 376 例患者中有 15 937 例(19%)在急诊胸部 X 线片中未显示充血征象,而这些患者更有可能未被诊断为心力衰竭,然而当出现间质或肺泡水肿体

征时,表明充盈压力明显升高。双侧或单侧胸腔积液在急性失代偿心力衰竭时较常见,并可能对利尿药反应差。在这些情况下,需要超声引导下胸腔穿刺术或胸腔置管术减轻呼吸窘迫和改善动脉氧合。

外周灌注的临床评估

疲劳和乏力,心力衰竭患者常见,可能是由于心排血量减少和骨骼肌灌注差。此外,内皮依赖性血管舒张功能异常呼吸肌肉疲劳和骨骼肌结构功能改变可能导致在心力衰竭患者活动耐力下降。然而,疲劳是一种非特异性症状,可能是由许多非心肺疾病(贫血、慢性肾疾病、甲状腺功能减退、抑郁),睡眠障碍(睡眠呼吸暂停、不宁腿)、药物(β 受体阻滞药、镇静药)或电解质紊乱造成。如果一个患者因急性失代偿心力衰竭住院,精神迟钝或无尿高度提示灌注严重不足。更细微的精神状态改变的病史,如注意力不集中或记忆减退,可能由家庭成员发现。在严重低心排血量状态,患者可能出现焦虑、出汗或气短。晚期心力衰竭患者可能因低心排血量出现恶病质,分解/合成代谢失衡,而那些新发的心力衰竭营养状态相对良好。急性低灌注的其他体征包括四肢发凉,手指或口唇发绀,显著的低血压伴脉搏快细。交替脉意味着心肌疾病进展,往往出现在心动过速时。

在无创测量血压时,要注意缓慢得给袖带放气,而且仔细听诊以确定收缩压和脉压,尤其是在心房颤动患者。以往研究表明,当脉压<25% 的收缩压,心脏指数<2.2L/(min·m²) 的可能性大。因此,对一些严重心力衰竭的患者,血压 100/90mmHg 可能比血压 80/50mmHg 更让人担忧。然而,来自 ES-CAPE 研究的数据表明,估测的和实测心脏指数相关性差。

实验室评估

入院常规的生化和血液学化验可能有助于急性失代偿心力衰竭患者的初步评估,协助制订治疗计划。稀释性的低钠血症可能由限制钠摄入、过度利尿及排泄自由水的能力受损造成。循环中肾素及抗利尿激素水平升高也是心力衰竭低钠的重要原因。尽管血管紧张素转化酶(ACE)抑制药单独或合用襻利尿药可以纠正重症心力衰竭患者的低钠血症,但过度激活的 RAAS 系统可能使这些患者出现低血压,肾功能恶化,原发的或 ACEI 继发的高血钾,使得 ACE 抑制药治疗被迫回到初始治疗阶段。低钠患者应避免使用非甾体消炎药,因它可能加重血流

动力学异常及导致肾功能恶化长时间。

　　大剂量利尿药可能使患者低钾血症和低镁血症，两者均与室性心律失常的风险增加有关。血钾过高可能导致肾小球滤过率(GFR)明显降低和运输到远端肾小管的钠不足。全身钾过剩可因 RAAS 抑制药、保钾利尿药或补钾药物的使用而加重。在补钾治疗时出现高钾性心律失常风险似乎最高，此时细胞内钾含量仍然很低；在心力衰竭住院治疗中，高钾血症是常见的医源性疾病，甚至导致死亡。实验室检查异常包括肝酶升高，高胆红素血症，国际标准化比率升高使急性失代偿心力衰竭的治疗更复杂。如果长期右侧心力衰竭，心源性肝硬化可能导致低白蛋白血症和血管外液增多加剧及不恰当的血管舒张。血清前白蛋白水平低和 C 反应蛋白水平升高是炎症指标，与终末期心力衰竭恶病质相关。

　　在慢性心力衰竭患者，BUN 和血清肌酐水平升高是继发于肾血流量减少和肾小球滤过率(GFR)降低。肾灌注减少可以诱发急性肾小管坏死，导致肾质量减少。其他参与心脏和肾功能障碍或心肾综合征的因素，包括血管收缩性和血管舒张性激素平衡的改变及伴随疾病，如糖尿病、高血压和外周动脉疾病。在晚期心力衰竭患者，一些常用的药物，包括 RAAS 抑制药和利尿药，可能加重肾损害。在心力衰竭住院期间，15%～30%的患者会出现肾功能恶化，定义为血清肌酐升高 0.3mg/dl 及更多，或估计的肾小球滤过率(GFR)下降 25% 或更多。肾功能恶化的机制仍然未知，但被认为可能包括利尿药导致的肾小球滤过率(GFR)下降、神经激素激活及收缩压下降。从临床的角度来看，肾功能恶化可能是一过性或永久性，往往导致利尿药治疗中断，以及其他改善疾病的治疗药物如血管紧张素转化酶抑制药和醛固酮受体拮抗药不能继续使用(框 14-2)。大多

框 14-2　心力衰竭住院期间肾功能恶化的潜在结果

出院延迟

利尿药剂量减少，尽管充血症状持续

ACE 抑制药、ARBs 及醛固酮受体拮抗药不能继续使用

非心脏药物(如抗生素)需剂量调整

启用正性肌力作用药物增加肾灌注

置入肺动脉导管以评价血流动力学

置入导尿管记录尿量

肾超声检查以协助除外尿路梗阻

　　ACE. 肾素-血管紧张素转化酶；ARB. 血管紧张素受体拮抗药

数研究表明，肾功能恶化是住院时间延长和住院、出院死亡率升高的独立预测因素，尽管新的数据表明，基线肾功能障碍是影响预后的主要因素。

B 型利钠肽

　　B 型利钠肽(BNP)是由心室合成和分泌，反映室壁压力或充盈压力的增加。N 端 BNP 前体(NT-proBNP)是一个无活性的片段，由 BNP 的前体分裂成 BNP 得到。BNP 和 NT-proBNP 都可以用来帮助诊断和对急性失代偿心力衰竭患者危险分层。对慢性心力衰竭和射血分数降低的心力衰竭患者，BNP 水平升高与疾病严重程度相关，可提供强大的独立的预后信息。血浆利钠肽水平射血分数保留的心力衰竭患者也升高，与室壁压力有关，并可以预测发病率和病死率。在急性呼吸困难发作时，低或正常水平的 BNP(<100pg/ml)或 NT-proBNP(<500pg/ml)对排除心力衰竭，有着相当高的阴性预测价值。根据当前的实践指南，对于不除外心力衰竭的呼吸困难患者应当监测 BNP 或 NT-proBNP 水平，但结果必须与所有可获得的临床资料共同分析解释。

　　一项对急诊室就诊时表现为气短患者的研究发现，射血分数保留心力衰竭患者较射血分数降低患者 BNP 水平低(中位数分别是 413pg/ml vs. 812pg/ml，图 14-7)。然而，BNP 在区分两个组差别中的作用并不大。晚期心力衰竭患者，患者 BNP 水平与左

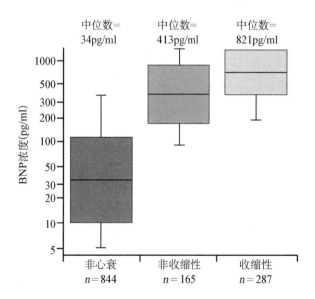

图 14-7　盒子和虚线点表示因呼吸困难到急诊室就诊患者的平均 B 型脑钠肽(BNP)水平，分别表示非心衰导致的射血分数保留(非收缩性)患者和射血分数减低的心力衰竭患者

心室充盈压的相关性中等,BNP 对预测 PCWP 升高的准确性也有限,假阴性率高。BNP 水平降低与在急性利尿药和血管活性药物治疗时充盈压力的降低平行。BNP 变化(图 14-8A)和出院前 BNP(图 14-8B),NT-proBNP 也同样,是以后事件的独立预测指标。然而,在实践中,利钠肽水平在心力衰竭患者程度相同的不同个体之间差异显著(表 14-4)。例如,利钠肽水平女性更高,随着年龄的增长和肾功能障碍升高,而肥胖可使之降低。目前,利钠肽指导住院或门诊治疗的作用尚未确立,尽管在急诊室检测 BNP 水平可能会节约资源。新的生物标志物,包括 ST2、半乳凝集素-3 和中性粒细胞明胶酶蛋白目前正在开发用于急性失代偿心力衰竭的诊断和治疗。

表 14-4　B 型脑钠肽水平的生物的和临床的变异性

水平升高	水平下降
老年人	超重和肥胖
女性	心力衰竭伴射血分数保留
急性或慢性肾病	药物治疗
非心力衰竭状态	血管紧张素受体抑制药
心肌梗死	β 受体阻滞药
肺栓塞	螺内酯
肺心病	机械治疗
	心脏再同步化治疗
	心室辅助装置治疗

无创和有创治疗

虽然实践模式有很大的不同,但多数急性失代偿心力衰竭患者可以在一个心脏遥测器安全有效地治疗,而无需有创监测。重症监护室应该留给这样的患者:①血流动力学不稳定,需要滴注血管活性药物治疗,置入 PAC,或机械循环支持;②不稳定需要复律、除颤或临时起搏的心律失常;③急性呼吸衰竭,需要无创或机械通气;④严重肾损伤,需要电解质管理和紧急透析。所有患者都应该建立临床治疗的目标(表 14-5),包括缓解充血相关的症状,如端坐呼吸和腹胀,改善低心排血量引起的症状(疲劳、食欲缺乏)。容量负荷增高的体征,包括颈静脉怒张、下肢水肿、肝大、腹水,也应该是治疗的目标。尽管得到最佳治疗,并不是所有的患者在出院时能够完全缓解充血症状,包括因肾功能恶化和(或)低血压利尿治疗受到限制的患者。如果可能,患者应该在出院时收缩压>80mmHg,四肢温暖。

置入 PAC 进行血流动力学监测对一些患者可能有帮助,但不推荐在急性失代偿心力衰竭患者常规使用。如上所述,通过病史和体格检查可以获得合理的无创性评估容量状态和灌注情况可以。如果证据表明充盈压力明显升高或灌注严重不足,在置入 PAC 前应先适当治疗,如静脉用利尿药、正性肌力药物或血管活性药物。在特定的情况下,血流动力学的监测将有助于静脉药物的选择和滴注以有效快速改善负荷情况和临床状态。然而,在观察性或控制性的临床研究中,临床常规使用 PAC 在心力衰竭治疗中没有证明有效。

在一项包括对急性呼吸衰竭、多系统器官衰竭、心力衰竭等情况的危重患者的观察研究发现,右心导管置入术增加 30d 死亡率和增加资源的消耗。但该研究方法上有缺陷,包括病例收集限制、解释说明

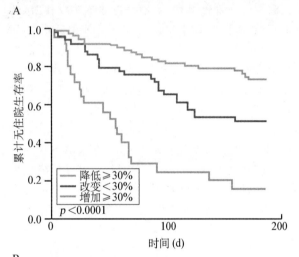

A

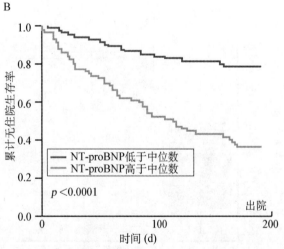

B

图 14-8　无住院生存

A. 心力衰竭住院治疗期间 NT-proBNP 反应情况:较基线降低≥30%,变化<30% 或升高≥30%;B. NT-proBNP 出院时水平面(中位数,4137 pg/ml)

表 14-5 急性失代偿心力衰竭治疗通用目标

系统	临床终点	血流动力学终点
左侧充盈压下降	轻微活动无端坐呼吸,呼吸困难	PCWP≤16mmHg
右侧充盈压下降	无胃肠道症状	RAP≤8 mmHg
	水肿和肝大恢复	
	JVP<8 cm H$_2$O	
外周阻力下降	肢体温暖	SVR 1000~1200dynes/(s・cm^5)
维持足够灌注压力	SBP≥80mmHg	SBP≥80mmHg
	肾功能稳定(或改善)	
心排血量增加	脉搏压力比>25%	CI≥2.2 L/(min・m^2)
正常氧储备	室内空气暴露氧饱和度>90%	NA

CI. 心指数;JVP. 颈静脉压;NA. 无法实施;PCWP. 肺毛细血管楔压;RAP. 右心房压;SBP. 收缩压;SVR. 外周血管阻力

受限、缺乏血流动力学使用的数据及使用后期匹配方法,在心力衰竭患者亚组中,死亡的相对风险为1.02($P=0.94$)。

ESCAPE 研究试图评价 PAC 使用是否安全及是否改善了严重心力衰竭患者住院治疗的预后。在这项研究中,433 例患者随机分为两组,在临床评估结合 PAC 指导,或仅靠临床评估指导治疗。两组治疗的目标是缓解充血,有创监测组还有额外的血流动力学指标(右心房压力 8mmHg,PCWP 15mmHg)。两组治疗都减轻了充血的症状和体征,并没有观察到发病率或死亡率的差异(表 14-6)。在一项危重患者随机临床试验的荟萃分析中,包括 ESCAPE 研究的数据,使用 PAC 没有影响医院住院时间或死亡率。

尽管有这些阴性结果,在治疗急性失代偿心力衰竭时可能是有创血流动力学监测的选择性适应证,尤其对治疗反应差或容量状态不确定的患者。这些指征包括严重的低灌注,在休息时有明显的充血症状,合并急性缺血、梗死或肾衰竭;液体潴留对高剂量或联合应用利尿药效果差;低氧血症同时患有心肺疾病及不明病因的休克。此外,血流动力学评估对考虑心脏移植患者是常规,肺动脉高压和可逆性程度是移植后患者预后的重要预测因素。同样,有创血流动力学监测有助于评估置入心室辅助装置(VAD)的患者,包括心脏移植手术过渡期或长期治疗及围术期治疗(见第 15 章)。对终末期心力衰竭患者应考虑在家使用正性肌力药支持治疗,推荐书面纪录对正性肌力药物反应的血流动力学数据。在经验丰富的中心,使用 PAC 对晚期心力衰竭患者进行血流动力学监测获益的证据更多。

表 14-6 与临床比较肺动脉导管对心力衰竭住院期间评估的影响:ESCAPE 研究

参数变量	PAC 组	临床组	P
院外存活天数(平均)	133	135	0.99
180d 死亡率(%)	20.0	17.4	0.95
每个患者住院次数(中位数)	2.0	2.0	NA
Δ 总体症状评分	25±25	24±24	0.45
体重减轻(kg)	4.0±5.4	3.4±4.2	0.32
Δ 肌酐(mg/dl)	0.0±0.4	0.1±0.1	0.02
一线感染(%)	1.9	0	0.03

ESCAPE. 充血性心力衰竭和肺动脉导管疗效评价研究;PAC. 肺动脉导管

血流动力学资料

最初的临床评估心脏充盈压和系统性灌注可用于患者的血流动力学分类,帮助指导治疗方案并提供预后信息。如果患者临床代偿良好,出现休息时气短,应该评价是否间断性缺血或阵发性心律失常。此外,应考虑非心源性的呼吸困难、肺和肺外疾病及焦虑等心理原因。

急性失代偿心力衰竭患者最常见的血流动力学类型是肺循环和（或）体循环静脉充血伴灌注正常。这些患者，使用静脉襻利尿药，或与噻嗪类利尿药联用，症状通常能改善。如果患者对起始的利尿治疗反应差，需要口服或静脉的血管扩张药滴注治疗，体循环和肺循环的血管收缩除了增大容量负荷外，还使充盈压的升高。如果患者已经服用血管紧张素转化酶抑制药或血管紧张素受体阻滞药（ARB），剂量应该是在充分利尿的基础上滴注，同时密切监视直立性低血压及肾功能恶化情况。一些特定的患者，可以联合使用血管扩张药，如硝酸异山梨酯、肼屈嗪或 ARB 加 ACEI。大量胸腔积液或腹水，对利尿无反应者，可能需要胸腔穿刺术或腹腔穿刺。对于改善症状，利尿药治疗的目标包括改善端坐呼吸、休息或轻微活动时的呼吸困难。虽然通常充血症状在第一个 12～24h 能显著改善，但通常还需要数天的住院治疗达到容量最优状态。对于置入 PAC 的患者，血流动力学的目标在下面讨论。

低灌注不伴肺静脉充血，表现为进行性的疲劳、食欲缺乏，常伴随着氮质血症，可能导致严重心力衰竭住院。在灌注严重不足时往往需要使用正性肌力药物，尽管非盲对照研究及注册项目数据表明，短期使用正性肌力药物有增加不良事件的风险，包括死亡。如果怀疑外周血管收缩，可以考虑使用静脉血管扩张药，但如果充盈压也不高时通常难以耐受。他们可能在心脏充盈压力低或正常时诱发低血压，导致肾功能恶化。此外，进一步的反射性神经激素的激活可导致严重心律失常。对有潜在缺血性心脏病的患者，冠状动脉灌注压降低和反射性心动过速可能加重缺血。

最后，一些患者可能因过度利尿出现严重的低灌注。在这种情况下，谨慎合理使用静脉补液，但应密切观察患者避免充血症状发作。对于肺循环和（或）体循环静脉充血、系统灌注不足的患者，需同时降低充盈压力和优化外周血管阻力（SVR；图 14-4B），可以通过静脉血管扩张药治疗，间歇或连续输注利尿药，通常超过 1～3d。临床目标一旦实现，可转换为口服药物，为维持稳定的临床和实验室参数可能需要额外继续治疗 24～48h。

血流动力学治疗的目标

当 PAC 被用于指导治疗，急性失代偿心力衰竭静脉药物治疗的理想目标的是达到在相对正常的充盈压力下的有效心排血量。有血流动力学严重改变的患者，充盈压力和 SVR 降低通常伴随着前向性搏出容量增加 30%～50%。虽然对于每一个患者无法准确预测最优血流动力学，但应建立特定的血流动力学目标来指导治疗（表 14-5）。PCWP ≤ 16mmHg 适合大多数慢性心力衰竭患者，而急性心肌梗死（左心室顺应性下降而无明显扩张）为维持心排血量可能需要略高的充盈压力。只要 PCWP 无明显降低，右心房压力≤8mmHg 在大多数情况下是合适的。右心室梗死、合并低血压的肺栓塞等情况除外，可能需要更高的右心房压力。通常保持心脏指数≥2.2L/(min·m^2) 对避免脑、肾、肝灌注不足是必须的。然而，如果低心排血量状态是逐渐发展的，心脏指数的降低几乎不导致的器官功能障碍。SVR 最佳范围是 1000～1200 达因/(s·cm^5)。虽然在 800～900 年达因/(s·cm^5) 范围、心排血量可能随 SVR 的降低进一步增加，但反射性的交感神经张力升高可能会导致不必要的心动过速，直立性低血压和肾功能障碍。最后，综上所述目标应该是在收缩压保持≥80mmHg 和平均动脉压≥60mmHg。

应该记住，热稀释法测量对低心排血状态的患者，可能高估了心排血量，可能是因为冷的试剂在心肌有损失。热稀释法测量在严重的三尖瓣反流或明显呼吸变化时也可能不可靠，尽管一项研究显示，在慢性心力衰竭患者和中到重度三尖瓣反流患者，热稀释法和 Fick 法评估心排血量相关性好。另外，混合静脉氧饱和度可用于计算心排血量，使用菲克方程，通过测定的代谢率得到耗氧量。由于感染、其他应激或镇静可能影响耗氧量，并已被证明，在成年人心导管检查时耗氧变异性很大，不建议使用 Fick 法"推测"的心排血量。另一种方法是按照混合静脉氧饱和度的变化估计心排血量的趋势。患者需要血流动力学监测，但有 PAC 的禁忌证（如静脉通路差），一些测量心排血量的微创设备现在已被应用，虽然大部分用于心脏手术后患者管理，还没有证据表明能改善急性失代偿心力衰竭的预后。

在选择一个初始静脉药物时，要特别注意 SVR（参见下面讨论特定的药物）。SVR 升高的患者通常能耐受血管扩张药的首剂效应，如硝酸甘油或奈西立肽，不出现低血压，也对血流动力学改善有益。另一方面，低 SVR 的患者，如继发于脓毒症或麻醉，经常不能耐受进一步血管扩张，出现症状性低血压。多巴酚丁胺，除了轻微的血管扩张作用，主要提供正性肌力支持，是这种情况下的首选初始治疗药物。也可以选择较低剂量的多巴胺[3～5μg/(kg·

min)]。高剂量可能会增加充盈压力和通过刺激 α-肾上腺素受体提升 SVR。SVR 在正常范围的患者,血管扩张药和正性肌力药往往都有效,可联合使用。血管扩张药和正性肌力药物,如磷酸二酯酶(PDE)抑制药米力农,是另一组合,对急性失代偿心力衰竭患者能同时产生直接的正性肌力和血管扩张作用。由于米力农对外周血管的舒张作用强,低血压的发生率较高。

液 体 管 理

静脉利尿药治疗

对急性失代偿性心力衰竭并伴左心室充盈压增高,选用一种有效的利尿药进行初始治疗是不可或缺的。对于住院患者,最好使用静脉利尿药,因为静脉途径可以提高利尿药在肾小管浓度分布。呋塞米是目前应用最广泛的襻利尿药,在呋塞米不耐受及抵抗时可应用布美他尼或托拉塞米。呋塞米静脉应用的剂量范围在 20～240mg 甚至更高,主要取决于患者既往利尿药使用情况,可以每 4～6h 一次。如果患者已经接受襻利尿药治疗,那么初始静脉剂量应≥长期口服剂量(ACC/AHA Ⅰ类推荐,C 级证据)。加用噻嗪类利尿药,如美托拉宗(2.5～10mg 口服)或氢氯噻嗪(250～500mg 静脉),常会加强其利尿效果。襻利尿药(如呋塞米 5～40mg/h)的连续输注可以用于治疗难治性液体潴留,但这种方法作为初始利尿策略的益处尚未得到证实。

一项综述回顾了 8 项研究,254 例患者,结果发现静脉持续输注组尿量明显增加,尽管两组间差异是中度的(平均尿量差异,271ml/d),且静脉持续输注组耳鸣和听力下降发生较少。关于急性心力衰竭利尿策略优选方案研究(DOSE-AHF)中采用了 2×2 析因设计,随机将 24h 内心力衰竭入院的 308 例患者分配至高剂量组和低剂量组,静脉推注和持续泵入组。结果提示,静脉推注组和持续泵入组在症状缓解(图 14-9A)、肾功影响、净体液丢失、死亡和 60d 再入院上无明显差别(图 14-9B)。在高剂量组与低剂量组对比中,高剂量组患者的排尿量会更多且有一些更好疗效,如体重下降及气短症状减轻更明显,但也与一过性肾功能恶化相关。虽然 DOSE-AHF 研究没有证明,但是治疗急性失代偿性心力衰竭过程中的一过性肾功能恶化实际上可能与预后改善相关,与此时的强化利尿也有关。

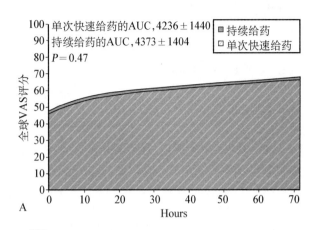

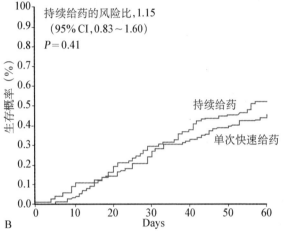

图 14-9 静脉负荷注射利尿策略:急性心力衰竭最佳利尿策略研究

A. 患者症状整体评价直观类比打分法(VAS)和曲线下面积(AUC)定量分析从基线到 72h,两个治疗组的一级终点无显著差异($P=0.47$);B. 类似,Kaplan-Meier 生存曲线对 60d 随访的死亡,在住院或急诊治疗,提示两组无显著性差异,持续输注组合负荷注射组(事件分别为 67% 和 63%;OR:1.15;95% CI:0.83～1.60;$P=0.41$)

关于静脉利尿药的起始治疗时机选择上,ACC/AHA 指南强烈建议治疗在急诊室或门诊启动,早干预可能有着更好的预后。一项 ADHERE 注册登记研究分析提示,延迟静脉利尿药使用会导致出院时症状缓解程度下降和院内死亡风险轻度增加,该因素独立于其他预后变量。静脉应用速尿同时加入高渗盐水可能会更迅速达到干体重,但这种新的治疗策略仍需一项多中心研究证实。

当患者出现低钾血症时,需要足量补充钾剂,也可以考虑加用保钾利尿药,如螺内酯或氨苯蝶啶。但是,应严密监测血清钾水平,以避免发展为高钾血症,肾功能恶化可引发高钾血症。在合并肝硬化患者加用醛固酮受体拮抗药对于体液潴留治疗更有益,长期应用螺内酯或依普利酮在慢性心力衰竭(纽约心功能 Ⅱ～Ⅳ 级)或因心肌梗死导致心功能不全患者(见第 12 章),有助于降低发病率和病死率。对于伴有明显液体潴留且对利尿药反应不佳或肾功能持续恶化需要停用利尿药、如果合并有肾衰竭,需要考虑超滤或血液透析者,将在本章的后面进行讨论。

当出现急性肺水肿时,静脉利尿药是通过促尿钠排泄和利尿、减少血管内血容量、系统性血管扩张的途径快速减轻肺部淤血。在急性失代偿性心力衰竭治疗中,利尿治疗的目的包括减轻水肿和改善端坐呼吸(表 14-5)。降低心房及心室舒张末期压力、减轻室壁张力和减少心室容积可以改善心内膜下心肌灌注、减轻瓣膜反流。反复评估临床状态、肾功能及可获取的血流动力学指标以指导治疗的频度和时限是十分必要的。在血流动力学代偿的情况下轻度的肾功能恶化是可接受的,部分人群中显示由利尿引发的血液浓缩可能是预后更好的一项指标。另一方面,持续的肾功能恶化有助于区分出那些出院后高危需要密切随诊的患者。液体及钠盐的限制、谨慎的补钾、补镁治疗是不容忽视的辅助措施。一旦达到治疗目标,建议患者改为口服利尿药以维持稳定体重及肾功能。过度利尿的不良反应还包括:电解质紊乱及其相关的心律失常、代谢性碱中毒、肌肉痉挛和耳毒性。

超滤

超滤可以有效地去除体内多余的血浆容量而不伴有电解质的显著变化。在慢性心力衰竭及利尿药抵抗患者中,超滤治疗可以改善症状、调节神经激素分泌和改善血流动力学且不伴有低血压。已有报道可以减轻外周及肺水肿情况,从而提高利尿药的效果。近期探索性研究发现在急性失代偿性心力衰竭患者中早期应用超滤比单独药物治疗更有效地去除体内多余的水分和减轻症状、缩短住院天数和降低再次住院率。一项随机对照试验(UNLOAD 试验)比较超滤和静脉利尿药治疗 24h 内因急性失代偿性心力衰竭入院的患者 200 例,结果提示:48h 超滤组在体重下降(5.0 $vs.$ 3.1kg;$P=0.001$)和净液体丢失(4.6 $vs.$ 3.3L;$P=0.001$)方面优于静脉利尿组。90d 时,与静脉利尿药组相比超滤组可以明显降低再入院风险($P=0.037$),但在症状改善、生活质量评分、6min 步行试验、BNP 水平、肾功能情况和住院天数两组间无明显差别。猜测超滤组症状能够持续

改善是由于超滤组(低渗血浆液)比应用呋塞米组(低渗尿液)能够去除体内更多的钠。美国心力衰竭协会(HFSA)指南指出超滤治疗的明显疗效,但仍需对其安全性、花费、需建立静脉通路和护理支持提高关注。在 ACC/AHA 指南中建议在选择机器装置辅助治疗脱水前需与肾脏专科医生会诊协商。

关于超滤对肾功能的影响及在急性失代偿性心力衰竭和心肾综合征患者的疗效,目前正在进行一项由美国国立卫生研究院(NIH)赞助:一项研究急性失代偿性心力衰竭心肾救援研究(CARRESS)。入选了 200 例入院时或住院治疗 7d 内已存在肾功能恶化的患者,肾功能恶化的定义为血肌酐至少升高 0.3 mg/dl,随机分配到阶梯药物治疗组与超滤组。在入组 96h 后患者的血肌酐水平及体重变化将被认为是"双变量"的终点指标评估。

血管活性药物治疗

硝酸甘油

静脉给药时硝酸甘油可迅速起效,血浆半衰期 1～4min。硝酸甘油由血管内皮清除,在血液中水解,在肝内代谢。以较低的速率输注,其主要心血管效应是扩张静脉血管,随之心室容积及充盈压下降(表 14-6)。高速率输注时,硝酸甘油还可扩张动脉,导致肺血管及全身血管阻力下降。对于利尿治疗抵抗的患者,以及一直表现为充盈压增高,呈现不成比例的右心力衰竭或不稳定缺血的患者,或不能耐受硝普钠的患者,硝酸甘油可作为特殊应用。

静脉应用硝酸甘油通常以 20～30μg/min 的低输注速率起始,每隔 5～10min 增加 10～20μg/min,直到观察到预期效果或达到 400μg/min。如有留置肺动脉导管(PAC),心脏充盈压及全身血管阻力可指导滴注,只要没有严重的灌注减低,仔细无创血压监测也可以指导。与其他扩血管药物一样,低血压会限制硝酸甘油的应用,需停药、静脉补液或抬高下肢。此外,血管扩张可能带来头痛、潮红及出汗等症状。明显右侧心力衰竭的患者对于急性应用硝酸甘油可能产生抵抗,但辅以利尿后通常会起效。由于自由基生成也可以导致硝酸甘油耐药性,预防措施包括避免用药过量、限制液体潴留、间歇给药等。在一些相对小型的临床试验中发现,硝酸酯类药物静脉给药第 1h 内可改善呼吸困难症状。

Cotter 及其同事将 110 例严重肺水肿患者随机

分为两组,一组静脉给予小剂量呋塞米后给予大剂量硝酸甘油静推,另一组给予小剂量硝酸甘油静推及大剂量呋塞米。在这个开放标签的研究中,大剂量硝酸甘油＋小剂量呋塞米治疗组,与较低的机械通气需求(17％ *vs.* 40％;$P＝0.004$)以及较低的心肌梗死风险(17％ *vs.* 35％;$P＝0.05$)相关。

奈西立肽

如前所述,钠尿肽水平在心力衰竭患者中增高、与疾病严重程度相关、提供预后信息。BNP 的生理学效应包括扩张血管、利尿、利钠、对抗 RAAS 及内皮系统。基于这些有利的作用,重组人 BNP(奈西立肽)被研发用于治疗心力衰竭。在早期的临床研究中,对于轻至中度心力衰竭患者,奈西立肽表现出潜在的扩血管效应(表 14-7)及适度的利钠作用,与安慰剂比较,可改善呼吸困难及乏力等症状。为了解

表 14-7　注射用血管扩张药的血流动力学效应

	PCWP	SVR	CO
硝酸甘油	↓ ↓	↔ ↓	↑ ↔ ↓
奈西立肽	↓ ↓	↓	↑
硝普钠	↓ ↓	↓ ↓	↑ ↑
米力农	↓ ↓	↓ ↓	↑ ↑

CO. 心排血量;PCWP. 肺毛细血管楔压;SVR. 周围血管阻力

奈西立肽的疗效及安全性,与另一种血管扩张药对比,治疗急性充血性心力衰竭的研究(VMAC),将 489 例急性失代偿心力衰竭患者随机分为两组,在标准治疗基础上,一组静脉应用硝酸甘油,另一组应用奈西立肽。在用药 24h 后,尽管两组患者呼吸困难症状改善程度相似,但与硝酸甘油相比,奈西立肽对 PCWP 降低更为明显(-8.2 *vs.* -6.3mmHg;$P＝0.04$),且并未出现快速耐受。两组患者中约 5％ 会出现症状性低血压,奈西立肽组发生率更高,而头痛和腹痛在硝酸甘油组出现更多。

2001 年,美国食品和药品监督局(FDA)批准奈西立肽用于治疗急性失代偿心力衰竭及静息状态或轻微活动即出现气短症状的患者。尽管临床使用迅速增长,荟萃分析很快提出了关于其对肾功能及生存率影响的担忧及后来快速死亡选择,一个独立的专家组推荐实施大型临床试验证奈西立肽的有效性及安全性。随后,失代偿心力衰竭患者急性应用奈西立肽临床疗效研究(ASCEND-HF)中,将 7141 例急性心力衰竭患者随机分配至两组,在标准治疗基础上,应用奈西立肽 1~7d,与安慰剂对照。奈西立肽组患者在用药第 6 小时及第 24 小时诉喘憋症状缓解更明显,但在肾功能恶化率、心力衰竭再次入院率、30d 全因死亡率方面未见改善(图 14-10)。低血压在奈西立肽组患者更为常见(27％ *vs.* 15％,$P＜0.001$)。

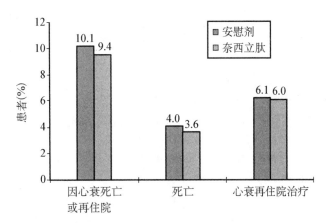

百分点差异(95%CI)　　−0.7(−2.1 to 0.7)　−0.4(−1.3 to 0.5)　−0.1(−1.2 to 1.0)

图 14-10　急性失代偿心力衰竭急性期奈西立肽疗效的一级临床终点

30d 心力衰竭再住院或全因死亡奈西立肽组 321 例(9.4％)比安慰剂组 345 例(10.1％)($P＝0.31$;OR:0.93;95％CI:0.8~1.8),两组的个体成分也没有显著差异

尽管这些研究结果阴性,奈西立肽仍有时应用于静脉利尿后仍持续存在症状的患者。奈西立肽推荐起始剂量为 $2\mu g/kg$ 静脉推注,继之以 $0.01\mu g/(kg \cdot min)$ 静脉泵入。剂量可以 $0.005\mu g/(kg \cdot min)$ 的速度递增至最大剂量 $0.03\mu g/(kg \cdot min)$,以达到预期临床或血流动力学效果(表 14-7),但高剂量往往与低血压及肾功能恶化增加相关。因而对于收缩压 $<90mmHg$,或估测心脏充盈压低的患者,不推荐应用。如果容量状态评估不明确,推荐以 $0.005\mu g/(kg \cdot min)$ 起始,而不给予静推负荷。若出现低血压症状,需立即减慢输注速度或停药。在心肾综合征患者,并无证据显示奈西立肽可改善肾功能或增强利尿,然而在一项针对急性失代偿心力衰竭患者的随机对照研究正在进行中,将极低剂量奈西立肽 $0.005\mu g/(kg \cdot min)$ 与小剂量多巴胺[$2\mu g/(kg \cdot min)$]及安慰剂进行对照,比较其潜在的肾保护和无低血压效应作用。

在等待心脏移植的继发性肺动脉高压患者,持续输注奈西立肽数日至数周,单用或与正性肌力药物合用如多巴胺能降低肺动脉压力及肺血管阻力。实施心脏麻醉诱导前推荐应用奈西立肽数小时,以避免发生心肺旁路移植术后儿茶酚胺反应差的血管舒张反应。对晚期或难治性心力衰竭患者,与重症监护管理比较,门诊序贯输注奈西立肽并未显示出获益。

硝普钠

对于以低心排血量、高充盈压及高周围血管阻力为特征的急性失代偿心力衰竭患者,硝普钠可单用或与正性肌力药物联合应用,迅速改善血流动力学指标。该药物潜在的血管扩张效应是由局部产生一氧化氮所介导。该药起效迅速,$1\sim2min$,在紧急情况下,需要进行快速剂量滴定及可预计的血流动力学效果,硝普钠成为一种理想的药物。硝普钠是一种均衡的动静脉扩张药,可降低充盈压、全身血管及肺血管阻力(表 14-7)。每搏量和心排血量增加,肺动脉压力和 PCWP、右心房压下降(图 14-11)。在慢性心力衰竭患者,心率一般不会变化,可能随交感神经张力下降反射性逐渐降低。静脉输注硝普钠可由低速率 $10\sim20\mu g/min$ 起始,每隔 $5\sim15min$ 增加 $20\mu g/min$ 直至达到血流动力学目标,同时需保持收缩压不低于 $80mmHg$。高于 $300\mu g/min$ 的剂量很少应用,可增加产生药物毒性的风险。在滴定过程中需严密监测心排血量及全身血管阻力。

硝普钠是一种潜在的血管扩张药,其应用会因低血压而受到限制。在缺血性心脏病患者,可因反射性心动过速而导致冠状动脉灌注压下降,可加重心肌缺血。在急性失代偿心力衰竭患者,因停用硝普钠导致一过性全身血管张力增高,可迅速出现血流动力学恶化(图 14-12)。在停用硝普钠前开始给予口服血管扩张药物,可能避免血流动力学指标反跳。硝普钠的其他药物不良反应是由于其代谢产物,氰化物及硫氰酸盐的累积所致。氰化物中毒,在肝功能不全或输注时间过长的患者最常出现,可导致乳酸酸中毒及高铁血红蛋白血症,可表现为恶心、多动、焦虑等症状。一旦怀疑出现氰化物中毒,需立即停药,并检测血清药物浓度。硫氰酸盐中毒可在肾功能不全患者中逐渐出现,表现为恶心、意识模糊、乏力、震颤或抽搐,少数患者可出现昏迷。在轻症患者停止输注硝普钠通常即可缓解症状,然而在重症患者必要时可能需要血液透析治疗。

多巴酚丁胺

多巴酚丁胺是一种合成的拟交感胺类物质,可直接作用,激活心肌和血管系统的 β_1、β_2 及 α 肾上腺素能受体,其主要心血管效应是通过增强心肌收缩力来增加心排血量(表 14-8)。尽管多巴酚丁胺并不激活肾内的多巴胺受体,但肾血流通常与心排血量增加成正比。与其他 β 肾上腺素能受体激动药(如异丙肾上腺素)比较,多巴酚丁胺的正性肌力作用伴随的心率增快较轻。由于同时对血管的直接作用以及降低交感神经张力,该药使左心室充盈压及全身血管阻力轻度下降(图 14-11)。通过激动心肌 β 肾上腺素能受体,多巴酚丁胺亦可直接改善左心室舒张。

对于以低心排血量及外周脏器功能不全为特征的急性失代偿心力衰竭患者,多巴酚丁胺可能成为一种有效的药物。可以 $2\mu g/(kg \cdot min)$ 速度起始,以 $1\sim2\mu g/(kg \cdot min)$ 的速度滴定上调,直至达到临床或血流动力学目标,或出现剂量受限的情况,如不能接受的心动过速或心律失常。$3\sim5\mu g/(kg \cdot min)$ 通常是收到良好的临床反应的合适剂量。最大效应通常在 $15\mu g/(kg \cdot min)$ 的剂量时产生,尽管偶尔使用较高的输注速率。多巴酚丁胺的正性肌力作用可因 β 肾上腺素能受体通路的去敏感性而降低。如果患者在可耐受最大输注速率的多巴酚丁胺不能带来足够的心指数增长或周围器官功能改善,需加用另一种正性肌力药物,如米力农。在心脏充盈压和

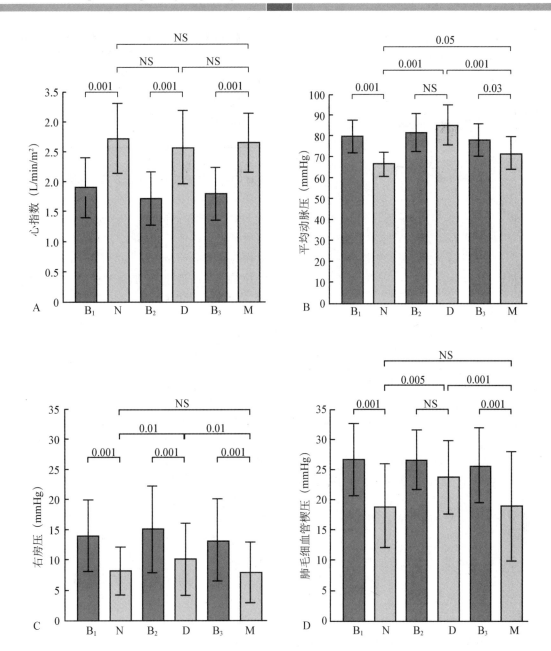

图 14-11　对比硝普钠(N)、多巴酚丁胺(D)和米力农(M)对心脏指数,平均动脉压,右心房压及肺毛细
　　　　血管楔压 (PCWP)对严重心力衰竭患者的疗效 (B₁,B₂ 和 B₃ =基线测量)

A. 3 种药物可以增加心指数的使用剂量;B. 硝普钠和米力农显著降低心房压,但是多巴酚丁胺无效;C. 所有 3 种药物均降低右心房压,尽管多巴酚丁胺作用较轻;D. 硝普钠和米力农均显著降低 PC-WP,作用较多巴酚丁胺显著

(或)周围血管阻力增高的患者,需联合应用扩血管药物。应用多巴酚丁胺仍持续低血压的患者,可加用大剂量多巴胺,若存在指征,可考虑机械循环辅助及心脏移植(见第章 15)。

多巴酚丁胺可增加心率,因而限制输注剂量;然而在一些心排血量极低的患者,血流动力学改善可降低部分交感神经张力,实际上心率会降低。低血

压并不常见,但在容量不足的患者中可以出现。心律失常如室上性心动过速、室性心动过速,同样限制了该药的应用。同样的,由于心肌氧耗增加所导致的心肌缺血也可以出现。一些严重心力衰竭患者可表现为多巴酚丁胺耐药,或在连续给药数日后出现。在等待心脏移植的患者,长期多巴酚丁胺治疗可导致过敏性心肌炎,并导致血流动力学恶化。在这些

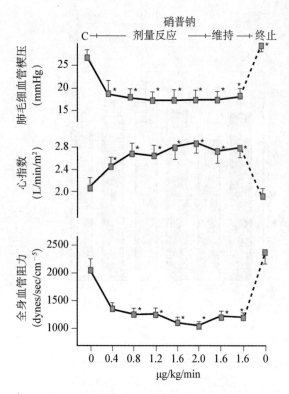

图 14-12　血流动力学反应中重度心力衰竭患者停用硝普钠的血流动力学反应

图形显示肺毛细血管楔压（PCWP，顶部）、心指数（中间）和周围血管阻力（底部）在剂量改变中的变化，包括硝普钠维持输注，停用。停用 30min 后，PCWP 和周围血管阻力显著升高，心指数下降，对比数值

情况下，加用或改为磷酸二酯酶峰抑制药可能是必要的。

米力农

在心肌和血管平滑肌，抑制位于细胞膜的磷酸二酯酶，可使心肌细胞内环磷腺苷水平升高。米力农是一种磷酸二酯酶Ⅲ亚型的选择性抑制药。在心肌细胞，米力农对心肌收缩及舒张都可发挥正性促进作用，对体循环和肺循环也是一个有效的血管扩张药物（图 14-11）。在急性失代偿心力衰竭患者，米力农提供每搏量进而增加心排血量（表 14-8）。均衡扩张动脉和静脉，可降低右心房压、肺动脉压、肺动脉楔压及平均动脉压（表 14-7）。增加同样的心排血量，米力农比多巴酚丁胺需要降低全身血管阻力及左心室充盈压的程度更大。相反，为了降低同样的动脉血压，米力农比硝普钠增加心排血量程度更大。

表 14-8　正性肌力作用药物的血流动力学效应

	+dP/dt	PCWP	SVR	CO
多巴酚丁胺	↑↑	↓	↓	↑
多巴胺（低剂量）	↔	↔	↓	↔↑
多巴胺（高剂量）	↑↑	↑	↑↑	↑↔↓
米力农	↑	↓↓	↓↓	↑

CO. 心排血量；+dP/dt. 左心室收缩压升高最大比率；PCWP. 肺毛细血管楔压；SVR. 周围血管阻力

对于以低心排血量、高左心室充盈压及正常或高血管阻力特征的难治性心力衰竭患者，米力农可以作为有效的治疗药物。也可用于心脏移植的桥接治疗或终末期治疗，特别是对多巴酚丁胺耐药的患者，或检测继发性肺动脉高压患者的肺血管反应性，用以评估心脏移植或机械循环辅助。米力农的正性肌力作用当合用地高辛时可增加，或与多巴酚丁胺产生协同作用。

在急性失代偿心力衰竭患者，米力农通常先给予25～50μg/kg 静脉推注超过 10min，继之以0.25～0.75μg/（kg·min）的速度持续输注，亦可不事先给予静脉推注负荷，小剂量 0.10μg/（kg·min）亦可应用。尽管在心力衰竭患者，米力农的药理学半衰期不足 1h，在肾衰竭情况下可能会被延长，停药的生理学效应不会超过 12h。因而在接受心脏外科手术的患者，建议麻醉诱导前数小时即停药，以避免发生心血管麻痹。米力农的主要剂量限制效应为心动过速及房性或室性心律失常。此外，容量相对不足的患者可能无法耐受该药的扩血管作用，会出现低血压并需要停药。米力农其他不良反应包括肝功能异常、发热及恶心。

短程治疗所带来的不良事件，以及所观察到的与增加住院、出院死亡率的相关性，已经让临床医生对失代偿心力衰竭患者常规应用正性肌力药物的策略产生质疑。在一项关于因心力衰竭加重入院的患者的大规模研究中，输注 48h 米力农并未能降低再次入院需求，且与安慰剂比较，增加了心律失常和持续性低血压的风险。然而这项研究被批评未入选那些不需要变力性药物治疗的患者。随着心室辅助装置技术的革新，作为心脏移植的桥接治疗，长程米力农支持正在被连续流量心室辅助装置所替代（见第 15 章）。

多巴胺

多巴胺是肾上腺素和去甲肾上腺素生物合成的

直接前体物质,在心肌和血管均有作用位点,部分取决于用药剂量。小剂量[1～3μg/(kg·min)]多巴胺直接激活肾脏多巴胺受体,引起血管扩张(图 14-13)。同时可观察到心排血量小幅增加和全身血管阻力下降(表 14-8)。进而肾血流增加,导致尿量及尿钠排泄增加。中等剂量[3～8μg/(kg·min)]多巴胺可部分激动心肌内 β₁受体并发挥正性肌力及正性

变时作用。此外,血管系统神经末梢释放去甲肾上腺素增加,可激活 α肾上腺素能受体,产生轻度的血管收缩效应。中高剂量[5～20μg/(kg·min)]多巴胺,激活外周 α肾上腺素能受体更明显,致使周围血管收缩,收缩压和平均动脉压、全身血管阻力增加。这时多巴胺能血管舒张作用被掩盖,肾血流下降,尿量可能会减少。

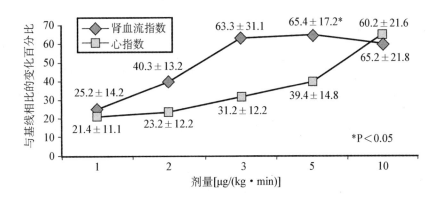

图 14-13　心力衰竭治疗中多巴胺的肾血管扩张作用
13 例中到重度心力衰竭患者左心室收缩功能障碍,在多巴胺静脉输注过程中进行心导管及仪器评价肾和周围血流,显示随多巴胺剂量增加肾血流指数(RBFI)和心脏指数 (CI)从基线水平开始的变化百分数。在 5μg/(kg·min)输注剂量 RBFI 增加的百分数显著高于 CI,达到统计学显著性. 另外,2μg/(kg·min)剂量较 10μg/(kg·min)剂量时的肾血管阻力显著降低

在急性失代偿心力衰竭患者,偶有应用小剂量多巴胺增加肾血流改善肾功能。水钠排泄增加使心脏充盈压力下降,然而,在这种情景下,小剂量或肾脏剂量多巴胺的有效性及安全性尚未被证实。Giamouzis 及同事的随机研究,将 60 例急性失代偿心衰患者分为两组,大剂量呋塞米(20mg/h)组或小剂量呋塞米(5mg/h)联合小剂量多巴胺[5μg/(kg·min)]组,治疗时间 8h。在 8h 的治疗方案中,尿量(272ml *vs.*278ml,*P*=0.97)及呼吸困难指数方面两组间未见明显差异,在住院时间、60d死亡率、再入院率等方面也未见差异。然而,肾功能恶化(定义 24h 内血清肌酐与基线相比升高＞0.3mg/dl)在大剂量呋塞米组更为多见(30%*vs.*7%,*P*=0.042)。NIH 资助的急性心力衰竭肾优化治疗策略评估研究(ROSE-AHF)正在研究辅助肾保护治疗的安全性和有效性,在 360 例急性失代偿心力衰竭合并中到重度慢性肾功能不全患者,在优化的利尿治疗基础上加用小剂量多巴胺和小剂量奈西立肽治疗。

为达到临床或血流动力学目标,小剂量多巴胺

可与其他正性肌力或血管扩张药物联合治疗。在明显低血压,或者心源性休克的患者,较大剂量多巴胺用于增加血管阻力。在心力衰竭的情景下,必须应用血管收缩剂量的多巴胺时,常加用多巴酚丁胺,在多巴胺基础上增加正性肌力作用,通常优于单用多巴胺。对于进展期心力衰竭患者,在单独应用血管收缩剂量下多巴胺,可增加左心和右心的充盈压。为对抗增加的后负荷和周围血管收缩,大剂量多巴胺可联用一种扩血管药物如硝酸甘油。

进展期心力衰竭患者,对多巴胺的正性肌力反应可被弱化,这点与多巴酚丁胺相同,原因在于 β受体下调及心肌儿茶酚胺储备减少。低剂量多巴胺多数情况下患者可良好耐受,而大剂量可能导致窦性心动过速和室上性或室性心律失常。多巴胺其他不良反应包括:患有外周动脉疾病的患者出现指端坏疽,输液部位组织坏死,以及大剂量应用时会出现恶心。

肾上腺素和去甲肾上腺素
肾上腺素激活心肌细胞内 β₁和 β₂受体,从而

导致明显的正性变时和正性肌力反应。同样可有效地激动血管内的 α 肾上腺素能受体，导致动脉和静脉血管收缩增强。由于后者的作用，肾上腺素，正如大剂量多巴胺一样，在急性失代偿心力衰竭患者几乎起不到作用，除非合并严重的低血压。肾上腺素对于心肺旁路移植术后或心脏移植术后即刻出现低心排血量、伴或不伴心动过缓的患者可能有效。持续输注可以 0.5～1μg/min 的小剂量起始，如有需要可逐步滴定至 10μg/min。肾上腺素的应用可能会受到心动过速、心律失常、心肌氧耗增加导致的心肌缺血、肾脏血管收缩所致少尿等情况的限制。

去甲肾上腺素对心肌和周围血管的作用与肾上腺素类似，不同的是前者几乎不激动血管 β₂ 肾上腺素能受体，因而导致更强烈的血管收缩。去甲肾上腺素可被用于严重低血压时提供暂时性循环支持，如心脏外科术后或急性心肌梗死合并心源性休克。去甲肾上腺素剂量为 2～10μg/min。与肾上腺素相同，心律失常心肌缺血及肾功能不全会使其应用受限。

地高辛

地高辛可经静脉给药，但很少作为一种正性肌力药物应用于急性失代偿心力衰竭患者，在心力衰竭合并快心室率心房颤动或心房扑动患者，有时可有效控制心室率。在这种情况下，可在 12～24h 分 2 次静脉给予负荷剂量地高辛 0.5～1mg。若患者症状明显且血流动力学不稳定，需急诊行同步直流电转复。不太常见的情况下，在同时使用正性肌力药物和（或）血管扩张药进行治疗时，静脉给予胺碘酮或伊布利特试行紧急药物转复。因为伊布利特给药时存在明显的致心律失常风险（尖端扭转型室速），患者需严密心电监护。鉴于缺乏一种可短期应用的安全的正性肌力药物，需要开展针对地高辛应用于有急性心衰症状伴窦性心律患者的临床、血流动力学及神经内分泌效应，以及评价预后的大型研究。

口服药物的调整

肾素-血管紧张素-醛固酮系统抑制药

对于没有症状性低血压或低灌注证据的患者，通常可启动 ACE 抑制药治疗或根据经验加量，然而

对于在低钠血症或静息状态收缩压＜90mmHg 的患者，起始剂量 ACE 抑制药即可出现明显低血压。在此类患者，可起始应用小剂量卡托普利（如 6.25mg）。对于静脉应用血管扩张药物（如奈西立肽或硝普钠）已稳定的患者，扩血管药物减量过程中，ACE 抑制药可逐步加量。卡托普利可每隔 6～8h 增加剂量，直至达到满意的血管扩张水平，同时应避免直立性低血压。服药依从性欠佳的患者，在出院前调整为 1 日 1 次的 ACE 抑制药（如赖诺普利、雷米普利）或有帮助。然而不是所有的患者都可耐受 ACE 抑制药。数据显示约 25％曾应用过 ACE 抑制药的进展期心力衰竭患者会出现循环或肾方面的用药限制，如症状性低血压、肾功能恶化或高钾血症。对 ACE 抑制药不能耐受，可识别出严重心力衰竭及预后差的患者。

在出现顽固咳嗽的患者，且咳嗽并非由于心力衰竭或共存肺部疾病所致的情况下，可将 ACE 抑制药替换为 ARB（见第 12 章）。最新的 ACC/AHA 指南亦推荐 ACE 抑制药为心力衰竭患者首选的 RAAS 抑制药，ARB 类药物可作为合理的替代。而且，对于已接受 ACE 抑制药治疗的且持续存在症状的射血分数减低的心力衰竭患者，可考虑加用 ARB，尽管 ARB 如同 ACE 抑制药一样，往往会导致低血压、肾功能恶化及高钾血症的发生。ACE 抑制药及醛固酮拮抗药基础上加用 ARB 的有效性及安全性的资料相对有限。为降低症状性左心室功能不全及心肌梗死后心衰患者的发病率及病死率，醛固酮受体拮抗药的应用日益增加，对肾功能恶化及高钾血症风险在患者管理的重要性的认识也提高了。然而，正如 ACC/AHA 指南所陈述，"除非有更进一步的数据，否则不推荐常规联用 3 种 RAAS 抑制药。"

硝酸酯类和肼屈嗪

卡托普利基础上加用硝酸异山梨酯通常可降低周围血管阻力及心室充盈压，较单用卡托普利更为有效。在某些不能耐受卡托普利的患者，可单用硝酸异山梨酯作为有效的血管扩张药。硝酸异山梨酯通常以 10mg 每日 3 次起始，日总量可加至 180～240mg。10～12h 的间歇期可将硝酸酯类耐药的发生最小化。与 ACE 抑制药一样，出院前更换为 1 日 1 次的硝酸酯类（如单硝酸异山梨酯）可能提高服药依从性。

对于静脉用药依赖或不能耐受 ACE 抑制药的

患者,或临床及血流动力学状态不能得到适当改善的患者,肼屈嗪有可能有一定作用,常与口服硝酸酯类药物联用。非裔美国人心力衰竭研究(A-HeFT)研究表明,肼屈嗪和硝酸异山梨酯的辅助治疗可改善黑种人进展期心力衰竭的生存率。肼屈嗪起始剂量为 10～25mg,每日最大剂量 75～100mg,分 3～4次服用。不良反应较为多见,在 A-HeFT 研究中,包括头痛(48%)、眩晕(29%)和恶心(10%)。在由于缺血性心肌病导致心力衰竭的患者,肼屈嗪可能会诱发缺血事件。

β 受体阻滞药

如第 12 章所讨论,以及 ACC/AHA 指南所推荐的,除非存在禁忌证(如中到重度反应性气道疾病)或有记载的不能耐受治疗的证据,所有射血分数降低的心力衰竭患者均应接受 β 受体阻滞药治疗。尽管暂无研究揭示射血分数保留的心力衰竭患者长程应用 β 受体阻滞药获益,但多数患者存在这种临床综合征,具有应用抗肾上腺素能治疗的指征,如缺血性心脏病或高血压。在急性失代偿心力衰竭患者治疗中,住院期间一个常见问题是对于背景应用的 β 受体阻滞药该如何处理。目前,仅能基于患者表现的严重程度给予经验性推荐。若患者服用稳定剂量的 β 受体阻滞药,住院时有轻度的心力衰竭加重,门诊的用药剂量可继续沿用。若心力衰竭的急性失代偿为中等严重程度,或由于近期 β 受体阻滞药滴定加量时出现的,则药量需至少减量 50%。若患者来诊时为严重心力衰竭伴血流动力学不稳定,同时并非由快速性心律失常或无法控制的高血压导致,β 受体阻滞药需停用,直到临床及血流动力学情况达到稳定。

如果治疗中给予 β 肾上腺素能受体激动药的治疗,如多巴酚丁胺,应重视提醒长期的 β 受体阻滞药应用情况,特别是卡维地洛,可削弱对血流动力学的反应,因而需要停用。对于房性或室性心律失常合并严重失代偿心力衰竭的患者,米力农的血流动力学效果不会受 β 受体阻滞药影响。对于从未应用过 β 受体阻滞药的新发心力衰竭的病情稳定的患者,出院前谨慎的启动治疗是安全的,并不增加住院时间,且可促进 β 受体阻滞药的长期应用。出院前优化包括 ACE 抑制药和 β 受体阻滞药的药物治疗,已成为医院和家庭医生一项重要的医疗行为评定。无法耐受 β 受体阻滞药,与死亡和 60～90d 再入院风险增高独立相关。

口服利尿药

一旦液体平衡恢复,口服利尿药剂量可经验性选择,住院期间及出院后通常需要进一步调整。应当注意的是,多数患者在家期间的水盐摄入与住院期间并不相同。作为初步估计,疗效满意的静脉利尿药的剂量,可作为口服剂量给予,1 日 2 次。体重和液体入量及尿量均需每日进行记录。直至出院,应密切监测肾功能及电解质,出院教育中强调家庭体重监测及弹性利尿药用量,可降低心力衰竭再次入院率。在多数病例,停用静脉利尿药 24h 内的临床及实验室稳定性,足以评估患者应用口服利尿药后仍可继续恢复的概率。尚无数据比较不同襻利尿药(如呋塞米 vs. 托拉塞米)对于心力衰竭住院后临床转归的效果。选择通常是经验性的,并基于患者近期用药或曾记载的不耐受,如对磺胺过敏则需避免应用呋塞米。

其他管理事宜

限水限盐

除了极少数情况下,在经口进食营养具有压倒一切重要性时,多数进展期心力衰竭患者住院期间应给与限盐饮食(2g/d)。此外,可增加住院期间对患者关于日常食品钠盐含量的教育,以改善出院后患者预后。神经内分泌系统强烈激活的患者,表现为血清钠水平低,可产生明显的干渴症状。利尿治疗最初可能使干渴症状加重,但这种症状通常可在 1～2 周改善,因为相对较低的容量状态得以维持,渴觉的机制可"自动复位"。对绝大多数住院患者,液体入量限制在 2L/d 通常是合适的。在严重的或症状性低钠血症患者,液体量应限制在 1～1.5L/d,口服给予盐或生理盐水及口服利尿药可能是必要的。血管加压素受体拮抗药也可用于治疗合并症状性低钠血症的失代偿心力衰竭患者,但这类药物存在限制性的不良反应(口干、烦渴),不改善远期预后,未批准用于非卧床心力衰竭患者管理。

氧气补充

除非存在急性呼吸衰竭、并存的肺部或肺血管疾病或明显的右向左分流,慢性心力衰竭患者极少会出现动脉血氧饱和度下降。在这些患者,补充氧气并不改善全身氧输送,且存在诱发气道激惹、限制活动等不足。鼻导管吸氧通常是经验性给予,可能通过抑制中枢呼吸困难而带来主观感觉上的获益。在有些患者,氧可能降低增高的肺血管阻力,改善右心功能,尽管 100% 纯氧已被证实在中到重度心力衰竭患者,可降低心排血量,增加 PCWP。机制方面的研究同样表明,在缺血性心脏病患者,高氧血症可导致冠状动脉血管收缩。尽管如此,在急性心肌梗死合并心力衰竭患者,仍推荐给予氧气补充,单用或与呼气末正压通气(CPAP)联合应用,对中央性或阻塞性睡眠呼吸暂停患者可存在获益。

室性心律失常

室性期前收缩或非持续性室性心动过速发生率,心力衰竭住院患者中高达 80%。其发生与心力衰竭严重程度和全因死亡率相关,但并无证据表明应用抗心律失常药物进行抑制可改善预后。影响灌注或导致症状的室性心律失常需给予治疗。利多卡因这类的药物很少应用,且通常伴发药物中毒。胺碘酮可作为急性失代偿心力衰竭患者应用的抗心律失常药物,可静脉或口服给予负荷量,需同时密切监测,警惕急性负性肌力效应相关的毒性,或罕见的急性肺毒性。疗效相对较弱的备选药物包括口服美西律或多菲利特,决奈达隆在心力衰竭患者中禁忌应用。同时也需要寻找可祛除的诱发因素,如缺血、电解质紊乱或药物诱导的 QT 间期延长等。心肌瘢痕所致的药物难以纠正的室性心动过速,射频、乙醇或外科消融可能有效(见第 23 章)。对于合并心源性休克的不稳定型室性心律失常患者,主动脉内球囊反搏或经皮左心室辅助装置可能需要,以改善冠状动脉灌注降低左心室后负荷。根据一级预防研究,以及修订的医疗保险和医疗补助服务中心修订的指南(见第 22 章及附录),对于慢性缺血性或非缺血性心肌病患者,预期寿命>1 年者,需考虑置入 ICD。

抗凝

尽管射血分数减低心室扩大的患者出现血栓栓塞的风险增加,但目前尚无前瞻研究数据支持慢性心力衰竭患者常规应用抗凝。患者存在其他危险因素如心房颤动(阵发或持续)、栓塞事件史或超声心动图可见腔内血栓,则具有抗凝指征。心力衰竭患者的超声合并心室内自发显影、心尖运动消失或室壁瘤,以及存在可能增加血栓栓塞风险的潜在异常,如淀粉样变、左心室致密化不全、家族性扩张型心肌病中一级亲属存在血栓栓塞病史者,以及围生期心肌病或暴发性心肌炎所致急性心力衰竭患者,均需考虑抗凝治疗。住院期间,这类患者可静脉应用普通肝素,需有创操作时可停用。就诊的患者如果存在双下肢不对称性水肿、胸膜炎性胸痛、进行性呼吸困难和(或)近乎晕厥,均有指征筛查有无深静脉血栓。无法解释的肺血管阻力增大或右心室功能衰竭,同样可增加慢性血栓栓塞性肺动脉高压的诊断概率。除非存在禁忌,住院患者均应给予小剂量普通肝素或低分子肝素、磺达肝癸钠预防深静脉血栓。存在抗凝禁忌的患者,可应用气压压缩装置或分级弹力压缩长筒袜。

合并症

因急性失代偿心力衰竭入院,正是对诸如糖尿病、贫血及睡眠呼吸暂停等合并症进行评估及优化治疗的良好时机(见第 12 章)。应用胰岛素严格控制血糖带来的长期心血管获益已被良好证实。对于应用口服药的患者,噻唑烷二酮类药物,对脂代谢和血管内皮功能有重要辅助作用的同时,也可能增加液体潴留,并加重心力衰竭,该效应可被合用的胰岛素所加剧,认识到这点至关重要。此外,二甲双胍,另一种常用的胰岛素增敏药,与致命性乳酸酸中毒的低风险相关,在存在低灌注、肾功能恶化或低氧血症风险的不稳定或急性心力衰竭患者中禁用。贫血在严重心力衰竭患者中亦较为常见,且与病死率致残率增高相关。探索性研究表明,应用促红细胞生成素(ESAs)与铁剂纠正贫血可改善症状和功能状态,可能降低心力衰竭再入院率。然而,一些在贫血、糖尿病及慢性肾功能不全患者中应用促红素的大型临床试验结果,增加了人们对其增加包括卒中在内的心血管疾病风险的担忧。权衡心力衰竭患者贫血治疗的风险及获益的权威数据,尚有待随机对照试验进一步补充完善。

出院计划及近期出院后管理

急性失代偿心力衰竭患者后续治疗,再次入院率较高,60d 内可达 25%,6 个月内可高达 50%。基于一系列出院前的临床及实验室检查数据,包括正性肌力药物应用、未应用 ACE 抑制药、持续充血、肾功能恶化及增高的利钠肽水平等,可预测再入院率高的患者(表 14-9)。出院后能维持无充血症状的患者存活率高,即便有过严重心力衰竭病史。心力衰竭患者最优出院时间的客观标准尚未建立,已推出经验性的指南(框 14-3)。理想状态下,所有患者都应达到接近最优的容量状态,应该成功过渡至口服利尿药。正如上述,所有心力衰竭患者和在射血分数减低的心力衰竭患者均存在指征应用 ACE 抑制药和 β 受体阻滞药,不能耐受则需记录,并成为一项全国的医疗质量检测。患者及家庭教育及书面的出院指导,需注明活动强度、钠及液体限制、用药、体重监测及随访预约等内容。重要的是,患者和他们的看护者需要知道当症状严重的时候,应该做什么及联系什么人。不能提供出院前教育,与心力衰竭再入院风险增高强相关。

表 14-9　出院前心力衰竭再入院预测因素评价

因素	预测因素
临床	
功能性能力	住院期间次级量运动能力减低
充血	出院时或之后很快出现有临床的或血流动力学证据的充血
心律失常	住院期间新出现的房性或室性心律失常
非同步	QRS 间期延长(≥120ms)
注射用药物治疗	住院期间或出院时使用正性肌力药物
口服药治疗	出院时未使用 ACE 抑制药或 β 受体阻滞药
实验室	
脑钠肽	住院期间或出院时脑钠肽水平升高
肾功能	住院期间肾功能恶化或出院时血清肌酐升高
血清钠	住院期间持续低钠血症
肌钙蛋白	住院期间肌钙蛋白从阴性转为阳性

ACE. 血管紧张素转化酶抑制药

对于严重心力衰竭或高再入院风险的患者,包括老年患者,参与到疾病管理项目中,可在维持良好临床状态以及预防早期再入院方面,起到重要的辅助作用。此外,有效的多学科协作项目可能改善心力衰竭患者预后,包括生存率及生活质量,而不增加医疗费用。第一次随访应该安排到出院后1~2周。对于转运或行动不便的患者,具备心力衰竭护理专业技能的随访护士可在疾病管理方面提供帮助。

框 14-3　出院标准

推荐所有心力衰竭患者
加重心力衰竭的因素得到了控制
达到接近理想容量的状况
口服药物完全成功的替代静脉药物
已向患者及家属提供了疾病相关教育
左心室射血分数评价并记录
已启动戒烟辅导
优化药物治疗方案(ACE 抑制药/ARB 和 β 受体阻滞药)达到或是可耐受的方案剂量*
计划 7~10d 随访

进展或顽固性心力衰竭患者应该考虑
24h 无使用静脉血管活性药物及口服药物治疗处方稳定
出院前步行试验评价治疗后功能能力
计划出院后的治疗管理地点(如通过 VNA 或通过电话随访)
指定机构进行疾病管理(如果可能)

* 对左心室射血分数下降的患者
ACE. 血管紧张素转化酶抑制药;ARB. 血管紧张素受体拮抗药;VNA. 访视护士协会

特 别 考 虑

机械循环辅助

对于严重血流动力学不稳定且对正性肌力药物或血管加压素无反应的患者,需紧急考虑应用主动脉球囊反搏泵或经皮心室辅助装置进行支持。在急性心肌梗死合并心源性休克,经常应用主动脉内球囊反搏术,它可通过改善舒张期冠状动脉血流而减少缺血,通过降低心室后负荷而改善血流动力学,同时等待更进一步的治疗,如经皮或外科血运重建或机械并发症的修复(乳头肌断裂、室间隔穿孔)。此外,球囊反搏可作为缺血、急性心肌炎或应激性心肌病等患者等待顿抑心肌自行恢复过程中的支持。IABP 的绝对禁忌证包括主动脉瓣关闭不全及主动脉夹层。严重的外周动脉疾病,包括腹主动脉或髂股动脉在内,同样是禁忌证。进一步讨论急性心肌梗死情况下应用 IABP,包括置入技术、监测及并发症等,可参考第 10 章及附录。

经皮心室辅助装置也可用于心源性休克患者的临时血流动力学支持,这些持续转流装置通常通过穿间隔穿刺经左心房、或经导管由主动脉瓣逆行进入左心室将血液引流出来,再将血液射入股动脉或降主动脉。经皮 VADs 可最多产生 5L/min 的血流量,可迅速逆转严重、难治性心源性休克所导致的下游器官功能不全。尽管比较经皮 VADs 及球囊反搏的开标签研究显示了血流动力学改善的获益,但两者在短期发病率及病死率方面未显示差异。这些装置相关的主要风险包括出血、卒中、感染及血管并发症。

在终末期心力衰竭、血流动力学恶化及下游器官衰竭患者,IABP 或经皮 VADs 可成功用于外科 VADs 的桥接治疗,所谓桥接治疗或桥接到心脏移植的桥接治疗。这种情况下,等待心脏供体过程中,全身血流灌注可得以维持,下游器官功能可得以保全。然而,在许多地区移植等候时间增加,IABP 和经皮 VADs 不能作为提供数周至数月长程支持的可行手段,且限制移植前的康复治疗。外科放置长期 VADs,为长程循环支持提供了最佳选择,可允许物理及营养康复,以及在移植前,甚至更少情况下可在心肌恢复前,使肝肾功能得以逆转。VADs 被越来越多的用于永久性置入,在经选择的因年龄或并发症等原因不适合进行心脏移植治疗的患者,提供所谓的终点治疗。

心室辅助装置的一般指征,左心室辅助装置(LVAD)、双心室辅助装置(BIVAD)或全人工心脏(TAH)外科置入技术,以及 VAD 患者围术期管理等内容在第 15 章及附录中阐述。涉及机械辅助装置应用的决策,应该在资深心脏病学医师及 VAD/心脏移植外科医师共同会诊下做出,此类决策需要多学科团队的评估及管理。

急性肺水肿

上述原则主要被用于处理慢性心力衰竭急性失代偿。类似原则同样用于急性肺水肿,亦称作急性心力衰竭。不同于慢性心力衰竭急性失代偿的治疗目标,急性肺水肿的治疗目标在于暂时稳定患者病情,直至最终的机械干预,或可自行恢复。设计有效的口服药方案以维持门诊期间病情稳定,并非这个阶段的主要目标。

急性心肌梗死所致的心力衰竭可迅速发生并进展,患者可出现严重的心前区疼痛。除非发生心源性休克,患者的动脉血压通常会升高,这是由于肾上腺素能介导的血管收缩作用,且会被误认为肺水肿是由于高血压性心脏病所致,然而,高血压危象现今并不常见,眼底镜检查通常可以提示是否存

在高血压性心脏病;此外,超声心动图可有助于确定急性肺水肿的病因。在多数高血压合并急性肺水肿而左心室功能正常的患者,水肿通常是由于收缩功能不全的加重所致,而非一过性高血压、心肌梗死或严重二尖瓣反流(图 14-14)。急性高血压治疗注册研究(STAT)是一项美国的多中心调查,观察急性重度高血压患者应用胃肠外降压药物的管理实践及预后。STAT 研究近期一项关于急性高血压心力衰竭(定义为胸部 X 线片提示肺水肿或钠尿肽水平增高)的研究表明,与高血压急症不伴有心力衰竭的患者相比,高血压心力衰竭的患者肾功能较差,射血分数更低,更倾向于需入住 ICU,无创正压通气。90d 内再次入院率亦更高(46% vs. 35%,P=0.001)。正如急性失代偿心力衰竭部分所阐述,与再次入院相关的因素包括高血清 BUN 及肌酐水平及 BNP 升高。

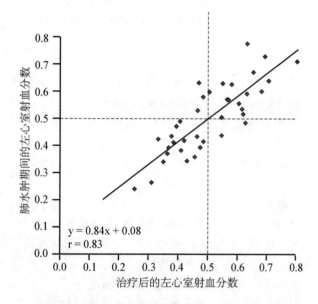

图 14-14　38 例[14 例男性和 24 例女性,平均年龄(67±13)岁]急性肺水肿中左心室射血分数(LVEF)治疗后 1~3d 的关系。点线提示正常数值的 LVEF

当患者血压由窦性心动过速维持的时候,急性心肌梗死并发心源性休克的诊断有时会被延迟。不应因顾虑增加心肌耗氧量而耽搁静脉应用正性肌力药物,心室充盈压增高同样可增加心肌耗氧量。若可放置肺动脉漂浮导管监测负荷状态及对治疗的反应,可启用多巴酚丁胺治疗。与心脏慢性扩张患者的血流动力学目标相反,对于此前血流动力学正常的患者,体循环低血压及心排血量降低或许更难耐

受,可能需要较高的充盈压以使心排血量最大化。在严重低血压的情况下,应启动多巴胺或去甲肾上腺素,以支持收缩压>80mmHg。在最近的一项需血管加压素治疗的休克患者的随机研究,应用多巴胺治疗的心源性休克患者 28d 死亡率明显高于去甲肾上腺素治疗者($P=0.03$;图 14-15)。

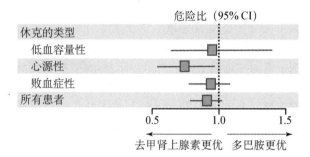

图 14-15　奈西立肽对比多巴酚丁胺治疗休克:败血症发生急性Ⅲ期和Ⅱ期患者的研究

　　显示森林点根据休克类型预定义亚组分析。全部 1044 例患者败血症休克、280 例心源性休克及 263 例低容量休克。CI. 可信区间

　　舌下含服并序贯静脉应用硝酸甘油可用于减轻缺血及改善相关症状,若 SVR 高,硝酸甘油也可以起到动脉血管扩张作用。如果症状不能很快被硝酸甘油缓解,静脉给予硫酸吗啡,可通过轻度扩张静脉及降低前负荷而发挥效果。然而,一些数据揭示了吗啡和急性失代偿心力衰竭不良转归的相关性,这些不良转归包括机械通气、ICU 入院及死亡率增加。在急性心肌缺血情况下,硝普钠存在诱发冠状动脉窃血的潜在可能性,故而除了严重高血压患者以外,应避免应用。在急性心肌梗死患者,鉴于机体总容量状态通常是正常的,除了肺水肿初始治疗之外,通常较少需要利尿药治疗。若心排血量明显降低,充盈压严重升高或存在进行性缺血,需考虑应用 IABP 或经皮 VAD。不应过多的寄希望于药物治疗即可稳定病情,而延误对最终干预,如血运重建治疗的评估。在一项里程碑意义的急性心肌梗死合并心源性休克的研究中,随机分配至急诊血运重建组和药物治疗组之间 30d 全因死亡率未见差别,尽管血运重建组 6 个月死亡率更低(50% *vs.* 63%;$P=0.027$)。

　　因新发二尖瓣或主动脉瓣反流所致急性心力衰竭的患者(如急性细菌性心内膜炎)对于后负荷降低特别敏感。静脉应用硝普钠扩张动脉,序贯口服扩血管药物治疗,通常可显著改善前向血流,并为选择

考虑瓣膜置换提供了时间。在重症主动脉瓣狭窄合并左心室功能不全患者,等待最终瓣膜置换(图 14-16),或作为外科主动脉瓣手术桥接治疗的经皮瓣膜球囊扩张成形术的过程中,硝普钠也可成功用于稳定这些患者的病情。

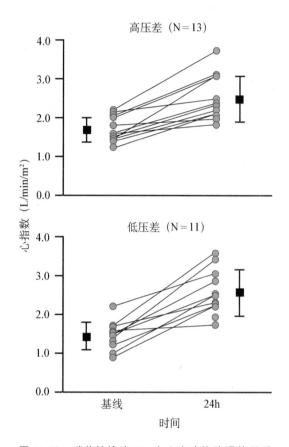

图 14-16　硝普钠输注 24h 左心室功能障碍伴严重主动脉狭窄亚组心脏指数改变,基线平均主动脉瓣跨瓣压差[≤30mmHg(低压差)比>30mmHg(高压差);$P=0.20$)]

　　在急诊科和 ICU 提倡对急性心源性肺水肿患者应用无创正压通气(NIPPV)治疗,以缓解呼吸困难的症状并改善预后。虽然早期研究提出了该治疗导致心肌梗死发生的顾虑,但后续的随机研究及 Meta 分析表明,无创通气可降低气管插管需求并降低死亡率。心源性肺水肿 3 种干预研究(3PCO),将 1060 例患者随机分配至氧疗、CPAP(5~15cmH$_2$O)或 NIPPV(吸气压 8~20cmH$_2$O,呼气压 4~10cmH$_2$O)3 组。在 7d 内死亡率在接受氧疗的患者(9.8%)和接受无创通气治疗的患者并无明显差异(9.5%,$P=0.87$;图 14-17),且死亡及气管插管联合终点方面亦未见差异。然而无创通气治疗,可在

呼吸困难、心率、高碳酸血症及酸中毒等方面带来更迅速的改善。基于这些资料，HFSA 指南推荐，在存在临床证据的肺水肿患者，存在严重呼吸困难症状，可考虑应用无创正压通气。

急性心肌炎患者的评估和管理在第 12 章已进行讨论。Lieberman 和同事基于临床病理标准，将心肌炎分为暴发性、急性（非暴发性）、慢性活动及慢性持续性。暴发性心肌炎从最初病毒感染症状到发生心力衰竭的时间间隔最短，且以严重血流动力学不稳定为首发表现。然而这些患者左心室功能更容易恢复，且拥有很好的长期预后。一旦怀疑这种特殊的临床情况，且由心内膜活检证实，包括正性肌力药物及机械循环辅助等在内的积极血流动力学支持是必要的，作为直至恢复的桥接治疗。巨细胞心肌炎是一个例外，这类患者即便辅以免疫抑制治疗也不容易恢复，而应该考虑急诊心脏移植。

射血分数保留的心力衰竭

射血分数保留心力衰竭的病理生理学已在前文，在第 12 章及其他评论中讨论。心力衰竭常见的诱发因素包括缺血、高血压及容量负荷过大，这些均需要积极治疗。尽管心排血量可能降低，但正性肌力药物很少作为必须应用以维持重要器官灌注，而且可能会使心动过速或心律失常恶化。在某些病例，小剂量多巴胺[$2\sim3\mu g/(kg \cdot min)$]可有助于利尿。高血压是一个常见的治疗靶点，血管扩张药物通常被联合应用，无须血流动力学监测即可进行剂量调整。ACE 抑制药、ARB、钙离子拮抗药可降低血压并改善心室顺应性。口服、局部用药或静脉应用硝酸酯类可被用于降低心室充盈压并改善活动耐量，亦可治疗心肌缺血。在一些患者，直立性低血压可能限制了硝酸酯类及其他扩血管药物的应用。

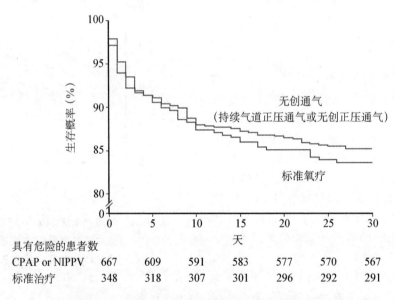

图 14-17　急性心源性肺水肿患者无创通气的作用

Kaplan-Meier 生存曲线提示比较无创通气[持续气道正压（CPAP）或无创正压通气（NIPPV）]和标准氧气治疗。一级终点 7d 死亡率两组无显著差异，无创通气（9.5%）和接受氧气治疗组（9.8%；OR：0.97；95% CI：0.63～1.48；$P=0.87$）

血压及液体容量状态管理以外，预防或治疗在射血分数保留的心力衰竭相关的缺血，心率控制是核心的内容。对于来诊时出现新发的房性心律失常的患者，维持窦性心律对于保持适当的心排血量很重要。在等待抗凝治疗达标的过程中，可应用 β 受体阻滞药、钙离子拮抗药或地高辛以控制心室率。对长期抗凝存在禁忌证的患者，转复心律前应进行经食管超声心动图检查评估心脏内有无血栓。对于慢性心衰合并心房颤动的患者，心室率控制不佳者，也应考虑电复律或药物复律。或者，也可考虑在心室起搏保驾下进行房室结消融。这种情况下，LVEF 即便轻度减低（40%～50%），也需考虑置入心室再同步化起搏器以预防右心室心尖起搏带来的心室功能不全进展和心力衰竭反复发作。

未履行的承诺和未来的方向

上一个被证实用于治疗急性失代偿心力衰竭的血管活性药物是 2001 年问世的奈西立肽。正如上述,最初的热情被肾功能损害和增加死亡率的担忧所扑灭,ASCEND-HF 研究近期发现,在约 7000 例患者中,与安慰剂对照,30d 发病率及病死率方面未见明显获益。鉴于正性肌力药物存在潜在毒性,人们对心肾综合征在不良转归的贡献的认识渐增,近期的临床研究集中于其他可替代的血管扩张药物、不经肾代谢的药物及更安全的正性肌力药物。

心力衰竭患者血浆精氨酸加压素水平增高,且与不良预后相关。加压素的不良反应由血管和心肌的 V_{1a} 受体所介导,分别引发血管收缩和正性收缩作用,肾的 V_2 受体则介导水潴留。血管加压素受体拮抗剂是一类新型药物,用以改善血流动力学,延缓疾病进展,并改善心力衰竭患者的生存率。然而基于阴性试验结果,目前这类药物仅被批准用于低钠血症治疗。在进展期心力衰竭患者,考尼伐坦,一种 V_{1a}/V_2 联合受体拮抗药,可降低 PCWP 和右心房压力,可导致剂量依赖性的利尿作用。托伐普坦,一种口服选择性 V_2 受体拮抗药,在失代偿心力衰竭患者,与安慰剂相比可增加尿量,并降低体重,在低钠血症患者可增加血清钠水平。

血管加压素拮抗药托伐普坦的疗效和心力衰竭的预后研究(EVEREST)纳入 4133 例入院后 48h 内心力衰竭加重的患者,在标准治疗基础上,将其随机分配至口服托伐普坦(30mg 1/d)或安慰剂组。中位随访期为 10 个月,两组间在死亡率(托伐普坦组 25.9% 比 安慰剂组 26.3%;$P=0.068$)、心血管相关死亡和心力衰竭入院联合终点方面均未见差异。尽管托伐普坦在 7d 内可明显改善水肿,但因口渴及口干增加而导致的停药更为多见。在对急性失代偿心力衰竭患者的Ⅱ期研究中,考尼伐坦与安慰剂在多种临床转归方面未见差异,与托伐普坦一样,仅被批准用于治疗正常容量或高容量性低钠血症。

松弛素是一种自然存在的人体内的肽类物质,最初是作为一种生殖激素被认识的。由卵巢黄体及胎盘合成,松弛素通过激活血管内皮上的 B 型内皮素受体而发挥舒张全身血管的作用。关于松弛素生物学特征最新的认识所揭示,其对心力衰竭患者其他有益的作用包括水排泄、减轻炎症反应及心脏保护(图 14-18)。Teerlink 和同事在 234 例急性心力衰竭合并轻到中度肾功能不全患者中,开展了一个多中心随机对照的松弛素剂量[10～250μg/(kg·d)]探寻研究。与安慰剂对照,松弛素改善呼吸困难症状,并倾向于降低短期患病率和病死率,尽管在高剂量组可观察到低血压和肾功能恶化。松弛素治疗急性心力衰竭的疗效和安全性研究(RELAX-AHF)将 1160 例急性失代偿心力衰竭且收缩压＞125mmHg 的患者分为接受 48h 松弛素 30μg/(kg·d)的治疗组和安慰剂组。初级转归指标是呼吸困难症状缓解长达 5d。

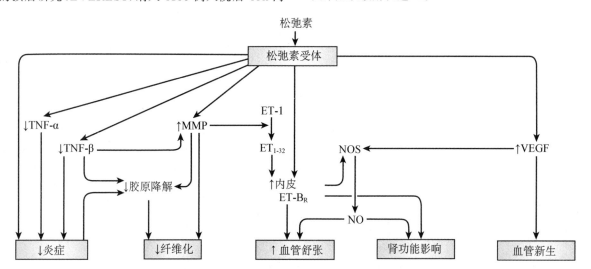

图 14-18　生物松弛素对心力衰竭的潜在获益

人类数据提示松弛恢复系统及肾血管舒张收缩和血管顺应性提高,可导致中心和局部血流动力学正常化。实验室数据提示松弛素还具有抗炎和抗纤维化作用,可以减轻心室重构。ET. 内皮素;MMP. 金属蛋白酶;NO. 一氧化氮;NOS. 一氧化氮合酶;TGF. 转型生长因子;TNF. 肿瘤坏死因子;VEGF. 血管内皮生长因子

多数正性肌力药物如多巴酚丁胺和米力农，主要限制在于他们增加心肌细胞内的钙离子而起作用，因而可能导致心动过速和心律失常。左西孟旦是一种哒嗪酮-二腈衍生物，可通过钙依赖性结合至肌钙蛋白 C 而增加肌丝的钙离子敏感性。其他药理作用包括轻度抑制 PDE 及激活钾离子通道。在因缺血及非缺血性心肌病引起的中到重度心力衰竭患者，6h 左西孟旦输注可使每搏功及心指数迅速增加且呈剂量依赖性，从而导致 PCWP 及右心房压下降，仅轻度增加心率。左西孟旦耐受性良好，可改善症状而不导致心律失常。然而Ⅱ期研究数据表明，低血压和心律失常可使该药在急性失代偿心力衰竭中的应用受到限制，一个随机双盲对照研究表明左西孟旦和多巴酚丁胺在 180d 全因死亡率方面未见明显差异（26％ *vs.* 28％；OR：0.91；95％ CI：0.74～1.13；*P*＝0.40）。左西孟旦并未被批准在美国应用。

临床可用的正性肌力药物，包括左西孟旦，通过信号级联间接增强心肌收缩力。omecantiv mecarbil 是一种小分子物质，可通过增加肌球蛋白向产生强肌动蛋白键作用力的状态进行转变的速率，从而选择性激活心肌肌球蛋白。在心力衰竭动物模型，omecantiv mecarbil 可通过延长 LV 射血时程而不改变收缩速率（LVdP/dt）而促使心脏功能持续性增长。此外，与多巴酚丁胺相同，这种正性肌力作用并不导致心肌耗氧量增加或脱敏现象。在正常人群和以收缩性心力衰竭患者的小型概念验证试验，表明每搏功及射血分数增长呈剂量依赖性，为开发 omecantiv mecarbil 以治疗急性失代偿心力衰竭，提供了进一步的支持。然而，早期临床研究同样提出了对限制剂量的低血压和缺血的担忧。一个更大的研究（*n*＝600）正在进行，用以评估该药在急性心力衰竭中的风险/获益比。

第 15 章
心脏移植及循环支持装置

Cardiac Transplantation and Circulatory Support Devices

Jeffrey Teuteberg，Michael A. Mathier，and Michael A. Shullo

何鹏程　译

概　述

尽管有新的药物疗法及高风险心脏外科手术可用于心力衰竭(心衰)，许多心力衰竭患者仍会进展到以显著活动受限及血流动力学障碍为特点的恶化阶段。在符合条件的终末期心衰患者中，心脏移植是一线的治疗方法。在美国，135 家移植中心每年完成接近 2000 例心脏移植手术。但不幸的是，有限的心脏捐献限制了心脏移植手术的增长，因此，需要寻找替代策略如机械循环支持(Mechanical Circulatory Support，MCS)对终末期心衰进行治疗。近年来 MCS 技

术的迅速发展，为这一技术的广泛应用提供了保障，进而得以降低所有终末期心衰患者的致残率和病死率。综上所述，心脏移植及 MCS 技术主要用于晚期心衰的治疗，但仅部分高级心衰中心才有条件实施。

晚期心衰治疗的患者选择

虽然心脏移植和 MCS 技术在患者选择上存在重要差异，但有部分因素是两种治疗手段都需要考虑的，图 15-1 列出了不同特点晚期心衰患者治疗方案的选择流程，针对各种具体状况的病人选择问题还会在本章的专门节段加以详述。

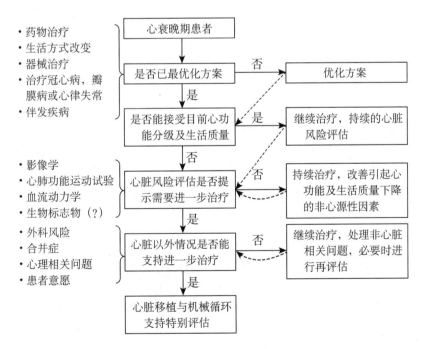

图 15-1　晚期心力衰竭患者治疗方案

心 脏 移 植

最早的人类心脏移植手术是在 1967 年完成的，经过 40 多年，心脏移植手术已被纳入许多终末期心衰患者的标准治疗方案中。这个进展得益于心脏移植术各方面的显著发展，受体及供体的选择和管理、器官的保存技术、外科技术、免疫抑制技术及对急性和慢性移植后并发症的管理技术都取得了巨大的进展。全球范围内，每年有超过 3000 例心脏移植手术，心脏移植术后 1 年、5 年、10 年的生存率约分别为 88%、75% 及 56%。而得益于针对性更强的靶向免疫抑制治疗的实施，现在移植物的半衰期已达到 12.9 年，因此长期生存（超过 15 年）也越来越常见。然而，在过去 20 年，由于供体有限，每年心脏移植手术的例数基本上没有显著改变。

晚期心衰患者的药物及非移植外科手术治疗方法取得了巨大的进步。综合的药物治疗方法显著地延缓了晚期心衰的进展，双心室起搏及置入式复律除颤器（ICDs）对于减少心衰致残率及病死率做出了重大贡献。此外，外科手术的发展已将冠状动脉重建及瓣膜修复的受益人群扩展到心室功能下降的患者，为这部分患者的心衰治疗提供了新的选择。尽管心衰治疗方面取得了上述的巨大的进步，心脏移植仍然是大部分晚期心衰患者的最佳选择。

患者选择

虽然心脏移植术能取得良好的效果，但它仍然有许多重要的局限性，包括供体的不足，显著的围术期风险，以及不容忽视的移植术后致残率及死亡率。因此，优化手术患者的选择十分重要，最重要的原则是选择心功能不全已严重影响其生活并威胁其寿命的患者，而且患者没有心脏外的可严重影响移植效果的严重合并症。每个的心脏移植项目都有各自的入选标准，框 15-1 列举了部分有代表性的入选标准。

虽然也可用于冠心病、肥厚型心肌病和限制型心肌病等晚期心脏疾病的治疗，但心脏移植术主要还是应用于慢性严重左心收缩功能不全。术前需要一系列的常规检查对每一位患者的心脏情况进行全面评估，检查的目的在于明确：①心脏疾病已开始限制患者的功能状态或患者的预期生存期适宜考虑心脏移植；②患者的心脏疾病不存在药物或外科手术等替代治疗方案；③没有不可逆的肺动脉高压；④具有适当的移植前桥接治疗方案。

框 15-1　心脏移植入选标准

候选人
1. 顽固性 NYHA 3 和 4 级心衰症状且预期寿命明显缩短的晚期心衰患者
2. 顽固性心绞痛的晚期冠心病患者
3. 对标准化治疗无明显反应的恶性室性心律失常患者

排除标准
1. 年龄偏大
2. 不可逆的肺动脉高压
3. 患有影响生存率及机体功能恢复的慢性非心脏疾病
4. 严重的外周血管疾病
5. 病态肥胖
6. 活动性或者新发肿瘤
7. 活动性感染（不包括机械循环支持设备引起的慢性驱动线路感染）
8. HIV 血清阳性
9. 半年内有吸毒、吸烟、酗酒史
10. 精神或心理状态不稳定

心脏疾病严重程度的评估

心脏疾病严重程度的评估需要基于解剖结构、功能及血流动力学数据进行。功能性评估包括 NYHA 分级，以及其他更客观的运动能力评价措施如峰值耗氧量及 6min 步行试验。峰值耗氧量可以通过在自行车肌力测试或分级跑步机运动过程中对每口呼吸气体进行分析而得出。在一项开创性的研究中，研究者发现峰值耗氧量对于晚期心衰死亡具有预测价值。基于这项研究，峰值耗氧量 ≤ 14ml/（kg·min）通常被用作选择心脏移植患者的参考阈值。其他研究则认为，这个阈值对于使用 β 受体阻滞药的晚期心衰患者也许太高，更低的峰值耗氧量值也许更适用于心脏移植患者的筛选。这些研究中的其他参数，例如呼吸效能的评估指标——每分通气量/二氧化碳斜率，也显示出对移植效果具有预测价值，这些数据可能也有助于心脏移植的候选患者的评估。

6min 步行试验与峰值耗氧量有良好的相关性，因此这个简单的功能测定方法可被用于替代繁杂的耗氧量测量。许多现成的临床和实验室参数，如低钠血症、氮血症、贫血、恶病质、不能耐受神经激素拮抗药及正性肌力药物依赖可用于预测患者预后不良。部分学者还倡议通过基于临床变量的风险评分系统对晚期心衰患者进行更准确的评估。

肺循环评估

肺循环状态是心脏移植候选人的一个重要决定因素。长期左心衰的患者往往伴有肺动脉高压,可由/不由快速或长期血管舒张治疗逆转。用于快速评估肺血管反应性的药物通常包括硝普钠、前列腺素 E_1、米力农及吸入性一氧化氮。具有可逆性肺动脉高压患者与正常肺动脉高压患者的移植后生存率是相似的。具有不可逆性肺动脉高压的患者(肺血管阻力持续>2.5 U)移植后生存率明显偏低,这很大程度是由于移植心脏右心室功能衰竭所导致。对于这部分患者,需要考虑替代治疗方案,例如在决定患者是否进入候选人名单前使用 MCS 桥接治疗、心肺联合移植或异位心脏移植,通过保留原心脏"经过锻炼的"右心室来维持有效肺循环。

其他因素

年龄

很多成人心脏移植项目对移植候选资格设立的年龄上限为 65 岁。ISHLT 注册数据显示,50 岁以后心脏移植后存活率随接受移植时年龄的增长而下降;超过 70 岁时,这种影响更为显著。这可能是由于老年患者移植术后恶性肿瘤发生风险高于年轻患者。尽管如此,已有报道显示老年患者接受心脏移植也可获得可接受的效果。

合并症

许多心脏移植项目将严重的、不可逆的非心脏器官功能障碍作为排除标准,包括原发的肾脏疾病(肌酐清除率≤40ml/min),原发的肺部疾病(肺活量小于 50% 的预测值)及经活检证实的肝硬化。尽管如此,还是有一些多器官联合移植成功的报道,其中大部分为心-肾、心-肺及心-肝联合移植。此外,这些非心脏器官功能的异常还可能经 MCS 治疗后逆转,进而增加患者接受心脏移植的安全性。与靶器官功能障碍相似,显著的非心脏并存疾病例如具有靶器官损害的糖尿病患者也常被排除作为心脏移植候选者,虽然有报道显示这部分患者接受心脏移植后也显示出可以接受的转归。其他移植的相对禁忌证包括有可能因皮质类固醇治疗而恶化的疾病,如肥胖和骨质疏松症。

免疫激活状态

虽然免疫激活状态极少因为它本身而成为心脏移植的排除标准,但潜在移植患者由于免疫激活而产生的供体特异性 HLA 抗体仍是心脏移植术的重要挑战。所有拟接受心脏移植的患者均需接受免疫评估,补体依赖细胞毒性试验或群反应抗体(PRA)检测是免疫评估的主要手段。如果升高(>10%),则有必要使用流式细胞仪等固相试验对抗体特异性进行进一步评估。处于免疫激活状态的候选人通常有多胎妊娠史、输血史或曾置入过 MCS 设备,这类患者需要谨慎的供体选择及围术期免疫抑制。

心脏移植排期

器官分享联合网(UNOS)由美国国会于 1986 年成立,主要职责是在全国范围内监督已在区域候选名单上注册的移植接受者的器官分配。区域器官获取组织(OPOs)是非营利机构,主要负责评估潜在供体器官是否适合、协调器官的获取、保存并转运到移植中心。供体器官根据 ABO 血型、尺寸匹配、受体等候时间及疾病严重性进行分配。1999 年,UNOS 更新了相关分配标准,其中疾病的严重性决定了患者在等待名单上的优先级别。表 15-1 概括了 UNOS 现有的器官移植标准。

表 15-1　器官分享联合网-心脏分配系统

1A	患者登记标准需要满足
	1. 机械通气
	2. IABP
	3. ECMO
	4. 所有心室辅助装置置入 30d 内曾调至最高辅助级别或出现装置相关并发症
	5. 在肺动脉导管监测下注射过一次高剂量或多次低剂量正性肌力药物
1B	患者使用低剂量正性肌力药物或使用心室辅助装置 30d 以上未出现并发症
2	患者未达到 1A 或 1B 标准
7	患者已登记但目前不适合心脏移植

随着心脏移植成功率的提高,人们必然会探索把心脏移植术扩展到原来被排除患者的可能性。针对高风险患者,一些中心尝试使用尚存在争议的器官分配方案,那就是为具有较高风险的候选人创建二级或候补名单。在这个名单上的患者接受的器官是那些被评估为边缘等级的器官,如老年捐赠者或具有单支血管病变冠心病患者的器官,此类器官对于大部分符合标准入选条件的候选人是不适用的。对于这种分配方案,部分学者认为在高风险候选人使用次优供体器官的将导致更加不良的临床转归。

移植前患者管理

适宜接受心脏移植的候选患者需要在等待过程

中接受认真管理。所有患者均应使用心衰的标准药物治疗及辅助装置治疗,并进行适当的生活方式调整。因低心排血量和终末器官灌注不足(肾或肝功能异常或营养不良)导致的棘手症状和体征可能需要持续正性肌力药物治疗或 MCS,这两种情况都会对患者在 UNOS 系统中的优先等级产生影响。持续使用静脉注射正性肌力药物或 MCS 的患者需要仔细监测,积极治疗感染。具有肺动脉高压证据的患者同样也需要密切随访肺动脉压情况。使用 MCS 治疗慢性左侧心力衰竭可以预防肺动脉高压的恶化进展,可能会逆转前期难治性肺动脉高压而让患者成功接受心脏移植。

心脏移植术前的免疫调节治疗可能让高度免疫激活的患者获益,相关文献提出了许多可行的方案,包括使用免疫球蛋白、利妥昔单抗及血浆置换。这些方案的目标在于减少患者由抗原激活的抗体负荷,增加在前期匹配试验中呈阴性的捐赠者中重新发现捐赠者的机会从而缩短等待时间,并降低心脏移植术后排斥的风险。

心脏移植外科技术

心脏移植的外科技术在过去的 20 年仍然相当稳定。对最初手术方案的一个重大改良就是采用双腔静脉吻合技术代替标准的双房吻合技术。这两种技术,供体心脏的左心房都是吻合在受体心脏左心房的袖套上而无须处理左肺静脉。在双腔静脉吻合技术中,供体及受体的腔静脉在完全移除受体的右心房后再进行吻合。研究认为,双腔静脉吻合技术可以改善心房的功能,减少房性心律失常的发生。有学者尝试通过联合应用双腔静脉吻合技术及肺静脉吻合技术对手术方案进行进一步改良,这一技术被称为完全原位心脏移植,但暂时还未显示出优于双房吻合技术或双腔静脉吻合技术的优势。

供体器官摘除后的保存技术也有了新的进展,观察结果显示,运用新技术进行器官保存,缺血时间较长的供体的结局与缺血时间较短的供体相比并没有明显恶化。不停跳供体转运等新技术的应用也可能会进一步改善预后。此外,通过合理地使用正性肌力药物、急性肺血管舒张药及针对缺血和(或)肺动脉压升高相关的一过性移植物功能不全采取临时性机械支持治疗,也促进了术后即刻结果的改善。

移植术后患者的管理

心脏移植术后患者管理包括 3 个主要的策略:①优化免疫抑制治疗;②预防移植物排斥反应和移植术或免疫抑制药物相关并发症;③移植物排斥反应和相关并发症的处理。上述不良因素对病死率的影响程度随心脏移植术后时间而有所不同。

排斥是导致心脏移植术后死亡及并发症的重要原因,移植后排斥由原始及记忆淋巴细胞介导的体液免疫反应而导致。具体来说,当外源性抗原被识别和适当提呈后,针对同种异体移植物的免疫反应就被激活,免疫反应可由体液(抗体)介导的、细胞介导的(T 细胞)或两者联合介导,目前的免疫抑制治疗主要集中于对免疫反应瀑布的各级靶标进行药物干预。

尽管可以严密监测与排斥反应可能相关的非侵入性指标,经血管的心内膜心肌活检仍然在排斥反应的诊断中占有一席之地,表 15-2 显示了目前 ISHLT 制订的急性排斥反应的分级标准。值得注意的是,目前发布的多中心临床研究显示,循环中白

表 15-2 心肺移植国际委员会对心肌活检结果的分级标准:急性细胞排斥反应

0R 级	无排斥反应
1R 级	温和型,至少一个视野内可见伴有间隙性或血管周边浸润,心肌细胞损伤
2R 级	两个视野以上可见浸润,中度心肌细胞损伤
3R 级	弥漫性浸润,多处视野心肌细胞损伤＋/－水肿＋/－出血＋/－血管炎

如有需要,有或没有急性抗体介导排斥可分别记录为 AMR 0 或者 AMR 1

细胞的外周血基因表达分析也许可以识别排斥反应的低风险患者,对于这部分低危患者,暂缓心内膜心肌活检是安全的诊断策略。急性细胞排斥反应风险最高的时间是心脏移植后第一年,其后排斥风险显著下降。依照这些观察研究的结果,成为了制订先紧后松排斥反应防治策略的基础,即移植术后早期严密监测排斥反应和严格进行免疫抑制治疗,而随着时间的推移两者的强度都可逐渐降低(表 15-3)。感染的发生与免疫抑制的程度相关,感染的发病率在移植后的最初几个月里是最高的而其后逐渐降低。因为移植后早期的免疫抑制水平处于最高水平,因此这一时期也是预防机会性感染的重要窗口期。

表 15-3　心脏移植后随访评估频率

	4 周	1~3 个月	4 个月~1 年	1~5 年	5 年后
诊室随访	1 周	2 周	1~2 个月	3~6 个月	6 个月~1 年
血液检查	1 周	2 周	1~2 个月	3 个月	3 个月
右心导管检查和活检	1 周	2 周	1~2 个月	3 个月~1 年	根据需要
超声	根据需要	3 个月	3 个月	6 个月~1 年	根据需要
多巴胺负荷超声	—	—	1 年	1 年	1 年
冠状动脉造影	—	—	1 年	2 年	根据需要

Bloodwork 检查包括血生化、全血计数、肝功能检查、钙调神经磷酸酶抑制因子和西莫罗司的血清水平、血脂、糖化血红蛋白、尿酸、甲状腺功能

随着时间的推移,上述因素以外的其他合并症对于心脏移植术患者的预后影响将越来越明显。高血压、糖尿病、血脂异常是十分常见的合并症,在术后第一年里的发生率分别为 76%,27% 和 74%。如此高的发生率反映了在这些是需要心脏移植患者的常见合并症,免疫抑制治疗可以导致这些合并症发生或使其恶化。尽管数据显示,针对合并症的治疗对于心脏移植者预后改善的帮助是有限的,但是仍建议对每个合并症进行积极治疗。这些治疗可以预防或延缓移植物血管病和肾功能不全等重要不良反应的发生,而心脏移植术后晚期病死率主要与心脏移植物血管病、肾衰竭及恶性肿瘤相关。

由于排斥反应风险在同种异体移植物最初暴露阶段最高,因此免疫抑制水平在移植术后 6 个月中也维持在最高水平,而限制免疫抑制的并发症对于远期生存而言就尤为重要。因此,用最低的免疫抑制水平来控制移植排斥反应就成为患者管理中的另一个重要目标。

心脏排斥的防治

免疫抑制治疗的主要目标是减少急性排斥反应的发生和把药物相关并发症的风险降到最低。为了达成这一目标,各医疗中心的策略各不相同,但就药物治疗时机、药物作用机制和药物来源而言,不同医疗中心间的治疗策略则基本相似。免疫抑制药可分为以下 3 种:①诱导治疗;②维持治疗;③排斥本身的治疗,其中一些药物可以用于双重目的。诱导治疗通常在移植术前、术中或术后立即施行,以降低移植后的急性免疫反应。维持治疗在移植后长期使用,以最大程度上降低排斥反应的长期风险。用于治疗排斥反应的药物则通常是短期使用,用以逆转针对同种异体移植物的免疫攻击。

根据作用机制及起源,可把免疫抑制药分为以下几个类别:单克隆抗体、多克隆抗体、钙调磷酸酶抑制药、抗代谢药物、信号增殖抑制药和糖皮质激素(表 15-4,表 15-5)。

表 15-4　心脏移植中用作免疫抑制药的多克隆和单克隆抗体

药物	描述	机制	用法	毒性和建议
巴利昔单抗	针对 CD25 嵌合单克隆抗体	在活化 T 细胞中绑定并沉默、耗竭 IL-2 受体,抑制 IL-2 诱导的 T 细胞激活	诱导	超敏反应(少见);常见于 2 倍以上剂量;无须监测
阿仑单抗	针对 CD52 的人源化单克隆抗体	在所有 B 细胞或 T 细胞、绝大多数单核细胞、巨噬细胞和 NK 细胞中绑定 CD52,导致细胞溶解和持续耗竭	诱导/急性细胞排斥的治疗	轻度的细胞因子释放综合征,中性粒细胞减少症、贫血,特异性全血细胞减少症,自身免疫性血小板减少症,甲状腺疾病
抗胸腺细胞球蛋白	人胸腺细胞免疫诱导产生的马源性或兔源性 IgG	阻断 T 细胞膜蛋白,引起功能改变,溶解和长时间 T 细胞耗竭	诱导/急性细胞排斥的治疗	细胞因子释放综合征(发热、发冷、低血压),血小板减少症,白细胞减少症,血清疾病
利妥昔单抗	针对 CD20 的嵌合型单克隆抗体	绑定 B 细胞的 CD20,介导 B 细胞溶解	急性细胞排斥的治疗	输液反应,超敏反应(少见)

表 15-5　心脏移植后常用免疫抑制药

药物	描述	机制	用法	毒性和建议
环孢素	钙调磷酸酶抑制药	与辛环素结合形成复合物,进而抑制钙调磷酸酶及T细胞激活	给药2h后血液水平或谷浓度:起始时 200～375ng/ml,移植超过6个月后下调至 150～250ng/ml	肾毒性,溶血尿毒综合征,高血压,神经毒性,牙龈增生,皮肤改变,多毛症,移植后糖尿病,高脂血症
他克莫司	增殖信号抑制药	与FKBP12结合形成复合物,进而抑制钙调磷酸酶磷酸酶及T细胞激活	谷浓度:起始时 10～15ng/ml,移植超过6个月后下调至 5～10ng/ml	与环孢素相似但高血压,高血脂病,皮肤改变,多毛症,及牙龈增生概率相对较低,神经毒性及移植后糖尿病概率较高
西罗莫司	增殖信号抑制药	与FKBP12结合形成复合物,进而抑制雷帕霉素及白介素-2诱导的T细胞增殖	谷浓度:与钙调磷酸酶抑制药联用时 4～12ng/ml	高脂血症,增加钙调磷酸酶抑制药毒性作用,血小板减少症,伤口延迟愈合,移植物功能延迟,口腔溃疡,肺炎,间质性肺病。监测血脂,排斥反应轻-中危的移植后患者可在移植 2～4 个月后停止服用环孢素
依维莫司	增殖信号抑制药	西罗莫司的衍生物	谷浓度:与钙调磷酸酶抑制药联用时 3～8ng/ml	与西罗莫司相似
麦考酚酸莫酯或霉酚酸	代谢拮抗药	抑制鸟嘌呤核苷的合成,拮抗嘌呤合成,阻止T细胞及B细胞增殖	常规监测 MPA 水平,但现在尚无法对具体水平做出建议	消化道症状(主要为腹泻),结肠炎,嗜中性白细胞减少症,轻度贫血,环孢素可减少其吸收
咪唑硫嘌呤	代谢拮抗药	将6-巯基嘌呤转化为金属蛋白酶的组织抑制药,继而被转化为鸟嘌呤影响DNA合成,阻止T细胞和B细胞增殖	目前无法常规监测血药浓度;需要监测全血细胞计数	白细胞减少症,骨髓抑制,巨大红细胞症,肝毒性(少见)
泼尼松	类固醇	阻止细胞因子激活,影响细胞迁移、识别及细胞毒性显效机制	目前无法常规监测血药浓度	葡萄糖耐受异常,骨质疏松,骨骼肌病,高血压,高血脂病,体重增加和白内障

　　各个治疗方案之间术后免疫抑制的具体应用方法可以相差甚远,然而,他克莫司联合霉酚酸酯或霉酚酸及泼尼松仍然是心脏移植后最常用的免疫抑制方案。在皮质类固醇激素的使用上,已有数个中心公布的数据显示,与传统的延长用药方案相比,移植后快速类撤药具有相似的排斥发生率。而且,随着新型诱导剂的使用,小剂量使用甚至不使用皮质类固醇激素有可能成为安全可行的治疗策略。在过去的 15 年里,诱导治疗的应用逐渐增加,全球有 54% 的中心使用诱导疗法,其中大部分使用白介素-2 受体拮抗药,少部分使用多克隆抗淋巴细胞抗体。

　　药物相互作用

　　药物相互作用是免疫抑制治疗常规考虑因素。处方药和非处方药、补充剂及保健品可以对许多免疫抑制药物的药效学和药动学产生影响(框 15-2)。他克莫司、环孢素、西罗莫司和依维莫司等药物均是通过细胞色素 P450 3A4 同工酶代谢,这些药物的药物相互作用更为常见。许多药物可以抑制或诱导细胞色素 P450 3A4 同工酶系统,进而增加(地尔硫草、别嘌醇、胺碘酮)或减少(萘夫西林、苯巴比妥、苯妥英钠)免疫抑制药的暴露水平。一些药物与免疫抑制药的相互作用足以导致严重并发症的发生,如需在这类患者人群中使用其他药物治疗,需要认真评估可能的并发症风险。

移植后并发症的防治

心脏移植术后的主要并发症包括感染、高血压、糖尿病、血脂异常、骨质疏松、心脏移植物血管病、肾功能障碍及恶性肿瘤。恶性肿瘤,心脏移植物血管病及移植物衰竭是心脏移植术后存活超过 5 年患者的前三位死亡原因。免疫抑制的调整,替代药物治疗和生活方式改变,是降低移植后并发症发生率和病死率手段。

感染

移植术后感染出现在 3 个不同阶段,不同阶段感染对患者造成的风险各不相同。早期感染(<1 个月)包括供体/受体原有的感染及院内感染,中期感染(1~6 个月)主要是各种细菌及真菌引起的感染,最值得注意的病原体包括疱疹病毒、巨细胞病毒、卡氏肺孢子虫肺炎、李斯特菌、刚地弓形虫(鼠弓形体)、诺卡(放线)菌和口咽念珠菌。晚期感染(>6 个月)则包括更多传统的感染:尿路感染、社区获得性肺炎、晚期巨细胞病毒、曲霉菌、诺卡(放线)菌及多瘤病毒。感染预防的重点是早期和中间阶段。

病毒性机会性感染的风险与免疫抑制治疗的强度和类型有关,也和供体及受体的病毒感染状态相关。1 例既往未感染过巨细胞病毒的受体,如果接受 1 例巨细胞病毒阳性受体的心脏,将有 50%~75% 的可能发生巨细胞病毒感染;1 例曾感染过巨细胞病毒的受体,无论供体情况如何,则有 10%~15% 的可能发生巨细胞病毒感染。具有巨细胞病毒高风险的患者通常接受更昔洛韦(1000mg/次,1 日 3 次)或缬更昔洛韦(900mg/d)口服方案治疗 3~6 个月,并根据肾功能调整剂量,或静脉使用更昔洛韦 1~3 个月[5~10mg/(kg·d)],也有中心使用巨细胞病毒免疫球蛋白进行治疗。低风险患者也可以使用这些方案治疗,还可以采取先行性治疗策略,即通过核酸测定或巨细胞病毒抗原检测进行监测,若结果呈阳性即使没有相关临床表现也立即开始治疗。

巨细胞病毒疾病以症状及检查没有特异性为特点,其临床表现可以从轻度的流感样症状到威胁生命的肺炎、肠炎,因此,当出现呼吸或消化系统症状时需要高度怀疑巨细胞病毒感染并进行评估。

框 15-2   与环孢霉素、他克莫司、西罗莫司或依维莫司存在相互作用的常用药物

降低药物免疫抑制作用

抗生素

     卡泊芬净,乙氧萘青霉素,利福布,汀利福平,利福喷汀

抗癫痫药

     卡马西平,磷苯妥英,苯妥英钠,苯巴比妥

抗反转录治疗

     依法韦仑,依曲韦林,奈韦拉平

其他

     含有镁、钙、铝的抗酸药(只限于他克莫司)

     地拉罗司,莫达非尼,圣约翰麦芽汁,沙利度胺,噻氯匹定,曲格列酮

增强药物免疫抑制作用

抗生素

     克拉霉素,红霉素,甲硝唑,替硝唑,奎奴普丁/达福普丁

抗真菌药

     克霉唑,依曲康唑,酮康唑,氟康唑,泊沙康唑,伏立康唑

抗反转录疗法

     蛋白酶抑制药(共性效应),安普那韦,阿扎那韦,地瑞那韦,福沙那韦,英地那韦,奈非那韦,利托那韦,沙奎那韦,替拉那韦

心血管药物

     胺碘酮,地尔硫革,异搏定,保健营养品,苦酸橙,西柚汁,石榴

其他

     利纳西普,茶碱,西咪替丁,氟伏沙明,格列吡嗪,格列本脲,伊马替尼,奈法唑酮

在当前的预防策略下,卡氏肺孢子虫肺炎较为少见。在皮质类固醇激素使用量最大的时候,该病的风险性最高,因此需要在移植术后 6~12 个月预防性使用复方新诺明(单倍剂量 80/400mg 片剂每日口服,或双倍剂量隔天口服),其后逐渐减少剂量或者停用。复方新诺明对其他多种病原体同样有效,包括刚地弓形虫(鼠弓形体)、李斯特菌及尿路病原体。对于磺胺类过敏或因复方新诺明引发肾功能障碍或高钾血症的患者,阿托伐醌或氨苯砜可以作为替代药物。制霉菌素液或制霉菌素片剂也经常被使用来预防口腔念珠菌。虽然上述病原体包含了心脏移植术后预防性抗感染治疗的最常见靶标,心脏移植术后患者可发生其他机会性或非机会性感染,尤其对于机会性感染应该保持高度警惕。由于篇幅所限,本章不能就感染的治疗展开详细的讨论。

高血压

心脏移植受体经常会发生高血压,有随访研究报道术后第 1 年发生率为 70%,第 5 年时可达 95%。心脏移植术后高血压的发生有多种病因,包括既有的原发性高血压、长期使用磷酸酶抑制药、慢性肾病及肾素-血管紧张素-醛固酮系统功能的改变。

大多数的抗高血压药对于心脏移植患者是安全有益的。一项关于地尔硫䓬和赖诺普利的随机对照研究显示,在高血压移植患者应用两种药物都是安全的,但使用单药治疗时,两者都不能保持血压水平的稳定控制。在一项研究中,发现地尔硫䓬存在降压以外的益处,可以提高血钙水平,延缓心脏移植物血管病的发生。在临床实践中,联合多种药物进行血压控制非常普遍,联合用药方案中通常包括肾上腺受体拮抗药,如 α 受体阻滞药或可乐定。在使用联合方案降压治疗时,需要充分了解潜在的药物相互作用。

糖尿病

对于心脏移植的患者,手术时是否伴有糖尿病对预后并无显著影响。心脏移植术后的第一年,原有的糖尿病变得更加难以控制。此外,许多患者会在这一时期新发糖尿病,主要是由于皮质类固醇激素和磷酸酶治疗所致,而这也是最新的免疫抑制治疗策略中使用最小剂量的类固醇激素甚至不使用类固醇激素的原因。

不管是口服降糖药还是胰岛素注射,对于移植术后相关的糖尿病都是有效的。考虑到对肾功能的影响,通常避免使用二甲双胍。把患者转介到糖尿病管理专家或糖尿病管理项目中有助于优化血糖控制并对相关可调节因素如肥胖进行处理。针对移植受体糖尿病管理的共识指南目前已经出版。

血脂异常

血脂异常在移植后第 1 年的患者中发生率为 50%,在第 5 年时则超过 80%。相比于他克莫司,使用环孢素 A 的患者血脂异常更为严重,使用他克莫司治疗的患者也较少需要降脂治疗。一项关于移植后血脂异常的小规模随机研究比较了辛伐他汀、二甲苯氧庚酸和消胆胺的效果,结果证明辛伐他汀具有良好的降低总胆固醇及低密度脂蛋白胆固醇的效果,而二甲苯氧庚酸则会升高三酰甘油的水平。一项大型的长期随机研究显示,移植术后早期开始使用辛伐他汀较饮食控制治疗更能显著减少死亡率及心脏移植物血管病的发生率,但对于严重的排斥反应没有显著效果。这项研究及其他研究建议,他汀类药物可能具有有益的免疫调节作用,并且这种作用独立于血脂调节之外。一项头对头非随机对照研究对辛伐他汀和普伐他汀进行了比较,结果发现普伐他汀具有更好的安全性及效果。对于移植后患者,阿托伐他汀同样安全有效。有鉴于此,普伐他汀及阿托伐他汀是移植后优先选择的降脂药物。心脏移植术后患者肌炎及横纹肌溶解的风险随着他汀的使用而增加,因此需要尽量迫使使用低剂量他汀或者设定较温和的降脂目标,同时在使用药物联合降脂时要进一步加强对这些并发症的监测。

心脏移植物血管病变

对于心脏移植术后患者,心脏移植物血管病已经成为导致晚期移植物功能障碍的最主要的原因。心脏移植物血管病的危险因素包括频繁严重的细胞排斥反应、吸烟、血脂异常、糖尿病、受体或供者原有的冠脉疾病及老年受体或供体。研究显示,系统性炎症反应及感染性病原体具有潜在的致心脏移植物血管病作用,而这与功能状态恶化及生存率下降相关,到后期表现为难治性心衰和心源性猝死。在移植过程中离断了心脏的外在神经通路,移植心脏重新恢复外在神经通路并不常见,即使发生也仅仅是部分恢复。因此,大多数患者没有心绞痛症状,定期检查就相当必要。对于心脏移植物血管病的检测,血管内超声是最敏感的诊断性检测方法,但因为费用因素及各中心经验不同,这种检查并不经常使用。因此冠脉造影、放射性核素灌注显像及多巴酚丁胺负荷试验成为了可供选择的检测手段(表 15-3)。心脏移植物血管病可能是弥漫的,向心性的,并且远端常常存在病变而不适合经皮或外科血管重建。有时,病变也可能是不连续的近端血管病变,可采用标准的血运重建技术进行处理。

心脏移植物血管病的药物治疗通常包括使用他汀类药物来强化降脂及减少免疫抑制维持治疗对血管产生的影响。同时,得益于血脂水平的下降,他汀类药物可以保护冠状动脉内皮功能,调节移植心脏促炎细胞因子的作用。长期随访数据显示,他汀类药物可提高心脏移植受体的生存率。心脏移植后第 1 年,依韦莫司联合环孢素 A、皮质类固醇激素及他汀类药物可降低心脏移植物血管病的发生率。对于已有心脏移植物血管病的患者,使用西罗莫司代替硫唑嘌呤或 MMF,并且联用皮质类固醇激素和磷脂酶抑制药,可能可以延缓疾病的进展。冠状动脉成形术及支架已用于治疗心脏移植物血管病并且取得了可以接受的结果。另外，在一些经过严格筛选的心脏移植患者中，已有成功实施标准的、非体外循环、微创冠状动脉搭桥手术的案例。因心脏移植物血管病而进行再次心脏移植比因急性移植物衰竭或急性细胞性排斥而进行的再次移植要更容易取得成功。另一方面，虽然因心脏移植物血管病而再次移植的早期死亡率与首次移植相似，但长期生存率更差。

肾功能不全

肾功能不全的风险与患者年龄、基线肾功能、高血压相关。心脏移植后存活 10 年的患者终末期肾病发病率为 6.3%，而肾衰竭的患者生存率显著低于肾功能正常者。目前普遍认为钙调磷酸酶抑制药的使用会提高肾功能不全的风险，而患者如果将用药方案从钙调磷酸酶抑制药为基本药物转变为以麦考酚酸酯联用西罗莫司或依维莫司为基本药物似乎同样安全有效，并有助于改善肾功能。对于肾衰竭的患者，已有文献报道，心脏移植患者在肾病终末期接受血液透析、腹膜透析及肾移植等治疗都是可行的治疗手段。

肿瘤

心脏移植后引起患者致残或死亡的另一主要原因为肿瘤，同时也是心脏移植后存活超过 5 年的患者生存率的主要影响因素。此外，根据心脏移植注册资料显示，心脏移植术后，14% 存活 5 年的患者及 30% 存活 10 年的患者发生了某些类型的肿瘤。接受器官移植患者具有极高的肿瘤易患性，而接受心脏移植患者似乎发生淋巴瘤和皮肤癌的风险显著高于其他器官移植患者。一项大规模研究显示心脏移植患者术后淋巴细胞增生性疾病总发病率为 6%，长期存活率为 15%。一般而言，肿瘤的发生与免疫抑制药的使用量及时间相关，使用细胞裂解疗法诱导治疗或者处理严重排斥反应的患者尤为高危。年轻心脏移植患者发生淋巴细胞增生性疾病较高，而年龄较大的心脏移植患者则更易发生非淋巴细胞增生性肿瘤。淋巴细胞增生性疾病常发生于免疫抑制药强度下降时，而与是否使用抗肿瘤药物无关。淋巴细胞增生性疾病可通过 PET 或 CT 来监测，而在治疗方面，有文献报道抗 CD20 单克隆抗体——利妥昔单抗，能使经过筛选的患者获益。

心脏移植后发生的皮肤癌，尤其是鳞状上皮或基底细胞癌，局部切除治疗效果较好，附加治疗可包括口服类维生素 A 或局部化疗药物。然而无论治疗方案如何，肿瘤复发较为普遍。为此，许多治疗方案通过调整免疫抑制药维持量来降低降低皮肤癌复发风险，尤其是非钙调磷酸酶方案中，无论使用西罗莫司还是依维莫司与麦考酚酸酯联用都已用于稳定、低风险患者。这些数据主要来源于肾或肝移植患者，但结果相当令人振奋，应用这种方案的患者实质器官或皮肤恶性肿瘤的发病风险下降超过 7/8。这些获益最早在停止钙调磷酸酶治疗两年后便可出现。然而，如果对长期的免疫抑制维持方案进行调整，不可避免会增加排斥的风险，因此，严密的免疫学和组织学随访十分必要。

发展趋势

过去数 10 年间，心脏移植患者术前术后的管理已经取得显著进步。未来一个重大挑战是提高移植患者的平均寿命，这将取决于我们如何预防和处理患者移植后的长期并发症，其中，包括许多免疫抑制治疗的远期效应。因此，许多针对低剂量免疫抑制维持方案进行的远期观察研究正在进行中，如果低剂量方案取得成功，将有助于改善移植后患者的预后。目前在异种器官移植领域与再生医学领域进行的研究或许能提供充足的供体从而使越来越多的患者得以接受心脏移植。

机械循环支持

自从 50 年前第一个引入到临床应用，机械循环支持已经从为特殊人群提供临时的部分支持发展成为可对经过筛选的收缩性心力衰竭患者提供永久性全循环支持的器械。在过去的 10 年中，器械的制造工艺也取得了长足的进步，体积庞大，不持久的脉动式设备逐渐被体积更小，更耐用的连续性血流泵所取代。

机械循环支持的益处

血流动力学

左侧心衰时，心脏充盈压随之增加并最终减少心排血量。MCS 的重点在于减轻衰退的心室压力的同时恢复灌注，心排血量的恢复可为终末器官提供灌注并最终改善运动耐量。持续左心室充盈压可以减少二尖瓣反流严重程度和降低肺动脉高压，从而改善右心室功能。使用机械循环装置缓解心衰也可减少神经内分泌激活，可缓解心肾综合征，甚至可能促进心肌修复。

生物学

MCS 在改善血流动力学的同时也降低了慢性心衰在细胞内和细胞外所产生的不良影响。在使用 MCS 后，心肌细胞的收缩功能改善，对 β 肾上腺素能刺激反应更佳。MCS 也被证明可以改变心肌细胞的基因和蛋白的表达，并可减少心肌细胞外基质纤维化程度和胶原含量。

机械循环支持的配置

机械循环设备根据以下几个参数进行分类：支持的持续时间、所辅助的心室、泵流的机制。循环支持可以是暂时性的，如心切开后、急性休克的循环支持治疗或在永久性装置置入前作为稳定过渡。在美国，MCS 有两个主要适应证：作为移植的过渡（bridge to transplant，BTT）或在不适合移植的患者中作为长期支持，称为终极治疗（destination therapy，DT）。循环支持设备可以单独提供右心室辅助（右心室辅助装置）、左心室辅助或双心室辅助，而完全人工心脏则可置入体内用以替代原有心脏。虽然大多数泵都置入于胸腔和（或）腹腔并只通过一根埋藏于皮下的驱动线对泵进行监测和提供能量，有部分泵则是放置于体外，通过经皮导管在人体和驱动泵之间完成血液循环交换。

脉动流

最早一代 MCS 装置基本上都是脉动泵，工作时依次注入和清空交换室的血液，从而产生脉动流。这些泵通常是被动充盈或者只能稍微进行主动充盈，而且它们的工作模式无法与原有心脏进行同步化协同搏动。前负荷越小，脉动泵充盈越慢；前负荷越大，脉动泵充盈越快，从而可以根据情况维持左心室负荷在稳定水平。但是脉动泵也存在很多不足，例如，由于交换室的存在导致脉动泵的体积更大、单向流的维护需要使用阀门，由此产生的机械磨损会缩短脉动泵的寿命，其使用寿命通常 <18 个月。

连续流

连续血流泵通过旋转的叶轮建立一个连续的、主动地进行左室减容的并提供脉动程度较低的前向血流。左心室减容的程度依赖于装置所设置的速度，速度通常设置在可保持一个可对左心室恒定减容的水平，这样可以避免主动脉瓣膜频繁开放。连续血流泵分为轴流式和离心式，轴流式泵的叶轮旋转方向与血流方向相同，而离心泵加速血流的方向则垂直流动方向。叶轮是连续血流泵仅有的活动部分，由轴承支撑或者运用磁悬浮技术或流体力学悬浮技术而将磨损降低到最小限度。取消交换室让泵的尺寸得以大幅缩减、机械磨损程度的降低让泵的寿命显著延长加上不良事件的减少，让连续血流泵得以大幅提高患者的生活质量和显著改善功能状态，连续血流泵已占据主流地位。

套管插入术

大多数 MCS 装置一般置入于与本体左心室或右心室并行的位置。对于左心室支持，入路管道定位于左心室心尖部，出路管道则吻合于升主动脉略高于主动脉瓣的位置。对于临时经皮系统，泵可经房间隔回收来自左心房的血液或者直接回收左心室的血液，同时在主动脉瓣的位置置入另一个泵以把血液驱动至升主动脉。当需要进行右心室支持时，血液通常从右心房流入，这可比右心室心尖部置管提供更可靠的流量，而临时设备则可以选择腔静脉或股静脉作为静脉血的采集点。右心室辅助装置的出路管道选择余地较小，通常吻合于肺动脉瓣远端的主肺动脉上。

机械循环支持的适应证

机械支持可用于几天的临时过渡，也可用于多年的长期支持。虽然有多种短期设备可用于血运重建前或病情改善前的临时支持，本章将主要重点讨论可提供长期支持的设备。MCS 的主要适应证是作为移植的桥接治疗，但越来越多的不适宜心脏移植的患者接受了 MCS 装置置入以替代心脏移植（DT）。

单心室和双心室支持

虽然可以为一个或两个心室提供支持，但因为目前的连续血流装置都是为单独支持左心室而设计的，因此，对于那些需要长期支持的患者，应该优先考虑左心室辅助装置。另一方面，长期的双心室支持必须为配备每个心室配备独立的并行装置或配备完全人工心脏。虽然双心室辅助装置和完全人工心脏是那些需要这种支持患者的合理选择，但是这些器械在抗凝要求、不良反应及患者的设备接口方面均不如连续血流的左心室辅助装置支持。

右心室本身功能状态是选择左心室和双心室支持时需要考虑的关键因素。当在右心室衰竭的患者中置入左心室辅助装置时，左心室充盈不足继而导致左心室辅助装置流量不足，左心室辅助装置将无法正常工作。因此，对于伴有严重的右室功能不全的患者，双心室支持可能是必要的。尽管在右心室

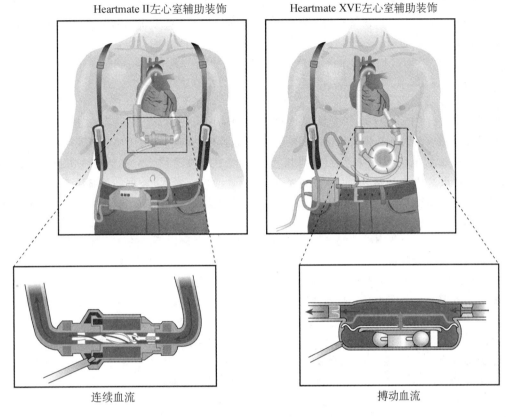

Heartmate II左心室辅助装饰　　　Heartmate XVE左心室辅助装饰

连续血流　　　　　　　　搏动血流

图 15-2　经典的脉动式和连续性血流左心室辅助装置

功能的准确评价上做出了相当多的尝试,目前仍然难以对右室功能进行准确评价(见下文),在置入左心室辅助装置后仍有大概 7％患者需要进行右心室辅助装置(图 15-2)。

支持时机

紧急的机械支持通常应用于因为急性心脏损伤就医的患者,如大范围心肌梗死、心脏术后休克或暴发性心肌炎。对于这些患者,因为难以在 MCS 之前进行全面的评估,治疗的重点在于尽快稳定患者血流动力学。此外,虽然不需要立即评估其长期预后(BTT 或 DT),但往往有部分急性起病的患者心功能可有一定程度的恢复而最终能解除机械性支持装置。因此,许多这样的患者都使用临时支持设备直至患者的心室功能恢复。如果患者心室功能无法充分恢复,MCS 还是有助于重要脏器的血流灌注和功能恢复,并为综合判断患者是否适合长期支持赢得时间。尽管机械辅助应用于需要紧急支持的患者获得了可接受的结果,但这些患者的致残率和病死率仍然较高。

鉴于紧急置入机械支持装置的患者预后不佳,一些中心更倾向于择期置入 MCS 装置。即使使用了正性肌力药物,等待心脏移植的患者还会因反复住院和进行性靶器官损害而导致不良事件风险的增加。因此,为 MCS 装置置入选择合适的评估时机和置入时机至关重要。

当患者不需要紧急支持时,置入的时机是 MCS 治疗的首要考虑因素。少数患者可能有一个可明确、可治疗的失代偿原因如缺血、心律失常等,在置入 MCS 装置前应该留有充分的时间进行药物治疗。MCS 的时机对于慢性进行性收缩功能障碍的患者极为重要,对于那些有资格或已经加入移植计划的,需要在持续进行积极医疗支持以获得适当的器官的前提下,权衡 MCS 装置早期置入的风险与益处。等待移植的主要目的是为了避免 MCS 装置置入时潜在的致残和死亡风险,以及终身使用 MCS 的可能性。部分患者可能由于手术或解剖因素而使 MCS 成为相对禁忌。延缓 MCS 的风险包括:增加急性或长期失代偿患者心脏移植的风险、需要紧急实施机械支持、心衰进展导致移植或 MCS 不再可行或死亡。早期进行 MCS 的优势是在病情较轻时置入 MCS 装置的结果更好。当患者在 MCS 后逐渐恢复,心衰状态得到纠正,他们可以接受物理康复治疗从而为心脏移植创造稳定的临床条件。器官的预期等待时间对于决定 MCS 的时机时也非常重要。等待时间受患者的体型大小、血型、居住地和患者已存在抗体的类型和强度等因素影响。目前,在美国置入非研究性器械的患者中,只有 50% 是实施 MCS 治疗的时候已经成功入组为心脏移植候选者(图 15-3)。许多患者有移植禁忌证,但一段时间的机械支持,可以让患者有机会成为移植候选人,这被成为"决定前的桥接治疗"。MCS 可使一些禁忌证如肺高血压或肾功能不全得以缓解,MCS 还可以争取时间充分纠正某些不良因素如药物滥用或肥胖或治疗某些致病如前列腺癌或膀胱癌。

上一代脉动式设备置入后长期预后不佳让机械支持装置的早期置入没有受到认可。脉动式设备置入后 6 个月和 12 个月的生存率约为 75% 和 60%,然而,置入现今的连续血流装置,6 个月和 12 个月的生存率分别提高至 95% 和 90%。目前的器械不仅可改善生存,器械相关不良事件也有所减少,并且

泵更小而适合更广泛的人群。许多在 MCS 治疗后的早期死亡被归因于患者选择不当,这促进了对选择患者时需要考虑的危险因素和风险评分模型的探索。

许多可用的风险预测模型是从病例数不多的单中心经验建立而成,这些经验主要基于脉动式装置,或来源于上一个 MCS 管理时代,因此可能不适用于目前可用的设备。尽管存在上述不足,这些风险评分模型仍继续应用于临床实践,其中最常用的是利茨-米勒风险评分,也被称为终极治疗风险评分(DTRS)。然而,最近的数据表明,当置入连续血流 MCS 装置作为移植桥接治疗时,DTRS 不能预测 MCS 装置置入后的结果,而且它对连续血流 MCS 作为终极治疗手段的预测价值也较低。西雅图心力衰竭模型(SHFM)包含了从多个心衰临床试验中所得到的危险因素,但试验中所包括的终末期心衰患者寥寥无几。然而,应用 SHFM 模型进行评分,置入前评分较低的患者在 MCS 装置置入后有结果更佳。总体而言,上述研究中发现的如右侧心力衰竭、呼吸衰竭、肝肾功能不全及感染等因素,是移植时病情较重的经典标志。

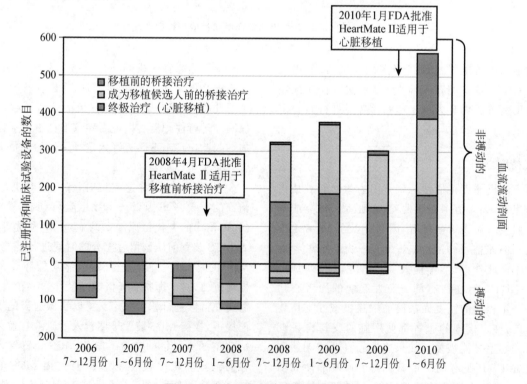

图 15-3　治疗设备和策略的发展与更新

机械辅助循环支持跨部门注册系统（INTER-MACS）是一项美国对已批准的耐用性装置建立的注册系统，入选 INTERMACS 的患者根据病情程度分为 7 级，从 7 分（NYHA 心功能分级Ⅲ B）到 1 分（急性休克患者）（表 15-6）。结果表明：根据 IN-TERMACS 分层，评分低的患者相较于评分高的患者预后更差（图 15-4）。INTERMACS 评分 4～7 分的患者，也就是明显心衰而又不依赖正性肌力药物的患者，18 个月生存率显著高于正性肌力药物依赖的患者（96％ vs.73％，P＜0.01）。

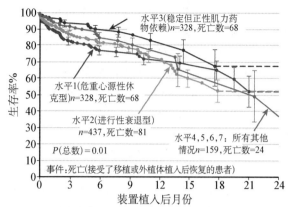

图 15-4　机械辅助循环支持跨部门注册系统（INTER-MACS）分级所对应的生存率分析

表 15-6　机械辅助循环支持跨部门注册系统

分级	描述	干预时间窗
1. 危重心源性休克型	尽管已迅速升级正性肌力药物支持，患者依然存在威胁生命的高血压；重要脏器灌注不足［常由进展性酸中毒和（或）乳酸水平确诊］	数小时内进行确切干预
2. 进行性衰退型	尽管有正性肌力药物支持患者依然出现功能衰退，可表现为肾功能恶化、营养不良及无法维持出入量平衡；还可表现为下降的患者无法耐受正性肌力药物治疗	数天内进行确切干预
3. 稳定但正性肌力药物依赖型	患者在接受持续静脉正性肌力药物（或临时循环支持设备，或两者兼有）治疗时血压和症状稳定，器官功能及营养正常，但尝试停止治疗后会出现症状性低血压或肾衰竭，因此必须依赖于前述稳定治疗	可在数周或数月内择期进行确切干预
4. 静息症状型	患者情况稳定接近于正常容量状态，偶尔在一般活动或休息时出现充血状态。利尿药常在较高剂量水平浮动，需考虑进一步强化管理和监测，在某些病例中，这有助于发现因为治疗依从性差而影响治疗结果的患者（患者可能在 4～5 级转换）	可在数周或数月内择期进行确切干预
5. 运动不耐受型	休息及一般活动时无异常但无法从事运动，主要居住于家中；患者休息时无充血症状但却可能患有潜在的、难治性的高容量状态，常伴有肾衰竭，营养状态及器官功能处于边界水平。患者风险有可能比 4 型还高，需要明确干预	干预迫切程度根据营养、器官功能和活动能力的维持情况而定
6. 运动受限型	患者无体液超载的证据，休息及一般活动或少量户外运动时无不适，然而在运动数分钟后出现疲劳，应警惕心脏受限并评估峰值耗氧量，某些病例需要通过血流动力学监测来判定心脏损伤程度	干预迫切程度根据营养、器官功能和活动能力的维持情况而定
7. NYHA 2 级晚期	这部分患者需要更准确的分层。患者最近没有体液失衡表现，能自主舒适地生活并且进行轻微体力活动等	目前无移植或循环支持的指征

长期机械循环支持前的评估

心脏评估

右心室功能

良好的右心室功能对计划置入左心室辅助装置的患者非常关键，右心室功能不全导致左心充盈不足及左心室辅助装置流量不足，而且右心室功能不全本身与高致残率与高病死率相关，需要进行认真评估。此外，大部分被批准用于移植前桥接治疗和终极治疗的持续性 MCS 都只适用于左心室支持而无法对右心室提供机械辅助，这也要求在置入这类器械前对右心室功能进行准确评估。虽然双心室支持和人工心脏可以作为移植前桥接治疗手段，但它们与低生存率具有相关性，不适合作为长期支持，而且也没有被批准用于终极治疗。右心功能不全可由潜在的心肌疾病引起，也可由左侧心力衰竭加重或者肺部疾病、肺动脉高压、肺血管疾病及心脏手术并发症等其他原因所引起。连续血流泵本身也可以因为引发室间隔向左移位而诱发右室心功能不全。

仅仅超声心动图往往不能准确判断右心室功能不全的程度，对于右心室的全面评估需要肺动脉导管导管进行有创性血流动力学检测，高左心房压合并低肺动脉压往往提示严重的右心功能不全。很多风险预测模型可用于右心衰竭的评估，但是由于大多来自小样本关于脉动式泵的单中心经验。一项单中心、大样本的连续血流装置研究发现右侧心衰的预测因素包括：术前呼吸通气支持(OR:5.5)、中心静脉压/肺动脉楔压比值>0.63(OR:2.3)以及血尿素氮>39(OR 2.1)。

血管疾病

主动脉反流会因为形成"无效环路"而对左心室辅助装置的作用产生负面影响，该"无效环路"为血流从左心室通过左心室辅助装置到达主动脉根部但是部分血流又返回左心室。中度以上主动脉瓣反流的患者，应在置入左心室辅助装置时进行瓣膜修复、置换或者缝合。机械主动脉瓣可由于置入左心室辅助装置后通过瓣膜的血流减少而形成血栓，所以在处理主动脉瓣反流时应选择生物瓣置换或者缝合手术，以降低瓣膜血栓的风险。二尖瓣狭窄会影响进入左心室辅助装置的血流量，因而同样需要在左心室辅助装置置入时进行纠正。

心律失常

大多数室上性心律失常患者可耐受左心室辅助装置置入。然而，持续性室性心动过速或心室颤动患者则由于心律失常导致右心室功能不全而难以耐受左心室辅助装置置入，因此，室性心动过速电风暴的患者常需要实施双心室支持。

其他心脏异常

MCS装置置入前需要对需要修补的房间隔缺损或心室间隔缺损进行评估。复杂先天性心脏病可能需要特殊调整的泵的方向甚至无法使用 MCS。最后，在置入左心室辅助装置前必须确认并去除附壁血栓，以避免系统性栓塞或血栓被吸入至血流泵中。

心脏以外的因素

其他慢性疾病大多由于心衰进展而加重，应该在置入长期 MCS 装置前纠正。必须评估患者有无感染的迹象，如果有感染表现则必须在置入前积极治疗。在感染活动期置入 MCS 装置可导致灾难性的后果，因为菌血症可能导致器械感染，器械感染虽然可以通过抗生素长期抑制，但却很少可以根本治愈。如果泵或囊袋发生感染，唯一的治疗办法是尽快进行心脏移植，因为，在这种情况下更换器械常导致反复感染。很多患者就诊时合并肾功能不全，其原因很多，包括肾低灌注、高中心静脉压、既往存在的肾功能不全、大剂量使用利尿药及心衰时的神经内分泌系统失调。如果患者出现血流动力学失代偿，使用正性肌力药物、主动脉内球囊反搏或者临时的机械支持可能有助于肾恢复。当心排血量恢复和 MCS 装置置入后心衰状态好转时，肾功能大多会好转，但是肾功能的好转并非必然，特别是原来就存在严重肾功能不全的患者其肾功能好转机会更低。置入 MCS 装置后出现需要透析的肾衰竭属于严重的临床事件，一方面因为它反映了患者手术时的疾病状态，另一方面，透析所需的血管入路则成为病原体感染提供的永存的潜在的侵入部位。

原发的肺部疾病对于长期 MCS 治疗也有重要的影响。严重肺部疾病影响置入手术的死亡率及并发症发生率，也会影响患者术后恢复及长期的功能状态。原发肺疾病引起的低氧性肺动脉收缩可以加重肺动脉高压。对于第 1 秒用力呼气量<1L 的严重肺部疾病患者，需要考虑患者是否还适合 MCS 治疗，而循环辅助装置置入前气管插管和机械通气则是预后不良的重要预测因素。肝功能不全偶见于由于急性失代偿引起的休克，然而，慢性心衰导致慢性肝功能不全并不少见，特别是在右心室功能不全合并持续高右心房压力或者存在 Fontan 循环的患者中。这些患者可能存在明显肝功能不全而没有持续性谷草转氨酶、谷丙转氨酶和总胆红素升高，需要接受超声甚至 CT 以评估肝的形态，判断有无肝硬化。如果存在肝硬化，需要肝病专家的早期介入，并且常常需要经颈静脉的肝组织活检。临界状态的肝功能在辅助器械置入时常常需要大量输血，这可增加患者过敏的风险。左心室辅助装置置入围术期进行抗血小板和抗凝治疗需要慎重考虑，以减少围术期出血的风险。广泛的颈动脉或者周围动脉疾病可能增加 MCS 后心脏以外血管事件的风险，因而在术前需要通过无创检查进行准确的评估。急性患者的营养问

题不至于太迫切,但是慢性心衰患者的营养不良则不容忽视。低 BMI 已被明确为预后不良的危险因素,而营养状态不佳还可影响 T 细胞功能,这又是感染和影响术后切口恢复的危险因素。对于存在营养风险的患者,可以考虑补充辅助营养品,但是对于有 MCS 适应证的患者不应因此而延迟 MCS 装置置入。对于经过慎重筛选的肥胖患者,机械支持一般来说是安全的,但可能存在增加感染的风险。这些患者常因为通过充分减肥满足心脏移植的条件的期待而使用机械支持,但是这种策略成功的机会微乎其微。

外科因素

不管何时计划为患者计划实施 MCS,都应有外科手术团队参与其中,外科手术团队不仅可以帮助评估患者是否适合接受辅助支持,还可以给他们充分时间对其他可能影响预后的因素进行准确分析。既往行胸骨切开术的次数可影响手术入路的难易程度、手术时间、术后出血风险,甚至这个因素本身就可完全决定患者是否适合置入 MCS 装置。主动脉瓣反流的有无及其程度、机械瓣、既往搭桥的数量和位置、室内附壁血栓、先天性心脏病及相应的手术史等因素都需在术前明确并和外科手术团队沟通。还需要既往实施外科心室重建的详细资料,因为这些手术大多涉及左心室心尖,而这正是长期左心室辅助装置入路管道所在的位置,外科心室重建为左心室辅助装置置入带来极大的技术挑战。在进行某些特定的左心室辅助装置置入时,体型也是需要外科医生需要考虑的一个指标。

其他因素

除了内科和外科因素,还需要考虑到情绪、生理和社会因素。很多患者发病时的紧急状态常使得无法详细评估这些因素,但是对于非危急状态的患者,在置入前则需对这些因素进行综合评估。活动能力受限会影响患者对于器械的维护,例如,更换电池所需的敏捷性、听到警报所需的听力对于 MCS 治疗而言都是非常重要的能力。患者需要具备充分的认知力,才可以理解该装置及其部件的重要性,才可以解决相关问题,而认识到什么时候需要寻求帮助也是很重要的能力之一。建立稳定的情绪以适应器械,理解器械的作用、潜在的限制性局限性和不良事件也是最大程度保证长期预后和改善生活质量的重要方面。最后,患者必须获得足够社会网络支持,尽管置入心室辅助装置并不常规需要日夜不停的监护,但是需要一个可靠的支持环境以在危急状态下提供帮助、提供长期的情感支持及协助进行驱动线路敷料更换和器械维护。

不良反应

一般而言,相对于脉动式血流装置,目前的连续血流装置不良事件发生率更低(表 15-7)。虽然对所有不良反应展开讨论超出了本文的范畴,但一些最常见的情况还是需要进行说明。不良反应可以发生在早期如手术后;也可以发生在晚期如装置本身所导致。由于大多数 MCS 装置置入需要通过正中切口切开胸骨后进行,出血是最常见的早期并发症。围术期出血的预测因素包括:透析、低 INTERMACS 评分况、置入 MCS 装置过程中需要同时实施其他手术、既往冠状动脉搭桥病史及高龄。出血也可以发生于 MCS 的慢性期阶段,连续血流装置根据具体需要不同,需要华法林抗凝使 INR 达到 1.5~2.5,尽管没有明确的标准剂量,大部分患者还接受了抗血小板治疗,抗栓治疗会导致患者出血风险的增加。

表 15-7　左心室辅助设备不良事件发生率(脉动血流对比连续血流)

不良事件	脉动血流($n=59$)	连续血流($n=133$)	P
缺血性脑卒中	0.10	0.06	0.38
出血性卒中	0.12	0.07	0.33
左心室辅助装置相关感染	0.90	0.48	0.01
脓毒血症	1.11	0.39	0.001
需要输血的出血	2.45	1.66	0.06
需要外科手术的出血	0.29	0.23	0.57
需要正性肌力药物控制的右侧心力衰竭	0.46	0.14	0.001
需要右心室辅助装置控制的右侧心力衰竭	0.07	0.02	0.12
左心室辅助装置血栓形成	0.00	0.02	—
更换泵	0.51	0.06	0.001

所有数值均为事件数/(患者·年)

除了长期抗凝，连续血流装置还有一个独特的出血危险因素——获得性血管性血友病。叶轮泵的连续转动使得 von Willebrand 因子多聚体发生解离而最终被酶解。出血常由于胃肠道动静脉畸形，这种畸形更常发生于置入非脉动性连续血流装置的患者。不同的研究中，连续血流装置胃肠道出血的发生率为 9%～22%，其中约 1/3 与动静脉畸形有关。出血本身可额外增加患者接受循环支持时的风险，然而，由于出血而需要进行的输血治疗会增加 HLA 的敏感性，使得患者更难寻找适合的移植器官。

在长期机械支持中，最常见的不良反应是感染，尤其是驱动线路的感染，此外还有血栓、卒中。目前可用的装置都需要经皮驱动线路为泵传输电能同时对泵的工作状态进行监测。需要对驱动线路进行一丝不苟的护理以保障线路不被感染，然而，尽管经过严格正确的教育，移植前桥接治疗的患者线路感染率仍高达 7%～18%，终极治疗的患者更高达 32%。

一旦发生，线路感染将难以被清除，患者可能需要延长口服或静脉使用抗生素及外科清创术，甚至因此要接受更紧急的移植或者泵的置换。尽管使用抗凝治疗，患者仍存在血栓和卒中风险。在使用连续血流泵的患者，缺血性卒中发生率为 4%～7%，出血性卒中发生率与此相近。新发血栓形成或者血栓被吸入泵是器械故障的常见原因，但是在移植前桥接治疗的研究中其发生概率＜5%。然而，由于终极治疗需要 MCS 的长期使用，其血栓发生率要高于桥接治疗患者。主动脉瓣功能不全是最近才被发现的长期使用连续血流装置的并发症，由于主动脉瓣很少甚至不开放，瓣叶可能逐渐发生融合，因而导致不能很好地接合，从而引起主动脉瓣关闭不全。在使用 MCS 治疗时血压控制不佳可能也是其中一个原因，但是主动脉瓣功能不全的病因和危险因素尚不明确。如果主动脉瓣反流发展至重度，患者可能需要进行主动脉瓣置换或者修复。

第 16 章
心力衰竭的再生治疗

Regenerative Therapy for Heart Failure

Annarosa Leri，Jan Kajstura，and Piero Anversa
张 力 王启闻 译

本章讨论的内容将会深刻改变我们对成人心脏观点的根本看法,这导致了试验性地使用干/祖细胞作为治疗心力衰竭潜在形式。近 1 个世纪以来,普遍的看法认为心脏是终末分化的分裂期后器官,心肌细胞的数量在出生时已经确定,并且这些细胞将贯穿整个器官和个体的预期生命期限。从出生到成年至衰老,心肌重量的增加被假定为心肌细胞体积的平行增加;细胞大小的改变被认为等效于心室重量的改变。肌细胞增大被视为心脏增加其肌亚部的唯一有效机制。在没有冠状动脉疾病和其他病理情况下,心肌细胞数量在一生中保持恒定。心脏肥大及退行性病变是分别通过细胞扩大和萎缩各自达成的;人体重达 250～300g 心脏的心肌细胞数量与存在明显肥厚、重量达到 1000g 或更高的心脏相同。心肌细胞的体积可以增大为原有的 4 倍,它们通过胞质蛋白和线粒体细胞器的翻转来调节寿命和机械行为。心肌细胞可以存活并发挥功能达 90 年或更长的时间,这与一个人的生命周期相吻合。这些心脏生物学的概念已经在 20 世纪引领了基础和临床研究。

20 世纪 90 年代末和 21 世纪初一系列基于人体的研究表明心肌肥厚的特点是由细胞凋亡和坏死介导的慢性心肌细胞丢失及实质细胞的体积增大。肌细胞的形成,肥大和死亡发生在高血压病、主动脉瓣狭窄、急性或慢性心肌梗死(MI)及特发性扩张型心肌病的患者中。试验性地类似观测强化了相关的概念,即心肌细胞以肥大和增殖两种方式生长,以凋亡及坏死两种形式死亡(图 16-1A),这是心脏质量和功能的重要决定因数。心肌的可塑性不仅仅局限于细胞肥大,还必须包括心肌细胞死亡和再生。这 3 个相互关联的变量确定了人体心脏在结构和功能上,病理过载和适应能力之间的平衡。总的来说,这些结果给心力储备增长和心肌细胞数量关系提供了一个更有效的生物学解释。在心肌细胞中已经发现细胞周期机械组件、核分裂及胞质分裂的激活,这给了成人心脏生长机制一个重新的解释。所有年龄段龄的心脏均拥有一个可以复制的心肌细胞池,这些细胞能够表达细胞周期蛋白 CDC6、Ki67、MCM5 磷酸化组蛋白 H3 或激光激酶 B(图 16-1B)。但分裂的心肌细胞是否来源于内源性或外源性干细胞的迁移增殖,或者来源于由它们构成拥有重新进入细胞周期和分裂能力的细胞池,这一点还不清楚。心肌细胞可能具有一定程度的发育可塑性并能够去分化,获得增殖状态,增殖并且形成功能性的感受态细胞。这些发现挑战了干细胞分化作为心肌细胞主要来源的观点,指出了在成人心脏中,心肌细胞更新的替代机制,然而,这些研究缺少支持心肌细胞独立于干细胞而形成的证据。因此,基于干细胞的疗法是目前受损心肌潜在重构最有希望的选择。

循环祖细胞和心肌再生

心肌内存在干/祖细胞的观点提出的问题是这些原始细胞是驻留在心脏中还是从远隔器官获得,如骨髓。支持心脏是干细胞调节器官的第一个证据为接受心脏移植的男性,女性供体心脏中检测到了男性细胞。在性别不匹配的心脏移植病例中,男性受者的女性供体心脏有相当数量 Y 染色体阳性的心肌细胞和冠状血管。尽管按照嵌合性大小不同,组间存在着差异,但是这些结果证明,男性细胞可以在女性供体心脏上定居增殖,并分化为血管结构(图 16-1C)。在心脏移植和同种异体骨髓移植患者的心脏中,心肌细胞及冠状血管嵌合性的程度予以比较。

在后一种情况下,患者的心脏只检测到 2%～5% 的嵌合细胞;但在移植的心脏中,检测到了 14%～16% 的嵌合心肌细胞和内皮细胞。因此,宿主细胞可以从剩余心房残端迁移到供体心脏或者通过循环到达心肌。

在组织损伤的情况下,骨髓可以感受到利于骨

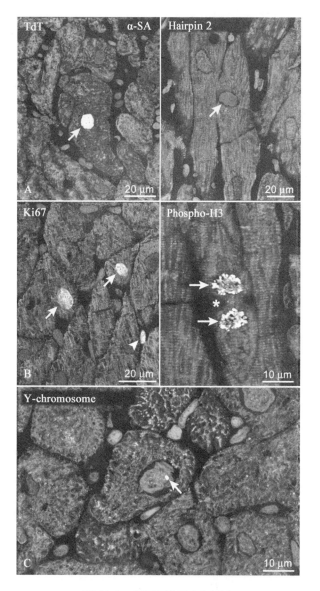

图 16-1　心肌细胞死亡和再生

A. TdT(左侧,箭头)和 Hairpin 2(右,箭头)标记的人类心肌细胞细胞核,分别处于凋亡和坏死阶段;B. 细胞周期蛋白 Ki67(箭头)和 Phospho-H3(箭头)分别阳性的心肌细胞细胞核,分别代表复制(左侧)和分裂(右侧)阶段;星号表示心肌细胞胞质部位,心肌细胞胞质被 α-肌动蛋白染色(α-SA,红色);C. 在移植的女性供体心脏中新生的男性心肌细胞,由 Y 染色体定位确认(淡蓝色圆点;箭头)

髓细胞(BMCs)转移到损伤部位的远处信号,从而促进器官修复。循环干/祖细胞和造血作用的生理相关性是众所周知的。细胞迁移代表了通过造血干细胞(HSC)子代在不同骨髓处所的再定位,从而决定造血干细胞(HSC)命运的基本步骤。类似的现象可能涉及循环造血干细胞和骨髓细胞参与非造血器官损伤再生(图 16-2)。

心脏和下肢缺血区域内皮祖细胞(EPCs)的迁移、归巢及增殖导致了血管结构的重新形成。此外,循环内皮祖细胞和血管祖细胞参与了受损血管壁的内皮修复。内皮祖细胞是骨髓单核细胞的亚群,其产生的内皮细胞引起了缺血实质的血管新生。表达 CD34 抗原的骨髓单个核细胞,具有一些内皮祖细胞的特性。然而,在缺血后保持心肌完整性和功能性上,CD34 阳性细胞比未经选择的循环单核细胞更有效。

在早期心肌梗死阶段,已有文献报道循环内皮祖细胞和 CD34 阳性细胞的数量增加,尽管这些细胞已部分地失去了其功能及完整性。1 型和 2 型糖尿病患者内皮祖细胞池减少,其减少比例和糖尿病血管并发症的严重程度相关。内皮祖细胞功能障碍是以一氧化氮合酶调节异常,活性氧生成增强,促炎蛋白激酶激活为表现的,其他心血管危险因素(包括高胆固醇血症、高血压和吸烟)都与内皮祖细胞功能失调相关。此外,冠心病患者和同年龄的健康个体相比,循环内皮祖细胞数量和功能均有减少。衰老伴随着白细胞和其他骨髓来源细胞端粒的缩短,而冠心病和心力衰竭进一步加剧了端粒耗损。患者内皮祖细胞的端粒缩短,使得血管内皮生长因子(VEGF)和基质细胞衍生因子-1(SDF-1)介导的细胞迁移减少,这表明年龄相关的端粒侵蚀有助于内皮祖细胞功能的受损。总的来说,这些观察结果表明心血管危险因素深刻地影响着内皮祖细胞治疗获益。

造血干细胞转分化

过去的 10 年见证了关于成人造血干细胞生物学特性的诸多重大发现,它们可以分化为与其定居器官不同的细胞谱系或来自不同胚层的细胞,这些特性原本被认为只限于胚胎干细胞,并且由于其巨大的生物学和临床意义,它们引发了科学界激烈的争论。争论达到了意想不到的强度水平,即造血干细胞何时被证明能够迁移到损伤部位,修复各种器官损伤,尤其是心脏。心脏一直被视为没有外源性

和内源性组织再生的器官。阳性结果的研究受到阴性报道的质疑，这挑战了干细胞的可塑性和器官、机体稳态及修复的新范式。然而，利用分子和遗传工具，科学家们已获得造血干细胞转分化的明确证据，造血干细胞分化为心肌和血管细胞，促进受损心脏的结构和功能恢复。

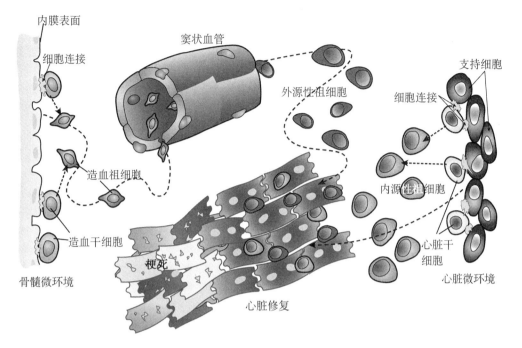

图 16-2　外源性和内源性祖细胞介导的心肌修复

造血干细胞（HSCs）和造血祖细胞（HPCs）可以通过循环到达受损心肌。此外，储存在微环境中的心脏干细胞（CSCs）及定向祖细胞可转位到受损部位，促进心肌细胞的再生

造血干细胞表达酪氨酸激酶受体 c-kit，当被注射入心肌梗死的边缘区或者随系统动员和细胞因子一起进入循环中时，造血干细胞实验性地导致坏死组织的修复和功能心肌的形成。多个实验室均证实了这些观察结果并且认为心脏修复的机制为骨髓衍生细胞分化为心肌和血管细胞表型（图 16-3A）。注射增强型绿色荧光蛋白（EGFP）标记的男性造血干细胞后，在女性心肌梗死后所形成的心肌细胞中，检测到了荧光信号和 Y 染色体。

此外，骨髓干细胞转分化展示了给予梗死心脏以 c-kit 阳性的造血干细胞，且其携带有受心肌特异性启动子调控的报告基因（图 16-3C）。于心力衰竭的治疗缺乏有效新药，这些发现已经促使心脏病学家在心肌梗死患者的管理中，迅速采用骨髓衍生细胞进行治疗。然而，骨髓细胞混合体而不是一个高度纯化的干细胞池，已普遍被用于损伤心肌的恢复。迄今为止，c-kit 阳性的造血干细胞还没有被用于临床试验。

如果当 c-kit 阳性造血干细胞定居到心肌并且产生心肌细胞和冠状血管时，它们获得了心脏干细胞（CSCs）的特性，那么转分化的概念就能被接受了。了解造血干细胞和心脏干细胞是否为独立的干细胞种群就显得极为重要。假设存在于心脏的干细胞比其他器官来源的干/祖细胞（包括骨髓）能更有效地分化为新生心肌。心脏干细胞被编程以产生心脏结构，并且在激活时可以迅速形成实质细胞和冠状血管，从而可能挽救衰竭的心脏。相反，造血干细胞必须获得不同的表型，这需要它们在转分化和生成功能心肌之前，就完成染色质重塑和基因重编程。迄今为止，造血干细胞似乎是跨越谱系边界最万能和最容易打破组织专有界限的干细胞。

除了造血干细胞，骨髓还包含有间充质干细胞（MSCs）群体。间充质干细胞的高可塑性表现为表型可塑性，即拥有从一种细胞表型转换到另一种的能力。因为间充质干细胞的多能性和易于培养扩增，它们在组织再生方面的潜能引起了研究者广泛的兴趣。间充质干细胞似乎具有拥有超越其分化为心肌细胞能力的心脏修复能力。近来研究表明，大动物心肌梗死模型中注射骨髓来源的骨髓干细胞，其可以通过激活定居的 c-kit 阳性心脏干细胞及增

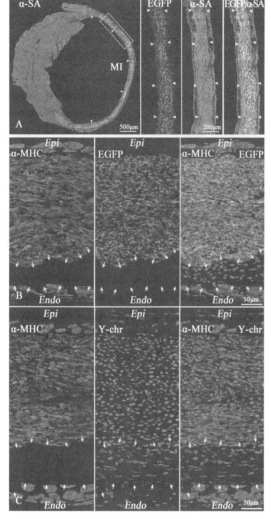

图 16-3　造血干细胞(HSC)转分化

A. 注射到梗死心脏边界区来自于小鼠的 c-kit 阳性造血干细胞,其增强型绿色荧光蛋白(EGFP)处于 α-MHC 启动子调控之下。包括在大横切面中的区域在相邻的图中以更高的放大倍数显示。新生的 EGFP 阳性(绿色),α 肌动蛋白阳性(红色)的心肌细胞部分替代了坏死的心肌。Epi. 心外膜;Endo. 心内膜。B. 注射到梗死心脏边界区来自于小鼠的 c-kit 阳性造血干细胞,其 EGFP 处于广泛存在的 β 肌动蛋白启动子调控之下。在透壁梗死区(左),很大一部分细胞被 α-肌球蛋白重链(α-MHC,红色)阳性的心肌细胞所替代,新生的心肌细胞为 EGFP 阳性(中心,绿色)。C. 注射到梗死心脏边界区来自于男性的 c-kit 阳性造血干细胞。在透壁梗死区(左),很大一部分细胞被 α-肌球蛋白重链(α-MHC,红色)阳性的心肌细胞所替代,新生的心肌细胞携带有 Y 染色体(中心,核中白点)。在这 3 个例子中,再生的心肌细胞分化于造血干细胞

强宿主中心肌细胞的转移增殖来促进心脏修复。受体心脏干细胞和递送的间充质干细胞之间的关系,可能反映了在干细胞微环境中,细胞与细胞间通信的有效进行。

骨髓干细胞和临床研究

就在试验数据证明造血干细胞可以诱导梗死后心肌再生不久,17 项初步临床研究表明在冠状动脉内注入骨髓干细胞是可行的,并且可以改善急性心肌梗死(AMI)患者功能的恢复。急性心肌梗死患者的祖细胞移植与再生增强(TOPCAREAMI)试验是第一项探讨 59 例成功再灌注的急性心肌梗死患者行骨髓干细胞移植结局的随机研究。5 年随访后,试验结果证明了冠状动脉内注入骨髓干细胞的长期安全性,并且这种形式的细胞疗法对左心室(LV)功能具有有益效果。31 例患者的磁共振成像(MRI)分析确认了左心室射血分数(LVEF)明显增加了 11% 且功能性梗死区域减小。左心室收缩末期容积(LVESV)保持稳定,但左心室舒张末期容积(LVEDV)增大。

随后,第一个双盲、安慰剂对照、多中心随机的急性心肌梗死祖细胞再输注和梗死重塑(REPAIR-AMI)研究被设计。在急性心肌梗死再灌注成功后,患者接受骨髓穿刺,通过聚蔗糖密度梯度离心法获取包含有一小部分干/祖细胞的单核细胞异质群。这些细胞被输注到含有支架的冠状动脉内。与对照组相比,LVEF 在 12 个月时增加了 2.8%。在 LVEF 基线水平低于中位数的患者中,细胞疗法使得 LVEF 提高了 6.6%,并且伴随着 LVESV 和 LVEDV 扩张的终止和减少。预先设定的组合临床终点,包含有死亡、再梗死和冠状动脉血运再重建。骨髓干细胞治疗患者的临床终点发生率显著低于安慰剂对照组,并且这些阳性的影响持续到第 2 年。

同时,一项类似的研究,急性心肌梗死后的自体干细胞移植(ASTAMI)试验在前壁心梗患者中开展。在 6 个月和 3 年的随访中,对照组和干细胞治疗组 LVEF 增加相似,为 7.6%。通过超声心动图和 MRI 测量的舒张末期容积、梗死面积和左心室整体收缩功能在对照组和干细胞治疗组没有差异。在细胞输注 3 年后,治疗组患者的运动时间有微小的改善。REPAIR-AMI 和 ASTAMI 试验之间的差别被归因于骨髓干细胞分离和存储方法的不同。与在 REPAIR-AMI 试验使用的骨髓干细胞相比,用于

ASTAMI 试验的细胞体内迁移能力及体外血管生成潜力较低。

分离规程、拣选步骤和保存介质对祖细胞的生物活性有重大影响。在 REPAIR-AMI 试验中入组患者收缩功能的改善程度与骨髓干细胞功能特性是平行相关的,因此这些变量的重要性显而易见。最终得到的骨髓干细胞产物,其混杂有红细胞(RBCs)的污染程度与 LVEF 恢复降低相关。红细胞的存在与骨髓干细胞活性降低、体外集落形成及迁移能力下降和体内新生毛细血管能力受损有关。这些因素影响了骨髓干细胞的治疗功效,减少了 LVEF 改善的程度。

REPAIR-AMI 和 ASTAMI 试验相互矛盾的结果仅仅是这个领域争论的一个例子。通过设计荟萃分析这些试验涉及的亚组来弄清楚这些研究实质性的差异,其中一个或多个统一的变量被确定:转运途径、心脏疾病的类型、患者的年龄和性别及存在合并症的类型。急性心肌梗死患者冠状动脉内注射骨髓干细胞是安全和有效的,且射血分数相对于基线水平平均提高 3.79%,然而,冠状动脉内注射骨髓干细胞长期获益效果的持续性仍然有争议。骨髓转移以提高 ST 段抬高型心肌梗死再生(BOOST)试验表明,在 5 年的随访后,骨髓干细胞治疗没有提高 LVEF,评估以利伐普坦治疗纽约心功能分级(NYHA)Ⅲ~Ⅳ级心脏病患者低钠血症(BALANCE)的试验表明了自体干细胞输注的长期获益。BOOST 试验入组的患者均有 ST 段抬高型心肌梗死(STEMI),并且收缩功能相对保留。单纯冠状动脉内注射骨髓干细胞使得 LVEF。5 年后,细胞治疗和未经治疗患者的主要心脏不良事件发生率相似。与基线对比,对照组患者 MRI 测得的 LVEF 下降了 3.3%,而骨髓干细胞治疗组患者下降了 2.5%。单独评估高于中位值的透壁性心肌梗死亚组患者,骨髓干细胞输注的初始获益一直持续了研究期间的 61 个月。

在 BALANCE 试验中,细胞直接注入到梗死相关血管。在 12 个月和 60 个月时,梗死边界区的收缩力明显改善且心律失常事件显著减少。与对照组相比,骨髓干细胞治疗患者的死亡率显著降低。由于 BOOST 试验和 BALANCE 试验相互矛盾的结果,已有荟萃分析专门探讨骨髓干细胞治疗耐久性的问题。评估随访时间 1 年及以上的随机对照试验,结果表明,骨髓干细胞治疗患者的 LVEF 和对照组相比,显著提高 4.37%。这种功能的改善伴随着 LVEDV,LVEDS 和梗死面积的减小。通过元回归

分析,发现在老年人和糖尿病患者中,骨髓干细胞治疗更有效,而在男性中不太有效。

骨髓干细胞通过冠状动脉途径注射更为频繁,然而在约 20 项试验中,心肌内的骨髓干细胞移植通过冠状动脉旁路移植术(CABG)来完成。其中 6 个试验,慢性缺血性心脏病患者的同质性足以有比较的意义。与 CABG 手术不结合细胞输注的对照组相比,骨髓干细胞输注可使 LVEF 提高 5.4% 且 LVEDV 略降低。尽管这六个临床试验的相对同质性,但递送细胞的类型和数量相对有差异。在 3 个临床试验中,使用了 CD133 阳性或 CD34 阳性的骨髓干细胞,这些细胞群高度富集有造血细胞和内皮细胞谱系的干细胞/祖细胞。

有几项初步研究纳入了扩张型心肌病的患者。非缺血性扩张型心肌病患者祖细胞移植与左心室功能恢复(TOPCAREDCM)的前瞻性、非盲试验纳入了 33 例 LVEF<40% 且 LVEDD>60mm 的患者。相较于基线,局部室壁运动在 3 个月时即有显著改善且持续到第 12 个月,LVEF 增加 3.2%,血清 N 型脑钠肽(NT-proBNP)水平降低。LVEDV 和 LVESV 没有发生显著变化。最近一项非盲、随机研究得到了类似的结果,该研究纳入了 55 例患有扩张型心肌病且伴有严重心功能不全(LVEF<30%)的患者。患者接受了冠状动脉内 CD34 阳性细胞的输注。这种干预的结果为 3 个月时 LVEF 较对照值增加了 5%,且持续了 12 个月。细胞治疗并没有减少 LVEDV,然而未经治疗患者的心腔体积随时间扩大。细胞输注提高了运动能力和显著降低了血清 NT-proBNP 水平。骨髓干细胞治疗组的心脏死亡/心脏移植率显著降低,这两项初步研究优良的安全性给了后续大型、多中心研究以理由。

一项双盲、随机、安慰剂对照、剂量递增研究纳入了顽固性心绞痛的患者。粒细胞集落刺激因子(G-CSF)治疗 5d 后,CD34 阳性细胞被免疫分选并注入心肌内。有效参量包括有心绞痛发作频率、硝酸甘油使用量、运动时间和加拿大心血管学会分级,结果显示 CD34 阳性细胞治疗患者优于对照组患者,而更大的Ⅱb 期研究目前正在进行中。

小型临床试验已经采用了异体和自体间充质干细胞移植,并取得了令人鼓舞的成果。基于静脉内递送同种异体间充质干细胞的安全性研究纳入了 53 例急性心肌梗死后再灌注的患者。在所有患者的全球症状评分和前壁心肌梗死亚组的射血分数方面,间充质干细胞治疗显著优于安慰剂对照。基于

缺血性心脏病猪模型得出的大量临床前数据,一项Ⅰ期初步试验纳入了 8 例接受过左心室瘢痕及边界区自体单核细胞或间充质骨髓干细胞心肌内注射的患者,这种安全的治疗策略使得受损心肌功能得以恢复并逆转了左心室的重构。1 年后,MRI 分析证明 LVEDV 及梗死面积显著减少,LVESV 有下降的趋势。梗死区域局部功能的改善与 LVEDV 和 LVESV 的减少密切相关。

骨髓干细胞治疗对患者积极影响的机制仍有待确定。递送细胞被永久标记的不可能性及心肌活检以评估与心肌再生有关参量的困难性,使得局部心肌恢复的细胞过程变得难以了解。冠状动脉血流测量表明,血管形成有可能是可行的,但是其中重生心肌的贡献仍然不确定。尽管明确的数据还未获得,但梗死瘢痕减少支持了心肌再生的说法。近期心脏干细胞的识别已经将关注转移到了内源性细胞机制作为心力衰竭细胞治疗新型的靶点。

内源性心脏祖细胞

用于心脏修复最合理、最有潜力的细胞为驻留在成年人心脏的原始细胞。心脏是一个不断更新自身细胞群的动态器官,这使得科研和临床方面产生极大的热情。了解心脏内稳态机制将给加强此自然发生过程和促进心肌受损后再生提供绝佳的机会。目前两项Ⅰ期临床试验正在进行当中〔NCT00474461(SCIPIO)和 NCT00893360(CA-DUCEUS);www. ClinicalTrials. gov〕。两种不同的自体心脏来源细胞群被递送到亚急性和慢性缺血性心脏病的患者中:c-kit 阳性的心脏干细胞和体外分化成球形结构干细胞的祖细胞。缺血性心脏病患者的干细胞输注(SCIPIO)试验涉及递送自体 c-kit 阳性,谱系阴性的心脏干细胞用于治疗缺血引起的严重慢性心力衰竭。该试验纳入了 CABG 术后 4 个月 LVEF<40% 的患者,分别到治疗组和对照组。治疗组患者接受 100 万自体心脏干细胞单次冠状动脉内注入。主要终点是治疗的短期安全性,次要终点是疗效。重要的是,没有心脏干细胞相关不良反应的报道。分析 14 例进行了心脏干细胞治疗的患者,LVEF 在输注 4 个月后从 30% 增加至 38%。与此相反,7 例对照组患者在相应的时间内并没有显示任何功能参数的变化。心脏干细胞的获益作用在 1 年时甚至更明显。7 个治疗组的患者做了心脏 MRI,结果显示梗死面积在 4 个月和 12 个月,分别

减少了 24% 和 30%。

SCIPIO 入组患者在输注前,利用免疫标记、共聚焦显微镜和荧光激活细胞分选仪对 c-kit 阳性心脏干细胞进行了广泛的表征。20 例参与治疗的患者中,c-kit 阳性细胞占 75%~98%。细胞增殖潜能,端粒长度和端粒酶活性的标志物表明了在传代培养后,心脏干细胞保留了显著的生长储备。端粒-端粒酶轴的表征应作为细胞功能特性评价的质量控制标准而引入到患者管理中。

球形结构干细胞源性的自体干细胞逆转心功能不全(CADUCEUS)的前瞻性,随机试验纳入了 EF 值为 25%~40% 的亚急性心肌梗死患者。从心内膜心肌活检标本培养的自体细胞在心肌梗死 1.5~3 个月后被输注到梗死相关动脉中。主要终点事件包括患者在 6 个月时因心律失常死亡或在细胞输注后发生心肌梗死、新生的心脏肿瘤或主要不良心脏事件(MACE)的比例。此外,在 6 个月时 MRI 采集的初步数据作为治疗疗效评估的依据。

在基线水平,平均 LVEF 值为 39% 和瘢痕占据 24% 的左心室重量。6 个月时,两组均无一例患者死亡、发生心脏肿瘤及 MACE。然而,4 例细胞治疗组患者和 1 例对照组患者发生严重的不良事件。细胞治疗导致瘢痕质量的减少、活性心脏质量的增加及局部收缩力的加强和局部室壁的增厚。舒张末期容积,收缩末期容积和 LVEF 值在治疗组和对照组之间没有差异。SCIPIO 和 CADECEUS 试验的初步结果非常鼓舞人心,并保证了进一步更大规模Ⅱ期研究的进行。

从自我更新器官分离得到的细胞,在无血清培养基和非吸附基质中培养,可使得被称为悬浮细胞球的球形细胞群形成。此悬浮培养方法可作为大规模扩增干/祖细胞的一种替代技术,用以得到单细胞沉积和克隆形成。但是,这种实验方法并不导致完全相同的同源细胞群的形成;这一非锚定生长的独特方法已被用于源自心内膜心肌活检的球形结构干细胞扩增。球形结构干细胞包括以 c-kit 阳性原始细胞为核心的,若干层表达心肌细胞蛋白和连接蛋白 43 的分化细胞及 CD105 阳性细胞组成的外壳,即 MSCs 的典型表位。球形结构干细胞可生物学地视为一个简化的心脏分化体外系统(图 16-4)。

在临床上,球形结构干细胞来源的细胞(CDCs)可以代表治疗心脏疾病的原始和早期定型细胞的理想组合。但直接利用已经分化为心肌细胞、内皮细胞和平滑肌细胞的谱系是否优于选用未分化的人

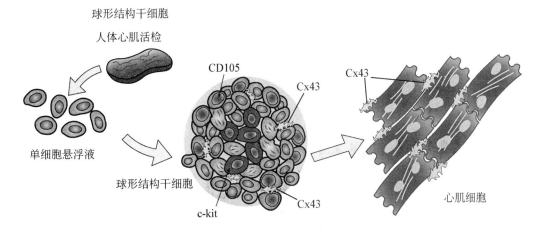

图 16-4　球形结构干细胞示意图

离解心脏组织成单细胞悬浮液,并将细胞铺板。随着时间的推移,它们形成表面为分化细胞,核心为原始分裂细胞的三维结构。Cx43. 连接蛋白 43

CSCs(hCSCs)目前仍然未知。克隆细胞有较强的生长储备,但可能需要更多的时间来获得分化状态。相反地,定型细胞增殖潜能减少,但可以更快速地达到成人表型。临床应用部分异质细胞,与具有完善生物特性同一均匀的细胞群相比,可能会导致更广泛的不可预测,不希望的效应。类似于药物治疗,在同一药片上结合多种药物可以便于给药,但却失去了剂量灵活性和个体化治疗的可能。

球形结构干细胞可以概括干细胞巢的微环境。间充质样和外部层定型细胞可以对内层分布的 c-kit 阳性 CSCs 充当支持细胞的作用。巢状球形结构干细胞在受损心肌处的直接注入,相较于单层培养的CDCs,具有归巢的优势。支持细胞的存在可以瞬时保护相邻的原始细胞,增强其在受损心肌不利环境中的生存,然而,宿主组织实际的移植和心源性命运的获得需要递送与受者双方心脏细胞的直接接触。供体干细胞需要通过与相邻心脏细胞和成纤维细胞形成交叉和粘连复合体,进而与周围的心肌在结构上一体化。在没有植入的情况下,过继转移细胞通过细胞凋亡而死亡。这些临时嵌合巢的形成,创造了移植细胞心脏分化命运获得及新生心肌生成所必需的微环境

重要的是,基于细胞治疗的成功在于达到两个基本目标:①通过利用足够功能性的心脏细胞和血管结构来置换坏死和瘢痕组织,得以重建失丢失的心肌。②耗竭的、功能失调的、空 hCSC 巢再增殖。功能障碍细胞巢的存留将维持心脏疾病不可避免的进展及降低细胞输注的获益。心脏微环境的恢复只能通过递送高度原始的 hCSCs 来实现,这个过程能确保长期获益于心肌细胞更新和损伤后修复。

c-kit 阳性的 CSC 是第一个在成人心脏中发现的干细胞。受体酪氨酸激酶 c-kit,最初被认为仅仅存在于小鼠 HSCs 胞膜上,此类 HSCs 在接受辐射的受体中能长期保持再增殖能力。c-kit 可标记能自我更新、克隆,在体外保持多能性的定居 CSCs,其可以在体内利用功能性的心肌替代坏死组织,从而改善心室功能。定量数据表明,每 30 000 个心肌细胞种约存在 1 个 CSC。同样,骨髓中的 c-kit 阳性多能HSCs 的频率为 10 000～100 000 细胞。

尽管优先分布在心房和心尖,c-kit 阳性的 hC-SCs 在整个心室肌中均有表达。hCSCs 不表达造血细胞和内皮细胞表位,这有力地表明了它们并不是骨髓起源而是定居的未分化细胞组成的区域。在心脏微环境中已经发现了干细胞巢;它们由心肌间质中的离散椭圆形结构所组成,即 hCSCs 聚集在一起,并通过黏附和缝隙连接连接到邻近的心肌细胞和成纤维细胞(图 16-5A)。心肌细胞和成纤维细胞作为心脏干细胞巢的支持细胞,为 hCSCs 的长期定居、生存和生长提供了必要的自由环境(图 16-5B和 C)。心脏干细胞巢的确定及证明 hCSCs 具有独特于 HSCs 的表型提供了进一步的证据,进而支持心脏是一种由干细胞区域调节的自我更新器官的概念。

此外,hCSCs 同时拥有对称和不对称分裂。通过不对称分裂,hCSCs 创造新的干细胞和将会获得

专门功能的细胞；hCSCs 可分化为心肌细胞,平滑肌细胞和内皮细胞谱系。向小鼠梗死心脏递送 hC-SCs 从而形成嵌合器官,其中人类和啮齿类动物的心肌细胞和冠状血管在结构和功能上合为一体,证明 hCSCs 具有在器官内稳态和修复中的关键作用(图 16-6A 和 B)。

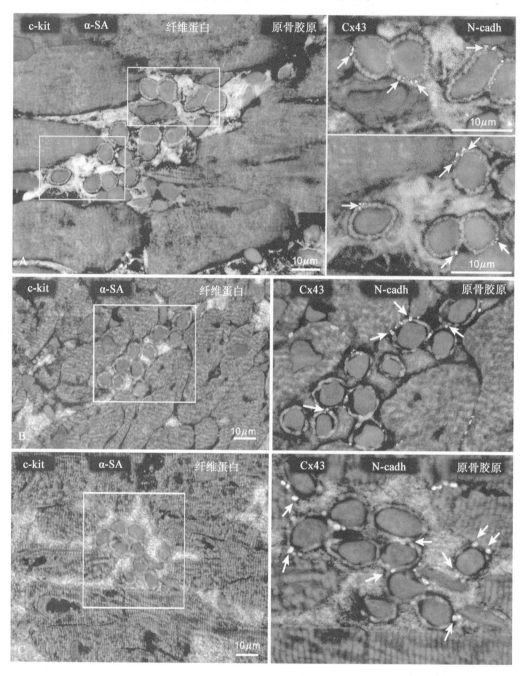

图 16-5　心肌干细胞池

A. c-kit 阳性的细胞群(绿色),分布在纤维连接蛋白(白色)中,位于心肌间质。矩形区域中包含的部分在相邻图中以更高倍显示。连接蛋白 43(Cx43;黄色箭头)和 N-钙黏蛋白(N-cadh;亮蓝色,底部箭头)在 c-kit 阳性的细胞、心肌细胞(α-SA,红色)和成纤维细胞[前胶原(procoll);洋红色]中被标记到;B 和 C. 心肌干细胞池的另外两个例子

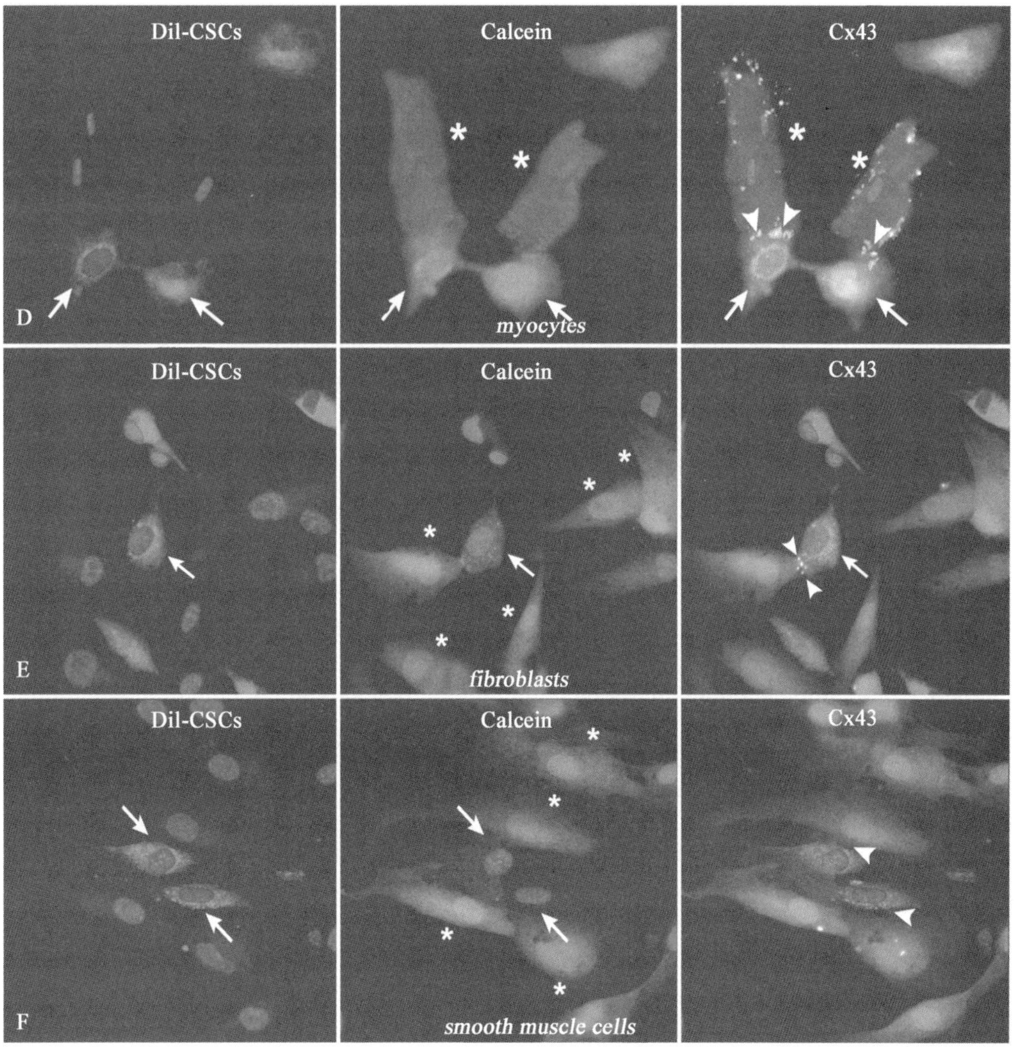

图 16-5 染料示踪技术（续）

D. DiI 标记（左；红色箭头）和钙黄绿素标记（中心；绿色箭头）的人 CSCs 与获得绿色荧光（中心；绿色星号）的未标记成年大鼠心肌细胞共培养。在 CSCs 和心肌细胞的偶合间检测到了 Cx43（右；箭头）；E. DiI 标记（左；红色箭头）的人 CSCs 与钙黄绿素标记（中心；绿色星号）的人成纤维细胞共培养，连同 DiI 的红色荧光（右；红-绿箭头）。在 CSCs 和成纤维细胞间（右；箭头）表达有 Cx43（白色）；F. DiI 标记（左；红色箭头）的人 CSCs 和钙黄绿素标记（中心；绿色星号）的人平滑肌细胞共培养。在 CSCs（箭头；中心）中未检测到钙黄绿素的绿色荧光。Cx43（白色）在 CSCs 和平滑肌细胞之间不表达。DiI，1,1'-双 18 烷基-3,3,3',3'-4 甲基吲哚羰花青碘化物

　　成人心脏定居的 hCSCs 池显然异于出现在心肌梗死或慢性主动脉瓣狭窄后心肌再生（图 16-6C）的小灶。这种限制已被解释为成人心脏无力进行自发组织修复的明确证明，这种明显矛盾的一个可能解释是在人类疾病的动物模型中获得的。干细胞存在于整个梗死心肌，但是尽管这些细胞被设定为对抗死亡刺激，然而，它们和心肌细胞经历相同的路径，即通过细胞凋亡和坏死死亡。hCSCs 的命运就像是周围的细胞，且由 hCSCs 形成的心肌细胞主要局限于梗死心脏的活性部分。

　　让人吃惊的是类似的现象发生在其他实体和非实体器官，包括皮肤、肝、肠、骨髓和肾。在所有情况下，供血动脉闭塞导致模拟心脏病理的瘢痕形成。在结节性多动脉炎和脉管炎的存在下，微小梗死发生于肠道和皮肤，且定居的干细胞不修复受损器官。类似地，骨髓的梗死经常可伴随有镰状细胞性贫血。

因此,干细胞区域似乎有能力调控出生后发育过程中的生长和调节成年期的体内平衡。然而,干细胞池对缺血性损伤没有有效的反应,或者对于生命晚期器官和机体的老化和衰老没有有效的反应。这些限制可以通过心肌内递送体外扩增的干细胞或局部生长因子刺激定居的干细胞来克服。

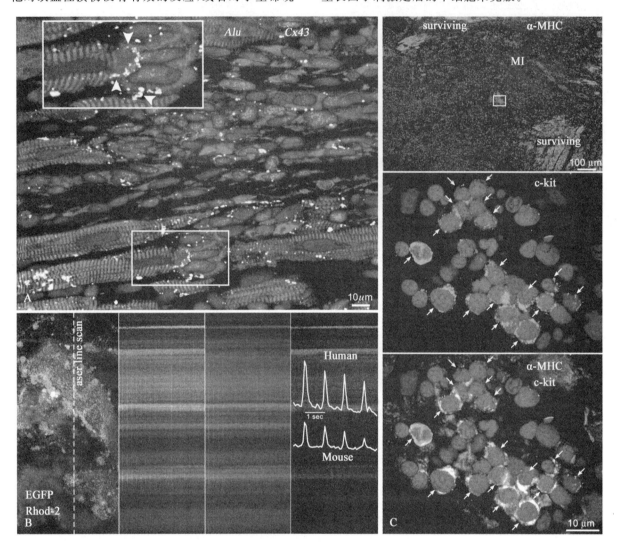

图 16-6　新生心肌细胞功能与结构的整合

　　A. 在冠状动脉结扎及注射人心脏干细胞(CSCs)3 周之后的心肌再生。连接蛋白 43(Cx43,黄色)出现在人体心肌细胞之间(α-SA,红色;Alu,绿色)和多余的大鼠心肌细胞(α-SA,红色;Alu 阴性)之间。插图可见更高的放大倍率。B. 增强型绿色荧光蛋白(EGFP)阳性人体心肌细胞和 EGFP 阴性小鼠心肌细胞钙瞬变的双光子显微镜和激光扫描成像(钙指示剂 Rhod-2,红色)。注意到人(EGFP 阳性)和鼠(EGFP 阴性)心肌细胞之间同步的钙瞬变。C. 急性心肌梗死后心肌再生的区域。矩形区域所包含部分在下图中以更高倍数显示。可见 c-kit 阳性 CSCs 群(绿色,箭头)有时表达心肌肌球蛋白(α-MHC,红色)

年龄、心脏疾病和人类心脏干细胞功能

　　与其他干细胞类似,hCSCs 的生命周期由端粒酶活性和端粒长度调节。端粒缩短发生在老化的hCSCs 中,那些具有极度缩短或功能失调端粒的细胞经历重复的衰老和凋亡。端粒完整性的丧失是衰竭人体心脏中干细胞生长下降的关键变量。hCSCs 数目随着年龄增长而增加,然而功能性的细胞比例却逐渐下降。衰老、功能障碍的 hCSCs 积累是心肌老化的条件,携带短端粒的 hCSCs,其产生的后代迅速获得衰老表型。陈旧的心肌细胞区域逐渐增加,

此为老化心肌病变的特征。具有完整端粒（8～12 bp）的 hCSCs 池，仍存在于女性和男性 90～104 岁的心脏中；此类细胞预期将在衰老心脏中产生年轻心肌细胞的后代。

在生理衰老的心脏上，心肌细胞再生的达到了先前意想不到的水平。在女性心脏、心肌细胞分别在 20 岁、60 岁、100 岁时，以每年 10%、14%、40% 的速率替换。在男性心脏，相应值是每年 7%、12%、32%，说明了心肌细胞周转涉及了大量实质细胞数目随着年龄的递增，这些生长过程在病理状况时得以加强。从临床角度看，具有长端粒的 hCSCs 存在于所有年龄段和心脏疾病发生时，这一发现为在慢性心力衰竭患者中，基于自体细胞的治疗提供了可能。最近，从重病患者的心内膜活检心肌中分离具有功能的 hCSCs，将其在体外扩增，随后递送到冠状动脉内或心肌内的方法已被开发。尽管这种方法仍有待于临床使用，它生成了在无有创性外科手术技术下，细胞治疗的相关数量。这种策略即将在未来的临床试验中实施。

第 17 章
肥厚型、限制型和浸润型心肌病

Hypertrophic, Restrictive, and Infiltrative Cardiomyopathies

Neal K. Lakdawala and G. William Dec Jr.

李俭强 译

肥厚型心肌病(hypertrophic cardiomyopathy,HCM)、限制型心肌病(restrictive cardiomyopathy,RCM)及浸润型心肌病是一组异质性心肌疾病,增加猝死和血栓栓塞风险,最终导致心力衰竭(heart failure,HF)。上述心肌病分子机制已取得一定进展,读者可参阅第 9 版《Braunwald 心脏病学》第 68 章和第 69 章,详细了解疾病自然过程及病理生理学等相关内容,本章主要介绍现代诊断和治疗方法。

肥厚型心肌病

HCM 是最常见遗传性心肌病,发病率约为0.2%,其诊断应排除高后负荷(如高血压)或其他引起室壁增厚的系统性疾病。HCM 由肌节基因突变所致,呈常染色体显性遗传。基因突变携带者通常在晚年发生左心室肥厚(年龄相关外显性),且即使在同一家族内,不同个体间临床表现也存在较大差异。HCM 常规治疗包括控制症状、预防猝死和血栓栓塞及高危家族成员筛查。HCM 患者出现症状主要病理生理机制为左心室流出道梗阻(left ventricular outflow tract obstruction,LVOTO)伴或不伴二尖瓣反流、舒张功能障碍及部分患者出现心房颤动。

左心室流出道梗阻治疗

LVOTO 是由文丘里(Venturi)效应引起二尖瓣收缩期前向运动(systolic anterior motion,SAM)阻断血流通过流出道所致。二尖瓣瓣叶位置异常导致二尖瓣反流常伴 LVOTO。临床上高达 70% HCM患者有明显静息 LVOTO($\geq$30mmHg),和(或)由运动、瓦氏动作或药物激发引起。生活方式改变及药物治疗通常能有效控制 LVOTO 相关症状,但仍有 5%~10%患者需外科部分心肌切除或乙醇室间

隔消融(alcohol septal ablation,ASA)等非药物手段干预。HCM 患者应避免使用降低心脏前后负荷和增加心肌收缩力的药物或活动,以免加重 LVOTO。常见加重 LVOTO 药物包括血管扩张药、利尿药及地高辛等;加重 LVOTO 最主要行为是饮酒,其他还包括导致血管扩张或脱水的情况,如桑拿浴。

LVOTO 标准药物治疗包括 β 受体阻滞药和非二氢吡啶类钙通道阻滞药,如维拉帕米和地尔硫草,单独或联合应用。药物治疗应逐渐加量至症状缓解或出现药物不良反应,对仍有症状患者可加用丙吡胺。β 受体阻滞药降低 LVOTO 严重程度并改善心绞痛症状,维拉帕米和地尔硫草改善症状及提高运动耐量,但维拉帕米扩血管作用使部分患者 LVOTO 加重。

丙吡胺属于 I 类抗心律失常药物,其负性肌力作用可改善 LVOTO。在一项多中心回顾性研究中,118 例梗阻性 HCM 患者接受控释型丙吡胺治疗(200~300mg,每日 2 次),66%患者治疗效果良好,无须再进行外科部分心肌切除术、起搏治疗或ASA。丙吡胺治疗有效患者左心室流出道压力阶差显著下降[(75$\pm$33)~(40$\pm$32)mmHg,$P<$0.001],而无效患者压力阶差下降不明显[(75$\pm$35)~(63$\pm$31)mmHg]。应用丙吡胺患者每年猝死发生率为 0.8%,与未应用患者相比并没有升高。由于丙吡胺延长 QT 间期,院内开始应用时建议行持续心电监护。如基线 QTc 间期明显延长,或用药后QTc 间期延长 25%,则停用丙吡胺,小剂量也不适用。维拉帕米、地尔硫草或 β 受体阻滞药建议与丙吡胺联用,因后者加速房室结传导。丙吡胺抗胆碱能的不良反应,如便秘、口干及尿潴留等,限制其广泛应用,尤其不适用老年患者。一项多中心研究结果显示,7% HCM 患者因药物不良反应而停用丙

吡胺。

重度 LVOTO,无论静息状态或激发情况下,伴中到重度运动耐量下降,药物治疗反应差患者,应考虑外科部分心肌切除术。目前手术方法包括室间隔基底部至中部的心肌矩形切除术,该术式能增加左心室流出道面积并减轻 SAM 现象(图 17-1)。典型术式切除心肌重量应<10g,但为缓解 LVOTO,切除部分需包括二尖瓣与间隔相接触部分。与 Mor-row 等报道的心肌矩形槽状切除术不同,部分外科医生提倡将心肌切除扩展至心尖部,槽在心尖部较室间隔基底部更宽。术中经食管超声心动图(transesophageal echocardiography,TEE)已成为心肌切除术常规检查。一项回顾性研究显示,通过检测到仍需进一步处理的残余梗阻,术中 TEE 改变了9%～20%手术过程。

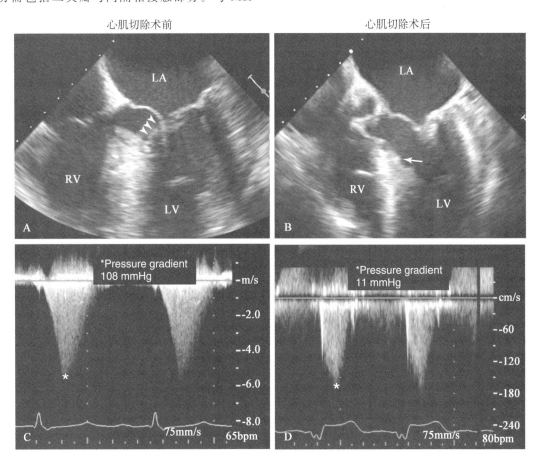

图 17-1　心肌切除术能有效解除左心室流出道梗阻,术中经食管心脏彩超显示心肌切除前后典型变化

A. 心肌切除术前二尖瓣收缩期前移(箭头所指);B. 心肌切除术后室间隔槽形改变(箭头所指);C 和 D. 重度流出道梗阻被解除。LA. 左心房；RV. 右心室

SAM 现象和二尖瓣前后叶闭合不全是 LVO-TO 发生二尖瓣反流主要原因,反流程度与流出道梗阻严重程度密切相关。单纯间隔部分心肌切除术而不进行二尖瓣手术,可有效解决由 LVOTO 继发二尖瓣反流(图 17-2)。与此相反,约 10%伴二尖瓣反流 HCM 患者具有二尖瓣结构性病变,如二尖瓣脱垂导致中间或前向反流,需行二尖瓣修补或置换术。10%～20%患者存在二尖瓣解剖异常,如乳头肌内嵌和方向异常,需行手术干预,如扩大心肌切除范围和(或)乳头肌矫正术,但瓣膜置换术在矫正二尖瓣解剖异常中并不常用。

目前在经验丰富的医疗中心进行心肌切除术能有效去除 LVOTO 并改善大部分患者临床症状(表17-1)。术后出现严重运动耐量下降并不常见(<20%),多与高龄和性别有关(女性多见),并非残余梗阻所致。此外,围术期死亡率<2%,术后因房室传导阻滞需置入永久起搏器概率为 5%～10%。由于术后大部分患者发生左束支传导阻滞,术前伴右

束支传导阻滞患者术后发生完全性房室传导阻滞概率明显升高。心肌切除术后远期生存率良好，与同龄正常人群相比没有明显差异。术后引起心血管事件的危险因素包括年龄、冠心病、女性、术前心房颤动及心房扩大等。

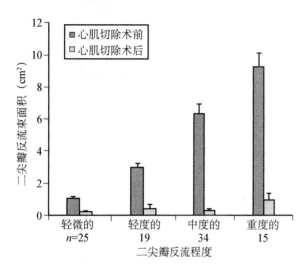

图 17-2　心肌切除术能缓解左心室流出道梗阻引起二尖瓣反流

无论严重程度，心肌切除术都能缓解左心室流出道梗阻所致二尖瓣反流，且不需要二尖瓣修补或置换，二尖瓣瓣叶收缩期前移引起前后叶关闭不全，导致后向反流

ASA 是一种创伤更小的室间隔消融方法，在选择性患者中能有效缓解 LVOTO(表 17-2)。ASA 将高浓度乙醇(1~3ml)选择性注入室间隔穿支动脉，导致梗阻心肌发生梗死、变薄。能否进行 ASA 主要依据患者冠状动脉解剖结构，如解剖结构不适合，ASA 不仅无效，甚至会引起右心室或乳头肌梗死等灾难性后果。围术期行心脏超声造影，通过指导手

术终点(6%)或选择靶血管(11%)，改变了 15%~20% 患者的 ASA 手术方案。进行 ASA 时，室间隔厚度应＞15mm，避免医源性室间隔穿孔。空腔性梗阻 HCM 患者并不能从 ASA 中获益。

与心肌切除术类似，ASA 显著缓解大部分患者 LVOTO 及临床症状(表 17-2)。一项纳入 42 项研究涉及 2959 例接受 ASA 患者荟萃分析显示，静息和诱导压力阶差分别从 65mmHg、125mmHg 下降至 16mmHg、32mmHg。尽管 ASA 迅速改善 LVOTO，但患者术后最大获益通常出现在几周后，即梗死区域变得足够薄。但即使在经验丰富的医疗中心进行 ASA，术后仍有不足 20% 患者存在明显 LVOTO。术者经验不足、术后立即出现压力阶差≥25mmHg 及术后低肌酸激酶峰值出现可作为远期手术失败的预测指标。ASA 术后 LVOTO 缓解同时，症状得到改善，多数患者心功能可达到纽约心脏病协会(New York Heart Association，NYHA)心功能Ⅰ级或Ⅱ级。一项在斯堪的纳维亚人群中进行的多中心研究显示，严重运动耐量下降(NYHA 心功能Ⅲ级或Ⅳ级)患者比例从术前 94% 下降至术后 1 年 21%。ASA 术后症状持续者可能与持续存在 LVOTO 有关，但更可能源于同时并发心肺疾病。ASA 术后 30d 死亡率约为 2%，术后因快速型室性心律失常被复苏为 2%~4%，而术中或术后即刻死亡患者多因术前病情严重。需置入永久性起搏器的房室传导阻滞患者占 10%~20%。此外，ASA 术后通常出现右束支传导阻滞，而术前有左束支传导阻滞患者更可能需要起搏器治疗。冠状动脉夹层、心脑压塞及医源性室间隔穿孔为 ASA 罕见并发症，发生率不足 2%。尽管室性心律失常及猝死的相关风险尚存争议，但 ASA 远期并发症比较少见。

表 17-1　在选择性现代系列研究中，接受外科心肌切除术预后

参考文献	例数	年龄(岁)	LVOTO (mmHg, 平均值±标准差)		手术死亡率(%)	存活率(%)			二次手术率(%)	PPM(%)
			术前	术后		1 年	3 年	5 年		
11	323	50±14	68±43	17±11	0	99	98	96	3	7.9
10	338*	47±14	66±32	†	1.5	98	95	83	NR	6
12	289	45±19	67±41	3±8	0.8	98	NR	96	NR	NR

除非另注明，入选患者只接受心肌切除术；LVOTO. 左心室流出道梗阻；NR. 未报道；PPM. 术后置入永久起搏器；* 249 例只接受心肌切除术，89 例接受联合外科手术；†98% 无术后压力阶差

表 17-2　在选择性现代系列研究中，接受乙醇室间隔消融术预后

参考文献	例数	年龄（岁）	乙醇（ml）	LVOTO（mmHg）		手术死亡率（%）	院内 VF/VT（%）	1 年存活率（%）	PPM（%）
				术前	术后				
16	138	64 ±21	1.8±0.5	80±50	10 ±19	1.4	0.7	93.5	20
88	91	54±15	3.5±1.5	92±25	8±17	2.2	4.4	NA	4
89	329*	58±15	0.8±0.4	72±43	16±22	0.6	NA	NR	NR
90	629	54±15	2.6±1.0	77±31	26±27	1.0	NA	97	8.2
18	279	59±14	2.2±0.8	58†	12†	0.3	2.8	97	20

除非另注明：数据为均值±标准差

LVOTO. 左心室流出道梗阻；NR. 未报道；PPM. 术后置入永久起搏器；VF. 心室颤动；VT. 室性心动过速

* 接受低剂量乙醇注射现代疗法

† 中位数和四分位差范围

对存在 LVOTO 及药物反应差 HCM 患者，是否推荐心肌切除术或 ASA 仍无定论。由于不能进行前瞻性对照性研究比较心肌切除术与 ASA 的安全有效性，因此两者间对比主要基于存在明显选择性偏倚的回顾性分析。荟萃分析结果显示，心肌切除术与 ASA 在术后 NYHA 心功能分级及死亡率上无显著差异。美国心脏协会/美国心脏病学院（AHA/ACC）HCM 共识推荐心肌切除术作为药物难治性梗阻性 HCM 患者的首选治疗方案，然而，实践结果却大相径庭，ASA 数量远超心肌切除术。患者倾向性往往成为选择治疗方案的主要因素，医生应充分告知患者两种治疗方法的相对优势，但部分患者特殊因素成为心肌切除术或 ASA 绝对或相对指征。如患者需同时进行冠状动脉旁路移植术（coronary artery bypass grafting，CABG）或二尖瓣修补术等，首选心肌切除术。心肌切除术同样适用于冠状动脉解剖结构不适合 ASA、室间隔严重肥厚（厚度＞30mm）、乳头肌异常或非典型肥厚患者。此外，多数专家认为年轻人更适合心肌切除术。如患者存在增加心脏外科手术风险的合并症，则首选 ASA。

在一些小型研究中，心室起搏在缓解 LVOTO 方面显示了一定前景。多中心起搏治疗研究（M-PATHY）是一项随机双盲交叉试验，44 例静息流出道压力阶差≥50mmHg 的药物难治性 HCM 患者接受了双腔起搏器置入。结果显示，经过 3 个月起搏治疗，梗阻程度得到明显改善［（76±32）mmHg vs.（48±32）mmHg，P＜0.001］，但压力阶差降低并没有带来临床症状改善或运动耐量提高。因此，起搏器置入不推荐用于症状性流出道梗阻患者的常规治疗。如患者具有其他起搏器置入指征（如心脏传导阻滞），可考虑起搏治疗用于缓解难治性症状。在这种情况下，强调足够的房室延迟，最大程度利用心室起搏，保证房室同步化。

非梗阻性肥厚型心肌病治疗

非梗阻性 HCM 患者出现运动耐量下降，与舒张功能障碍和（或）伴微循环障碍有关。目前几乎没有系统的临床研究针对非梗阻性 HCM 的治疗方法，根据经验，非二氢吡啶类钙通道阻滞药（维拉帕米、地尔硫䓬）和 β 受体阻滞药可作为一线治疗药物。利尿药应在无血流动力学风险情况下按需使用，与伴 LVOTO 患者治疗不同，后者可因前负荷下降导致梗阻急性加重。一项入选 16 例轻症非梗阻性 HCM 患者的小型双盲交叉研究显示，与安慰剂相比，纳多洛尔和维拉帕米都不改善运动耐量或耗氧量，但药物治疗具有改善症状的趋势。

心肌能量代谢异常是 HCM 一个非常重要特点，它与疾病早期发病机制有关，为治疗提供了新靶点。一项入选 46 例非梗阻性 HCM 患者的双盲安慰剂对照研究显示，哌克昔林通过增加心肌氧利用率，提高心脏射血分数及 NYHA 心功能分级，改善心力衰竭患者症状、运动耐量及生活质量。这些变化改善心肌能量代谢（^{31}P 磁共振波谱评估）和舒张功能（放射性核显像技术评估）。尽管治疗效果明显，哌克昔林却因肝毒性而未被美国食品及药品监督管理局批准应用。

约 5% 患者最终发展为终末期 HCM，表现为左心室射血分数下降伴或不伴扩张性重构。终末期 HCM 患者生存率显著降低，尽管没有针对终末期患者的药物研究，但推荐应用传统抗心力衰竭治疗，如 β 受体阻滞药、血管紧张素转化酶抑制药（angiotensin converting enzyme inhibitor，ACEI）及醛固酮受体拮抗药，而停用维拉帕米、地尔硫䓬及丙吡胺。相关指南也未明确心脏再同步化治疗是否适用于终末期 HCM 患者。

心脏移植可作为伴难治性心力衰竭或复杂性心律失常 HCM 患者的治疗选择。注册研究显示，心脏移植患者具有良好远期生存率，但与非 HCM 患者相比，术前等待移植时间更长。重度心力衰竭患者应用左心室辅助装置（left ventricular assist devices，LVADs）的重要研究未入选 HCM 患者，LVAD 治疗终末期 HCM 只在一些小型研究中得到证实。

肥厚型心肌病所致心源性猝死预防

HCM 是青年人发生心源性猝死（sudden cardiac death，SCD）主要原因，快速型室性心律失常是潜在机制，具有不可预知性，然而，SCD 只发生在少数 HCM 患者，已确诊成年患者生存率与同龄非 HCM 人群相类似。通过分析 SCD 危险因素可对高危患者进行识别，包括：①不明原因晕厥；②SCD 家族史；③活动后收缩压增加未达到 20mmHg 以上；④非持续性室性心动过速；⑤最大室壁厚度≥30mm，其中不明原因晕厥和 SCD 家族史预测价值最大。HCM 患者危险因素越多，发生 SCD 风险就越大（图 17-3）。几个新型危险因素的预测价值尚不明确，包括终末期重构、心脏磁共振显像（magnetic resonance imaging，MRI）广泛延迟性增强、基因型、可能存在 LVOTO 及起搏心室电图分离等。程序化心室刺激（电生理检查）具有不可预测性，不推荐用于风险分层。目前尚无关于预防 HCM 发生心源性猝死的对照研究，但建议 HCM 患者避免进行增加 SCD 风险的活动，包括竞技性体育和高强度训练，而日常锻炼不受影响。置入式心脏复律除颤器（implantable cardioverter-defibrillator，ICD）建议用于有 SCD 复苏史或持续性室性心动过速患者。ICD 亦可作为高危 HCM 患者发生 SCD 的一级预防。药物治疗在预防 HCM 所致 SCD 中的作用尚未证实，但指南推荐胺碘酮用于不适合置入 ICD 的高危患者。联合应用心内外膜标测及消融技术可用于治疗难治性单形性室性心动过速。

肥厚型心肌病所致心房颤动处理

心房颤动是 HCM 一种常见心律失常，发生率约为 20%。由于房室同步化消失和（或）心室率增

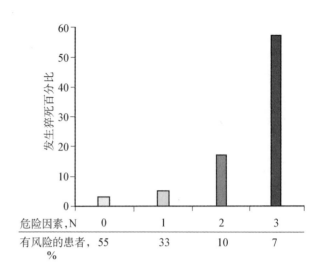

图 17-3　肥厚型心肌病猝死危险因素以加法方式增加累计风险

危险因素越多，心源性猝死风险就越大，但伴多重危险因素患者比例较低。危险因素包括血压对运动异常反应、非持续性室性心动过速、晕厥、重度室壁肥厚（＞30mm）及心源性猝死家族史

快，心房颤动使部分 HCM 患者症状恶化。关于心率控制与节律控制策略还未在 HCM 患者中进行研究，但在选择性患者中，恢复窦性心律明显获益。胺碘酮和丙吡胺已在 HCM 患者中进行验证，安全性尚可。由于丙吡胺加速房室结传导，增加心房颤动心室率，应与维拉帕米、地尔硫䓬或 β 受体阻滞药联合应用。心房颤动非药物治疗，如外科迷宫手术或射频消融治疗，在 HCM 患者中疗效尚不明确。

基于大型队列研究结果，HCM 患者卒中及动脉栓塞事件年发生率约 1%，心房颤动使风险增加 18 倍。传统评价卒中风险及指导抗栓药物使用策略未在 HCM 患者中进行证实，如 $CHADS_2$ 评分系统。指南推荐伴持续性或永久性心房颤动 HCM 患者接受抗凝治疗，对伴阵发性心房颤动 HCM 患者，如血栓栓塞风险较高，同样需要抗凝治疗。

肥厚型心肌病高危家族成员筛查

HCM 患者所有一级家族成员应通过经胸壁超声心动图及 12 导联心电图筛选是否存在左心室肥厚。如存在轻度左心室肥厚（室间隔≥13mm 或儿童 Z 积分≥2）就可诊断 HCM。除此之外，心电图改变并不特异，尤其是 QRS 波群高电压，但可作为支持性依据。HCM 发病较晚，建议纵向筛查，儿童时期开始，重点在青春期和成年早期，此阶段显性表型

最常见。基因检测通过明确识别风险简化家族评估，除必要情况下，也减少临床评估，值得推荐。接近 50% HCM 患者存在一个致病性肌节基因突变。由于家族中每个致病基因突变的独特性，应该对先证者进行一组肌节基因的完整测序。如先证者基因突变已证实，家族成员应检测是否存在相同突变基因，携带者应进行临床随访。对尚未发展左心室肥厚且无症状携带者的治疗仍不明确。基因突变携带者在出现临床症状前，可通过舒张功能异常、心肌纤维化加重及能量代谢异常等证实是否存在心脏功能异常，然而，这一类人群并没有应用药物治疗指征，也无须强行禁止竞技类体育运动。

限制型和浸润型心肌病

　　RCM 并不常见，通常分为心肌受累型和心内膜受累型。心肌受累包括特发性 RCM、淀粉样变性、结节样变性及血色素沉着样变性；心内膜受累主要指心内膜心肌纤维化（框 17-1）。RCM 须与缩窄性心包炎相鉴别，CT、MRI 及有创性血流动力学检查可用于鉴别诊断。

特发性限制型心肌病

　　特发性 RCM 发病机制尚不清楚，虽然极其罕见，但存在家族遗传。心内膜心肌活检有助于排除继发性浸润型或限制型疾病，但由于抽样误差和（或）晚期纤维化，其结果可能不具有诊断价值。药物治疗包括：利尿药缓解舒张性心力衰竭症状、控制室上性心律失常及高度房室传导阻滞置入起搏器。对 NYHA 心功能 IV 级心力衰竭患者，心脏移植通常是必要的。多变量分析显示：男性、左心房显著增大、年龄>70 岁及高 NYHA 心功能分级可作为低生存率预测指标。然而，长期右侧心力衰竭导致终末期肝病，影响心脏移植。因此，在心源性肝硬化出现之前，早期识别需要心脏移植患者至关重要。一项回顾性研究显示，如伴发肾功能衰竭、三尖瓣反流和（或）肝功能异常，肝纤维化在终末期心力衰竭患者中更为常见。

淀粉样变性心肌病

　　原发性淀粉样变性（amyloidosis，AL）占心脏淀粉样变性 85%，与单克隆免疫球蛋白 κ-轻链或 λ-轻链沉积相关。家族性淀粉样变性由突变的甲状腺素转运相关蛋白（ATTRm）沉积引起，呈常染色体遗传。老年淀粉样变性（senile cardiac amyloidosis，SCA）则与心钠肽或野生型甲状腺素转运相关蛋白（ATTRwt）沉积相关。大多数就诊患者有右侧心力衰竭症状和体征，直立性低血压和晕厥也很常见。尽管 SCA 通常无症状，但心力衰竭是有症状患者最常见表现。

框 17-1　　限制型心肌病病因
心肌疾病
非浸润性
特发性限制型
硬皮病
弹性假黄瘤病
糖尿病心肌病
线粒体心肌病
浸润性
淀粉样变性*
结节病*
戈谢病*
亨特病*
贮积性疾病
血色素沉着病*
法布里病*
溶酶体病
腺苷酸单磷酸活化蛋白激酶 γ2 突变†
糖原沉积病*
心内膜疾病
心内膜心肌纤维化
高嗜酸粒细胞综合征*
类癌性心脏病*
转移瘤
放射性损伤
药物不良反应（蒽环类药物、5-羟色胺、麦角胺、白消安）

　*疾病-特殊治疗方法

　†PRKAG2 编码腺苷酸单磷酸活化蛋白激酶 γ 亚基

　　在开始治疗前，获得组织学诊断并确诊淀粉样变类型非常重要。虽然心内膜心肌活检是最敏感技术，但微创性组织活检，如腹部脂肪垫抽吸或直肠活检，往往首先进行。通过血清蛋白电泳，仅 50% AL 患者出现 M 组分。血清或尿中出现单克隆副蛋白高度提示 AL，但不能确诊。血清或尿免疫固定电泳灵敏度高，因此成为检测异常轻链首选方法。家族性淀粉样变性一般通过基因检测确定。MRI 表现可高度提示心脏淀粉样变性,该技术可作为家庭成员初步筛查手段。

AL 治疗应集中在两个方面:①心脏相关症状一般支持性治疗;②减少进一步淀粉样沉积的针对性治疗。治疗方法和预后因淀粉样变性类型而异,但利尿药是心力衰竭治疗基本药物,必要时给予高剂量或静脉内给药,如伴肾病综合征出现腹水显著增加或低蛋白血症时。复发性胸腔积液可能需要反复胸腔穿刺或不定期胸膜固定术。由于直立性低血压,ACEI 和血管紧张素受体拮抗药(angiotensin receptor antagonists,ARB)即使应用低剂量,耐受性也很差。目前关于 β 受体阻滞药在淀粉样变性存活患者中的有效性尚缺乏证据,但由于在每搏量固定情况下减慢心率,患者会出现不耐受情况。因为负性肌力作用,禁用钙通道阻滞药。此外,淀粉样纤维直接结合地高辛,增加地高辛中毒风险。肾剂量多巴胺($1\sim3\mu g/kg$)在全身性水肿治疗中起到较好辅助作用,胺碘酮对维持症状加重心房颤动患者的窦性心律作用显著。

阵发性或持续性心房颤动患者因心内血栓形成高风险推荐应用抗凝药物。值得注意的是,淀粉样变性可能伴血管浸润或凝血障碍性疾病,理论上出血风险增加。窦性心律患者是否应用抗凝药物尚不明确,但即使是窦性心律,心房收缩和舒张功能障碍也可伴心房内血栓形成高风险。在心电图中出现一个小的跨二尖瓣 A 波($<20cm/s$)时建议抗凝治疗。TEE 可发现左心耳附壁血栓或左心耳自发显影。对高度房室传导阻滞和症状性心动过缓,建议置入双腔起搏器,但研究并未显示置入 ICD 可延长生存率,死亡通常由于电机械分离或心力衰竭加重所致。

心肌淀粉样变性治疗旨在减少异常蛋白合成,标准治疗包括联合应用马法兰和泼尼松,但多数不能完全缓解症状。已经证实,循环中游离轻链蛋白显著减少的患者生存率较高。伴严重心脏疾病患者,持续性口服马法兰比脉冲式服用马法兰或泼尼松更好,尽管如此,平均生存率仍低于 6 个月。对心脏淀粉样变性患者,低剂量口服马法兰-泼尼松疗法已被马法兰-地塞米松疗法取代。短期口服马法兰[每 28 天的第 1~4 天给予 0.25mg/(kg·d)]联合地塞米松(40mg/d,用法同马法兰)治疗全面有效率为 67%,完全缓解最长可达 3 年,但大部分患者并没有严重心肌受累。目前对一些新型化疗制剂包括沙利度胺、来那度胺、硼替佐米、利妥昔单抗等已进行

评估,这些制剂可单独或联合应用。遗憾的是,严重心脏受累是其中一些药物的禁忌证。

由于大量淀粉样蛋白沉积在其他器官,心肌淀粉样变性患者很少进行心脏移植。早期小型病例研究表明,供体心脏出现淀粉样沉积复发,最终导致令人难以接受的短期存活率。新近,心脏移植后序贯性自体干细胞移植在一些医疗中心针对一些特殊患者进行研究。理想候选患者是有心力衰竭症状,但肾、胃肠道及自主神经功能尚保留的年轻患者。移植后需进行标准免疫抑制治疗。有脊髓抑制作用的高剂量马法兰治疗后注入自体干细胞疗法通常在心脏移植成功后 6~12 个月进行。据报道,中位存活期为 75.5 个月,其中超过 70% 患者移植后存活 5 年。典型 ATTRm 患者心脏受累相对较轻,肝移植对大多数患者有效。ATTRm 患者一般不需要进行心脏移植,但有报道证实其成功有效。评估稳定 $ATTR_m$ 及避免淀粉样物质进一步沉积新疗法的临床试验也正在进行中。

结节性心肌病

结节性心肌病临床表现取决于肉芽肿性炎症位置和程度。广义结节病患者中约 25% 出现心脏受累,如无心脏相关症状,心肌损害并不常见。临床症状多来自病变侵及传导系统、心肌或两者兼有。患者可出现心律失常或心功能正常的心脏传导阻滞,或出现扩张型心肌病(dilated cardiomyopathy,DCM)和 RCM 所致心力衰竭。猝死十分罕见,却可能是最严重首发症状。

初始心脏评估包括详细病史、体格检查、心电图和超声心动图。如患者发病可能性低,且初始评估正常,推荐进行周期性临床及超声心动图随访。初步评估提示结节性心肌病时,许多临床医生会直接进行心内膜心肌活检。虽然心肌活检是确诊结节性心肌病金标准,但其敏感性差,仅为 10 %~50%,且取决于临床表现和样本数量。此外,活检并不能有效鉴别结节病与预后更差的巨细胞性心肌炎。目前 ACC/AHA 指南提出,心肌活检作为ⅡB 类推荐,考虑用于心力衰竭超过 3 个月患者,并伴有 DCM、新发室性心律失常或二、三度心脏传导阻滞。许多医生已经不再将活检作为一项确诊技术,转而依靠无创性影像学检查评估心脏受累情况。

超声心动图可显示正常心室功能、异常舒张功能、局部或整体左心室收缩功能障碍、RCM、室壁瘤形成及心包积液。心肌灌注显像使用铊-201 或镓-

99m 闪烁显像，显示与冠状动脉微循环障碍对应的可逆或固有病变和瘢痕或肉芽肿形成。虽然并不特异，但这些方法可以提示对糖皮质激素治疗的潜在反应。正电子发射断层扫描（positron emission tomography，PET）应用 18F-氟脱氧葡萄糖，被证实在诊断结节病方面有一定作用，PET 成像优势是能获取灌注图像，更好地评估病情活动程度并使心肌纤维肉芽肿范围视觉化；心脏 MRI 已成为评估结节病疑似患者无创性选择；MRI 可显示节段性室壁运动异常和局灶性增厚或变薄；钆延迟增强（late gadolinium enhancement，LGE）显像显示纤维化及肉芽肿性联合病变和活动性炎症。近期研究表明，LGE 范围与临床疾病严重程度相关。MRI 提示心肌病变预测不良事件风险高 9 倍（每年 17% vs. 2%），心源性死亡风险高 11.5 倍（11.5% vs. 1%）。

PET 和 MRI 也用于监测疗效。如果以上两种检查均不能进行，可采用锝-99m 闪烁显像。起始治疗后进行影像学随访最佳时间仍不清楚，一般建议 2~3 个月。建议对结节病患者行 24h 动态心电图，评估室性心律失常风险。电生理检查通常用于伴晕厥或 QRS 波增宽的复杂性心动过速患者。虽然重复性低，部分医生仍提倡用电生理检查进行危险分层。尽管应用 β 受体阻滞药治疗，患者出现自发性或诱发性室性心律失常仍成为日后威胁生命的高危因素。对有恶性室性心律失常患者，无论电生理检查结果如何，都应考虑置入 ICD。

治疗

目前缺少评价结节性心肌病疗效的前瞻性随机临床试验。无症状患者可进行保守治疗，但应每年进行临床评估、心电图和心脏彩超检查。即使没有症状，二度房室传导阻滞患者应考虑置入心脏起搏器。许多临床医生提倡预防性置入 ICD 降低心源性猝死风险，但患者能否获益尚存争议。

皮质类固醇是治疗结节病基础用药。大部分数据来自小型回顾性病例分析，MRI、PET、心脏彩超和心肌灌注的异常表现在使用类固醇治疗后得到改善，甚至完全消失。伴 RCM 患者，治疗过程中没有出现射血分数下降。射血分数在 30%~50% 患者左心室功能在治疗后得到明显改善，但射血分数在 30% 以下患者治疗很少成功。泼尼松起始 30~60mg/d，3~6 个月后迅速减少至 5~15mg/d。尽管一些研究者推荐终身低剂量用药以防复发，但类固醇治疗通常持续 6~12 月。在停止皮质类固醇治疗后应严格监测是否复发，推荐在第 3 个月、6 个月、12 个月及之后每年行影像学检查。其他免疫抑制药，包括英夫利西、甲氨蝶呤、硫唑嘌呤、环磷酰胺及沙利度胺，在一般结节病治疗中与类固醇合用，而心脏疾病对一些新型药物反应尚未明确。虽然使用免疫抑制药治疗的 DCM 患者 5 年及 10 年生存率明显提高，但尚未明确这种治疗方法能否提高 RCM 患者生存率。对持续心脏收缩功能障碍患者，推荐使用标准药物治疗方案如 ACEI、ARB、利尿药及 β 受体阻滞药。

结节性心肌病所致室性心律失常对抗心律失常药物反应差。ICD 治疗适用于猝死幸存者、有猝死风险及难治性室性心律失常患者的二级预防。目前尚无研究表明，射血分数在 35% 以上患者预防性置入 ICD 获益，但 LGE 阳性患者由于猝死风险高，可考虑置入 ICD。导管消融术偶可减少或消除有复发性室性心律失常患者发生室性心动过速，但复发相同或不同室性心动过速仍较为常见。对进展的二尖瓣反流或难治性室性心律失常患者的室壁瘤切除，必要时行外科手术。心脏移植是终末期心肌病或难治性心律失常患者的一种治疗选择，移植后生存率高于其他类型心肌病。尽管同种异体移植可复发结节性心肌病，但对强化免疫抑制治疗非常敏感，不影响长期预后，5 年生存率超过 80%。

血色素沉着性心肌病

铁超载心肌病（又称血色素沉着性心肌病或心脏血色病）表现为心脏收缩或舒张功能障碍。铁过度蓄积通常由胃肠道吸收增加，或由饮食和输血造成外源性铁过度摄入导致。早期铁超载心肌病表现为限制性疾病，如未予诊治可进展为终末期 DCM。全身性血色沉着病临床表现包括肝大、肝功能异常及关节炎，而以右侧心力衰竭表现为主。血色素沉着性心肌病患者中 25%~65% 有心电图异常，包括非特异性复极异常、QRS 波群低电压、传导延迟、心房颤动及房室传导阻滞。不像多数浸润型心肌病，左心室增厚的心电图表现少见。心脏收缩功能一般正常直至疾病进展至终末期。通过发现早期心肌铁超载，传统心电图对检测心脏舒张功能并不敏感。心脏 MRI 可定量评估心肌铁含量，因为铁顺磁性效应缩短了 T_2 和 T_2* 弛豫时间。心室功能失调患者 MRI 表现为心肌 T_2* 持续时间 <20ms。T_2* 持续时间对心力衰竭逐渐发展具有较高预测性，当 $T_2* > 10ms$ 时心力衰竭很少见,而＜8ms 时则超过 50%。血色素沉着性心肌病诊断方法应包括体表心电图、血清铁检查和心脏 MRI T_2* 成像。如 T_2* 确定正常($>20ms$),则铁超载可能性小,无须进一步检查,除非患者有持续铁超载风险。

治疗

由基因筛查确定无症状患者的最佳治疗尚未明确。放血疗法可使心脏损伤最小化,在高危人群中使用应变率成像是早期检测心脏收缩功能障碍的敏感方法,但未经证实。原发性和继发性血色素沉着病基本治疗应提倡全身性铁去除。患者不应食用富含铁的食物,如红肉;减少乙醇摄入,因乙醇可增加铁吸收;避免服用含铁维生素合剂和维生素 C。放血疗法是治疗遗传性血色素沉着病金标准,单次治疗移除 200～250mg 铁,造成医源性贫血。疾病早期每周最多进行两次治疗,使铁蛋白降至 20ng/ml 以下。放血疗法频率取决于血清铁和铁蛋白复查结果,目标使血清铁蛋白浓度＜50ng/ml。早期使用放血疗法可恢复轻微限制性疾病患者正常生活,也可提高重症患者左心室功能。

铁螯合剂是血色素沉着性心肌病基本疗法,通过与铁结合形成复合物,经尿液和胆汁排泄减少心肌内过量铁。第一代肠外铁螯合剂如去铁胺,或口服铁螯合剂如去铁酮或地拉罗司已在临床应用。去铁胺与沉积在心肌组织的三价铁离子有很强亲和力。长期皮下注射去铁胺可提高伴 RCM 或 DCM 的输血依赖性铁超载患者生存率,减少心血管并发症。高剂量静脉用药可迅速降低重症患者的铁水平,改善 T_2* 值,增加左心室射血分数及减少左心室容积和重量。频繁静脉注射和高昂价格导致患者依从性较差。相比去铁胺,口服去铁酮更有效去除心肌内铁。研究表明,去铁胺与去铁酮联合治疗在改善左心室功能方面优于单用其中任何一种药物。新一代螯合剂-地夫立群、去铁内盐及羟苯基乙二胺乙酰乙酸-正处于临床试验阶段。对心脏由限制性向扩张性阶段发展,伴重度心力衰竭患者,可考虑心脏移植。同时患有严重心脏及肝疾病患者,有时需要心脏及肝联合移植。单纯心脏移植 10 年生存率约为 50%。有症状心动过缓或传导系统疾病患者很少置入起搏器。

贮积性心肌病

法布里病

法布里病是一种 X 链锁常染色体隐性遗传疾病,由降解中性鞘糖脂的溶酶体酶和-α 半乳糖苷酶 A 缺乏所致。在心肌细胞内出现神经酰胺累积,男性为完全表达,女性为不完全表达。心脏受累与 HCM 形态和临床特点相似,如严重左心室肥厚。约 1% 患者初步误诊为 HCM,而实际上是法布里病。心脏 MRI 典型表现为局灶下侧壁中间部 LGE,而不是在心内膜下。典型心电图为左心室肥厚,同时伴预激综合征。法布里病诊断依据包括血浆中低水平 α 半乳糖苷酶,GLA 致病性基因突变,或在心肌活检标本中出现层状包涵体。重组酶替代疗法可改善症状,减轻左心室厚度,提高局部心肌功能,但对远期生存率影响尚未充分证实。重组人 α 半乳糖苷酶替代疗法随机对照研究表明,在治疗后心内膜心肌活检中发现微血管神经酰胺大量清除。毛细血管内皮细胞长达 5 年无累积,表明长期治疗可阻止血管病变进展。

与 LAMP2(Danon 病),PRKAG2 或线粒体基因突变有关心肌病

Danon 病是一种罕见的 X 链锁染色体半显性遗传疾病,主要由溶酶体相关膜蛋白 2(lysosome-associated membrane protein 2,LAMP2)原发性缺乏所致。心脏症状通常始于青春期,表现为进行性心力衰竭,最终导致死亡或在 20～30 岁时需心脏移植。患者可出现置入 ICD 也无法终止的致命性室性心律失常。超声心动图特征包括重度左心室肥厚(厚度达 20～60mm)和显著右心室肥厚(≥10mm)。与法布里病类似,体表心电图出现预激综合征较为常见,但明确诊断需进行 LAMP2 突变基因检测。目前,Danon 病没有特异性治疗方法,许多患者病情急剧恶化,心脏移植指证可适当放宽。

磷酸腺苷活化蛋白激酶 2(adenosine monophosphate-activated protein kinase,PRKAG2)基因突变也可导致明显左心室肥厚和预激综合征,目前也没有特异性治疗方法。PRKAG2 基因突变相关心肌病预后好于 Danon 病。

线粒体基因突变引起多系统疾病,包括伴传导障碍和心律失常心肌病。心肌重塑通常表现为肥厚型,但可进展为扩张型或收缩功能障碍。如果是母系遗传或伴听力受损、癫痫、糖尿病和骨骼肌病等,则不能确定诊断。基因检测可明确诊断,组织病理学检查可发现提示性变化。推荐应用标准心力衰竭治疗方案,而改善心肌能量代谢药物如肌酸、肉毒碱、辅酶 Q10 等也有一定作用。

心内膜心肌病

心内膜心肌纤维化

心内膜心肌纤维化（endomyocardial fibrosis，EMF）是一种通常出现在赤道周围国家的心肌疾病。在位于赤道附近的非洲国家，20％心力衰竭和15％心源性死亡由 EMF 所致。心脏大小可正常或偏小，伴显著闭塞性纤维化，限制左心室和（或）右心室血流。约 50％ EMF 发生在双心室，单纯累及左心室占 40％，单纯累及右心室占 10％。纤维化也可累及乳头肌和腱索，导致房室瓣解剖结构扭曲并引起反流。EMF 好发于年轻人，包括儿童、青少年和年轻成人。超声心动图特征包括心肌钙化、腔内血栓、右心室前壁增厚、少量心包积液等。显著双房扩大、不同程度二、三尖瓣反流及血栓或纤维组织引起左心室和（或）右心室心尖部腔内闭塞很常见。EMF 可见心肌线性钙化带，以此与缩窄性心包疾病相鉴别。心内膜心肌活检并不推荐，可致全身性栓塞，实际上也是左心室疾病禁忌证。与 RCM 其他类型相比，EMF 更易发生猝死和发作性晕厥。

EMF 药物治疗包括限制水钠摄入及利尿。大多数患者就医时已处疾病终末期，接受药物治疗后年死亡率仍接近 25％。如患者发生心房颤动，往往提示预后不良。随着右侧心力衰竭进展和腹水形成，患者常出现利尿药抵抗。外科治疗包括纤维化心内膜切除及二、三尖瓣置换。手术死亡率早期 10％～30％，但近期研究表明围术期死亡率有所下降。NYHA 心功能 Ⅲ 级或 Ⅳ 级患者行外科治疗获益最大，可降低充盈压和增加心排血量，持续改善血流动力学。外科治疗患者 5 年生存率为 60％～70％，但纤维化偶可复发。

Löffler 高嗜酸粒细胞综合征

高嗜酸粒细胞 EMF，也称为 Löffler 综合征，常见温带地区。超过 75％患者发生限制性疾病，嗜酸粒细胞计数超过 1500 mm^3 并持续至少 6 个月为典型表现。高嗜酸粒细胞可继发于白血病、寄生虫感染、药物过敏、肉芽肿性疾病、超敏反应或肿瘤等。心脏左右心室同时受累，伴流入道和心尖部心内膜增厚。心肌内可观察到不同程度嗜酸性粒细胞性心肌炎，且小壁冠状动脉常发生血栓和炎症。临床表现包括发热、咳嗽、皮疹、体重减轻、心力衰竭、全身性栓塞等。心房颤动、心尖部血栓形成及不同程度房室瓣反流也较为常见。

药物治疗包括糖皮质激素联合细胞毒性药物（尤其是羟基脲），干扰素对难治性患者有效。利尿药、ACEI 或 ARB 及抗凝药等也适用。此外，一旦疾病进展为明显纤维化阶段，手术切除纤维化心内膜组织及瓣膜置换或修补可明显改善患者症状。

第 18 章
抗心律失常药物的临床药理

Clinical Pharmacology of Antiarrhythmic Drugs

Klaus Romero and Raymond L. Woosley

朱永宏 译

许多有心血管(CV)疾病的患者存在着致命性的心律失常,因此,能提高和改善心血管疾病患者生活质量的抗心律失常药物应运而生,然而,这些药物的不良反应限制了它的使用。在一项关于病亡率的研究中发现,有几种药物的益处未得到证实,反而观察到其有增加死亡的弊处。因此,在决定治疗模式或决定是否治疗时需要进行一个深入的临床评估。

CAST 试验研究结果使抗心律失常药物的使用有了质的飞跃。这一里程碑式的研究旨在证实:抑制近期心肌梗死(MI)患者的无症状性室性心律失常将减少心搏骤停和心律失常性猝死的病死率这一假设。在 CAST 研究之前,抗心律失常药物主要用于抑制患者的无症状性心律失常,旨在减少病死率。基于研究的计划及可行性,CAPS 研究及 CAST 研究对恩卡尼、氟卡尼和莫雷西嗪进行了评估。选择这些药物是因为其似乎能有效抑制症状性的室性心律失常。在 1989 年 4 月,数据安全与监控委员会因发现恩卡尼和氟卡尼能 2 倍,甚至 3 倍增加病死率而中断了 CAST 研究。CAST Ⅱ 研究继续对保留的莫雷西嗪进行评估,然而,莫雷西嗪存在同样的危害且逐渐发现其并未对降低病死率存在明显益处。1991 年 8 月 CAST Ⅱ 研究也被提前终止,这些结果震惊了医学界,但也引发了对心律失常领域和医学其他诸多领域的思考。Hine 和他的同事对 CAST 研究和与之相似的钠通道阻滞药抗心律失常药物的研究做了 Meta 分析报道,这导致了美国食品和药品监督管理局(FDA)加强了对所有钠通道阻滞药抗心律失常药物的应用限制。1991 年,对于经医师确诊存在生命威胁的室性心律失常,这些药物存在应用的指征。在钠通道阻滞药中,除奎尼丁、普罗帕酮和氟卡尼,同样是室上性心律失常的应用指征。

随着对钠通道阻滞药信心的丧失,注意力转移到了延长心脏不应期的药物上,如胺碘酮。尽管这些药物能够有效控制症状性心律失常,除了其能够增高心力衰竭(HF)心功能 Ⅲ 级患者非心源性病死率,但是对于病死率的改善不明显,无明显增高也无明显降低。多非利特、依布利特、决奈达隆及左旋索他洛尔等所有延长动作电位持续时间(APD)的药物,可能具有胺碘酮的作用但或许存在更多的不良反应事件,然而,最初对这些药物进行病死率试验的评估发现,左旋索他洛尔能够增加心肌梗死后病死率。左旋索他洛尔的研究被中止,但是其他两个药物在其适应证做一定的限制的情况下仍在临床上使用。很明显,如今抗心律失常药物在临床上的使用情况复杂,并且在选择和使用时均需慎重。

治疗严重室性心律失常的另一发展领域是置入 ICD。AVID 试验发现 ICD 能够明显降低病死率。许多最新证据表明,ICD 能够减少心源性病死率及心力衰竭患者室性快速性心律失常引起的猝死,但 ICD 对心力衰竭的病死率无明显影响。

在任何情况下,置入 ICD 的患者仍然需要持续的抗心律失常治疗,药物和器械之间存在相互作用,这既存在优点也存在缺点。一般而言,钠通道阻滞药可以增加起搏和除颤阈值,而延长不应期的药物如钾通道阻滞药,能够降低除颤阈值。

抗心律失常药物的分类

抗心律失常药物常常根据其自身电生理学特点进行分类。最常用的方案最初是由 Vaughan Williams 提出的,他认为这是一种抗心律失常药物作用的分类,而不是一种药物的分类。这是一种细微的区别,但很重要,主要有以下原因。

(1)大多数抗心律失常药物有多重作用;因此,

它们的药理学机制比简单的药物分类方法所显示的更复杂。

（2）药物在不同心肌组织中其作用不同。

（3）许多抗心律失常药物具有药理活性代谢物，与母体化合物不同，其活性在量级及分类方面存在明显差异。

（4）这些代谢产物的相对量是由这些药物的遗传所决定的，并且其在人群中的变化巨大。

Ⅰ类药物具有"局部麻醉"或"膜稳定"特性。其主要作用是阻止快速内向钠离子通道。它能降低动作电位最大除极（0 相）速率，并减慢心脏内传导。基于此类药在心脏内传导及不应期等相关方面的特殊性可将其进一步分为ⅠA、ⅠB和ⅠC类3个亚型。ⅠA类药物包括奎尼丁、普鲁卡因胺和丙吡胺。这些药物能够增加心室不应期并延长 QT 间期。ⅠB类药物包括利多卡因，美西律和氟卡尼，其阻断钠通道的作用较和缓并且在孤立的组织中能缩短动作电位时间和不应期。常规剂量下，它们通常对 PR 间期，QRS 波时间或 QT 间期的影响不大。ⅠC类药物作用更强，包括氟卡尼和普罗帕酮。因为这些药物是有效的钠通道阻滞药，减慢传导速度，但其对复极的影响不大，常规剂量下，ⅠC类药物延长 PR 间期以及 QRS 时间。对于这些药物，QRS 时间延长可能被误解为 QT 间期延长，但实际上除氟卡尼外，这些药物对心脏复极变化的影响不大。

Ⅱ类药物是指具有 β 肾上腺受体拮抗作用的一类药物，包括普萘洛尔、噻吗洛尔和美托洛尔。虽然这些药物可有效治疗室上性心律失常和继发于交感神经过度兴奋的快速性心律失常，但对于治疗如反复发作性室性心动过速（VT）等严重的心律失常疗效欠佳。在上述几类作用机制的抗心律失常药物中，它们是抗心律失常药物中唯一明确能有效预防陈旧性心肌梗死患者突发心源性猝死的药物。Ⅲ类药物其主要作用是延长心脏动作电位持续时间和不应期，包括胺碘酮、决奈达隆、索他洛尔、溴苄胺、依布利特、多非利特和普鲁卡因胺的主要代谢产物 N-乙酰普鲁卡因胺。然而，应当注意到，这些药物与其他类别的抗心律失常药物在机制上存在重叠。Ⅳ类药物为钙通道阻滞药，此类抗心律失常药物包括维拉帕米、苄普地尔、地尔硫䓬及硝苯地平。

由于 Vaughan Williams 对于抗心律失常药物机制的分类存在许多局限性，Sicilian gambit 提出了另一种分类方法。这种分类方法是基于抗心律失常药物在信道、受体及跨膜泵的不同而产生的作用不同而进行分类的。分类首先考虑的是药物的主要作用，同时也考虑了其他与临床相关的辅助作用。由于药物是基于一定的顺序排列，因此其主要的作用特征也呈直线对齐。例如，在本分类方法中，奎尼丁是钠通道、钾通道阻滞药，同时也是 α 受体兴奋药。这样描述药物的药理作用更完整而准确，而不是简单地将其划分为"Ⅰa类"。当与这些作用的电生理机制联合理解时，那么对于其在体内可能发生的作用的预测将变得更加简单。例如奎尼丁，其3个主要的作用是在延长动作电位时，延长不应期及扩张血管的基础上减慢传导。

Sicilian gambit 也创造了一个框架，能够使新发现的药物作用更容易的添加进来。它强调药物作用的多重性、差异性及相似性，因此也更加完整。目前，对于这些药物的药理学作用的理解一般过于简单化，容易产生误解。这种分类方法所增加细节反映出，以现阶段的知识状态，必须对这些药物进行选择性使用。

由于任何一种药物其作用均有局限性，因此急性或慢性室性心律失常的治疗经常需要多种药物先后使用或联合应用。例如，高明的临床医生可能通过联合使用不同动力学的钠通道阻滞药来增加钠通道阻滞的强度以此希望增强药物的作用。这一考虑是出于对钠通道调节功能的理解。Hodgkin 和 Huxley 提出了钠通道存在的 3 种不同的状态：打开、关闭和灭活。Hille、Hondeghem 及 Katzung 根据心脏的调制受体学说提出，在每个不同的阶段钠通道对阻滞这些通道的药物有不同的亲和力。

这一理论为"频率依赖"及"使用依赖"现象提供了潜在的解释，传导阻滞的增加表现为钠通道阻滞抗心律失常药物呈刺激性增长。因为刺激性增长增加了钠通道开放或失活的数量，与静息通道截然相反，那些对于通道的启动（开放）和失活有着更大的亲和力的抗心律失常药物，更容易与受体结合及减慢传导。因此，在心动过速时，可出现明显的阻滞作用，而对于正常心率的作用不明显。此外，抗心律失常药物对于钠通道的不同状态有着不同的亲和力，这表现为通道打开和恢复速率不同阻滞的效果也不同。在最初的几个心动周期药物与受体的缓慢结合将有一个累积。同样的，药物以不同的速度从钠通道解离时，阻滞恢复的速度也不同。根据钠通道阻滞发生的速度抗心律失常药物可进行亚型分类。这就是 Harrison 根据药物的临床疗效的不同对钠通道阻滞药的电生理相关的亚型进行分类。

本章回顾了目前可应用的抗心律失常药物的临床药理和应用,除外地高辛、β受体拮抗药、钙通道阻滞药,这将在其他章节进行论述。相似药物的分类见图18-1,此为 Sicilian gambit 分类法的最新版。

抗心律失常药物作用

Vaughn-Williams 分类法	药物	ECG 变化	离子通道			受体				临床作用			
			Ca²⁺	Na⁺	K⁺	α	β	ACh	Ado	致心律失常	心脏外不良反应	LVFX	心率
Ⅰ类 A	奎尼丁	A		M	M	L		M		H	M		
	普鲁卡因胺			M	M			M		M	H		
	丙吡胺(丙吡胺)			M	M			M		L	H	↓↓	
Ⅰ类 B	利多卡因	B		L						H			
	美西律			L						H			
C	普罗帕酮	C		H			M			M	L	↓↓	↓
	氟卡尼			H						H	L	↓↓	
Ⅱ类	β受体阻滞药						H			L	L	↓	↓↓
Ⅲ类	决奈达隆		L	L	H	M	M			L	H	↓	↓
	胺碘酮		L	L	H	M	M			L	H	↓	↓
	索他洛尔				H		H			H	H	↓	↓
	依布利特			△	H					H			
	多非利特				H					H			
Ⅳ类	维拉帕米		M							L	L	↓↓	↓
	地尔硫草		M							L	L	↓	↓
混合类	腺苷								△	L	L		↓

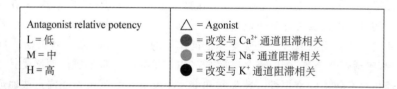

Antagonist relative potency
L = 低
M = 中
H = 高

△ = Agonist
● = 改变与 Ca²⁺ 通道阻滞相关
● = 改变与 Na⁺ 通道阻滞相关
● = 改变与 K⁺ 通道阻滞相关

图 18-1　Sicilian gambit 的药物改良分类法包含 Vaughan-Williams 设计的分类法。钠通道阻滞药在基于其相对作用上可进一步分为 A、B、C 3 个亚组。心电图描记表明药物在常规剂量下所发生的改变:PR 间期,QRS 波和 Q-T 间期。抗心律失常药物的目标离子通道(钙、钠和钾)均根据其相关作用分栏列出,每个药物分别以字母 H、M 和 L 表示为"高""中"和"低"。紧接着下一栏,对于存在相似作用的是另一种类别:α 肾上腺素能(α),β 肾上腺素能(β),胆碱(ACh)和腺苷(Ado)受体。接下来是其临床作用:致心律失常、心脏外不良反应、心肌收缩力(左室功能,LVFX)及变时效应(心率)。箭头指引的方向表示作用的方向,箭头的数量代表强度。ECG 代表心电图

药　物

利多卡因

临床应用

利多卡因最初是作为一种局部麻醉药使用,在20世纪50年代心导管所出现的心律失常利多卡因首次作为抗心律失常药物使用。虽然利多卡因是历史上第一个治疗室性心律失常的药物,但目前这种药已经很少使用。自从《2005 年 ECC/AHA 心肺复苏术指南》公开后,对于危及生命的或症状性室性心律失常首选胺碘酮,利多卡因作为第二选择,其首剂效应明显,因而口服制剂的使用受到限制,因此,具有相似作用且具有钠通道阻滞效应的口服制剂美西律被开发。

尽管利多卡因可用于治疗急性室性心律失常，但是已被证实其对于心肌梗死后患者的心律失常的预防是无效的。由于利多卡因的药动学复杂，因此，需对患者服药后的反应和不良反应进行监测。

利多卡因对离体心房组织影响不大，长期的临床观察表明其对治疗室上性快速性心律失常没有价值。尽管利多卡因曾被用来减慢心房颤动（AF）患者中房室（AV）旁路传导，但是这并不是 FDA 批准的适应证。此外，一些研究已表明利多卡因能加速传导并且对研究中 AF 患者缺乏有效性。

作用机制

在临床使用中达到有效的药物浓度时，利多卡因能降低最大除极速度，并且缩短或不影响动作电位持续时间及正常浦肯野纤维的有效不应期。与此相反，奎尼丁和普鲁卡因胺同时能阻断钾通道和延长动作电位持续时间。在常规浓度下，利多卡因对正常传导系统的电生理几乎无影响，但是对于传导系统异常的患者，将产生某些影响。某些研究未能观察到传导系统的显著改变，但是另外的一些研究发现对于传导系统障碍的患者，其结下传导阻滞增强或心室率减慢。剂量的变化及药动学或许可以解释这些变化。

临床药动学

口服利多卡因吸收良好，但是由于其经过肝广泛代谢，因而其生物利用度差。利多卡因的清除可通过肝血流量进行测量。两者的代谢物均经肾排泄，与利多卡因相比，其代谢物基本无抗心律失常作用，这或许是受到利多卡因的中枢神经系统的不良反应的影响。对于静脉注射，利多卡因的双向作用在两种药动学模型上得到很好的体现。由于其抗心律失常作用的强度与利多卡因的中心静脉浓度相关，并且中心静脉的半衰期是很迅速的（约 8min），因此可通过多重负荷量以及持续输注来达到并维持血浆及心肌组织的治疗浓度。

无论是初次使用，还是长时间的持续输注，利多卡因最终的稳态浓度仅取决于药物输注的速度和利多卡因的清除。正常情况下达到稳态状态的时间为8～10h，而对于心力衰竭患者或存在肝疾病的患者需要 20～24h。这个时间比预期的更长，因为在正常个体清除半衰期为 1.5～2h，而在心力衰竭或肝病患者所需时间更长。

用法与用量

利多卡因最初主要用于快速抑制具有明显症状和严重威胁生命的室性心律失常。单独的静脉注射只能达到短暂的治疗效果，由于药物迅速分布到血浆和心肌，因此，多重负荷剂量的使用能使利多卡因迅速达到并维持治疗浓度的血浆水平。在基于药理学模型证实的临床研究中，已经设计了几个可维持相对稳定的治疗水平的方案。对于一个稳定的患者，利多卡因的总负荷量为 3～4mg/kg，持续使用 20～30min。首剂之后给予 1mg/kg 维持 2min，3 个负荷量可以分开至 8～10min 的间隔（约每 2min 给药 50mg），而应持续观察患者不良反应的发生情况。如果短暂的、轻微的中枢神经系统的不良反应持续存在，或者发生严重的其他不良反应，应停止负荷量的使用。

另一种有效且耐受性良好的负荷量方案是由 Wyman 及他的同事提出的。对于一个 75kg 体重的患者，建议初始输注 75mg，随后以 50mg/5min 重复 3 次达到总量 225mg。这个方案通常在一个常规的治疗指南（1.5～5μg/ml）下达到和维持血浆浓度。首剂 75mg，随后以>18min 输注负荷量 150mg 也被成功使用。在开始使用负荷量时，应立即给予维持剂量，以便及时补给药物代谢的部分。这可被计算为药物预期的血浆浓度（～3μg/ml）以及预期的清除率（见下文）。这种计算方法能接受的剂量为 20～60μg/(kg·min)。

即使是在正常的个体，血药浓度的峰值也常常会发生很大变化，因此，对于利多卡因在中心静脉浓度的计算是具有可变性的。因此，在给予负荷量时，需监测患者的心电图（ECG），血压及精神状态，一旦出现利多卡因过量的迹象，应立即停止使用。在规定的剂量范围内持续出现症状性心律失常，可定义为不良反应或者当血浆浓度超过 5～7μg/ml 时，应采用另一种治疗方案。

如果维持剂量已达到稳态，但是药物浓度仍未达到防止心律失常再发的水平，并且未出现不良反应，那么可采取以下措施：①获取血浆标本计算利多卡因浓度以备参考；②给予小剂量的利多卡因（25～50mg，>2min）；③适当提高维持量的速度。血浆浓度可用于评估清除情况，而最后的维持量可通过如下公式计算。

$$维持剂量 = 清除率 \times 血浆浓度$$
$$清除率 = 输液速度 / 稳态血药浓度$$

实际上，维持剂量等于清除率乘以预期血药浓度，清除率等于输注速度除以稳态血药浓度。当利多卡因的血浆浓度在 1.5μg/ml 以下时，其几乎无明显治疗效果，而当浓度达到 5μg/ml 以上时，中毒风险增加。然而,某些患者利多卡因血药浓度需达到 $5\sim9\mu g/ml$ 才具有抗心律失常作用,达到此浓度是安全的但需谨慎。

一旦达到稳态,停止利多卡因的输注将随着利多卡因的消除导致血浆水平在随后的 $8\sim10h$ 逐渐下降。因此,不仅没有理由减少利多卡因的输注,并且如果过早采取口服抗心律失常治疗,可能存在危险,因为利多卡因和新的口服抗心律失常药物可能存在不可预测的相互作用。如果患者已经达到稳态的平衡,那么当利多卡因的血浆浓度降到正常治疗水平以下时可进行评估。当停止输注时,血浆利多卡因浓度应当定量,利多卡因接近 $1.5\mu g/ml$ 时可对其半衰期数量进行评估。对于每个患者利多卡因的半衰期数量能够通过以下公式进行评估,V_D 代表最后的分布体积。

$$T_{1/2}=血浆浓度*V_D*0.693/输注速度$$

在等式中,血浆浓度及输注速度均是已知的,V_D 通常是 $1.1L/kg$,但在心力衰竭患者中他可降低 50% 甚至更低。

疾病状态下剂量的调整

存在肾疾病或肝疾病的患者,初始负荷量并不需要调整,然而,肝疾病患者或心力衰竭患者由于其清除率下降维持量必须减量。因为在肝疾病患者仅仅清除率会发生改变而容积分布几乎无变化,因此消除的半衰期大大延长,约 $5h$,静脉输注后 $20\sim25h$ 方可达到稳态。尽管利多卡因是经肾排泄,但是未见任何报道称肾疾病对利多卡因的排泄有重要影响,只有那些严重肾功能不全但又未接受血液透析的患者需进行剂量的调整。对于存在机械通气、心排血量及肝血流量下降的情况,其排泄将下降,因此利多卡因需减量。对于慢性心力衰竭(CHF)的患者,在使用相同剂量的情况下,利多卡因的浓度水平是正常人的 2 倍。由于心力衰竭患者的中心分布容量通常减半,所以负荷量应降低 50%。由于清除率几乎下降 50%,所以维持量应从常规患者的 $30\mu g/(kg\cdot min)$ 输注率下降约 50%。大多数心力衰竭患者达到稳态需要的时间与最初的维持量相同,$8\sim10h$,因为伴随着 V_D 和清除率的改变,导致了其半衰期与没有心力衰竭的患者相同。

综上所述,利多卡因的初始剂量选择通常建议根据每个患者的临床表现和反应及血浆监测水平的结果进行调整。某些心力衰竭患者,即使输注量低于 $0.5mg/ml$,仍可能存在中毒现象,因此血清水平的监测对于剂量调整是非常有必要的。对于心肌梗死后患者,利多卡因的给药时间超过 $24h$,血浆利多卡因水平可能增加,消除半衰期可增加 50%。这种增加在最初治疗的几天由于利多卡因的蛋白结合而有部分改变。血浆利多卡因的测量为结合蛋白的利多卡因和游离的利多卡因的总和,因此并不能反映出可利用的游离利多卡因水平的真实情况。此时血浆利多卡因的增加通常反映血浆 α-1-酸糖蛋白(AAG)水平的增加,其为一种结合形式,并不意味着游离的、有活性的利多卡因的增加。在这种情况下,只要患者未出现不良反应,利多卡因的剂量不能因为其总血浆水平增加而减少。随后出现的 AAG 浓度的降低将导致血浆利多卡因水平明显减低,这可能仅仅反映结合部分的 AAG 情况。

不良反应

中枢神经系统症状是利多卡因的最常见的不良反应。快速推注可诱发耳鸣或癫痫发作,随着剂量的逐渐增加,嗜睡、构音障碍、精神错乱、幻觉、感觉迟钝都有可能会发生。利多卡因过量也可引起昏迷,对于心搏骤停后的患者应考虑此原因。利多卡因能抑制心脏功能,从而降低其清除率,并因此极大增加了利多卡因的浓度。个案报道称利多卡因可引起窦房结功能不良。对于存在房室结以下传导功能不良的患者,应谨慎用药。如果必须使用时,必须先安装临时起搏器。

药物相互作用

利多卡因与其他抗心律失常药物联合使用时,心肌收缩功能或传导功能可能减弱,尤其是在将利多卡因转换成另一种抗心律失常药物时。利多卡因在肝代谢成两种活性化合物,单乙基甘氨酸二甲苯胺(MEGX)和甘氨二甲基苯酰胺(GX)。脱乙基到 MEGX 和 GX 这一主要的代谢途径,主要由 CYP1A2 与 CYP3A4 这一小角色介导。实验研究及人体试验表明利多卡因和普萘洛尔存在药动学的相互作用,由于 β 肾上腺阻滞药引起的心排血量及肝血流量的减少,两者合用将导致利多卡因清除率的下降。利多卡因是一种高肝摄取率药物,有报道称西咪替丁能减少内脏的血流(见本章附录),当然也包括肝的,然而,西咪替丁对药物在肝本身的代谢有重要影响,使 CYP1A2 及 CYP3A4 受到抑制,因此,由于一个高的药物摄取率,例如利多卡因,导致西咪替丁的系统清除率效果劣于口服清除率。利多卡因不经肠道吸收,因此利多卡因清除率降低的量级($12\%\sim25\%$)受到西咪替丁对临床影响不大。虽然如此,对于使用利多卡因的患者需对其可能的不良反应进行检测,如果与西咪替丁联合使用,其负荷量及维持量均应减量。

美西律

临床应用

美西律适用于治疗室性心律失常,例如医生判断的具有威胁生命的持续性室性心动过速。最初的治疗应在医院的 ECG 监护下进行,同时它还可以治疗糖尿病神经病变所引起的疼痛。成功率为 6%～60%,同时超过 50% 的研究表明其疗效有限(<20%)。美西律不延长 QT 间期,因此可用于药物诱导的间断扭转室性心动过速及长 QT 综合征患者,而奎尼丁、索他洛尔、普鲁卡因胺、丙吡胺存在使用禁忌。尽管单独使用美西律时其效果欠佳,但其可与奎尼丁、普萘洛尔或普鲁卡因胺联合使用治疗室性心率失常。这种治疗模式优于其他模式,或许是由于这些药物的联合使用能增强抗心律失常效应,产生协同作用。两种药物联合使用时常低于常规剂量,因此,与剂量相关的不良反应随之减少,美西律对于血流动力学及心肌收缩力影响极小,即使是严重的慢性心力衰竭患者。

作用机制

美西律是一种与利多卡因同类、可经口服激活的 I B 类钠通道阻滞药,结构类似于妥卡尼。最初其作为一种厌食药和抗惊厥药使用,它的抗心律失常作用后来才被发掘。美西律阻断快钠通道降低除极 V max,缩短心室肌复极时间。

临床药理学

美西律其系统生物利用度接近 90%,容积分布大(5.5～9.5L/kg),组织摄取广泛,约人体总量的 1% 分布在血浆,其中约 70% 与血清蛋白结合。美西律的首剂消除效应较小,但是其最初主要经肝代谢,只有 10%～15% 未经代谢直接经尿液排泄。其消除半衰期为 8～20h(健康者 9～12h),1～3d 达到稳态。美西律通过肝 CYP2D6 的代谢;因此,其清除率变化较大(在本章的后面进行讨论)。

用法用量

美西律最开始应从小剂量开始,每隔 2～3d 进行剂量的递增,直到达到有效的治疗剂量或出现不能耐受的不良反应。例如震颤或其他中枢神经系统症状。在肾功能正常的情况下,建议初始口服剂量为 200mg,q8h。由于大部分药物经广泛的肝代谢,因此在普通人群中其清除率将有很大的差异。对于美西律尤为明显,由于 CYP2D6 是代谢需要的一种

物质,但是在 7%～9% 的白种人中却是缺乏的。同时,由于某些药物(下文进行讨论)对美西律在肝的代谢存在诱导或抑制作用,因此,需适当调整药物剂量以消除这一药物作用的影响。

疾病状态下剂量的调整

肾功能不全的患者存在先天的肝 CYP2D6 不足,美西律的清除将减慢。因此,对于所有肾衰竭的患者应减少初始剂量。明显的慢性心力衰竭及肝衰竭患者其半衰期及清除率将延长,因此,应减量使用。

不良反应

美西律最常见的不良反应是胃肠道反应或神经性症状,包括震颤、视物模糊、头晕、烦躁不安、恶心、消化不良和吞咽困难。与美西律治疗相关的血小板减少已很少发生,抗核抗体试验阳性很少发生。有报道称,病态窦房结综合征患者可出现严重的心动过缓及窦房结恢复时间延长,另外的报道称在高浓度时,可加重心脏传导阻滞。相比静脉注射,口服给药能减少慢性心力衰竭恶化的风险,这在美国是不适用的。

药物相互作用

苯巴比妥,苯妥英那(大仑丁)或利福平能增强美西律的肝代谢,从而降低了美西律的半衰期,有可能使有效剂量变为无效剂量。相反,如果治疗中停止使用诱导肝代谢增强的药物,先前的有效剂量可能变成中毒剂量。在一项研究中,美西律能降低茶碱清除率并增加茶碱血浆浓度。奎尼丁抑制了 CYP2D6 酶而影响了美西律的肝代谢,而在某些表达了 CYP2D6 酶的个体(91%～93% 的白种人)将导致美西律的血浆浓度增加。

普鲁卡因胺

临床应用

普鲁卡因胺适应于治疗室性心律失常,例如经医生确诊的具有生命威胁的持续性室性心动过速,初始治疗应在医院 ECG 的监护下进行。同时,普鲁卡因胺也可用于折返性室上性心动过速、心房颤动、心房扑动及预激综合征患者的急性治疗。

静脉注射普鲁卡因胺也被应用于治疗心肌梗死后的室性心动过速或逆转持续性室性心动过速。一项随机研究发现普鲁卡因胺(10mg/kg)对于终止血流动力学稳定的室性心动过速优于利多卡因(1.5mg/kg)。然而,由于普鲁卡因胺安全的达到负荷量需要约 20min,因此,只有在时间充足时使用较

合适,这一点使其使用上受到一定的限制。相对于利多卡因,一个潜在的优点便是同样的制剂可转换成口服治疗。普鲁卡因胺的活性代谢物,乙酰卡胺(NAPA),在某些患者中有Ⅲ类抗心律失常作用,尽管并不是所有的患者均对普鲁卡因胺有此反应。这很有可能是由于普鲁卡因胺和 NAPA 的电生理作用极为不同。经研究发现,NAPA 作为一种抗心律失常药物对某些类型的室性心律失常的治疗有效。但是因狭窄的治疗窗而导致它的使用受到了限制,其发展也因此被中止。

作用机制

与其他Ⅰ类药物一样,普鲁卡因胺减慢传导,降低心房肌、心室肌和浦肯野纤维的自律性和兴奋性。由于其对钾离子通道的作用,因此它也可延长 APD和不应期。与奎尼丁比较,普鲁卡因胺对迷走神经兴奋作用几乎无影响,并且不延长 QT 间期。NA-PA 有明显的Ⅲ类抗心律失常作用;它延长心房肌和心室肌的 APD 及不应期,同时可延长 QT 间期。对最大除极速度、浦肯野纤维及心室肌细胞有很小或几乎无影响,同时,它也并不改变浦肯野纤维的传导速度,因为它的钠通道拮抗作用非常弱。

临床药理学

普鲁卡因胺吸收迅速,口服生物利用度可达100%。约 15%普鲁卡因胺与血清蛋白结合;对于肾功能正常的患者,由于其半衰期短,2~4h,因此必须每 3~6h 给药一次,缓释制剂可每 6h、8h 或 12h给药 1 次。其剂型的变化及其剂量的变酰化经常容易混淆,可能导致剂量方面的错误。超过 50%的普通人群是普鲁卡因胺快速乙酰化表型并迅速将其转换为 NAPA,代谢产物具有非常纯的Ⅲ类抗心律失常作用。正如所预期的一样,然而,一种药物的反应并不能预测其他药物的反应。当单独给药时,普鲁卡因胺有效血浆浓度通常为 4~8μg/ml,NAPA 的有效血浆浓度为 7~15μg/ml。当普鲁卡因胺口服给药时,药物的用量也可产生变化。在这种情况下没有办法事先确定 NAPA 抗心律失常的血药分布。因此,在长期治疗时测量普鲁卡因胺的血浆水平受到了限制,因为肝转化为 NAPA 受到限制,然而,可通过监测血浆浓度来确定依从性或预防中毒的发生。

用法用量

普鲁卡因胺静脉或口服均适用。对于肾功能和心脏功能正常的患者,建议初始口服维持剂量是50mg/(kg·d)。这对于需经常口服普鲁卡因胺的患者很不方便,也使得患者的依从性变差。普鲁卡因胺的缓释剂型可根据剂型结构的不同选择 6h、8h或 12h 给药 1 次。在长期的治疗过程中,NAPA 水平在某些个体中可以累积到有效或中毒水平,导致普鲁卡因胺最大药理学浓度始终在达到稳态之后。因此,普鲁卡因胺 2~4h 的半衰期可能对预测稳定药理学作用的发生时间造成误解。因此,应从小剂量开始用药,同时,在普鲁卡因胺及其代谢达到稳态之前应对患者进行监测。由于普鲁卡因胺和 NAPA的电生理作用有很大区别,因此,对于服用普鲁卡因胺的患者应在某个点同时对普鲁卡因胺和 NAPA的血浆浓度进行测量以确定它们的相对浓度。快速乙酰化或者肾功能受损的患者其稳定状态下的血浆NAPA 浓度常常高于普鲁卡因胺。应对这些患者进行监测防止在剂量调整中出现 NAPA 的过量累积,应维持 NAPA 的血浆水平在 20μg/ml 以下。普鲁卡的因胺和 NAPA 在实际应用中,监测其血浆总浓度是没有依据的,也是不被推荐的。

当静脉给药时,普鲁卡因胺可以 275μg/(kg·min)的负荷量持续输注 25min 或连续型给药(100mg,>3min)每 5min 1 次,直到总量达到 1g。如果负荷量耐受良好,没有低血压及少于 25%的QRS 波或 QT 间期延长,那么可维持 20~60μg/(kg·min)的静脉输注。在 15~20min 输注 1g 这种大剂量及更快速的负荷量来预防程序化心室刺激诱发的室性心动过速已经通过了电生理试验证实。在某些情况下初始负荷量可以耐受但无效时,可再次给予 0.5~1g 的负荷量,但是如此大的剂量则伴随着更大的低血压和传导障碍的风险,并常常导致不可接受的过高血浆浓度。

疾病状态下剂量的调整

对于存在肾功能不全或心排血量下降者,普鲁卡因胺和 NAPA 在常规剂量下可能累积到潜在中毒水平,使用时应减量。由于尿排泄及普鲁卡因胺的水解作用降低,普鲁卡因胺和 NAPA 血浆水平的增加可能将出现慢性心力衰竭。然而,两项关于普鲁卡因胺药动学的研究发现,对于慢性心力衰竭患者和正常的个体,单纯的静脉注射普鲁卡因胺在差异分布容积、清除率、消除半衰期、未结合药物部分均无明显差异。尽管静脉推注普鲁卡因胺的确可抑制心肌收缩力并降低血压,但是在口服治疗中,当维持常规剂量及血药浓度时,心力衰竭的恶化并不常见。

不良反应

长期使用普鲁卡因胺治疗的相关的不良反应限制了它的使用。高达 40% 的患者在最初的 6 个月由于其不良反应而中断了治疗。潜在的心律失常的恶化包括与普鲁卡因胺相关的尖端扭转室性心动过速,或者更多的时候,是由于 NAPA 的作用。因此,正如所有ⅠA 类抗心律失常药物一样,普鲁卡因胺禁用于 QT 间期延长综合征、尖端扭转室性心动过速或低钾血证的患者。为了减少致心律失常作用的发生,当服用普鲁卡因胺时,血钾水平应维持在 4mEq/L 以上。对于已经存在传导系统异常的患者,有可能发生心脏传导阻滞和窦房结功能不良。

长期口服普鲁卡因胺治疗的患者中有 15%～ 20% 可发展为狼疮综合征,狼疮综合征很难识别但是一旦发现将中断治疗。必要时,在停药后需要糖皮质激素对症处理。狼疮综合征起病隐匿,开始仅表现为轻微的关节痛,但随着血清抗核蛋白抗体(组蛋白)显示为平滑或弥漫性抗核抗体模式时,可出现关节炎、发热、面颊部红斑、胸腔积液或心包积液,如果停药且以一定的速率中和其浓度时,这些症状将减轻。在最初的 1～12 个月治疗中,约 80% 的患者抗核抗体滴度增加并出现早期的狼疮证据,治疗时间将延长治疗,但是仅有 15%～20% 的患者具有狼疮综合征的症状。因此,当抗核抗体阳性时,不必完全中断治疗。缓慢的乙酰化状态可能预示着更高的狼疮风险或增加的抗核抗体发展速度,尤其对于肾损害的患者。应充分告知患者,如果出现狼疮综合征早期的迹象或症状时,治疗可能被中断。当出现狼疮综合征的早期症状时仍持续使用普鲁卡因胺是非常危险的,因为存在胸腔积液及潜在的致命的心脏压塞的可能。

应用普鲁卡因胺也可出现中性粒细胞的减少。已经有研究提出,这种不良反应可能是由于药物的缓释剂型所诱导,尽管需要更多的研究来支持这一结论。而厂家建议在最初治疗的 3 个月内需每周监测白细胞计数,之后仍需定期复查。

药物相互作用

与奎尼丁不同,普鲁卡因胺不会引起地高辛浓度的增加。由于西咪替丁阻断了普鲁卡因胺的肾小管分泌,因此,当与西咪替丁合用时,其清除率将下降 30%～50%。在普鲁卡因胺和它的代谢前体 NAPA 中也发现了同样的竞争现象。雷尼替丁根据剂量的不同减少了普鲁卡因胺 14%～23% 肾的清除率及 10%～24% 的吸收,从而影响了普鲁卡因胺

的药动学。

丙吡胺

临床应用

丙吡胺广泛应用于各种室上性的和室性心律失常,但是 FDA 规定其仅适用于治疗室性心律失常,如经确诊的威胁生命的持续性室性心动过速。初始治疗需在医院的 ECG 监护下进行。它的抗心律失常作用与奎尼丁及普鲁卡因胺相似,尽管丙吡胺相对于奎尼丁及普鲁卡因胺使用较晚,但是,丙吡胺仍然是较老的抗心律失常药物之一,自 1977 年起就已经开始在美国使用。它的负性肌力作用和抗胆碱能作用频繁发生,因而限制了它的应用。

作用机制

丙吡胺的ⅠA 类抗心律失常作用主要是通过阻断钠通道和钾通道而发挥作用。其在心房和心室的自律性,传导性和不应期与奎尼丁和普鲁卡因胺相似。

临床药理学

丙吡胺的口服生物利用度为 80%～90%,其清除半衰期通常为 6～8h,对于心脏病患者可延长至 15h。约 50% 的化合物经肾原型排泄,其余部分经肝 N-脱烷基化作用后作为一种活性代谢产物而被清除。丙吡胺的蛋白结合很复杂,20%～50% 的丙吡胺与血浆蛋白结合。对于大多数药物而言,当超过常规的治疗浓度的范围时,血浆蛋白的结合比是恒定的。血浆蛋白中丙吡胺结合位点的饱和度在常规剂量下所增加的血浆游离药物水平,与增加的剂量倍数相比,是不成正比的。

用法用量

丙吡胺不推荐负荷量使用。它的常规有效剂量是 100～200mg/次,每日 3～4 次,最大剂量为 800mg/d。对于某些难治性心律失常,剂量需增至 1600mg/d。治疗需谨慎,从小剂量开始,保证充足的时间来达到稳态平衡。

虽然血药浓度的快速波动是不可取的,但是由于丙吡胺的饱和蛋白的结合而难以避免。丙吡胺的控释剂型通过减少血浆中游离丙吡胺的浓度波动来减少其不良反应。由于饱和蛋白的结合,丙吡胺常规可接受的 2～5μg/ml 这一血浆浓度总范围仍没有十足的把握。尽管推荐监测游离丙吡胺的血浆浓度,但是浓度范围与心律失常的治疗的相关性不明确,且浓度的叠加与不良反应相关。

疾病状态下剂量的调整

当丙吡胺的吸收和清除均降低时,对于服用丙吡胺的患者应进行监测,特别对于急性心肌梗死的患者。实际上,考虑到丙吡胺的负性肌力作用及心肌梗死后血浆结合蛋白水平的改变,应首选其他抗心律失常药物。

由于丙吡胺能促使心力衰竭的恶化,因此其对于难以控制的心力衰竭患者是禁用的。对于肾功能不全或肝功能损害的患者,丙吡胺的初始剂量应减量到 $50\sim100$ mg/12h。

不良反应

丙吡胺的主要不良反应包括新发的或加重的慢性心力衰竭及由于剂量相关的抗胆碱能作用所导致的尿潴留、便秘、口干和食管反流等症状。由于这种抗胆碱能作用,对于尿路梗阻及青光眼的患者需禁用。对于某些患者,其抗胆碱能这一不良反应可用于预防或缓解胆碱酯酶抑制药如毒扁豆碱和新斯的明的不良反应,且并不降低其抗心律失常的疗效。正如所有能延长复极化时间的药物一样,对于长QT综合征、低钾血症或有过尖端扭转室性心动过速病史的患者,丙吡胺有促使心律失常恶化的可能,因而对于此类患者是禁用的。对于窦房结功能障碍的患者,丙吡胺对于窦房结的直接作用可导致过度的心动过缓,这可能与低钾血症的患者其尖端扭转室性心动过速的发展有关。

药物相互作用

丙吡胺不增加地高辛浓度,也不增强华法林的作用。苯妥英钠、利福平和苯巴比妥诱导 CYP3A4,从而增强丙吡胺的肝代谢,导致丙吡胺的清除增加及抗心律失常作用的丧失。丙吡胺联合 β 肾上腺素能受体阻滞药或钙通道拮抗药将严重降低心肌收缩力,因此对于心室功能不全的患者应避免联合使用。

奎尼丁

临床应用

奎尼丁是一个古老的药物,在过去,已成功地用于用于各种室上性和室性心律失常,包括用于心房颤动或心房扑动、室上心动过速、室性心动过速及心室颤动的转复。另一方面,关于心房颤动患者的 6 个小型的空白-对照试验的组间分析显示使用奎尼丁治疗心房颤动可增加死亡率,差异有统计学意义,另一荟萃分析也显示使用奎尼丁治疗将使死亡率增加 3 倍。由于在 CAST 和 CAST II 研究中均见到了在病死率方面的不良反应,因此,使用奎尼丁必须充分考虑每个患者的风险/效益比。FDA 建议奎尼丁仅适用难治性的症状性心房颤动或心房扑动患者的转复,心房颤动复发的预防及确诊的室性心律失常,例如确诊的威胁生命的持续性室性心动过速。

作用机制

奎尼丁有多个作用机制,其多个作用机制主要是由于其阻断快钠内流通道的作用。这降低了动作电位的最大除极速度,减慢了心房和浦肯野纤维的传导速度,相比心房,在浦肯野纤维表现更为明显。奎尼丁对钠通道的影响主要在于增加心率及降低负膜电位水平,也就是说,它们是 pH,速率及电压的依赖。剂量的改变在 ECG 上表现明显,主要为 P-R 间期,QRS 波以及 QT 间期的延长,这也反映了奎尼丁的多重作用机制。

临床药理学

奎尼丁的有效剂量因人而异,受若干因素的影响。虽然硫酸奎尼丁通常每 6h 给 1 次药,其消除半衰期存在广泛的个体差异,为 $3\sim19$h。血浆蛋白的结合变化幅度大,$50\%\sim95\%$。口服生物利用度约 70%,口服后的清除量为 $200\sim400$ml/min。奎尼丁主要经肝代谢($50\%\sim90\%$)和肾($10\%\sim30\%$)进行清除和灭活。在某些个体中,有些潜在的激活的代谢已经形成。但是大部分,它们的临床作用尚未确定。奎尼丁的其中一个代谢产物,3-羟奎尼丁,显示应用于人体时具有抗心律失常活性。实验数据表明奎尼丁的代谢产物具有一定的抗心律失常作用。

用法用量

奎尼丁的初始(正如硫酸盐)口服剂量通常为 200mg,每 6h 给药 1 次,并持续使用 3d 或以上。老年患者由于清除率及分布容积的下降常需要减量。

奎尼丁的市售至少有两种不同的形式:奎尼丁硫酸盐和奎尼丁葡萄糖盐。由于在这两种剂型中奎尼丁的含量分别为 83% 和 62%。如果从一种剂型转换成另一种剂型则需调整用量。奎尼丁硫酸盐的有效剂量为 $800\sim2400$mg/d,推荐最大单次用量为 600mg。由于半衰期为 $3\sim19$h,所以增加剂量建议延迟 4d 以防止药物蓄积。

测定治疗性的血浆浓度为 $0.7\sim5.5$g/ml,以区分奎尼丁与其他代谢物。快速注入奎尼丁用于心房颤动的转复,但是由于其不必要的毒性作用已不再被推荐。

如果有其他可选方案,应避免静脉注射奎尼丁。奎尼丁阻断 α 肾上腺受体而出现血管舒张及低血压。如果以奎尼丁葡萄糖盐的方式静脉注入奎尼丁,应对患者进行监测,输注速度应<16mg/min。如果有观察到低血压或 QRS 波延长超过 30% 应立即停药。

疾病状态下剂量的调整

对于肾病或者肝疾病患者首次无须调整用量,然而由于肝衰竭患者的蛋白结合水平下降,所有低于常规总血浆浓度会产生毒性。建议缓慢给药来达到稳态和活性代谢物的全部累积,然而,由于有效剂量的范围很宽,这些患者的用量区别不明显。奎尼丁快速代谢的患者需要较大的剂量,需每 6h 给药 600mg,这常常是由于其他药物肝代谢的诱导所引起的。

对于先天性长 QT 间期综合征、低钾血症或有过尖端扭转室性心动过速病史的患者,使用奎尼丁将增加心律失常时间的风险,因而禁用。对于慢性心力衰竭患者,与奎尼丁使用相关的更严重的问题是致心律失常作用和洋地黄中毒,无论洋地黄还是地高辛。对于服用洋地黄的患者应慎用奎尼丁:①从小剂量开始使用;②同时使用的强心苷也需减量;③血电解质水平,尤其是血钾,应维持在 4 mEq/L 以上。

虽然奎尼丁确实有一些直接的负性肌力作用,但是这些作用通常能被它的血管舒张效应所抵消。因此,当口服常规剂量时,即使是心室功能减退的患者,奎尼丁在血流动力学方法有良好的耐受性。在一个超过 650 例患者的研究中,约 35% 的患者存在慢性心力衰竭,而奎尼丁并没有诱导或加重心力衰竭。另一方面,对于奎尼丁治疗慢性心力衰竭患者的一个重要的问题是其致心律失常作用,对于存在低钾或低镁及心动过缓的情况下,奎尼丁诱导尖端扭转室性心动过速的风险增加。

不良反应

对于接受常规剂量或者低于常规剂量的奎尼丁治疗的患者可出现明显的 QT 间期延长、尖端扭转室性心动过速的风险也明显增高。在最初使用奎尼丁治疗的几天中,有 5%~10% 的患者可出现由于奎尼丁的致心律失常作用所导致的死亡或晕厥。尖端扭转室速通常发生在低血浆浓度的奎尼丁患者,而对于低钾血症、低镁血症、心功能不全、心动过缓容易出现奎尼丁诱导的尖端扭转室性心动过速。在 Drici 和他的同事所做的一项动物实验发现,双氢奎尼酮能降低奎尼丁所导致的 QT 间期延长的敏感性。另一个研究显示,女性更容易发生奎尼丁诱导的 QT 间期延长,证明雌激素对心脏组织有直接的作用,也是男性和女性在 QT 间期基线和尖端扭转室性心动过速发生率的差异的主要原因。

治疗尖端扭转室性心动过速的患者的第一步就是停止使用那些导致 QT 间期延长药物及纠正电解质的失衡。观察性的研究显示可用硫酸镁(2g 静脉注射,必要时予以重复使用 2~4g)治疗尖端扭转性室性心动过速。两个对 476 例心房颤动或心房扑动患者进行的前瞻性的对照试验表明,5g 的镁能减少尖端扭转室性心动过速事件并且提高依布利特的作用效果。

一系列的案例表明异丙肾上腺素或心室起搏可有效终止与心动过缓以及药物诱导所致的 QT 间期相关的尖端扭转室性心动过速。临床上,对于鉴别 QT 间期正常的多形室性心动过速及尖端扭转室性心动过速是非常有必要的,因为对于 QT 间期正常的多形室性心动过速,镁剂有可能是无效的。因为奎尼丁通过 α 肾上腺素受体诱导血管扩张而起作用,因此有可能出现低血压,特别是对于那些正在接受硝酸酯类或其他血管扩张药物治疗的患者。其他常见的不良反应包括腹泻和呕吐,高血浆浓度时可出现耳鸣、血小板减少,以及对于存在传导系统疾病的患者可出现传导阻滞。使用奎尼丁治疗心房扑动患者而治疗前并无使用地高辛阻滞房室结,有报道称可出现房室传导的增强及心室率的加快。这主要是由于奎尼丁的抗胆碱能作用导致的心房颤动率的下降及房室传导的增强。所出现房室结一对一的传导,常在 200~250/min。这可能会让那些正在接受延长房室结传导的药物治疗的患者特别担心,例如 β 肾上腺素受体激动药。

药物相互作用

西咪替丁可抑制奎尼丁的代谢,而苯妥英钠、苯巴比妥和利福平可诱导奎尼丁的血药浓度减低。临床上,对于同时使用奎尼丁和地高辛的患者有 20%~40% 的患者可出现地高辛中毒。这种相互作用的大小取决于奎尼丁的剂量,对于某些患者,只有当大剂量使用奎尼丁时才出现地高辛中毒。在首剂奎尼丁使用时,地高辛的浓度即增加,因此,当开始使用奎尼丁时,地高辛的剂量需减半。同时对于奎尼丁和洋地黄也存在类似的报道。

尽管奎尼丁是肝细胞色素 P450(CYP)3A4 同工酶的代谢,也是 CYP2D6 的有效抑制药。因此,奎尼丁可根据这些细胞色素的机制而干扰某些药物的药理学生物转化和作用机制,其中包括普罗帕酮、美西律、氟卡尼、美托洛尔、噻吗洛尔、司巴丁和丁呋洛尔。对于重症肌无力患者,奎尼丁可加重神经肌肉阻滞并且有可能延长琥珀酰胆碱的作用。

普罗帕酮

临床应用

普罗帕酮起源于德国,自 1977 年开始受到关注。普罗帕酮最初主要是用来治疗房性心律失常,阵发性室上性心动过速,以及无器质性心脏病及心室功能正常的室性心律失常。

临床药理学

普罗帕酮和普萘洛尔有明显的结构相似性,研究表明,普罗帕酮在持续使用时可累积到一定的水平而产生明显的 β 肾上腺受体阻断的作用。

正如美西律和氟卡尼一样,普罗帕酮可通过多种代谢途径进行消除。对于缺乏 CYP2D6 活性的患者其普罗帕酮代谢很慢且无法对其潜在的活性代谢物 5-羟基普罗帕酮进行测量。对于普罗帕酮的慢代谢者,无论高剂量还是低剂量使用普罗帕酮,当高浓度的普罗帕酮累积时均可出现明显的 β 受体拮抗作用,但对于普罗帕酮的快代谢者,仅在高剂量时可出现。虽然代谢表型似乎并不能很大程度的影响到普罗帕酮对诸多患者的抗心律失常反应,但是在治疗时它明显可影响到 β 受体阻滞的程度。

用法用量

普罗帕酮的有效剂量为 $300\sim900mg/d$,分 $2\sim4$ 次使用。为了防止药物作用的意外蓄积,普罗帕酮的剂量不应更换太频繁,至少 3d 1 次;在慢代谢者母体药物的消除很缓慢,在快代谢者母体药物的累积很慢。

对于心室功能减退的患者,尤其是那些接受普罗帕酮治疗者,应仔细监测恶化的心室功能,这可能是由于其具有 β 肾上腺受体拮抗作用及直接的负性肌力作用。

疾病状态下剂量的调整

对于肝功能不全的患者,普罗帕酮的速释片需减少正常口服剂量 $20\%\sim30\%$,对于肾功能不全的患者无须调整用量。对于严重的肝功能不全的患者,普罗帕酮的生物利用度将增加约 70%,而正常肝功能者仅增加 $3\%\sim40\%$。尽管指南明确是不推荐的,但是制造商仍建议对于肝功能损害的患者减少缓释型胶囊(普罗帕酮 SR)的剂量使用。

药物相互作用

普罗帕酮与对 CYP2D6 的代谢物存在抑制或利用的药物之间的相互作用时有发生。例如有证据证明普罗帕酮和美托洛尔存在相互作用,或许与噻吗洛尔,许多抗抑郁药、抗精神病药及其他药物均存在相互作用。奎尼丁,抑制这些细胞色素,抑制了快代谢者 5-羟基普罗帕酮的形成,然而,这种抑制的临床结果是未知且难以预测的。当奎尼丁联合普罗帕酮使用后发生强大的 β 拮抗作用,主要是由于奎尼丁导致普罗帕酮的浓度升高,而普罗帕酮本身具有 β 受体拮抗作用。

氟卡尼

临床应用

基于 CAST 研究的结果,对于存在器质性心脏病的患者,氟卡尼不考虑作为一线用药,主要是由于它具有致命的致心律失常作用倾向。

正如普罗帕酮一样,氟卡尼主要用于治疗非器质性性心脏病患者及心室功能正常的患者的房性心律失常、阵发性室上性心动过速及室性心律失常。

作用机制

氟卡尼具有钠通道-阻断活性,被归纳为 I C 类抗心律失常药物,它还被发现能阻断心室肌细胞延迟的钾外流通道,这种作用具有临床相关性。氟卡尼减慢室内传导速度超过它对有效不应期的延长。它延长 A-H 和 H-V 在间期,在治疗剂量下可延长 P-R 间期和 QT 间期。QTc 间期稍有增加,主要是由于 QRS 波延长的结果,而 QT 间期的改变是由于延迟的钾通道被阻滞。

临床药理学

口服氟卡尼的系统生物利用度为 $90\%\sim95\%$,通常发现在血浆中,大部分氟卡尼是在肝代谢成无药理活性的化合物。正如许多其他的抗心律失常药物一样,氟卡尼由 CYP2D6 代谢。由于氟卡尼大部分由肾排泄,因此酶的缺乏对药动学影响不大,然而,如果这些无酶患者发展肾功能不全,或当肾衰竭患者给予一种拮抗氟卡尼代谢的药物,那么将可能产生极高的血药浓度。氟卡尼消除缓慢,在正常个体其半衰期为 $7\sim23h$,对于有心脏疾病的患者,即使不存在心力衰竭,其半衰期将更长,为 $14\sim26h$。

用法用量

初始剂量为每 12h 给药 100mg,对于无心力衰竭或肾衰竭的患者,氟卡尼治疗室性心律失常的最大剂量为每 12h 150mg。对于室上性心动过速,推荐起始剂量为每 12h $50\sim100mg$。据报道氟卡尼的治疗血浆浓度范围为 $200\sim1000ng/ml$,然而,在治疗浓度范围内仍有某些患者可能发生不良反应,尽管其他患者或许可耐受更高的浓度。为了减少不良反应事件,氟卡尼应从小剂量开始使用,直到达到稳态。

疾病状态下剂量的调整

对于心力衰竭患者,常规初始剂量为每 12h 50～100mg。由于 7%～9% 的肾衰竭的白种人患者缺乏 CYP2D6 酶,氟卡尼通常具有血液代谢和肾消除双重消除机制,因此对于肾衰竭的患者应小剂量使用,缓慢增加剂量。对于肾病患者或心功能不全或肝功能不全的患者需监测氟卡尼的血浆浓度。任何射血分数明显减低均将延长半衰期,因此达到稳态的时间较均衡,对于肾功能或肝功能不全者清除率可能减低,从而导致稳态时血浆浓度偏高。

不良反应

氟卡尼有可能诱导心律失常事件,当给予较大剂量时,对于严重心脏疾病的患者尤为明显。由于其在治疗剂量时存在负性肌力作用,因此氟卡尼将降低大多数患者左心室功能。由于 CAST 研究显示氟卡尼可增加病死率,因此由于其致命性的致心律失常特性,氟卡尼不考虑作为抗心律失常的一线用药。此外,它的负性肌力作用限制了它在中度心室功能受损患者的使用。

氟卡尼的其他不良反应包括对窦房结活动的抑制,主要是对于先前存在窦房结功能障碍和体表心电图存在 QRS 波和 PR 间隔延长的患者。此外,氟卡尼 200% 的增加起搏阈值,因此对于依赖起搏器的患者应谨慎使用。同时它也可以增加电除颤的阈值,因此对于有器械置入的患者应仔细评估。

药物相互作用

西咪替丁能减少氟卡尼的清除并延长其消除半衰期。对正常志愿者进行的研究显示,当与氟卡尼合用时,地高辛和普萘洛尔的血浆浓度增加。出人意料的是,普萘洛尔和氟卡尼被发现有额外的负性肌力作用。与胺碘酮合用时,氟卡尼血浆浓度将升高,因此需减低氟卡尼的使用剂量。

索他洛尔

临床应用

索他洛尔是一种独特的 β 受体阻滞药,显示出具有Ⅱ类和Ⅲ类抗心律失常作用,但作为一种非选择性 β 受体阻滞药,它缺乏内在拟交感活性和膜稳定性。和胺碘酮一样,索他洛尔延长 APD 和增加有效不应期。索他洛尔用于房性心律失常或危及生命的室性心律失常,包括持续的室性心动过速。然而,

它不适合用于轻微的心律失常,因为它能增加尖端扭转室性心动过速的风险,具有致心律失常作用。虽然索他洛尔能有效的维持心房颤动患者窦性心律,但是 SAFE-T 研究、CTAF 研究及 AFFIRM 研究数据显示,胺碘酮对于心房颤动患者的窦性心律维持优于索他洛尔。

尽管如此,但是与单纯置入除颤器相比,使用索他洛尔是否能提高生存率仍未确定。索他洛尔最初是在 1992 年由 FDA 批准用于治疗危及生命的室性心律失常。左旋索他洛尔事实上几乎没有 β 阻滞作用,只具备Ⅲ类抗心律失常作用,在 SWORD 试验中作为心肌梗死后高风险患者的抗心律失常药物,但是由于 D-异构体索他洛尔组相比安慰剂组具有更高的病死率,因此研究提前终止。推测出现这一结果主要是由于与心律失常相关的死亡增加。目前索他洛尔的商业产品,Betapace AF,旨在用于治疗心房颤动,值得一提的是索他洛尔对于心房颤动的复律无效,主要是用于预防心房颤动。虽然这两个商品均包含索他洛尔,但是 Betapace 无法取代 Betapace AF,因为两者在适应证的选择、用量、用法和安全性方面有很大的差异。索他洛尔的注射剂型在 2009 年 7 月被美国 FDA 批准。

虽然索他洛尔也可以用于治疗阵发性室上性心动过速,但是出现房室结传导阻滞的风险较高。诸如腺苷、钙通道阻滞药、β 受体阻滞药更为理想,但对于房性期前收缩合并有房室传导阻滞的患者则是禁忌。

作用机制

除了它的 β 阻滞作用外,索他洛尔明显延长心房和心室组织的不应期,发挥着Ⅲ类抗心律失常动作。这些作用能减慢心率,减慢房室结传导速度,在顺行和逆行均增加心房、心室、房室结及房室旁道的不应期。当索他洛尔每日的用量在 160～640mg 时,QT 间期将延长 40～100ms,QTc 将延长 10～40ms。

临床药理学

索他洛尔的口服生物利用度大于 90%,给药后 2.5～4h 达到峰浓度。索他洛尔不与血浆蛋白结合,并以原型经肾排泄,其半衰期约为 12h。因为半衰期相对较长,给药方案为每日 2 次,因此建议在达到稳态后的给药间期末监测药物作用。年龄本身并不影响索他洛尔的药动学,但随着年龄的增长发生肾功能自然衰减所造成的影响除外。

用法用量

索他洛尔的初始口服推荐剂量是 80mg/12h。

对于肾功能相对正常的患者，2～3d 可达稳态血药浓度。如果评估发现此剂量未达到预期疗效，且未发现影响复极的证据（QT 间期＞500ms），剂量可以增加至每次 160mg，每天 2 次，如果有必要，可增至每次 240mg，每天 2 次。某些存在危及生命的心律失常患者需要 640mg/d。此种用药方案在密切监测下使用，未发现无任何不良反应明显增加。

在开始治疗或增加索他洛尔用量前，需对 QT 间期、心率、肌酐清除率（CLCR）进行评估。如果 QT 间期＞450ms，心率＜50/min，或 CLCR＜40ml/min，禁止静脉使用索他洛尔。根据 FDA 的建议，口服 80mg 相当于静脉给药 75mg，口服 120mg 相当于静脉给药 112.5mg，口服 160mg 相当于静脉给药 150mg。

两个安慰对照试验对窦性心律出现阵发性心房颤动的患者进行研究发现，使用索他洛尔每次 80～160mg，每日 2 次，安全、有效。然而，临床医生应该知道在使用索他洛尔治疗过程中 QT 间期的监测必不可少；QT 间期的绝对值＞500ms，或 QT 间期延长＞60ms，不管绝对值的大小，将极大增加尖端扭转室性心动过速的风险。

一项随机双盲对照研究发现，在院内，对于血流动力内稳定的持续性单形性室性心动过速患者，5min 静脉输注 100mg 的索他洛尔，比 5min 静脉输注 100mg 的利多卡因更有效。另外一项对 109 例有自发或诱发持续性室性心动过速病史的患者给予静脉注射索他洛尔 1.5 mg/kg，＞5min 或更少是有效的。

疾病状态下剂量的调整

由于索他洛尔主要是以原型经尿液排泄，因此对于肾功能减低的患者剂量必须进行调整。对于 CLCR＞60ml/min 的患者，通常给药时间间隔为 12h。如果 CLCR 为 30～60ml/min，建议给药时间间隔为 24h。对 CLCR 在 10～30ml/min 的患者，给药时间间隔应为 36～48h，或通常剂量减半，并每 24h 给药一次。对于 CLCR＜10ml/min 的患者给药方案应个体化。因为索他洛尔有增加心律失常和心力衰竭的风险，对于心排血量减低的患者应给予较低的剂量，并应仔细监测。

不良反应

与索他洛尔治疗相关最大的不良反应是尖端扭转室性心动过速。截至 2011 年第四季度，FDA 的不良事件报告系统（AERS）共收到 244 例尖端扭转室性心动过速的报告。正如奎尼丁、丙吡胺、普鲁卡因胺一样，显然，低钾血症、低镁血症和心动过缓是尖端扭转室性心动过速的诱发因素。而在女性患者，慢性心力衰竭的患者及那些有过持续性室性心动过速病史的患者更为常见。

通过仔细甄别和考虑尖端扭转室性心动过速的诱发因素，如女性患者、心动过缓、QT 间期延长和电解质失衡，尤其是低钾血症；应小心的剂量递增，开始为 160mg/d；QT 间期延长的最大限度应＜500ms，以减少尖端扭转室性心动过速的发生率。索他洛尔不应该与可延长 QT 间期其他药物同时使用。这些药物的清单可以在 www.QTdrugs.org 网找到。

新发或慢性心力衰竭的恶化发生率约为 3%。由于其复极化的延长导致心肌收缩力增强，因此其发生率将减低。其他的不良反应包括典型的 β 受体阻滞药的作用，其他典型的 β 受体阻滞药不良反应是可以预料的，包括哮喘患者的支气管痉挛，糖尿病患者症状和体征不明显的低血糖症和儿茶酚胺超敏反应戒断综合征。

药物相互作用

索他洛尔与延长复极化的药物同时使用可增加尖端扭转室性心动过速的发生率。索他洛尔与华法林、地高辛、消胆胺及氢氯噻嗪未见到药动学的相互作用。由于索他洛尔的 β 受体阻滞作用，与胺碘酮、钙通道阻滞药、可乐定或抗心律药物联合使用时，很可能会增加其药理学作用。

胺碘酮

临床应用

胺碘酮在临床上广泛用于各类心律失常。大量的文献研究证明了胺碘酮在心房颤动的复律及减慢心房颤动，房室结折返性心动过速和心动过速伴有预激综合征患者心室率控制的有效性。

自从 CAST 试验的结果出来后，对抗心律失常药物对病死率的影响进行了审查。在抗心律失常治疗慢性心力衰竭生存试验（CHF STAT）中，观察了胺碘酮对有慢性心力衰竭病史、动态监测每小时超过 10 个室性期前收缩并且射血分数＜40% 的患者的总病死率的影响，研究发现胺碘酮组和安慰组无明显差异。其他两个主要的试验对胺碘酮应用于近期心肌梗死患者进行了评估。加拿大心肌梗死胺碘酮试验（CAMIAT）和欧洲心肌梗死胺碘酮试验（EMIAT）在过去的 10 年内已经完成。这些试验结果并未发现胺碘酮能降低总死亡率，但是加拿大试验报道胺碘酮可降低患者心肌梗死后心室颤动或心律失常死亡的发生率。更重要的是,其他抗心律失常药物将增加病死率,而胺碘酮并不增加病死率。许多关于胺碘酮的荟萃分析已经证实胺碘酮能轻微降低心脏病患者的病死率。AVID 试验发现对于心搏骤停复苏后或持续性室性心动过速的患者,ICD 的置入在降低病死率方面优于胺碘酮。

1993 年,胺碘酮静脉制剂在美国问世。3 个对照试验证实了胺碘酮在治疗反复发作的威胁生命的室性心动过速或心室颤动的价值,对胺碘酮的 3 个剂量(125mg/d、500mg/d 和 1000mg/d)进行比较发现,在较高的剂量组心律失常的复发率最低。其最主要的不良反应是低血压,但其发生率在所有组是一致的,约为 26%。第二项研究是在相似组的患者对溴苄胺和两种剂量的胺碘酮进行比较。在治疗的第一个 48h 内,对于高剂量胺碘酮和溴苄胺的心律失常事件发生率是相当的。两者相比低剂量的胺碘酮均更有效。所有组均可见低血压,但溴苄胺组降低更明显。1998 年 FDA 批准胺碘酮静脉的制剂用于治疗室性心律失常。虽然尚未被正式批准,但有研究发现静脉注射胺碘酮能有效预防术后心房颤动。

作用机制

胺碘酮是一种碘化的苯并呋喃,其结构与甲状腺素和普鲁卡因酰胺相似,最初是作为一种抗心绞痛药。偶然发现其具有抑制各种各样的室性和室上性心律失常。有一种假设提出其抗心律失常作用主要是延长了不应期和心肌组织的 APD,虽然已经发现胺碘酮有许多不同的药理作用,但是其强大的抗心律失常作用机制仍不明确。

在兔的心肌细胞内发现,胺碘酮延长 APD,增加心房肌、心室肌、浦肯野纤维、窦房结和房室结的组织的不应期。胺碘酮减少 3 相心肌细胞的除极,阻断未激活的钠通道,减慢 4 相窦房结的除极,并通过房室结减慢传导。胺碘酮的主要代谢物去乙基盐酸胺碘酮(DEA)的电生理机制,与胺碘酮不同,代谢物对传导影响较大,由于其作用于钠通道,因此对传导产生影响。相比 DEA 对心脏不应期的延长,冠状动脉内注射胺碘酮几乎对心脏无影响。人体电生理改变取决于治疗途径及持续时间。急性静脉注射胺碘酮,A-H 间期延长,房室结的不应期增加并可见旁道神经束,但是这可能是由于在静脉注射情况下存在增溶剂,聚山梨醇酯。无论是在心率方面还是在心房或心室的不应期方面都无急性的改变,然而,

这些在慢性口服治疗过程中将延长。长期胺碘酮治疗也可以延长 A-H 和 H-V 间期,以及体表心电图上的 PR 和 QT 间期。这些改变在时序上存在冲突,同时他们与抗心律失常作用有着怎样的相关性也尚不明确。甲状腺功能减退也可以见到 APD 及不应期的延长等类似于口服胺碘酮治疗所产生的变化。在动物中可以通过合用胺碘酮及甲状腺激素而预防这些的变化,从而得出结论胺碘酮的抗心律失常作用是由于产生了“心源性的甲状腺功能减退”。这一结论的得出主要是由于观察到胺碘酮的主要代谢产物与受体蛋白结合对甲状腺激素产生了非竞争性抑制。另一方面,胺碘酮能非竞争性抑制 α 受体和 β 受体、毒蕈碱受体,同时具有阻断钠通道和钙通道的作用,这其中的任何一种结合均能产生抗心律失常作用。

临床药理学

胺碘酮是一种高脂溶性化合物,其药动学复杂多变,它通过胃肠道缓慢吸收,生物利用度的变化超过 4 倍范围。胺碘酮通过 CYP3A4 和 CYP2C8 被广泛代谢为 DEA,几乎不以原型经尿液排泄。胺碘酮在长期治疗过程中,DEA 的血浆浓度为 0.4～2.0 倍。在体外和动物模型中,这种代谢产物的抗心律失常作用等同于或超过胺碘酮。胺碘酮可迅速分布在某些组织中,包括心肌组织,但它在其他组织累积较慢,如脂肪组织。它重新分配出心肌组织后,仍积累在脂肪组织和其他组织。当停药或减量后可出现心律失常早期复发,主要是由于需所有组织均饱和后才出现心肌组织的快速重新分配。因为在组织中药物的累积,胺碘酮的分布容积非常大,为 20～200L/kg。静脉注射后,所测量的血浆半衰期为 4.8～68.2h,组织摄取为血药浓度下降的主要因素。随着组织的饱和,然而,血浆水平的下降变得缓慢,表明药物的主要清除和再分配在脂肪和肌肉组织之外。稳定状态下半衰期为 13～103d,这导致血浆的消除缓慢且多变。胺碘酮在慢性治疗中可能抑制其自身的消除,主要是由于治疗早期和长时间的治疗其半衰期存在差异。

用法用量

如果不给予负荷量,胺碘酮需要几周到几个月的时间才发挥抗心律失常作用,然而,大剂量的静脉或口服负荷剂量可以加速治疗效果的出现。小型的前瞻性研究表示,负荷剂量从 600～1400mg/d 为 2～21d。目前大型临床试论使用 600～800mg/d 这一较低负荷剂量为 14d。由于在心肌组织外的快速

再分配,用量在数周内需逐渐减量。平时的维持剂量为200~600mg/d,由于其严重不良反应特性,最低有效剂量应该被限定。室上性心律失常患者相比室性心律失常或许需要的剂量更小,但也有许多例外。因为药动学和口服生物利用度的变化,此种概括可能是不可靠的。有的患者吸收广泛(80%~90%的生物利用度),而对于那些生物利用度受到限制的患者,即使给予高剂量其药效仅与吸收广泛的低剂量患者相当。

对于静脉内给药,制造商建议最初使用的24h分3阶段给药:首先为150mg静脉推注,给药时间>10min,随后在接下来的6h静脉给药360mg,接着以0.5mg/min输注,药物可持续以此速度输注,但是建议监测血浆浓度。对于那些持续复发的室性心动过速或心室颤动,以及那些在减量时心律失常复发的患者,可增加输注150mg,给药时间需>10min。当给药浓度>3mg/ml时,需通过中心静脉导管输注以防止静脉炎。此外,药物的表面活性特性可改变每滴输入液的大小,因此泵所计算的滴数将比预期减少约30%。

在有效的口服治疗期间,胺碘酮的浓度通常为1~2μg/ml。相似浓度的DEA在治疗过程中累积,虽然未经证实,但是它可能有助于抗心律失常作用。由于抗心律失常作用的浓度范围和毒性相关的浓度范围存在广泛的重叠,因此,监测血浆浓度价值有限。胺碘酮的浓度水平长时间的维持在3~4μg/ml与较高的不良反应事件的发生明显相关。

疾病状态下剂量的调整

对于慢性心力衰竭患者长期口服胺碘酮其血流动力学有良好的耐受性。在Veteran的试行试验中讨论到,胺碘酮未能通过抗心律失常作用延长CHF患者的生活质量,但是通过放射核素测定射血分数发现其与改善左心室功能相关。

不良反应

静脉注射胺碘酮剂量>5mg/kg可降低心脏收缩力和周围血管阻力,并且在某些情况下会产生严重低血压。由于常规口服剂量可增强心肌收缩力,某些这种作用,如前面所描述的电生理作用,可能是受聚山梨醇酯或苄醇的影响。

胺碘酮的安全性是有争议的。早期的报道发现其具有很好的耐受性,并将其形容为"理想的"抗心律失常药物。一些研究仍然发现,胺碘酮安全有效,即使是对儿童心律失常的治疗亦是如此。在美国早期的用药经验中,胺碘酮有一个难以接受的高

的不良反应发生率,有时甚至是致命的,可能是由于需要较大剂量的胺碘酮来控制致命性的心律失常。在不太紧急的情况下,给予相对较低剂量具有更好的耐受性。测定不良反应的发生率是较难的,因为治疗的剂量和治疗的持续时间存在较大的变化。

最严重的不良反应是致命性间质性肺炎,对于预先存在肺部疾病的患者更容易出现该不良反应。对其进行监测是有必要的,因为如果早期发现,肺炎是可逆的。可每3个月拍一次X线胸片,但随后的一系列的肺功能检查没有多大价值。在长期治疗过程中约有4%的患者发生甲状腺功能亢进或甲状腺功能减退。在长期的治疗中,角膜的微沉淀积累几乎是匀速的,很多情况下可能发展到对视力造成影响。某些白种人患者,太阳曝光过的皮肤可褪色成青灰色或青白色。许多报道称光敏性有时可通过防晒剂和服装而被预防或减轻,有30%或以上的患者血清肝酶水平有异常,有报道称这其中的某些患者可发展为黄疸和肝硬化。有一系列的实验室检查可用来筛查胺碘酮毒性,但价格昂贵且通常价值是有限的,但是,获取一个可靠的基线水平是非常有意义的,包括血常规、血生化、甲状腺和肺功能测定、裂隙灯检查以及可能出现药物相互作用的其他药物的血液水平浓度的测量。

药物相互作用

胺碘酮干扰许多药物的代谢。这可能与CYP Fe(II)这一复杂的代谢物未活化的代谢结构有关,在动物实验中发现使用胺碘酮治疗可降低新陈代谢并减少华法林、奎尼丁、普鲁卡因胺、丙吡胺、美西律、普罗帕酮的意外蓄积,减少出血,心脏传导阻滞及尖端扭转室性心动过速,然而,它并不能解释主要经肾排泄的药物相互作用,如地高辛。在这里其作用通过抑制多糖蛋白而被中和,有必要寻求最低的有效剂量。

依布利特

临床应用

1995年,FDA批准依布利特可用来快速转复新近发生的心房颤动或心房扑动,并对其他心律失常及持续性心房颤动或心房扑动患者(>90d)的测试已完成。对于存在低钾血症、低镁血症或QT间期延长>440ms的患者依布利特应禁用。在安慰对照研究中发现,对照组心房颤动或心房扑动的复律率约为2%。使用依布利特1mg,随后增加0.5mg或

1mg 依布利特终止心律失常的有效率为 43%～48%。约 20% 的患者首剂即可起效,约 25% 的患者对首剂药物无反应,而从第二次用药开始起效。通常起效时间为 20～30min,波动在用药后的 5～88min。在早期的临床试验中,心房颤动和心房扑动患者的治疗反应无明显差异,然而,在术后的心律失常患者中,心房扑动患者的药物反应更加明显,相比对照组 20% 的转复率,心房扑动组具有 53%～72% 的转复率。依布利特可能对心房颤动合并预激综合征的患者存在转复的价值。

作用机制

依布利特明显具有索他洛尔甲磺酰胺类似物潜质,能延长心脏 APD,具有Ⅲ类抗心律失常作用(如延长心脏不应期和 APD),依布利特似乎具有多种作用机制。制造商的一项数据表明,药物的Ⅲ类抗心律失常作用是由于增加了内向钠流,在豚鼠心室肌细胞观察到其浓度为 7～10mol/L。他们观察到,较高的依布利特浓度(5～10mol/L)增加的外钾电流而缩短 APD。其他调查声称,正如多非利特、索他洛尔和其他甲磺酰胺,浓度为 8～10mol/L 的依布利特在小鼠和人类心肌细胞上能阻断延迟的快钾通道。

临床药理学

依布利特只适用于静脉注射。给药 10min 后,其分布迅速,相关部位的半衰期为 2～12h(平均 6h)。血浆浓度和药动学复杂多变,建议给药剂量以体重为参考。该药物主要是通过肝的连续 β 氧化作用代谢为 8 种代谢物而清除,系统清除迅速[约 29ml/(min·kg)],蛋白质结合率约为 40%。根据动物模型结果,只有一种代谢物与依布利特相似具有Ⅲ类抗心律失常作用,然而,这种代谢产物的血浆浓度低于依布利特的 10%。由于标准的药物相互作用研究尚未开始,因此仍然无法预测其中哪种酶对生物转化产生影响。

用法用量

依布利特可用盐水稀释或不稀释 >10min 静脉输注。对于体重 60kg 以上的患者,推荐剂量为 1mg,对于体重 <60kg 的患者,推荐剂量为 0.01mg/kg。当首剂输注完成 10min 后患者的心律失常还没有转复时,可重复使用一次与首剂相同的剂量。由于心律失常的转复通常与峰值水平相关,因此较慢的输注速率可能难以产生疗效。

由于依布利特有着极高的诱发尖端扭转室性心动过速的风险,因此患者服药 4h 以内对其进行监测是很有必要的。FDA 批示需配备专业技术人员,技术设备及除颤或复苏的药物。

一项回顾性分析表明,在治疗前给予镁硫酸可以将具有 3%～4% 的发病率的尖端扭转室性心动过速降低 20%～30%。随后的对照研究发现 2 个 5g 的硫酸镁能减少依布利特相关的尖端扭转室性心动过速的发生率。

疾病状态下剂量的调整

并未发现依布利特与心力衰竭以及肾疾病及肝疾病相关的研究。有严重左心室功能不全的患者有较高发生室性心律失常的风险,包括尖端扭转室性心动过速。由于药物作用的持续时间是由其分布状况决定的,因此严重慢性心力衰竭的患者其分布容积有可能将减低并因此增加和延长药物作用的持续时间。

根据厂商建议,对于肾功能或肝功能损害的患者无须调整剂量,基于依布利特需快速静脉注射治疗(持续 30min 或更少),且其目标明确(终止心律失常),并且药物的分布状况是终止心律失常的药理学机制中的主要机制之一。尽管如此,但是对于肝功能异常的患者需监测 4h 以上。

不良反应

依布利特最严重的不良反应为尖端扭转室性心动过速;然而,在药物投入使用之前只有 586 例患者参与研究,并且 QTc >440ms 或钾浓度 <4mEq/L 的患者被排除在外。尽管有这些预防措施,但是持续性多形性室性心动过速需要复律的发生率为 1.7%。另外 2.7% 发展为非持续性多形性室性心动过速,4.9% 有非持续性单形性室性心动过速,1.5% 有房室传导阻滞,1.9% 有束支传导阻滞。

某些研究发现,对于女性患者其发生多形室性心动过速的风险是最高的,并且这些患者有左心室功能降低的证据。这些不良反应的发生率可能在常规的临床使用中发生率更高,其中电解质紊乱以及与之伴随的治疗更常见。2011 年第四季度,FDA 的 AERS 数据库共有 114 份与依布利特相关的尖端扭转室性心动过速的报道。也有依布利特与急性肾衰竭患者发生心动过缓及窦性停搏的报道。

药物相互作用

没有专门的关于药物相互作用的研究。β 受体阻滞药或钙通道拮抗药与依布利特没有明显的相互作用,虽然数据是有限的。厂商明确警示依布利特不应与其他延长 QT 间期的药物联合使用(见 www.QTdrugs.org)。在依布利特的发展史中,这些药物至少在服用依布利特前的 5 个半衰期终止，并至少在依布利特使用 4h 后才能使用。

多非利特

临床应用

2000 年,多非利特的口服制剂被批准上市用于治疗心房颤动和心房扑动。在大约 1000 例患者的对照试验中,多非利特 $500\mu g$,每日 2 次,约有 30% 的心房颤动患者转为转复为窦性心律,而索他洛尔组的心房颤动转复率为 6%,安慰组的转复率为 1%。6 个月后多非利特组仍有 62%~71% 的患者维持窦性心律,索他洛尔组为 59%,安慰组为 26%~37%(S. Singh,个人报道)。一个大型的病死率研究试验,DiAMOND 试验,检测了多非利特对 1518 例射血分数减低及具有心力衰竭症状的患者病死率和心房颤动的影响。观察到心力衰竭患者的住院率将减低。虽然对于发病率较低的心房颤动患者,多非利特的抗心律失常作用是明确的,但是并未观察到其对病死率有积极的作用。这与之前观察到的钠通道阻滞药(CAST 和 CAST-Ⅱ)和 D-索他洛尔(SWORD)可增加病死率形成鲜明的对比。对结果的安全的警惕性在对潜在的伤害进行监测时发挥着重要的作用,即使通过这些努力,在这个试验中仍有 3.3% 的患者发展成尖端扭转室性心动过速。由于存在尖端扭转室性心动过速的风险,因此厂商建议医生在使用多非利特前均需接受特殊的培训,并且 FDA 给出一个警示,就是在开始治疗时需在医院持续心电监护至少 3d。

作用机制

多非利特曾是最有效的 I_{KR} 阻滞药之一。也许一个额外的优点是其延长心房 APD 的能力是心室组织的 2 倍。即使是对于射血分数减低的患者,在常规剂量下并不会使心功能减弱。

临床药理学

多非利特口服后吸收良好,其中部分由 CYP3A4 代谢为无活性的代谢物,主要经尿液排泄。在大多数患者中,消除半衰期为 8~10h,对于肾衰竭患者,半衰期将延长,且清除率下降。多非利特易受药物的干扰,因为它是由 CYP3A4 代谢(见下文)。这些药物的相互作用极有可能增加尖端扭转室性心动过速的风险。

用法用量

多非利特的推荐剂量为 $500\mu g$,每日 2 次。对于给予 $500\mu g$,每日 2 次出现明显 QT 间期延长的患者建议减量使用。在最大的一个临床试验中,将"明显"定义为 QT 间期>550ms 或超过基线的 20%。

疾病状态下剂量的调整

对于肾病患者需减量使用(CLCR 在 40~60ml/min 时,多非利特 $250\mu g$,每日 2 次,CLCR 在 20~40ml/min 时,多非利特 $250\mu g$,每日 4 次),对于肝疾病患者无须调整用量,女性患者有更高的发生尖端扭转室性心动过速的风险是否是受两性药理学差异的影响仍不明确。

药物不良反应

多非利特的主要不良反应是尖端扭转室性心动过速,临床研究过程中其总体发病率是 0.9%。在 DiAMOND 试验中,对于存在心力衰竭病史的患者有 3.3% 发展成尖端扭转室性心动过速。

药物相互作用

酮康唑或西咪替丁,雷尼替丁除外,可增加多非利特的血浆浓度,尤其是对于肾功能减退的患者。由于其经 CYP3A4 进行代谢,因此其有可能与红霉素,其他大环内酯类或抗真菌药物存在潜在的药物相互作用。多非利特和地高辛或华法林之间不存在药物的相互作用。

腺苷

临床应用

腺苷对于旁道参与的折返性的阵发性室上性心动过速(PSVT)的急性转复非常有效。60% 的患者给药 6mg 即可产生效果,32% 的患者需给药 12mg 才产生作用。由于腺苷在房室结的快速及相对选择作用,因此可作为某些窄的或宽的复杂的心动过速的诊断性用药,然而,如果可能,最好能在给药之前做出正确的诊断以规避不良反应的风险。

作用机制

腺苷是由体内环磷腺苷或 S-腺苷高半胱氨酸经三磷腺苷(ATP)一系列的脱磷酸化形成的一种核苷。细胞内外均可产生,通过主动转运至细胞内后经新陈代谢作用迅速终止,腺苷的作用高度依赖于给药速度和给药途径。快速静脉注射至中心静脉能激活颈动脉体化学感受器并且通常最开始血压可升 10~15mmHg,随之将有小幅度及短暂的下降。这些反应在手术中将衰减,在此种情况下,腺苷能降低外周血管阻力,增加心排血量,并在一定程度上能提升心率。弹丸式注射同样能对心率产生双重作用。注射约 20s 后,将出现 10~15s 的窦性心动过缓,随即由于化学感受器的激活出现窦性心动过速。颈动脉化学感受器的激活刺激呼吸中枢并引起肺牵张受体的二次激活。腺苷对减慢房室结传导有直接作用,这可能会导致短暂的房室传导阻滞。虽然腺苷对浦肯野纤维没有直接的影响,但是它削弱了儿茶酚胺的刺激作用,对于传导阻滞的患者,它能通过异丙肾上腺素阻滞室性异搏的加速。腺苷通常对顺行或逆行的旁路传导没有影响,传导途径证明减慢传导将对腺苷产生反应,可能是由于它们部分除极并可通过腺苷产生超极化作用。缓慢注射到外周血管对血压或心率基本无影响。

人工合成的腺苷受体激动药和拮抗药的发展使得 A_1 受体和 A_2 受体亚型的子分类成为可能。腺苷的 A_1 受体存在于心肌细胞,有一定的负性肌力、负性传导和负性频率作用。A_2 受体存在于内皮细胞和血管平滑肌细胞,当激活时可引起冠状动脉血管扩张。

腺苷对于室上性心动过速的作用可能主要是作用于心房肌和房室结的结果,例如:①窦房结(SA)细胞的超极化及速率的减慢;②心房细胞动作电位的持续时间缩短;③房室结传导速度的减慢。这些作用主要是由于 A_1 腺苷受体亚型的激活导致环磷腺苷(cAMP)的活化独立,乙酰胆碱/腺苷调节钾电流,$I_{ACh,Ado}$。

临床药理学

静脉注射后,腺苷迅速输送到红血细胞和内皮细胞。消除半衰期为 $1.5 \sim 10s$,并且药物在血浆和细胞迅速代谢形成肌苷和 AMP。外周静脉注射后 30s 内将达到最大药物疗效,而中心静脉给药发挥最大药物疗效只需 $10 \sim 20s$。

用法用量

将 20ml 盐水稀释腺苷后迅速静脉注射到近心端血管。对于成人,初始剂量为 $1 \sim 2s$ 注射 6mg,如果心律失常仍然存在,$1 \sim 2min$ 后可再次注射 12mg。此剂量可重复,但每次用量不建议超过 12mg。也有基于体重的用药方案,初始剂量为 $50\mu g/kg$,并以 $50\mu g/kg$ 的剂量递增,直到 PSVT 被终止或出现难以耐受的不良反应。对于同时接受咖啡因或茶碱治疗的患者需增加用量,主要是由于咖啡因及茶碱能拮抗 A_1 受体的作用。对于同时接受双嘧达莫或卡马西平治疗的患者建议减量使用。

疾病状态下剂量的调整

对于肾病或肝疾病患者,虽然腺苷的药动学不太可能发生改变,但是这些患者常规存在电解质失衡而导致临床反应的变化。尽管未见慢性心力衰竭患者存在异常反应的报道,但是心脏移植患者由于去神经超反应作用因而只需常用剂量的 $1/5 \sim 1/3$。

不良反应

腺苷禁用于病态窦房结综合征或二、三度房室传导阻滞的患者,除非患者置入了人工心脏起搏器。由于腺苷清除迅速、面部潮红、呼吸困难或胸部压榨感等不良反应持续时间将 $<60s$。虽然哮喘患者的肺内给药可出现支气管痉挛,但是仍未见静脉注射的报道。其他不太常见的不良反应包括恶心、头晕、头痛、多汗、心悸、低血压和视物模糊。静脉注射氨茶碱,可用来拮抗腺苷的作用,对于高风险的患者使用腺苷前需备用。

药物相互作用

已经证实某些相互作用可以增加或降低腺苷的活性。预先使用双嘧达莫能增强腺苷的作用,可能是因为它阻止细胞对腺苷的摄取。另一方面,咖啡因和茶碱具有拮抗腺苷的作用,厂家提示,卡马西平或许可增强腺苷的作用。

决奈达隆

临床应用

决奈达隆于 2009 年 7 月被 FDA 批准上市,以减少持久性或反复发作的心房颤动及心房扑动住院风险。决奈达隆这一抗心律失常药物的开发主要致力于达到与胺碘酮相类似的作用但又具有更好的安全性和耐受性。DIONYSOS 试验对决奈达隆、胺碘酮及安慰组在维持心房颤动患者窦律的有效性和安全性进行了比较,观察主要的心房颤动复发的复合终点事件,包括电复律不成功、自动转复不成功,没有电复律或研究的提前终止及主要的安全终点事件的发生,包括眼睛、皮肤、甲状腺、肝、肺、神经系统和胃肠道系统等方面或因不良事件导致药物试验的提前终止。结果表明决奈达隆和胺碘酮在 12 个月时的复合疗效终点分别为 75.1% 和 58.8%[危险比(HR):1.59;95% 的置信区间(CI):$1.28 \sim 1.98$;$P<0.0001$],主要由于决奈达隆与胺碘酮的心房颤动复发率分别为(63.5% vs. 42.0%)。决奈达隆与胺碘酮对于成功复律后心房颤动的复发率分别为 36.5% 和 24.3%。相比胺碘酮,决奈达隆组出现提前终止药物试验的倾向较低(10.4% vs. 13.3%)。使用决奈达隆和胺碘酮 12 个月后的主要安全性终点事件的发生率分别为 39.3% 和 44.5%(HR:0.80;95% CI:$0.60 \sim 1.07$;$P=0.129$)。这些事件在

决奈达隆组主要表现在甲状腺、神经系统、皮肤和眼。

决奈达隆绝对禁用于纽约心脏协会分级（NYHA）IV级的心力衰竭患者或 NYHA 心功能 II～III 级但最近出现心脏失代偿需住院治疗或专门的心力衰竭诊所进行治疗的心力衰竭患者。这一结论主要来源于 ANDROMEDA 研究，其导致了药物治疗的提前终止。与之前决奈达隆的有关试验相比，ANDROMEDA 研究入组了高危的有症状的心力衰竭患者以及严重左心室收缩功能障碍的患者。ANDROMEDA 试验其病死率成倍的增加主要是由于心力衰竭的恶化。因为决奈达隆在化学结构方面的改进，也就是除去了碘的部分和额外的甲磺酰基-奈达隆具有较低的亲脂性，从而导致其半衰期更短，13～19h，而胺碘酮的半衰期为 58d，并且其组织的蓄积也更低。决奈达隆的这些分子特点被认为具有提高安全性的作用，然而，试验已经持续超过 12 个月仍未进行分析。决奈达隆被认为能降低阵发性或持续性心房颤动的住院患者的心血管的风险，此类患者目前为窦性心律或将进行转复以及近期有发生心房颤动且存在心血管危险因素：年龄超过 70 岁、高血压、糖尿病、脑血管病史、左心房直径为 50mm 或以上、左室射血分数＜40％（参见第 20 章的 PALLAS 试验讨论）。

作用机制

决奈达隆是胺碘酮的苯并呋喃类似物。决奈达隆的确切作用机制仍然是未知的，但是正如胺碘酮一样，决奈达隆具有复杂的电生理作用包含了沃恩·威廉斯的 4 种分类作用。正如 III 类抗心律失常药物一样，决奈达隆通过抑制钾电流 I_{Kr}，I_{K1}，I_{KACh} 及 I sus 来延长心肌动作电位时间和不应期，它也抑制钠通道导致动作电位的除极相速度减慢，具有 I B 类抗心律失常作用，同时它也抑制慢 L 型钙通道，发挥 IV 类抗心律失常作用。此外，决奈达隆显示出具有抗肾上腺能的作用（II 类抗心律失常作用）。在健康受试者中，决奈达隆明显延长 RR 间期和 QT 间期，并呈剂量依赖性型。上述所讲的除碘的部分旨在减少我们所熟知的胺碘酮治疗所出现的甲状腺功能异常的风险。动物研究表明，决奈达隆不影响循环血浆甲状腺激素水平。

临床药理学

决奈达隆经口服给药。决奈达隆及其代谢产物 98％以上与血浆蛋白结合，主要是白蛋白，而这种蛋白的结合是不饱和的。决奈达隆是广泛代谢，主要涉及的酶为 CYP3A4 同工酶。主要活性代谢物，二丁基-决奈达隆，是决奈达隆作用强度的 0.1～0.3 倍。约有 30 种其他未确定的决奈达隆的代谢物也同样存在。约 6％的放射性标记的决奈达隆是从尿中排出，84％作为主要代谢产物经粪便排泄，决奈达隆的清除半衰期为 13～19h。

决奈达隆具有沃恩·威廉斯分类法的全部 4 个电生理特性。决奈达隆对反复口服剂量高达 1600mg 每日 1 次或 800mg 每日 2 次，持续 14d 及 1600mg，每日 2 次持续 10d 的健康志愿者进行评估。400mg 每日 2 次组可见 PR 间期增加 5ms 呈剂量依赖性，1600mg 每日 2 次组 PR 间期增加多达 50ms。QT 间期也存在类似的剂量依赖作用，400mg 每日 2 次组可见 QT 间期增加 10ms，1600mg 每日 2 次组 QT 间期增加多达 25ms。

个体化给药

EURIDIS 和 ADONIS 研究均是评估决奈达隆的疗效的多中心的，双盲随机对照试验研究，（400mg 每日 2 次；$n=828$）与安慰组（$n=409$），用于 12 个月的研究期间心房颤动或心房扑动窦性心律的维持。与安慰剂组相比，决奈达隆组首次复发心律失常的中位数时间明显延长，（EURIDIS：96 vs. 41d，$P=0.01$；ADONIS：158 vs. 59d，$P=0.002$）。此外，与安慰剂组比较，两个试验的决奈达隆组的心房颤动复发率均明显降低（EURIDIS：分别为 67.1％ 和 77.5％，ADONIS：分别为 61.1％ 和 72.8％）。

一共有 4628 例心房颤动或心房扑动患者参与了这一安慰对照、双盲平行研究，其主要是评估决奈达隆 400mg 每日 2 次预防心房颤动或房扑患者的心血管事件住院率或病死率的作用。该试验包含稳定的心力衰竭患者但不包括失代偿的心力衰竭患者。主要终点是首次因心血管（CV）事件住院或任何原因的死亡。安慰剂组 917 例患者因心血管事件住院或死亡（39.4％），决奈达隆组 734 例（31.9％）。决奈达隆组有 116 人死亡（5％），安慰组有 139 人死亡（6％）。在这些死亡病例中，决奈达隆组中有 63 例（2.7％）死因为心血管事件——非心律失常性心脏原因，心律失常、非心源性血管原因，安慰剂组有 90 例（3.9％）死因来自于心血管事件，主要是由于决奈达隆组和安慰剂组在心律失常方面存在差异 [分别为 26（1.1％）vs. 48（2.1％）]。

疾病状态下剂量的调整

决奈达隆在疾病状态下的使用数据是有限的，

但根据 FDA 指示,在轻中度肝功能损害的情况下无须调整用量。但是,决奈达隆禁用于重度肝功能损害的患者。对于肾损害者仍无剂量调整的具体方案。

不良反应

约有 51% 使用决奈达隆的患者在初始治疗 5d 后其血清肌酐浓度增加 10% 以上,而安慰剂组仅为 21%。

决奈达隆的心血管作用很难与其本身正常药理活性的延伸相区分。在 ATHENA 试验中,决奈达隆组发生心动过缓的概率为 3.5%,安慰剂组为 1.2% ($P<0.001$)。将 EURIDIS 和 ADONIS 研究的数据进行结合发现,决奈达隆组发生心动过缓的概率为 2.7%,安慰剂组为 2% ($P=0.56$),基础心率降低了 6.8% ($P<0.001$)。

根据厂家的规定,男性 QT 间期延长 >450ms,女性 >470ms 定义为 QT 间期延长,在临床试验中,决奈达隆组的发生率为 28%,安慰组为 19%。在 ATHENA 研究中,其中一例使用决奈达隆的患者发生了尖端扭转室性心动过速。结合 EURIDIS 和 ADONIS 研究的数据显示,决奈达隆延长 QTc 间期 9ms ($P<0.001$),对 QRS 波时间无明显影响。在 2011 年第四季度中,共有 47 例与决奈达隆相关的尖端扭转室性心动过速报道收录在 FDA 不良事件注册(AERS)。

决奈达隆与心力衰竭恶化有关,并增加 NYHA 分级为心功能Ⅳ级的心力衰竭患者或近期失代偿需要住院治疗或转诊到专业诊所的心功能Ⅱ~Ⅲ级的心力衰竭患者的病死率,对于此类患者在 FDA 的应用指征上为决奈达隆的绝对禁忌证。

决奈达隆也禁用于以下情况:包括妊娠或哺乳妇女;与如酮康唑、克拉霉素或某些抗反转录病毒如奈非那韦或利托那韦强效的 CYP3A4 抑制药同时服用;二、三度房室传导阻滞、病态窦房结综合征,除非安装有起搏器;心率低于 50/min;QTc 在 500ms 以上;PR 间期超过 280ms。

FDA 提示决奈达隆具有潜在的肝毒性,包括威胁生命的肝衰竭。已经报道在用决奈达隆治疗的患者中有几例出现肝细胞肝损伤和肝衰竭,其中 2 例需要进行肝移植的急性肝衰竭患者在使用决奈达隆治疗前肝血清酶是正常的。在这 2 例中,患者均为女性,年龄约 70 岁,在治疗后的 6 个月以内发生了肝衰竭。在第 1 例中,患者出现了黄疸,凝血功能障碍、肝酶升高和胆红素血症,随后发展到肝性脑病。

在第 2 例中,患者出现乏力、腹痛、凝血功能障碍、肝酶升高及胆红素血症。在这 2 例中,出现肝衰竭可能的病因尚不明确,分离出的肝组织中可见广泛的肝坏死。虽然目前还不知道是否监测肝血清酶会对严重肝损伤的发展起一定的预防作用,但是建议临床医生对于使用决奈达隆治疗的患者定期复查肝血清酶,尤其是在最初治疗的 6 个月内。如果怀疑肝损伤,应立即停药,并监测血清肝酶和胆红素浓度。对于在治疗过程中出现过肝损害且无法用其他原因解释时,决奈达隆不应再次使用。

药物相互作用

决奈达隆既是 CYP3A4 的底物又是它的抑制药,它也是 CYP2D6 的抑制药,可以抑制多糖蛋白的转运。因此与那些通过肝细胞色素 P450 代谢的药物联合使用时需警惕。当与决奈达隆同时使用时,地高辛浓度可增加 2 倍,辛伐他汀浓度可增加 2~4 倍,β 受体阻滞药和钙通道阻滞药(地尔硫革和维拉帕米)也与决奈达隆存在药物相互作用。因为这些心血管相关药物在心房颤动患者的治疗中经常使用,临床医师应注意这些潜在的相互作用,并密切监测随时调整剂量,以防止心动过缓或潜在的毒性。

附　　录

药物通过肝、肾、肺等从体循环中清除(中央途径)可以从质量守恒,药物的吸收速率,药物的排泄速率这些基本概念进行考虑。如果药物浓度达到稳态,即假设在代谢器官或腺体药物已分布均衡,代谢的过程成为了药物在动静脉浓度存在差异的唯一原因。对于主要的代谢器官(肾)和腺体(肝),静脉注射后将迅速达到这种平衡,因为这些组织有高速血流通过。其中 Q 代表血流和 Ca 代表动脉药物浓度,进入器官或腺体的药物的消除速度 Di 可表示如下。

$$Di = Q \times Ca$$

因此,其中 Q 仍然代谢血流,Cv 代表静脉药物浓度,清除组织药物流出的速率(R_0)可表示如下。

$$R_0 = Q \times C_v$$

考虑到上述的 2 个方程,提取率(R_E,消除组织药物的消除)可表示如下。

$$R_E = Q \times Ca - Cv$$

一个重要的参数是提取率(E),它可以取 0 和 1 之间的任何值,表示药物成分的提取,可表示为如下。

$$E = (Ca - Cv)/Ca$$

肝提取受药物代谢酶（例如，细胞色素 P450 的抑制药或诱导药）调节作用的影响。这对低提取率药物在肝的清除有强烈的冲击作用。如果同时应用两种或多种竞争同一种酶的药物，或者如果所述酶的容量趋于饱和，例如药物用量过大，那么肝清除将下降。已有报道普萘洛尔、美托洛尔、氯卡胺和苯妥英钠等剂量依耐型在首过效应时存在上述情况。在药物与药物的相互作用中，由于酶催化的诱导出现的内生清除率的增加将导致提取率的增加及目标化合物的生物利用度增加。另一方面，在酶受到抑制的情况下，提取率和生物利用度均降低。

第 19 章
室上性心动过速的药物治疗

Pharmacologic Management of Supraventricular Tachycardias

John P. DiMarco, J. Michael Mangrum, and John D. Ferguson

郑金刚　刘　芃　译

电生理检查和导管消融是目前大多数类型的反复发作的室上性心动过速的主要治疗模式,然而,对于无法或不适合接受电生理检查和射频消融的患者,急性期和长期药物治疗仍然具有重要的临床意义。对这些患者进行合理用药需要理解以下问题:心律失常的电生理机制、相关解剖路径的功能作用、靶组织的药理学特性及药物自身的特性。

药物可以用于即刻终止心动过速发作,或者作为维持窦性心律的长期预防性治疗。最常见的室上性心动过速(supraventricular tachycardias,SVTs)机制为单个折返环,持续时间很短的药效就足以终止一次心动过速发作。预防心律失常反复发作需要不同于终止心律失常的策略。对于折返性心动过速,药物治疗很少能够完全并永久阻滞引起心动过速的折返环,此外,如果组织参与正常传导,药物产生固定阻滞并不适当。有效的治疗包括通过房室结的频率相关性阻滞促使心律失常提前终止,药物改变传导时间或仅阻滞异常传导通路。对自律性心律失常的长期抑制通常需要通过消除或修正触发刺激因素,或抑制或选择性消除相关的解剖灶的途径。本章主要阐述阵发性室上性心动过速(paroxysmal supraventricular tachycardia,PSVT)和心房扑动的治疗。

室上性心动过速的药理学

室上性心动过速的药物治疗通常基于"易损目标"的概念,药物治疗通常针对于此靶点。窦房结和房室结都具有钙离子介导动作电位,对钙通道阻滞药(calcium channel blockers,CCB)和腺苷的直接作用,以及腺苷、β肾上腺素阻滞药或强心苷类药物的自律性介导的间接作用更加敏感。窦房结的起搏电流 I_f 是起源于窦房结的心律失常的新治疗靶点。钠通道阻滞药能够抑制心房肌传导,而钾通道阻滞药能够延长不应期。心房肌自律性增强或异常可能与多个机制相关,因此,腺苷或 β 肾上腺素受体阻滞药,以及钙、钠和钾通道阻滞药都可能针对部分病例有效。大多数旁路的电生理特性与心房肌或心室肌相似。旁路的传导和不应期对钠通道和钾通道阻滞药敏感,但也有一些旁路对腺苷敏感。尽管抗心律失常药的 Vaughan Williams 分类存在局限性,但对药物治疗的选择仍然不失为一种普遍原则(表 19-1)。

治疗的评估

为了确立室上性心律失常患者药物治疗的有效性,既往曾经进行过几种类型的研究。最可靠的研究是比较研究药物与安慰剂对照或其他活性药物对照的随机试验。药物评估过程中的药物剂量范围应当包括最小和最大有效剂量。比较两种药物时,重要之处在于每种药物的剂量都应当是预期能产生最大或接近最大反应的剂量。

对于即刻终止心动过速发作,药物的有效性相对易于评估。因符合条件的心律失常而就医的患者被纳入试验,自发和刺激诱导的心律失常都可以被入选。在观察期确定心动过速的稳定性之后,患者使用一次或多次研究药物,或活性或非活性对照药物。总反应通过具体时间段内心动过速的转复比例进行评估。在预先设定的时间内,转复后维持正常节律的比例能够作为次级终点。

预防在电生理检查中诱导出心动过速很少作为室上性心律失常患者的终点事件,其原因包括以下两点。首先,射频消融(radiofrequency ablation,RFA)

TABLE 19-1	Drug Actions in Supraventricular Arrhythmias						
	Electrocardiography				*Electrophysiology*		
CLASS AND AGENTS	**PR**	**QRS**	**QTC**	**JTC**	**AV**	**AP**	**AVN**
Class Ia: Na$^+$ channel blockers (quinidine, procainamide, disopyramide)	NC	(↑)	↑	↑	ERP ↑ COND ↓	ERP ↑ COND ↓	ERP NC COND NC
Class Ic: Na$^+$ channel blockers (flecainide, propafenone, moricizine)	↑	↑↑	(↑)	NC	ERP ↑ COND ↓↓	ERP ↑ COND ↓↓	ERP ↑ COND ↓
Class II: β-Adrenergic blockers (many preparations)	↑	NC	NC	NC	ERP NC COND NC	ERP NC COND NC	ERP ↑ COND ↓
Class III: K$^+$ channel blockers (amiodarone, sotalol, dofetilide)*	↑	NC	↑↑	↑↑	ERP (↑) COND ↑	ERP ↑ COND ↑	ERP ↑ COND ↓
Class IV: Ca^{2+} channel blockers (verapamil, diltiazem)	↑	NC	NC	NC	ERP NC COND NC	ERP NC COND NC	ERP ↑↑ COND ↓↓
Adenosine	↑	NC	NC	NC	ERP (A) ↓ ERP (V) NC COND NC	ERP ↓ COND ↑	ERP ↑↑ COND ↓↓
Digoxin	↑	NC	NC	NC	ERP (A) ↓ ERP (V) NC COND NC	ERP ↓/NC COND ↑/NC	ERP ↑ COND ↑

*Clinically available agents have other actions not related to K$^+$ channel blockade.
↓, decreased; ↑, increased; ↑↑, marked increase; ↓↓, marked decrease; parentheses indicate slight effect.
A, atrium; AP, accessory pathway; AVN, atrioventricular node; COND, conduction velocity or capability; ERP, effective refractory period; JTc, corrected JT; NC, no change; QTc, corrected QT; V, ventricle.

成功率高,并发症发生率低,已经成为许多室上性心律失常的主要治疗方法。电生理检查中使用阻滞目标组织传导的药物可能会干扰操作的主要目的。其次,自主神经系统对心律失常触发和维持的影响可能很大,在许多病例中,自主神经张力的改变的影响可能超过药物效果。

目前,在有条件的情况下,大多数常见类型的 PSVT 和很多心房扑动患者都以导管消融作为首选治疗方法,因此,同时期关于长期药物治疗常见类型的 PSVT 和心房扑动的数据资料有限。进行安慰剂对照试验时,研究者通常使用总发作次数及首次复发时间作为终点。

阵发性室上性心动过速

PSVT 是较为常见的心律失常,成年人发病率约为 2.5/1000。在没有结构性心脏病的情况下,PSVT 可以在任何年龄发病,但首次发作通常在 12~30 岁。绝大多数 PSVT 患者是房室结折返性心动过速(atrioventricular nodal reentrant tachycardia,AVNRT)或房室折返性心动过速(atrioventricular nodal reentrant tachycardia,AVRT)与结构性心脏病无因果关系,但也有例外(如 Ebstein 畸形、家族性心肌病伴预激)。房性心动过速可发生于结构正常或不正常的心脏。在正常患者中,PSVT 发作时

体格检查的阳性体征主要与心率增快相关。颈静脉搏动显著即"蛙颈"征和房室瓣关闭时心房收缩相关,是 AVNRT 的特征。初始评估应当包括患者病史、体格检查和心电图。仅当体征或症状提示存在结构性心脏病时,才需要进一步诊断性检查。对于无休止性心动过速患者,临床医生应当记住可能发生心动过速性心肌病,但在心动过速终止后完全可逆。

阵发性室上性心动过速的机制

图 19-1 描绘了 PSVT 的常见类型。房室结位于右房基底部的 Koch 三角内。房室结内不同的传导径路根据传导速度可分为快径或慢径。如果这些径路的不应期不同,就有可能发生一条径路下传,另一条径路逆传的折返。AVNRT 发作时的 P 波位置取决于旁路的类型。在最常见的类型(慢径下传-快径逆传)时 P 波不可见或仅在 QRS 终末部位可见(图 19-2)。如果是两条慢径或者快径下传慢径逆传形成的折返环,RP′间期则分别较短或较长。AVNRT 发作时如果阻滞发生在旁路的折返点远端,则可能发生房室阻滞,尽管这种情况为较少见。

AVRT 的机制则是房室结外存在连接心房和心室的旁路。旁路有可能同时具有下传和逆传功能,或仅有下传(不常见)或逆传功能。后者被称为隐匿

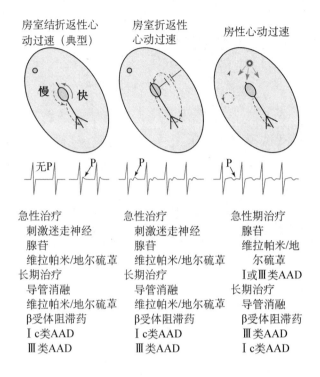

房室结折返性心动过速（典型）　房室折返性心动过速　房性心动过速

慢　快

无P　P　　　P　　　P

急性治疗
刺激迷走神经
腺苷
维拉帕米/地尔硫䓬
长期治疗
导管消融
维拉帕米/地尔硫䓬
β受体阻滞药
Ⅰc类AAD
Ⅲ类AAD

急性治疗
刺激迷走神经
腺苷
维拉帕米/地尔硫䓬
长期治疗
导管消融
维拉帕米/地尔硫䓬
β受体阻滞药
Ⅰc类AAD
Ⅲ类AAD

急性期治疗
腺苷
维拉帕米/地尔硫䓬
Ⅰ和Ⅲ类AAD
长期治疗
导管消融
β受体阻滞药
Ⅲ类AAD
Ⅰc类AAD

图 19-1　阵发性室上性心动过速（paroxysmal supraventricular tachycardia，PSVT）的常见类型

性旁路。当旁路具有下传功能时，体表心电图可见心室预激波即 delta 波。如果患者同时患有 PSVT 则诊断为 Wolff-Parkinson-White 综合征。旁路通常表现为快速房室传导，且在不同长度的心动周期时传导速度并无改变，但一小部分旁路在所有心率时的传导时间都较长。最常见的房室折返形式为正向性 AVRT，即旁路逆传，房室结-希氏束下传，心电图表现为窄 QRS 波（图 19-3）。功能性或固定性的束支阻滞，逆向折返环，称为逆向性 AVRT，PSVT 发作时两条旁路的房室折返能够导致宽 QRS 波。旁路也可能在 AVNRT 或房性心动过速中扮演被动旁观者的角色，但这些类型更加少见。AVRT 中心室是折返环的必需部分，因此，不可能发生房室阻滞。

在正常人中，房性心动过速是最少见的 PSVT 类型。但有明显心房瘢痕的患者的 PSVT 则以该类型为主，尤其是既往接受过心房外科手术的患者。房性心动过速的机制可能是自律性增强或触发，或由折返引起。由于房室结和心室并非房性心动过速的必需部分，如果心房周期较短，就很可能发生房室阻滞。PR 间期和观察到的 RP′ 间期取决于房室传导系统对心房率的反应。P 波形态由心房起源部位

决定。如果起源部位位于或包含房室结区域，则通常称为窦房结折返性或不适当的窦性心动过速。

阵发性室上性心动过速急性发作的治疗

PSVT 很少有情况紧急，需要立即进行电转复终止发作的情况。绝大多数发作都可以使用生理方法或药物治疗。最常见的 PSVT 类型，其维持需要完整的房室 1:1 传导，被分类为房室结依赖性心动过速。由于房室结不应期受迷走张力和多种药物影响，且延长房室结不应期能够导致一过性阻滞，绝大多数短期治疗所针对的都是心动过速的薄弱环节，即房室结传导。

许多患者学会了通过早期刺激迷走神经终止 PSVT 急性发作。对于成年人，Valsalva 动作最有效，但按摩颈动脉窦也可能有效。对于婴幼儿，面部浸入冷水是最可靠的办法。当 PSVT 已形成交感反射时，刺激迷走神经的效果就减弱了，因此，患者应当在发作后立即尝试刺激迷走神经。

口服抗心律失常药物在快速性 PSVT 发作中的吸收率并不可靠，但是一些患者自行服用碾碎的药物仍可能有反应。一项小型研究中，联合使用地尔硫䓬（120 mg）和普萘洛尔（80 mg）优于安慰剂和口服氟卡尼（约 3 mg/kg）。对于无其他合并症的患者，终止后的低血压和心动过缓是较罕见的并发症。

腺苷和非二氢吡啶类钙拮抗药维拉帕米和地尔硫䓬可以作为终止 PSVT 的静脉（intravenous，IV）药物选择。腺苷是内源性嘌呤核苷，能够减慢房室结传导，在 PSVT 发作时给药能够导致一过性房室阻滞。传导速度快的旁路并不受腺苷影响，但不应期长或传导慢的旁路有可能会发生阻滞。外源性腺苷在循环中通过细胞摄取和代谢，清除非常迅速，预计半衰期<5s。腺苷的效果通常在外周静脉快速推注 15～30s 后以首关现象显现。通过中心静脉注射需要减少剂量。成人的有效剂量范围是 2.5～25mg。如果未使用到最大剂量，至少能够使绝大多数患者的房室结依赖性 PSVT 瞬时终止。推荐的成人剂量为 6mg，必要时重复注射 12mg。儿童用量为 50～250μg/kg，使用剂量递增滴定法。由于腺苷作用时间极短，连续给药不会出现累积效应。

腺苷不良反应轻微，常见不良反应包括一过性呼吸困难或胸痛，有可能发生窦性停搏或心动过缓，但如果使用了适当的剂量递增滴定法，能够迅速恢

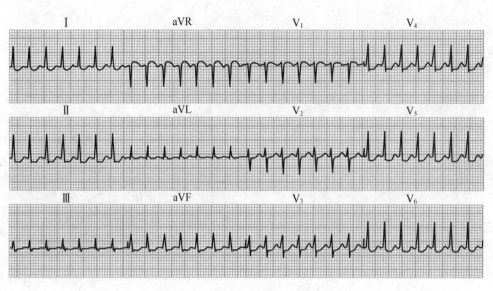

图 19-2　房室结折返性心动过速

该患者 QRS 时程短,逆传可见 Ⅱ 导联和 Ⅲ 导联 QRS 末段小而锐利的负向顿挫。V₁ 导联也经常有此发现

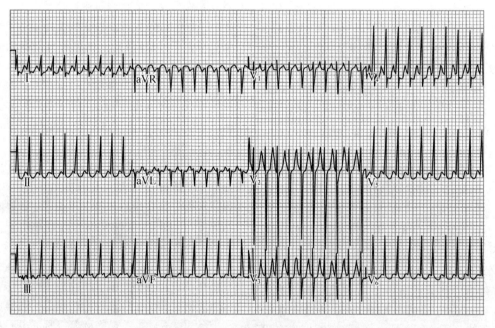

图 19-3　1 例基线心电图有预激的患者发生的顺向性房室折返性心动过速

注意,在心动过速期间无 delta 波,因为旁路被用于逆传。ST 段起始部可见逆向 P 波

复。PSVT 终止时常见房性或室性期前收缩。有报道少部分患者发生腺苷诱导多形性室性心动过速(ventricular tachycardia,VT)和心室颤动。这些患者大多数心动过速时基线 QT 间期延长,并且在腺苷诱导的房室阻滞中有心室长间歇,导致了心动过缓依赖性多形性 VT。腺苷缩短了心房不应期,而

适时的心房异位搏动有可能诱导心房颤动(图 19-4)。如果患者有能快速下传的旁路,这就有可能产生危险,因为腺苷有可能进一步缩短旁路有效不应期。由于腺苷清除速度很快,初次终止后可能再次发作 PSVT。重复使用同样剂量的腺苷或者代之以 CCB 也可能有效。

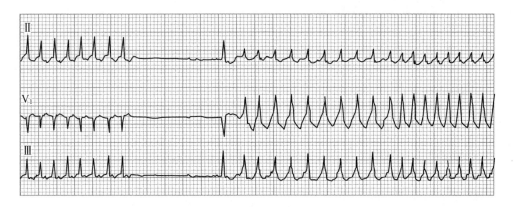

图 19-4　腺苷诱导的心房颤动

该患者患有 Wolff-Parkinson-White 综合征，因顺向性房室折返性心动过速就医。她在这一心电图记录之前刚刚静脉注射了 6mg 腺苷，心动过速被终止，但发生了心房颤动合并预激

腺苷通过特异性细胞表面受体即 A_1 受体发挥作用。一些国家使用三磷腺苷（adenosine triphospate，ATP）代替腺苷。ATP 在 PSVT 中的作用绝大多数都是在代谢为腺苷后产生。茶碱和其他甲基黄嘌呤类物质也能够阻滞 A_1 受体，然而，摄入中等量的咖啡后，咖啡因水平通常并不会影响腺苷的临床效果。双嘧达莫能够阻断腺苷清除，因此有可能加强并延长其作用。心脏移植受体通常也对腺苷非常敏感。如果对于这部分患者应当选择比一般剂量低很多的起始剂量（约 1mg）。

窦房结动作电位为钙通道依赖性，非二氢吡啶类 CCB 维拉帕米和地尔硫䓬对终止房室依赖 SVT 非常有效。维拉帕米推荐起始剂量为 5mg，2min 内静脉推注，随后 5～10min 使用 5～7.5mg。推荐的地尔硫䓬起始剂量为 20 mg，随后如有必要再次使用 25～35mg。注射后 5min 应当能够终止 PSVT，超过 90% 的房室结依赖性 PSVT 患者能对这些药物剂量起反应。

和使用腺苷一样，使用 CCB 终止 PSVT 后也可能发生异位心房和心室心律、心房颤动和心动过缓。CCB 有可能会导致持续性低血压，尤其是在 PSVT 并未终止的情况下。CCB 不推荐用于婴儿和新生儿，因为据报道可导致心血管系统衰竭。PSVT 终止后的极度心动过缓罕见，对刚静脉注射过 β 受体阻滞药的患者使用 CCB 时可能出现。

几项随机临床试验显示腺苷和维拉帕米的效果相似。Cochrane 协作组进行的一项 Meta 分析纳入了 8 项临床试验共 577 例患者，结果显示腺苷和 CCB 效果无显著差异。绝大多数 PSVT 患者可以使用其中任意一种（表 19-2）。为了尽量减少可能的不良反应，有严重低血压或心力衰竭的患者，婴儿和新生儿及有严重心动过缓的患者应当首选腺苷。而维拉帕米和地尔硫䓬则优先用于静脉通路条件差、有支气管痉挛或者在使用与腺苷作用或代谢具有相互作用的患者。用药后复发的患者改用 CCB 可能比重复弹丸式注射腺苷效果更好。

表 19-2　阵发性室上性心动过速的短期治疗

优先选用腺苷	两者均可	优先选用钙阻滞药
新生儿	普通 PSVT	静脉通路条件差
低血压	有中心静脉通路*	双嘧达莫*
诊断不明确		器官移植*
曾静脉注射过 β 受体阻滞药		茶碱

* 腺苷需要减量

PSVT. 阵发性室上性心动过速

在有心脏结构或功能异常的患者中,或者在旁路有下传功能的情况下,房室结依赖性 PSVT 可表现为宽 QRS 波。然而,绝大多数宽 QRS 波心动过速的机制可能被静脉使用腺苷或 CCB 进一步恶化。因此,除非有很强的证据提示宽 QRS 波心动过速为房室结依赖性,否则不应使用腺苷、维拉帕米或地尔硫䓬进行试验性治疗。

房性心动过速急性发作期药物治疗的数据有限。自发性或触发性房性心动过速及窦房结折返性心动过速可以使用腺苷、维拉帕米、地尔硫䓬或 β 肾上腺素阻滞药。与瘢痕相关的心房折返性心动过速在使用上述药物之后更可能表现为房室阻滞,而心房率不变。

自限性室上性心动过速的长期治疗

患有 PSVT,但能够自行终止或能够由患者迅速有效终止的患者不需要长期预防性治疗。有些时候患者会在急性发作时自行口服药物。其他 PSVT 患者则首选导管消融治疗,但对于一部分患者,药物治疗也可能是合理的(图 19-5)。目前指南推荐症状显著的患者考虑导管消融治疗。没有症状但心电图提示预激的患者如果在电生理检查中能够诱发 PSVT,或者其他临床或电生理检查结果提示非手术治疗会增加风险,也可能从消融中获益。推荐的治疗流程见图 19-5。

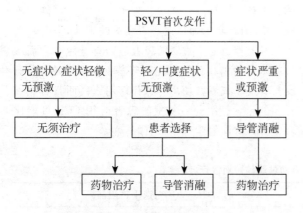

图 19-5　阵发性室上性心动过速(paroxysmal supraventricular tachycardia,PSVT)治疗流程图

长期药物治疗

对于房室结依赖性 PSVT,CCB 和 β 肾上腺素阻滞药能够使 60%～80%的患者症状改善,但很少能完全清除。氟卡尼(50～100mg,每日 2 次)和普

罗帕酮(150～300mg,每日 2 次)对房室结和旁路都有作用,也能够减少发作频率。这些药物能够安全用于除外缺血性心脏病和(或)充血性心力衰竭后的患者。索他洛尔(每日 80～320mg,分次给予)、多非利特(125～500μg,每日 2 次)和胺碘酮(每日 100～200mg)可作为二线用药。由于交感兴奋能够拮抗很多抗心律失常药的作用,联合使用 β 肾上腺素阻滞药可能改善临床疗效。

房性心动过速的药物治疗策略并未在对照试验中进行过完善的评估。根据心律失常的机制,β 肾上腺素阻滞药、CCB 及 Ⅰ 类或 Ⅲ 类抗心律失常药有可能减少或消除症状。与瘢痕相关的房性心动过速,尤其是和既往手术或先天性心脏病相关的,可能难以用消融或药物治疗达到控制。这些患者经常需要使用房室结阻滞药物控制心动过速发作时的心室率。

心 房 扑 动

心房扑动是相对常见的心律失常,过去 20 年对心房扑动患者进行的临床研究极大地增进了我们该疾病的理解。心房扑动心电图表现为心房率规整,(300±50)/min。心房扑动患者和心房颤动患者有很多共同的临床和电生理特征,许多患者合并以上两种心律失常。绝大多数心房扑动的机制是心房内路线明确的大折返。典型心房扑动是右心房的逆钟向折返,三尖瓣峡部是消融的关键部位。在典型心房扑动中,逆钟向折返环导致扑动波在心电图下壁导联呈负向,V_1 导联呈正向。三尖瓣峡部依赖性折返环同样可能为顺时针方向,心电图扑动波方向相反。由于心房扑动时心房周期短于房室结不应期,最常见的房室阻滞为 2:1 或更高,但如果肾上腺素水平高或心房扑动周期较慢时,可能发生 1:1 传导。其他节律规整,心房率符合心房扑动的心电图图形同样可见。一些心房扑动尽管是峡部依赖性,但界嵴部位的慢传导导致下腔静脉周围折返参与其中,被称为"下环折返"。

如果折返环不包括三尖瓣峡部,则称为不典型扑动,心电图可表现为不同形态。有一些和典型心房扑动的形态类似。不典型扑动可起源于左心房或右心房。许多与导管消融或外科手术导致的瘢痕相关(图 19-6)。肺静脉和二尖瓣环再连接形成的扑动环所致的局灶性心动过速是心房颤动消融后的常见问题。

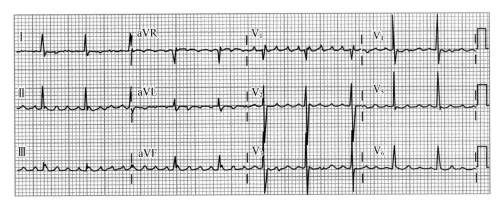

图 19-6　心房颤动导管消融后的左房房性心动过速

心房扑动的症状严重程度很大程度上取决于心室率。有些患者尽管为房室 2:1 下传,心室率 150/min,但可能并无症状。有其他严重心脏疾病的患者即使可以控制心室率,可能也无法耐受心房扑动。

心房扑动的短期治疗

心房扑动患者的治疗包括终止心律失常、控制心室率和预防血栓栓塞。尽管缺少心房扑动患者的专门数据,心房扑动患者预防栓塞事件的指南与心房颤动患者相同。

和其他心律失常相同,心房扑动患者的急性期治疗策略取决于临床状况、患者症状及血流动力学状态。心脏直流电复律对于终止心房扑动非常有效,但很少作为紧急干预手段,且不能预防复发。快速心房起搏也同样有效。心房扑动患者稳定的心室率控制往往很困难,因为房室结隐匿性传导在心房扑动的心房周期长度上并不显著。静脉注射地尔硫䓬和维拉帕米可能减慢心室率,但其效果往往短暂,并可能引起低血压。静脉注射 β 肾上腺素阻滞药和胺碘酮也能用于危重患者心室率控制。一部分传导系统有病变的患者有可能通过药物治疗达到稳定的心室率控制,但绝大多数患者还是需要终止心律失常。

尽管据报道几种抗心律失常药能够有效终止心房颤动,在临床实践中的有效率却往往令人失望(见第 18 章)。Ⅲ类抗心律失常药是目前最有效的药物,可能与其减慢传导速度,防止扑动波长缩短有关。静脉注射伊布利特(1~2mg)是研究最多的药物。在安慰剂对照试验中,伊布利特终止心房扑动的有效率可达 38%~76%,优于普鲁卡因胺和索他洛尔。伊布利特的主要问题是其致心律失常作用;临床试验中 1%~2% 的患者使用伊布利特后发生

QT 间期延长和持续性多形性室性心动过速。使用伊布利特后非持续性室性心动过速的发生率可达 1.8%~6.7%。使用伊布利特之前评估血钾水平和 QT 间期十分重要。使用伊布利特之前静脉注射镁剂是合理的预防措施,但这一方法有效性数据有限。静脉注射多非利特对于终止心房扑动也很有效,但多非利特目前只有口服制剂。口服多非利特转复心房扑动也很有效,但起效较慢。ⅠC 类抗心律失常药普罗帕酮和氟卡尼终止心房扑动效果有限,而且由于其能够减慢扑动环时长,可能会导致房室 1:1 传导,反而使心室率增快。

心房扑动的长期治疗

心房扑动和心房颤动相比,复发率和持续率更低,因此,很少有专门关注心房扑动药物治疗长期效果的研究。对于本身就有传导系统疾病的患者,长期心率控制也可以作为选项。对于其他绝大多数患者,由于心房率规整,房室结的隐匿传导并不明显,因此有效的长期心率控制通常很难维持。心房扑动的预防性药物治疗方法和心房颤动患者相似(见第 18 章)。如果使用了ⅠA、ⅠC 或Ⅲ类抗心律失常药,由于这些药物可能导致心房扑动复发时扑动环时间延长,应当同时使用房室结阻滞药物防止 1:1 传导。

如第 21 章所述,对于很多患者,对峡部依赖性心房扑动通常进行导管消融治疗。术中对三尖瓣峡部到下腔静脉进行线性消融,短期成功率很高(>90%)。这项技术刚投入使用时早期复发率较高,其原因可能为损伤不足,不能达到三尖瓣环双向阻滞。目前的技术降低了典型心房扑动首次消融治疗后的复发率。然而,许多患者尤其是有结构性心脏病的患者,即使对心房扑动消融成功,仍有发生心房颤动

的风险。

多源性房性心动过速

多源性房性心动过速特征为心率不规整，110～180/min，同时伴有 3 个或 3 个以上不同的 P 波形态。通常和严重的原发病相关，如呼吸衰竭或甲基黄嘌呤中毒。由于几乎不存在房室结隐匿传导，且患者交感张力通常较高，心率控制较为困难。β 肾上腺素阻滞药可能能够减慢心率，但有可能引起支气管痉挛，使用往往存在禁忌证。高剂量静脉注射镁剂有助于转复心律，但可能导致低血压和恶心。因此治疗最好针对原发病。房室结消融并置入起搏器对部分患者可能有效。

不适当窦性心动过速

醒时存在的和正常窦性节律时 P 波形态一致，持续、非发作性的心动过速称为不适当窦性心动过速。应当排除系统性的继发因素。典型的症状包括心悸、头晕、疲劳、呼吸困难和胸痛。许多患者在心动过速和相对心动过缓的周期之间变换。后者使药物治疗存在困难。β 受体阻滞药是传统上的治疗首选药物，但一些患者使用维拉帕米或地尔硫䓬治疗有效。伊伐布雷定是高选择性 I_f 通道阻滞药，目前在一些欧洲国家已上市，对于一小部分不适当窦性心动过速患者有效。

交界区心动过速

这种心动过速主要发生于婴儿和儿童，部分为先天型，而术后发生的则更为常见。先天型通常并发于婴儿充血性心力衰竭。术后型则见于法洛四联症、大血管转位修补术及其他复杂类型的复杂先天性心脏病手术。两种心律失常的机制都与房室结发生希氏束电位附近部位的自律性增强相关。由于该类型心动过速具有无休止的特性，且心脏电复律和绝大多数药物治疗通常无效，当术后危重患者出现该类型心律失常时的病死率很高。使用索他洛尔、普罗帕酮、氟卡尼和胺碘酮经验有限，这些药物还需要临床试验进行验证。此外，全身低温有可能对术后患者有益。在较少见的情况下，这些对治疗无反应的患者需要导管消融和永久起搏。

第 20 章
心 房 颤 动
Atrial Fibrillation

Peter Zimetbaum and Rodney H. Falk

杨峻青 廖自立 译

心房颤动(房颤)是临床工作中最常见的心律失常,就很多方面而言是处理处理起来最复杂的情况。过去10年对于房颤的理解突飞猛进,新的治疗手段也迅速发展。房颤越来越被认识到是一种异质性疾病,不能"一刀切"式地治疗。相反,为达到房颤最佳治疗,临床医生需要重视基础心脏疾病及其对治疗的影响、个体房颤相关的血栓栓塞风险、心律失常相关的症状及其严重性。普通内科医生和心血管医生应该知道患者何时需电生理干预,心脏电生理医生必须知道何时非手术治疗,何时选用某种有创治疗。

分 类

根据潜在疾病、房颤发作频率和持续时间,房颤可以分为几类。阵发性房颤:可自行终止的房颤,通常持续时间48h,罕见超过7d。持续性房颤:不能自行复律的房颤,但通过电或药物可以转复。永久性房颤:不能转复窦律的房颤,这是最不严格的术语,永久与否常取决于医生追求窦性心律的决心。房颤射频消融术出现后,提出了新名词"长程持续性房颤",用于描述持续超过1年,拟行射频消融术的房颤。分类还加入了"新发房颤",指首次证实的房颤发作,因为首次发作的转归是不可预知的。这种分类方法下房颤的归类不是一成不变的,随着时间推移会互相转化,如,相当一部分新发房颤或阵发房颤会转为持续性房颤。房颤患者有无症状、症状严重程度、症状是否与心心率控制不当或房室失同步有关等,均为有助于房颤分类的附加条件。但是应该认识到,血栓栓塞风险与房颤是否引起症状无关。

节律控制还是心率控制

10年前已发表了一系列比较节律控制与心率控制的随机对照研究。这些研究多在高龄、具有临床血栓栓塞危险因素的房颤患者中进行。所用方法各异,节律控制组患者的抗凝不是强制要求,虽然大多数接受了。系列研究中最大规模的是AFFIRM(the atrial fibrillation follow-up investigation of rhythm management study),主要终点为死亡。所有这些研究都发现,节律控制和心率控制两种策略主要终点均不分高下。只根据节律不考虑治疗策略,对AFFRRM的事后分析显示,窦性心律患者生存率较高;合并冠心病、糖尿病和吸烟为增加病死率的不良因素。然而,维持窦性心律通常需要使用抗心律失常药物,这类药物降低生存率,抵消窦性心律的潜在获益。虽然这一观察性研究可用于支持非药物方法为维持窦性心律的最佳策略,但鉴于回顾性分析的复杂性,仅可作为引出假设的观察,而不是证据充分的结论。事实上,虽然AFFIRM显示窦律患者功能状态稍好,与分组无关,随后根据实际心律对RACE(the comparison of rate control and rhythm control in patients with recurrent persistent atrial fibrillation trial)资料的分析,却未能证实窦性心律优于房颤。

现有临床研究还并不能终结关于节律控制与心率控制的争论,很多患者,包括年轻的或年老的、合并充血性心力衰竭的、症状严重的房颤患者都未被临床研究充分代表。AF-CHF(the atrial fibrillation and congestive heart failure trial)研究了一组房颤合并充血性心力衰竭、射血分数≤35%的患者,评价转复窦性心律的作用。该研究主要使用胺碘酮维持窦性心律,结果显示随机分组接受节律控制与接受心率控制的患者预后无差别。虽然这些研究看起来积极转复和维持窦性心律的治疗策略都是阴性结果,仍应该意识到,持续性房颤的发生会带来不适症状及总体生活质量的降低,即使心率充分控制。这类患者为大多数临床研究所排除,仍有资料支持转复窦性心律改善生活质量。所以当临床医生接诊近期新发房颤患者时,应全面询问患者病史,放宽复律指征,至少尝试一次转复窦性心律,看是否可以改善患者感受。因此,关于大量房颤患者节律控制与心率控制利弊的争论仍在继续。不考虑那些尚未回答的问题,这些研究中一项重要且一致的结论是,与心率控制加抗凝治疗相比,节律控制的策略并不降低卒中的风险。虽然两组的大多数患者接受华法林抗凝治疗,但是早期研究中看到转复窦律的患者更常被终止抗凝治疗;复发持续性或阵发性房颤为这组患者血栓栓塞事件的最可能原因。因此,选择节律控制还是心率控制的策略不应该基于减停华法林的愿望,因为房颤复发比较常见,而且可能无症状的、阵发的,常规检查难以发现。节律控制还是心率控制,应该基于对每位患者的临床症状及心电图特征的仔细评估做个体化决定,年轻、症状明显的患者一般更倾向尝试节律控制,年长、症状轻微的患者,心率控制策略也可以,如果不是更好的话。

心率控制

新发房颤患者平均心室率为 100～150/min。不规则 R-R 间期致每搏量变异明显,这可能是心室率控制不良房颤患者感觉不适的原因。降低迷走神经张力或增加交感神经张力的刺激(如运动、发热、甲状腺功能亢进或失血)可明显增加房颤患者心率。因此,作为临床医生应该想,这时如果患者为窦性心律,是否会心动过速。如果答案是肯定的,快心室率可能反映上述情况之一,控制心率前需要加以纠正。

某些患者,尤其是阵发性房颤者,快心率可引起不适症状,最常见心悸或呼吸困难。持续性房颤患者用力后不适当的心率加快可能会引起呼吸困难或疲乏。

药物控制心室率:最佳心室率

房颤患者控制心室率有双重目的:消除症状和提高心脏效率。房颤患者随着心室率的加快,搏出量降低,但是在相当宽范围内心排血量仍可维持,可

能至平均心率超过 110～120/min 后才下降。但是,较高的静息心率可能是低效率的,因为心肌氧耗增加。因此努力降低房颤患者心室率是合理的。

AFFIRM 研究者据经验将充分心率控制定义为静息心率≤80/min,6min 步行试验最大心率≤110/min 或 24h 动态心率监测平均心心率≤100/min 且最大心率不超过年龄调整最大运动心率的 110%。根据该定义,β受体阻滞药为心率控制的最有效药物,单用或联合地高辛成功率约 70%,钙通道拮抗药为 54%,单用地高辛也达 54%。

这些研究基于较高领龄、合并心脏病的人群,结果不但证实了β受体阻滞药的优势,也证实单用地高辛在房颤患者心率控制方面仍有一定地位,虽然不是所有病例都有效。而且,地高辛与钙通道阻滞药及β阻滞药联用均有协同作用,可降低上述两类药物的用量和相关不良反应。

应该认识到的重要一点是,根据每分钟心搏数的更严格的心率控制未必转化为症状改善。虽然钙通道拮抗药控制心率效果不如β受体阻滞药,但持续房颤患者使用β受体阻滞药的研究没有显示患者运动耐量的改善。而且,过度抑制最大心率会降低患者运动耐量。一项比较类似 AFFRIM 标准的较严格的心率控制和较宽松的心率控制(静息心率<110/min)研究显示,随访 3 年结果无差异;这提示并非所有患者必须严格心率控制。

房颤患者考虑药物控制心室率,会有β受体阻滞药、钙通道阻滞药和地高辛等几类,仿佛几类药物之间相互排斥(表 20-1)。然而,虽然不少患者单药治疗有效,但地高辛联用中剂量β受体阻滞药或钙通道阻滞药可能达到很好控制心率的效果,甚至在高剂量单药失败时。分析 AFFIRM 研究的资料显示,临床医生常联合用药以控制心率,联合用药较任一种单药治疗更可能达到严格的心率控制。一项小型但设计良好的交叉研究显示,地高辛联合地尔硫䓬或一种β受体阻滞药比其中任一单药治疗更好地控制心率。此外,加用比另一药物剂量小的地高辛能更好地控制心室率且不良反应较较少。但是临床医生需要明确,如果窦性心律恢复时,联合用药的负性变时作用可致明显的窦性心动过缓。如果选用维拉帕米,与地高辛单药或联合地尔硫䓬相比,因为维拉帕米与地高辛的相互作用可能需要把地高辛的剂量降到更低。

表 20-1　房颤药物控制心率

药物	控制急性事件	控制持续房颤	备注
钙通道阻滞药			
地尔硫䓬	20mg 弹丸式给药,必要时 15min 后可再次给药 25mg;维持输注 5～15mg/h	口服控释地尔硫䓬 180～360mg/d	长期心率控制联用地高辛更好
维拉帕米	5～10mg 静脉注射 2～3min,30min 后重复 1 次;维持输注尚无可靠数据	缓释维拉帕米 120～240mg,qd 或 bid	用药导致地高辛药物浓度升高;负性肌力不良反应可能比地尔硫䓬更强
β 受体阻滞药*			
艾司洛尔	0.5mg/kg 静脉注射,必要时重复;后以 0.05mg/(kg·min)维持输注,需要时可增加至 0.2mg/(kg·min)	无口服剂型	可致低血压,停药可缓解
美托洛尔	5mg 弹丸式静注,间隔 2min 重复 2 次;无维持输注相关资料	50～400mg/d 分次给药	合并冠心病时有益
普萘洛尔	1～5mg 静脉注射 10min 完成	30～360mg/d 分次给药或长效型可 qd	非心脏选择性;支气管哮喘史患者慎用
地高辛	静脉注射或口服 24h 总量 1.0～1.5mg,以 0.25～0.5mg 为增量	0.125～0.25mg/d	经肾排泄,静脉注射起效缓慢,效果弱于其他药物,虽然可与它们协同。药效最弱,但可能是活动量小的患者可接受的单药治疗

* 几种其他口服 β 受体阻滞药控制心率有效性相似

非药物方法控制心率

导管射频消融阻断房室结功能并置入起搏器是很有效控制心率的策略。该方法相对简单,可以显著、持久地改善生活质量。然而,资料显示,至少对心室功能受损的人群,右心室起搏可能加重某些患者的心力衰竭。认识到这一点降低了对该术式的热情,只在药物和导管消融均证实不可能控制心房律时才考虑。双心室起搏可作为右心室起搏的替代,该方法更大程度保持了心室的同步性,因此可能没有右心室起搏相关的不良反应。

节律控制

节律控制涉及恢复和维持窦性心律。房颤可能自行转复为窦性心律,也可能无限期持续存在除非实施电转复。自行转复窦律多发生在心律失常发作的 48h 内。如果 48h 内未自行复律,可通过抗心律失常药物或直流电转复。心脏转复前必须采取恰当的预防措施防止血栓栓塞事件。

药物复律

药物转复可使用静脉或口服药物(表 20-2)。该方式在房颤发作 24～48h 最有效,如果药物转复失败,应给予电转复。目前美国可用的静脉药物为普鲁卡因胺和伊布利特(见第 18 章)。房颤复律普鲁卡因胺成功率不如伊布利特,伊布利特对心房扑动的转复效果优于对心房颤动。

使用这些药物时需监测心电图,因为普鲁卡因胺和伊布利特都有诱发尖端扭转型室性心动过速的风险,使用伊布利特的发生率高达 3%～5%,普鲁卡因胺还可引起低血压。输注结束后需监测 2h 以防心律失常。研究证实联合口服 I C 类药物普罗帕酮和静脉伊布利特,可以增加转复窦性心律的概率且耐受性良好,但该结果仅有一篇文献。

高剂量口服抗心律失常药物可作为房颤患者静脉用药转复窦性心律的替代方案。奎尼丁初始剂量 200mg,后每 2h 200mg 口服,连续 3 次,复律成功率高,但因为不良反应(包括尖端扭转室性心动过速)发生率高,已不受欢迎。高剂量口服 I C 类抗心律失常药物(心律平 450～600mg 或者氟卡尼 300～400mg)的方法被广泛研究。束支阻滞、器质性心脏病或心室预激患者应避免使用这些药物,原因是致心律失常的风险,包括心房扑动 1:1 下传、血流动力学崩溃及室性心动过速。

表 20-2　　有效转复心房颤动的药物推荐剂量

药物	给药途径	剂量*		潜在不良作用
胺碘酮	口服	住院患者：1.2～1.8g/d 分次给药，至总量 10g，后 200～400mg/d 维持，或单剂 30mg/kg		低血压、QT 延长、尖端扭转型室性心动过速（少见）、胃肠不适、便秘、静脉炎（静脉注射时）
	口服	门诊患者：600～800mg/d 分次给药，总量 10g，后 200～400mg/d 维持		
	静脉-口服	5～7mg/kg 30～60min 静脉给药，后 1.2～1.8g/d 持续静脉注射或分次口服，总量 10g/d，后 200～400mg/d 维持		
多非利特	口服	血肌酐清除率（ml/min）	剂量（μg bid）	QT 延长、尖端扭转型室性心动过速；根据肾功能、体型和年龄调整剂量
		＞60	500	
		40～60	250	
		20～40	125	
		＜20	禁忌	
氟卡尼	口服或静脉	200～300mg 口服[†]		低血压、心房扑动伴快速心室率
		1.5～3.0 mg/kg 静脉给药 10～20 min[†]		
伊布利特	静脉	1mg 给药 10min，必要时重复 1mg		QT 延长、尖端扭转型室性心动过速
普罗帕酮	口服或静脉	600mg 或 1.5～2.0mg/kg 给药 10～20min[†]		低血压、心房扑动伴快速心心率
奎尼丁[‡]	口服	0.75～1.5g 分次给药 6～12h，常与减慢心率药物合用		QT 延长、尖端扭转型室性心动过速、胃肠不适、低血压

* 所用剂量与制造商推荐剂量可能不同

[†] 对于缺血性心脏疾病或左心室功能受损者，尚无足够的数据可用于推荐某一负荷剂量；这类患者应慎用或不用

[‡] 负荷奎尼丁用于房颤药物转复仍有争议，表中列出的其他药物为更安全选择

根据 ACC/AHA/ESC 心房颤动患者管理指南修改（Circulation 2006，114：e257-e354.）

　　初次给这些抗心律失常药物应在在监护和准备电除颤的条件下进行。如果转复成功且无不良反应，某些心脏结构正常患者随后可采用自我给药的方式口服转复，即所谓口袋药片（pill-in-the-pocket）法。口服胺碘酮转复房颤已有深入研究，已证实房颤患者门诊给负荷量是安全的；且房颤持续时间不超过48h的患者，口服胺碘酮24h后转复成功率高达80%，心律失常时间长的患者成功率则低得多。

心脏电转复

　　心脏电转复把房颤转复为窦律的成功率在90%以上。即使只有1次窦性心跳也符合转复成功定义，转复成功率与房颤持续时间及心房大小呈反相关。双相波比单相波成功率更高，电极前、后放置比前、侧放置好一点，但不是所有研究都发现如此。一个窦性心跳后立即转回或24h内又转回房颤者常见，该现象称为立即复发（immediate recurrence of AF，IRAF）或早期复发房颤（early recurrence of AF ERAF）。早期复发可以用抗心律失常药物如伊布利特预防。

　　如果使用设备最大能量心脏转复失败，同样能量约1min后再次电击可能成功，因为每次电除颤后经胸阻抗降低。作为另一种选择，改变方向偶尔也能成功。加压胸前电极降低经胸阻抗，也提高成功率。最后，预先静脉或口服抗心律失常药物也降低除颤阈值和减少早期复发房颤，有利心电转复。

维持窦性节律

药物方法

　　抗心律失常药物广泛用于窦性心律的维持。一般来说，这些药物效果相似，1年复发率约50%，不使用抗心律失常药物者20%～25%可维持窦性心律。胺碘酮比其他抗心律失常药物显示更高有效性，1年房颤抑制率高达75%。一种药物不能维持窦性心律，另一种可能可以，尤其是不同类的药物。期望药物能完全抑制房颤复发都是不现实的。应该以房颤发作频率比治疗前显著降低为目标。

　　抗心律失常药物的主要毒性包括致心律失常作用和非心血管不良作用。非心血管毒性因药而异，

从良性的味觉改变到致命的肺或肝毒性（表 20-3）。所有抗心律失常药物均改变心脏钠或钾通道功能。这些药物被认为通过延长心房细胞不应期（钾通道阻滞药）或减慢传导（钠通道阻滞药）来预防或终止房颤。不应期延长（复极延长）导致 QT 延长，如果剂量过高、排泄降低或患者有长 QT 基因易感性或遗传性药物代谢延迟，可能发生 QT 过度延长。传导延迟，例如 I C 类药物引起的，使 QRS 波增宽，心率快时更加明显。QT 延长可能造成尖端扭转室性心动过速，阻断延迟整流钾离子通道（I_{kr} 或 I_{ks}）的抗心律失常药物可引起高达 5％患者发生尖端扭转室性心动过速。药物相关的尖端扭转室性心动过速在心室率较慢、电解质异常（低钾或低镁血症）、女性、

既往未识别的先天性长 QT 综合征及房颤转复窦律的心跳暂停时更容易发生。合并用药干扰了肝对抗心律失常药物的代谢也可能引起 QT 延长，肾排泄药物经尿液清除减少时也可引起毒性。某些例子中，如使用索他洛尔或多非利特时，尖端扭转型室性心动过速的风险与血药浓度成正比，也与肾排泄相关；使用奎尼丁则表现特异质，与剂量无关。普鲁卡因胺代谢产物 N-乙酰普鲁卡因胺延长 QT 间期，而普鲁卡因胺对复极影响很小。慢型乙酰化个体 N-乙酰普鲁卡因胺生成少，尖端扭转型室性心动过速风险较低。快型乙酰化个体 N-乙酰普鲁卡因胺生成多，尖端扭转型室性心动过速风险较高。

表 20-3　抗心律失常药物剂量和毒性

药物	剂量(24h)	心脏毒性	非心脏毒性	推荐监测和药物相互作用
胺碘酮	200～400mg(起始 1～2 周 600～1200mg)体型小及老年患者减量	心动过缓、尖端扭转型室上性心动过速(少见)	肺毒性、光过敏、肝毒性、胃肠不适和神经毒性(剂量相关)、甲状腺功能异常、服用华法林时 INR 升高	肝功能检查：每 6 个月 1 次；肺功能检查：基线和仅在出现潜在毒性症状时；胸部 X 线：每年；甲状腺功能检查：基线，3 个月，后每 6 个月；增强华法林、地高辛、苯妥英钠、三环类药物作用
决奈达隆	400mg bid	无；充血性心力衰竭或永久性房颤患者避免使用	肝毒性；损害肌酐排泄	至少每 3 个月监测房颤复发
多非利特	500～1000μg	尖端扭摆型室性心动过速	不显著或未见报道	初始使用 72h 住院，每 3 个月监测血肌酐清除率，监测 QT 间期；多种药物时升高其血药浓度(如：维拉帕米)
索他洛尔	160～320mg	尖端扭摆型室性心动过速、充血性心力衰竭、窦性心动过缓	支气管痉挛	QT 间期
氟卡尼	200～300mg	室性心动过速、心房扑动 1:1 下传	头晕	不显著或未见报道
普罗帕酮	450～900mg	室上性心动过速、心房扑动 1:1 下传	金属味	不显著或未见报道
奎尼丁	600～1500mg	尖端扭摆型室上性心动过速、房室结传导增强	血小板减少症、发热、恶心、腹泻	QT 间期；血小板计数；升高地高辛血药浓度；增强华法林作用
普鲁卡因胺	1～4g	尖端扭摆型室上性心动过速	粒性白细胞缺乏症、类狼疮综合征	QT 间期；乙醇增加 N～乙酰普鲁卡因胺
丙吡胺	400～750mg	尖端扭摆型室上性心动过速、充血性心力衰竭	尿潴留、口干；青光眼禁用	QT 间期

使用抗心律失常药物患者可发生室性心动过速。该并发症在服用ⅠC类抗心律失常药物（氟卡尼及普罗帕酮）的既往心肌梗死、心室功能受损的患者有很多报道。慢心房率的心房扑动并 1∶1 房室结下传，引起宽 QRS 波和血流动力学崩溃也有发生，尤其使用ⅠC类抗心律失常药物时。这种并发症通过合用房室结阻滞药物一般可以预防。

心动过缓的发生最常是由于窦房结抑制或房室结传导减慢所致。这两种情况在潜在病态窦房结综合征的老年人更为常见。动态监测，适当减低剂量或停药可预防严重后果。

药物选择

根据患者的临床病史来选择药物可以减少抗心律失常药物的毒性作用。简要而言，不良反应的危险因素包括心肌瘢痕（最常见于既往心肌梗死后）、左心室收缩功能不全，左心室肥厚也可能。在选用抗心律失常药物前必须评估上述所有临床因素（图 20-1）。对不伴有器质性心脏病的患者，可选择药物范围更广，但仍评估非心脏合并症仍然重要。

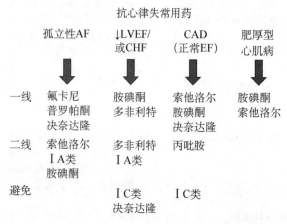

图 20-1　根据患者临床特点选择抗心律失常药物

AF. 心房颤动；CAD. 冠心病；CHF. 充血性心力衰竭；EF. 射血分数；LVEF. 左心室射血分数

抗心律失常药物的使用及监测

负荷阶段合理选择剂量和监测方法也可减少抗心律失常药物的毒性作用。例如，可胺碘酮通过减少的负荷剂量或者索他洛尔从低剂量开始服用逐渐增加至可耐受的治疗剂量以避免心动过缓。对可疑窦房结功能不全的患者上述方法尤其重要。

应用抗心律失常药物治疗房颤是否应该在院内开始尚存争议，主要是担心突发尖端扭摆型室性心动过速。这种致心律失常的作用主要见于延长心脏复极的药物，几乎未见于氟卡尼及普罗帕酮。多非利特

的标签上印着住院监测 72h，必须强制执行，无论是否伴有器质性心脏病。奎尼丁有显著特异质的致尖端扭摆型室性心动过速作用，目前已很少使用，但它是一种有效的治疗房性心律失常的药物。试验数据提示联合使用维拉帕米可降低尖端扭转型室性心动过速的风险。两项奎尼丁用于阵发房颤或持续房颤转复后的窦律维持的大规模研究证实，奎尼丁与维拉帕米合用效果与索他洛尔相当，但发生尖端扭摆型室性心动过速的风险较低。如前所述，房颤转复窦律时的心跳间歇会促使尖端扭转型室性心动过速发生。因此，阵发房颤患者，潜在致尖端扭摆型室性心动过速危险的抗心律失常药物推荐在窦律时开始服用。

ⅠC类与延长 QT 的药物不同，只应用于心脏结构正常的患者，胺碘酮则可用在任何形式心脏病患者，都不需要院内开始治疗。房颤患者门诊开始胺碘酮治疗已有可观经验，无明显毒性。使用胺碘酮常见 QT 延长，但尖端扭摆型室性心动过速的风险通常不高（<1%），除非校正的 QT 间期显著过长（>500ms）。

决奈达隆已被批准用于房颤治疗，可在门诊开始治疗。其化学结构与胺碘酮相似，但不含碘元素，因此不担心甲状腺功能异常。但是决奈达隆维持窦律效果不如胺碘酮，因其可能增加死亡风险，也不适用于近期失代偿性心力衰竭患者。安慰剂对照、双盲、平行研究评估决奈达隆（400mg bid）在预防房颤或心房扑动患者心血管住院或全因死亡作用（A-THENA）研究首次前瞻性证明减少了房颤患者心血管原因住院，虽然决奈达隆这结果在回顾性分析已有显示，很可能与窦律的维持直接相关。ATHE-NA 研究的事后分析还发现，决奈达隆治疗的患者卒中发生率也显著较低。决奈达隆的主要不良反应为腹泻，还有以前未认识到的肝毒性的风险。永久性房颤患者标准治疗之上使用决奈达隆（PALLAS）研究，给持续房颤的患者使用决奈达隆，因毒性增加而终止试验。此外，使用决奈达隆的患者还增加卒中、心血管事件住院及心血管疾病病死率。目前只推荐经过频繁监测（至少每 3 个月 1 次）没有显示房颤复发的患者使用决奈达隆。

对ⅠC类药物的担心是会使房颤转为心房扑动伴 1∶1 房室下传致血流动力学不稳定。因此强烈推荐房室结阻断药物与ⅠC类药物联用。对运动员患者应特别小心，因为即使联合使用地高辛或钙通道阻滞药，运动时发生心房扑动仍易 1∶1 房室下传。理论上有抗交感神经作用的 β 受体阻滞药对于此类患者更有效。

鉴于其安全性的广泛资料,房颤患者可在门诊启动胺碘酮治疗。如果患者没有充血性心力衰竭,窦性心律,也可在转运途中开始其他抗心律失常药物,除了多非利特。为了提高这种方法的安全性,可使用连续事件记录仪监测。每天传输一个长 30s 的示踪可以监测心动过缓、QT 延长和心动过速。连续监测 10d,此种方案十分有效。

即使抗心律失常药物起始治疗时安全,长期使用仍存在致心律失常作用。因此了解哪些情况会令之前安全的药物变得危险,对医生和患者来说都是重要的。例如:使用致 QT 延长药物的患者再使用利尿药或某些抗生素;使用索他洛尔等经肾排泄的抗心律失常药的患者发生肾功能不全。

维持窦律的辅助治疗

随着对房颤时心房电重构和机械重构的理解的进展,一些非抗心律失常药物用于窦律维持的辅助治疗的方法得到评估。钙通道拮抗药可延缓心房电重构,若干研究评估了其在心脏转复期间的作用。单用地尔硫䓬或维拉帕米显然不能预防人类房颤复发。然而,如果在房颤复律前数周开始使用并持续至复律后数周,钙通道阻滞药与抗心律失常药物显示轻度协同作用。一项比较氯沙坦与阿替洛尔治疗高血压的大型临床研究中,氯沙坦治疗组患者房颤减少,其他几项小规模研究似乎也证实了这类药物在心脏复律期间的好处,血管紧张素受体拮抗药的研究结果比钙通道拮抗药更一致。炎症被认为与房颤的复发有关,尽管小规模的他汀研究发现降低 C 反应蛋白,但对房颤作用结果不一。GISSI-AF 研究(gruppo italiano per lo studio della sopravvivenza nell'infarto miocardio - atrial fibrillation),目前为止缬沙坦与安慰剂对照的最大型的研究,未能证实患者服缬沙坦减少房颤发复发。因此,如果该作用是类作用而不是个体药物作用,则血管紧张素受体抑制药似乎没有预防复律后房颤复发的作用。目前,尚无法做出钙通道拮抗药或血管紧张素转化酶抑制药作为房颤的辅助治疗的推荐。

非药物方法维持窦性心律

房颤的侵入性治疗发展迅速。如前所述,某些抗心律失常药物会将房颤转为心房扑动。这种转型被利用,因为心房扑动可通过三尖瓣至下腔静脉的线性射频消融消除。这种"杂交疗法",即首先通过抗心律失常药物,最常是氟卡尼或普罗帕酮,使房颤转为心房扑动,继而消融心房扑动的治疗,通常是意外实现的,仅适用于一小部分偶然出现心房扑动的房颤患者。

经皮左心房消融广泛用于预防房颤复发。术式多种,但都包括肺静脉电隔离以防止房性期前收缩传入左心房触发房颤。一些医生会额外在左心房增加线性消融,以抑制非肺静脉来源或由于肺静脉电隔离不彻底时触发的房颤的维持。最佳消融方案及最合适患者的选择在不停发展。该手术风险较低,包括肺静脉狭窄、心脏压塞、卒中及心房食管瘘形成。

术后随访 12~24 个月,60%~70%的患者房颤被压制。其他患者可出现左房心动过速、心房扑动或房颤复发,这些患者常需要治疗,包括再次消融。房颤消融术后 5 年,绝大多数患者至少出现一次房颤复发,普遍需要再次手术。

肺静脉隔离术后的心律失常监控显示无症状房颤的发生率相当高。因此,对有卒中临床危险因素的患者,即使肺静脉隔离术成功,普遍建议仍继续抗凝治疗。

与经皮肺静脉隔离类似的外科治疗为迷宫手术。现代迷宫手术包括一系列在心内膜表面的消融,经常在冠状动脉旁路移植或瓣膜置换手术时联合进行。该手术通常包括缝合左心耳。资料显示房颤患者二尖瓣置换联合迷宫手术在术后 5 年的窦性心律维持率达到 78%~81%,相比之下单纯二尖瓣置换术的患者仅为不足 10%。据报道阵发房颤患者手术成功率更高,总体的有效性各中心不同,取决于术者的经验和患者的选择。迷宫手术中取出左心耳有降低卒中风险的潜在好处。不过,术后终止华法林仍然必须小心,因为没有资料确定迷宫术加左心耳去除能完全消除血栓栓塞风险。

迷宫手术的微创变种涉及借助胸腔镜或小型胸部切口方法环肺静脉消融。左心耳去除可以从心包面进行。该术式尚在研究中,长期效果有待观察。

外科迷宫术后早期房颤的复发率接近 30%,但这些早期复发并不意味着手术的长期失败。为减少迷宫术后短期房颤,常在外科术后处方胺碘酮 1~3 个月。如果停用胺碘酮后房颤再发,则认为手术失败。

起搏治疗维持窦性心律

对有房颤病史的患者,目前指南推荐置入双腔而非单腔起搏器以减少房颤发作。通过换位起搏来减少房颤发生的努力被证实为临界无效。唯一例外的是术后起搏预防心外科手术相关房颤。

血栓栓塞的预防

卒中代表了房颤最毁灭性的并发症,而且患者年龄越大卒中归因于房颤的百分比就越高。80 岁以上人群估计超过 35% 的卒中是直接由房颤直接引起的。同其他原因例如颈动脉狭窄相比,房颤患者发生卒中后病情更重、病死率更高。20 世纪 80 年代晚期至 90 年代早期开展的几项大规模研究证实华法林预防非风湿性房颤患者发生卒中十分显著的获益。阵发性房颤的年卒中发生率与持续性房颤相同,发生卒中的风险持续存在。这些研究还确定了哪些房颤患者更容易发生卒中,与之相比,另一些患者的房颤只是孤立存在,称为孤立性房颤。既往有卒中史或短暂性脑缺血发作的患者卒中风险最高,年发病率 11%;其他危险因素包括充血性心力衰竭、心室收缩功能不全、高血压(血压仍高或治疗控制)、高龄及糖尿病。经食管超声显示浓密的左心房自显影、左心耳血流速率下降或者复杂主动脉斑块,则卒中的年发生率超过 13%;这些表现很多与以往注意到的临床症状相关,经食管影像在危险分层中并非强制要求。简单的评分系统 CHADS$_2$ 可评估年卒中率(表 20-4)。对于卒中风险认定为中至高的患者,有指征使用华法林或同等抗凝血药,控制国际标准化比值(INR)2.0~3.0。阿司匹林治疗对房颤的作用较不明确。低剂量的阿司匹林(81mg)无效,高剂量(325mg/d)的有效性存在争议。不适合华法林治疗但房颤相关卒中高危的患者,阿司匹林之上加用氯吡格雷轻度降低卒中风险,但增加严重出血风险。

表 20-4　CHADS$_2$ 评分系统评估年卒中风险

CHADS$_2$ 评分	无阿司匹林调整风险(置信区间)	服用阿司匹林
0	1.9(1.2~3.0)	0.8(0.4~1.7)
1	2.8(2.0~3.0)	2.2(1.6~3.1)
2	4.0(3.1~5.1)	4.5(3.5~5.9)
3	5.9(4.6~7.3)	8.6(6.8~11.0)
4	8.5(6.3~11.1)	10.9(7.8~15.2)
5	12.5(8.2~17.5)	12.3(6.6~22.9)
6	18.2(10.5~27.4)	13.7(2~97)

未服用华法林患者中的每 100 人年卒中风险。该系统中包括充血性心力衰竭(C)、高血压(H)、年龄≥75 岁(A)和糖尿病(D)各得 1 分,既往卒中或短暂脑缺血发作(S)得 2 分。两列数据来自不同的队列,6 分队列的置信区间宽代表了这列患者样本量相对小。简化分层把患者分为卒中低危(0 分)、中危(1~2 分)和高危(3~6 分)

当 INR 控制在 3.0 以下时,华法林相关严重出血的风险低,即使是老年患者。注意与华法林相互作用的食物及药物有助于严格控制 INR(框 20-1)。使用华法林患者的出血风险可以用基于临床特征的几种评分系统之一进行评估。不幸的是,许多与抗凝相关的出血危险因素同时也是卒中的相关危险因素,因此有时权衡利弊进退两难。尽管已有绝对有力证据证明华法林预防房颤卒中,仍有很多患者,尤其是老年患者,未恰当处方华法林以预防血栓栓塞。这更多是因为对老年人抗凝治疗的利弊概念错误,老年患者血栓栓塞卒中常见,经常是毁灭性的,有时甚至致死。

框 20-1　华法林药物相互作用

增强华法林

对乙酰氨基酚

胺碘酮

阿司匹林

抗生素,尤其头孢菌素、环丙沙星、红霉素、甲硝唑、复方新诺明、大环内酯类

西咪替丁

过量乙醇

氟康唑

非甾体消炎药

磺胺类

银杏

人参

充血性心力衰竭

抑制华法林

硫唑嘌呤

卡马西平

氟哌啶醇

口服避孕药

苯巴比妥

利福平

含维生素 K 的食物:绿叶蔬菜,西蓝花,鳄梨

辅酶 Q$_{10}$

金丝桃草

甲状腺功能减退

肾病综合征

水肿

遗传性华法林(香豆素)抵抗

达比加群,一种直接凝血酶抑制药,美国已批准用于房颤患者血栓栓塞的预防。一项比较两种剂量达比加群(110mg 或 150mg,bid)和华法林用于非瓣

膜性房颤患者的大型随机研究发现达比加群预防血栓栓塞并发症与华法林效果相当。高剂量达比加群比华法林疗效略优,出血风险相似;低剂量达比加群疗效与华法林相当,但出血并发症较少;两种剂量达比加群比华法林均显著减少颅内出血。该研究结果还显示,达比加群用于心脏转复,预防心脏转复后的卒中与华法林同等有效。利伐沙班和阿派沙班是两种新型口服 X_a 因子抑制药,临床研究显示,用于房颤预防卒中不劣于华法林。

心脏转复期间抗凝

心脏转复期代表了一种血栓栓塞风险的特别状态。恢复窦性心律后,心房机械功能可能减弱,左心耳排空速率甚至会慢于房颤时。数种有负性肌力作用的抗心律失常药物,包括普罗帕酮和索他洛尔,已被证实会恶化心脏转复后的心房功能;因此,这些药物有潜在的促血栓栓塞的作用。心房功能一般在转复窦性心律后 7～14d 恢复,期间血栓栓塞风险高。因此,这段时间必须强制抗凝,即使是转复前即刻的经食管超声显示无血栓和不需长期服用华法林的患者(即孤立性房颤患者;图 20-2)。现有资料没有提示经食管超声指引早期心脏转复后华法林的策略优于复律前使用 3～4 周华法林复律后继续,尽管可能轻微减少费用。

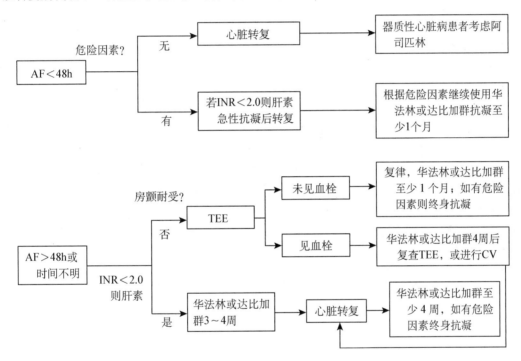

图 20-2 心脏转复前后抗凝
AF. 心房颤动;CV. 心脏转复;INR. 国际标准化比值;TEE. 经食管超声

心脏外科术后的房颤

心脏外科术后的房颤代表了一种独特的情况。30%～60% 的患者会发生房颤,瓣膜术比单纯的冠状动脉旁路手术常见。与其他类型的房颤一样,年龄是一项主要危险因素。房颤最常发生于术后 72h 内,可以是无症状的,或者由于心率过快而症状显著。不同于大多数其他类型的房颤,外科术后房颤倾向自限,术后 4 周以后很少复发。

外科术后房颤的处理由四步构成:首先,围术期药物预防;如果失败,抗凝、电或药物治疗,心率控制也是合理的。此外,几种术中手段预防术后心律失常的作用也得到研究。

如果可能,预防术后房颤为首选;β 受体阻滞药一致地显示减少术后房颤的作用,应在术前开始使用并持续至术后。胺碘酮,最好与 β 受体阻滞药合用,似乎优于 β 受体阻滞药单用,但由于其药物半衰期较长,最好在心外科术前数日即开始使用。很多患者为紧急接受外科手术,使用胺碘酮的最佳预防方案局限在择期。该药也有显著的不良反应,包括术后心动过缓和偶尔的术后肺损伤。地高辛和钙通道拮抗药都未显示能预防术后房颤,不应用于这一指征。有趣的是,他汀类药物虽然在心脏转复后的预防作用价值不明确,但术前使用似乎降低术后房颤危险。

患者术后一旦发生房颤,近期外科手术后抗凝的风险和预防血栓栓塞的潜在获益必须仔细权衡。还没把术后抗凝作为术后房颤治疗一部分的前瞻性研究。共识指南建议肝素仅在血栓栓塞高危患者使用,尤其既往有卒中或短暂脑缺血发作的患者。对于心律失常持续至少 48h 的患者,推荐华法林抗凝,不重叠肝素,目标为恢复窦性心律后使用 4 周。自然,为这群患者调整抗凝需要极度小心,相当部分患者出血风险高于平均水平,这类患者抗凝认为是不明智的。

心脏外科术后患者可能血流动力学不稳定,因此房颤时心率控制非常重要。另一方面,许多患者使用 β 受体阻滞药,心室率控制已经相对理想;对缺血的担心相对较低,因为冠心病患者会接受冠状动脉血运重建。

术后患者静脉使用 β 受体阻滞药和钙通道阻滞药,如地尔硫䓬和维拉帕米,能有效控制心率。地高辛一般来说不如钙通道拮抗药或 β 受体阻滞药有效,因为高交感神经张力时地高辛的效果差,然而,地高辛作为心率控制的辅助用药是有用的,房颤合并心室收缩功能减退的患者一定应该考虑地高辛。

还没有研究比较术后心律失常患者复律策略和抗凝、心率控制以待自行转复的策略。如果随着房颤发作患者病情恶化,心率控制不能好转,则应争取电复律。由于术后房颤容易复发的特点,因此需要应用抗心律失常药物以维持窦性心律、预防复发。术后患者使用抗心律失常药物应特别考虑电解质快速改变增加患者尖端扭摆型室性心动过速的风险、心室功能抑制可增加其他致心律失常作用。如果左心室功能不全,需要复律并维持窦性心律时,考虑选用胺碘酮。心室功能正常的患者,依布利特可以用于恢复窦性心律,但不能用于维持。因其 β 阻滞作用,索他洛尔也是一合理选择,但术后患者使用索他洛尔可能发生极度心动过缓。

结　论

过去 10 年,房颤的管理经历了重大变化,而且毫无疑问还会继续发展。抗凝血药领域取得了重大进展,直接凝血酶抑制药达比加群问世,不需要长期监测,口服 Xa 因子抑制药已研发出来。消融手术不断改进,新型抗心律失常药物持续研究中。房颤的辅助治疗有可能作为预防治疗应用于高危人群。所有这些的目标是逆转这一常见心律失常的发病率和患病率的升高,对仍然发生的患者能更容易实现有效治疗。

第 21 章
快速性心律失常的非药物治疗

Nonpharmacologic Treatment of Tachyarrhythmias

David J. Callans and Elad Anter

徐 凯 译

如今,导管消融术已取代药物用于多种心律失常综合征的治疗。近 30 年来的多中心研究显示,药物治疗的疗效不佳且不良反应较大,尤其是在结构性心脏病患者中。目前,部分心房颤动(简称房颤,AF)患者仍采用抗心律失常药物控制心率,置入性心律转复除颤器(ICD)的患者也会服用这类药物以减少 ICD 的电击次数。而对其他绝大多数综合征,导管消融术已成为有明显症状患者的一线疗法(框 21-1)。

框 21-1 导管消融适应证

有症状患者一线治疗

旁道传导

AV 结折返

心房扑动

特发性 VT

有益于药物治疗无法控制症状的患者

房性心动过速

心房颤动

结构性心脏病 VT

严重 VT 的解剖消融

为控制 AF 心率进行 AV 交界处消融

不适当窦性心动过速

本章节将对现有心律失常疗法、疗效、手术不良反应及未来非药物疗法的发展进行综述,并侧重介绍导管消融术。第 22 章将介绍置入式电子设备在心搏骤停(SCD)中的应用。

导管消融术治疗快速性心律失常

导管消融术的疗效取决于患者具体的疾病类型,比如,该疗法虽然能治愈多数阵发性室上性心律失常,但对于结构性心脏病患者的室性心动过速(VT)只有缓解作用,而作为 AF 治疗方法之一仍有待改进(表 21-1)。对于特定的心律失常综合征,选择导管消融术还是药物疗法需要对成本、疗效和患者倾向进行全盘考虑。

表 21-1 转诊中心导管消融成功率

心动过速	成功率(%)
SVT	
旁道介导	>90
房室结折返	>97
房性心动过速	>80
心房扑动	>90
阵发性心房颤动	>75
房室交界处消融	>97
VT	
特发性 VT	>85
器质性心脏病 VT	>70

实 际 问 题

消融疗法的主要原则包括对心动过速传导通路的"易纠正参数"进行选择性破坏,该参数可通过电生理(如旁道)或解剖学(如慢径)方法确定,而导管位置通常可结合 3D 电解剖标测数据和电子记录、荧光、超声心动图和 MRI 信息加以确定。导管消融将某种能量传送至导管尖端,损伤局部心肌。可选的能量来源包括冷冻、微波、高频超声和激光,不过由于射频能量性能突出,是目前导管消融能量来源的主流。射频能量通过电阻加热损伤与导管远端电极直接接触的心肌组织。温度超过 50℃ 就可导致不可逆的组织死亡。射频造成的损伤位置精准且具有同源性，坏死核心直径 5～6mm，深度 2～3mm，伴有外围出血（图 21-1）。射频的消融面积受生物物理因素的限制：①热量传导随组织与能量源距离的增加而减弱；②导管-心肌接触面温度超过 100℃ 时会出现凝结物和气泡，从而阻断电流的进一步传导。不过目前也出现一些新型导管，如灌注导管（RFA）可以形成更深更大的损伤，可用于心肌梗死（MI）后 VT 的治疗。

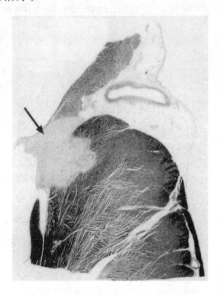

图 21-1　射频消融病变组织学图片

图中可见房室（AV）交界区（上方是心房壁，房室沟处可见冠状动脉）消融损伤（箭头所示），注意损伤处组织的同质性

特定心律失常综合征的导管消融

导管消融能够安全有效地治愈绝大多数阵发性室上性心律失常，但在 AF 患者中的成功率波动较大，主要取决于患者是突发性还是持续性的 AF（表 21-1）。

室上性心动过速的导管消融治疗

旁道介导的心动过速

旁道是指连接心房和心室、在正常传导系统外提供了一条"支路"的微小肌肉束。显性旁道可顺向传导，多见于预激综合征患者（Wolff-Parkinson-White syndrome）。隐匿性旁道在体表心电图（ECG）中并不明显，但仍能介导折返。在旁道传导的患者中，多数有症状的心律失常都与窄 QRS 波群相关——即顺向型室上性心动过速，房室（AV）结顺向传导，旁道逆向传导。偶尔环形运动心动过速会出现顺序颠倒：旁道介导顺向传导。这种类型的心动过速完全预激，产生宽 QRS 波群或逆向室上性心动过速。最重要的是，在 AF 患者中，旁道的快速顺行传导会导致心室纤维性颤动（VF）和心搏骤停（每年风险 0.05%～0.5%）。

旁道介导折返的消融靶点就是旁道本身（图 21-2）。房室结也可作为消融靶点，但若对此消融导致顺向旁道传导失败（发生率约 20%），患者就最终必须置入起搏器。旁道可能出现在沿三尖瓣和二尖瓣环的任何位置，除了左右纤维三角之间的区域，因为左心房肌并不直接与左心室肌（主动脉窦-二尖瓣连接处）并列。房室沟中旁道的分布并不均匀；46%～60% 的旁道位于左侧游离壁，25% 位于后间隔空间，13%～21% 位于右侧游离壁，还有 2% 的旁道处在右前间壁空间。右侧旁道可通过静脉途径消融，通常在旁道的心房插入点。左侧旁道一般通过经主动脉逆行法或穿间隔法进行消融。少部分后间隔旁道可以通过在近侧冠状窦位置进行导管消融，通常在心中静脉或畸形静脉内进行。

消融疗法可高效治愈旁道介导的心动过速（＞90%），疗效持久，晚期复发非常罕见（4%），若有复发通常发生于消融后的 1 个月内。1997—2002 年间的一项研究显示，6065 例接受旁道消融手术的患者中，长期成功率高达 98%，仅 2.2% 的患者需再次消

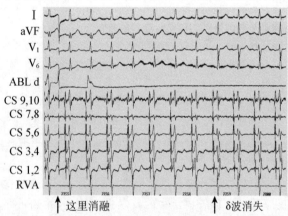

图 21-2　旁道介导顺向传导消融过程中的体表心电图（导联 I、aVF、V_1、V_6）和心内电图结果

注意体表心电图左侧（射频起始）出现的预激和短 P-R 间期。7 个 QRS 复合波后，P-R 间隔延长，预激（delta 波）消失。CS. 冠状窦导管；ABL d. 远端消融导管；RVA. 右心室心尖部导管

融,0.6%的患者出现严重并发症——心脏压塞、AV阻滞、冠状动脉损伤或卒中,受试人群中仅1人死亡(0.02%)。鉴于消融疗法优异的风险效益比,目前已作为一线疗法用于所有需要治疗的旁道依赖性心动过速患者,且尤其适合于希望避免长期用药的年轻患者。

对于检查中发现旁道通路的无症状患者是否需要治疗这点仍有争议。大多数无症状预激的患者预后都很好,心搏骤停在该病的首发表现中非常罕见。早期研究报道,约20%的无症状患者会表现出心室率加快,而在AF患者中,心室率加快在电生理(EP)检查中诱发。而在临床随访期间,仅少数患者出现心律失常症状,未有患者出现心搏骤停。一项纳入212例无症状预激患者的随访研究中,所有患者都接受过基线EP检查,平均随访38个月后,33例患者出现症状,3例患者出现VF,1例患者死亡。预测患者临床结局的最重要因素是研究中AF的可诱导性和较短的旁道顺向传导不应期。除这项研究以外,普遍认为有创EP检查的阳性预测值太低,不适用于无症状患者的常规检查。而对于从事高风险职业(校车司机、飞行员和潜水员)的无症状患者的风险分层和消融方式的选择将取决于患者的具体临床情况。

房室结折返

房室结折返性心动过速(AVNRT)是阵发性室上性心动过速(PSVT)的最常见机制。慢径是AVNRT中较易纠正的参数之一,可在右心房后间隔近冠状动脉窦开口处进行射频消融(图21-3)。1997—2002年接受消融治疗的8230例AVNRT患者合并样本研究显示,AVNRT消除的长期成功率为99%,有1.3%的患者需再次消融,出现高度AV阻滞需要置入起搏器的患者仅有0.4%。这些结果都再次证实了慢径射频消融的优良风险效益比。

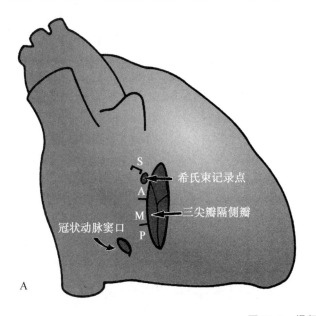
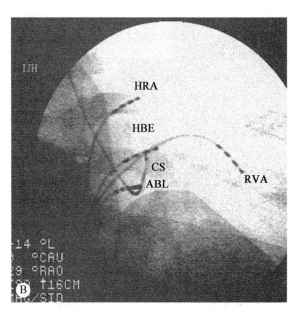

图 21-3　慢径消融解剖图

A. 右心房房室交界图解。通常在冠状窦口前端后间隔峡部进行慢径消融;S. 隔膜;A. 前间隔峡部;M:中间间隔;P:后间隔峡部;B. 消融导管位置右前斜位透视图。HRA. 高右心房;HBE. 希氏束导管;CS. 冠状窦;ABL. 消融导管;RVA. 右心室导管

AVNRT并不是一种致命的心律失常,但很多患者都会出现复杂的心动过速。由于优良的风险效益比,射频导管消融已经广泛用于有症状AVNRT患者的治疗。很多患者选择导管消融作为一线疗法,以避免抗心律失常药物治疗。一项成本分析研究显示,对于有症状的AVNRT患者而言,导管消融可改善患者的质量调整生存率,并节约药物治疗费用。

房性心动过速

房性心动过速可能局限于病灶或大折返(又称心房扑动)。局灶性房性心动过速的标志性特征是激动由单一兴奋灶呈放射状向外传播,最常见的起源点位于右心房界嵴、三尖瓣环附近或冠状动脉窦口附近。约5%的局灶性房性心动过速起源于左心房,通常沿二尖瓣环位置。临床AF消融经验显示,

局灶性心动过速也可能起源于肺静脉、上腔静脉、Marshall 静脉或其他心房位置。局灶性房性心动过速的消融靶点一般通过最早心房激动部位鉴定、激动顺序标测或起搏标测来确定。由于局灶性房性心律失常并不常见,对其进行导管消融的记载非常有限。总计纳入 112 例局灶性房性心律失常患者的 7 项研究显示,RFA 的短期成功率接近 90%,其中 7% 患者出现晚期复发但未出现严重并发症。这项成功率数据可能高估了导管消融对局灶性房性心动过速的疗效,因为诊断过于简单,且患者的房性心动过速可再现,很容易进行标测。然而,这些研究并未使用如今广泛应用的 3D 标测系统或冷极消融导管。如今有了更加先进的标测工具和消融面积更大的导管,造成临床失败的原因不再是消融过程的失败,更多的是由于患者出现新的病灶。

由于消融手术的成功率很高而严重不良反应很少,也许未来可以考虑对所有临床症状显著的房性心动过速患者进行消融治疗。不过对于伴有多个病灶的患者而言,药物治疗更加合适,因为即便已经标测并消融了所有病灶,新的病灶还会出现。而对于年龄较大、伴有多个病灶、症状明显且抗药的房性心动过速患者,AV 结消融和置入起搏器最合适。

不适当窦性心动过速是一种非突发性快速性心律失常,患者出现非运动、情绪、病理或药物负荷引发的静息心率持续升高,最小消耗时心率加快过度。窦房结改良靶向快速放电最多的位置,通常位于界嵴上端。对于不适当窦性心动过速的患者,RFA 的疗效一般,长期成功率为 23%～83%。

心房扑动

峡部依赖性心房扑动

峡部依赖性心房扑动是最常见的一种心房扑动,折返环路局限于右心房,位于三尖瓣环和下腔静脉之间,波正面以顺时针或逆时针方向沿峡部传播,作为该环路中最易纠正的一环,峡部常作为消融靶点。如今,治疗的手术终点已从停止心房扑动变为持久的双向阻滞(图 21-4),消融技术也从 4mm 导管发展到更大规格或是灌注式 RFA,消融策略也随之演变。一项比较 8mm 导管和灌注式导管的随机化研究显示,100 例患者中 99 例患者成功完成峡部阻滞,两种导管疗效相当。这类患者中,治疗后的早期复发很少见,另外尽管研究不多,但现有资料也未记录到任何并发症的出现。因此,对于抗药或者希望一次性治愈而不愿意服药的患者而言,疗效显著且安全性很高消融疗法无疑是很好的选择。但消融疗法在心房扑动治疗中的一大缺点在于其中期随访中 AF 发生率较高。

消融前

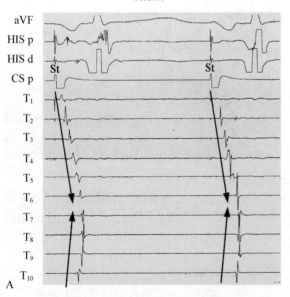

消融后

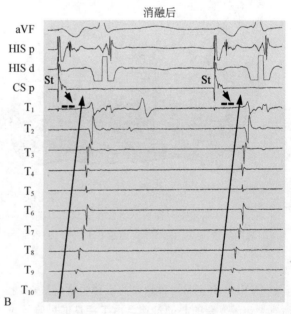

FIGURE 21-4 Activation sequence around the tricuspid annulus before and after cavotricuspid isthmus ablation for atrial flutter. A circular mapping catheter is placed on the atrial side of the tricuspid valve annulus. T10 is the proximal electrode, which sits at the superior annulus; T1 is the distal electrode, which sits at the inferolateral annulus. During pacing from the coronary sinus(CS)before ablation, activation spreads in two directions around the tricuspid valve(note the"Christmas tree" pattern of activation on the mapping catheter around the tricuspid valve annulus). After ablation, activation is blocked at the ablation line, which is just medial to T1 and spreads in a counterclockwise direction around the annulus (from T10 to T1). HIS p and HIS d, proximal and distal His catheter; CS p, proximal coronary sinus catheter.

其他类型心房扑动

非典型性心房扑动(即非峡部依赖性扑动)较为少见,通常与心房瘢痕相关(特发性或后天手术切口或是线性消融未完全引起),消融治疗 AF 后出现该类型心房扑动的病例日益增多。对于手术切口造成的心房扑动治疗,右心房线性消融的最常见位置介于横向心房切开术瘢痕和下腔静脉、上腔静脉或三尖瓣环之间。早期未采用 3D 标测系统的研究报道该手术成功率为 80%～85%。近年来一项采用了电解剖标测的研究显示,右心房大折返性心动过速经常利用瘢痕间较窄的通道。如今更详细的电压标测可以让我们详细鉴定这些通道,利用少量的射频能量就可以消除心动过速。左心房扑动可能是心脏手术的致心律失常性并发症之一,如二尖瓣手术或迷宫手术,左心房导管消融也可能是 AF 的致心律失常性并发症之一。左心房扑动中很多利用二尖瓣环和左下肺静脉间的峡部,因此峡部通常也是消融的靶点。一项研究纳入了 78 例肺静脉分离(PVI)后出现左心房心律失常的患者,85% 的患者导管消融成功,平均随访 1 年后,77% 的患者在不服用抗心律失常药物的情况下未出现房性心律失常。AF 消融后出现的房性心律失常往往是持续性的且与心室率加快相关,药物难以有效控制。因此,导管消融可能是治疗心律失常或消除患者症状的最佳手段。

心 房 颤 动

1998 年,Haissaguerre 进行的一项里程碑式研究集中研究了肺静脉在 AF 产生过程中的重要性,从此开启了改良消融策略飞速发展的时代。基于触发的策略从单支静脉起源点消融演变为选择性至心律失常性 PVI(图 21-5),再演变为 3D 标测系统指导的更近端的 4 条肺静脉前庭隔离(图 21-6)。这种最初用来预防肺静脉狭窄的较宽的环形消融手段优点如下:①消除"母波"的定位点或肺静脉口附近的转子;②消融潜在的触发位点,如马歇尔静脉和左心房后壁;③心房减积,减少循环小波空间;④心房去神经(如线性消融去迷走效应)。

基于基质的策略旨在避免心房出现持续性颤动,最初是为了概述迷宫手术,后来逐渐演变用于复杂碎裂心房电图区(CAFÉ)额外消融,并发展为消除 AF 用的逐级消融。比较这两种策略的研究结果各异,主要取决于 ECG 监测强度、AF 分类、房性心动过速/扑动复发、重复手术的影响和抗心律失常辅助药物。最近的研究中,突发性 AF 导管消融的成功率高于 70%。尽管达到这个成功有很多手段,但大多数研究者表示突发性 AF 治疗应首选 PVI。

持续性 AF,尤其是长期(距离上次窦性心律时间>1 年)持续性 AF 更难治疗,是否需要基质消融辅助治疗也尚无定论。Brooks 及其同事综述指出,广泛消融在单次手术中的疗效较好,但疗效仍相对有限且差异较大,为 21%～74%。可能还存在其他与长期心律失常塑造的左心房显著的结构和 EP 重构相关的机制。PVI 与单次手术 1 年后无须药物成功率(37%～56%)独立相关。重复手术(平均 1.3 次/人)可将无须药物成功率提高到 59%。为改善持续性 AF 患者预后,研究人员对替代靶点和辅助靶点进行了研究,如碎裂心电、神经节丛或以 AF 终止为终点的消融。随着我们对持续性纤维颤动过程的了解,未来有望通过更特异性的消融技术来改善消融在该类患者中的疗效和安全性。

现有证据表明,与药物治疗相比,导管消融在维持窦性心律方面更胜一筹。直接比较导管消融和抗心律失常药物治疗的研究也证实导管消融能更好地维持窦性心律。此外,一项意向治疗分析显示,79% 接受导管消融的患者不再出现房性心律失常,而抗心律失常药物治疗的患者中仅 32% 达到该终点。这些数据大多数源于突发性心律失常患者,不过在持续性心律失常患者中进行的研究也显示导管消融更佳。除了能更好地维持窦性心律以外,导管消融治疗还能比药物治疗更好地减轻症状,患者今后的运动耐受也更好。

导管消融的并发症往往与干预过程直接相关,近期发表的国际性研究显示,导管消融治疗 AF 后的病死率为 0.1%,严重并发症的发生率为 4.5%,最常见的并发症包括心脏压塞、气胸、膈肌麻痹、血管并发症(假性动脉瘤、动静脉瘘)、心房食管瘘、肺静脉狭窄、短暂性或持续性的栓塞性卒中(发生率分别为 0.7% 和 0.3%)。

随着导管消融在 AF 治疗中应用和成功率的增长,日益突出的一个问题是:长期维持窦性心律是否能够消除卒中风险,从而可以让患者停止服用口服抗凝血药物?但遗憾的是这方面的长期研究还很匮乏。Tzou 及其同事进行的一项单中心研究显示,239 例接受环形 PVI 的突发性或持续性 AF 患者 1 年内均未复发 AF,其中大多数(84%)在 5 年内无复发。每年有 7% 的患者 AF 复发,且复发最显著的预测因子是持续性 AF 和年龄。此外,在接受重复消

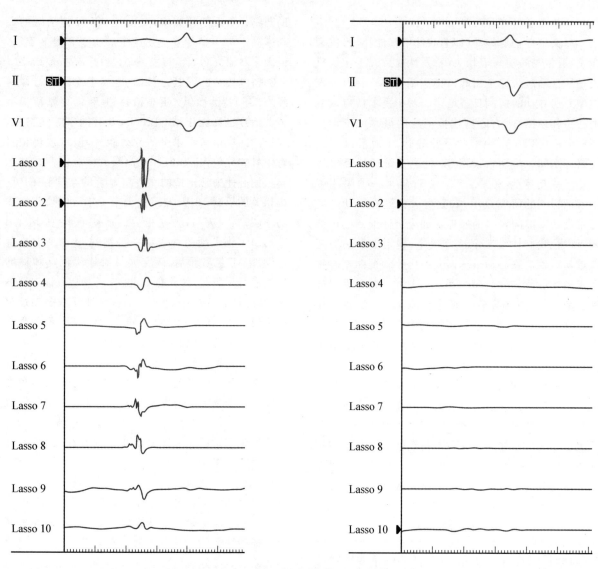

图 21-5　节段性肺静脉口消融终点

消融导管置于左上肺静脉口,多个双电极 ECG 记录了静脉口射频消融前(左图)后(右图)的信号

融的患者中,复发的机制与肺静脉电位传导恢复显著相关。

　　AF 消融后患者是否需要抗凝治疗很大程度上取决于医生。不过,根据患者是否发生 AF、复发持续时间和 CHADS₂ 卒中风险分层(充血性心力衰竭、高血压、年龄>75 岁、糖尿病和卒中病史或短暂性脑缺血发作),我们可以提出几种治疗模式。在一项多中心研究中,Themistoclakis 及其同事对至今最大的多中心研究进行了分析,这项研究对 3355 例患者进行了平均 2.3 年监测,其中 2692 例(80%)患者消融 3～6 个月后停止华法林治疗(347 例 CHADS2评分≥2)。尽管是患者自行选择的停止用药,不过他们都未出现房性心律失常复发。停用华法林的患者卒中年发生率为 0.03%,而继续服用华法林的患者中卒中年发生率为 0.2%。这项研究提示,成功消融后卒中的发生率非常低,但在将这些数据应用到具体患者身上时,仍应持谨慎态度,因为有些患者虽然症状有限,但对消融后是否房性心律失常的监测并不到位。现有指南提倡,在有大型前瞻性随机化研究证实前面的数据之前,仍按 CHADS₂ 评分继续抗凝治疗。

　　左心耳(LAA)封堵已成为降低 AF 患者卒中风险的新型非药物治疗手段之一。首个在人体中试验的设备是经皮 LAA 导管封堵(PLAATO;ev3 Endovascular,Inc.,Plymouth,MN)系统,是一种自膨式、带膜的球形镍钛合金笼,穿中隔插入 LAA 进行封

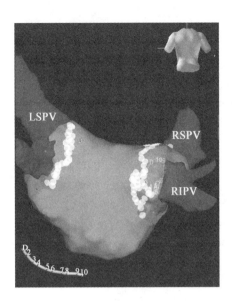

图 21-6 右肺静脉环肺静脉窦隔离过程中左心房的三维表面重建

左心房采用连续射频造成环形损伤,邻近肺静脉口,在静脉附近造成环状消融线。LSPV. 左上肺静脉;RSPV. 右上肺静脉;RIPV. 右下肺静脉

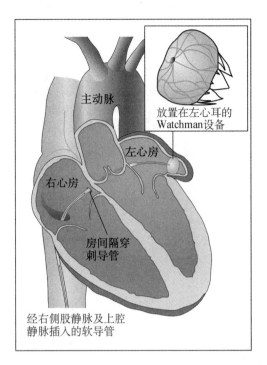

图 21-7 Watchman 设备 (Atritech, Inc.) 是一种自膨式镍钛合金结构设备,经间隔经皮插入左心耳

堵,适用于伴有慢性华法林治疗禁忌证的患者,不过由于并发症发生率过高,目前已从市场下架。Watchman 设备 (Atritech, Inc. ,Plymouth,MN) 也由自膨式镍钛合金组成,该设备有一个固定倒勾和覆盖左心房的多孔渗透膜(朝向设备表面,图 21-7)。PROTECT-AF 研究中对比了 Watchman 设备与传统华法林治疗对 $CHADS_2$ 评分 >1 的 AF 患者的疗效。患者置入设备后接受华法林抗凝,随后换为 6 个月的阿司匹林/氯吡格雷治疗,若置入 45d 后经食管心动图 (TEE) 确定 LAA 封堵完全,可考虑仅服用阿司匹林治疗。从主要疗效结局(卒中、体循环栓塞和心血管或其他原因死亡)来看,该设备不劣于华法林,且置入设备的患者出血性卒中发生率较低,其中90%的患者可以停用华法林。但有 12.3%的患者出现了严重的手术并发症,其中最常见的是心包积液,还有空气栓塞或血栓导致的急性缺血性卒中。此外,有 2.2%的患者在置入时因设备相关并发症导致心脏手术。

很重要的一点是,迄今为止,所有经皮手术都需要经中隔穿刺,在左心房中置入很长的中空鞘管(血栓的另一来源),并在左心房留下残余沉淀,因此术后必须抗凝。这些因素都可能导致术后并发症。LAA 解剖结构复杂且个体差异较大,现有设备未必能满足需求,保证完全封堵的设备置入位置也很难

确定。此外,在伴有华法林禁忌证且卒中风险较高的患者中,LAA 封堵器可用于血栓预防,但并不能预防心耳以外起源的栓塞,长期疗效也仍未知。

手术治疗 AF 的实践最早出现在 20 世纪 80 年代初,其中大多数实践如今也只有历史意义了,因为这些实践并未能解决 AF 严重的后遗症,包括易发的系统性血栓栓塞和血流动力学问题。20 世纪 80 年代末,James Cox 发明了手术消融的原型。这种称为 Cox Maze 的手术在左右心房造成多个切口,旨在干扰可能导致 AF 的大折返环路。从文献来看,该手术在预防 AF 复发方面成功率很高,虽然患者在随访时并没有接受现代的 ECG 监测。手术似乎也未影响心房的运输功能,并且显著降低了血栓栓塞和卒中的风险。两次改造解决晚期并发症和技术问题后,Cox Maze Ⅲ 诞生,并成为 AF 手术治疗的金标准。一项 Cox Maze Ⅲ 手术的长期研究显示,97%的患者术后未出现有症状 AF。不过虽然 Cox Maze Ⅲ 的疗效显著,但该手术太过复杂且对技术要求很高,因此并未得到广泛应用。最近一次改进诞生了 Cox Maze Ⅳ(图 21-8),双极 RFA 消融点取代了手术切口,这一改进使得医生能够通过胸壁小切口在搏动的心脏上造成较少的损伤,而不需要心肺转流术,降低了手术的侵入性。但这项手术的最大

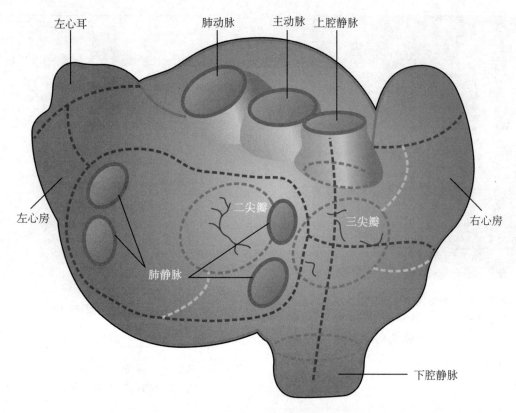

左心耳　肺动脉　主动脉　上腔静脉

左心房

二尖瓣　三尖瓣　右心房

肺静脉

下腔静脉

图 21-8　Cox Maze Ⅳ 手术损伤位置
Cox Maze Ⅲ 手术中的大多数切口都被双电极射频消融取代(虚线)。新方法的改进包括将肺静脉与相连的病灶独立隔离,并且不需要房间隔切口(最初用于暴露病灶)

缺点是,该手术无法可靠地造成永久性透壁心房损伤,更重要的是,这些完全或不完全的消融点有可能通过促进大折返环路而诱发心律失常。一项纳入 50 例接受微创 PVI 患者的研究显示,随访 1 年后,20 例患者(40%)出现房性心律失常复发,13 例患者进行了 EP 研究。复发 AF 的患者中最常见的是肺静脉传导恢复,受检肺静脉中 50% 出现传导恢复,第二常见的是大折返心房扑动。

手术 AF 消融目前面临的一大障碍是,对照研究的匮乏,尤其缺少术后心率监测的数据。近期一项微创手术(MIS)治疗突发性 AF 的前瞻性研究对患者术后心率进行了监测(24h Holter 监控,14d 事件监测或起搏器询问),术后随访至少 1 年。该手术包括环 PVI、局部去自主神经和 LAA 选择性切除。受试者未出现严重不良事件,平均住院 5.2d。随访 1 年中 80.8% 的患者未出现房性心律失常,其中 90% 的患者停用抗心律失常药物。这些结果与经皮消融手术在突发性 AF 中疗效的报道结果一致,虽然两者在受试者选择方面可能存在差异。

LAA 切除或闭合是 AF 手术治疗中重要的一环。然而,该方法在预防卒中的疗效直到最近才得到严格检验。纳入 5 项关于 LAA 闭合的临床试验(共计 1400 例受试者)的荟萃分析显示,LAA 闭合并未带来显著受益。原因之一可能在于未能达成较高的闭塞成功率(55%～93%)。一项比较闭合 LAA 所用不同手术方法对成功率影响对研究显示,LAA 切除的疗效显著优于 LAA 闭合(73% vs. 23%)。

2011 年 ACCF/AHA/HRS 心房颤动治疗指南更新中指出,导管或手术消融治疗 AF 的适应证包括减少 AF 相关症状和改善对药物治疗(至少一种抗心律失常药物)无反应的患者的生活质量。

房室交界消融控制心室率

在 AF 治疗中,恢复窦性心律和控制房室率都很难。此外,越来越多的证据提示,AF 中不加控制的心室率经常会引发心动过速相关的心肌病,这点对于存在结构性心脏病的患者尤其重要,因为这类患者出现抗心律失常治疗并发症的风险更高,对

Nonpharmacologic Treatment of Tachyarrhythmias | 第 21 章　快速性心律失常的非药物治疗　　　395

AV 结阻滞药物的负性肌力作用也更难耐受。AV 交界区导管消融是首个将射频能量用于常规治疗的策略，近期报道 AV 交界消融成功率基本为 100％，尽管 3％～5％ 的患者出现了 AV 传导恢复。消融与药物治疗的随机化对比研究表明，对于有严重症状的患者，消融疗法在症状控制和 LV 功能改善方面更有优势。虽然 AV 交界区消融疗法已取得了巨大成功，但仍有两大局限：①必须有起搏器；②未来有发生右心室（RV）起搏相关心肌病的风险。近年来，诸多证据强调了长期 RV 起搏的危害。RV 起搏加强的 LV 非同步化会导致 LV 扩大重构，并降低 LV 射血分数（LVEF）。PAVE 研究（the left ventricular-based cardiac stimulation post-AV nodal ablation evaluation）对双心室起搏器对 AV 交界消融患者的预防作用进行了探索，结果显示，与仅 RV 起搏的患者相比，置入双心室起搏器的患者 6min 步行试验结果和保留射血分数得到了适度改善。

室性心动过速导管消融

特发性室性心动过速

特发性室性心动过速是一种临床上无明显结构性心脏病的 VT，大多起源于流出道，其中 70％～80％ 起源于 RV 流出道。其他起源处包括肺动脉、LV 流出道、Valsalva 主动脉窦、希氏束附近、冠状动脉窦和心脏静脉、二尖瓣和三尖瓣环，以及心外膜。这些 VT 可以通过特定 ECG 特征鉴别。流出道 VT 过程中典型的 QRS 波表现为伴电轴下偏（左或右）的左束支传导阻滞（LBBB）形态。特发性局灶流出道 VT 通常发生于 20～50 岁人群，且好发于女性。两种典型类型为运动诱导的 VT 和休息状态时的反复单形 VT。非持续性 VT（NSVT）的反复发作非常频繁，占总报道病例的 60％～92％，而持续性 VT 较为偶发。RV 流出道 VT 通常标测在肺动脉瓣下方流出道中隔面上。在 RV 流出道消融的病例报道中，短期成功率通常都超过 80％，心律失常复发率约为 5％，并发症较为少见，但穿孔、压塞和死亡均有报道。

RV 流出道消融失败的一个常见原因是标测错误。LBBB 和 QRS 下偏形态也可能起源于 LV 流出道，包括乏氏窦和前壁心外膜。起源于 RV 流出道的 VT 通常在心前区 V_4 导联 R/S 移行，V_1 或 V_2 导联 R/S 移行提示 LV 起源。动脉瓣口上方心室肌起源的 VT 可在乏氏窦内部进行消融，该类型的 VT 占所有特发流出道 VT 的 20％。激动标测通常显示

伴有早期转折的两个成分的心电图，平均早于 QRS 波约 39ms。消融位置最常选择的是左冠状窦，随后依次为右冠状窦和左右冠状窦连结处，很少会选择非冠状动脉窦。

尽管特发性流出道 VT 病程为良性，但与特发性 VT 相似的恶性 VT 也可能源于流出道区域，包括致心律失常性 RV 发育不良/心肌病、儿茶酚胺敏感的多形 VT、Brugada 综合征和特发性多形 VT（PMVT）/VF。因此所有因流出道 VT 入院的患者都应接受器质性心脏病或猝死相关遗传性综合征评估。

束内维拉帕米敏感的折返性心动过速通常表现为发生于 15～40 岁人群的运动相关 VT，其中 60％～80％ 患者为男性。这类患者的 QRS 波图形为右束支传导阻滞（RBBB）形态，且中部心前导联出现 RS 波形。产生机制为左束支的浦肯野纤维内部或周围部分发生折返，且无论是窦性心律还是 VT 发作时，浦肯野纤维激动经常先于激动起源点的心室局灶激动。束内 VT 消融的总体成功率＞95％，虽然患者可能出现左心导管插入相关并发症，但现有研究中并未报道严重并发症的发生。因此，对于药物（β受体阻滞药或钙离子通道拮抗药）无法控制持续症状或者希望一次性治愈而不愿意长期服药的患者，应考虑疗效显著而风险较小的导管消融疗法。

结构性心脏病患者的室性心动过速

持续性单形 VT 可以使多种心脏病复杂化，包括冠心病、非缺血性扩张型心肌病、肥厚型心肌病、RV 发育不良/心肌病和结节性心脏病。目前最常见、研究最透彻的 VT 解剖学基质是陈旧性 MI，该区域存活的梗死周边区存在缓慢且不连续的传导，能够建立稳定的折返环路。心律失常的起源位置可以通过低振幅的碎裂心内电图（折返所必需的慢传导的 EP 标志）识别（图 21-9）。其他类型的心脏病也表现出了类似的心内电图异常，但大多数电描记图异常通常位于瓣周区和心外膜。由于大多数 VT 的血流动力学并不稳定，且患者由于存在多个独立的折返环路，通常表现出多种 VT 形态，因此，除需要在 VT 发作过程中进行的激动标测和拖带标测以外，基质标测手段作为补充方法也得到了越来越多的应用（图 21-10）。

导管消融在陈旧性梗死 VT 患者中的疗效已经得到充分验证，2/3 可标测的瘢痕相关 VT 患者的心律失常控制由此得到改善，VT 触发的 ICD 治疗也大大减少，持续性 VT 患者的生存率也得到提高。

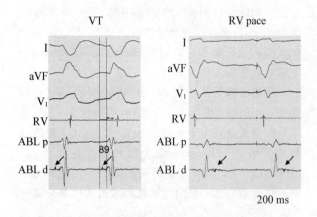

图 21-9　室性心动过速(VT)环路慢传导区域的电描记图 (EGM)

左图：VT 过程中记录。消融导管(ABL)位于左心室 VT 环路出口位置。注意体表 QRS 出现前 89ms 和 EGM 较大组分前的低压收缩前期偏转。右图：同一位置右心室(RV)起搏时记录。EGM 较大组分在低压偏转前，提示 RV 搏动时慢传导传至瘢痕内。RV. 右心室；ABL p. 近端消融导管；ABL d. 远端消融导管

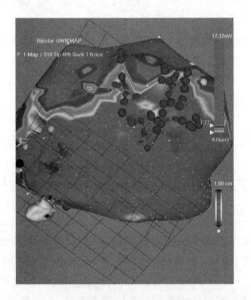

图 21-10　瘢痕相关室性心动过速的线性消融

红色为心肌瘢痕(低压)，紫色为正常心肌(正常电压)。左心室基质处可见两条射频消融线(红点)，从瘢痕深处延伸至正常心肌的边缘区

一项 2000 年开始的单中心研究纳入了 800 例 VT 患者，研究中 72%～96% 的患者临床 VT 得到消除，38%～72% 的患者所有可诱发 VT 得到消除，手术相关死亡率为 0.5%。另外 13 项平均随访至少 1 年

的研究中，55%～88% 的患者术后未发生任何类型的 VT。当代大型多中心研究数据对结合 Entrainment 和基质标测手段的消融后结局进行了报道。多中心 Thermocool 室性心动过速消融试验(multi-centre thermocool ventricular tachycardia ablation trial)报道了 231 例接受开放式灌注导管消融治疗患者的临床结局，纳入的受试者是心肌梗死后 VT 人群的典型代表：中位 LVEF 25% 和 3 个 VT，其中仅 1/3 为可标测 VT。靶点 VT 消融成功的患者占 81%，而所有 VT 均消融的约 50%。尽管 6 个月后 51% 的患者复发，但大多数患者的 VT 发作频率得到了有效降低。另一项纳入 63 例陈旧性 MI 患者的 Euro-VT 研究结果也与此相近。SMASH-VT 多中心随机对照试验对基质消融作为预防性策略的可行性进行了研究，该试验共招募了 128 例置入二级预防 ICD 的缺血性心肌病患者。平均随访 23 个月后，VT 或 VF 得到适当 ICD 治疗的人数比例在对照组中为 33%，而消融组仅为 12%，结果还显示消融组存活率略优于对照组，但两组间差异未达显著性。因此，是否需要对置入 ICD 的患者进行预防性 VT 消融仍需要更多的研究。

对于抗心律失常药物无法控制症状复发或药物不耐受及不愿服药且伴有陈旧性 MI 的持续性 VT 患者而言，建议进行导管消融。即便是在病情最危重的患者人群中，手术死亡率和发病率也在可接受范围之内。消融通常可以降低 VT 发作频率，虽然每次孤立的复发仍是一种风险。心力衰竭导致的死亡也是问题之一，不过这个问题主要与患者自身潜在心脏病的严重程度相关。许多专家认为，应考虑在 VT 多次复发和重复多疗程药物治疗之前就更早地考虑消融疗法。

患有非缺血性扩张型心肌病和 VT 的患者也可以从 RFA 中获益。非缺血性患者中约 80% 的 VT 源于瘢痕相关的折返环路，剩余 20% 源于局灶起源点的束支折返。参与束支折返 VT 环路的左右束支很容易通过对右束支消融进行治疗。

非缺血性心肌病患者 VT 导管消融的手段与瘢痕相关 VT 相似。对于 VT 可标测的患者，消融靶向折返环路的关键峡部(通过激动标测和拖带标测技术确定)。对于无法标测的 VT，根据 VT QRS 图形、边缘区起搏标测和局灶电描记图异常的指导进行线性消融。线性消融通常会连结边缘区与解剖屏障(如瓣膜环)。心内消融的成功率比 MI 后 VT 的低，可能原因在于心内膜深处和心外膜的折返环路，

不过结合心内和心外标测手段可改善患者临床结局。在一份纳入 22 例患者的报道中,若患者心内消融失败,则进行心外标测和消融。其中 12 例患者的心内膜发现瘢痕相关折返环路,另外 7 例患者心外膜发现瘢痕相关折返环路,这 7 例患者均在心内消融失败后接受了心外标测。所有患者中 16 例患者至少有一处 VT 得到成功消融,12 例患者所有 VT 得到消融。平均随访 1 年中,46% 的患者 VT 复发,1 例患者死于心力衰竭,2 例患者接受心脏移植。

尽管与 MI 后 VT 人群相比,这部分人群的 VT 消融更加困难,但通常消融治疗都能改善患者的心律失常控制,并拯救持续性 VT 患者的生命。因此,对于这部分患者,导管消融的适应证与前面讨论的陈旧性梗死患者相似。

陈旧性梗死 VT 的手术消融疗法目前大多已被导管消融取代。但对于有症状且经皮心内和心外消融难治的 VT 患者,仍应考虑手术消融。2010 年,我们对复发性有症状 VT 患者的手术消融治疗经验进行了报道,这些患者经药物、心内或心外消融治疗后均无显著改善。所有 8 例患者都患有非缺血性心肌病,潜在的基质大多包括心肌中层或冠状动脉血管近端的心外瘢痕。术前 EP 研究指导的手术冷冻消融显著降低了患者的 VT 负担,且未引发显著的术后并发症。

心室纤维性颤动和多形性室性心动过速

AF 消融的成功推动了心律失常触发假说在 VF 治疗中的应用。对经选择的 VF 和多病因 PM-VT(病因如 Brugada 综合征、长 QT 综合征、心肌梗死后 VT 和特发性 VF 等)患者诱发快速心律失常的触发室性期前收缩进行标测和消融后,VF 可以得到有效控制。这些期前收缩大多起源于浦肯野系统,也有少部分起源于 RV 流出道。不过这方面现有的病例和文献报道还十分有限,因此首选的疗法仍为 ICD 置入,对于心律失常失控且频繁接受 ICD 电击的患者才考虑消融治疗。

小　结

在多种心律失常综合征中,非药物疗法的发展已经超越了抗心律失常药物。导管消融在多种室上性心律失常中疗效优越,在大多数 VT 和 VF 患者中(尤其是结构性心脏病患者)也表现优异。未来我们还需要加深对心律失常基质的理解,并进一步改善现有技术。

第 22 章

置入式心脏复律除颤器(ICD)在心脏性猝死(SCD)一级和二级预防中的作用

Role of Implantable Cardioverter-Defibrillators in Primary and Secondary Prevention of Sudden Cardiac Death

Mark A. Wood and Kenneth A. Ellenbogen

修建成　陈海滨　译

心脏性猝死

过去 50 年里,尽管冠心病(CAD)的发病率有所下降,然而心脏性猝死(SCD)仍然是人类面对的主要健康问题之一。每年大概有 31 万人死于 SCD,占 CAD 死亡人数的 50%。心脏性猝死病例 80% 与基础 CAD 有关,10%~15% 与非缺血性心肌病有关,5% 与原发性心电疾病相关。SCD 的定义:由各种心脏原因引起的突然发生、不可预测的死亡,且死亡发生在症状出现后 1h 内。约 80% 患者发生在家里,且 40% 是未能察觉的。在北美,尽管有较先进的急救应急系统,但院外发生心搏骤停的患者出院时总存活率只有 8% 左右。

心搏骤停发生 4min 内评估心律失常,95% 是心室颤动(VF),而只有 5% 是心搏骤停。当出现心搏骤停到评估心律失常的时间增加到 12min,只有 71% 是 VF,而心搏骤停增加到 29%。因此,心肺复苏的成功与否取决于心搏骤停的时间。由于至今没有抗心律失常药物可以有效预防 SCD,而在心搏骤停 4min 内进行除颤可以最大程度提高生存率,所以置入式心脏复律除颤器(ICD)治疗可以有效预防 SCD。然而,ICD 价格昂贵,给许多患者带来远期的影响。识别哪些患者能最大获益,哪些患者无法获益仍然是当前一个重要的临床挑战。

尽管可以确定具有高猝死风险的患者,但是大部分 SCD 人群不在其中。50% 猝死患者是以 SCD 为首发临床表现的心脏疾病患者。因此,尽管先前确诊 CAD、心力衰竭或左心室功能不全的患者具有较高的猝死风险,但是这部分患者只占死于心搏骤停者的一小部分(图 22-1)。

置入式心脏复律除颤器(ICD)系统与技术

目前 ICD 发生器平均体积仅 $35cm^3$,普通起搏器体积大约 $10cm^3$。ICD 导线可以经静脉、心外膜或经皮置入(图 22-2)。当感知心率高于程控设置的心动周期数和持续时间阈值时,ICD 开始识别心律失常。通过对心动过速心率变异、电图波形及心房/心室电图关系来区分室上性心动过速(SVT)和室性心动过速(VT)。抗心律失常治疗包括高压电击或抗心动过速起搏,目前所有 ICD 均具备抗心动过缓起搏。需要高能量除颤的患者可能要在皮下适当位置置入线圈导线,而完全皮下 ICD 装置正在研发中。心外膜导线仅适用于经静脉再同步化治疗失败的患者。具有置入 ICD 暂时禁忌证或有短暂室性心律失常风险时,佩戴式除颤背心可工作数周或数月(图 22-2)。置入 ICD 具有很好的费效比,因为每挽救一个寿命年花费 4 万~6 万美元。

ICD 对猝死的二级预防

ICD 减少心搏骤停的幸存者病死率的证据来源于 3 个随机对照试验(表 22-1)。抗心律失常药物与 ICD 对比试验(AVID)显示 ICD 在降低病死率方面显著获益,然而汉堡心搏骤停研究(CASH)和加拿大置入式除颤器研究(CIDS)结果显示在降低病死率方面没有明显差异。后 2 个试验在探讨病死率获益方面明显效能不足,然而把这 3 个试验进行荟萃分析时,后 2 个试验贡献更多的死亡人数。一部分原因可能是 CASH 和 CIDS 试验的随访期长于 AV-

Role of Implantable Cardioverter-Defibrillators in
Primary and Secondary Prevention of Sudden Cardiac Death │ 第 22 章　置入式心脏复律除颤器(ICD)在心脏性
猝死(SCD)一级和二级预防中的作用

399

ID 试验。荟萃分析结果表明 ICD 组与胺碘酮治疗组相比,可降低总病死率的 25%(HR:0.75,95% CI:0.64~0.87),获益主要是由于 ICD 可使猝死的相对危险度降低 50%(HR:0.50,95% CI:0.34~0.62)。全因死亡率绝对减少 7%(95% CI:0.5%~10%)。ICD 预防 1 例死亡需要治疗 15 例患者。

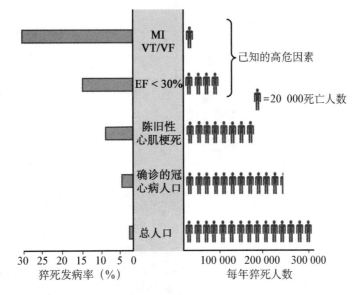

图 22-1　根据风险因素预测美国猝死发病率

人群百分比(左),绝对数(右);先前持续性室性心动过速(VT)或者心室颤动(VF)及左心室射血分数(EF)<30% 的人群具有统计学意义上的最高 SCD 风险(左);尽管统计学上风险低,但是由于绝对数量大,冠心病(CAD)或普通人仍占猝死事件的大部分

表 22-1　ICD 二级预防临床试验

试验	入组患者数(N)	随访时间	入组患者人群	试验设计	主要终点	对照组病死率	ICD 组病死率[*]	ICD 组的 RR 值	NNT[*]
AVID	1013	18 个月	VF 的幸存者,持续性 VF 伴有晕厥,持续性 VF 且 EF ≤40% 伴血流动力学障碍	随机分为 ICD 组与胺碘酮治疗组	全因病死率	24%	15.8%	0.73 ($P<0.02$)	4.6
CIDS	659	3 年	VF 幸存者,VT,晕厥史	随机分为胺碘酮治疗组与 ICD 组	全因病死率	21%	14.7%	0.70 ($P=0.142$)	11
CASH	228	57 个月	继发于室性心动过速或心室颤动的心搏骤停幸存者	随机分为 ICD 组、胺碘酮治疗组和美托乐尔治疗组	全因病死率	44%	36%	0.61 ($P=0.2$)	5.6

AVID. Antiarrhythmic Drug Versus Defibrillator(抗心律失常药物与 ICD 对比试验);CASH. Cardiac Arrest Survival in Hamburg(汉堡心搏骤停研究);CIDS. Canadian Implantable Defibrillator Study(加拿大置入式除颤器研究);EF. 射血分数;ICD. 置入式心脏复律除颤器;NNT. 预防一人死亡需要治疗的人数;RR. 相对危险度;VF. 心室颤动;VT. 室性心动过速

[*] At 2 年

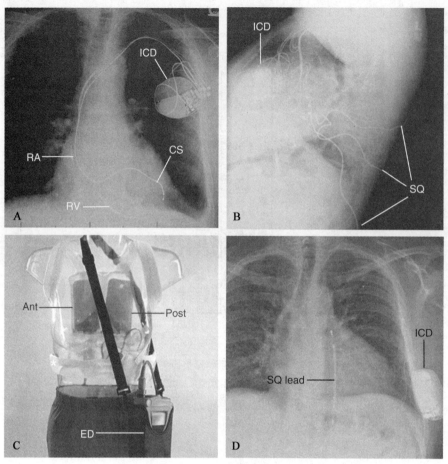

图 22-2　ICD 装置系统

A. 经静脉 CRT-D 系统前后位 X 线片,右心房电极(RA),右心室电极(RV),冠状窦电极(CS);B. 带有皮下电极的 ICD 系统侧位 X 线片;C. 可穿带的除颤背心,显示前(Ant)和后(Post)放电电极贴片连接带网眼背心,ED. 外部除颤单元;D. 完整的经皮 ICD 系统前后位 X 线片,显示前置在胸骨旁的皮下除颤电极(SQ)

ICD 对心脏性猝死的一级预防

临床试验

基于 ICD 治疗可以对 SCD 进行有效的二级预防,目前已有大量临床试验评估了 ICD 对具有致死性室性心动过速高风险而尚无心搏骤停患者的一级预防疗效(表 22-2)。这些试验共同的主要纳入标准是左心室射血分数(LVEF)减低,因为流行病学研究证实其是总病死率和 SCD 的强有力的预测因素。ICD 治疗的试验最初将心肌梗死相关心肌病的患者作为研究对象,因为这部分患者是 SCD 的高危人群。这些试验的患者主要是 LVEF 减少,并且在心肌梗死(MI)后接受了 ICD 治疗。结果 3 个试验都显示预防性置入 ICD 可以降低总病死率(HR:0.46～0.73)。缺血性心肌病患者心梗后接受 ICD 治疗(≥40d)进行一级预防获益获得最强证据。LVEF 减少的患者

心肌梗死后早期(＜40d)行 ICD 治疗[包括:急性心肌梗死除颤试验(DINAMIT)和卒中后胰岛素抵抗干预试验(IRIS)]或 LVEF 减少的患者行外科血运重建后接受 ICD 治疗[冠状动脉旁路移植术(CABG)],与对照组相比没有明显获益。在这些试验中,ICD 降低的猝死发生率被 ICD 治疗组更高的非猝死病死率抵消了。两个样本量小的试验[心肌病试验(CAT)和胺碘酮与 ICD 对比试验(AMIO-VIRT)]显示 LVEF 减少的非缺血性心肌病患者行预防性 ICD 治疗并不能获益。在非缺血性心肌病患者进行更大样本量的临床试验[非缺血性心肌病治疗评估除颤疗效试验(DEFINITE)]显示 ICD 有改善总病死率的趋势(RR:0.65;95% CI:0.40～1.06;$P=0.08$)。心力衰竭 SCD 试验(SCD-HeFT),这是目前最大规模的 ICD 一级预防临床研究,总共纳入缺血性和非缺血性心肌病患者 2521 例,结果显示无

论是混合全人群分析还是缺血性与非缺血性亚组分析（图 22-3），ICD 治疗均显著获益。尽管目前尚没有单独的 ICD 一级预防试验显示可以显著减少非缺血性心肌病患者总病死率（作为主要终点事件），但是基于这些多个研究结果，我们有理由认为对非缺血性心肌病患者行 ICD 治疗是可以获益的。

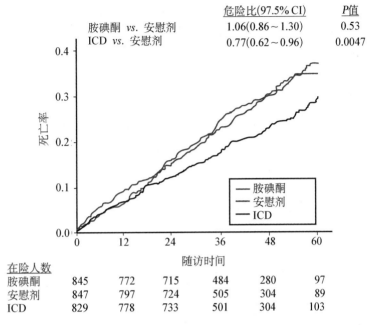

	危险比(97.5% CI)	P值
胺碘酮 *vs.* 安慰剂	1.06(0.86～1.30)	0.53
ICD *vs.* 安慰剂	0.77(0.62～0.96)	0.0047

在险人数

胺碘酮	845	772	715	484	280	97
安慰剂	847	797	724	505	304	89
ICD	829	778	733	501	304	103

图 22-3　SCD-HeFT 试验中对猝死的一级预防：胺碘酮、安慰剂或 ICD 治疗心力衰竭患者的总生存曲线

表 22-2　ICD 一级预防临床试验

试验	入组患者数（N）	随访时间	入组患者人群	试验设计	主要终点	ICD 组的 RR 值（95% CI）	NNT
MADIT	1232	20 个月	心肌梗死后 NY-HA 心功能分级 Ⅰ～Ⅲ 级且 LVEF≤30%	随机分为 ICD 治疗组与非 ICD 治疗组	全因病死率	0.69(0.51～0.93)，$P = 0.016$；0.74（随访延长到 7.6 年）	8（第 20 个月）
AMIOVIRT	103	2 年	非缺血性心肌病合并非持续性室性心动过速	随机分为胺碘酮治疗组与 ICD 组	总病死率	由于治疗无效，被迫终止试验	
CAT	104	5.5 年	扩张型心肌病合并 LVEF≤30%	随机分为 ICD 治疗组与非 ICD 治疗组	全因病死率	两组没有差异	
DEFINITE	458	29 个月	非缺血性心肌病，LVEF＜36%，心力衰竭病史且＞10 PVCs/h 或非持续性室性心动过速	随机分为 ICD 治疗组与非 ICD 治疗组	全因病死率	0.65 (0.40～1.06)，$P=0.08$	24

续表

试验	入组患者数（N）	随访时间	入组患者人群	试验设计	主要终点	ICD 组的 RR 值（95% CI）	NNT
SCD-HeFT	2521	45.5 个月	NYHA 心功能分级 Ⅱ～Ⅲ级且 LVEF≤35% 缺血性或非缺血性心肌病	随机分为 ICD 组、胺碘酮治疗组和安慰剂治疗组	全因病死率	0.77（0.62～0.96），$P=0.007$；绝对病死率减少 7.2%	14
DINAMIT	674	30 个月	心肌梗死后 6～40d 且 EF≤35%，心率变异性受损或静息心率高	心肌梗死 40d 内随机分为 ICD 治疗组与非 ICD 治疗组	全因病死率	1.08（0.76～1.55），$P=0.66$	
IRIS	898	37 个月	心肌梗死后 5～31d 且 EF≤40%，非持续性室性心动过速，或者心室率＞90 次/分	心肌梗死 31d 内随机分为 ICD 组与非 ICD 治疗组	全因病死率	1.04（0.81～1.35），$P=0.78$	
MADIT	196	27 个月	NYHA 心功能分级 Ⅰ～Ⅱ级，心肌梗死病史，LVEF≤35%，非持续性室性心动过速及可诱发的普鲁卡因治疗无效的室性心动过速	随机分为 ICD 组与最优药物治疗组（74% 为胺碘酮）	全因病死率	0.46（0.26～0.82），$P=0.009$	2
MUSTT	704	39 个月	心肌梗死病史，LVEF≤40% 且可诱发持续性室性心动过速	随机分为药物治疗组与基于 EPS 指导的治疗组（58% 行 ICD 治疗）	心搏骤停或心律失常性死亡	0.73（0.53～0.99），$P<0.004$	2.5
CABG-Patch	900	2.7 年	进行 CABG 手术，LVEF≤35% 且异常 SAECG 患者	随机分为心外膜 ICD 组与非 ICD 治疗组	全因病死率	1.07（0.81～1.42），$P=0.64$	

AMIOVIRT. 胺碘酮与 ICD 对比试验；CABG. 冠状动脉旁路移植术；CAT. 心肌病试验；CI. 可信区间；DEFI-NITE. 非缺血性心肌病 ICD 治疗试验；DINAMIT. 急性心肌梗死 ICD 试验；EPS. 电生理检查；ICD. 置入式心脏复律除颤器；IRIS,卒中后胰岛素抵抗试验；LVEF. 左心室射血分数；MADIT. 多中心自动除颤器置入试验；MUSTT. 多中心非持续性室性心动过速试验；NNT. 预防死亡需要治疗人数；NYHA. 纽约心脏协会；PVC. 室性期前收缩；RR. 相对危险度；SAECG. 信号叠加心电图；SCD-HeFT. 心力衰竭 SCD 试验

心脏性猝死风险分层

ICD 治疗花费大,且对患者有长期影响,理想的入选标准应该能识别出高危恶性心律失常同时排除不可能从 ICD 治疗获益的人群(SCD 低危患者或非心律失常致死性患者)。目前所有变量对 SCD 的阳性预测值均有限。除了射血分数减少之外,对是否置入 ICD 其他危险因素并非是必须的。以下是一些较为大家关注的危险分层因素(表 22-3)。

表 22-3　心脏性猝死危险分层

变量	主要测量指标	PPV	NPV	注解	主要参考文献
LVEF	LVEF<30%～40%	10%	75%	心肌梗死后室性心动过速	13,14,15
电生理检查 (EPS)	持续可诱发 MMVT>15～30s 或需要 DCC 或需要额外 1 或 2 刺激的持续性 PMVT	11%	95%	CAD 患者,预计非缺血性心肌病患者 1 年内可随访行 EPS 检查	13
非持续室性心动过速	10 PVCs/h	19%	94%	心肌梗死后室性心动过速	13
信号叠加心电图 (SAECG)	滤波后 QRS>120 ms;RMS40<20μV or LAS40>38 ms	17%	96%	心肌梗死后患者	27
T 波电交替	心率<110 时,$V_{alt} \geq 1.9\mu$V 持续 1min 以上	9%	95%	CAD 患者行 ICD 治疗	30
压力反射敏感性 (BRS)	<3ms/mmHg	21%	95%	心肌梗死后	31
心率变异性 (HRV)		22%	91%		
心室瘢痕负荷	存在心肌晚期强化	HR=5.2		非缺血性心肌病	32

CAD. 冠心病;DCC. 直流电复律;ECG. 心电图;EPS. 电生理学研究;ICD. 置入式心脏复律除颤器;LAS. 低振幅信号持续;LVEF. 左心室射血分数;MMVT. 单形室速;NPV. 阴性预测值;PMVT. 多形室速;PPV. 阳性预测值;PVCs. 室性期前收缩;RMS40. 经过滤波的综合导联叠加心电图上的 QRS 波最后 40ms 内的振幅大小;V_{alt}. 电交替振幅

射血分数

当射血分数(EF)<40%时,SCD 和总死亡风险显著增加。当 EF 进一步降低时,非心脏性猝死相关危险性超过 SCD。因此 EF 值对总死亡有很高度预测价值,但是对于 SCD,其预测敏感性较低(临床试验报道在 22%～72%)。此外,当合并 SCD 其他的危险因素时,EF 为 30%～40%患者的 SCD 风险可能高于那些 EF 值更低但是不合并其他 SCD 危险因素的患者。2/3 的 SCD 存活者 EF 正常或接近正常的,目前尚没有更确定的筛选策略来识别哪些患者需要预防性 ICD 治疗。

电生理检查

心肌梗死后行电生理检查,诱发出持续性室性心律失常的患者 SCD 风险增加具有 2～15 倍。在许多研究中,无诱发持续性室性心律失常的患者,其 SCD 的绝对风险仍然非常高。电生理检查对非缺血

性心肌病患者的敏感性和特异性都是相当低的。

非持续性室性心律失常

在 EF 低下的患者非持续性室性心律失常是很常见的,因此对预测 ICD 治疗获益的特异性也不高。而且研究显示非持续性室性心动过速的持续时间并不影响临床预后。

信号叠加心电图

信号叠加心电图的阳性预测价值有限。急性心肌梗死后,异常试验结果可能随时间变化发生逆转。信号叠加心电图的结果也可能由于心肌梗死部位的不同、梗死相关血管是否再通以及患者是否存在非缺血性心肌病而不同。

T 波电交替(TWA)

许多研究发现 TWA 对心律失常事件的阴性预测值高,但阳性预测值低。经此方法检测后 1/3 的患者的结论为不确定。目前一些研究指出微伏级 T

波电交替（MTWA）在 ICD 危险分层里并无作用。

自主神经功能

目前已有许多方法可以测量心率变异性，心率变异性可能在预测非心律失常性死亡方面优于预测心律失常性死亡。压力反射敏感性对心肌梗死后患者室性心动过速风险的阳性预测值较低。

左心室瘢痕负荷

扩张型心肌病患者行 MRI 检查提示晚期心肌增强与否以及增强程度与 SCD 风险和室性心律失常相关。

基因检测

父母一方发生过 SCD 的人，SCD 的风险增加 80%，父母双方均发生过 SCD 的人，其发生 SCD 的风险是一般人的 9 倍。常见的钾、钠离子通道基因型变异与 SCD 相关。将来，基因检测可能用于猝死的危险分层。

许多因素（如可诱发的室性心动过速、心力衰竭、QRS 时限以及 LVEF）可以预测 SCD 或者揭示其相互之间的作用。例如，与 LVEF 低于 30% 但是窄 QRS、没有心力衰竭的患者相比，LVEF 为 35% 但是合并心力衰竭、左束支阻滞（LBBB）的患者 SCD 风险可能更高。然而，除了 LVEF 之外，尚没有单一测量指标可以作为 ICD 一级预防置入的筛选标准。某些指标可以预测总病死率，但并不能预测心律失常性病死率，因此并没有在临床实践中应用。这些指标可能有较高的阴性预测值。理论上，这些指标的组合可能排除 SCD 非常低危的患者，从而减少 50% 以上的 ICD 置入。例如，在 T 波电交替提高 SCD 预防效率（ABSD）研究中无 T 波电交替且电生理检查阴性，其 1 年心律失常事件发生率只有 2.3%。基于共同的临床因素预测心力衰竭患者死亡的模型已经研发出来。那些评分最低的 SCD 发生率是每 100 人每年 3.8，而评分最高的 SCD 发生率是每 100 人每年 24.9。界定一个可接受的排除 ICD 置入的风险下限仍然是科学与伦理的争论。

合并因素与 ICD 获益

目前重大的临床试验常常除外严重合并症的患者。除了预期寿命 <1 年外，目前 ICD 指南也并没有详细说明合并哪些因素是 ICD 的禁忌证。因此，在这方面，基于人群的 ICD 队列研究可能有别于对照研究，高达 80% 合并缺血性心脏病，60% 为 NYHA 心功能分级 Ⅲ 或 Ⅳ 级，8% 合并卒中，3% 合并肿瘤。影响 ICD 获益因素研究最多的是年龄、肾疾病及心力衰竭。

年龄

尽管目前 30% 置入 ICD 的人群年龄在 70－90 岁，12%>80 岁，但并不认为年龄大小是 ICD 的禁忌证。随着年龄的增长，SCD 和总病死率的年度风险都增加，但总病死率增加更多。虽然 80－90 岁的患者置入 ICD 的中位生存时间是 3.6 年（95% CI：2.3～4.9），但这无论在临床或是成本-效益方面似乎是可接受的。然而，LVEF 低于 20% 或伴有严重肾疾病的老年患者较少能从 ICD 治疗获益。与所有患者一样，高龄患者 ICD 的推荐应该强调个体化。

肾疾病

肾功能不全是 ICD 人群死亡的强有力预测因子。回顾性研究显示肾功能恶化可以降低 ICD 获益。多中心自动除颤器置入试验 Ⅱ（MADIT-Ⅱ）显示，与药物治疗相比，肾小球滤过率（eGFR）<35ml/(min·1.74 m²) 的患者并不能从 ICD 获益。尽管透析患者（血液透析和腹膜透析）年病死率达到 21%，猝死率达到 26%，但这些人群置入 ICD 的一级预防获益似乎显著小于没有合并严重肾疾病的患者。由于缺乏相应的随机对照试验去评估，所有目前尚不清楚透析患者置入 ICD 是否获益。在严格选择的透析患者，二级预防置入 ICD 可能减少 42% 的总病死率。近期对超过 3000 名合并肾疾病患者心律失常死亡与非心律失常死亡的分析结果显示，合并严重疾病的患者置入 ICD 的获益有限，因为非心律失常死亡占大多数。

心力衰竭

在入选临床试验 NYNA 心功能分级为 Ⅱ～Ⅲ 级的患者中，LVEF 更低的患者，其 ICD 一级预防的获益最大。目前尚没有确定 LVEF 低于某个阈值时，置入 ICD 是无用的。但是心功能分级 Ⅳ 级是 ICD[除外心脏再同步化治疗（CRT）]的禁忌证，除非是等待心脏移植（"过渡"到心脏移植）。

多个合并因素的影响

已有试验评估合并哪些因素的患者置入 ICD 后早期死亡风险最大。预测 ICD 一级预防患者的死亡风险因素包括年龄 >70 岁、心力衰竭 Ⅱ 级或 Ⅱ 级以上、心房颤动、QRS 时限 >0.12s、血尿素氮（BUN）>26mg/dl。相比药物治疗，没有合并危险因素的患者或总死亡风险高的患者（血肌酐 ≥2.5mg/dl）不能从 ICD 一级预防中获益（图 22-4）。这些数据表明某些患者病情太轻或者太重，从而无法从置入 ICD 中获益。然而，目前这些发现尚没有写入指南。对合并某些极端因素风险的患者，置入 ICD 的推荐必须强调个体化。

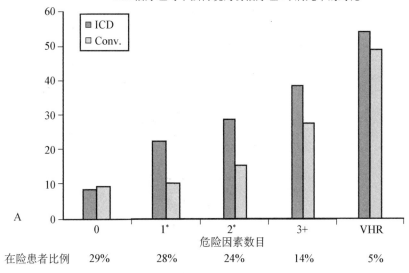

ICD治疗组与单独传统药物治疗组2年病死率的对比

A

在险患者比例　29%　　28%　　24%　　14%　　5%

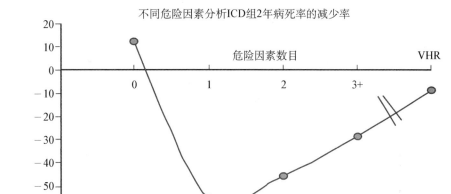

不同危险因素分析ICD组2年病死率的减少率

B

图 22-4　A. MADIT Ⅱ试验中 ICD 治疗组(ICD)与单独传统药物治疗组(Conv.)2 年病死
率对比评估的 5 个临床相关因素:NYHA 心功能分级＞Ⅱ级,年龄＞70 岁,血肌
酐水平＞26mg/dl,QRS 时限＞120ms 和心房颤动, [*] P＜0.05 ICD 对比传统药
物治疗;B. 对危险因素分析显示 ICD 组降低相应的 2 年病死率,必须注意危险
因素过多时,ICD 治疗并不会影响病死率,这表明病情太重或者太轻的患者无
法从 ICD 治疗中获益。VHR. 非常高危

心脏再同步化治疗 ICD (CRT-ICD)

心脏再同步化治疗(CRT)除颤器的适应证包括
以下所有适应证:LVEF≤35%,充分药物治疗后充
血性心力衰竭 NYNA 心功能分级Ⅲ～Ⅳ级的患者
及 QRS 时限≥120ms。左束支阻滞、非缺血性心肌
病、QRS 时限≥150ms 的患者效果更好。CRT 可以
改善 70% QRS 时限延长(＞120ms)患者的心力衰竭
症状。心力衰竭患者药物、双心室起搏和双心室起
搏加除颤器治疗(CRT-D)对比研究(COMPAN-
ION)显示 CRT-D 可以在最优药物治疗基础上再降
低 36% 的全因病死率(表 22-4,图 22-5)。此试验中

Ⅳ级心功能不全的患者亚组分析显示,与单独 CRT
治疗或者药物治疗相比,CRT-D 可以减少猝死发
生,但并不能降低总病死率。心脏再同步联合除颤
器的多中心临床研究(MADIT-CRT)显示 ICD 基础
上联合 CRT 可以降低死亡或心力衰竭住院的混合
终点事件,但在单独病死率方面并不能显示获益。
非卧床心衰再同步化除颤治疗试验(RAFT)显示,
CRT-D 较标准 ICD 治疗可以改善生存和住院治疗
率。MADIT-CRT 研究显示,对于合并左束支阻滞,
QRS 时限＞130ms 且 LVEF＜20% 的心功能Ⅰ或Ⅱ
级患者,CRT-D 可以改善他们的预后。

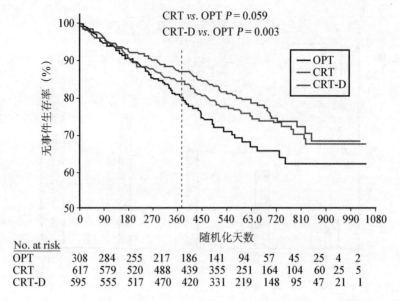

图 22-5　COMPANION 试验中用 CRT-D、CRT 和单独最优药物治疗(OPT)对猝死一级预防的心力衰竭患者总生存曲线;随访 12 个月时的终点事件(虚线)

表 22-4　选择性心脏再同步化治疗(CRT)联合 ICD 试验

试验	入组患者数（N）	随访时间	试验设计	主要终点	结果
COMPANION	1520	12 个月	NYHA 心功能分级 Ⅲ ～ Ⅳ 级 CHF,QRS＞120 ms,EF＜35%	全因病死率或者心力衰竭住院	
			CRT-ICD 组 vs. 单独药物治疗组		RR:0.80;95% CI:0.68 ～ 0.95;P=0.010
			CRT 起搏器 vs. 药物治疗		RR:0.81;95% CI:0.69 ～ 0.96;P=0.14
			次要终点总病死率 CRT-ICD 组 vs. 药物治疗组		RR:0.64;95% CI:0.48 ～ 0.86;P=0.003
			CRT 起搏器组 vs. 药物治疗组		RR:0.76;95% CI:0.58 ～ 1.01;P=0.59;NNT=5
MADIT-CRT	1820	30 个月	NYHA 心功能分级 Ⅰ ～ Ⅱ 级且 QRS≥130ms,ICD 组 vs.CRT-ICD 组	全因病死率或者心力衰竭事件	CRT-ICD,RR:0.34;95% CI:0.52～0.84;P=0.001 由于心力衰竭事件高被迫中止试验,在单独死亡率方面 CRT 组与 CRT-D 组没有差异
RAFT	1798	40 个月	NYHA 心功能分级 Ⅱ ～ Ⅲ 级且 QRS≥120 ms,ICD 组 vs.CRT-ICD 组	全因病死率	CRT-ICD:RR:0.75;95% CI:0.64～0.87;P＜0.001

CHF. 充血性心力衰竭;CI. 可信区间;COMPANION. 心力衰竭患者药物、双心室起搏和双心室起搏加除颤器治疗对比研究;CRT. 心脏再同步化治疗;CRT-D. 心脏再同步化治疗除颤器;CRT-defibrillation;ICD. 置入式心脏复律除颤器;MADIT-CRT. 心脏再同步联合除颤器的多中心临床研究;NNT. 预防一人死亡需要治疗人数;NYHA. 纽约心脏协会;RAFT. 非卧床心力衰竭再同步化除颤治疗试验;RR. 相对危险度

心脏复律除颤器置入指南

2008 年 ACC/AHA/ESC ICD 指南详细列在框 22-1 和总结在图 22-6。

Ⅰ 类 适 应 证

ICD 二级预防的 Ⅰ 类适应证是 SCD,血流动力学不稳定的室性心律失常或伴左心功能不全原因不明的晕厥患者,以及非可逆因素导致的可诱发室性心律失常患者。

ICD 对缺血性心肌病一级预防的 Ⅰ 类适应证是心肌梗死后 40d LVEF≤35%,且 NYNA 心功能分级 Ⅱ 或 Ⅲ 级的患者,或心肌梗死后 40d LVEF≤30%,且 NYNA 心功能分级 Ⅰ 级的患者。此外,可诱发的持续性室性心律失常的非持续性自发性室性心动过速患者,如果 LVEF≤40%,有心肌梗死病史者也是 ICD 的 Ⅰ 类适应证。

ICD 对非缺血性心肌病的 Ⅰ 类适应证是 LVEF≤35%,且 NYNA 心功能分级 Ⅱ 或 Ⅲ 级的患者。若这些患者心功能 Ⅰ 级则为 Ⅱb 类适应证。需要补充的是所有非缺血性患者需经过 3～9 个月的药物治疗,射血分数仍持续低下者才适合置入 ICD。

框 22-1　ACC/AHA/ESC/HRS 2008 置入复律除颤器的适应证

Ⅰ 类适应证

1. 心室颤动或血流动力学不稳定的持续室性心动过速引起心搏骤停的存活者,经过仔细评估明确原因且完全排除可逆因素后(证据等级:A)
2. 合并自发持续室性心动过速的器质性心脏病患者,无论血流动力学是否稳定(证据等级:B)
3. 不明原因的晕厥患者,伴电生理检查诱发的血流动力学不稳定的持续室性心动过速或心室颤动(证据等级:B)
4. 心肌梗死所致 LVEF<35%,且心肌梗死 40d 以上,NYHA Ⅱ级或Ⅲ级的患者(证据等级:A)
5. LVEF≤35%,NYHA Ⅱ级或Ⅲ级的非缺血性扩张型心肌病患者(证据等级:B)
6. 心肌梗死所致 LVEF<30%,且心肌梗死 40d 以上,NYHA Ⅰ级的左心室功能障碍的患者(证据等级:A)
7. 心肌梗死所致非持续性心动过速,LVEF<40%且电生理检查诱发出心室颤动或持续室性心动过速(证据等级:B)

Ⅱa 类适应证

1. 不明原因晕厥患者,伴明显左心室功能障碍和非缺血性扩张型心肌病(证据等级:C)
2. 心室功能正常或接近正常的持续室性心动过速患者(证据等级:C)
3. 伴随≥1 个 SCD 主要危险因素的肥厚型心肌病患者(证据等级:C)
4. 伴随≥1 个 SCD 主要危险因素的 ARVD/C 患者(证据等级:C)
5. 服用 β 受体阻滞药期间有晕厥和(或)室性心动过速病史的长 QT 综合征患者(证据等级:B)
6. 等待心脏移植的非住院患者(证据等级:C)
7. 有晕厥史的 Brugada 综合征患者(证据等级:C)
8. 没有引起心搏骤停,但明确记录到室性心动过速的 Brugada 综合征患者(证据等级:C)
9. 服用 β 受体阻滞药期间有晕厥和(或)记录到持续室性心动过速的儿茶酚胺敏感性多型室性心动过速患者(证据等级:C)
10. 心脏肉瘤病、巨细胞心肌炎或 Chagas 病(证据等级:C)

Ⅱb 类适应证

1. LVEF≤35%且 NYHA Ⅰ级的非缺血性心脏病患者(证据等级:C)
2. 有 SCD 危险因素的长 QT 综合征患者(证据等级:B)
3. 合并严重器质性心脏病的晕厥患者,全面的有创和无创检查均不能明确病因的(证据等级:C)
4. 有猝死史的家族性心肌病患者(证据等级:C)
5. 左心室致密不全患者(证据等级:C)

Ⅲ 类适应证

1. 满足以上 Ⅰ、Ⅱa 和Ⅱb 类指征,但患者不能以较好的功能状态生存 1 年以上时(证据等级:C)
2. 无休止室性心动过速或心室颤动患者
3. 存在明显的精神疾病,可能由于 ICD 置入而加重,或不能进行系统的随访者(证据等级:C)
4. NYHA Ⅳ级,不适合心脏移植或心脏再同步化治疗(CRT)的顽固性充血性心力衰竭患者(证据等级:C)
5. 不合并器质性心脏病的不明原因晕厥患者,且无诱发的室性心动过速(证据等级:C)
6. 手术或导管消融(如合并 W-P-W 综合征的房性心律失常、RVOT 或 LVOT、特发性室性心动过速,或无器质性心脏病的分支室性心动过速)可治愈的心室颤动或室性心动过速患者(证据等级:C)
7. 无器质性心脏病患者,由完全可逆因素(如电解质紊乱、药物或创伤)引起的室性心动过速(证据等级:C)

Ⅱ类适应证

具有 SCD 危险因素的非缺血性心肌病，以及原因不明的晕厥、原发性心电疾病、家族性心脏病或心脏结节病，考虑置入 ICD 是合理的（Ⅱ类适应证）。

Ⅲ类适应证

不推荐对预期生存小于 1 年的患者置入 ICD，尽管其中部分患者具备Ⅰ类或Ⅱ类适应证。NYNA 心功能分级Ⅳ级或依赖强心药治疗的心力衰竭患者置入 ICD 并不能获益，除非做为心脏移植的过渡治疗或联合 CRT 治疗。

特定人群

冠状动脉旁路移植术/血运重建术后

ICD 预防性治疗冠状动脉旁路移植术后室性心律失常高危患者试验（CABG-Patch 试验）显示 ICD 对冠状动脉旁路移植术后 LVEF＜35%、信号叠加心电图异常的室性心律失常高危患者的一级预防并没有获益。指南建议接受 PCI 或外科血运重建后的患者的 ICD 一级预防性治疗时机为术后 3 个月。

心肌梗死后

急性心肌梗死 40d 内预防性 ICD 治疗可以降低

猝死发生率，但较高的非猝死发生率使总获益降低。ICD 治疗的疗效似乎与急性心肌梗死呈时间依赖性。例如，在 MADIT Ⅱ试验中，心肌梗死后入组的平均时间大概在 6.5 年。ICD 试验的亚组分析结果与室性心动过速风险随着时间推移而增加相一致，这可能是由于心室重构所导致。

长 QT 综合征

指南推荐在 β 受体阻滞药治疗期间发生晕厥或室性心律失常的患者行 ICD 治疗。猝死风险高的患者可能会行 ICD 预防性治疗，但在有经验的中心，大部分长 QT 综合征的患者可能不会预防性行 ICD 治疗。所有诊断为长 QT 综合征的患者常规置入 ICD 其实是一种过度治疗。

肥厚型心肌病

肥厚型心肌病猝死的危险因素包括晕厥、室壁厚度＞3cm、非持续室性心动过速、运动后血压反常及 SCD 家族史。尽管缺乏随机试验的证据，但存在任何一个危险因素均可考虑行 ICD 治疗。此外，某些基因型似乎与高猝死风险相关，但是由于基因表达存在巨大的变异性，尚无法证明基因检测在筛选 ICD 治疗的患者方面有价值。

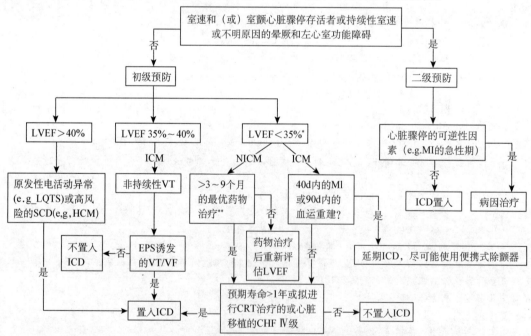

图 22-6　ICD 治疗适应证的流程图

CHF. 充血性心力衰竭；CRT. 心脏再同步化治疗；EPS. 电生理检查；HCM. 肥厚型心肌病；ICM. 缺血性心肌病；LQTS. 长 QT 综合征；LV. 左心室；LVEF. 左室射血分数；MI. 心肌梗死；NICM. 非缺血性心肌病；Rx. 治疗；SCD. 心脏性猝死；VF. 心室颤动；VT. 室性心动过速；* LVEF＜35% NYNA 心功能分级Ⅱ或Ⅲ级，或者 LVEF＜30% NYNA 心功能分级Ⅰ级；** 新诊断非缺血性心肌病后行 3～9 个月药物治疗无论是否接受外科或者介入手术，在美国没有指南依据但是可以要求保险报销

致心律失常性右心室发育不良

ICD 治疗右室发育不良持续室性心动过速是 ACCF/AHA/HRS 指南的 I 类适应证,而预防性治疗则为 II 类适应证。由于目前尚没有在此类人群中进行的随机对照试验,所以指南的推荐是基于观察性研究的结果。一直有报道右心室发育不良人群中 ICD 电击的发生率较高。对于程控电刺激反应已经不再被认为是危险因素,相反有晕厥或病变累及左心室的患者应该考虑行 ICD 预防性治疗。

Brugada 综合征

ICD 预防性治疗 Brugada 综合征的适应证仍有争议。此时,自发出现 1 型 Brugada 综合征心电图表现,或可诱发出 Brugada 综合征 1 型心电图表现同时有晕厥病史的患者,值得考虑行 ICD 置入。

心脏复律除颤器治疗(CRT-D)

CRT-D 的适应证是:LVEF≤35%,优化药物治疗基础上 NYHA 心功能分级 III 或 IV 级,QRS 时限≥120ms。CRT-D 同样适用于非缺血性心肌病 NYHA 分级心功能 I 或 II 级,LVEF<30%,QRS 呈 LBBB 形且 QRS 时限>150ms 的患者。

临床争议

随访

指南推荐 ICD 治疗后每 3~6 个月进行随访。随访期间,检测 ICD 起搏功能、感知阈值,评估电极是否完好,测试电池电量,以及回顾心律失常发生和治疗(抗心动过速起搏和除颤)的相关信息,从而我们可以检测到促发心律失常治疗的事件特征。当患者听到或感到 ICD 装置发出的警报后,应该立即接受检测。

ICD 远程监测技术是最近发展起来的。该技术可以将患者置入的起搏器信息定期或自动传输给监控医生。因此我们可以连续地监测 ICD,例如,ICD 不适当放电前起搏阻抗增加预示着电极出现故障。TRUST(lumos-T safely reduces routine office device follow-up)试验中,远程随访组对于心律失常事件中位评价时间延迟少于 2d,而传统随访组心律失常事件中位评价时间延迟 36d。远程随访组超过 85% 进行 6 个月和 12 个月的远程随访,降低总院内随访量 45% 而不影响致残率。目前,ICD 尚不能进行远程程控。

ICD 电击

ICD 一级预防的患者电击年度发生率为 5%,重度心力衰竭或二级预防治疗的患者中为 20%~60%。发生孤立单一的电击,应该在 1 周内进行 ICD 装置的检测(图 22-7)。24h 内发生 2 次或以上的电击应该立即评估,包括药物变更、心力衰竭症状、电击前的活动及体格检查。同时应该检测患者血电解质、血药浓度,肾功能,评估患者心肌缺血,服用胺碘酮的患者应该每 4~6 个月检查甲状腺功能。检测 ICD 装置以确保能"正确电击"。此外,对室性心律失常也偶尔进行适当的 ICD 治疗是我们所期待的,但是最终可能需要变更药物治疗或行导管消融。对 ICD 重新程控,抗心动过速起搏治疗可以终止大部分的室性心律失常,而无须电击。ICD 电击管理指南最近已经发表,每个患者行 ICD 治疗后都应该认真查看各州相关驾驶限制条例。

ICD 置入患者中超过 20% 会发生不适当的电击。不适当电击多见于室上性心动过速(SVT),特别是心房颤动和窦性心动过速,以及感知过度或电极故障。当患者发生频繁的不适当电击,大部分 ICD 装置可用磁铁终止心动过速治疗,而不会影响起搏功能。

电风暴

电风暴是指 24h 内发生超过 2~3 次的伴血流动力学不稳定的室性心动过速和(或)心室颤动,需要 ICD 紧急治疗的临床症候群,有时置入患者体内的 ICD 会产生成百上千的电击。尽管许多病例中电风暴的确切病因尚不明确,但电风暴的病因包括心力衰竭、心肌缺血、代谢紊乱、药物性等。电风暴的治疗措施主要为心力衰竭患者使用 β 受体阻滞药,胺碘酮,以及纠正电解质紊乱和心力衰竭患者的管理。可能也需要气管插管和使用镇静药物,难治性患者可能需要行急诊导管消融治疗。电风暴的发生常常预示着病死率的增加。无论患者基于什么原因接受多重电击治疗,可能会产生焦虑和抑郁等创伤后综合征。

电磁干扰与围术期护理

外科电烙术会使置入 ICD 的患者产生不适当的电击治疗。因此,患者应该在外科手术前通过程控停止抗心动过速治疗功能,术后要再次充分评估 ICD 装置以及重新程控。紧急情况下,垂直 ICD 装置的皮肤表面放一块磁铁,会终止 ICD 抗心动过速治疗功能,而不会影响抗心动过缓起搏功能。对植入 ICD 的患者行外科手术治疗的评估细节可参考 HRS 和美国麻醉协会联合指南。磁铁干扰后,ICD 装置应该要重新检测。尽管已有报道 MRI 的特定脉冲序列对置入ICD的患者是安全的,但通常还是

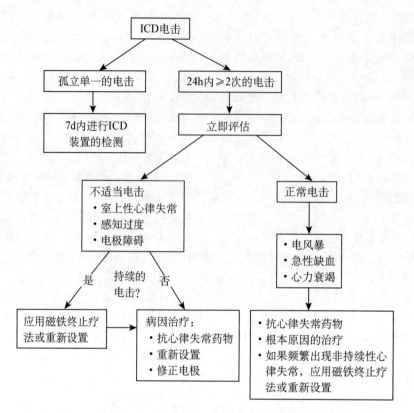

图 22-7   ICD 患者电击治疗的管理策略

认为 ICD 患者行 MRI 检查是禁忌的。MRI 检查前一般需要对置入 ICD 的患者进行准备,检查过程中要密切监控,检查后要重新检测 ICD 装置。放疗可能会损坏未防护的 ICD 装置,后期可能会导致 ICD 故障。核放射性核素研究、X 线片、透视、超声及 CT 检查并不会影响 ICD 的功能。

驾驶

置入 ICD 的患者禁止任何的商业驾驶。在大多数州,晕厥后置入 ICD 3~6 个月的患者私人驾驶也是被禁止的。

第 23 章
室性心动过速和心搏骤停的治疗

Treatment of Ventricular Tachycardia and Cardiac Arrest

Stephen Trzeciak, Andrea M. Russo, and Joseph E. Parrillo

陶 凌 译

心源性猝死(SCD)是美国和世界各地主要的公共卫生问题,美国每年大约有 30 万人发生心源性猝死,每年的发生率为 0.1%～0.2%,占心血管疾病死亡的 50% 以上。基于弗雷明汉心脏研究的数据,在过去的 50 年,SCD 的风险已经下降,这与冠心病病死率下降一致。在西雅图,SCD 的年发生率是下降的,如果将这个数据应用到全国,每年会有 184 000 人死于 SCD,这与以前的估计并不一致。但类似于美国心脏协会(AHA)统计委员会 2008 年的数据显示,美国每年约发生 166 200 例院外心搏骤停。

Myerburg 和同事揭示了全美人口和高风险亚群的 SCD 发病率和 SCD 总数之间的关系(图 23-1)。随着强危险因素的增加,发病率是逐渐增加的,但是高发病率与患者数量逐渐下降相关。初级和二级预防置入式心脏除颤器(ICD)的试验集中于高风险亚群,这些人要么已经表现出持续性室性心律失常或已被鉴定为具有潜在的冠状动脉疾病伴随陈旧性心肌梗死(见第 22 章)。然而,依据传统的危险因素,人群中发生心搏骤停的大多数人并未暴露于危险因素中。

流行病学研究表明,大多数心搏骤停发生在院外,急救人员的最初记录表明室性心律失常是导致猝死的最常见的机制。一份早期的研究表明,在有快速有效医疗反应系统的西雅图,在发生心搏骤停的患者中,心室颤动的发生率达到 5%。更新的证据表明:1980－2000 年,心室颤动作为最先识别的心脏节律导致急性心搏骤停的年发生率显著下降。在心搏骤停发生时,明确最初的心脏节律是困难的,因事件发生到急救人员到达有时间延迟,在很短的时间内,室性心动过速会很快恶化成心室颤动,快速心律失常可能会变成缓慢性心律失常,无脉搏点活动或者心跳停止。研究穿着动态检测仪的患者死亡时显示:猝死最主要的原因是室性心动过速,占

84%,62% 的病例由室性心动多速恶化成心室颤动。快速除颤是拯救这些患者最有效的治疗方法。受过训练的人和仅受过很少或者没有受过训练的人使用设区项目的自动体外除颤器(AEDs)能够提高 SCD 后的生存率,这种好结果在机场、飞机上、赌场里都出现过。然后,家庭自动体外除颤器没有出现相似的结果,与依赖传统方法相比,家庭自动体外除颤器并没有提高生存率。绝大多数院外心搏骤停发生在家里,急诊医学提供及时的救助面临很大的挑战。

患者发生心搏骤停或者经常发生持续性室速往往具有潜在的心肌结构异常,最常见的是冠心病;这样的结构异常占了 SCD 的 62%～80%。其他病因包括左心室(LV)肥厚、心肌病[扩张型、肥厚型、右心室(RV)心肌病/发育不良]、瓣膜病、心肌炎、先天性心脏疾病。离子通道缺陷,预激综合征及抗心律失常药物的致心律失常作用是不经常看到的病因。此外,心搏骤停可能发生于无任何确定的结构性异常的患者,这种情况很少见。这种情况被称为特发性心室颤动。因为机制的异常持续存在,还必须有一个触发因素发起这种持续的室性心律失常。例如,常见的诱因包括心力衰竭、短暂性缺血及电解质紊乱,如低钾血症。

Myerburg 和他的同事描述了一个 SCD 发病模型,展示了心脏结构、心脏功能和室性心动过速/心室颤动电活动的相互作用(图 23-2)。这里说的结构异常包括心肌梗死(MI)、心肌肥厚、心肌病心室,以及一种或多种功能异常导致的瞬间电活动不稳定导致的原发性电活动异常。主要原因包括短暂缺血再灌注损伤、代谢和血流动力学异常、神经化学或神经生理的波动、毒素。这种结构异常和功能紊乱之间的相互作用可以将长期的、良性的、稳定的心律失常,如室性期前收缩转化为持续性 VT/VF。

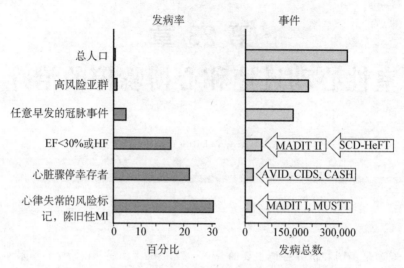

图 23-1 不同亚群中心源性猝死发病总数和发生率的关系

美国成年人口和高风险亚群的发病率(每年%)和发病总数。随着越来越多的强的风险因素的识别,发病率逐渐增加,但伴随着患者数量的逐渐减少。人们注意到了多中心、随机的、一级和二级预防置入型心律转复除颤器试验的影响。AVID. 抗心律失常药物与心脏除颤器;CASH. 在汉堡的心搏骤停生存研究;CIDS. 加拿大的置入式除颤器研究;EF. 射血分数;HF. 心力衰竭;MADIT. 多中心自动除颤器置入试验;MI. 心肌梗死;MUSTT. 多中心非持续性心动过速试验;SCD-HeFT. 心源性猝死,心力衰竭,试验

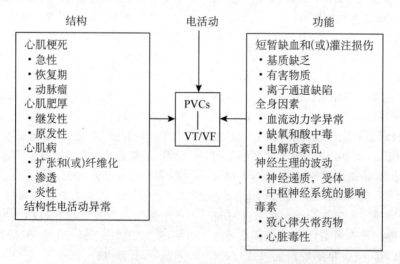

图 23-2 室性心动过速(VT)/心室颤动(VF)的结构、功能和电活动之间的作用

4 种常见的与功能扰动和瞬态不稳定相互联系的结构异常被识别出来。这种相互作用可能转换成慢性、周围性、良性的心律失常,如室性期前收缩(PVC)可以触发 VT/VF 事件

心搏骤停和持续性室性心动过速的治疗已经发展了很多年,治疗的进步已经改善了疾病的预后。这一章将关注急性单行性室性心动过速的药物治疗,心搏骤停时的药物使用和心搏骤停幸存者的早期处理。

室性心动过速:急性处理

有脉搏持续单行性室性心动过速

持续单行性室性心动过速可有多种临床特征和症状。大多数患者有潜在的结构性心脏疾病,包括 CAD 和伴随左室收缩功能障碍的非缺血性心肌病,室性心动过速常见于瘢痕相关性折返。单行性室性心动过速也可发生于右心室心肌病或者心肌发育不良,也与折返机制相关。自发性室性心动过速更多见于梗死周边区。束支折返性室性心动过速,大折返线路相关,可以视为瘢痕相关性室性心动过速。少数情况下,室性心动过速或特发性室性心动过速的特殊形式可能发生在心脏结构正常时。可能是对腺苷、β受体阻滞药或钙通道阻滞药治疗的一种反应,本章不予讨论。如果特殊形式的室性心动过速不能明确,心律失常应与瘢痕及潜在的结构性心脏疾病相关的室性心动过速同等对待。

持续的单行性室性心动过速的临床表现和症状是多种多样的,患者可出现无脉性室性心动过速,心搏骤停或者可能会出现医学上不太严重的症状,比如心悸、胸闷、呼吸急促或胸痛。有的人可能会遇到晕厥或意识短暂丧失。直立时持续性单行性室性心动过速造成短暂的严重低血压可出现意识丧失,患者改卧位后因血压改善有可能被唤醒。潜在心脏病和左心室功能障碍,以及心动过速的周期长,是影响临床表现的重要因素。

电复律是终止持续性室性心动过速最快速有效的方法,但需要使用麻醉药镇静。静脉内(IV)抗心律失常药物的使用,可用于血流动力学稳定的室性心动过速的治疗,还有助于防止室性心律失常的复发。一项回顾性的研究表明:急诊科持续性室性心动过速的患者77%初始的血流动力学是稳定的,55例患者中33人(60%)用一线Ⅳ类抗心律失常药物终止了室性心动过速。如果Ⅳ类抗心律失常药物没有终止室性心动过速,并且出现了血流动力学不稳定,直流电复律是美国心脏病学院(ACC)/AHA/欧洲心脏协会(ESC)共同推荐的一线治疗指南。

根据目前的 AHA 高级心血管生命支持(ACLS)的建议,Ⅳ类药物胺碘酮是治疗持续性单形性室性心动过速的一线药物。为了回顾的目的,对于危及生命的室性心律失常,尽管对于一些注射类药物也在这一节中进行了讨论,作为单药或与胺碘酮联合治疗复发性的持续的室性心动过速。经常性、不间断的、持续性单形性室性心动过速(即室性心动过速风暴)需要多种抗心律失常药物来防治室性心动过速的复发,直到找到更加有效的方法,例如射频消融手术对心律失常的治疗。

利多卡因

利多卡因是已经使用多年用于与缺血和急性心肌梗死相关联的室性心律失常的治疗Ⅰb类抗心律失常药。然而,利多卡因终止持续单形性室性心动过速的疗效低,只有 8%～27%。由于疗效差,在 ACLS 规范里,不推荐利多卡因为一线治疗的单行性室性心动过速的药物。根据 2000 年版的心肺复苏和急诊心脏监护的 AHA 指南,如果电复律是不可能的、不可取的、或不成功的,Ⅳ普鲁卡因胺,Ⅳ索他洛尔(在美国不可用),或Ⅳ胺碘酮的疗效优于Ⅳ利多卡因。随机研究比较了Ⅳ类普鲁卡因胺和利多卡因的疗效后发现,普鲁卡因胺终止自发性单行性室性心动过速的效果优于利多卡因。

虽然 ACLS 协议不再建议利多卡因作为首选治疗方案,ACC/AHA/ESC 指南申明:对于稳定的持续的单行性室性心动过速,伴随心肌缺血或心肌梗死,利多卡因仍可作为首选治疗方案,有Ⅱb类推荐(C 级证据)。认为利多卡因可治疗心肌梗死相关性的自发性室性心动过速。以前,利多卡因常规应用于预防急性心肌梗死后心室颤动的发生,一项荟萃分析表明,这种抗心律失常药物的使用可能会增加总病死率,所以这种治疗方法已经被抛弃。

Ⅳ类推荐,利多卡因的负荷剂量为 100mg(或1.0～1.5mg/kg),缓慢注射,终止室性心动过速(表23-1);之后维持 1～4mg/min 输注。心力衰竭和肝病时需要调整剂量,此抗心律失常药的一个优点是,在治疗水平它可以迅速地以最小血流动力学效应输注。此外,在维持水平,与其他药物相比,它较少引起心动过缓。尽管在 ACLS 协议里,利多卡因不再被推荐作为治疗的首选药物,我们发现利多卡因作为复发的、持续的室性心动过速辅助治疗是有用的,尤其是在已经用了胺碘酮之后,胺碘酮在几天内都能抑制室性心律失常的发生。此外,利多卡因可抑制周围的频发的心室异位起搏,在一些情况下,可促进持续的单行性室性心动过速的自发感应,包括梗死区周围。持续性室性心动过速复发时,在初始 100mg 的基础上,再加 50mg,大多数患者的耐受性都是很好的。然而,药物浓度在维持点附近需要密切的监测,利多卡因浓度升高时会出现中枢神经系统的不良反应,尤其是在患者的肝功能异常或心排血量低时。

表 23-1　建议静脉注射抗心律失常药物终止血流动力学稳定的持续室性心动过速的剂量

药物	负荷剂量	维持滴注剂量
利多卡因	1～1.5mg/kg,2～3min;2～3min 后,可重复 0.5～0.75mg/kg,5～10min,(最大剂量 3mg/kg)	1～4mg/min
普鲁卡因胺	10～15mg/kg,上限 1～1.5g(常规 20mg/min,不得超过 50mg/min)	2～4mg/min
索他洛尔	0.2～1.5mg/kg,超过 30min	0.008mg/(kg · min)
胺碘酮	150mg,10min 以上(需要额外的负载剂量,最多为 2.2g/24h)	1mg/min 6h,然后 0.5mg/min

普鲁卡因胺

普鲁卡因胺是Ⅰa 类抗心律失常药物已可超过 50 年,临床上用来治疗室性心动过速。普鲁卡因胺通过编程心室肌的刺激来抑制室性心动过速的诱导已经在电生理的实验室证明了,有效性达 33%～61%。静脉注射普鲁卡因胺急性终止持续单行性室性心动过速的功效是 80%～93%。然而,一项回顾性分析报道其对持续稳定的单行性室性心动过速的有效性只有 30%,原因也许是因为这项研究中采用了较低的输注速度,然而,作为一线抗心律失常药物,它仍然可以终止 57% 的患者心律失常。一项随机研究对照静脉注射普鲁卡因胺与利多卡因的功效,发现普鲁卡因胺在终止自发性单行性室性心动过速时,效果优于利多卡。虽然 ACLS 协议没有将静脉注射普鲁卡因胺列为早期治疗方案,根据 ACC/AHA/ESC 指南,作为Ⅱa 级推荐(水平 B),注射普鲁卡因胺仍是治疗稳定的持续性单行性室性心动过速的一线用药。这与 2010 年国际心肺复苏和心血管急救共识一致,推荐普鲁卡因胺作为血流动力学稳定的单行性室性心动过速和不伴有严重的充血性心力衰竭或急性心肌梗死的患者的治疗用药。

普鲁卡因胺也可用于复发性室性心动过速急性期的治疗,室性心动过速患者采用普鲁卡因胺治疗心律失常,因其可以延长室性心动过速发生的周期,因而可获得更好的耐受性。延长的室性心动过速周期有助于心律失常的终止,少数情况下它可以稳定折返环路,使其节奏的终止变得更难。该药物终止心律失常的能力与其在电生理实验室防止心律失常的诱导性并不完全一致。

普鲁卡因胺可以口服、静脉注射或肌内注射,虽然后者是不常使用。对于急性室性心动过速的终止通常采用静脉注射。普鲁卡因胺的推荐静脉负荷剂量是 10～15mg/kg(表 23-1)。药物可以以 20mg/min 的速度注射,不能超过 50mg/min,最大剂量为 1～1.5g。应用普鲁卡因胺可能会导致低血压;因此至少每 5min 应监视血压,持续监测心电图(ECG)。减缓输注速率可能有助于防止低血压,因为低血压的发生可能与血管扩张效应有关。维持输注是需要的,但剂量应该个体化,因患者肾功能减退和心排血量降低会影响其清除率。滴注速度通常是 2～4mg/min,N-乙酰普鲁卡因是一种Ⅲ类抗心律失常作用的活性代谢产物,因其也是通过肾排泄,故因根据肾功能调整剂量。普鲁卡因胺和 N-乙酰普鲁卡因血清水平可用于临床监测,治疗水平为 3～10μg/ml。QT 间期的监测应通过多次做心电图来实现,因为普鲁卡因延长复极化,并可能导致多形性与长 QT 间期或尖端扭转型(TDP)心律失常的发生。

虽然 ACLS 协议没有将这种药列入抗心律失常药的范围,我们课题组发现这种药对重症监护室里频发的持续性单行性室性心动过速有治疗作用。胺碘酮抑制室性心动过速的发生需要好几天时间,普鲁卡因胺能显著减慢室性心动过速发生率并作为一线的联合治疗药物,减少体外电复律和体内 ICD 点击的治疗。减慢心动过速可使患者对心律失常血流动力学的耐受性变好,以更温和的方式终止,减少痛苦的点击疗法。电生理实验室,在室性心动过速导管消融时,普鲁卡因胺能减少室性心动过速的发生率并改善改善血流动力学耐受性,使夹带映射,虽然新的底物映射技术和电解剖标测已减少这方面的需求。在一个密切监测环境中如电生理实验室,普鲁卡因胺可以以高达 50mg/min 的速率注射,但应密切关注血压和 QT 间期的变化。

索他洛尔

虽然索他洛尔的静脉制剂在美国还没有上市，但其被证明能快速终止血流动力学稳定的室性心动过速。在一个随机双盲研究中，对于自发性持续性室性心动过速的治疗，静脉注射索他洛尔优于利多卡因，有效性分别为 69% 和 18%。事实上，2000 版心肺复苏及紧急心脏护理的 AHA 指南推荐静脉注射索他洛尔优于利多卡因对血流动力学稳定的室性心动过速的治疗。

索他洛尔的推荐剂量为 1.5mg/kg 或 100mg 静脉内给予（表 23-1），它经肾排泄，肾功能不全患者慎用。其有负性肌力作用，会促进左心室收缩功能减退的患者发生心力衰竭。

胺碘酮

虽然在其他国家已经上市多年，直到 1995 年，静脉注射胺碘酮才被美国 FDA 批准联合传统的抗心律失常药物用于对血流动力学不稳定的室性心动过速或心室颤动急性抑制治疗。胺碘酮为 Ⅲ 类抗心律失常药，也有 Ⅰ 类，Ⅱ 和 Ⅳ 类抗心律失常药物性质。胺碘酮的静脉注射具有阻断交感神经和钙通道作用，Ⅰ 类和 Ⅲ 类出现较晚。Kowey 和同事对静脉注射胺碘酮进行了综述，在非对照试验胺碘酮用于治疗复发性不稳定室性心动过速和心室颤动的疗效达到 63%～91%。静脉注射胺碘酮能减少室性心动过速和心室颤动的复发频率，然而这些研究都是小样本量的回顾性综述或者非对照的研究，患者有可能同时服用其他抗心律失常药物。3 项前瞻性研究证实了这些发现，一个研究剂量反应关系，证实其效果不低于溴苄胺，此药美国不可用（因此不在本章讨论）。在所有 3 项研究中，录入标准是 24h 内至少出现 2 次血流动力学不稳定的室性心动过速或心室颤动，不管有无利多卡因、普鲁卡因胺、溴苄胺的治疗（在溴苄胺对比研究除外）。大多数研究对象都是室性心动过速，很少出现心室颤动。队列中使用安慰剂对照研究不符合伦理要求，两个研究中使用不同剂量设计，第三个研究以溴苄胺进行安慰剂对照。在这些研究中，40%～43% 的患者给药 1000mg 后 24h 未出现观察事件，第一个明显的事件出现在三组不同剂量的胺碘酮组（$P = 0.024\ 7$），造成差异的主要原因是 1000mg 和 125mg 剂量组间的配对比较（图 23-3）。高剂量胺碘酮（1000mg）和溴苄胺的疗效相似（图 23-4）。然而，由于溴苄胺治疗比胺碘酮发生低血压的概率更高，造成了溴苄胺和胺碘酮效

果的高度交叉。具体的心律失常如低血压室性心动过速、心室颤动、连续性室性心动过速、左心室功能不全并不影响胺碘酮的疗效。

尽管纳入 ACLS 指南（图 23-5），直接证据支持胺碘酮静脉注射迅速终止血流动力学稳定的持续性单形性室性心动过速是很少的。小样本量的病例回顾性综述表明：150～300mg 剂量胺碘酮静脉注射不能急性终止血流动力学稳定的单形性室性心动过速，15～20min 的药理作用只有 15%～29%。另一个研究中，胺碘酮急性终止血流动力学稳定的室性心动过速的疗效较高，31min 达到了 42%。最近的一项研究发现 78% 患者出现点击抵抗室性心动过速，150mg 胺碘酮水性制剂单次推注后 2/3 的患者停止室性心动过速。在电击无法复律的室性心动过速治疗上，胺碘酮优于利多卡因。

即使室性心动过速在胺碘酮初始治疗后复发，也已经变得缓慢，耐受性更好。胺碘酮减慢传导，延长不应期，并延长室性心动过速周期。联合 Ⅰ 类抗心律失常药物对复发性难治室性心动过速的治疗更有效。胺碘酮联合 Ⅰ 类抗心律失常药物可降低室性心动过速的发生率，进一步提高了血流动力学稳定性。胺碘酮静脉注射治疗的个体差异性很大，应密切观察随时调整剂量。胺碘酮快速输液早期可出现低血压，可通过减慢输注速度来改善，也可短暂的负性肌力作用，常见于严重左心功能障碍的患者。这些不良反应可以通过延长药物输注的时间来改善，尽管有初始药物剂量，但在早期复发性室性心动过速的患者中，补充药物剂量也是需要的。胺碘酮静脉注射剂量是 10min 内 150mg，接着 1mg/min 6h，然后 0.5mg/min。根据情况可以加药，但 24h 内不能超过 2.2g 的最大剂量（表 23-1）。

胺碘酮新的水性制剂与其他制剂相比有个明显的优势，即其引起低血压的风险低。低血压是胺碘酮的最常见的不良反应，原因是标准制剂中的溶剂，尤其是聚山梨醇酯-80（吐温-80）和苄醇，因胺碘酮不溶于水，这些试剂能维持胺碘酮处于溶解状态。一项对照研究显示：接受静脉胺碘酮的初始配方的患者低血压的发生率为 15%～26%，其中含有聚山梨酯-80。在一项研究中，比较了胺碘酮与利多卡因新的水性制剂的快速给药，发现低血压发生的比例相似（11% *vs.* 19%；差异没有意义）。在快速输注引起低血压时，胺碘酮的水性制剂至少与利多卡因一样安全。

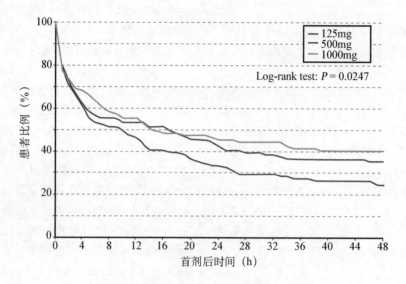

图 23-3　3 种不同剂量静脉注射胺碘酮治疗危及生命的室性心律失常的比较
　　第一次发生事件的时间分析的曲线图表明不同剂量组之间有显著差异（$P = 0.0247$）。配对比较发现 1000mg 和 125mg 剂量组之间的差异最大（$P = 0.030$）

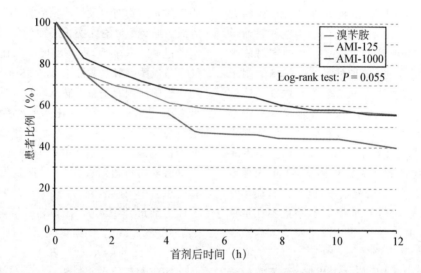

图 23-4　两种剂量静脉应用胺碘酮和溴苄胺对复发性室性心动过速（VT）心室颤动（VF）疗效的比较
　　图显示：当多数事件发生时，用药后第一个 12h 内每小时未发生室性心动过速和心室颤动的人数百分比。小剂量胺碘酮溴苄胺和大剂量胺碘酮曲线是分离的，组内差异有统计学意义（$P = 0.0545$），急性心肌梗死，胺碘酮

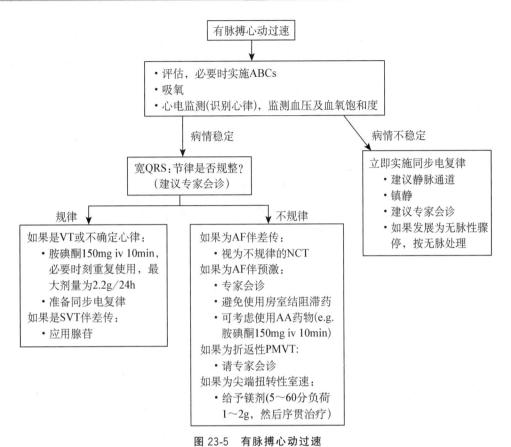

图 23-5　有脉搏心动过速

AA. 抗心律失常；AF. 心房颤动；AV. 房室；BP. 血压；CV. 复律；ECG. 心电图；IV. 静脉注射；NCT. 阵发性室上性心动过速；PMVT. 多形性室性心动过速；SVT. 阵发性室上性心动过速；VT. 室性心动过速

重复推注胺碘酮可作为临床上复发性、不间断、持续性室性心动过速的治疗，剂量 2g/d，第一次持续 2～3d。室性心动过速风暴发生时，如果能耐受，保持 1mg/min 的速度滴注 24～48h，尤其是不能立刻进行射频消融时。频发室性心动过速时，治疗的最初几天需要联合应用抗心律失常药物。联合应用胺碘酮、利多卡因和普鲁卡因胺来抑制心律失常，改善血流动力学稳定性。如果药物或者射频消融不能停止室性心动过速，要考虑心脏移植。

镁

镁已经用于治疗药物诱导的尖端扭转型心律失常和地高辛诱发室性心律失常。其疗效可能与抑制触发活动，导致更均匀的全心室复极有关。与此相反，镁似乎对持续性单形性室性心动过速的治疗没有作用。血镁正常的冠心病患者，镁能快速阻止由折返引起的血流动力学稳定的持续性单形性室性心动过速。

超速心室起搏

除了抗心律失常药，超速起搏是终止持续性单形性室性心动过速和减少或者避免多次复律的有效方法(图 23-6)。这种"无痛"的治疗是通过 ICD 抗心动过速起搏的形式实现的，超速起搏也可以通过经锁骨下静脉或股静脉进入右心室的临时经起搏导管来进行。心律失常的终止取决于很多因素，其中包括心室率。许多抗心律失常药可减慢心室率，使得心动过速以更温和的方式终止。当频发的、不间断的、持续性单行性室性心动过速(室性心动过速风暴)发生时，在Ⅳ类抗心律失常药物充分发挥作用，或者更有效的治疗方法，如导管射频消融前，间歇性的停止室性心动过速不失为一种合理的方法。根据 ACC/AHA/ESC 室性心律失常治疗的指南，静脉导管同步化终止对可以用来对难以复律或使用抗心律失常药物经常复发的持续性单行性室性心动过速的治疗，具有Ⅱa级推荐(证据级别 C)。

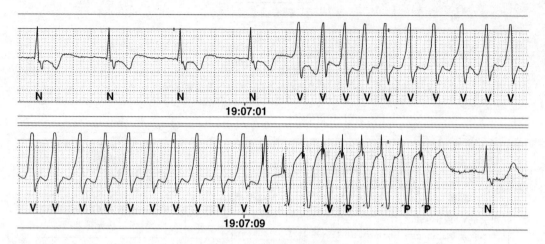

图 23-6　抗心动过速起搏
室性心动过速有效地终止与超速起搏

复律

对于有脉搏的持续性室性心动过速患者,如果胺碘酮静脉注射不能终止室性心动过速,推荐同步电复律治疗。首次同步电复律能量的选择一直存在争议,但应足够以达到迅速复律的效果,要避免多次电击和重复。多次电击延长室性心动过速会导致心肌缺血和损伤。终止单行性室性心动过速的能量通常小于 100 J。ACLS 协议建议电复律有脉搏的持续性单行性室性心动过速时,以 100J 开始,随后 200J,300J,然后 360J,如果初始电复律不成功。当前除颤器通常有两相冲击释放能量,疗效优于单相电击。电复律前应进行适当的镇静。

排除潜在可逆性室性心动过速的诱因

虽然持续性单行性室性心动过速表明结构性心脏病是会出现原发性心律失常,但对于这类患者应进行评价以排除可逆原因。心电图、肌钙蛋白检测、影像学技术可以排除缺血或急性心肌梗死。应进行心脏导管或应力试验,以确定是否存在潜在的持续缺血,并排除需要实施的血运重建。电解质紊乱或药物致心律失常作用也应排除。在抗心律失常药物与置入式除颤器(AVID)试验中,二级预防 ICD 试验中,患者中由短暂的或者可纠正的原因引起的室性心动过速/心室颤动(患者在注册后没有随机化)有死亡的高风险。与原发性室性心动过速/心室颤动患者相比,病死率没有明显差异,或者更差。这表明,电解质紊乱或缺血不是引起心律失常的主要原因,但也许有潜在的致心律失常作用。

多行性室性心动过速

多行性室性心动过速与正常 QT 间期关联,最常见原因是急性心肌缺血或梗死,可能会迅速恶化为心室颤动。当多行性室速与长 QT 间期有关联,称为尖端扭转性室性心动过速(图 23-7)。尖端扭转性室性心动过速与延长复极有关,且依赖经常停顿,以迟耦合多行性室性心动过速(长-短启动时间)。心动过速往往是非持续性和自限性的,但它可能会经常复发,可能需要预防性治疗和矫正或去除可能的诱发因素,如在框 23-1 中所述。根据 ACL 协议(图 23-5)推荐伴随长 QT 间期多形性室性心动过速可用 1~2g 镁超过 5~60min 输注来治疗。一系列报告都支持静脉输注镁的有效性,所有 12 例患者都一次或多次加 2g 输液(3~20mg/min),直到 QT 间期为 500ms 以下,没有发现不良反应。停药,补充钾、异丙肾上腺素或临时起搏(如果伴有心动过缓)也可能是有用的。

心搏骤停的管理

流行病学和一般原则

当室性心动过速导致有效循环的缺失(无脉性室性心动过速),就会发生心搏骤停。美国北部每年因心搏骤停进行复苏的人约为 350 000。约 25% 的心搏骤停事件都归因于无脉室性心律失常。心搏骤停患者伴随无脉性室性心律失常,如无脉室性心动过速或心室颤动,与那些有初始节奏的心搏骤停患者,如心搏停止或无脉性电活动(PEA)相比,具有更高的生存率。无脉室性心律失常的患者预后与两个因素密切相关。第一,无脉性室性心律失常通过除颤可治愈("电击"复律)以恢复循环,然而其他初始性的节律则很难。第二,无脉性室性心律失常是心源性心搏骤停的典型表现,而其他初始节奏更可能是非心源性病因和未知的状况,不适合治疗。因此,治疗无脉室性心律失常引起的心搏骤停可挽救生命,处理这种情况的基本原则是卫生保健提供者培训的一部分。在应对突发心搏骤停时的一系列关键的行动称为生存链。应对心搏骤停的生存链包含 5 个要素:①立即识别心搏骤停和激活应急反应系统;②有效的心肺复苏(CPR);③早期除颤;④高级心脏生命支持;⑤心搏骤停后护理(例如,低温治疗)。本章的其余部分将关注这一过程中的要素,用于治疗成年患者的心搏骤停(图 23-8)。

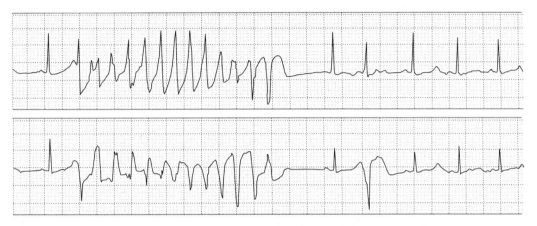

图 23-7　扭转型室性心动过速

一个改变 QRS 轴多行性室性心动过速("扭"在基线);长 QT 间期

框 23-1　尖端扭转型室性心动过速频发的原因
抗心律失常药
• Ⅰa 类(奎尼丁、丙吡胺、普鲁卡因胺)
• Ⅲ类(索他洛尔、伊布利特、多非利特、决奈达隆)
抗生素(红霉素、阿奇霉素、克拉霉素、左氧氟沙星、环丙沙星、磺胺甲氧苄啶)
抗组胺药(特非那定,阿司咪唑)
抗心绞痛药(苄普地尔)
抗疟药(菲、氯喹)
抗真菌药物(酮康唑)
降血脂及胆固醇(普罗布考)
三环类抗抑郁药(阿米替林、丙咪嗪、去甲替林)
抗精神病药物(氟哌啶醇、氯丙嗪、利培酮、硫利达嗪)
毒品(美沙酮)
兴奋剂(可卡因)
胃肠道刺激(西沙必利)
降脂药(普罗布考)
电解质异常
• 低钾血症
• 低镁血症
离子通道缺陷(先天性长 QT 综合征)
心动过缓

心肺复苏术和心脏晚期生命支持

心肺复苏术必须快速实施才有效。立即识别心搏骤停和激活紧急反应系统不可缺少。心搏骤停发作,患者变得反应迟钝。虽然呼吸停止了,但濒死喘息可能是心搏骤停后早期观察到的现象。即使是训练有素的医疗专业人员,大动脉触诊检查脉搏脉冲是否存在也往往是不可靠。因为长时间尝试探测脉冲可能会导致 CPR 启动延迟,如果患者意识丧失、没有呼吸、或者出现应濒死性喘息,应立即开始复苏。

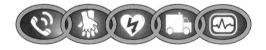

图 23-8　美国心脏协会生存链

链中的链接代表了提高心搏骤停生存机会的关键措施,从左至右,链接包括:①立即识别心搏骤停和启动应急反应系统;②早期有效的心肺复苏术;③尽早除颤;④高级生命支持;⑤心搏骤停后护理,包括有条件进行的低温治疗

胸外心脏按压

胸外心脏按压能为心脏和大脑提供循环血液,

直到恢复有效的自主循环。胸外按压通过增加胸内压直接压迫心脏产生心脏输出。按压于仰卧位患者的胸骨。一只手掌放在胸骨下半部，上面的手掌与第一只手掌平行放置且手指相互交叉。成人推荐的压缩深度是 2 英寸（1 英寸＝2.54cm），通常需要相当大的力量。按压的推荐率是每分钟 100 下或更多。现在的美国心脏协会的教学格言是"有力，快速。"这个简单的方法强调在实现恢复自主循环（ROSC）时，有效胸部按压的重要性。此外，胸壁回弹完全非常重要，因不完全回弹的胸壁会损害心脏的输出。由于疲劳，胸部按压的质量随着时间的增加通常会下降。重要的是，提供胸部按压的人无法感知疲劳或压缩质量下降，因此建议每 2min 进行轮换。虽然目前众多的自动化机械设备可用于胸部按压，但没有长期的临床结果数据支持这些产品的常规使用。

心肺复苏术实施的质量对心搏骤停预后有重要的影响。CPR 最重要的目标是减少胸部按压中间的停顿。从过去的事例看，在 CPR 胸外按压中断是频繁发生，没有按压的时间占了很大一部分复苏的时间。胸外心脏按压中断可能的原因包括：检查脉搏、分析节律、开关压缩机、疏通气道、点击前的停止（"点击前停止"）。所有这些中断的潜在原因应该尽可能地减少。由医疗专业人员开关压缩机或检查脉搏停顿的时间应该不超过几秒。点击前停顿的时间越短，除颤成功率越高，临床预后越好。

除颤

因无脉室性心律失常造成心搏骤停患者的复苏的另一重要步骤是除颤。从心搏骤停到除颤的时间间隔长短对预后至关重要，随着除颤时间的延长，患者的生存率急剧下降。因此，除颤应尽快进行。随着自动体外除颤器 AED 的出现并进入公共场所，有效心肺复苏的所有要素，包括胸外按压和除颤都能够在院外实施来拯救心搏骤停的患者。AHA 对于成人基本生命支持的规范包含出现在图 23-9 上的要素。

人工呼吸

当前 AHA 推荐在 CPR 过程中保持气道畅通是训练救援人员的一项内容。对于训练有素的医疗专业人员，推荐的体外按压/通气比是 30∶2。循环 30 次胸外心脏按压 2 次人工呼吸，直到高级气道的建立，然后持续胸外心脏按压，每 6～8s 呼吸一次。从血流动力学的角度看，过度通气是有害的，原因是其在 CPR 过程中，增加了胸内压，减少了心排血量，应

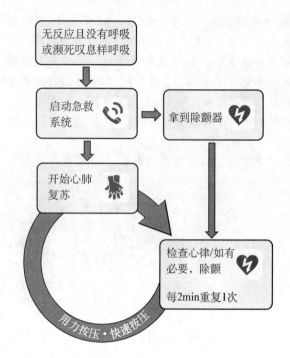

图 23-9　美国心脏协会简化的基本生命支持法则

该避免。

未经训练的人在院外抢救心搏骤停的患者，不推荐进行人工呼吸。相反，建议的策略是只进行体外心脏按压，或"只用手"的心肺复苏术。这样推荐背后的原理有两个：①只进行胸外按压的 CRP 能增加有效的胸外按压的数量，CRP 的过程不会因要人工呼吸而打断；②只进行胸外按压不需要口对口的接触，后者可能减少社区 CPR 的感知障碍，导致旁观的 CPR 的增加。现有的数据表明只体外心脏按压的 CPR 效果不差于有人工呼吸的 CPR，因此可以得出结论，按压至少是安全的，如果没有更有效的方法。因此，只进行胸外按压的 CPR 是教给普通群众的首选技术。

高级生命支持

对于训练有素的医疗专业人员，对心搏骤停的患者的治疗，还有几个重要考虑因素，特别是药物治疗。ACLS 的 AHA 公式如图 23-10。

药物治疗的主要目的是协助实现和维护自主循环。药物干预的主要方法是血管加压药。建议在复苏过程中每隔 3～5min 通过 IV 或经由骨内（IO）中注射肾上腺素（1mg），直到自发循环建立。如果 IV/IO 途径不能成立，肾上腺素能经由气管内导管施用更高的剂量（2～2.5mg）。如果需要，加压素（40mg IV/IO）可以取代为第一或第二次剂量的肾上腺素。胺碘酮是在复苏中优先使用的抗心律失常药。患者

与对复苏、除颤和血管加压没有反应的心房颤动或室性心动过速,则可用胺碘酮,(推荐的首剂量:300mg IV/IO;第二次计量:150mg,通过 IV/IO)。值得指出的是,使用阿托品治疗 PEA/心搏骤停已经从高级心脏生命支持中删除,而碳酸氢钠用于日常管理的证据不足。

另一个重要的考虑因素是,事实上,给予高级心脏生命支持后临床预后并不比单纯给予生命支持效果好,因此,这些治疗对于心搏骤停治疗的结果的还存在争议。

心搏骤停的后续治疗

即使成功的恢复了心跳和脉搏,心搏骤停患者仍然存在死亡的高风险。在院外的心搏骤停患者中,约 60% 的患者成功复苏却没有坚持到出院。自主循环的恢复涉及具有潜在毁灭性神经病学后果的全心缺血/再灌注(I/R)损伤。死亡的这些患者的主要原因是严重的 I/R 损伤之后的脑损伤,并且我们现在认识到,自主循环恢复之后启动早期治疗干预可以改善这种情况。具体地说,临床试验表明,ROSC 之后适当的低温治疗策略可以改善神系统的状况和生存,这表明缺氧性脑损伤实际上是可治疗的疾病。因此,对于治疗心搏骤停的治疗,后 ROSC 期现在被认为是关系到患者生存的一个重要环节(图 23-8)。如果复苏和除颤中脉搏恢复,心搏骤停的治疗应当马上开始。

一般方法

心搏骤停复苏的患者应收入能够提供全面的复苏后护理的重症监护病房(ICU),病房需要做到如下。

(1)重症监护支持优化心血管指标和重要器官灌注。

(2)低温治疗,以减轻神经损伤。

(3)以证据为基础的神经评估,以防止神经系统预后不良的早期不适当的决定。

(4)如果心搏骤停的原因被认为是急性心肌梗死,在患者收入重症监护病房前进行经皮冠状动脉介入治疗的介入心导管室。

急救护理支持

约有 50% 的心搏骤停复苏患者将有可以预判的 ROSC 后主要血流动力学不稳定,虽然还没有临床试验测试是否针对血流动力学指标的具体目标可以提高心搏骤停后患者的预后,专家主张其中血流动力学和器官灌注的最佳化,尽管没有干预试验已经完成,一般方法,谨慎的做法是要积极地提高复苏后血压显著降低的患者,因为复苏后动脉低血压一直伴随的患者病死率大幅度提高。

暴露在高氧,动脉血氧分压过高,会导致收入 ICU 的心搏骤停复苏患者的预后差。大量动物模型试验显示,高氧加重 ROSC 后脑病理变化和神经功能损伤,似乎关于氧气递送和脑损伤有一个悖论,氧输送不足会加重脑缺氧,但过量的氧输送可加重氧自由基的形成和随后的再灌注损伤。虽然没有心搏骤停后迅速滴定复氧策略的临床试验完成,但专家意见仍主张限制不必要的氧气吸入和过高的氧分压,并保持 94% 以上的动脉血氧饱和度。

低体温治疗

低温治疗,也被称为轻度低温治疗,是一种治疗策略,降低体温用于心搏骤停复苏患者的神经保护。体温一般会降低到 33~34℃ 持续 12~24h。大脑遭受心搏骤停复苏后的 I/R 损伤,虽然初始的严重的缺血性损伤(即,不流动时间)已经发生并不能缓解,而实际上,血流恢复后的再灌注损伤的严重程度能被减小。神经元细胞死亡不是从后心搏骤停的 I/R 损伤中瞬间发生的,事实上,在实验模型中,已证实 ROSC 后到出现组织病理学改变至少需要 72h,这说明有一段时间的窗口期中,脑损伤是潜在可治疗的。从理论上讲,低温治疗可以在细胞或亚细胞水平通过减少代谢的要求、线粒体功能障碍、钙离子平衡、氧自由基的产生和凋亡来保护脑细胞。

低温治疗两个具有里程碑意义的临床试验结果发表于 2002 年,一项随机对照试验和一项准试验。这些试验显示,早期 TH 改善院外心室颤动心搏骤停的昏睡的生还者的预后。

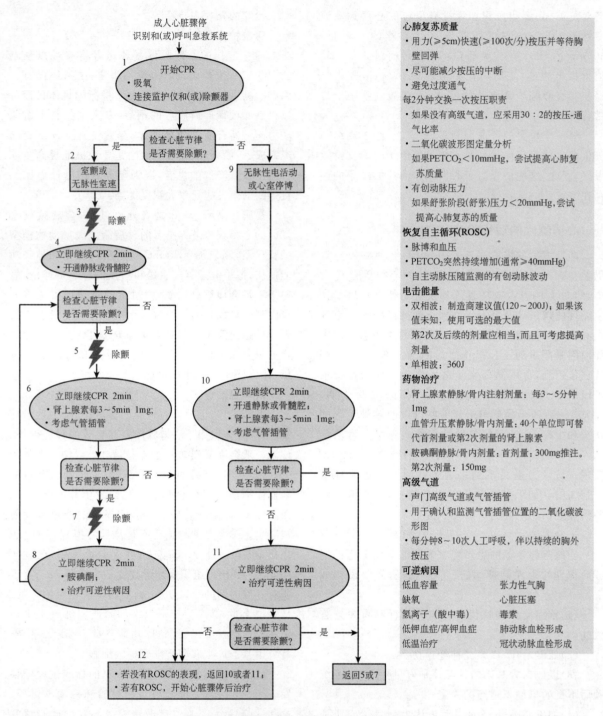

图 23-10　美国心脏协会高级心脏生命支持法则

CPR. 心肺复苏；ET. 气管；IV. 静脉注射；IO. 骨内；PEA. 无脉电活动；PETCO₂. 呼气末二氧化碳压；ROSC. 恢复自主循环．VF. 心室颤动；VT. 室性心动过速

美国心脏病协会后心搏骤停的治疗规范如图 23-11。如果患者在 ROSC 之后缺乏对口头指令有意义的反应，这表明脑损伤可以存在，并应重点考虑低温治疗。临床医生应在 ROSC 之后尽快发起低温治疗和用多个潜在方法可用于诱导低温治疗：外部冷却设备，血管内的冷却装置，或组合冰袋，以往的冷却毯，和冷（4℃）静脉注射盐水。使用专门的靶向温度管理设备的优点是，设备通常具有调节基于一

个连续监测患者的核心体温的反馈环路的计算机模块来控制冷却速度。这种方法可以帮助患者更快地到达目标温度,并且它可以限制过冲的风险(温度＜89℃),这种现象在冰袋和冷却毯的使用中并不少见。与传统降温方法相比,基于设备的冷却方法最

大的缺陷就是成本。不管运用那种方法,我们或许都可以用一个统一的低温诱导医嘱来辅助我们有效地实现目标温度。目前的建议是保持低温治疗12～24h,持续时间较长时间的治疗是不是有益的,目前尚不得而知。

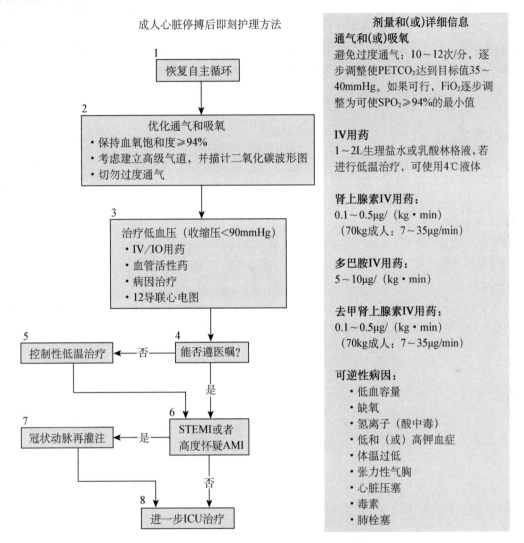

成人心脏停搏后即刻护理方法

剂量和(或)详细信息
通气和(或)吸氧
避免过度通气:10～12次/分,逐步调整使PETCO₂达到目标值35～40mmHg。如果可行,FiO₂逐步调整为可使SPO₂≥94%的最小值
IV用药
1～2L生理盐水或乳酸林格液,若进行低温治疗,可使用4℃液体
肾上腺素IV用药:
0.1～0.5μg/(kg·min)(70kg成人:7～35μg/min)
多巴胺IV用药:
5～10μg/(kg·min)
去甲肾上腺素IV用药:
0.1～0.5μg/(kg·min)(70kg成人:7～35μg/min)
可逆性病因:
·低血容量 ·缺氧 ·氢离子(酸中毒) ·低和(或)高钾血症 ·体温过低 ·张力性气胸 ·心脏压塞 ·毒素 ·肺栓塞

图 23-11　美国心脏协会-心搏骤停后的护理方法

AMI. 急性心肌梗死;ECG. 心电图;FiO₂. 强制吸氧;IV. 静脉注射;IO. 骨内;PETCO₂. 呼气末二氧化碳压;ROSC. 恢复自主循环;SBP. 收缩压;SpO₂. 氧饱和度;STEMI. ST 段抬高型心肌梗死

临床医生应注意一些与低温治疗相关的潜在的并发症,其中包括凝血障碍、低血容量(冷利尿)、高血糖、心动过缓和继发感染的潜在风险增加。然而,这些并发症的发生往往并不严重,而风险/收益的评定,缺氧性脑损伤通常胜过并发症带来的风险。

神经功能评估

心搏骤停复苏后前几天,神经系统功能的评估面临严峻的挑战。虽然很多发现提示评估结果不

良,但能够对预后较差做出放弃支持的决策的可靠性发现很少。一般的方法是基于神经结果的假阳性率(FPR)来决定的,预测不良预后,最终证明并非如此的概率为零。心搏骤停后缺氧缺血性脑病的大量资料中,心搏骤停 72h 后物理检查发现,神经系统检查结果对有限的证据作出合理决策的假阳性率非常低。心搏骤停后第一个 24h,神经功能评估特别不可靠。最初昏迷的心搏骤停的幸存者有可能完全恢

复,尤其是在用低温疗法后。一般情况下,推荐的方法是在自主循环恢复 72h 后,再进行神经功能评估。然而,值得注意的是大量关于缺血缺氧性脑病的神经评估的数据都是在低温疗法产生效果之前获得的;也就是说,在这之前,已经存在脑损伤的已知治疗。低温治疗的患者,神经功能评估的最佳时间阶段可能显著不同。首先,低体温治疗可以减轻脑损伤,第二,低体温通常会减少在诱导过程中使用的镇静药的新陈代谢。低体温治疗后,镇静药需要更长

的时间代谢。研究表明,神经预后良好可以在不良神经结果出现后的 72h 内发生,在对低体温治疗的病人进行神经评估前所需的时间也许更长。我们一般的做法是保留神经功能评估 72h 直到所有患者自助循环功能恢复。在低体温治疗的人群,日常的神经系统评估超过 72h,只要患者情况改善,我们就会一直保留神经系统评估。如果在连续的 2d,没有任何迹象表明神经功能改善了(甚至是轻微的迹象),这时,我们认为神经系统评估结果是可靠的。

第 24 章
低密度脂蛋白升高的治疗药物

Drugs for Elevated Low-Density Lipoprotein Cholesterol

Neil J. Stone

王贵松　译

3-羟基-3-甲基戊二酰辅酶 A(HMG-CoA)还原酶抑制药,亦即他汀类药物是肝合成胆固醇的限速酶抑制药,可导致肝细胞内胆固醇浓度降低,继而使低密度脂蛋白(LDL)受体上调以增强对 LDL 的清除能力。他汀类药物对大的和小的 LDL 亚组分均有降低作用,且除了对 LDL 的作用以外,对中密度脂蛋白(IDL)和极低密度脂蛋白亦有降低作用。由于对两者降低的比例相似,因此他汀类药物可有效降低低密度脂蛋白胆固醇(LDL-C)和富含三酰甘油的脂蛋白。他汀类药物既适用于因遗传因素所致上述脂蛋白水平升高的患者,如家族性高胆固醇血症、家族性载脂蛋白 B(ApoB)缺陷症、家族性混合型高脂血症及Ⅲ型高脂蛋白血症(即残粒移去障碍病),又适用于多数患有糖尿病、肾功能不全的成人及肾移植和心脏移植受体的血脂异常。美国国家胆固醇教育计划成人治疗第三次报告(ATP Ⅲ)推荐他汀类药物作为降低 LDL-C 及在冠心病一级预防和二级预防中降低发病风险的最有效药物。

当前的争议在于他汀类药物在心血管疾病(CVD)一级预防中,尤其对于女性患者是否与二级预防同样有效。对于这些荟萃分析结果应该审慎考虑,包括入选、排除标准及接受他汀类治疗时间的长短,以便对争议做出正确判断。在极高危(每年＞5％)患者他汀类药物并非总是能降低风险,如一些临床试验证实,在长期血液透析的终末期肾病患者及有症状的慢性收缩性缺血性心力衰竭或各种原因心力衰竭患者中,他汀类药物并未显示出明显益处。这些研究提出的问题是他汀类药物的作用机制在动脉粥样硬化性血管疾病可预防斑块破裂,由此带来的获益是有强有力证据的,而除此以外在上述极高危状态下[如致命性心律失常、再灌注损伤和(或)进行性左心室功能障碍]并非是重要的治疗措施。已

经有研究提出,在冠状动脉成形术、冠状动脉旁路移植术(CABG)或非心脏外科手术等有创操作术前应用他汀类药物来降低术后心肌梗死的发生率。最新研究资料提示,他汀类治疗应该在经皮冠状动脉介入治疗(PCI)前 1～7d 给予,或者在非心脏手术前 4周开始,可以降低术后心肌梗死的发生率。他汀在非心脏手术患者应用的临床研究 90％以上采用了氟伐他汀,尽管氟伐他汀降低 LDL-C 的作用相比其他汀较弱,但依然使患者受益,一种推测是氟伐他汀较长的半衰期保证了其术后作用的持续性。然而,依据短期试验结果来确定他汀类药物获益的原因必须慎重。尽管一些采用更为敏感的检测心房颤动(AF)方法的短期临床试验表明他汀治疗可降低 AF发生的风险,但最近一项有关长期研究的荟萃分析未能证实这一点。

对脂质和脂蛋白的作用

所有的他汀类药物均以剂量依赖性方式降低 LDL-C 水平。这种量-效关系呈对数线性关系,亦即虽然初始剂量他汀可使 LDL-C 降低 25％～45％,但双倍剂量仅能使 LDL-C 水平进一步降低 6％～7％。对他汀类药的反应个体差异很大,而且对一种他汀低反应或高反应的个体对其他他汀也保持同样的反应性。在家族性混合型高脂血症应用中等剂量的强力他汀不仅能降低 LDL 中的胆固醇,也可使富含三酰甘油的残粒脂蛋白中的胆固醇降低。因此,LDL 和非高密度脂蛋白(non-HDL)均被作为治疗靶标。

最初应用的他汀如洛伐他汀、普伐他汀和辛伐他汀均由真菌发酵而成,后来才有了如氟伐他汀、阿托伐他汀、西立伐他汀和瑞舒伐他汀等人工合成药。

最新合成的他汀是匹伐他汀,在其基本结构上存在一个独特的环丙基,使其可能抑制 HMG-CoA 还原酶并抑制肝内胆固醇的合成。匹伐他汀不是细胞色素 P450 3A4 的作用底物,但"Med Lett Drugs Ther"的一篇文献中指出,匹伐他汀禁与环孢素及利托那韦/洛匹那韦合用。当与利福平,阿扎那韦和吉非贝齐合用时匹伐他汀的血药浓度可以升高 30%。目前尚无大规模临床试验资料表明其临床效果和安全性。迄今用于临床的所有他汀中作用最强的是西立伐他汀,最终却被发现有不可接受的肌炎和横纹肌溶解的高发生率而退市。当与吉非罗齐合用时其横纹肌溶解的不良反应更易发生。

　　一篇有关临床试验资料的综述表明,他汀类药的初始剂量应该使 LDL-C 水平降低至少 30%,表 24-1 中给出了现有他汀类药达到这一目标的剂量。应用他汀类药后随着 LDL-C 水平的下降三酰甘油可呈一定比例下降,但作用较轻微(15%~30%),通常不足以使一定程度升高的三酰甘油降至正常。他汀治疗不能清除富含三酰甘油的乳糜微粒,因此他汀类药物不应用于提示有乳糜血存在时的严重高三酰甘油血症。他汀类药可不同程度的影响 HDL-C 水平,但未发现其降低 LDL-C 的程度与 HDL-C 水平的变化存在相关性。瑞舒伐他汀、辛伐他汀和普伐他汀升高 HDL-C 的作用似乎强于阿托伐他汀。

表 24-1　他汀类药物的临床有效剂量

他汀	降低 LDL>30% 的每日剂量(mg)	最大剂量(mg)
洛伐他汀	40	80
普伐他汀	40	80
辛伐他汀	20	40
氟伐他汀	80	80
阿托伐他汀	10	80
瑞舒伐他汀	5	40
匹伐他汀	2	4

　　PROVE-IT-TIMI 22 研究显示,在急性冠状动脉综合征(ACS)患者应用普伐他汀常规降低 LDL-C 比应用阿托伐他汀强化降低 LL-C 可使 HDL-C 水平有更大程度的升高,其中 LDL-C 水平降低最大的患者中事件率降低的也最多。中等剂量的他汀不能降低脂蛋白 A[Lp(a)],这一点可以解释为什么当采用 Friedewald 公式计算得出 LDL-C 水平时会发现他汀类药物治疗降低 LDL-C 的作用明显减弱。他

汀类药可以降低某些炎症氧化因子如高敏 C 反应蛋白(hs-CRP),尚可降低脂蛋白相关磷脂酶 A_2(Lp-PLA2)。在一级预防和二级预防的患者中他汀降低 hs-CRP 的作用在用药仅 12 周时即可见到,且其降低的程度主要并不依赖于 LDL-C 的降低,而 Lp-PLA$_2$ 的降低则很大程度上由 LDL-C 的降低所介导。一项一级预防的临床试验表明,洛伐他汀在总胆固醇与 HDL-C 比值低于中位数而 hs-CRP 水平高于中位数的个体中有效,相反,在总胆固醇与 HDL-C 比值和 hs-CRP 水平均低于中位数的受试者中无效。另外,ACS 患者经他汀治疗后 hs-CRP 水平低的患者无论 LDL-C 水平如何,其临床结果均优于 hs-CRP 水平较高的患者。一项一级预防研究(JUPITER 研究)将 hs-CRP 水平≥2.0mg/L 作为入选标准,研究对象是 50 岁以上的男性和 60 岁以上的女性,所有受试者的 LDL-C 水平均<130mg/dl,对于将 hs-CRP 水平用作识别应该接受他汀治疗的患者优点何在一直存有争议。

药动学特性

　　现有他汀类药的脂溶性、半衰期及其肝和肾清除率均有所不同(表 24-2)。这些特性有其重要的临床意义,例如,对于肾功能受损的患者阿托伐他汀和氟伐他汀因其很少经肾清除,便是重要选择。

药物相互作用

　　表 24-3 中列出了辛伐他汀的各种药物间相互作用,但应该认识到他汀的安全性并非涉及同一类效应,因为不同他汀的排泄途径及其他药物尤其影响 P450 系统的药物对其代谢的影响均有不同。了解药物间相互作用对所有患者均很重要,对老年患者尤其如此,他们往往容易由多位医生开具一个长长的处方。氟伐他汀由 P450 2C9 代谢,而洛伐他汀、辛伐他汀和阿托伐他汀则由 P450 3A4 代谢。瑞舒伐他汀仅微弱的受 2C9 代谢,而普伐他汀的血药浓度丝毫不受 P450 系统的影响。红霉素、克拉霉素或酮康唑等药物影响他汀经 P450 3A4 途径代谢,而阿奇霉素或氟康唑不然,这一点应该影响到他汀类药的选择。大量的西柚汁不可逆性抑制肠道 P450 3A4 的活性,作用可持续长达 3d,可能升高他汀类药的稳态血药浓度,从而有致横纹肌溶解的可能(潜在危险)。与西柚汁间的药物相互作用对于治疗指数窄和(或)相互作用强度大的他汀类药物临床意义更为重大。

表 24-2 他汀的药动学

他汀	阿托伐他汀	氟伐他汀	洛伐他汀	匹伐他汀	普伐他汀	瑞舒伐他汀	辛伐他汀
来源	合成	合成	真菌	合成	半合成	合成	半合成
亲脂性	是	是	是	否	否	否	是
蛋白结合	＞98％	＞99％	＞95％	＞99％	50％	88％	95％
细胞色素 P450	3A4	2C9	3A4	最小	无	2C9 轻微	3A4
半衰期	长效	短效	短效	长效	短效	长效	短效
根据肾功能调整他汀剂量	不需要	严重肾损伤者慎用	严重肾损伤者慎用＞20mg/d	最大剂量 2mg/d	肾损伤者需要监测	严重肾损伤者不超过 10mg/d	严重肾损伤者需要监测

短效，＜5h；长效，＞10h。在长效他汀类药物当中，半衰期长短依次为瑞舒伐他汀、阿托伐他汀、匹伐他汀

表 24-3 2011 年联邦药品管理局规定与辛伐他汀间的药物相互作用

过去辛伐他汀标签	现在辛伐他汀标签
辛伐他汀避免与下列药物合用	辛伐他汀禁忌与下列药物合用
·伊曲康唑	·伊曲康唑
·酮康唑	·酮康唑
·红霉素	·泊沙康唑（新）
·克拉霉素	·红霉素
·泰利霉素	·克拉霉素
·HIV 蛋白酶抑制药	·泰利霉素
·奈法唑酮	·HIV 蛋白酶抑制药
	·奈法唑酮
	·吉非罗齐
	·环孢素
	·达那唑
辛伐他汀与下列药物合用不要超过 10mg/d	辛伐他汀与下列药物合用不要超过 10 mg/d*
·吉非罗齐	·胺碘酮
·环孢素	·维拉帕米
·达那唑	·地尔硫䓬
辛伐他汀与下列药物合用不要超过 20mg/d	辛伐他汀与下列药物合用不要超过 20mg/d
·Amiodarone	·胺碘酮（新）
·Verapamil	·雷诺嗪（新）
辛伐他汀与下列药物合用不要超过 40mg/d	
·地尔硫䓬	
避免大量饮用西柚汁（＞1 夸脱/天）	避免大量饮用西柚汁（＞1 夸脱/天）

＊这些药物禁忌与 Simcor（辛伐他汀烟酸缓释片）合用，该药仅有辛伐他汀 20mg 或 40mg 两种规格

临床上一种有用的策略是当需要长疗程使用一种 3A4 抑制药时可以用普伐他汀替代受 3A4 系统代谢的他汀，比如当应用克拉霉素治疗鼻窦炎时便是一个常见的例子。某些人群在应用他汀类药是应特别注意药物间相互作用。一篇详尽的综述建议，由于蛋白酶抑制药（PIs）对 P450 3A4 细胞色素酶系统的抑制作用，合并人类免疫缺陷病毒（HIV）感染的冠心病（CHD）患者应禁用洛伐他汀和辛伐他汀，以避免他汀血药浓度的升高。作者推荐在服用 PIs 的患者选择普伐他汀和瑞舒伐他汀。值得注意的是，这篇权威性的综述建议对于服用 PIs 的患者阿托伐他汀是一种可以接受的选择，原因在于阿托伐他汀不像洛伐他汀和辛伐他汀受 P450 3A4 抑制药影响那么大。他们进一步提出对于正在服用 PIs 又需要他汀治疗的患者，医生应该了解一下治疗方面的限制。

（1）普伐他汀不宜与增效的地瑞拉韦合用。

（2）利托那韦与利托那韦增效的 PI 合用可引起最显著的血脂升高。

（3）有关氟伐他汀的资料有限。

（4）依法韦仑与 PI 作用相反，可以降低辛伐他汀、普伐他汀和阿托伐他汀的血药浓度。

心脏病患者是需要警惕以避免他汀与其他药物间相互作用的另一组人群，详见表 24-3。胺碘酮和维拉帕米均可抑制 P450 3A4 系统，开始应用任何一种药物时考虑到他汀与其他药物间可能的相互作用都很重要。美国 FDA 警告与上述药物合用时辛伐他汀的剂量不应超过 10mg/d，以避免发生肌病及其最严重的后果-横纹肌溶解症。比较安全的他汀包括普伐他汀、氟伐他汀或瑞舒伐他汀。所有他汀类药都可能与环孢素和贝特类、烟酸等其他降脂药、华法林、地高辛等药物发生相互作用。环孢素广泛应用于器官移植的受体，呈高度脂溶性，其重要结构与脂蛋白结合，可增加 LDL-C 和 Lp(a)浓度，但对氟伐他汀影响较小。吉非罗齐影响他汀类药的糖脂化，从而导致其血药浓度升高，

继而增强其毒性作用,当与他汀尤其西立伐他汀合用时会造成横纹肌溶解的发生率显著升高。同时应用非诺贝特不增加他汀的血药浓度,因此当需要两类药物合用时可考虑选用非诺贝特。氟伐他汀和华法林均通过 P450 2C9 途径代谢,由于有病例报道提示华发林的血药浓度可因应用不经此途径代谢的他汀而发生变化,因此,在得到更为确切的证据之前,已服用华发林的患者开始他汀治疗后应密切监测 INR,他汀类药尚可通过抑制 P-糖蛋白的转运而增加地高辛的血药浓度。

虽然早期报道显示他汀与烟酸合用可引起肌炎,但在应用烟酸缓释剂的研究中尚未见报道。然而,长效烟酸可能能较多引起肝毒性,而肝损害可导致他汀的血药浓度升高。

疗效

血管造影试验

10 年间的双盲、随机、对照血管造影试验证实他汀治疗可显著降低动脉粥样硬化的进展。在这些试验中 Thompson 强调了他汀类药降低非 HDL 和 LDL 胆固醇的重要性。Post CABG 试验证实了在接受 CABG 的患者强化他汀(洛伐他汀)治疗达到较低 LDL-C 水平的价值。较高剂量洛伐他汀组可使 LDL-C 水平降低到 100mg/dl,而常规治疗组仅能降低到 132～136mg/dl。研究者发现在术后 4～5 年时(较高他汀剂量组)动脉粥样硬化进展延迟。一项 informative 血管造影试验入选了 341 例拟行血管成形术的稳定型冠心病而左心室功能相对正常的患者,所有患者 LDL-C 水平在 115mg/dl 以上。与分配到血管成形术及常规药物治疗组的患者相比,高剂量他汀(阿托伐他汀)治疗组患者出现首次冠状动脉事件的时间较长。

尽管他汀治疗组冠脉事件率降低了 36%,但调整了多种试验相关因素后 P 值未达到统计学意义。仔细观察发现,强化他汀治疗可最大程度的降低血运重建率及因心绞痛恶化而住院的次数。一项多中心研究借助于血管内超声的应用表明,强化他汀治疗(阿托伐他汀 80mg/d)比中等剂量他汀(普伐他汀 40mg/d)显著改善主要终点事件——动脉粥样硬化斑块容量变化。阿托伐他汀 80mg/d 组动脉硬化无进展,而普伐他汀 40mg/d 组明显进展。值得注意的是阿托伐他汀 80mg/d 组 hs-CRP 水平比普伐他汀 40mg/d 组显著降低。O'Keefe 及其同事将主要血管造影试验的绘制成图,图中显示随 LDL-C 降至

80mg/dl 以下时获益递增(图 24-1)。

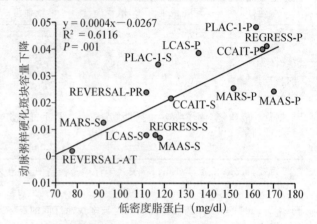

图 24-1　动脉粥样硬化进展直接因低密度脂蛋白(LDL)水平而不同

这条回归线表明,当 LDL 在 67mg/dl 以下时动脉粥样硬化不进展。从一级或二级预防中应用他汀类药物预防动脉粥样硬化进展或冠心病事件的随机、安慰剂对照试验所得到的数据,用于单因素线性回归以评估 LDL 与临床结局的相关性。从未加权回归线得到 LDL 作用的回归估计量、R^2 模型和 P 值

表面或经食管磁共振成像(MRI)已经用于监测他汀导致的动脉粥样硬化板块(AP)的减小。在他汀治疗开始仅 6 个月后由 MRI 准确检测到 AP 消退和逆转,且与 LDL-C 降低有关。

大规模临床试验

他汀治疗的有效性在一级预防和二级预防的临床试验中均已得到证实(表 24-4 和表 24-5)。正如可预料的一样,二级预防试验中绝对危险的降低比一级预防更显著,随 LDL-C 降低事件率降低的曲线也更陡峭。HPS 研究证实,与安慰剂组相比,分配到辛伐他汀 40mg/d 的高危患者就总体病死率和冠心病事件率而言均显著获益。这一实质性获益不依赖于基础 LDL-C 水平而存在,可见于所有亚组包括女性和老年患者,而且随治疗时间延长,获益增加。他汀治疗同样可降低缺血性卒中发生率,据报道,他汀治疗并未显著增加肝或肌肉毒性,也与癌症、呼吸道疾病或自杀率无关。应用大规模临床试验证实他汀治疗的负面作用见于 80mg 辛伐他汀的临床试验,HPS 研究显示 40mg 辛伐他汀似乎是安全的,而两个应用 80mg 剂量辛伐他汀的临床试验表明,与安慰剂相比,应用 80mg 剂量他汀患者具有过高的横纹肌病发生率。

表 24-4 他汀类药物在安慰剂对照二级预防临床试验中的心血管获益

研究	人群	他汀类药物及所用剂量	LDL-C 降低幅度	对冠心病疗效	对卒中疗效
HPS	年龄 40～80 岁冠心病、其他血管阻塞性疾病、糖尿病	辛伐他汀 40mg/d（10 269）与安慰剂（10 267）比较	37%	显著降低总死亡、致死性和非致死性心肌梗死、血管重建率	是
PROSPER	年龄 70～82 岁，有血管疾病病史或危险因素	普伐他汀 40mg/d（2891）与安慰剂（2913）比较；平均随访 3.2 年	3%	未降低总病死率，但显著降低致死性和非致死性冠心病	否，尽管 TIA 发生率有所下降（安慰剂组卒中发生率低）
PROVE-IT-TIMI 22	4162 例 ACS 患者；平均年龄 58 岁	阿托伐他汀 80 mg（2099）与普伐他汀 40 mg（2063）比较；平均随访 2 年	普伐他汀降低 10%，阿托伐他汀降低 42%	阿托伐他汀比普伐他汀更大程度降低联合终点	否
CARE	4159 例心肌梗死后患者；平均年龄 59 岁	普伐他汀 40 mg 安慰剂比较；平均随访 5 年	28%	显著降低主要终点	是
LIPID	9014 例年龄 31～75 岁心肌梗死和 ACS 患者	普伐他汀 40mg/d（4512）安慰剂（4502）比较；平均随访 5 年	25%	显著降低主要终点	是
TNT	10 001 例年龄 35～75 岁稳定型冠心病患者	阿托伐他汀 10mg/d（5006）与 80mg/d（4995）比较；随访 4.9 年	80mg/d:77mg/dl 10mg/d:101mg/dl 进一步降低:23% LDL-C 进一步降低:22%	显著降低主要终点；致死性和非致死性心肌梗死及主要冠状动脉事件改善，但病死率无改善	是
IDEAL	8888 例年龄＜80 岁陈旧心肌梗死患者	辛伐他汀 20mg/d（4449）与阿托伐他汀 80mg/d（4439）比较	辛伐他汀:104mg/dl 阿托伐他汀:81mg/dl（22%）	包括冠心病死亡、证实的非致死性心肌梗死或复苏的心搏骤停的主要联合终点无显著降低；任何冠脉事件均无显著下降	否

对此,其机制可能与多种肝细胞表面转运蛋白中其中一种蛋白多态性有关。例如,一种常见的单核苷酸变异,即编码有机阴离子转运多肽(OATP)1B1 的 SLCO1B1 基因单核苷酸变异可降低 OATP1B1 的转运活性,导致他汀尤其辛伐他汀酸浓度的升高。一项基因组相关研究,SEARCH 研究表明,在辛伐他汀组患者中常见 SLCO1B1 变异体每次

复制会使肌病相对风险增加 4.5%,这种基因变异在发生肌病的受试者当中占 15%。

一项前瞻性荟萃分析汇总了大量有关他汀治疗的一级和二级预防临床试验,共 14 项随机试验纳入 90 056 例受试者。在这项称为胆固醇治疗试验者(CTT)合作的荟萃分析中,他汀治疗 1 年时 LDL-C 降低幅度为 14～69mg/dl,平均 42mg/dl。5 年以后

表 24-5　他汀类药物在一级预防临床试验中的心血管获益(他汀与安慰剂比较)

一级预防临床试验	人群	他汀剂量	LDL-C 降低幅度	对冠心病疗效	对卒中疗效
AFCAPS/ TEXCAPS	5608 例平均年龄 45～73 岁男性和 997 例平均年龄 55～73 岁女性,符合血脂入选标准(要求低 low HDL-C 水平的程度)	洛伐他汀 20mg 和 40mg/d(3304) 与安慰剂(3301)比较	25%	是	未报道
WOSCOPS	年龄 45～64 岁无陈旧心肌梗死的高危男性患者,随访 4.9 年	普伐他汀 40mg/d (3302) 与安慰剂 (3293) 比较	26%	是	否
ASCOT-LLA	10 305 例年龄 40～79 岁具有至少 3 种其他心血管危险因素的高血压患者;在被数据和安全监测委员会叫停之前随访 3.3 年	阿托伐他汀 10mg/d (5168) 与安慰剂 (5137)比较	29%	是	是
ALLHAT- LLA	10 355 例年龄≥55 岁符合血脂标准的受试者,监测达 8 年	普伐他汀 40mg/d	16.7%(相对于安慰剂组加入者加上治疗组退出者)	否;由于交叉和退出率高使 LDL-C 的组间差异为 18%	否
JUPITER	17 802 例 LDL-C < 130mg/dl 而 hs-CRP≥ 2.0 的健康男性和女性	瑞舒伐他汀 20mg (8901) 与安慰剂 (8901)比较	50%	是	是
CARDS	2838 例患有 2 型糖尿病且有 1 个以上其他危险因素的男性和女性	阿托伐他汀 10mg/d	40%	是	是

发现全因病死率非常显著的下降,冠状动脉源性病死率显著降低 19%(图 24-2)。非冠状动脉血管性病死率和非血管性病死率亦见下降,但无显著性。他汀治疗总体上将心肌梗死和冠心病死亡,及冠状动脉血运重建率降低了 25%,致死性和非致死性卒中发生率平均降低 17%。随 LDL-C 下降的绝对值主要血管事件降低的比例存在显著差异($P < 0.000\,1$),但在 LDL-C 一定范围内基本相似。T 其获益在第一年纪很显著,随后几年则更为明显。而且,他汀治疗被证实是安全的,并为增加癌症风险。总体说来,这一大的数据库表明长期他汀治疗使 LDL-C 显著下降对于处于危险的患者无论其 LDL-C 水平如何均具有临床意义。一项来自 CTT 的随访报告对 26 项随机试验的 170 000 例受试者进行了荟萃分析,其中包括一些高剂量他汀与低剂量他汀的对照研究。研究表明,LDL-C 进一步降低可使心肌梗死、血运重建和缺血性卒中等心血管事件进一步下降。在所有包括一级预防和二级预防的 26 项试验中,LDL-C 每降低 1.0mmol/L(38.8 mg/dl)全因病死率下降 10%,且主要源于对冠心病的作用,而对卒中无明显影响。这些资料支持在心血管疾病高风险的患者应用最大耐受而安全剂量的他汀来降低 LDL-C。

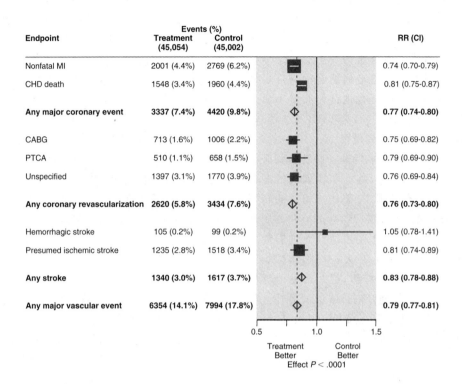

Endpoint	Events (%) Treatment (45,054)	Control (45,002)		RR (CI)
Nonfatal MI	2001 (4.4%)	2769 (6.2%)		0.74 (0.70-0.79)
CHD death	1548 (3.4%)	1960 (4.4%)		0.81 (0.75-0.87)
Any major coronary event	**3337 (7.4%)**	**4420 (9.8%)**		**0.77 (0.74-0.80)**
CABG	713 (1.6%)	1006 (2.2%)		0.75 (0.69-0.82)
PTCA	510 (1.1%)	658 (1.5%)		0.79 (0.69-0.90)
Unspecified	1397 (3.1%)	1770 (3.9%)		0.76 (0.69-0.84)
Any coronary revascularization	**2620 (5.8%)**	**3434 (7.6%)**		**0.76 (0.73-0.80)**
Hemorrhagic stroke	105 (0.2%)	99 (0.2%)		1.05 (0.78-1.41)
Presumed ischemic stroke	1235 (2.8%)	1518 (3.4%)		0.81 (0.74-0.89)
Any stroke	**1340 (3.0%)**	**1617 (3.7%)**		**0.83 (0.78-0.88)**
Any major vascular event	**6354 (14.1%)**	**7994 (17.8%)**		**0.79 (0.77-0.81)**

0.5   1.0   1.5

Treatment   Control
Better   Better

Effect $P < .0001$

FIGURE 24-2 Proportional effects on major vascular events per mmol/L low-density lipoprotein cholesterol (LDL-c) reduction. Broken vertical line indicates overall relative risk (RR) for any type of major vascular event. The Lescol Intervention Prevention Study (LIPS) only provided data on fatal strokes and does not contribute to the stroke analyses. Totals and subtotals are shown as *diamonds* (95% confidence interval [*CI*]); *squares* represent individual categories; and *horizontal lines* are 95% CIs, with the area of square proportional to the amount of statistical information in that category. RR values are weighted to represent reduction in rate per 1 mmol/L of LDL-c reduction achieved by treatment at 1 year after randomization. CABG, coronary artery bypass graft; CHD, coronary heart disease; PTCA, percutaneous transluminal coronary angioplasty. (*From Cholesterol Treatment Trialists' Collaborators. Efficacy and safety of cholesterol-lowering treatment: prospective meta-analysis of data from 90,056 participants in 14 randomised trials of statins. Lancet 2005;366:1267.*)

他汀类药物获益的机制

尽管 LDL-C 降低显然是他汀产生心血管获益的主要原因,但有研究者坚持认为他汀具有多效性,包括改善内皮功能、抗炎、抗凝,以及更能充分解释其功效的斑块消退作用(框 24-1)。他们认为多效性可以解释他汀治疗 ACS 患者的早期获益,相反,在通过部分回肠旁路术降低 LDL-C 的非药物试验中患者虽然获益,但疗效延迟出现。这些作用是否真正不依赖于胆固醇而因阻断类异戊二烯中间体的合成所介导,争议颇大。有学者认为 LDL-C 下降可能只是他汀多效性的一个标记,较高剂量范围的他汀使其获益增加支持这一观点。

框 24-1 他汀类药物的多效性

· 改善损伤的血管内皮舒张功能
· 发挥抗栓作用
· 减轻血管炎症
· 抑制血管平滑肌增生
· 增加斑块稳定性

安全性

从大规模荟萃分析可以看出,临床试验中应用的他汀具有非常好的耐受性,临床医生所遇到的两个主要不良反应涉及肝和肌肉。

肝

美国 ACC/AHA/NHLBI 的一项临床建议提出,他汀导致的肝转氨酶升高一般并不常见,其发生率低于 2%。肝转氨酶升高呈剂量依赖性,在应用高剂量他汀时更易发生。这种情况还是很重要的,比如在 PROVE-IT-TIMI 22 试验中,阿托伐他汀组肝转氨酶显著升高超过正常上限(ULN)3 倍的受试者比例为 3.3%,而普伐他汀组为 1.1%。TNT 试验表明,他汀在慢性稳定性冠心病患者中的肝毒性很低,在低剂量与高剂量阿托伐他汀组间看不出差别。的确,低水平的转氨酶升高(高于 ULN 2 倍)是否构成真正的肝毒性一直受到质疑。

他汀相关肝毒性具有一些特征。肝转氨酶升高通常见于开始治疗的 12 周以内。不像烟酸的肝毒性常常出现症状提示有肝损害,而他汀相关的转氨酶升高通常并无症状。胆汁淤积伴有黄疸和高胆红素血症的证据罕见,单纯由于使用他汀而进展为肝衰竭的情况亦属罕见。的确,在大规模临床试验中大量的受试者被分到他汀治疗组,但并未见他汀导致的肝衰竭。一般当减低他汀剂量或尝试另外一种他汀,通常不再出现肝转氨酶升高。停用他汀,肝转氨酶往往可以恢复正常。美国国家脂质协会他汀类药物安全评估工作组表达了一种忧虑,即常规筛查肝功能的获益如此之小而需要应用他汀却暂时或永久性停用的潜在后果又如此之可怕,因此他们敦促FDA 重新考虑现有的药物标签。2012 年 FDA 申明,如果使用他汀前肝化验结果正常,不再需要常规监测肝酶水平,因为未发现常规监测可以有效预测严重肝损伤的情况。而当有临床指证时还是需要监测肝酶水平。

对于服用他汀时转氨酶升高超过轻度范围的患者可能需要收集其临床信息。例如,美国健康维护组织(HMO)的一项研究中将严重肝转氨酶升高定义为高于 ULN 10 倍,在肝毒性直接源于应用他汀的 17例患者中,有 14 例存在明显的药物间相互作用。

对于已存在肝疾病的患者考虑使用他汀时一种较为困难的临床情况。一项在代偿良好的慢性肝病患者应用 80mg 普伐他汀的双盲安慰剂对照试验证实了普伐他汀应用的安全性,与对照组相比,普伐他汀未引起丙氨酸转氨酶(ALT)水平的明显升高,慢性肝病包括非酒精性脂肪肝、感染、乙型肝炎、血色素沉着症、自身免疫性肝炎、胆汁性肝硬化或隐原性肝硬化。而且,在肝病组未见事件率出现差异,尽管有些患者基础转氨酶水平已达到 ULN 的 5 倍。上述结果支持在临床上适合的情况下普伐他汀可以安全用于合并高胆固醇血症的代偿良好的慢性肝病患者。Mayo Clinic Proceedings 发表了一个合理而有

用的流程(图 24-3)。

胆汁淤积和活动性肝病被列为他汀应用的禁忌证。急性病毒性肝炎和酒精性肝炎等急性肝病患者在病情恢复前不宜服用他汀类药,恢复后应重新评估以确定他汀治疗是否合适。

因此,在心血管病高危患者如存在使用他汀的指征以降低 LDL-C,从而降低风险,那么与不良临床结果无关的轻微肝转氨酶升高不应妨碍他汀治疗的进行。在已有稳定性肝病如脂肪肝的患者,如需他汀治疗,可从低剂量开始应用,但需更频繁监测。如转氨酶升高超过初始水平上限的 2 倍,则应停用他汀治疗,然后认真进行重新评估。对于急性失代偿性肝病患者不应开具或继续应用他汀类药,在这些患者他汀属于禁忌,且可能导致安全问题。

肌肉

自从 20 多年前他汀类药用于临床以来,FDA得到的有关药物不良反应的报道一直是他汀相关的肌肉问题,且通常是由药物间相互作用而诱发。尽管有多篇高质量的文献综述,但对于这一重要临床问题的定义和解决方法仍存在很多异议。患者常常因肌肉症状而引起医生的注意,包括持续疼痛、发酸、抽筋和肌肉无力。幸运的是,最可怕的并发症横纹肌溶解症罕见。横纹肌溶解症有各种各样的病因,可以认为是因骨骼肌分解而使肌肉内容物漏出的一种综合征,可出现肌酸激酶(CK)水平升高,常伴有肌红蛋白尿,再严重的话可出现急性肾衰竭并可能有危及生命的代谢性的后果。

肌肉症状发生的频度和严重程度至少部分依赖于他汀的剂量。法国的一项观察性研究中,近 8000例患者接受了高剂量他汀治疗包括至少 40mg 辛伐他汀、普伐他汀、阿托伐他汀或氟伐他汀,研究报道,通过问卷调查得到肌肉症状的发生率为 10.5%,出现症状的中位数时间在他汀治疗开始后的 1 个月。尽管该研究设计上存在一定局限性,但研究显示肌肉疼痛在 38% 的患者甚至妨碍了中等度的日常体力活动,4% 的患者不能下床或不能工作。对他汀相关肌肉不良反应的认识非常重要,因为多数患者停用他汀并注意到病因后能够完全恢复。对威斯康星州 13 年住院和门诊患者的系统回顾发现,他汀相关肌病的病例在症状出现前接受他汀治疗的平均(标准差)时间为 6.3(9.8)个月,停用他汀后肌肉症状恢复需要2.3(3.0)个月。值得注意的是,在他汀相关肌病恢复后重新尝试另一种他汀的患者中,40% 以上的患者对另一种新的他汀耐受良好,未出现肌肉症状。

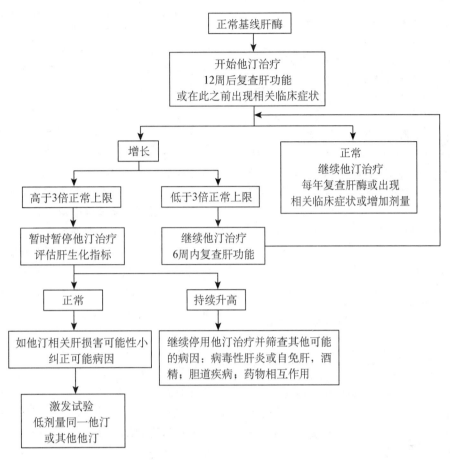

图 24-3　他汀使用之前和使用过程中肝转氨酶异常患者的处理流程

开始他汀治疗时很少需要测定基础 CK 水平。当认为患者处于他汀相关肌病高危状态时，一些医生可能愿意得到一个治疗前的 CK 水平。对无症状患者频繁监测 CK 似乎没有意义。CK 值并不能一致的预测潜在的他汀相关骨骼肌损伤，事实上，在服用他汀过程中因主诉肌肉无力引起医生注意的患者中 CK 值可能都在正常范围。罕见的情况是患者出现持续性近端肌肉无力及 CK 水平升高，停用他汀后可持续 3~4 周，肌肉活检异常，需免疫抑制药治疗以改善临床情况。当服用他汀的患者出现肌肉症状时应该检测其总的 CK 水平并认真评估可治疗的肌肉无力的病因，如甲状腺功能减退症、风湿性多肌痛和维生素 D 缺乏症。

尽管他汀相关肌病值得关注，但引起轻度肌病的低度风险一定要与需要他汀最大程度减少不良心血管事件患者的根本获益来权衡。ACC/AHA/NHLBI 专家组列出了一个合理的流程以寻找肌病的诱发因素，包括高龄（这些患者可能不主诉疼痛，只有乏力）、相对低体重、女性、多系统疾病、急性疾病及应用某种药物或应用多种药物。其他需要考虑的诱因还有饮酒、肝肾功能损害、糖尿病和甲状腺功能减退症（框 24-2）。

对于肌肉症状含糊、不清楚是否因他汀治疗引起的患者，一种有用的方法是嘱患者暂停他汀 2~3 周，然后再尝试相同或低剂量同一种他汀，观察其症状是否真正由他汀所致。对 TNT 试验的分析表明，在导入期短时间停用他汀不会增加冠脉事件的风险。对于患有家族性肌肉病或因新发肌无力就诊的患者，识别出其症状可能源于获得性和遗传性疾病两种原因非常重要。推荐的诊断过程包括询问外源性物质的使用（乙醇、西柚汁或其他升高他汀血药浓度的药物），全身性原因［甲状腺功能减退症、胶原性血管疾病（50 岁以上患者需考虑风湿性多肌痛）或维生素 D 缺乏症］和（或）原发性肌肉病。因此，在考虑是否及何时开始他汀治疗之前了解患者家族史并考虑肌肉活检非常重要。对于停用他汀后仍持续性

框 24-2　他汀应用建议

1. 了解哪些患者可从他汀治疗获益；在开始他汀治疗前认真评估其心血管风险和用药史

2. 使用他汀类药物应使 LDL-C 至少降低 30%～40%。对于需要他汀类药物进行冠心病二级预防的患者，在加用其他降脂药物降低 LDL-C 之前尽力将他汀用到最大耐受剂量

3. 不要认为他汀类药物的安全性和特性具有同一类效应，不同他汀的药理学特性有所区别，这一点有助于确定在一个特定的患者应该用哪一种他汀。辛伐他汀不应从 80mg 开始应用，与辛伐他汀的药物间相互作用见表 24-3

4. 应该考虑到他汀的肌肉和肝毒性尽管不常见，但可能会发生。在开始他汀治疗前需要了解基础的肝指标、尿蛋白分析及近期的甲状腺功能测定（如 TSH）。认真查看用药清单，注意他汀的 药物间相互作用。转氨酶轻度升高经常是一过性的，并不严重。如谷草转氨酶也呈相应升高且超过谷丙转氨酶，则应考虑乙醇过量

5. 在随访血液化验时不需常规检测 CK，因其变异度较大，在坚持规律运动者尤其如此。但要记住他汀类药物可加重运动所致的骨骼肌损伤；如患者出现乏力、不适或痉挛等肌肉症状，应停用他汀，认真观察。有用的化验指标包括总 CK、25-羟基维生素 D、红细胞沉降率及 TSH 等

6. 如正在服用他汀的患者出现并不严重的不良反应，可以考虑在患者恢复后再次尝试较低剂量的他汀，尤其在这种低剂量过去耐受良好的情况下。如果不能安全的使用较高剂量的他汀，可以考虑应用胃肠道活性的药物使 LDL-C 降低到所要求的程度。有必要让患者了解纤维含量高而饱和反式脂肪酸和胆固醇含量低的饮食可使 LDL-C 降低 6%～8%，约相当于双倍他汀剂量所达到的降低程度

ALT. 丙氨酸转氨酶；AST. 天冬氨酸转氨酶；CK. 肌酸激酶；LDL-C. 低密度脂蛋白；TSH. 促甲状腺激素

软弱无力的患者，推荐其神经科就诊可能有用，给予胆汁酸螯合剂和烟酸来控制其 LDL-C 可能为最佳方案。对于每日服用他汀出现肌痛的患者，如果考虑肌痛或抽筋与他汀相关，可以短期尝试多种他汀。一些医生发现每周一次或两次长效他汀如瑞舒伐他汀可能使不能耐受他汀的患者达标。

洛伐他汀是在美国上市的第一个他汀，是从酵母米中提取而来，并非人工合成。从红曲中部分纯化的提取物含有多种成分，称作"血脂康（XZK）"，一项随机试验给予心肌梗死存活者血脂康治疗，这些患者的 LDL-C 水平平均约为 129 mg/dl，与 HPS 研究中初始 LDL-C 水平相似。在这项安慰剂对照试验中，血脂康组 LDL-C 降低了 20%，安慰机组进降低了 3%，血脂康组主要冠脉事件发生率明显下降。与安慰剂相比，血脂康治疗使主要冠脉事件的相对危险降低 45%，绝对危险降低 4.7%。与接受安慰剂治疗的患者比较，服用血脂康的患者心血管病死率（6.1% vs. 4.3%）和总病死率（7.7% vs. 5.2%）显著下降了 30%～32%。虽然仅 50%～60% 的患者服用了 β 受体阻滞药，但 95% 的患者应用了阿司匹林。由于缺乏标准化制剂，多数医生还是更愿意应用在大规模临床试验中得到验证的他汀类药。尽管来自中国的有关红曲的初步临床结局资料和在美国进行的短期临床试验显示了血脂康的良好耐受性以及相当于普伐他汀 20mg/d 降低 LDL-C 的疗效，但是在达到标准化之前将不会推荐红曲作为他汀的替代品并得到 FDA 通过。

JUPITER 试验引起了人们对他汀虽很轻微但具有显著意义的增加糖尿病风险的关注。这一点被一篇荟萃分析所证实，该荟萃分析汇总了 13 项有关他汀的大规模临床试验，试验随访时间至少 1 年，排除了透析或移植术后的病例，结果证实在 91 140 例受试者当中，他汀的应用增加了新发糖尿病风险 9%。这种风险相当于应用他汀每治疗 255 例患者 4 年可增加 1 例糖尿病，但可被他汀降低临床事件的获益所超越。出乎预料的是这种风险发生率在老年患者中更高，在 4 年期间内每治疗 255 例老年患者会再增加 1 例糖尿病。因此，他汀可以被添加到烟酸和氢氯噻嗪等的药品目录中，这类药物可以改善心血管疾病的结果，但具有很小但相关的糖尿病风险。这一点强烈的提醒在给患者开具他汀时要注意生活方式的指导。

贝特类和烟酸虽可降低 LDL-C，但主要用于治疗致动脉粥样硬化性血脂紊乱。在三酰甘油水平正常的患者非诺贝特可使 LDL-C 降低至少 20%，而在基线三酰甘油水平升高的患者 LDL-C 降低非常不明显，甚至可能有所升高。在糖尿病患者辛伐他汀基础上加用非诺贝特未能改善心血管结果。烟酸以剂量相关的方式降低 LDL-C，但在他汀治疗的基础上加用烟酸令人忧虑。AIM-HIGH 试验对 LDL-C（40～80mg/dl）已经达标而仍有低 HDL-C（平均约 35mg/dl）的明确 CHD 患者，在他汀治疗的基础上加用了大剂量烟酸缓释药（2000mg/d），当证实不能改善临床结果时试验被提前终止。此外，据报道烟

酸组缺血性卒中的危险增加。对这些联合用药的临床试验需要进一步分析以充分理解其临床意义,然而目前在致动脉粥样硬化性血脂紊乱患者应用最大耐受剂量他汀的基础上要加用其他药物改善三酰甘油和(或)HDL-C 水平,似乎需要慎重。

对于要求 LDL-C 降低超出他汀类药所能达到的程度,比如家族性高胆固醇血症患者或那些最常因肌肉症状不能耐受他汀治疗而不能使 LDL-C 水平达标的患者,推荐首选主要作用于胃肠道的药物,而不是那些具有临床证据基础的药物。

现有三大类药物:胆汁酸螯合剂,如消胆胺和降

脂宁等树脂类及考来维仑等多聚物;尚未充分证实的药物包括胆固醇吸收抑制剂如依折麦布;植物甾烷醇酯。

胆汁酸螯合剂

胆汁酸螯合剂(BAS)通过干扰胆汁酸在回肠的吸收而降低 LDL-C。螯合剂促进结合型胆汁酸经粪便排泄,使 LDL 受体合成代偿性增加以补充肝细胞内胆固醇池,从而增强 LDL 的清除。这类药属于降低 LDL-C 的非系统性药物,可单独或与他汀类联合应用(表 24-6 和表 24-7)。

表 24-6　胆汁酸螯合剂

胆汁酸螯合剂	初始剂量	维持剂量	LDL-C 降低幅度	注释
考来烯胺树脂	8g/d 分次服用	单独应用时 16～24g/d;如与他汀类药物合用需减小剂量	8.7%～28% 依树脂剂量 8.7%～28%	服用其他药物需在服药前 1h 或服药后 3h;车前子增强作用
降脂宁树脂	10g/d 分次服用	单独应用时 16～24g/d;如与他汀类药物合用需减小剂量	与考来烯胺类似,随树脂剂量而异	服用其他药物需在服药前 1h 或服药后 3h;车前子增强作用
考来维仑	625mg/片,每次 2～3 片,每日 2 次(每日最多 7 片)	625mg,tid;必要时可用每日 7 片;也有悬浮液,相当于每日 6 片	19%(3.8g/d)	用一大杯水送服;在 2 型糖尿病可降低 HbAlc

HbAlc. 血红蛋白 Alc;LDL-C. 低密度脂蛋白

表 24-7　胆汁酸螯合剂的临床疗效

试验	人群	药物	LDL-C 降低幅度	对冠心病疗效
LRC CPPT	3806 例男性,无冠心病	考来烯胺 16～24g/d	20.3%	在 7.4 年时观察到致死性和非致死性心肌梗死降低 19%
STARS	26 例男性,冠心病	考来烯胺 16g/d	35.7%	2 年时血管造影显示改善是,如基础血管狭窄 > 50%,5 年时有效
NHLBI 2 型试验	116 例男性和女性,冠心病	考来烯胺平均 16g/d	26%	
CLAS	162 例男性,冠心病	降脂宁 30g/d ＋ 烟酸 4.3g/d	43%	接受治疗的患者 2 年时血管造影可见病变更为显著消退
FH-SCOR	72 例男性和女性家族性高胆固醇血症患者	降脂宁、烟酸和洛伐他汀[*]	39%	2 年时血管造影变化与 LDL-C 变化相关

续表

试验	人群	药物	LDL-C 降低幅度	对冠心病疗效
FATS	120 例男性,冠心病	降脂宁 30g/d 加上洛伐他汀 20mg, bid 或烟酸 4g/d	46% (洛伐他汀), 36% (烟酸)	烟酸组比洛伐他汀组 HDL-C 水平较高; 2.5 年时可见血管造影和临床均显著改善

* 未标明剂量

对脂质和脂蛋白的作用

几十年来,唯一可用的螯合剂树脂类只有考来烯胺和降脂宁。在他汀类药问世前,这类药比目前用的剂量大,但因大剂量时受胃肠道不良反应限制,用起来比较困难。树脂类可与其他药物强力结合,特别易与甲状腺替代激素、地高辛和抗生素结合。考来维仑是一种聚合物凝胶,可制成片剂。其优点在于与胆汁酸结合的高度特异性,除维拉帕米外,与树脂类相比具有非常少的药物间相互作用。将考来维仑与低剂量辛伐他汀(10mg/d)合用可使 LDL-C 平均降低 42%,超过了单独应用辛伐他汀 40mg/d 的降低幅度。联合用药对血清 HDL-C 和三酰甘油水平的影响与单独应用辛伐他汀相似。螯合剂以剂量相关的方式降低 LDL-C,这类药物是由于家族性高胆固醇血症使 LDL 水平显著升高的患者多种药物方案中的重要组成部分,其降低 LDL-C 的作用可叠加于他汀类药物作用之上。在不能大剂量他汀的患者螯合剂可使 LDL-C 水平进一步降低,其作用比他汀剂量加倍更为显著。因可增加富含三酰甘油的颗粒分泌而产生显著的高三酰甘油血症,因此螯合剂不应用于三酰甘油水平在 250mg/dl 以上的患者。螯合剂可轻微增加 HDL-C 水平,但不降低 Lp(a) 水平。

考来维仑一个新的适应证是 2 型糖尿病。二甲双胍加用考来维仑治疗 26 周时不仅能显著降低 LDL-C (15.9%)、非 HDL-C (10.3%) 和 ApoB (7.9%),而且可降低糖化血红蛋白水平(平均降低 0.54%)。虽然需要进一步研究证实其治疗 2 型糖尿病的作用,但在服用最大耐受剂量的他汀依然未达标的糖尿病患者,考来维仑不失为一个值得关注的选择。在 1 型糖尿病患者考来维仑尚未批准使用。

疗效

消胆胺曾在一级预防试验(lipid research clinics primary prevention trial)中应用,可降低致死性和非致死性心肌梗死的发生率,但该试验未达到降低总病死率的统计效度。在两个小样本的血管造影试验(NHLBI type II intervention study and the STARS)中,合并高胆固醇血症的男性 CHD 患者服用考来烯胺可抑制系列血管造影显示的动脉硬化进展。FATS 研究显示,降脂宁无论与烟酸或洛伐他汀合用,可减轻血管造影所示病变进展,且与安慰剂组相比减少事件。

安全性/依从性问题

螯合剂类药物不被吸收,因此不应看作系统性药物。其实,便秘和加重痔出血等胃肠道不良反应都是可以控制的。考来烯胺和降脂宁等树脂类都呈粉末状,必须与水或苹果酱等混合后服用。降脂宁也有片剂。考来维仑有片剂(平均每天 6 片,午餐后 3 片,晚餐后 3 片),也有悬浮液,只需每天一次服用。重要的是要告知患者每次服药都要用一大杯水,残余药物要额外用水溶解后服用。所有此类药物必须在其他药物服用后 90min 或其他药物服用前至少 3～4h 服用(服用苯妥英钠、格列本脲、左旋甲状腺素和口服避孕药前至少 4h)。此类药物可能干扰脂溶性维生素的吸收,因此维生素应该在早晨服用,不应在午餐和晚餐后服用。需要指导患者以保证采取一些措施尽量减轻便秘,比如,如果能耐受可添加车前子粉剂,白天多饮水。如果三酰甘油超过 300mg/dl,不应开始就应用此类药物,尤其树脂类会增加三酰甘油水平。如果患者主诉明显的吞咽或胃动力问题,在开始用药前应参考药品说明书并提醒患者注意。

依折麦布与胆固醇吸收抑制药

依折麦布,一种 2-氮杂环丁烷是一种强力的胆固醇吸收抑制药。采用遗传学方法,研究者识别出 Niemann-Pick C1-Like 1(NPC1L1) 是胆固醇吸收的重要介质,也是依折麦布的直接作用靶点。依折麦布吸收后迅速被肝葡萄糖醛酸化并进入肝肠循环进行再循环,以达到其作用靶点部位,即小肠的刷状缘。该药可阻止膳食来源尤其胆汁来源的胆固醇吸收,并显著抑制植物甾醇的吸收。

两种转运蛋白 ABCG5 and ABCG 8 负责将吸收的植物甾醇重新分泌回到肠腔。任何一种转运蛋白缺陷均可导致少见的遗传病植物固醇血症,表现为植物甾醇吸收过多而经胆汁分泌减少。由于依折麦布干扰 NPC1L1,抑制肠道摄取胆固醇和植物甾醇,因此成为这种少见疾病的新的治疗药物。

对脂质和脂蛋白的作用

依折麦布每日单次剂量为 10mg,可降低 LDL-C 约 20%,其作用可与他汀类药物的作用相叠加。尽管依折麦布推荐可单独用于不能耐受他汀的患者,但有限的临床试验资料证实,低剂量他汀和依折麦布联合应用与较大剂量他汀疗效相同。对于不能耐受他汀或患有家族性高胆固醇血症的患者联合应用依折麦布和胆汁酸螯合剂比单独应用任何一种药物额外降低 LDL-C 20%。为达到理想疗效,建议患者避免同时服用胆汁酸螯合剂和依折麦布。

疗效

虽然纯合子形式的家族性高胆固醇血症患者常常对他汀产生抵抗,但他们似乎对依折麦布是有反应的,因此依折麦布与他汀类药、胆汁酸螯合剂和烟酸一起成为第 4 个治疗这种类型家族性高胆固醇血症患者的药物。依折麦布的临床地位因 SHARP 研究得到推荐,该研究是一项随机、双盲临床试验,入选了 9720 例慢性肾病患者,其中包括 3000 例以上接受透析的患者,研究中将辛伐他汀 20mg 合用依折麦布 10mg 与安慰剂进行比较。研究者报道,4.9 年后预先设定的结局指标即首次主要动脉粥样硬化事件包括非致死性心肌梗死或冠心病死亡、非出血性卒中或任何动脉血管重建降低了 17%,不良事件无显著增加,重要的是癌症风险未见增加。学者提出,早年有关他汀的临床试验在接受血液透析的患者未显示出获益,与其相反,SHARP 试验中的显著差异既是由于之前试验的样本量太小,也是由于作为一级终点的血管事件发生比例太小,而这种事件与动脉粥样硬化性血管疾病相关,因此适合于降低 LDL-C 治疗。急切期待着来自于大规模临床试验的有关有效性和安全性的资料。

安全性

对大多数患者来说,依折麦布有非常良好的耐受性,其安全范围近似于安慰剂。在以前接受他汀治疗曾出现过肌痛的患者无论 CK 水平是否升高,肌痛也可出现在依折麦布。因此有过不能耐受他汀

历史的患者在应用依折麦布治疗期间应该对不良肌肉事件进行监测。曾有报道,应用依折麦布治疗的患者可出现肝转氨酶升高或发生肝炎的病例。药物相互作用包括环孢素,因此应该监测环孢素浓度;贝特类,如果患者有胆结石病史依折麦布不宜与菲诺贝特合用;胆汁酸树脂,可降低依折麦布的血药浓度。

患者开始服用依折麦布前应该检查基础的肝情况。用药 6~12 周以后建议检测肝转氨酶,如果依折麦布与他汀合用应该重复检测。无论单独应用或与他汀合用,依折麦布禁用于有活动性肝病或不能解释的持续性肝转氨酶升高的患者,亦不能给孕妇或乳母应用。

植物甾烷醇酯

植物甾醇普遍存在于自然界,具有甾醇家族常见的多环核结构,与胆固醇(动物细胞膜的关键成分)、维生素 D 及肾上腺和性腺类固醇的区别仅仅在于其侧链的结构。饱和甾醇即甾烷醇缺乏 B 环中的第 5 号双键。谷甾醇饱和是最常见的植物甾醇饱和,产生谷甾烷春;菜油甾醇饱和产生菜油甾烷醇。植物甾醇与胆固醇约以同等量消耗,但植物甾醇在人体血浆中的浓度正常情况下却低于胆固醇浓度的 0.5%。植物甾醇在肠道很少吸收,其血浆浓度甚至可低至仅相当于正常的 1/10(即胆固醇浓度的 0.05%)。ATP Ⅲ 报道中提出,增加植物甾烷醇或甾醇酯及膳食纤维有助于患者 LDL-C 达标而无须应用药物。由于缺乏对植物甾烷醇与甾醇的严格比较,ATP Ⅲ 建议两者均可。植物甾烷醇ATP Ⅲ 报道之后得到的资料显示,植物甾烷醇酯在降低 LDL-C 方面可能优于植物甾醇。植物甾醇酯降低 LDL-C 的作用随时间逐渐减弱,而植物甾烷醇酯的作用可保持在其基线水平的 10%。而且,植物甾烷醇不像植物甾醇那样影响胆汁酸的合成,膳食中植物甾烷醇可以降低他汀导致的血清植物甾醇水平的升高,而进食植物甾醇酯不能降低血清植物甾醇水平。

对脂质和脂蛋白的影响

一项重要的实际观察发现,以人造黄油形式的甾烷醇酯单剂服用时与分 3 次服用同样有效。单剂效果的持续性表明,甾烷醇不仅竞争胆固醇的胶束增溶作用,而且对肠黏膜细胞尚有持续时间较长的作用。对于一个人能吸收多少人造黄油存在一个实际的限度,应用植物甾烷醇达到最大程度的 LDL-C 降低需要每天 2g 植物甾烷醇酯。一项对绝经后女

性的研究显示，用植物甾烷醇酯将 LDL-C 水平降低了 13％，可能避免了低危患者采取其他药物治疗。老年患者似乎比年轻患者对植物甾烷醇酯的反应更好。

对冠心病的疗效

目前尚无涉及冠心病终点事件的研究，一些研究者担心植物甾醇浓度升高可能增加冠心病的危险。为确定血浆植物甾醇水平升高是否与人体冠状动脉粥样硬化相关，2542 例 30～67 岁的受试者接受了电子束 CT 扫描，并进行了血浆胆固醇和植物甾醇水平测定。在有冠状动脉钙化的受试者，血浆胆固醇而非谷甾醇和菜油甾醇水平显著升高。在同一篇文章中，研究者采用转基因小鼠未能证实血浆植物甾醇（谷甾醇和菜油甾醇）水平升高与动脉粥样硬化相关。

安全性

在一次有关植物甾烷醇酯的专题研讨会上报道的一项荟萃分析表明，维生素 A 和 D 的水平不受甾烷醇或甾醇的影响。α-胡萝卜素、番茄红素和维生素 E 由 LDL 颗粒所携带，与 LDL 水平保持相对稳定。尽管发现 β-胡萝卜素水平有所下降，但专家组预测不会有不良的健康结果，实际上，反而有报道补充 β-胡萝卜素造成不良的健康后果。专家组的结论是目前的证据足以证明应在冠心病高危患者推广使用植物甾醇和甾烷醇来降低 LDL-C 水平。有学者建议，除了食用含有植物甾醇酯的食物以外，应通过三餐吸收一些类胡萝卜素的食物。

最后说明一下，这里提到的安全用药问题需要综合考虑每一位患者的适应证和可能影响药物浓度和疗效的潜在的肝、肾问题，还要考虑到可能的药物与药物、食物与药物间的相互作用。高度推荐浏览一下生产厂家的网站和医生的处方信息，对于安全用药也至关重要。

第 25 章
低水平高密度脂蛋白胆固醇与高三酰甘油的治疗
Therapy to Manage Low High-Density Lipoprotein Cholesterol and Elevated Triglycerides

Michael H. Davidson

吴小凡 译

随着肥胖、糖尿病及代谢综合征发病率的升高，低密度脂蛋白胆固醇（low-density lipoprotein cholesterol，LDL-C）对心血管发病风险的预测作用日益下降。此外，LDL-C 目标值降至＜70mg/dl 已在心血管疾病的治疗中体现出显著的临床效益，但心血管疾病的风险仍然很高，尤其当其他的血脂指标例如三酰甘油（triglyceride，TG）与高密度脂蛋白胆固醇（high-density lipoprotein cholesterol，HDL-C）水平异常时。已确认的潜在危险因素包括低 HDL-C 与高 TGs、LDL 颗粒数、载脂蛋白 B、超敏 C 反应蛋白（high-sensitivity C-reactive protein，hs-CRP）与脂蛋白相关磷脂酶 A2，Lp-PLA2）。虽然还未能证明除他汀治疗之外其他降低潜在风险的方法可降低心血管事件的发生率，但依据美国胆固醇教育计划成人治疗专家委员会（National Cholesterol Education Program Adult Treatment Panel III，NCEP ATP III）2004 年指南更新，大量证据表明，尽管 LDL-C 与非高密度脂蛋白胆固醇达标（分别为＜70mg/dl 与＜100mg/dl），存在上述血脂异常的患者心血管疾病的发病风险仍然很高。他汀类药物与烟酸类、贝特类及 ω-3 脂肪酸联合使用有助于改善非高密度脂蛋白胆固醇与 HDL-C 水平。评估烟酸-他汀联合治疗对心血管疾病获益的临床试验正在进行之中。具有升高 HDL-C 水平作用的胆固醇酯转运蛋白（cholesteryl ester transfer protein，CETP）抑制药也处于后期研发阶段，为低水平 HDL 患者控制心血管潜在风险提供了可能。

联合疗法的原理

ATP III 推荐的可降低冠心病（coronary heart disease，CHD）发病风险的调脂治疗主要集中于改善生活方式并降低低密度脂蛋白胆固醇，通常使用的药物为他汀类。然而，研究发现有相当一部分接受他汀治疗的患者并不能达到理想的血脂水平，尤其是患有混合型高脂血症的患者。当他汀类治疗开始后，TGs 与 HDL-C 仍异常的患者有严重的心血管事件潜在风险。已证实经他汀治疗后 TG 水平降至 150mg/dl 以下对急性冠状动脉综合征（acute coronary syndrome，ACS）人群可带来临床获益。普伐他汀或阿托伐他汀评估-心肌梗死溶栓治疗 22（pravastatin or atorvastatin evaluation and infection therapy-thrombolysis in myocardial infarction 22，PROVE-IT-TIMI 22）研究发现 LDL-C 校正后 TG 水平每降低 10mg/dl（0.113mol/L），死亡、心肌梗死与 ACS 复发率将降低 1.6%。他汀研究证明高 TG 或低 HDL-C 患者未来冠心病事件发生率从 40% 上升至 70%（图 25-1，图 25-2）。目前他汀类药物与其他调脂药物的单药治疗通常无法使所有的血脂指标降至最佳值，因此，为了使 TG 与 HDL-C 达标，他汀与其他调脂药物的联合使用可弥补混合型高脂血症患者治疗中的不足。

非高密度脂蛋白不达标

多数冠心病患者治疗中对 LDL-C 下降幅度的需求远高于他汀单药疗法对 LDL-C 的下调幅度。ATP III 提出，越来越多的证据表明高水平三酰甘油血症与冠心病发病独立相关，并制定指南确定了非高密度脂蛋白胆固醇可作为高 TG 患者的二级治疗靶点。高三酰甘油与冠心病之间的相关性可能与某些富含 TG 的脂蛋白，尤其是极低密度脂蛋白（very-low-density lipoprotein，VLDL）与中等密度脂蛋白颗粒的致动脉粥样硬化作用有关。已证明这些"残余"脂蛋白的升高可导致小鼠动脉粥样硬化的发生。

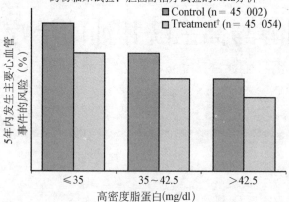

图 25-1　低水平高密度脂蛋白胆固醇是他汀治疗患者的重要危险因素。非致死性心肌梗死、冠心病死亡、非致死性或致死性卒中、冠状动脉血运重建等复合终点；† LDL-C 每下降 1mmol/L（39mg/dl）时的心血管事件发生率

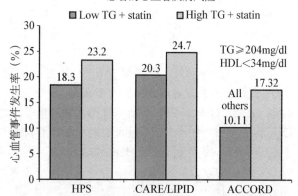

图 25-2　他汀单药治疗并未降低高三酰甘油患者的心血管疾病风险

ACCORD. 控制糖尿病患者的心血管风险试验；CARE/LIPID. 胆固醇与复发事件研究/普伐他汀对缺血性疾病的长期干预研究；HPS. 心脏保护研究；TG. 三酰甘油

证据表明以残余脂蛋白浓度升高为特征的遗传性血脂异常与早发冠心病的发生密切相关，且残余脂蛋白水平强烈预示着动脉粥样硬化的进展。另外，在观察性研究与临床试验治疗过程中，ApoB 的水平可反映循环中致动脉粥样硬化微粒（LDL 与 VLDL）的颗粒总数，它比 LDL-C 浓度与冠心病具有更明显的相关性。

他汀类治疗的潜在风险

已证实冠心病极高危患者强化降低 LDL-C 治疗可进一步减少心血管事件的发生，ATP Ⅲ 建议将治疗目标值设定为 LDL-C＜70mg/dl 且非高密度脂蛋白胆固醇＜100mg/dl。他汀降脂治疗可降低冠心病患者死亡与心肌梗死的风险。然而，许多接受他汀治疗的患者仍存在较高的心血管潜在风险。降低冠心病发病的潜在风险但不增加不良反应的最佳治疗方法是目前临床面临的重要挑战。联合疗法最适用于经过最佳他汀治疗后事件发生率仍很高的患者。除了改善生活方式，冠心病患者应用联合疗法可使冠心病发病率、病死率及相关危险因素得到最好的控制。目前对冠心病预防与治疗意见的推荐为对包括合并高脂血症与糖尿病性血脂异常等的高危患者应用药物联合治疗。

考虑到他汀研究亚组中冠心病事件的潜在风险，联合疗法更适用于采用最佳他汀治疗后事件发生率仍很高的患者。更新的 ATP Ⅲ 指南建议极高危者 LDL-C 的最佳目标值应＜70mg/dl，这些患者包括心血管疾病联合多个主要危险因素、严重或控制欠佳的危险因素、多种代谢综合征或 ACS。在全美抽样调查中符合 ATP Ⅲ 指南要求的患者中，75％冠心病患者满足"极高危"定义，但是仅 18％患者 LDL-C 水平＜70mg/dl，并且仅 4％患者 LDL-C 水平＜70mg/dl、且当 TG＞200mg/dl 时非高密度脂蛋白胆固醇水平＜100mg/dl。这些数据表明为了降低他汀的潜在风险，应该采取更积极的他汀治疗与联合治疗方案。

混合型高脂血症

降低非高密度脂蛋白胆固醇

ATP Ⅲ 认为对于 TGs≥200mg/dl 的患者应把非高密度脂蛋白胆固醇作为次级治疗靶点。依据患者发病风险等级非高密度脂蛋白胆固醇目标值设定为高于 LDL-C 目标值 30mg/dl（表 25-1），而 VLDL-C 水平为 TG 的 1/5，患者风险等级的划分可根据 Friedewald 公式。因为一般认为 TG 浓度低于 150mg/dl 为正常，而 VLDL-C 浓度低于 30mg/dl 为正常范围。随着 TG 水平的升高，非高密度脂蛋白胆固醇百分比可随着 LDL-C 下降而下降。

表 25-1　贝特类、烟酸类及 ω-3 脂肪酸对心血管风险相关的不同生物标志物及脂蛋白亚组分的作用

	ω-3 脂肪酸	非诺贝特/非诺贝特酸	烟酸
LDL-C	↑	—	↓
Non-HDL	↓	↓	↓
Triglycerides	↓↓	↓↓	↓
ApoB	↓	↓	↓↓
ApoA₁	—	↑	↑↑
LDL-P	↓		
LDL size	↑	↑	
VLDL-P	↓	↓	
VLDL size	↓	↑↓	NA
HDL-P		↑	
HDL size	—		↑
Lp-PLA₂	↓	NA	↑A
hs-CRP		↓	NA
Homocysteine		↑↑	↑
RLP-C	↓	↓	↓
ApoCⅢ	↓	↓	↓

ApoA₁. 载脂蛋白 A₁；ApoB. 载脂蛋白 B；ApoCⅢ. 载脂蛋白 CⅢ；HDL. 高密度脂蛋白；HDL-p. 高密度脂蛋白颗粒数目；hs-CRP. 超敏 C 反应蛋白；LDL-C. 低密度脂蛋白胆固醇；LDL-p. 低密度脂蛋白的颗粒数目；Lp-PLA₂. 脂蛋白相关磷酸酶 A₂；NA. 不适用；RLP-C. 残余脂蛋白胆固醇；VLDL. 极低密度脂蛋白；VLDL-p. 极低密度脂蛋白的颗粒数目

非高密度脂蛋白胆固醇与 ApoB 浓度密切相关，因此可作为循环中致动脉粥样硬化颗粒总数的代用指标。与以上研究结果相一致，人口研究也显示，非高密度脂蛋白胆固醇较 LDL-C 相比对心血管疾病与死亡风险的预测性更强。

调节高密度脂蛋白的方法

大家均已知晓降低 LDL-C 可改善心血管疾病的预后。过去 10 年中，全美心力衰竭住院率已下降 29.5%，主要原因为心肌梗死发生率降低导致心力衰竭发病率的下降。虽然这与很多原因有关，但对疾病危险因素给予有效的控制与调节，尤其他汀类药物使 LDL-C 降低是一个很主要的原因。

然而，尽管对 LDL-C 进行了最佳控制，低水平 HDL-C 患者仍存在较高的心血管事件风险。HDL-C 水平下降与 LDL-C 升高对早发冠心病的作用相似，是很强的危险因素，而高 HDL-C 具有保护作用，可降低心血管疾病的病死率。因此我们推测，升高 HDL-C 可降低心血管事件发生率。

然而目前通过药物手段增加 HDL-C 浓度尚未表现出临床获益。经试验证明雌激素、CETP 抑制药托彻普与烟酸类药物均可升高 HDL-C 浓度，但这些药物不仅没能带来临床获益，还可能对人体有害。其中药物的脱靶效应可能为原因之一，但为何升高 HDL-C 水平后却未达到预期临床获益值得人们深入思考。

尚未证明的有关 HDL 的假说提示，升高 HDL 浓度后可通过若干抗动脉硬化机制使人获益。最重要的是，HDL 可转运来自周围组织的过量胆固醇，将其运输至肝清除并通过胆汁向肠道排出，此过程为胆固醇逆转运（reverse cholesterol transport，RCT）。因为人类本身不能代谢游离胆固醇，故 RCT 过程是调节胆固醇与维持胆固醇平衡的重要机制。

HDL 在调节 RCT 过程中的关键作用被认为是其影响动脉粥样硬化进程的主要机制。HDL 的功能较 HDL-C 的浓度更为重要，最近的研究显示 HDL 既有促炎作用又有抗炎作用。然而，尚无大规模试验证明此假设。HDL-C 水平升高可使心血管获益的观点可能太简单了。即将推出的新型胆固醇酯转移蛋白（CETP）调节药物不存在类似托彻普的脱靶效应细胞毒性。最近达塞曲匹的 dal-VESSEL 与 dal-PLAQUE 研究证明了达塞曲匹的血管安全性。在明确 CETP 抑制药安塞曲匹有效性与耐受性的研究中（determining the efficacy and tolerability of CETP inhibition with anacetrapib，DEFINE），安塞曲匹不同于托彻普，前者没有心血管毒性。而评估心血管疾病高风险人群中此类药物临床效益的大型试验正在进行之中。尽管历尽失望与迷茫，对调节 HDL 水平的临床价值的探索仍在继续，希望此种前途无量的靶向治疗方法的研究可收获满意结果，以此填补临床需求的空白。

他汀-贝特联合使用

贝特类是治疗血脂异常的一类重要药物。此类药物的耐受性很好，安全问题较少。通过激活过氧化物酶体增殖物激活受体 α（peroxisome proliferator activated receptor α，PPARα），调节脂质代谢中发挥重要作用的若干基因，包括上调脂蛋白脂肪酶

与降低脂蛋白脂肪酶活性抑制药 ApoC-Ⅲ 的表达，这两条途径均可增强脂质降解，加速富含 TG 的微粒的清除。另外，载脂蛋白 AⅠ（apolipoprotein AⅠ，ApoA-Ⅰ）与 AⅡ（apolipoprotein AⅡ，ApoA-Ⅱ）生成的增加可使 HDL-C 升高。临床试验发现，贝特类能够可逆性升高肌酐与同型半胱氨酸，但并不增加肾衰竭的风险。对于混合型高脂血症的患者，应用贝特-他汀联合治疗可促进 LDL 水平与 TGs 水平的降低，同时升高 HDL-C 水平。

贝特类药物与肌病、胆石症和静脉血栓形成发生率轻度升高有关。在无 TGs 升高与 HDL 降低患者的临床研究中，贝特类药物的使用与非心血管疾病死亡的增加有关。其中二甲苯氧庚酸应避免与他汀联合使用。他汀-贝特联用中应首选非诺贝特，因其不抑制他汀类药物的代谢。在使用贝特类药物前，临床医生应检测患者的血清肌酐水平，依据其肾功能受损的程度调整贝特类药物的使用剂量。不需要常规监测肌酐，但若患者血清肌酐的升高具有临床重要意义，并且可排除其他导致肌酐升高的可能原因，则应考虑终止贝特类药物的应用或减少剂量。非诺贝特的活性代谢物非诺贝特酸与他汀类联用经批准可应用于临床。

2715 例患者被随机分配为非诺贝特酸单药治疗（135mg）组，低、中、高剂量他汀类药物（瑞舒伐他汀、辛伐他汀或阿托伐他汀）单药治疗组，或者非诺贝特酸与低、中剂量他汀联合治疗组，治疗时间为 12 周。非诺贝特酸-低剂量他汀联合治疗较低剂量他汀单药治疗相比可更为显著地改善 HDL-C、TG、non-HDL-C、VLDL-C、总胆固醇、ApoB 与 hs-CRP 水平。非诺贝特酸（135mg）与他汀联用在安全性方面与各药物单药治疗相似，且无横纹肌溶解事件发生。较他汀类单药疗法，高 TGs 且低 HDL-C 的患者采用非诺贝特酸-他汀联合治疗，可对脂蛋白产生有利影响，但其是否可降低心血管疾病潜在风险的回顾性研究现在进行之中。

控制糖尿病患者心血管风险的临床试验（action to control cardiovascular risk in diabetes，ACCORD）是一项对比分析在糖尿病人群中应用他汀（辛伐他汀）与非诺贝特联用与他汀类单药治疗效果的研究。虽然试验最初旨在对比严格血糖控制与非严格血糖控制的差异，但也对比分析了 4733 例患者（总样本量 10 251）中强化血压控制或标准血压控制后的临床效果，并观察剩余 5518 例患者在使用他汀基础上加用非诺贝特后对血脂与心血管预后的影响。

ACCORD 中与血脂有关的研究部分，随机抽取了 2765 例患者接受辛伐他汀加非诺贝特治疗，另 2753 例患者接受辛伐他汀加安慰剂治疗。加用非诺贝特治疗对血脂的影响与预期的一致，即轻度降低总胆固醇的平均值，LDL-C 的平均值不变，但 HDL-C 水平中度升高（研究中 HDL-C 水平中度升高的患者为高 TGs 的患者），并显著降低 TGs 水平（从 160 mg/dl 降至 120 mg/dl）。

在主要的大血管疾病包括心血管疾病死亡、非致死性心肌梗死和非致死性卒中等的预后方面，两组患者在事件的发生率、事件发生的时间及事件总数上并无差别。另外，在严重的次级大血管疾病包括严重的心血管事件、非致死性心肌梗死、卒中及全因死亡等方面，两组患者也无差别。

正如前期非诺贝特相关研究中所料，该药物在高 TG 与低 HDL 水平患者中存在潜在但非显著的疗效（在 20% 的研究人群中可见），在这部分人群中心血管疾病发病风险可降低 31%（$P = 0.064$）。重要的是尽管应用了他汀类，合并高 TGs 与低 HDL-C 人群较其他人群心血管事件发生率高出 70%［456 个事件（17.3%）vs. 2284 个事件（10.1%）］，这代表着极高的心血管疾病潜在风险。非诺贝特在这部分人群中疗效较好，可显著降低心血管潜在风险［联合治疗组事件数为 485（12.4%）vs. 他汀单药治疗组 456（17.3%）］。加用非诺贝特可为高 TGs 且低 HDL-C 患者带来更大的临床获益。根据需要治疗的患者数，20 例 2 型糖尿病合并致动脉粥样硬化性血脂异常的患者需治疗 5 年，以此预防某一心血管事件的发生。此研究优于贝特类药物的其他研究，包括 HHS（helsinki heart study）、BIP（bezafibrate infarction prevention）、VAHIT（veterans affairs high-density lipoprotein cholesterol intervention trial）和 FIELD（fenofibrate intervention and event lowering in diabetes）等研究，上述研究结果皆提示了贝特-他汀联合疗法可降低心血管疾病的风险。

他汀-烟酸联合治疗

烟酸，又称尼克酸，是一种可溶性维生素 B，它对所有的主要脂质成分都有作用，但因药物不良反应其使用受到限制。烟酸的作用机制尚未明了，但可能与其减少 ApoB 的分泌，从而下调 VLDL 与 LDL 水平、升高 ApoA-Ⅰ 并降低脂蛋白 A［lipoprotein A，Lp(a)］有关。然而，与以往的研究数据不同的是，最近的数据显示烟酸可通过上调肝中腺苷三磷酸结合转运体 A1 抗体(adenosine triphosphate-binding cassette transporter, ABCA1)与 ApoA-Ⅰ基因的表达而增加 HDL ApoA-Ⅰ的分泌。故可生成很大的 HDL 颗粒,并因 HDL 颗粒增大,其代谢减慢。在冠心病药物治疗计划中,烟酸是可降低冠心病事件的调脂药物之一。目前,烟酸是最有效的上调 HDL 水平的药物。虽然烟酸升高 HDL 的机制还不清楚,一般推测为烟酸可抑制 HDL 整体颗粒的摄取,导致分解代谢的延迟。越来越多新数据表明烟酸可增加 ApoA-Ⅰ的生成。已证明烟酸可使 LDL 降低 10%~20%,TGs 降低 20%~40%,Lp(a)降低 10%~30%并使 HDL 升高 15%~30%。

他汀-烟酸联合疗法可降低心血管疾病的潜在风险。在混合性高脂血症患者中常在他汀治疗的基础上加用烟酸类药物,尤其当患者的 HDL 较低或 Lp(a)较高时。虽然已证实他汀类药物可使患者冠心病事件的发生率降低近 30%,他汀-烟酸联合疗法可使其下降 75%。冠心病事件发生率的显著下降提示烟酸的另一作用——可降低 TG 与 Lp(a)并升高 HDL 水平,从而为患者带来临床获益。

他汀添加烟酸治疗是一项很好的联合治疗,因为烟酸对升高 HDL 水平有显著的作用。大量研究已证实此联合疗法在抑制动脉粥样硬化进展中的安全性与有效性。大多数研究或应用烟酸速效片或应用烟酸缓释片。因为已有数据证实了烟酸缓释片与他汀联合疗法的安全性,以应用联合疗法最大程度的降低血脂异常患者的心血管风险为目的的研究越来越多。

在 HDL 动脉粥样硬化治疗研究(HDL athero-sclerosis treatment study, HATS)中,应用辛伐他汀(10~20mg/d)加烟酸(2~4g/d)组较他汀加安慰剂组可使复合心血管终点降低 90%($P=0.03$),复合心血管终点包括由冠状动脉原因引起的死亡、已证实的心肌梗死或卒中或再次血管重建。另外,辛伐他汀-烟酸联合疗法可使冠状动脉狭窄率降低 0.4%,而在接受抗氧化剂组、辛伐他汀+烟酸+抗氧化剂组与安慰剂组冠状动脉狭窄均有加重($P<0.001$)。大量数据证实他汀-烟酸联合治疗能有效升高 HDL-C 并降低 TG 与 LDL-C。另有研究显示,他汀-烟酸联合治疗较他汀单药治疗升高 HDL-C 水平的作用更明显。血管造影研究亦进一步证实了他汀-烟酸联合治疗对抑制冠心病进展的作用。

据降低胆固醇疗法对动脉生物活性影响的观察性研究 2(arterial biology for the investigation of the treatment effects of reducing cholesterol, ARBITER)证实,对低水平 HDL-C 的已知冠心病患者他汀治疗中添加烟酸缓释片较单用他汀类药物可使 HDL-C 水平升高 21%,并通过测量颈动脉内膜-中层的厚度(carotid intima media thickness, CIMT)发现他汀-烟酸联合疗法可减慢动脉粥样硬化的进展。ARBITER 6-HALTS(HDL and LDL treatment strategies)研究通过对比应用他汀-依泽替米贝联合治疗降低 LDL-C 与应用他汀-烟酸联合治疗升高 HDL-C 对 CIMT 的影响。冠心病或有冠心病等危症,同时 LDL-C 低于 100mg/dl、HDL-C 水平男性<50mg/dl/女性<55mg/dl 的患者,在接受标准他汀治疗的基础上,随机分为依泽替米贝(10mg/d)或烟酸缓释片(靶剂量 2000mg/d)两组。研究的主要终点是 CIMT 的变化。此研究提前终止了,因为统计分析显示烟酸较依泽替米贝在 CIMT 改变过程中存在优势。烟酸与依泽替米贝在降低非高密度脂蛋白胆固醇中的作用相似且与预期相符,但烟酸可使 HDL-C 升高 18.4%。与基线相比,烟酸($n=154$)可使 CIMT 平均值($-0.010\ 2\text{mm}\pm0.002\ 6\text{mm}; P<0.001$)与 CIMT 最大值($-0.012\ 4\text{mm}\pm0.003\ 6\text{mm}; P=0.001$)明显下降,而依泽替米贝($n=161$)并不引起 CIMT 平均值($-0.001\ 6\text{mm}\pm0.002\ 4\text{mm}; P=0.88$)或 CIMT 最大值($-0.000\ 5\text{mm}\pm0.002\ 9\text{mm}; P=0.88$)降低。烟酸可有效降低 CIMT 平均值($P=0.016$)与 CIMT 最大值是这两种药物的显著不同之处($P=0.01$)。通过降低非高密度脂蛋白胆固醇与升高高密度脂蛋白胆固醇,烟酸可引起低水平 HDL-C 的高危患者 CIMT 下降,而依泽替米贝联合他汀降低 LDL-C 的治疗方法也可减缓 CIMT 的进展。

对低 HDL 胆固醇与高三酰甘油的代谢综合征患者的动脉粥样硬化干预及对全球健康结局的影响研究(atherothrombosis intervention in metabolic syndrome with low HDL cholesterol/high triglyceride and impact on global health outcomes, AIM-HIGH)是一个在美国与加拿大近 90 家医院进行的多中心临床研究。AIM-HIGH 的目的是评估在他汀(辛伐他汀)治疗的基础上加上高剂量烟酸缓释片较单用他汀相比,对有心血管病史、低 HDL 胆固醇、高 TGs 及 LDL-C 已达标的患者降低长期心血管事件的作用。美国卫生国立医院(National Institutes of Health, NIH)的国家心肺血液研究所(National Heart, Lung, and Blood Institute, NHLBI)较原计划提前了 18 个月终止 AIM-HIGH 临床研究。研究发现在心血管疾病患者的他汀治疗中加上高剂量烟酸缓释片并不能降低包括心肌梗死及卒中等心血管事件的风险。

与以 LDL-C 为目标的积极治疗相比较，烟酸的升高 HDL-C 作用未能降低心血管事件风险的原因还不清楚。烟酸治疗对胆固醇及 LDL 与 HDL 颗粒的作用不同，它可显著升高 HDL-C，但并不增加 HDL 的颗粒数（HDL particle number，HDL-p）。另外，它可轻度降低 LDL-C，并通常使 LDL 颗粒数（LDL particle number，LDL-p）降低更多。AIM-HIGH 研究评估了 LDL-C 优化治疗后的冠心病患者中，烟酸升高 HDL-C 水平并纠正其他非 LDL 的异常的作用，但研究并未评估 LDL-p 减少的潜在获益。

他汀-ω-3 脂肪酸联合疗法

ω-3 脂肪酸，亦称为鱼油，是抑制 VLDL 与 TG 肝内合成过程的重要脂肪酸，虽然其确切的分子机制并不清楚。ω-3 脂肪酸可显著降低高 TG 患者的 TG 水平并升高 LDL-C 水平。ω-3 多不饱和脂肪酸（n-3 polyunsaturated fatty acids，PUFAs）、二十碳五烯酸（eicosapentaenoic acid，EPA）与二十二碳六烯酸（docosahexaenoic acid，DHA）等物质可降低心肌梗死后死亡、非致死性冠脉事件及卒中的发生。PUFAs 使大多数患者的 TG 水平降低 $20\% \sim 30\%$，并且可使严重的高三酰甘油血症［TG＞750mg/dl（＞8.47mmol/L）］患者 TGs 降低 50%。联合治疗的多项研究发现 n-3 PUFAs 与普伐他汀 40mg/d 或辛伐他汀 20mg/d 联合使用可分别使 LDL-C 降低 $13\% \sim 24\%$，TG 降低 $27\% \sim 30\%$。同样，较单药治疗相比其与阿托伐他汀 10mg 联用可使小而密的 LDL 颗粒浓度明显降低，并升高 HDL-C 水平。

高纯度医用级别 ω-3 脂肪酸深海鱼油的提取物含有高浓度 EPA（440 mg）与 DHA（260 mg），每一粒 1g 胶囊中还添加了 4 mg（6 IU）维生素 E。处方 ω-3 脂肪酸深海鱼油用于治疗高三酰甘油血症，每日 4 粒胶囊服用 6 周至若干年后可使血清 TGs 显著降低 $19\% \sim 55\%$。在 ω-3 与辛伐他汀联合治疗研究（combination of prescription omega-3 with simvastatin，COMBOS）中，辛伐他汀 40mg 与 ω-3 酸乙酯 4g/d 联用治疗组较安慰剂加辛伐他汀组相比，前者使非高密度脂蛋白胆固醇中位数的下降更为显著（9.0% vs. 2.2%；P＜0.001）。另外，联合疗法显著降低了 TG（29.5%）与 VLDL-C（27.5%），升高

HDL-C（3.4%），并降低了总胆固醇/HDL-C 比值（9.6%；$P \leqslant 0.001$ vs. 安慰剂组）；然而 LDL-C 水平升高了 3.5%。

COMBOS 研究的数据分析中，处方 ω-3 酸乙酯（prescription omega-3-acid ethyl esters，P-OM3）治疗对 LDL-C 作用的预测因子为 LDL-C 基线值。在 P-OM3 组中检测到 LDL-C 变化的中位数为 +9.5%（低三分位数，＜80.4 mg/dl），-0.9%（中三分位数），与 -6.4%（高三分位数，≥99.0 mg/dl）。而非高密度脂蛋白胆固醇、VLDL-C、HDL-C 与 TG 不随 LDL-C 的基线值发生明显的变化。VLDL-C 浓度的降低比 LDL-C 浓度的升高明显，导致所有的基线 LDL-C 中致动脉粥样硬化颗粒（非高密度脂蛋白胆固醇）携带的胆固醇浓度的绝对值降低。总之，这些结果提示混合性高脂血症患者较他汀单药治疗相比，辛伐他汀治疗结合 P-OM3 联合治疗导致的 LDL-C 水平升高更适用于低 LDL-C 患者。另外，P-OM3 合并他汀治疗可降低 LDL-p 与 ApoB 水平。这些数据说明 ω-3 治疗引起的 LDL-C 的升高是 LDL-p 体积的增大而非颗粒数目的增多。与安慰剂组相比，P-OM3 组中平均 VLDL 颗粒（VLDL particle，VLDL-p）体积变小和 LDL-p 体积变大（两者的 $P=0.006$），而 HDL-p 的体积不变。

从富含脂肪的鱼类与未加工的深海鱼油产品（～30% ω-3 脂肪酸）中提取的 EPA 与 DHA 的量不足以治疗严重的高三酰甘油血症。这激励了对 ω-3 脂肪酸进行浓缩的研究。处方 ω-3 酸乙酯（Lovaza）由 ω-3 脂肪酸经乙醇萃取与蒸馏后得到，含 84% EPA 与 DHA 乙酯，经美国食品和药品管理局（U. S. Food and Drug Administration，FDA）批准作为严重高三酰甘油血症的成人患者的辅食。之后，又研制出另一种产品，它的生产过程包括一个额外的步骤，即将乙酯水解蒸馏转变为游离的 ω-3 脂肪酸（omega-3 free fatty acids，FFAs）。

对比 Epanova 与 Lovaza 药动学单剂量评价研究（epanova compared with lovaza in a pharmacokinetic single-dose evaluation，ECLIPSE）在 54 例健康志愿者中对 FFA ω-3 产品与乙酯类 ω-3（均为 4g 口服剂量）的相对生物利用度进行了比较，并且进一步评价了低脂饮食与高脂饮食对其相对生物利用度的影响。无论在低脂饮食亦或高脂饮食中，较 ω-3 乙酯相比，ω-3FFA 可显著升高血浆中 EPA 与 DHA 水平（峰浓度与曲线下面积）。特别是在低脂饮食时，服用单剂量 ω-3 FFA 使 EPA 加 DHA 的曲线下

面积(an area under the curve, AUC)较服用 ω-3 乙酯时的 AUC 高出 4 倍。不同于 ω-3 脂肪酸有三酰甘油与乙酯两种形式,FFA 的生成过程中不需要胰脂肪酶的水解作用。因此,如 ECLIPSE 研究所显示的,ω-3 FFA 的生物利用度更高,尤其是服用单剂量药物的同时结合低脂饮食更为明显。

以降低三酰甘油为目的的治疗方法可能会升高 LDL-C 水平,这引起了大家的关注。严重高三酰甘油血症的患者服用贝特类药物与鱼油可使 LDL-C 升高约 35%～45%;这部分原于从 VLDL 至 LDL 的转化率的升高,导致 LDL-p 的增加与 LDL-C 浓度的升高。CETP 底物的减少亦起到重要作用,因为这种酶可催化 VLDL 中的三酰甘油转化为 LDL 与 HDL 颗粒中的胆固醇酯。因此,三酰甘油浓度的降低常导致体积更大、富含更多胆固醇的 LDL 与 HDL 颗粒。EPA 的高纯度形式-乙基二十碳五烯酸,或者 AMR101——含至少 96%EPA 乙酯且不含 DHA。多中心安慰剂对照随机双盲 12 周研究与非盲扩展研究(multi-center, placebo-controlled, randomized, double-blind, 12-week study with an open-label extension,MARINE),对 229 例饮食规律的极高 TGs(≥500mg/dl 且≤2000mg/dl,有或无他汀治疗背景)患者服用 AMR101 2g/d 与 4g/d 进行比较,发现 TG 分别降低 19.7%($P<0.005$)与 33.1%($P<0.0001$),但 AMR101 未能显著升高经安慰剂校正的 LDL-C 水平(分别为+5.2%与-2.3%)。

然而使用 AMR101 对 TG 与 LDL-C 作用的检测结果与应用 ω-3 EPA 加 DHA 乙酯的试验结果相悖,后者使 LDL-C 升高 0.7%～46%。2g/d AMR101 使 TG 下降约 20%,其对 LDL-C 的升高作用与预期一致;但是 4g/d AMR101 对 LDL-C 的作用(降低 2.3%)比预期值低,值得进一步探索。在 MARINE 研究中 LDL-C 的平均基线浓度为 86.0mg/dl,其与药物治疗过程中 LDL-C 的改变呈负相关。与 EPA 与 DHA 对血清 LDL-C 与其他脂蛋白脂质浓度的作用相关的综述称,EPA 与 DHA 均可降低 TG 水平,DHA 与 LDL-C 水平的升高有关,并与 TG 的基线浓度呈直接显著的相关关系。在总共 6 项研究中的 4 项中,给予 EPA 治疗后未观察到上述 LDL-C 水平升高。DHA 而非 EPA 还可能增大 HDL 与 LDL 颗粒的体积。

上述结果与前期纯 EPA 与 DHA 的头对头研究相一致,说明较 DHA 相比,添加 EPA 可导致 TG 的下降幅度降低并升高 HDL-C 水平,并且 DHA 升高

LDL-C 的作用要强于 EPA,虽然研究发现其导致的 LDL-C 的升高与 LDL-p 数目的显著增加有关,且即使在有限数据的研究中亦可以得到上述结论。EPA 与 DHA 对 LDL-p 及其临床意义方面的作用的不同之处仍需进一步研究。

胆固醇酯转运蛋白抑制药

抑制 CETP 是一项升高 HDL-C 的新方法,CETP 是一类在胆固醇代谢中起着重要作用的大蛋白,它将胆固醇酯自 HDL 运输至 VLDLs 与 LDLs(图 25-3),它含有跨细胞膜的疏水通道,可调节中性脂质。CETP 为梭形结构,可促进胆固醇酯在 HDL 与 ApoB 脂蛋白之间等质量梯度转移 TG。CETP 将 TGs 从高浓度(VLDL)区转移至低浓度(HDL 与 LDL)区,作为交换,胆固醇酯可进行等分子比例的运输,上述两种物质的运输共同维持了脂蛋白中 TGs 与胆固醇酯浓度的平衡。CETP 缺陷的动物有着很高的 HDL 水平与很低的 LDL 水平。因此,CETP 的重要作用是通过将胆固醇酯从富含 TG 脂粒再分布至 HDL 中来调节 HDL 的大小。富含 TG 的 HDL 经肝脂肪酶作用进一步生成小而密的 HDL,其分解代谢速度更快。因此,可通过维持 HDL-p 不变来抑制 CETP,使 HDL 代谢率降低。胆固醇酯从富含 TG 脂粒转运至 LDL,而 CETP 也参与了 TGs 的转运,因此 LDL 成为富含 TGs 的脂粒并通过脂肪酶的作用进一步形成小而密的 LDL。CETP 可对脂蛋白颗粒导致动脉粥样硬化的过程产生多方面影响。CETP 与 VLDL 结合,摄取可交换转移胆固醇酯的 TG,将 TG 传递至 HDL,形成了 TG 与胆固醇酯之间穿梭转移。结合于 HDL 上的 CETP 可将这些不同脂质成分从一种脂蛋白转运至另一种(图 25-3)。

小鼠与兔的动物实验研究证明了抑制 CETP 对于调节 HDL-C 的作用。兔经 CETP 抑制药托彻普喂养后,其 HDL 自 57mg/dl 升高至 207mg/dl。对托彻普在 CETP 与 HDL 相结合的动力学方面的作用进行分析,抑制药的作用机制为其可阻止 CETP 与 HDL 产生复合体。人群研究证实较阿托伐他汀单药疗法,CETP 抑制药在升高 HDL-C 与降低 LDL-C 方面更加有效。如今阿托伐他汀治疗添加托彻普可通过增强 VLDL ApoB-100 的清除和减少中等密度脂蛋白与 LDL ApoB-100 的生成而降低 ApoB-100 的水平。

胆固醇酯转运蛋白作用机制：跨膜模型

胆固醇酯转运蛋白的运作通过载体机制，从供体颗粒接受中性酯质（三酰甘油和胆固醇酯），通过疏水通道转运他们到受体脂蛋白

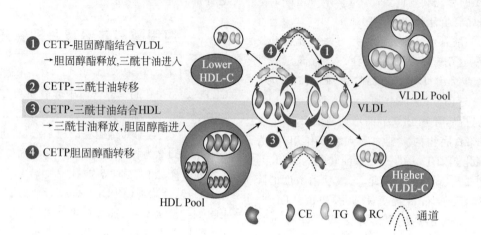

❶ CETP-胆固醇酯结合VLDL
　→胆固醇酯释放,三酰甘油进入

❷ CETP-三酰甘油转移

❸ CETP-三酰甘油结合HDL
　→三酰甘油释放,胆固醇酯进入

❹ CETP胆固醇酯转移

图 25-3　胆固醇酯转运蛋白(cholesteryl ester transfer protein,CETP)作用机制:跨膜模型

HDL-C. 高密度脂蛋白胆固醇;RC. 胆固醇逆向转运;TG. 三酰甘油;VLDL. 极低密度脂蛋白

尽管 CETP 抑制药托彻普对于升高 HDL-C 水平有重要作用,临床研究的结果使人们对它的临床治疗作用提出了疑问。经冠状动脉超声监测脂质水平管理在评估 CETP 抑制药升高 HDL 致动脉粥样硬化减轻(investigation of lipid level management using coronary ultrasound to assess reduction of atherosclerosis by CETP inhibition and HDL elevation,ILLUSTRATE)的研究中评估了 60mg 托彻普加阿托伐他汀与阿托伐他汀单药治疗对 1188 例冠心病患者动脉粥样硬化进展的作用。阿托伐他汀首剂 10mg,此后以 2 周为间隔,依次增加至 20mg、40mg 或 80mg 以达到 LDL-C 的目标值。24 个月之后,可见 HDL-C 水平上升约 61%,而 LDL-C 水平下降约 20%。

在另一研究中,910 例患者通过多次重复血管内超声检测动脉粥样硬化斑块的含量变化,结果发现两组之间的差异并不明显(阿托伐他汀单药治疗组为 0.19%,而托彻普-阿托伐他汀组为 0.12%,$P=0.72$)。另外,病变最重的 10mm 节段范围内的改变两组之间无统计学差异(阿托伐他汀单药治疗组减少 3.3mm³,托彻普-阿托伐他汀组减少 4.2mm³;$P=0.12$)。托彻普与收缩压升高有关,可使血压上升 4.6mmHg 左右;并且它可增加全因病

死率,导致研究提前终止。

血脂水平管理对动脉粥样硬化事件的作用(the investigation of lipid level management to understand its impact in atherosclerotic events,ILLUMINATE)研究是一个第 3 期研究,它将约 15 000 例冠心病高危患者随机分为托彻普(60mg)加阿托伐他汀组与阿托伐他汀单药治疗组(10~80mg)。因托彻普-阿托伐他汀组对比阿托伐他汀单药治疗组的全因病死率显著增高(死亡数分别为 82 vs 51 例),该研究被终止。

尽管在 ILLUMINATE 研究中托彻普升高了病死率,大家仍保持谨慎乐观的态度认为 CETP 抑制药治疗可通过升高 HDL-C 和降低 LDL-C 从而使心血管风险降低,这不失为一种治疗方法。ILLUSTRATE 研究发现在治疗过程中 HDL-C 升高越明显,动脉粥样硬化斑块的体积百分比降低越显著。这一发现显示托彻普可抑制动脉粥样硬化,这可抵消其对血压与血管毒性的不良反应。通过影像技术评估应用 CETP 抑制药后动脉粥样硬化性疾病进展(rating atherosclerotic disease change by imaging with a new cholesteryl-ester-transfer protein inhibitor,RADIANCE)1 与 2 研究并不支持此结论。人们对托彻普的脱靶效应有了更好的认识,而至少另外

两种 CETP 抑制药达塞曲匹与安塞曲匹不存在这种脱靶效应。早期的人体研究发现托彻普可使血压上升 2～3mmHg,而之后的研究例如 ILLUMINATE 研究发现其可使高危患者的血压升高 4～5mmHg。研究发现,托彻普而非达塞曲匹,可刺激人肾上腺细胞系中醛固酮的产生,并可刺激 11-β-羟化酶(一种类固醇生成中的酶)表达。托彻普在人体中的促类固醇生成作用可用于解释 ILLUMINATE 研究中败血症与癌症发病率升高的现象。托彻普与血管紧张素Ⅱ在 CYP11B2 基因表达中存在许多共同的作用位点,这可以解释托彻普对醛固酮与类固醇合成的影响从而导致脱靶效应毒性的原因。

达塞曲匹与托彻普对 CETP 的抑制机制不同。达塞曲匹与 CETP 结合,导致 CETP 分子构象改变进而干扰其与血浆 HDL 结合的功能。而托彻普与 CETP 结合之后可再结合 HDL 形成三重络合物。此外,达塞曲匹不会引起人类的血压升高。

安塞曲匹也不似托彻普,它不会引起肾上腺细胞中的醛固酮生成增加。安塞曲匹较达塞曲匹相比是更强的 CETP 抑制药,给予 100mg/d 的剂量可使 HDL-C 升高 50％～75％,并使 LDL-C 降低约 30％。DEFINE 研究证实了 1800 例高心血管风险的患者服用安塞曲匹 100mg/d 连续 18 个月对于心血管的安全性。在这项研究中,安塞曲匹使 HDL-C 升高了 108％,并使 LDL-C 降低 39％,而安慰剂组与安塞曲匹组的主要冠脉事件发生率没有区别;另外,也有研究表明安塞曲匹可使再次血运重建率明显降低。

评估达塞曲匹对心血管结局影响的临床研究正在进行之中。Dal-OUTCOMES 是一项多中心随机双盲安慰剂对照研究,目的是为了证明达塞曲匹抑制 CETP 可降低 ACS 患者的心血管发病率及病死率。研究将 15 600 例患者随机分为接受每日剂量 600mg 的达塞曲匹组或相等剂量的安慰剂组,在 ACS 事件后用药 4～12 周;患者入选时未对 HDL-C 水平预先设限。主要的疗效指标为包括冠心病、死亡、非致死性急性心肌梗死、需住院治疗的不稳定型心绞痛、心搏骤停复苏或动脉粥样硬化性卒中等在内的疾病首次发作时间。此研究将持续到 1600 个主要终点事件发生为止,所有需评估的患者已持续监测 2 年,而 80％需评估的患者已接受至少 2.5 年

的随访。

总而言之,CETP 在胆固醇逆向转运与维持胆固醇稳态中起着重要作用。CETP 抑制药可通过升高 HDL-C 降低血脂异常患者的动脉粥样硬化的发病风险。动物模型支持了 CETP 抑制药的抗动脉粥样硬化作用。据最近的数据显示,针对 LDL-C 和 HDL-C 为靶点的治疗对降低心血管风险非常重要,正如临床研究显示的低 HDL-C 与冠心病发病率与病死率的增加密切相关。升高 HDL-C 的方式有很多,包括他汀联合疗法、针对 HDL-C 代谢的试验性药物、胆固醇逆转运及 CETP 抑制药的使用。然而,还没有数据显示上述这些方法可使临床心血管事件减少。基于数据显示的托彻普促醛固酮与类固醇生成的脱靶效应毒性,另两种无脱靶效应的 CETP 抑制药已进入第 3 期临床研究。达塞曲匹对 ACS 人群发病率及病死率的作用正在评估之中,将有一项对 30 000 例高危患者的回顾性研究(REVEAL HPS-3 TIMI-55,ClinicalTrials.gov NCT01252953)来评估安塞曲匹的作用。针对 HDL-C 的治疗将成为冠心病治疗的必要组成部分,而后续的临床研究将使升高 HDL-C 水平成为降低冠心病风险的另一治疗手段。

总　结

糖尿病及代谢综合征的发病率在全世界范围内快速升高。因此,LDL-C 不再是预测心血管风险的唯一指标,尤其对于那些高 TGs 且低 HDL-C 的患者。非高密度脂蛋白胆固醇是一项包含 LDL-C 与 TGs 的血脂参数,它可更加恰当地反映混合性血脂异常患者的心血管风险。

尽管尚未证实除他汀治疗外其余可调控潜在风险的治疗方法的疗效,但依据 NCEP ATP Ⅲ 2004 更新版本,有充分的证据证明糖尿病与代谢综合征患者尽管 LDL-C 与非 HDL-C 达标(分别为＜70mg/dl 与＜100mg/dl),其心血管疾病的发病风险仍升高。他汀与烟酸类、贝特类与 P-OM3 的联合治疗可使非高密度脂蛋白胆固醇与 HDL-C 进一步改善。另外,可升高 HDL-C 的 CETP 抑制药正进行后期的研发以解决低 HDL-C 患者的潜在风险。

第 26 章
心血管疾病及生活方式改变

Cardiovascular Disease and Lifestyle Modification

Frank M. Sacks and Kathy McManus

宋现涛　张东凤　译

许多患者在改善饮食方面存在困难，因此医生可能会对非药物方式治疗心血管疾病（cardiovascular disease，CVD）失去信心。本章介绍了支持健康营养和规律锻炼的强有力的科学基础，并提供了切实可行的办法来说明患者如何才能获得积极的生活方式的改变。

世界范围的流行病学观察表明，营养不良、过量饮食、健康生活方式的破坏与全球较高的 CVD 患病率直接相关。而 CVD 发生率在部分地中海沿岸国家、日本和中国仍然非常低，因为这些地区保留了传统的饮食和生活方式。北美和欧洲在过渡到发达经济体的过程中，CVD 和糖尿病的发病率迅速增加，这在全球范围尤其是南亚和拉丁美洲一直很明显。

虽然药物治疗高脂血症已在减少 CVD 方面取得巨大成功，但指南仍然要求将营养和锻炼作为一级预防。对于二级预防，营养和药物治疗应一同使用。饮食和药物治疗有助于改善低密度脂蛋白胆固醇（low-density lipoprotein cholesterol，LDL-C）、血压和胰岛素抵抗等危险因素，也可减少 CVD。即使在超重的情况下，改善饮食质量仍可降低 CVD。然而减重有它自己的优点，即增加高密度脂蛋白胆固醇（high-density lipoprotein cholesterol，HDL-C），降低三酰甘油（triglyceride，TG），改善胰岛素敏感性，降低血压。当强化饮食和减重并充分发挥其潜力时，有可能不再需要药物来治疗高脂血症、高血压或 2 型糖尿病，进而简化控制这些疾病所需的复杂的多药疗法。

膳食脂肪与血脂

饱和脂肪、部分氢化植物油中的反式脂肪（不饱和）和胆固醇会增加血液 LDL-C 水平。在美国，饱和脂肪和胆固醇主要存在于乳制品脂肪和红肉中，而反式脂肪存在于大部分油炸食品和烘焙产品中。反式脂肪酸也存在于乳制品和肉类脂肪中，在消化过程中由细菌于反刍动物肠道产生。所有指南均要求降低这些膳食脂肪。当饮食中的饱和脂肪、反式脂肪及胆固醇降低时，LDL-C 与饮食变化的幅度成比例降低。使用任何营养素替代它们都可出现这种情况，这也是传统指南推荐低脂、富含糖类饮食以减少不健康脂肪的理由。目前的问题是除了糖类以外的其他营养素和食物，如不饱和油脂和蛋白质是否可以替代不健康脂肪。不饱和脂肪的潜在益处已经确定，新的机制仍在探索中。此外，膳食蛋白质可改善 CVD 危险因素。最佳营养素摄入量（optima macronutrient intake，OMNI）心脏试验分别比较了糖类、不饱和脂肪或蛋白质对于血脂和血压的影响，将在后面的章节中进行讨论。

高糖类、低脂饮食降低 LDL-C 和血压

低脂、高糖类饮食通常可适量降低 LDL-C 水平 5%～10%，与坚持程度成正比。极低脂肪、低胆固醇饮食可更多降低 LDL-C 水平，但是一般公众接受度可能受限，此外，极低脂肪饮食可能会导致缺乏必需脂肪酸。低脂、高糖类饮食降低 LDL-C 和 HDL-C，升高 TG（图 26-1）。因为 LDL/HDL 比值没有改变，CVD 风险不能因低脂饮食而降低。实际上，流行病学研究和临床试验证实使用单不饱和脂肪和多不饱和脂肪而不是糖类取代饱和脂肪和反式脂肪，更有利于改善脂质风险因素及降低 CVD。用来替代富含饱和脂肪食物的含糖类食物的类型也会影响危险因素和冠状动脉性心脏病。此外，某些富含糖类食物升高血糖的影响低于其他食物，这也会产生好的效果。

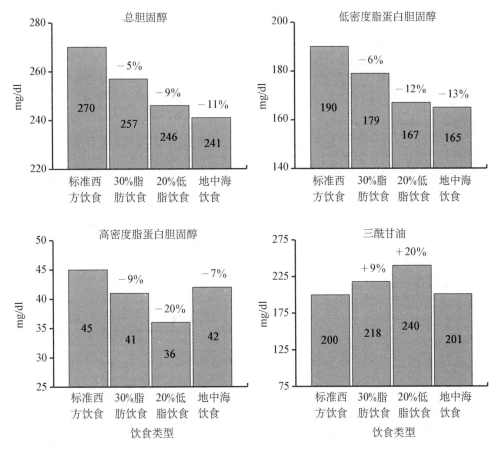

图 26-1　低胆固醇饮食对血脂危险因素的影响

DASH 饮食

DASH（dietary approaches to stop hypertension,DASH）研究试图将有关新型饮食方式的流行病学信息与动物实验相结合,以防治高血压。减肥和低钠饮食早已被证实可以降低血压,但是人口研究表明其他营养素也具有益影响。DASH 研究小组设计了一个富含水果、蔬菜和低脂乳制品,包括坚果和全谷物,而红肉和含糖甜点及饮料较少的膳食结构。DASH 饮食显著降低血压,并增强通过营养控制高血压的潜力。DASH 饮食与低钠相结合获益则更显著（图 26-2）。在临床的典型老年患者中,DASH 饮食与低钠结合降低轻度高血压患者的收缩压水平 15mmHg,降低高于平均血压（120 ～ 139mmHg）即高血压前期患者的收缩压水平 10mmHg。老年患者比年轻患者更多响应 DASH 饮食和低钠,这会减弱血压和年龄之间的关系,即在优化膳食的患者血压水平随年龄增长变化不大。

DASH 饮食还可以降低 LDL-C 水平,这可从其

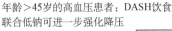

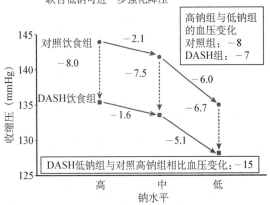

图 26-2　低钠 DASH 饮食对老年轻度高血压患者收缩压的影响

低含量的饱和脂肪和胆固醇预知。然而,HDL-C 也会与 LDL-C 约成相同比例降低,因此两者比值并未改变。有趣的是,DASH 饮食并未使 TGs 增加,因为 TGs 常因高糖类饮食而升高。这也许是因为消

耗相对较好类型的糖类(血糖指数低)会降低血糖反应。总体而言,DASH 饮食降低血压和 LDL-C 产生的获益超过 HDL-C 降低带来的影响,从而可以预测 CVD 风险降低。联合低钠可使 DASH 饮食在更大程度上改善 CVD 风险。DASH 是美国膳食目标委员会推荐的标准膳食结构。近来回顾发现,越来越多的膳食模式和组成食物,而不是具体的营养成分,被用作膳食推荐的基础。

低脂饮食,低饱和脂肪和心血管疾病:临床试验和流行病学

低脂饮食的随机临床试验从未获得满意的临床终点。妇女健康倡议(the Women's Health Initiative,WHI)试图在一项包括 16 万名美国妇女的试验中测试低脂饮食的效果。这些妇女被随机分到低脂、高糖类饮食组或无干预对照组,前者富含水果和蔬菜,并随访 7.5 年。结果发现 CVD 终点或癌症发生未受影响。尽管 WHI 将降低总脂肪的 20% 定为目标,但并未出现 HDL 降低或 TG 升高,而这两者均是膳食脂肪降低的生物标志物,因此参与者只在最低限度降低了脂肪。以前的小规模试验并未发现低脂饮食可降低 CVD。Ornish 和同事在一小群 CHD 患者中使用极低脂肪素食作为包括加强运动在内的整体生活方式改变的主要部分,并为患者提供食物。研究发现治疗组冠状动脉狭窄有所改善,但由于样本量小无法评估该饮食方式对于临床事件的影响。德国海德堡的一项有关低脂饮食和运动的研究同样发现其对冠状动脉狭窄的益处。流行病学数据尚未发现总脂肪含量与 CHD 的关系。饮食中饱和脂肪的含量虽然已被证实对 LDL-C 和动脉粥样硬化有作用,但在许多流行病学研究中饱和脂肪并不能预测 CHD。这为近期对饱和脂肪与 CHD 关系及低脂饮食合理性的争议提供了证据。实际上,评估饱和脂肪的传统多变量统计模型中特定人群的替代食物和营养物质也是研究潜在的一部分。如果仅吃少量饱和脂肪和总脂肪的大多数人吃高糖类的垃圾食品,同样会使饱和脂肪的效应趋于中立。Willett 和同事开发了一种新的流行病学方法,用来测试具体的食物和营养交换。这一技术显示只有当健康的低血糖指数糖类或多不饱和脂肪增加时,低饱和脂肪摄入才与低 CHD 发生率相关,从而有效解决了目前存在的争议。低脂饮食模式可基于健康食物如全谷物、水果蔬菜、低脂乳制品、鱼和瘦肉,或者也可包括足量高糖类和高热量的食物如精制面粉制

品、甜点和含糖饮料。低脂饮食的类型对于危险因素改善的成败十分重要。

标准低脂、高糖类饮食对于 CVD 危险因素和 CHD 的影响如下。

(1)降低 LDL-C 浓度。

(2)降低 HDL-C 浓度。

(3)对 LDL/HDL 比值无影响。

(4)增加 TG 水平(通常情况下)。

(5)改善冠状动脉狭窄(联合强化运动)。

(6)在流行病学研究或小规模短期临床试验中并未减少 CHD。

(7)WHI 研究中并未减少 CVD。

尽管流行病学研究认为低脂饮食是有益的,但是真正表达一种健康饮食结构的低脂饮食尚未在大型随机试验中进行验证。

适度的不饱和脂肪饮食

使用不饱和脂肪替代饱和脂肪预防 CVD 具有悠久的历史。20 世纪 50 年代和 60 年代缺乏有效且耐受性良好的 CVD 预防用药,玉米、大豆、红花种子中的多不饱和植物油实际上被当作药物来降低血液胆固醇。这些多不饱和油是降低 LDL 最有力的营养素,许多临床试验已经证实使用它们可以显著减少 CVD。菜籽油(油菜)是一种独特的不饱和油,主要包含单不饱和脂肪,同时也含 ω-3 脂肪酸和 α 亚麻酸(α-linolenic acid,ALA)。里昂心脏研究(Lyon Heart Study)使用菜籽油联合地中海饮食进行二级预防发现 CVD 减少。豆油和某些蔬菜产品中也富含 ALA,流行病学研究发现 ALA 是 CHD 一种强有力的保护因素。然而,近期的一项研究发现,对于心肌梗死后的老年患者补充 ALA,与安慰剂相比并未减少 CHD。Campos 和同事给予的解释是仅有当 ALA 从一个非常低的饮食水平升高时才能减少 CHD,流行病学研究可以证实这在许多国家都是存在的。葵花籽油和红花油中的高单不饱和品种及橄榄油中主要是单不饱和油。尽管尚未在临床研究中验证,但这类植物油也可以改善危险因素。

无论何种不饱和脂肪替代饱和脂肪和反式脂肪,未氢化的液态植物油如菜籽油、橄榄油、葵花籽油、红花油、花生油、大豆油也好,从坚果中提取的油类也好,总的脂肪摄入可以保持不变,也可增加以取代某些糖类。目前尚不确定多不饱和脂肪和单不饱和脂肪在预防 CHD 方面孰优孰劣,但目前的证据倾向于多不饱和油类。多不饱和脂肪与单不饱和脂肪

相比,降低 LDL 水平的能力稍强,或许降低血清炎症标志物也稍强。任何类型脂肪与糖类相比均能升高 HDL-C 并降低 TGs。然而,糖类的类型与其代谢作用相关。高不饱和脂肪饮食与饱和脂肪和糖类相比可以改善血脂情况。

随机试验明确了多不饱和脂肪的获益。4 个随机试验中的 3 个表明多不饱和脂肪对于改善冠状动脉疾病发生率有显著好处(表 26-1)。除了降低

LDL,多不饱和脂肪可能会降低血管炎性反应,限制 LDL 颗粒与细胞的结合以及胆固醇在血管内膜的沉积。在猴子中,植物油中的多不饱和脂肪可减少冠状动脉粥样硬化。植物油中的多不饱和脂肪还具有抗心律失常作用,尽管这一属性尚未在临床试验中加以证实。因此,许多证据支持使用多不饱和脂肪替代饱和脂肪以预防冠状动脉疾病。

表 26-1　使用多不饱和植物油的饮食治疗以减少冠心病事件的临床试验:多不饱和脂肪替代饱和脂肪

研究	例数	膳食脂肪	研究持续时间(年)	胆固醇[*]	心血管疾病[†]
芬兰精神病医院	676	34%	6	−15%[‡]	−43%[‡]
奥斯陆	412	39%	5	−14%[‡]	−25%[‡]
医学研究理事会(MRC)	393	46%	4	−15%[‡]	−12%
洛杉矶	846	40%	8	−13%[‡]	−34%[‡]

心血管疾病定义:芬兰、奥斯陆和 MRC 研究中为心肌梗死或猝死,洛杉矶研究中为心肌梗死、猝死或卒中。纳入平均随访至少两年的研究

[*] 治疗组与对照组相比胆固醇水平变化的差异

[†] 治疗组与对照组相比冠心病事件发生率的差异

[‡] $P \leqslant 0.05$

单不饱和脂肪和多不饱和脂肪相比与预防冠状动脉疾病关系较弱。尚无专门升高单不饱和脂肪以预防 CHD 的临床研究。动脉粥样硬化的猴子模型并未显示单不饱和脂肪有任何获益,然而在人类,单不饱和脂肪在降低 LDL 及保持 HDL 和 TG 水平方面,与多不饱和脂肪一样有效。单不饱和油类,尤其是橄榄油,一直是具有百年历史的传统地中海饮食中不可分割的一部分,其与非常低的 CVD 发生率相关。因此,提倡通过多种途径增加不饱和油类的摄入,包括单不饱和油类及多不饱和油类。

低糖类、高不饱和脂肪和蛋白质饮食: DASH 饮食的新转折

低脂高糖类的 DASH 饮食被认为是美国的标准健康饮食。尽管它可以降低血压和 LDL-C,但它也会降低 HDL-C,且对 TG 水平无影响。考虑到不饱和脂肪对 HDL 和 TGs 的有利证据,有学者推测使用不饱和脂肪替代某些糖类时,DASH 饮食对 CVD 危险因素的整体效果才能得到改善。此外,流行病学研究证实高蛋白摄入取代糖类,是血压和 CVD 降低的预测因素,小规模研究也证实高蛋白摄入对血脂危险因素会产生有利影响。OMNI 心脏研究设计了 3 种健康饮食:一种高糖类,类似 DASH

饮食;另一种高不饱和脂肪;第三者高多源蛋白质。这 3 种饮食均是低饱和脂肪、低胆固醇饮食,且富含水果、蔬菜、坚果和低脂乳制品,因此是建立在 DASH 饮食方法的基础上的。这 3 种饮食基本上都能改善血压及 LDL-C,然而,通过增加不饱和脂肪或蛋白质而降低糖类的摄入可进一步降低血压和 TG 水平。不饱和脂肪饮食增加 HDL-C,而蛋白质饮食降低 LDL-C 和 HDL-C(表 26-2)。适量减少糖类的摄入量,即从总热量的 58% 减至 48%,可在 DASH 型饮食 20% 的基础上进一步降低 11%～13% 的 CVD 危险。许多出版物详细介绍了这种饮食方式,从而为医生、营养师和患者提供建议。

降低糖类、高不饱和脂肪饮食对 CVD 的影响如下。

(1)降低血压。

(2)降低 LDL-C 浓度。

(3)保持 HDL-C 浓度。

(4)降低 LDL-C/HDL-C 的比值。

(5)与低脂饮食相比降低 TG 水平。

(6)减少 CVD 事件(多不饱和脂肪)。

增加蛋白质、降低糖类摄入的影响如下(没有直接研究 CVD 的随机试验)。

(1)降低血压。

（2）降低 LDL-C。

（3）降低 HDL-C。

（4）降低 TGs。

（5）降低 CVD 风险（流行病学研究）。

表 26-2　使用蛋白质或不饱和脂肪替代糖类对血压和血脂的有益影响（OMNI 心脏研究）

因素	基线水平	与基线相比的平均变化		
		糖类	蛋白质	不饱和脂肪
低密度脂蛋白（mg/dl）	157	−20	−24	−22
高密度脂蛋白（mg/dl）	50	−1	−3	0
三酰甘油（mg/dl）	102	0	−16	−9
收缩压（mmHg）	146	−13	−16	−16
风险降低		16%	21%	20%

糖类的类型

西方饮食的糖类如面包和烘焙产品中通常混有大量精制多糖，而果汁和苏打中也含有糖分，这些精制多糖和糖分血糖指数高，会引起血糖和胰岛素大幅上升。全谷物和蔬菜中的糖类消化和吸收较慢，因此血糖指数相对较低，从而对血糖及胰岛素的影响较小。谷物和蔬菜的低血糖指数可能与纤维含量及食物的固有消化率有关。这些食物与平时较常食用的高血糖指数糖类相比，会导致更少的 TG 水平升高。如果患者食用的是低血糖指数食物而不是随处可见的不太理想的高糖类食物（这些往往是低脂饮食的主要组成部分），则有关低脂饮食的担心可放置一边。一项 Meta 分析显示，如果使用低血糖指数、高糖类食物代替饱和脂肪可减少 CHD，而高血糖指数的糖类则不能减少 CHD。

鱼油预防冠心病

20 世纪 80 年代初，两项证据得出的结论使公众对鱼油中 ω-3 脂肪酸（EPA、DHA）潜在的心脏保护作用产生了广泛的兴趣。食用大量富含脂肪鱼类的人群 CVD 比例很低，且在许多流行病学研究中发现 ω-3 多不饱和脂肪酸（PUFA）的摄入量及其在血液中的水平与 CVD 呈负相关，这一发现也被随机试验所证实。饮食与再梗死试验（Diet and Reinfarction Trial，DART）在 2033 例曾患急性心肌梗死的威尔士人中测试了增加富含脂肪的鱼类或鱼油（1.5g/d）的效果，2 年后，如此小剂量的富含脂肪鱼类或鱼油显著减少了心源性和总的病死率，然而，非致死性心肌梗死的发生率并未受显著影响。这一结果被 GISSI（the groupo italiano per lo studio della sopravvivenza nell'Infarto myocardico，GISSI）预防试验进一步证实。GISSI 试验在 11 324 例近期心肌梗死的意大利患者中测试了 1g/d 的 ω-3 多不饱和脂肪酸的效果。在这两项试验中，鱼油组病死率在治疗开始后 3 个月即减少。日本一项使用鱼油进行 CVD 一级预防的研究显示非致死 CVD 事件明显减少。因此，相对低剂量的鱼油（1~2g/d）可能因为多种尚未确定的机制而具有心血管保护作用。

ω-3 脂肪酸的代谢产物前列腺素、白三烯和消退素具有抗血栓、抗炎和血管舒张作用。然而，鱼油最确定的临床获益来源于 TG 水平的降低。应使用大剂量鱼油，需要含有 20%~50% ω-3 脂肪酸的 10~15 个鱼油胶囊（1g）。鱼油处方中 90% 的 ω-3 脂肪酸是可用的，因此所需胶囊数量相对较少。使用鱼油治疗高脂血症在第 25 章中进行讨论。

鱼油和其他多不饱和脂肪酸通过增加离子通道除极的阈值而具有潜在的抗心律失常作用。流行病学研究报道的致死性 CHD 事件减少往往与猝死的减少有关。然而，猝死不能解释流行病学研究以及临床试验中所有心血管事件的减少，包括致死及非致死的，因此有关 ω-3 脂肪酸的益处还需要进一步研究。然而，置入除颤器的患者使用鱼油并未减少室性快速性心律失常，心房颤动患者使用鱼油也未发现保护作用。摄入鱼油的作用如下。

（1）大剂量（ω-3 脂肪酸＞5g/d）的鱼油可降低血液中 TGs；降低血压；预防血栓形成。

（2）小剂量（ω-3 脂肪酸 1~2g/d）的鱼油可预防心血管事件，致死性和非致死性。

肥　胖

肥胖的流行一直困扰着美国。美国超过 1/3 的成年人，也就是超过 7200 万，以及 17% 的美国儿童属于肥胖。1980—2008 年,成年人的肥胖发生率增加了 1 倍,而儿童的则翻了 3 倍。2007—2008 年 32% 的男性和 36% 的女性肥胖,20—34 岁的人群中 25% 的男性及 31% 的女性肥胖,而 55—64 岁的人群中 40% 的男性及 42% 的女性为肥胖。64 岁以后肥胖患病率下降,75 岁以上男女肥胖发生率为 26%。非西班牙裔黑种人和墨西哥裔美国人的肥胖患病率高于非西班牙裔白种人。肥胖给健康带来的后果非常显著,包括冠心病风险增高、2 型糖尿病、高血压、高总胆固醇和 TG 水平、睡眠呼吸暂停、肝胆疾病及生殖健康并发症。1998 年肥胖估计耗资 790 亿。截至 2008 年,预计花费已升至 1470 亿。

在过去 3 年中,大型长期随机对照试验已经告知何种饮食对于治疗肥胖和超重最有效。一些长期的研究(≥2 年)在过去几年中公布的数据不仅与减肥有关,而且关注减肥的可持续性。Sacks 和同事在 811 名超重或肥胖的人群中进行了一项随机试验,得出的结论是无论侧重哪种营养素,减少饮食热量可以产生有临床意义的体重减轻。经过 2 年的随访,被分配到 15% 蛋白质组和 25% 蛋白质组(体重分别减轻 3.0kg 和 3.6kg)、20% 脂肪组和 40% 脂肪组(体重均减轻 3.3kg)、65% 糖类组和 35% 糖类组(体重分别减轻 2.9kg 和 3.4kg),体重减轻的程度是相似的($P>0.20$,图 26-3)。参加团体辅导是 2 年体重减轻的强烈预测因素,减肥饮食可根据个人和文化偏好量身定制,有利于获得长期的成功。

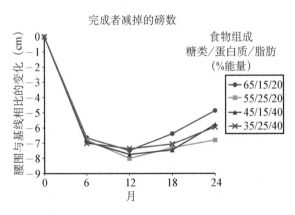

图 26-3　超重或肥胖患者腰围的减少

Shai 和同事在 322 例超重或肥胖的人群中进行了一项随机研究,发现地中海饮食或低糖类、高蛋白质的阿特金斯饮食 2 年后的体重减轻程度是相似的,均略多于低脂饮食。阿特金斯饮食组在试验早期体重减轻最多,但复重也最多。Foster 和同事比较了阿特金斯饮食和低脂饮食,随访 2 年未发现任何区别。

AHEAD(action for health in diabetes)是一项多中心随机临床研究,比较了在超重和肥胖的 2 型糖尿病患者中采用强化生活方式干预、糖尿病支持和教育两者对主要心血管事件的影响。平均随访 4 年发现,强化生活方式干预组体重下降多于对照组,且健康、血糖控制和心血管疾病危险因素方面改善也更好。

长期饮食干预证实通过多种饮食和行为方式可以使超重和肥胖患者的体重减轻维持 2 年,甚至更久。大型队列研究发现 20 年的饮食方式可影响美国中老年男女的体重。与体重增加相关的食物包括马铃薯片、马铃薯、含糖饮料及红肉。而蔬菜、全谷物、水果、坚果和酸奶则与体重减轻相关。

肥胖的临床评估

体质指数(body mass index,BMI),即用体重千克数除以身高米数平方得出的数字(kg/m^2),通常用来对超重进行分类。BMI 不能测量身体脂肪的百分比。体重 180 磅(1 磅=0.454kg)、身高 67 英寸(1 英寸=2.54cm)的 BMI 计算公式如下:

$$180lb \div 2.2kg/lb = 81.8kg$$
$$67in \times 2.54 = 170.2cm = 1.7m$$
$$BMI = 81.8kg \div (1.7)^2 = 28.3 \ kg/m^2$$

表 26-3 为 BMI 值。

由美国国立心、肺、血液病研究所(the National Heart,Lung,and Blood Institute,NHLBI)和国立糖尿病消化与肾病研究所(the National Institute of Diabetes and Digestive and Kidney Diseases,NIDDK)联合成立的专家组确立了 BMI 的如下分类。

肥胖等级	BMI（kg/m^2)
体重过轻	<18.5
正常	18.5～24.9
超重	25.0～29.9
肥胖（Ⅰ型）	30.0～34.9
肥胖（Ⅱ型）	35.0～39.9
极度肥胖（Ⅲ型）	≥40

与身体总脂肪不成比例的腹部脂肪蓄积是风险因素和发病率的独立预测因子。腰围与腹部脂肪含量呈正相关,成为评估减重治疗前和减肥过程中腹部脂肪含量的一种可行的测量方法。女性腰围超过 35 英寸(88cm)、男性腰围超过 40 英寸(102cm)与发生高血压、糖尿病和冠心病的高风险相关。而 BMI 超过 $35kg/m^2$ 的患者,这些腰围截点已经失去了它们的预测能力。

表 26-3　BMI 表

BMI 身高(英寸)	19	20	21	22	23	24	25	26	27	28	29	30	31	32	33	34	35
								体重(磅)									
58	91	96	100	105	110	115	119	124	129	134	138	143	148	153	158	162	167
59	94	99	104	109	114	119	124	128	133	138	143	148	153	158	163	168	173
60	97	102	107	112	118	123	128	133	138	143	148	153	158	163	168	174	179
61	100	106	111	116	122	127	132	137	143	148	153	158	164	169	174	180	185
62	104	109	115	120	126	131	136	142	147	153	158	164	169	175	180	186	191
63	107	113	118	124	130	135	141	146	152	158	163	169	175	180	186	191	197
64	110	116	122	128	134	140	145	151	157	163	169	174	180	186	192	197	204
65	114	120	126	132	138	144	150	156	162	168	174	180	186	192	198	204	210
66	118	124	130	136	142	148	155	161	167	173	179	186	192	198	204	210	216
67	121	127	134	140	146	153	159	166	172	178	185	191	198	204	211	217	223
68	125	131	138	144	151	158	164	171	177	184	190	197	203	210	216	223	230
69	128	135	142	149	155	162	169	176	182	189	196	203	209	216	223	230	236
70	132	139	146	153	160	167	174	181	188	195	202	209	216	222	229	236	243
71	136	143	150	157	165	172	179	186	193	200	208	215	222	229	236	243	250
72	140	147	154	162	169	177	184	191	199	206	213	221	228	235	242	250	258
73	144	151	159	166	174	182	189	197	204	212	219	227	235	242	250	257	265
74	148	155	163	171	179	186	194	202	210	218	225	233	241	249	256	264	272
75	152	160	168	176	184	192	200	208	216	224	232	240	248	256	264	272	279
76	156	164	172	180	189	197	205	213	221	230	238	246	254	263	271	279	287

BMI 身高(英寸)	36	37	38	39	40	41	42	43	44	45	46	47	48	49	50	51	52	53	54
									体重(磅)										
58	172	177	181	186	191	196	201	205	210	215	220	224	229	234	239	244	248	253	258
59	178	183	188	193	198	203	208	212	217	222	227	232	237	242	247	252	257	262	267
60	184	189	194	199	204	209	215	220	225	230	235	240	245	250	255	261	266	271	276
61	190	195	201	206	211	217	222	227	232	238	243	248	254	259	264	269	275	280	285
62	196	202	207	213	218	224	229	235	240	246	251	256	262	267	273	278	284	289	295
63	203	208	214	220	225	231	237	242	248	254	259	265	270	278	282	287	293	299	304
64	209	215	221	227	232	238	244	250	256	262	267	273	279	285	291	296	302	308	314
65	216	222	228	234	240	246	252	258	264	270	276	282	288	294	300	306	312	318	324
66	223	229	235	241	247	253	260	266	272	278	284	291	297	303	309	315	322	328	334
67	230	236	242	249	255	261	268	274	280	287	293	299	306	312	319	325	331	338	344
68	236	243	249	256	262	269	276	282	289	295	302	308	315	322	328	335	341	348	354
69	243	250	257	263	270	277	284	291	297	304	311	318	324	338	338	345	351	358	365
70	250	257	264	271	278	285	292	299	306	313	320	327	334	341	348	355	362	369	376
71	257	265	272	279	286	293	301	308	315	322	329	338	343	351	358	365	372	379	386
72	265	272	279	287	294	302	309	316	324	331	338	346	353	361	368	375	383	390	397
73	272	280	288	295	203	310	318	325	333	340	348	355	363	371	378	386	393	401	408
74	280	287	295	303	311	319	326	334	342	350	358	365	373	381	389	396	404	412	420
75	287	295	303	311	319	327	335	343	351	359	367	375	383	391	399	407	415	423	431
76	295	304	312	320	328	336	344	353	361	369	377	385	394	402	410	418	426	435	443

使用该表时,在左列找到合适的身高,然后移动到给定的体重。每列上端的数字即为相应的 BMI 值。体重(磅)四舍五入

肥胖的评估需包含身高、体重和腰围,体检应排除其他生理原因并评估整体风险状况。除了医疗评估,心理评估可能也是有益的,包括进食障碍、成瘾、抑郁和其他精神异常。

营养评估包括当前饮食习惯的评估,如正餐和零食的次数及时间、食物制备方法、在外饮食的频率。应评价 18 岁以后的体重及饮食史以及体重的变化。应确定减肥的动机,基于阶段改变模型的准备情况,以及包括知识、经济和生理受限在内的治疗障碍。此外,应确定包括运动类型、持续时间和强度在内的体力活动水平及患者的诚信度。

减肥和管理的目标

减肥和管理的总体目标:①防止进一步的体重增加;②减轻体重;③长期维持体重减轻;④降低与肥胖相关的危险因素。NHLBI 专家组有关减肥的建议包括:①6 个月减轻 10% 基线体重;②BMI 为 27~35 者,减重 0.5~1 磅/周或 300~500kcal/d;③BMI>35 者,减重 1~2 磅/周或 500~1000kcal/d;④每周锻炼 5 次,每次 30min。随机临床试验表明,超重(BMI 25.0~29.9kg/m²)和肥胖(BMI≥30kg/m²)者减重达到基线体重 10% 时即可成功降低健康风险。如需要,则经深入评估可尝试进一步减轻体重。

减肥时热量水平的测定

超重或肥胖患者减肥时饮食干预的重点是低热量饮食。除非有计划减少热量,否则没有能够减轻体重的饮食。许多公式可以用来确定热量需求。大多数包括:①确定基础代谢率(basal metabolic rate, BMR);②加入活动所需热量;③纳入 BMR 和活动所需热量即为维持热量,如果需要减轻体重;④减去体重减轻的热量。

美国饮食协会杂志的一篇综述表明 Mifflin-St. Jeor 公式是预测 BMR 最可靠的公式。确定了 BMR 之后,下一步是确定活动所需热量。活动所需热量根据不同类型日常活动时热量增加的百分比来计算。第三步是确定维持热量,即将基础热量与活动所需热量共同纳入。第四步是确定减肥热量,减肥 1 磅/周从每日维持热量中减去 500kcal/d,减肥 0.5 磅/周则减去 250kcal/d。

例如,一位 50 岁的女性,身高 5 英尺 3 英寸,体重 72.7kg,从事较低的活动水平。使用 Mifflin-St. Jeor 公式确定减肥所需热量的过程如下。

第一步:计算 BMR

$$[10×体重(72.7kg)]+[6.25×身高(160cm)]$$

$$-[5×年龄(50)]-161$$

$$727+1000-250-161$$

$$BMR=1316$$

第二步:确定活动所需热量

1.00	久坐不动
1.12	低活动
1.27	正常活动
1.45	非常活跃

第三步:维持体重所需热量

BMR 乘以活动所需热量:$1316×1.2=1579kcal$

第四步:减重 0.5 磅/周,则从维持体重所需热量中减去 250kcal

$$1579-250=1329kcal$$

另一种确定减肥饮食热量水平的更简便的方法是选择许多有关减肥的临床试验中使用过的标准热量水平。大部分女性可选择 1200~1600kcal/d 的饮食,男性则可选择 1500~1800kcal/d 的饮食。超过 165 磅的女性或经常锻炼的人则能适合更高的能量水平。

2010 饮食指南

为了解决当前的能量失衡,美国农业部和美国卫生与人类服务部 2010 年饮食指南鼓励人们更清醒地意识到他们在吃什么以及他们在做什么。这意味着人们越来越意识到他们吃的是什么、什么时候吃、为什么吃以及吃多少的问题,从而使他们在吃什么和吃多少时做出更好的选择,并设法从事更多的体力活动。指南确定了一些已被证实可以帮助人们管理食物和饮料的摄入以及热量消耗,从而最终管理体重的行为和做法,与体重相关的具有最有利证据的行为包括以下几个方面。

(1)关注消耗的热量总数。

(2)监控食物的摄入。

(3)外出就餐时,选择较小的部分或较低的热量。

(4)制备、提供、消耗较小部分的食物或饮料,尤其是高热量者。

(5)吃营养丰富的早餐。

(6)限制"荧屏时间"(电视、视频游戏、电脑),每日不超过 1~2h。

健康的饮食习惯

DASH 和 OMNI 心脏饮食已在前面描述。DASH 钠试验研究了非高血压人群的饮食钠水平。400 多名参与者被随机分为标准饮食组和 DASH 饮食组。每组患者连续 30d 食用含钠水平分别为高、中、低的食物。结果显示摄入钠越低，收缩压降低的越多，两组皆是如此。表 26-4 是 DASH 钠饮食计划的一个例子。

表 26-4　2000cal 时的 DASH 钠饮食

2300mg 钠食谱	钠（mg）	钠减少至 1500mg	钠（mg）
早餐			
3/4 杯麸片谷物	220	3/4 杯碎小麦谷物	1
1 个中等大小的香蕉	1		
1 杯低脂牛奶	107		
1 片全麦面包	149		
1 茶匙软黄油	26	1 茶匙无盐软黄油	0
1 杯橙汁	5		
午餐			
3/4 杯鸡肉沙拉	179	配方中去掉盐	120
2 片全麦面包	299		
1 汤匙第戎芥末	373	1 汤匙普通芥末	175
沙拉			
1/2 杯新鲜黄瓜片	1		
1/2 杯番茄	5		
1 汤匙葵花籽	0		
1 茶匙低热量意大利酱	43		
1/2 杯水果鸡尾酒，果汁包装	5		
晚餐	26		
	1		
	107		
3 盎司牛眼肉	35		
2 汤匙去脂牛肉汁	165		
1 杯青豆，用 1/2 茶匙菜籽油炒	12		
1 个小的烤土豆	14		
1 汤匙无脂酸奶油	21		
1 汤匙碎的低脂天然切达干酪	67	1 汤匙低脂低盐天然切达干酪	1
1 汤匙切碎的香葱	1		
1 个小的全麦卷	148		
1 茶匙软黄油	26	1 茶匙无盐软黄油	0
1 个小苹果	1		
1 杯低脂牛奶	107		
零食			
1/2 杯无盐杏仁	0		
1/2 杯葡萄干	4		
1/2 杯无脂无糖水果酸奶	86		

每日营养素	钠	
	2300mg	1500mg
热量	2062	2037
总脂肪	63g	59g
脂肪提供的热量	28%	26%
饱和脂肪	13g	12g

续表

每日营养素	钠	
	2300mg	1500mg
饱和脂肪提供的热量	6%	5%
胆固醇	155mg	155mg
钠	2101mg	1507mg

地中海饮食

另一种健康的饮食习惯即传统的地中海饮食,反映了克里特岛,希腊大部分地区及意大利南部 20 世纪 60 年代典型的饮食方式。特定时间和地理区域的选择基于这些证据,即这些地区成年人的预期寿命是全世界最高的,而冠心病、主要癌症及其他饮食相关慢性疾病的发生率在世界上是最低的。20 世纪 60 年代初的地中海饮食具有以下特点。

(1)丰富的最低限度加工的植物性食物,包括蔬菜、水果、谷类、豆类、薯类、坚果和种子。

(2)橄榄油作为主要的脂肪来源。

(3)每天少量至中等量的奶酪和酸奶。

(4)新鲜水果作为每日甜品,每月吃几次含糖甜食或蜂蜜。

(5)不经常吃红肉。

(6)进餐时适量饮酒。

在传统地中海饮食中,来源于脂肪的热量所占的比重根据区域不同从 28% 到 40% 不等。大部分脂肪为单不饱和脂肪,饱和脂肪的热量占总热量的 8% 以下。图 26-4 展示了地中海饮食的金字塔,旨在直观展现这一整体膳食结构中食物消耗的相对比例和频率。金字塔底部拥有许多不同种类的谷物、面包、面条、大米、面粉(碾碎的小麦)和土豆。鼓励每天食用水果、蔬菜、豆类和坚果,以及橄榄油和适量的奶酪及酸奶。鱼、家禽和蛋类是主要的蛋白质来源,每月仅食用几次红肉。

地中海方式的饮食可以成功导入美国人的饮食习惯中,使用其主要原则,但代以美国人容易获得和可以接受的食物。表 26-5 为根据地中海饮食修改后 1500kcal 和 1800kcal 的菜单。许多成年人的减肥计划可使用 1500kcal 的饮食计划,1800kcal 的则用来维持体重(框 26-1)。

总而言之,选择健康饮食的主要目的就是选择那些可以减少慢性病风险,而且可口且容易长期接受的饮食。地中海饮食、OMNI 心脏饮食、DASH 钠饮食是已被证实可以接受的健康饮食。

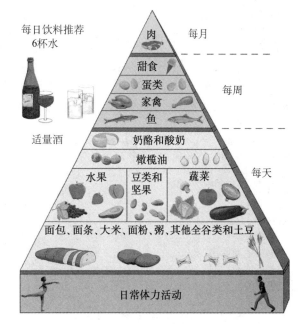

图 26-4　传统地中海饮食金字塔

由哈佛大学公共卫生学院营养部与奥威斯保护及交换信托基金联合开发

体力活动

体力活动是指活动了肌肉而且消耗了比休息时更多能量的运动、休闲或职业活动。如游泳、滑冰、散步,以及清洁和园艺等日常活动。体力活动这一术语通常与运动互换,然而,运动是一种有计划有组织的体力活动,如参加运动队、举重或参加瑜伽课程。体力活动这一术语更加有用,它可以是任何使用能量和加强健康的身体运动。

体力活动包括 3 个组成部分:持续时间、频率和强度。持续时间指活动时间的长度,如 30min 的跑步或 2h 的家务。频率指活动的次数,如每周 3 次。强度指活动需要付出的体力。如骑自行车时速度>20 英里/小时比速度低于 10 英里/小时的活动强度更大,因为达到更快的速度时需要更多的能量。当增加体力活动时,建议在同一时间只增加其中的一个因素,以促进惯常的体力活动,减少受伤的危险。

表 26-5　地中海类型的样品菜单

1500kcal/d		1800kcal/d	
早餐		**早餐**	
1 杯燕麦片		用 1 汤匙橄榄油烹制的炒蛋	
1/2 杯脱脂牛奶		用 1/4 杯切碎的青椒和洋葱代替 1/2 杯鸡蛋	
1/2 杯草莓		2 片全麦土司	
2 汤匙山核桃		1 个橙子	
午餐		**午餐**	
4 盎司火鸡胸脯肉和生菜、西红柿		2 杯混合蔬菜沙拉	
1 汤匙蛋黄酱		1/2 杯鹰嘴豆	
2 片全麦面包		1/4 杯玉米	
1 个梨		1/4 杯塔布勒沙拉	
零食		1 汤匙油和醋调味	
1 杯小胡萝卜		1 个小的全麦皮塔	
2 汤匙豆沙		2 汤匙杏仁	
晚餐		1 个苹果	
5 盎司烤鲑鱼		**零食**	
1 杯全麦粗粮		1/2 杯脱脂原味酸奶	
1 杯鲜芦笋,用 1 汤匙橄榄油和新鲜大蒜烹制		1/2 盎司干的烤核桃	
热量	1498	**晚餐**	
蛋白质	100g(26%)	5 盎司烤鸡胸肉	
糖类	163g(41%)	1 个烤甘薯	
脂肪	58g(33%)	1 杯新鲜菠菜,使用	
饱和脂肪	8.5g	1 汤匙橄榄油烹制	
单不饱和脂肪	26.5g	热量	1810
多不饱和脂肪	13.5g	蛋白质	47g(20%)
胆固醇	173mg	糖类	249g(48%)
纤维	35g	脂肪	56g(22%)
		饱和脂肪	18g
		单不饱和脂肪	20g
		多不饱和脂肪	18g
		胆固醇	300mg
		纤维	25g

框 26-1　适度改善生活方式大幅减少心血管疾病风险:护士健康研究

心血管疾病的一级预防:5 个低风险属性

1. 预后最好的 40%人群的饮食习惯

　好脂肪:低饱和脂肪和反式脂肪,高不饱和脂肪,高鱼油

　好糖类:低血糖负荷,高纤维(全麦),高叶酸(蔬菜、水果)

2. 目前不吸烟

3. 适量的含乙醇饮料(每日或隔日喝 1 次)

4. 经常锻炼(每天 0.5h,如 2 英里/小时的步行)

5. BMI<25kg/m² (最好<21kg/m²)

3 个低风险属性*

1. 良好的饮食习惯

2. 不吸烟

3. 经常锻炼

4 个低风险属性&

1. 良好的饮食习惯

2. 不吸烟

3. 经常锻炼

4. BMI<25kg/m²

5 个低风险属性#

以上 4 项加适度饮酒

* 这一生活方式可防止 51%的冠心病事件和卒中,但只有 13%的护士执行

& 这一生活方式可防止 60%的事件,但只有 7%的护士执行

这一生活方式可防止 74%的心血管疾病事件和 82%的冠心病事件,但只有 3%的护士执行

美国心脏协会（American Heart Association，AHA）和美国运动医学学院（American College of Sports Medicine，ACSM）建议所有 18～65 岁的健康成年人每周至少进行 5 次、每次至少 30min 的中等强度有氧体力活动。或者每周 3 次 20min 的剧烈有氧活动，或者各种强度进行组合，也是足够的。例如，一个人可以选择 2d 快走 30min，2d 慢跑 20min 以达到体力活动的推荐水平。除了有氧运动，AHA/ACSM 指南建议健康成年人每周进行 2 次肌肉强化活动以促进健康和强壮。具体来说，包括所有主要肌肉群的肌肉强化活动应在不连续的 2d 有 8～10 组运动。

体力活动的好处包括降低心血管病、卒中、高血压、骨质疏松症、2 型糖尿病、抑郁、结肠癌和乳腺癌的风险。目前还不清楚强度、持续时间和频率各个部分对健康的影响，但是目前有证据表明，剧烈的活动对于降低心血管疾病益处更大。

根据体重、新陈代谢、当前健康水平、锻炼强度及环境条件的不同，体力活动时消耗的热量也不同。表 26-6 给出了 3 个体重水平从事 1h 不同体力活动时消耗的热量。更重的人每分钟燃烧了更多的热量。必须注意的是 3500kcal 的能量相当于 1 磅的体重。因此，如果通过活动或饮食在 1 周内出现了 3500cal 的能量赤字，理想情况下体重会减轻 1 磅。表 26-6 为各种体力活动时的热量支出。

饮食和生活方式的整体效果

如果能够坚持，那么饮食和运动对危险因素、血脂异常、高血压、糖尿病和肥胖具有很强的改善潜力（表 26-6）。

表 26-6　能量消耗

体力活动（1h）	体重以及燃烧的热量（kcal）			
	130 磅	155 磅	180 磅	205 磅
一般的有氧运动	384	457	531	605
篮球，射篮	266	317	368	419
保龄球	177	211	245	279
清洁，除尘	148	176	204	233
骑自行车，10～11.9 英里/小时	354	422	490	558
园艺	236	281	327	372
跑步，12min 英里	472	563	654	745
跑步，9min 英里	649	774	899	1024
跑步，7min 英里	826	985	1144	1303
拉伸，哈达瑜伽	236	281	327	372
游泳，自由泳，慢	413	493	572	651
散步，3 英里/小时	195	232	270	307
举重，轻微锻炼	177	211	245	279

第 27 章

严重高胆固醇血症的治疗：饮食控制
和药物治疗后的进一步措施

Steps Beyond Diet and Drug Therapy for Severe Hypercholesterolemia

Bruce R. Gordon and Lisa Cooper Hudgins

吴　炜　沈珠军　译

一小部分高胆固醇血症患者在接受最大程度的饮食控制及药物治疗后，仍不能获得足够的降脂效果。这些患者应当被给予额外的治疗，使其血脂水平尽可能接近美国国家胆固醇教育计划（NCEP）所确定的治疗目标。新型降脂药物的研发应该提高达到血脂治疗目标的患者数量。大多数需要额外降脂治疗的患者患有家族性高胆固醇血症（FH），包括了纯合的 FH 患者，以及未达到 NCEP 降脂目标的杂合 FH 患者。

传统额外的降脂治疗包括了血浆置换、血浆低密度脂蛋白分离技术（LDLA）、门静脉分流术、肝移植及部分回肠旁路术（PIB）。它们可被单独应用，也可与其他治疗组合使用。血浆置换是一种非特异性的体外操作，该操作会去除血浆中全部的蛋白，包括高密度脂蛋白（HDL）。更为高级的、可以专门降低低密度脂蛋白胆固醇（LDL-C）的操作方法是 LDLA 技术。实现 LDLA 的方法包括葡聚糖硫酸酯纤维素吸附法、免疫吸附法、肝素诱导体外沉淀法（HELP）及利用层析柱灌注血液的方法。每周或每两周 1 次的 LDLA 治疗可以使 LDL 降低 40%～50%。美国食品和药品管理局（FDA）已通过了 LDLA 治疗在以下情形下使用，即患者接受最大限度饮食/药物治疗后，无冠心病者其 LDL-C 水平仍＞300mg/dl，或冠心病患者 LDL-C 水平＞200mg/dl。美国可以获得几种使用葡聚糖硫酸酯纤维素吸附法的治疗系统，譬如 Liposorber 系统（钟渊化学，日本大阪）及 HELP Plasmat Futura 系统（贝朗医学，伯利恒市，宾夕法尼亚）。FDA 认可的起始 LDLA 治疗的 LDL-C 水平与已经确立的 LDL-C 治疗目标水平之间的差距在不断扩大。对冠心病患者来说，最新的指南确定其 LDL-C 的目标水平为≤70mg/dl。

针对降低 LDL-C 的手术治疗比 LDLA 治疗的侵袭性更大，只有当 LDLA 难以实施，或者 LDLA 未使患者达到足够的降低 LDL-C 的效果时才予以考虑。门静脉分流术在纯合 FH 患者中可使其 LDL-C 水平约降低 40%，但对于这种手术带来的肝及内分泌功能的长期并发症的担忧限制了这种疗法的使用。肝移植可使患者获得近乎正常的 LDL-C 水平，但患者需长期接受免疫抑制治疗。外科技术以及免疫抑制疗法的进步使肝移植成为了一个更具有吸引力的选择。PIB 手术可以延缓冠心病的进展，但其并发症发病率较高，且并不适用于纯合 FH 的患者。基因转导技术已在少量患者中进行了试验，但并不成功，因此该疗法现在还不能算是一个临床治疗选择。LDLA 治疗可使难治性高胆固醇血症患者及冠心病患者获益，而且对于需要饮食/药物以外的降脂治疗患者来说是个不错的选择。接受 LDLA 治疗患者的临床恢复速度情况表明，LDLA 存在斑块面积缩小以外的其他机制。利用全血适配系统完成的 LDLA 要比标准的 LDLA 操作性更强。这些系统在欧洲使用的非常广泛，但尚未在美国进行推广。

目标人群的定义

非饮食/非药物降胆固醇治疗需要患者及医疗社区付出大量的努力，在一些情况下还要承担一定程度的风险。因此，我们在考虑这些治疗时需要一个清晰的指南。全部患者的治疗性生活方式改变（TLCs）均应被建档，并且应该给予其可耐受的最大剂量降脂药物组合治疗,包括 3-羟基-3-甲基戊二酸单酰辅酶 A 还原酶(HMG-CoA)还原酶抑制药、某种胆汁酸结合剂及烟酸等药物。依折麦布对这类人群的效果不甚清楚,但是在缺少更好选择的情况下这种药物还是会被使用。某些患者还可能会被给予具有良好前景的试验药物治疗,譬如米泊美生,一种载脂蛋白 B 的反义药物。接受额外治疗的标准应包括 LDL-C 升高的程度,以及该患者是否患有冠心病,或是否具有冠心病多重危险因素。FDA 已经批准 LDLA 可以用于 LDL-C>200mg/dl 的冠心病患者,或者 LDL-C>300mg/dl 的非冠心病患者。血三酰甘油水平极高的患者,或者存在继发性高胆固醇血症的患者并不在本章讨论之列。

相关患者人群的描述

纯合家族性高胆固醇血症(FH)

最明确的非饮食/非药物治疗指证是纯合 FH 患者。这种疾病的经典形式是由患者遗传了 LDL 受体基因位点的两个基因突变的导致的。100 万人中,约有 1 人会出现经典的纯合 FH 的临床表现。LDL 受体功能的缺陷会导致血浆中的 LDL-C 浓度明显升高,一般会超过 500mg/dl,甚至可以达到 1000mg/dl。高密度脂蛋白胆固醇(HDL-C)的浓度往往会明显低于正常水平。临床特点包括黄色瘤、主动脉狭窄等主动脉根部病变及早发冠心病。5～20 岁患者中心绞痛、心肌梗死或者猝死经常发生。Mabuchi 及其同事对 10 例纯合 FH 患者进行了长达约 14 年的随访。在这段时间内,6 例患者出现心力衰竭死亡或猝死,平均死亡年龄为 26 岁。另一项南非的观察性研究也报道了类似的结果。

临床表现的严重性在很大程度上取决于 LDL 受体功能正常的百分比。在 Goldstein 和 Brown 对 57 例纯合患者的研究中,LDL 受体完全丧失的 25 例患者中有 1/4 在 25 岁之前死亡,相比之下具有残留 LDL 受体功能的 26 例患者中仅有 1 例死亡。由于出现早发冠心病的风险极高,且对饮食/药物的治疗反应较差,所有的纯合 FH 患者均需要其他的治疗。有些 FH 表型患者可能具有某表达缺陷的 ApoB 基因,继而 LDL-C 的清除率下降,从而表现出纯合 FH 的表型。

LDL-C 浓度高于 200mg/dl 的冠心病患者

这些人群中大多数都患有杂合性 FH。这种疾病在人群中的发病率约为 1/500,其典型表现为早发冠心病,男性在 40～50 岁之前发病,女性在 50～60 岁之前发病。LDL 受体缺陷以及 ApoB 蛋白受体结合结构缺陷可以导致临床出现类似的综合征。冠心病与 LDL-C 浓度升高同时出现会大大提高后续冠脉事件的风险;因此冠心病患者需要积极的对 LDL-C 浓度水平进行控制。在由 Pekkanen 及其同事回顾的 7 项二级预防临床试验中,患者每年的再次心肌梗死率为 6%,而在 4 项一级预防临床试验中,患者每年新发心肌梗死率为 1%～2%。在针对严重高胆固醇血症患者进行的临床试验中,当给予患者饮食/药物治疗后,患者冠脉病变开始消退,或者进展的速度开始下降。结合以往他汀临床试验引人瞩目的成果,我们可以得到很有说服力的结论,即应当对 FH 患者采取积极的治疗方案,以使其达到 NCEP 推行的 LDL-C 治疗目标。

LDL-C 浓度高于 300mg/dl 的非冠心病患者

与纯合 FH 患者相比,决定对无症状患者是否采取非饮食/药物治疗来进行一级预防是相对困难的。FH 患者出现早发冠心病的风险是显而易见的,因为其升高的 LDL-C 水平会伴其一生。此外,LDL-C 以外的危险因素决定了哪些患者更有可能会发展为冠心病。例如,脂蛋白 A[Lp(a)]浓度大于 20mg/dl 被视为 FH 患者的一个独立危险因素。冠心病无创筛查手段的运用,例如冠状动脉钙化定量,可为 LDL-C 升高的患者是否会发展为有临床意义的疾病提供依据。

根据当前 FDA 的指南,针对饮食控制以及最大可耐受剂量药物治疗后 LDL-C 水平仍超过 300mg/dl 的患者考虑额外的治疗作为一级预防是合理的。

严重高胆固醇血症的体外治疗

第一份对 FH 患者进行血浆置换的报道是由 de Gennes 及其同事在 1967 年发表的。1975 年 Thompson 及其同事讲述了利用自动细胞分离机进行血浆置换在纯合 FH 患者治疗中的运用。与其未经治疗的兄弟姐妹相比,经过血浆置换疗法的患者生存质量得到了提高。

血浆置换的非选择性导致了 LDLA 技术的发展,从而能特异地从血液中清除含有 ApoB 的脂蛋白。世界范围内对该疗法的使用和临床接受程度在不断增加,FDA 在 1996 年正式批准了其应用。这一疗法对饮食控制及降脂药物治疗反应不佳的患者尤其有效,其反应不佳的原因可能是对药物不耐受或者 LDL-C 基线浓度水平过高。1976 年 Lupien 及其同事首次描述了利用肝素琼脂糖珠子对含有 ApoB 的脂蛋白进行特异清除。实施 LDLA 的方法包括 HELP——包含针对 LDL 抗体的分离柱,以及包含了葡聚糖硫酸酯纤维素的分离柱。全血适配系统使用改良的聚丙烯酰胺凝胶(DALI 系统;Fresenius AG 公司,圣万德尔,德国)或者葡聚糖硫酸酯(Liposorber-D 技术,钟渊化学)填充的单柱或双柱系统,这些技术已经在美国以外的地区得到开发并已上市。

LDLA 可以同时降低患者 LDL-c 以及 Lp(a)的水平。一种新型免疫吸附系统可以特异地降低 Lp(a)的水平,从而治疗 Lp(a)水平升高为主要问题的患者,但这种系统并未得到普及。

技术层面

较为幸运的是,相较于血液透析(400ml/min),LDLA 需要的血液流速更低(50~100ml/min),因此对绝大多数患者来说,经肘前窝静脉的静脉入路基本能够达到要求。如果经肘前窝静脉入路提供的血流量不够,就需要借助导管、瘘管乃至旁路等方法。

抗凝对于所有的体外操作都是必要的。肝素以及枸橼酸盐葡萄糖(ACD)是最常用于体外操作的抗凝药物。肝素主要用于涉及用一个膜将全血分离为血浆及血细胞的操作,或是使用了全血适配系统的操作。一般情况下,先按 30~60kg 体重一次性给药,然后按每小时 1000U 持续输注。ACD 具有代谢较快的优势,因此在操作结束后其残留作用很小。使用 ACD 可能带来的不良反应包括低钙的相关症状,包括口周刺痛、低血压,在极少情况下可能会出现手足抽搐。

大多种类的 LDLA 在特异性去除血浆中包含 ApoB 的脂蛋白之前,均需要将血液分离为血浆及细胞。全血适配系统可以直接将脂蛋白吸附到分离柱上,从而免除了细胞分离这一步。对需要细胞分离的系统来说,一般使用一个膜或者离心机来将血液分离为血浆及细胞成分。利用膜分离血比离心机更容易,对体外容量的要求也较低,但其工作效率不如离心设备。

大多数接受 LDLA 的患者大约每 2 周接受 1 次治疗,这个频率是根据 LDL-C 浓度在治疗后的反弹以及大多数患者意愿制定的。按照 2 周 1 次的治疗

频率,LDL-C 的水平一般会阶梯式下降,直到达到一个新的平台水平。

胆固醇水平的下降程度可以用快速下降以及时间－平均下降(图 27-1)来进行衡量。快速下降是指治疗前后的血脂水平差值与初始血脂水平的比值,反映的是单次治疗对于被处理血浆的治疗功效。LDLA 一般可处理 1.5~2.0 倍体积的血浆/血容量,短期内可以降低 70%~80% 的血胆固醇水平。如果血流速度为 50~80ml/min,那么约需要 3h 来处理 1.5~2.0 倍体积的血浆/血容量。

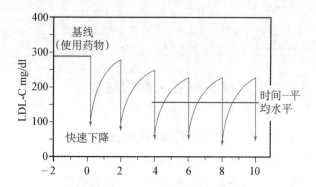

图 27-1　LDL 清除治疗后快速及时间－平均低密度脂蛋白胆固醇(LDL-C)降低水平

快速降低水平是治疗前后胆固醇水平差异占治疗前水平的百分比。时间-平均水平通过测量每次治疗后"反弹"的水平得到

虽然测量快速下降程度有助于确定治疗的效率,时间-平均血脂水平能更好体现长时间范围内患者动脉的血脂暴露水平。时间-平均血脂水平与患者治疗频率以及反弹速度有关。时间-平均血脂水平可用公式:0.73(治疗前 LDL-C 水平－治疗后 LDL-C 水平)＋治疗后 LDL-C 水平,也可在治疗后通过每天测量 LDL-C 水平直接确定。时间-平均血脂一般下降 40%~50%。

据报道,LDLA 可以随着治疗时间推移提高 HDL-C 水平。这个现象的机制尚不清楚,但该现象在纯合 FH 患者中最为多见。与之对比,血浆置换可通过非特异性清除全部血浆组分来降低 HDL-C 的水平。

利用葡聚糖硫酸酯分离柱进行的低密度脂蛋白清除

葡聚糖硫酸酯纤维素可以利用电荷吸引作用选择性结合含有 Apo-B 的脂蛋白。最初,葡聚糖硫酸酯纤维素分离柱制造商提供的是单个、大体积、不可再次利用的分离柱,这些分离柱可以被连接到所有类型的细胞分离机上。因为这种分离柱 LDL-C 结

合能力有限，因此，后续开发了可再利用的双柱系统，这种系统加入了一个中空纤维细胞分离器（图 27-2）。血浆被交替地灌入两个容积 150ml 的分离柱中，这使得每个分离柱都可以在间歇期用高渗氯化钠溶液洗涤以便再次使用，全过程均使用电脑控制。通过吸附柱以后，血浆重新与血细胞混合，然后重新输注回患者体内。该系统的优势是间歇期吸附柱洗涤带来了近乎无限的 LDL 结合能力。在治疗完全结束后分离柱才会被丢弃。

葡聚糖硫酸酯纤维素及免疫吸附系统

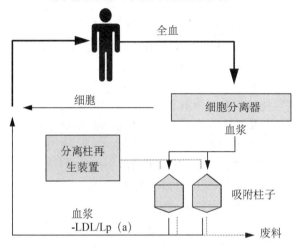

图 27-2　葡聚糖硫酸酯纤维素及免疫吸附低密度脂蛋白
(LDL)清除系统示意图
Lp(a). 脂蛋白 A

利用免疫吸附柱进行的低密度脂蛋白清除

利用免疫吸附进行的 LDLA 被用于治疗患者已有约 25 年的历史。多克隆单特异性 ApoB 抗体或者单克隆 ApoB 抗体被固定在一些支持物（最典型的是琼脂糖凝胶珠子）上，然后被包裹在玻璃分离柱里面。每个患者有两个分离柱，由于花费较高，这些分离柱会在每次治疗过程中以及多次治疗之间被不断重复利用。使用过程中分离柱的再生过程是由分离柱再生装置控制（图 27-2）。一般情况下，分离柱会用酸性溶液进行洗脱，再用缓冲液中和，最后用盐溶液漂洗。操作要求分离柱在两次治疗之间需要进行贮藏保存。所有的包含 ApoB 的脂蛋白均被去除，包括 LDL、极低密度脂蛋白（VLDL）及 Lp(a)。由于分离柱会被多次重复使用，必须对其进行吸附活性丧失的检测，这种活性丧失可能会在初次使用几个月后出现。此外，我们还观察到了少量溢出的抗体对患者的致敏作用。由于在 2 次使用之间贮藏

分离柱的要求非常烦琐，免疫吸附式 LDLA 使用频率会低于本章讨论的其他方法。该操作手段的另一种形式是主要清除循环中的 Lp(a)，用于治疗 Lp(a)升高为主要疾病的患者。

利用肝素诱导下体外低密度脂蛋白沉淀进行的低密度脂蛋白清除

HELP-LDLA 技术可特异性清除 LDL、VLDL及 Lp(a)，而对 HDL 的影响微乎其微。HELP 与其他技术的差别在于它会清除很多纤维蛋白原。这项技术基于在 pH 刚超过 5.0 时加入肝素，从而实现对带正电的 LDL 以及其他 β-脂蛋白的清除（图 27-3）。在肝素环境下其他一些种类的血浆蛋白也会析出，其中最主要的是纤维蛋白原。一种离子交换分离柱可以去除多余的肝素，之后血浆会经过碳酸氢盐透析和超滤作用使其 pH 回到正常，并可去除多余的液体组分，整个过程由微处理器进行控制。

HELP系统

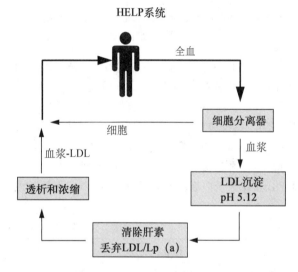

图 27-3　图示肝素诱导下体外低密度脂蛋白(LDL)沉淀
(HELP)清除系统

利用全血适配系统进行的低密度脂蛋白清除

经济性及使用的便捷性使全血适配系统成为施行 LDLA 治疗的一个非常吸引人的选择。目前最常用的两个系统是 DALI 系统及 Liposorber-D系统（图 27-4）。全血适配系统与传统 LDLA 方法的比较如表 27-1 所示。DALI 系统（脂蛋白直接吸收系统）使用了固化的聚丙烯酸酯凝胶，凝胶结合 ApoB 的机制是 ApoB 的正电荷和聚阴离子凝胶负电荷之间的静电相互作用。而 Liposorber-D 系统则利用了富含 ApoB 的脂蛋白和葡聚糖硫酸酯相互结合作用，系统中内容物经过调整可以

允许全血和分离柱安全接触。

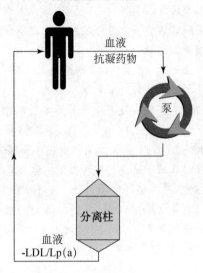

利用DALI或Liposorber系统进行的低密度脂蛋白清除

图 27-4　全血低密度脂蛋白(LDL)的清除过程示意图
Lp(a). 脂蛋白 A

在 DALI 最初始的双中心研究中,研究者报道了 12 例高胆固醇血症患者 LDL 分离过程,每位患者使用含有 480ml 聚丙烯酸酯的分离柱,研究中未观察到不良反应。一项后续研究将该技术应用于 3 例伴动脉粥样硬化高胆固醇血症患者,LDL-C 快速下降 66%,LP(a) 下降 63%,三酰甘油下降 29%,HDL 和纤维蛋白原轻度下降,研究中未发现严重的

不良反应,此外患者血生化和血液学检查结果变化不大。作者提到该技术费时约 30min,而其他 LD-LA 技术均费时 60min。使用 Liposorber-D 系统治疗 10 例患者的研究发现可使 LDL-C 降低 62%,没有发现显著的不良反应。最近,一种全血细胞、双分离柱系统进行了测试,研究发现该系统对比单分离柱系统能更有效降低 LDL-C 水平(79.7% vs. 68.2%)。

低密度脂蛋白分离技术的风险

首先,LDLA 技术不良反应较少。严重冠心病患者和低至 3 岁的儿童也可耐受额外的体外容量。低于 5% 的接受治疗患者出现低血压并需要输注生理盐水,其他不常见的不良反应包括:心绞痛、溶血、过敏和超敏反应。在免疫吸附技术中,造成不良反应可能的机制是补体激活及患者对分离柱成分敏感。一位服用 ACEI(血管紧张素转化酶抑制药)的患者在使用葡聚糖硫酸酯 LDLA 技术时出现了超敏反应。该事件的机制:LDLA 组分可以降低 ACEI 降解激肽能力,从而增加缓激肽的释放。DALI 系统也可激活激肽释放酶-激肽系统。对于该问题,最好的解决方法是在开始 LDLA 技术前将患者 ACEI 药物换成 ARB 类(血管紧张素 II 受体阻断药)。免疫吸附技术或者 HELP 技术不存在该问题。对于使用全血细胞适配的分离柱系统,全血长期接触分离柱是否会出现如细胞激活等效应目前依然未知。

表 27-1　LDL 血浆分离法的比较

参数	DALI	Liposorber-D	Liposorber	免疫吸附	HELP
时间(约)	30min	30min	60min	60min	60min
重复使用	否	否	否	是	否
血浆/全血	全血	全血	血浆	全血	全血
机制	聚丙烯酸酯	葡聚糖硫酸酯	葡聚糖硫酸酯	抗体	肝素沉淀

DALI. 直接吸收脂蛋白;Liposorber-D. 脂蛋白吸收 D 技术,葡聚糖硫酸酯全血滤过系统;Liposorber. 脂蛋白吸收技术,葡聚糖硫酸酯全血滤过系统;HELP. 肝素诱导下体外沉淀

低密度脂蛋白分离技术的益处

使用 LDLA 技术降低患者 LDL-C 水平可以观察到患者黄色瘤的消退和冠心病的改善。LARS 研究中(LDL apheresis regression study,LDL 分离消退研究),在使用 LDLA 技术联合降脂药的 30 例患者中,有 10 例患者的血管造影发现冠脉粥样硬化的消退,这些患者基线 LDL 水平为 311mg/dl。HELP

低密度脂蛋白分离多中心研究是一项为期 2 年临床试验,纳入 51 例患者,每周接受 LDLA 治疗和降脂药物治疗。该研究中,计算机辅助分析血管造影结果发现 33 例进行测量的患者中有 23 例冠脉粥样硬化出现消退,1 例患者变化轻微,9 例患者的病情有了进展。德国多中心 LAL 分离临床试验是一项 4 中心、为期 3 年的前瞻性临床试验,共纳入 32 例家族性高胆固醇血症患者。该研究中所有伴有症状冠

心病患者到结束研究时症状均出现了改善。17 例患者心电图负荷试验出现了明显改善。血管造影结果并没有提示冠心病改善，3 年内只有 5 例患者冠心病有了明确进展。

另一项重要的临床试验是 LAARS 研究（LDL-apheresis atherosclerosis regression study，LDL 分离动脉粥样硬化消退研究）。该研究为前瞻性、2 年期、随机化、单中心研究，研究对象为患有高胆固醇血症和冠心病的男性患者。该临床试验发现使用辛伐他汀联合每 2 周 LDL 分离可以改善局部心肌灌注并减少心肌缺血；有意思的是冠脉造影仅有轻度改变。LAARS 临床试验中使用包括 B 超等标准化技术发现外周血管病得到了改善。

使用血管内超声（IVUS）的研究提示，血管造影只能发现血管腔内的改变，而无法显示血管壁的结构变化。LACMART 临床试验（低密度脂蛋白分离与冠脉形态和逆转试验）使用了血管内超声比较单纯药物治疗与 LDLA 联合药物治疗差异，该研究为期 1 年，纳入 18 例家族性高胆固醇血症患者并随机分组。该研究提示，患者冠脉最小管腔直径与斑块负荷均出现了改善。使用 Liposorber 系统的 LDLA 技术减少了已经行血管成形术的 Lp(a) 升高患者的血管再狭窄率。

美国一项多中心的研究发现，LDLA 技术可减少冠心病患者临床事件的数量。每 1000 例患者 × 每月临床事件数量，由治疗前 5 年期的 9.14，降低至 LDLA 治疗期间的 4.72($P = 0.037$)。美国 LDLA 注册登记部门是 FDA 批准 LDLA 时建立的机构，其分析数据显示有很多患者临床事件发生率降低。1998 年 Mabuchi 等发表了一项纳入 130 例杂合子家族性高胆固醇血症患者的长期随访研究，LDLA 技术联合药物治疗在 6 年随访期中降低了心血管事件数量。LDLA 联合药物治疗组（87 例）中心血管事件数目为 10%，单独使用药物治疗组（43 例）中心血管事件数目为 36%。

低密度脂蛋白分离技术在降低 LDL 水平以外的益处

部分患者接受 LDLA 治疗后临床表现迅速改善，提示可能存在降低 LDL 水平和缩小斑块之外的益处。究其原因可能有以下机制：通过改善血液流变学减少血液黏滞性，下调白细胞和内皮黏附分子水平。Tamai 等测量单次 LDLA 治疗前后注射乙酰胆碱诱导患者前臂血管血流动力学变化情况，发现血管扩张能力显著增强。LDL 和氧化 LDL 的降低与乙酰胆碱诱导血管扩张存在相关性。

低密度脂蛋白分离技术：未能治疗可以从中获益的患者的原因

在美国，约 70 个中心可以提供 LDLA 治疗，并已治疗了 325 例患者，这仅仅是符合 LDLA 指征患者的一部分。该项治疗未能得以普遍开展的原因包括技术复杂、花费较高、费时较多。希望对家族性高胆固醇血症患者进行注册登记，可以有助于解决该问题。

手 术 措 施

门-腔静脉分流术

1963 年，门-腔静脉分流术被用于治疗一例患有糖原贮积症的患儿。Starzl 等发现糖原贮积症患者门-腔静脉分流后高脂血症得到改善，从而提供了该术式应用的理论基础。从 1973 年开始，门-腔静脉分流术开始用于治疗严重的高胆固醇血症。大多数报道的病例均为纯合型家族性高胆固醇血症，少数病例为严重的杂合性家族性高胆固醇血症。

技术

除了最早的几例手术之外，患者均接受端-侧门腔静脉吻合，该术式包括将门静脉离端并缝合至肾脏上方的下腔静脉侧壁，从而使得门静脉血液完全绕过肝（图 27-5）。肝保留肝动脉来源的动脉血流。

胆固醇降低

表 27-2 显示了 17 例 LDL 受体阴性患者接受门-腔静脉分流术后出现总胆固醇和 LDL-C 的持续降低。9 例患者来自 Starzl 的队列，8 例患者在我们的研究中心接受治疗，其中 4 例患者在匹兹堡大学接受了分流手术并在洛克菲勒大学接受了代谢检查。除 1 例患者外，其余患者均出现了 25% 胆固醇降低。胆固醇水平在 6 个月到达平台，并且所有患者在随访期间胆固醇水平得以维持（随访时间 4 个月到 27 年），并均未出现吻合口闭合。我们队列患者 HDL 水平均出现上升（平均升高 36%），但 Starzl 的队列人群治疗反应差异较大。家族性高胆固醇血症患者三酰甘油水平一般正常，除 1 例患者外几乎所有接受治疗患者的三酰甘油水平均有下降。Starzl 等报道了 2 例患者患有杂合型家族性高胆固醇血症对于门腔静脉分

流术有相似的降脂效果。当手术中分流不完全或者侧支血管未完全结扎时降脂效果下降。

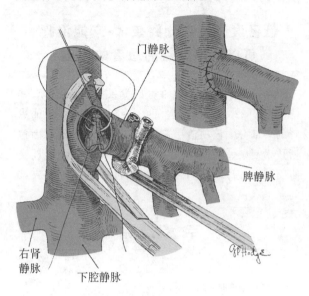

门静脉

脾静脉

右肾静脉

下腔静脉

图 27-5　端-侧门腔静脉分流术

手术对血浆各种胆固醇的降低效应是一致，包括胆固醇、胆汁酸、LDL 的 ApoB 合成减少及胆固醇减少。外源性胆固醇吸收依然没有变化。1 例 21 岁受体阴性的纯合子 FH 患者接受了门腔静脉分流术，3 个月后肝活检显示肝细胞体积显著缩小，脂质和糖原含量降低，光滑和粗糙内质网减少。HNG-CoA 还原酶活性降低了 56%，与受体无关的 LDL

结合显著上升。这些门腔静脉分流术后肝改变与门静脉中高浓度的亲肝性物质首关清除效应减少有关，其中最重要的是胰岛素。但是肝很多合成功能，包括白蛋白的合成受到了影响。

危险和获益

即使是有心脏病症状的患者也可以耐受门-腔静脉分流手术，一般可以在术后 3～4d 出院，2 周后再进行一次术后随访即可。结合两个较大的系列研究来看，在纳入的 25 例患者中，大部分患有心血管疾病，围术期死亡 1 例。一项 NIH 资助的注册研究中，45 例接受分流手术的高胆固醇血症患者，术后 30d 内死亡 3 例。

分流手术最令人担忧的不良反应就是脑病和智力减退。但是相关的病例报道只有 1 例，1 例 2 岁的幼儿在接受手术 9 个月后发生了短暂的昏迷，无其他发生脑病的报道。在我们中心，我们对 1 例成年家族性高胆固醇血症杂合子患者和 4 例青春期前家族性高胆固醇血症纯合子患者进行了测试，在手术前及手术后 1.5～2.5 年，患者的脑电图、智商和其他精神心理指标都没有明显变化。其中一例患者在 4 岁时接受了门-腔静脉分流术，目前已 30 岁，身体健康，大学毕业，并受聘于一份全职工作。另一例患者在术后 4.5 年（9 岁时）因心肌梗死猝死，尸检发现患者有轻微的脑室扩张、轻度软脑膜增厚，但没有肝性脑病的星形细胞增生等典型表现。

表 27-2　门腔静脉分流术对于纯合型家族性高胆固醇血症血脂谱的影响

	平均改变%（范围）			
	STARZL		ROGOSIN 研究所	
总胆固醇	−37	（−23～−55）	−42	（−31～−50）
低密度脂蛋白胆固醇	−36	（−21～−44）	−43	（−36～−50）
高密度脂蛋白胆固醇	−22	（−66～+26）	+36	（+15～+50）
三酰甘油	−19	（−63～+80）	−35	（−12～−63）

（数据来源：17 例 LDL 受体阴性患者，数据测定于手术前和手术后至少 4 个月，接受手术时患者年龄为 2～21 岁。其中 9 例患者由 Starzl TE, Chase HP, Ahrens EH Jr, et al. Portacaval shunt in patients with familial hypercholesterolemia. Ann Surg 1983;198:273-283。此外 8 例患者数据来自于我们未发表的观察结果）

现有研究的术后随访时间通常在 5 年以上。在这些研究中，还没有发现手术会导致肝功能异常的证据，但是术后可能发生轻度的肝酶、血氨的升高及 PT 和 APTT 的延长。以前认为，儿童术后身高生长加速是由于健康状况的改善，现在认为是性激素改变的结果。两例青春期前男性患者在我们中心接

受分流手术后生长加速、骨龄增长，血浆睾酮水平也增加。1 例女性患者术后出现了月经紊乱、血浆睾酮和胰岛素水平升高、卵巢囊肿及其他多囊卵巢综合征的表现。还有其他报道也显示，月经初潮后的女性可能在门-腔静脉分流术后出现月经不规律和血浆睾酮水平升高，但术前和术后 4～6 个月的垂体

和甲状腺功能检查(包括睾酮水平检查)并没有明显差异。有关门-腔静脉分流术对肝功、生长和性成熟的影响,尚需要进一步的研究。

对门-腔静脉分流术后患者的随访表明,该手术可以促进黄色瘤的消退和心脏疾病的改善。Starzl及其同事曾报道了 2 例门-腔静脉分流术改善主动脉狭窄的病例,分别在术后 13 个月和 16 个月得到了改善。7 例患者在术后 7 个月到 7 年的时间内接受了冠脉造影,评估显示其中 1 例的冠脉情况有所改善,4 例病情稳定。但是,门-腔静脉分流术需要结合 LDLA 以有效降低 LDL-C 水平,否则冠心病往往持续进展。

治疗指南

因为对肝和内分泌的长期影响不明,对高 LDL-C 合并严重心血管疾病的患者而言,门-腔静脉分流术只能作为 LDLA 的附加治疗方案。对于患有严重血管疾病、冠心病,或同时患有这两种病的儿童,他们尚不适合接受 LDLA 治疗或者不适合肝移植治疗,此时门-腔静脉分流术也是一个可行的选择。施行该手术的时机应在临床状况严重恶化前,此时手术获益大于风险。

肝移植术

第 1 例家族性高胆固醇血症纯合子患者的肝移植手术是 Starzl 在 1984 年为 1 例 6 岁患者施行的。

由于冠状动脉有广泛的粥样斑块形成,还同步进行了心脏移植。表 27-3 总结了 6 例家族性高胆固醇血症纯合子患者(年龄为 6～46 岁)接受心-肝联合移植,以及 28 例患者(年龄为 1～21 岁)接受肝移植的情况,这包括了在我们中心接受移植的 4 例患者,他们的年龄为 3～18 岁。这些患者中随访时间最长的是心-肝联合移植术后 9 年,以及肝移植术后 18 年(个人交流);12 例患者的随访时间在 4 年以上。4 例患者之前接受过回肠旁路移植术或门-腔静脉分流术或以上两种手术,在他们身上施行肝移植术的难度更大。8 例年龄为 1～15 岁的患者在接受肝移植术时冠状动脉和主动脉瓣情况正常,术后 6 个月到 6 年的一般情况良好。这些年轻的患者中有 4 人的供体是杂合子的父母,因此术后需要进行他汀类药物治疗以控制其 LDL 水平在正常范围以内。还有其他 4 例有心脏病的患者也在术后接受了他汀类治疗,其中 3 人是兄弟,有 1 人使用了依折麦布。

胆固醇水平降低情况

在肝移植术后数周内,大部分家族性高胆固醇血症纯合子患者的胆固醇水平达到了 NCEP 指南的标准(总胆固醇<225mg/dl)。这些良好的指标可以长期维持,并且在使用了皮质醇、环孢素等可能引起脂质水平升高的免疫抑制药物后,也可以保持。经过肝移植后,Lp(a)水平降低并且 HDL-C 水平升高。

表 27-3　家族性高胆固醇血症纯合子接受肝移植和心-肝联合移植的情况总结

	肝移植	心-肝联合移植
病例数	28	6
手术时间	1985－2011 年	1984－1996 年
手术时年龄(岁)	1～21	6～46
随访时长(年)	0.1～18	0.5～9
术前胆固醇水平(mg/dl)	480～1170	700～1160
随访胆固醇水平(mg/dl)	98～196	174～221
死亡例数	2 年内 1 例	1 个月内 3 例,7 年内共 4 例
接受再移植例数	2	2
接受他汀类治疗的例数	8	2

(数据来自:参考文献 50-71,及 Rogosin 机构 4 例患者的未发表数据。包括 4 例之前接受过回肠旁路移植术或门-腔静脉分流术或以上两种手术的患者。随访胆固醇水平的数据除外了 4 例接受了杂合子亲属供体器官的患者)

风险和获益

在接受心-肝移植的 6 例家族性高胆固醇血症纯合子患者中,有 1 人术后 1 个月时死于再次心-肝联合移植手术,1 人术后 4 年死于不依从免疫治疗(个人交流),还有 1 人术后 7 年死亡,可能死于心脏

慢性排异反应。在接受肝移植的 28 例患者中,1 人术后 2 年死于心肌梗死。4 例患者分别因为感染性肝炎、肝动脉血栓、慢性肝排异和心肌梗死而接受了第二次肝移植术。1 例 13 岁的患者在肝移植术后不久发生了心肌梗死,接受了冠状动脉旁路移植术。

1 例患者在移植时已有冠脉狭窄,移植术后 1 年和 2 年时分别进行了 2 次支架置入术,并因为肾衰竭(可能由他克莫司毒性引起)接受了肾移植术。肝移植术的心血管获益情况尚无系统性分析结果,但有 5 例报道表明病情可停止进展或逆转。移植术后的生长发育不受影响。

治疗指南

对某些家族性高胆固醇血症纯合子患者而言,肝移植术带来的 LDL-C 水平明显而持续的降低,大于移植术、慢性排异和免疫抑制治疗带来的风险。肝移植术的总体效果还在不断提高,近年来儿童患者的 5 年生存率约为 90%,有代谢性肝疾病的患者更高。但在某些情况下,肝移植术可能并不是一个很好的选择,例如有时肝源匮乏,而患者父母的肝又因存在 LDL 受体部分缺陷而不能作为供体。在更好地了解肝移植受体的长期健康状况之前,肝移植术应仅适用于家族性高胆固醇血症纯合子患者合并心血管疾病者,或者在充分进行药物和 LDLA 治疗后病情仍然进展者。

需要注意的是,肝移植术应该在血管疾病进展到不稳定状态之前进行。对于合并心力衰竭危及生命的患者,可进行心-肝联合移植术,但可能会增加其手术并发症和手术死亡风险。

不完全回肠旁路移植术(PIB)

1963 年,PIB 首次被应用于治疗高胆固醇血症,现在,为治疗高胆固醇血症而施行的 PIB 超过 600 例。PIB 能增加粪便排泄胆固醇和胆汁酸,从而使血清胆固醇水平降低。胆固醇和胆汁酸的摄取减少会刺激肝的胆固醇合成,但同时也刺激了 LDL 受体的表达,并增加肝对胆固醇的转化,以补充胆汁酸的不足。该手术的降脂效果主要见于家族性高胆固醇血症杂合子的患者,而纯合子患者应用该手术的效果不理想,可能与其 LDL 受体的缺失有关。

技术

在降低胆固醇而行的 PIB 手术中,患者的小肠远端 1/3 或小肠远端 200cm(取二者中较大者)将被旁路取代:切断回肠,将其近端吻合到盲肠,远端闭合后悬吊在盲肠上。这个手术不同于为减重而进行的手术,后者会用旁路取代 90% 的空回肠。

胆固醇水平降低情况

"外科手术控制高胆固醇血症项目(POSCH)"纳入了 421 例有心肌梗死病史的中年患者,LDL-C 水平均在 140mg/dl 以上,他们被随机分组,接受降

胆固醇药物治疗和 PIB 手术。这项研究从 1975 年开始,当时 HMG-CoA 还原酶抑制药还没有广泛应用于临床。到第 5 年的时候,手术后患者的总胆固醇水平下降了 23%,LDL-C 水平下降 38%,HDL-C 水平上升 4%,三酰甘油水平上升 20%。研究表明,这些指标可以在旁路存在的时候得以维持,最长可达 20 年,并且与他汀类治疗有协同作用。

危险和获益

PIB 手术的手术和围术期死亡率都非常低,手术主要不良反应是大便稀薄、便次增多。在 POSCH 研究中,最初 5 年的随访显示,手术治疗的患者发生水样便或泡沫样便的比例为 6%~8%,而对照组的比例仅为 0~1%。所有患者体重降低的平均值为 5.3kg。在接受 PIB 的患者中,13.5% 有过至少一次肠梗阻的症状发生(大部分发生在术后 1 年内),但仅 3.6% 需要手术处理。手术治疗的患者肾结石的患病率为每年 4%,而对照组仅为 0.7%;胆结石的患病率为 17%,对照组则为 5%。POSCH 研究中有 23 例(6%)患者在术后 2~11 年接受了旁路恢复手术,大部分是因为不能耐受腹泻并发症。

POSCH 研究证明了 PIB 可以降低血脂,与对照组相比,在术后 3、5、7、10 年的时间内可以延缓和逆转冠脉和外周血管的粥样硬化进展。18 年的随访表明,患者的总体死亡率降低了 20%,没有报道表明该手术可能增加结直肠癌的发生率。

基因治疗

分子生物学的发展为使用转基因技术修复严重的家族性高胆固醇血症患者的基因缺陷提供了希望。在一项治疗学研究中,研究人员纳入了 5 例年龄在 7~41 岁的家族性高胆固醇血症纯合子患者,获取了他们的肝组织,然后用携带正常 LDL 受体基因的重组反转录病毒对细胞进行转染,再把转染后的细胞通过肠系膜静脉回输到相应患者的体内。4 个月后,研究人员对 5 例患者进行了肝活检,并用针对重组 LDL 受体基因转录物的特异性 RNA 探针进行原位杂交,发现只有较少的肝细胞携带有重组基因。5 例患者中也只有 2 人的 LDL-C 水平有明显降低,分别下降了 19% 和 23%。

虽然这个研究表明可以修复部分肝细胞的 LDL 受体缺陷,但要开发出有效的基因治疗手段,我们还需要探究更好的方法。一个比较有前景的方法是用静脉输送的方式将目的基因特异性地靶向递送到完整的肝去。为了使正常基因能长时间地发挥

作用，并且不产生免疫排异反应，必须在生理水平上把它整合到肝细胞中去。我们可以用其他病毒载体或非病毒的方式来实现这个过程。最近一些研究尝试在 LDL 受体缺陷的小鼠身上，用较低免疫原性的亲肝病毒载体通过静脉转染肝，可以使小鼠的 LDL-C 水平显著而持续地降低。这样的病毒载体包括：腺病毒相关病毒 8，慢病毒及一种敲除了免疫原性基因的辅助病毒依赖性腺病毒等。

结论及治疗建议

一些家族性高胆固醇血症的患者对饮食控制和降脂药物治疗反应不佳，如何治疗这样的患者一直是一项非常具有挑战性的工作。家族性高胆固醇血症纯合子患者对标准治疗方案的反应性普遍较差，因此是最明确的需要辅以额外治疗的群体。LDLA 是最常用的也是最安全的治疗方案，应该尽早开始。3 岁以及 15kg 是开展 LDLA 治疗的年龄和体重下限，因为低于此标准的患者可能难以找到可穿刺的静脉，或不能耐受约 200ml 血液进入体外循环。在 LDLA 基础上，还可以通过应用他汀类药物或依折麦布，进一步降低胆固醇水平 10% ~ 20%。如果

LDLA 和药物治疗存在技术困难，或不能有效控制 LDL-C 水平和粥样硬化斑块进展，则应考虑进行肝移植，合并心功能严重受损时则考虑心-肝联合移植。肝移植的应用常因肝源不足而受到限制，如果此方案不可行时，可考虑结合药物治疗、门-腔静脉分流术、LDLA 的治疗方案，可能会有效降低 LDL-C 水平，控制粥样硬化斑块进展。在 LDLA 应用存在技术困难时，可以考虑血浆置换。基因疗法现在正处于动物研究阶段，尚未应用于临床治疗。

LDLA 最常用的适应证：成年家族性高胆固醇血症杂合子患者，患有心血管疾病，且在已进行最大程度饮食控制和药物治疗的情况下 LDL-C 水平仍 >200mg/dl 者。对于家族性高胆固醇血症杂合子患者，没有心血管疾病，但 LDL-C 水平 >300mg/dl 者，或者对标准治疗方案反应不佳的患者，将非饮食、非药物的治疗方法作为一级预防方案存在一些问题。应用危险因素标准化分层有助于识别一部分高危人群，其发生动脉粥样硬化的危险很高，因此在标准治疗基础上增加额外治疗是合理的。LDLA 应作为首选方案，但如果因技术困难无法实现，则 PIB 是另一个合理选择。值得注意的是，这些患者的治疗应该是个体化的。

第 28 章
高血压患者初始评估和治疗

Initial Evaluation and Approach to the Patient with Hypertension

Marie Krousel-Wood and Suzanne Oparil

单守杰 译

概述和定义

高血压定义为收缩压≥140mmHg 和（或）舒张压≥90mmHg 或者目前使用抗高血压药物。高血压作为一个持续存在的公共健康问题影响 7000 多万美国成年人，超过美国成年人数的 1/3。人口老龄化及更为重要的是肥胖发病率增加导致高血压发病率进一步增加，将高于健康人民 2020 年设定发病率 26.9% 的目标值。由于年龄相关的血压升高，中老年人易患高血压；年龄超过 50 岁血压正常成年人，有 90% 的人具有发展为高血压的终身风险。

高血压是冠心病、卒中、肾衰竭、全因死亡和缩短预期寿命的主要危险因素。SBP 和 DBP 与心血管事件之间具有较强、连续、分级和病因学意义的正性相关。高血压具有不同的病理生理学过程，其对靶器官的影响也联合糖尿病、血脂异常和烟草滥用等危险因素起作用。表 28-1 提供了美国预防、检测、评估与治疗高血压全国联合委员会（JNC 7）建议的当前成人血压分类。该分类根据 2 次或更多次维护良好的设备正确测量坐位血压的平均值，患者应就诊 2 次或 2 次以上。

表 28-1 成人血压分类

分类	收缩压（mmHg）		舒张压（mmHg）
正常	<120	和	<80
高血压前期	120～139	或	80～89
1 期高血压	140～159	或	90～99
2 期高血压	≥160	或	≥100

大多数高血压患者可以在门诊保健机构进行评估和治疗，然而有少部分患者源于急性或者急进性高血压相关的靶器官损害而不是血压数值本身需要紧急或者急诊处理（见第 32 章）。虽然成人高血压急症通常和非常高的血压相关，经常超过 220/110mmHg，但低血压患者存在严重合并症如先兆子痫或者子痫、高血压脑病或者急性肾衰竭情况下也需要急诊治疗。

患者评估

高血压诊断和治疗的目的是预防靶器官损害、心脑血管疾病和慢性肾疾病（CKD）的进展。为了有效地达到此目的，评估患者的总体心血管风险尤其是识别其他可纠正的危险因素如血脂异常、吸烟和糖尿病是非常重要的。目前大多数的高血压治疗指南强调临床治疗决策前需要考虑所有危险因素的可能影响，推荐系统评估综合风险因素效应。例如英国国家健康与临床卓越研究所指南推荐使用正式的心血管风险评估和高血压患者探讨预后及健康护理方案，包括增高的血压和其他可纠正危险因素。图 28-1 和框 28-1 和框 28-2 示高血压患者病史和体格评估的相关因素。

病史

患者病史应提供有关患者是否真正血压升高、是否有原发性或者继发性、是否导致靶器官损害或者心血管疾病后果的线索。应当询问患者有关其他可纠正的如糖尿病、吸烟或者血脂异常可能影响预后的危险因素，由此可能改变治疗方案。已开发出多种心血管疾病风险评估系统以及被基层医疗机构所采用。复杂性和易用性方面变异较大，目前趋势倾向于选择最低实验室检查需求简洁的风险评估和处理系统。当然 Framingham 风险评分已经在大规模人群中评估和验证，并拥有多年的随访。新版 Framingham 风险评分可预测。

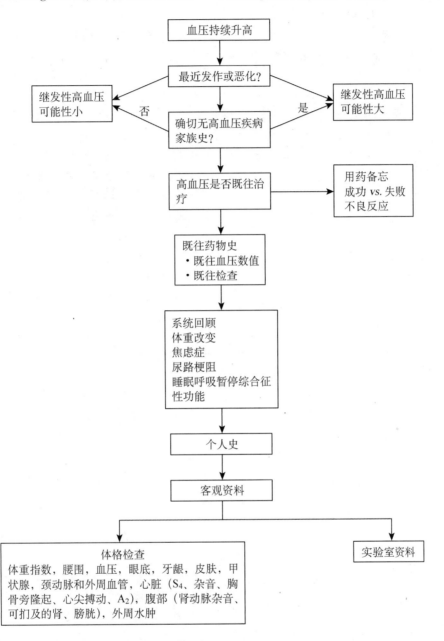

图 28-1　高血压初始处理流程图

特定心血管疾病（冠心病、卒中、心力衰竭和外周血管疾病）终点风险和整体心血管疾病风险。在线和可供下载的风险计算器已经在网站上提供（www. nhlbi. nih. gov/guidelines/cholesterol 和 www. framing-hamheartstudy.org），电子风险评估如能自动化和链接至患者电子病历将会在初级医疗机构获得普及和促进应用心血管疾病风险评估。

现病史

确定患者何时初始患上高血压是非常重要的，突然、新近发作或者高血压恶化会在增加继发性原因可能性。询问既往体格检查、确定其他保健结构获得的血压数值和获得既往高血压评估历史，尤其需要注意已经收集的资料而不需要重复进行。如果患者既往已经开始治疗高血压，用药详细清单、治疗效果或效果不佳及任何不良反应是非常有益的。而且报道具有多种未必是药理学的和稀奇古怪的药物"过敏"的患者可能患有焦虑综合征或者惊恐发作而不是真正高血压。焦虑诱导的高血压可能对抗高血压治疗无反应,此类患者需要抗焦虑药物和就诊治疗焦虑症的专科医生。

框 28-1　高血压个人史主要内容

食盐摄入、处理过的食物、水果和蔬菜
吸烟史
饮酒(量和类型)
咖啡因摄入(咖啡、茶、可乐饮料、丸剂)
升压剂使用(鼻腔喷雾、感冒药)
甘草摄入,着重于英国、法国和比利时的甘草起源;确信缓泻药滥用和烟草(少见原因)
有机的、草本植物的和保健食品的使用或者滥用
非类固醇类抗炎药物使用
锻炼类型、频率和持续时间
职业史,注意压力水平
婚姻史
受教育史,不仅仅局限于职业

框 28-2　继发性高血压的可能原因

慢性肾疾病
主动脉缩窄
库欣综合征,其他糖皮质激素分泌过多状态,包括长期甾类激素治疗
药物诱导的或者药物相关的(包括非类固醇类抗炎药物、违禁的升压药如可卡因,拟交感药物如鼻充血减轻剂、减肥药、环孢素、他罗利姆、促红细胞生成素、甘草,替代剂如麻黄、枳壳)
原发性醛固酮增多症和其他盐皮质激素分泌过多状态
肾血管性高血压
睡眠呼吸暂停
嗜铬细胞瘤
甲状腺/甲状旁腺疾病

家族史

家族史应当扩大至母亲和父亲的祖父母、姑妈和叔叔、同辈和小孩,寻找卒中、早发心源性死亡、肾衰竭,除此之外还应包括心力衰竭和高血压等信息。

既往病史

回顾医疗记录应包括住院或者手术期间血压数值、脑或者肾影像学信息、显示慢性肾脏疾病或者血清钾水平降低等证据的实验室资料。对于妇女应特别注意其妊娠史,因为先兆子痫和其他形式的妊娠相关的高血压疾病可以预测以后持续性高血压和增加的心血管疾病的风险。由于头痛,CT 或者 MRI 检查可以提供高血压伴随的脑损伤的证据。

系统回顾

系统回顾应集中于高血压可能继发性原因的线索、靶器官损害、既往心血管疾病事件,应详细询问既往住院治疗的细节,新近体重增加可能与新发高血压相关。如果患者可以减肥,将有可能控制血压而不需要药物,无原因的体重减轻可能是甲状腺功能亢进症或者嗜铬细胞瘤的线索。出汗、心悸和头痛等特征性发作史表明可能为嗜铬细胞瘤,也可能为未治疗高血压的焦虑表现或者心血管疾病。焦虑或者抑郁史是非常重要的,因为抗焦虑或抗抑郁药物治疗可能对血压产生不利影响和抗高血压药物治疗产生不利反应,惊恐发作患者和焦虑诱导血压升高可能对传统抗高血压药物治疗无反应。而且抑郁与抗高血压药物治疗低依从性相关,可能为高血压管理的一个重要障碍。

白天嗜睡或者有大声打鼾史,尤其与呼吸暂停相关,强烈提示阻塞性睡眠呼吸暂停,目前已知与高血压治疗抵抗相关。同病房患者可能为有关打鼾提供很好的信息来源。应行睡眠呼吸检测检查证实诊断和制定治疗策略。

个人史

包括饮食、身体锻炼、吸烟、饮酒等生活方式的详细信息应作为抗高血压治疗改善生活方式内容的基础(框 28-1)。高度饮酒和包含咖啡因饮料包括咖啡、茶、软饮料等可能会增高血压和导致治疗困难。患者可能会质疑药物使用和营养保健品升高血压(框 28-1),镇痛类药物尤为突出,尤其是非类固醇类消炎药物(NSAIDs)。因为大多数患者并不认为非处方药物是真正的"药物",应该特别询问镇痛药、中草药制剂、营养保健品、减肥药是非常重要的。鼻充血减轻剂和感冒药有拟交感神经效应可能会显著升高血压。免疫抑制药物和抗肿瘤的许多药物也可能升高血压。

社会史应包括教育、工作情况、婚姻史和生活状态信息,可以提供有关心理社会应激可能升高血压和削弱治疗反应的有价值的信息。在极度应激状态,如 2011 年日本海啸和美国破坏性龙卷风,新发

的高血压和有关的心血管疾病事件犹如传染病样出现。了解患者社会状态和表达同感对于获取信任和长期控制血压和心血管危险因素成功策略是非常重要的。

体格检查

开始应该测量患者体重和升高,计算体重指数(BMI),测量腰围可以提供额外关于代谢综合征和冠心病风险的信息。检查牛奶、咖啡斑、神经纤维瘤、头发改变、人为损害、家庭暴力征象可以揭示继发性高血压原因的诊断线索。此外眼底检查出血、渗出、视盘水肿、动静脉交叉等微血管疾病证据,这一点对于特别高的血压或者怀疑高血压急症患者尤其重要。眼睛、面部特征、体型可以提供甲状腺功能亢进、甲状腺功能减退和库欣综合征的线索。应检视牙龈肥大情况,因为先天性牙龈肥大是二氢吡啶类钙离子拮抗药降压治疗的相对禁忌证。

其次应听诊和触诊颈动脉,寻找血管疾病的证据。应触诊甲状腺和视诊颈部颈静脉扩张则提示容量负荷过重和心力衰竭。

肺部应检查心力衰竭的体征,心脏应仔细检查心率和心律、杂音和心力衰竭体征的证据。腹部检查应包括仔细听诊肾动脉、异常的主动脉杂音和触诊腹部肿块,增大的肾提示多囊肾、充盈的膀胱提示尿路梗阻,膀胱膨胀可以增强交感神经兴奋和引起血压升高。

下肢检查应触诊水肿和脉搏,桡动脉和股动脉应同时触诊,如发现脉搏延迟提示主动脉缩窄。应听诊股动脉寻找血管疾病的证据。同时测量下肢和上肢血压用来计算踝臂指数(ABI)、PAD 的间接测量值和预测全因死亡和心血管疾病死亡及发现主动脉缩窄。

神经系统检查应作为基线检查,因为卒中是高血压最常见的并发症,应记录既往卒中患者的后遗症。应评估尤其老年患者的认知功能,认知下降和痴呆是老年高血压患者的一个极为重要的并发症。

血压测量

高血压诊断和治疗依赖于准确的血压评估。JNC7 和美国心脏协会(AHA)诊室血压的听诊测量指南概括见框 28-3。患者应舒适就坐有靠背的椅子、双脚置于地板、测量血压前至少休息 10min 以上、30min 前不能吸烟或者进食含咖啡因的饮料。此外应评估患者近期非法使用血管活性药物可能

性。裸露上臂,正常尺寸大小的袖带,并与心脏同一水平;袖带充气应至触诊桡动脉和肱动脉搏动消失,放气速度均匀,听诊以柯氏音第 1 音为收缩压,柯氏音第 5 音为舒张压。第一次诊室就诊时应测量双侧上臂血压,血压读数高的手臂应用于将来测量血压,减少以后就诊测量血压的不一致。

框 28-3　血压诊室测量

定期检测和验证设备

培训和定期再培训血压测量人员

合适准备和安置患者,患者应该

- 安静坐在椅子上,双脚置于地板,至少休息 5min
- 上臂与心脏在同一平面上
- 至少 30min 前无进食咖啡因、运动和吸烟

使用合适大小袖带,袖带内的气囊应至少环臂 80%

触诊桡动脉或者肱动脉搏动消失后袖带继续充气 20～30mmHg

袖带放气每秒约 2mmHg

柯氏第 1 音作为收缩压,第 5 音(消失音)作为舒张压

首次测量血压时,测量双侧上臂血压,注意和记录测量值高的手臂,以后以这侧手臂的测量值为准,注意较高的收缩压和舒张压可以出现在不同的手臂上

测量站立位血压,尤其在增加药物剂量前

示波血压计在高血压研究和诊室中使用日趋增加,如果这种装置已经得到验证以及遵循正确的测量方法,可以减少不同测量者之间的误差和节约医疗人员的时间。查询网址 www.dableducational.org 了解拥有的血压计是否得到验证。

尽管诊室血压测量在随机对照研究中作为评估治疗反应的金标准,患者家庭血压测量目前逐渐被用来监测治疗。高血压患者自我监测血压具有使患者参与自身医疗保健和高效的优势,动态血压(ABPM)已经显示可以提供未经治疗患者的重要诊断信息及成为一些指南诊断高血压的所必需。ABPM 对于诊断"白大衣高血压"(诊室中血压升高而在诊室外血压正常或者可控)和"面罩型高血压"(诊室中血压正常或可控而诊室外升高)具有重要意义。ABPM 可以用于诊断阵发性高血压和治疗抵抗,缺点是费用较高以及会使患者感到不便。

实验室评估

从病史和体格检查中缺乏继发性高血压的特异性线索,基本初始的实验室评估应当简化(框 28-4)。

基线心电图（ECG）应成为每一个高血压患者初始评估的一部分，了解是否存在靶器官损害，如果有左心室肥大的表现，应该通过超声心动图来证实。尿液分析、血清肌酐测量和使用四步简化法肾病饮食调整公式计算估算的肾小球滤过率（eGFR）适用于评估肾靶器官损害。这些测量对于长期高血压老年患者尤为重要，其中慢性肾病是一个日益严重的问题，可能需要调整抗高血压治疗方案，例如给予更有效的利尿药。测量蛋白尿和计算早晨首段随机尿的白蛋白/肌酐比值有预测肾和心血管疾病的价值，尤其对于糖尿病患者。

框 28-4　常规实验室检查

12 导联心电图

尿液分析（糖尿病患者检查微量白蛋白尿）

血清血糖水平

血细胞比容

血清钾

血清肌酐和估计的肾小球滤过率

脂蛋白水平

尿白蛋白水平

　　血清钾测定可以提供继发性高血压的重要线索，如可见于醛固酮增多症。考虑到高血压和糖尿病之间重要的相互作用，升高的血清葡萄糖应该进一步检测。虽然不是高血压特异性检查的一部分，因为多重危险因素，应该评估脂蛋白水平。不建议对于高血压患者化验血浆肾素活性、血浆和尿液醛固酮水平进行初始评估，然而这些化验在继发性高血压和高血压抵抗诊断中具有重要作用，将在第 31 章讨论。

高血压患者治疗概述

　　一旦完成患者的初步评估，应制定治疗决策。JNC 7 治疗流程对于大多数高血压患者是一个有用的指南（图 28-2）。本章后部分讨论的生活方式改变应在所有高血压患者中启动和保持。对于需要药物治疗患者中，强适应证如心力衰竭、近期 MI、高冠心病风险、糖尿病、CKD 和复发性卒中预防应该首先确定，因为强适应证可以推动抗高血压药物的选择。如果没有这些强适应证，治疗主要基于高血压的分期。一旦开始治疗，应该安排定期随访，和随访的频率取决于血压控制水平和其他存在心血管疾病的风险因素或靶器官损害。

高血压抵抗

　　尽管使用全剂量的 3 个或更多不同种类的降压药，其中一个是一种利尿药，如果患者不能实现目标血压，则诊断为高血压抵抗。高血压抵抗病因通常为多因素的，共性因素包括生活方式特性例如肥胖、高乙醇摄入、过量钠盐摄入及药物相关病因例如拟交感神经药物或 NSAIDs 及高血压继发性原因包括原发性醛固酮增多症、CKD、肾动脉狭窄和阻塞性睡眠呼吸暂停综合征（见框 28-2 和框 28-5）。高血压抵抗最常见病因为容量负荷过度。最近国家卫生和营养调查（NHANES）报告显示治疗的美国成人高血压患者中，明显的难治性高血压发病率从 15.9%（1998－2004 年）增加至 28.0%（2005－2008 年）。在这个全国性的调查中，每年访问 4 个或更多的医疗保健机构，肥胖、CKD 和弗莱明翰 10 年冠心病风险积分超过 20% 与明显的难治性高血压相关。

框 28-5　高血压抵抗的原因

容量负荷过重

- 过量钠盐摄入
- 肾疾病水钠潴留
- 不充分的利尿治疗

药物诱导的高血压或者其他病因

- 不充分的药物剂量
- 不恰当的药物组合
- 药物诱导的高血压（见框 28-1 和框 28-2）

并存情况

- 肥胖
- 过量乙醇摄入

继发性高血压病因（见框 28-2）

抗高血压药物治疗依从性

　　依据 NHANES 报道，所有美国成人高血压患者抗高血压药物治疗率为 50.1%，在这些药物治疗的高血压患者中，控制率仅为 69%。大多数高血压患者需要药物治疗才能达到目前血压，达到和保持血压控制需要抗高血压药物治疗持续的依从性。在评估没有达到目标血压的患者时，应考虑处方计划的依从性差、抗高血压药物不恰当的数量和非有效剂量的处方（即治疗惯性）或者不恰当的药物组合。很多患者根本不按照处方服用药物，低依从性和随着时间延长对处方药物依从性减弱是新诊断和明确诊断的高血压患者的血压没有得到控制的关键因素,与不良结果和更高的医疗费用相关。在最近的一次全国范围的研究中,27%的高血压和慢性肾病参加者并没有按照处方服用抗高血压药物。荟萃分析显示依从性患者较无依从性患者具有 3.44 倍高血压控制的比值比(95% CI:1.60~7.37)。

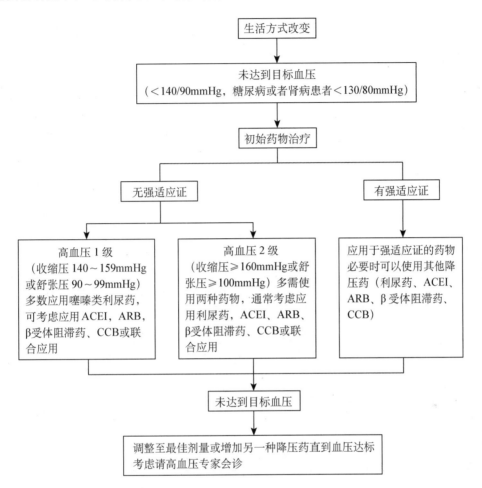

图 28-2　高血压治疗流程图

ACEI. 血管血管紧张素转化酶抑制药;ARB. 血管紧张素受体拮抗药;CCB. 钙拮抗药

　　门诊评估高血压药物治疗的患者依从性是了解处方药物治疗效果、识别治疗障碍和提高血压控制重要的第一步,在诊室或者诊所没有量化依从性的金标准,然而可用的技术包括验证自我报告工具,电子依从性监测,药房配药率和药丸数。众多的药物治疗依从性障碍已经可以识别和归类于患者特定的、疾病特定的、药物特定的和后勤障碍,提供一个有用的框架促进患者有关药物治疗依从性的沟通(框 28-6)。

　　旨在提高依从性干预措施分为如下几类:患者教育干预,例如说教的教学;患者行为干预,包括患者的动机、药品包装、支持、提醒、简化计量;提供者干预;复杂或患者干预相结合,即教育干预加上行为

干预。研究提高药物治疗依从性多种测量,但没有单一干预措施显示最优。系统回顾临床研究发现患者行为干预、提供者教育干预和组合患者干预可以提供依从性。患者独自教育干预对药物治疗依从性的影响是不确定的。因为若干障碍可能影响药物治疗依从性,没有单一的干预被认为是提高依从性的金标准,以患者为中心的方法制定干预措施来克服患者特定的障碍是必要的。应考虑参与非内科卫生保健提供者完成依从性干预,尤其是医药咨询或行为干预措施从业者。使用这些提供者已经被证明可以有效提高药物依从性和限制忙碌的诊所医生时间需求。

　　医生和其他医疗服务提供者应考虑药物治疗依

框 28-6 药物治疗依从性障碍
患者特定的障碍
健忘
信仰和观念
缺乏有关高血压的知识
缺乏社会支持
生活质量
护理依赖
疾病特定的障碍
疾病的无症状特性
焦虑/抑郁症状
并发症
药物治疗特定的障碍
不良反应
药物治疗的复杂性
药物治疗费用
补充和替代医学应用
后勤障碍
频繁的卫生保健就诊
处方配药
卫生保健的易得程度

从性低是血压控制差的关键因素,应向患者传达药物治疗依从性的重要性,考虑克服药物治疗依从性的障碍的策略,积极促使患者提高依从性。

改善生活方式概述

采取健康的生活方式是高血压预防和管理一个关键组成部分,尽管获得有效的抗高血压的药物治疗,美国成人高血压患者血压控制率仅为 50.1%,除外治疗抵抗和药物治疗依从性差因素,不健康生活方式是高血压控制不达标的一个重要因素。高血压饮食危险因素包括低钾摄入、过量钠盐摄入、大量饮酒、体重超重、较少进食水果、蔬菜和低脂乳制品。临床研究包括随机对照试验的证据表明,改善生活方式单独或结合抗高血压药物,降低血压和提高抗高血压药物的疗效,降低心血管疾病的风险。

JNC-7 报告中生活方式改善的主要推荐包括保持正常体重、多吃水果、蔬菜和低脂乳制品、减少钠盐摄入、参与有规律的体育锻炼和限制饮酒(表 28-2)。增加膳食钾降低血压,应成为预防和治疗高血压管理计划的一部分。一个医学研究所关于膳食中电解质和水摄入量提供了钾盐和钠盐摄入量的建议。钾盐建议摄入量为每天 4.7g,美国成人中钾盐平均摄入量每天 2.0~3.0g,年轻成人中适当的钠盐入量被设定为 1.5g/d(65mmol),56~70 岁为 1.3g/d,超过 71 岁为 1.2g/d,钠盐摄入量上限设定为 2.3g/d(100mmol)。最近美国高血压协会发表声明支持饮食方法降低血压相关建议。

表 28-2 高血压管理的生活方式改善

类别	推荐	收缩压降低大致范围
体重	保持正常体重(BMI:18.5~24.9kg/m²)	5~20mmHg/体重减轻 10kg
体育锻炼	参与有规律的有氧运动,如 1 周内大多数日子至少快步走 30min/d	4~9mmHg
膳食计划	多吃水果、蔬菜和低脂乳制品(饱和和总脂肪含量低)	8~14mmHg
膳食中钠盐	膳食钠摄入量≤100mmol/d(2.4g 钠或 6g 氯化钠)	2~8mmHg
膳食中钾盐	膳食钾摄入量增加到 120mmol/d(4.7g)	2~7mmHg
饮酒	限制饮酒,男性每天≤2 杯(1oz 或 30ml 乙醇,如 24oz 啤酒,10oz 葡萄酒,或 3oz 80 乙醇度威士忌)低体重和女性每天不超过一杯(0.5oz 乙醇)	2~4mmHg

鼓励改善生活方式的实用方法

个人生活方式的改变是可以实现的,提供的方法要实用,解决障碍,这些均和患者有关。考虑到强大的文化力量、社会准则和商业利益等促进久坐不动的生活方式、饮食不佳和热量过度消耗,长期维持个体行为改变是个挑战,医生和其他医疗保健提供者可以通过实例和建议强有力影响患者自发改善生活方式。对于高血压患者行为改变的科学证据转变为临床实践中提出了独特的管理挑战,部分原因是高血压的无症状和慢性特性限制诊所常规随访的时限和范围。然而诸如测量身高和体重计算 BMI 等简单评估提供基础建议,例如"少吃多动"和鼓励生活方式改善等在临床实践中是可行的。有几个因素会影响医生和提供者指导实现生活方式转变尝试的成功:诊所的组织结构、提供者和员工的技能等。

其他因素与高血压管理建议的依从性相关,概念框架(图28-3)概述了遵守治疗方案低依从性、临床结果差、成本和资源利用增加等风险因素之间的联系。不足为奇的是,患者一般重视他们的生活质量。强调生活方式改善相关的生活质量的提高可能提高建议的依从性并最终改善临床结果。简化行为改变和减少不良反应的治疗方案可能会产生更高的依从性。

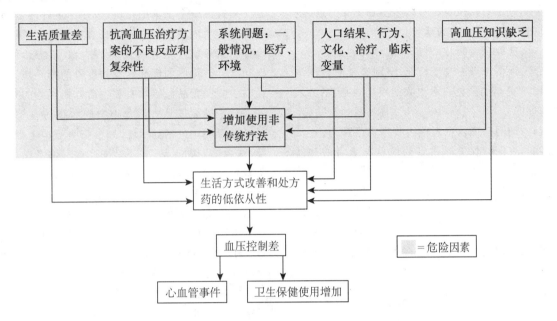

图 28-3　影响患者高血压管理依从性的相关因素

生活方式改善障碍

为了有效鼓励生活方式改善,医生和其他卫生保健提供者首先必须了解风险因素、障碍所在以及以下建议。依从性差可以归结为以下两大类障碍:系统特定的障碍(包括一般访问、医疗保健和环境壁垒)和患者特定的障碍。系统特定的障碍包括不充分的使用适当的食物和健身设施,因为成本高,低可用性,或缺乏运输到食品杂货店和社区娱乐设施。其他系统的障碍是获得医疗设施和获得供应商的评价和管理高血压较差,除了有限的医生和其他医疗服务提供者的生活方式的建议,包括建议依从性的使用方法。依从性差还受到环境因素如气候和不安全社区的影响。患者特定的障碍包括有限的疾病和管理生活方式改善重要性的认知和缺乏改善形成的刺激。其他患者特定的障碍包括伴随疾病,如关节炎或肺部疾病,这可能会降低生活质量,限制参与锻炼能力,增加治疗的复杂性。此外患者的文化程度和宗教背景可能不支持改变饮食的选择或增加体力活动。这些障碍单独或结合可能会引发患者使用非常规或替代疗法可能影响患者生活方式改善的依从性。更好的理解这些障碍及辅导患者关于行为改善的实用方法对患者来说是非常重要的。

增强采纳生活方式改善的方法

为了克服生活方式改善的障碍,两个高血压及其并发症的大体管理策略是非常有帮助的:系统驱动的以人群为基础的策略及患者驱动的针对性策略。系统驱动的以人群为基础的方法可努力实现在普通人群中的血压分布下移。这种方法的例子包括:通过减少钠含量、饱和脂肪和加工食品中的热量密度为广大人群提供健康的生活方式选择;餐馆和商店购买点提供热量信息;含矿物质丰富的食物,如钾;有政府和雇主的激励措施,促进健康的生活方式;在社区中提供安全和方便的锻炼机会。

门诊随访可以提供实现以针对性的患者为导向的方法。在这种情况下,医生可以探索患者的具体障碍,对个体患者的依从性和调整建议。建议本身并不有效的。对影响生活方式改善的关键之一是评估患者的准备情况,改变和匹配的互动,以患者的准备采取健康的生活方式。

准备变化

评估患者的准备变化部分基于改变的阶段。使用这些阶段,患者愿意遵循的生活方式建议划分4个阶段:①思考前的阶段("我不愿意");②思考阶段(6个月内"我可以");③准备阶段(30d内"我愿意");④实施阶段(不超过 6 个月内"我是")。

借鉴动机性访谈策略,抗高血压和降脂治疗以防止心脏病发作普及委员会建议医生和其他保健提供者使用首字母缩写 PICM-许可(permission)、兴趣(interest)、信心(confidence)和匹配(match)-以促进患者遵循关于生活方式的建议。

许可:获取患者同意,讨论生活方式的改变。

兴趣:评估患者的改变情况,辨别患者对范围为从 1 到 10(更高的分数表示更大的兴趣)的生活方式的兴趣程度。

信心:询问病确认患者能否管理自己行为。

匹配:将医疗保健提供者的信息与患者的利益和信任相匹配。

例如,在诊所内如果患者陈述采取生活方式改变的兴趣水平为 6(1～10)时,医生应继续诱导患者,例如"怎样才能让你达到 7 或 8?",如果患者对行为改变表现兴趣性较低,医生应询问患者,"你愿意听我说说我为什么想让你改变吗?"

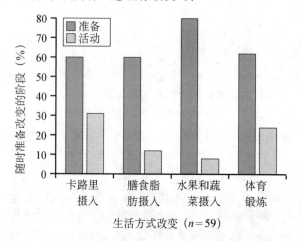

图 28-4　随时准备改变生活模式的不同阶段

图 28-4 显示来自 3 个社区卫生中心 59 例少数民族成人患者的体育活动和 3 个饮食习惯的准备变化情况。此项研究独立层面显示准备变化和卫生保健提供者沟通的兴趣与体育活动显著相关,而不与饮食习惯相关。和那些没有准备增加体育活动的患者比较,准备改变或者积极参与体育活动的患者更有兴趣讨论体育活动。目标是驱使患者遵循持续的改变,因为准备变化的持续向前是成功采取健康的生活方式的关键步骤。医生和其他医疗服务提供者期望有一个简单工具可以评估患者不同生活方式改善的准备和信心,目前网站 www. hindawi. com/journals/apm/2011/215842 已经在线提供此类工

具。该工具可能有助于确定哪些生活方式行为的首要目标和如何设定患者的具体目标和评估进展。

成功采用健康饮食习惯的技巧

提高患者对健康饮食习惯的兴趣和信心的有效方法是提供一个简单的指南,以便于更好的选择,并可以很容易地集成到患者的日常生活中。了解进食食物的营养成分是患者选择低钠、低脂肪和低卡路里和富含矿物质如钾和钙食物重要的第一步。购买食物前阅读食品标签和有关生活方式推荐的营养成分有利于提高依从性。食物中钠和脂肪含量较低,但是患者应知道诸如术语"减少脂肪"和"无脂肪"以及"减少钠"和"无钠"并不是同义词。患者在寻找其所购买食物的卡路里含量是,也应该知道食物的分量。例如大多数一份麦片的热量约为 110d;对于麦片 A 的分量为 1/4 杯,而对于麦片 B 的分量为 1 杯,患者可能会感到惊讶进食一杯麦片会导致其摄入 440cal。选择新鲜香蕉、番茄、红薯和绿叶蔬菜等富含高钾零食,可以增强食品钾推荐的依从性。

应鼓励患者进食加工食品如罐头食品和冷冻食品转为未经处理的新鲜冷冻食品。食品加工会显著影响矿物质含量,例如加工豌豆罐头钠含量(23.6mmol/100g)显著高于对应的新鲜或者新鲜冷冻豌豆的钠含量(0.1mmol/100g),相反新鲜或者新鲜冷冻豌豆中钾含量(8.1mmol/100g)显著高于对应的豌豆罐头中钾含量(2.5mmol/100g)。患者应该保有一个记录其所消耗的食物和饮料的简单日志。这些日志可以给患者和医疗服务提供者提供有价值的反馈。例如患者可能会带来一个过去 2 周所消耗的食物和饮料的日志,记录其每天消耗没有营养 6 瓶 12oz 苏打水的情况。这个信息可以促使医生和患者讨论苏打水中有关糖、钠和热量含量转换为水或者其他低热量饮料的益处。一些患者可以从保有一个更详细的、旨在确定食品中的热量,钠和钾含量的膳食日志中获益。

以下几点建议可以帮助超重或者肥胖的患者减少热量的摄入。患者可以通过阅读食品标签,通过选择无脂、低脂和低热量从而限制脂类食品消耗。如果患者需要经常外出就餐,可以从进食油炸或者煎烤的肉类和土豆改为进食蒸菜。应避免进食高糖的食物和饮料,患者可以逐渐减少食物分量,克制"超大"食品订单。新鲜的水果和蔬菜可以用来代替高热量零食如薯片、饼干,寻求结构化的饮食患者可采用膳食计划如饮食方法终止高血压(DASH)饮食计划,目前 www. nih. gov/news/pr/apr97/Dash. htm 已

在线提供(见第 26 章)。DASH 饮食和类似的饮食是安全的,可适用于大多数人群。然而不推荐 CKD 患者摄入高钾、磷、蛋白质的食品。

减少钠摄入量的成功秘诀是鼓励患者购买新鲜或者新鲜冷冻的食品、仔细阅读食品标签和选择低钠食物。应避免进食高钠食物如坚果、薯片、午餐肉、大多数快餐、大多数罐头食品、酱菜、橄榄等。应鼓励患者食用辣椒,柠檬汁、大蒜、香料、芥末、香草、盐替代品替代食盐,避免或至少限制盐瓶的使用。饭店中寻求减少钠和热量消耗,可以通过食物加工,如盘边放置酱油或沙拉酱以及限制消耗。

成功增加体育活动的技巧

从事有规律的运动最佳方式是每周至少 5d、每天至少 30min 保持中等体育活动。30min 活动可以通过 24h 内每次 10min 活动进行累计,热身和降温活动应该是日常生活的一部分,锻炼时应穿合适的袜子、鞋子和衣服。如果患者很少锻炼或者没有锻炼,应慢慢开始,从低强度和短时间的锻炼逐渐过渡到每周 5d,每天至少 30min 锻炼。合适的方案包括定期使用家庭运动录像(至少 5d/周,30min/d),参加游泳训练应每周 4d 以上、每次 90min,慢走训练应每周 3d 以上、每次 1h 以上,网球训练应每天至少 2h 以上。患者选择一个现实的目标计划、适合其时间表及适合其预算更有可能坚持计划。除了从事正式的锻炼项目,许多其他实用运动方法可以被纳入其日常生活:如使用楼梯替代电梯的上升或下降或两层,距离建筑物的入口远处停车以增加步行距离,起身改变电视频道替代使用遥控器。

采取健康生活方式的技巧

安排社会支持和有经验健康顾问定期检查有助于采取和保持健康的生活方式。家庭成员或者朋友参与常可带来更大获益。行为改变技术培训顾问可以提供有价值的洞察患者具体的生活方式改善的策略。随着越来越多的人渴望选择健康饮食和增加体育活动的实用方法,普通人群实现这一目标的机会的需求和供给增加,将生成系统导向人群方法和患者导向的目标方法的持续反馈。随着越来越多的人采取健康的生活方式,普通人群可负担的低脂食品的需求与供给,低糖类销售,新鲜或冷冻的水果和蔬菜亦会增加。

结　　论

完成患者的初步评估后,需选择合适的治疗方案,JNC-7 流程可以作为大多数患者的治疗指南。对于那些需要药物治疗的患者,我们建议首先识别强适应证,如心力衰竭或者新出现的心肌梗死,这些可以驱动降压药物的选择,如果没有强适应证,治疗则基于高血压的分级。

所有的患者都应该被鼓励去启动和保持本章中讨论的改善生活方式,因为生活方式改善如减肥、增加体育活动和饮食的改变已被证明改进血压控制。及时采取改善生活方式可以减少高血压相关的靶器官损害,中断这一发病的广泛的、周期性的慢性疾病。注意患者遵守处方药物是必要的。随着越来越多的病患者将健康的选择融入其日常工作并遵守抗高血压处方药物,我们应该获得更好的高血压总体控制率,促使我们更接近 2020 年全民健康计划目标。

第 29 章
高血压药物治疗

Pharmacologic Management of Hypertension

Joseph J. Saseen

沈成兴　译

概　述

高血压的药物治疗在最近几年时间里发生了重大改变。早有证据显示利尿药和 β 受体阻滞药可以减少心血管疾病(CV)事件,因此这两类药是最早作为高血压治疗的一线药物被着重推荐。然而,新的高血压药物治疗目前已用于临床,包括血管紧张素转化酶抑制药(ACEI)、血管紧张素Ⅱ受体阻断药(ARBs)和钙通道阻滞药(CCBs)。基于临床试验结果评估,这些药物被证实能有效降压并可降低 CV 事件风险。此外,临床试验也揭示了其他高血压药物的治疗效果,如 β 受体阻滞药和 α 受体阻滞药。

很多重要因素可以影响高血压药物的治疗效果。其中包括个体差异、起始药物的选择及单独用药还是联合用药等。此外,高血压药物的效应及不良反应需长期监测。临床医生可以通过改变患者用药种类或者增加药物剂量及种类来达到预期的血压控制目标。促进和引导高血压患者对药物治疗的依从性是必不可少的。所有这些治疗方面的问题本章都会一一讨论。

药物治疗原则

循证治疗

高血压防治的指导原则是降低患者 CV 事件的发生率,从而降低病死率。临床试验结果已明确指出,各类抗高血压药物均能降低 CV 事件发生的风险。此外,依据临床对比试验及对伴有心血管疾病(CAD)的患者行临床试验的结果,增加了临床医生对高血压患者使用药物治疗的依据。

血压控制的目标值

目前,大多数指南指出,高血压患者血压控制目标值≤140/90mmHg,对于糖尿病或者慢性肾病(CKD)的高血压患者其目标值≤130/80mmHg。对于伴有冠心病、非冠脉血管硬化疾病(卒中、外周动脉疾病)及 Framingham 风险评分 10 年内冠心病发生风险≤10% 的高血压患者,是否将血压控制的目标值定为 130/80mmHg 目前仍然有争议。2007 年美国心脏协会(AHA)曾一度将该目标值写入指南,但随后被修改,直到 2011 年美国心脏病学会基金会(ACCF)/AHA/美国医学会(AMA)医师协会在《关于改进成人冠状动脉疾病和高血压工作报告》中将该推荐值彻底删除。由于缺乏比较高血压伴冠心病患者降压不同目标值的临床试验结果,同时,基础血压低于 140/90mmHg 的冠心病患者使用抗高血压药物治疗结果也不一致,因此,工作报告中对该类患者推荐了一个更为保守的目标值即 140/90mmHg,作为治疗效果的评价指标。当然,他们也承认对于一些冠心病患者及其他情况的高血压患者,更低的血压控制目标值可能更合适,但是,目前并不清楚如何确定这些患者在血压控制更低时的治疗效果。

此外,目前的证据表明,对于其他疾病的患者,其中包括不伴有其他疾病的单纯高血压患者、糖尿病患者、CDK 及同时伴有糖尿病和 CAD 的患者等,血压控制的目标值降至 130/80mmHg 可能带来其他额外的获益。临床上,无论医生选择何种降压目标,血压降到目标值是临床的一个基本治疗策略。要达到血压控制的目标值,需结合药物治疗和患者生活方式的改变。

药 物 选 择

临床医生选择降压药物的原则是一方面可以降低患者血压,另一方面应当可以减少患者 CV 事件的发生率。他们同样需要考虑高血压患者发生 CV 事件的风险。图 29-1 总结了高血压患者对某些特殊药物的强适应证,这是选择降血压药物的第一步。其次,临床医生应考虑到药物降压的效果、降压药物的不良反应以及个体化治疗,尤其是当患者使用一种以上的降压药物时。

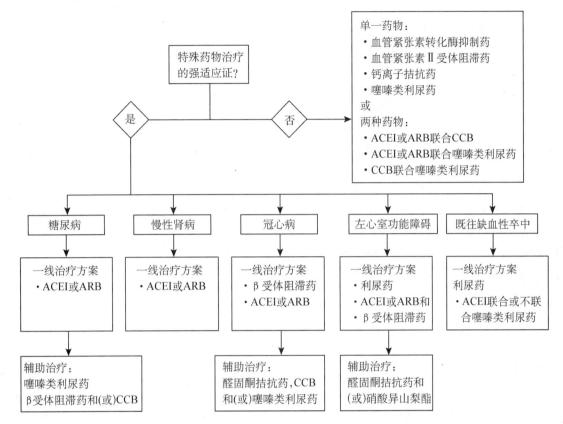

图 29-1　国家联合委员会关于高血压治疗的指南(JM-7)及 2007 年全国心脏病协会科学性声明。一线的治疗是指已证实的能减少心血管事件的药物如血管紧张素转化酶抑制药(ACEI)、血管紧张受体抑制药(ARB)、钙离子拮抗药(CCB)

单纯性高血压

当高血压患者不需要选用特殊药物治疗时,一线的降压药物治疗是合适的。目前,大多数指南对于单纯高血压患者推荐了 5 大类一线药物,分别是噻嗪类利尿药、β受体阻滞药、ACEI、ARB 及 CCB。这些药物对于高血压患者除了降压外,还可以减少 CV 事件的发生率。此外,美国预防、检测、评估与治疗高血压全国联合委员会第 7 次报告(JNC-7)建议噻嗪类利尿药可适用于大多数高血压患者,无论是单独用药,还是联合用药。报告中推荐的药物是基于一些随机对照试验的结果产生的,其中包括抗高血压和降脂治疗预防心肌梗死试验(ALLHAT),该试验对比了噻嗪类利尿药与安慰剂或者噻嗪类利尿药与其他治疗对预防心肌梗死发作的不同效果。虽

然β受体阻滞药降低 CV 事件发生率的效果优于安慰剂,但是其降压效果不如噻嗪类利尿药、ACEI、ARB 及 CCB,因此一些指南和科学声明将β受体阻滞药归为单纯高血压治疗的二线药物。

降压药物适应证

降压药物的适应证除了降血压以外,某些特殊降压药物还可用减少患者 CV 事件的发生,同时延缓 CV 事件的进程。高血压患者伴有某些特殊药物的强适应证时,这类患者一般具有发生 CV 事件的高风险,应给予其他可以降低 CV 事件的治疗,如抗血小板治疗、调脂治疗、戒烟和肥胖的预防和治疗等,此外还应进行有针对性的降压治疗。

糖尿病

很多糖尿病患者,无论是 1 型还是 2 型,都伴有

高血压,需降压治疗。此类患者中大多数至少需要 2~3 种降压药才能将血压降至目标值。很多指南和专家对于糖尿病伴高血压患者一般推荐使用 ACEI 或者 ARB 作为一线药物,因为这两类药物可以减少糖尿病患者 CV 事件的发生率,同时能够延缓肾疾病的进展。

为了使该类患者血压降至目标值,其他的降压药物应与 ACEI 或者 ARB 联合使用。尤其是利尿药,通常推荐为第一添加治疗药物。百普乐(培哚普利/吲达帕胺固定剂量复方制剂)对 2 型糖尿病患者血管事件的影响:一项随机双盲安慰剂对照的临床研究(ADVANCE)的结果支持 ACEI 与噻嗪类利尿药联合使用,可以减少糖尿病患者微血管和大血管病变。其他的试验结果支持 CCB 与 ACEI 或者 ARB 联合使用。CCB 无不良代谢不良反应,也不会影响糖尿病患者血糖。因此,这些药物联合使用是安全、有效的。临床医生对糖尿病伴高血压的患者可以在使用利尿药基础上,同时选用 CCB 联合降压。由于糖尿病伴高血压患者一般血压很难控制,因此,美国高血压学会(ASH)推荐使用双 CCB 疗法,包括二氢吡啶与非二氢吡啶类药物,因为双 CCB 疗法表现出更为有效的降血压作用。

预测患者肾小球滤过率(eGFR)≥30ml/(min · 1.73m^2)时,推荐使用噻嗪类利尿药作为联合治疗的利尿药类药物。然而,当 eGFR 低于 30ml/(min · 1.73m^2)时,则考虑使用襻利尿药。此外,ASH 推荐氯噻酮为首选的噻嗪类利尿药,因为临床试验已证实该药物有效,这也形成了噻嗪类利尿药治疗心血管疾病的基础数据。

β 受体阻滞药对糖尿病伴高血压的患者也是有益的。β 受体阻滞药可作为第三类或者第四类添加药物。使用 β 受体阻滞药时,患者血糖有升高的风险,但一般影响较小,且与所选药物种类有关。例如,比较卡维地洛和美托洛尔对血糖影响的试验中,我们发现卡维地洛并不会对患者血糖产生明显影响,但是美托洛尔则会产生影响。

慢性肾脏病

JNC-7 报告指出,慢性肾功能不全,ACEI 或者 ARB 是其适应证。一般 CKD3 期及以上的患者定义为:①eGFR 低于 60ml/(min · 1.73m^2)(女性血清肌酸酐＞1.3mg/dl 或男性＞1.5mg/dl);②蛋白尿(＞300mg/d 或＞200mg/g 肌酸酐)。一般情况下,CKD3 期及以上的患者,使用 ACEI 或 ARB 可以延缓肾疾病的进展,同时对于肾功能不全伴蛋白尿

的患者有降压的作用。

利尿药一般用于高血压伴 CKD 的患者,因为控制血压的同时能够调节体内血容量。当 CKD 患者的 eGFR≥30ml/(min · 1.73m^2)时,推荐使用甲噻嗪或噻嗪类利尿药。当 eGFR＜30ml/(min · 1.73m^2)或者容量负荷过重和水肿时,则需要使用襻利尿药。

冠状动脉疾病

CAD 疾病[心肌梗死(心梗,MI)病史、慢性稳定型心绞痛、急性冠脉综合征]的患者常伴有再发 CV 事件,甚至死亡的高风险。CAD 是降压治疗的一个适应证,降压治疗可以减少 CV 事件的发生。β 受体阻滞药是治疗高血压伴 CAD 患者药物治疗的基石,因为该类药物具有远期的有益效应。急性 MI 患者,使用 β 受体阻滞药可使患者死亡风险下降 20%。CAD 患者,使用 β 受体阻滞药治疗可降低缺血对心肌的刺激、平衡心肌氧供需及治疗缺血症状。使用 β 受体阻滞药的同时,应与 ACEI 或 ARB 联合使用,可有效减少心肌重塑,进一步降低 CV 事件发生的风险。即便不是为了降血压,这些益处仍然存在。

冠心病患者使用 β 受体阻滞药与 ACEI(或 ARB)联合治疗时,既可以降低血压,也可减少 CV 事件发生的风险。此外,β 受体阻滞药也可与噻嗪类利尿药联合使用。还可与 CCB 联合使用,可改善患者的缺血症状。当使用 β 受体阻滞药时,应当加用二氢吡啶类 CCB,为了避免心动过缓甚至发生传导阻滞的风险,一般禁用非二氢吡啶类 CCB。因禁忌证或不良反应而无法使用 β 受体阻滞药时,非二氢吡啶类 CCB 将是一个很好的选择,因为该类药物可降低心率和心肌耗氧量。

左心功能不全

对于左心室(LV)功能不全或收缩性心力衰竭的患者,降压治疗已经被广泛研究,目前已证实抗高血压药物可以改善 LV 功能并减少相关 CV 事件的发生,如心力衰竭和心血管疾病死亡等。LV 功能不全的患者,通常使用利尿药、ACEI 或 ARB 的"标准治疗方案",联合使用 β 受体阻滞药,可以减少 CV 事件的发生。利尿药,常用的是襻利尿药,能够减轻或防止体液过多,可以降低血压和预防 CV 事件发生,ACEI(或 ARB)和 β 受体阻滞药均可以降低 CV 事件的发生率和死亡的风险。如患者不能耐受 ACEI,可选用 ARB。β 受体阻滞药与 ACEI(或 ARB)联合使用时,既可降低 CV 事件的发生及死亡风险,也可以提高左心室射血分数。然而,β 受体阻

滞药应该从推荐剂量（小剂量）开始使用，直至目标剂量。目前只有美托洛尔、卡维地洛、比索洛尔被证实可应用于 LV 功能不全的患者。

除了"标准治疗方案"之外，其他几种治疗方案已经得到研究证实。对于轻中度心力衰竭及近期心肌梗死的患者，添加醛固酮抑制药被证实能进一步降低 CV 事件发生的风险。另外一种选择是对包含 ACEI 在内的标准治疗方案中，加入 ARB。但是目前很多医生倾向在含 ACEI 的标准治疗方案中加入醛固酮拮抗药而不是 ARB，因为 ARB 仅仅可以减少某些 CV 事件的发生，如心力衰竭住院风险，但并不能降低患者死亡风险。最后，对于非洲裔美国患者，肼屈嗪结合硝酸异山梨酯，可减少的 CV 事件发生的风险。

缺血性卒中史

对有卒中史，尤其是缺血性卒中史的患者而言，利尿药是该类患者最佳用药，联合或者不联合使用 ACEI 时，均可以降低再发卒中的风险。7 个随机试验的荟萃分析表明，单独使用利尿药或者联合 ACEI，而并不是使用 β 受体阻滞药或者单独使用 ACEI 时，可以降低再发卒中、MI 及总的 CV 事件发生率，但并不能降低病死率。这些试验均未使用 ARB 和 CCB。

预防卒中复发的研究（PROGRESS）证实，当噻嗪类利尿药与 ACEI 联合使用时，可以减少再发卒中的风险。这项研究中，即便患者血压＜140/90mmHg 时，噻嗪类利尿药与 ACEI 联合使用也能减少卒中再发的风险，但单独使用 ACEI 则没有此作用。

对于有卒中病史的患者，并没有明确证据表明使用 ARB 可减少卒中复发及降低 CV 事件的风险。依普沙坦与尼群地平减少卒中后并发事件的比较研究（MOSES）中，相对于依普沙坦与二氢吡啶类 CCB 或者尼群地平与二氢吡啶类 CCB 联合治疗而言，它们与 ARB 联合治疗时可以更好的减少再发卒中的风险，这提示 ARB 能够减少有卒中史的患者 CV 的终点事件。然而，卒中二级预防研究表（PROFESS），相对于安慰剂，当有卒中病史的患者使用 ARBs 时，卒中再发率及 CV 事件发生率均无明显变化，因此，ARB 对缺血性卒中的二级预防作用尚未确定。

药物分类概述

目前多类药物可以治疗高血压疾病。最常使用的降压药物包括 ACEI、ARB、CCB 及利尿药或噻嗪类利尿药。当有强适应证时，β 受体阻滞药，醛固酮拮抗药，α 受体阻断药可以和一线药物联合使用。这些药物的总结见表 29-1。

表 29-1　常见几类降压药物概述

药物分类	作用机制	适应证	禁忌证	有利影响的病理过程	不利影响的病理过程
ACEI	抑制 ACE 导致血管紧张素Ⅱ生成减少，降低血管收缩，同时降低醛固酮的分泌及水、钠潴留。其次，减少缓激肽等血管活性肽的分解，导致血管舒张和过敏性反应	对于单纯性高血压作为一线药物或者添加药物，一线治疗的适应证包括糖尿病、慢性肾疾病、冠状动脉疾病、左心功能不全或缺血性卒中史	妊娠、双侧肾动脉狭窄、血管神经性水肿史	正常低钾、糖尿病前期、蛋白尿	高钾血症、血容量不足
ARB	直接结合血管紧张素Ⅱ 1 型受体，来阻断血管紧张素Ⅱ的作用，降低血管收缩，降低醛固酮分泌及水、钠潴留	对于单纯性高血压作为一线药物或者添加药物，一线治疗的适应证包括糖尿病、慢性肾疾病、冠状动脉疾病、左心功能不全，通常作为不能耐受 ACEI 的替代治疗	妊娠、双侧肾动脉狭窄	正常低钾、糖尿病前期、蛋白尿	高钾血症、血容量不足

续表

药物分类	作用机制	适应证	禁忌证	有利影响的病理过程	不利影响的病理过程
二氢吡啶类 CCB	阻滞细胞 L 型钙通道，导致动脉血管舒张，降低总的外周阻力	对于单纯性高血压作为一线药物或者添加药物作为治疗糖尿病或冠心病的添加药物	左心功能不全（除了氨氯地平和非洛地平）	雷诺综合征、老年单纯收缩期高血压、环孢霉素引起的高血压	周围性水肿、心动过速
非二氢吡啶类 CCB	阻滞细胞 L 型钙通道，导致动脉血管舒张降低总的外周阻力。心肌收缩力减弱导致负性肌力作用，并阻断房室结传导导致降低心脏速率	对于单纯性高血压作为一线药物或者添加药物作为糖尿病的添加药物及替代β受体阻滞药在对冠心病方面的治疗	二度或三度房室传导阻滞，左心功能不全	雷诺综合征、偏头痛、心律失常及心动过速	周围性水肿、心率减慢
利尿药	初始效应是引起排钠，减少心排血量，降低血容量。长期持续影响是降低外周血管阻力	对于单纯性高血压作为一线药物或者添加药物。一线治疗的适应证包括左心功能不全或有缺血性卒中史的患者，也可以作为糖尿病和冠心病的添加药物	药物过敏史和(或)磺胺类药物的史蒂文斯-约翰逊反应(非极端反应不是绝对的禁忌证)、痛风、低钠血症、低钾血症	骨质疏松症或骨质疏松症风险、正常高钾	痛风、糖尿病前期、低钾血症、空腹血糖升高
β受体阻滞药	阻断 β₁ 受体导致心排血量减少、降低心脏速率。其次，抑制肾素释放，减少肾上腺素对中枢神经系统的影响，并降低儿茶酚胺的释放/反应	作为单纯性高血压的添加治疗。一线治疗的适应证包括冠状动脉疾病或左心室功能不全，也可以作为糖尿病的添加药物	二度或三度房室传导阻滞、急性失代偿性期心脏衰竭、严重的支气管痉挛性疾病	偏头痛、快速性心律失常、心动过速、甲状腺功能亢进症、特发性震颤、术前高血压	支气管痉挛疾病、慢性阻塞性肺疾病、低血糖的症状、高体力活动
醛固酮	阻断醛固酮受体导致降低血管收缩、减少钠/水潴留	治疗顽固性高血压的添加药物，治疗冠心病或左心功能不全的添加药物	低血压、脱水、高钾血症	降低血钾、慢性肾病	高钾血症

血管紧张素转化酶抑制药

ACEI 对于单纯高血压患者可以作为一线药物，同时，有该类药物强适应证的患者，可以作为其他一线降压药物的添加药物（表 29-2）。ACEI 可以抑制血管紧张素转化酶，导致血管紧张素Ⅱ生成减少，同时减少缓激肽分解，因此，该类药物可以促使血管扩张。使用 ACEI 无不良代偿变化，如水钠潴留或者心率增快等。然而，加入噻嗪类利尿药，即便是小剂量，都能增强 ACEI 抗高血压效应，因为利尿药能诱导体内钠耗尽，进而激活肾素-血管紧张素醛固酮系统，使血压对血管紧张素Ⅱ依赖性增加。同样的，增加二氢吡啶类或者非二氢吡啶类 CCB，也可以提高

ACEI 降压效应。尽管 β 受体阻滞药对增加 ACEI 降压效应作用小，但是这两种药物联合治疗是有益的，因为 β 受体阻滞药可以减弱机体对血浆中肾素活性增加的反应性。

ACEI 的益处不仅在于降血压。从长期效应看，该类药物可以延缓 2 型糖尿病的发病时间。此外，ACEI 可以恢复受损的血管内皮，同时改善血管重塑，在修复过程中，改善血管的顺应性。通过阻断血管紧张素Ⅱ的作用，ACEI 可以抑制肾出球小动脉收缩。该药理作用可以用来解释为什么 ACEI 可以延缓肾疾病的进展，但是，目前并不知道 ACEI 对肾的益处是否因为降压所致。

ACEI 对大多数患者降压效果较好，但是对于盐

敏感和低肾素的高血压类型单独用药时,降压效果并不明显,这类高血压常见于非洲裔美国人,糖尿病患者和老年人,需要加大药物剂量才能达到降压效果。不同个体对 ACEI 的反应不同,有的个体对常规剂量非常敏感,血压下降明显。ACEI 降压的剂量-效应曲线表明,低剂量 ACEI 时曲线是陡直的,当剂量增加到中等及高剂量时,则曲线变的平坦。ACEI 降压效应与患者体内体液容量相关。当使用利尿药或者大量出汗等原因导致体液容量减少时,ACEI 可导致血压明显下降以及肾功能急剧恶化直至急性肾功能不全。

表 29-2　ACEI 类药物概述

药物	剂量范围（mg/d）*	日用量次数	注意事项†
贝那普利(洛丁新)	10～80	1 或 2	严重慢性肾病变或者联合使用保钾利尿药、醛固酮拮抗药、ACE 抑制药、肾素直接抑制药或者补钾时,患者发生高钾血症风险增加
卡托普利(开搏通)	75～450	2 或 3	
依那普利(悦宁定、伊那拉普利)	5～40	1 或 2	伴有严重的双侧肾动脉狭窄、孤立肾严重动脉狭窄、体液容量不足或者严重心力衰竭时,可导致肾衰竭
福辛普利(蒙诺)	10～80	1 或 2	
赖诺普利(赖诺普利片、捷赐瑞)	10～80	1	通常引起血肌酐轻度增高(一般不超过基线水平的 30%)
莫昔普利(盐酸莫昔普利片)	7.5～30	1	孕妇和有血管性水肿病史的患者禁用
培哚普利(艾声诺)	4～16	1 或 2	伴直立性低血压风险的患者起始剂量减半
喹那普利(喹那普利片)	10～80	1 或 2	可增加体内锂浓度
雷米普利(Altace)	2.5～20	1 或 2	
群多普利(Mavik)	1～8	1 或 2	

* 药物一般的起始剂量和最大剂量

† 适用于表内所有药物

ACEI 的不良反应包括咳嗽、血管神经性水肿及功能性肾功能不全。ACEI 可导致患者出现干咳,这可能是由于肽介质(P 物质和缓解肽)分解下降所引起的。由于该类药物的药理作用相同,因此,替换原来使用的 ACEI 类药物并不能缓解干咳症状。当患者出现血管神经性水肿时,禁用该类药物。由于 ARB 目前并没有相关报道指出可以引起血管神经性水肿,因此可以替代 ACEI。

ACEI 导致功能性肾功能不全的患者并非表示将来不能继续使用该类药物,除非双侧肾动脉存在高度狭窄。由于血管紧张素 II 诱导肾出球小动脉的收缩效应降低,因此开始使用 ACEI 时,通常引起 GFR 降低。这个效应一般不会导致血清肌酐的增长到基线水平的 30%,这并不能成为停药的理由。

血管紧张素受体拮抗药

ARB 是可供选择的一线药物,能够替代有 ACEI 适应证的药物(表 29-3)。ARB 通过直接结合血管紧张素 II 1 型受体,来阻断血管紧张素 II 的作用,这类药物对血管紧张素 II 的生成及缓激肽、P 物质的降解并没有影响。ARB 类药物不同个体间生物利用率、吸收率及代谢[无论是否通过细胞色素(CY)P450 代谢]都存在差异,但这些药动学的不同在临床上对患者产生的作用并没有多大差异。低剂量 ARB 降压的最主要因素是药物持续占据血管紧张素 II 1 型受体。与 ACEI 类药物主要通过肾清除不同,ARB 类药物则通过肝、肾代谢清除。

大多数 ARB 的药物需每日 1 次用药,但是下次给药前,体内药物浓度已明显降低,此时,降压效果会受影响,因此,必要时可以每日 2 次用药。与 ACEI 一样,ARB 单独用药时,有的患者反应较敏感(高肾素、年轻高血压患者),另一些则效果不佳(低肾素、盐敏感、容量负荷过重的高血压个体,如非裔美国人)。同样,与 ACEI 一致,ARB 与利尿药或者 CCB 联合使用时,降压效果更好。此外,与 β 受体阻滞药联合使用对患者降血压的效果并没有多大影响,但是适用于某些有 β 受体阻滞药强适应证的患者。替米沙坦单用或与雷米普利合用全球终点试验(ONTARGET)比较了单独使用 ARB、单独使用 ACEI 及 ACEI 和 ARBs 联合合用时对伴有 CAD 高风险的患者 CV 事件发生率的比较,其中参与试验的患者大部分都是高血压患者。这个试验的结果表明,单独使用 ARB 或者 ACEI 都能有效降压,并且能够减少 CV 事件的发生率,但是,联合使用这两类药物对降压并没有明显的协同效应,并且不能进一步降低 CV 事件发生率。此外,两类药物联合使用不良反应发生率增加。因此,对于单纯性高血压,并不推荐两类药物联合使用。

表 29-3　ARBs 类药物概述

药物	剂量范围（mg/d）*	日用量次数	注意事项†
阿齐沙坦酯（Edarbi）	80	1	严重慢性肾病变或者联合使用保钾利尿药、醛固酮拮抗药、ACEI、肾素直接抑制药或者补钾时,患者发生高钾血症风险增加
坎地沙坦酯（Atacand）	16～32	1	
甲磺酸依普罗沙坦（Teveten）	600～800	1 或 2	
厄贝沙坦（安博维）	150～300	1	伴有严重的双侧肾动脉狭窄或者孤立肾严重动脉狭窄,可导致肾衰竭
氯沙坦钾（科素亚）	50～100	1 或 2	
奥美沙坦酯（奥美沙坦酯片）	20～40	1	通常引起血肌酐轻度增高（一般不超过基线水平的 30%）
替米沙坦（美卡素）	40～80	1	孕妇禁用
缬沙坦（代文）	80～320	1	伴直立性低血压风险的患者起始剂量减半
			可增加体内锂浓度

* 药物一般的起始剂量和最大剂量
† 适用于表内所有药物

ARB 是患者对 ACEI 有禁忌证时的替代药物,与 ACEI 的适应证一致,适用于糖尿病、慢性肾病、CAD(MI 后)及 LV 功能不全。但是,ARB 对预防卒中再发作的研究目前仍有争议。

对于单纯性高血压患者,ARB 具有高依从性以及持久性,且不良反应的发生率低。该类药物不会导致干咳,而且血管性水肿发生率低。在不能耐受 ACEI 的心血管病患者中随机评价替米沙坦的试验(TRANSCEND)结果表明,当服用 ACEI 的患者出现血管性水肿时,予以替换 ARB 则可避免此不良反应。

钙通道阻滞药

CCB 包括二氢吡啶类和非二氢吡啶类 CCB 两大类。可进一步细分为地尔硫䓬类如地尔硫䓬及苯烷胺类如维拉帕米。虽然所有的 CCB 阻滞 L 型钙通道,并都具有扩血管作用,但两类药物具有明显不同的化学结构和药理学特性(表 29-4)。CCB 可以作为治疗单纯高血压的一线药物,并且糖尿病和 CAD 是这类药物的强适应证。二氢吡啶类 CCB 还有其他几个用途,包括治疗环孢素引起的高血压和雷诺现象,非二氢吡啶类 CCB 还可以预防心房颤动和偏头痛。由于 CCB 无不良代谢不良反应,因此,当患者服用其他降压药物伴有上述不良反应时,可以安全的使用 CCB。二氢吡啶类 CCB 能有效的扩张动脉,因此,可引发交感神经系统激活,导致反射性心动过速。非二氢吡啶类 CCB 对血管扩张并不明显,但对心肌收缩力有明显抑制作用,因此,必要时可以选用第二代二氢吡啶类 CCB,如氨氯地平和非洛地平,这些药物是选择性血管扩张药,对心脏收缩力影响较小,并且 CCB 并没有药物代谢不良反应。

依据 CCB 的药理特性可以推测该类药物的不良反应。由于 CCB 均可以阻滞 L 型钙通道,因此可导致食管括约肌压力下降,引起胃食管反流。但这通常并不是停药的依据。所有的 CCBs 均可导致胃肠蠕动减慢,增加患者便秘风险,其中服用维拉帕米发生该不良反应风险最高。CCB 中很少有引起牙龈增生和多尿症的药物。此外,该类药物有扩血管的作用,因此,二氢吡啶类 CCB 可导致面部潮红、头痛及周围性水肿,周围性水肿是因为选择性减少小动脉阻力,增加前毛细血管静水压,导致液体渗入组织间隙引起的。CCB 引起的水肿与剂量相关,老年人和女性容易发生。周围性水肿是可以慢慢恢复的,可以通过减少 CCB 药物剂量、联合使用 ACEI 或 ARB 以及鼓励患者随时抬高患肢来减轻水肿。利尿药对 CCB 引起的水肿一般无效,因此,不推荐作为治疗方案。减少药物剂量或者联合使用 ACEI 或 ARB 仍无法改善的水肿,则停用该类药物。

非二氢吡啶类 CCB 可以导致房室传导阻滞和心动过缓,尤其当剂量很大或者与 β 受体阻滞药联

合使用时。由于该类药物对心肌的负性作用可加速心力衰竭,因此,该药是 LV 功能不全患者的禁忌

证。维拉帕米和地尔硫䓬能抑制 CYP450 3A4 同工酶,可导致药物相互作用,如环孢素和辛伐他汀。

表 29-4　CCBs 类药物的概述

药物	剂量范围（mg/d）*	每日次数	注意事项
二氢吡啶类 CCB			
氨氯地平(络活喜)	2.5～10	1	短效二氢吡啶类药物(如速效硝苯地平、速效尼卡地平)并不在列,因为这些药物不用于高血压治疗
非洛地平(波依定)	2.5～10	1	二氢吡啶 CCB 类药物扩张动脉血管效应要强于非二氢吡啶 CCB 类药物
伊拉地平缓释片(导脉顺 SR)	5～20	1	联合使用 ACEI 和 ARB 类药物可以降低周围性水肿
尼卡地平缓释片(尼卡地平 SR)	60～120	2	
长效硝苯地平(拜新同 CC、长效硝苯地平片、利心平 XL)	30～120	1	
尼索地平(尼索地平片)	17～34	1	
非二氢吡啶类 CCBs			
地尔硫䓬缓释片(恬尔心 CD、恬尔心 LA、Cartia XT、地尔硫䓬 XR、Diltia XT、盐酸地尔硫䓬片、Taztia XT)	120～540	1	优先使用缓释片,每日 1 次 联合使用 β 受体阻滞药或者地高辛可以增加心脏传导阻滞的风险 多数地尔硫䓬和维拉帕米因不同的缓释机制和生物利用度,因此,等剂量的基线药物不能互相替换
维拉帕米缓释片(Calan SR、异搏定 SR、盐酸维拉帕米缓释胶囊剂)	120～480	1 或 2	恬尔心 LA、Covera HS 以及盐酸维拉帕米缓释胶囊剂 PM 一般在给药后几小时才开始释放
维拉帕米控释片(Covera HS)	180～480	1	夜间给药可维持体内长时间的药物供应
维拉帕米迟释片(盐酸维拉帕米缓释胶囊剂 PM)	100～400	1	能抑制细胞色素 P450 3A4 代谢,与许多药物发生相互作用 可增加环孢素浓度

* 药物一般的起始剂量和最大剂量

CCB 药物(特别是二氢吡啶类 CCB)的缓释技术可将药物不良反应减至最小并且使降压效果维持时间尽量延长,从而增强其疗效。短效 CCB 可突然降低血压,激活交感神经系统,并可引起冠状动脉缺血。长效 CCB 不会发生上述情况,降压效果缓慢平稳。几乎所有人群在一定程度上对 CCB 都有反应。相对于 ACEI 和 β 受体阻滞药,低肾素、盐敏感、容量负荷的高血压患者,如糖尿病和非洲裔美国患者,对 CCB 更加敏感。老年男性对 CCB 降压以及扩血管作用反应更加敏感,但是,对一部分个体并不能有效预测该类药物的降压作用。

利尿药:噻嗪类利尿药

氢氯噻嗪和噻嗪类利尿药广泛用于降压治疗(表 29-5)。这类药物是单纯性高血压降压药物一类推荐,同时这类药物有其强适应证,如 LV 功能不全(尽管需使用襻利尿药)和有缺血卒中史的患者。许

多临床对照试验已经证实,该类药物可降低与高血压相关的 CV 事件的发生率和病死率。对于非裔美国人和老年人,该类药物降压效果明显。此类药物和其他几类抗血压药物可以联合使用,同时可以以固定的剂量与其他药物联合使用。

此类药物降压可分为 3 个连续的阶段,分别是短期阶段、长期阶段及永久阶段。短期阶段通常是服药后 2～4 周,通过减少心排血量和血容量起到降压作用。这个阶段,血浆肾素活性增强,同时血管外周阻力暂时升高。在长期阶段,心排血量和血容量回到治疗前水平,尽管此时血浆中肾素活性增加,但是可通过持续降低血管外周阻力而起到降压作用。而永久阶段,该类药物主要是通过降低总的血管外周阻力,而不是降低血容量起作用。

虽然很多具有重大意义的临床试验都选用氯噻酮作为该类药物的代表,但是目前美国最常用的利尿药是氢氯噻嗪。氯噻酮和氢氯噻嗪有着完全不同

的药动学和药效学。同样是 1mg 的剂量,氯噻酮的利尿功效是氢氯噻嗪的 1.5～2 倍。就目前的推荐剂量而言,从 24h 动态血压监测的结果表明,氯噻酮的降压(收缩压)的效果要好于氢氯噻嗪。这可能是氯噻酮的半衰期(50～60h)要长于氢氯噻嗪(9～10h)。此外,临床使用氢氯噻嗪最常见的剂量是 12.5～25mg/d,其 24h 的降压效果要低于其他降压药物——ACEI、ARBs、CCBs、β 受体阻滞药。另外,氢氯噻嗪 50mg/d 的剂量降压效果要优于 12.5～25mg。

表 29-5　利尿药的概述

药物	剂量范围 (mg/d)*	每日次数	注意事项
噻嗪类利尿药			
氯噻酮(Hydone、海固酮、泰利通)	12.5～50	1	对大多数患者来说,该类是最有效的降压利尿药
氢氯噻嗪(Aquazide H、Carozide、Di-aqua、双氢克尿噻、Ezide、Hydro Par、 HydroDIURIL、 Hydrocot、Hydrokraft、Loqua、噢列特)	12.5～50	1	常规剂量可减轻不良反应 氯噻酮的降压效果是氢氯噻嗪的 1.5～2 倍 防止骨质疏松患者体内钙流失是该类药物额外的优势
吲达帕胺(Lozol)	1.25～5	1	对于糖尿病前期患者,该类药物可促进其发展成为 2 型糖尿病 可增加体内锂浓度
襻利尿药			
呋塞米(速尿药、Delone、Furocot、Lo-Aqua)	20～600	2	对严重的 CKD 或者慢性心力衰竭的患者,相对于噻嗪类利尿药,该类药物更有优势
托拉塞米(Demadex)	5～10	1	
保钾利尿药			
阿米洛利(蒙达清)	5～20	1	主要用于减少噻嗪相关低钾血症
氨苯蝶啶(苯蝶啶)	37.5～75	1	降压治疗方面,氨苯蝶啶只能与氢氯噻嗪联合使用 该类药物并不能显著降压,除非联合其他利尿药共同治疗严重慢性肾病变或者联合使用保钾利尿药、醛固酮拮抗药、ACE 抑制药、ARB 类药物、肾素直接抑制药或者补钾时,患者发生高钾血症风险增加

* 药物一般的起始剂量和最大剂量

噻嗪类利尿药可产生一系列不利的代谢不良反应,包括低钾血症、低镁血症、糖耐量下降、高胆固醇血症及高尿酸血症等。这些不良反应与药物剂量相关,一般出现在用药早期,尤其是高剂量(100～200mg/d)时,不良反应最明显。目前该药的临床推荐剂量一般不会对患者造成很大的影响,并且可以通过口服补钾、联合使用保钾利尿药或 ACEI 或 ARB 或醛固酮拮抗药来降低该药物的不良反应。ALLHAT 试验结果表明,相对于使用赖诺普利或氨氯地平降压的患者,使用氯噻酮的患者更易发生 2 型糖尿病,其他的临床试验可得出同样的结果。试验中,我们发现在使用氯噻酮过程中,尽管血糖升高,甚至出现新发糖尿病,但不会增加患者发生 CV 事件的风险。但是,在使用该类药物的过程中,临床医生应该充分考虑相对于其他降压药物,该药物可导致患者血糖代谢紊乱,出现 2 型糖尿病风险较高。

襻利尿药降压效果不如噻嗪类利尿药,尤其是每日服用一次的时候。除了降压以外,襻利尿药更加适用于容量负荷过重或者水肿以及严重慢性肾病 [eGFR<30ml/(min・1.73m^2)] 的患者。

β 受体阻滞药

β 受体阻滞药依据其药理作用可以分为 4 类(表 29-6)。选择性心脏 β 受体阻滞药可以选择性的阻滞 β$_1$ 受体,这类药物有阿替洛尔、比索洛尔、美托洛尔及奈必洛尔。非选择性 β 受体阻滞药还可以阻滞肺的 β$_2$ 受体,可引起支气管收缩。具有内在拟交感神经活性 β 受体阻滞药不但阻滞 β$_1$ 受体,有时也可部分阻滞 β$_2$ 受体,这类药物在临床上降压作用很弱,且被禁用于 CAD 患者。卡维地洛和拉贝洛尔,是 α/β 受体阻滞药,能够阻滞外周 α 受体,同时也能阻滞 β_1 和 β_2 受体。这些药物与非选择性 β 受体阻滞药药理作用一致,但其 α 受体阻滞功能低于选择性 α 受体阻滞药,长期使用该类药物,α 受体阻滞作用则逐渐减弱。

表 29-6 β 受体阻滞药的概述

药物	剂量范围（mg/d）*	每日次数	注意事项
选择性心脏 β 受体阻滞药			
阿替洛尔（天诺敏）	25～100	1 或 2	该类药物中低剂量起 β_1 受体阻滞的作用,而高剂量时可能伴有 β_2 受体阻滞的作用
倍他洛尔（卡尔伦）	5～20	1	
比索洛尔（康忻）	2.5～20	1	低剂量时,可用于哮喘和 COPD 患者
酒石酸美托洛尔（倍他乐克）	100～450	2	奈必洛尔可导致血管舒张和较少的不良反应,因为一氧化氮的影响
酒石酸美托洛尔缓释片（倍他乐克 XL）	25～400	1	突然停药可能会导致反跳性高血压
奈必洛尔（Bystolic）	5～40	1	不良代谢、不良反应小（血脂异常、高血糖）
			和可卡因联合使用可导致心绞痛
			联合使用非二氢吡啶 CCB 类药物或地高辛时,心脏传导阻滞的危险性增加
非选择性 β 受体阻滞药			
纳多洛尔（萘羟心胺）	20～320	1	无论药物剂量大小均能阻滞 β_1 和 β_2 受体
普萘洛尔（心得安）	40～640	2	不能用于哮喘或者 COPD 患者
普萘洛尔缓释片（心得安 LA、盐酸普萘洛尔 XL）	60～640	1	非选择性 β 受体阻滞药可能对非心血管疾病（甲状腺功能亢进症、特发性震颤、偏头痛）有益
			突然停药可能会导致反跳性高血压
噻吗洛尔（马来酸噻吗心安）	20～60	2	不良代谢、不良反应（血脂异常、高血糖）小和可卡因联合使用可导致心绞痛
			联合使用非二氢吡啶 CCB 类药物或地高辛时,心脏传导阻滞的危险性增加
内在拟交感活性			
醋丁洛尔（醋丁酰心安）	400～1200	2	冠脉疾病患者的禁忌证
喷布洛尔（Levatol）	20～80	1	一方面激活部分 β 受体,另一方面持续阻滞 β 受体,突然停药可能会导致反跳性高血压
吲哚洛尔（心得静）	10～60	2	不良代谢、不良反应（血脂异常、高血糖）小和可卡因联合使用可导致心绞痛
			联合使用非二氢吡啶 CCB 类药物或地高辛时,心脏传导阻滞的危险性增加
α/β 受体阻滞药			
卡维地洛（Coreg）	12.5～50	2	阻滞 β_1、β_2 和 α 受体,导致外周血管扩张
磷酸卡维地洛（Coreg CR）	20～80	1	不能用于哮喘和 COPD 患者
拉贝洛尔（盐酸柳胺心定制剂、湍泰低）	200～2400	2	突然停药可能会导致反跳性高血压
			联合使用可卡因是所有 β 受体药物中引起心绞痛风险最小的一类药物
			联合使用非二氢吡啶 CCB 类药物或地高辛时,心脏传导阻滞的危险性增加

* 药物一般的起始剂量和最大剂量

随机试验结果表明该药对防治 CV 事件基本无作用，同时考虑到该类药物的不良反应，所以过去几年时间里该类药物用于治疗高血压的使用率有所下降。随着 β 受体阻滞药使用剂量的加大，水钠潴留明显增加，需联合使用利尿药。突然停用 β 受体阻滞药，尤其是高剂量时，可导致血压反弹，因此需逐步减少剂量直至停药。β 受体阻滞药联合使用维拉帕米或者地尔硫䓬时，可导致心率急剧下降，甚至出现传导阻滞，因此该组合治疗需谨慎。已有报道指出使用 β 受体阻滞药可导致勃起功能障碍、高血糖和血脂异常，但是这些不良反应一般可以通过减少药物剂量使之危害降到最低。相对于高剂量的传统 β 受体阻滞药，低剂量的传统 β 受体阻滞药、血管舒张型 β 受体阻滞药（如奈必洛尔）及 α/β 受体阻滞药（如卡维地洛）很少引起药物代谢方面的不良反应，即高血糖和血脂异常。

对于单纯高血压患者，JNC-7 报告指南中推荐该类药物作为单独的一线降压药物，但在最新的指南和科学声明中，该类药物只是一种辅助降压药物。CAD 患者是 β 受体阻滞药的强适应证，尤其是 MI 后、有冠脉疾病发生的高风险及 LV 功能不全的患者。对于糖尿病患者，该类药物可作为添加药物。这类药物对高肾上腺素、特发性震颤、心动过速及心律失常的高血压患者可能有效，但是该类药物不能取代一线降压药物，即 ACEI、ARB、CCB 和利尿药，并且这些药物已经被证实对于单纯高血压患者能够降低 CV 事件的发生率。对于高血压患者，有心动过速时，该类药物可以和其他抗血压药物联合使用，如二氢吡啶类 CCB 以及动脉血管扩张药。

醛固酮拮抗药

临床上两种可用的醛固酮拮抗药分别是螺内酯和依普利酮（表 29-7）。这类药物尤其适用于顽固性高血压，对于 CAD(MI 后)及心力衰竭的患者同样适用。

表 29-7　醛固酮拮抗药的概述

药物	剂量范围（mg/d）*	每日次数	注意事项
依普利酮（依普利酮片）	50～100	1 或 2	禁用于肌酐清除率＜50ml/min、女性血肌酐＞1.8mg/dl、男性肌酐＞2mg/dl 及 2 型糖尿病伴微量白蛋白尿的患者
螺内酯（安体舒通）	25～50	1 或 2	通常作为添加药物用于顽固性高血压严重 CKD 或者联合使用保钾利尿药、醛固酮拮抗药、ACE 抑制药、ARB 类药物、肾素直接抑制药或者补钾时，患者发生高钾血症风险增加

* 药物一般的起始剂量和最大剂量

螺内酯是一种非选择性的类固醇受体激动药/拮抗药，除了具有醛固酮受体阻断的作用之外，还具有孕激素活性和抗雄激素的作用。这些不良反应导致男性乳腺增生、勃起功能障碍及女性月经失调。男性乳腺增生可单侧也可双侧，与该类药物剂量相关，并可能伴有乳房孤立肿块出现。男性乳腺增生一般在停药后可好转，但需要一段时间。口服螺内酯起效作用较晚，一般峰值作用出现在首剂后 48h 或更久。螺内酯连续使用几天后，其活性代谢产物在血浆水平将达到稳定状态。而无活性代谢物则是依普利酮。对于单纯高血压患者，螺内酯可单独使用或者联合噻嗪类利尿药，同时该类药物可以作为治疗顽固性高血压药物之一。

依普利酮为醛固酮受体高选择阻断药，可发生孕激素和抗雄激素的不良反应，包括男子乳腺增生，但均较螺内酯发生率低。男子乳腺增生时，依普利酮可以替代螺内酯。该药降压效果低于螺内酯，且对于单纯高血压的降压效果缺乏相关的临床用药经验。

高血钾（＞5.5mEq/L）可出现在使用该类药物的过程中，是该类药物的禁忌证。CKD 患者联合使用该类药物或者与能增高血钾的药物如 ACEI 和 ARB 时，更容易出现高钾血症。

其他降压药物

除了一线药物之外其他几类药物也能有效的降低血压，可用于高血压治疗，但目前并没有临床试验结果表明这几类药物可以降低 CV 事件发生的风险（表 29-8）。这几类药物一般不作为一线降压药物，但可以联合其他抗压药物治疗单纯高血压，也可以治疗有这几类药物强适应证的高血压患者。

表 29-8 其他降压药物概述

	药物	剂量范围 （mg/d）*	每日次数	注意事项
α_1 受体阻滞药	多沙唑嗪（可多华）	1～16	1	首次服药,发生直立性低血压风险大
	哌唑嗪（脉宁平）	2～20	2 或 3	服药患者坐起或者躺倒需缓慢,降低直立性低血压的
	特拉唑嗪（高特灵）	1～20	1 或 2	发生风险
				对良性前列腺增生症状改善是该类药物额外的优点
直接肾素抑制药	阿利吉仑（Tekturna）	150～300	1	CKD、糖尿病或者联合使用保钾利尿药、醛固酮拮抗药、 　ACE 抑制药、ARB 类药物的患者可导致高钾血症 伴有严重的双侧肾动脉狭窄、孤立肾严重动脉狭窄使 　用该类药可导致急性肾衰竭 通常引起血肌酐轻度增高（一般不超过基线水平的 30%） 孕妇禁用 伴直立性低血压风险的患者起始剂量减半
中央 α_2 受体激动药	可乐定（Catapres、 　Kapvay、Nexiclon）	0.2～2.4	2	突然停药可能会导致反跳性高血压 最佳使用策略是联合利尿药,可减轻体液潴留 可乐定贴片需每周更换 1 次
	可乐定贴片（Catapres-TTS）	0.1～0.6	每周 1 次	
	甲基多巴（爱道美）	500～3000	2～4	
萝芙碱	利血平	0.05～0.25	1	最佳使用策略是联合利尿药,可减轻体液潴留
直接动脉血管扩张药	米诺地尔（敏乐啶）	2.5～100	1 或 2	最佳使用策略是联合利尿药和 β 受体阻滞药,可减轻
	肼苯哒嗪（Apresoline）	20～300	2～4	体液潴留和反射性心动过速

* 药物一般的起始剂量和最大剂量

α 受体阻滞药

外周 α_1 肾上腺素能阻滞药,或 α 受体阻滞药,能有效降低血压。在临床治疗剂量时,该类药物能阻滞外周 α 肾上腺素受体,导致动脉血管舒张。该类药物开始需低剂量使用,慢慢增加剂量直至临床推荐剂量,目的是为了减少一开始剂量偏高导致患者直立性低血压或晕厥的风险。任何一种 α 受体阻滞药均可导致直立性低血压或晕厥,尤其好发于体液容量不足的患者,但是半衰期长的药物（多沙唑嗪、特拉唑嗪）一般不会出现上述情况。由于刺激外周 α 受体可以维持非直立状态的血压,所以一旦使用 α 受体阻滞药,容易导致直立性低血压的发生。高剂量 α 受体阻滞药也可以导致代偿性肾性水钠潴留,因此,一般需要联合使用利尿药。头晕、头痛、嗜睡等是 α 受体阻滞药常见的不良反应。

由于在 ALLHAT 试验中多沙拉嗪被提前终止,在美国 α 受体阻滞药并不推荐作为一线降压药物。然而,α 受体阻滞药能够通过改善良性前列腺增生（BPH）患者的症状评分和尿流量,来缓解症状,因此合并 BPH 的患者可选用此类药物。

动脉血管扩张药

肼苯哒嗪和米诺地尔通过扩张动脉血管直接降压,但可引起代偿性心动过速和钠潴留的不良反应。当用于慢性高血压治疗时,该类药物应同时与利尿药、β 受体阻滞药或非二氢吡啶类 CCB 联合使用,以减轻上述不良反应。这类药物通常作为顽固性高血压治疗的添加药物之一,尤其是严重的 CKD 患者。

长期使用肼苯哒嗪可随着使用剂量的增加,药物性红斑狼疮发生的风险增加,同时由于需每天多次应用,降低了患者对此药的依从性。由于随访结果显示孕妇使用肼苯哒嗪安全,此药可以用于妊娠期高血压的治疗,同时,对于心力衰竭的非洲裔美国患者,推荐肼苯哒嗪和硝酸异山梨酯联合使用。

使用米诺地尔可引起多毛症,尤其是妇女。使用该药 3～6 周后,毛发开始生长,始于太阳穴和眉毛,然后扩展到眉毛和发际或鬓角区域,最后到躯干、四肢和头皮之间的区域。多毛症一般在停药 1 周后可消失,某些情况需更长的时间方可消失。

中枢性 α 受体激动药

中枢性 α 受体激动药可激动脑部的 α_2 受体，从而降低交感神经活性，同时降低血管外周阻力。长期使用时，该类药物可明显降压，且起效快，但可因突然停药导致血压反弹。中枢性 α 受体激动药常导致水、钠潴留，因此，一般可以和利尿药联合使用。

可乐定是最常用的中枢性 α 受体激动药。随着使用剂量增大，该药抗胆碱能不良反应越明显，如嗜睡、口干、便秘等。可乐定可通过皮肤摄入，因此，该药相对于其他只能口服的药物有优势，但是对皮肤有很明显的刺激。可乐定经皮肤摄入尤其适用于三类人群，分别是服用多类降压药物的不稳定型高血压患者、不能口服用药的住院患者以及清晨容易出现血压骤升的患者。可乐定过量可反而导致血压升高，因为此时外周激动 α_2 肾上腺素能受体的升压作用已经超越激动中枢 α_2 肾上腺素能受体的降压作用，从而导致血管收缩。

由于长期安全使用于患有高血压的孕妇患者，中枢性 α 受体激动药甲基多巴几乎只用于妊娠高血压和妊娠期间的慢性高血压。甲基多巴在降压方面并不优于可乐定，但引起抗胆碱能的不良反应较少，不过该药有肝毒性。

直接肾素抑制药

阿利吉仑是目前唯一可用的直接肾素抑制药。该药直接结合肾素的催化位点，阻止血管紧张素原分解产生血管紧张素 I，减弱下游肾素-血管紧张素-醛固酮级联反应，从而起降压作用。该药半衰期长，每天服用一次，可提供 24h 的降压作用。ACEI 和 ARB 的注意事项和不良反应适用于阿利吉仑，且该类药物不应在怀孕期间使用。类似于 ACEI 和 ARB，有报道指出使用阿利吉仑可引起血管性水肿，同时引起肌酐及血钾轻度增高。

阿利吉仑可单独使用也可联合其他降压药物使用。但是，由于是新药，并且目前并没有报道指出能够降低 CV 事件的发生，因此该药并不是一线降压药物。阿利吉仑与噻嗪类利尿药、ACEI、ARB 或 CCB 联合时，可有效的降压，但目前并没有研究指出，联合使用时其他药物的最大剂量是多少。糖尿病蛋白尿评估临床试验（AVOID）结果表明，对于 2 型糖尿病患者，联合使用阿利吉仑和氯沙坦降低蛋白尿的效果要优于单独使用氯沙坦。同时阿利吉仑对该类患者可能有潜在的肾保护作用。

萝芙木类生物碱

利血平通过耗竭周围交感神经末梢的去甲肾上腺素及阻断去甲肾上腺素在体内运输储存，因此，可减少交感神经刺激后去甲肾上腺素向神经突触的释放。利血平也可以消耗大脑和心脏中去甲肾上腺素的释放，可导致与剂量相关的镇静、抑郁及心排血量降低。利血平通过减少交感活性和外周血管阻力来降压，但由于该药的不良反应，目前很少用于治疗高血压。利血平强的抑制交感神经效应可导致副交感神经活性增加，表现为鼻塞、胃酸分泌增加、腹泻和心动过缓。该药的使用剂量曾达 0.75mg/d，由于不良反应显著，数十年前该药已被限制使用。然而，当每天使用 0.10～0.25mg 时，不良反应则不明显。利血平与噻嗪类利尿药合用效果最好，可以减轻相关钠水潴留。

药物治疗的实施

需监测 24h 血压

自我监测或者 24h 动态血压监测可以用来评估血压控制情况。24h 内，药物降压失败的原因可能是该类药物的半衰期短、药物配制方法及患者对该类药物的生物反应性或者多方面的综合效应所导致的。重要的是，如果未能保持 24h 有效的降压，患者第二天清晨血压可明显升高，可导致缺血事件的发生。

每日 1 次用药是降压药物的首选治疗策略。对于几大类主要的降压药物，临床医生可以选择使用半衰期长的药物，且每日 1 次剂量，可以提供 24h 的降压效果。然而，值得注意的是，有的药物每日 1 次提供足够剂量的时候可产生 24h 降压效果，但其半衰期却非常短。当接近给药间隔结束时，这类药物会失去降压效果。因此，该类药物使用方法可以是每日 1 次或者每日 2 次，一般推荐每日 2 次。

单药治疗与联合给药

单药治疗

一直以来，通常以单药疗法开始使用降压药物，慢慢的使用阶梯疗法，即在使用开始药物的基础上，逐步加入其他药物，直至血压降至目标值。在开始药物治疗的基础上添加利尿药或 β 受体阻滞药确立了阶梯疗法。替代疗法是用一种抗血压药物替代另一种，当某类药物的降压效果不理想或者不良反应比较突出时，替代疗法最合适。单药治疗，无论是阶梯或者替代疗法，适用于高血压 1 级患者，这些患者一类药物就足以控制血压。

联合用药

大部分高血压患者需要至少两种以上的降压药

才能达到目标值。两种药物联合时,无论是以两种药物的单独剂量或者固定组合剂量的方式,都推荐用于 2 级高血压患者或者是 1 级高血压伴 CV 事件高风险的患者。

临床医生对于远未达到高血压降压目标值(即>20/10mmHg)的患者,可以在两种药物的基础上,添加一类或几类药物。联合治疗预防高血压患者心血管事件的研究(ACCOMPLISH)中,对伴有 CV 事件风险的高血压人群,头对头比较了两种不同组合的两药联合方案的疗效,结果表明这两种方案有效率均可达 70%,这表明两类药物联合使用的有效性。相对于单药治疗,联合用药可以更加有效且安全的达标。

不同药物的联合,其药物间互补作用可以起到更好的降压作用,然而联合同类或者类似相同作用机制的药物,往往降压效果并不优于单药。噻嗪类利尿药可以与其他几类降压药物联合使用,包括 ACEI、ARB 以及 β 受体阻滞药。其他的联合疗法,作为添加药物主要是 CCB,尤其是二氢吡啶类 CCB,包括与 ACEI 或 ARB 联合使用。所有这些组合都可以以固定剂量组合(表 29-9)。这样可以通过减少服用药片的数量,来提高对服药的依从性。

使用低到中等剂量的两类或多类药物组合优于单独使用高剂量的某类药物。这可以最大限度减少剂量相关的不良反应,但可由于服用多种药的不便导致依从性降低。除了 ACEI 和 ARB,大多数降压药物,剂量越大,不良反应发生风险越高。

表 29-9　固定剂量药物联合治疗高血压

联合用药	药物	剂量组合(mg/mg)
ACE 抑制药和利尿药	贝那普利/氢氯噻嗪(洛丁新 HCT)	5/6.25、10/12.5、20/12.5、20/25
	卡托普利/氢氯噻嗪(Capozide)	25/15、25/25、50/15、50/25
	依那普利/氢氯噻嗪(Vaseretic)	5/12.5、10/25
	赖诺普利/氢氯噻嗪(Prinzide、Zestoretic)	10/12.5、20/12.5、20/25
	莫昔普利/氢氯噻嗪(Uniretic)	7.5/12.5、15/25
	喹那普利/氢氯噻嗪(Accuretic)	10/12.5、20/12.5、20/25
ARB 类药物与利尿药	坎地沙坦酯/氢氯噻嗪(Atacand HCT)	16/12.5、32/12.5
	甲磺酸依普罗沙坦/氢氯噻嗪(Teveten HCT)	600/12.5、600/25
	厄贝沙坦/氢氯噻嗪(Avalide)	75/12.5、150/12.5、300/12.5
	氯沙坦钾/氢氯噻嗪(Hyzaar)	50/12.5、100/25
	奥美沙坦酯/氢氯噻嗪(Benicar HCT)	20/12.5、40/12.5、40/25
	替米沙坦/氢氯噻嗪(Micardis HCT)	40/12.5、80/12.5
	缬沙坦/氢氯噻嗪(Diovan HCT)	80/12.5、160/12.5
β 受体阻滞药与利尿药	阿替洛尔/氯噻酮(Tenoretic)	50/25、100/25
	比索洛尔/氢氯噻嗪(Ziac)	2.5/6.25、5/6.25、10/6.25
	盐酸普萘洛尔/氢氯噻嗪(Inderide)	40/25、80/25
	普拉洛尔 LA/氢氯噻嗪(Inderide LA)	80/50、120/50、160/50
	酒石酸美托洛尔/氢氯噻嗪(Lopressor HCT)	50/25、100/25
	纳多洛尔/苄氟噻嗪(Corzide)	40/5、80/5
	马来酸噻吗洛尔/氢氯噻嗪(Timolide)	10/25
ACE 抑制药与 CCB 类药物	苯磺酸氨氯地平/盐酸贝那普利(Lotrel)	2.5/10、5/10、10/20
	马来酸依那普利/非洛地平(Lexxel)	5/5
	群多普利/维拉帕米 ER(Tarka)	2/180、1/240、2/240、4/240
ARB 类药物与 CCB 类药物	氨氯地平/奥美沙坦酯(Azor)	5/20、10/20、5/40、10/40
	替米沙坦/氨氯地平(Twynsta)	40/5、40/10、80/5、80/10
	缬沙坦/氨氯地平(Exforge)	5/160、10/160、5/320、10/320
ARB 类药物与肾素直接抑制药	阿利吉仑/缬沙坦(Valturna)	150/160、300/320
肾素直接抑制药与利尿药	阿利吉仑/氢氯噻嗪(Tekturna HCT)	150/12.5、150/25、300/12.5、300/25
肾素直接抑制药与 CCB 类药物	阿利吉仑/氨氯地平(Tekamlo)	150/5、150/10、300/5、300/10

续表

联合用药	药物	剂量组合（mg/mg）
ARB 类药物与 CCB 类药物及利尿药	氨氯地平/缬沙坦/氢氯噻嗪（Exforge HCT）	5/160/12.5、5/160/25、10/160/12.5、10/160/25、10/320/25
	奥美沙坦酯/氨氯地平/氢氯噻嗪（Tribenzor）	20/5/12.5、40/5/12.5、40/5/25、40/10/12.5、40/10/25

个体差异对降血压的影响

非复杂高血压患者（无强适应证的患者）药物的选择需要考虑该药预期的降压效果及治疗过程可能出现的相关并发症。由于个体差异如年龄和种族，个体对降压药物的反应并不一致。在美国退伍军人协作管理局试验中，1292 例患者随机分配服用 6 类降压药物，分别是阿替洛尔、卡托普利、可乐宁、地尔硫草、哌唑嗪和氢氯噻嗪。结果表明，对于黑种人、年轻人和老年白种人，CCB（地尔硫草）、ACEI（卡托普利）及 β 受体阻滞药（阿替洛尔）分别最有效。因

此，如果对某类药物或者某个药物没有明显的禁忌证，依据个体差异选择降压药物是合理的。

血压监控

对接受降压治疗患者的监测包括降压效果的评估，治疗相关的并发症以及治疗过程中高血压靶器官损伤的进展。在启动药物治疗或者药物加量后，2～4 周时间是评价降压药物疗效（降压效果）及治疗相关并发症（不良反应）发生情况的最佳时间窗。如果患者处于高血压急症时，需监测患者 1～7d 血压情况。常见降压药监测参数列于表 29-10。

表 29-10　降压治疗过程中药物监测指标及不良反应

药物种类	监测指标	不良反应
利尿药	血压、尿素氮/血肌酐、血清电解质（钾、镁、钠）、尿酸（尤其噻嗪类药物）	电解质降低（低钾、低钠、低镁血症）、保钾利尿药可引起高钾血症，以及脱水和直立性低血压、痛风发作（主要是噻嗪类）
醛固酮拮抗药	血压、尿素氮/血肌酐、血钾	高钾血症（特别是慢性肾病患者）、脱水和直立性低血压、低钠血症、螺内酯男性患者可出现乳房发育
ACE 抑制药	血压、尿素氮/血肌酐、血钾	干咳、高血钾、双侧肾动脉狭窄患者易出现肾功能不全、血管神经性水肿
ARB 类	血压、尿素氮/血肌酐、血钾	高血钾、双侧肾动脉狭窄患者易出现肾功能不全
二氢吡啶 CCB 类	血压、心率	心动过速、血管神经性水肿、头痛、潮红、胃食管反流加重
非二氢吡啶 CCB 类	血压、心率	心脏传导阻滞、便秘、血管神经性水肿、胃食管反流加重
β 受体阻滞药	血压、心率	不耐受运动、疲劳、心脏传导阻滞、外周动脉疾病、勃起功能障碍，掩盖低血糖的症状和体征

血压监测，通常是诊室血压是评估降压效果以及判定降压是否达标的基本方式。患者家中自行监测血压和 24h 动态血压监测（ABP）在临床上也经常使用。对于特定的患者，家中自行血压监测可以提供更多的数据从而可以更可靠的评估降压疗效。对于有"白大衣效应"的患者，家中自行血压监测是最有效的评估手段。诊室中监测血压往往高于家中自行监测血压和 ABP，因此，临床上血压的上限是 140/90mmHg，而自行监测血压上限是 135/

85mmHg，ABP 血压上限是 130/80mmHg。

治疗高血压的首要目的是降低高血压相关靶器官损伤和心血管事件的风险，因此，定期评估是否发生靶器官的损伤是必须的。一旦发展成为高血压并发症，则可能成为使用某类药物的适应证（图 29-1）。对所有的高血压患者，筛选并治疗伴有 CVD 高风险的患者是必不可少的。对伴有 Framingham 风险评分不低于 10% 或者动脉粥样硬化血管疾病的高血压患者，可以使用低剂量的阿司匹林。他汀类药物

作为血脂异常治疗的基础方案应始终考虑,特别是在低密度脂蛋白(LDL)胆固醇升高的情况下。

治疗依从性

由于高血压一般无症状,因此称为"沉默的杀手",临床医生应积极倡导患者坚持长期治疗。应告知患者难治性高血压的风险及药物治疗对减少 CV 事件风险的长远益处。对降压药物的高依从性可降低高血压患者 CV 事件发生风险。

关于降压实际效果及治疗过程中的并发症,医患沟通是至关重要的。例如,患者开始使用一种降压药物,但是为了将血压降至目标值必须增加原有药物的剂量或者添加第二种或第三种药物,这时就涉及医患之间的沟通。应让患者了解日常血压监测的重要性,包括自我血压监测等,这样可以很容易的评估药的降压效果及观察治疗中的不良反应。重要的是,目前临床已有几种降压药物的组合可供医生灵活选择治疗的方案。

目前多种策略可以使患者坚持长期服用降压药物。这其中很多涉及如何设计和选择合适的方案。对于患者而言,一日 1 次服药的治疗方案较一日多次服药更容易长期坚持。其次使用一些较便宜的药,如一般药物或者医保范围内的药物,这也可以影响一个患者是否能够长期坚持服药的因素之一。最后,采用固定剂量的复方制剂可提高患者长期检查服用药物的原则,同时某些情况下还可能降低患者的药品费用。

降级疗法

患者血压有效控制 1 年以后,可考虑适当减少患者药物数量或者药物剂量。减少药物剂量或者药物数量时需谨慎,并且要以缓慢,循序渐进的方式进行。持续临床监测是必须的,一般在停药或者药物剂量减少几个月或者几年后,患者的血压有可能恢复到原来的高压状态,如果患者改变了之前良好的生活习惯,这种情况更容易发生。

特 殊 人 群

老年人

老年人(65 岁以上)死亡危险因素中,高血压是最常见可改变的危险因素。老年人收缩期高血压试验(SHEP)、欧洲收缩期高血压临床试验(Syst-Eur)、镰状细胞性贫血卒中预防试验(STOP)结果均表明,老年人降压有很多益处,尤其对于 70 岁左右的老年患者。超高龄降压研究(HYVET)结果表明,相对于对照组,80 岁及以上的老年人,降压治疗可以减少 CV 事件发生的风险,尤其是死亡的风险。

单纯收缩期高血压患者

在 55～60 岁之前,高血压患者的收缩压(SBP)和舒张压(DBP)会持续升高,之后,DBP 开始平稳,然后降低,而 SBP 则会继续升高直到 80～90 岁。因此,多数老年高血压患者具有很高的收缩压和正常的舒张压,这就是所谓的单纯收缩期高血压(ISH)。动脉血管僵硬度加重和血管顺应性降低可导致老年人 ISH 发生,引起 SBP 增高。对老年人来说 ISH 是导致 CV 事件死亡的最主要危险因素。

由于听诊范围较大导致 ISH 临床评估经常受到困扰,有可能低估 SBP 的水平。因此,对于老年人,建议测量血压时袖带充气至≥200mmHg。年龄较大的老年人可能出现假性高血压,这与动脉内钙化导致测量血压的袖带难以完全压没动脉搏动,从而显著高估测量的血压值。通过手动充气使袖带血压高于 SBP 可以发现这一诊断,此时肱或桡动脉脉搏应该感触不到,若这些动脉仍可触及,提示 Osler 征阳性,提示该患者可能是假性高血压。

血压控制目标值

曾经普遍认为 ISH 是随着年龄增长机体为维持器官灌注而出现的一种生理现象,并不需要治疗。但是最近的随机对照试验的结果证实 ISH 的治疗能够改善预后。老年人群的收缩期高血压研究(SHEP)以及欧洲收缩期高血压研究(Syst-EUR)的结果均表明老年人降压有益处。对于 ISH 老年患者,收缩压≥160mmHg,目前有足够的证据证明需要降压治疗,然而对于收缩压在 140～159mmHg 的患者,目前降压的证据并不充分。

JNC-7 报告建议老年患者血压目标值与较年轻的成人降压治疗原则一致,即大多数患者血压目标值在 140/90mmHg 以下,而对于糖尿病和 CKD 患者血压目标值为 130/80mmHg 以下,然而,根据患者治疗的耐受性和总体健康状况来调整降压目标值是合理的。对于 80 岁以上的患者,超高龄降压研究(HYVET)提供了唯一的随机试验证据,结果表明血压控制的目标值是 150/80mmHg 以下。因此,很多临床医生目前将该类患者的血压控制在 150/80mmHg 以下。基于 HYVET 研究的结果,2011 年 ACCF/AHA 发表关于老年高血压治疗的共识。此共识指出对于所有 55 岁以上的高血压患者,推荐目标收缩压值是 140mmHg 以下;而对于 55～79 岁的患者,收缩压降至 140mmHg 是合适的;但是对于 80 岁以上的患者,如果可以耐受,收缩压可降至 140～145mmHg 也是可以接受的。

直立性低血压

老年人或者高血压危象的患者,血压应缓慢降低,避免因血压下降过快导致脑和冠脉供血突然减少。长期高血压的老年患者不能耐受血压的突然下降,这是因为此时脑和冠脉供血的自身调节能力明显下降。如果血压低于自身调节功能的范围之外,脑缺血的症状则可能出现,如头晕、乏力、健忘等。应该避免将老年或者脆性高血压患者的血压降的过低,同时不应将此类患者的血压在短期内(数周而不是数月)降至目标值。

老年患者,特别是高龄或者伴 ISH 的患者,他们都有直立性低血压的高风险。直立性低血压是指患者站立 3min 后,SBP 下降超过 20mmHg。对于高龄患者,使用任何抗压药物都可引起直立性低血压,尤其是利尿药和 α 受体阻滞药。用药需从低剂量开始,然后慢慢增加剂量,并且尽量避免血容量不足的情况,可以将发生直立性低血压的风险降至最低。对于 80 岁以上的患者,推荐以一种药物开始治疗,随后如果有需要添加第二种药物,即便已经是 2 期高血压患者。

治疗药物的选择

对于老年高血压患者,一线药物如 ACEI、ARB、CCB 和噻嗪类利尿药应当作为主要的治疗药物。噻嗪类利尿药和 CCB 可以减少 CV 事件的发生,可作中老年人降压的一线降压药物,同样的,ACEI 或 ARB 也被推荐为一线药物。β 受体阻滞药对老年患者降压效果并不很理想,而且目前单用该药并没有报道指出可以减少全因死亡率。然而,对于有强适应证的患者,β 受体阻滞药可以作为一线药物的添加药物进行降压治疗。对于老年高血压患者,中枢 α 受体激动药和外周 α 受体阻滞药往往可造成一些不良反应,如口干和直立性低血压,需谨慎使用。

非洲裔患者

非洲裔人群高血压患病率及相关并发症如靶器官的疾病,包括终末期肾病、左心室肥厚和心脏衰竭的发生率非常高。这类人群高血压治疗非常复杂,很多因素可以影响高血压治疗的成败,如社会经济、行为问题和医疗保健理念等。单独使用 β 受体阻滞药、ACEI 及 ARB 时,黑种人的反应要弱于其他人种。这可能与黑种人对盐敏感及低肾素等因素相关。当使用较高剂量的 ACEI 和 ARB 时,降压效果比较显著。对于利尿药和 CCB 的敏感性,黑种人和其他人种一样。

黑种人高血压国际学会(ISHIB)在 2010 年发布了一份关于《非裔美国人高血压管理共识》。该声明涉及两个不同的黑种人人群:一是无靶器官损害、临床前 CV 事件史及 CV 事件的一级预防患者,另一人群是伴有靶器官损伤的二级预防患者,该类患者有临床前 CV 事件的疾病或者 CV 事件疾病史。

ISHIB 降压的目标值比 JNC-7 报告的推荐值更为积极,其中一级预防的患者血压目标值是＜135/85mmHg,二级预防则＜130/80mmHg。ISHIB 发布的共识中对黑种人高血压治疗提供了几个推荐方案,包括开始单独用药的方案,其次是当血压增高幅度低于目标值 10mmHg 时,推荐选用 CCB 或者利尿药,而当血压增高幅度高于目标值 10～15mmHg 时,推荐联合两种药物治疗。另外,ISHIB 共识还推荐了 CCB 联合 ACEI 或 ARB 及噻嗪类利尿药联合 ACEI 或 ARB 的方案。

第 30 章
内分泌性高血压

Endocrine Causes of Hypertension

William F. Young Jr.

杨毅宁　赖红梅　译

高血压可能是许多内分泌疾病的早期临床表现（详见框 30-1）。尽管内分泌性高血压并不常见，明确其诊断使临床医师可以实施针对其病因的个体化治疗方案：①外科根治治疗；②可以获得较好疗效的药物治疗。本章节综述了近年来内分泌性高血压的治疗进展，包括经典的肾上腺性高血压，比如嗜铬细胞瘤、原发性醛固酮增对症，以及垂体依赖性的高血压（如库欣综合征、肢端肥大症）。

框 30-1　内分泌性高血压

肾上腺依赖性

嗜铬细胞瘤

原发性醛固酮增多症

去氧皮质酮增多

　先天性肾上腺增生

　11β-羟化酶缺陷

　17α-羟化酶缺陷

合成去氧皮质酮的肿瘤

原发性皮质醇抵抗

库欣综合征

表观盐皮质类固醇激素过多综合征/11-β 羟化酶缺陷

遗传性

　1 型表观盐皮质类固醇激素过多综合征

　2 型表观盐皮质类固醇激素过多综合征

获得性

　摄入甘草或甘珀酸（Ⅰ型表观盐皮质类固醇激素过多综合征）

　库欣综合征（Ⅱ型表观盐皮质类固醇激素过多综合征）

甲状腺依赖性

甲状腺功能减低症

甲状腺功能亢进症

续框

甲状旁腺依赖性

甲状旁腺功能亢进症

垂体依赖性

肢端肥大症

库欣综合征

嗜铬细胞瘤

嗜铬细胞瘤起源于肾上腺髓质嗜铬细胞，间歇或持续释放过多儿茶酚胺。起源于交感神经节嗜铬细胞的分泌儿茶酚胺的肿瘤又称为释放儿茶酚胺的副神经节瘤（或肾上腺外的嗜铬细胞瘤）。由于两者的临床表现与治疗方案类似，故目前嗜铬细胞瘤泛指肾上腺来源的嗜铬细胞瘤及释放儿茶酚胺的副神经节瘤（肾上腺外的嗜铬细胞瘤）。

临床表现

嗜铬细胞瘤患病率低，年患病率为 2～8/100万。男性与女性患病率相似，发病高峰在 30～50岁。尽管患病率低，对疑似嗜铬细胞瘤病例确诊，定位并手术切除具有重要的临床意义，原因如下：①通过外科手术可以治愈与嗜铬细胞瘤相关的高血压；②阵发性发作有致命的风险；③至少 10% 是恶性的；④15%～25% 为家族遗传性，对家族成员中有确诊为嗜铬细胞瘤的患者，可对其他家族成员进行筛查以便早期诊断。部分嗜铬细胞瘤患者不伴有明显的症状，可因 CT 检查偶然发现肾上腺占位而引起医生的注意，然而，大部分嗜铬细胞瘤患者通常存在由于儿茶酚胺或与其共同释放的肽类激素水平过度增加所产生的相应症状（框 30-2）。

框 30-2 　与分泌儿茶酚胺肿瘤相关的体征与症状

与阵发性发作相关的体征症状

头痛

心悸

出汗

上腹部与胸部疼痛

苍白

恶心

呼吸困难

焦虑

高血压

震颤

慢性症状与体征

高血压

直立性低血压

Ⅱ～Ⅵ级视网膜病变

震颤

发热

体重减轻

充血性心力衰竭：扩张型或肥厚型心肌病

血糖增高

便秘

无痛性血尿（与膀胱副神经瘤相关）

异位激素分泌综合征（如，促肾上腺皮质素释放激素/促
　肾上腺皮质激素，生长激素释放激素，甲状旁腺激素
　相关蛋白，血管活性肠肽）

嗜铬细胞瘤的非典型症状

潮红

嗜铬细胞瘤综合征

体内所有细胞均存在遗传突变，15%～25%的嗜铬细胞瘤患者存在相关基因的胚系突变，可以导致遗传性疾病。与嗜铬细胞瘤相关的家族性神经嵴病综合征包括：2A 型、2B 型多发性内分泌腺瘤病（multiple endocrine neoplasia，MEN）、1 型神经纤维瘤病、希佩尔-林道病及家族性嗜铬细胞瘤（表 30-1）。Carney 三联征是另一个与嗜铬细胞瘤相关的临床综合征，不具有遗传性，包括：胃平滑肌肉瘤、肺软骨瘤、肾上腺外的嗜铬细胞瘤。

TMEM127 基因，位于染色体 2q11，是哺乳动物雷帕霉素靶蛋白的负向调节子。研究发现，近 30%的家族性嗜铬细胞瘤患者，以及无已知遗传因素的约 3%的散发性嗜铬细胞瘤患者存在 TMEM127 基因截断突变。目前尚未发现与嗜铬细胞瘤、副神经节瘤发病相关的其他遗传学变异。

诊断

嗜铬细胞瘤的诊断分为定性诊断与定位诊断（图 30-1）。首先，对疑诊嗜铬细胞瘤的患者，通过测定血或尿中儿茶酚胺（去甲肾上腺素、肾上腺素及多巴胺）及其甲氧基代谢产物（甲基福林、甲基去甲福林）的浓度增加进行确诊。测定 24h 尿儿茶酚胺及其甲氧基代谢产物的排泄率可用作检测嗜铬细胞瘤病例的实验室检查（图 30-1）。测定血浆甲氧基代谢产物的水平对检测嗜铬细胞瘤病例同样有效。

对嗜铬细胞瘤进行定性诊断后需进行定位诊断以指导手术路径。对腹部及骨盆进行 CT 或 MRI 影像学检查是首选的定位检查手段。约 95%的肿瘤位于腹部或骨盆，其中，约 85%位于肾上腺内。如果腹部的影像学检查结果是阴性的，建议进行放射性核素[123]I 标记间碘苯甲胍（MIBG）扫描。关于嗜铬细胞瘤的诊断方法已在其他一些相关文献进行了详细的讨论。

治疗原则

建议手术切除嗜铬细胞瘤。大多数的嗜铬细胞瘤是良性的，可被完全切除。然而，在术前需逆转循环中过多的儿茶酚胺所产生的长期与短期效应。

术前处理

术前需联合使用 α 肾上腺素能受体阻滞药与 β 肾上腺素能受体阻滞药控制血压，预防术中出现高血压危象。需在术前 7～10d 开始使用 α 肾上腺素能受体阻滞药扩充血容量，围术期饮食不限盐。在 α 肾上腺素能受体阻滞药充分发挥了 α 受体阻滞效应后，加用 β 肾上腺素能受体阻滞药，通常在术前 3d 加用。术前进行心脏超声检查有助于检测出儿茶酚胺性心肌病。

α 肾上腺受体阻滞药

由于儿茶酚胺过量释放导致血管过度收缩，嗜铬细胞瘤患者血容量显著降低，应用 α 肾上腺素能受体阻滞药可以有效扩张血容量。酚苄明是不可逆的长效 α 肾上腺素能受体阻滞药（表 30-2）。酚苄明为口服制剂，10mg/粒。起始治疗剂量为 10mg，每日 1～2 次口服，根据血压水平调整剂量，每 2～3d 可增加 10～20mg。平均剂量为 20～100mg/d，口服后约 25%在胃肠道吸收，每日 1 次服用，累积效应持续近 1 周。降压的靶目标为坐位血压不超过 120/80mmHg，站立时收缩压＞90mmHg。可根据年龄及合并疾病调整降压的靶目标。不良反应包括：直

立性低血压、心动过速、瞳孔缩小、鼻充血、抑制射精、腹泻、乏力。哌唑嗪、特拉唑嗪及多沙唑嗪是选择性的 α₁ 肾上腺素能受体阻滞药，不良反应较酚苄明少，当需要长期服用 α 肾上腺素能受体阻滞药时

（如具有轻度代谢活性的异位嗜铬细胞瘤），优于酚卡明。嗜铬细胞瘤切除术前仍推荐使用长效的非选择性 α 肾上腺素能受体阻滞药酚苄明。

表 30-1　与嗜铬细胞瘤、副神经瘤相关的常染色体显性遗传综合征

综合征	基因	肿瘤定位	伴随肿瘤
SDHD 1 型家族性副神经节瘤*	SDHD	颅底、颈部，少见于腹部与胸部	胃肠道肿瘤
2 型家族性副神经节瘤*	SDHAF2	颅底、颈部	未发现
3 型家族性副神经节瘤	SDHC	颅底、颈部，偶见与腹部与胸部	未发现
4 型家族性副神经节瘤	SDHB	腹部、骨盆，偶见于颅底、颈部、胸部	恶性副神经节瘤、肾细胞癌、胃肠间质肿瘤
2A 型多发性内分泌腺瘤病	RET	双侧肾上腺髓质	所有患者均合并甲状腺髓样癌、20％的患者合并有原发性甲状旁腺功能亢进、5％患者合并有皮肤淀粉样苔藓
2B 型多发性内分泌腺瘤病	RET	双侧肾上腺髓质	所有患者均合并髓样癌，大部分患者合并皮肤神经瘤（常见于舌头、嘴唇和眼睑），骨骼畸形（例如脊柱后凸侧弯、脊柱前弯症），关节松弛，以及肠内神经节瘤（希施斯普龙病）
1 型神经纤维瘤病	NF1	肾上腺、肾上腺周	斑点、腋窝与腹股沟斑点、虹膜错构瘤、消瘦、起源于中枢神经系统的神经胶质瘤，大头畸形，以及认知缺陷
disease 希佩尔-林道病	VHL	双侧肾上腺髓质	血管母细胞瘤（累及小脑、脊髓、或脑干），视网膜血管瘤，肾透明细胞癌、胰腺神经内分泌性肿瘤、内淋巴囊肿瘤、胰腺的浆液囊腺肿瘤、附睾与阔韧带的囊腺瘤

SDH. 丁二酸脱氢酶

* 与母本印记相关

β 肾上腺素能受体阻滞药

嗜铬细胞瘤患者单独使用 β 肾上腺素能受体阻滞药时，由于 α 肾上腺素能受体兴奋性增加，故而增加血压升高的程度。因此，只有在 α 肾上腺素能受体阻滞药起效后，才能使用 β 肾上腺素能受体阻滞药。术前使用 β 肾上腺素能受体阻滞药可以控制与血循环中儿茶酚胺水平增加及与应用 α 肾上腺素能受体阻滞药相关的心动过速。可以使用非选择性 β 肾上腺素能受体阻滞药，如普萘洛尔、纳多洛尔及选择性 β 肾上腺素能受体阻滞药，如阿替洛尔，美托洛尔。哮喘与充血性心力衰竭患者需谨慎使用 β 肾上腺素能受体阻滞药。长期儿茶酚胺水平增高可以导致心肌病，应用 β 肾上腺素能受体阻滞药可以诱发急性肺水肿。β 肾上腺素能受体阻滞药的作用机制、代谢途径、使用剂量及不良反应已在第 29 章阐

述。使用 β 肾上腺素能受体阻滞药应从小剂量开始，例如，普萘洛尔的起始剂量为 10mg/6h，在使用 α 肾上腺素能受体阻滞药至少 4～7d 后使用。根据心率逐渐增加剂量，最终使心率达到靶目标 80 次/分。拉贝洛尔是兼有选择性 α₁ 肾上腺素能受体阻滞作用的非选择性 β 肾上腺素能受体阻滞药，α₁ 受体与 β 受体阻滞比率约为 1∶3。既往有关于嗜铬细胞瘤患者服用拉贝洛尔后出现反常性血压增高的报道，可能原因为未能完全阻滞 α 肾上腺素能受体。因此，拉贝洛尔作为嗜铬细胞瘤一线降压药物的安全性仍是有争议的。

儿茶酚胺合成抑制药

部分患者对 α 和 β 肾上腺素能受体阻滞药无效或耐受性差。因此，需使用其他可替代的药物。甲酪氨酸（α-甲基对酪氨酸）通过阻滞儿茶酚胺合

成限速酶酪氨酸羟化酶的活性,抑制儿茶酚胺的合成。甲酪氨酸为口服制剂,250mg/粒。口服后在胃肠道迅速吸收,大部分从尿中以原型排泄。起始剂量为250mg,4/d。根据血压水平情况,每1～2d总剂量可以增加500mg,最大剂量为4g/d(1g,4/d)。不良反应包括:镇静、嗜睡、抑郁、腹泻、焦虑、梦魇、结晶尿、尿路结石、溢乳及锥体外系的症状。因此,只能在使用其他药物无效或计划对转移性病变(如肝转移灶或骨转移灶)进行射频消融手术时才考虑使用。甲酪氨酸与酚噻嗪类药物、氟哌啶醇联用可加重锥体外系症状,因此,应避免与上述两药联合使用。每天服用甲酪氨酸＞2g的患者应大量饮水以避免结晶尿的形成。对于因合并心肺疾病而不能使用α和β肾上腺素能受体阻滞药的患者,使用甲酪氨酸通常有效。

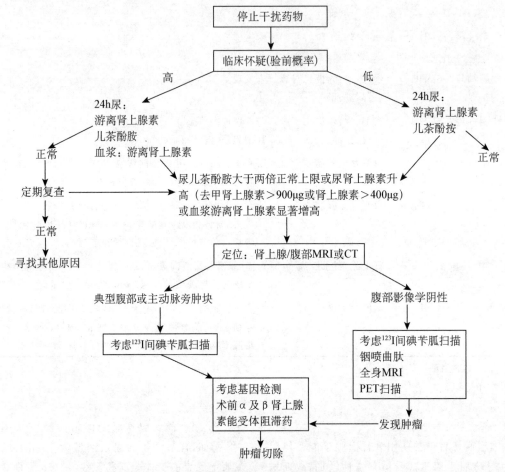

图 30-1　嗜铬细胞瘤的评价与治疗

对于有阵发性发作的症状,特别是高血压,具有阵发性发作、血压不稳定或对降压药物抵抗的特点;具有嗜铬细胞瘤的家族史或相关症状,或偶然发现肾上腺占位的患者,需考虑嗜铬细胞瘤的可能

CT. 计算机体层摄影;MRI. 磁共振成像;PET. 正电子发射断层显像术

钙拮抗药

钙拮抗药(CCB)阻滞由去甲肾上腺素介导的钙离子进入血管平滑肌,因而降低阻力血管的收缩反应性。已有几家医疗中心对嗜铬细胞瘤患者术前成功应用CCB进行术前准备的报道。尼卡地平是临床应用最广泛的钙拮抗药,有口服、静脉注射制剂。通常术前口服尼卡地平片降压,术中静脉滴注尼卡地平针降压。作为嗜铬细胞瘤患者的一线降压药物,CCB与α肾上腺素能受体阻滞药和β肾上腺素能受体阻滞药同样有效。

表 30-2　治疗嗜铬细胞瘤的口服药物

药名	剂量(mg/d)起始至最大剂量	不良反应
α 肾上腺素能受体阻滞药		
酚苄明	$20\sim100^\dagger$	直立性低血压、心动过速、瞳孔缩小、鼻充血、腹泻、抑制射精、乏力
哌唑嗪	$1\sim20^\dagger$	首剂效应、头晕、瞌睡、头痛、乏力、心悸、恶心
特拉唑嗪	$1\sim20^\dagger$	首剂效应、虚弱、视物不清、鼻充血、恶心、外周水肿、心悸、多寐
多沙唑嗪	$1\sim20^\dagger$	首剂效应、立位晕厥、外周水肿、乏力、多寐
联合 α 与 β 肾上腺素能受体阻滞药		
拉贝洛尔	$200\sim1200^\dagger$	头晕、乏力、恶心、鼻充血、勃起功能障碍
钙离子通道阻滞药		
尼卡地平缓释片	$60\sim120^\dagger$	水肿
儿茶酚胺合成抑制药		
α-甲基-ρ-L-酪氨酸(蛋氨酸)	$1000\sim4000^\ddagger$	镇静、腹泻、焦虑、噩梦、结晶尿、溢乳、锥体外系症状

* 1 日 1 次,除非有其他适应证

† 1 日 2 次

‡ 1 日 3~4 次

急性高血压危象

术前与术中均可发生高血压危象,可以静脉滴注硝普钠、酚妥拉明或尼卡地平治疗高血压危象(详见表 30-3 及第 32 章)。硝普钠具有起效快,半衰期短的特点,是术中控制高血压危象的理想血管扩张药。使用方法:起始剂量以 $0.5\sim5.0\mu g/(kg \cdot min)$ 速率静脉滴注,可每几分钟根据血压水平调节静脉滴注速度以达到血压的靶目标。长期使用时静脉滴注速度应小于 $3\mu g/(kg \cdot min)$,血浆中氰化物水平不超过 1mmol/L。

表 30-3　治疗嗜铬细胞瘤的静脉用药物

药物	剂量范围
治疗高血压	
酚妥拉明	起始剂量为 1mg 静脉推注,根据需要,可继以 $2\sim5$mg 弹丸式静脉推注或持续静脉滴注
硝普钠	以 $2\mu g/(kg \cdot min)$ 的速率静脉滴注比较安全,静脉滴注速率$>4\mu g/(kg \cdot min)$ 可在 3h 内引起氰化物中毒,很少需要使用$>10\mu g/(kg \cdot min)$ 的剂量,硝普钠的最大使用剂量不超过 $800\mu g/kg$
尼卡地平	起始治疗 5mg/h,可每小时增加 2.5mg,最大剂量为 15mg/h
治疗心律失常	
利多卡因	起始治疗弹丸式静脉推注 $1\sim1.5$mg/kg($75\sim100$mg);根据需要可每 $5\sim10$min 追加 $0.5\sim0.75$mg/kg($25\sim50$mg),以弹丸式静脉推注。根据利多卡因在不同代谢途径下的药物效应(如,心力衰竭、肝淤血),以及所监测的血药浓度为指导,负荷量后以 $2\sim4$mg/min[$30\sim50\mu g/(kg \cdot min)$]的速率维持静脉滴注
艾司洛尔	负荷剂量[0.5mg/(kg・min)]静脉滴注完毕后,以 0.05mg/(kg・min)的速率持续静脉滴注 4min。取决于所期望的心室反应,以 0.05mg/(kg・min)的速率持续静脉滴注艾司洛尔,或逐渐增加静脉滴注速率[例如,可增加至 0.1mg/(kg・min),最大静脉滴注速率为 0.2mg/(kg・min)],每次调整剂量后需持续静脉滴注≥4min

酚妥拉明是短效的非选择性 α 肾上腺素能受体阻滞药。目前市场上为注射用无菌粉末制剂,5mg/支。使用方法:起始剂量为 1mg 静脉推注,根据血压水平,可反复追加 5mg 弹丸式静脉推注,必要时持续静脉滴注。弹丸式注射 2～3min 后达到最大降压效应,持续时间为 10～15min。尼卡地平的起始静脉滴注速度为 5mg/h,每 15min 增加 2.5mg/h,最大静脉滴注速度为 15mg/h。

麻醉与手术

切除嗜铬细胞瘤属于高危外科手术,应由有经验的外科医师与麻醉师进行手术。手术当天早晨可以服用 α、β 肾上腺素能受体阻滞药。芬太尼、氨氯酮及吗啡可刺激铬细胞瘤释放儿茶酚胺,因此应避免使用上述麻醉药物。同时,副交感神经受体阻滞剂阿托品可引起反射性的心动过速,亦应避免使用。可以静脉使用二异丙酚、依托咪酯、巴比妥酸盐类药物联合人工合成的阿片类药物进行麻醉诱导。亦可使用大部分的麻醉气体进行麻醉诱导,但应尽量避免使用氟烷与地氟烷。手术切除嗜铬细胞瘤的成功率为 98%～100%,术中需严密观察心血管与血流动力学指标,需持续监测腔内动脉压与心律。如患者合并有充血性心力衰竭或心脏储备降低,则需监测肺毛细血管楔槛压。儿童与成人的术前、术中处理是一样的。

对于直径<8～10cm 的单发肾上腺内嗜铬细胞瘤可选择经腹腔镜切除。接受经腹腔镜切除肾上腺嗜铬细胞瘤的患者平均住院天数为 1～2d。如嗜铬细胞瘤在肾上腺内,则需切除整个肾上腺。对于手术切除难度大,嗜铬细胞瘤出现浸润、粘连或手术医师缺乏经验时可选择经腹切除嗜铬细胞瘤。如术前计划切除双侧肾上腺,患者在等待送往手术室时需使用应激剂量的糖皮质激素。如术中计划切除双侧肾上腺,则术中需使用糖皮质激素。2 型 MEN 与 Hippel-Lindau 病患者切除双侧肾上腺时可保留肾皮质。然而,对 2 型 MEN 患者保留残余的肾上腺髓质组织有一定的顾虑,因其增加嗜铬细胞瘤复发的风险。可采用前正中线作为手术入路进行腹部副神经节瘤的切除术,而对来源于颈部、胸部及膀胱的副神经节瘤则需要特殊的手术入路。

切除嗜铬细胞瘤术后可出现低血压,可通过静脉补液和静脉注射升压药治疗低血压。对于术前已使用了足够剂量的 α 受体阻滞药及高盐饮食的患者,术后发生低血压的风险较低。对于术中切除双侧肾上腺的患者,肾上腺皮质激素不足是术后出现

低血压的可能原因。嗜铬细胞瘤切除术后有即刻发生低血糖的风险,术后需监测血糖,静脉补液时建议使用 5% 葡萄糖液。

大部分患者通常在出院时血压恢复至正常范围,但是部分患者在术后 4～8 周血压仍高。术后出现长期、持续性高血压的原因可能:术中意外结扎肾极动脉;压力感受器重置;血流动力学的改变;血管的结构性改变;血管对加压物质的敏感性发生变化;肾出现功能性或结构性的改变;同时合并原发性高血压。

术后长期随访

术后 1～2 周,需测定 24h 尿中儿茶酚胺及其甲氧基代谢物的水平。如果水平均在正常范围,可以认为嗜铬细胞瘤切除完全。术后尿中儿茶酚胺及甲氧基代谢物水平仍增高提示存在残余瘤,可以是第二个原发灶病变或隐匿的转移灶。如双侧肾上腺均切除,需终身接受糖皮质激素与盐皮质激素替代治疗,需终身每年检测血浆甲氧基代谢物及 24h 尿儿茶酚胺及其甲氧基代谢物的水平。每年进行实验室检查评价有无转移性病变,复查肾上腺区了解有无肿瘤复发或延迟出现的多发性原发肿瘤。副神经节瘤及家族性嗜铬细胞瘤患者复发率最高。患者术后不需要常规复查 CT 或 MRI 影像学检查,除非患者术后儿茶酚胺及其甲氧基代谢物水平增高或原发性嗜铬细胞瘤患者儿茶酚胺水平轻度增高。

临床医生对于具有以下一个或多个特征的患者,可以考虑进行基因测定:副神经节瘤;<30 岁即被确诊为嗜铬细胞瘤;有嗜铬细胞瘤的家族史;提示有遗传学病因的任何征象,如合并视网膜血管瘤,腋窝斑点、咖啡牛奶斑、小脑肿瘤、甲状腺髓样癌及甲状旁腺功能亢进。此外,嗜铬细胞瘤和副神经节瘤患者的一级亲属需接受生化检测,如测定 24h 尿儿茶酚胺与甲氧基肾上腺素水平。如果基因突变检测结果为阳性,一级亲属(父母亲或孩子)需接受胚系筛查。

恶性嗜铬细胞瘤

依据临床特征、生物化学检测特点及组织病理学的特点很难区分良性与恶性嗜铬细胞瘤。恶性嗜铬细胞瘤的唯一治疗方法是完全切除恶性嗜铬细胞瘤。家族性肾上腺综合征患者发生恶性的可能性较低,由 SDHB 突变导致的家族性副神经节瘤常表现为恶性嗜铬细胞瘤。恶性嗜铬细胞瘤患者的 5 年平均生存率<50%,预后差异较大:该疾病在约 50% 的患者中表现为惰性,预期寿命超过 20 年,另 50% 的患者疾病进展非常快,生存期为 1～3 年。转移部

位：局部转移、肝、骨及淋巴结。如果有可能，应切除转移灶。对于疼痛明显，并影响骨质结构的骨转移病灶，可以使用体外放疗或消融治疗。对于无法切除的软组织病变，可以采用体外放疗。

使用治疗剂量的 ^{131}I-MIBG 对肿瘤进行局部放射治疗只能使约 1/3 的患者得到暂时的、部分的缓解。可以考虑对不能切除的较大肝转移灶进行栓塞治疗，对 <3cm 的肝转移灶进行射频消融治疗。对经选择的病例，使用长效奥曲肽是有益的。如果肿瘤具有侵袭性，患者的生活质量受到影响，可以考虑联合化疗，使用酪氨酸激酶抑制药治疗可以使肿瘤在短期内缩小。由于目前治疗手段有限，因此，对嗜铬细胞瘤的治疗不尽如人意，还需要进行具有创新性的前瞻性研究来寻找治疗恶性嗜铬细胞瘤的治疗方案。

妊娠合并嗜铬细胞瘤

妊娠合并嗜铬细胞瘤可以引起胎儿及孕妇的死亡。除硝普钠不能用于妊娠期妇女高血压危象的治疗，其余治疗与非妊娠患者相同。尽管目前对妊娠合并嗜铬细胞瘤的最佳治疗方案仍有争议，对妊娠半年内确诊的嗜铬细胞瘤建议手术切除，术前准备同非妊娠患者。如选择了药物治疗，或已妊娠第7～9个月，避免自然分娩，建议行剖宫产手术，同时切除嗜铬细胞瘤。

原发性醛固酮增多症

原发性醛固酮增多症（primary aldosteronism，PA）的概念首次于 1955 年提出，其典型特征为肾上腺皮质分泌过多的醛固酮，血浆肾素（PRA）活性受抑以及高血压。原发性醛固酮增多症最常见的两种类型是分泌醛固酮的肾上腺皮质醛固酮腺瘤（Aldosterone-producing adenoma，APA）与双侧特发性高醛固酮症（Bilateral idiopathic hyperaldosteronism，IHA）（框 30-3）。IHA 的发病机制尚未完全阐明。部分 APA 发病与编码内向整流型钾通道（GIRK4）蛋白的基因（KCNJ5）突变相关。原发性醛固酮增多症其他少见的类型有单侧肾上腺皮质增生，又称原发性肾上腺皮质增生，由一侧肾上腺球状带呈小结节样或大结节样增生所致。家族性醛固酮增多症（Familial hyperaldosteronism，FH）是另一种原发性醛固酮增多症少见的类型，共分为FH 1 型、2 型、3 型 3 种类型。1 型 FH 又称糖皮质激素可抑制性醛固酮增多症（GRA），为一常染色体显性遗传疾病，表现为体内醛固酮水平不同程度的

增高，混合类固醇（18-羟皮质酮与 18-皮质酮）水平增高，所有这些异常可被外源性的糖皮质激素所抑制，使患者的血压、血钾和肾素活性恢复正常。Ⅱ型 FH 是指家族性的 APA 或 IHA，或二者兼有之。Ⅲ型 FH 表现为与双侧肾上腺皮质球状带增生相关的严重的先天性原发性醛固酮增多症，其发病与KCNJ5 基因突变相关。

框 30-3　原发性醛固酮的分类

分泌醛固酮的肾上腺皮质醛固酮腺瘤

特发性醛固酮增多症

原发性肾上腺增生（单侧肾上腺增生）

肾上腺皮质癌

异位合成醛固酮的肿瘤（如卵巢癌）

家族性醛固酮增多症

 糖皮质激素可抑制性醛固酮增多症（Ⅰ型家族性醛固酮增多症）

 Ⅱ型家族性醛固酮增多症［分泌醛固酮的肾上腺皮质醛固酮腺瘤和（或）特发性醛固酮增多症］

 Ⅲ型家族性醛固酮增多症（KCNJ5 基因变异）

诊断

病例检测

在过去，临床医生在遇到合并有低钾血症的高血压患者时通常会考虑到原发性醛固酮增多症的诊断。对原发性醛固酮综合征进行诊断评价需要停用降压药 2 周。利用自发性低钾血症（未服用降压药物）诊断原发性醛固酮增多症，导致原发性醛固酮增多症的患病率估计不到整体高血压患者的 0.5%。目前，已经认识到大多数的原发性醛固酮综合征患者并不伴有低钾血症。当患者服用降压药时，可通过一个简单的血液检查测定血浆醛固酮浓度（PAC）、血浆肾素活性（PRA），并测定 PAC/PRA 的比值）进行病例筛查。应用 PAC/PRA 作为筛查试验后，再采用醛固酮抑制实验作为确诊试验，明显提高了对原发性醛固酮综合征的患病率估计，占所有高血压患者的 5%～10%。伴有低钾血症的高血压患者（不管其低钾血症的原因，如接受利尿药的治疗），以及大部分的难治性高血压患者均应接受原发性醛固酮综合征的筛查实验，即 PAC/PRA 比值的测定（截断值因实验室不同而不同，详见图 30-2）。PAC/PRA 比值增高是阳性的筛选结果，需进一步行醛固酮抑制试验确诊。

确定诊断

需要进行钠抑制试验进行确定诊断，包括口服食盐负荷试验、静脉盐水输注试验、卡托普利激发试验或氟氢可的松抑制试验。在梅奥诊所，我们推荐高盐饮食3～4d，在高盐饮食第3天或第4天收集24h尿，测定24h尿中醛固酮、钠离子及肌酐的水平。若24h尿钠浓度＞200mEq，可确认已达到食盐负荷试验标准。原发性醛固酮患者表现为醛固酮自发性分泌，24h尿醛固酮水平＞12μg或＞33nmol。在进行口服食盐负荷试验时，需服用降压药物，并增加钾的摄入，保证血钾正常，每天监测血电解质及血压。

原发性醛固酮综合征不同亚型的评价

对APA或PAH患者行单侧肾上腺切除术可以纠正低钾血症，术后所有患者的血压均有下降，近30%～60%患者的高血压可治愈。对IHA患者行单侧或双侧肾上腺切除很少能纠正高血压。因此，IHA与GRA患者应接受药物治疗。对于有手术切除肾上腺意愿的患者，明确原发性醛固酮综合征的不同亚型非常关键（详见图30-3）。需行一个以上的检查明确原发性醛固酮增多症的不同亚型，对肾上腺进行CT影像学检查是首选的检查。对于40岁以下确诊为原发性醛固酮增多症的患者，CT影像学检查显示单侧肾上腺可见孤立存在的呈低密度（CT值＜10）性质的巨腺瘤（＞1cm，＜2cm），对侧肾上腺形态学正常，切除单侧肾上腺是一个合理的治疗选择。然而，大多数患者的肾上腺CT影像学表现为肾上腺正常、肾上腺内肢/外肢轻度增粗，单侧肾上腺微腺瘤（≤1cm），或双侧肾上腺巨腺瘤。肾上腺CT不能准确鉴别APA与IHA。在一项针对203例原发性醛固酮综合征患者的研究中，所有患者均进行肾上腺CT检查及肾上腺静脉取血。基于肾上腺CT影像学结果，确诊原发性醛固酮增多症的准确率仅有53%，其中，有42例（22%）患者被错判为不能进行肾上腺切除术，有48例（25%）患者进行了不必要的肾上腺切除术。一项针对38个关于原发性醛固酮增多症的研究进行的系统性回顾分析，共纳入950例原发性醛固酮患者，结果显示：有359例（38%）患者肾上腺CT/MRI影像学检查结果与肾上腺静脉取血实验室结果不一致。基于肾上腺CT/MRI影像学检查，有19%的患者进行了非治愈性的肾上腺切除术，另有19%的患者接受了药物治疗而未能接受治愈性的肾上腺切除术。因此，肾上腺静脉取血是鉴别单侧与双侧肾上腺疾病的标准试验，由于右侧肾上腺静脉很小，定位与插管困难，因此肾上腺静脉取血是一个复杂的手术操作，手术操作的成功率取决于术者的熟练程度。一项针对47个有关肾静脉取血的相关报道进行了回顾性分析，结果显示384例患者右侧肾上腺静脉取血的成功率是74%。随着经验的积累及对转诊中心影像学专家技能的培养，目前肾上腺静脉取血成功率可达到96%。

APA患者发病年龄（＜50岁）较IHA患者年轻，往往表现为重度高血压，更常伴有低钾血症，血浆醛固酮水平（＞25ng/dl，＞694pmol/L）与尿醛固酮水平（＞30μg/24h，＞83nmol/24h）均增高。然而，上述临床特征均不能预测肾上腺疾病是单侧还是双侧。一些医学中心与临床实践指南建议对所有原发性醛固酮增多症患者进行肾上腺静脉取血标本测定醛固酮水平。是否进行肾上腺静脉取血标本需取决于患者的意愿，年龄、合并症，以及确诊APA的可能性。更实用的方法是进行选择性的肾上腺静脉取血标本检测醛固酮水平，详见表30-3。

治疗原则

治疗的目标是预防与高血压、低钾血症及心血管损害相关的病死率与病残率。明确原发性醛固酮综合征的病因有助于制订适合的治疗方案。将血压控制正常不应当成为原发性醛固酮增多症患者治疗的唯一目标。盐皮质激素受体不仅存在于肾、结肠，同时存在于心脏、大脑及血管。醛固酮过度分泌增加心血管疾病发生的风险。一项对年龄、性别及血压匹配（平均血压为175/107mmHg）的124例原发性醛固酮增多症患者与465例原发性高血压患者进行了回顾性研究，结果显示，与原发性高血压患者比较，原发性醛固酮增多症患者发生卒中、非致死性心肌梗死及房颤的风险明显增加（12.9% vs. 3.4%；4.0% vs. 0.6%；7.3% vs. 0.6%）。肾上腺腺瘤与肾上腺增生患者发生心血管并发症的风险相似。此外，醛固酮过度分泌可以产生独立于血压的不良心血管效应，因此，将循环中醛固酮水平降至正常范围或使用醛固酮受体阻滞药应该成为所有原发性醛固酮增多症患者治疗的一部分。

此外，临床医生必须了解长期患有原发性醛固酮的患者都有不同程度的肾功能不全，其有可能被与醛固酮过度分泌相关的肾小球高滤过所掩盖。在接受了有效的药物治疗或手术切除肾上腺后，肾功能不全的真实程度会显现出来。

外科治疗醛固酮腺瘤及单侧肾上腺增生

经腹腔镜行单侧肾上腺切除术是APA及单侧

肾上腺增生患者的较佳治疗选择,几乎所有的患者在术后血压都能得到一定程度的改善。APA患者进行单侧肾上腺切除术后高血压长期治愈率为30%～60%。术后出现持续性高血压可能与以下危险因素相关:高龄、多个一级亲属患有高血压、术前服用两种以上降压药物、血清肌酐水平增高、高血压的病程,其最可能的原因是同时合并有原发性高血压。由于经腹腔镜行肾上腺切除术住院天数短,长期并发症较传统的经腹切除肾上腺手术发生率低,因此是外科切除肾上腺的首选手术路径。APA较小且有多发的可能,外科手术时需切除整个肾上腺。术前、术后注意事项:术前应给予钾补充剂和(或)盐皮质类固醇激素受体阻滞药纠正低钾血症,以降低手术风险。在术后需停用盐皮质类固醇激素激动药及钾补充剂。术后1～2d监测PAC水平以明确是否已生化治愈,术后1个月内需每周监测血钾水平。由于肾素-血管紧张素系统长期受抑制,术后饮食不限盐,以避免由于醛固酮减少引起的高钾血症。近5%的APA患者在术后出现明显的高钾血症,此时需要短期补充氟氢可的松。与醛固酮分泌过多相关的高血压通常会在术后1～3个月消失。

既往有对醛固酮腺瘤患者进行射频消融术成功治疗的病例报道。目前,尚缺乏针对射频消融术治疗醛固酮腺瘤安全性及有效性的长期研究,不建议首选射频消融术。

药物治疗

IHA与GRA应接受药物治疗。此外,如果药物治疗包括盐皮质类固醇激素受体阻滞药,APA患者可继续接受药物治疗。饮食限盐(<100mEq/d),保持理想的体重,戒烟及坚持规律的有氧运动有助于增加药物治疗的成功率。

在过去的40多年里,螺内酯片一直是治疗原发性醛固酮增多症的主要药物。螺内酯共有3种口服剂型,25mg/片、50mg/片、100mg/片。初始口服剂量为12.5～25mg/d,如有必要,可逐渐增加至400mg/d,以使血钾在不服用氯化钾补充物的情况下保持在正常高值水平。服用螺内酯片后低钾血症很快被纠正,而高血压需服用螺内酯片后4～8周降至正常。在服用螺内酯片后数月,服用剂量可以逐渐减至12.5～50mg/d,剂量调整的原则是将血钾水平维持在正常高值。在初始治疗的第4～6周需经常监测血钾及肌酐,特别是肾功能不全及糖尿病患者。螺内酯增加地高辛的半衰期,对正在服用地高

辛的患者,加用螺内酯后需调整地高辛的剂量。水杨酸盐类药物干扰肾小管分泌螺内酯的活性代谢产物,并降低螺内酯的药效,因此,避免同时服用螺内酯片与水杨酸盐类药物。需注意的是,螺内酯是非选择性的盐皮质类固醇激素受体阻滞药。比如,对睾酮受体的阻滞作用可以导致男性乳腺增生、勃起障碍及性欲下降;对孕酮受体的激动作用可以导致女性月经不调。依普利酮是甾体类抗盐皮质类固醇激素药物,是选择性的盐皮质类固醇激素受体阻滞药。2003年,伊普利酮经美国食品与药品管理局(FDA)批准用于治疗非复杂性高血压。伊普利酮分子中的9,11-过氧化物结构显著降低了其激动孕酮受体及拮抗抗雄激素的作用。与螺内酯相比,伊普利酮与雄激素受体的结合力为0.1%,与孕酮受体的结合力不足1%。一项多中心、随机、双盲、平行对照试验比较了伊普利酮与螺内酯治疗原发性醛固酮增多症的有效性,该试验发现螺内酯的降压效应更强。伊普利酮的口服剂型有25mg/片,50mg/d,治疗原发性醛固酮增多症时,建议起始剂量为25mg,一天2次(由于其半衰期短与螺内酯)。根据血钾水平逐渐增加剂量,使血钾水平在不服用钾补充剂时维持在正常高值。FDA批准伊普利酮用于降压时最大剂量为100mg/d。关于伊普利酮效力的多个研究显示,其每毫克效力不足螺内酯每毫克效力的50%。服用过程中,需要严密监测血压、血钾及血肌酐水平。伊普利酮的不良反应包括头晕,头痛、乏力、腹泻、高三酰甘油血症及肝酶水平增高。

IHA患者通常需要联合使用两种降压药物以使血压控制达标。血容量过多是难治性高血压的主要原因,在服用盐皮质类固醇激素拮抗药的基础上联合使用低剂量的噻嗪类药物,如每日服用双氢克尿噻片12.5～50mg,或磺胺利尿药联合降压,通常有效。由于这些药物可进一步加重低钾血症,应监测血钾水平。除这些治疗外,目前正在研发醛固酮合酶抑制药,有可能成为原发性醛固酮增多症的较佳治疗选择。

药物治疗糖皮质激素可抑制性醛固酮增多症

在开始治疗前,应进行基因检测以明确糖皮质激素可抑制性醛固酮增多症的诊断。GRA患者长期服用生理剂量的糖皮质激素,可使血压恢复至正常并纠正低钾血症。医务工作者应警惕服用过多糖皮质激素可造成医源性的库欣综合征,特别是服用地塞米松的儿童。应根据体表面积计算短效糖皮质激素如泼尼松或氢化可的松的最小有效剂量,

如氢化可的松 10～12mg/(m² · d)。建议由具有糖皮质激素治疗专业知识的儿科专科医师监测患儿的治疗,需特别注意避免过量服用糖皮质激素引起的患儿生长发育迟滞。患儿血压的靶目标应参照不同年龄段儿童的血压百分数制订。对 GRA 患者使用盐皮质激素受体阻滞药同样有效,并可避免打乱下丘脑-垂体-肾上腺轴,同时降低医源性不良反应。此外,对血压正常的 GRA 患者使用糖皮质激素或盐皮质类固醇激素受体阻滞药也有一定的治疗作用。

盐皮质类固醇激素过多的其他表现形式

盐皮质类固醇激素分泌增加伴血浆肾素水平低还可见于:去氧皮质酮(DOC)增多、库欣综合征(Cushing syndrome)及表观盐皮质类固醇激素过多综合征 (apparent mineralocorticoid excess,AME)(详见框 30-1)。合并低钾血症的高血压患者血浆肾素水平及血浆醛固酮水平减低时,需考虑上述诊断(图 30-2)。

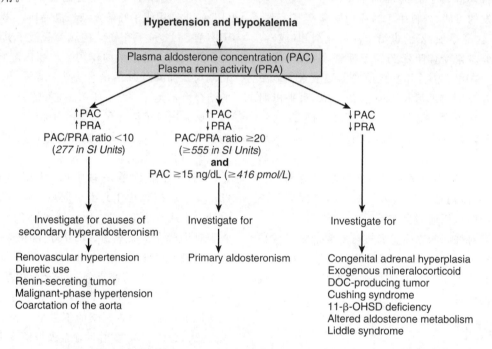

FIGURE 30-2   Use of the plasma aldosterone concentration(PAC)/plasma renin activity(PRA)ratio to diff erentiate among diff erent causes of hypertension and hypokalemia. DOC, deoxycorticoste- rone; OHSD, hydroxysteroid dehydrogenase.(Modifi ed from Young WF Jr, Hogan MJ. Re- nin-independent hypermineralocorticoidism.Trends Endocrinol Metab 1994;5:97-106.)

去氧皮质酮增多

先天性肾上腺增生症

先天性肾上腺增生症(CAH)主要由于肾上腺皮质激素生物合成过程中所必需的酶存在缺陷,致使皮质激素合成不足所致。该病呈常染色体隐性遗传,典型病例在儿童期即可确诊,部分酶缺乏在成人表现为高血压。由于皮质醇合成减少导致下丘脑及垂体缺乏抑制性反馈,垂体前叶分泌促肾上腺皮质激素(ACTH)增多,肾上腺皮质受 ACTH 刺激而增生后,皮质醇前体分泌增加。由于 11-β-羟化酶与 17-α-羟化酶缺乏导致盐皮质类固醇激素 11-去氧皮质酮(11-

DOC)分泌增加,从而引起高血压与低钾血症。血循环中 11-DOC 水平增加所产生的盐皮质激素效应同时降低血浆肾素的活性与醛固酮的分泌(图 30-3)。

11-β-羟化酶缺陷

由 11-β-羟化酶缺陷所引起的 CAH 约占 CAH 患者总人数的 5%,欧洲人的发病率为 1/10 万。除导致 DOC 及 11-脱氧皮质醇分泌增加外,11-β-羟化酶缺乏的基本作用是引起肾上腺雄激素分泌增加。该病于女性表现为男性化,于男性引起性早熟。少女常因儿童期发现高血压伴有低钾血症及男性化而就诊,男孩子假性性早熟体征明显。接近 2/3 的该病患者表现为轻-中度高血压、血浆 DOC 水平、11-

脱氧皮质醇水平及肾上腺雄激素水平显著增高有助于确诊该病。糖皮质激素替代治疗可纠正高血压与类固醇激素异常。可用于成人糖皮质激素替代治疗的药物有地塞米松(0.5～0.75mg/d),泼尼松(晨起服用 5mg,睡前服用 2.5mg),或氢化可的松(晨起服用 20mg,睡前服用 10mg)。建议患者家庭成员接受二十四肽促皮质素激发试验检测血浆皮质醇及 11-脱氧皮质醇水平进行筛查。

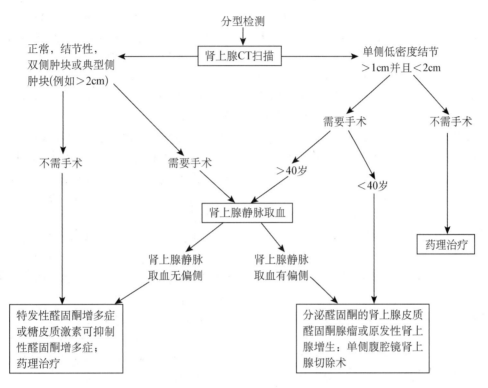

图 30-3 对原发性醛固酮不同亚型的评价

17-α-羟化酶缺陷

由 17-α-羟化酶缺陷所导致的 CAH 罕见,目前全世界约有 120 例 17-α-羟化酶缺陷病例报道。17-α-羟化酶缺陷导致皮质醇及性激素合成减少。染色体核型是 46XY 的男性患者呈假两性畸形或表型为女性,染色体核型是 46XX 的女性患者表现为原发性闭经。因此,表现为 17-α-羟化酶缺陷的患者常因青春期延迟而就诊。生化检测结果表现为:血浆肾上腺雄激素、17-α-羟孕酮、醛固酮以及皮质醇水平降低,血浆 DOC、皮质酮及 18-羟肾上腺皮质甾酮浓度增加,这些激素抑制血浆肾素的活性。同 11-β 羟化酶缺陷一样,糖皮质激素替代治疗可以纠正高血压与类固醇激素异常。除此之外,患者还需要补充性激素。建议患者家庭成员接受二十四肽促皮质素激发试验检测血浆皮质醇及 17-羟孕烯醇酮水平进行筛查。

合成去氧皮质酮的肿瘤

合成 DOC 的肾上腺肿瘤通常较大,多数为恶性。部分肿瘤除分泌 DOC 还分泌雄激素与雌激素。因此,可以导致女性男性化,男性女性化。血浆 DOC 或尿四氢去氧皮质酮水平增高,结合肾上腺 CT 影像学检查发现单发的较大肿瘤,可确诊该病。最佳的治疗方案是手术完全切除肾上腺肿瘤。

原发性皮质醇抵抗

原发性皮质醇抵抗是一种罕见的综合征,呈家族性起病,表现为皮质醇分泌增加、血浆皮质醇浓度增加,但缺乏库欣综合征的临床表现。该综合征具有低钾血症性碱中毒,高血压,血浆 DOC 浓度增加以及肾上腺雄性激素分泌增加等特征,可能原因是糖皮质激素受体与甾体激素受体复合物存在缺陷。盐皮质类固醇激素依赖性高血压的治疗包括:服用螺内酯片阻滞盐皮质类固醇激素受体,或服用地塞米松片抑制 ACTH 的分泌,使用剂量已分别在原发性醛固酮综合征及 CAH 章节中叙述。

表观盐皮质类固醇激素过多综合征(apparent mineralocorticoid excess syndromes,AME)

皮质醇是强效的盐皮质类固醇激素,在肾经 11-β-羟化类固醇脱氢酶(11-β-OHSD)转化为无活性的皮质酮。11-β-OHSD 缺陷导致肾内皮质醇浓度增加,高血压、低血钾、血浆肾素活性受抑及血浆醛固酮水平减低。尿皮质醇与皮质酮比值增加可明确诊断

皮质醇经肾代谢过程中存在两类缺陷:I 型表观盐皮质类固醇激素过多综合征与肾 11-β-OHSD 酶缺陷相关,II 型表观盐皮质类固醇激素过多综合征与皮质醇 A 环还原代谢通路缺陷相关。治疗包括服用螺内酯片阻滞盐皮质类固醇激素受体,或服用地塞米松片抑制内源性的皮质醇分泌。先天性表观盐皮质类固醇激素过多综合征是罕见的常染色体隐性遗传疾病。继发性表观盐皮质类固醇激素过多综合征更常见,包括甘草诱导的高血压及库欣综合征。

库欣综合征

75%~80%的库欣综合征患者合并有高血压,高血压发病机制包括 DOC 分泌增加,血管对儿茶酚胺的反应性增加,以及过度刺激盐皮质激素受体导致皮质醇失活。由代谢酶类超载所引起的皮质醇 A 环缺乏,将导致重症皮质醇增多症患者表现为功能性的 II 型表观盐皮质类固醇激素过多综合征。库欣综合征是由于各种原因引起的肾上腺皮质长期分泌过量糖皮质激素引起的一个症候群,糖皮质激素过度分泌有外源性及内源性的病因。内源性库欣综合征的病因:①促肾上腺皮质激素(ACTH)分泌过多,又称为 ACTH 依赖性的库欣综合征;②原发性肾上腺糖皮质激素分泌增多,称为非 ACTH 依赖性的库欣综合征。库欣综合征患者的总体治疗包括:①根治皮质醇增多症,同时治疗其并发症(高血压、骨质疏松症及糖尿病);②在治疗过程中,需及时处理糖皮质激素戒断综合征并恢复下丘脑-垂体-肾上腺轴的功能。

临床表现

库欣综合征典型的体征与临床表现包括:向心性肥胖、满月脸、多血质外貌;颈背部脂肪堆积;易出现瘀斑;皮肤菲薄;伤口不易愈合;紫纹;近端肌无力;情绪与认知功能改变:包括易怒、易哭、抑郁及情绪不安;高血压、骨质疏松、机会致病菌感染及真菌感染,如黏膜皮肤念珠菌病、花斑癣、糠疹;性腺功能紊乱及多毛症。

诊断

对库欣综合征及其亚型做出正确的诊断对指

导治疗有重要的作用。由于库欣综合征具有典型的临床表现,对疑诊皮质醇增多症的患者需检测血浆皮质醇、24h 尿皮质醇及午夜唾液皮质醇的水平,以明确诊断。可进行小剂量地塞米松抑制试验(每 6h 口服地塞米松片 0.5mg,共 2d),以及测定 24h 尿皮质醇浓度(≥20mg)明确自主性皮质醇增多症的诊断。通过测定血浆 ACTH 浓度可以将皮质醇增多症分为两种亚型:ACTH 依赖性的皮质醇增多症(患者体内 ACTH 水平正常或增高)及非 ACTH 依赖性的皮质醇增多症(患者体内检测不到 ACTH)。

对 ACTH 依赖性的库欣综合征患者应进行腺垂体 MRI 的检查。如果影像学检查未发现垂体肿瘤,建议进行肺部的影像学检查,以及静脉注射促肾上腺皮质素释放激素后,从岩下窦部取血测定 ACTH 浓度。

对于非 ACTH 依赖性的皮质醇增多症患者,大剂量的地塞米松抑制试验不能抑制尿皮质醇的分泌。对这些患者进行肾上腺的影像学检查,通常能够显示肾上腺疾病的类型。

治疗原则

对于垂体依赖性的库欣综合征患者,可经蝶骨进行选择性的垂体切除术。手术切除分泌 ACTH 的微腺瘤,长期治愈率接近 80%。如果切除腺垂体后未能根治,可以切除双侧肾上腺,或对垂体进行放疗作为辅助治疗。对于原发性肾上腺皮质疾病或异位合成 ACTH 的肿瘤患者,可选择手术切除肾上腺腺瘤、肾上腺肿瘤或异位合成 ACTH 的肿瘤。对于非 ACTH 依赖性的库欣综合征患者双侧肾上腺呈巨结节或小结节性增生改变时,首选手术切除双侧肾上腺。对经以上外科手术未能治愈的患者给予药物治疗。

与库欣综合征相关的高血压需接受降压治疗,直至外科手术治愈库欣综合征。使用与治疗原发性醛固酮增多症相同剂量的螺内酯可以有效纠正低钾血症。为了更好地控制血压,可加用第二种降压药物(如噻嗪类利尿药)。与皮质醇增多症相关的高血压通常在术后数周恢复正常,在此期间需逐渐减少降压药物的剂量直至停用。

甲状腺与甲状旁腺疾病

甲状腺与甲状旁腺功能异常可以是引起高血压的单独病因,亦可加重原发性高血压。

甲状腺功能异常

临床表现与诊断

甲状腺功能亢进症是甲状腺合成释放过多的甲状腺激素,甲状腺激素与外周组织甲状腺激素受体相互作用所产生的一个临床综合征。甲状腺功能亢进症引起机体代谢增加、增加机体对儿茶酚胺的敏感性。甲状腺功能亢进症患者的心排血量与收缩压通常增高。

甲状腺功能减退症是由于甲状腺激素缺乏所导致的临床综合征。其可导致机体的许多代谢过程减慢。甲状腺功能减退症患者发生高血压的风险较正常人增加 3 倍,通常表现为舒张压增高。

对于临床疑诊甲状腺功能异常的患者,可以通过实验室检查进行确诊。血清甲状腺激素水平增加(甲状腺素与三碘甲状腺原氨酸)及血清促甲状腺激素水平减低(TSH)是甲状腺功能亢进症实验室检查的典型表现。甲状腺功能减退症的实验室检查表现为血清甲状腺激素水平减低及血清 TSH 水平增高。

治疗原则

对于合并有甲状腺功能亢进症的高血压患者,初始治疗可选择 β 肾上腺素能受体阻滞药(如阿替洛尔)来治疗高血压、心悸及震颤。甲状腺功能亢进症的治疗需针对病因:确诊为自身免疫性甲状腺功能亢进症(Graves 病)的患者应接受甲状腺的放射碘(^{131}I)治疗。放射碘治疗不能治愈多结节性甲状腺肿所引起的甲状腺功能亢进症(普卢默病),可以选择甲状腺次全切手术治疗。对于由急性甲状腺炎症所引起的甲状腺功能亢进症,如亚急性甲状腺炎,仅需接受短期(3 个月)的 β 肾上腺素能受体阻滞药。

补充甲状腺激素可以降低大部分合并有甲状腺功能减退症的高血压患者的血压。合成左甲状腺素是治疗甲状腺功能减退症的药物,需根据患者的体重计算左甲状腺素的起始剂量[1.6mg/(kg·d)]。老年患者的服用剂量应稍低[<1.0mg/(kg·d)]。年龄>50 岁的患者及合并有心脏疾病的患者,左甲状腺素的剂量应稍低,每天的总剂量为 25～50mg/d,每 2 周增加 25mg,直至达到靶剂量。服药过程中,需每 2 个月复诊并复查甲状腺功能,直至血清 TSH 浓度恢复正常。

原发性甲状旁腺功能亢进症

临床表现与诊断

高钙血症增加高血压的发生率。高钙血症的最常见病因是原发性甲状旁腺功能亢进症。原发甲状旁腺功能亢进症患者高血压的发生率为 10%～60%。大多数甲状腺旁腺功能亢进症的病因是甲状旁腺存在良性的、单发的腺瘤。然而,当合并有 MEN 综合征时,甲状旁腺功能亢进症的病因常常是 4 个甲状旁腺均增生。

大多数原发性甲状旁腺功能亢进症患者没有明显的临床症状,其主要临床表现为慢性高钙血症的不良反应:如多饮、多尿、便秘、骨质疏松、肾结石、消化性溃疡病及高血压。原发性甲状旁腺功能亢进症的典型实验室检查表现为高钙血症、低磷血症及血清甲状旁腺激素水平增高。对于高钙血症的患者,测定血清甲状旁腺激素水平是诊断原发性甲状旁腺功能亢进症的特异性检查。如血清甲状旁腺激素水平没有增加,应回顾患者的临床资料并查找除甲状旁腺以外可以引起高钙血症的病因:如嗜铬细胞瘤、甲状腺功能亢进症、肿瘤、多发性骨髓瘤、维生素 D 中毒及肉瘤样病。

治疗原则

甲状旁腺功能亢进症的治疗首选手术切除甲状旁腺。术中需进行颈部探查,并识别 4 个甲状旁腺。散发病例可切除单发腺瘤。对于确诊为 MEN 的病例,对甲状旁腺进行次全切除(3.5 个甲状旁腺)具有治疗意义。

肢端肥大症

临床表现与诊断

由分泌生长激素的垂体肿瘤长期分泌生长激素(GH)过多导致肢端肥大症这一临床综合征。慢性生长激素分泌过多可以导致以下临床表现:肢端与软组织过度生长,牙齿稀疏,关节腔内软骨组织与滑液过度增生导致的退行性关节炎、语言钝浊、皮肤多汗、多脂、神经周围组织肥厚导致神经卡压综合征(如腕管综合征)、心功能不全及高血压。20%～40%肢端肥大症患者合并有高血压。

肢端肥大症的患者具有典型的外貌,包括:面部特征粗化,下颌突出,额部隆起,指(趾)粗短,掌趾肥厚。通常,患者会经历所穿戴的袜子、手套、耳环及帽子的尺寸逐渐增加,而上述变化进展很慢,很少引起患者本人、家庭成员及内科医生的注意。

诊断肢端肥大症须符合两个标准:①口服葡萄糖 75～100g 后,生长激素的水平未被抑制在 1mg/L 水平以下;②血清胰岛素样生长因子 I 水平增高。对垂体进行 MRI 检查可以作为实验室评价肢端肥大症的补充检查。

治疗原则

具有肢端肥大症的临床表现与体征,以及实验室检查确诊为肢端肥大症的患者均应接受治疗。治疗的目的是预防生长激素分泌过多所引起的长期不良预后,切除垂体肿瘤并保留正常的垂体组织及功能。如有必要,垂体切除术后可以联合药物治疗和(或)放疗。通过治疗生长激素的过度分泌,通常可以有效地控制与肢端肥大症相关的高血压。如手术不能治愈,高血压通常对利尿药的治疗反应良好。

第 31 章
顽固性高血压
Resistant Hypertension

Maria Czarina Acelajado and David A. Calhoun

刘震宇　译

顽固性高血压(RHTN)定义为在按照正规剂量使用了 3 种不同种类的降血压药物,且其中包含了利尿药的情况下,血压仍高于控制目标的情况。患者使用 4 种或以上的降血压药物控制血压也认为存在 RHTN。导致 RHTN 的重要危险因素包括了老年、肥胖、慢性肾功能不全(CKD)、糖尿病、阻塞性睡眠呼吸暂停(OSA)、高盐饮食、美籍非洲人种和女性。

RHTN 的确切患病率尽管目前尚不清楚,但是可以知道不在少数。一项 14 年的回顾性研究对于高血压专科门诊患者进行观察,结果显示 RHTN 的总患病率是 18% 并且随时间而增加。另一个回顾研究通过初级医疗网对于美国东南部患者进行观察,显示有多达 16.2% 的高血压患者根据定义,即需要使用 3 种或 3 种以上降压药物控制血压,符合了 RHTN 的诊断标准。在这当中,12.7% 的患者使用 3 种或 3 种以上的降压药物后血压仍然超过 140/90mmHg,而 3.5% 的患者需要使用 4 种或更多的药物才能控制血压。而根据来自于大样本预后研究的前瞻性资料估测 RHTN 的患病率为 20% ～ 30%。预计 RHTN 的患病率会增加,其主要原因是人口老龄化,以及肥胖、睡眠呼吸暂停、糖尿病和 CKD 的患病率逐渐增加。

假 抵 抗

顽固性高血压这一名词并不是未被控制的高血压的同义词(框 31-1)。后者血压未被控制的原因包括了不适当的血压测量技术、患者服药依从性差或存在"白大衣高血压"。"白大衣高血压"是指患者在诊室测量的血压要高于其他场所,如家中或工作场所等,所测量的血压。这些假抵抗的原因需要考虑

并加以纠正。

框 31-1　术语的定义

顽固性高血压

　　已使用三种或更多的降压药物血压仍控制不理想,药物已达最佳剂量并且包含了利尿药

假抵抗

　　因为"白大衣高血压"的影响、服药依从性不佳或测量血压方式不正确而导致血压控制不理想

依从性差可能很难被发现,尤其对于那些因血压未被控制而就诊却坚持认为自己是按医嘱服药的患者。一项回顾性研究显示有 16% 的 RHTN 患者在就诊时被发现并未规律服药。在一前瞻性纳入41 例 RHTN 受试者的研究中,通过电子设备监测依从性发现 20% 的患者没有依从治疗方案服用降压药。在这个研究中,在未改动降压方案的情况下,仅仅通过监测依从性就使得患者的平均血压由156/106mmHg 降至 145/97mmHg,并且有 1/3 的患者在 2 个月后血压达标(<140/90mmHg)。依从性不好的原因大部分是由于忘记服药、药物不良反应和自认为药物无效。鉴于此种考虑,简化降压治疗方案,例如使用一天 1 次的长效制剂和使用复合制剂减少药物数量,可能会有助于提高依从性。此外,在门诊询问患者有无药物不良反应发生并纠正其对药物的错误认识可能也会有所帮助。

诊 断

虽然 RHTN 常常是根据传统临床血压测量来诊断,但是家庭血压监测被越来越多地用于评估血压控制情况和诊断所谓白大衣高血压(就诊时血压

升高)。如同在诊室一样,患者在家测量血压应该静坐在椅子上、双脚平放、腿不交叉、背部有支撑、手臂与心脏在同一水平放在桌面上或工作台面上。要准备适合手臂大小的血压计袖套。每次测量应读取2~3个测量值,在早上和晚上测量时均应如此。应该建议患者在血压测量期间避免说话,并且避免在吃完饭、吸烟、活动后 30min 内进行血压测量,因为这些均会影响到测量结果。家中的血压测量首选经肱动脉的电子血压测量仪器,因为其使用简便及发现与标准的诊室听诊方式测量一样可靠。尽管腕式的血压监测计较不可靠,但是对于那些病态肥胖手臂无法测量血压的患者是可以考虑使用的。不过,常规使用腕式血压计来监测血压的可靠性还需要进一步评估。

家庭血压监测被越来越多用来补充诊室血压监测的不足以及帮助制定合理的治疗方案。尽管诊室血压监测有无法克服的缺点——主要是少数或单次的血压测量可能无法反映患者日常的血压情况——但这可通过以下方法来改进,包括增加每次就诊时血压测量的次数;试图通过避免取近似数,即通常近似为最接近的 5~10,来去除对末位读数的偏好;将血压值读为 2 的倍数,即与大部分血压计的标线数值相一致。将诊室外和诊室血压相结合能够使临床医生了解患者的整体血压情况并且制订出合理的治疗方案使血压达标。

动态血压监测

24h 动态血压监测(ABPM)是测量诊室外 24h 期间的血压,能够提供较好的血压评估及 24h 的血压情况。测量 24h ABPM 能够监测到正常的勺形趋势——夜间血压值较白天下降 10%~20%,若无上述表现,指的就是非勺形趋势:血压晨峰,即早晨醒来后血压升高,并伴随血压的变异性。这些指标的异常已经证实和高血压患者心血管(CV)风险增加相关,尤其是那些 RHTN 的患者。24h ABPM 和心血管事件的风险较诊室血压更为紧密。一项研究纳入在已经给予包含利尿药在内的 3 种降压药后舒张压(DBP>100mmHg)仍未控制的 86 例患者,其心血管风险的定义为在平均随访 49 个月期间出现靶器官损害,如左心室肥厚(LVH)、视网膜病变、血清肌酐升高和致命或非致命性心血管事件——最高的患者是那些动态血压测量的 DBP 位于最高 1/3(DBP>97mmHg)的患者,即使在分析时排除了既往曾发生过心血管事件的患者后结果也如此。即使

诊室基线血压在动态血压测量的 DBP 3 分组的各组之间相似时,也得出同样结果提示 ABPM 能更好识别 RHTN 患者中具有更高风险的患者。

至少在美国医疗体系中,24h ABPM 的费用较高,使得用其来监测治疗反应不太现实的。故目前情况下,其尚无法取代诊室和家中血压测量的方式指导 RHTN 患者的血压治疗。当家中和诊室血压测量不足以做出临床判断时,ABPM 可以用来辅助评估 RHTN 患者的诊断并且制订治疗方案。这种情况可见于白大衣高血压或隐匿性高血压——指的是诊室血压测量正常而诊室外血压升高,怀疑上述情况但是用家中或诊室血压测量来评估有困难,例如当自行测量值和(或)家中血压测量值在临界值边缘时(125/75~135/85mmHg)。ABPM 也能帮助评估复杂降压治疗方案的疗效,尤其在排除因为多药治疗而引起的夜间低血压。此外,24h ABPM 在未来高血压诊断上的价值会愈来愈重要,近期由英国国家卫生及临床优化研究所(NICE)公布的指南主张使用 24h ABPM 来确认高血压的诊断,若无法使用 ABPM 时可考虑家中血压监测,而不再单纯地依靠诊室血压进行诊断。若有适当法规或保险公司改变支付政策的支持,会有更多的推荐使用 24h ABPM 来确诊高血压。

心血管风险

早期的研究显示,在 49 个月的随访中,RHTN 患者较那些血压控制的患者有较高的心血管事件发生风险,例如心肌梗死(MI)、卒中、短暂性脑缺血发作(TIA)或进展性心力衰竭。这些发现也在另一项研究中得到印证,显示由 24h ABPM 确诊的 RHTN 患者较没有 RHTN 患者有更高的卒中、心力衰竭和 MI 风险。此外,RHTN 患者也有较高的靶器官损伤发生率,包括左心室肥厚、视网膜病变、肾病和颈动脉内膜疾病。RHTN 患者较血压控制的患者有较高的脉冲波传导速度(PWVs),意味着这些患者有较高的血管僵硬度,后者另一个 CV 高风险的标志物。近期也发现 RHTN 患者有较高的合并症发生率,包括糖尿病、肥胖和 OSA,这些均和 CV 风险增高相关。

高血压的继发原因

RHTN 患者中继发性高血压的发生较一般高血压人群更为多见(框 31-2),尤其是 RHTN 患者中

原发性醛固酮增多症和 OSA 较非 RHTN 患者更为常见。同样,CKD 可能是长期、难以控制的高血压的原因或结果和肾动脉狭窄多见于 RHTN 的患者,但是其确切的患病率尚不清楚。

框 31-2　继发性高血压的原因

常见

　肾实质性病变
　阻塞性睡眠呼吸暂停
　肾动脉狭窄
　原发性醛固酮增多症

不常见

　嗜铬细胞瘤
　库欣综合征
　甲状旁腺功能亢进症
　主动脉缩窄
　颅内肿瘤

对于 RHTN 患者存在高血压继发原因的筛查策略总结于表 31-1。肾功能通常根据测量血清肌酐、计算估测的肾小球滤过率(eGFR)及检查次尿标本中有无蛋白尿来评价。每 1 例 RHTN 患者都应该评估肾功能,因为其对于选择治疗药物和确定血压目标值(患者有 CKD 和蛋白尿时 < 130/80mmHg)有关。此外,由于 RHTN 患者中原发性醛固酮增多症和 OSA 的患病率高,因此每位 RHTN 患者都应该行血浆醛固酮/肾素比例检测及行 OSA 临床评分,例如柏林问卷或 Epworth 睡眠量表。一旦筛查阳性则应该行确证试验(表 31-1)。对于其他的继发性原因,根据临床需要可能需要进行筛查。当筛查和(或)确证试验有提示或者明确了继发疾病的存在,应该将患者转诊至相关专科协助诊治(表 31-1)。

阻塞性睡眠呼吸暂停和顽固性高血压

威斯康辛睡眠队列研究显示在阻塞性睡眠呼吸暂停的严重程度、高血压的严重程度和发展为高血压的风险之间呈直接的线性关系。在这个研究中,发展为高血压的可能性随着 OSA 的严重程度增加而增加;对于中到重度 OSA,定义为睡眠呼吸暂停低通气指数(AHI)超过 15 次事件/h 的患者,在 4 年的随访中出现血压升高的机会是无呼吸暂停或低通气事件患者的 2.89 倍。一般说来,1h 睡眠中每额外增加 1 次呼吸暂停或低通气事件与收缩压(SBP)升高 2 倍有关。

OSA 与 RHTN 呈明显及独立的相关关系。在一项早期研究中,由 24h ABPM 确诊的 RHTN 患者不管有无睡眠相关体征均进行过夜的多导联睡眠图检测,结果显示 OSA(定义为 AHI 超过 10 次事件/h)非常常见,在研究受试者中占到 83%。近期一项基于相同人群的研究也证实 RHTN 患者较那些血压控制良好的患者有较高的 OSA 患病率。另一个不同设计的研究将 OSA 患者筛选出来并评估其血压控制的情况,结果显示 OSA 越严重则血压越不容易控制,虽然这些患者未必是 RHTN,但大多均接受了合理且积极的降压治疗(82% 血压控制不理想的患者已使用超过两种以上的降压药物)。值得注意的是,在年龄、体质量指数和血压相同情况下,OSA 在男性比女性更为常见(96% vs. 65%;$P = 0.014$)并且更为严重[平均 AHI(32.2±4.5)事件次数/h vs. (14.0±3.1)事件次数/h;$P = 0.004$]。

OSA 与 RHTN 的密切关系与睡眠中因间断低氧所导致的交感神经系统激活有关。然而,近期研究提示发生在夜间的喙液移位可能是 RHTN 患者中 OSA 患病率高的主要原因。在 OSA 患者中,喙液移位已被颈围和腿围在睡前和睡后发生变化所证实。RHTN 患者与血压控制平稳患者相比,颈围增加更明显而腿围减少更明显(P 值分别为 0.02 和 0.001)。

持续正压通气(CPAP)是对于 OSA 患者睡眠质量差的一种治疗选择,但其在 OSA 高血压人群中仅能适度地起到降压作用。一项针对纳入 OSA 合并高血压患者的研究的荟萃分析显示,经过 CPAP 治疗后血压平均下降了 2.5/1.8mmHg,在血压基线值更高、更为肥胖及 OSA 更严重的患者中,获益更大。另一项针对使用 ABPM 的、安慰剂对照的 CPAP 试验的荟萃分析也证实了上述发现,结果显示 CPAP 的使用使 24h 动态平均动脉压(MAP)仅下降 1.69mmHg(95% CI:−2.69~−0.69),而夜间血压降低最为明显(夜间 SBP 下降 2.82mmHg;95% CI:−5.48~−0.18;$P = 0.03$)。

上述结果提示患者的高血压越严重,例如 RHTN 患者,从 CPAP 的治疗中获益越大。一项观察性研究显示,OSA 合并 RHTN 的患者较没有合并 RHTN 的患者在使用 CPAP 治疗 1 年后血压下降更明显;有 RHTN 者平均 MAP 变化是 −5.8mmHg,而没有 RHTN 者是 −0.8mmHg($P = 0.53$)。有意思的是,在这个研究当中只有血压基线值和使用利尿药可预测在 CPAP 治疗后的血压下降,而非 AHI 或 CPAP 使用的小时数。一个前瞻性研究纳入了 33 例 OSA 合并 RHTN 的患者,显示 CPAP 明显降低 24h SBP 达 5.2mmHg 及降低夜间 SBP 达 6.1mmHg,而夜间血压呈勺形下降的患者比例在 CPAP 治疗后由 9.1% 增加至 36.4%。此外,另一项研究在 OSA 合并 RHTN 的患者中对比了 CPAP 和传统降的药物治疗的疗效,结果显示每晚使用 CPAP 超过 5.8h 在治疗第 3 个月时,使 24h 动态血压下降了 10/7mmHg,并且使夜间血压呈勺形下降的患者比例增加(51.7% vs. 24.1%)。

表 31-1　高血压的继发原因

继发性原因	筛查试验	确证试验	治疗
较常见			
原发性醛固酮增多症	醛固酮/肾素比	口服盐负荷	根据病因
		等张盐水输注	手术(单侧肾上腺切除)
		氟氢可的松抑制试验	药物治疗(盐皮质激素拮抗药)
		卡托普利抑制试验	转诊合适专科医生
阻塞性睡眠呼吸暂停	柏林问卷	多导联睡眠图	持续正压通气呼吸机
	Epworth 睡眠量表		手术(悬雍垂腭咽成形术)
	多导联睡眠图		转诊合适专科医生
肾实质病变	肾功能检查(血清肌酐、估测的肾小球滤过率)	决定肾功能不全病因	根据病因
	肾超声		转诊合适专科医生
肾动脉狭窄	肾动脉多普勒	肾动脉造影	血管成形术±支架置入
	磁共振血管成像		转诊合适专科医生
	CT 血管成像		
不常见			
库欣综合征	尿皮质醇	低剂量地塞米松抑制试验	根据病因(手术、药物性肾上腺切除、放疗)
	午夜唾液皮质醇	血浆 ACTH	转诊合适专科医生
	地塞米松抑制试验	垂体影像学或肾上腺 CT	
嗜铬细胞瘤	血浆甲氧基肾上腺素	核素显像(如 MIBG 扫描)	外科肿瘤去除手术
	尿甲氧基肾上腺素		转诊合适专科医生
甲状旁腺功能亢进症	血清钙水平	甲状旁腺激素水平	根据病因
	甲状旁腺激素水平		转诊合适专科医生
主动脉缩窄	2D 超声心动图	经食管超声心动图	缩窄处血管成形和支架置入
		磁共振成像	外科手术
		心导管	转诊合适专科医生
颅内肿瘤	脑的影像学检查(如头颅 CT、磁共振成像)	根据筛查的发现	根据肿瘤的病因
			转诊合适专科医生

2D. 2 维;ACTH. 促肾上腺皮质激素;CT. 计算机断层扫描;MIBG. 碘-131 或碘-123-间碘苄胍

建议 RHTN 患者夜间保证充足睡眠是重要的,因为夜间睡眠缺乏会使血压升高并且使高血压患者的血压难以控制。尽管 OSA 因为多次的呼吸暂停及低通气事件干扰了睡眠可能是 RHTN 患者睡眠时间缩短的最主要原因,但目前已经证实 RHTN 患者本身就较血压正常或控制稳定患者的睡眠效率更低,并独立于 OSA 的存在。一项研究显示,RHTN 患者与血压正常或控制稳定的患者在 AHI 匹配的情况下,RHTN 患者的总睡眠时间(分别为 33.8 和 37.2min;两者 P 值均 0.02)和快速动眼(REM)睡眠时间(分别为 9.6min P = 0.06 和 11.6min P = 0.04)较短。虽然这些研究并没有建立因果关系,但提示睡眠缺乏可能导致是高血压治疗抵抗的原因，并且独立于 OSA 的存在；反过来说，RHTN 也可能会导致睡眠质量差。而对于 RHTN 患者而言，提高睡眠质量是否有助于控制血压和改善心血管预后则还需要进一步观察。

原发性醛固酮增多症和顽固性高血压

原发性醛固酮增多症（PA）在 RHTN 中常见，其特征是肾上腺过度表达醛固酮并且抑制肾分泌肾素。PA 的患病率是通过由醛固酮-肾素比值进行筛查，并由氟氢可的松试验进行确证；其患病率在 RHTN 患者中（14%～21%）明显高于一般高血压人群（5%～10%）。例如，在转诊至位于伯明翰阿的拉巴马大学高血压门诊 88 例 RHTN 患者中，有 18 例（20%）在服用高盐饮食（尿钠排泄＞200mEq/d）后，24h 尿醛固酮排泄呈高水平（＞12μg）而同时血浆肾素水平受抑制[＜1ng（ml·h）]，从而确诊了 PA。其他研究也显示了在 RHTN 患者中具有类似的 PA 患病率。

醛固酮的过度分泌可能导致 RHTN 患者产生治疗抵抗并增加其心血管的风险。过多的醛固酮通过非基因机制作用与盐皮质激素受体，影响细胞容量、氧化还原状态和血管功能，从而导致内皮细胞功能障碍、血管僵硬、纤维化、促进氧化应激和炎症反应。在临床上，高血压合并 PA 的患者与没有 PA 生化证据的患者相比，具有更高的靶器官损伤（LVH、蛋白尿和视网膜出血）的发生率。由于 RHTN 患者的 PA 患病率高及心血管风险高，故需要强调在 RHTN 患者中筛查 PA 的重要性。

之前认为低钾血症是 PA 诊断的先决条件，而目前则认识到其是疾病的晚期表现，当其不存在时不应排除 PA 的诊断。在存在 RHTN 和 PA 生化证据的 20 例患者中，血清钾离子水平介于 3.7～4.7mmol/L。另一个包含 216 例高血压患者的研究显示，71% 的患者存在 RHTN，71% 的 PA 患者的血钾水平正常（3.7～4.2mmol/L）。显而易见，由于 RHTN 患者中 PA 的患病率高，即使没有低钾血症医生也不能延误对 PA 的筛查。

在 RHTN 患者中 PA 和 OSA 都很常见。在一项对 114 例 RHTN 患者的前瞻性评估中，报道了 PA（由 24h 尿醛固酮排泄量确诊）和 OSA（使用柏林问卷筛查）的患病率均增加。在那些根据柏林问卷调查归类为高危 OSA 的患者中，诊断为 PA 的机会是低危 OSA 患者的 2 倍。后续的研究显示，在

RHTN 患者中，血浆醛固酮水平与 AHI 相关，而此相关性未见于血压控制良好的患者。反过来说，在 RHTN 合并醛固酮增多症的患者中，睡眠呼吸暂停的严重程度和醛固酮水平过度增高相关。这些发现支持以下假说，即醛固酮增多、OSA 和 RHTN 可能存在因果关系，并且 OSA 和 PA 都与高血压治疗抵抗有关。因此，在 RHTN 患者中对这些情况进行筛查是很重要的，并且在需要时应在常规降压治疗的基础上对上述情况进行合理的治疗。

干 扰 药 物

同时口服那些已知会引起血压升高的药物可能会使 RHTN 的治疗复杂化。非甾体消炎药物（NSAIDs）和选择性环氧化酶-2（COX-2）抑制药即是其中最常见的两类药物。其余已知能干扰血压控制的药物列于框 31-3。医生在接诊时应该询问患者有无使用这些药物，并且患者在使用这些药物时也应接受医生的指导。

框 31-3　能够干扰血压控制的药物

非甾体消炎药（非选择性和 COX-2 选择性药物）

拟交感神经药物（减肥药、解充血药、可卡因）

安非他明和类安非他明类药物，包括莫达非尼

外源性激素（糖皮质激素和盐皮质激素）

酮康唑

抗抑郁药（MAO 抑制药、三环类抗抑郁药）

抗焦虑药，如丁螺环酮

酒精

咖啡因

口服避孕药和外源性雌激素，包括达那唑

免疫抑制药，尤其是环孢素

红细胞生成素

止吐药（胃复安、阿立必利）

天然甘草，常见于口服烟草制品

麻黄属植物（麻黄）

COX. 环氧化酶；MAO. 单胺氧化酶

膳食钠

过量的膳食钠是导致治疗抵抗的重要原因。一项随机交叉的研究纳入 12 例 RHTN 患者，分别给予低钠（50mmol/d）或高钠（250mmol/d）饮食 1 周后，服用低钠饮食的患者（P=0.0008）与服用高钠饮食的患者（P=0.0065）相比，平均诊室收缩压和

舒张压下降了 22.7/9.1mmHg。动态血压监测的结果与诊室血压结果相似:服用低钠饮食的患者与服用高钠饮食的患者相比,24h 平均血压降低 20.1/9.8mmHg(两者 *P* 值均为 0.000 2)。24h 尿钠排泄量证实了两组患者服用了应该服用的食物,两组的平均值分别为 46.1mmol/L 和 252.2mmol/L。服用低钠饮食的受试者的血浆肾素水平(PRA)增加(+1.85ng/ml/h;*P* = 0.004 2)和脑钠肽水平下降(−23.2 pg/ml;*P* = 0.004 1),与血容量的减少一致。因为所有的受试者均接受了稳定剂量的氢氯噻嗪(25mg/d)治疗,这些结果有力证实了持续体液潴留会导致治疗抵抗,并且治疗抵抗一定程度上与饮食中钠的增加相关。

上述资料提示减少膳食钠摄入应该被纳入 RHTN 患者的治疗中。鉴于大多数患者倾向于低估其每天膳食钠的摄入量且使膳食钠的减少达到有治疗意义的程度可能不易实现,因此将患者转诊至营养专家接受专业的饮食建议是必要的。

药 物 治 疗

在筛查了导致血压控制不理想的潜在的、可纠正原因,如假抵抗、干扰药物和继发因素后,应对患者的降压治疗方案进行评估。RHTN 的定义是假定患者正在服用至少 3 种已达最佳剂量的药物,而且也认识到患者的年龄、并发症如 CKD 或充血性心力衰竭及药物不良反应可能会限制最大剂量的使用。医生也需要评估联合用药方案是否合理,以及联合用药方案是否包括了作用机制互补的药物以使疗效最大化并减少不良反应发生可能性。在我们的临床实践中,在无禁忌证的患者中,联合使用肾素-血管紧张素系统(RAS)抑制药,如血管紧张素转化酶(ACE)抑制药或血管紧张素 Ⅱ 受体拮抗药(ARB)、钙离子通道拮抗药(CCB)和噻嗪类利尿药最为常见。如后续讨论,即使在缺乏醛固酮过度分泌证据的情况下,我们对于 RHTN 患者第 4 种降压药的选择也是盐皮质激素受体拮抗药。选择用第 5 种、第 6 种或第 7 种药物通常具有一定挑战性,应该结合患者的具体情况来决定。

利尿药

不论是否存在醛固酮过度分泌的证据,RHTN 患者即使在使用了 RAS 阻滞药和利尿药之后仍然存在容量负荷过多的情况。这一点被下列证据所支

持,即 RHTN 患者的 BNP 水平升高及左、右心室舒张末容积增加,且与醛固酮水平无关(图 31-1)。

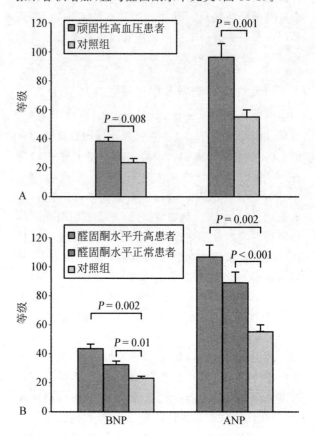

图 31-1　顽固性高血压(RHTN)患者与对照组以及 RHTN 中醛固酮水平正常或升高患者与对照组的心房利钠肽(ANP)和脑利钠肽(BNP)水平比较

可以看到 ANP 及 BNP 水平由对照组、RHTN 醛固酮水平正常患者至 RHTN 醛固酮水平升高患者呈明显的增加

在那些已在两个大学级别高血压门诊就诊过的 RHTN 患者中,降压药物使用不充分,主要是源于利尿药的使用不足(不适当的低剂量、不合适的药物种类,根本没有使用),是表面上表现为治疗抵抗的最常见的原因(在所有患者中占 54%)。当将治疗方案进行适当调整后,加用利尿药、增加利尿药的剂量,或根据患者的肾功能情况改用另外一种利尿药,可使 65% 的患者血压达标。这些发现强调了在上述患者中容量增多在导致治疗抵抗中所起的重要作用。

在利尿药中,大量的随机对照试验结果证明噻嗪类能够降低心血管死亡及发病率,同时容易获得并且价格低廉故常作为治疗首选。其中氯噻酮由于被多个大型试验证实能够获益,成为很多高血压专

科医生的首选药物。在降压降脂治疗预防心脏发作的试验（ALLHAT）中比较了氯噻酮、氨氯地平和赖诺普利降低心血管死亡率的疗效，氯噻酮在一些次要终点如预防心力衰竭方面的疗效要优于另外两者。在美国，噻嗪类利尿药大多为复方降压制剂，24h ABPM 测定显示氯噻酮降低 SBP 要比氢氯噻嗪更有效。氯噻酮在 25mg/d 剂量下可降低 24h 平均 SBP（12.4±1.8）mmHg，其效果优于氢氯噻嗪 50mg/d 的剂量疗效[（7.4 ± 1.7）mmHg；$P=0.054$；图 31-2]。氯噻酮和氢氯噻嗪相比更为有效、作用时间更长及对血压的降幅更明显。

盐皮质激素受体拮抗药

根据我们的实践报道，在已接受 3 种降压药物方案包括 RAS 阻滞药（ACE 抑制药或 ARB）和足量利尿药的 RHTN 患者中给予低剂量螺内酯（12.5～25mg/d）治疗，6 个月后显示血压能够明显的下降 25/12mmHg（图 31-3）。在第 6 个月末的随访显示医嘱上降压药物的数量较基线明显减少（4～3.5；$P<0.05$）。不论患者有无原发性醛固酮增多症或是美籍非洲人还是白种人，其血压变化的反应都是类似的。同样的，对于 175 例 RHTN 患者给予较高剂量螺内酯（25～100mg/d）作为第 4 或第 5 种降压药物治疗 7 个月，平均诊室血压及 24h ABPM 分别下降 14/7mmHg 和 16/9mmHg（$P<0.001$）。腰围较大、动脉 PWV 较低（动脉僵硬度较低）和血钾水平较低者对于螺内酯治疗后降压反应较明显。而血清醛固酮或是肾素水平均和预测螺内酯治疗后血压反应无关。在接受螺内酯剂量滴定至 100mg/d 的 31 例患者中，血压降低的反应与使用 25mg/d 或 50mg/d 剂量治疗时并没有不同。更重要的是，这种反应也见于常规的利尿药治疗（研究中 100％的患者）。

益格鲁-斯堪的那维亚心脏终点研究（ASCOT）对于血压控制不理想的 1411 例患者，螺内酯在平均 2.9 个降压药物基础上作为四线用药。螺内酯使用的中位剂量为 25mg/d、治疗平均时程 1.3 年，患者血压平均下降了 21.9/9.5mmHg（$P<0.001$）。另一个研究，在已使用包含了 RAS 阻滞药和噻嗪类利尿药（苄氟噻嗪 2.5mg/d，80.4％的患者使用）的 3 种降压药方案上加用螺内酯 25～50mg/d 可使血压降低 21.7/8.5mmHg。而那些减重明显（平均 0.75kg）的患者在加用螺内酯后血压降幅最大（40.3％的研究患者血压下降幅度＞30mmHg），虽然与基线相比没有明显统计学差异。

上述研究显示在原本包含了 RAS 阻滞药（ACE 抑制药或 ARB）的治疗方案中加用螺内酯会有强力的降压作用。在 RHTN 且肾功能正常患者中相比于双重 RAS 阻滞药（ACE 抑制药加上 ARB），单一 RAS 阻滞药（ACE 抑制药或是 ARB）加上螺内酯 25mg/d 能够产生更好的降压效果。螺内酯加上 ACE 抑制药或 ARB 治疗 12 周能够降低 24h BP 达 20.8/8.8mmHg，而双重 RAS 阻滞药的降压幅度为 12.9/7.1mmHg（$P<0.0001$）。因此，单一 RAS 阻滞药加上螺内酯（56.4％）比双重 RAS 阻滞药（20.5％）能更有效的使患者血压控制达标（＜140/90mmHg）。

由醛固酮增多引起的液体潴留能够被螺内酯纠正。在 37 例 RHTN 合并高醛固酮血症的患者中给予螺内酯（起始剂量为 25mg/d 并在 4 周内逐渐滴定至 50mg/d）治疗，3 个月内患者的右心室和左心室舒张末容积、左心房容积以及经由心脏磁共振成像（MRI）测定的左心室质量明显减小。这些改变在治疗 6 个月时仍然持续，并且独立于诊室收缩压和 BNP。相比之下，对于 RHTN 醛固酮水平正常的患者使用螺内酯可以降低诊室收缩压和左心室质量指数，但右心室和左心室舒张末容积、左心房容积或 BNP 则没有变化。这些结果提示我们当患者存在醛固酮分泌过多，给予螺内酯可通过大量减少血管内容积而降低 BP，然而，当患者醛固酮水平正常时，醛固酮则通过促进血管扩张和降低外周血管阻力降低 BP。

对于高血压患者，在高钠膳食下醛固酮过量和盐皮质激素受体激活不仅引起水钠潴留和血压升高，更重要的是能够导致内皮功能损伤、氧化应激、炎性反应和纤维化，因此会促进心血管重构和肾功能损伤。如同之前所述，想要明显降低患者膳食钠的摄入并不易达到且难以维持，在这种情况下盐皮质激素受体拮抗药对于减低高钠膳食和存在醛固酮过量患者的靶器官损伤就显得尤为重要。

对于 RHTN 患者，使用醛固酮的获益不仅仅只是在血压降低方面。在未使用过螺内酯的继发性高血压患者中，给予螺内酯（50mg/d）治疗后可降低血管僵硬度，后者通过测量增强指数和 PWV 来获得。醛固酮的这种作用即使在校正了血压降低所起的作用后仍然存在。

一项小型的初步研究纳入 12 例 RHTN 合并中到重度 OSA（AHI≥15 事件次数/h）、并持续口服噻嗪类利尿药患者，给予螺内酯治疗 8 周（起始剂量

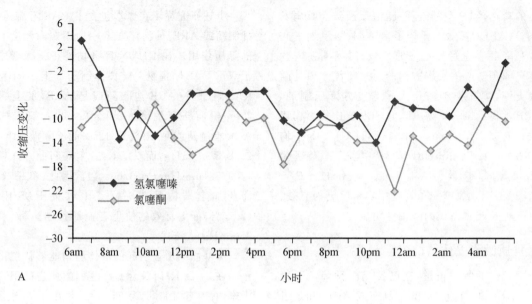

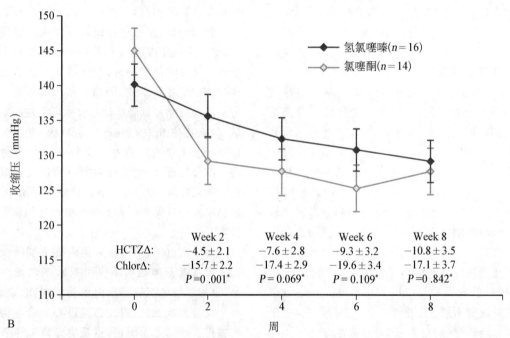

图 31-2　高血压患者使用氯噻酮(Chlor)及氢氯噻嗪(HCTZ)对血压的影响比较

A. 24h 平均动态收缩压变化；B. 平均诊室收缩压变化,平均 24h 动态收缩压的下降,氯噻酮
[(12.4 ± 1.8)mmHg]组较氢氯噻嗪[(7.4 ± 1.7)mmHg;P＝0.054]组明显,这主要来自于两种药
物对夜间收缩压下降的不同影响

25mg/d,在 4 周后滴定至 50mg/d),初步结果显示
用药后由夜间 PSG 评估的 OSA 严重程度有所降
低。醛固酮水平、AHI、低氧指数、仰卧 AHI 和 REM
睡眠期间的 AHI 与基线相比均显著降低(图 31-4)。
此外,颈围和 BNP 在治疗期间也有所下降,虽然并
无显著统计学差异。上述结果表明在噻嗪类药物基
础上加用醛固酮阻滞药利尿效果被强化(表现为治

疗后 PRA 和肌酐水平较高并且 BNP 值有下降的趋
势),可能通过减轻咽部水肿降低上气道阻力来减少
OSA 的严重程度。

螺内酯在 RHTN 患者中是安全并且容易耐受
的。螺内酯的不良反应并不常见,见于 4％～7％的
患者,经常在剂量超过 50mg/d 时出现并且严重程
度常为轻度。这些包括了男性乳房发育或乳房不适

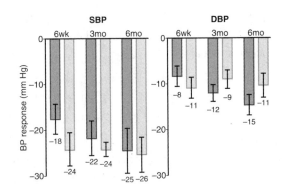

FIGURE 31-3 Eff ect of low-dose spironolactone on blood pressure (BP) in patients with resistant hypertension, with (blue bars) or without (yellow bars) primary aldosteronism. DBP, diastolic blood pressure; SBP, systolic blood pressure. (Data from Nishizaka MK, et al. Efficacy of low-dose spironolactone in subjects with resistant hypertension. Am J Hypertens 2003;16:925-930.)

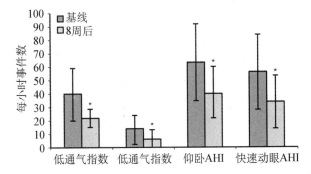

图 31-4 顽固性高血压患者接受螺内酯治疗 8 周后呼吸暂停:低通气指数(AHI)、低通气指数(HI)、仰卧 AHI 和快速眼动(REM)睡眠期间 AHI 的变化

(尤其在男性)、性欲下降及血清钾增高,在停药或减少螺内酯剂量后均是可逆的。血清肌酐增加也可能发生,但是引起明显的肾衰竭相当少见。

其他的降压药物

多沙唑嗪是一种 α_1 肾上腺素能受体阻滞药,能够使得血管扩张和降低外周血管阻力。因为没有随机对照研究的结果显示能够使患者获益所以并不推荐作为一线用药(见第 29 章),但是在使用多种降压药物方案的 RHTN 患者中加用多沙唑嗪对于进一步降压仍是有作用的。一项回顾性研究观察 RHTN 患者使用包括了多沙唑嗪(平均剂量 6.9mg/d)在内的 4~8 种降压药物治疗方案——通常是在利尿药、RAS 阻滞药、CCB 和 β 受体阻滞药基础上作为第 5 种药物,结果显示可以使血压进一

步下降 33/19mmHg,并使 76% 研究受试者血压达标(BP<140/90mmHg)。另一个研究在已使用 3 种降压药方案基础上加用平均剂量 4mg/d 的多沙唑嗪,结果显示 6 个月后血压降低了 16/7mmHg 并且 23% 患者血压水平达标(BP<140/90mmHg)。在 ASCOT 研究中,对于血压控制不理想的患者多沙唑嗪作为第 3 种降压药物可使血压下降 11.7/6.9mmHg,并且使用多沙唑嗪治疗的受试者中有 29.7% 血压达标。在这些研究中受试者对多沙唑嗪均耐受良好,未见明显的心力衰竭。

阿米洛利可直接阻断上皮细胞的钠通道(ENaC),目前已经用于 RHTN 患者。对于 38 例 RHTN 和低血浆肾素活性(其中 17 例为原发醛固酮增多症)患者联合使用阿米洛利 2.5mg/d 和氢氯噻嗪 25mg/d 可降低 BP 31/15mmHg。阿米洛利临床上引起轻微的血清钾和肌酐值增加,耐受性良好。

其他治疗方式

肾交感神经切除

对于已经接受最大推荐剂量降压方案治疗仍持续高血压的 RHTN 患者,学者们也在找寻其他可能用来降低血压的治疗方式。长时间以来,人们已经认识到肾交感神经在高血压发病机制中扮演了重要的角色。传出的肾交感神经刺激肾素分泌,促进钠的重吸收以及减少肾血流,以上均引起血压升高。肾脏的传入信号调节中枢交感的传出和直接引起神经源性高血压。既往曾使用非选择性的外科交感神经切除术来降低血压,但是因为术后并发症——无汗症、性功能和排尿功能障碍、直立性低血压及心动过速,需要长时间恢复及无法预测的结果,与药物降压治疗的有效性和良好耐受性相比,此种治疗方式如今已经被放弃。随着导管介导的射频消融技术兴起,逐渐出现了以选择性阻断肾交感神经降低血压的方法。沿着双肾动脉进行选择性肾动脉导管术及随后低动力射频消融的应用来切除交感神经已经证实可有效地降低 RHTN 患者的血压。一项多中心、前瞻性的随机对照研究纳入了 106 例患者,他们尽管已经接受了 3 种或更多降压药物治疗但血压仍控制不理想(SBP>160mmHg,糖尿病患者则>150mmHg),肾交感神经切除后随访 6 个月其诊室血压可下降(32/12±23/11)mmHg(两者 P 值均<0.001),而仅维持原有降压药物治疗的对照组血压只下降(1/0±21/10)mmHg(P 值分别为 0.77 和 0.83)。手术的并发症包括了股动脉假性动脉瘤(能

够以手压迫来减少)、背痛(1 例患者)、泌尿道感染(1 例患者)、感觉异常(1 例外患者)及 1 例患者因为术后血压明显下降而必须减少降压药物治疗。此外,7 例患者在术中出现一过性心动过缓而需要使用阿托品,但是均没有出现严重后遗症。在随访 6 个月期间,手术患者没有发生肾动脉狭窄或动脉瘤扩大的报道。肾交感神经切除对于常规药物治疗耐药和因为不良反应或不耐受使得药物选择受限的患者是一种有前景的疗法。

压力反射激活治疗

已有研究对使用可置入装置(Rheos;CVRx,Minneapolis,MN)对压力感受器进行电刺激来治疗 RHTN 患者进行了评估。增加压力感受器的激动能够使交感驱动减少并提高副交感张力,由此减低外周血管阻力、心率、心搏出量和血压。一项随机、安慰剂对照、双盲的临床 Ⅲ 期试验纳入平均使用 5.2 种降压药物的 265 例 RHTN 患者,对 Rheos 装置,一种电极通过皮下隧道到达双侧颈动脉窦的可置入式脉冲发生器,进行了评估。随机分配到压力反射激动治疗的患者在随访 12 个月后收缩压下降达 35mmHg,并且和高血压次急症相关的严重不良事件发生率减少达 40%。与操作相关的不良事件的发生率与动脉内膜剥脱术试验所报道的发生率相当,但是未达到预设的(82.5%)的无不良事件标准(试验中的发生率为 74.8%)。在 RHTN 患者中压力反射刺激治疗的风险/获益比还需要更多的研究

进行评估。

高血压专科医生的角色

RHTN 患者常常能够通过转诊至高血压专科医生处就诊而获益。在一项回顾了 20 例 RHTN 患者的研究中,通过转诊至经过鉴定的高血压专科医生、护士、营养学专家和药剂师组成的高血压门诊进行管理,治疗后其血压较首次就诊(平均随访 134d)下降了 15.7/6.6mmHg(P 值分别为 0.004 1 和 0.03)。这些患者中 40% 血压达到小于 140/90mmHg 的目标,并且并没有明显增加降压药物治疗的数量,但是大多数患者的降压方案都有所改动,即更多使用了利尿药和螺内酯并且减少了中枢性降压药物的使用(30%～5%)。

在一个大学附属的高血压门诊,随访评估发现 52% 的 RHTN 患者 BP 水平达标(没有并发症患者<140/90mmHg,而伴有糖尿病或 CKD 患者<130/85mmHg)。在研究末期,患者总体平均血压由 169/94mmHg 降至 142/82mmHg。大多数患者治疗抵抗治疗的原因是药物治疗不充分,在加用利尿药,或是增加利尿药剂量,或根据肾功能换用正确种类的利尿药后血压都有改善。

对于经过 6 个月适当更改治疗方案但血压仍高于目标值的 RHTN 患者建议转诊高血压专科医生进一步评估和管理。此外,对于怀疑或发现继发原因引起血压持续升高者也应被转诊给合适的专科医生进行处理。

第 32 章
高血压危象

Hypertensive Crisis

Brigitte M. Baumann and Raymond R. Townsend

刘学波 译

概　述

20 世纪 90 年代初至 2008 年，美国成年人（＞18岁）的高血压病发病率从 24％升至 29％。全世界范围内，据统计目前有 100 万高血压病人群，到 2025年，预计将会增至 160 万。这些人群中，小部分患者血压会急剧升高，引起高血压危象。部分患者血压升高的同时还合并有器官损害，被定义为高血压急症，需要立即控制血压，防止合并症的出现和死亡。这一章就高血压急症的定义、流行病学、病理生理学、病情评估和治疗进行讨论。

定　义

高血压亚急症

高血压亚急症是指患者就诊时血压显著升高

（收缩压≥180mmHg 或舒张压≥120mmHg），但不合并急性的中枢神经系统、心血管系统或肾靶器官损害。高血压亚急症的患者，需要在几小时至几天内降低血压，可以在门诊接受治疗。

高血压急症

高血压亚急症和高血压急症患者都有血压的显著升高，但是有两点不同。高血压急症最重要的特点是急性的靶器官损害，其次才是血压升高，靶器官损害通常由血压急剧升高引起。治疗方面，高血压急症患者需要在几分钟至几小时内降低血压，防止合并症和死亡的发生。

高血压危象

高血压危象包括高血压亚急症和高血压急症，这一诊断更多地反应的是血压绝对水平的升高。框32-1 列出了高血压危象的主要病因和临床表现。

框 32-1　高血压危象的临床表现和病因

常见	**肾**
慢性高血压病患者血压急性升高	肾血管性高血压
药物作用，尤其是拟交感神经药物如可卡因、安非他命、盐酸苯环　利定、麦角酸酰二乙胺、节食丸、三环类抗抑郁药物	肌酐增高的慢性肾实质疾病
停用降压药引起的停药综合征，常见于中枢作用药物如可乐定和　β 受体阻滞药等	硬皮病肾危象和其他胶原血管疾病
	急性肾小球肾炎
服用含酚胺食物或其他含有 MAO 抑制药的拟交感神经类药物	泌肾素瘤
嗜铬细胞瘤	**神经系统**
血管炎	缺血性卒中、颅内出血、蛛网膜下腔出血
吉兰-巴雷综合征或脊髓综合征的自主神经高反应状态	头颅外伤
心脏	脑病
心肌梗死和不稳定型心绞痛	**妇产科**
急性肺水肿	子痫
主动脉夹层	**术后**
	冠状动脉旁路移植术
	颈动脉修复术后

恶性高血压和急进性高血压

恶性高血压和急进性高血压都是以往的定义，在指南上已被上述定义代替，目前很少使用。

流行病学和病因学

据统计，因血压极度升高引起症状至急诊科就诊的患者中，有 3%～5% 为高血压危象，其中至少 1/3 为高血压急症。虽然绝经女性罹患高血压风险增加，但是男性发生高血压危象的比例仍高于女性。种族因素也是患者血压控制不佳的一个因素，其中非拉丁裔黑种人罹患高血压急症的风险最高，其后依次是非拉丁裔白人和拉丁裔。其他高血压危象的危险因素包括年龄、肥胖、心力衰竭病史、高血压性心脏病、冠心病、服用多种降压药物和药物依从性不佳。个人和社会经济学因素也与高血压危象的发生相关，包括吸烟、没有初级护理医生或医疗保险。

高血压危象患者中成年人的比例更大，但是其他年龄层也会发生高血压危象。先天性肾动脉发育不全的新生儿、患有急性肾小球肾炎的儿童、患有子痫的孕期少女、药物依从性不佳的中老年患者或肾动脉粥样硬化狭窄的老年人都可能发生高血压急症。这部分患者主要因为高血压急症引起的症状就诊，而血压升高可能并不显著。长期血压控制不佳的高血压病患者一定程度上已经耐受血压的升高，靶器官损害的风险反而更小。

病理生理学

高血压急症的病理生理机制主要为中枢、心脏和肾的循环压力依赖调节系统的失调，进而引起血管炎症和缺血。虽然在一定的平均动脉压范围内（图 32-1），血流量能够自动调节，但是当血压超过调节能力时，血管收缩无法进一步代偿，组织高灌注发生，最终导致靶器官损害。此时由于部分血管急剧收缩，其余节段血管扩张，形成"腊肠形"的表现。

另一方面，慢性高血压病会导致动脉壁功能及结构改变，血管自主调节曲线向右偏移（图 32-1）。这让高血压患者在平均动脉压高水平的情况下仍能维持器官灌注。高血压急症发生时，药物治疗将平均动脉压降至正常，血压低于已适应高血压状态的自主调节范围，从而组织灌注减少，引起缺血甚至是梗死。血管中膜和内膜纤维素样坏死时经常会发生这种病理生理过程，引起血栓形成，纤维蛋白积聚在

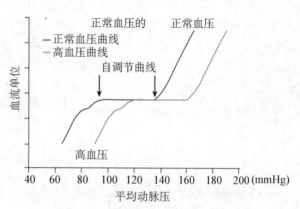

图 32-1　正常血压曲线和高血压曲线

在"自调节"的血压区域，两组曲线都保持平稳。慢性高血压患者自调节曲线向右移动，因此在血压较高的情况下（与血压正常的患者相比），仍能保证血流不受影响。但是，当血压水平降至自调节曲线的下限时，高血压患者缺血卒中的风险会增加

血管壁间。典型的表现有视网膜出血、视盘水肿、心力衰竭和肾功能不全等。

除了血压升高，许多其他的潜在因素也会引起高血压危象。局部因素包括前列腺素、自由基、有丝分裂和趋化因子、增殖因子和细胞因子。这些患者均有因内膜损伤、平滑肌增殖和血小板聚集引起的组织损伤。全身因素包括肾素和血管紧张素 Ⅱ、儿茶酚胺、内皮素和血管加压素水平增加。这种情况下，尿钠排泄会增加，引起血容量减低，机体反馈性地释放肾素和儿茶酚胺等血管收缩物质，引起血压升高、内膜损伤，最终导致组织缺血和损伤。一项研究证实血管紧张素转化酶的基因多态性和 DD 亚型与男性高血压急症有潜在关系，提示基因与高血压急症可能相关。虽然目前许多致病因素被证明与高血压急症有关，但是相关治疗并没有太大进展，仍然是以经验性治疗为主，有效的降压药物很少。长期随访发现，高血压急症患者即使在发作时血压得到控制，与健康人群和没有经历过高血压急症的高血压病患者相比，内皮功能和血管弹性依然更差。

患者评估

接诊血压严重升高的患者时，首先应评估是否为高血压急症。单纯血压严重升高的患者，在之后的几小时至几天内控制血压即可。但是如合并急性靶器官损害，需要在几分钟内降低血压，防止合并症的出现。进行针对性的问诊及体格检查能够指导初期的辅助检查，从而帮助制订合适的降压方案。

病史、体格检查和辅助检查

首先应该了解患者既往的高血压病史,包括高血压的严重程度和之前的靶器官受损情况。服用框32-2 中列出的处方药物、非处方药物和草药,可能引

框 32-2　严重血压升高患者的相关病史信息

既往史

是否有高血压病史? 如果有,基础血压多少?

是否有靶器官损伤史,例如脑血管意外、心肌梗死、肾疾病、充血性心力衰竭或主动脉夹层等?

是否有子痫前期或子痫史?

是否是产后? (产后 8 周内仍有可能出现子痫)

药物服用

患者对目前药物治疗方案的依从性如何?

近期有更换过药物吗? 如停用 1 种药物或新用 1 种药物?

患者是否使用非处方药物或中草药辅助药物,比如减肥药或感冒药(苯丙醇胺、麻黄、伪麻黄碱)?

患者是否突然停用 β 受体阻滞药或中枢作用药如可乐定? (停用盐酸胍法辛也会引起血压反弹,但是引起高血压危象的可能性不大)

患者目前服用 MAO 抑制药吗?

患者是否嗜好会引起血压升高的食物,如甘草或含酚胺的食物?

个人史

患者是否使用非法药物,如可卡因、安非他命、盐酸苯环利定、麦角酸酰二乙胺?

起高血压急症,问诊时需要了解相关的药物服用史。一种称作麻黄的中草药含有麻黄素的成分,会刺激中枢和内分泌系统引起血压的急剧升高。虽然麻黄在 2006 年就已经被美国食品和药品监督管理局明令禁止,但是在美国以外或在互联网上仍作为食物补充剂或兴奋剂出售。苦橙作为不含麻黄的补充剂,在美国被允许交易,但是它与麻黄有相似的血流动力学作用。甘草作为治疗消化道溃疡的草药,含有甘草酸等三萜皂苷成分,通过增强盐皮质激素作用引起水钠潴留,长期使用会导致血压升高,短时间内大剂量摄入会导致血压急性升高引起高血压危象。

开始治疗之前,应该对患者进行针对性的体格检查,检查患者是否存在靶器官损害,是否有潜在的影响药物疗效的因素存在。首先,应该选用合适的血压计袖口对双上肢进行测量,如果外周血管搏动微弱,可以测量下肢血压。如果条件允许,应测量立

卧位的血压,了解患者血压是否存在体位性改变或血容量不足。除此以外,可以检查黏膜和皮肤了解患者的体液状况。治疗期间应密切关注患者的尿量,从而帮助管理液体出入量。无尿、少尿或血尿反映急性肾脏损害,应该立即进行处理。框 32-3 列出了呼吸、心血管和神经系统的体格检查。

框 32-3　症状和体格检查

症状

胸痛(心肌缺血/梗死、主动脉夹层)

背痛(主动脉夹层)

呼吸困难(由左心室功能不全引起的急性肺水肿)

头痛(颅内或蛛网膜下腔出血或高血压脑病)

由陪护者报告的精神错乱或精神错乱史(高血压脑病)

肌力减退、构音障碍(脑卒中)

恶心、呕吐(如果与头痛同时出现,可能是高血压脑病的早期征象)

癫痫(高血压危象或子痫)

大量出汗和心悸(嗜铬细胞瘤)

视物模糊(视盘水肿)

体格检查

双上肢血压差异(如>20mmHg,考虑主动脉夹层)

直立性低血压(血容量不足)

眼底镜检查

Ⅲ级视网膜病:出血,棉絮状斑和黄白色渗出

Ⅳ级视网膜病:视盘水肿和视网膜水肿、视网膜出血、渗出

肺部检查

湿啰音提示肺水肿

心脏检查

是否有新出现的杂音

是否有主动脉夹层引起的主动脉关闭不全

是否有缺血性乳头肌断裂引起的二尖瓣反流

颈静脉压升高

S_3 奔马律

腹部检查

收缩期或舒张期腹部杂音提示肾血管疾病

神经系统检查

包括视野受损和小脑功能失调等局部体征的出现提示有缺血或出血的脑血管意外

精神错乱或扑翼样震颤(高血压脑病为鉴别诊断)

表 32-1 为诊断急性靶器官损害所需的辅助检查。对有局部神经定位体征或神志异常的患者,行头颅计算机断层平扫可以排除颅内出血,检查是否存在占位病变或脑梗死。磁共振成像能够进一步检

查颅脑病变,但是处理图像需要更多的时间,因此最好在患者病情稳定,且治疗已经开始的情况下进行。针对高血压危象的其他少见病因,可能还需要进行针对性的检查。例如,对于就诊时有心动过速、发汗等儿茶酚胺分泌过量的症状及体征的患者,倘若怀疑嗜铬细胞瘤,应该行血尿间甲肾上腺素及儿茶酚胺检测。

表 32-1　血压严重升高时的辅助检查

辅助检查	结果
全血细胞计数和外周涂片	微血管病性溶血性贫血
血液生化检查	电解质紊乱,如醛固酮活化引起的低钾血症或肾功能不全引起的高钾血症
心电图	心肌缺血、心肌梗死或左心室肥大
	电解质紊乱:T 波倒置或低平,U 波(低钾)或 T 波高尖(高钾)
尿常规	蛋白尿、红细胞和(或)肾实质疾病相关的细胞管型
尿液药检	是否曾使用违禁药物
胸片	肺水肿,如出现纵隔增宽,提示主动脉夹层的可能
对有局部神经定位体征或感知觉异常的患者行头颅平扫 CT	排除颅脑出血、占位或缺血脑卒中

高血压亚急症的处理

对于高血压亚急症的患者,就诊后 1h 内应将平均动脉压缓慢平稳地降低 20%～25%,在接下来的几小时至几天内再将血压降至正常。应该根据患者的临床表现和病情选择合适的药物。高血压亚急症患者可以在急诊室进行治疗,也可以在能够密切观察病情变化和便于调整用药的场所进行治疗。对于血压波动大或血压难以控制的患者,可以通过有创血压监测血压。治疗目标为降低血压,将靶器官损害降至最小,同时避免心脏、脑和肾低灌注。但是,有两种情况不适用该治疗目标。主动脉夹层患者血压和心率控制不佳引起病残、病死的风险比组织循环低灌注更甚,应该尽快降低血压。另外,神经损伤性高血压危象,尤其是缺血性脑卒中患者是否需要快速降压仍存在争议。

表 32-2 列出了高血压危象用药的剂量和主要适应证。因为对于不同的靶器官,静脉用药会有不同的作用,下文会列出部分药物合适的给药方法。最后,治疗这类患者时应密切监测体液状态。血压升高引起的尿钠排泄增加会引起或轻或重的血容量不足。血管扩张会导致血压的急剧下降,因此初始治疗应包括输注生理盐水。补充血容量还会下调肾素血管紧张素系统,避免血压再次上升。

表 32-2　高血压危象的静脉降压药物

药物	剂量	起效时间	持续时间	推荐使用	不良反应/禁忌证
血管紧张素转化酶抑制药					
依那普利	1.25mg	10～15min	6h	肾损伤型急症	血管水肿;降压效果不稳定
					孕妇禁用
α 受体阻滞药					
酚妥拉明	1min 内 1～5mg,5～10min 后可重复	1min	<10min	儿茶酚胺过量	心动过速、头痛、心绞痛
β 受体阻滞药					
艾司洛尔	1min 内 0.2～0.5mg/kg>1min,然后 4min	1～2min	10min	术后高血压危象、冠脉缺血、胸主动脉夹层	心脏传导阻滞、支气管痉挛、心力衰竭

续表

药物	剂量	起效时间	持续时间	推荐使用	不良反应/禁忌证
	0.05mg/(kg·min)接着每 5min 增加 0.05mg/kg 直 至 0.2mg/(kg·min)				
拉贝洛尔	0.5~2mg/min;或者每 5~10min 20~80 静脉 注射;直到总量 300mg	5min	6h	术后、神经损伤性、冠状 动脉损伤型高血压危 象;使用 α 受体阻滞药 后出现肾上腺素危象	心力衰竭、头皮发麻、面 部潮红
					左心室功能不全;二度 或三度房室传导阻 滞;哮喘患者避免使 用
钙通道拮抗药					
氯维地平	1~2mg/h;最大剂量 21mg/h	2~4min	5~15min	心力衰竭和肾疾病患者 围术期;缺乏儿科使 用经验儿童	每毫升该制剂含 0.2g 脂质(2.0kcal)
					脂代谢显著异常者需限 制脂质摄入
					严重主动脉瓣狭窄患者 禁用
尼卡地平	5~15mg/h;每 15min 增 加 1~2.5mg/kg	5~10min	1h,最多 4h	术后高血压危象	心动过速、头痛、恶心和 呕吐;外周静脉持续 滴注超过 24h,有局部 静脉炎
					心肌缺血患者禁用(心 率增加可使心绞痛恶 化)
多巴胺激动药					
非诺多泮	0.1~0.3μg/(kg·min)	<5min	30min	肾损伤型高血压危象 (不影响肾小球滤过 率)	心动过速、头痛、面部潮 红;低血钾;48h 后该 影响可减少
				如无法使用硝普钠,可 选择该药物,尤其是 术后	青光眼患者禁用
血管扩张药					
氯甲苯噻 嗪	50~150mg 静脉注射; 15~30mg/min 持续滴 注	2~5min	3~12h	很少使用	心动过速、心绞痛、恶 心、血糖升高
					因心率增快,不适用于 冠状动脉或主动脉夹 层
肼苯哒嗪	以 1mg/min 静脉注射 10~20mg	10~20min	3~8h	子痫	增加心率,心绞痛恶化 神经损伤型增加颅内压

续表

药物	剂量	起效时间	持续时间	推荐使用	不良反应/禁忌证
硝酸甘油	$5\sim100\mu g/min$（每 5min 滴注）	$2\sim5min$	$5\sim10min$	急性心肌梗死、肺水肿、使用可卡因的心肌缺血患者	头痛（严重）、恶心、呕吐
硝普钠	$0.3\sim10\mu g/(kg\cdot min)$	$<1min$	$1\sim10min$	脑病；肺水肿 大部分高血压危象	头痛、恶心、呕吐 肾功能损伤者、滴速>$2\mu g/(kg\cdot min)$和持续使用（>$24\sim48h$）者更易发生氰化物和硫氰酸盐中毒 孕妇禁用
神经节阻滞药					
咪噻吩	$0.5\sim5mg/min$	$1\sim5min$	$5\sim10min$	主动脉夹层 因为降压作用不稳定，所以不常用；多与硝普钠合用	尿潴留、肠梗阻、呼吸暂停
其他					
硫酸镁	$1g/min$ 静脉注射；直到 4 g；治疗癫痫时，最大剂量为 15min 内 6g 肌内注射起效慢但持续时间长，血液目标浓度$4\sim6mEq/L$	$<1min$	$30min$	子痫	发汗、潮红、呼吸和心搏骤停

心血管系统表现

高血压急症常合并的心血管疾病主要有急性冠脉综合征、左心衰竭和肺水肿及主动脉夹层。硝酸甘油、硝普钠和尼卡地平是最常用的药物，有时会联用这 3 种药物。这 3 种药物都会反射性地引起心动过速，但是它们同时都有扩张冠状动脉的作用，因此能够抵消心动过速引起的心脏氧耗量的增加。虽然目前并未广泛地研究尼卡地平在急性心肌缺血中的应用价值，但是理论上是可行的，尤其是急性 ST 段抬高型心肌梗死行介入治疗后出现无复流现象时。目前高血压危象合并心肌缺血/梗死或肺水肿时的降压目标仍不明确，主要的治疗目标为改善心脏灌注。一般来说，血压降低 10%～15% 能够显著改善心脏灌注及症状。

急性冠脉综合征

与高血压急症相关的急性冠脉综合征合并症主要包括不稳定型心绞痛、急性心肌缺血和心肌梗死。降低血压能够减少心肌做功、室壁张力和心肌氧耗量。虽然目前仍没有证据支持需要立即控制血压，但是理论上在梗死早期降低血压能够减少心肌坏死。因为硝酸甘油能降低左室前负荷，增加冠状动脉灌注，因此发生急性冠脉综合征时会常规静脉使用硝酸甘油。小剂量应用时，硝酸甘油扩张小动脉的能力很微弱，所以其降低血压的能力不及硝普钠等其他血管扩张药物。但是硝普钠会反射性地引起心动过速，加剧心肌氧耗量，因此，推荐 β 受体阻滞药与硝普钠联用，因为 β 受体阻滞药不仅能控制心室率，并且还有一定的降压作用。

左侧心力衰竭和急性肺水肿

血压急剧升高会增加心脏负荷，引起急性左侧心力衰竭发作。此时治疗目标主要是减少心脏负荷，使心脏排血量能够满足外周循环需求。使用利尿药能够同时减少前负荷和后负荷，硝酸甘油主要降低前负荷,两者均是目前的一线药物。

硝普钠能够同时减少前负荷和后负荷,可以单用,也可以与硝酸甘油联用。虽然院前舌下含服硝酸甘油比依那普利更优,但是作为血管紧张素转化酶抑制药,依那普利对急性肺水肿更加有效。大多数情况下,襻利尿药可以与上述药物联用。

在小样本量研究中,急性心力衰竭患者应用氯维地平这一第三代双氢吡啶类钙通道拮抗药时,能够在不引起低血压和其他不良反应的情况下控制血压。

松弛素是一种目前仍在研究中的人自然生成的多肽激素,能调控多条血管控制通路。另一种药物腺苷 A_1 受体拮抗药,研究显示在治疗急性心力衰竭方面并不优于安慰剂。有些药物会引起反射性心动过速增加心脏做功(肼苯哒嗪)或减弱心肌收缩力(单用 β 受体阻滞药),应该避免单用这些药物。同样的,使用正性肌力药物由于会增加心脏做功,也会增加死亡率。另外,症状发作后超过 6h 使用血管活性药物也与死亡率升高相关。

主动脉夹层

主动脉夹层若延误治疗,是所有高血压危象中病死率最高的,但是有 1/3 主动脉夹层患者初次就诊时被误诊。A 型主动脉弓夹层患者多以剧烈胸背痛就诊,而 B 型升主动脉夹层多以背痛和腹痛就诊。双上肢肱动脉血压相差 20mmHg 以上、新出现的脉搏短绌、新出现的主动脉瓣反流杂音均提示急性主动脉夹层。结缔组织疾病例如马方综合征或Ehlers-Danlos 综合征累及动脉壁中膜,会增加主动脉夹层的风险。妊娠和服用可卡因或脱氧麻黄碱也会增加主动脉夹层风险。男性患者主动脉夹层的发病率比女性更高。治疗主动脉夹层合并高血压危象时,可以先使用短效 β 受体阻滞药如艾司洛尔,随后再加用硝普钠。β 受体阻滞药能够防止硝普钠扩冠和降压引起的反射性心动过速。血管扩张药会增加心室收缩速率,扩大夹层范围,因此不能单用。其余的药物包括尼卡地平和非诺多泮,以上两种药物比硝普钠更安全。拉贝洛尔作为 α、β 受体阻滞药是很好的选择,但是它的药物持续时间相对较长,因此较难控制剂量。

主动脉夹层的类型决定了治疗方案的选择。因此治疗前行影像学检查,明确夹层的起源和范围非常重要。主动脉夹层病例中,只有 25% 患者胸片上有纵隔增宽的征象。除非床边胸片与治疗同时进行,不然可能延误其他影像学检查明确诊断。增

强 CT 普及率广,检查耗时短,特异性及敏感性高,目前已是主动脉夹层的一线检查(图 32-2)。如果增强 CT 还无法满足诊疗,可以行磁共振血管造影(magnetic resonance angiography,MRA)或经食管超声心动图。升主动脉夹层需要外科处理,但是当夹层累及降主动脉时主要为药物治疗。如果夹层远端破裂,或者影响到主要脏器血供时,需要立即进行外科治疗。对于复杂 B 型夹层,应用人工支架血管能够更好地重塑血管,减少并发症的发生(详见第 40 章)。

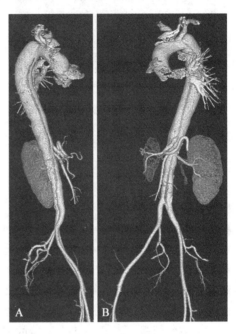

图 32-2　三维断层扫描血管造影重建慢性
Stanford B 型主动脉夹层

A. 真腔和延伸至主动脉分支的夹层片;B. 夹层真腔提供血供的右肾已经萎缩,假腔提供血供的左肾大小仍正常

神经系统表现

鉴别不同类型的神经损伤型高血压急症有一定难度,但因治疗策略不同而非常必要。急性缺血或出血性脑卒中的患者大多有局部神经定位体征,CT 和 MRI 一般能够明确诊断(图 32-3)。影像学检查可以用来诊断蛛网膜下出血(SAH),但是如果无法确诊,需要行腰椎穿刺明确诊断。高血压脑病一般而言是鉴别诊断之一。与神经损伤性高血压急症不同,高血压脑病患者立即降低血压后症状能够显著改善。

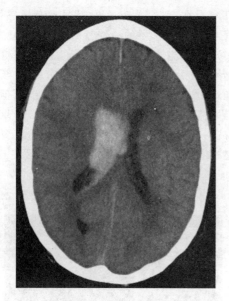

**图 32-3　该患者因严重头痛和重度血压升高
（195/115 mmHg）就诊**

头颅平扫 CT 提示右侧尾状核急性颅内
出血伴占位效应、中线偏移和脑室扩张

缺血性脑血管综合征

虽然缺血性脑病患者控制血压能够减少远期病残和病死率，但是急性缺血性卒中患者的降压策略始终存在争议。一些研究证明缺血性脑卒中患者降压后病情会进一步恶化。另一些研究则发现不良事件与血压水平高相关。大部分研究证实急性缺血性卒中时血压的波动是病残及病死率增加的危险因素。这些结果均强调对于急性脑血管病患者，维持血压控制和保证充足脑灌注之间的平衡十分重要。

目前的指南推荐对于急性缺血性脑卒中患者，除非血压严重升高（收缩压＞220mmHg 或舒张压＞120mmHg）或者合并其他系统病残及病死率高的疾病（如心肌缺血、主动脉夹层、高血压性脑病或子痫前期/子痫），否则不应降低血压。如果使用降压治疗，平均动脉压不应下降超过 15%，24h 内舒张压≥110mmHg。24h 后，有高血压病史的患者应开始服用他们之前的降压药物。但是，这个方案目前仍受到质疑。一项临床研究显示急性脑卒中后继续服用降压药物并不改善 2 周死亡率和心血管事件发生率及 6 个月死亡率。颅外动脉或颅内动脉狭窄患者颅脑低灌注的风险更大，应该缓慢降低血压（7～10d）。对于所有缺血性脑卒中患者，如使用重组组织型纤维蛋白酶原激活剂溶栓治疗，可以同时静脉使用拉贝洛尔、尼卡地平或舌下含服硝酸甘油。理

论上硝普钠有引起颅内压增高和血小板功能不全的风险，因此应避免使用。

出血性脑卒中

出血性脑卒中诸如颅内出血和蛛网膜下腔出血患者是否需要立即控制血压目前仍存在争议。降低血压理论上能减少出血和避免血肿扩散。但是如果颅内压升高已经损害脑灌注，降压治疗可能进一步引起脑灌注不足，此时必须权衡利弊。

颅内出血

根据目前的指南，对于颅内出血患者，只要收缩压＞200mmHg 或平均动脉压＞150mmHg 时应该立即积极控制血压。当收缩压＞180mmHg 或平均动脉压＞130mmHg，患者有颅内压升高的可能时，应该考虑监测颅内压。此时应间断或连续静脉使用药物，将颅内压控制在 61～80mmHg。当收缩压＞180mmHg 或平均动脉压＞130mmHg，没有颅内压升高的证据时，可以使用静脉药物进行适当降压（目标平均动脉压 110mmHg 或目标血压 160/90mmHg）。虽然控制血压能够减少血肿扩散，但是目前没有证据显示能够显著改善 90d 死亡率。对颅内出血的患者可以使用拉贝洛尔、尼卡地平、艾司洛尔、依那普利、肼苯哒嗪或硝酸甘油治疗。

蛛网膜下腔出血

蛛网膜下腔出血合并颅内压升高的患者是否应降压目前仍存在争议。目前还没有很好的研究探讨急性蛛网膜下腔出血后降压与再出血的关系。因此，还没有相应的指南。如果血压严重升高，可以静脉持续使用剂量-反应关系稳定、疗效安全的短效药物，例如尼卡地平、拉贝洛尔或艾司洛尔。

蛛网膜下腔出血患者可以口服钙离子拮抗药尼莫地平。尼莫地平并非通过对颅脑血管的作用降低病残率，而是通过脑保护作用，因为造影提示血管痉挛的患者服用该药物后血压降低并不明显。

高血压脑病

血压控制不佳的慢性高血压患者和既往血压正常，血压突然升高的患者均会发生高血压脑病。肾功能不全患者发生高血压脑病的风险大于肾功能正常者。高血压脑病患者常以广泛且剧烈的头痛就诊，继之出现神志不清、嗜睡。其他症状还包括焦虑、恶心、呕吐和视物模糊。该病患者体格检查常有明显的眼底改变和视盘水肿。对于出现神经改变的患者需要进行实验室检查和影像学检查，排除血管瘤、颅内占位和肾性脑病。MRI 可以提示白质血肿。当顶枕区出现水肿，可引起可逆性后部脑病综

合征（图 32-4）。当脑桥区域出现水肿,可引起高血压性脑干脑病。

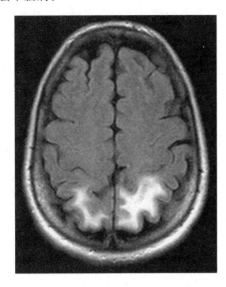

图 32-4 液体衰减反转恢复 T$_2$ 加权磁共振成像提示双侧对称血管性水肿,包括后顶枕叶皮质下白质,没有占位效应

与其他神经系统高血压急症不同,高血压脑病患者需要立即控制血压。在 1～2h 降低平均动脉压的 20％ 左右或者将舒张压降至 ≥100mmHg 的水平。同时,去除可能使疾病恶化的因素,如使用促红细胞生成素。积极地控制血压可以引起颅脑低灌注,甚至可能出现缺血性卒中,尤其是老年人和既往血压控制不佳的人群。当血压逐渐得到控制后,患者的症状和神经状态应该会逐渐改善。对高血压脑病患者,应优先选用能够阻断肾素血管紧张素系统的药物,如 β 受体阻滞药和血管紧张素转化酶抑制药。尼卡地平和非诺多泮是二线药物。硝普钠和肼苯哒嗪会刺激肾素分泌,影响疗效。硝普钠和硝酸甘油等血管扩张药可能会增加颅内压。可乐定是中枢神经系统抑制药,使用后会给观察患者的神经状态带来困难,因此不推荐使用。以癫痫就诊的患者应静脉使用苯二氮䓬类药物或抗惊厥药物如苯妥英或磷苯妥英,然后控制血压。

肾表现

血尿或肾功能恶化是肾损伤型高血压急症的典型表现。镜下血尿比肉眼血尿更常见。如果出现血尿,血压平稳后应再接受泌尿科评估。急性肾衰竭可能是血压升高的病因,也可能是由血压升高引起,

严重高血压常伴发急性肾衰竭。血压严重升高的患者常规应尽早行尿常规和血肌酐检查。累及肾的高血压急症可能出现在原发性高血压病程中,或者有血栓栓塞性血小板减少症和硬皮症等病史。肾衰竭通常合并乳酸脱氢酶升高和肾素血管紧张素醛固酮系统激活。

就我们的经验,许多非洲裔美国患者,即使高血压危象诊断非常及时,但是如果这些患者出现肾功能受损,仍可能导致远期肾功能不全。这种情况下,肾功能受损一般在短期内可以恢复,但是之后血压即使控制良好,也会复发。而且,逐渐恶化的肾功能可能会需要立即透析。长期随访显示,许多患者血压控制稳定后可以停止血透,但也不排除一部分患者需要终身血透。肾损伤性高血压急症需要减少血管阻力,同时维持肾血流。对这种情况,多巴胺受体激动药非诺多泮和钙离子拮抗药尼卡地平和氯维地平很有效。硝普钠也有一定效果,但是有氰化物和硫氰酸盐中毒的风险。与硝普钠相比,非诺多泮还有利尿和清除肌酐的作用。

儿茶酚胺表现

4 种情况会出现儿茶酚胺分泌过量,导致高血压急症:①高血压药物撤药反应;②嗜铬细胞瘤;③拟交感类药物使用史;④自主神经功能紊乱。

高血压药物停药反应

突然停用口服可乐定是停药综合征的最常见原因,舌下含服可乐定也可能引起停药综合征。这种反馈现象可能是由于停用 α 受体激动药治疗后儿茶酚胺分泌快速恢复。同时还服用 β 受体阻滞药的患者停用可乐定后更容易发生血压反弹,因为 β 受体阻滞药会导致非竞争性的 α 受体介导的血管收缩。这部分患者通常以焦虑、心悸、发汗、头痛和严重高血压就诊。突然停用 β 受体激动药也可能会导致停药综合征。停用短效 β 受体拮抗药如普萘洛尔,会引起 β 肾上腺素受体上调,肾上腺素能活性增加。大多数患者停药后血压只是轻度升高,不会引起高血压危象,以此可以鉴别 β 受体拮抗药停药和可乐定撤药引起的血压升高。然而,有心脏疾病的患者,β 受体拮抗药突然停药后可能出现心绞痛或心肌缺血加重,甚至死亡。这种情况下,最好在控制血压的同时继续服用之前的降压药物。如果难以实现,或是需要服用其他降压药治疗,可以使用酚妥拉明、硝普钠或者拉贝洛尔控制血压。由 β 受体阻滞药停药引起的急性冠脉综合征除了阿司匹林、硝酸甘油、介

入或溶栓治疗等规范治疗外,还需继续服用 β 受体阻滞药。

嗜铬细胞瘤

虽然嗜铬细胞瘤较少见,但是约有 10％为恶性肿瘤,患者可能出现危及生命的血压升高。手术切除瘤体可能可以治愈该疾病。部分嗜铬细胞瘤病例和一些家族遗传性疾病相关,例如 2B 型多发内分泌瘤(MEN)、多发性神经纤维瘤和希佩尔-林道综合征。因此,检查皮肤是否存在纤维神经瘤、红痣和咖啡牛奶斑对鉴别诊断有一定的价值。嗜铬细胞瘤患者主诉通常为血压急剧升高引起的头痛、发汗和心悸。症状发作频率不一,有些患者 1 个月可能只发作一次甚至更少,而有些发病可能非常频繁。每次持续时间从几分钟到几小时不等。

24h 尿中分馏的甲氧肾上腺素和儿茶酚胺可以排除嗜铬细胞瘤,这项检查敏感性及特异性(98％)均非常高。如果临床上高度怀疑该诊断,可以直接行血甲氧肾上腺素分馏(见第 30 章)。血儿茶酚胺测定由于特异性较低(85％～89％),60 岁以上患者降至 77％,因此目前是二线检查,但是对于诊断不明确的患者,仍可以考虑。血清学检查假阳性率较高,可能带来不必要的放射学检查和外科操作。

三环类抗抑郁药会影响尿儿茶酚胺检验结果,因此检查前应避免使用该药物。如果需要控制血压,可给予降压治疗。一线药物包括静脉使用酚妥拉明阻断 α 肾上腺素,或使用硝普钠。β 受体阻滞药会导致非竞争性 α 肾上腺素血管收缩,进一步升高血压,因此禁止单用 β 受体阻滞药。尼卡地平作为二线药物,在外科术中使用可以降低病残率和病死率(见第 30 章)。

拟交感神经药物

可卡因、安非他明、盐酸苯环利定和麦角酸酰二乙胺主要通过激活 α 肾上腺素受体产生药理作用。尤其是使用可卡因会引起心率增快、血压升高导致心肌氧耗量增加,并且引起血管收缩和冠状动脉粥样硬化导致心肌氧供量减少。使用血管扩张药(酚妥拉明、硝普钠、硝酸甘油)或苯二氮类药物可以帮助控制血压。拉贝洛尔作为 α、β 受体拮抗药,也可以考虑使用,目前有新证据证明可卡因引起胸痛的患者服用 β 受体阻滞药后可以安全且显著地降低收缩压。维持使用 β 受体阻滞药可以使心血管死亡率降低 71％。

服用单胺氧化酶抑制药(monoamine oxidase, MAO)的患者同时食用含酪胺食物如发酵奶酪、烟

熏肉、梨和乙醇饮料也会导致交感神经兴奋状态。肠道酪胺代谢减少而酪胺吸收增加会引起血压升高。酪胺升高会竞争性抑制酪氨酸通过血脑屏障。只要转运至突触囊泡,酪胺代替去甲肾上腺素进入细胞外间隙,会导致交感神经风暴和血压升高。服用选择性 MAO-B 抑制药,例如司来吉兰,以及选择性可逆性 MAO-A 抑制药,例如吗氯贝胺,不会引起高血压危象。对这样的情况,主要根据机制选择血压控制的药物,包括酚妥拉明和硝普钠。

自主神经功能不全

脊髓损伤、严重的头部外伤或吉兰-巴雷综合征会引起自主神经功能不全,可以用酚妥拉明或硝普钠控制血压。

儿童高血压危象

测到 3 次以上收缩压或舒张压高于平均血压第 95 百分位数值定义为儿童高血压。儿童中,严重血压升高(>第 99 百分位数值+5mmHg)导致急性靶器官损伤引起高血压危象的情况很少见,只占急诊患者中的 1％不到。慢性肾脏疾病引起继发性高血压的儿童是高血压危象的高危人群,尤其是当他们的血压控制不佳或不规律服用降血压药物。既往无高血压病史的儿童中,有脐静脉、动脉插管史、近期皮肤或上呼吸道感染(链球菌感染后肾小球肾炎)、家庭暴力经历(颅脑外伤引起高血压危象)的儿童是高危人群。滥用拟交感神经药物的青少年和子痫前期/子痫高危的怀孕少女也是高血压危象的高危人群。肾脏是青少年高血压危象患者最常累及的器官,因此应该着重关注患者有无急性肾损伤,其余的辅助检查与成人患者没有太大差别。

很遗憾,目前仍无大型临床研究评估儿童的高血压控制策略。所以目前仍使用成年人的治疗目标:8h 内降低 25％血压,控制危及生命的并发症,例如癫痫和肺水肿引起的呼吸衰竭。拉贝洛尔、肼屈嗪和尼卡地平是儿童高血压危象常用的药物。

妊娠期表现:子痫前期和子痫

妊娠期高血压急症的诊断标准中血压水平低于其余高血压急症。子痫前期和子痫是一种疾病的不同阶段,不能将其视作两种疾病。子痫前期患者以血压升高(收缩压 ≥ 140mmHg 和舒张压 ≥ 90mmHg)和蛋白尿(≥0.3g/d)为主要表现,一般发生在孕 20 周后。大部分患者没有高血压病史。当子痫前期伴发癫痫大发作,此时疾病已进展为子痫。

来自于社会经济水平较低的阶层的非白种人初产妇出现子痫前期和子痫的风险更高,从孕 20 周到产后 8 周都可能会发生子痫。

重度子痫前期和子痫患者需终止妊娠。但是当胎儿发育未完全或孕妇情况不稳定的情况下,可能无法立即终止妊娠。脑卒中是引起子痫患者死亡的主要并发症之一,占 15%～20%,因此应控制血压防止脑卒中的发生。当收缩压高于 150mmHg 和舒张压高于 105mmHg 时,应开始降压治疗。硫酸镁是预防和治疗妊娠期高血压患者癫痫和高血压脑病的标准药物。起始剂量为 15～20min 4～6g。硫酸镁能够预防癫痫及其并发症,包括横纹肌溶解、代谢性酸中毒、肺部感染和呼吸衰竭。硫酸镁治疗对胎儿有一定的脑保护作用,一些研究证明硫酸镁能降低脑瘫和严重运动功能障碍的风险。

妊娠期高血压急症可以应用肼苯哒嗪或拉贝洛尔控制血压。肼屈嗪更安全,所以优先选择(静脉注射 5～10mg,如果需要隔 20min 重复使用)。使用肼屈嗪可能引起反射性心动过速,可以使用另一种一线药物拉贝洛尔(起始剂量 10～20mg)代替,或是同时使用拉贝洛尔控制肼屈嗪引起的心动过速。二线药物包括钙通道拮抗药,例如静脉使用尼卡地平。妊娠期高血压患者血压控制目标目前仍不明确。但是,平均动脉压不应下降过快,2h 血压不应下降超过 25%。目前指南推荐收缩压控制在 130～150mmHg,舒张压控制在 80～100mmHg。

在妊娠期,禁用一些降压药物。神经节阻断药咪噻芬会增加胎粪性肠梗阻风险。血管紧张素转化酶抑制药、血管紧张素Ⅱ受体拮抗药和直接肾素抑制药有致畸作用,以上药物均应避免使用。硝普钠可能引起胎儿氰化物中毒,应该避免使用,但是可以作为最后的手段。因为妊娠高血压可能存在低血容量,因此禁用利尿药(见第 34 章)。

出血和血管手术后表现

出血一般不会直接影响血压,但是如果与严重血压升高同时出现可能引起高血压急症。常见的出血位置包括鼻出血、尿路和手术部位,尤其是血管手术后患者。有些患者看见出血后会出现焦虑,导致血压升高。如果此时同时控制血压和抗焦虑是明智的选择。

手术吻合口出血是术后,尤其是冠状动脉旁路搭桥术或颈动脉内膜切除术后的一大顾虑。冠脉旁路搭桥术后患者,硝酸甘油是有效合理的控制血压

的药物。颈动脉内膜切除术后血压通常比较平稳。如果出现血压波动,可能是由于压力感受器受损,或者术中伤及颈动脉窦或迷走神经。这个阶段的高血压可能引起高灌注综合征和颈部血肿,尤其是置入支架的患者。颈动脉重度狭窄,尤其是双侧均狭窄的患者更易出现高灌注综合征。原因可能当自主调节机制紊乱后,狭窄动脉远段出现重度扩张,狭窄处置入支架或手术后,该侧半球会出现高灌注,颅内高压和癫痫的风险会增高。目前最大的颈部血管手术研究提示,高灌注综合征的发病率为 1.5%,通常 24h 内神经系统会完全康复。

氯维地平起效快,是专为急性高血压研制的第三代双氢吡啶类钙通道拮抗药。在血管手术后患者中,研究显示氯维地平和硝酸甘油、硝普钠和尼卡地平在 30d 死亡、心肌梗死、脑卒中或肾功能不全等终点事件方面无明显差别。但是就血压控制而言,氯维地平比硝酸甘油或硝普钠更有效。在这些研究中,氯维地平能够降低死亡率。

随访和预后

高血压急症患者通常需要住院以控制血压和调整口服降压策略。出院后的诊疗策略应着重于防止复发。对于因服用违禁药物引起高血压危象入院的患者,住院期间即应进行劝导,并且安排好出院后的专业咨询。种种原因会导致患者药物依从性不佳或突然停用药物,住院期间因仔细地询问。由于无法继续承担医药费或没有医疗保险无法就诊停用药物的患者,医护人员应该对这些情况保持敏感,了解他们的医疗费用。当这些患者需要使用多种药物的时候,可以使用合适的复方制剂代替,以此减少药物费用。但是不能违法使用仿制药。

出院前,应针对患者的情况制订随访计划。对于高血压危象频繁发作,降血压策略复杂,并且需要其他辅助检查评估的患者,应该转诊给高血压病专家。

目前有关高血压危象患者的数据非常少。在发展中国家,住院死亡率可以高达 45%。长期预后方面的资料非常有限,一项研究显示 3 年死亡率高达 60%。最常见的死亡原因包括肾衰竭(40%)、脑血管疾病(24%)、心肌梗死 MI(11%)和心力衰竭(10%)。

高血压急症治疗的注意点

开始降压之前,首先需制订降压目标。有些情

况下需精确滴注药物降压，尤其是神经系统疾病的患者，缓慢降低血压优于快速降压。

急性期常规不使用利尿药。高血压急症除肺水肿以外均可能同时出现容量不足，利尿药可能引起血压升高。一旦血压得到有效控制，水钠潴留常常很明显，不利于持续地控制血压。通常在开始治疗24～48h 后使用利尿药更合理且有效。

主动脉夹层患者需要快速降低血压，以减少病残率和病死率。对于其他疾病，保守的降压治疗更合理。

出院后的优质护理和随访能够防止复发。

第 33 章
妊娠期高血压疾病

Hypertension in Pregnancy

Alice Wang, Ellen W. Seely, and S. Ananth Karumanchi
刘　健　滕纬利　译

概　　述

根据国家高血压教育大纲妊娠期高血压疾病工作组的意见,妊娠期高血压疾病可分为 4 类,包括:①慢性高血压;②子痫前期-子痫;③慢性高血压并发子痫前期;④妊娠期高血压。慢性高血压是指妊娠前或妊娠 20 周以前血压≥140/90mmHg。子痫前期是妊娠 20 周后首次出现血压≥140/90mmHg 伴尿蛋白。妊娠期高血压是妊娠期出现一过性高血压,产后方可确诊。

流行病学和危险因素

妊娠期高血压疾病的发生率为 7%～10%。在育龄期妇女中,慢性高血压的患病率因年龄、种族、体重指数的不同而有所差异。从 1999－2004 年的美国数据估计,18～29 岁的妇女中 1%～4% 的人患有慢性高血压,30～39 岁的妇女中则增长到 5%～15%。根据美国的住院患者调查显示,在 2004 年有 1.7% 的妊娠期妇女合并慢性高血压。很难对子痫前期和妊娠期高血压的发病率做出准确的判断,原因则归结于这种疾病分类诊断的差别。基于子痫前期和妊娠期高血压在大型随机对照试验的对照组,据统计子痫前期在美国的发病率为 3%～6%,妊娠期高血压的发病率则为 5%～6%。由于各地区孕妇特征的不同,例如分娩年龄,因此子痫前期的发病率也受制于地理位置的差异。

不同国家妊娠期高血压疾病的病死率有很大差异。在发展中国家,妊娠期高血压疾病是导致孕妇死亡的首要原因,据统计每年有 60 000 例以上的孕妇死于该病。在发达国家,孕产妇可通过早产而得以生存。

妊娠期高血压疾病的危险因素有很多。(表 33-1),其中遗传因素起着一定作用,有子痫前期家族史的孕妇则更倾向于患有该病。一级亲属中有子痫前期家族史的孕妇患病风险会增加 2～4 倍。上次妊娠并发子痫前期的孕妇再产时患病的风险则增加 7 倍。然而,子痫前期主要发生在初产妇。子痫前期与初产妇上次妊娠的精子抗原变化、长或短的妊娠间隔(<1 年或>10 年)、采用避孕措施、和体外受精呈正相关,这预示着妇女对来自男性的抗原免疫反应是一种诱发因素。多胎妊娠是另外的一个危险因

表 33-1　子痫前期的主要危险因素

危险因素	OR 或 RR (95% CI)
抗磷脂抗体综合征	9.7(4.3～21.7)
肾病	7.8(2.2～28.2)
前次妊娠并发子痫前期	7.2(5.8～8.8)
初产	5.4(2.8～10.3)
慢性高血压	3.8(3.4～4.3)
糖尿病	3.6(2.5～5.0)
高海拔	3.6(1.1～11.9)
多胎妊娠	3.5(3.0～4.2)
心血管疾病家族史(心脏病或卒中发生在≥2 个一级亲属)	3.2(1.4～7.7)
系统性红斑狼疮	3.0(2.7～3.3)
肥胖	2.5(1.7～3.7)
一级亲属子痫前期家族史	2.3～2.6(1.8～3.6)
高龄(≥40 岁)	1.68(1.23～2.29)初产妇
	1.96(1.34～2.87)初产妇
妊娠期体重增加过多(>35lb,1lb=0.454kg)	1.88(1.74～2.04)

CI. 可信区间;OR. 比值比;RR. 相对危险度

素,而三胞胎比双胞胎妊娠更容易发生,这表明胎盘体积也起了一定的作用。经典的心血管因素也与妊娠期高血压疾病的患病风险增加相关,包括40岁以上高龄孕妇、胰岛素抵抗、肥胖、全身炎症反应和既往高血压病史。35岁以上妇女患有慢性高血及合并其他内科疾病患病率的升高,可能解释了老年妇女更易发生子痫前期。矛盾的是,已知唯一与子痫前期呈负相关的危险因素是吸烟,它与胎儿生长受限直接相关。

病 理 生 理

子痫前期

确切的病因至今不明,但胎盘功能不全是发生该病的基本因素。有假说认为子痫前期是由于胎盘血管内皮细胞的广泛损伤所引起,因此分娩则就会有治疗作用。病理显示重度子痫前期妇女的胎盘存在梗死、动脉硬化、栓塞及慢性炎症反应。子痫前期患者的滋养细胞浸润过浅,仅浸润到蜕膜层。子宫动脉多普勒超声可显示胎盘灌注不足,这是由于螺旋小动脉浸润或重铸不足导致血管阻力增加。

子痫前期患者胎盘抗血管生成因子,特别是可溶性性酪氨酸激酶-1(sFlt-1)增加和释放到循环系统,这些因子破坏孕产妇血管内皮细胞,引发高血压、蛋白尿和其他子痫前期一系列表现(图33-1)。此外,可溶性酪氨酸激酶-1(sFlt-1)是一种膜结合血管内皮生长因子(VEGF)受体酪氨酸激酶-1(Flt-1)的异构体,也称为 VEGFR-1,它通过与血液循环中的血管内皮生长因子(VEGF)和胎盘生长因子(PIGF)结合,来阻止内源性受体的相互作用。另外,可溶性酪氨酸激酶-1(sFlt-1 可拮抗血管内皮生长因子(VEGF)在肾、肝、脑等成熟血管内皮细胞的稳定作用。许多研究表明,孕产妇血液循环中可溶性酪氨酸激酶-1(sFlt-1)的浓度会在子痫前期临床症状出现前增加,并且与疾病的严重程度相关。动物来源的外源性可溶性酪氨酸激酶-1(sFlt-1)可引起一种子痫前期样综合征,包括高血压、蛋白尿及子痫前期的特殊肾损害-肾小球内皮增生,可见肾小球内皮细胞肿胀和内皮细胞窗孔样结构的消失。

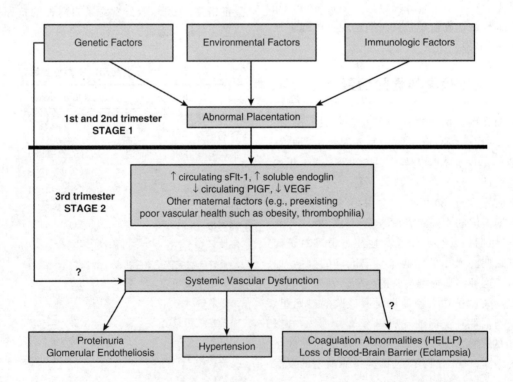

FIGURE 33-1　The pathogenesis of preeclampsia. HELLP, hemolysis, elevated liver enzymes, low platelets syndrome; PIGF, serum placental growth factor; sFlt-1, soluble fms-related tyrosine kinase 1; VEGF, vascular endothelial growth factor.

除了可溶性性酪氨酸激酶-1(sFlt-1)之外,内皮抑素和可溶性内皮因子(sEng)等抗血管生成因子的浓度也在子痫前期发生变化。可溶性内皮因子(sEng)是转化生长因子 β_1(TGFβ_1)受体复合物内皮因子(ENG)的异构体,在子痫前期通过结合 TGFβ_1,阻止 TGFβ_1 与其膜受体结合。可溶性内皮因子(sEng)的浓度在子痫前期的胎盘上显著增加。在孕妇的循环系统中,可溶性内皮因子(sEng)的浓度和可溶性性酪氨酸激酶-1(sFlt-1)同样可在子痫前期数周发生变化。sEng 可通过可溶性酪氨酸激酶-1(sFlt-1)进一步加剧有孕动物的血管损伤,导致以溶血、肝酶升高及血小板减少为特点的 HELLP 综合征。sFlt-1 和 sEng 在啮齿动物的过度表达产生类似于子痫妇女可逆性脑白质病的表现,包括与脑水肿相关的局部血管痉挛、高血压及血管通透性的增加。

肾素-血管紧张素-醛固酮系统在子痫前期也受到影响。正常妇女对血管紧张素 II 和肾上腺素等血管活性物质不敏感,而子痫前期妇女对这些物质具有高反应性。有研究发现子痫前期妇女存在抗血管紧张素 II 受体 1 型(AT$_1$)受体自身抗体。将子痫前期妇女体内提取的抗 AT$_1$ 受体自身抗体注入孕鼠体内,它会引起高血压、蛋白尿及 sFlt-1 和 sEng 的浓度增加。

胎盘缺血、缺氧是子痫前期的病因还是结果尚不明确。在受孕的灵长动物和大鼠体内,子宫血流的减少可诱发高血压和蛋白尿。子痫前期妇女与生活在高海拔地区的妇女,其胎盘的缺氧诱导因子及其靶基因有着同样的变化。生活在高海波地区的人口,子痫前期的发病比例增加了 2～4 倍。从早期妊娠胎盘中培育滋养细胞的试管置于缺氧的环境中,sFlt-1 就会出现高表达和分泌。

成功的妊娠要求母体免疫系统对胎儿的免疫耐受,目前认为母胎免疫平衡失调在子痫前期发病中起重要作用。有研究发现:初产妇子痫前期发病率明显高于经产妇及那些使用避孕措施减少接触精子抗原、父系抗原改变、妊娠间隔时间过长的妇女。这些研究表明在子痫前期存在着对胎儿父系抗原免疫耐受平衡失调。此外,感染艾滋病病毒(HIV)未经治疗,免疫功能低下的妇女子痫前期的发病率很低,而一旦经过抗反转录病毒治疗免疫功能恢复后,发生子痫前期的风险跟正常人无异。

来自动物实验和人体模型的证据显示,胎盘氧化应激、有害氧自由基的合成增加也是引起子痫前期血管内皮损伤的因素。在子痫前期妇女的血液循环系统中,胎儿 DNA 和合体滋养层细胞碎片显著增多,这些促炎碎片由合体滋养层细胞膜微粒子和角蛋白片段组成。在子痫前期抗氧化酶合成减少,而过氧化物酶、异前列腺素合成、分泌增加,胎盘脂质过氧化程度更高。

慢性高血压

慢性高血压可能是原发或是继发于某些确定的疾病,如肾疾病(多囊肾、肾动脉狭窄)、内分泌疾病(糖皮质激素或盐皮质激素过多、嗜铬细胞瘤)及主动脉狭窄。患有轻度慢性高血压的大部分妇女期待有成功的妊娠,然而,这些女性更有可能因血压高而入院,之后很有可能接受剖宫产。慢性高血压妇女出现胎盘早剥的风险高于常人 3 倍且存在更高风险成为子痫前期。20%～25% 的慢性高血压妇女在妊娠期间成为子痫前期。尽管慢性高血压并发子痫前期与子痫前期相比,可能不会有更糟的妊娠结局,但是会与更多的干预事件有关,如少于 34 周的早产、剖宫产及新生儿进重症监护。

妊娠期高血压

妊娠期高血压是指妊娠后期(20 周后)出现高血压,尿蛋白阴性,于产后血压恢复正常。怀孕初期就因明显的妊娠期高血压就诊的妇女,约有 1/3 会进展为子痫前期。尽管患有妊娠期高血压的女性通常有好的妊娠结局,但产后可能会有发生慢性高血压的风险。

诊　　断

新发妊娠期高血压是指妊娠 20 周后新出现收缩压 ≥140mmHg 和(或)舒张压 ≥90mmHg,2 次血压测量应间隔 4～6h 或以上。尿蛋白 ≥0.3g/24h 或尿蛋白定性 ≥(+)定义为蛋白尿。在妊娠前期未监测过血压的情况下,确定血压升高是慢性高血压还是子痫前期很困难。妊娠 20 周后新发高血压或高血压加重应仔细评估其他子痫前期的表现。美国国立卫生研究院(NIH)报告工作组提出的标准有助于区分慢性高血压并发子痫前期,包括血压显著升高(30mmHg 收缩压,15mmHg 舒张压)与新发蛋白尿和高尿酸血症或 HELLP 综合征之间的联系。

可疑患有或已患子痫前期的妇女应当住院仔细评估。如在妊娠早期或妊娠中早期患有重度高血压或子痫前期,应排除妊娠滋养细胞病和(或)葡萄胎在外。子痫前期的症状包括视觉障碍、头痛、肝大和被膜过度拉伸引起的上腹部痛、水肿和体重迅速增加，它作为一种系统性的血管疾病可影响多个器官。子痫前期严重影响胎儿发育，可导致医源性早产、胎儿宫内发育迟缓、羊水过少、支气管肺发育不良和围生儿病死率升高等并发症。产妇的并发症包括胎盘早剥、抽搐、脑出血，由于毛细血管渗漏或心功能不全所致肺水肿，蛋白尿＞4～5g/d 的急性肾功能不全，肝大、坏死或破裂，以及弥散性血管内凝血。HELLP 是子痫前期的一种严重并发症，约 20% 患有重度子痫前期的妇女可出现。约 20% 患有 HELLP 综合征的妇女发生弥散性血管内凝血（DIC），导致母胎预后不良，然而，10%～15% 患有 HELLP 综合征的妇女不出现高血压和蛋白尿。

　　子痫可能是子痫前期最严重的并发症，其定义为子痫抽搐的发生。子痫发作时可出现脑水肿、脑血管痉挛而导致白质脑病综合征（RPLS）的特征性变化，这也可以在高血压脑病和细胞毒性免疫抑制药的治疗中发生。孕妇因抽搐或严重头痛就诊，头颅 CT 或磁共振成像可能会诊断为白质脑病综合征（RPLS）。

　　肝功能、尿蛋白定量、血清肌酐等实验室检查有助于评估子痫前期和 HELLP 综合征。尿酸通常在妊娠时降低，而在子痫前期妇女则很可能在正常高限或升高，它已作为辅助诊断和子痫前期预后不良的预测，但它的预测值是通常温和的。尿蛋白/肌酐比值可作为蛋白尿的诊断标准，但在时间允许的情况下异常结果应进一步留取 24h 尿。妊娠期正常的 24h 尿蛋白的应小于 300mg。蛋白尿的程度在子痫前期可以相差很大，是作为母胎结局不良的预测指标。没有上腹部痛或右上腹痛也可发生转氨酶的升高。全血细胞计数和外周血涂片可用来排除 HELLP 综合征。超声通常用来评估胎儿的状态，特别是用于观察有无胎儿生长受限和脐动脉血流受损的迹象。

　　目前，尚没有一项实验室检查可对子痫前期做出可靠的诊断。一些妇女因没有高血压和蛋白尿即所谓的非典型子痫前期就诊，竟发展成严重疾病。检测循环中血管生成蛋白质的比率可能有助于区分高血压或蛋白尿是由于子痫前期引起还是由诸如糖尿病、系统性红斑狼疮等其他疾病引起。然而，并不是所有子痫前期患者都有 sFlt-1 和 PlGF 的变化。目前尚不清楚低水平 sFlt-1 表达的子痫前期患者是否有其他疾病形式。另外，患有潜在血管疾病的女性在 sFlt-1 相对较低的情况下也可能会出现子痫前期的症状和体征。如何更好地利用这些生化蛋白质

标志物的临床预测作用还需要未来前瞻性的研究和临床试验。

框 33-1　妊娠期高血压疾病的实验室检查评估

24h 尿蛋白或尿常规或点尿液标本及蛋白/肌酐
全血细胞计数
生化
　电解质
　血尿素氮
　肌酐
　尿酸
　转氨酶
　总蛋白
　钙、镁
超声或多普勒有无生长受限

治　疗

预防

　　可以预防子痫前期的措施将彻底改变产前护理，但这样的措施目前尚未制订。做好疾病预防工作需要我们对疾病的潜在病因有更加全面的理解。限制钠盐摄入和（或）使用利尿药曾经是常用的方法，直到一项荟萃分析表明这些治疗方法并没有降低疾病的发病率。低剂量阿司匹林已被广泛研究用于预防疾病。在有 3 万名女性参与的多个大型随机，安慰剂对照试验中，使用低剂量阿司匹林（60～100mg/d）未能降低健康初产妇或高危妇女子痫前期的发病率。不过，一项超过 10 000 名女性 27 个研究的荟萃分析显示，对于有子痫前期中危和高危风险的妇女来说，在妊娠 16 周或更早时候使用低剂量阿司匹林可以显著降低子痫前期、妊娠期高血压、胎儿宫内发育迟缓和早产的发病率。2007 年在一项有 37 000 多名女性参与的 59 个试验的 Cochrane 荟萃分析显示使用抗血小板药物使子痫前期的风险降低了 17%，有子痫前期高危因素的妇女［治疗所需病例数（NNT）＝19］与中危因素的妇女（NNT＝119）相比，绝对风险显著下降。由于大规模随机对照研究和荟萃分析的数据有冲突，所以使用阿司匹林作为子痫前期的预防仍存在争议。

　　一项试验研究通过膳食补充 10～12 周的 L-精氨酸，即一氧化氮的前体，对患有轻度慢性高血压孕妇的影响，结果发现其对于母胎并发症的影响无显著

差异,但是它有助于减少对降压药物的需求。妊娠期补充维生素 C,维生素 E 并不能降低初产妇患子痫前期的风险,也没有降低胎儿宫内发育迟缓、胎儿死亡及其他严重后果的风险。膳食补钙也未能降低子痫前期的发病率及改善胎儿结局。因为维生素 D 缺乏可能是子痫前期的危险因素,维生素 D 试验目前尚在进行中。目前尚没有有效的方法可以预防子痫前期。

妊娠期高血压疾病的治疗

尽管慢性高血压患者妊娠的最大风险是并发子痫前期,但尚没有任何证据表明,轻度高血压通过药物治疗可降低子痫前期的发病率。轻度高血压孕妇使用药物治疗会增加胎儿宫内发育迟缓的可能性,因此对孕妇可来说开始降压药物治疗时的血压值要高于一般高血压人群。当孕妇血压 > 160/105mmHg 时,必须使用药物治疗。舒张压 > 110mmHg 与胎盘早剥和胎儿宫内发育迟缓的风险增加相关,收缩压 > 160mmHg 会增加产妇脑出血的风险。慢性高血压合并终末器官损害的妇女,当血压 > 139/89mmHg 时则必须使用降压药物治疗,

并且应该设定一个较低的目标血压。

很少有已经完成的关于孕妇降压治疗的大型随机、对照、多中心研究。孕妇降压治疗的推荐使用药物总结,见表 33-2 所示。中枢肾上腺素受体阻断药甲基多巴,因其可以长期应用且更为安全,目前仍是常用药物,证据来自关于婴儿母亲服用药物 7.5 年的一项随访研究。一些研究显示,β 肾上腺素受体阻断药与胎儿生长受限的发病率增加有关。目前许多临床医生使用 α、β 肾上腺素受体阻滞药拉贝洛尔,因其与阿替洛尔、普萘洛尔相比,对胎儿生长很少有不良反应。许多临床医生也使用口服长效钙通道阻滞剂硝苯地平,用于治疗孕妇高血压。绝大多数降压药都必须谨慎使用,禁止使用血管紧张素转化酶抑制药(ACEI)和血管紧张素受体拮抗药(ARB),(推荐级别:D 级)因其与妊娠中、晚期胎儿肾发育不全和胎儿死亡有关,并可导致妊娠早期脑血管疾病和中枢神经系统发育畸形的发病风险增加。因此正在服用 ACEI 和 ARB 的育龄女性应在准备妊娠前更换另一类药物。没有临床数据证实肾素抑制药阿利克仑可以在妊娠期使用。

表 33-2　妊娠期降压药物

药物	优点	缺点
甲基多巴(口服;B)		作用时间短,一天 2 次或 3 次给药
拉贝洛尔(静脉 或口服;C)	安全;拉贝洛尔优于其他 β 受体阻滞药,不影响子宫胎盘血流	作用时间短,一天 2 次或 3 次给药
长效硝苯地平(口服;C)	安全;长效制剂每日一次给药	
肼屈嗪(口服 或静脉;C)	丰富的临床经验	大量使用时可致低血压和胎盘早剥风险增加
美托洛尔(C)	长效制剂每日一次给药	安全效应比拉贝洛尔小
相对禁忌		
利尿药	没有明确的证据对胎儿不利	可能影响妊娠期血容量
阿替洛尔		可能影响胎儿生长
硝普钠		使用 > 4h,胎儿有氰化物中毒风险
绝对禁忌		
ACEI		多胎异常
ARB		ACEI 类似风险

ACEI. 血管紧张素转化酶抑制药

需要降压药物治疗的妇女分娩后可能会进行母乳喂养。尽管降压药物会进入乳汁,但是药物含量较低,而且与母乳喂养的获益相比,所带来的风险极低。美国儿科学会认为大多数降压药可以在哺乳期服用,包括甲基多巴、拉贝洛尔、卡托普利、地尔硫䓬、维拉帕米、氢氯噻嗪及肼屈嗪等。因存在哺乳期母亲服用阿替洛尔致胎儿心动过缓的病例报道,所以哺乳期女性应当谨慎使用这种药物。

重度妊娠期高血压疾病的紧急管理

急性重度妊娠期高血压疾病的降压目标应该使血压逐渐降低至收缩压 < 160mmHg 和舒张压 < 105mmHg,在保持子宫胎盘血流灌注的情况下,防止孕产妇心、脑血管并发症的发生。妊娠期可以使用的降压药物见表 33-2。静脉注射肼屈嗪、拉贝洛尔及口服硝苯地平是治疗重度妊娠期高血压疾病的

常用药物。一项包括 21 个研究的荟萃分析显示,在妊娠期高血压疾病的紧急治疗中,肼屈嗪与拉贝洛尔或硝苯地平相比,可增加孕产妇低血压、少尿及胎盘早剥的风险,而降低 Apgar 评分。拉贝洛尔禁用于患有哮喘,充血性心力衰竭或可卡因和(或)苯丙胺使用相关的交感神经兴奋的妇女。硝普钠尽可能地避免使用,因其代谢产物氰化物对胎儿有毒性作用,甚至可能产生致命性。

确诊为子痫前期的妇女,要以一种全面家庭监测方案,无论住院还是门诊必须进行密切监测。密切监测胎儿生长速率和羊水水平是至关重要的。根据孕龄和孕妇的状态,当孕妇收缩压持续>160mmHg 或舒张压>105mmHg 时,可考虑早产。另外,当出现视网膜水肿或血管痉挛及上腹压痛时也应当考虑分娩。患有严重疾病的孕妇,分娩时往往会有胎儿死亡的代价。妊娠晚期的早发型子痫前期可考虑延长孕周以促进胎儿生长和成熟,如发生孕妇或胎儿情况恶化,应立即分娩。当孕期就在近期,引产可作为治疗的选择;当重度子痫前期发生在妊娠早期,应当考虑终止妊娠。子痫前期的有效治疗需要娩出胎盘。

子痫的管理和预防

卒中、脑出血等脑血管意外是子痫患者死亡的最常见原因。当孕妇抽搐发作时,继发于一过性缺氧的胎儿心动过缓很常见,因此需保持孕妇呼吸道通畅和氧气吸入。患有重度子痫前期或子痫的孕妇使用硫酸镁可以预防抽搐的发生和复发。尽管硫酸镁并不用于治疗高血压,但它是预防抽搐复发的首选药物,在预防抽搐方面优于苯妥英钠或地西泮。在引入硫酸镁治疗的 19 世纪 30 年代之前,将近有 30% 的子痫妇女死亡。尽管硫酸镁有相对广泛的安全系数,但当其浓度超过 8mEq/L 时可发生呼吸抑制,因此这有助于监测使用硫酸镁治疗血镁浓度。几乎所有的镁均通过肾清除,因此肾功能不全的妇女可出现高镁血症。使用硫酸镁治疗的妇女应监测是否存在呼吸抑制,尿量是否减少及有无 QRS 波增宽或 QT 间期延长的心律失常。另外,硫酸镁可抑制子宫收缩,因此使用硫酸镁治疗的许多患者需催产素(缩宫素)来促进子宫收缩。静脉应用的镁可迅速通过胎盘在胎儿血清中达到平衡,如果存在严重的高镁血症,胎儿可能会出现生长抑制。同样需要注意的是 1/3 以上的子痫发生于产后,甚至出现在分娩后 6 周,因此产后需继续应用硫酸镁至少 24h 预防抽搐发作。

远期心血管疾病的影响

流行病学研究发现新发子痫前期妇女发生远期心血管疾病(CV)的风险增加。妊娠期发生子痫前期的患者,7 年内约 20% 出现高血压或微量蛋白尿,平均 14 年后超过 50% 的妇女将出现高血压,是没有子痫前期妇女的 3~4 倍。对于子痫前期和妊娠期高血压患者来说,心血管和脑血管疾病的总体远期风险是年龄相仿的对照组的 2 倍。有子痫前期病史且发生了早产(<34 周)的妇女有更高的风险死于心血管疾病,是正常妊娠的 4~8 倍。重度,反复子痫前期,子痫前期合并早产或胎儿宫内发育迟缓与远期不良心血管结局紧密相关。基于以上和其他数据,美国心脏协会将子痫前期,妊娠期糖尿病及妊高症列为妇女心血管疾病的危险因素。

诸如慢性高血压、糖尿病、肥胖、肾疾病和代谢综合征等许多心血管危险因素,是心血管疾病和子痫前期所共同的。子痫前期后出现的高血压,约 50% 的升高风险可用共同的危险因素解释,因此,妊娠可视为一种生理压力测试,这种测试可能会显示亚临床心血管疾病的表现。但是,对于既往没有心血管危险因素的健康妇女如发生了子痫前期,可以表现出远期心血管病死率的增加。因此,子痫前期可能会导致细微的血管损害或持续的血管内皮功能障碍,而这可能与远期心血管危险相关。

有子痫前期病史的妇女患心血管疾病风险增加的机制至今尚不明确。血管内皮功能障碍、血管紧张素Ⅱ的敏感性增加及抗血管生成因子增加等异常,可在子痫前期发生前出现,并在子痫前期的妊娠结束后持续数月至数年。妊娠期高血压妇女可在产后表现出对灌注血管紧张素Ⅱ敏感性及缩血管反应性的增加。血管细胞黏附因子-1(VCAM-1)和细胞间黏附因子-1(ICAM-1)等内皮细胞激活的标志物,在超过 15 年后合并子痫前期的孕妇中仍有升高,而不取决于体重指数(BMI)和吸烟状况。

尽管 sFlt-1 的浓度在胎盘娩出后会有所下降,但固有的抗血管生成微环境可使妇女罹患心血管疾病。一些研究显示有子痫前期病史的妇女,平均在分娩后 18 个月 sFlt-1 的浓度更高,这并不取决于体重指数(BMI)、血压和吸烟。非妊娠妇女 sFlt-1 可能由外周血的单核细胞产生,因为子痫前期妇女与对照组妇女相比,其单核细胞产生的 sFlt-1 浓度升高。有子痫前期病史的妇女,其持续的抗血管生成蛋白浓度的变化,可能解释了其患心血管疾病风险的增加和恶性肿瘤的风险降低,以及获得性甲状腺功能减退的风险增加。患有慢性肾病或有心肌梗死、卒中病史的患者也有 sFlt-1 浓度的升高。sFlt-1 的浓度升高也与高血压患者颈动脉内-中膜厚度和动脉粥样硬化进展相关。最近发现有子痫前期的孕妇胎儿可有肺部和系统性血管功能障碍,但与这些表现相关的机制尚不清楚。

子痫前期妇女出院后应门诊随诊,以确保血压正常并监测生化指标。分娩后降压药物通常可以停用,而有持续性高血压的妇女则需连续监测血压并正确治疗。尽管公认的是有子痫前期病史的妇女有更高心血管疾病的远期风险,但子痫前期对于心血管疾病的独立作用机制目前尚不清楚。

结　　论

鉴于妊娠期高血压疾病的短期和长期发病率,了解子痫前期的发病机制尚需进一步的研究。降压药物并不能改善子痫前期的远期预后,但确实会减少孕妇潜在的心血管事件的发生风险。硫酸镁是预防抽搐发生的首选药物,并且在防止抽搐复发方面优于苯妥英钠和地西泮。对于持续加重的子痫前期患者,娩出胎盘是唯一的治疗方法。有子痫前期或妊娠期高血压病史的患者,且发生了早产或胎儿生长受限时,罹患心血管疾病的远期风险可增加。

第 34 章
儿童及青少年高血压的管理

Management of Hypertension in Children and Adolescents

Joseph T. Flynn and Bonita E. Falkner

梁 春 译

概 述

从出生到青春期的任何时候都可发生儿童及青少年高血压。近年来,由于儿童常规血压测量的普及和青少年肥胖率的增加,儿童及青少年高血压的确诊病例明显增多。儿童及青少年中无症状高血压发病率约为 3.5%,肥胖的儿童及青少年中高血压发病率更高,因此,高血压是青少年时期常见的慢性健康问题。由于青少年继发性高血压发病率更高,故青少年高血压的评估方法不同于成年人高血压。青少年高血压和成人高血压也有相似之处。患有原发性或本态性高血压的青少年与成年人具有相同的患心血管疾病的危险因素,而且通过控制血压青少年同样获益。下列临床因素对于儿童及青少年高血压治疗方案的制订具有重要意义:①高血压是原发性还是继发性;②是否合并有其他的心血管危险因素或并发症;③是否有靶器官损害。

青少年高血压定义

诊断为青少年高血压的指标不是固定的,是随着青少年年龄和体型变化的。高血压定义为:3 次及以上测量血压的平均收缩压和(或)舒张压高于对应性别、年龄和身高的参考血压范围的第 95 百分位数。青少年的参考血压范围见表 34-1 和表 34-2。18 岁及以上的青年参照高血压预防、监测、评估及治疗联合委员会(JNC)建议,定义为 2 次及以上就医血压测量均在 140/90mmHg 以上。

高血压前期定义为平均收缩压和(或)舒张压大于对应性别、年龄和身高的参考血压范围的第 90 百分位数,并低于第 95 百分位数;正常血压定义为平均血压低于第 90 百分位数。青春期高血压前期的定义和成年人的相同,因为从 12 岁起,无论男性还是女性,血压参考范围的第 90 百分位数均高于 120/80mmHg,即成年人高血压前期的阈值。当儿童及青少年被诊断为高血压时,我们需对该患者高血压的严重程度进行分级(表 34-3),分级有助于后续的病情评估和处理。图 34-1 提供了高血压及高血压前期青少年血压监测、病情评估及处理的流程,无论是否合并肥胖。

确诊高血压

相比于成年人,青少年血压波动性更大,即便是继发性高血压的青少年在医院测量时也表现出明显的血压波动,此外还常常发生血压消退至平均值的现象,因此,在诊断青少年高血压、进行病情评估、考虑药物治疗前,确定青少年血压是否升高是最重要的。确诊高血压的第一步就是正确的血压测量方法,美国国家高血压教育项目工作组(NHBPEP)推荐听诊法为青少年血压测量的首选方法,NHBPEP 还特殊声明:波形血压仪读出的血压升高的结果必须通过听诊法验证。儿科高血压诊所的数据提示波形血压仪读出的血压值常与听诊法测量的值不一致,进一步证实了 NHBPEP 的推荐。为了保证测量准确,血压计袖带的尺寸必须适合青少年手臂的大小,袖带的气囊必须能够包绕臂围的 80%~100%,否则测量结果会假性升高。由于青少年肥胖的流行,青少年臂围增加,因此更多的青少年患者需用成年人用袖带或大腿袖带来获得准确的血压值。即便是有可疑高血压的青少年也应反复就诊测量血压以确诊高血压。动态血压测量(ABPM)对于确诊真性高血压和确诊"白大衣高血压"十分有帮助。

表 34-1　男性青少年血压参考百分位值

年龄（岁）	血压百分位数	身高百分位数对应的参考收缩压（mmHg）							身高百分位数对应的参考舒张压（mmHg）						
		5TH	10TH	25TH	50TH	75TH	90TH	95TH	5TH	10TH	25TH	50TH	75TH	90TH	95TH
1	50th	80	81	83	85	87	88	89	34	35	36	37	38	39	39
	90th	94	95	97	99	100	102	103	49	50	51	52	53	53	54
	95th	98	99	101	103	104	106	106	54	54	55	56	57	58	58
	99th	105	106	108	110	112	113	114	61	62	63	64	65	66	66
2	50th	84	85	87	88	90	92	92	39	40	41	42	43	44	44
	90th	97	99	100	102	104	105	106	54	55	56	57	58	58	59
	95th	101	102	104	106	108	109	110	59	59	60	61	62	63	63
	99th	109	110	111	113	115	117	117	66	67	68	69	70	71	71
3	50th	86	87	89	91	93	94	95	44	44	45	46	47	48	48
	90th	100	101	103	105	107	108	109	59	59	60	61	62	63	63
	95th	104	105	107	109	110	112	113	63	63	64	65	66	67	67
	99th	111	112	114	116	118	119	120	71	71	72	73	74	75	75
4	50th	88	89	91	93	95	96	97	47	48	49	50	51	51	52
	90th	102	103	105	107	109	110	111	62	63	64	65	66	66	67
	95th	106	107	109	111	112	114	115	66	67	68	69	70	71	71
	99th	113	114	116	118	120	121	122	74	75	76	77	78	78	79
5	50th	90	91	93	95	96	98	98	50	51	52	53	54	55	55
	90th	104	105	106	108	110	111	112	65	66	67	68	69	69	70
	95th	108	109	110	112	114	115	116	69	70	71	72	73	74	74
	99th	115	116	118	120	121	123	123	77	78	79	80	81	81	82
6	50th	91	92	94	96	98	99	100	53	53	54	55	56	57	57
	90th	105	106	108	110	111	113	113	68	68	69	70	71	72	72
	95th	109	110	112	114	115	117	117	72	72	73	74	75	76	76
	99th	116	117	119	121	123	124	125	80	80	81	82	83	84	84
7	50th	92	94	95	97	99	100	101	55	55	56	57	58	59	59
	90th	106	107	109	111	113	114	115	70	70	71	72	73	74	74
	95th	110	111	113	115	117	118	119	74	74	75	76	77	78	78
	99th	117	118	120	122	124	125	126	82	82	83	84	85	86	86
8	50th	94	95	97	99	100	102	102	56	57	58	59	60	60	61
	90th	107	109	110	112	114	115	116	71	72	72	73	74	75	76
	95th	111	112	114	116	118	119	120	75	76	77	78	79	79	80
	99th	119	120	122	123	125	127	127	83	84	85	86	87	87	88
9	50th	95	96	98	100	102	103	104	57	58	59	60	61	61	62
	90th	109	110	112	114	115	117	118	72	73	74	75	76	76	77
	95th	113	114	116	118	119	121	121	76	77	78	79	80	81	81
	99th	120	121	123	125	127	128	129	84	85	86	87	88	88	89
10	50th	97	98	100	102	103	105	106	58	59	60	61	61	62	63
	90th	111	112	114	115	117	119	119	73	73	74	75	76	77	78
	95th	115	116	117	119	121	122	123	77	78	79	80	81	81	82
	99th	122	123	125	127	128	130	130	85	86	86	88	88	89	90
11	50th	99	100	102	104	105	107	107	59	59	60	61	62	63	63
	90th	113	114	115	117	119	120	121	74	74	75	76	77	78	78
	95th	117	118	119	121	123	124	125	78	78	79	80	81	82	82
	99th	124	125	127	129	130	132	132	86	86	87	88	89	90	90

续表

年龄 (岁)	血压百分位数	身高百分位数对应的参考收缩压(mmHg)							身高百分位数对应的参考舒张压(mmHg)						
		5TH	10TH	25TH	50TH	75TH	90TH	95TH	5TH	10TH	25TH	50TH	75TH	90TH	95TH
12	50th	101	102	104	106	108	109	110	59	60	61	62	63	63	64
	90th	115	116	118	120	121	123	123	74	75	75	76	77	78	79
	95th	119	120	122	123	125	127	127	78	79	80	81	82	82	83
	99th	126	127	129	131	133	134	135	86	87	88	89	90	90	91
13	50th	104	105	106	108	110	111	112	60	60	61	62	63	64	64
	90th	117	118	120	122	124	125	126	75	75	76	77	78	79	79
	95th	121	122	124	126	128	129	130	79	79	80	81	82	83	83
	99th	128	130	131	133	135	136	137	87	87	88	89	90	91	91
14	50th	106	107	109	111	113	114	115	60	61	62	63	64	65	65
	90th	120	121	123	125	126	128	128	75	76	77	78	79	79	80
	95th	124	125	127	128	130	132	132	80	80	81	82	83	84	84
	99th	131	132	134	136	138	139	140	87	88	89	90	91	92	92
15	50th	109	110	112	113	115	117	117	61	62	63	64	65	66	66
	90th	122	124	125	127	129	130	131	76	77	78	79	80	80	81
	95th	126	127	129	131	133	134	135	81	81	82	83	84	85	85
	99th	134	135	136	138	140	142	142	88	89	90	91	92	93	93
16	50th	111	112	114	116	118	119	120	63	63	64	65	66	67	67
	90th	125	126	128	130	131	133	134	78	78	79	80	81	82	82
	95th	129	130	132	134	135	137	137	82	83	83	84	85	86	87
	99th	136	137	139	141	143	144	145	90	90	91	92	93	94	94
17	50th	114	115	116	118	120	121	122	65	66	66	67	68	69	70
	90th	127	128	130	132	134	135	136	80	80	81	82	83	84	84
	95th	131	132	134	136	138	139	140	84	85	86	87	87	88	89
	99th	139	140	141	143	145	146	147	92	93	93	94	95	96	97

表 34-2　女性青少年血压参考百分位值

年龄 (岁)	血压百分位数	身高百分位数对应的参考收缩压(mmHg)							身高百分位数对应的参考舒张压(mmHg)						
		5TH	10TH	25TH	50TH	75TH	90TH	95TH	5TH	10TH	25TH	50TH	75TH	90TH	95TH
1	50th	83	84	85	86	88	89	90	38	39	39	40	41	41	42
	90th	97	97	98	100	101	102	103	52	53	53	54	55	55	56
	95th	100	101	102	104	105	106	107	56	57	57	58	59	59	60
	99th	108	108	109	111	112	113	114	64	64	65	65	66	67	67
2	50th	85	85	87	88	89	91	91	43	44	44	45	46	46	47
	90th	98	99	100	101	103	104	105	57	58	58	59	60	61	61
	95th	102	103	104	105	107	108	109	61	62	62	63	64	65	65
	99th	109	110	111	112	114	115	116	69	69	70	70	71	72	72
3	50th	86	87	88	89	91	92	93	47	48	48	49	50	50	51
	90th	100	100	102	103	104	106	106	61	62	62	63	64	64	65
	95th	104	104	105	107	108	109	110	65	66	66	67	68	68	69
	99th	111	111	113	114	115	116	117	73	73	74	74	75	76	76
4	50th	88	88	90	91	92	94	94	50	50	51	52	52	53	54
	90th	101	102	103	104	106	107	108	64	64	65	66	67	67	68
	95th	105	106	107	108	110	111	112	68	68	69	70	71	71	72
	99th	112	113	114	115	117	118	119	76	76	76	77	78	79	79

续表

年龄 （岁）	血压百 分位数	身高百分位数对应的参考收缩压（mmHg）							身高百分位数对应的参考舒张压（mmHg）						
		5TH	10TH	25TH	50TH	75TH	90TH	95TH	5TH	10TH	25TH	50TH	75TH	90TH	95TH
5	50th	89	90	91	93	94	95	96	52	53	53	54	55	55	56
	90th	103	103	105	106	107	109	109	66	67	67	68	69	69	70
	95th	107	107	108	110	111	112	113	70	71	71	72	73	73	74
	99th	114	114	116	117	118	120	120	78	78	79	79	80	81	81
6	50th	91	92	93	94	96	97	98	54	54	55	56	56	57	58
	90th	104	105	106	108	109	110	111	68	68	69	70	70	71	72
	95th	108	109	110	111	113	114	115	72	72	73	74	74	75	76
	99th	115	116	117	119	120	121	122	80	80	80	81	82	83	83
7	50th	93	93	95	96	97	99	99	55	56	56	57	58	58	59
	90th	106	107	108	109	111	112	113	69	70	70	71	72	72	73
	95th	110	111	112	113	115	116	116	73	74	74	75	76	76	77
	99th	117	118	119	120	122	123	124	81	81	82	82	83	84	84
8	50th	95	95	96	98	99	100	101	57	57	57	58	59	60	60
	90th	108	109	110	111	113	114	114	71	71	71	72	73	74	74
	95th	112	112	114	115	116	118	118	75	75	75	76	77	78	78
	99th	119	120	121	122	123	125	125	82	82	83	83	84	85	86
9	50th	96	97	98	100	101	102	103	58	58	58	59	60	61	61
	90th	110	110	112	113	114	116	116	72	72	72	73	74	75	75
	95th	114	114	115	117	118	119	120	76	76	76	77	78	79	79
	99th	121	121	123	124	125	127	127	83	83	84	84	85	86	87
10	50th	98	99	100	102	103	104	105	59	59	59	60	61	62	62
	90th	112	112	114	115	116	118	118	73	73	73	74	75	76	76
	95th	116	116	117	119	120	121	122	77	77	77	78	79	80	80
	99th	123	123	125	126	127	129	129	84	84	85	86	86	87	88
11	50th	100	101	102	103	105	106	107	60	60	60	61	62	63	63
	90th	114	114	116	117	118	119	120	74	74	74	75	76	77	77
	95th	118	118	119	121	122	123	124	78	78	78	79	80	81	81
	99th	125	125	126	128	129	130	131	85	85	86	87	87	88	89
12	50th	102	103	104	105	107	108	109	61	61	61	62	63	64	64
	90th	116	116	117	119	120	121	122	75	75	75	76	77	78	78
	95th	119	120	121	123	124	125	126	79	79	79	80	81	82	82
	99th	127	127	128	130	131	132	133	86	86	87	88	88	89	90
13	50th	104	105	106	107	109	110	110	62	62	62	63	64	65	65
	90th	117	118	119	121	122	123	124	76	76	76	77	78	79	79
	95th	121	122	123	124	126	127	128	80	80	80	81	82	83	83
	99th	128	129	130	132	133	134	135	87	87	88	89	89	90	91
14	50th	106	106	107	109	110	111	112	63	63	63	64	65	66	66
	90th	119	120	121	122	124	125	125	77	77	77	78	79	80	80
	95th	123	123	125	126	127	129	129	81	81	81	82	83	84	84
	99th	130	131	132	133	135	136	136	88	88	89	90	90	91	92
15	50th	107	108	109	110	111	113	113	64	64	64	65	66	67	67
	90th	120	121	122	123	125	126	127	78	78	78	79	80	81	81
	95th	124	125	126	127	129	130	131	82	82	82	83	84	85	85
	99th	131	132	133	134	136	137	138	89	89	90	91	91	92	93

续表

年龄（岁）	血压百分位数	身高百分位数对应的参考收缩压（mmHg）							身高百分位数对应的参考舒张压（mmHg）						
		5TH	10TH	25TH	50TH	75TH	90TH	95TH	5TH	10TH	25TH	50TH	75TH	90TH	95TH
16	50th	108	108	110	111	112	114	114	64	64	65	66	66	67	68
	90th	121	122	123	124	126	127	128	78	78	79	80	81	81	82
	95th	125	126	127	128	130	131	132	82	82	83	84	85	85	86
	99th	132	133	134	135	137	138	139	90	90	90	91	92	93	93
17	50th	108	109	110	111	113	114	115	64	65	65	66	67	67	68
	90th	122	122	123	125	126	127	128	78	79	80	80	81	81	82
	95th	125	126	127	129	130	131	132	82	83	83	84	85	85	86
	99th	133	133	134	136	137	138	139	90	90	91	91	92	93	93

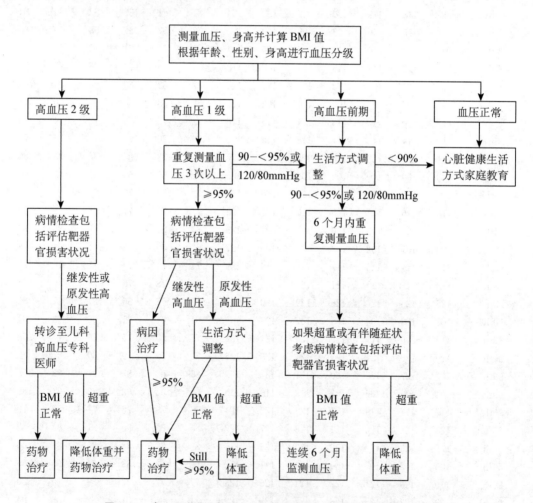

图 34-1　高血压前期、高血压 1 级和高血压 2 级评估级处理流程

表 34-3　儿科患者高血压分级

血压分级	儿童及 18 岁以下青少年	18 岁以上青少年
正常	收缩压和舒张压小于血压参考范围的第 90 百分位数	收缩压＜120mmHg,舒张压＜80mmHg
高血压前期	收缩压或舒张压大于等于血压参考范围的第 90 百分位数并小于第 95 百分位数或血压＞120/80 mmHg	收缩压≥120mmHg＜140mmHg 或舒张压≥80mmHg＜90mmHg
高血压 1 级	收缩压或舒张压大于等于血压参考范围的第 95 百分位数并小于第 99 百分位数＋5mmHg	收缩压≥140mmHg＜160mmHg 或舒张压≥90mmHg＜100mmHg
高血压 2 级	收缩压或舒张压大于血压参考范围的第 99 百分位数＋5mmHg	收缩压≥160mmHg 或舒张压≥100mmHg

原发性和继发性青少年高血压

　　儿童更有可能患有继发性高血压,而青少年高血压以原发性为主。儿童无症状的继发性高血压多由肾疾病引起。在患有原发性高血压的儿童及青少年中,80％以上有家族高血压病史。相比于继发性高血压,原发性高血压患儿肥胖率更高,而肥胖是独立于家族病史外的幼年发病的危险因素。

　　评估儿童及青少年高血压应从问病史和查体开始,表 34-4 列出了提示儿童继发性高血压的病史和体征。病史应包括用过的非处方药、处方药及违规用药,因为很多物质可引起或加重青少年的高血压,并导致治疗复杂化(表 34-5)。

续表

发　现	提　示
下肢血压低于上肢	主动脉狭窄
生长缓慢、面色苍白	慢性肾病
Turner 综合征	主动脉狭窄
咖啡斑	肾动脉狭窄
股动脉搏动延迟	主动脉狭窄
性早熟	肾上腺功能紊乱
上腹部血管杂音	肾动脉狭窄
水肿	肾病
大量出汗	嗜铬细胞瘤
大量色素沉着	肾上腺功能紊乱
男性皮纹	药物性高血压

表 34-4　提示继发性高血压的病史及体征

发　现	提　示
病史	
既往尿路感染或有尿路感染症状	反流性肾脏病
关节痛、皮疹、发热	脉管炎、系统性红斑狼疮
急性肉眼血尿	肾小球肾炎、肾静脉血栓
肾损伤	肾坏死、肾动脉狭窄
腹部遭放射	放射性肾炎、肾动脉狭窄
肾移植	肾移植后肾动脉狭窄
性早熟	肾上腺功能紊乱
肌肉痉挛、活动受限	原发性醛固酮增多症
大量出汗、头痛、面色苍白或面红	嗜铬细胞瘤
违规用药	药物导致的高血压
体征	
任何年龄血压＞140/100mmHg	继发性高血压

表 34-5　可导致儿童血压升高药物

处方药	非处方药	其　他
钙依赖磷酸酶抑制药(如环孢素、他克莫司)	咖啡因	可卡因
COX-2 抑制药(如西乐葆等)	麻黄碱	脱氢表雄酮
促红细胞生成素	非甾消抗炎药	乙醇
糖皮质激素	伪麻黄碱	重金属(铅、汞)
偏头痛药物(如麦角胺碱、舒马曲坦)		草药制剂(如麻黄属植物、甘草)
口服避孕药		摇头丸
苯丙醇胺		烟草
伪麻黄碱		
兴奋药(如迪西卷、利他灵、安非他名)		
三环类抗抑郁药		

确诊高血压的儿科患者应接受进一步评估以确诊或排除继发性高血压并确认有无其他心血管危险因素。一些报道指出：儿童及青少年高血压患者常检测出血脂异常，尤其是肥胖的儿童及青少年，典型的血脂异常的模式是总胆固醇正常或轻度升高，高密度脂蛋白（HDL）降低，同时三酰甘油升高，这种模式与 2 型糖尿病患者的血脂异常相似，反映出一定程度的胰岛素抵抗，这种血脂异常甚至会出现在非肥胖高血压患者体内。患有高血压的肥胖青少年也会出现糖耐量受损。上述发现和代谢综合征相一致。具有多重心血管危险因素的儿童及青少年具有更大的早期心血管疾病的危险，故需要加强管理。

靶器官损害是高血压青少年使用抗高血压药物的指征。青少年高血压最容易发现的靶器官影响表现是左心室肥厚（LVH）。据报道，遵照儿科左心室肥厚的标准，通过心脏彩超检查，儿童及青少年高血压患者左心室肥厚发生率高达 30%～40%。尽管成年人常见的左心室肥厚的并发症，如心源性猝死，目前没有出现在高血压青少年中，左心室肥厚是降血压治疗和监测防止肥厚进展的强指征。无论是儿童还是青少年，心脏彩超是首选的确诊左心室肥厚的检测方法，而不是心电图。左心室大小应参照身高并根据年龄和肥胖的影响修正。

儿童及青少年高血压的其他靶器官影响也有所研究。一些文献报道了在正常青少年中视网膜动脉大小和血压的关系，以及在一些高血压儿童及青少年中出现的颈动脉内膜-中膜厚度（cIMT）增加、微蛋白尿和神经认知缺失。但是，在颈动脉影像、尿微蛋白测定和神经认知评价能够被推荐为青少年高血压的常规检查前，我们需要更多的数据。

治疗方法

非药物治疗方法

降低体重、有氧运动和饮食调整有助于降低儿童及青少年血压，并被认为是首选的治疗方法，尤其是肥胖相关的高血压。有关肥胖青少年的研究显示：适度减肥不仅能够降低血压还能缓解其他的心血管危险因素，如血脂异常和胰岛素抵抗。尽管对于肥胖的青少年来说减肥很困难而且往往不成功，认知肥胖的并发症（如高血压）能够为患者及其家属提供积极改变生活方式的动力，因此，患者需要家庭干预，而从长期看来，家庭干预是有积极意义的。

有氧运动是常见的青少年高血压管理方法之一。许多青少年已经参加一项或多项适合自身的体育活动而只需要增加频率和（或）强度。增加体育活动明显有益于控制体重并能改善胰岛素抵抗、血管内皮功能及其他致动脉粥样硬化的危险因素。增加体育活动量并降低体脂改善身材能够防止高危患者进展为 2 型糖尿病。最重要的是：每天久坐（如看电视）花费的时间需严格限制在 2h 以内。

规律运动的中断常导致血压升高至运动前的水平，此外，仅仅运动不易控制血压，必须结合饮食的改善才能有效降低血压并控制体重，并改善血管功能。

近来，饮食调整在治疗及预防儿童及青少年高血压上受到重视。饮食调整中常被检测的营养素包括钠、钾、钙，也包括叶酸、咖啡因及其他营养素。美国大多数儿童及青少年的钠摄入量远远超过营养所需，主要是因为加工食品及快餐的大量摄入。青少年减少钠摄入对血压影响的研究结果没有成年人研究的清楚，但一项针对 10 份研究的 Mata 分析指出钠摄入量减少 54% 与儿童收缩压降低 2.47 mmHg 相关。高盐饮食增加口渴感，而且儿童的高钠饮食与通过增加甜饮料摄入导致的肥胖流行有紧密联系。上述发现提示限钠饮食对于患有的高血压的肥胖青少年的治疗有重要的作用。

其他营养素，包括钾和钙，在高血压患者的检测中发现有抗高血压的作用。一项针对高血压、血压对盐敏感的中国儿童为期 2 年的研究显示：补钾和补钙结合能够明显降低收缩压，提示与单纯的限钠饮食相比，低钠同时钾、钙丰富的饮食更能有效治疗高血压，就是阻止高血压膳食（DASH）食谱，这项食谱里有大量的水果、蔬菜和低脂乳制品。试验证明，DASH 食谱能够降低成年人血压，甚至是接受降血压药物治疗的患者也有效。最近一项试验显示：DASH 食谱对于血压轻度升高的儿童及青少年（大于参考范围的第 90 百分位数）也有降低血压的作用，因此，将 DASH 食谱作为儿童及青少年的日常食谱是合理的，能够有效治疗青少年高血压。DASH 食谱也能增加膳食纤维和其他微量营养素的摄入并降低饱和脂肪的摄入，能够有效改善高血压青少年血脂异常。

非药物治疗通常作为青少年高血压的一线治疗方案，尤其是肥胖的青少年儿童。为了能使非药物治疗达到最大的疗效，治疗需要系统化实施，需要全家人的参与和长期支持。即便是出现抗高血压药物使用指征也不能中断非药物治疗，因为成功的生活方式干预能够使药物治疗更加完善。

抗高血压药物治疗

为了达到标准的血压值,除了改善生活方式,一些高血压儿童及青少年同样需要抗高血压药物治疗。高血压患儿早期药物治疗是有潜在好处的,但是,儿童长期使用药物降血压的优势及风险的数据仍有限,而且目前仍很难确定开始药物治疗的最佳时机。现推荐的儿童及青少年高血压用药指征如下。

(1)高血压2级(表34-5)。

(2)有症状的高血压。

(3)继发性高血压。

(4)高血压致靶器官损害。

(5)糖尿病(1型或2型)。

(6)经非药物治疗后仍持续高血压。

上述的指征大部分表示降血压可能对治疗并发症有益,例如糖尿病患者降血压是延缓糖尿病肾病的重要策略;慢性肾病(CKD)患者降血压能够延缓进展为终末期肾病的进度。为避免高血压致靶器官损害,没有遵从非药物治疗或经6～12个月的非药物治疗无效的高血压青少年需要抗高血压药物治疗。反复评估左心室肥厚及其他高血压靶器官损害有助于决定非药物治疗持续时间的长短。

青少年及儿童使用抗高血压药物重要的是药物有效性和安全性的循证医学信息。由于青少年高血压发病率相对较低,既往企业赞助的临床试验没有包含青少年及儿童人群也不奇怪,而且大多数药物既往都是经验性使用。1997年的《食品和药品管理局现代化法》(FDAMA)和2007年的FDAMA补充立法——包括《最好的儿童医药品法》《儿科研究公平法》及《FDA修改法》出台后,大量抗高血压药物的儿科临床试验得以展开,并出现了大量贴有针对儿童及青少年高血压标签的抗高血压药物。

目前,几乎没有指南指出哪种类型的抗高血压药物作为青少年高血压的起始用药。尽管根据临床试验的证据,成年人的临床指南已经有明确的提示,儿科患者却缺乏类似的临床证据。对比各类抗高血压药物的临床试验并没有在儿童及青少年中展开。在获得各类抗高血压药物之间优劣的数据之前,下列种类药物均可以作为一线用药,包括:利尿药、β受体阻滞药、血管紧张素转化酶(ACE)抑制药、血管紧张素受体阻滞药(ARBs)及钙拮抗药(CCBs)

一些特殊的临床状况使患者具有特定类抗高血压药物的用药指征。慢性肾病的患儿适用ACE抑制药或ARBs,因为这类药物能够延缓肾功能进一

步退化。伴有代谢综合征的高血压青少年慎用噻嗪类利尿药和β受体阻滞药,因为这些药物会引起糖代谢方面的不良反应,故应考虑其他药物作为首选用药。

最常作为青少年抗高血压一线治疗的药物是ACE抑制药和CCBs。几乎所有的ACE抑制药类药物都有高血压儿童及青少年用药有效性及安全性的临床试验数据。有一些ACE抑制药的悬液制剂在研究中,而且在FDA认证的标签上可以查找到制剂的说明。ACE抑制剂的不良反应,如咳嗽、皮疹和嗜中性粒细胞减少等,在青少年中罕见。这类药物通常容易耐受,而且多有一日1次剂量的优势。ACE抑制药不仅能有效控制血压,而且对心脏及肾功能有益。重要的是,如前文所述,对于伴有糖尿病或慢性肾病的青少年ACE抑制药有助于保护肾功能。由于ACE抑制药能够扩张肾小球出球小动脉,肾动脉狭窄、孤立肾或移植肾的患者慎用ACE抑制药,防止肾小球滤过减少。由于具有致胎儿畸形的作用,ACE抑制药禁用于孕期妇女;医师可以为青少年开ACE抑制药的处方,但在开处方前,关于进行性行为或可能性行为的女性青少年避孕的问题必须经过合理的咨询。

与ACE抑制药类似,ARBs也是通过阻断肾素——血管紧张素系统降低血压。我们仅能获得部分ARBs的儿科临床试验数据,ARBs治疗儿童及青少年高血压主要是依靠临床经验的建立。ARBs通常和其他类药物对降低血压同样有效而且不会引起高钾血症或其他不良反应。然而,由于担心6岁以前儿童用药安全性的问题,没有任何ARB类药物被批准用于该年龄段的儿童。和ACE抑制药一样,一些ARBs的悬液制剂也在研究中,如氯沙坦、坎地沙坦和缬沙坦等,而且在FDA认证的标签上可以查找到这些药物的制剂说明。总的来说,ARBs是治疗儿童及青少年高血压的安全、有效的药物,不过和ACE抑制药一样禁用于孕期妇女。

一些二氢吡啶类CCBs药物治疗青少年高血压有效,而非二氢吡啶类CCBs没有这样的作用。有关一些新CCB药物有效性及安全性研究的临床试验数据支持这些药物用于治疗青少年高血压。CCBs可用于青少年高血压的起始治疗药物,或作为需要不止一种药物控制血压时的二线或三线用药。当用于慢性高血压的血压控制时,推荐使用长效的CCBs制剂。

β-肾上腺素能受体抑制药(BBs)是用于儿童高

血压的最早的药物之一。这类药物通过阻断交感神经系统激活的 β_1 和 β_2 受体降低血压，因此抑制了一个重要的升高血压的机制。由于药物的亲和力不同，临床上可有多种不同的 BBs 可供选择，但关于BBs 治疗青少年高血压有效性好安全性的临床试验数据十分有限。由于普萘洛尔是最早使用的 BBs 之一，青少年使用普萘洛尔研究的数据量很大，但这些信息主要来源于有各种心脏病变或门脉高压的青少年。作为新的 BBs 的一种，缓释美托洛尔拥有展现出有效性和安全性的儿科临床试验数据。BBs 可用于没有哮喘的高血压青少年患者，但由于 BBs 能降低运动能力，运动员不能耐受。

根据临床试验数据，利尿药通常被推荐为成年人单纯高血压的起始用药。但没有青少年方面的数据，因此，除非青少年高血压患者有液体潴留的证据，利尿药通常不作为儿童及青少年降血压的首选用药。噻嗪类利尿药会引起青少年低钾血症，导致患者需要补钾。青少年往往非常不愿意药物补钾，这样会导致依从性的问题。但是，对于需要多种药物降血压的青少年来说，小剂量的利尿药可以作为二线或三线用药，尤其当初始药物为 ACE 抑制药或ARBs。

大多数高血压的儿童及青少年是没有临床症状的，或者没有血压升高的特异性症状。当青少年没有临床表现时，让他依从于规律性的日常用药计划很困难。青少年经常忘记服药而且不愿意被察觉到和同龄人不同。如果可以通过简单的一天 1 次用药就能控制血压，青少年的依从性可能会提高，但同时应考虑到所选择药物的不良反应。当需要不止一种药物控制血压时，复方制剂能够提高依从性。

高血压儿童及青少年在服用抗高血压药物时推荐参考图 34-2 的"阶梯治疗法"。阶梯治疗法要求个体化治疗和持续评估药效及不良反应，医师可开出 FDA 认证的青少年及儿童使用的抗高血压药物。不同药物的推荐起始剂量和最大剂量见表 34-6。

儿童及青少年高血压的治疗目标应根据伴发的疾病制订。对于原发性单纯性高血压，且没有靶器官损害的患者，血压控制目标应低于对应年龄、性别、身高血压参考范围的第 95 百分位数，而对于继发性高血压、糖尿病或有靶器官损害的患者，血压控制目标应低于对应年龄、性别、身高血压参考范围的第 90 百分位数，这和目前推荐的成年人复杂高血压（如合并糖尿病或肾病）血压控制目标一致。最近，欧洲高血压协会发布了新的青少年高血压管理指

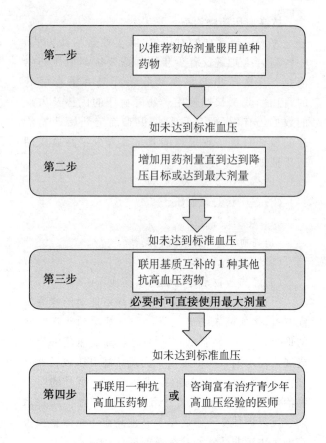

图 34-2　儿童及青少年高血压阶梯用药

南，建议对于有慢性肾病患者，血压应控制在参考血压范围的第 75 百分位数以下。

在用药后高血压治疗没有结束。青少年高血压管理要求定期随访以确认是否达到目标血压，评估治疗的依从性并监测药物不良反应。我们可鼓励高血压青少年使用合适的仪器在家监测血压，这样可以增加他们治疗的参与度并提高依从性，同时也应鼓励他们改变生活习惯来达到目标血压并保持。患者应定期重复实验室检查，肥胖的青少年重点检查空腹血脂和血糖，服用利尿药、ACE 抑制药或 ARB 的患者重点检查电解质、血浆尿素氮（BUN）及肌酐。由于 ACE 抑制药和 ARB 的胎儿致畸作用，服用ACE 抑制药或 ARB 的青春期女性应进行连续性医疗咨询以避免妊娠，并在性行为时采取有效的避孕措施。

总　结

高血压和高血压前期是常见的青少年健康问题，随着青少年肥胖的流行，儿童及青少年高血压发病率持续升高。儿童及青少年高血压管理的关键步

骤包括：首先明确诊断高血压，然后鉴别是原发性还是继发性并确定是否有其他心血管和代谢危险因素，以及靶器官损害。生活方式调整适合所有高血压儿童及青少年，尤其是体重超标或久坐的儿童及青少年，而生活方式调整包括饮食调整，体育活动和控制体重。服用药物控制血压的指征包括：阶段 2 高血压、继发性高血压、有症状高血压、慢性肾病及糖尿病（表 34-6）。

表 34-6　儿童及青少年服用抗高血压药物的推荐剂量

分类	药物	初始剂量	频次	最大剂量
醛固酮受体拮抗药（ARAs）	依普利酮	25 mg	qd,bid	100mg/d
	螺内酯	1mg/kg	qd,bid	3.3mg/kg 最多至 100mg/d
血管紧张素转化酶（ACE）抑制药	贝那普利	0.2mg/kg 最多至 10mg	qd	0.6mg/kg 最多至 40mg/d
	卡托普利	0.3～0.5mg/kg	bid,tid	6mg/kg 最多至 450mg/d
	依那普利	0.08mg/kg	qd	0.6mg/kg 最多至 40mg/
	福辛普利	0.1mg/kg 最多至 10mg	qd	0.6mg/kg 最多至 40mg/
	赖诺普利	0.07mg/kg 最多至 5mg	qd	0.6mg/kg 最多至 40mg/
	喹那普利	5～10mg	qd	80 mg/d
醛固酮受体拮抗药	坎地沙坦	1～6 岁,0.2mg/kg	qd	1～6 岁,0.4mg/kg
	氯沙坦	6～17 岁,体重<50kg,4～8mg	qd	6～17 岁,体重<50kg,16mg
	奥美沙坦	6～17 岁,体重>50kg,8～16mg	qd	6～17 岁,体重>50kg,32mg
	缬沙坦	0.75mg/kg 最多至 50mg	qd	1.4mg/kg 最多至 100mg/d
		体重 20～34kg,10mg		体重 20～34kg,20mg
		体重≥35kg,20mg		体重≥35kg,40mg
		<6 岁,5～10mg		<6 岁,80mg
		6～17 岁,1.3mg/kg 最多至 40mg		6～17 岁,2.7mg/kg 最多至 160mg/d
α 和 β 肾上腺素能受体拮抗药	拉贝洛尔	2～3mg/kg	bid	10～12mg/kg 最多至 1.2 mg/d
	卡维地洛	0.1mg/kg 最多至 12.5mg	bid	0.5mg/kg 最多至 25mg/d
β 肾上腺能受体拮抗药	阿替洛尔	0.5～1mg/kg	qd,bid	2mg/kg 最多至 100mg/d
	比索洛尔	0.04mg/kg 最多至 2.5/6.25mg	qd	10/6.25mg/d
	美托洛尔	1～2mg/kg	bid	6mg/kg 最多至 200mg/d
	普萘洛尔	1mg/kg	bid,tid	16mg/kg 最多至 640mg/d
钙通道拮抗药	氨氯地平	0.06mg/kg	qd	0.3mg/kg 最多至 10mg/d
	非洛地平	2.5mg	qd	10mg/d
	伊拉地平	0.05～0.15mg/kg	tid,qid	0.8mg/kg 最多至 20mg/d
	缓释硝苯地平	0.25～0.5mg/kg	qd,bid	3mg/kg 最多至 120mg/d
中枢 α 受体激动药	可乐定	5～10μg/kg	bid,tid	25μg/kg 最多至 0.9mg/d
利尿药	阿米洛利	5～10mg	qd	20mg/d
	氯噻酮	0.3mg/kg	qd	2mg/kg 最多至 50mg/d
	呋塞米	0.5～2.0mg/kg	qd,bid	6mg/(kg·d)
	氢氯噻嗪	0.5～1mg/kg	qd	3mg/kg 最多至 50mg/d
血管扩张药	肼苯哒嗪	0.25mg/kg	tid,qid	7.5mg/kg 最多至 200mg/d
	米诺地尔	0.1～0.2mg/kg	bid,tid	1mg/kg 最多至 50mg/d

第 35 章
外周动脉疾病
Peripheral Artery Disease

Todd S. Perlstein and Marc Z. Krichavsky
李 浪 王现涛 译

概　述

本章重点阐述动脉粥样硬化性外周动脉疾病（peripheral artery disease，PAD）的药物及介入治疗。美国心脏协会（AHA）建议外周动脉疾病指的是影响上肢或下肢的动脉病变。本章重点阐述发病率更高的下肢动脉病变。

40岁以上人群 PAD 发病率约为 5.9%。随着年龄及危险因素的增加 PAD 发病率上升，70 岁以上或 50 岁以上但吸烟或合并糖尿病的人群 PAD 发病率上升至 29%。PAD 与冠心病（coronary artery disease，CAD）的危险因素大致相同。传统危险因素中的吸烟和糖尿病与 PAD 显著相关，非传统危险因素中的肾脏疾病也是 PAD 危险因素之一。大部分 PAD 患者没有症状，少部分表现为间歇性跛行，仅有 1%～2% 的患者表现为严重的肢体缺血（critical limb ischemia，CLI）。无论是否存在临床症状，PAD

患者心血管疾病发病及死亡风险均较高（图 35-1）。PAD 患者中心肌梗死、卒中和死亡比肢体缺血事件更常见，所以 PAD 患者需要积极的二级预防措施，包括戒烟、降压、抗血小板及降脂来预防心血管事件。运动计划的监管是间歇性跛行的一线治疗方案。对运动和药物治疗无效及存在严重肢体缺血的间歇性跛行患者，可以考虑血运重建。血管阻塞部位及特点决定其最佳血运重建策略，复杂及远端血管病变更加适用外科手术血运重建治疗。对于那些已不可能行机械性血运重建的患者来说，治疗性血管再生依然前景广阔，虽然目前仍未实现。

外周动脉疾病的药物治疗

PAD 的药物治疗包括两个目标：预防心血管事件和改善下肢临床结局（图 35-2）。PAD 检测及预防措施的实施将会给公共健康带来巨大获益（表 35-1）。

表 35-1　美国外周动脉疾病筛查与治疗的潜在获益人口

防治目标	PAD 人群没有达标百分比	个体治疗相对风险下降百分比	人群相对下降百分比	累及相对风险	可以防治的 MACE/5 年
LDL-C<70mg/dl	95%	20%	19%	0.81	269 800
抗血小板治疗	39%	12%	5%	0.77	326 600
血压＜140/90 mm-Hg	46%	20%	9%	0.70	426 000
戒烟	29%	40%	12%	0.62	539 600

LDL-C. 低密度脂蛋白胆固醇；MACE. 主要心脏事件；PAD. 外周动脉疾病

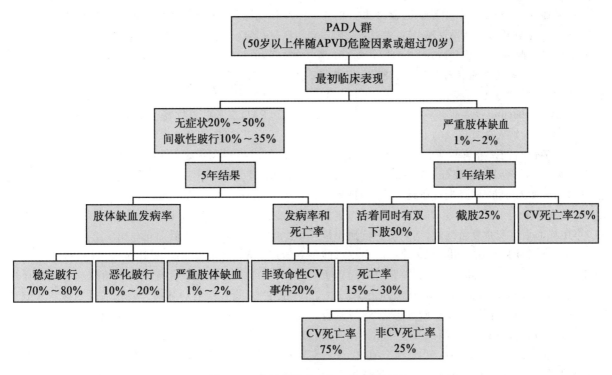

图 35-1　外周动脉疾病 (PAD) 自然病程

　　所有 PAD 患者均是心血管 (CV) 发病率及病死率高风险人群。无症状的 PAD 或间歇性跛行患者，其肢体发病率低于心血管发病率和病死率。严重肢体缺血预后较差

外周动脉疾病的药物治疗

所有患者	具有间歇性跛行患者
降低心血管病风险 · 改善行走能力 · 戒烟：调脂治疗目标是低密度脂蛋白胆固醇小于 70 mg/dL · 降压目标是：target BP 130/80mmHg to 139/89mmHg · 降糖治疗目标是：target HgbA1c 7.0% to 7.9% · 抗血小板治疗，(首选非阿司匹林，如氯吡格雷)	**监督下功能锻炼** · 每周3到5次，每次35到50min · 西洛他唑：100mg，1次/日

图 35-2　外周动脉疾病 (PAD) 药物治疗建议总结

　　PAD 患者必须严格控制其危险因素。优选非阿司匹林抗血小板治疗是基于 CAPRIE 研究和 Robless 的 meta 分析结果

心血管风险管理

抗血小板治疗

　　基于一项内科医师健康研究的二次分析结果发现，阿司匹林可以预防 PAD 进展，降低血运重建率，但存在间歇性跛行的稳定型 PAD 患者其结果却不一致。这看似矛盾的结果，其实是一致的，对于那些由于血栓形成导致的不稳定性病变，抗血小板治疗最有效，而对于那些由于动脉粥样硬化进展导致的稳定性病变，抗血小板治疗效果较差。

　　AAA 与 POPADAD 是两项均纳入 PAD 合并糖尿病患者的大型安慰剂对照试验，旨在研究低剂量阿司匹林 (100mg) 在无症状 PAD 患者及没有其他症状的动脉粥样硬化性血管疾病患者中对心血管事件一级预防的效果。POPADAD 试验 (HR = 0.98；95% CI：0.76～1.26) 与 AAA 试验 (HR = 1.03；95% CI：0.84～1.27) 均发现阿司匹林并没有降低主要不良心血管事件的风险。然而，这两项研究均存在明显的局限性，包括在筛选 PAD 患者时踝臂指数 (ABI) 划定较高，不良事件发生率远低于预期，AAA 研究中阿司匹林组患者依从性较差。这些局限性可能掩盖了阿司

匹林在无症状的 PAD 患者中预防心血管事件的作用。近期一项 Meta 分析结果发现 PAD 患者应用阿司匹林治疗的证据不足。2011 版 ACC/AHA PAD 管理指南提高了使用抗血小板治疗降低心肌梗死、卒中和血管性死亡的推荐级别:对于 ABI≤0.90(Ⅱa,C),0.91≤ABI≤0.99(Ⅱb,A)。

Robless 等纳入在有症状的 PAD 患者中抗血小板治疗的随机对照研究进行了一项荟萃分析,其中包括纳入 6036 例间歇性跛行 PAD 患者的 24 项安慰剂对照试验及 1765 例择期行血运重建 PAD 患者的 10 项安慰剂对照试验。主要结局指标为心肌梗死、卒中或心血管死亡复合终点,结果发现抗血小板治疗可以降低间歇性跛行患者 22% 复合终点风险(OR=0.78;95% CI:0.63~0.96),降低外科血运重建患者 24% 复合终点风险(OR=0.76;95% CI:0.54~1.05),降低球囊血管成形术患者 27% 复合终点风险(OR=0.73;95% CI:0.23~2.31)。同期另一项包括 42 项研究共纳入 9214 例 PAD 患者的荟萃分析结果与此一致。Robless 的荟萃分析同时还包括纳入 6929 例 PAD 患者的 5 项试验,对比其他抗血小板药物如氯吡格雷、噻氯匹定或双嘧达莫联合阿司匹林与单用阿司匹林的效果。结果发现非阿司匹林治疗组心血管事件发生率(6.6%)低于阿司匹林治疗组(8.4%),与阿司匹林组相比复合终点风险降低 24%(OR=0.76;95% CI:0.64~0.91)。其中,大部分对比数据来源于 CAPRIE 研究,该研究旨在对比氯吡格雷与阿司匹林在预防有症状的动脉粥样硬化性疾病患者中缺血性卒中、心肌梗死或血管性死亡复合终点方面的差异。CAPRIE 研究中的 6452 例 PAD 患者,与阿司匹林组相比,氯吡格雷组绝对风险降低 1.1%(0.4%~1.7%),相对风险降低 23.8%(8.9%~36.2%)。随后的 CHARISMA 研究对比氯吡格雷联合阿司匹林与单用阿司匹林在有症状的 PAD 患者中的效果,结果显示联合治疗组心肌梗死、中风或心血管死亡复合终点风险降低约 15%(HR=0.85;95% CI:0.66~1.08)。此外,Robless 还发现非阿司匹林抗血小板治疗组较阿司匹林治疗组主要出血事件发生风险降低(OR=0.73;95% CI:0.51~1.06)。总的来说,一系列的研究证据表明非阿司匹林(如氯吡格雷)单一药物疗法在有症状的 PAD 患者中也许是最有效的抗血小板治疗方案。2011 年 ACCF/AHA PAD 管理指南推荐对有症状的 PAD 患者行抗血小板治疗以降低心肌梗死、卒中和血管性死亡风险(Ⅰ,A)。阿司匹林和氯吡格雷的

个体化抗血小板治疗推荐证据级别较低(Ⅰ,B)。阿司匹林与氯吡格雷联合用药可作为单一用药替代治疗方案,但其效果尚不是很清楚(Ⅱb,C)。

抗凝治疗

PAD 患者口服抗凝治疗的研究数据还比较少。一项关于 CAD 患者口服抗凝治疗的 Meta 分析结果显示,与单用阿司匹林相比,中高剂量口服抗凝药(INR≥2.0)联合阿司匹林可以显著降低心肌梗死、卒中或死亡复合终点事件(OR=0.56;95% CI:17%~77%),但同时主要出血事件发生风险增加了 2 倍。没有证据支持低剂量(INR<2.0)口服抗凝药治疗。WAVE 研究随后对比了中等剂量(2.0<INR<3.0)口服华法林联合抗血小板治疗与单用抗血小板治疗在有症状的动脉粥样硬化性外周血管疾病患者中预防心肌梗死、卒中、血运重建和心血管性死亡方面的差异,其中 82% 的患者存在下肢 PAD。华法林抗凝联合抗血小板治疗并没有显著降低心肌梗死、卒中或死亡风险(RR=0.92;95% CI:0.73~1.16),也没有降低心肌梗死、卒中、死亡或血运重建风险(RR=0.91;95% CI:0.74~1.12),同时联合治疗组致命性大出血事件增加 3.4 倍。2011 年 ACCF/AHA PAD 管理指南建议不推荐使用华法林联合抗血小板治疗降低 PAD 患者的不良心血管缺血事件(Ⅲ,B)。

降脂治疗

目前尚没有专门研究 PAD 患者中降胆固醇治疗的大型临床试验,因此目前支持 PAD 患者降胆固醇治疗的证据来源于队列研究及临床研究的亚组分组结果。

HMG-CoA 还原酶抑制药(他汀类)治疗

标志性的"4S"研究与 WOSCOPS 研究分别仅纳入 253 例和 193 例 PAD 患者。需要注意的是,"4S"研究的一项二次分析结果发现辛伐他汀治疗可以降低间歇性跛行的新发或加重风险。HPS 研究将 20 536 例已知血管性疾病或糖尿病患者随机分配接受辛伐他汀 40mg 或安慰剂治疗,这是第一个纳入大量外周血管疾病(包括 PAD 和其他类型)并排除 CAD 患者的降胆固醇大型试验。6748 例外周血管疾病患者中,辛伐他汀治疗显著降低主要血管事件风险(RR=22%;95% CI:15%~29%)。此外,辛伐他汀治疗在所有病例中均可降低外周血管事件(RR=16%;95% CI:5%~25%)。无论患者基线水平是否存在 PAD,相对风险降低程度相似,与非

PAD 组相比,PAD 组中既往存在 PAD 的患者不良事件发生率越高,绝对风险降低程度越大(20‰ vs.3‰)。因此,他汀类治疗可以有效降低 PAD 患者冠脉和非冠脉血管事件。

美国国家胆固醇教育计划的成人治疗专家组Ⅲ(NCEP ATPⅢ)更新版指南建议将 PAD 患者列为高危或极高危人群。PAD 患者如果存在多种主要危险因素,严重或控制较差的危险因素,或者具备多项代谢综合征组分,将被视为极高危人群。对大部分 PAD 患者来说,LDL-C 治疗目标为<100mg/dl,而对于极高危患者,选择性治疗目标为<70mg/dl。ACC/AHA PAD 管理指南与此保持一致,2011 年 ACCF/AHA 二级预防指南建议充足的他汀类治疗强度应足以使 LDL-C 水平降低至目标水平以下,使 LDL-C 水平降低 30%,甚至更多。

非他汀类降脂治疗

对于下肢症状特别明显的 PAD 患者,在临床管理过程中应特别注意他汀类所致肌痛。管理 PAD 患者的医生应熟悉 ACC/AHA/NHLBI 关于他汀类药物治疗的应用及安全性的临床指南。2011 年 ACCF/AHA 二级预防指南建议对于不能耐受他汀类或极量他汀治疗仍不能使 LDL-C 达标的患者,可以考虑使用胆汁酸螯合剂或烟酸降 LDL-C 治疗(Ⅱa,B),也可考虑使用依折麦布治疗(Ⅱb,B)。对于三酰甘油高于 500mg/dl 的患者除了他汀类治疗外,还应联合使用贝特类以预防急性胰腺炎(Ⅰ,C)。对于足量他汀类治疗仍存在高胆固醇(非 HDL)的患者可以考虑使用烟酸或贝特类(Ⅱb,B)。值得注意的是,烟酸和贝特类可能更适用于高三酰甘油且低 HDL-C 高危患者心血管事件的预防。

降压治疗

高血压患者使用降压药物治疗有效地降低了卒中、心肌梗死、心力衰竭和死亡风险。美国国家委员会(JNC)目前建议高血压患者血压控制目标为 140/90mmHg 以下,对于存在心血管事件高危因素的患者,血压控制目标为 130/80mmHg 以下。ACC/AHA PAD 管理指南建议一般 PAD 患者血压控制目标为 140/90mmHg 以下,而对于合并糖尿病或慢性肾病的患者,血压控制目标为 130/80mmHg 以下(Ⅰ,A)。然而,目前并没有临床试验直接证明 130/80mmHg 的血压控制目标在预防心血管事件方面优于 140/90mmHg 的降压目标。对于 PAD 患者,ABCD 研究中一项包含 950 例合并 2 型糖尿病 PAD

患者的小型亚组结果分析发现,与降压目标为 137/81mmHg 的安慰剂对照组相比,强化降压治疗至 128/75mmHg 组心血管事件显著降低。然而,整个研究人群中不同治疗策略间结果却未见差异,因此 PAD 亚组分析结果提示可能存在假说。

糖尿病患者更加积极的降压目标相关研究已在进行之中。Bangalore 等的关于 2 型糖尿病和空腹血糖异常患者降压治疗的 Meta 分析结果发现,与收缩压降至 135mmHg 组相比,收缩压降至 130mmHg 组心血管死亡和心肌梗死风险并未降低,该研究同时指出糖尿病患者最佳血压控制目标为 130～135/80～85mmHg。与此类似,研究数据并不支持慢性肾病患者血压降至 130/80 mmHg 可以降低心血管疾病风险。其实,将血压降至 130/80 mmHg 以下,不良事件发生率也会随之上升。因此,目前研究数据并不支持合并糖尿病或慢性肾病的 PAD 患者血压降至 130/80 mmHg 以下。

血管紧张素转化酶抑制药(ACEI)治疗

2005 年 ACC/AHA PAD 治疗指南及其 2011 年更新版均指出 ACEI 可用于有症状(Ⅱa,B)和无症状(Ⅱb,C)的 PAD 患者以降低不良心血管事件风险。支持应用 ACEI 降低 PAD 患者心血管事件风险的研究数据主要来源于 HOPE 研究。HOPE 研究中,9297 例动脉粥样硬化事件高风险,既往存在动脉粥样硬化和(或)糖尿病且排除左心室功能不全的患者,随机分为雷米普利治疗组和安慰剂治疗组,平均随访时间为 5 年。雷米普利治疗组心肌梗死、卒中或心血管性死亡风险相对降低 22%(95% CI:14%～30%),有症状和无症状的 PAD 患者中均观察到这一获益。另外几项安慰剂对照试验将心血管事件高风险患者随机分为 ACEI 治疗组或 ARB 治疗组,总的来说,这些研究结果均发现干预组患者心肌梗死、卒中和死亡风险降低。在这些试验中,仅有 CAMELOT 试验设置了活性药物对照组,受试者随机分为安慰剂对照组、依那普利组和氨氯地平组。结果显示氨氯地平组不良事件发生风险降低幅度较依那普利组更大(HR:0.81;95% CI:0.63～1.04),且远低于对照组(HR:0.69;95% CI:0.54～0.88),而依那普利组与对照组相比结果却未见显著差异(HR:0.85;95% CI:0.67～1.07)。上述结果表明我们在解释 ACEI 治疗的安慰剂对照试验结果时必须提高警惕。

β受体阻滞药治疗

β受体阻滞药可能损害 PAD 患者的行走能力已经引起研究者们的关注。这些担忧基于 β_2 受体可以介导血管舒张、肝糖原分解及糖异生，因此对于诸如普萘洛尔之类的非心脏选择性 β 受体阻滞药可以反作用于运动中骨骼肌的性能。Radack 和 Deck 纳入随机对照研究进行 Meta 分析以检测 β 受体阻滞药对行走能力及持续时间的影响。分析结果强烈支持 β 受体阻滞药并不会损害 PAD 患者的行走能力，这一结论随后被 Paravastu 证实。近期的一项奈必洛尔与氢氯噻嗪在高血压合并间歇性跛行患者中的对比研究，结果并未发现奈必洛尔损害行走能力。同时，β 受体阻滞药不会影响 PAD 及合并慢性阻塞性肺疾病（COPD）患者的生活质量。PAD 患者不应限制使用 β 受体阻滞药治疗，也没有迹象表明要监管其使用。

戒烟治疗

吸烟是 PAD 疾病发生与进展的最重要危险因素。主动吸烟者严重 PAD、间歇性跛行和活动能力恶化发生率均高于戒烟者，这一结果差异不受 ABI 影响，提示吸烟反作用于下肢肌肉性能的机制不仅仅是血流量的降低。戒烟可以改善间歇性跛行患者踝动脉压及运动耐力。持续吸烟加速 PAD 疾病进展，增加 CLI、桥血管闭塞及截肢的风险。戒烟可以提高 2 倍有症状的 PAD 患者 5 年和 10 年生存率，戒烟 1 年生存率获益就已经凸显。约 1/3 的 PAD 患者愿意接受立即戒烟并接受正规的戒烟计划。强化戒烟干预措施包括咨询服务和药物辅助，大大增加了短期戒烟率。

药物辅助戒烟包括尼古丁替代治疗、盐酸安非他酮（载班）和瓦伦尼克林（戒必适）。安非他酮是一种神经元去甲肾上腺素和多巴胺摄取弱抑制药，但对 5-羟色胺没有影响。瓦伦尼克林刺激多巴胺分泌，从而降低患者渴求而且戒断症状更少，同时其可以阻滞尼古丁受体。Eisenberg 等纳入 69 项双盲随机安慰剂对照试验进行了一项 Meta 分析，其中包含 32 908 例经生化检测结果确认的戒烟患者。结果发现，安非他酮、瓦伦尼克林和尼古丁替代治疗组戒烟成功率大约是对照组的 2 倍（图 35-3）。此外，在头对头的试验中，瓦伦尼克林治疗组戒烟成功率是安非他酮治疗组的 2 倍，然而，绝对戒烟率为 13%～26%，意味着大多数接受戒烟药物治疗的患者并未成功戒烟。目前 2005 版 ACC/AHA PAD 治疗指南

关于 PAD 患者戒烟的建议总结见框 35-1。

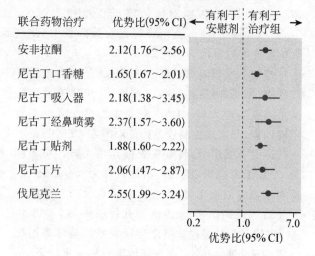

联合药物治疗	优势比(95% CI)
安非拉酮	2.12(1.76～2.56)
尼古丁口香糖	1.65(1.67～2.01)
尼古丁吸入器	2.18(1.38～3.45)
尼古丁经鼻喷雾	2.37(1.57～3.60)
尼古丁贴剂	1.88(1.60～2.22)
尼古丁片	2.06(1.47～2.87)
伐尼克兰	2.55(1.99～3.24)

图 35-3　药物疗法戒烟及其临床疗效
数据经平均年龄、性别及平均每天吸烟量校正
CI. 可信区间

糖　尿　病

目前尚没有临床试验研究强化降糖治疗是否可以改善 PAD 合并糖尿病患者的心血管结局。ACC/AHA 关于 PAD 治疗指南建议将糖化血红蛋白（HbA1c）降至 7% 以下可以减少微血管并发症，并有可能改善心血管结局（Ⅱa,C）。该指南出版后，先后开展了 3 项旨在验证强化降糖治疗是否可以改善心血管结局的大型临床试验。3 项研究结果均未发现强化降糖治疗可以降低糖尿病患者的心血管事件风险。2011 年 AHA/ACC 二级预防指南因此下调了该建议的推荐级别（Ⅱa,C）。转变生活方式，包括增加日常体力活动、控制体重、控制血压和血脂适用于所有糖尿病患者（Ⅰ,B）。

框 35-1　外周动脉疾病患者戒烟为Ⅰ类推荐

1. 每次随诊时，均应询问吸烟者或有吸烟史患者的吸烟情况（证据级别：A）

2. 医生应帮助患者制订包括药物治疗的戒烟方案（证据级别：A）

3. 医生应建议吸烟或使用其他形式烟草的下肢动脉疾病患者戒烟，并提供生活方式调整及药物治疗方法（证据级别：C）

4. 若无临床禁忌，医生应提供下列一种或一种以上药物治疗：瓦伦尼克林、安非他酮或尼古丁替代治疗（证据级别：A）

间歇性跛行

间歇性跛行严重影响生活质量,症状缓解后生活质量就会改善,行走距离也会增加。符合条件的间歇性跛行患者均应将运动训练监管作为一线治疗方法。在一项包括 21 项研究的 Meta 分析中,Gardner 和 Poehlman 发现运动监管可以使间歇性跛行患者无痛行走时间增加 180%,最长行走时间增加 120%。另一项纳入随机对照试验的 Meta 分析结果发现,与非运动计划监管组相比,运动监管可以使最大行走能力平均提高 150%(75%~230%)。运动训练带来的行走能力改善超过药物治疗,甚至可以与血运重建相媲美。CLEVER 研究发现,对于主髂动脉 PAD 间歇性跛行患者,运动训练监管可以获得更大的步行时间峰值提高,但是 PAD 特异性生活质量改善却不及支架血运重建,两种治疗方法效果均远远优于单用药物治疗。ACC/AHA PAD 治疗指南推荐运动训练监管计划作为间歇性跛行患者的初治手段(Ⅰ,A;图 35-4)。根据指南推荐,运动计划每次 30~45min,每周 3 次,至少持续 12 周。跑步机和跑道步行最有效,运动负荷以达到引出 3~5min 中等程度跛行症状为宜。简短休息之后,再次重复运动。启动运动训练计划之前,需要标准平板运动试验 12 导联心电图(ECG)监测,以识别患者心肌缺血、心律失常以及血流动力学不稳定,确保运动计划的安全。

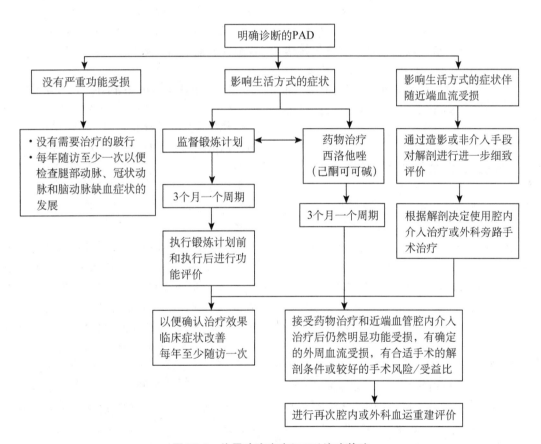

图 35-4 外周动脉疾病(PAD)治疗策略

己酮可可碱

己酮可可碱是一种甲基黄嘌呤衍生物,是美国食品和药品管理局(FDA)批准的第一个用于间歇性跛行的药物。其可能的机制包括降低血液黏度、血小板黏附和纤维蛋白原,同时改善红细胞变形性。斯堪的纳维亚研究者纳入 150 例患者的研究是目前己酮可可碱治疗间歇性跛行的最大研究,与对照组相比,试验组患者的疼痛和最大行走距离并未显著改善。一项临床研究的 Meta 分析结果发现,己酮可可碱可以轻微改善间歇性跛行,结果有统计学意义,但是否具有临床意义尚存在争议。

西洛他唑

西洛他唑是一种磷酸二酯酶（PDE）3 型抑制药，是美国 FDA 批准的第二个用于间歇性跛行的药物，其主要的两个药理作用是舒张血管和抑制血小板聚集，但其改善间歇性跛行的具体机制还不是很清楚。一项纳入 9 项研究患者数据的荟萃分析结果发现，与对照组相比，西洛他唑显著提高最大行走距离平均 42.1m（$P<0.000\ 1$）。对于 PDE3 型抑制药相关死亡率可能会增加的担忧，研究结果发现死亡率并未受影响（$HR:0.95;95\%\ CI:0.68\sim1.35$）。在唯一的头对头对比研究中，与己酮可可碱和对照组相比，西洛他唑显著改善间歇性跛行，而己酮可可碱组与对照组相比未见差异。其最常见的不良反应包括头痛、腹泻、排便异常、感染、鼻炎及外周性水肿，但一般程度均较轻。西洛他唑禁用于充血性心力衰竭及严重肝肾功能不全患者，与地尔硫䓬、奥美拉唑等其他细胞色素（CY）P450 同工酶 CYP2C19 和 CYP3A4 抑制药同服时，要降低剂量。

非心脏血管手术围术期药物治疗

择期行非心脏血管手术的患者围术期其不良心血管事件风险增加。心脏并发症的主要预测因子包括不稳定型冠脉综合征、失代偿性心力衰竭、高度房室传导阻滞、室性心动过速或不可控的室上性心律失常以及严重的瓣膜疾病。β 受体阻滞药、他汀类与抗血小板药物是血管手术中常用的降低心脏风险的药物。

β 受体阻滞药

术前及术后优化应用 β 阻滞药可以降低非心脏血管手术相关的心梗和死亡风险。β 受体阻滞药的合理应用至少需要在术前 7d 开始，应用长效 β 受体阻滞药控制术前心率至 60 次/分，术中及术后心率 80 次/分，注意避免术后出现低血压。ACC/AHA 围术期指南推荐对于有 β 受体阻滞药适应证患者，比如心绞痛或心律失常（Ⅰ，C），以及术前检查发现存在冠脉缺血的择期行血管手术患者（Ⅰ，B），β 受体阻滞药应持续应用至术后。β 受体阻滞药同样被推荐应用于术前诊断为 CAD 及存在多种临床危险因素的高风险心血管并发症患者（Ⅱ，B）。血管手术

术前评估心脏风险较低或者负荷超声心动图提示广泛心肌缺血（多巴酚丁胺药物负荷超声心动图显示 ≥5 个室壁节段运动异常）的患者可能不适用 β 受体阻滞药治疗。

他汀类药物治疗

围术期停止他汀类药物治疗后心肌梗死及死亡风险明显升高。术前强化长效他汀治疗可以降低择期行血管手术高心血管风险患者的心肌梗死及死亡风险。与低剂量他汀治疗组相比，高剂量他汀治疗可以降低术后心肌梗死及心血管死亡风险。

抗血小板治疗

抗血小板治疗用于非心脏血管手术预防心脏并发症尚未完全明确。一项决策分析结果发现阿司匹林可以小幅度（0.73%）降低围术期死亡率，但同时出血并发症增加 2.46%。

外周动脉疾病的介入治疗

外科及介入治疗技术的进步使血运重建治疗的适用范围及患者数量大幅度增加，但需要强调的是，虽然 PAD 治疗设备取得了突飞猛进的发展，积极改变生活方式和药物治疗依然是预防动脉粥样硬化全身性疾病远期心血管事件及延长患者寿命的关键措施。

下肢动脉疾病患者往往关注疼痛的减轻以改善生活质量，同时他们也担心远期肢体结局，比如溃疡、组织缺损和截肢。依据客观评价指标，间歇性跛行和 CLI 患者生活质量比晚期心力衰竭或 COPD 患者更差。血运重建在改善患者生活质量及预防晚期肢体不良结局方面扮演着重要角色。

血运重建适应证

AHA/ACC 诊疗指南建议对于 CLI 和重度间歇性跛行的 PAD 患者，经运动和药物治疗后仍存在严重残疾者，可进行血运重建治疗。

外科手术血运重建早已成为动脉重建的标准治疗方法，但由于 PAD 患者围术期心血管发病率和病死率相对较高，目前仍仅限于那些 CLI 或严重跛行症状的患者。自体隐静脉股动脉旁路移植术和腹股沟下动脉旁路移植术桥血管耐久性仍然是介入治疗方法间的对比标准。

目前已有少量设计严谨的随机试验评估介入治

疗的效果。在一项对比单侧跛行患者行球囊血管成形术与药物治疗效果的随机试验中,结果发现球囊血管成形术组患者无痛行走距离、ABI 及血管通畅率均优于药物治疗组。另一项对比跛行患者中经皮腔内血管成形术(PTA)与运动疗法的 Meta 分析,结果发现两组患者生活质量无差别,但血运重建组功能容量和 ABI 优于运动疗法治疗组。在 BASIL 研究中,452 例腹股沟下动脉疾病致 CLI 患者随机分为介入组和手术组,2005 年最初公布的 3 年随访结果显示,两组患者主要观察终点保肢存活率无差异(57% $vs.$ 52%;P 无统计学意义)。随后的分析发现,在生存超过 2 年的患者中,外科手术血运重建组总生存期延长 7.3 个月($P=0.02$)。

医患双方对微创治疗的偏好,同时介入治疗技术已发展至与外科血运重建效果相当,因此,心内科、血管外科和介入放射科医生进行的介入治疗数量大幅度增加。选择介入还是外科手术血运重建,由患者本身的解剖学特点及自身合并症所决定,临床医生需要权衡每种治疗方法的风险及获益。为了在外科手术和介入治疗二者间做出合理选择,泛大西洋学会联盟(The Trans-Atlantic Inter-Society Consensus Document,TASC)TASC 分级根据病变动脉节段的位置、长度及是否存在闭塞或狭窄,将病变分为 4 级(图 35-5)。但 TASC 分级并不是指导治疗的唯一标准,介入治疗与外科手术二者存在重叠的部分,在某些情况下,需要根据术者的经验和治疗条件进行合理选择。

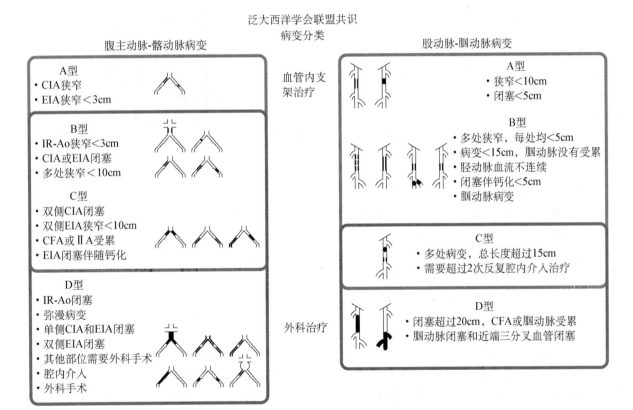

图 35-5　泛大西洋学会联盟(TASC)分级根据外周动脉疾病病变位置及严重程度,在外科手术和介入治疗二者间给出了选择建议

TASC. A 级和 B 级病变首选介入治疗,D 级病变首选外科手术治疗,C 级病变两种治疗方式均可

CFA. 股总动脉;CIA. 髂总动脉;EIA. 髂外动脉;ⅡA. 髂内动脉;IR-Ao. 肾下腹主动脉

注意事项

腔内介入治疗周密的术前计划可以提高成功率,避免可能的并发症。任何介入操作前均应进行无创诊断检查,包括动脉超声、节段多普勒压力测量、计算机断层扫描血管成像(CTA)及磁共振血管成像(MRA),以更好的判断动脉病变的位置及范围,评估解剖结构进行介入操作的适宜性,确定

最佳血管途径。对某些患者来说，穿刺部位的选择策略可以决定介入治疗的成败。近端主髂动脉病变常选择同侧股总动脉逆行途径，腹股沟韧带附近及以下（髂外动脉、股总动脉、股浅动脉、股深动脉和腘动脉）的闭塞病变常选择对侧股总动脉逆行途径，"向上翻越"髂动脉分叉后就可以进行靶血管的诊断性评估与治疗。远端膝下动脉（胫前、胫后、腓动脉）病变常选择同侧顺行途径。介入治疗中往往需要不止一条血管路径，比如双侧股总动脉路径用于治疗主动脉分叉病变，同时建立经桡动脉或肱动脉的上肢动脉路径，上下两条通路共同到达髂总动脉闭塞部位。虽然 5F 动脉鞘可满足一般诊断性血管造影检查，但是大部分介入操作却需要至少 6F 动脉鞘，因为其可以满足一些专用设备、大直径支架及覆膜支架的输送。

围术期应用抗血小板及抗凝治疗的依据主要源自冠脉介入的相关研究。通常术前给予 325mg 阿司匹林，对于择期介入治疗的患者，给予氯吡格雷 300~600mg，75mg/d。静脉应用基于体重剂量的肝素，使活化凝血时间达 250~300s，直接凝血酶抑制药比伐卢定的应用同样日益增多，糖蛋白Ⅱb/Ⅲa受体拮抗药一般不用于外周动脉介入治疗。外周动脉介入治疗中的导丝直径范围为 0.014~0.035in（1in≈2.54cm），根据靶血管直径及输送球囊或支架的支撑系统数量确定最佳导丝直径，一般原则是选择能够顺利完成介入治疗所需的导丝、球囊和支架最低配置系统。血管成形球囊包括顺应性球囊、非顺应性球囊、切割球囊及可以输送试验药物和促血管生成因子的药物涂层球囊。支架的主要种类包括球囊扩张式支架、自膨式支架、覆膜支架及药物洗脱支架（DES）。支架的选择主要是根据靶血管直径和术者的经验及偏好。其他辅助治疗技术包括斑块旋磨、血管内放疗及血管内冷冻治疗在某些情况下也可以选用。这些技术各自的优缺点将在接下来的部分阐述。

主髂动脉病变

影响主动脉远端和髂总动脉、髂内动脉、髂外动脉的阻塞性病变统称为主髂动脉病变。这类患者的就医原因包括典型的小腿跛行症状，还包括非典型的症状如臀部或大腿不适，勃起功能障碍等。存在多级血管病变的主髂动脉病变患者行血管内介入治疗时，初治策略为单纯处理近端主髂动脉病变，此举

通常即可缓解症状（图 35-6）。

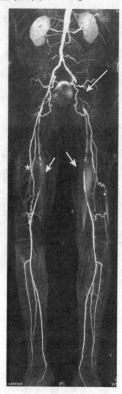

图 35-6　主髂动脉多级血管病变和表浅股动脉闭塞性病变

磁共振血管造影显示左侧髂外动脉及双侧表浅股动脉闭塞，可见双侧股深动脉广泛侧支循环形成，远端表浅股动脉重构，膝下动脉血流灌注相对未受影响

大部分头对头对比髂动脉病变血管内与外科手术血管重建的研究均为球囊血管成形术与动脉旁路移植术的对比研究。研究结果发现两种治疗方法结果无差异，而支架置入治疗的长期稳定性优于球囊血管成形术。一项纳入 2000 例行髂动脉介入治疗患者的 Meta 分析结果发现，支架置入治疗组 4 年管腔通畅率较单纯球囊血管成形术组高 43%。MELODIE 研究中髂动脉球囊扩张支架 2 年一期通畅率和辅助一期通畅率分别为 87.8% 和 98.2%。大量对比原发性支架置入与球囊血管成形术效果不理想则改行临时性支架置入的临床研究已经展开。值得注意的是，两种治疗策略在非闭塞性病变中结果类似，平均 5.6 年的随访结果显示两组稳定性无差异，并且术者避免了 63% 的不必要支架置入。然而，如今大多数的主髂动脉介入治疗中都置入了支架，血管内介入治疗已成为大部分主髂动脉病变一线血管重建治疗方法，其成功率（>90%）和远期通畅率与外科手术（74% vs. 87%，3 年结果）血管重建结果相当。

已有大量的研究探索理想类型的支架。与镍钛合金自膨胀支架相比,球囊扩张支架径向强度更好,透视缩减效应低,且支架置入定位更加精确。主髂动脉分叉病变的标准治疗方式为双球囊扩张支架对吻术(图35-7)。镍钛合金自膨胀支架灵活性和通过

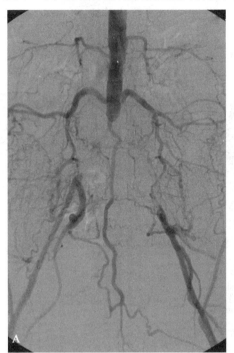

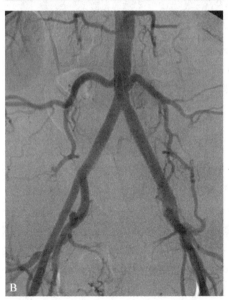

图35-7　主髂动脉闭塞性病变应用双支架"对吻术"治疗

A. 血管造影显示一例股动脉搏动消失跛行患者主动脉远端及双侧髂总动脉闭塞;B. 主髂动脉置入支架后,血流恢复。球囊扩张支架径向强度及定位精确度优于自膨胀镍钛合金支架,更适用于髂动脉分叉病变

性较好,更适用于弯曲和扩张的血管,以及血管易受压、身体屈曲部位(图35-8)。CRISP研究结果发现镍钛合金与不锈钢两种自膨胀支架远期血管畅通率无差异。覆膜支架一般用于治疗髂动脉瘤、动静脉瘘,以及危及生命的髂动脉穿孔或破裂,然而,其在阻塞性动脉粥样硬化性疾病中可能有更大的应用空间。覆膜支架内表面一般内衬一层聚四氟乙烯(PTFE),其他材料也有过探索,球囊扩张和自膨胀两种类型覆膜支架平台在临床均有应用。覆膜支架的潜在优势是PTFE的物理屏障作用,其可以阻止由于新生内膜增生或疾病进展而导致的组织穿过支架网孔向腔内生长,但是支架的近端和远端边缘仍可出现内膜组织增生或再狭窄。一项包含54例髂动脉分叉病变行支架对吻术治疗的回顾性研究中,29.5个月随访结果显示覆膜支架一期通畅率显著高于金属裸支架(92% vs. 62%;$P=0.02$)。Viabahn支架(美国戈尔公司)是一种自膨胀覆膜支架,美国FDA已批准通过其用于腔内介入治疗,其在下肢介入治疗中的效果将会在ICARUS随机试验中进一步研究。

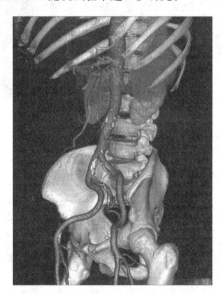

图35-8　位于纤曲、弯折或扭转部位的动脉血管病变适宜置入灵活性较好的自膨胀支架

此图为髂动脉CT血管重建斜视图,髂外动脉向骨盆外纤曲走行适宜置入自膨胀支架

股腘动脉病变

表浅股动脉(SFA)特殊之处在于其纵贯整个大腿长度且没有任何重要的分支,可导致血流动力学改变的因素均可影响表浅股动脉,包括伸展、屈曲、

收缩、扭转和压迫。因此,SFA 是存在 PAD 危险因素的患者中最常见的受累动脉之一。SFA 病变通常表现为长段闭塞,存在股深动脉并行侧支循环,虽然一定程度上减缓 CLI 症状,但并不足以满足运动所需的血液灌注。这些病变特点导致 SFA 介入治疗中面临以下问题:长闭塞病变通过困难和术后再狭窄率高。亲水性导丝、返回真腔装置、微球囊及自膨胀镍钛合金支架等器械的出现使得大量 SFA 病变可以进行介入治疗(图 35-9)。

股动脉的解剖学特点决定行球囊血管成形术还是支架置入治疗,这一点与髂动脉存在明显区别,后者首选支架置入治疗。两项对比 SFA 患者行球囊血管成形术与支架置入治疗的随机试验结果却不一致。一项研究结果发现对于长病变,支架置入组耐久性和功能恢复效果优于单纯 PTA 组。而对于非闭塞性短病变(<10cm),两组治疗效果耐久性类似,对于解剖特点不适宜或球囊成形术后效果不理想时改行临时支架置入治疗(图 35-10)。

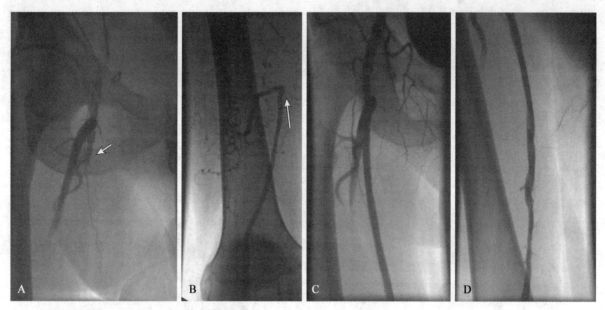

图 35-9　表浅股动脉长段闭塞

随着腔内介入器械的发展,大量的腹股沟以下血管病变能够进行介入治疗。A. 右股总动脉及股深动脉血管造影显示表浅股动脉近端闭塞(箭头);B. 膝上表浅股动脉通过股深动脉侧支循环重构(箭头);C 与 D. 自膨胀支架置入后,血流恢复

由于 SFA 易受外部压迫,因此只有自膨胀支架可以用于 SFA 介入治疗。支架断裂目前仍是一个突出的问题,特别是长病变存在支架重叠的部位,由于支架成分和结构的不同,支架断裂率为 2% ~ 28%。内覆 PTFE 的覆膜支架,比如 Viabahn 支架或 Fluency 支架用于 SFA 和髂动脉病变已在研究中。对比 Viabahn 与镍钛合金裸支架在 SFA 闭塞性长病变(≥8cm)病变中效果的 VIBRANT 研究,其初步的一年临时数据结果发现 Viabahn 组支架断裂率低于传统的镍钛合金自膨胀支架。支架置入于易屈曲的关节部位,比如股总动脉和腘动脉,也许特别容易造成支架断裂。新型支架结构设计可以有效减少这类病变介入治疗中存在的问题,例如 Supera 支架,其由 6 条镍钛合金丝编织而成,以获得最大径

向强度和顺应性,从而降低支架断裂的发生。一项包含 177 例复杂股腘动脉病变的注册研究中,其中将近半数病例病变累及腘动脉,一期和二期畅通率分别为 76.1% 和 91.9%,24 个月随访结果支架断裂率为 0。这些新型支架还需要更多的研究数据支持,目前运用动脉内膜剥脱术和(或)补片血管成形术的球囊血管成形术或外科血管重建治疗,仍是大部分股总动脉和腘动脉病变患者的标准治疗方式。

考虑到 SFA 病变治疗所需支架长度及其随后的支架再狭窄风险,研究者们希望将用于冠脉的 DESs 应用于外周动脉。在一项包含 480 例有症状的中等长度(<140mm)膝关节以上股腘动脉病变的研究中,受试者被随机分为 Zilver PTX 紫杉醇洗脱镍钛合金自膨胀支架组和 PTA 组(必要时行支架置

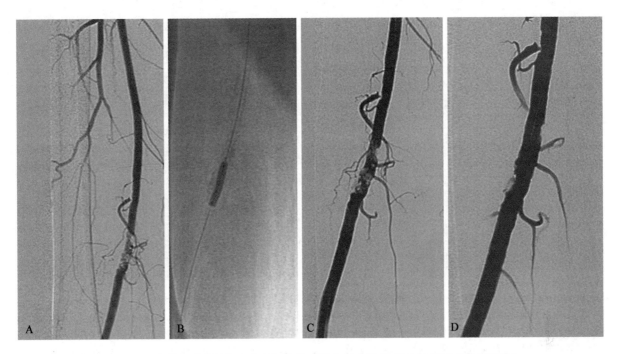

图 35-10　表浅股动脉短狭窄病变可先行球囊血管成形术,效果不佳时改行支架置入

A. 血管造影示右表浅股动脉中段局部严重钙化狭窄病变;B. 最初经球囊血管成形术治疗后;C. 球囊扩张后斑块反冲出现夹层;D. 自膨胀镍钛合金支架置入后

入术),12 个月随访结果显示 DES 置入组无事件生存率(90.4% *vs.* 82.6%; $P < 0.004$)及一期畅通率(83.1% *vs.* 32.8%; $P < 0.001$)显著高于 PTA 组。此外,一项二次随机化对比临时性 DES 与金属裸支架的研究,结果发现 PTA 组血流限制性动脉夹层、残余狭窄>30%、腔内平均压力梯度>5mmHg 率均高于金属裸支架组。同时,DES 组无事件生存率及 12 个月畅通率(89.9% *vs.* 73.0%; $P < 0.01$)显著高于金属裸支架组。但并不是所有的研究结果都倾向于 DES。SIROCCO Ⅱ 研究中 57 例闭塞性 SFA 病变患者随机分为雷帕霉素洗脱 SMART 支架组和金属裸支架组,6 个月随访结果发现两组在晚期管腔丢失、二元再狭窄率、临床结局及不良事件方面无显著差异。药物洗脱进入动脉管壁以防止再狭窄发生的技术已被应用于球囊血管成形术。延长药物涂层球囊膨胀时间可以使亲水性药物洗脱入血管内膜,从而达到不用置入支架同样可以预防再狭窄的目的。THUNDER 研究结果显示紫杉醇涂层球囊治疗组再狭窄率及再次血运重建率(17% *vs.* 44%; $P = 0.01$)较传统血管成形术组显著降低,但是该研究并没有对比药物涂层球囊支架置入组与原发性支架置入组(DES 或裸支架)的结果差异。对比标准球囊血管成形术与紫杉醇涂层球囊的 Fem-

Pac 研究结果与此一致。这些研究结果的异质性可能反应了这些研究间存在的差异,包括药物类型、聚合物存在与否、支架结构、患者人群以及临床终点的差异。药物洗脱支架很可能将成为下一代股腘动脉病变支架,但还需更进一步的研究来确认其作用。

膝下动脉病变

累及膝关节以下动脉 PAD 的血运重建常见于 CLI 患者创伤修复或保肢术中,术后畅通率变化较大,主要取决于病变长度及远端动脉的畅通度。但是,此类患者的治疗目标是创伤愈合、避免截肢同时疼痛减轻,而不是血管畅通。只要满足创伤愈合的高代谢需求,胫动脉畅通对保留完整的足底组织并不是最关键的。膝下动脉病变的标准治疗方式为球囊血管成形术(图 35-11),球囊血管成形术保肢率(75.3% *vs.* 76.0%)及保肢生存率(37.7% *vs.* 37.3%)与搭桥手术无差异,而且对于合并多种疾病的患者人群其创伤性显著降低。一些小型应用冠脉 DES 治疗 CLI 患者胫动脉病变的病例分析结果鼓舞人心,大型随机试验比如 PADI 研究(对比 CLI 膝下动脉病变 PTA 与 DES)仍在进行之中,相信将会对此类病变提供更多的治疗依据。

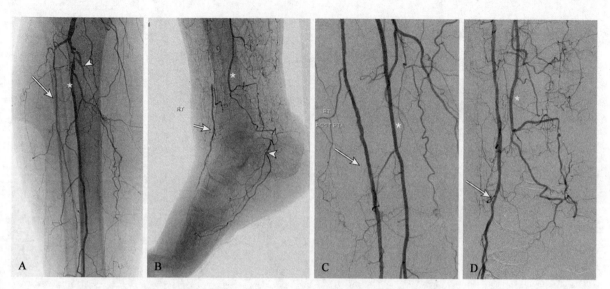

图 35-11　严重肢体缺血患者 1 例为保肢行膝下动脉血管成形术

A. 右胫前动脉弥漫性病变且远端闭塞(箭头),胫后动脉几乎闭塞(三角),腓动脉(星号)未直接供应足部血流是近端狭窄的特征;B. 足底循环通过腓动脉(星号)侧支循环,胫前动脉重构为足背动脉(箭头),胫后动脉重构为跖动脉(三角);C 和 D. 球囊血管成形术后胫前动脉(C,箭头)及足背动脉(D,箭头)血流恢复,腓动脉(星号)继续供应胫后及跖血管,但并非血管重建的靶血管。该介入治疗使足部大溃疡完全且持久愈合

治疗性血管再生

对于药物及手术治疗无反应的外周血管疾病,可以考虑应用促血管生成的基因蛋白治疗,此为干细胞疗法的一种。与传统的注重大血管机械性再通的血管重建不同,该疗法通过刺激新生毛细血管和侧支动脉血管的生成从而改善微循环。Isner 和 Baumgartner 在一项小型无对照研究中首次报道应用血管生成生长因子质粒 phVEGF 治疗 PAD 患者,结果令人满意。然而,随后的对照研究,结果却并未发现 VEGF 治疗 CLI 患者带来获益。TALISMAN 研究结果发现,CLI 患者肌注纤维母细胞生长因子(FGF-1)可以降低截肢率,但其主要观察终点溃疡愈合率却未达标。随后的 NVIFGF Ⅲ 期临床试验 TAMARIS 研究结果发现 FGF-1 并未改善 CLI 患者的保肢生存率。与对照组相比,CLI 患者肌内注射肝细胞生长因子(HGF)质粒载体可以增加经皮氧分压,但患者 ABI、疼痛减轻、创伤愈合及避免大切断术方面却并未改善。一项 Ⅰ 期临床研究结果提示缺氧诱导因子(HIF-1α)可能提高 CLI 患者保肢率,但是,其后的大型对照研究却并未发现间歇性跛行的 PAD 患者肌内注射 HIF-1α 治疗有效。虽然至今临床研究结果都令人沮丧,但是治疗性血管再生用于治疗 CLI 仍然值得期待。

总　　结

介入治疗技术的发展使得越来越多的复杂血管病变可以进行微创治疗。新型导管、导丝、球囊及支架的设计,伴随生物可吸收材料和药物输送系统的使用,PAD 患者的近期结果及远期通畅率有望进一步改善。生物学方法比如治疗性血管再生的应用可能会增加,甚至可能取代支架置入或搭桥手术机械性血管重建方法。在未来的随机研究中需要严格评估这些新治疗方法的效果,以指导我们能够更好的应用这些新技术。除了有效性及安全性,成本-效益分析对于新技术的采用将起决定性作用。虽然技术创新将会继续扩大外科和微创腔内治疗方法的应用范围,但是针对 PAD 致病原因的全身性动脉粥样硬化,药物治疗仍然是基础。新药物疗法的发展及运动监管治疗获益的识别对间歇性跛行患者的无创管理是必不可少的。动脉血管重建越来越多地依靠介入技术来实现,对某些特定患者人群来说这是一种重要的辅助工具,可以减轻疼痛,改善生活质量,避免组织缺损及截肢。凭借多学科团结协作,综合运用药物治疗、运动疗法、介入及外科血运重建治疗,才能最终有效控制 PAD 患者基础疾病进展和临床症状。

第 36 章
脑血管疾病

Cerebrovascular Disease

Piotr Sobieszczyk

卜 军 译

卒中是美国第四大死因,占每年死亡人数的1/18。发病率男女相近,其中每10个因脑血管意外死亡的人中有6个为女性。卒中也会导致部分幸存下来的病患残疾。美国年发脑血管意外将近610 000例,据估算,其中有185 000例为再发卒中;此外还有许多未被发现的隐形脑梗死事件。这类隐形脑梗死的发病率随着年龄增长而增加,55~64岁的患者有11%出现无症状缺血事件,而在70多岁的患者中这一比例要达到32%。脑血管疾病所造成的经济负担是巨大的。据估算,2009年花费在卒中治疗上的医疗支出已达689亿美元。

长期以来,颈动脉疾病被认为是脑血管事件的一个重要诱因,而动脉粥样硬化是造成颈动脉狭窄和闭塞的最主要原因。卒中由动脉-动脉血栓引起(不稳定性斑块的损伤破裂释放栓塞碎片)。脑血管病的风险随着损伤程度的增加而增加。极严重的血管狭窄及在剩余颈部血管中存在伴随病变的患者中少见大脑半球灌注不良。此类事件通常是由于相对全身性的低血压触发,比如心肺分流。其他原因诸如颈动脉夹层、纤维肌性发育不良或者大动脉炎不常见,但具有重要的鉴别意义,因为这些疾病的处理原则与动脉粥样硬化是完全不同的。

自1954年伊斯特科特的现代外科动脉内膜切除术伊始,对于有症状和无症状动脉粥样硬化性颈动脉疾病的治疗经历了巨大的变革,但这种变革却有些周而复始的意味。经历过若干年争论,直到1980年和1990年2个里程碑式的试验才较有力地证明了血管重建术对于有症状患者的远期效益。对于中至重度颈动脉狭窄的无症状患者,预防性血管重建没有切实的疗效,但是这种治疗策略仍被信奉,造成今时今日颈动脉手术的激增。颈动脉治疗方案变革的下一阶段将涉及低创伤性血管重建即颈动脉扩张术,这种方案对于晚期心血管疾病患者极优;但是近期的试验表明这两种血管重建治疗策略并不存在明显的差别。今天,在卒中预防方面药物治疗的成功使得一切回归原点:对于无症状患者究竟是应该行血管重建,还是维持药物治疗直到症状出现再实行手术干预呢?临床治疗方案的决定过程中,最困难的部分并不在于确定血管重建究竟采用哪一种方式,而是认真探讨患者是否真正需要接受血管重建治疗。

颈动脉粥样硬化与卒中

卒中的风险

缺血性卒中占所有脑血管事件的88%,脑出血和蛛网膜下腔出血分别占所有卒中的9%和3%。颈动脉疾病是缺血性卒中的明确病因,但其影响的程度难以量化。这里总结了一些研究结果,合理评估了颈动脉疾病对脑血管事件的影响。

1980年,一项在明尼苏达进行的人群研究显示,缺血性卒中占颅内合并颅外大血管疾病的18%,但其中颈动脉的独立影响占比尚未明确。北曼哈顿卒中的数据显示7%的新发缺血性卒中与颈动脉狭窄(狭窄面积≥60%)存在关联。颈动脉疾病相关卒中的发病率随种族背景的不同而不同。1990年,非洲裔的美国人为17/100 000(95% CI:8~26),西班牙裔为9/100 000(95% CI:5~13),白种人为5/100 000(95% CI:2~8)。BASIC项目的数据显示,就诊的TIA患者颈动脉狭窄超过70%的占9.5%,不过这项研究只有55%的TIA患者进行了颈动脉B超检查(图36-1)。类似的观察也在一系列由438例急性卒中患者入选的NOMASS研究中进行。

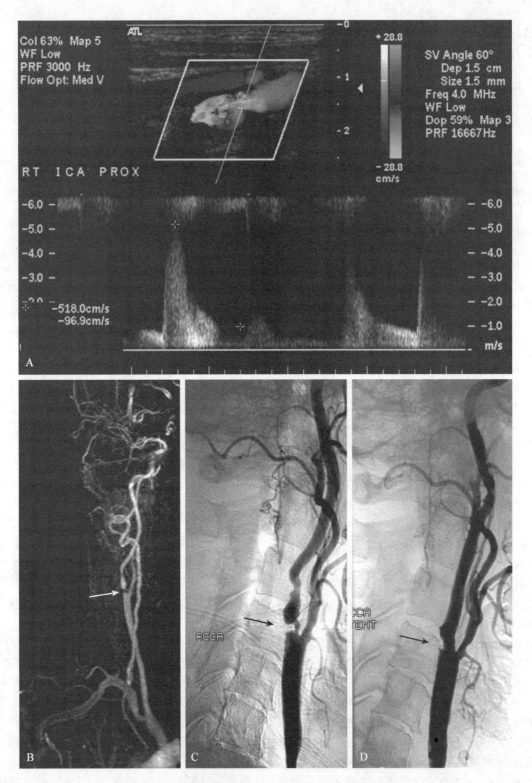

图 36-1　颈动脉粥样硬化合并狭窄的影像学检查模式

造成脑血管事件的原因中，颅外颈动脉疾病占 9%，颅内血管的粥样硬化占 8%，腔隙性卒中占 30%，心源性栓塞占 21%，隐源性占 31%，其他 1%。脑血管

事件的定义扩展纳入了短暂性脑缺血及脑血管意外，此后针对社区医院就诊患者的分析揭示，2 年 33% 的白种人有 ≥50% 的颈动脉狭窄，黑种人 15%

($P=0.001$)。有 8% 的病人的卒中归因于颅外颈动脉血管疾病,而另外的 8% 归因于颅内动脉粥样硬化。总结说来,脑血管动脉粥样硬化导致了所有脑缺血性事件中的 16%~17%,其中颅外颈动脉疾病占到了这些事件的 50%。

颈动脉疾病的流行

颈动脉疾病的流行取决于它的定义。传统观点认为临床意义的颈动脉狭窄为超声下测得 ≥50% 的病变狭窄。弗拉明翰的一项心脏研究中,大于 66 岁的人群中,7% 的女性和 9% 的男性有 9% 达到该标准。另一项以 65 岁以上老年人为研究对象的心血管健康研究所得结果也与上述类似。7% 的男性及 5% 的女性患有中度颈动脉狭窄(狭窄程度 50%~74%),2.3% 的男性及 1.1% 的女性患者有重度颈动脉狭窄(狭窄程度 75%~100%)。一项包含有 40 个关于无症状颈动脉流行程度的研究的 Meta 分析支持了这一研究结果。至于总流行比例,狭窄程度为 50%~70% 占 4.2%(95% CI:3.1%~5.7%),狭窄程度 >70% 的重度狭窄占 1.7%(95% CI:0.7%~3.9%);其发病率在女性群体较低,并且随着年龄增长而增加。

临床显著颈动脉疾病的定义正在发生变化。在一项关于动脉粥样硬化的社区研究中所得出的证据强调了亚临床颈动脉疾病即颈动脉血管内膜层增厚的重要性。在无明显血流动力学狭窄的情况下,粥样硬化斑块对未来卒中有预测意义。在 NOMASS 研究中,这种亚临床疾病的流行比例要高得多。颈动脉 B 超发现 62% 的病例颈动脉粥样斑块的厚度 >0.9mm。因此控制危险因子的策略同样适合于亚临床颈动脉疾病患者。

颈动脉粥样硬化的药物治疗

在颈动脉疾病患者中,药物治疗对于脑血管及心血管事件的一级及二级预防起到了基础的作用。动脉粥样硬化危险因素的长期影响导致了颈动脉狭窄的发展,一级预防主要针对加剧的危险因素改变。一项关于检验减少危险因素对于心血管影响的大规模研究所得出的数据推断出了卒中一级预防手段的效用。一些随机临床试验证实了药物治疗对于预防患有颈动脉狭窄患者出现再次卒中的重要性。药物干预在卒中预防中所产生的确切的人群效应远比对小部分危险人群进行血管重建手术所产生的效应要

大的多,认识到这一点是很重要的。

一些试验的主题都证实了无创治疗对于卒中预防的效用,其中涵盖了异种人群。尽管这些试验中的大多数排除了存在心源性栓塞导致卒中风险的患者,卒中的病因学不能单一地归于为颈动脉疾病。尽管有这些限制,发生脑缺血事件的患者存在许多危险因素包括颈动脉疾病和其他病因,从而推导出了对于颈动脉疾病患者的这些结果和结论应用。

流行病学研究表明,老年群体中缺血性卒中的发生率在下降。尽管很难证实控制血压、抗血小板、降低血脂与这些观察之间有直接的关系,但这些治疗可能起到了很大的作用。一项对于在 1981—1984 年于牛津社区卒中项目中的卒中率与在 2002—2004 年同一地区进行的牛津血管研究中的事件发生率所做的对比发现,尽管 75 岁以上老年人的新发缺血性卒中增加了 33%,但总的发生率下降了 29%($P=0.000\ 2$)。对于吸烟者,平均胆固醇水平,平均的收缩压和舒张压均有很大的下降,同时抗血小板、降血脂及降血压治疗有巨大的提升。尽管在颈动脉疾病患者中对于危险因素的控制所得到的效益不是很明确,但内科治疗被广泛地应用。在经历过 CEA 或者冠状动脉血管重建的患者中间,对于血压及血脂异常控制良好的患者的比例从术前的 22% 增加到血管重建术后的 33%($P=0.05$)。

尽管对于所有存在颅外脑血管粥样硬化的患者来说综合的内科治疗是必需的,但是从业者必须了解病人是否有过脑缺血症状或者仍然无症状。前者事件再发率更高并且除了综合的内科治疗之外还需考虑血管重建。

停止吸烟

吸烟对于再发卒中来说是一个主要的独立危险因素,总的与吸烟相关的缺血性脑卒中的相对危险度为 1.9(95% CI:1.71~2.16)。一些已戒烟的 CVA 或者 TIA 的存活患者卒中的相对再发生概率减少了 50%。来自弗拉明翰心脏研究的数据表明,2 年的戒烟能使首次卒中的发生呈现明显的下降,经过 5 年的戒烟后该风险与未吸烟者一样。在弗拉明翰研究中,对于有 5 年吸烟史的患者其发展成中度颈动脉狭窄的概率比为 1.08(95% CI:1.03~1.13)。来自 NOMASS 研究的结论更具批判性,吸烟者发生 60% 以上狭窄的相对危险度为 1.5。此外,颈动脉狭窄与尼古丁的接触时间及数量有直接的关系。因此,多个关于颈动脉和椎动脉疾病的诊

疗指南都将停止吸烟作为Ⅰ级推荐(B级证据)。

降压治疗

来自弗拉明翰研究的数据坚定地认为收缩压增高与颈动脉狭窄的危险性增高相关。除了高血压对于卒中风险的直接作用之外,收缩压增加 20mmHg 将使得中度颈动脉狭窄的发生的概率比升高至 2.11(95% CI:1.51~2.97)。卒中风险随着血压的升高而持续升高,这一点也是明确的,而且和收缩压关系尤其密切。血压下降与颈动脉狭窄所致卒中的风险间的直接关系未在大规模的随机试验中研究,支持控制血压产生收益的证据更多地来自纳入非同质患者的研究。

为了评估高血压患者脑血管的结局,一项对 42 个随机试验的 meta 分析显示经过了降压治疗,卒中率的相对风险减少了 0.71(95% CI:0.63~0.81;P<0.001)。

降压治疗在老年人中特别有效,在一个关于老年人收缩性高血压的项目中记录了大于 60 岁的高血压患者中,卒中的发生减少了 36%(95% CI:18%~60%,P=0.003)。欧洲的收缩压试验确认了上述发现。这项研究评估了降压治疗在 4695 例年龄大于 60 岁的患者中的作用,这些患者被随机纳入了安慰剂组及应用钙通道阻滞药、利尿药、血管紧张素转化酶抑制药等药物的治疗组。治疗组中的任何卒中的风险下降了 42%(95% CI:18%~60%,P=0.003)。另一个由 3845 例 80~90 岁老人参与的试验检验了使用利尿药及 ACE 抑制药控制血压的效果。现役军人中的患者显示致死性或非致死性卒中的风险减少 30%(95% CI:-1~51;P=0.6)以及卒中后死亡的风险下降 39%(95% CI:1~61;P=0.05)。

各类主要的抗高血压药物通过降低血压都能有效地减少卒中的风险。相对于安慰剂,噻嗪类利尿药治疗的相对危险度为 0.68(95% CI:0.57~0.71),β受体阻滞药得到的危险度为 0.83(95% CI:0.72~0.97),ACE 抑制剂得到的相对危险度为 0.65(95% CI:0.52~0.82),CCB 得出的危险度为 0.58(95% CI:0.41~0.81)。利尿治疗在非洲裔美国人中有特别的收益。然而没有具有说服力的证据表明哪一种降压药在减少卒中风险方面优于其他降压药物。

降压的强度对于卒中风险减少的影响还不明确。低于指南推荐的目标血压被证明能进一步减少

23% 的卒中风险,证据显示卒中的风险随着血压的下降而进一步下降。然而一项最大的试验对不同降压目标进行评估,结果发现卒中风险在这些达到更低血压的患者中没有差别。

目前由美国心脏协会(AHA)、美国心脏病学会(ACC)、美国卒中协会(ASA)共同出版的指南及其他收治脑血管疾病患者的团体推荐患有无症状颅外动脉粥样硬化的高血压患者需接受治疗使得血压控制在 140/90mmHg 以下。

对于已经患有 TIA 或者 CVA 的患者来说,控制血压所得到的收益也是明确的。从对 15 527 例有症状患者的治疗干预中所收集的数据表明,抗高血压治疗能明显降低卒中的再发率(OR:0.74;95% CI:0.67~0.83)。没有证据表明像利尿药、钙通道阻滞药、肾素-血管紧张素系统抑制药等一些有症状患者常用药物中哪一个更有优势。有效避免再次卒中预防疗法研究小组对比了血管紧张素受体阻断药替米沙坦和安慰剂在 20 332 例缺血性卒中患者中的效益。经过了 2.5 年的治疗,替米沙坦组中卒中再发风险并没有减少,但安慰剂组血压的逐渐控制导致了两组间收缩压的区别微乎其微。卒中后的发病率和病死率,在一项 1405 例患有 CVA 或者 TIA 的高血压患者参与的二级预防试验中对比了血管紧张素受体阻滞药依普沙坦和钙通道阻滞药尼群地平的效果,两种药物都能有效地降低收缩压,但依普沙坦能显著地减少缺血性脑血管事件再发的风险。在随后的培哚普利防止再发卒中的研究显示培哚普利能有效地减少 28% 的再发卒中风险(95% CI:17%~38%;P<0.000 1),血管紧张素受体阻断药加上利尿药的治疗能减少 43% 的卒中风险(95% 可信区间 30%~54%)。因此,尽管许多指南偏向于使用肾素-血管紧张素系统抑制药或血管紧张素受体阻滞药加利尿药,但实际血压的下降比用哪种药物都更重要。

降血脂治疗

大多数的流行病学确实认为高胆固醇水平与缺血性卒中风险间存在关联,尽管它们之间的关系要弱于高脂血症与心肌梗死间的关联。最大的证据主体来自多危险因素干预试验,这项试验纳入了 350 000 例 35~57 岁的伴有总胆固醇水平升高的男性,剔除了糖尿病及有冠心病记录史的患者。缺血性卒中的死亡风险与高血脂血症的严重性存在直接的关联,并且总胆固醇水平高于 278mg/dl 的缺血性

卒中患者经过矫正的死亡相对危险度为 2.57。在吸烟者中,如果总胆固醇超过 270mg/ml 那么其缺血性卒中的风险将增加。

升高的胆固醇水平对缺血性卒中的风险的影响跨越了种族与性别的界限。在亚太队列研究合作中,总胆固醇每升高 1mmol/L 则缺血性卒中的风险上升 25%(95% CI:13%~40%)。胆固醇水平与缺血性卒中风险之间的关系在女性中也同样存在。

血清胆固醇水平与颈动脉疾病之间的关系特别密切。弗拉明翰研究中得到的数据显示总胆固醇水平每升高 10mg/dl(0.26mmol/L)与颈动脉从最小狭窄到中度狭窄的 OR 值为 1.1 相关。低密度脂蛋白升高至 1.55mmol/L(60mg/dl)导致颈内动脉最大斑块厚度增加了 1.26 倍。一项社区的动脉粥样硬化危险研究证实了颈动脉内膜中层厚度与低密度脂蛋白呈正相关,而与高密度脂蛋白呈负相关。

颈动脉粥样斑块的破裂与它的构成有关,更大的脂质内核其破裂和血栓形成的风险也越大。在存在颈动脉粥样斑块的患者中,存在富含脂质内核的 OR 值为 2.76(95% CI:1.01~7.51),存在中等和最高总胆固醇水平的 OR 值为 4.63(95% CI:1.56~13.75)。因此降脂治疗可能通过减缓或逆转颈动脉粥样硬化的改变以及稳定粥样斑块减少破裂脆性来减少卒中的风险。颈动脉内膜厚度的增加与低密度脂蛋白数值的减少的确存呈负相关。他汀类药物的治疗对于颈动脉粥样硬化疾病发展的效益是有证据的,即使是存在亚临床动脉粥样硬化的低危患者也是如此。他汀类药物的治疗显示能调节颈动脉粥样斑块的炎症反应。在一项随机研究中,辛伐他汀治疗 90d 能终止颈动脉斑块对 FDG 的摄取,这表明他汀类药物治疗能够减弱颈动脉粥样斑块的炎症反应。在存在颈动脉狭窄的患者中,6 个月的阿托伐他汀治疗使低密度脂蛋白降至目标水平 100mg/dl,其效应使得斑块回声增强并减少了血管钙化抑制药骨调素的水平,这说明斑块变得更稳定且不易破裂。在一项前瞻性的研究中,Spence 和同事通过评估了加强的他汀类治疗对于通过经颅多普勒检查发现的颈动脉粥样斑块相关微栓塞发生的效益。在忽略低密度脂蛋白水平的情况下开始给予大剂量他汀类药物治疗能使患者微栓塞的查出从 12.3% 下降至 3.7%(P<0.001)。这些观察也与卒中、死亡、心肌梗死及颈动脉血管重建率的下降相一致,因为研究中缺血症状从 17.6% 下降至 5.6%(P<0.001)。

使用他汀类药物进行降脂治疗已经成为颈动脉粥样硬化性疾病治疗的基础。一项含有 9000 例患者,其平均低密度脂蛋白基础水平为 149mg/dl(3.79mmol/L)的 Meta 分析所得到的数据显示,使用他汀类药物治疗可使低密度脂蛋白水平每下降 1mmol/L(39mg/dl),缺血性卒中风险减少 22%(相对危险度 0.78,99% CI:0.70~0.87,P<0.0001)。低密度脂蛋白水平每减少 10% 将使卒中的风险减少 15.6%(95% CI:6.7%~23.6%)。一项规模更大,含有超过 160 000 例患者的分析表明低密度脂蛋白水平每下降 1mmol/L 则脑血管意外的风险减少 21.1%(95% CI:6.3~33.5,P=0.009)。他汀类药物治疗 5 年后可使每 1000 例冠心病患者中发生脑血管意外的减少 8 人,而无冠心病史的每 1000 例参与者中脑血管意外减少 5 次。

为了比较颈动脉手术和药物治疗对于卒中一级预防之间的区别,随机试验所得的数据显示,无论被随机纳入 CEA 组还是药物治疗组,与未接受降脂治疗相比,使用他汀类药物治疗的患者其长期卒中率更低。

大型的随机试验也证实了他汀类药物治疗对卒中与 TIA 的二级预防存在着良好的效益。SPARCL 试验显示每日 80mg 阿托伐他汀降脂治疗能够使有过非心源性缺血事件的患者再发卒中率减少 16%。二次分析表明存在颈动脉狭窄的患者能从中得到特别的益处,使得 CVA 或者 TIA 的风险减少 33%(HR:0.66,95% CI:50%~89%,P=0.005)。最佳的低密度脂蛋白水平也成为了冠心病患者的目标参照。SPARCL 试验得到的数据表明低密度脂蛋白的水平降至 70mg/dl 相比于低密度脂蛋白水平为 100mg/dl 的患者其卒中的风险可额外减少 28%。一些从相对于"标准"而言检验降脂治疗程度的试验中所得到的数据显示达到 100mg/dl 或者以下能减少 16% 的卒中相对风险。

在缺血性卒中风险方面其他的降血脂药物的效用未被证实。FIELD 研究评估了非诺贝特在糖尿病患者中对于心血管事件的效用,结果并未显示卒中率下降。类似的结果也在 BIP 研究中被报道,该研究中纳入的患者有明确的冠心病和较低的高密度脂蛋白水平。ACCORD 试验把具有心血管事件高风险的 2 型糖尿病患者随机纳入辛伐他汀组和辛伐他汀加非诺贝特治疗组,结果未能证明非诺贝特治疗有额外的益处。经过了平均 4.7 年的随访,单一疗法的年卒中率为 0.36%,而两种药物结合治疗其年卒中率为 0.38(HR:1.05,95% CI:

$0.71 \sim 1.56$）。

一项过早终止的由美国健康联合会赞助的对患有低密度脂蛋白/高三酰甘油代谢综合征的患者动脉粥样硬化血栓形成的干预项目：世界健康影响（AIM-HIGH）试验调查了他汀类＋大剂量烟碱酸联合治疗对具有心血管疾病史、低高密度脂蛋白水平、高三酰甘油水平的患者与他汀类药物单一治疗所产生的效果之间的区别。经历了 32 个月的随访，双治疗组中卒中事件发生了 29 起而单治疗组中发生了 18 起。9 起卒中发生在烟碱酸治疗终止后，尽管烟碱酸治疗所致卒中风险的增加未被之前的研究证实，但其不可能有减少卒中的益处。

对于有中度至重度颈动脉疾病的患者，最佳的低密度脂蛋白水平将在随后的国家胆固醇宣教计划成人治疗座谈小组Ⅳ的报告中宣布。2004 年更新的成人治疗小组Ⅲ指南建议颈动脉粥样硬化疾病的患者治疗应与冠心病患者一样，低密度脂蛋白目标水平要＜100mg/dl，最佳目标要＜70mg/dl。该建议也被目前的 ACC/AHA/ASA 指南所支持。

抗血小板治疗

抗血小板治疗被证明不能防止无症状的颈动脉疾病患者出现脑血管缺血。然而无症状患者应该被给予阿司匹林（每天 $81 \sim 325$mg）来减少其他动脉床的缺血事件。一项无症状颈部血管杂音研究被设计以用来调查阿司匹林对于存在≥50％颈动脉狭窄的无症状患者的卒中率的影响。这项小型研究存在显著的能力不足（纳入 372 例患者），通过 2 年的随访，事件发生的概率近似，安慰剂组为 12.3％而阿司匹林组为 11％。

没有其他的随机试验检验抗血小板治疗在无症状的颈动脉疾病患者中的作用。ACC/AHA/ASA 指南对无症状的颈动脉疾病患者，把阿司匹林治疗作为预防心肌梗死和其他缺血性心血管事件的Ⅰ级推荐（A 级证据）。

相反，抗血小板治疗对出现症状的脑血管疾病患者的作用已经研究明确。在出现症状的颈动脉疾病患者中，阿司匹林治疗能使再次卒中风险的相对危险度减少 13％。在有缺血性事件风险的患者中进行氯吡格雷和阿司匹林对比的实验中，氯吡格雷被认为在曾发生过脑缺血事件的患者中可减少心肌

梗死、脑血管意外、血管性死亡等各种结果的相对危险度。在一个纳入卒中后患者的亚组中，氯吡格雷与阿司匹林相比其非显著风险减少达到 7.3％（95％ CI：$-5.7 \sim 18.7$）。

一些小型研究得到的证据表明双抗血小板治疗对于近期出现症状的颈动脉狭窄≥50％的患者有特别的效益，但更大型的试验得到的证据说服力较小。在 1h 的经颅多普勒检查记录到的微血栓信号是未来卒中或 TIA 的标志。氯吡格雷和阿司匹林对于减少有症状颈动脉狭窄栓子的研究纳入了颈动脉狭窄≥50％且近期出现症状的患者，检验了阿司匹林和氯吡格雷在减少 MES 频率方面的效果。相对于单用阿司匹林，经过了 7d 的阿司匹林加氯吡格雷治疗后被查出微血栓的患者比例下降了 44％（95％ CI：$13.8 \sim 58$，$P=0.004\ 6$）。氯吡格雷加阿司匹林相对于单用阿司匹林对减少急性症状性大脑动脉或颈动脉狭窄的区别的研究有类似的患者人群分布，并且显示了相对于单用阿司匹林，阿司匹林加氯吡格雷治疗在 MES 发生方面其相对危险度的减少达到了 42.4％（95％ CI：$4.6 \sim 65.2$；$P=0.025$）。

从更大的关于双抗治疗的随机临床试验得到的证据其说服力较小（表 36-1）。一项关于卒中二级预防的名为高危患者近期发生缺血性卒中或 TIA 之后应用阿司匹林加氯吡格雷与单用氯吡格雷的对比试验未能说明阿司匹林结合氯吡格雷治疗有更多的益处，尽管一个患者在发生指标性事件 1 周内接受治疗的亚组中，显示双抗血小板治疗使卒中减少的趋势更大。快速评估卒中和短暂缺血性发作以预防早期再卒中（FASTER）的研究得出了相似的结论；对最近有过脑血管事件的患者，氯吡格雷加阿司匹林治疗其 90d 的事件再发生率为 7.1％，而单用阿司匹林的患者其事件的再发率为 10.8％（95％ CI：$0.3 \sim 1.2$）。氯吡格雷对动脉粥样硬化血栓高风险和缺血的稳定、管理及避免的试验纳入了 30d 内出现 CVA 或者 TIA 的患者，并进行二级分析对比了双抗血小板治疗和阿司匹林治疗，只表明了脑血管事件再发率趋势更低（分别为 4.9％和 6.1％，95％ CI：$0.62 \sim 1.03$）。效益的不确定性及与氯吡格雷和阿司匹林治疗相关的出血风险，尤其是在老年人中，使得该治疗的热度下滑。

表 36-1 卒中二级预防抗血小板治疗试验结果

试验	患者(N)	治疗	随访时间	复发性 CVA 和 TIA(%)			大出血并发症(%)		
				试验组	对照组	统计学显著性	ACTIVE ARM	对照组	统计学显著性
ESPS-2 1996	3298	ASA vs. placebo	24月	12.9	15.8	P=0.013	3.33	1.3	P<0.001
ESPS-2 1996	3303	DPA vs. placebo	24月	13.2	15.8	P=0.039	1.45	1.3	P<0.001
CAPRIE 1996 CVA subgroup	6431	Clopidogrel vs. ASA	23月	9.74	10.6	NS	1.38	1.55	P=NS
MATCH 2004	7599	ASA+clopidogrel vs. clopidogrel	18月	8	9	P=0.353	2.6	1.3	ARI,1.3%;95% CI,0.6~1.9
CHARISMA 2010 CVA subgroup	2163	ASA+clopidogrel vs. ASA	27月	4.9	6.1	95% CI,0.62~1.03	1.9	1.7	95%CI,0.71~1.73
FASTER 2007	392	ASA+clopidogrel vs. ASA	90天	7.1	10.8	RR, 0.7; 95% CI,0.3~1.2	3.0	0	P=0.03
ESPS-2 1996	3299	ASA+DPA vs. ASA	24月	9.9	12.9	P=0.006	3.6	3.3	P=NS
ESPRIT 2006	2739	ASA+DPA vs. ASA	3.5年	7	8.4	HR, 0.84;95% CI,0.64~1.1	2.6	3.8	HR,0.67;95% CI,0.44~1.03
PRoFESS 2008	20,332	ASA+DPA vs. clopidogrel	2.5年	9	8.8	HR,1.01;95% CI,0.92~1.11	4.1	3.6	95% CI,1.0~1.32

ARI. 绝对风险增加;ASA. 阿司匹林;CVA. 脑血管意外;DPA. 双嘧达莫;NS. 无显著性;RR. 危险率;TIA. 短暂性脑缺血发作.

欧洲卒中预防研究（ESPS)-2 和欧洲/澳大利亚防止可逆性局部缺血试验（ESPRIT）中研究了联合阿司匹林和双嘧达莫预防再次卒中的疗效。ESPS-2 把 6602 例 90d 内出现 TIA 或 CVA 的患者随机纳入了治疗方案分别为安慰剂、单用阿司匹林（50mg/d）、单用双嘧达莫、阿司匹林加双嘧达莫的 2×2 阶乘设计中。在 2 年的随访期间，安慰剂组卒中再发率为 15.8%，单用阿司匹林组为 12.9%，单用双嘧达莫组为 13.2%，结合治疗组为 9.9%；四组均有统计学意义（P＜0.001）。相对于安慰剂组，阿司匹林治疗使卒中再发的风险减少了 18%（P＝0.013），双嘧达莫组为 16.3%（P＝0.039），联合治疗组为 37%（P＜0.001）。相比于阿司匹林单用组，联合治疗组减少卒中的相对危险 23%（P＝0.006），相比于双嘧达莫单用组减少 24.7%（P＝0.002），然而，双抗治疗与出血风险增高相关并造成双嘧达莫相关性头痛。后者一直限制着双嘧达莫的一般使用。相比于阿司匹林组及安慰剂组，双嘧达莫组的患者更有可能停止他们的药物，接受双嘧达莫治疗患者中有 8% 因为头痛终止了治疗。

ESPRIT 纳入了有过推测为动脉源性的脑血管事件的患者，尽管只有 10% 的患者其单侧或双侧颈动脉的狭窄＞50%。然而联合治疗对减少联合血管终点事件是有效的，卒中再发率没有统计学差别（7% vs. 8.4%，95% CI:0.64~1.1）。联合治疗组中的患者有很高的百分比因双嘧达莫引起的头痛而未能继续该治疗：经过 5 年的随访，联合治疗组中的患者只有 66% 继续使用他们的药物，而单用阿司匹林组的这一比例为 84%。双嘧达莫和阿司匹林联合治疗在二级预防中令人失望的结果在 PRoFESS 研究中进一步得到巩固。该试验纳入了 20 332 例发生过卒中的患者，把他们随机分到双嘧达莫缓释剂（200mg）加阿司匹林（25mg）组和单用氯吡格雷治疗组。经过了 2.5 年的随访，接受联合治疗的患者有 9% 再次发生卒中，在氯吡格雷组中这一事件发生在了 8.8% 的患者身上（HR:0.67;95% CI:0.49~0.93）；联合治疗更有可能造成较多的出血（4.1% vs. 3.6%;HR:1.16;95% CI:1.00~1.32）。

相比于单一药物治疗，从双抗治疗——阿司匹林加氯吡格雷或阿司匹林加双嘧达莫，所积累的经验表明其在卒中再发方面有显著的减少，5.0%~3.3%（RR:0.67;95% CI:0.49~0.93）。得到该效益是以增加出血概率这一趋势为代价的，接受联合治疗的患者中有 0.9% 发生了出血，相比于单一药物治疗这一

比率为 0.4%（RR:2.09;95% CI:0.86~5.06）。

其他抗血小板的药物所得到的数据显得更温和。在西洛他唑关于卒中二级预防（CSPS)-2 的试验中，西洛他唑减少了卒中的再发风险（HR:0.74;95% CI:0.56~0.98）并相对于阿司匹林其造成了更少的出血。特洛唑班，血栓烷 A_2 受体阻滞药，相比于阿司匹林在防止脑缺血再发事件方面未能显示出优越性。其他的抗血小板药物如拉索格雷和替加格雷被认为有更高的出血风险，而且它们在颈动脉疾病治疗中的作用还不明确。然而，一些患者存在药物抑制细胞色素 P450 或因为基因的多态性导致一些患者存在氯吡格雷抵抗，这也为其他的一些有更多安全性的药物打开了大门。

维生素 K 阻断药在动脉源性卒中的二级预防中的作用在一项名为可逆性缺血卒中预防的试验（SPIRIT）和 ESPRIT 中得到了检验。这些研究令人信服地证明了在不考虑抗凝血强度的情况下华法林治疗没有产生益处，并且增加了颅内出血的风险。华法林-阿司匹林卒中再发研究（WARSS）对比了华法林跟阿司匹林治疗在近期发生卒中的患者包括颈动脉疾病患者亚组中的作用。尽管这项试验排除了能够行血管重建的患者，在 2 年的疗程中华法林未能优于阿司匹林。在有症状的颈动脉疾病患者中目前社会上的指南推荐单用阿司匹林（75~325mg）治疗，单用氯吡格雷治疗或者阿司匹林加双嘧达莫治疗（Ⅰ级推荐，B 级证据）。

颈动脉疾病的血管重建

在 2005 年，美国进行了 135 701 例 CEA（图 36-2）和扩张术（图 36-3），这些介入手段中有 92% 是在无症状患者中进行的。总的颈动脉血管成形术的数量从 1998 年的 388.1 例/100 000 被保险人降至 2004 年的 345.8 例/100 000 被保险人。在这段时间内，外科手术下降了 17%，而颈动脉扩张术的数量翻了一番。

外科血管重建

颈动脉内膜切除术对于有症状的颈动脉狭窄

一些发生 TIA 或者非致残性卒中之后得到医疗关注的患者其较大卒中或致死性卒中的风险将增高。在英国进行的基于人群的研究报告 TIA 后 7d 的卒中发生率为 8%~9%，而 30d 的发生率为 12%。在健康维护组织中，来自急诊的 TIA 患

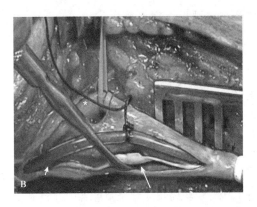

图 36-2 在颈动脉内膜切开术中暴露的颈动脉分叉

　　黑色箭头指示远端颈总动脉,星号标记颈外动脉。白色短箭头指示近端颈内动脉。动脉切开术中切开远端颈总动脉,近端颈内动脉,在暴露的动脉旁可见分流引导血流方向。白色长箭头指示动脉粥样硬化斑块和血管内膜被移除

　　90d 的卒中率为 10.5%。在有症状的患者中血管重建的时间对未来的预后起决定性的作用,因为标志事件发生 2 周内进行血管重建效益更大,之后其效益稳步减少。因此,早期血管重建减少了缺血性脑血管事件再发的风险。不幸的是,只有 6% 的有症状患者进行了及时的血管重建。北美有症状颈动脉内膜剥脱术试验(NASCET)总结性地证明了 CEA 在之前 6~12 个月有过卒中症状或 TIA 的颈动脉狭 50% 以上的患者中的效益。卒中的确实风险每年减少了 8%,并且大多数更深远的益处发生在了狭窄程度为 70%~90% 的患者身上。除此以外,NASCET 对于评估颈动脉狭窄血管造影提供了永久性的定义,并把颈动脉超声速率与动脉造影狭窄的严重程度之间的关系标准化了(图 36-4)。

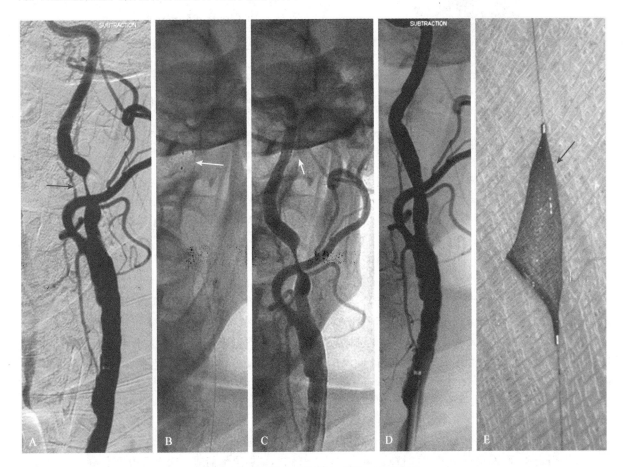

图 36-3 颈动脉支架置入术的一系列步骤

　　A. 严重狭窄的颈内动脉的数字减影血管造影(箭头指示颈内动脉)。颈外动脉与之交叉,在一定程度上模糊了颈内动脉的狭窄。B. 将过滤远端栓子的保护装置放于远端颈内动脉的中段(箭头指示),位于狭窄远端。在支架展开过程中,过滤器的网格允许血流通过但阻滞从病灶脱落的栓子碎片。C. 在支架展开之前,电影血管造影明确病灶位置与过滤器位置(箭头指示)。D. 完成血管造影。支架在颈内动脉中展开,没有残余狭窄。E. 取回后过滤栓子保护装置。显示阻滞于尖端的黑黄色斑块

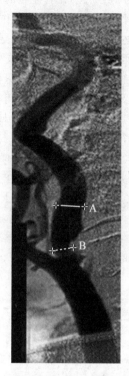

图 36-4　NASCET 标准计算颈动脉狭窄程度的图解

　　血管造影狭窄的严重程度由此方程式定义：$[(1-B)/A] \times 100\%$。B. 指颈内动脉的最小残余管径；A. 指狭窄远端当颈内动脉的管壁平行时的管径

　　欧洲颈动脉手术试验（ECST）纳入了由同侧颈动脉狭窄引起缺血性症状的患者。该试验中动脉造影对狭窄的定义与 NASCET 不同，并且用了更难的来再现颈动脉分叉维度作为计算的基础。结果 ECST 对狭窄的估计常规高于运用来源于 NASCET 的方法进行计算所得。该试验纳入了 2518 例患者并且当能得到 2200 例患者的随访报告后报道了期间的结果。试验总结了存在 $0\sim29\%$ ECST 定义的狭窄的患者在外科治疗或者药物治疗下事件发生的概率很低并且 CEA 的益处被围术期并发症所降低。外科手术的益处在有 $30\%\sim69\%$ ECST 定义狭窄的患者中仍未明确，而这些患者继续被随访。在狭窄程度为 $70\%\sim90\%$ 的组别中，当然外科手术提供了可以量化的好处。在外科准备中，有 7.5% 的患者在围术期出现了卒中或死亡，但在随访期间随后同侧卒中的风险为 2.8%。相比之下，药物治疗的患者中有 16.8% 发生了同侧卒中。

　　因此一旦先前的外科风险被排除，手术能够使单侧卒中的风险下降 6 倍（$P<0.000\ 1$）。3 年以后，在外科治疗组总的手术死亡和任何卒中的风险为 12.3%，而在药物组为 21.9%（$P<0.01$）。最后的结果出版于 1998 年并且报道了总共 3024 例队列患者。在最终的分析中，消除了 7% 的围术期的死亡和卒中风险，ECST 定义下只有狭窄程度为 80%（女性为 90%）的患者获得了足够的长期益处（表 36-1）。

　　在 1991 年，伏特轮行政机构 309 试验（VA309）报道了在有症状的颈动脉狭窄患者中并没有偏向于外科手段的趋势。该试验因为 NASCET 和 ECST 结果的出版所以很早就终止了。若斯维尔和他的同事们对于在 ECST 试验中预随机化的血管造影进行了再次分析，并且用 NASCET 的标准重新计算了狭窄。把来自 NASCET，ECST，和 VA309 试验的 6092 例患者身上得到的数据汇总起来，手术增加了 NASCET 狭窄小于 30% 患者的 5 年卒中风险；其为狭窄程度为 $30\%\sim49\%$ 的患者没有提供益处（绝对危险减少 ARR，3.2%，$P=0.6$）；它对狭窄程度为 $50\%\sim69\%$ 的患者有介于临界的好处（ARR，4.6%；$P=0.04$）；但手术对颈动脉狭窄 $70\%\sim99\%$ 的患者有显著的好处（ARR，16%；$P<0.01$）。因此，血管重建对于血管造影显示颈动脉狭窄 50% 或以上（无创影像 70%）的患者其效益是肯定确立的。

　　在有症状患者中颈动脉血管重建的效益是清楚的，而相伴随的药物治疗的重要性不能被轻描淡写。汉克姆和他的同事们对曾患过卒中或 TIA 的患者联合 5 种治疗来预防再次卒中事件并计算了这 5 种方法的累积效果。联合阿司匹林、他汀类、降血压药物、运动、饮食调整能相对危险减少 80%，换句话说就是 5 个需要治疗的人中有 1 个能避免死亡。

　　在颈动脉狭窄 70% 以上的患者如果先前的 6 个月内有过同侧非致残性的 CVA 或 TIA，ACC/AHA/ASA 指南推荐 CEA（Ⅰ 级推荐，B 级证据），提供了他们平均或者更低的外科风险，并且围术期的卒中或死亡的预期概率 $<6\%$。这是第一次，CAS（下面将进一步讨论）被考虑为该组患者一个等价的选择，证明了他们适用于血管内手术，并且围术期卒中或死亡的风险降至 6% 以下。此外年龄更大的患者相对于 CAS 更偏向于 CEA 是合理的，尤其是那些动脉结构复杂的患者。

无症状颈动脉狭窄的颈动脉内膜切除术

　　3 项早期的试验检验了 CEA 在无症状颈动脉疾病患者中对于同侧卒中可以起到一级预防的作

用。这 3 项试验——颈动脉外科手术无症状狭窄手术与阿司匹林对照研究

（CASANOVA），梅奥颈动脉内膜切除术（MACE）和 VA 试验，未能显示外科治疗在长远卒中预防中的好处。相比于药物治疗，在 MACE 试验中，我们不断观察到了围术期中 TIA 和心肌梗死的发生率是更高的，这可能与外科准备中治疗的缺失有关（表 36-2）。

外科血管重建随后又被两个随机的标志性试验所检验。在 1987－1993 年进行的无症状颈动脉粥样硬化研究（ACAS），以及在 1993－2003 年进行的无症状颈动脉外科手术试验（ACST），证明了相对于那时最好的药物，CEA 治疗的好处虽小但是很显著。这两个试验改变了过去 20 年中度至重度的无症状颈动脉疾病患者的治疗方案，并且继续激起了白热化的讨论。

表 36-2　比较颈动脉内膜切除术与目前最佳内科治疗随机对照外科试验结果总结

试验	患者（N）	狭窄程度（%）	平均随访时间（年）	同侧卒中		P 值	围术期 CVA 病死率（%）
				内科治疗（%）	CEA（%）		
症状性颈动脉疾病							
NASCET,1991	659	70～99	1.5	26	9	<0.001	5.8
NASCET,1991	858	50～69	1.5	22.2	15.7	0.045	6.7
ECST,1991,1998	576	>80*	3	26.5	14.9	<0.001	7
VA 309,1991	129	70～99	1	26	7.9	0.004	NA
Pooled NASCET/ECST/VA,2003	1095	>70	5	ARR=16		<0.001	7.1
无症状性颈动脉狭窄							
CASANOVA,1991	410	50～90	3	11.3	10.7	0.48	4.62
VA,1993	444	50～99	4	8.6	4.7	0.06	NA
ACAS,1995	1662	50～99	2.7	11	4.8	0.006	2.3
ACST,2004	3120	≥70	3.4	6.4	11.8	<0.001	3.1

ACAS 纳入了颈动脉狭窄 60% 以上的 1662 例患者，并把他们随机分了入了持续予阿司匹林的药物治疗组和 CEA 组，女性占全部纳入患者的 34%。经过了中位随访时间为 2.7 年的随访后，同侧卒中和任何围术期卒中或死亡的 5 年总计风险在药物治疗组中是 11%，而在外科治疗组中是 5.1%，表明了相对风险减少 53%（95% CI:22%～72%）。CEA 达到的绝对风险减少为 5.9%，其需要被治疗的数字为 17。另外的分析表明 1000 例成功的颈动脉手术能预防 59 例卒中。有趣的是，在颈动脉狭窄的严重程度与卒中的风险或者血管重建的好处之间没有发现任何的关系。

ACST 合作小组纳入了 3120 例颈动脉狭窄≥70% 的无症状患者，随机分配到立即 CEA 组或者不确定延迟组。后一组的患者进行药物治疗并且每年有 4% 的人进行手术。有 3.1% 的患者出现了围术

期死亡或卒中（95% CI:2.3～4.1）。患者被监测至 5 年，中位随访时间为 3.4 年。在立即介入治疗组中，围术期卒中与死亡和非手术性卒中的联合终点发生率为 6.4%，而在药物治疗组中这一概率为 11.8%（P<0.000 1）。该任一卒中的终点与 ACAS 试验所使用的终点是不同的，其裁定标准为同侧卒中。在外科组与药物组中，致死性或致残性卒中的概率分别为 3.5% 和 6.1%（P=0.004），致死性卒中率分别为 2.1% 和 4.2%（P=0.006）。

照搬 ACAS 的结果，颈动脉狭窄的严重程度与卒中的风险或外科介入的效益无相关性：在外科组中颈动脉狭窄<80% 的患者其 5 年卒中风险为 2.1%，药物组为 9.5%；对于那些狭窄>80% 的患者风险分别为 3.2% 和 9.6%。经过了 2 年的随访，颈动脉手术的益处变得有据可循。CEA 能够使相对风险减少 46%，绝对风险减少 5.4% 或者每年减

少了 1%。该风险减少换算成 NNT 是 19，也就是说每 1000 例颈动脉手术可预防 53 次卒中。

10 年间药物治疗的进展主要反映为他汀类药物和降血压药物使用的增多。在 1993～1996 年纳入的患者有 17% 使用了他汀类药物，而在 2000～2003 年这一比率为 58%。在最近的随访中，90% 的患者使用了抗血小板药物，81% 的患者接受了降压治疗，而只有 70% 的患者使用了他汀药物。

女性占研究人群的 34%，只有排除围术期死亡和卒中事件以后才从 CEA 中获益。即使联合了 ACAS 和 ACST 的数据之后分析了更多女性中事件发生的概率，从 CEA 中获得效益的趋势也不显著（OR：1.04；95% CI：0.7～1.6）。

对于 ACST 的 10 年随访显示 CEA 的效益在经过最初的随访阶段之后仍继续存在。经过了 10 年，外科处理组中有 13.4% 的患者出现手术相关性死亡与卒中及非手术性卒中的联合终点事件，在延迟处理组中这一比例为 17.9%。因此，经过了 10 年相对危险减少 26%，绝对风险减少 4.6% 或每年 0.46%。该 10 年的分析也揭示了，对于年龄 <75 岁的女性，CEA 使药物组的卒中风险降低了 16% 而外科组降低了 10.2%，绝对风险每年减少了 0.58%。

ACAS 导致了无症状颈动脉狭窄的患者对 CEA 的信赖，因为指南要求围术期发病率及病死率 <3%。ACAS 试验公布后的几年内，美国颈动脉外科手术以每年 94% 的增加到了 150 000 例。然而在英国，被用来预防致残性或致死性卒中的手术被认为不是很划算，并且外科手术的数量仍保持平稳。

随后对试验的分析造成了对于广泛使用其结果的争议。只有 9% 的纳入患者完成了 5 年的随访，这对卡普兰-梅尔 5 年风险评估的阐述提出了疑问。主要同侧卒中或任何围术期卒中或死亡的联合比率其相对风险在 5 年内减少了 43%，但前 4.5 年相对减少近似于零，该结果由 3 个结局事件造成。因此 5 年预后是选择无症状患者进行 CEA 的重要指标，并且 CEA 中其致残性卒中的平均绝对风险减少了 0.5%。颈动脉内膜切除术的好处在女性人群间并没有延续，可能是因为女性人群其在研究中的代表性不足。在 281 例接受手术的女性患者中 15 例达到了终点，而 287 例接受药物治疗的女性中有 14 例达到了终点，其概率之比为 1.10（95% CI：0.52～1.32）。女性中出现围术期并发症的概率为 3.6%，而男性中这一比率为 1.7%。因此，尽管在男性中

手术使相对风险减少 66%，但是在女性中由于其相对风险减少了 17%（95% CI：96%～65%），其益处没有统计学意义。在 ACAST 的 5 年随访也得出了类似的结果。接受颈动脉内膜切除术的 539 例女性患者，有 31 例出现了围术期卒中或手术相关性死亡，而 327 例接受药物治疗的女性患者中有 34 例出现了围术期卒中或死亡，概率之比为 0.90（95% CI：0.55～1.49）。

严格的地点筛选过程使得对于研究结果普遍性的关注进一步增高了。参与的外科医师被要求每年记录至少 12 台颈动脉手术，并且最近的 50 例手术其围术期死亡率在无症状的患者中要 <3% 而在有症状的患者中要 <5%。研究中只接受了 70% 的地点。其结果就是试验中围术期卒中和死亡率为 1.5%（95% CI：0.6%～2.4%），死亡率为 0.14%（95% CI：0～0.4%）。确实，随后在 1995—1996 年在美国 10 个州进行的对于 CEA 在无症状患者中的统计揭示 30d 死亡率或卒中率为 5.9%，在 1998—1999 年进行手术的患者中这一概率降至 5.4%。在 ACAS 公布之后，对 5 年中无症状患者中进行的 46 个 CEA 系列进行了荟萃分析，其记录到了更高的死亡率为 1.11%，而死亡和卒中的联合比率为 4.3%。无症状患者从颈动脉手术中获得的好处取决于随机试验中是否达到了较低的围术期风险，这在常规的临床实践中很难被复制。

在 75 岁以上的患者中 2 个试验都未能让人信服地显示外科颈动脉内膜切除术的好处。在 ACAS 试验中，80 岁以上的患者被剔除了而 75～80 岁的患者数量较小。在 ACST 研究中，即使除去了围术期风险，CEA 在老年患者中未能产生好处。

因此在无症状的患者中 CEA 能降低长期的卒中风险，但这是以更高的短期的手术相关死亡与卒中的风险作为代价的。经过加强药物治疗其卒中风险出现了下降，因此对于每一个患者，这些干预手段的长期的风险与收益之比需要仔细斟酌。

颈动脉狭窄的血管内治疗

存在伴随疾病或者解剖困难等手术高风险的患者，其与 CEA 有关的相对较高的心血管并发症发生率促进了 CAS 技术的发展。解剖的原因如下颌角上颈内动脉的损伤、放射治疗后的颈部瘢痕（图 36-5）、不能活动的颈部、先前 CEA 手术后的再狭窄（图 36-6）等增加了 CEA 的风险。CAS 从简单的血管成形术发展到使用自行扩张狭窄的支架的水平，

该水平结合使用了各种能预防栓子的装置。经过了10 年激烈的讨论,技术优势和一系列严格的试验使得血管内治疗成为逐渐增加的无症状或有症状颈动脉疾病患者的可接受的标准治疗。

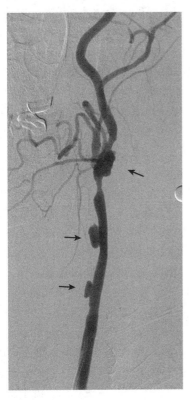

图 36-5　有过短暂性脑缺血发作和治疗鼻咽恶性肿瘤的高剂量放射治疗史的患者的颈动脉疾病

颈总动脉和颈内动脉内局部出现了中度狭窄,局灶性溃疡和动脉瘤的形成(箭头所示)。对于有瘢痕的颈部,颈动脉置入支架可能是血管重建的较好方式

在 2004 年美国食品药品管理局批准了在 CEA 高风险的患者中使用 CAS。在 2011 年 5 月,FDA 扩展了手术指征,在不考虑手术风险的情况下,把有症状及无症状的患者纳入了指征中。

颈动脉置入支架在存在高风险的有症状及无症状患者:数据来自于大规模注册

对于包含有自行扩张的支架及栓子预防装置的现代血管内治疗的早期评估是来自由 FDA 授权和制造商赞助的非随机登记数据。一些包含有超过10 000 例主要为无症状高风险患者的前瞻性数据集和独立事件判定,因为 FDA 的监管而得到高质量的登记。这些登记只纳入了被认为有 CEA 高风险的患者,而且这些结果与客观表现标准(OPC)进行了

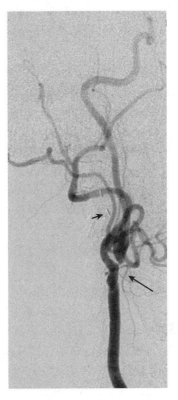

图 36-6　先前颈动脉内膜切除术(CEA)后患者的右颈内动脉的严重狭窄(长箭头所示)

CEA 术后再狭窄会导致围术期并发症发生风险增高,颈内动脉置入支架通常是血管重建的优选形式

对比。这些标准是以历史上对高危患者进行 CEA 所得到的结果为基础,在有伴随疾病的高危患者其30d 的卒中和死亡率为 11%,而那些有高危解剖因素的比率为 15%(CEA 后再狭窄,早期颈部放疗,早期颈部手术,明显的颈部病变)。入选标准要求无症状患者颈动脉狭窄≥80%,以及有症状的颈部病变其狭窄不得不≥50%。这些入选登记的患者大部分是无症状的。从纳入手术高风险的颈动脉扩张术登记中得到的数据表明在并发症发生率低于 6%的有症状患者和并发症发生率<3%的并且其 CEA 风险可接受的无症状患者中能进行血管重建战略。

最大型的高危患者的登记是 CAPTURE-1(3500 例患者),EXACT(2145 例患者),CAPTURE-2(3388 例患者)和 SAPPHIRE(世界范围内 2001 例患者)。CAPTURE 登记评估了 Acculink 扩张及Accunet 过滤末梢栓子预防装置(DEP),这是第一个被 FDA 批准的 CAS 平台。EXACT 登记评估了

Xact 扩张和 Emboshield DEP,而 SAPPHIRE 登记中,患者接受了 Precise 扩张和 Angioguard 栓子预防装置。

在 CAPTURE-1 登记中,14%的纳入患者是有症状的,主要的 30d 后终点事件如死亡、任何卒中或心肌梗死的发生率为 6.3%。在 2 年后出版的 CAPTURE-2 和 EXACT 登记中,CAPTURE-2 的主要的 30d 终点事件死亡或卒中的发生率为 3.4%(95% CI:2.9%～4.0%)而 EXACT 登记中有 4.1%的患者发生了上述情况(95% CI:3.3%～5.0%)。当联合两项登记后,80 岁以下的有症状患者总的主要终点事件发生率为 5.3%(95% CI:3.6%～7.4%),而同年龄组无症状患者的这一概率为 2.9%(95% CI:2.4%～3.4%)。大于 80 岁的患者其事件发生率更高:在有症状患者中为 10.5%(95% CI:6.3%～16.0%),无症状患者中为 4.4%(95% CI:3.3%～5.7%)。这项联合的分析显示在非 80～90 岁的高危患者,颈动脉扩张术能够达到 AHA 对中度危险的有症状或者无症状患者中围术期事件发生率的要求。对这些登记的进一步研究确认了手术者经验与事件发生率之间的强相关性;完成 72 台扩张术的术者其 30d 的事件发生率一直较低(<3%)。

SAPPHIRE 全世界登记得到了 2001 例高危患者的数据,其中 28%是有症状的患者。所有患者中有 4.4%发生了 30d 的各种不良事件(死亡 1.1%,卒中 3.2%,心肌梗死 0.7%)。

颈动脉扩张在高手术风险的患者中:数据来自于随机试验

SAPPHIRE 研究是第一个在高手术风险患者中对使用镍钛诺自动扩张和 DEP 的 CAS 与 CEA 进行比较的随机试验。这个多中心、随机地、非劣性试验纳入了超市诊断下颈动脉狭窄≥50%的有症状患者和狭窄≥80%的无症状患者。1/3 的患者是有症状患者。主要的终点事件包括血管重建后 30d 内死亡、卒中、心肌梗死和 31d 至 1 年内发生死亡、同侧卒中。尽管有高手术风险的因素,所有的患者仍被认为适合 CEA。不适合手术的候选患者(n=406)被登记入扩张术组,不适合血管内介入的患者(n=7)被纳入至外科登记组。在 334 例随机分配的患者中,进行扩张术的患者 1 年的主要事件发生率为 12.2%,接受外科手术的患者发生率为 20.1%(P=0.004)。在目前围术期中,CAS 组的死亡、卒中、心肌梗死发生率为 4.8%,CEA 组的发生率为

9.8%(P=0.09)。围术期心肌梗死严重影响了主要结果(3.0% vs. 7.5%,P=0.07)。症状的情况对不同治疗策略的比较没有影响。SAPPHIRE 调查者随后报道了 3 年的结果,确认了接受 CEA 与 CAS 的患者其长期来看结果并没有什么差异。

该试验的结果确认了 CAS 组中的非劣性。在 SAPPHIRE 试验的基础阶段,由于内科伴随疾病及解剖问题,FDA 在 2004 年批准了 CAS 应用于围术期并发症风险较高的有症状及无症状患者。由于对 CAS 效益与日俱增的关注,医疗帮助与治疗服务中心限制了颈动脉狭窄≥70%的高危症状患者其 CAS 的赔偿。随后又覆盖到了狭窄 50%或以上的症状患者和狭窄 80%或以上的无症状患者,他们入选了批准后的登记研究或随机对照试验。这些结果导致了 CAS 术的大量增加。同时,在批准后的登记提供了有关这些最有可能从这些手术中获益的患者的有价值的技术和临床信息。

中危无症状患者的颈动脉扩张

3 个随机试验对比了 CAS 和 CEA 在有症状和标准外科风险的颈动脉疾病患者中的不同。EVA-3S 试验,一项非劣性研究随机分配了 4 个月内因颈动脉狭窄≥60%所致 TIA 或非致残性卒中的标准外科风险患者。该法国试验的主要终点是血管重建后 30d 内发生的任何卒中或死亡。由于安全和无价值等原因,该试验原计划纳入 872 例患者,但在纳入了 527 例患者后便早早地结束了。在血管内治疗组 9.6%的患者观察到了主要终点事件,而外科组中为 3.9%(P=0.1)。预先设定的二级终点是 4 年内任何围术期卒中或死亡及非手术相关的同侧卒中。CAS 患者中有 11.1%被观察到二级终点事件而 CEA 组为 6.2%(HR:1.97;CI:1.06～3.67;P=0.03)。因此,两组中围术期后卒中的风险是很低的,这表明了两者的耐受性。该试验中 CAS 的失败主要是由于高围术期并发症的发生,该观察主要评论了有争议的试验设计所起的作用。

另一个非劣性研究即 SPACE 试验,在德国、奥地利、瑞士进行。试验的目的是纳入 6 个月内随机出现 TIA 或非致残性卒中的标准外科风险患者及同侧颈动脉 70% 及以上的狭窄的患者。因为资金有限和纳入过程缓慢,原本要求纳入 2500 例患者达到统计学效力的计划在纳入了 1183 例患者后试验就被停止了。血管重建 30d 内的主要终点事件——同侧卒中或死亡的发生率在施行扩张术的患者中为 6.84%,而在 CEA 的患者中则为 6.34%(绝对差

0.51%;90% CI:-1.89%~2.91%)。试验未能证明血管内治疗的非劣性。经过了 2 年随访,2 组中同侧卒中率无明显的差别:CAS 组为 9.5%,而 CEA 组则为 8.8%(HR:1.1;95% CI:0.75~1.61)。有着随访时间更长的 EVA-3S 和 SPACE 试验显示出低同侧卒中率,说明两种形式的血管重建有着优异的耐受性。

第三项研究,即国际颈动脉扩张研究(ICSS),把 1713 例近期接受过 CAS 或颈动脉内膜切除术且狭窄>50% 的有症状患者进行随机分配。该研究的主要终点事件是 3 年中任何领域内的致死性或致残性卒中。该试验的临时安全分析判定了 120d 内的卒中、死亡、围术期心肌梗死率。两组的致残性卒中或死亡没有统计学差别,扩张治疗组中为 4.0%,动脉内膜切除术中则为 3.2%(HR:1.28;95% CI:0.77~2.11)。然而相比于内膜切除治疗组,动脉扩张组中无论是卒中、死亡还是心肌梗死的发生率都要更高,分别为 8.5% 和 5.2%(HR:1.28;95% CI:1.16-2.45;P=0.006)。CAS 组短期结果的差别可能是较高的非致残性卒中率,只有更长时间的随访才能证明这些观察结果是否有持续的临床显著性。

这些试验的主要缺点之一是进行颈动脉扩张术的医师相对缺乏经验。在 CAPTURE-2 登记档中,术者和机构的经验是围术期结果最重要的决定因素。72 个病例的死亡率和卒中率处于 3% 以下才能达到阈值。EVA-3S 试验要求手术医师有 12 例 CAS 术的实际经验,但如果手术医师进行过 5 例颈动脉扩张术和 30 例主动脉以上的非颈动脉介入术,那么也能参与该试验或者除了以上情况,如果医师未能满足上述要求,但在一个有经验的导师在场的情况下也能被允许进行颈动脉扩张术,而且血管外科医师被要求在加入试验前 12 个月内至少完成 25 例颈动脉 CEA 术。拥有 50 次以上颈动脉扩张术经验的手术者在试验中只做了 16% 的颈动脉扩张术,而 39% 的手术是由培训中的内科医师完成的。经验不足可能导致 5% 血管内手术变成了外科治疗。在 SPACE 研究中,参与者被要求至少进行过 25 台颈动脉扩张术。然而在试验中要求变为有 10 例手术经验的医师才能在导师的监督下参与试验。进行 CEA 术的外科医师在先前的连续 25 例 CEA 术中证明了一个可以接受的死亡和发病率。在 ICSS 中,要求术者记录 50 例扩张术且其中的 10 例要为颈动脉介入,当然如果没有达到这些要求那么就要求有人指导。

试验的数据表明术者的经验可能与手术期的结果没有关系。在 EVA-3S 试验中,由拥有 50 例手术经验的医师完成的手术,其手术期卒中或死亡的风险为 12.2%,而由经验更少的医师完成的手术中这一比率为 11.1%。除此之外,试验主要围绕手术后充足的双抗血小板治疗和 DEP 装置的间断性使用进行(SPACE 试验中 27% 的手术已使用)。

在过去 5 年中,在美国的档案室和欧洲的试验中得到的有价值的教训之一是当患者处于与 CEA 相关的围术期并发症高发作时期时,确实存在有患者其 CAS 相关的并发症发作风险更高。这些限制不是生理学上的而是解剖结构上的。患者主动脉弓解剖异常和弯曲的颈部血管能对试着向颈动脉通入导管的技术娴熟的医师造成困难(图 36-7)。在粥样硬化的血管中进行复杂的人为操作增加了围术期缺血事件的风险。类似的,一些病变特征如充盈缺陷、复杂的溃疡性斑块和血栓增加了扩张移动或球囊扩张过程中的栓塞事件的风险。尽管有这些特点的患者意味着手术高风险并被常规地排除在对比性研究之外,但是 CAS 的高危因素也一样没有被纳入同样水平的审查中。

在中危的有症状和无症状患者中的颈动脉扩张术:CREAST

美国和加拿大纳入了有症状和无症状的标准危险度的患者,他们均参加了颈动脉血管重建内膜切除术对扩张术试验(CREAST)。最初的试验设计只允许纳入 6 个月内发生过脑血管事件的有症状患者,他们在血管造影下颈动脉狭窄≥50% 或超声、磁共振血管造影、计算机断层扫描血管造影下狭窄≥70%。经过 5 年的纳入过程,设计变为纳入血管造影下狭窄≥60%,超声下狭窄≥70% 或磁共振血管造影、计算机断层扫描下狭窄≥80% 的无症状患者。主要复合终点为围术期卒中、死亡及心肌梗死或者 4 年内任何同侧卒中。总共 2502 例患者被随机分配且中值随访时间为 2.5 年。超过 85% 的入选患者颈动脉狭窄超过 70%,47% 的患者为无症状患者。研究人群中 9% 的患者为 80~90 岁。

两个治疗组的终点事件发生率无差异,血管内治疗组为 7.2% 而外科组为 6.8%(进行扩张治疗 HR:1.11;95% CI:0.81~1.51;P=0.51),该结果与性别和症状无关。另外的分析显示在扩张治疗组其 4 年同侧卒中或死亡率为 6.4%,而在 CEA 组为 4.7%(HR:1.37;P=0.03)。在无症状患者中,扩张治疗组其 4 年卒中或死亡率为 4.5%,而在外科组为 2.7%（HR：1.86；P＝0.07）。在有症状患者中，扩张治疗组的比率为 8.0%，而外科组为 6.4%　（HR：1.5；P＝0.03）。

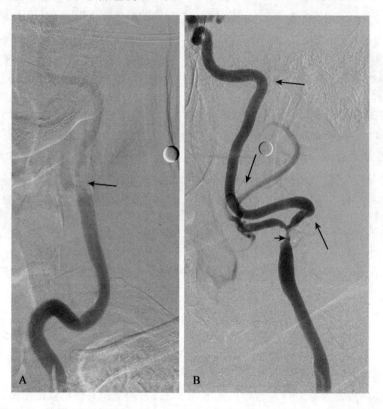

图 36-7　在进行颈动脉支架植入时，主动脉弓和颈部血管的弯曲度可能会造成过多的导管操作，这样会增加围术期并发症的发生风险

A. 颈总动脉近端的弯曲度。箭头指向的是颈动脉分叉处的狭窄。B. 颈内动脉中度弯曲，同时存在数个剧烈的折返（箭头处）。两条血管的支架植入均非常成功。但是，针对过度弯曲的颈部血管，最好的治疗方法还是外科术治疗。

两组中围术期死亡风险无差别（0.7% vs. 0.3%；P＝0.18）；心肌梗死的风险在外科组更高（1.1% vs. 2.3%；P＝0.03），而任何卒中的风险在扩张治疗组中都要更高（4.1% vs. 2.3%；P＝0.01）。当然，CAS 组更高的围术期卒中率是由较高的小卒中发生率所导致的（3.2% vs. 1.7%；P＝0.01），而主要致残性卒中的发生率没有差别。更高的非致残性卒中发生率其重要性不能被忽视，总之任何血管重建的目的都是为了防止神经方面的事件。有趣的是，尽管除去被 NIH 卒中评分定义为小卒中的事件，剩下的术后 30d 的神经学缺陷总的发生率较高（CAS 组的 1.2% vs. CEA 组的 0.6%），这种差别在 6 个月后不再明显（0.6% vs. 0.6%）。这个试验也揭示了小卒中在试验期间对患者的存活没有影响。在围术期之外，两种血管重建治疗都提供了持久的卒中预防：CAS 组中同侧卒中的发生率为 2.0 而在 CEA 组中为 2.4%（P＝0.85）。

事后分析法评估了围术期心肌梗死的显著性，其定义为肌酸激酶或肌钙蛋白升高 2 倍或 2 倍以上，并伴随缺血的临床症状或者心电图证据。被诊断为围术期心肌梗死的患者在随访期间的死亡率比未发生心肌梗死的患者更高（HR：3.4；95% CI：1.67～6.92，P＜0.001）。确实，即使是无症状或心电图无冠状动脉缺血表现的患者，但生物学标记为阳性，他们的转归将比没有血清学证据证明心肌损伤的患者要差（死亡 HR：3.57；95% CI：1.46～8.68；P＝0.005）。心肌梗死或孤立的生物学标志物升高已被确认是死亡的独立预测因子。因此，出现围术期心肌梗死或无症状肌钙蛋白升高的患者其随访期间死亡的可能性要升高 3～4 倍。因为事后分析法的固有限制和心肌梗死或肌钙蛋白升高的患者数量较少（2502 例患者中有 62 例），所以不能肯定地得出关于 CAS 组和 CEA 组之间长期差异的显著性的结论。观察到的事件可能识别到了一组患晚期系统性粥样硬化的人群，他们的预期寿命主要是受到脑血管床外的缺血事件影响。

CREAST 的结果使得 FDA 不考虑手术风险，批准有症状及无症状颈动脉疾病患者可以分别使用 CAS 作为同等治疗。对于血管造影下狭窄超过 50%（无创影像超过 70%）的有症状患者，ACC/AHA/ASA 指南把 CAS 作为合适的血管重建疗法，列为Ⅰ级推荐（B 级证据，相比于 CEA 为 A 级证据）。对于超声下颈动脉狭窄超过 70% 的无症状患者，把 CAS 作为Ⅱb 级推荐。

无症状颈动脉狭窄是否需要血管重建

基于 1983～2003 年进行的 3 个试验的结果，患严重颈动脉疾病但无症状的患者推荐使用 CEA：VAS，ACAS，ACST。3 个试验的共同点是在接受 CEA 治疗的患者中平均每年减少总的卒中的绝对风险大约为 1%。在无症状的颈动脉狭窄的患者中，药物治疗的进步对卒中风险的短期变化的影响从 ACAS 和 ACST 的结果中有据可循。在 1995 年发表的 ACAS 中，在药物治疗组中每年同侧卒中的发生率为 2.2%。在 2004 年发表的 ACST 的 5 年结果显示同侧卒中的发生率降到了 1.1%，5 年后进一步减少为 0.7%，10 年的随访结果在 2010 年发表。因此，ACAS 发表后的 15 年间，药物治疗的患者颈动脉狭窄的同侧卒中发生率下降 60%。任何卒中的年发生率出现类似的下降，从每年 3.5% 分别下降至 2.4% 和 1.4%。颈动脉狭窄超过 50% 的无症状患者密集使用现代药物治疗，使任何同侧缺血性卒中的年发生率下降至 0.34%。

这些结果可能改变对于无症状患者颈动脉血管重建的态度。1997 年加拿大神经医师联合会在无症状患者中不推荐 CEA。欧洲卒中组织对有显著颈动脉狭窄造成血流动力学障碍的无症状患者推荐药物治疗。对无症状患者是否推荐血管重建的不确定也在《新英格兰医学杂志》进行的投票上得到了反映。当被问及有一个程度为 70%～80% 的颈动脉狭窄无症状患者，不患有其他疾病，该怎样处理时，50% 的医疗人员偏向于药物治疗。

在大容量中心对手术风险可控的患者进行颈动脉内膜切除术，与低围术期事件发生率有关。现代

一系列研究显示围术期卒中、死亡和心肌梗死发生率分别为 0.9%，0.56% 和 0.22%。结合了 ACST 的结果后，该数据显示 CEA 后平均年卒中发生率为 1%。然而 SMART 研究显示在明确有血管粥样硬化疾病的无症状患者中，颈动脉狭窄查过 50% 的患者年卒中风险为 0.8%。对狭窄度从 50%～69% 或 70%～99% 的患者，缺血性卒中的危险度之比相近，分别为（HR：0.6，95% CI：0.1～4.1）和（HR：0.7；95% CI：0.2～3.0）。研究中只有 45% 的患者接受了降脂治疗，63% 的患者接受了抗血小板治疗。也许并不意外，研究中的患者相比于发生缺血性卒中来说更有可能死于血管方面的原因。这些观察结果质疑了外科或经皮方式的血管重建术作为卒中一级预防被广泛应用的好处。

毋庸置疑，部分无症状的颈动脉疾病患者能从血管重建中获得好处。ACAS 与 ACST 都不能识别出任何患者的特点来预示他们有发生脑血管事件更高的风险。年龄＞75 岁，颈动脉狭窄的严重程度和对策颈动脉闭塞都与更高的卒中风险没有关系。在临床实践中，尽管接受了适当的药物治疗，如果连续超声检查证实了狭窄的快速进展，那么这些患者就代表了高危队列。颈动脉狭窄的进展对于 CVA 和 TIA 是显著的预测因子。类似的，斑块特异的特点也许能帮助明确那些有更高卒中风险的病变。然而，还没有一个完美的试验能明确哪个颈动脉病变具有更高的栓塞或闭塞风险并且应该作为血管重建的对象。在 ACAS 或 ACST 中无症状狭窄的严重度基线与随后卒中的风险无相关性；而且队列研究对 1004 例无症状老兵的 10 年随访中，其卒中风险也无法预测。在药物治疗的患者中，即使出现对侧闭塞也没有增加卒中的风险。ACSRS 研究显示狭窄的严重度与卒中的风险无相关性；因此按照 ECST 标准，存在 50%～69% 狭窄的无症状患者每年同侧的卒中风险为 0.8%，然而狭窄程度 70%～89% 和 90%～99% 的患者每年的风险分别为 1.4% 和 2.4%。尽管通常依赖于临床实践来确定高危患者，颈动脉病变的严重程度对未来造成病变处缺血性事件也许不是最可靠的预测因子。

一些斑块不稳定性的标记已经被计划应用。多重超声斑块特征根据它们的透光度，斑块区测量或对近管腔的黑色区域评估来进行评分和估算；这些都显示与缺血性卒中风险的增高相关。颈动脉无回声斑块区能通过计算机对斑块所有像素的灰度测量形成灰度介质评分所定量。该评分能被用来了解斑

块的不稳定性及引起缺血性事件的倾向。GSM 评分高的患者有更多的回声斑块，其年卒中风险为 0.6%；GSM 评分低于 15 分的年卒中风险为 3.5%。该分数也与斑块的不稳定性有关。在 Tromso 研究中，对颈动脉不同程度狭窄的无症状患者使用颈动脉超声技术来评估斑块的回声反射性。存在无回声斑块的患者其脑血管事件的校正相对危险为 4.6（95% CI：1.1～18.9)，并且在斑块无回声程度与脑血管事件风险之间存在显著的统计学线性关系。

Spence 调查颈动脉狭窄超过 60% 的患者通过经颅多普勒能否发现 MES 也许能明确一群在随后阶段有更高的卒中风险的患者。在 2 年随访的 319 例患者中，那些在标志性试验发现微血栓证据的患者更有可能在第一年的随访期间发生卒中（15.6%，95% CI：4.1～79 vs. 1%，95% CI：1.01～1.36；P<0.000 1)。在 ACES 项目中经颅多普勒的预测价值再次被肯定。该研究纳入了 467 例颈动脉狭窄超过 70% 的无症状患者。在 16.5% 的患者的基线水平发现了血栓信号，相比于没有可查出的 MES 的患者，这些信号的存在使得同侧卒中或 TIA 的危险度之比为 2.54（95% CI：1.2～5.36；P=0.015)。对于单一的同侧卒中，其危险度之比为 5.57（95% CI：1.61～19.32；P=0.007)。有 MES 的患者年同侧卒中风险为 3.62%，而无 MES 的为 0.7%。该研究不仅表明经颅多普勒是一项有价值的危险分层工具，而且对于能够考虑做血管重建的无症状颈动脉狭窄患者，其能够突显其中大部分的低卒中风险患者。在 ACES 中一个拥有 435 例研究对象的亚组对联合应用超声斑块无回声和经颅多普勒发现微血栓在预测缺血事件的作用进行了评估。总共 435 例研究对象进行了对斑块形态学的超声基线评估以及经颅多普勒检查。37.7% 的颈动脉病变为无回声斑块，6.3% 既有无回声斑块又有可被发现的微血栓。单纯无回声斑块与同侧卒中风险增高有关（HR：6.43；95% CI：1.36～30.44；P=0.019)，而既有无回声斑块又有微血栓信号的患者其同侧卒中风险更高，其危险比率为 10.61（95% CI：2.98～37.82；P=0.000 3)。当对心血管危险因子、颈动脉狭窄的严重程度和抗血小板及他汀类药物治疗进行调整时这种关系仍然显著。在三维评估下颈动脉狭窄≥60% 的患者显示斑块出现溃疡也具有更高的缺血性事件的风险并且能明确哪些患者可能因血管重建受益。

经颅多普勒检查是一项费力费时的技术，其大规模的临床应用存在局限。尽管许多试验支持其预测价值，但一些研究未能发现在无症状的颈动脉疾病患者中经颅多普勒检查能够预测其无事件存活。

磁共振斑块成像技术的改良使得一些该技术的评估明确了患者中的高危亚群。在一个前瞻性试验，对于超声下颈动脉狭窄 50%～80% 的无症状患者进行 MRI 评估，揭示了具有更薄的和破裂的纤维帽，斑块内出血和大脂质内核等特点的患者相比于无这些特点的患者其同侧卒中的风险更高。MRI 下发现斑块内存在出血其同侧缺血性事件将增高 3 倍（RR：3.6；95% CI：2.5～4.7；P<0.001)。

颈动脉疾病与冠状动脉旁路移植术

对于并发颈动脉与冠状动脉疾病的管理存在争议。对于需要外科重建手术治疗的冠状动脉疾病且存在颈动脉狭窄的患者，其治疗方法是建立在首先治疗有症状血管床的原则之上。在现代的实践中，对于同时具有脑缺血症状和冠状动脉缺血症状的患者或在冠状动脉旁路移植术中存在严重颈动脉疾病和神经并发症高风险的患者保留了同时进行冠状动脉和颈动脉血管重建术这一方法。尽管单中心观察性研究从联合重建术中记录到了可以接受的结果，基于社区的经验并没有这么鼓舞人心。没有大型的随机试验来指导这些病情复杂的患者的临床处理。

在美国每年约有 5000 例在住院期间进行了颈动脉及冠状动脉联合血管重建术。同时进行冠状动脉旁路移植术与 CEA 来降低两组患者的围术期卒中发生率：那些需要实施 CABG 的有症状冠状动脉疾病患者同时也有颈动脉狭窄引起的脑血管症状，以及无症状但颈动脉病变高分患者。

冠状动脉旁路移植术期间引起神经系统事件的原因是多方面的，而且无差别的颈动脉血管重建不太可能降低围术期的 CVA 或 TIA 的发生率。冠状动脉旁路移植术中 60% 的卒中为栓塞以及动脉阻断术后相关的斑块栓塞。在心肺旁路及心脏停搏手术后复位引起的大脑低灌注造成了 6% 的围术期卒中；3% 是腔隙性的，1% 是血栓形成，1% 为出血，另外有 10% 是多种原因引起的。栓塞事件最常见的原因是主动脉弓疾病，即使是轻度的主动脉弓瘤也会使围术期卒中风险升高 4 倍以上。

虽然无症状但严重的颈动脉狭窄造成的心肺旁路术中的大脑低灌注被认为是手术期间大脑缺血的潜在机制。目前还不确定颈动脉疾病是否是真正的元凶还是仅仅为其他与围术期高风险相关的因素创造了条件,譬如主动脉弓粥样硬化。存在显著血流动力学障碍的颈动脉狭窄(>50%)并有严重冠状动脉疾病需要血管重建术的患者其流行度据估计为12%~17%,颈动脉狭窄>80%的患者则降至6%~8.5%。在0.6%的接受冠状动脉手术的患者身上观察到了单侧颈动脉闭塞,双侧闭塞的占0.04%。

没有明显颈动脉疾病的患者围术期卒中风险<2%,但存在50%~99%单侧狭窄的患者风险将增加到3%。当然,这种关系可能因为颈动脉疾病证实的弥散性动脉粥样硬化得到强化,而不是证明围术期颈动脉粥样硬化与卒中之间的因果关系,很少有研究专门聚焦于卒中是否发生在病变的颈动脉同侧。

对于期刊系统性的回顾记录到了在CABG术后有1.7%的患者发生了卒中,其中66%的患者事件被证明发生在手术后第一天。该项观察表明手术期间的低血压造成的灌注不良不是主要原因。有趣的是85%的CABG相关性卒中发生在了没有明显颈动脉疾病的患者身上。

单侧颈动脉闭塞的患者其围术期卒中风险为7%~11%。然而,发生手术后卒中的患者中有50%没有任何颈动脉疾病,而且神经系统影像记录到的梗死中60%~80%不能归结于颈动脉疾病。因此,在一个无症状患者中施行预防性颈动脉内膜切除术只能减少CABG中40%~50%的卒中风险。

另一项回顾性研究分析报道了围CABG术期更高的卒中率。颈动脉狭窄50%~99%或者闭塞的有症状或无症状患者有7.4%的卒中风险(95% CI:4.8~9.9),在80%~99%狭窄或闭塞的患者该数字增加至9.1%(95% CI:4.8~16)。无对侧闭塞的无症状患者其卒中风险更低:3.8%(95% CI:2.0~4.8)在有50%~99%狭窄的患者身上和2.0%(95% CI:1.0~5.7)在有70%~99%狭窄的患者身上。单侧狭窄50%~99%的无症状患者其围术期同侧卒中发生率为2.0%(95% CI:1.0~3.8),并且风险没有随着程度的严重70%~99%或80%~99%而增高。双侧狭窄50%~99%的无症状患者或者存在50%~99%狭窄且对侧闭塞的患者围术期风险为6.5%。双侧80%~99%狭窄的患者进行联合CABG/CEA治疗,相对于未手术的对侧狭窄其同侧半球的卒中风险为5.7%。因此对于单侧狭窄的无症状患者没有令人信服的证据支持预防性CEA/CABG。该方法也许会在存在严重双侧病变的无症状患者中考虑,但该策略只能使所有接

受心脏手术患者中的1%~2%受益。其他的一些回顾性研究表明颈动脉狭窄≥75%的无症状患者其围术期卒中风险与那些严重病变更少的患者没有区别(3.4% vs. 3.6%;P=1.0)。

联合CABG与CEA治疗或阶段手术在减少围术期风险方面显示了益处。有症状和无症状患者变化的比例及各阶段冠状动脉的不同前突变和大脑血管重建阻碍了系统性回顾。总体来说,联合CEA和CABG其30d卒中风险为4.6%,然而在CEA后进行阶段CABG其卒中风险为2.7%。CABG后进行CEA其卒中风险为6.3%,CAS后给予CABG其卒中风险为4.2%。当然,卒中、死亡和心肌梗死的联合发生率在任何治疗策略下都过高:同步CABG与CEA其30d死亡或卒中风险为8.2%,CEA后进行CABG的患者其风险为6.1%,如果对其顺序颠倒的话风险为7.3%。有趣的是在CAS后施行CABG其卒中风险相对较高(9.1%),尽管这些是来自于动脉扩张技术改良和DEP装置广泛应用之前的数据。确实,随后对27 084例在同等准入标准下接受冠状动脉和颈动脉血管重建的住院患者样本进行回顾显示联合CEA和CABG住院患者其死亡和卒中率为8.6%;在CAS后进行冠状动脉手术的患者中风险更低为6.9%。在挑选颈动脉血管重建的类型之后的决策制订过程及时间点没有在回顾性分析中阐明。样本中只有4%的患者存在有症状的颈动脉疾病,当接收了同步CABG和CEA治疗后他们中的14.2%遭受了卒中或死亡——无基础脑血管症状患者所付出的高代价。

证据表明颈动脉和冠状动脉血管重建的顺序可能不重要。对在1998年和2007年相同住院期间进行CEA和CABG手术的患者进行回顾性分析,同时进行血管重建或在不同日期进行血管重建其死亡率相似(分别为4.2%和4.5%)以及神经系统的并发症发生率相似(分别为3.5%和3.9%)。进行阶段血管重建的患者其手术后并发症发生率更高但代表的组群有更高的基础发病率。

CAS的出现促进了许多调查冠状动脉旁路手术准备期间CAS安全性的研究。在颈动脉狭窄≥80%的无症状患者施行CAS后的14~30d进行冠状动脉旁路手术是安全的,心脏手术后的30d死亡和卒中的联合比率为4.8%。3.1%的患者发生了卒中,其中50%发生在了颈动脉扩张术之后和心脏手术之前。只有40%的患者在扩张术期间接受了防栓塞治疗。在另一系列的研究中报告了在冠状动

脉血管重建之前进行 CAS 其围术期的卒中、心肌梗死和死亡率低至 2.4%。

CABG 之后进行 CAS 仍旧频率较少并且包含了大约 3% 的联合血管重建术。在 2000 年和 2005 年于美国完成的颈动脉和冠状动脉同时进行的血管重建术的回顾性研究中,在具有较重伴随疾病负担的组群中颈动脉扩张治疗策略更常见而且相比动脉内膜切除术其围术期卒中风险更低(2.4% vs.3.9%;$P<0.001$)。

累积的经验表明 CABG 前给予 CAS 有着类似的围术期卒中风险(4.2%)和联合心肌梗死、卒中及死亡率(9.4%),CABG 前给予 CEA 结果也差不多。这些结果反映了在一些主要是单侧颈动脉狭窄的无症状但具有更高伴随疾病负担的患者进行血管扩张术的预后,这些影响到了进行 CAS 还是 CEA 的决定。

一些更小规模的试验表明这些联合治疗策略能在更低的风险下完成。在进行 CABG 的患者中,如果患者因颈动脉狭窄超过 70% 而近期出现 TIA 或 CVA,则 CAS 平均在术前 28d 完成。仅仅在冠状动脉重建术前,CABG 后 30d 内的主要卒中风险是 1.5%,但 7% 的患者发生了小卒中。

大多数关于围术期卒中的数据比广泛接受积极的药物治疗要早。回顾性研究表明药物治疗要优于

手术与血管重建联合治疗,据报道接受 CEA-CABG 的患者其围术期卒中率为 15.1%,相比之下在围术期接受最有利的药物治疗其比率为 0。

如果缺乏随机试验就不可能知道联合血管重建是否始终能够减少围术期卒中风险。有严重双侧颈动脉疾病的患者其冠状动脉手术能够被推迟。CAS 和 4 个月的氯吡格雷治疗也许是合理地选择。

对于联合血管重建治疗策略的决定应该考虑是否患者是有症状的及病变是否是单侧的或者双侧的。在有神经系统症状的患者中,在冠状动脉血管重建的同时或之前应该考虑颈动脉血管重建,但第一种方法可能与更少的并发症有关。在这些患者中 CAS 可能造成更高的围术期卒中风险,尽管一些得到的数据反映了进行扩张术的患者其伴随疾病指数更高。存在病变的无症状患者中,在围术期应该考虑颈动脉疾病的药物治疗,尤其在急性冠状动脉综合征的患者中心脏手术不能被拖延。在无症状患者中对那些双侧颈动脉存在高等级病变的患者应保留颈动脉血管重建术。在该组患者中对于 CEA 来说 CAS 也许是一个具有吸引力的选择。

在有高等级颈动脉疾病的无症状患者同时进行 CABG 与 CEA 的安全性将会在随机的 CABACS 试验中进行评估,该试验在 2010 年开始纳入 1160 例患者。

第 37 章
肾动脉狭窄

Renal Artery Stenosis

Ido Weinberg and Michael R. Jaff
钱 杰 译

概　　述

　　动脉粥样硬化是导致肾动脉狭窄（ARAS）的常见病因，但肾动脉狭窄（RAS）也可能由于其他病因所致，如纤维肌发育不良（FMD）、节段性动脉中层溶解（SAM）、夹层或动脉炎。对 RAS 的任何治疗必须考虑到其基础病因，其中动脉粥样硬化是最常见病因。在以老年人群为基础的心血管健康研究中，ARAS 已经影响到所有人群的 6.8%。在具有危险因素的人群中，这个受影响比率更高，如控制不佳的高血压（HTN）和全身性动脉粥样硬化患者。动脉粥样硬化性肾血管疾病在冠心病患者中合并发生率为 18%～20%，在外周动脉疾病患者中合并发生率为 59%。FMD 可能是一个被低估的病因，它可以占到肾血管性高血压患者比率的 10%。

临 床 表 现

　　ARAS 被认为是导致下述几种疾病的原因之一：高血压、肾功能恶化和心脏紊乱综合征（无法解释且反复发生的充血性心力衰竭，顽固性心绞痛，和"一过性"肺水肿）。应该高度怀疑年轻人的高血压和 55 岁以后发生的高血压是否因为 RAS 所致。顽固性高血压——在正确联合使用 3 种降压药并达到最大耐受剂量情况下仍然不能达到降低血压至 140/90mmHg 或以下时，也是患者是否存在 RAS 的一个重要临床线索。其他 ARAS 重要相关临床线索见框 37-1。

　　单侧肾动脉狭窄导致肾血管性高血压的病理生理机制已被充分描述。狭窄肾动脉同侧肾反应性分泌肾素，并通过肾素-血管紧张素-醛固酮系统导致水钠潴留和血管收缩。这将导致血压升高，而对侧肾则反应性诱发压力排钠。钠排泄后果是细胞外液容量减少，这又导致受影响的肾分泌更多的肾素，因为其灌注压力进一步减小。最终，没有肾动脉狭窄的肾脏不能进一步代偿，从而形成逐渐加重的高血压。

框 37-1　诊断肾动脉狭窄的临床线索

与高血压有关的因素
　　新发高血压（<40 岁或>55 岁）
　　顽固性高血压
　　以前控制良好的高血压突然加重
　　高血压急症
与合并症有关的因素
　　高血压和（或）慢性肾脏疾病及多支冠状动脉病变
　　高血压和外周动脉病变
与肾功能有关的因素
　　使用血管紧张素转化酶抑制药或血管紧张素受体阻
　　　断药后发生氮质血症
　　无法解释的氮质血症
　　肾大小存在差异
其他线索
　　收缩期和舒张期上腹部血管杂音，特别是发生在一侧

　　具有 ARAS 患者的慢性肾病（CKD）原因可能包括：长期的全身性 HTN、肾缺血、反复发作来自于主动脉动脉粥样斑块的栓塞和进行多次影像学检查导致的对比剂肾病。ARAS 程度和高血压或肾功能不全之间没有明显的线性关系。尽管如此，同普通人群相比，ARAS 更常见于终末期肾病（ESRD）患者。ARAS 随时间进展，导致更严重的狭窄和同侧肾萎缩。当基础 ARAS 严重程度进一步恶化时，发生肾动脉闭塞的概率会增加。

肾动脉狭窄的自然史

ARAS 的自然病史现在还没有被完全了解。在一些研究中,基础肾动脉狭窄程度和患者远期死亡率及血肌酸酐水平变化之间没有对应关系。相反,其他研究发现,狭窄的严重程度可以预测疾病的进展,严重时发生闭塞和肾萎缩。然而,FMD 导致的 RAS 后果是不同的,FMD 患者通常不因为肾功能异常来就医,而只是因为单纯的 HTN。

肾动脉狭窄的诊断

无创诊断和后来对 RAS 的监测可以通过多种可靠的方式进行。肾动脉多普勒超声(RADUS)、磁共振血管造影(MRA)和计算机断层血管造影(CTA)是 RAS 现代诊断医疗设备的一部分。肾动脉影像学检查的适应证包括:临床怀疑的 RAS,如框 37-1 所示,以及血运重建后的复查。通常情况下,ARAS 表现为开口处狭窄,代表斑块从腹主动脉移行到肾动脉开口。非动脉粥样硬化所致的 RAS 具有其他的典型造影特点。例如,FMD 所致的狭窄通常见于肾动脉中段和远端,而且,有些类型的 FMD,是一种串珠样狭窄。

RADUS 是一个理想的非侵入性检查方式,可以明确诊断或排除 RAS,准确性高、价格低廉且患者没有任何痛苦(图 37-1)。在一个前瞻性研究中,比较了 102 例患者 RADUS 检查结果和肾动脉造影结果,多普勒超声的敏感性为 98%,特异性为 99%,阳性预测值为 99%,阴性预测值为 97%。肾动脉多普勒超声(DUS)也被证明对肾动脉 FMD 的诊断和监测方面很准确,虽然只是一个小样本研究结果。它可以识别典型的中膜纤维组织增生变化所致的串珠样表现,并能通过收缩期峰值速度(PSV)测量提示是否肾动脉中段和远端受累。

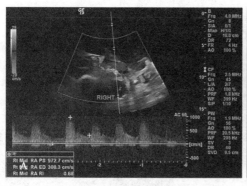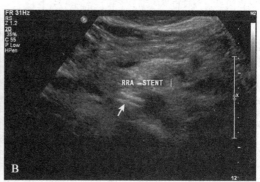

图 37-1　A. 彩色增强多普勒超声显示的右肾动脉(RRA)狭窄,收缩期峰值速度测量结果为 972cm/s;
B. 灰阶超声显示的左侧肾动脉内支架

使用 RADUS 诊断 ARAS 的原则是基于肾动脉内测量 PSV,以及同时测量肠系膜上水平的主动脉水平和肾动脉起源水平的 PSV,并计算两者比值肾/主动脉比(RAR)。使用 RADUS 检测 RAS 的分类包括:0~59% 的狭窄,60%~99% 的狭窄和闭塞(表 37-1)。PSV>200cm/s 并伴随湍流,且 RAR>3.5 提示 60%~99% 的狭窄。一个在远端肾动脉主干或实质分支血管的典型小慢波提示近端狭窄,但将它作为非直接测量方法,由此判断主支近端发生 RAS,其结果并不准确。RADUS 要求技术能力,需要高水平的技师和医师来完成,并解释其结果。RADUS 的局限性包括:因为过度肥胖和上面覆盖的肠气,难以清楚识别肾动脉,面临的挑战包括识别肾极(附件)动脉和难以识别远端肾动脉疾病。

CTA 和 MRA 代表了重要的轴向评估肾动脉的方法,因为它们提供了优异的三维图像-包括识别附属肾(极)动脉,并且还能提供腹主动脉和肾脏的图像。CTA 和 MRA 能准确识别和评估肾动脉内的其他病理状态的进展,包括动脉瘤,它可以发生在受动脉粥样硬化或 FMD 累及的肾动脉内。

CTA 和 MRA 也有一些固有的缺点。CTA 在动脉血管内有钙化时会影像对管腔的判断,而 MRA 不受钙化病变影响。MRA 有一种高估动脉狭窄严重程度的趋势,而且对有金属置入的动脉不能进行检查。CTA 和 MRA 均对远端 RAS 的评价有局限性,这在 FMD 中比 ARAS 中更常见。CTA 需要使用碘化造影剂和外部放射线照射,这使得它在系列监测 ARAS 时不具有很大吸引力。另一方面,MRA

不适合有幽闭恐惧症或金属置入物如起搏器、自动除颤器和有金属支架置入肾动脉的患者。MRA 常用造影剂以钆为基础,这可能使 CKD 患者有发生肾源性系统性硬化症的风险。许多专家相信需要精确地评估肾动脉钆的水平,因此,CTA 和 MRA 这两个工具在有慢性肾脏病存在时使用均受限,而可疑 ARAS 患者中 CKD 是一种常见情况。一项荟萃分析发现,无论 CTA 还是 MRA 在诊断 ARAS 时均有更高的诊断价值。工作特性(ROC)曲线对于 CTA 是 0.99,对于钆增强 MRA 是 0.99,对于非-钆增强 MRA 是 0.97,这显示了其很高的灵敏度和很低的假阳性率。因为 CTA 和 MRA 均可能促使患者进行有创检查,因此,看到的这些检查方法很低的假阳性率是令人欣慰的结果。

表 37-1　多普勒超声诊断肾动脉狭窄的标准

肾动脉	收缩期峰值速度	肾/主动脉比值*
自身动脉		
正常	<200cm/s	<3.5
1%～59%的狭窄	<200cm/s	<3.5
60%～99%的狭窄	>200cm/s 及狭窄后湍流	>3.5
闭塞	肾动脉没有检测到血流	
置入支架的肾动脉		
0～59%	<240cm/s,不伴随 PST	
60%～99%	>300cm/s	>4.3
闭塞	肾动脉没有检测到血流	

* 如果主动脉收缩期峰值速度>100cm/s 或<40cm/s,肾/主动脉比不能被使用

PST. 狭窄后湍流

另外一个荟萃分析结果增强了对 MRA 检查准确度的认识,其主要内容是确定含钆造影剂 MRA 在肾动脉诊断中是否需要及其准确性。对于 MRA 准确性的批评主要来自于它是否可以区分>50% 和 <50% 的狭窄。共计 998 例患者,MRA 与导管造影进行比较。不使用造影剂的 MRA 敏感度和特异度分别是 94% 和 85%。使用造影剂增强的 MRA,其敏感性和特异度分别高于 97% 和 93%。

尽管有坚实的理论基础,卡托普利肾显像不能提供 ARAS 诊断可接受的敏感度,也没有提供一致的临床预后信息。这在患者双侧肾动脉狭窄、肾功能受损时尤其不准确,而这两种情况均常见于 ARAS。

使用导管的血管造影术仍被认为是 ARAS 诊断的金标准。它可以在不同角度获取多个影像,它可以可靠地识别附属血管和其他解剖变异,如果有必要,它还可以即刻完成血运重建(图 37-2)。血管造影术被认为是最准确的诊断 FMD 的方法,因为它可以准确地评价远端血管的情况。此外,血管内超声(IVUS)和压力导丝通常用来评 FMD 肾动脉是否有严重缺血,因为造影在评价时有局限性。在一个小规模研究中评价了使用血管内超声来评估病变严重性的价值,它报道了 DUS 检查提示 FMD 的 20 例患者,DUS 和导管造影,血管内超声结果和经皮肾

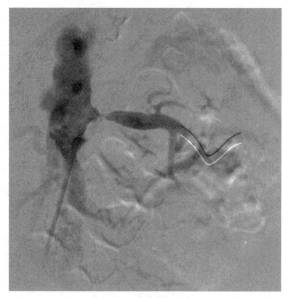

图 37-2　数字减影血管造影显示的动脉粥样硬化所致左肾动脉开口严重狭窄

动脉(PTRA)成形术后临床结果间的相关性。有趣的是,DUS 与 IVUS 发现相关,并有很好的临床结果,而血管造影单独至少不能对 5 个 FMD 患者进行分类(图 37-3)。

对于一个特定患者选择合适的影像学检查方法取决于多种因素(图 37-4)。①进行影像学检查的目

的会影响影像学方法的选择。尽管 RADUS 是筛查 RAS 和监控血运重建后肾动脉情况的最佳选择,但它不能提供完整的动脉解剖信息。此外,尽管 RADUS 可以发现典型的 FMD 解剖,但 CTA 和 MRA 更适合建立 FMD 的诊断。②是否需要对多个血管床进行影像学检查也对使用什么方法有影响。RADUS 提供了局限的血管床信息,如肾、颈动脉和外周动脉。然而,临床医生常常怀疑其他血管床受累。例如,肾

动脉灌注受损来源于主动脉夹层,那就需要对整个主动脉进行成像。同样,CTA 和 MRA 对怀疑主动脉炎或动脉炎患者的诊断有明显优势,它可以评价全部主动脉和它的主要分支。③患者的临床特点应该影响到影像学方法的选择。对碘造影剂过敏,CKD,存在心脏起搏器,患者的体型和患者偏好(例如,幽闭恐惧症)均属于患者的临床特点范畴。最后,当地的专业技术水平也对影像学方法的选择有影响。

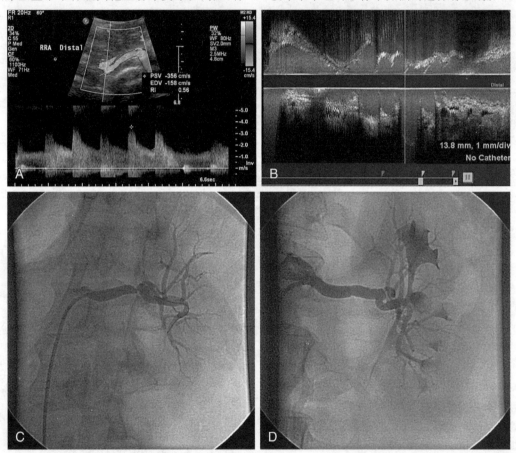

FIGURE 37-3　A，Right renal artery(RRA)stenosis as a result of fi bromuscular dysplasia(FMD)demonstrated by color-enhanced renal artery duplex ultrasonography. The area of turbulence and stenosis is in the distal segment of the artery, in contrast to the ostial location of atherosclerotic lesions. B，RRA stenosis as a result of medial fi broplasia demonstrated by intravascular ultrasound. The black void in the artery lumen represents the catheter-related artifact. The bright border of the arterial wall has the characteristic beaded appearance of FMD. C，Intimal variant of FMD before percutaneous transluminal renal angioplasty. The lesion is a focal stenosis in the distal left renal artery. D，Intimal FMD in the same patient following percutaneous transluminal renal angioplasty.

肾动脉粥样硬化狭窄的治疗

药物治疗

最佳药物治疗是治疗 ARAS 的基石,无论是否需要介入干预。动脉粥样硬化导致肾动脉狭窄患

必须接受全面治疗以便降低整个心血管风险,这不仅仅是控制血压。药物治疗,包括降脂治疗、戒烟,控制糖尿病患者的血糖和抗血小板治疗,尽管后者还缺乏单独 ARAS 患者可以从中受益的证据。

他汀类药物的使用与死亡和肾功能后果的相关性研究来自于一个包括 104 例患者的回顾性分析,这些 ARAS 患者随访长达 134 个月。在基线时,接

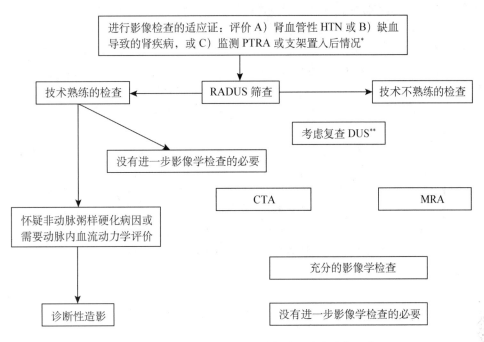

图 37-4 评价动脉粥样硬化所致肾动脉狭窄诊断公式

选择磁共振(MRA)或计算机断层造影(CTA)依赖于当地有哪种影像设备,擅长使用哪种影像方法和患者的特点,这包括是否有金属置入物、幽闭恐惧症、体型和对比度过敏等情况。* 获得的高质量影像与临床怀疑一致,没有进一步进行其他影像检查的必要。** 如果第一次检查时存在肠道气体。DUS. 多普勒超声;PTRA. 经皮肾动脉腔内成形术;RADUS. 肾动脉多普勒超声

受他汀类药物的患者有较好的肾功能,但同时接受更多的抗高血压和抗血小板药物。随访完成时,他汀组患者死亡率低,血清肌酐加倍情况发生率低,更少患者进展为终末期肾病。

血压降低必须达到国家联合委员会Ⅶ的目标,通常低于 140/90mmHg,如果是糖尿病或 CKD 患者,则要求低于 130/80mmHg。血管紧张素转化酶(ACE)抑制药对 ARAS 患者特别有益,它们得到指南的推荐。血管紧张素受体拮抗药可以作为一种替代选择。一项包括 190 例患者的回顾性分析显示:使用 ACE 抑制药患者在平均随访超过 54 个月期间有更好的生存率。这种结果与患者是否接受血运重建治疗或单纯药物治疗无关。然而,临床医生必须要注意广泛肾缺血(双侧严重狭窄或一个孤立有功能肾的动脉狭窄)患者使用 ACE 抑制药的风险。这些患者容易进展到氮质血症,因此必须密切监测其肾功能。其他类抗高血压的药剂可能对 ARAS 患者是有效的,这包括:β 受体阻断药、利尿药和钙通道阻滞药。5FMD 患者的血压控制目标和 ARAS 患者是一样的。

ARAS 患者被经验性给予每天服用阿司匹林(81mg);然而,这种做法不是基于大规模的随机试验的证据。所有 RAS 接受药物治疗患者均需要监测药物的不良反应,血压是否控制不佳,肾功能恶化情况或肾萎缩进展情况。在合适的临床情况下,上述指标均属于干预的适应证。

哪些患者应接受血管重建?

众多临床医生的经验是肾动脉支架置入术可以减缓肾功能恶化的进程并有利于对血压的控制。目前的指南建议:针对 ARAS 的治疗应该只提供给有症状的患者。血运重建治疗也应考虑应用于有明显血流动力学意义的 RAS,以及恶化、顽固或难治性高血压患者,以及那些不能耐受药物治疗的高血压患者。其他血运重建适应证包括:双侧 RAS 或ARAS 伴随孤立功能肾,既往 3~6 个月进行性加重CKD,严重高血压伴随不稳定型心绞痛,复发性不明原因的充血性心力衰竭,或突发性原因不明的肺水肿。然而,并非所有的患者获得明显疗效,肾动脉介入治疗不应该常规用于所有 ARAS 患者。

遗憾的是,确定哪些患者更可能从血运重建获益并非易事。首先,血流动力学阳性的 RAS,通常

狭窄程度超过 70%,它必须经过非侵入性影像学检查确认。如果血运重建术的指征是保存肾功能,特别是在患者先前存在 CKD 时,必须确认 CKD 的病因是可逆缺血所致。通常,多年的 CKD 患者对血管内肾动脉支架血运重建(ERASR)术的反应不如最近 8～12 周迅速恶化肾功能患者的反应好。在对 59 例 ARAS>60% 的患者回顾性分析时,患者的随访期平均 627d,包括术前约 314d,肾功能恶化曲线在术前 3 个月明显的患者手术效果较好。肾功能改善的可能性,也可以从肾大小进行推导。萎缩的肾,通常<7cm(极-到-极的长度),一般不考虑接受 ERASR,而弥漫肾缺血并且肾长度>8cm 以上患者可能从 ERASR 受益。ERASR 治疗单侧 RAS 可能特别成功,如果没有狭窄一侧的肾具有内在的肾实质疾病。

已经在一些小规模临床试验中发现其他一些肾动脉支架术可能改善患者临床预后的预测指标。皮质减薄可能是一个重要的渐进加重的内在肾疾病超声波诊断标志物,并可能提示这类患者难以从 ERASR 中临床获益。肾阻力指数(RRI)是一个超声衍生指标,它被设计用于评估肾实质动脉灌注的状态。阻力指数的计算方法见下面的公式如下。

$$[1-(EDV/PSV)]\times100$$

其中,EDV 指舒张末期血流速度,PSV 是指收缩期峰值血流速度。RRI 在肾皮质和髓质测量,并同时在上、下肾极测量。RRI>0.8 提示肾内在实质性疾病,这提示它很难从上游的 RAS 治疗中获益。RRI<0.8,另一方面,可能提示肾动脉血运重建会给患者带来获益。虽然这个指数的预测效用最近受到一些发表文章的质疑。

其他术前非侵入性的测量可能有助于预测 ERASR 的成功。血清脑利钠肽(BNP)升高的患者可能从血运重建受益,而术前蛋白尿水平似乎和术后获益相关性较差。但是,Herculink Elite 肾动脉支架治疗肾动脉狭窄(HERCULES)安全性和有效性研究具有目前最大队列的患者,在前瞻性比较 ERASR 后 BNP 水平与血压反应时,并未能证实 202 例没有得到控制的高血压伴随 ARAS 患者的 BNP 水平具有预测价值。

造影过程中获得的测量指标可能对接受 ERASR 患者是否临床获益有预测作用。血流动力学显著病变可以通过压力梯度来推断。在一项研究中,21mmHg 的收缩压梯度是 ERASR 术后 12 个月患者持续血压改善的唯一最佳预测指标(敏感性

82%,特异性 84%,准确性,84%)。在另外一个中重度 ARAS 接受 ERASR 研究中,基础狭窄程度不能预测临床结果,而术前多巴胺诱发试验具有明显压力阶差患者对手术反应有很好预测作用。血流储备分数是另外一个造影中测量的指标,在一个设计精巧的 17 例患者研究中证实了它可以增加对 ERASR 患者的预测价值。在一个包括 17 例高血压患者的回顾性研究中,增加的肾动脉造影计数可以预测 ERASR 患者的反应性。

上述很多对结果的预测指标没有和其他指标一同得到临床验证,因此,目前还不知道这些指标在临床实践中是否可靠,无论是单独使用它们,还是联合其他临床指标一同使用它们。

基于导管的介入干预

使用腔内介入作为首选 ARAS 的治疗方式,已经完全代替外科开刀手术治疗。使用 PTRA 治疗 ARAS 很早即有一个报道,描述了 10 个高血压伴随氮质血症患者治疗后长期(42 个月)血压和肾功能得以改善的情况。ARAS 的基本机制是大块的动脉粥样硬化斑块,但 PTRA 不能保证血管长期通畅,因为肾动脉容易发生弹性回缩和再狭窄。另一方面,ERASR 保证了急性期手术成功率可以高达 98%,这高于 PTRA 报道的成功率。在一项前瞻性随机研究中,40 例患者 PTRA 报道的手术成功率是 57%,41 例患者接受 ERASR 的手术成功率是 88%。在 6 个月随访时,这个研究报告的 PTRA 通畅率仅 29%,另外一个回顾性研究中报道的 104 例患者为 84%。一个荟萃分析比较了 1995—1998 年 ERASR 和 PTRA 的研究结果。在平均随访 17～19 个月时,支架置入术比 PTRA 降低了再狭窄发生率(17% vs. 26%;P<0.001)。

最近的前瞻性、多中心研究结果支持 ERASR 优于 PTRA。球囊扩张治疗不成功患者肾动脉支架置入的安全性和有效性研究(ASPIRE-2)是一个前瞻性、多中心、非随机试验,它报道了 2 年随访结果:球囊扩张型支架(Cordis 公司/强生公司,NewBrunswick,新泽西州)治疗了 208 例 ARAS 伴随难以控制的高血压 PTRA 失败的患者,失败定义包括:影响血流的夹层,残余狭窄超过 50%,术后压力阶差仍然超过 5mmHg。结果显示:2 年随访期血压比治疗前有明显统计学下降。

在动脉粥样硬化导致肾动脉狭窄所致肾功能不全支架置入术(STAR)试验中,在随访完成时只有

3.2％的治疗患者发生再狭窄。上述 HERCULES 试验提供了最新 ERASR 治疗高血压的报道。球囊扩张型支架(雅培血管,圣克拉拉,CA)治疗 241 处病变,9 个月时再狭窄发生率为 10.5％。

腔内介入治疗 ARAS 应始终伴随着最佳的药物治疗,尽管没有数据说明什么药物可以改善手术治疗的短期和长期结果。另外,需要保持清醒的是:必须记住,肾动脉干预措施并非没有风险,并发症可能和入路相关,如血肿、腹膜后出血、假性动脉瘤。全身的并发症包括肾功能恶化,这可能是由于对比剂引起的急性肾小管坏死或动脉粥样硬化斑块脱落所致的远端栓塞;肾动脉夹层、穿孔、闭塞和死亡。

虽然有报道并发症的发生率可以高达 28.3％,但实际上严重并发症发生率通常很少见。例如,HERCULES 研究中报道的 30d 严重不良事件发生率只有 1.5％。

干预后肾功能恶化应该受到特别关注。一个可能的原因是 PTRA 或 ERASR 后的动脉粥样硬化斑块所致的远端栓塞。因为没有特定的生物标志物或无创性方法可以定量检测术中的栓塞发生情况,我们对它们存在的认识来自于其他血管床介入中获得

的知识,以及部分患者看似成功术后的肾功能恶化。通过使用远端栓塞保护(DEP)装置,这种栓子微粒已被证明在超过 50％ 的患者中存在。肾动脉支架术试验(RESIST)是一个前瞻性、随机、对照研究,它采用 2×2 析因设计,比较 DEP 和没有 DEP 及是否使用阿昔单抗在 100 例 ERASR 患者中的作用。结果显示:单独使用 DEP 没有获得阳性结果,但 DEP 联合强效抗血小板药物阿昔单抗可以起到稳定肾功能的作用。因为远端栓子主要来源于大块的动脉粥样硬化斑块,因此,在 ERASR 过程中小心操作有可能减少远端栓塞的发生率。目前已经有几种技术可以使用,其中包括无接触或称为伸缩技术,它将导丝置入腹主动脉,随后推送导管朝向肾动脉开口;在导管进入肾动脉开口前,撤出导丝。

3 个前瞻性研究,比较 PTRA 或 ERASR 与药物治疗 ARAS 的效果,其结果对 ERASR 治疗 ARAS 的获益提出了挑战。尽管这些试验都是前瞻性,多中心研究,但它们都有一些内在缺陷,因此很难得出明确结论。一些最新的对比介入治疗和药物治疗效果的研究见表 37-2。

表 37-2 肾动脉介入治疗研究的比较

	DRASTIC	ASPIRE-2	STAR	ASTRAL
发表年份	2000	2005	2009	2009
主要终点	血压下降	通畅/严重不良事件	肾功能	肾功能
入选	HTN,ARAS>50％,肌酐<2.3mg/dl	HTN, PTRA 治疗 ARAS ≥ 70％ 失败,残余狭窄≥50％	肌酐清除率<80ml/min,ARAS>50％	ARAS*
患者数量(治疗/介入干预)	56/50	208†	64/74	403/403
平均随访时间(月)	12	24‡	33.6	24
介入组支架置入率(％)	3.4	100	98.4	95
并发症发生率(％)	28.3	19.4	15.7	29
患者入选后发现没有明显 ARAS	+	—	+	+
血运重建组结果	BP 控制改善,控制血压需要药物减少	对 HTN 产生有益影响	和药物治疗组相比肾功能没有明显改善	趋向于减缓肾功能恶化速度,控制血压需要药物减少

* 如果显著高血压或发生不明原因的肾功能损害,需要怀疑 ARAS

† 患者总数(前瞻性多中心注册)

‡ 没有平均值;79％的患者随访 24 个月

ARAS. 动脉粥样硬化所致肾动脉狭窄;BP. 血压;HTN. 高血压;PTRA. 经皮腔内肾动脉成形术

荷兰肾动脉狭窄介入合作(DRASTIC)研究,探讨了 PTRA 治疗 106 例 ARAS 患者高血压的情况。在这项研究中,106 例高血压伴随 ARAS,且血清肌酐浓度<2.3mg/dl(200μmol/L)患者被随机分为 PTRA 或药物治疗组。研究完成时,一个意向性治疗分析结果显示:两组血压控制水平没有显著差异。然而,一些因素使这个研究难以获得强力结论,其中之一是入选患者 ARAS 没有明显的血流动力学意义,没有使用支架置入术,以及很高的交叉换组率。

前面提到的 STAR 试验是一个前瞻性、非盲、随机试验,比较了药物治疗与药物治疗加 ERASR 在 140 例 ARAS 合并 CKD 患者中的治疗效果。主要终点是 2 年后肌酐清除率下降超过 20%,研究中 ARAS 的定义是狭窄超过 50%。结果,尽管药物治疗组事件稍多,但没有统计学差异(22% vs. 16%),这提示药物治疗对 CKD 合并肾动脉狭窄患者同 ERASR 一样有效。然而,STAR 试验中有多个缺陷必须注意。许多患者的 RAS 超过 50% 仅仅是无创检查确认的,没有经过血流动力学检测,或独立的核心实验室确认狭窄程度。随访期末临床事件发生率很低的可能原因是研究中 ARAS 的定义过于宽松,很多患者没有血流动力学显著的 ARAS。此外,64 例随机分配到支架组患者中 18 例因为轻中度 RAS,最终没有接受支架治疗。尽管按照实际方案分析也不能改变意向分析的结论,但这个观察突显了试验设计的缺陷。

血管成形术和支架肾动脉病变(ASTRAL)研究是到目前为止有关 ARAS 处理的最大规模随机试验。ASTRAL 是前瞻性、随机对照研究,比较了单独使用最佳药物治疗与支架联合最佳药物治疗治疗 ARAS 的效果,共计 806 例患者。主要终点是比较两组的肾功能。在平均随访 34 个月时,两组肾功能均保持不变,血压均下降。无论是意向分析还是按方案分析。两种策略之间均未发现不同结论。尽管这样,血运重建组患者需要的降压药物少于对照组(P=0.03)。血运重建组的肾损害进展速度似乎更慢,如图中斜率(−0.07×10⁻³ L/μmol 血运重建组,相比于 −0.13×10⁻³ L/μmol 药物治疗组;P=0.06)所示。支架组并发症发生率远高于常规药物治疗组,其中包括 2 例死亡,3 例下肢截肢,这促成文章作者达成 ERASR 的风险大于获益的推论。然而,ASTRAL 研究也同样有严重的方法学缺陷。入选患者中只有 59% 患者基线 ARAS 大于 70%,而且"临界"病变没有进行血流动力学评估。入选 AS-TRAL 研究的患者是在其治疗医师不能确定患者是否能从手术中获益的前提下才入选的。这可能导致很多可能是符合入选条件的患者,只是单纯接受了 ERASR 治疗,而没有入选本研究。这组患者还应该包括单侧 ARAS 伴随高血压和广泛肾缺血及轻度 CKD 患者,但研究人员认为,他们知道哪些疗法对这些患者是最佳治疗。每个中心每年的入选患者比率非常低,平均为 2 例患者。术者经验不充分,使手术成功率仅 79%,其并发症发生率达到 8%。最后,类似于其他试验,两组中均有 25% 的患者肌酐清除率超过 50ml/min。这些患者不属于 ARAS 并发缺血性肾病,因此,他们不应该入选到本研究中。

另外两个正在进行的试验其目的是检验 ERASR 治疗 ARAS 是否获益。第一个是肾动脉病变心血管结果(CORAL)研究,这将是 ARAS 治疗领域最大规模的、前瞻性、随机试验。CORAL 是美国(NIH)资助的研究,已完成入选,目前正在进行随访工作。患者为高血压合并 ARAS,其定义为造影狭窄>80% 或跨病变压差超过 20mmHg,被随机分配到支架置入加远端保护装置组或最佳药物治疗组。在试验入选中,研究增加了远端保护装置选项,按照术者的意愿确定是否使用。试验的主要终点是无心血管、肾不良事件生存率。

第二个试验——一个随机、多中心、前瞻性研究比较最佳药物治疗与最佳药物治疗加肾动脉支架置入术治疗有血流动力学意义的动脉粥样硬化所致肾动脉狭窄(RADAR),旨在随机血流动力学显著的 ARAS 到最佳药物治疗组或最佳药物治疗加 ERASR 组。如果他们有估计肾小球渗透率(eGFR)>10ml/min 或 RAS 达到 70% 且伴有升高的阻力指数即可入选。

FMD 导致 RAS 患者经常被介入治疗处理。适应证包括新发高血压和不能耐受药物治疗的高血压。同 ARAS 不同,FMD 所致的狭窄病变通常对 PTRA 反应良好。最近发表的一项荟萃分析报道了 FMD 合并高血压患者使用 PTRA 治疗的 47 个试验的结果。在报道的 997 例手术中,只有 8 例肾动脉置入了支架。总的手术成功率是 88.2%,45.7% 的患者血压降低,尽管对"治愈"的高血压定义和随访期存在相当大的争议。随着年龄的增长及高血压的持续时间延长,患者的降压效果降低,主要和次要并发症发生率分别为 6.3% 和 5.3%。FMD 患者发生再狭窄通常是第一次 PTRA 治疗不充分的结果,通常需要再次 PTRA。支架也许对再狭窄病例有用,也可以用于并发症处理或动脉瘤处理。使用 IVUS 可以更准确的诊断罪犯病变,并指导相应狭窄段的介入治疗。

肾血管性疾病的监测

确诊为 ARAS 患者应长期随访,无论他们是否接受血运重建或单纯药物治疗。RADUS 仍然是最有用监测工具,对于置入支架的肾动脉同样有效,尽管动脉内存在金属假体(图 37-1)。根据不同的狭窄病因,监测方案可以不同,因为各种疾病自然史、分布和肾外表现及进展情况各不相同。

一个可以接受的 ARAS 监测方案应该包括临床表现和解剖发现。如果狭窄≤60%,且同侧肾大小是正常的,对侧肾动脉是通畅的,下次随访应该在 6 个月;如果条件不变,每年进行一次 RADUS 也是合理的。广泛肾缺血患者应该 6 个月随访,如果患者情况同前次检查没有变化,每年检查一次也是合理的。患者需要更密集随访的因素包括:血压控制恶化、进行性肾功能减退或肾萎缩。

ERASR 术后监测应包括临床和影像数据。支架内再狭窄的自然发生史及其诊断标准应在监测前确认。目前已有医学文献中还没有对这些因素进行充分的分析。

首先,目前还没有研究专门监控支架术后的肾动脉。一个单中心研究回顾性分析了超过 10 年的 1150 例 ERASR 术后患者,发现再次介入比率为 11%。大多数再次手术发生在第一次手术后的 2 年内,主要是由于复发性高血压引发。在同一研究中,报道的再狭窄发生率是 54%,尽管这个诊断标准是比较宽松的,即 PSV 达到或超过 180cm/s。另一个 4 年的回顾性随访研究只报道了球囊扩张型支架术后患者的临床结果。患者的长期血压控制结果较好,但没有报道这种血压控制和生存曲线及再狭窄间的相关性。

其次,支架内再狭窄的标准目前仍然不完全清楚。建议的标准包括:支架内再狭窄>60%,包括 PSV 达到或超过 300cm/s,或支架后出现湍流和(或)RAR 达到或超过 4.3。PSV<240cm/s 基本可以排除明显的再狭窄。

在另一项研究中,比较了多普勒超声检测的 31 例支架再狭窄和 30 例自身肾动脉狭窄。两组均获得血管造影的证实。支架组平均 PSV 更高(452 *vs.* 360cm/s;$P=0.002$),RAR 分别是 6.0 和 4.0($P=0.02$)。ROC 曲线表明:PSV 界值 395cm/s 对应≥

70% 的再狭窄的敏感度是 83%,特异度是 88%,准确度是 87%。RAR 界值 5.1 获得的准确度是 88%。根据这些结果和常规,患者在支架术后应在 6 个月和 12 个月使用 DUS 随访,以后每年随访一次。

FMD 主要影响肾动脉和颅外颈动脉,对后者的影响要轻些。作为对肾动脉 FMD 患者全面检查的一部分,其他血管床也应该进行检查,特别是颅外颈动脉。同 ARAS 类似,肾动脉 FMD 的自然史也应该进行规律监测。在没有动脉内压力检查和 IVUS 检查情况下,难以评价病变的严重程度,也难以了解病变的进展程度。在一个包括 51 例 FMD 患者的 10 年血管造影随访研究中,16% 的动脉表现出病变进展或原本没有疾病部位出现新病变。40 岁以上的患者没有发现病变进展。一个回顾性分析比较了偶然发现的 71 例 FMD 患者和 49 例肾动脉正常患者的 4.4 年随访结果,发现 FMD 患者更容易发生高血压(26% *vs.* 6%,$P<0.01$)。

另一个回顾性分析包括 29 例女性 FMD 高血压患者,接受了 38 次 PTRA 治疗的结果。没有跨病变压力阶差的数据,但患者 1 个月后进行了随访,并且每 6 个月均检查 RADUS。3 个月后,72% 患者高血压缓解或对治疗反应改善。5 年随访基本通畅率为 66%,次级血管通畅率为 87%。没有患者发生 CKD。

FMD 术后监测常规推荐包括术后不久和 6 个月、12 个月及此后每年 1 次复诊。重要的是,再狭窄并不总是再次进行介入干预的依据,因为影像发现和临床表现之间相关性不佳。FMD 术后自然史在一项包括 27 例患者 31 次手术的前瞻性随访中进行了报道,1 例患者因为发生夹层需要支架,在平均 10 个月随访期,7 例患者发生再狭窄,包括那个置入支架的患者,74% 患者的高血压治愈,但临床和影像学结果之间的相关性不佳。PTRA 治疗非中层纤维增生类型 FMD 患者结果在一个小规模报告中报道,再狭窄率很高,围术期并发症发生率也很高。

基于导管的肾动脉交感神经去神经术

一种新的有潜力的介入干预手段成为一个重要的治疗顽固性高血压的工具,即经导管去肾动脉交感神经术。考虑到整个人群中难治性高血压患者的不断增加,非药物治疗手段越来越具有重要作用。肾动脉交感神经去神经术通过在肾动脉使用射频能量破坏肾传入和传出神经来完成。它的治疗机制来自于交感神经系统在高血压发病机制中的中枢作

用。肾动脉去神经术在不受控制高血压（Symplicity
HTN-2）研究中得到验证。此研究比较了接受肾交
感神经去神经术组患者和对照组的血压变化情况。
如果患者合规使用 3 个或更多的降压药，基线收缩
压仍然高于 160mmHg（≥150mmHg，糖尿病患者）
即可入选本研究。6 个月时，治疗组无论是收缩压
还是舒张压均明显降低（下降了 32/12mmHg *vs.* 1/
0mmHg；$P<0.000\,1$）。此外，治疗组有更大比例患
者需要的抗高血压药物数量减少了（20% *vs.* 8%，
$P=0.04$）。手术过程中无严重并发症发生，这种去
交感神经术的降低血压的疗效可以维持到 2 年。除
了血压明显得到控制，肾去神经术可能使全身受益，
包括改善血糖控制。一个大型的、多中心、随机试验
目前正在美国开始入选患者。

结　论

　　ARAS 是一个常见病，具有导致严重医疗后果
的可能，治疗方法包括药物治疗和介入治疗。尽管
很清楚知道肾素介导的高血压病理生理机制，并且
非随机数据支持介入治疗，但随机试验比较 ERASR
和药物治疗的结果令人失望。临床有效性的关键是
选择合适的患者。虽然有一些介入治疗适应证似乎
很清楚，但目前没有有效的临床工具可以预测哪些
患者能从中明显获益，如改善血压控制或保护肾功
能。肾动脉 FMD 也是一种常见病，有可能没有被充
分认识，同其他病因所致的 ARAS 相比，它具有独
特的诊断和治疗方面的挑战。肾动脉交感神经去神
经术是一个新的、令人兴奋的治疗顽固性高血压的
方法，但它需要更多大规模随机试验来证实。

第 38 章
肺栓塞与深静脉血栓

Pulmonary Embolism and Deep Vein Thrombosis

Samuel Z. Goldhaber and Gregory Piazza

李 怡 译

静脉血栓栓塞（venous thromboembolism，VTE）指深静脉血栓（deep vein thrombosis，DVT）和肺栓塞（pulmonary embolism，PE），是心肌梗死和卒中之后的第三常见心血管疾病。但直至近 10 余年，VTE 的重要性仍未得到社会大众及心血管临床工作者的广泛认识，然而，这一现象已得到了明显的改观。PE 及 DVT 在心血管临床工作者中的认识已逐渐深入。心血管医生在住院及门诊患者中发现了越来越多与 VTE 相关的临床问题。

以新型口服抗凝药物为代表的新治疗措施也已出现。这些药物正在严格的临床研究中验证对 VTE 的预防及治疗价值。正在进行的一些大型研究也提供了一些新的信息，如亚广泛性肺栓塞的经外周溶栓治疗，使用快速基因检测指导优化华法林起始剂量，广泛股动脉或髂股动脉 DVT 导管介导的药物机械治疗的价值。

流行病学及危险因素

男性与女性在 60 岁之后 VTE 的风险迅速升高。2008 年，美国卫生部长发起的预防深静脉血栓及肺栓塞活动预测，仅美国因肺栓塞的年均死亡人数即可达 100 000～180 000 人。在美国进行的血栓栓塞流行病学纵向研究（longitudinal investigation of thromboembolism etiology，LITE）纳入了 21 680 例 VTE 的患者。按年龄标化后的 VTE 的风险为 1.92/1000 人·年，在初次 VTE 时间后的 28d 死亡率为 11%，肿瘤相关的 28d 死亡率更高，可达 25%，与肺栓塞相关的 90d 死亡率可达 15%，超过了心肌梗死的死亡率。

在注册研究中，约 50% 的 VTE 的病例是特发性及无诱因的，另外 50% 则继发于各种环境及遗传性危险因素。获得性的危险因素比遗传性的血栓倾向更为常见。常见的危险因素包括高龄、恶性疾病、无法活动及近期的创伤、手术或住院。狼疮性抗凝、抗磷脂抗体及抗心磷脂抗体是 VTE 的获得性高危因素。VTE 也是威胁女性健康的一个主要疾病。妊娠、含雌激素的避孕药物激素替代治疗都是 VTE 的重要危险因素。对孕龄女性而言，口服避孕药仍然是 VTE 的最重要危险因素。一个最吸引人的方法是利用基于网络的 QThrombosis 算法预测未来的 VTE 风险（www.QThrombosis.org），该算法是基于在英国社区医生中采集的数据制订的。具体内容见表 38-1。

表 38-1　QThrombosis 最终模型对推导人群的调整风险比（$n=2\ 314\ 701$）

	女性			男性		
	例数（N）	调整的风险比（95% CI）	P	例数（N）	调整的风险比（95% CI）	P
吸烟情况						
非吸烟者	4533	1.0		3148	1.0	
既往吸烟者	1689	1.07(1.01～1.15)	0.030	2238	1.06(0.995～1.13)	0.070
轻度吸烟者	443	1.22(1.09～1.37)	0.001	618	1.22(1.09～1.35)	<0.001

续表

	女性			男性		
	例数（N）	调整的风险比（95% CI）	P	例数（N）	调整的风险比（95% CI）	P
中度吸烟者	558	1.17(1.05～1.29)	0.003	592	1.37(1.22～1.52)	<0.001
严重吸烟者	375	1.34(1.18～1.52)	<0.001	562	1.49(1.33～1.66)	<0.001
疾病情况						
静脉曲张	407	1.40(1.24～1.58)	<0.001	172	1.38(1.18～1.63)	<0.001
充血性心力衰竭	206	1.40(1.2～1.62)	<0.001	168	1.33(1.13～1.57)	0.001
慢性肾病	46	1.60(1.17～2.19)	0.003	62	1.92(1.50～2.44)	<0.001
任何肿瘤	573	1.85(1.69～2.03)	<0.001	505	2.18(1.97～2.41)	<0.001
慢性阻塞性气道疾病	360	1.41(1.24～1.62)	<0.001	429	1.62(1.45～1.80)	<0.001
炎性肠病	87	1.45(1.15～1.82)	0.002	94	1.5(1.18～1.91)	0.001
既往 6 个月内曾住院	244	1.86(1.63～2.14)	<0.001	209	1.93(1.64～2.27)	<0.001
目前用药						
抗精神病药物	187	1.55(1.32～1.81)	<0.001	121	1.84(1.51～2.23)	<0.001
他莫西芬	97	1.48(1.19～1.84)	<0.001	NA	NA	NA
口服避孕药	229	1.33(1.12～1.58)	0.001	NA	NA	NA
激素替代治疗	447	1.20(1.08～1.34)	0.001	NA	NA	NA

CI. 可信区间；NA. 不适用

慢性疾病，如心力衰竭、慢性阻塞性肺疾病和系统性炎性疾病（如肠易激综合征）也对 VTE 的风险有影响。作为炎症指标之一的 C 反应蛋白是 VTE 的独立预测因素。代谢综合征可能也是 VTE 的危险因素之一。吸烟、超重或肥胖和运动状况是 VET 的一些可调控的危险因素。

媒体告诉公众长途飞行是 PE 及 DVT 的危险因素，而公众常将长途旅行视为 VTE 的最重要和唯一的危险因素。长途飞行通常指飞行时间至少在 4～6h 或以上，仅在极少数情况下被认为是 VTE 的危险因素。对 14 项研究的汇总发现飞行可导致 VTE 的风险增高 3 倍，且这影响具有量效关系，飞行时间每延长 2h，VTE 风险增加 18%。静脉血栓栓塞患者的注册研究（the registry of patients with venous thromboembolism, RIETE）显示，旅行相关的 VTE 常出现于至少有下列一项危险因素的患者中：体重指数（BMI）过高、既往 VTE 史、使用激素治疗及易栓症。

肿瘤与 VTE 也有关，胃癌与胰腺癌的患者出现 VTE 的风险极高。淋巴瘤、肺癌、生殖系统恶性肿瘤、膀胱癌及睾丸癌的患者出现 VTE 的风险也很高。基于 Mayo Clinic 的回顾性分析显示，活动性癌肿与上肢、腹腔内或双侧下肢 DVT 相关，但与 PE 不相关。Khorona 及其同事制定了化疗相关性 VTE

的预测模型（表 38-2）。

瑞典进行的全国研究解释了基因对于 VTE 的影响。在 45 362 例因 VTE 入院的患者中发现了 2393 例受累兄妹，标化的家族风险比为 2.45。家族性风险在 10～19 岁患者间最高，标化的风险比为 4.77，60～69 岁患者的标化风险比降为 2.08。环境的影响相对较弱。配偶间的家族性风险较低，标化风险比为 1.07。该研究提示了兄妹间的病史对于 VTE 的风险的预测价值。

年轻的 VTE 患者、多名家庭成员发生 VTE 者、特发性或反复发生 VTE 者及反复自发流产者通常要怀疑是否有遗传性易栓症的可能。主要的遗传性易栓症包括凝血因子 V 的 Leiden 突变，凝血酶原基因突变 20210，蛋白 C、蛋白 S 及抗凝血酶缺乏。遗传性易栓症在不同人种中的发生率不同，但对高凝状态的检测应当仅针对与那些高度怀疑易栓症的患者或那些检测结果对治疗有影响的患者。即使纯合子的 V 因子 Leiden 突变和（或）纯合子凝血酶原 G20210A 或双杂合子 V 因子 Leiden 突变和凝血酶原 G20210A 携带者复发 VTE 的风险也不高。

院内看护质量对急性肺栓塞的生存有影响，周末入院的患者似乎院内病死率较高。对意大利东北地区 11 年内入院的 26 560 例 PE 患者进行的研究显示出，即使在对包括合并疾病在内的危险因素进行调整后,周末入院的患者比工作日内入院的患者的院内病死率更高。周末入院的患者的病死率为28%,而工作日入院的患者的病死率为24.8%。

VTE的研究多集中于急性期治疗的医院中,只有很少研究涉及康复机构中VTE及PE的情况。为此,在意大利进行了由24家康复机构参与的前瞻性观察研究,旨在探讨康复机构中有症状的VTE的发病率,观察的中位数时间为26d。总体而言,3039例患者中的2.4%出现了有症状的VTE,从入院到长期看护单元内出现VTE的中位数时间为13d。多变量分析显示,既往VTE病史会导致新发VTE的风险增加,风险比为5.67,肿瘤患者新发VTE的风险比为2.26。总住院死亡率为15.1%。缺乏预防VTE干预对死亡的影响的风险比为1.64(表38-3)。

表38-2 Khorana化疗相关性静脉血栓栓塞预测模型

患者特点	风险积分
原发肿瘤部位	
非常高危(胃、胰腺)	2
高危(肺、淋巴瘤、生殖系统、膀胱、睾丸)	1
实验室检查	
化疗前血小板计数≥350×10⁹/L	1
血色素<10g/dl 或使用红细胞生长因子	1
化疗前白细胞计数>11×10⁹/L	1
体重指数≥35kg/m²	1

总分	风险分层	有症状静脉血栓栓塞的风险
0	低	0.3%~0.8%
1或2	中	1.8%~2.0%
≥3或更高	高	6.7%~7.7%

表38-3 康复医院的院内死亡的多变量分析校正预测

变量	分类	HR	95% CI	P
年龄(岁)	>75 vs. ≤75	1.80	1.46~2.22	<0.001
性别	男 vs. 女	1.37	1.13~1.66	<0.01
既往VTE史	有 vs. 无	1.10	0.74~1.62	0.64
Rankin评分	≥4 vs. <4	3.46	2.20~5.43	<0.001
内科疾病	有 vs. 无	0.59	0.32~1.07	0.08
近期手术	有 vs. 无	0.12	0.06~0.23	<0.001
肿瘤	有 vs. 无	3.64	3.02~4.39	<0.001
未进行预防治疗	有 vs. 无	1.64	1.36~1.98	<0.001

病理生理及自然病史

DVT是由一系列病理生理状态所共同导致的,包括内皮损伤、静止及高凝状态。尽管血栓可在上肢及盆腔的深静脉中形成,但DVT最常见的部位是下肢静脉。血栓通常在下肢及盆腔的深静脉系统形成,通过下腔静脉及右心系统,最终栓塞于肺动脉系统,导致血流动力学及气体交换的障碍。DVT还可导致动脉系统的反常栓塞。

肺动脉系统的直接物理阻塞除了会导致低氧血症外,还可释放强效的肺动脉血管收缩物质,从而增加肺循环阻力及右心室后负荷。急性右心室压力负荷过重会导致右心室运动减退及扩张,三尖瓣反流,最终导致右侧心力衰竭。急性肺栓塞及右心室衰竭的患者可出现失代偿、出现低血压及心源性休克甚至心搏骤停。舒张压力的增加导致室间隔向左心室侧移位,影响左心室舒张充盈。右心室压力负荷过重可导致室壁张力增加及心肌缺血,同时减少心肌供血(图38-1)。压力负荷过重导致的心肌氧供需失衡会导致右心室梗死。急性肺梗死常会导致气体交换障碍,其发生是通气-灌注失衡、总无效腔增加和右向左分流共同作用的结果。

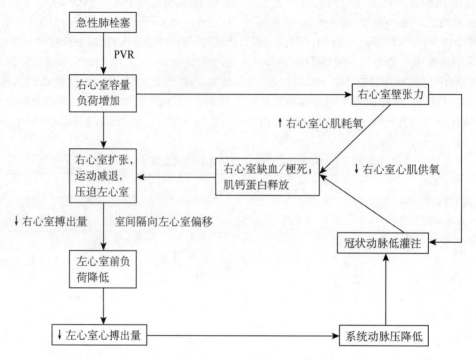

图 38-1　肺栓塞导致右心室功能障碍的病理生理
PVR. 肺血栓阻力

20%～50%的 VTE 患者可出现 DVT 导致的血栓后综合征。这是一种长期并发症,包括慢性小腿不适(长久站立后更为明显)、皮肤棕色色素沉着(尤其在内踝处)。个别患者会出现溃疡,甚至需要外科植皮。尽管血栓后综合征从不致命,但会明显降低患者的生活质量,增加健康保障开支。严重的血栓后综合征的患者甚至会由于疾病而丧失行走能力。并且,这一并发症尚未有针对性治疗手段。血栓后综合征的主要危险因素包括急性 DVT 事件 1 个月后持续的腿部症状、解剖范围广泛的 DVT、同侧反复发作的 DVT、肥胖及高龄。DVT 初始口服抗凝治疗剂量不足也常与之后的血栓后综合征相关。

肺栓塞的患者中,慢性血栓栓塞性肺动脉高压的发生率为 2%～4%。患者通常表现为呼吸困难,最初为劳力性呼吸困难,最终表现为静息性呼吸困难。持续的大血管阻塞,继之以血管收缩及小动脉病变,表现为动脉中膜肥厚、内膜增殖及微血管血栓形成。患者出现进行性肺动脉压力升高甚至是致命性的右侧心力衰竭。患者通常在 40 岁左右就医,但由于许多患者病史中并未有明确的 PE 病史,多数患者会被漏诊。典型的患者通常会发生运动中的心源性猝死。

诊　　断

深静脉血栓

临床表现

下肢 DVT 的患者通常表现为大腿或腓肠肌紧胀或抽动感且活动后加重。体检可发现下肢温暖、水肿、皮肤发红,触诊可有压痛。上肢也可出现 DVT,尤其是在长期留置中心静脉导管及胸廓出口阻塞综合征的患者中。上肢 DVT 也可能是起搏器或 ICD 置入术后的并发症。

DVT 可能性临床评估

Wells 评分是应用最广泛的对临床疑诊患者 DVT 可能性的评估工具。该评分体系使用简洁,下列情况每项计 1 分,最高总分 8 分,包括:①肿瘤;②瘫痪或近期使用石膏模具;③卧床 3d 以上或近 4 周内接受过外科手术;④深静脉压痛;⑤全下肢肿胀;⑥受累侧小腿较未受累侧直径粗 3cm 以上;⑦受累侧肢体凹陷性水肿;⑧浅静脉扩张。如果有和 DVT 同样可能性的其他诊断则减 2 分。可能性低指 0 分,中等临床可能指 1～2 分,3 分或以上则临床高度怀疑 DVT。

实验室检查

血浆 D-二聚体是交联的纤维蛋白的降解产物，被视为是内源性纤溶的非特异性标志物。该指标在 VTE、其他系统性疾病及心肌梗死、心力衰竭、感染、外科手术及妊娠等情况下均升高。D-二聚体被广泛用于门诊及急诊疑似 VTE 的患者的诊断，而住院患者由于合并其他临床问题，常会出现 D-二聚体升高。当和其他评估临床可能性的指标联合使用时，D-二聚体检测能为疑似 DVT 患者的诊断提供更为准确的信息。对于临床评估 DVT 风险中低危的患者，D-二聚体检测阴性能排除 DVT 的诊断而不需要其他进一步检查，如超声检查。对于临床评估 DVT 可能中高危的患者，尽管 D-二聚体为阴性，通常也需要进行其他的检查来进一步确保诊断正确。关于阴性的 D-二聚体检测结果是否能排除 DVT 的问题，临床可能性评估中等是一个"灰色"地带。在欧洲，D-二聚体倾向于被用作 DVT 临床可能性评估中等的患者申请静脉超声检查之前的一个筛查试验。在美国，DVT 临床可能性评估中等的患者倾向于直接进行静脉超声检查。临床可能性评估 DVT 的高危患者不必接受 D-二聚体检查，而应直接进行 VTE 的影像学检查。

影像学检查

静脉超声检查是疑似下肢或上肢 DVT 的患者的首选影像检查技术。DVT 的超声特点是静脉无法压迫（图 38-2）。解剖条件制约了盆腔及上肢近锁骨段静脉的超声检查。

总体诊断流程

疑似 DVT 患者的替代影像检查手段包括计算机断层成像（CT）、磁共振成像（MR）及静脉造影。这些技术通常用于那些无法通过超声检查评估的静脉节段的检查（图 38-3）。

肺栓塞

临床表现

急性肺栓塞的临床表现差异很大。最常见的临床表现是无明确原因的呼吸困难。严重呼吸困难、发绀或晕厥提示大面积肺栓塞，而胸膜痛、咳嗽或咯血常提示小面积、外周局限肺栓塞。体检经常可发现的体征为呼吸急促。肺栓塞的患者还可有右心室衰竭的临床表现，如心动过速、颈静脉怒张、三尖瓣反流及肺动脉瓣第二心音（P₂）亢进。

肺栓塞的临床可能性评估通常使用 4 种评分规则：①Wells 评分；②改良的日内瓦评分；③简化的

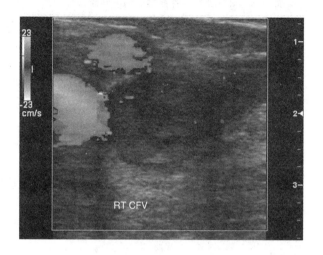

图 38-2　彩色多普勒超声影像显示右侧股总静脉无血流充盈（RT CFV），符合深静脉血栓的诊断

该患者为 1 例 35 岁女性，妊娠 38 周，因右腿肿胀疼痛而就诊

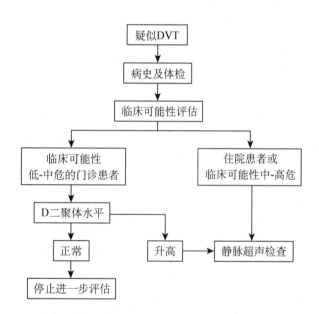

图 38-3　所示为疑似 DVT 的患者的结合临床可能性评估、D-二聚体检测及无创影像检测的总体诊断流程图

DVT 诊断通常不需要静脉造影检查

Wells 评分；④简化的改良的日内瓦评分。在这 4 种评分规则中，Wells 评分及改良的日内瓦评分是最常使用的（表 38-4）。在一项前瞻性的人群研究中，连续 807 例疑似急性肺栓塞的患者中，结合正常 D-二聚体检查结果后，4 种评分方法对急性肺栓塞的排除诊断的价值相当。

表 38-4　肺栓塞临床可能性的临床判断评分方法

临床判断评分	评分	
	原始版	简化版
Wells 评分		
既往 PE 或 DVT 病史	1.5	1
心率＞100/min	1.5	1
既往 4 周内接受外科手术或制动	1.5	1
咯血	1	1
活动性肿瘤	1	1
DVT 临床表现	3	1
与其他诊断相比，PE 可能更大	3	1
临床可能性		
不似 PE	≤4	≤1
可能 PE	＞4	＞1
改良的日内瓦评分		
既往 DVT 或 PE 病史	3	1
心率		
75～94/min	3	1
≥95/min	5	2
既往 30d 内接受过外科手术或发生骨折	2	1
咯血	2	1
活动性肿瘤	2	1
单侧肢体疼痛	3	1
下肢静脉触痛及单侧水肿	4	1
年龄＞65 岁	1	1
临床可能性		
不似 PE	≤5	≤2
可能 PE	＞5	＞2

实验室检查

D-二聚体检查对门诊或急诊的疑似肺栓塞患者的诊断有很高价值。由于其阴性预测值价值很高，酶联免疫吸附法（ELISA）测定 D-二聚体可用于对检测前预估肺栓塞低中风险的患者进行排除诊断，从而避免进一步的高值检查。住院患者应直接使用影像学检查进行肺栓塞的初步评估，这样做的原因是因为这些患者由于其他合并疾病，往往在基础情况下 D-二聚体已经升高。

心电图

肺栓塞患者的心电图（ECG）可能出现右心室张力增加的表现，如右束支传导阻滞、$V_1 \sim V_4$ 导联 T 波倒置等。部分患者心电图可完全正常。患者的心电图也可仅出现一些非特异性改变，如窦性心动过速。但心电图也可提示其他一些可能的诊断，如心肌梗死、心包炎或心脏压塞。

X 线胸片

如同心电图，X 线胸片可以提示其他一些可能

的诊断，如肺炎或气胸。胸片正常或接近正常的患者出现其他原因无法解释的呼吸困难或低氧血症时应注意肺栓塞。多数肺栓塞患者胸片会有异常改变，如心脏增大或胸腔积液。

胸部 CT 对肺栓塞诊断及危险分层

对比剂增强胸部计算机断层扫描（CT）已成为疑似肺栓塞患者的主要影像检查手段（图 38-4）。尽管胸部 CT 血管造影可结合 CT 静脉造影来寻找肺栓塞栓子的来源，这一技术的效益似乎较低，这一技术的益处并不能弥补放射暴露及费用增加的损失。最先进的 CT 扫描技术的分辨率可检出 1mm 的肺栓塞，但孤立的、小范围的、亚节段的肺栓塞的临床意义目前尚不清楚。临床医生目前更为关注的是减少及降低辐射剂量的操作，例如对女性患者的乳腺进行屏蔽能明显降低辐射暴露。

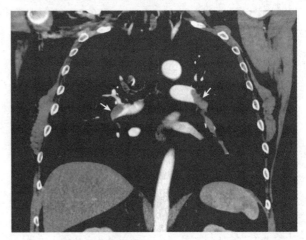

图 38-4　对比剂增强胸部 CT 检查显示双侧主肺动脉栓塞（箭头处）
该患者为 60 岁男性，因突发气促胸痛就诊

CT 检出肺栓塞后，还可同期对右心室增大的情况进行评估，这是预后不佳的临床指标之一。胸部 CT 诊断右心室增大的指标定义为 RV/LV 直径比值＞0.9，这一指标预示 30d 死亡率增加。胸部 CT 的价值在于同次扫描即可获得这一指标，而不需进行额外的检查（图 38-5）。在一项纳入 457 例患者的多中心研究中，303 例患者胸部 CT 检出右心室增大。右心室增大的患者中，44 例出现院内死亡或病情恶化，而无右心室扩大的患者中仅 8 例（14.5% vs. 5.2%，$P < 0.004$）。

利用胸部 CT 测量 RVLV 直径比值是评价 RV/LV 容积比值的替代指标。CT 扫描软件可通过三维重建分析 RV 及 LV 容积。这需要手工在每个横切面上勾勒心内膜轮廓，包括心室最小及最大的区

域。一项对 260 例肺栓塞患者进行的研究利用了 CT 对患者进行三维心室容积测量,57 例(22%)患者出现不良转归,其中 20 例(7.7%)死亡。在该研

究中,三维心室容积测量是独立于患者临床危险因素及合并症的急性肺栓塞早期死亡的独立预测因素。

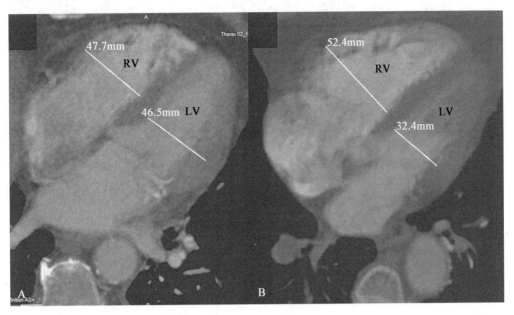

图 38-5 A. 对比剂增强胸部 CT 扫描显示 RV/LV 轻度增加(1.0;正常≤0.9)患者为急性肺栓塞的 52 岁男性;B. 对比剂增强胸部 CT 显示右心室显著增大,(RV/LV=1.6),患者为急性肺栓塞的 64 岁男性

超声心动图对肺栓塞诊断及危险分层

经胸超声心动图(TTE)对肺栓塞的诊断灵敏度不高,但是在出现容量负荷过重的情况下,TTE 是检测右心功能的一种有效手段,可对确诊肺栓塞的患者进行危险分层(图 38-6)。TTE 仍然是确诊肺栓塞诊断的患者评价右心室功能障碍及诊断急性肺栓塞的首选影像检查方法。对急性肺栓塞并临床提示右心室衰竭、心肌标志物升高或无法解释的临床失代偿的患者应进行超声心动图检查。亚大块型肺栓塞的超声心动图特点包括右心室扩张及运动减弱,室间隔变平及向左心室面的反向运动,跨二尖瓣多普勒血流异常(左心室舒张期 A 峰大于 E 峰)、三尖瓣反流、肺动脉高压(表现为三尖瓣反流速度>2.6m/s)、吸气相下腔静脉塌陷消失。严重的游离壁运动减退及心尖部收缩良好(McConnell 征)是急性肺栓塞的表现。在一项对 141 例肺栓塞的患者进行的研究中,肌钙蛋白 I 值及超声心动图数据与 30d 死亡率相关。肌钙蛋白升高且右心室增大的 PE 患者较仅有一项指标异常或无异常的患者死亡的风险更高。经食管超声对于诊断近端肺栓塞,尤其是对于情况严重无法安全转运的患者,极为有用。

肺扫描

肺通气灌注扫描通常仅用于有肾功能障碍、对静脉碘对比剂过敏或妊娠的患者。临床高度怀疑肺栓塞的患者如果肺扫描高度可能通常可确诊,而阴性结果则可排除。但是,多数患者扫描的结果无法明确诊断。

磁共振成像

肺栓塞诊断的前瞻性研究Ⅲ(prospective investigation of pulmonary embolism diagnosis,PIOPED)中发现,MR 血管造影对 PE 诊断的灵敏度较低,在现有的 371 例患者中25%的 MR 检查不完整。如果将这些不完整的检查也包括在内的话,PIOPED Ⅲ研究中肺栓塞的检出率仅 57%(59/104)。除非有进一步的技术突破,MR 对肺栓塞诊断的参考价值不大,仅对于大面积肺栓塞且无法进行其他影响检查时有一些应用价值。

综合诊断流程

对于疑诊肺栓塞的患者,结合临床可能性的评估、恰当应用 D-二聚体检测及影像学检查(图 38-7)能获得有效而安全的诊断。几乎所有疑似肺栓塞的患者都能耐受全部的无创影像检查。侵入性对比剂

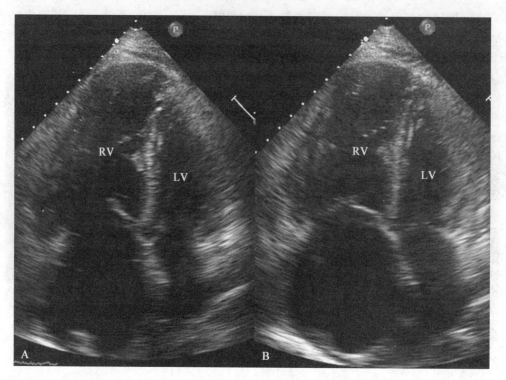

图 38-6　A. 经胸超声,心尖四腔位显示右心室较左心室明显扩张,患者为 45 岁男性,结肠癌合并肺栓塞;B. 舒张期观察到右心室心腔缩小不明显,符合严重右心室运动减弱的表现

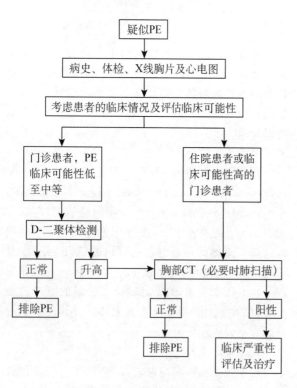

图 38-7　疑似肺栓塞的患者的综合诊断流程
CT. 计算机断层造影

肺动脉造影仅用于那些预计需要接受经导管药物介入治疗的患者。

肺栓塞的总体风险分层

美国心脏病协会(AHA)关于 VTE 详细的科学声明,对大块型肺栓塞及亚大块型肺栓塞进行了定义。大块型肺栓塞指有伴有持续低血压表现的,尤其那些无其他原因可以解释的低血压,表现为收缩压持续 15min 以上<90mmHg、需要正性肌力药物支持的、无脉或持续性心动过缓(心率<40/min)伴休克症状及体征。亚大块型肺栓塞指伴有右心室功能障碍的肺栓塞或不伴有低血压的心肌坏死。

根据临床表现和血流动力学不稳定的状况,可以将肺栓塞区分为大块型和非大块型肺栓塞,临床上还需要检测右心室功能来识别血压正常的亚大块型肺栓塞。肺栓塞合并右心室功能障碍的患者 30d 死亡率及 VTE 复发的风险均较高。体格检查、ECG、心肌标志物检测、胸部 CT 及超声心动图是识别右室功能障碍的重要工具(图 38-8)。

体格检查发现的右心室衰竭的症状体征及 ECG 右心室张力增高的表现是识别亚大块型肺栓塞的快速而价廉的手段。心肌标志物升高,包括肌钙蛋白、脑型利钠肽(BNP)及心脏脂肪酸结合蛋白(H-FABP)和右心室功能障碍相关并有助于识别亚大块肺栓塞。与传统肌钙蛋白 T 检测相比,高敏肌钙蛋白 T 检测能有助于更好地对肺栓塞进行危险分层,但这一在欧洲已可以开展的检测方法在美国尚未获得 FDA 批准。为进行临床评价,简化的肺栓塞危险评分(表 38-5)和欧洲心脏病协会评分模型(表 38-6)均能成功预测急性肺栓塞的 30d 病死率。

表 38-5　简化的肺栓塞危险评分

指标	评分*
年龄＞80 岁	1
肿瘤病史	1
慢性心肺疾病病史	1
脉搏≥110/min	1
收缩压＜100mmHg	1
动脉血氧饱和度(SaO_2)＜90％	1

* 将上述指标得分相加为危险总分;0 分提示低危;1 分及以上提示高危

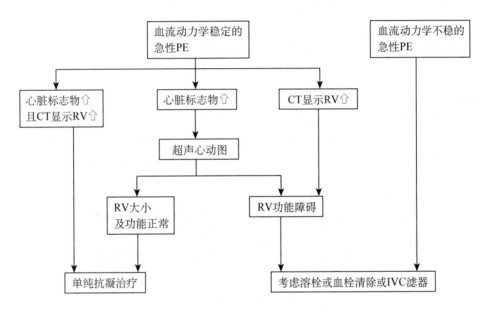

图 38-8　急性肺栓塞的危险分层流程

CT. 计算机断层成像;IVC. 下腔静脉;RV. 右心室

表 38-6　欧洲心脏病协会预测模型

PE 相关的早期死亡率	危险标志		
	临床表现(休克或低血压)	右心室功能障碍	心肌损伤
高危(＞15％)	+	+	+
中危(3％～15％)	-	+	±
低危(＜1％)	-	-	±

治　疗

疾病谱:浅静脉血栓、深静脉血栓及肺栓塞

浅静脉血栓可引发深静脉血栓。一项前瞻性横断面研究纳入了 844 例连续的浅静脉血栓的患者,这些患者超声检查中浅静脉压迫至少 5cm 以上。在确诊时,210 例(25％)患者合并 DVT 或有症状的 PE。另外 586 例无 VTE 的浅静脉血栓的患者接受了 3 个月的随访,58 例(10.2％)出现了血栓栓塞并发症,包括 46 例(8.3％)有症状的 VTE。

在一项纳入 3002 例浅静脉血栓患者的临床研究中,对磺达肝癸钠(2.5mg/d,给药 45d)和安慰剂进行了比较。主要研究终点是死亡、有症状的 VTE 或浅静脉血栓进展或复发的复合终点。主要终点事件磺达肝癸钠组中有 13 例 (0.9%)，对照组中有 88 例 (5.9%) ($P < 0.001$)。有症状的 VTE 事件磺达肝癸钠组发生率为 0.2%，安慰剂组为 1.3%，每预防 1 例 PE 或 VTE 事件需治疗 88 例患者。

DVT 包括广泛的一系列疾病，包括股蓝肿及髂股、股、腘、腓及上肢 DVT。股蓝肿及髂股 DVT 如果不接受诸如溶栓或血栓切除一类的积极治疗，可导致血栓后综合征。股静脉 DVT 积极治疗是否可预防血栓后综合征，目前尚不清楚。上腔静脉长期永存异物，如起搏器或除颤电极会并发上肢 DVT 及上腔静脉综合征。腿部 DVT 的患者需要接受序贯加压袜 (GCS)，膝部下压力 30～40mmHg，以降低血栓后综合征的风险。

急性肺栓塞包括一系列临床综合征，包括大块型肺栓塞、亚大块型肺栓塞及血压正常/RV 功能正常的肺栓塞。大块型肺栓塞指合并晕厥、低血压、心源性休克及心搏骤停的一类肺栓塞。血压正常但有右心室功能障碍的肺栓塞称为亚大块型肺栓塞，这一类患者不良事件及早期死亡率也较高。肺梗死综合征通常指患者因胸膜痛就诊，胸部 X 线片或胸部 CT 可发现远端楔形浸润。这一综合征是远端栓塞的结果。尽管很难完全镇痛，但是这些患者的预后通常较好。

抗凝治疗

无论是否接受更为积极的治疗，抗凝治疗都是 VTE 治疗的基石。现代抗凝治疗手段 (框 38-1) 包括未裂解肝素、低分子肝素、磺达肝癸钠、华法林及直接 Ⅹa 或 Ⅱa 因子抑制药。

未裂解肝素

VTE 患者，尤其是肺栓塞，也包括髂股深静脉血栓患者，临床是不稳定的。这些患者适宜立刻使用未裂解肝素 (UFH) 静脉抗凝治疗，UFH 抗凝可迅速停用并中和，这些患者可能需要接受更积极的治疗，如溶栓、导管介入治疗、外科手术或下腔静脉滤器置入。UFH 给药方案为负荷剂量继之以持续静脉输注，根据激活的部分凝血酶原时间 (aPTT) 调整剂量，使其达到正常参考值上限的 2～3 倍或 60～80s。肝功能正常的患者标准负荷剂量为 80U/kg，起始维持剂量为 18U/(kg·h)。

框 38-1 静脉血栓栓塞患者的抗凝治疗

胃肠外抗凝药物（初始治疗）

未裂解肝素：对不稳定的患者或预后不良的患者较为适宜，在需要溶栓或血栓切除时可方便地"开始/结束"抗凝

低分子肝素：对预后较好且不需要更为积极治疗的稳定的患者较为适宜

磺达肝癸钠：对预后较好的稳定的患者较为适宜，稳定但疑似或确诊 HIT 的患者（注册范围外应用）

阿加曲班：适用于合并肾病及 HIT 或疑似 HIT 的患者

重组水蛭素/比伐卢定：适用于合并肝病及 HIT 或疑似 HIT 的患者

口服抗凝药物

华法林：FDA 唯一批准用于 PE 及 DVT 的口服抗凝药

达比加群：FDA 尚未批准用于 VTE 的治疗

利伐沙班：FDA 尚未批准用于 VTE 的治疗

阿哌沙班：FDA 尚未批准用于 VTE 的治疗

DVT. 深静脉血栓；FDA. 美国食品与药品管理局；HIT. 肝素诱导的血小板减少；PE. 肺栓塞；VTE. 静脉血栓栓塞

肝素诱导的血小板减少

发生肝素诱导的血小板减少 (HIT) 的原因是肝素依赖的血小板激活抗体识别肝素结合的血小板因子 4 (PF4)。HIT 更倾向于导致 VTE 而不是动脉栓塞。病理性 IgG 通过 Fc 受体激活血小板，导致微颗粒释放，从而形成凝血酶。血小板在肝素使用 5～10d 后开始下降，通常降至基础水平的 50% 以下，通常血小板计数水平在 40 000～70 000。HIT 的危险因素包括肝素的长期（相对于短期）使用、静脉（相对于皮下）使用、使用未裂解肝素（相对于低分子肝素）、外科手术，尤其是心脏外科手术、女性患者，尤其是预防剂量的肝素。抗 PF4/肝素抗体可通过 ELISA 方法定量检测。血浆接种于 PF4/肝素包被的微孔，抗体水平使用吸光度 (OD) 测量。OD 越高，越倾向于 HIT 并血栓形成的诊断，更倾向于急性肺栓塞的诊断（图 38-9）。值得注意的是，这一病理性血小板激活抗体包括了一小部分抗 PF4/肝素免疫反应。广泛使用商业化的 ELISA 方法检测抗 PF4/肝素抗体会导致过度诊断。3 种直接凝血酶抑制药已获 FDA 批准用于治疗 HIT 或疑似 HIT 的患者。3 种药物均为持续静脉给药，通过 aPTT 监测剂量，目标 PTT 通常为 60～80s。这些药物均增加国际标准化比值 (INR)，这一指标常用于评价华法林的疗

效。这些药物停用后 INR 将降低。阿加曲班通过肝代谢,最适宜用于肾病的患者;重组水蛭素及比伐卢定通过肾代谢,适宜用于肝病的患者。比伐卢定是唯一获得 FDA 批准,可以用于心导管或精辟冠状动脉介入的药物,然而,这一药物经常被超指征用于 HIT 或疑似 HIT 的急症患者,对于合并肾疾病的患者应当减少剂量。

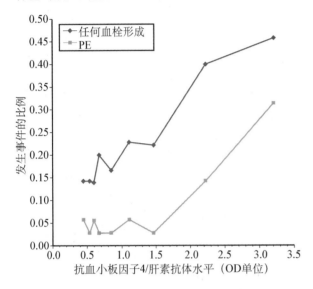

图 38-9　抗血小板因子 4(PF4)/肝素抗体水平与任何动脉或静脉血栓事件及肺栓塞的关系 30d 任何血栓事件及 PE 的风险与抗 PF4/肝素抗体水平相关。抗 PF4/肝素抗体水平增加提示 30d 任何血栓事件及 PE 风险增加

低分子肝素

LMWH 适用作预后良好的、稳定的、正常或接近正常右心室功能的、肌钙蛋白不高的患者的初始抗凝治疗。LMWH 需要根据体重调整剂量,皮下给药,不需要常规剂量调整及实验室监测。作为急性 VTE 后的早期抗凝及向口服抗凝药物的过渡治疗,LMWH 至少和 UFH 具有同样的安全性及有效性。与 UFH 主要经肝清除不一样的是,LWMH 主要经肾清除。

发生 VTE 的肿瘤患者的 VTE 复发风险很高,尤其是使用华法林抗凝时更是如此,因此,至少在头 3 个月内推荐适用 LMWH 单一治疗。与适用 LM-WH 过渡至华法林相比,这一方案可使 VTE 复发的风险降低 50%。在最初 3~6 个月治疗后,肿瘤患者是继续无限期接受 LMWH 单一治疗还是更换至华法林治疗,目前尚不清楚。

磺达肝癸钠

磺达肝癸钠是合成的戊糖,不会导致 HIT,这是其区别于 UFH 及 LMWH 的特点。磺达肝癸钠获得 FDA 批准,可用于 DVT 及 PE 的初始治疗及作为华法林的过渡治疗。另外,磺达肝癸钠还常被超指征用于疑似或确诊 HIT 的临床稳定的 VTE 患者的抗凝治疗。磺达肝癸钠每日给药 1 次,半衰期 17h,给药方式简单而直接。该药为注射器预充,剂量为 2.5mg(VTE 预防用)、5.0mg、7.5mg 及 10mg。对于肾功能正常的患者,推荐的 VTE 治疗剂量为 50kg 以下患者 5.0mg,50~100kg 患者 7.5mg,100kg 以上患者 10mg。

华法林

华法林通过对抗维生素 K 依赖的凝血因子 Ⅱ、Ⅶ、Ⅸ 及 Ⅹ 发挥其抗凝效果,于 1954 年上市。由于其抗凝反应差别很大,华法林用药的安全性和有效性一直是一个大挑战。华法林的药物间及药物与食物的相互反应很多,起效及失效期可长达 4~7d。

华法林的效果可通过对凝血酶原时间(PT)的测量监测,该指标反应了维生素 K 依赖的凝血因子活性。由于商用 PT 试剂对华法林依赖的凝血因子抑制作用的检测结果差别很大,目前使用 INR 对检测结果进行标化。治疗 VTE 时,INR 的目标值为 2.0~3.0,INR 过高会导致出血风险增加,而 INR 过低有会导致 VTE 复发风险增加。所有服用华法林的患者均应佩戴标识手环或饰物,以便提醒创伤急救人员在必要时考虑对华法林进行中和,以避免灾难性的出血事件。两项注册研究资料为识别出血的高危患者提供了参考(框 38-2)。华法林相关的出血的逆转方法包括口服维生素 K、输注新鲜冷冻血浆、凝血酶原复合物或重组 Ⅶa 因子。

对于虚弱衰竭的或高龄患者,华法林应减量。由于绿色蔬菜含维生素 K,会降低 INR,对于经常摄入绿色蔬菜的患者应相应增加华法林剂量。联合使用有抗血小板作用的药物,如阿司匹林及其他非甾体消炎药物、大剂量乙酰氨基酚、鱼油补充物、维生素 E 及乙醇等,会带来出血风险增加而不增加 INR。

开设抗凝门诊,通常可由临床护士或药剂师接诊,能提高华法林应用的安全性及有效性。抗凝门诊使用数据库管理的方法指导患者使用华法林并对 INR 进行跟踪监测。高质量的抗凝门诊可使患者至少 60% 的时间 INR 在治疗范围内。

框 38-2　出血的危险因素

IMPROVE 注册研究[*]

活动性胃十二指肠溃疡

既往出血史

血小板计数过低

高龄

肝衰竭

肾衰竭

重症病房住院患者

留置中心静脉导管

风湿性疾病

肿瘤

男性

RIETE 注册研究[†]

年龄>75 岁

转移癌

制动≥4d

既往 30d 内严重出血事件史

PT 时间异常

血小板计数<100 000

肌酐清除率<30ml/min

贫血

[*] $n=15\ 156$ 急性内科患者

[†] $n=24\ 395$ 静脉血栓栓塞患者

INR 即时检测设备可利用指尖采血,在 2min 内测出 INR。对于严格选择的患者可教育患者自行检测 INR,部分患者甚至可以自行调整华法林剂量。自行监测能增加患者服药的信心,节约就医时间,患者能掌握自己的药物治疗。一项单中心 737 例的研究显示,自行管理抗凝的患者出血并发症更少。然而,另一项 28 中心,2922 例患者的研究并未显示出自行监测能增加抗凝治疗的安全性及有效性。

华法林剂量效益的基因影响因素包括 CYP2C9 等位基因的变异,这一变异导致 S-华法林水解异常,使得达到目标 INR 所需华法林剂量极小,编码维生素 K 环氧化物还原酶复合物 1(VKORC1)的基因变异也会影响华法林剂量。INR 对华法林反应的差异受 VKORC1 的影响比 CYP2C9 更明显。包括 CYP2C9、VKROC1、年龄、性别。药物相互作用在内的多变量分析模型可解释华法林剂量变异的 50%原因。

使用药物基因学算法指导华法林初始应用剂量对需要极高剂量(≥7mg)或极低剂量(≤3mg)的患者益处很大。这一方法对指导出血风险较高的患者进行初始华法林治疗具有较好的成本效益比。目前

该领域最大的随机对照研究在 206 例患者中比较了使用药物基因学指导或标准剂量华法林的效果。研究的主要终点为降低治疗范围外 INR,在接受快速转换基因检测组中并未达到。一项使用历史对照的观察性研究显示,与传统剂量调整方法相比,使用快速转换基因检测指导剂量调整能降低包括因出血及血栓栓塞住院在内的总体住院风险。因此,国立心肺血液病研究所(NHLBI)资助了两项关于快速转换基因检测的大型随机临床研究,一项为 COAG 研究(clarification on optimal anticoagulation through genetics,ClinicalTrials. gov 注册号:NCT00839657)。1200 多例患者随机接受基因型指导或临床指导的华法林剂量调整。主要终点为受试者 INR 在治疗范围内的时间。另一项研究为 GIFT 研究(genetics informatics trial of warfarin to prevent DVT,ClinicalTrials. gov 注册号:NCT01006733),计划入选 1600 例患者。

对于使用华法林的患者,通常需要停药 4~5d 以洗脱药物效果。当患者需要接受择期手术或门诊操作时,例如可能行肠息肉切除的肠镜检查时,需要临时停药。一种过渡措施为在术前等待华法林效果消失时,使用低分子量肝素替代。然而,对于 DVT 的患者,在接受侵入性操作前,即使临时停用抗凝治疗期间不适用过渡措施,血栓栓塞事件的发生率也并不太高,尤其对于血栓栓塞事件发生于侵入性操作前 3 个月以上且没有严重的血栓倾向的患者更为如此,血栓倾向包括抗磷脂抗体综合征等。术前使用低分子肝素可能增加出血倾向,并且过渡阶段复杂的给药方式也会导致误解及交流障碍,在临床工作中,VTE 患者停用抗凝期间的过渡治疗通常会带来不利。

直接Ⅹa及Ⅱa因子抑制药

两种新型口服抗凝药,达比加群及利伐沙班,可按照固定剂量给药且不需要对抗凝活性进行实验室监测。这两种药物不劣于华法林预期可用于 VTE 的治疗。RE-COVER 研究(the efficacy and safety of dabigatran compared to warfarin for 6 month treatment of acute symptomatic venous thromboembolism,ClinicalTrials. gov 注册号:NCT00291330)在 2539 例急性 DVT 的患者中,对达比加群 150mg 每日 2 次与华法林进行了比较。达比加群组 1274 例患者中,30 例(2.4%)复发 VTE;华法林组 1265 例患者中,27 例(2.1%)复发 VTE。达比加群的风险比(HR):为 1.10(95% CI:0.65~1.84)。达比加群组患者中严

重出血事件 20 例（1.6％），华法林组中 24 例（1.9％），达比加群的风险比（HR）：0.84（95％ CI：0.45～1.48）。

Einstein-DVT 研究（the oral direct factor Xa inhibitor rivaroxaban in patients with acute symptomatic deep-vein thrombosis without symptomatic pulmonary embolism）包括两项比较研究。第一项研究比较了利伐沙班和华法林对急性 DVT 的治疗，第二项平行进行的研究入选了已完成了至少 6 个月抗凝治疗而医生无法确定是否需要继续长期抗凝。这些患者随机接受利伐沙班或安慰剂。两项研究的主要有效性终点均为 VTE 复发率。利伐沙班治疗急性 DVT 的研究入选患者 3449 例，其中 1731 例接受利伐沙班治疗，1718 例接受依诺肝素作为维生素 K 拮抗剂的过渡治疗。利伐沙班组主要终点事件发生 36 起（2.1％），依诺肝素-维生素 K 拮抗药组 51 起（3.0％），利伐沙班不劣于依诺肝素-维生素 K 拮抗药（HR：0.68，95％ CI：0.44～1.04，$P<0.001$）。持续治疗研究中，利伐沙班组 602 例患者，对照组 594 例患者，利伐沙班优于安慰剂（终点事件 8 $vs.$ 42 起，1.3％ $vs.$ 7.1％，HR：0.18，95％ CI：0.09～0.39，$P<0.001$）。

静脉血栓栓塞的基础与强化治疗

自初始评估后，约 2/3 PE 患者预后较好。这些患者通常不会到心血管专科医生处就诊，但这些患者是接受基础抗凝治疗的适宜人群。经过慎重选择的低危 PE 患者，如果能具备可靠的规律的家庭医生指导并协同家庭及社会支持，通过门诊治疗也能收到不劣于住院治疗的效果。这一点已在临床研究（多数在欧洲）中获得证实。

解剖上达范围股静脉及股髂静脉 DVT 患者的强化治疗指药物机械干预，包括经导管辅助的低剂量溶栓及血栓的机械破坏。2011 年 AHA 科学声明中指出，这一治疗"有理由作为那些有选择的，低危出血并发症的患者的预防血栓后综合征的首选治疗手段"。AHA 的建议同时推荐所有 DVT 患者穿着到达膝部的逐级弹力加压袜 30～40mmHg 至少 2 年。

对于大块型肺栓塞患者，AHA 科学声明建议那些"出血并发症风险在可接受范围"内的患者接受溶栓治疗。AHA 认为对于大块型肺栓塞并有溶栓禁忌的患者，经导管血栓粉碎去除或外科手术血栓清除是可以考虑的手段。对于亚大块型肺栓塞，AHA

建议那些出血风险低且合并严重右心室功能障碍的、严重心肌坏死的或呼吸功能不全恶化的患者接受溶栓治疗。对于亚大块型肺栓塞，AHA 认为经导管或外科手术血栓清除"可以考虑"。

深静脉血栓

强化治疗通常适用于年轻的，其他情况健康的患者，这些患者患有上肢近段或髂股静脉 DVT 且症状严重。溶栓治疗应当使用导管进行，以药物便能够直接到达阻塞的深静脉系统。NHLBI 资助的 ATTRACT 研究（acute venous thrombosis：thrombus removal with adjunctive catheter-directed thrombolysis，ClinicalTrials. gov 注册号：NCT00790335）试图探讨基于导管的溶栓治疗是否能够安全地预防近段 DVT 患者血栓后综合征及改善患者生活质量。大范围或症状严重的 DVT 患者，如果溶栓失败或有溶栓禁忌时，可考虑采用外科手术清除血栓。

肺栓塞的强化治疗

指南共识推荐大块型肺栓塞的患者接受强化治疗。美国 FDA 已批准重组组织型纤溶酶原激活物（100mg）在 2h 内持续输注的方法对急性大块型肺栓塞进行溶栓治疗。亚大块型肺栓塞的溶栓治疗仍然存在争议。然而，PEITHO 研究（pulmonary embolism in thrombolysis study，ClinicalTrials. gov 注册号：NCT00639743）计划随机 1000 例患者，比较奈替普酶与安慰剂，研究结果于 2013 年公布。

溶栓治疗的目的是快速降低右心室的压力负荷，稳定血流动力学状况并使气体交换正常化。除能迅速改善右心室功能外，溶栓治疗还有助于预防慢性血栓栓塞性肺动脉高压的发生。所有考虑接受溶栓治疗的患者均需要接受慎重的筛选，以预防出血并发症的发生。溶栓治疗最可怕及严重的并发症是颅内出血。即使在有经验的中心，溶栓治疗的严重出血并发症仍然是一个问题，特别是在临床研究人群以外的患者中更是这样。在 104 例使用阿替普酶治疗急性 PE 但并未参与临床研究的患者中，严重出血事件发生 20 例（19％）。9 例（45％）患者主要出血部位未知，6 例（30％）位于胃肠道，3 例（15％）位于腹膜后，1 例（5％）为颅内，1 例（5％）为脾出血。严重出血事件的独立预测因素包括由于体循环低血压而使用儿茶酚胺类药物、合并疾病，例如肿瘤、糖尿病及溶栓前 INR 升高。

对于溶栓治疗有严重禁忌或最初进行溶栓尝试失败的患者，应考虑使用导管辅助的血栓清除或外科手术血栓清除。导管辅助血栓清除是一项新兴技术,通常但不必须结合小剂量"局部溶栓"治疗,粉碎或抽吸血栓,被称为"药物机械"治疗。一项对 35 项研究共计 594 例患者的系统回顾显示,这一技术的临床成功率可达 87%,操作相关的严重及轻微并发症的风险相对较低。一种可行技术是基于导管定向的超声溶栓术,这一技术似乎能迅速降低血栓负荷,快速逆转右心室扩大。

外科血栓清除术适用于溶栓或基于导管的治疗失败或有禁忌的患者,或那些反向栓塞,持续右心血栓或移动血栓的患者。外科血栓清除术需要正中剖胸及体外循环,对于大的中心性血栓效果最好。

抗凝治疗的疗程

VTE 患者接受抗凝治疗的最佳疗程需要对患者初次患病后 VTE 复发的长期风险进行评估后制订(图 38-10)。一项基于人群的研究建议对于病因明确的患者进行 3~6 个月有限期抗凝,而对于出血相对风险较低的特发性 VTE 的患者进行无限期抗凝。由于 VTE 合并恶性疾病的患者复发的风险也较高,这些患者只要肿瘤活动,通常需要长期接受抗凝,这一抗凝时限通常难以甚至无法确定。尽管没有循证医学支持的指南规定,在患者接受 VTE 的标准治疗后,通常结合 D 二聚体测定及下肢静脉影像学检查以明确最佳抗凝疗程。

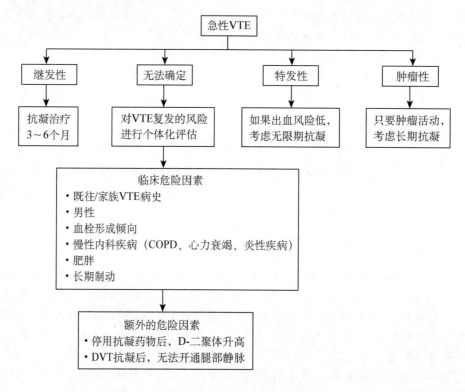

图 38-10

在最初 6 个月抗凝治疗之后,多数需要无限期使用华法林抗凝的患者继续接受标准强度的抗凝治疗,目标 INR 为 2~3。另一种证明安全有效的低强度抗凝治疗是目标 INR 为 1.5~2.0。按这一目标,患者可按每 2 个月测量一次 INR 的频率管理。

下腔静脉滤器

下腔静脉(IVC)滤器适用于大块型或亚大块型肺栓塞且溶栓治疗或血栓清除术有禁忌或无法进行的患者。IVC 滤器也适用于标准抗凝治疗有禁忌的患者,例如有活动出血的患者。IVC 滤器能降低 PE 的短期风险,但能增加 DVT 的长期风险。IVC 滤器并不能终止血栓形成的过程,但会带来血管穿刺部位及其他的并发症,例如断裂及碎片栓塞。与永久性滤器相比,可回收 IVC 滤器可在置入数月后移除,为那些有一过性抗凝禁忌的患者提供了安全而有效的替代治疗。

IVC 滤器的置入曾有一过性增长的趋势,自 1985—2006 年,约有 803 000 只滤器置入患者体内,

285 000 只用于 PE 患者,360 000 只用于仅有 DVT 的患者,还有 158 000 只用于无以上两种情况者。自可回收滤器出现以来,使用有既无 PE 也没有 DVT 的具有 PE 风险的患者接受滤器置入的比例大幅度增加。这部分患者在可回收滤器出现前即出现滤器置入增加的趋势,在 2001－2006 年增长约 3 倍。美国永久及可回收滤器使用的增加提示应用指征的放宽。

多数可回收滤器并未回收,甚至未尝试做回收。在一项 144 例接受可回收滤器置入的社区患者的研究中,在评价 4.6 个月内,仅有 14 例(10％)尝试了对滤器进行回收。14 例患者中,10 例(71％)滤器成功回收。144 例患者中,12 例(8.3％)无出血并发症,并发症的半数发生在置入后 3 个月内。3 例患者(2.1％)出现滤器栓塞,1 例(0.7％)出现新发 DVT 及新发 PE,2 例(1.3％)出现滤器移位。2010 年,FDA 表示了对这些可回收滤器的关注,这些滤器计划在患者 PE 的风险降低后回收,但事实上并未这样做。IVC 滤器的长期风险包括但不仅局限于下肢深静脉血栓、滤器断裂、滤器移位、滤器栓塞及 IVC 穿孔。

2011 年 AHA 科学声明建议下列患者适宜接受 IVC 滤器置入:①有抗凝治疗禁忌证;②尽管接受了充分抗凝治疗,仍然 PE 复发;③心肺储备极差,包括大块型肺栓塞。

预　防

使用 UFH、LMWH 或磺达肝癸钠进行药物预防能降低普外科手术及急性重症内科住院患者 VTE 的风险。VTE 血栓预防治疗也可以降低外科患者全因素死亡的风险。然而,没有证据提示 VTE 药物预防治疗能给一般内科住院患者带来病死率方面的获益。因此 LIFENOX 研究者向国际多中心随机双盲研究在序贯加压袜的基础上,比较了联合使用依诺肝素或安慰剂预防治疗是否能给急性重症患者带来全因素死亡方面的获益。患者在序贯加压袜的基础上随机接受依诺肝素(40mg/d)或安慰剂。主要有效性终点是随机后 30d 的全因素死亡率。主要安全性终点是在治疗期及接受后 48h 内的严重出血事件。在全部 8307 例患者中,4171 例接受了加压袜及依诺肝素治疗,4136 例接受了加压袜及安慰剂治疗。依诺肝素组 30d 全因素死亡率为 4.9％,安慰剂组为 4.8％(RR:1.0,95％ CI:0.8～1.2,P=

0.83)。严重出血率依诺肝素及安慰剂组分别为 0.4％及 0.3％(RR:1.4,95％ CI:0.7～3.1,P=0.35)。因此,依诺肝素联合使用加压袜与单独使用加压袜相比,并未显示出能带来全因素死亡率的获益。

尽管缺乏内科重症患者全因素死亡方面的获益,VTE 预防仍然是 DVT 及 PE 的标准治疗。美国胸科医师协会指南建议“每家医院制订针对 VTE 预防的标准策略”。估计仅在美国,每年约 800 万内科及 400 万外科住院患者是 VTE 的中高危风险患者。预测模型研究提示每年每 100 例急性重症内科住院患者中,2 例出现 VTE。在证实研究的 5 年内,VTE 每年预计带来约 50 000 例 VTE 相关的死亡,28 000 例复发 DVT 及 6700 例复发 PE,140 000 例血栓后综合征及 5000 例血栓栓塞性肺高压。

在基于患者的荟萃分析中,比较了内科患者使用依诺肝素及 UFH 对 VTE 预防的作用,与 UFH 5000U 每日 2～3 次相比,依诺肝素(40mg)能降低 VTE 约 1/3。与安慰剂相比,无论是 LMWH 还是 UFH 均能降低 50％以上有症状的 PE 的风险。

值得提醒的是,即使是住院的患者仍不一定接受注射抗凝药物的治疗。一项研究纳入了连续 250 例给予 UFH 或 LMWH 预防 VTE 治疗的患者。接受 LMWH 的患者的依从性(95％)明显优于 UFH 每日 3 次(88％)或 2 次(87％,P<0.001)。接受 LMWH 的患者更多能按时接受治疗(77％),优于 UFH 每日 3 次(54％)及 2 次(45％,P<0.001)。最常见的用药剂量不足的原因是患者拒绝,能解释 44％使用 UFH 及 39％使用 LMWH 患者用药剂量不足的原因。教育患者,向其解释 VTE 预防治疗的意义能提高患者住院期间的用药依从性。

尽管住院患者使用 VTE 预防治疗应当是普遍的,但预防失败综合征仍然普遍存在。ENDORSE 研究(急性住院患者静脉血栓栓塞风险及预防,the venous thromboembolism risk and prophylaxis in acute hospital care setting)是一项多国横断面研究,入选 358 家医院的 68 183 例患者,45％外科患者,55％内科患者。50％为至少中等的 VTE 风险。在风险中的外科患者中,58％接受指南推荐的预防治疗,而内科患者仅 40％接受预防治疗。相应的,内科住院患者 VTE 的风险仍然是意料外的高。ENDORSE 研究者发现建立院内的 VTE 预防方案并落实实施能提高患者接受预防治疗的比例。

肿瘤患者静脉血栓栓塞的预防

PROTECHT 研究(肿瘤化疗患者使用低分子肝素预防静脉及动脉血栓栓塞,prevention of venous and arterial thromboembolism in cancer patients undergoing chemotherapy with a low molecular weight heparin)探讨了使用那屈肝素(3800U/d)与安慰剂预防 VTE 的效果,入选者 1150 例,均为可活动的接受化疗的转移或局部晚期的实体瘤患者。那屈肝素将 VTE 的风险降低接近 50%,由 3.9% 降至 2.0%。SAVE ONCO 研究(评价 AVE5026 预防肿瘤化疗患者静脉血栓栓塞的研究,evaluation of AVE5026 in the prevention of venous thromboembolism in cancer patients undergoing chemotherapy)探讨了 semuloparin(20mg,每日 1 次)与安慰剂对照,在转移或局部晚期肿瘤患者中的应用。Semuloparin 在开始新化疗疗程时使用,直至方案改变时。血栓栓塞事件由对照组的 3.4% 降至 Semuloparin 组的 1.2%(P<0.001),两组间严重出血事件没有明显差异(1.2% vs.1.1%)。

院内预防的落实

在最有效的 DVT 预防策略中,多采用了计算机决策辅助系统,例如目前伯明翰妇女医院目前使用的多屏幕电子预警系统提示 VTE 预防。电子预警系统能随时提供有效预警,通常能降低 VTE 风险的 50% 并具有优异的成本效益比。院内使用电子预警系统提示预防 VTE 优于人工预警,即由医疗人员提示住院医生某患者是 VTE 的高危人群但未接受预防治疗。

髋关节置换、膝关节置换及髋部骨折

每年有超过 800 000 例美国患者接受髋关节或膝关节置换,而美国胸科医生协会(ACCP)和美国矫形外科医生协会(AAOS)的指南对于接受矫形外科手术的高危患者是否需要接受 VTE 预防治疗存在争议。AAOS 强调预防的最终目的是预防 PE。然而强化抗凝治疗预防无症状 DVT 会带来伤口血肿、感染、疼痛加重、费用增加及延长住院时间。直到最近,AAOS 还批准了阿司匹林作为 VTE 预防的一种方法,而 ACCP 则指出,阿司匹林用于 VTE 预防是无效的。

这一争议促使 AAOS 及 ACCP 对现有资料再次评估。在 2011 年 9 月 24 日,AAOS 彻底修改了

指南,特别停用了阿司匹林(框 38-3)。而同期,ACCP 对资料进行了评估,在其于 2012 年公布的指南中,将阿司匹林作为高危矫形外科患者术后 VTE 预防的一种合理手段。这一结论基于 PEP 研究(肺栓塞预防,pulmonary embolism prevention),该研究纳入 13 356 例因髋部骨折接受手术的患者及 4088 例择期接受全髋关节或膝关节置换的患者。PEP 研究的方法设计最初被认为有瑕疵,但最近的审核认为

框 38-3　美国矫形外科医师学院对择期髋膝关节置换术静脉血栓栓塞预防的指南

1. 我们不建议术后常规多普勒静脉超声筛查(推荐等级:强)
2. 目前的证据尚不清楚除 VTE 病史外,其他因素是否明确会增加接受择期髋膝关节手术患者术后 VTE 的风险(推荐等级:尚未定论)
3. 应对患者已知的出血风险进行评估(如血友病),活动性肝病也应注意,这些情况可进一步增加出血及出血相关的并发症的风险(推荐等级:专家共识)
4. 建议患者在接受择期髋膝关节手术前停用抗血小板药物(推荐等级:中)
5. 推荐接受择期髋膝关节手术的患者,如果 VTE 或出血的风险不超过手术本身时,使用药物和(或)机械加压装置预防 VTE(推荐等级:中)
6. 目前的证据尚无法确定何种预防策略最优或较优,因此我们无法推荐这些患者应采用或不用哪些特定的预防手段(推荐等级:尚未定论)
7. 接受择期髋膝关节手术的患者,如有 VTE 病史,应接受药物预防并使用机械加压装置(推荐等级:专家共识)
8. 接受择期髋膝关节手术的患者,如有出血性疾病(如血友病)和(或)活动性肝病应使用机械加压装置预防 VTE(推荐级别:专家共识)
9. 接受择期髋膝关节手术的患者,应早期活动。早期活动价廉,能减少患者风险且与目前实践一致(推荐级别:专家共识)
10. 推荐接受择期髋膝关节手术的患者使用轴索麻醉,如鞘内、硬膜外或腰麻,从而减少失血,尽管现有证据并不支持轴索麻醉可减少静脉血栓栓塞性疾病(推荐级别:中)
11. 目前证据不能确定下腔静脉滤器能减少预防择期髋膝关节手术且有化学预防禁忌证和(或)伴有 VTE 疾病的患者肺栓塞的发生。因此我们无法推荐或反对使用滤器(推荐级别:尚无定论)

其方法设计良好。使用阿司匹林有吸引人的地方：该药价廉，通过口服给药，不需要实验室监测，出血事件风险相对较低。在PEP研究中，患者每日接受160mg阿司匹林或安慰剂。在髋部骨折的患者中，使用阿司匹林治疗带来PE的风险降低43%，有症状的DVT风险降低29%，每1000例接受治疗的患者中，阿司匹林能预防4例致命性PE。在择期接受全膝或髋关节置换的患者中，阿司匹林降低VTE风险19%。

尽管对阿司匹林研究的再次评价获得阳性结果，多数VTE专家建议使用非阿司匹林为基础的VTE药物预防。替代药物治疗方案包括LMWH，磺达肝癸钠(2.5mg每日1次)或华法林。新型口服抗凝药物也在全球内获得外科髋膝关节置换术后VTE预防的适应证。例如，在2011年7月，FDA批准了直接Xa因子抑制药利伐沙班作为髋关节置换术后VTE预防用药，使用剂量为10mg每日1次，直至术后35d；膝关节置换术后使用至术后12d。2011年5月，欧盟批准了直接Xa因子抑制药阿哌沙班预防用药，髋关节置换术后使用剂量为2.5mg每日2次，至术后32~38d，全膝关节置换术后用至术后10~14d。

机械预防

对于有风险的患者，如果不适宜接受药物血栓预防，应考虑使用机械预防措施，包括逐级弹力加压袜及间歇性气压装置。对于普外可手术，间歇性气压装置似乎性价比较高。然而，达大腿部的逐级加压袜在大型随机对照临床研究中并未显示出能降低大面积卒中患者近段DVT的风险。在一项腹部大手术后VTE预防的临床研究中，间歇气压装置基础上联合使用磺达肝癸钠2.5mg每日1次与单独使用间歇气压装置相比，VTE的风险降低70%。

非传统预防手段

维生素E

女性健康研究入选39 876例女性，随机接受预防剂量维生素E(600U)或安慰剂。经过中位数10年的随访后，接受维生素E治疗的女性VTE风险降低21%。这一降低在那些随机前已发生VTE的患者中更为明显(降低44%)，在有因子V Leiden突变或凝血酶原基因突变的患者中也是如此(降低49%)。

他汀

在JUPITER研究(使用他汀一级预防的评价：瑞舒伐他汀的干预研究，justification for the use of statins in primary prevention；an intervention trial evaluating rosuvastatin)中，17 802例低密度脂蛋白胆固醇(LDL)低于130mg/dl且高敏C反应蛋白(hs-CRP)水平≥2.0mg/dl的健康受试者随机接受瑞舒伐他汀(20mg每日1次)或安慰剂治疗。预设的有症状的VTE终点事件在瑞舒伐他汀组降低43%(P=0.007)。值得提及的是，他汀不增加出血风险。

预防疗程及出院后预防治疗的延长

FDA已批准在1周短期的院内初始VTE预防治疗后，腹部或盆腔肿瘤手术后及髋关节置换术后，患者接受3周的依诺肝素延长治疗。

外科术后及急性内科重症患者出院后，VTE的风险仍持续存在，然而，没有研究显示出这类人群接受延长期的VTE预防治疗能带来临床获益。

EXCLAIM研究(急性内科重症患者延长临床预防研究，extended clinical prophylaxis in acute III medical patients)入选5963例患者，随机前平均使用开放标签的依诺肝素(40mg，每日1次)治疗10d，之后随机接受依诺肝素继续治疗或安慰剂注射28d。与安慰剂治疗相比，延长使用依诺肝素治疗能降EXCLAIM治疗人群的VTE风险由4.0%降至2.5%。主要获益反应在有症状的近段DVT的风险降低4倍，与安慰剂对比，延长使用依诺肝素预防能明显增加严重出血风险，由0.3%增加至0.8%。

MAGELLEAN研究(比较利伐沙班与依诺肝素预防住院内科重症患者静脉血栓栓塞的安全性及有效性的多中心随机平行研究，the multicenter，randomized，parallel group efficacy and safety study for the prevention for venous thromboembolism in hospitalized medically III patients comparing rivaroxaban with enoxaparin)入选8101例内科重症患者，比较使用口服利伐沙班(10mg每日1次)作为VTE的延长期预防与6~14d皮下使用依诺肝素(40mg每日1次)的安全性及有效性。在第10日，主要安全性终点，以及VTE及VTE相关的死亡在两组中的发生率均为2.7%。然而在35d时，主要终点事件在延长使用利伐沙班组中的发生率明显低于依诺肝素组(4.4% vs.5.7%，HR：0.77，95% CI：0.62~0.96，P=0.02)，但利伐沙班的获益被其治疗相关的严重出血事件及临床有意义的次要出血事件增加抵消，在1~10d时为2.8% vs.1.2%，11~35d时为1.4% vs.0.5%。

ADOPT研究(急性内科疾病患者使用阿哌沙班预

防血栓相关事件的研究,the study of apixaban for the prevention of thrombosis-related events in patients with acute medical illness)入选 6528 例内科疾病住院患者。患者随机接受口服阿哌沙班 2.5mg 每日 2 次共 30d 或皮下使用依诺肝素 40mg 每日 1 次共 6～14d。主要有效性终点为 30d 时 VTE 相关的死亡,PE,有症状的 DVT 或无症状的腿部近段 DVT(通过系统性双侧加压超声探查,在 5～14d 及 30d 时检查)。利伐沙班组主要有效终点事件发生率为 2.71%,依诺肝素组为 3.06% ($P=0.44$)。30d 时严重出血事件阿哌沙班组为 0.47%,依诺肝素组为 0.19%($P=0.04$)。对于内科疾病患者,使用阿哌沙班进行延长期预防与短期使用依诺肝素相比并无优势。

现代关于内科疾病患者延长期使用 VTE 预防治疗的临床研究提示,需要改进目前的预测模型,以识别那些出院后仍由较高 VTE 风险的一小部分患者。IMPROVE 注册研究(静脉血栓栓塞药物治疗的国际注册研究,the international medical prevention registry on venous thromboembolism)发现,VTE 最重要的危险因素是既往 VTE 史,已知血小板增多症、肿瘤、年龄 60 岁以上、下肢瘫痪、制动超过 1 周,在 ICU 住院治疗。另一项方法是使用 Padua 预测模型识别发生 VTE 的最高危的内科疾病患者。在此模型中,VTE 风险最高的内科疾病患者得分 4 分或以上(表 38-7)。

表 38-7　Padua 预测评分：风险评价模型(静脉血栓栓塞风险高危定义为≥4 分)

基线特征	评分
活动性肿瘤	3
既往静脉血栓栓塞病史	3
活动较少	3
血小板增多	3
近期创伤/外科手术	2
年龄≥70 岁	1
心脏或呼吸衰竭	1
急性心肌梗死或缺血性卒中	1
急性感染或风湿疾病	1
肥胖(BMI≥30)	1
接受激素治疗	1

结　　论

我们的最终目标是根除院内获得性 VTE。循证医学研究提示 VTE 预防治疗应侧重于急性重症患者,这部分患者多数未接受指南推荐的药物治疗。院内患者 VTE 的预防状况正在改善,但仍不充分。电子预警系统能提示未接受预防性治疗的高危患者,保证患者按医嘱用药仍十分重要。然而需要进行更多的临床研究以识别最接受出院后继续药物 VTE 预防的获益最大的患者。

第 39 章
肺动脉高压的治疗

Treatment of Pulmonary Arterial Hypertension

Alexander R. Opotowsky and Michael J. Landzberg

李　妍　孙冬冬　译

诊 断 原 则

既往"原发性"肺动脉高压（PPH）或不明原因的肺动脉高压的定义只包括少数肺动脉高压患者。新型肺动脉高压（PAH）的定义包括 6% 的家族型肺动脉高压和非家族性特发性肺动脉高压（iPAH），它们是一系列具有共同生理、血流动力学、病理及解剖学改变的一类疾病。新型肺动脉高压的共同特点使得探究其发病机制及治疗原则成为可能。肺动脉高压患者的平均肺动脉压≥25mmHg，左心疾病、肺实质疾病或低氧血症是肺动脉高压的常见病因（表 39-1）。对于有潜在病因的肺动脉高压患者，病因治疗可能有效，目前进行的研究也在评估血管扩张药对此类患者是否有效。对于此类患者的治疗，本章不再赘述。

表 39-1　继发性肺动脉高压的潜在病因及诊断方法

继发性肺动脉高压的潜在病因	诊断方法
慢性血栓栓塞性肺动脉高压	通气/灌注扫描，CT 或造影
肺静脉阻塞	MRI、CT、心导管检查
先天性心脏病	超声心动图、MRI
左房高压	超声心动图、脑钠肽、侵入性血流动力学监测
气道疾病	肺功能检测、动脉血气分析
低通气	睡眠监测
间质性肺疾病	肺功能检测、动脉血气分析、胸部 CT
风湿性疾病	血清学检查、组织活检、胸部 CT
肝硬化	肝功能检测、超声心动图、CT、活检
肺动脉狭窄	通气/灌注扫描、造影、MRI
血红蛋白病	血细胞计数及涂片、蛋白电泳

流行病学特点

自 1981 年起的多项注册研究报道，美国和欧洲每年 iPAH 新增病例为 100 万～200 万。PAH 相关的暴露因素和合并症如图（框 39-1）。硬皮病是关键危险因素之一，当出现 CREST 综合征、钙质沉着、雷诺综合征、食管侵及、指端硬化及毛细血管扩张时，PAH 的发病率高达 12%～14%；人 HIV 病毒感染后，PAH 发病率为 0.5%；门脉高压患者 PAH 发病率为 0.25%～2%。iPAH 及 PAH 在女性中的发病率为男性的 2 倍或更高，机制不明。严重肺动脉高压合并心脏瓣膜病、心肌病、近端或远端慢性血栓栓塞性疾病的治疗原则及预后不尽相同（表 39-1）。

流行病学调查研究提示，如果不给予治疗，PAH 的病因和预后无关。其中位生存时间为 2.8～3.4 年（图 39-1）。患者生存率与右心室功能相关，评估右室功能的方法包括心排血量、混合静脉氧饱和度、右心室压力、运动耐量如 6min 步行距离等。

框 39-1　　肺动脉高压相关暴露因素和合并症

触发因素

神经系统药物（右旋苯丙胺、阿米雷司、氟苯丙胺）

儿茶酚胺（可卡因、嗜铬细胞瘤）

门脉高压/肝硬化

结缔组织病（硬皮病、混合结缔组织病、系统性红斑狼
　疮、风湿性关节炎）

感染（HIV、血吸虫病）

心内或血管内大的分流

骨髓增殖性疾病

镰状细胞贫血、血红蛋白病、血小板疾病

摄入毒素（如左旋色氨酸、毒油）

根据患者确诊艾森门格综合征的年龄，不同患者的 10 年生存率为 58%～80%。严重肺动脉高压合并

艾森门格综合征或心内分流伴发绀患者生存率高的原因目前尚不清楚，可能是由于心内分流使得患者能够耐受肺动脉高压的状态。

肺动脉高压病理改变

目前认为遗传易感因素及外界刺激因素共同参与了肺动脉高压的病理生理改变。在众多危险因素中，肺血管内皮损伤是关键。内皮损伤包括内皮功能障碍、生长因子和细胞因子失衡、凝血功能异常、血小板-内皮细胞-白细胞作用失衡等。有丝分裂原、血管收缩或舒张因子失衡，如内皮素、前列环素、一氧化氮（NO）等可导致炎症反应（图 39-2），从而导致肺血管收缩、血管平滑肌细胞增殖、原位血栓形成并加剧血管损伤。

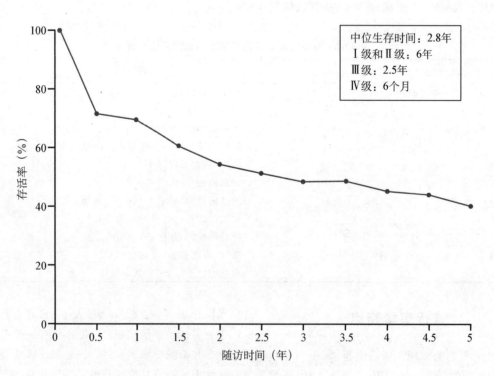

中位生存时间：2.8年
Ⅰ级和Ⅱ级：6年
Ⅲ级：2.5年
Ⅳ级：6个月

图 39-1　严重肺动脉高压未治疗患者生存率（WHO 功能分级）

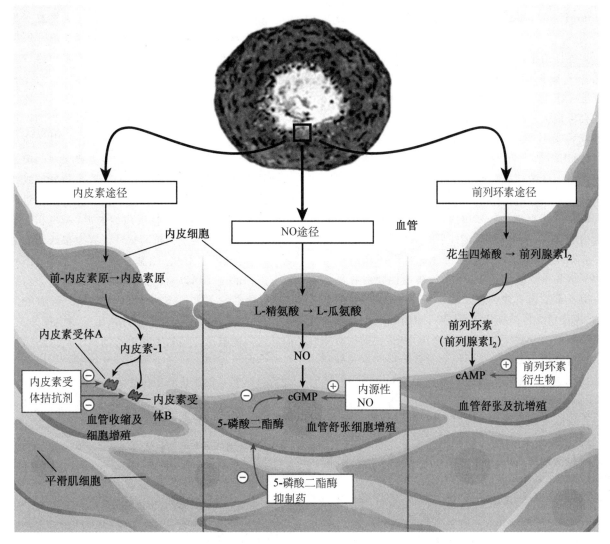

图 39-2　特发性肺动脉高压发病的血管炎症机制

诊断及危险分层

　　PAH 患者症状不典型,常在就诊于其他疾病时发现,也常在 PAH 家族筛查或明确具有 PAH 危险因素的人群中发现,症状包括呼吸困难、心绞痛、胸闷或胸痛、肿胀感、体液潴留或晕厥。右心室功能衰竭或第二心音肺动脉瓣响亮时,提示 PAH。对于肝硬化或硬皮病患者,经胸超声心动图(TTE)是诊断 PAH 的主要手段。三尖瓣流速反映右心室和肺动脉压力,同时 TTE 可测量其他参数并用于 PH 或 PAH 的诊断。右心室扩张和功能障碍的参数,包括低位三尖瓣环平面收缩偏移;肺血管阻力增加参数,如加速时间增快或右心室流出道收缩中期波形切

迹;右心室后负荷增加间接指标,如室间隔收缩期波形变平等,都提示可能存在 PAH。虽然超声心动图可准确评估心室收缩功能,对于压力和舒张功能的测量却只是预测值。因此,心导管检查对于 PAH 诊断的意义更大。心导管检查需检测右心及左心压力、血流、阻力等,局限性造影也可考虑,这些参数对于 PAH 的诊断和预后判断非常重要。血流动力学检查包括肺血管扩张药物后,观察肺血流及阻力变化。有氧或无氧 NO 吸入、吸入或静脉给予特异性前列环素、静脉给予乙酰胆碱或腺苷是观察肺血管床反应性的重要手段。心导管检查需在有经验的心脏中心施行,以提高检查准确性,降低有创操作的风险。总的来说,心导管测量的肺动脉平均压>25mmHg(或收缩压高于体循环血压的 1/3～1/2),

可诊断为肺动脉高压。用力情况下平均肺动脉压＞30mmHg时,可进行运动诱发试验,但临床意义不明。

急性给予肺血管舒张药后,平均肺动脉压应降低20％或更多,伴有肺动脉血流改善,但具体诊断标准临床上不统一。实际临床上10％～20％的患者会出现上述反应,提示此类患者处于PAH早期阶段或病变不严重。对于肺血管舒张药有反应的患者,使用钙拮抗药(CCBs)治疗可能改善PAH并改善预后。诊断肺血管舒张药有反应患者的标准目前不统一,与降低基线值20％比较,降低40mmHg时的诊断可能更准确。采用降低40mmHg为标准筛查出的患者,给予CCBs治疗后疗效好。

既往认为,急性肺血管舒张反应对于患者的危险分层和治疗极为重要。然而,在急性肺血管舒张反应不良的患者中,PAH治疗新型药物,如前列环素、内皮素受体拮抗药、5-磷酸二酯酶抑制药都显现出了较好的疗效。在PAH诊断过程中,辅助检查和鉴别诊断极为必要。肺部疾病患者应行胸片及肺功能检测,肺功能检测包括弥散试验、高分辨率胸部CT、肺血管造影、通气/灌注(V/Q)扫描等。血清学检查排除自身免疫性结缔组织病、肝肾功能检查、白细胞计数,必要时HIV检测等都十分必要。进一步评估包括腹部超声、门静脉血流测定、肝-脾扫描、睡眠监测等(表39-1)。上述检查对于患者的个体化治疗,如吸氧、气道正压通气、器官移植、外科肺动脉内膜剥脱、肺动脉球囊扩张等具有指导意义。

6min步行距离,心肺运动试验测量最大耗氧量已成为评估患者功能储备的常规检查手段,可预测患者生存率和对治疗的反应。可通过重复6min步行距离试验观察患者功能储备的变化情况。NYHA分级和修订的WHO分级(框39-2)与患者功能储备评估及预后相关,这些指标已用于PAH的RCT研究。呼吸困难Borg评分也用于RCT研究,但其判断患者预后的价值仍待阐明。与心力衰竭相似,肌钙蛋白、心房钠尿肽等血清学指标似乎也可用于PAH严重程度评估及预后判断。

目前治疗方法

CCBs(钙离子拮抗药)是公认有效的PAH(肺动脉高压)治疗药物。钙离子拮抗药的使用取决于肺动脉高压的血管收缩类型,预想的肺动脉高压大部分因为小肺动脉收缩功能的调节异常而且表现为

血管内膜纤维化、中膜肥厚、新生血管丛损伤。虽然迄今为止没有随机对照试验证实不同类型钙离子拮抗药的疗效和风险,但是现在仍使用硝苯地平原型制剂给予少部分患者作为心内导管介入术中血管收缩药的急性给药。为取得良好的治疗效果,治疗肺动脉高压的钙离子拮抗药剂量要显著高于治疗体循环动脉高压。这种剂量的需要量是不可预测的而且可能伴随相当大的不良反应。因此,心脏内部肺动脉压力检测下的剂量反应试验才能更典型地确定最终有效的目标剂量。大多数中心推荐采用分等级的方法获得这一目标剂量以减少因全身脉管系统对药物的自身调节产生的不良反应。最近,一些非受控的数据库显示钙离子拮抗药也许没有原来认为的那么有效,可能需要对"急性血管舒张反应性"做出一个更严格的定义用以明确哪些人群对于这一类药物有效。随着多种口服选择性肺动脉舒张药物的出现,单纯的钙离子拮抗药的治疗作用变得模糊不清,而且它们的临床应用差别很大。钙离子拮抗药治疗有负性肌力作用而且通常被认为禁用于右心房压力增高或显著心排血量降低的患者。

框 39-2 WHO 肺动脉高血压的功能分级

Ⅰ级:患者有肺动脉高压但体力活动不受限制。正常活动不会导致过度呼吸困难或者疲乏、胸痛、晕厥等症状

Ⅱ级:患者有肺动脉高压,体力活动轻微受限。静息状态下无症状,但正常活动会导致呼吸困难,或者疲乏、胸痛、晕厥等症状

Ⅲ级:患者有肺动脉高血压,体力活动明显受限。静息状态下无症状,但轻微活动即可导致呼吸困难,或者疲乏、胸痛、晕厥等症状

Ⅳ级:患者肺动脉高压导致不能从事任何体力活动。病人静息状态下即可出现明显右侧心力衰竭症状伴呼吸困难和(或)疲乏。从事任何体力活动均可导致不适症状加重

华法林、吸氧、地高辛及利尿药等被称为"传统肺动脉高压治疗"手段的疗效尚不清楚。华法林的治疗获益被推测来自于一项单中心回顾性研究的子集分析,而且基于肺部活检和尸检数据证明在肺部脉管系统原位会形成血栓。应用华法林治疗通常会考虑到患者的出血风险,国际标准化比值(INR)通常控制在2.0～3.0。最近关于肺动脉高压其他药物治疗的多中心随机对照试验提示51％～86％受

访患者使用了口服抗凝药。

　　肺动脉高压患者短期给予地高辛对于血流动力学状态有积极影响。然而,对于肺动脉高压引起的右心功能不全患者长期给予地高辛的疗效尚无相关研究。在这种情况下短期给予地高辛治疗的方法已经在逐渐减少,在最近的多中心随机对照试验中只有 18%～53% 的患者采用了地高辛的治疗。利尿药可能会对容量控制有所帮助,但是同样在慢性状态下未经研究证实。最近关于肺动脉高压其他药物治疗的多中心随机对照试验提示 49%～70% 受访患者使用了利尿药。除了对一些患有慢性肺部疾病和低氧血症的患者外,吸氧疗法的效果未经证实。在过去的几十年中,肺动脉高压的血管收缩单层模型已被前面所提到的血管炎性机制及初始损伤和疾病进展等其他发病机制所替代。新治疗方法的引入反映了人们对疾病病理机制认识的变化。对于大多数患者的影响,现代治疗手段集中于趋药性介质,细胞的增殖和血管活性多肽和生长因子的分化和调节。这些介质通常包括前列腺素（Ⅳ,吸入型和口服型）、内皮素拮抗药和磷酸二酯酶（PDE）抑制药。

前列环素

　　最早期的随机对照试验关注前列环素Ⅳ（依前列醇）的应用。与对照组单独使用传统疗法相比,依前列醇加传统疗法的试验组显示更高的生存率和更好的运动耐量,提高了心排血量而且降低了肺血管阻力。这些结果在特发性肺动脉高压和硬皮病相关的肺动脉高压患者中均得到了证实,而且多个后续研究的长期临床获益如图所示（图 39-3）。然而,使用依前列醇的个人和商业成本是多变的,需要通过购买连接深静脉置管的个人药物泵和每天人工混合药物来达到持续给药。常见的药物副作用包括面部潮红、头痛,每餐第一次咀嚼时特殊的下颌关节痛、骨和肌肉痛,局部和全身感染、恶心、腹泻、低血压,快速抗药反应和在撤药后出现的可能威胁生命的 PH 反弹。标准剂量为 $0.5\sim2.0ng/(kg \cdot min)$,计量的调整基于疗效和快速抗药反应,标准剂量持续 $3\sim10d$,然而初始状态需要更快的滴速。最后剂量可能会稳定不需要增加药量。定期有创的血流动力学状态评估用来确保合适的药物剂量以防药物过量。目前这一药物治疗方法已被美国 FDA 批准治疗 WHO 功能分期处于Ⅲ期、Ⅳ期的肺动脉高压。药物花费大概为每年 33 000～75 000 美元,疗效有

限,提高 6min 步行距离 20～30m,3 年生存率提高到 63%。治疗开始前生存的预测因子包括功能分级（假如 6min 步行试验<250m 则预后较差）,心排血指数,平均右房压力;治疗 1 年的生存预测因子包括心输出指数的提高和右房压力的减少。

　　经右心导管确认的多中心随机对照试验显示其他类型的前列环素有良好的治疗效果。这项曲罗尼尔研究旨在评价前列环素的三环联苯胺类似物皮下注射疗效。这项 12 周的双盲的随机对照试验包括 470 例患者（其中 81% 为女性）,平均年龄 44 岁,肺动脉高压病因不同:其中 271 例特发性肺动脉高压患者,90 例患结缔组织病,109 例患先天性心脏病。WHO 功能分级Ⅱ级患者占 12%,Ⅲ级患者 81%,Ⅳ级患者 7%,基线 6min 步行平均距离为 327m。研究药物的初始剂量为 $1.25ng/(kg \cdot min)$,剂量每周逐渐递增。研究终点为 6min 步行试验距离和血流动力学指标的提高。试验结论为 6min 步行试验距离的组间差异仅有 10m。然而当最终可耐受剂量增长时组间差异也会增大,当药物剂量达到 $13.8ng/(kg \cdot min)$ 以上时有 (36.1 ± 10) m 的增长。临床获益会持续到治疗的 18 个月,最常见的不良反应有注射区域的疼痛。其他不良反应与使用依前列醇时相同。进一步研究证明曲前列环素Ⅳ（Remodulin 曲前列尼尔）在提高 6min 步行距离方面同样有效。这种药物治疗（包括Ⅳ和 SC）目前已获得美国 FDA 批准治疗 WHO 功能分级Ⅱ～Ⅳ级的肺动脉高压患者以改善运动相关症状。这种药物治疗的优点在于这是一个更稳定的化合物,需要更小的药物泵储存较少的药物量,而且如前所述可以皮下给药。虽然已经尝试应用多种给药策略但是仍会频繁出现注射区域的局部疼痛。治疗费用约每年 93 000 美元。

　　ALPHABET 试验（The arterial pulmonary hypertension and beraprost european trial）评估了一种口服前列环素类似物,贝前列素（beraprost）的疗效。这项为期 12 周双盲的随机对照试验共纳入 130 例患者,平均年龄 45 岁,其中女性占 62%,患者肺动脉高压病因不同:其中 63 例为特发性肺动脉高压,13 例患有结缔组织病,24 例患有先天性心脏病,21 例患有门静脉高压,9 例为 HIV 阳性。纳入研究的患者中 WHO 功能分级Ⅱ级与Ⅲ级各占 50%,6min 步行试验平均距离为 373m。研究药物贝前列素的初始计量为 $20\mu g$,口服,每天 4 次,每周递增。贝前列素的每日最大剂量和平均剂量分别为 $480\mu g$ 和 $320\mu g$。研究终点为 12 周后测量 6min 步行试验距

离,血流动力学参数和 Brog 呼吸困难指数。在试验结束时组间 6min 步行试验距离差值将近 30m。与其他病因引起的肺动脉高压相比,这种改变在特发性肺动脉高压中更为显著。在后续的研究中可以看出持续的获益在用药 1 年以后才消失,然而该药尚未得到美国 FDA 的批准用以治疗肺动脉高压。

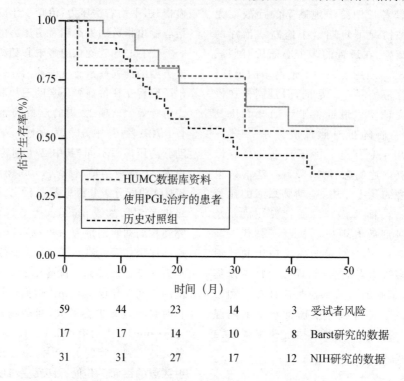

图 39-3　依前列醇治疗严重肺动脉高压的生存率

依前列醇治疗严重肺动脉高压的生存率。HUMC. 哈肯萨克大学医学中心,NIH. 美国国立卫生研究院,PGI$_2$. 前列环素

AIR 试验(the aerosolized iloprost randomized study)研究了伊洛前列素(iloprost),一种可吸入的前列环素类似物。这是一个双盲的随机试验,纳入人群 6min 步行试验的平均距离为 323m。药物初始计量为 2.5~5.0μg,吸入,每日 6~9 次,夜间不给药,每 8 天调整剂量。合并终点为用药 12 周 6min 步行试验距离提高 10%,WHO 功能分级,血流动力学参数,Borg 呼吸困难指数,生存质量评分(QOL)有所改善。纳入的 203 例患者当中 67% 为女性,102 例为特发性肺动脉高压患者,35 例患有结缔组织病,57 例为慢性血栓性肺动脉高压,9 例为 anorexigen 药物相关性肺动脉高压。纳入人群平均年龄 51 岁,WHO 功能分级Ⅲ级占 59%,Ⅳ级占 41%。试验结束时,伊洛前列素治疗组中 17% 达到了主要终点,安慰剂对照组 4% 达到主要终点(图 39-4)。两组之间的 6min 步行试验距离差距为 36m。与其他病因引起的肺动脉高压相比,这种改变在特发性肺动脉高压中更为显著。伊洛前列腺素于 2004 年被

FDA 批准用于治疗 WHO 功能分级Ⅲ级或Ⅳ级肺动脉高压患者。

TRIUMPH 试验(the treprostinil sodium inhalation used in the management of pulmonary arterial hypertension)旨在研究吸入型曲前列环素(treprostinil)疗效。试验共纳入 235 例肺动脉高压患者(其中 56% 为特发性肺动脉高压或家族性肺动脉高压,33% 有结缔组织病,11% 有其他类型疾病),这些患者在试验开始前已经接受了平均 2 年时间的口服药物治疗肺动脉高压(70% 使用波生坦,30% 使用西地那非)。受试者平均年龄 33 岁,其中 81.2% 为女性。绝大多数患者为 WHO 功能分级Ⅲ级(98%)其余为Ⅳ级,6min 步行试验距离基线水平为 348m。经过 12 周治疗实验组与安慰剂对照组相比 6min 步行距离提高 20m(P=0.004)。基线水平处于后 1/4 的患者增长较为显著(平均增长 49m)。没有记录到脑钠肽(BNP)水平和生存质量评分(QOL)的提高,但是也没有出现功能分级和临床恶化时间的提高。与

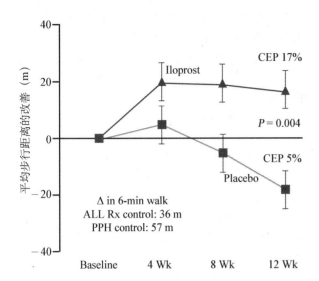

图 39-4　伊洛前列素治疗严重肺动脉高压提高患者运动功能

CEP. 合并终点；PPH. 原发性肺动脉高压；Rx. 药物治疗

安慰剂组相比，曲前列环素组副作用较为明显，主要包括咳嗽（54％ *vs.* 29％）、头痛（41％ *vs.* 23％）、面部潮红（15％ *vs.* ＜1％）。吸入型的曲前列环素（Tyvaso）于 2009 年获得 FDA 批准治疗功能分级为Ⅲ级的特发性或家族性肺动脉高压或结缔组织病相关的肺动脉高压以提高患者运动耐量。

　　虽然我们尚不清楚如何处理临床上疑似合并肺动脉高压的患者，但是肺血管扩张疗法目前尚未获得批准治疗 WHO 功能分级Ⅲ级合并有肺部疾病或低氧血症的肺动脉高压。这里应当指出的是吸入型治疗，无论是曲前列环素还是伊洛前列环素，被经常作为患有肺实质病变而且肺部血管阻力升高与肺部病变程度不成比例的那些患者的一线用药。通常选用吸入型制剂是因为它们被认为很少会加重通气血流比值不匹配（V/Q 值）；然而这种方法的使用是有争议的而且正在积极研究当中。

内皮素受体拮抗药

　　内皮素及其受体在调节内皮功能，体循环动脉血压和肺部血管功能中扮演着重要的角色。内皮素-1 是一种 21 链的氨基酸多肽，在肺动脉高压的病理生理过程中发挥重要的作用。内皮素-1 的两种主要受体，ETA 和 ETB，有着非常明显的生理学作用。激活 ETA 可以引起血管收缩，然而激活 ETB 则会引起更复杂的反应主要产生血管舒张效果。激活

ETB 同样会引起肝转氨酶的升高，因此理论上相比非选择性的内皮素受体阻断药，更推荐使用特异性ETA 拮抗药。所有 FDA 批准的内皮素受体拮抗药均有胎儿致畸作用而且有可能导致外周性水肿。

　　BREATHE（the bosentan randomized trial of endothelin antagonist therapy）研究包含一系列试验以评估波生坦（bosenta，一种复合的 ETA 和 ETB 拮抗药用以治疗特发性肺动脉高压和其他类型的肺动脉高压）的疗效和安全性。BREATHE-1 研究是一个基于 6min 步行试验距离的双盲随机试验（基线平均距离为 335m）。试验药物的初始计量为 62.5mg，口服，每日 2 次，服用 4 周，然后增加至 125mg 或 250mg，口服，每日 2 次，服用 12 周。试验的主要终点为用药 16 周测量 6min 步行距离，血流动力学参数，Borg 呼吸困难评分和 WHO 功能分级。共有213 例患者纳入研究：其中 79％为女性，151 例患特发性肺动脉高压，62 例患结缔组织病。研究人群平均年龄 48 岁，WHO 功能分级水平为Ⅲ级占 92％，Ⅳ级占 8％。试验结束时 6min 步行距离的组间差别为 44m（如图 39-5）。长期随访显示临床获益持续，最常见的不良反应为定期复查肝功显示肝功能异常和轻微贫血。FDA 随后批准了波生坦用于功能分级为Ⅲ级和Ⅳ级的肺动脉高压患者。波生坦治疗的费用为每年超过 40 000 美元。

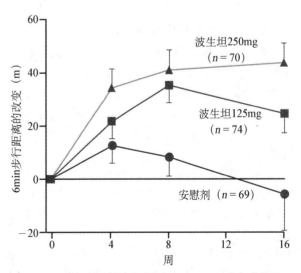

与安慰剂对比波生坦提高了 6min 步行试验 44m

图 39-5　波生坦治疗严重肺动脉高压提高患者运动功能（改自：Rubin LJ, Badesch DB, Barst RJ, et al. Bosentan therapy for pulmonary arterial hypertension. N Engl J Med 2002;346:896-903.）

ARIES-1 和 ARIES-2（the ambrisentan in pulmonary arterial hypertension, randomized, double-blind, placebo-controlled, multicenter efficacy studies）是并行的两个关于安贝生坦（ambrisentan）的研究，安贝生坦是一种口服 ETA 受体拮抗药。该研究纳入的患者为特发性肺动脉高压或者 anorexigen 药物相关性肺动脉高压，大部分患者功能分级为Ⅱ级（38%）Ⅲ级（55%）。安贝生坦的使用剂量为 1~10mg，研究的首要终点为治疗 12 周 6min 步行试验距离的改变。与安慰剂对照组相比 5mg 和 10mg 安贝生坦组的 6min 步行距离增长分别为 31m 和 51m（两两对比 $P<0.01$），同时减少的还有 110 例患者的 BNP 水平。在 ARIES-1 试验中外周水肿发生率约为 1/4，而且剂量依赖的鼻腔充血见于 3%~10.4% 的患者。280 例患者完成了为期 48 周的非盲扩展治疗，步行试验距离的增长继续保持（与基线水平相比平均增长 39m）。需要记录的是接受治疗的患者转氨酶并未升高到正常水平的 3 倍以上。安贝生坦（5mg 和 10mg，口服，每日 1 次，初始剂量为 5mg）2007 年已获得 FDA 批准治疗肺动脉高压。2011 年 3 月 FDA 撤销了关于该药存在潜在肝毒性的警告，而且总结认为每月 1 次的肝功能监测并没有提示有肝毒性。该药的治疗费用为每年 55 000 美元。

磷酸二酯酶（PDE）抑制药

磷酸二酯酶（PDE）抑制药，特别是抑制磷酸二酯酶-5，可以阻断环鸟苷酸（cGMP）代谢，加强环鸟苷酸调控的特发性肺动脉高压患者的肺部血管平滑肌的舒张及生长抑制，并有可能改善患者的临床预后。近期试验也使 FDA 批准该方法治疗肺动脉高压患者。

一项基于 6min 步行距离的随机双盲试验用以评价枸橼酸西地那非（一种口服的磷酸二酯酶-5 的抑制药）的疗效，入选患者的平均 6min 步行距离为 344m。在分别给予 20mg、40mg、80mg，每日 3 次，治疗 12 周后，研究者评估 127 例患者的 6 分钟步行距离、血流动力学参数、Borg 呼吸困难评分、WHO 功能分级。本试验中，女性患者占 75%，175 例为特发性肺动脉高压患者，87 例为结缔组织组织病患者，18 例患者曾接受过先天性体-肺动脉分流术。患者平均年龄 49 岁，WHO 功能分级基线水平为Ⅱ级（39%），Ⅲ级（58%），Ⅳ级（3%）。试验最终结果显示，西地那非治疗组与安慰剂组患者的 6min 步行实

验差距为 45~50m，不同剂量组间无显著性统计学差异。血流动力学指标（心脏指数、肺血管阻力）在高剂量治疗组出现显著性改善。1 年随访结果显示坚持服药会带来临床获益，但是常见的不良反应是面部潮红、消化不良及腹泻，随后 FDA 批准西地那非用于肺动脉高压患者的治疗。目前，每年治疗费用接近 13 000 美元。

他达那非是一种长效的口服磷酸二酯酶-5 的抑制药，口服，每日 1 次。PHIRST（the pulmonary arterial hypertension and response to tadalafil）试验将 405 例患者随机分为安慰剂组及治疗组，这些患者的病因包括特发性、家族遗传性及厌食症引起的肺动脉高压，结缔组织疾病和先天性心脏病。患者服用他达那非 16 周，剂量为 2.5~40mg，以 6min 步行试验距离的改善作为主要终点。参加试验的患者大部分是功能Ⅲ级（65%），其余大部分为Ⅱ级（30%）。值得注意的是，超过 50% 的患者之前服用过波生坦，步行距离的改善有明显的药物剂量依赖性，特别是 10mg、20mg、40mg，但是仅 40mg 组达到预期的疗效，相较于安慰剂组，本组步行距离增加 33m。首次用药的患者 6min 步行试验距离的改善较之前使用过波生坦的患者更加显著（44m vs 23m），在超过 44 个月的随访患者中，临床获益持续存在。他达那非最常见的不良反应为头痛，发生率为 20%~40%。少部分患者产生更加严重的症状包括视网膜动脉阻塞，阴茎异常勃起和低血压。在 2009 年 5 月，FDA 批准 40mg 的他达那非用于改善肺动脉高压患者的活动耐量。人均治疗费用为每年 10 000~12 000 美元。

联合用药治疗肺动脉高压的效果并不十分明确。目前所有的治疗除了吸入性的曲罗尼尔之外基本上都经过了安慰剂对照试验并被批准使用。目前临床根据肺动脉高压的类型，功能分级及并发症常选择单一用药。许多患者给药后症状改善不明显，医生可能选择加用第二种作用机制不同的药物。例如，1 例功能分级Ⅳ级的患者也许会从静脉给予依前列醇开始加量，直到患者因不良反应无法耐受而停止。第二种不同作用机制的药物如内皮素受体抑制药或者磷酸二酯酶抑制药也许会被使用。基本上没有严格实施的研究提供相关的数据支持。支持相关治疗的随机对照试验的数据非常难获得。从另一方面说，Ⅱ~Ⅲ级的患者可以从一种口服药物开始。如果他们服药一段时间后出现症状缓解不明显，临床医生可以加第二种药物。最近发表的肺动脉高压

治疗专家共识支持这种治疗方案。

TRIUMPH 研究显示,吸入性的曲罗尼尔加上波生坦或者西地那非的联合用药可以带来适度的额外疗效。目前为止,发表的研究结果也各有说法,但是,联合用药作为阳性结果的循证医学证据可以指导临床用药。

房间隔造口术

房间隔造口术作为特发性肺动脉高压治疗方法主要用于房间隔缺损或卵圆孔未闭,该方法对患者可能有效,在严重的肺动脉高压、右心室功能不全或者低心排血量等情况下,心房内右向左分流可以维持心脏的射血功能,但是会导致系统性动脉低氧血症,一个队列研究报道提示,接受房间隔造口术的患者生存获益明显高于对照组。虽然有经验的术者患者术后并发症较低,但手术相关性的发病率及致死率在近期研究中仍比较高。因为未进行随机对照研究,所以该治疗方法仅限于一些拥有相关专业团队的医院及少数没有移植可能的患者。

特发性肺动脉高压的移植治疗

单肺、双肺和心肺联合移植只用于严重的肺动脉高压患者,5 年生存率约 50%,肺动脉高压患者的移植手术较其他肺部疾病的发病率及致死率都高。随着医疗技术的进步,生活指数或生存获益也得到改善,移植手术应该作为那些难治性肺动脉高压患者的最后治疗手段。

药 物 治 疗

在美国,FDA 批准的用于 IV 级肺动脉高压患者的非注射类治疗药物都基于既往临床研究的证据。因此,前列腺素可用于 IV 级患者,波生坦、安贝生坦、曲罗尼尔、伊洛前列素、西地那非及他达那非只用于 III 级患者(图 39-6),如果患者已开始出现了诊断性的急性血管扩张症则不能使用 CCB 类药物,我们推荐的治疗包括以下方面。

WHO 功能分级 II 级:开始给予口服治疗:西地那非、他达那非、波生坦或安贝生坦。其他治疗包括:吸入或皮下注射曲罗尼尔。吸入性药物治疗更加适合合并实质性肺部疾病的患者。

WHO 功能分级 III 级:开始给予口服或吸入性的药物治疗,但是对于一些初期功能 IV 级的患者可以考虑上述方法给药。这些药物包括波生坦、安贝生坦、西地那非、他达那非或吸入性的伊洛前列素或者曲罗尼尔。

WHO 功能分级 IV 级:开始给予前列腺素类依前列醇或者曲罗尼尔作为备选方案。吸入性的前列腺素(伊洛前列素或者曲罗尼尔)可以用于不能耐受 IV 级治疗的患者。如果治疗 4～12 周后没有出现实质性的治疗进展可以考虑加口服药物。

这些推荐治疗全部基于 FDA 批准的药物,但是在其他国家还可以加入其他药物治疗方案。肺动脉高压 IV 级患者治疗几个月后仍未改善到 II 级,或者有持续性右心房高压或低心排血量,可考虑肺或者心肺联合移植。功能分级的恶化,新的神经激素激活导致的症状,或者 6min 步行试验距离下降超过基准的 10% 并伴有严重的呼吸困难都提示应该重新评估恶化的潜在原因,或者调整治疗方案。

既往认为,不建议肺动脉高压进行高强度的有氧运动,因为高强度有氧运动导致患者缺氧,甚至诱发呼吸困难和晕厥。然而,2006 年发表的一项欧洲研究结果显示,从 30 例 PAH 患者中随机抽取 15 例进行 3 周的住院锻炼计划,随后持续进行 12 周的家庭活动,证实了运动治疗的安全性和有效性。这项研究入选的患者与其他药物治疗入选的患者相似(平均年龄 50 岁,67% 女性,多数 WHO III 级),但具有较高的 6min 步行距离基线值(约 425m)。在高强度运动组,6min 步行距离与安慰剂相比,改善了 111m($P < 0.0001$),是药物研究改善值的 2 倍,患者生活质量和 WHO 功能水平也得到了显著提升。虽然对于大多数患者来说,在现行的医疗制度下,为期 3 周的住院治疗并不现实,但这项研究证实运动训练可安全有效的改善肺动脉高压患者功能分级和生活质量。肺动脉高压患者无需限制有氧运动。

在肺动脉高压患者中,改善左心室(LV)收缩功能、降低肌肉重塑、激活神经内分泌、治疗炎症、减少肺泡缺氧等治疗没有得到充分的研究。因此,β 受体阻滞药、奈西立肽、血管紧张素转化酶抑制药(ACEI)、血管紧张素受体阻滞药(ARBs)和螺内酯治疗 PAH 的疗效还不确切。情景减压、营养支持和改善睡眠呼吸障碍的治疗尚未得到研究证实。联合治疗或过渡治疗的疗效差别和监测标志物,都是尚待阐明的问题。置入式连续血流动力学记录装置在肺动脉压检测中的应用此前已经介绍,而且可以检测 6min 步行距离和对症治疗中症状反应,但是这些数据是否利于临床获益尚待证明。

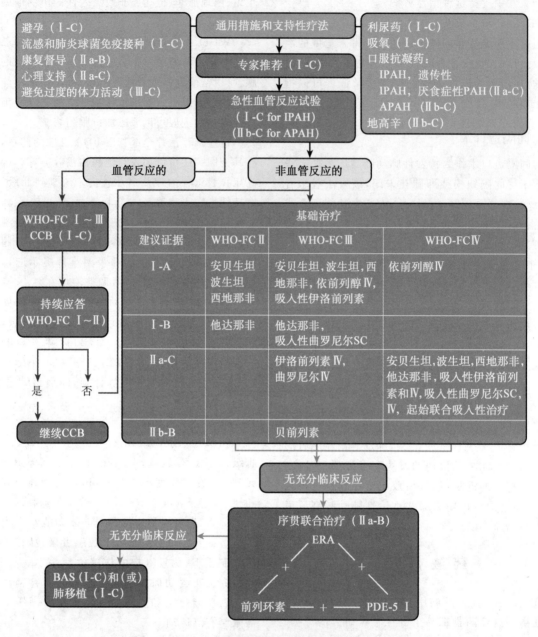

图 39-6　肺动脉高压患者推荐治疗方案

患者应按照指导进行安全的航空旅行。大多数商业飞机机舱内压一般相当于海拔 1800m 或者 2400m 气压，而低压缺氧情况通常出现在 1500～2000m。建议 PAH 患者经常休息并行吸氧治疗。其他预防措施包括因人而异制订相应的活动目标，同时提高有氧运动和皮肤调理、牙齿及感染控制，同时应进行间断的肝肾功能及 CBCs 试验室检查。PAH 患者应对那些有潜在肝肾功能影响的非处方类药物提高警惕，同时也应对其疾病和管理进行教育。

新的病理和护理模式

越来越多的证据支持参与遗传性异常的血管内皮细胞凋亡和异常增殖，与家族性和散发性骨形态发生蛋白受体 BMPR2 有关，BMPR2 是肿瘤生长因子（TGF）-β 家族一员。这些可能与血管生成素 1、内皮因子和编码 BMP 受体的 ALK-1 有关。这些基因突变的作用尚不清楚，要测试患者的家庭成员基因情况也绝非易事，是由于这些突变没有完全外显。

越来越多的数据表明,PAH 的病变特点和其他形式的 PHA,即丛状病变,是对局部缺氧或炎症的反应现象,同时伴有瘤样增殖的内皮细胞。这种增殖是在 iPAH 患者中的单克隆和 PAH 患者中的二次形态多克隆。到目前为止,这些病变的功能意义及其成分和血管生长时间的控制仍然是难以捉摸的。

细胞的炎症标志物、基质刺激、细胞生长,以及血小板和凝血活性现在可以在循环和在体中研究。趋化因子(趋化因子配体 1)、RANTES、白细胞介素-1β、白细胞介素-6、可溶性细胞间黏附分子和血管细胞黏附分子、P-选择素、E-选择素、血管性假血友病因子、血清素和纤溶酶原激活物抑制药 1 的改变已在活检标本和 PAH 患者的血清中发现,但是辨别它们在疾病的发生发展及恶化中的作用仍需要很长的时间。

目前,内皮细胞(EC)异常激活是当前对 PAH 的治疗理解中的关键,成功运用长效的一氧化氮(NO)已经证明,尽管随机对照试验仍需进行,而且这种治疗也许不太可能有效,因为其目前市场上 NO 的用法及包装的局限。虽然 PAH 患者中血管内皮生长因子异常状态已经被发现,但是对于其在全身的炎症反应中的作用尚不清楚。

5-羟色胺作为 PAH 疾病发展的始动因素,特别是 Phen-fen(右芬氟拉明和苯丁胺)作用于肺动脉平滑肌细胞 5-羟色胺(5HT)-2A 和 5HT-1B 受体。对于 5-羟色胺的激活理论仍需要进一步论证。5-羟色胺受体阻滞药和转运蛋白的治疗试验仍需完善。

PAH 患者血管平滑肌的其他异常包括电压门控钾通道的失活,这个通道可以受到阿米雷司、右芬氟拉明和苯丁胺的调节。

细胞外基质(ECM)的产生增加是 PAH 的另一个标志,伴随着丝氨酸弹性蛋白酶的异常,其异常可使 bFGF 增加,从而改变基质金属蛋白酶活性。最终使细胞黏合素产生,生长因子受体磷酸化和血管平滑肌细胞增殖。

妊娠与避孕

PAH 女性患者伴有妊娠的死亡风险是巨大的。尽管现今已应用肺血管活性药物,但大部分地区的死亡率仅略低于以前报道的 30%～50%,而且这个风险会在分娩后持续数周。因此,强烈建议重度 PAH 女性患者应该避孕并且应该详细了解避孕的方法。对于在孕期接受治疗的女性来说,最终的风险可能是相同的,即使风险没有更高,也只是取决于发生的时间而已。在 PAH 的治疗中,华法林的致畸风险很大程度上依赖于剂量,但是在孕期这个高凝时期,发生孕期血栓是非常致命的。坚持妊娠的妇女应该在专业的医疗机构密切观察,并且要随时提供全套的产妇胎儿保健。可靠和明智的避孕方法基于对患者的良好教育,作为合理关怀的一个指标,特别是个体化治疗的合理性和有效性,特别是激素避孕上有待检测。对于 PHA 患者而言,输卵管结扎,或者类似的非心肺手术,都有可能带来恐怖而致命的风险,除非没有别的替代治疗,否则不应采取。

第 40 章
主动脉疾病

Aortic Disease

Eric M. Isselbacher

金泽宁 译

腹主动脉瘤

外科管理

在管理腹主动脉瘤的过程中最重要的是关注其破裂的趋势,在英国的一项小动脉瘤试验中,参与者其动脉瘤破裂导致的死亡率非常高,25%的患者死于院前,51%死于未行手术的住院期间。在13%行急诊手术的患者中,其死亡率为46%,而择期手术的死亡率为 4%～6%,但是其 30d 存活率仅为 11%。因此为了防止相关的死亡风险,择期的动脉瘤外科修补仅适用于高危的破裂风险患者。

已经明确动脉瘤破裂风险的增加与其尺寸相关。英国的小动脉瘤试验发现,当动脉瘤<4cm 时其每年的破裂风险为 0.3%,而 4.0～4.9cm 时每年破裂风险为 1.5%,5.0～5.9cm 时为 6.5%,当动脉瘤的直径为 6.0～6.9cm 时,破裂的风险为 10%,而当动脉瘤≥7cm 时,破裂的风险陡增至 33%。虽然腹主动脉瘤在女性中更加罕见,但是当动脉瘤较小时(直径、女性中 5cm 对比男性中 6cm),女性破裂的风险是男性的 3 倍。在吸烟人群和高血压患者中动脉瘤破裂也更加常见。

80%的腹主动脉瘤在随着时间的推移逐步进展,其中 15%～20%进展速度很快(>0.5cm/y),其破裂的风险也在随着时间推移逐步增加。因此,评价动脉瘤的进展速率在评价其破裂风险中起着重要的作用。虽然动脉瘤平均进展速率接近 0.4cm 每年,但其在人群中变异性很大,在同一个体中也会随着时间在逐步变化。基线动脉瘤的大小也许是其进展速率最重要的预测因素,大动脉瘤其扩展快于小动脉瘤,这是 LaPlace 法则的结果。动脉瘤快速进展的速率也可预测其破裂倾向,特别是当腹主动脉瘤≥5cm 时,因此许多外科术者认为动脉瘤巨大的尺寸和快速进展的速率均是进行修复手术的指征。

治疗腹主动脉瘤的目标是通过防止其破裂来延长患者的寿命。决定手术必须衡量动脉瘤的自然进展和患者预期寿命,并预测术中带来的发病率和死亡率的问题。择期动脉瘤修补手术的死亡率为 4%～6%,而低危患者可降至 2%。无论如何,急诊主动脉修补术其死亡率可升至 19%,而之前的报道修补破裂的动脉瘤其死亡率达 50%。对于无症状的动脉瘤患者,其动脉瘤尺寸是进行修补的主要指征。许多年来,围绕着小动脉瘤是否需要外科手术存在着争议。两项大型的临床试验在探讨这个问题。英国小动脉瘤试验纳入了 1090 例年龄为 60～76 岁的患者,其动脉瘤尺寸均为 4.0～5.5cm,随机行择期手术或者常规超声随访。结果发现在长期生存率方面早期手术组和随访组没有差别,虽然 8 年后,早期手术组的死亡率略低一点。无论如何,该试验中围术期死亡率约为 5.8%,一些从业者疑问早期手术组的生存获益使围术期死亡率降低。一项类似的试验 ADAM 研究得到另外的结果,1136 例无症状的小动脉瘤患者(直径为 4.0～5.4cm)随机进行外科修补术或者 6 个月时进行超声或 CT 扫描的监测。尽管围术期死亡率显著降至 2.1%,在平均 5 年随访时间后,两组之间的生存率没有差别。累积起来,这些试验证实对于无症状且<5.5cm 的动脉瘤其没有手术指征。无论如何,应当意识到分到监测组的患者会更加关注临床随访,包括更仔细的药物治疗管理和和对动脉瘤的影像监测管理,而同样仔细的随访无法应用到非试验的整体人群中。另外一项重要的限制是这两项试验的患者大部分为男性(英国试验男性患者 78%,ADAM 中男性患者 99%)。

而对于小尺寸的动脉瘤,女性患者其破裂风险高于男性,因此同样的结果无法应用到女性中去。的确,意识到了在女性中小动脉瘤更倾向于破裂,美国心血管外科学会推荐女性患者动脉瘤尺寸为4.5～5.0cm时应行择期修补术。

腹主动脉瘤的外科修补包括打开动脉瘤并插入一个由 ePTFE 或 Gore-Tex 材料制成的人工假体。有时,一个简单的隧道移植就足够了,虽然常常手术需要进行至远端单侧或双侧髂动脉已完整地切除动脉瘤。而在动脉瘤很大时,大部分动脉瘤被遗留在原地,被称作 Creech 血管内途径,这样可以减少夹层的扩展和夹闭主动脉的时间。

一种替代外科手术,带来更少侵入性和创伤的腹主动脉瘤修补方式是经皮扩张性的血管内支架置入(图 40-1)。这套装置包括一个远距离插入的可折叠的人工管状移植物,经股动脉途径,在 X 线透视下通过动脉瘤,然后确认其近端和远端均有可膨胀的支架系统。对于动脉瘤修补,支架移植在动脉瘤区域搭了座桥,将其排除于血液循环之外,将主动脉的血液通过人工支架移植腔流至远端。在一些病例中,支架是分叉的,当这些血管动脉瘤化时使得远端两个臂的设计伸展至共同的髂动脉。在过去 10 年中支架置入成功率从 78％ 升至 99％,而最近的几项大型试验报道是 98％。尽管有这些欣喜的结果,但只有 30％～60％ 的动脉瘤患者其动脉瘤解剖适合血管内治疗。一项支架治疗的主要技术难题是克服频繁发生的内漏,造影上显示是持续存在的瘤内的造影剂,是因为没有完全排除瘤内的主动脉循环血流。如果不经治疗,这些内漏将继续给患者带来动脉瘤扩张或破裂的风险,这需要进一步的介入治疗。

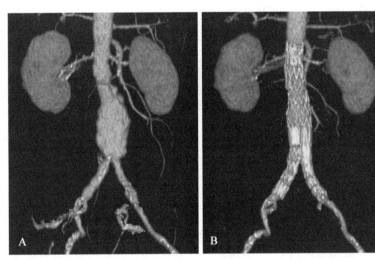

图 40-1　A. 约为 6cm 的肾下腹主动脉瘤;B. 血管内支架移植术治疗动脉瘤,通过支架移植治疗后将动脉瘤病变隔离出循环并导致其内部形成血栓

几项随机临床试验得到了短期和中期血管内动脉瘤修补的结果。DREAM 试验纳入了 345 例腹主动脉瘤>5cm 的患者,按其适合的方式进行开放式修补或者血管内修补。在 30d 围术期死亡率方面,腔内治疗组显著低于开放治疗组,为 1.2％ vs. 4.6％。EVAR 试验与其相似,纳入了 1082 例患者,发现在血管内治疗组其围术期死亡率对比开放治疗组显著下降,1.7％ vs. 4.7％。累计来看,这些试验证实了腔内修复治疗在早期死亡率方面明显获益。

无论如何,尽管获得了早期的成功,长时间的腔内支架治疗试验报道其失败率接近 3％ 每年,其中 1％ 为破裂而 2％ 转换为开放式修补,而开放式修补的失败率仅为 0.3％。不意外的是,中期的结果远没有振奋人心。确实,在 DREAM 试验中,腔内治疗组和开放式治疗组两年的累计生存率没有差别,分别为 89.7％ 和 89.6％。另一方面,在 EVAR 试验中,腔内治疗组其 4 年的动脉瘤相关死亡率持续性下降(4％ vs. 7％),但全因死亡率方面两组没有显著差异。而在 6～10 年的随访中,腔内组甚至早期的动脉瘤相关死亡率获益也丢失了,一部分由于晚期腔内破裂导致。这些试验表明当患者适合两种手术方式时,腔内动脉瘤修补术相比开放式修补术没有优势。

因为缺乏支架置入治疗对比开放式修补的长期临床获益,目前对于腹主动脉瘤支架置入治疗被限制为一些特定的患者,特别是老年或高危手术风险的患者。无论如何,腔内支架治疗的地位还不确定。

在最近发表的 EVAR-2 试验中,巨大腹主动脉瘤患者由于高危的死亡和并发症风险而不适合行外科手术,被随机应用支架置入治疗对比非介入治疗,并随访 8 年。研究者发现腔内修补其动脉瘤相关死亡率明显更低,主要由于其防止了晚期动脉瘤破裂,但在总体死亡率方面与非介入组没有显著差异。因此,在高危患者中腔内支架修补治疗的地位和角色还没有确定。

药物治疗

危险因素的纠正是药物治疗腹主动脉瘤的基石。许多腹主动脉瘤的患者吸烟,其中活动性的吸烟会增加动脉瘤破裂的风险,需要停止。另外,高血压需要被严格的控制。

β 受体阻滞药曾被长时间认为是降低动脉瘤扩展和破裂的重要治疗手段,而且早期的动物实验证实了这一观点。但是在患者身上,数据是让人失望的。普萘洛尔没有对小动脉瘤(直径<4cm)的生长产生重要影响,而对大动脉瘤也没有产生重要的临床获益。此外,在大多数试验中,患者无法耐受 β 受体阻滞药,导致生活质量分数的降低和药物的停用。缺乏明确的获益和药物不佳的耐受性导致心血管外科协会在其 2009 年的指南中指出不推荐应用 β 受体阻滞药减少腹主动脉瘤扩展和破裂的风险。然而,动脉瘤患者有其他符合的指征时应当继续应用 β 受体阻滞药。一系统的证据支持肾素血管紧张素系统在腹主动脉瘤的发生机制中起着重要的作用,而在大鼠弹性蛋白酶介导的动脉瘤模型中,动物实验的证据表明 ACEI 可以减缓主动脉瘤的进展。ARB 在一些动物模型中得到了类似的有益结果。在一项人群基础病例试验中,纳入>65 岁在医院首诊为腹主动脉瘤的患者(破裂或非破裂),Hackam 和同事们发现在 3~12 个月应用 ACEI 类药物可以显著降低动脉瘤破裂的风险(OR:0.82;95% CI:0.74~0.90)。但是在应用 ARB 类药物和 β 受体阻滞药时没有发现风险降低。这些发现鼓舞人心,但是另外一些研究没有发现主动脉瘤应用 ACEI 可以从中获益的证据。随机临床试验需要去证明 ACEI 类药物带来临床获益的这种偶然关系。

炎症在动脉瘤的发病机制中起着重要的作用。我们熟知他汀类药物在降血脂的同时附加抗炎的作用,因此我们希望通过其改善动脉瘤患者的临床预后。在动物模型中已经证实他汀可以抑制 MMP-9 的水平并降低动脉瘤的扩张速率。进一步,一项纳入了 130 例患者的非随机性试验表明了重要的希望,应用他汀治疗后患者动脉瘤生长的速率明显下降(P<0.001)。但是,另外一些数据证实他汀治疗的获益有限,一项最近纳入的 7 项研究的 Meta 分析阐述没有证据表明更低的动脉瘤生长速率与应用他汀治疗相关。目前没有应用他汀治疗动脉瘤的 RCT 研究可行,考虑到大部分动脉瘤患者已经应用他汀治疗其他的动脉粥样硬化性血管疾病,这些试验不再成为可能。

另外一些药理学作用如四环素通过抑制蛋白质水解,与其抗生素活性不相关的较弱的抑制 MMP。在腹主动脉瘤的动物模型中,应用无抗生素活性多四环素或四环素的衍生物治疗,可减少主动脉壁产生的 MMP-9,保存中层的弹性蛋白并减少瘤体的扩张。在小鼠动物模型中,应用多四环素治疗当其循环中药物水平达到相似人体中的标准剂量时,可减少瘤体的生长达 33%~66%。早期人类试验的结果振奋人心,Lindeman 和同事们发现在患者术前应用 2 周的多四环素治疗来降低其 MMP-9 水平后,术中切除的主动脉瘤显示其主动脉壁的中心粒细胞下降 72%,细胞毒性 T 细胞水平降低 95%。在一项相关的小型试验中纳入了 92 个样本,在应用罗红霉素治疗 28d 后,第一年随访动脉瘤的扩展降低了 44%,但是第二年却只有 5%。其他针对主动脉壁炎性反应的途径还包括应用大环内酯的免疫抑制药。在老鼠的动物模型中,应用雷帕霉素治疗,与对照组相比,使动脉瘤的扩展率降低了 40% 并使主动脉壁中的 MMP-9 水平降低了 54%。无论如何,因目前缺乏随机临床试验的数据,不推荐应用抗生素或者免疫抑制药来减缓动脉瘤的生长。

胸主动脉瘤

胸主动脉瘤(TAAs)的病因学和管理根据胸主动脉节段的不同有所区别。升胸主动脉的瘤体主要源于主动脉中层的退化,它随着年龄增长逐步进展,高血压可导致进展加速。在年轻时,主动脉中层的退化主要与马方综合征或其他的结缔组织疾病相关,如 Ehlers-Danlos 综合征 Ⅳ 型(血管型)或者 Loeys-Dietz 综合征。家族性的 TAA 伴有主动脉瓣二叶畸形和主动脉增宽,可以明显地发现升主动脉组织学上中层的退化。瘤体位于主动脉弓往往与升主动脉或者降主动脉相连续,可由中层的退化、动脉粥样硬化性疾病、先前的外伤或感染导致。降主动脉瘤的主要原因是动脉粥样硬化。TAA 的病程主要是瘤体随着时间逐步增长，而夹层和破裂的风险也会随主动脉直径的增加而升高。当瘤体直径<5cm 时破裂的风险显著增加，而当直径≥6cm 风险会进一步增加。Yale 等的一项长时间的观察研究显示，在预测夹层和破裂的多因素的 Logistic 回归中，与小动脉瘤相比，当瘤体直径在 5.0～5.9cm 时 RR 值为 2.5，当直径≥6cm 时 RR 值为 5.2。对于 TAA 的治疗管理的目标是应用药物和生活方式的改善去降低瘤体的生长，降低动脉瘤破裂和降低的风险，并在获益大于风险的情况下及时干预和修补受影响的主动脉节段。

外科管理

由于几种原因目前对于 TAA 的最佳外科修补时间还不清楚。首先，数据受限于胸主动脉瘤的自然病程，特别是外科治疗的结果。第二，目前人群中合并心血管疾病的比例很高，许多患者死于其他的心血管疾病而非瘤体的破裂。最终，胸主动脉瘤的外科手术风险很高，特别是主动脉弓和降主动脉区域。所以，目前没有建立主动脉修补的统一的接受标准。

许多推荐基于 2010 年美国 ACC/AHA 胸主动脉诊断和管理指南。基于这一指南，主动脉根部零星的或退化性的动脉瘤，当主动脉直径≥5.5cm 时推荐外科治疗。但是，马方综合征和 Ehlers-Danlos 综合征Ⅳ型被认为会增加主动脉夹层的风险，因此这些患者的外科手术阈值是 5cm。在适合外科的情况下这一阈值可以降至 4～5cm，例如家族中存在主动脉直径<5cm 时出现过主动脉夹层或者破裂的情况，或者严重的主动脉瓣反流。同样，存在主动脉瓣二叶畸形的患者，当主动脉直径≥5cm 时应行主动脉修补术。

Ehlers-Danlos 综合征患者在主动脉直径较小的情况下更易于在年轻时死于主动脉夹层，因此外科修补的阈值应根据情况降低。当患者经食管超声 TEE 时主动脉内径≥4.2cm 或者行 CT 或 MRI 时内径≥4.6cm。

当升主动脉瘤生长速度过快，到达或超过 0.5cm 每年时，推荐行升主动脉置换术。但是，错误的影像学测量往往预示着过快的生长速度，但基于这种发现做出手术的决定时，应行两组相同的检查（如两次 CT 检查），并放在一起对照，由同一位阅片者做出相同的测量。

重要的是，这些推荐均基于患者的平均身材。显然，不同身材的患者其正常主动脉直径变异性很大。在身材高大的患者中，外科手术的阈值应当被提高，而在身材娇小的患者中，阈值应当被降低。两种方法被广泛应用于矫正不同身材患者的主动脉尺寸阈值。第一种由 Svensson 和同事们提出，马方综合征或者主动脉瓣二叶畸形的患者，如果其升主动脉或主动脉根部的横截面积(cm^2)除以身高(m)>10，应行外科手术。另外一个，Davies 和同事们创造了主动脉尺寸指数，主动脉直径(cm)除以体表面积(m^2)将患者区分为低、中、高危险组，来指导手术的时机。

对于无症状的孤立的主动脉弓部瘤患者来说，当主动脉直径≥5.5cm 时推荐行修补术。主动脉弓部瘤常伴随升主动脉瘤，当患者行升主动脉修补时，有理由去以更小尺寸的主动脉弓去行半弓或者全弓置换术。

降主动脉瘤修补术风险很高，使得外科手术的阈值增加。退化性动脉瘤的患者，当主动脉直径位于 6.0～6.5cm 甚至更高时，会有很高的夹层或者破裂的风险，推荐行外科手术。马方综合征或者慢性夹层的患者，主动脉直径 5.5～6cm 时推荐行外科手术。无论如何，这些各种各样的阈值尺寸是一个大体上的指导，具体去干预的时机应当个体性的依据患者的特异性指标，如年龄、合并疾病、动脉瘤的病因、家族史、身材和瘤体生长的速率。

孤立性的升主动脉瘤，应通过心肺转流术切除瘤体并移植一个简单的尼龙人工假体(图 40-2)。主动脉根部瘤的修补更为复杂，无论如何，三叶主动脉瓣膜悬挂在主动脉根部。从历史上讲，主动脉根部的外科移植手术需要尼龙管的移植及人工主动脉瓣膜插入其中，又被称作 Bentall 手术，优先于修补。当主动脉根部和瓣膜被切除后，瓣膜直接被缝在主动脉环上，然后再把冠状动脉移植上去如同纽扣一样(图 40-3)。无论如何，对于这些结构正常的瓣叶，手术过程中用人工瓣膜取代正常本体的瓣膜，会带来短期和长期的风险。幸运的是，对于根部瘤，现在可以切除主动脉组织后分离出本体的瓣膜然后再次悬挂在移植物中。这种术示在 1979 年首先由 Magdi Yacoub 改良并于 1988 年由 Tirone David 改造成再移植的技术(图 40-4)。原始的再移植技术被称为 David-I，采用直管移植，后续被改良为 David-V，移植物根据瓣膜制成喇叭状，模拟成 Valslva 窦。"Valslva 移植"简化 David-V 术式。这种修补的效果持久，在 8～10 年后显著的主动脉瓣反流<2%。

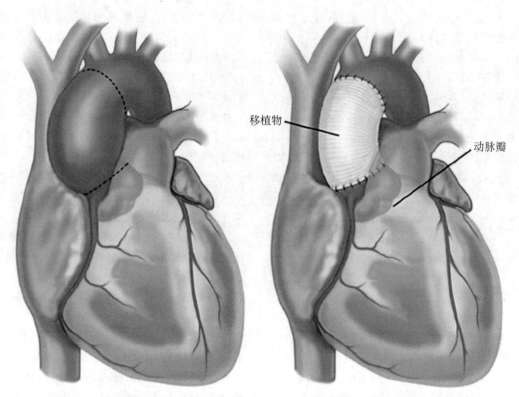

图 40-2　从窦管交界处主无名动脉近段行 Dacron 人工血管移植术修补升主动脉瘤

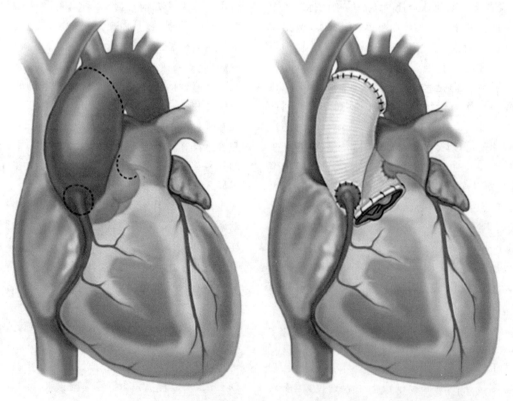

图 40-3　复合移植术修补主动脉根部动脉瘤

天然冠状动脉从原本的主动脉上移除,原本的主动脉瓣和动脉瘤被一并切除,之后复合动脉被移植到原主动脉处,并且冠状动脉根部被重新接到移植的 Dacron 人工血管动脉上

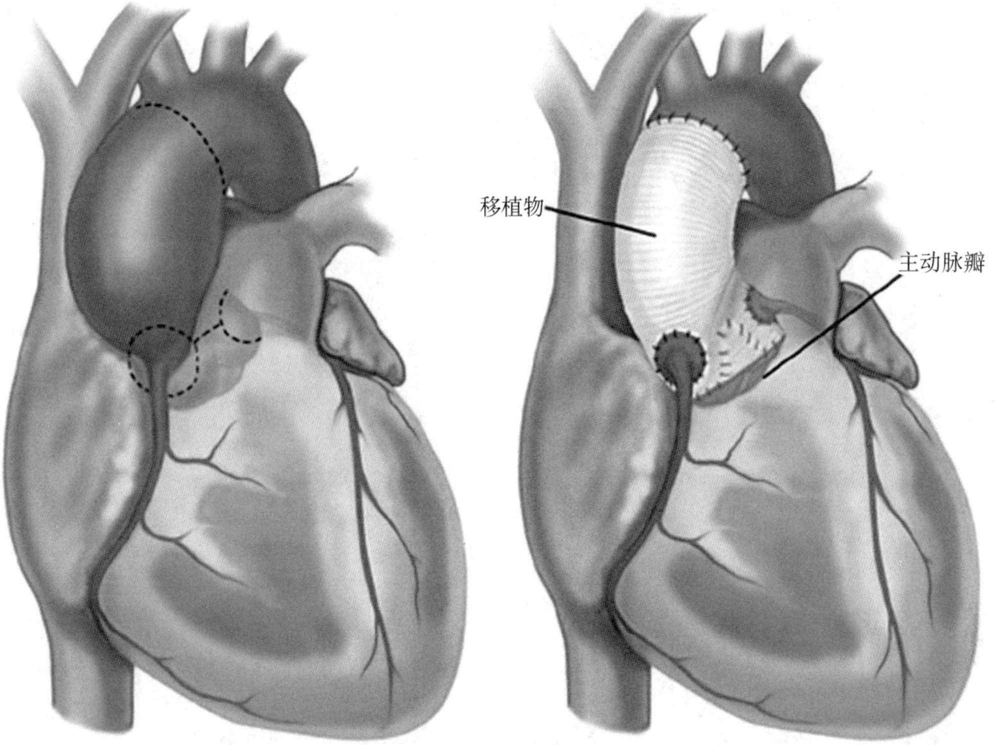

图 40-4　瓣膜分离根部修补术治疗主动脉根部动脉瘤

当主动脉根部血管性被分离,原来的瓣膜被分离并按原本解剖结构再次悬挂于 Dacron 移植血管上,正如图 40-3 的描述一样,冠脉被再次植入到动脉根部

年轻的患者主动脉根部扩张但瓣膜不能被分离时,另外一种主动脉移植方法是肺的自体移植,被称为 Ross 术式。通过患者的肺动脉根部来取代患者的主动脉瓣和根部,移植到主动脉的位置。然后通过冷藏保存的自体移植肺动脉根部。另外一种外科选择的复合移植是通过冷藏保存的主动脉同种异体移植(尸体的主动脉根部或者升主动脉近端)。但是,这些途径总体来讲并没有受到术者的喜爱,被使用期限所限制,会产生随后移植物根部的扩张或者瓣膜结构的退化。

升主动脉瘤通常扩张至主动脉弓的近端,但是弓的中远段得已保存。在一些病例中外科手术行半弓修补,切除主动脉弓近端小弯部分,将升主动脉远端末尾倾斜吻合至主动脉弓的下方(图 40-5)。半弓修补术需要一个暂时的低温循环暂停阶段,但暂停时间要足够短,保证不需要正向的脑灌注,而且排血量足够好。

主动脉弓部瘤可以被成功外科切除,但过程足够挑战。神经系统的损伤是主动脉弓修补术中导致发病率和死亡率的主要原因和典型结果,由动脉粥样硬化的碎片和顺向的循环停止导致的缺血损伤所

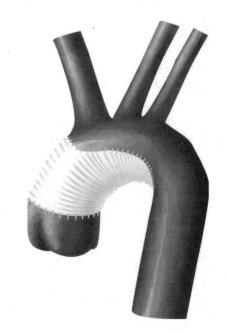

图 40-5　降胸主动脉半弓置换术

致。头臂动脉血管在主动脉弓被切除前取下,然后嫁接到人工的移植管道插入后。传统意义上,外科

手术包括切除然后再移植头臂动脉血管（也就是孤立的主动脉包含的三支分支血管），在正常的脑灌注恢复后。但是，近段时间以来，新的技术发展可缩短低温循环停止的时间并减少栓塞事件，通过置入有多个分支血管的主动脉弓假体，保证每条主动脉弓上的血管各自吻合（图 40-6）。

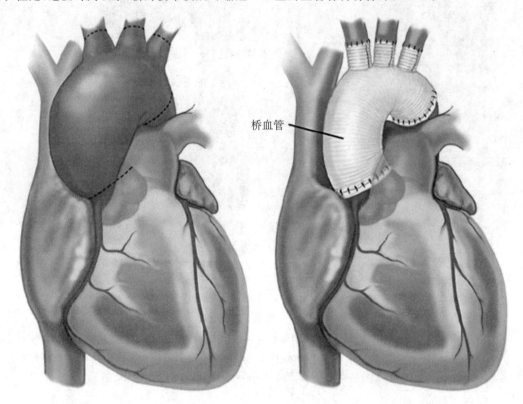

桥血管

图 40-6　含有 3 根预制结构分支的全主动脉弓移植术，最后血管再与头臂干汇合

　　3 种颅脑保护的方法应用于主动脉弓的手术中。传统方式的是通过深度的低温循环停止来停止脑灌注，通过低温降至 10～13℃ 来降低颅脑代谢速率。但是，这种简单的方式由于过高的卒中和暂时性神经系统功能紊乱而被抵制。1990 年，提出了一种经上腔静脉置管逆向脑灌注的方法在低温循环停止时行颅脑保护。起初这种方法显示了可以通过将营养和氧气带到大脑并将可导致颅脑和颈动脉栓塞的空气和小碎片冲刷走，来提高临床获益。更多延展性的研究发现，事实上，通过逆向脑灌注，大脑并没有代谢上的获益，而一些研究也显示在临床获益上没有提高。近些时候，一种选择性的顺向颅脑灌注方法被提出，通过将导管直接插入颅脑血管，使大脑在术中短时间得到灌注。甚至，应用复合血管的假体主动脉移植使选择性的顺向颅脑灌注更加简单有效。这项技术使得长时间安全的循环停止，尤其在复杂的弓手术中更加重要。现有数据显示选择性的顺向颅脑灌注并不降低卒中的风险，但是显著减少了暂时性的神经系统功能紊乱。目前卒中的风险主要源于直接头臂动脉的置管导致碎片造成的栓塞。为了克服这些，许多外科手术倾向于经右侧腋动脉置管行顺向颅脑灌注，可以显著的提高效果，或者应用三分叉移植吻合至头臂动脉。从历史上讲，对于主动脉弓修补手术，卒中发生率高达 4%～11%，但是对于应用这些现代的技术在有经验的术者手中，卒中发生率低至 2%～9%。

　　不幸的是，许多主动脉弓部瘤的患者均是老年人，动脉粥样硬化的负荷很重，开放式弓部修补术会显著增加卒中和死亡的风险。近些年来，一种杂交手术也成为高危主动脉弓手术患者的潜在选择。过程有两个步骤：第一是去掉主动脉弓的分支，包含将三叉移植的近端吻合至近端升主动脉，远端至头臂动脉；第二是将胸主动脉腔内覆盖支架，逆向穿过主动脉弓，着陆点放在主动脉弓的近端和远端，将病变从循环中排除（图 40-7）。这种技术获得了科技上的成功和很好的效果。虽然开放式修补仍旧是合适的外科患者明确的选择，但去分支支架杂交手术有理由成为高龄高风险患者的合理选择。

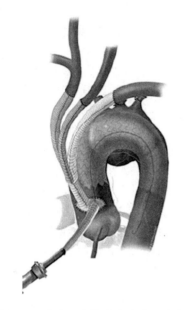

图 40-7　杂交手术治疗主动脉弓动脉瘤

首先从升主动脉近端放置一根三
分叉动脉,接着在主动脉弓内置入支架
把动脉瘤体从循环中分离开

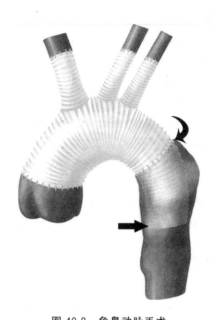

图 40-8　象鼻动脉手术

如图所见通过主动脉附着左侧自由悬挂的
涤纶套来行全主动脉弓修补术,同时部分的绦
纶套会出入降主动脉来同时修补降主动脉瘤

许多患者行胸主动脉瘤修补手术时涉及多个主动脉节段。广泛的胸主动脉瘤样扩张会增加手术难度并阻碍手术。虽然已经可能去成功的置换事实上整个胸主动脉,但尝试在一台手术中同时完成升主动脉和降主动脉的置换会增加风险。另一种策略方法是应用分期的过程,被称为"象鼻技术",首先置换升主动脉和主动脉弓,超过远端吻合口,一个额外长度的尼龙移植物被遗留,自由悬置在降主动脉近端的管腔内(图 40-8)。这种技术简易化了继发的应用两种方法之一来修补降主动脉:如果开放式手术可行,象鼻使近端横断夹闭降主动脉成为可能;另一种是,胸主动脉腔内支架可以置入,象鼻可提供理想的近端着陆点。

选择性的升主动脉和降主动脉外科修补术,在大中心,其死亡率分别为 1%~4% 和 4%~9%。主要并发症是卒中和出血。切除降主动脉灾难性的并发症是由于中段脊髓供血而出现术后截瘫。术后截瘫的发生率可高达 13%~17%,但现代的一系列数据是 3%~5%。多种方法为了去降低截瘫发生的可能性,虽然没有一种被证明一贯的安全和有效。一种最有希望的方法是区域化的低体温保护,在修补术中将脊髓行硬脑膜外的冷却,在一系列大型试验中可将脊髓并发症降至 3%,而历史上的对照风险为 20%。其他降低脊髓损伤的重要方法包括:肋

间动脉的再移植;应用躯体感觉和大脑皮质电位行术中监测;在主动脉近端吻合时将远端应用心房股动脉旁路手术,来维持主动脉远端的灌注;在术后前几天维持较高的血压。

另一种降主动脉瘤的手术途径是经腔内的支架置入。这种技术的优点是相比外科手术更少的创伤,潜在更少的术后并发症和更低的发病率。但是,主动脉的解剖需要合适的近端和远端着陆点,因此不是所有患者均可以行支架置入。一项多中心、前瞻性、非随机性研究——Gore Tag 胸主动脉假体研究的第二阶段,在 17 个学术中心进行并募集了 142 例患者。器械的置入成功率为 98%。30d 时的卒中、暂时或永久的截瘫和死亡率分别为 3%、3% 和 2%,远远低于外科对照人群。在同一研究的 5 年随访中,胸主动脉腔内修补组与动脉瘤相关的死亡率为 3%,而外科对照组为 12%。尽管有着更低的动脉瘤相关死亡率,但在 5 年的全因死亡率方面两组之间无差别,反映了胸主动脉腔内修补组患者更趋向于高龄,有着更多的合并疾病。与外科手术一样,行胸主动脉腔内修补同样可造成脊髓缺血,所以应当进行保护性的措施,如在术后早期行脊髓引流和升高血压。

一项很重要的限制胸主动脉腔内修补的原因是即使成功置入支架后,可能会出现内漏。Ⅰ型内漏

变异性很大,是血液经近端和远端的支架附着点漏入;Ⅱ型内漏是血液经分支逆向流入,如肋间动脉;Ⅲ型内漏源于机械性的器械失败,如支架的构造被撕裂或者两个支架连接处的分离。目前内漏在 30d 平均发生率为 10%。新的内漏同样可能在成功置入支架后的晚期出现。因此,行胸主动脉腔内修补术的患者术后每年行 CTA 去监测内漏的情况,来确保瘤腔没有扩张和支架的完整。因为Ⅰ型和Ⅲ型的内漏可使血液通过压力进入瘤腔,因此应尝试去额外的腔内修补治疗。Ⅱ型内漏通常观察,没有证据显示瘤腔会扩张。

药物治疗

药物治疗对于典型的动脉粥样硬化性的胸主动脉瘤长期的生长和患者生存率的影响还不清楚。无论如何,一项关于 β 受体阻滞药应用于成人马方综合征的研究发现治疗显著降低主动脉扩张的速率,减少不良临床事件(死亡、主动脉夹层、主动脉反流、主动脉根部>6cm),并明显的降低死亡率。虽然研究仅仅观察了 β 受体阻滞药对于马方综合征患者的影响,但进一步认为能够降低左室压升高率并控制血压的药物有益于治疗胸主动脉瘤。β 受体阻滞药因此成为治疗的基石。

Dietz 和同事们在马方综合征的小鼠模型上证实了胸主动脉瘤与 TGF-β 过度的激活相关,而 TGF-β 的抗体可以组织主动脉的异常生长。结果是氯沙坦,一种 FDA 批准的抗高血压药物,有相似的抗 TGF-β 活性,在同样的老鼠模型身上,氯沙坦可以阻止主动脉异常生长,并且效果优于 β 受体阻滞药。另外,在一项非随机性的人类研究中,氯沙坦延缓了在应用了 β 受体阻滞药后,仍旧有主动脉增长进展的马方综合征患者,其主动脉增长速率。为了正式回答这个问题,一项大型,多中心,随机对照试验正在进行,探讨马方综合征患者应用氯沙坦的效果。注意的是,一些证据表明 ACEI 类药物可以减缓马方综合征患者主动脉根部瘤的生长速率,虽然针对这些药物的治疗还很有限。

应当说明的是,氯沙坦没有被证明对马方综合征患者获益,使其独立于胸主动脉瘤的其他病因。因此,目前不推荐其优于 β 受体阻滞药,而 β 受体阻滞药同样也不推荐应用于非马方综合征的患者。无论如何,当动脉瘤患者其血压足够去应用两种药物时,应当谨慎的考虑联用 β 受体阻滞药和氯沙坦,使血压目标维持在(110/70~125/80)mmHg。

主动脉夹层

对主动脉夹层的影像学诊断进行详细的讨论远超出了这章的范围,但是识别特殊的影像学结果如何影响治疗方案却很重要。影像学诊断的主要目的就是发现主动脉夹层或其他急性主动脉综合征,以及夹层的范围从而区分 A 型 B 型夹层。若伴随出现血性心包积液则提示胸主动脉的血液外漏,夹层破裂迫在眉睫,是外科夹层修复术的指征。确定主动脉瓣关闭不全的存在严重程度和评估瓣膜的结构和功能可以帮助外科医生选择瓣膜置换还是修复。如果最初是通过 CTA 诊断的主动脉夹层,那么就无法提供主动脉瓣膜功能的数据。但是在心肺转流术开始前,在操作间内可以常规做一个经食管心脏超声。而且术中的经食管心脏超声可以评估瓣膜的修复是否成功。最后,寻找存在远端灌注不良的证据很重要,因为即使患者是 A 型夹层,但是灌注不足可以使胸主动脉置换术的术前术后远期干预变得很有必要。

治疗急性主动脉夹层的目标是预防其潜在的致死性并发症,尤其是夹层的破裂和灌注不足的存在。当高度怀疑主动脉夹层时应该立即监测血流动力学、血压、心律和尿量。内科治疗的目标是降低左室压力上升率,控制血压以及静脉注射吗啡镇痛。准备手术的患者慎用长效药物,因为这类药物可能会使术中血压难以控制。最初的治疗目标包括消除疼痛、收缩压降至 100~120mmHg 或使心脑肾充分灌注的最低水平的血压。

硝普钠可以迅速降低血压。根据血压的反应情况,它的起始剂量是 $20\mu g/min$,最大剂量 $800\mu g/min$,但是,当单独使用时,硝普钠可以引起增加左室压力上升率,潜在的加速了夹层的进展。因此,合用 β 受体阻滞药很有必要,因为急慢性肾灌注不足的患者,静脉注射非诺多泮效果可能优于硝普钠。为了降低左室压力上升率,应该加用 β 受体阻滞药,维持心率在 60~80/min。因为普萘洛尔是第一个 β 受体阻滞药,它被广泛应用于治疗主动脉夹层,但是其他的 β 受体阻滞药也有效。普萘洛尔的静脉注射剂量应该是每 3~5min 1mg,直到获得理想的疗效,但是最大初始剂量不能超过 0.15mg/kg 或者 10mg 左右。为了维持理想的心率,应该每 4~6h 静脉注射普萘洛尔或持续静脉滴注。

拉贝洛尔是 α 和 β 受体阻滞药,可以通过有效的降低左室压力上升率和血压达到治疗主动脉夹层的目的。拉贝洛尔的初始剂量是 20mg,2min 滴完,接下来每 10～15min,增加剂量 40～80mg,达到最大剂量 300mg,直到心率和血压得到控制。从 2mg/min 开始持续静脉滴注到 5～10mg/min 从而达到维持剂量。

短效 β 受体阻滞药艾司洛尔适用于血压不稳定的患者,尤其是外科手术的术前准备,因为必要时可以立即停药。初始剂量 500μg/kg,然后以 50μg/(kg·min)维持,最后达到 200μg/(kg·min)β 受体阻滞药对有慢性阻塞性肺病的患者有未知的风险,艾司洛尔可以检测此类患者的用药安全性和耐受性。对于这类患者,应该考虑使用 β₁ 受体阻滞药,比如阿替洛尔和美托洛尔。

当有 β 受体阻滞药使用禁忌时(如,窦性心动过缓、二度或三度房室传导阻滞、充血性心力衰竭、支气管哮喘时),应该选择降低主动脉压力和左室压力上升率的其他药物。钙通道阻滞药常用于治疗高血压危象,偶尔用于治疗主动脉夹层。维拉帕米和地尔硫䓬的血管扩张加上负性肌力作用使得这类药物可以治疗主动脉夹层。而且这些药可以静脉给予。

单侧或双侧肾动脉狭窄引起肾素大量释放,导致了难治性高血压。这种情况下,最有效的抗高血压药物是血管紧张素转化酶抑制药,开始时每 6h 静脉给药剂量是 0.625～1.25mg,必要时加到每 6h 5mg 的最大剂量。治疗此类高血压的最佳手段是通过选择性介入治疗恢复肾灌注。

怀疑主动脉夹层的患者如果血压显著升高,因为有出现心脏压塞或主动脉夹层破裂的可能,所以考虑给予急性扩容治疗。在夹层严重影响循环的情况下测量血压可能会出现一过性高血压,所以临床医生在治疗高血压前应该排除这类高血压。难治性低血压必须给予缩血管药物,优选去甲肾上腺素(左旋去甲肾上腺素)和苯福林。增加肾灌注应该选择小剂量多巴胺,可能会提高左室压力上升率。

针对性治疗

A 型夹层的患者死亡率很高,因为夹层破裂会导致心脏压塞,甚至死亡。A 型夹层的治疗包括外科替换升主动脉。因管腔面夹层拒绝手术治疗或者有外科手术禁忌(比如年龄、体弱)的患者内科治疗的 30d 存活率达到了 42%。急性 B 型夹层的患者比那些管腔面夹层的患者死亡率更低。大量回顾性研究表明,内科治疗与没有复杂外膜面夹层患者的外科治疗效果相当。因此内科治疗更受青睐。当外膜面的夹层累及重要器官、引起下肢缺血和难以控制的疼痛或者夹层进展很快、内科治疗效果差时应该考虑外科干预。

外科治疗包括切除最重的夹层段、尽可能的切除破裂的内膜,通过缝合破裂的夹层内膜来消灭假腔。病变段被切除后(一般是从升主动脉的近端到降主动脉的远端)主动脉的连续性是通过在两断端插入假套管被修复。

很多研究表明,经外科治疗患者的近期和远期死亡率不受破裂内膜存在的影响。一些管腔面的夹层的患者,他们的内膜破裂通常出现在主动脉弓。因为外科修复可能增加发病率和死亡率,而且切除内膜撕裂段并不一定提高生存率,所以如果外科手术的目的就是单纯的切除破裂的内膜,那么很多外科医生就会放弃做这个手术。但是,在过去的 10 年里,随着外科技术的发展,很多专家小组建议如果对预后有利,可以切除病变段。

当主动脉夹层合并主动脉瓣反流时,有时候需要对假腔单纯降压,从而降低主动脉瓣的反流程度,恢复瓣膜功能。更多时候,无论如何,保留主动脉瓣需要两层主动脉壁夹层片近似并且悬浮的连接处要确保缝合。术中的经食管超声检查对主动脉瓣膜修复有指导意义。悬浮技术已经有相当不错的疗效了,它降低了长期随访中主动脉反流的复发率。保留主动脉瓣可以避免发生与人工瓣膜置换相关的并发症,因为需要口服抗凝药物治疗,所以可能会增加夹层破裂的风险。

人工瓣膜置换术有时候很有必要,是因为尝试瓣膜修复失败或已经存在瓣膜病或有马方综合征。因为瓣叶被悬浮后,依然存在主动脉瓣中度反流,所以很多外科医生倾向于瓣膜置换,为了避免在二次手术时行瓣膜置换所产生的风险。当管腔面的夹层变得易破或已严重撕裂时,大多数外科医生会使用复合假体支架,就如先前提到的,同时替换升主动脉和主动脉瓣。主动脉夹层治疗的操作步骤是有技术要求的,因为病变段的主动脉壁脆性增加,修复时需要更加小心。使用氟铁龙支撑管壁,而且预防缝线撕裂质脆的主动脉是很有必要的。

有急性并发症(如灌注不足、难治性高血压、疼痛、进行性扩大的动脉瘤)的 B 型夹层通常采取非手术治疗,灌注不足常常会引起肠系膜、肾、肢体缺血,由动态或静态阻塞引起(图 40-9)。静态阻塞是由夹层向分支动脉的扩大,导致了分支动脉的狭窄或闭塞。当远端夹层没有再进入的通道时,会引起假腔扩张但是在舒张期无法减压,造成动态阻塞。肠系膜缺血是 B 型夹层主要的死亡原因,因此临床上应该高度警觉,一旦出现,及时干预。

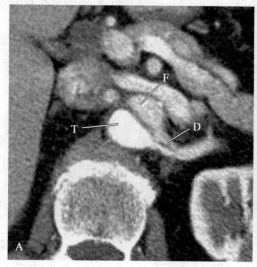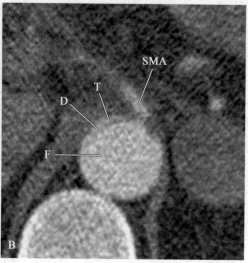

图 40-9   主动脉夹层缺血的原因

A. 静态斑块,如左肾动脉的夹层摆动(D),分离真腔(T)和假腔(D);B. 动态斑块,如大假腔压迫真腔,很少看到的夹层摆动和肠系膜上动脉(SMA)流受损

治疗 B 型夹层的传统方法是开腹行开窗术和移植术,但是早期死亡率高达 18%~31%。近来,经皮介入治疗已经成为了治疗其并发症的首选。一种经皮介入方法是直接定位远端夹层病变处,通过支架置入来打开狭窄分支,缓解静态阻塞,或通过开窗术来缓解动态阻塞(图 40-10)。最受欢迎的经皮介入方法是定位管腔面夹层,即内膜撕裂的位置,把支架置入到该病变部位,在内膜撕裂的起始打开支架,反过来也降低了假腔的压力(图 40-11)。关于用血管内支架置入术治疗 B 型夹层的早期研究展现了它在缓解急性并发症和提高 1 年生存率方面取得了很大的成功。在非随机试验中,经皮介入治疗已经证实它是有效的,而且比开放性外科修复术有更低的死亡率。然而,在这些例子中,有血管内支架的远端夹层,其假腔没有得到充分的减压,因此更新的技术正在投资研究,使得支架可以向远端延伸。同时没有支架的通过需要支架支撑来消灭腹主动脉夹层的假腔。这项技术名称是首要字母缩写即 PETTI-COAT,由 Nienaber 和他的同事提出,现在在 STA-BLE 试验中研究,它是一项国际临床研究,为了评估治疗 B 型夹层的顶峰夹层血管内系统(库克医疗,布鲁明顿)。

鉴于介入治疗成功应用于复杂 B 型主动脉夹层,一些专家认为这种治疗方法可能对单纯 B 型主

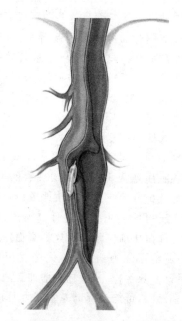

图 40-10   经皮开窗术治疗伴有血流动力学阻塞以及灌注不良的 B 型动脉夹层

动脉夹层的预防有益,因为它可以防止危及生命的远期并发症同时通过消除假腔的血流来延缓主动脉夹层的进展。INSTEAD 是超大样本的随机前瞻性试验,结果却是:在最初两年的随访中,血管内支架

的置入与理想的内科治疗的效果相当。然而,这个试验中的患者都是急性 B 型主动脉夹层后 2～34 周的,这就使得介入治疗无法防治通常发生在前两周的最严重并发症。而且内科治疗组的患者 2 年死亡率仅为 4%,但是腹主动脉腔内修复组却为 11%。相比介入治疗组 85% 的生存率,内科治疗组患者生存率更高。我们必须认识到内科治疗 2 年后,4% 的

死亡率是很难逾越的。幸运的是在欧洲正在进行一项随机性研究,即急性主动脉夹层介入治疗或最好的内科治疗试验。它的设计和 INSTEAD 很相似,但是除外了急性单纯 B 型主动脉夹层后 14d 以内的患者,因此它有可能会揭示早期血管内支架置入带来的益处。

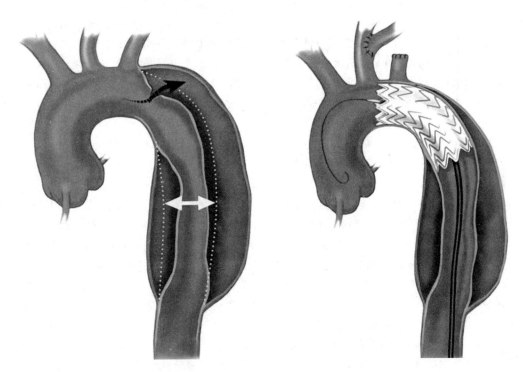

图 40-11　经胸管内支架移植术治疗复杂的 B 型主动脉夹层

这些单纯 B 型主动脉夹层的患者接受最优化的内科治疗。正如上面所说的,首要的治疗目标是降低心室压力上升率和控制血压。尽管首选静脉注射,但是一旦血流动力学稳定并且患者已经稳定了 12～24h,就应该开始使用口服制剂。口服制剂的剂量应该伴随着静脉制剂剂量的下调而增加。患者应该住在 ICU 一直到静脉制剂停用至少 6～12h 并且没有明显的血压上升峰值。

大多数病例在治疗的前 3d 都会控制血压。但是严重的高血压出现在早期的住院期间,一些患者甚至没有高血压病史。一些难治性高血压可能是由于单侧或双侧肾动脉灌注不足引起。但是在一项回顾性分析中,我们研究小组发现 2/3 的夹层患者在住院治疗期间需要 4 种甚至 4 种以上的抗高血压药物控制难治性高血压,但是尚无灌注不足的证据。而且在主动脉夹层发作后 5～7d 常常会有血压的升

高,不需要特殊的处理就会下降,关于早期急性高血压反应的病因尚不确定,但是它反映了交感神经的兴奋性显著增加,可能是由于主动脉壁夹层导致的严重的炎症反应引起。

B 型夹层的内科治疗的另一个目标是监测分支动脉受损证据,最致命的结果是肠系膜缺血。不幸的是肠系膜缺血最初的临床特点不显著,因此很难识别。等到了临床症状很明显的时候,组织器官可能发生了不可逆的损害。CTA 不能解释灌注不足所体现的证据。因此,对肠系膜缺血必须保持强烈的临床警惕,当有灌注不良证据存在时要降低外科或者经皮介入治疗的阈值。

长期治疗和随访

对于持续存在主动脉夹层的患者,不管最后是外科治疗还是内科治疗都应该长期控制高血压和降

低左室压力上升率。研究表明：血压控制不良的患者动脉瘤破裂的发生率是血压控制良好患者的 10 倍，这在很大程度上表明了终身抗高血压治疗的重要性。收缩压应该维持在 130mmHg 以下，首选的药物是 β 受体阻滞药，如果有禁忌证，可选择有负性肌力和低血压效应的药物，例如维拉帕米、地尔硫䓬。ACEI 和 ARB 是引人注目的治疗主动脉夹层药物。它们在夹层导致的某种程度的肾灌注不足方面有特殊的价值。

由主动脉夹层或其他靠近血管外壁部位动脉瘤导致的外科治疗后的远期死亡率达到了 29% 此外，外科手术修复后出现血管外壁部位动脉瘤的发生率是 17%～25%。外科手术中不能被修复的离心夹层继续扩张形成了这类动脉瘤。因为动脉瘤壁相对较薄而且仅是原来动脉壁的 50%，所以它比胸主动脉瘤动脉粥样硬化更容易发生破裂。因此治疗这种动脉瘤可能要采取更积极的方法。

远期动脉瘤形成和破裂的高发生率引起了我们对动脉瘤疾病进展和认真随访的重视。长期监测的首要目标是发现需要进行外科干预的动脉损失。

临床医生必须警惕新发的血管瘤、快速进展的动脉瘤、持续进展或复发的动脉夹层、主动脉反流、外周血管病等。

主动脉夹层患者的随访评估应该包括 CT、MRI 和经食管超声心动图。一般我们会首选 CT 来动态监测这些患者，因为它是无创的，能够呈现清晰的解剖结构，这对评估一段区间内的变化是很有帮助的。住院期间和发病前两年风险最高，随后开始下降。因此频繁的近期随访时很重要的，例如最初 1 个月、3 个月、6 个月、12 个月来复查，之后每 12 个月来 1 次，从而判定他们病情是否稳定。

壁　内　血　肿

壁内血肿是急性大动脉综合征。不像典型的主动脉夹层，血肿存在于大动脉壁的中膜层，没有内膜的撕裂，也不与大动脉腔相通，然而，壁内血肿的发展史仍然不如经典主动脉夹层意义明确。11 项研究报道了 160 例患者大动脉壁内血肿，发现管腔面的血肿行内科治疗时死亡率是 47%，而行外科治疗时是 24%。另一方面，外膜面的壁内血肿行内科治疗时死亡率是 13%，外科治疗时是 15%。这些死亡率和典型的主动脉夹层的很相似。因此，目前大多数治疗中心都接受和过去用于经典主动脉夹层相似

的治疗方案即管腔面的血肿用外科治疗，外膜面的血肿用内科治疗。如果症状持续存在或有进展的证据，那么内科医生应该降低患者行外科治疗的指征。所以内科治疗应该包括动态的监测壁内血肿的进展和转归。

最近的几项报告表明管腔面的壁内血肿的结局比经典的主动脉夹层更好，同时单纯内科治疗的患者大多数依然健在。例如 Song 和他的同事报道经内科治疗的近心壁内血肿和离心壁内血肿的住院期间死亡率分别是 7% 和 1%，这都低于先前的报道的 47% 和 13%。但是此项研究中患者的数量可能没有可比性。实际上，Song 的研究中 29% 的主动脉夹层的患者被诊断为壁内血肿，这一比例是其他研究者的 2 倍，而且它也包含了很多不显著的壁内血肿，这在其他医院检测不到，有一个慢性进展或破裂的风险。可能会持续存在壁内血肿的风险，但不是绝对的。区别壁内血肿和动脉夹层的形态学特征是假腔的缺如，这也就表明壁内血肿发生破裂的可能性很小。但是增加动脉壁压力的因素可以增加破裂和夹层的风险，比如巨大的动脉和血肿。一项关于急性壁内血肿的研究表明直径 ≥50mm 的主动脉可以单独影响血肿的进展，而在另一项对外膜腔的壁内血肿患者研究中发现，主动脉的直径 ≥40mm 或者主动脉壁的厚度 ≥10mm 都可以独立影响血肿的进展。这些发现证实一些壁内血肿的患者可能比其他患者有更低的风险，这也表明患者性质的基础差异在很大程度上影响了结果。如果没有进一步的研究来证实患者存在更低的风险，我们团队会继续推荐对管腔面壁内血肿采取常规的外科治疗。

穿透性动脉粥样硬化性溃疡

穿透性动脉粥样硬化性溃疡的自然病程仍然是不清晰的，在有症状的患者（如急性主动脉综合征）和没有症状的患者（如偶然发现的）之间有着明显的差别。目前还没有达成最后统一的治疗策略。当然血流动力学不稳定、已经形成了假性动脉瘤或已破裂的患者应该立即进行外科的修复。持续或反复发作的疼痛、远端栓塞、进行性动脉瘤扩大也是手术的指征。但是我们依旧不清楚是否应该对存在远端动脉粥样硬化性溃疡的稳定性患者行外科治疗，还是像典型的主动脉夹层那样，如果他们病情平稳就内科治疗。对 26 例穿透性动脉粥样硬化性溃疡的患

者进行了一项调查发现:经内外科治疗后的 1～5 年生存率没有差异,也就是说外科治疗并不能改变预后。血管腔内支架置入可能对这类患者来说是一种更低风险的选择。

Ganaha 和他的同事研究了这个过程:即有 31 例穿透性住动脉粥样硬化性溃疡的患者,他们的动脉瘤已经破裂或即将破裂,其中 17 例给予内科治疗,8 例行外科修复治疗,剩下的 6 例行血管内支架置入术,结果 3 种治疗方案的早期存活率没有显著的差异。作者对比了住院期间进展期的患者(即动脉瘤破裂、血肿增大、显著假腔的形成)和稳定期的患者。无法控制的疼痛和进行性增多的胸腔积液都预示着病情处于进展期。与进展期而不是稳定期有关的 CT 结果包括溃疡的最大直径(分别是 21mm 和 12mm)、最大深度(分别是 14mm 和 7mm)、溃疡位于降主动脉的上 1/3。进行性发展,因为有各种各样的指示,所以研究中的 50% 以上的患者被认为在进展期是低风险的。我们的团队建议治疗简单情况的患者应该用降压药物治疗并且密切监测影像学的动态变化,这与治疗主动脉夹层很类似。

胸主动脉的栓塞

主动脉粥样硬化病常见于脑卒中患者。而且动脉粥样斑块是再发脑卒中和其他栓塞事件的危险因素。比值比 3.76(95% CI:2.57～5.51),Macleod 等做的 Meta 分析提示与脑卒中风险或其他血管内栓塞事件密切相关的患者,他们的卒中比值比是 3.76(95% CI:2.57～5.51),斑块厚度≥4mm。

动脉硬化似乎是由动脉粥样硬化斑块和血栓蓄积形成。一些医务人员对动脉粥样硬化的患者勉强使用了华法林,因为他们担心斑块出血后释放的碎片引起栓塞征。然而在华法林治疗期间出血临床栓塞征的风险似乎是很低的,只在 134 例高危复杂动脉粥样斑块治疗的 SPAF 试验中出现了一次意外事件。在这次试验中,华法林不仅是安全的而且还是有效的。维持 INR 值在 2～3 时,1 年的卒中率仅为 4%,如果调整剂量使 INR 值在 1.2～1.5 并且加服阿司匹林(相对危险降低率 75%,$P = 0.02$),卒中率却是 16%。在一个相似规模、非随机化的口服抗凝药物和抗血小板的对比治疗中,抗凝治疗有一个更低的栓塞率:0:22%(OR:0.06;95% CI:0.003～

1.2;$P = 0.016$),这两个报道指出华法林对治疗主动脉粥样硬化性斑块不仅无害还可以降低卒中的发生率。但是由于这些试验是小规模的、非随机化的,所以他们的结果不能充分的证明给高风险的患者常规使用华法林是合理的。幸运的是,ARCH 试验已经开始实施了。设计一个连续入选、非盲、随机性的研究,这些没有卒中致残症状的患者的主动脉粥样硬化性斑块的厚度≥4mm,他们被随机化分配,一组给予口服抗凝药物(目标 INR 值 2～3),另一组每天阿司匹林 75mg 加上氯吡格雷 75mg,每 4 个月随访复发血管事件。最近的 ACC/AHA 指南做了Ⅱb 级的推荐,对主动脉粥样硬化性斑块厚度≥4mm 的患者应该考虑使用抗凝治疗(INR 值 2～3)或抗血小板治疗来预防再卒中的发生。

降低主动脉粥样硬化性斑块患者栓塞风险的另一个有效的方法是使用他汀类药物,从而阻止或逆转血栓的进展。研究证实他汀类的药物可以降低首次和第二次的卒中率。对经食管超声有巨大粥样斑块的 519 例患者进行了一项观察性的研究,发现他汀类药物的使用可以降低 59% 缺血性卒中的相对风险。需要再一次随机的、临床对照试验去证明他汀类药物可以降低事件发生率。一种替代方法是比较大小剂量的他汀类药物治疗,而不是安慰剂。对无症状的动脉粥样硬化性斑块患者的随机前瞻性研究中得出的证据表明:和小剂量的治疗相比,大剂量的阿托伐他汀与斑块体积的缩小有相关性。最近的 ACC/AHA 指南做了Ⅱa 级的推荐,使用他汀类的药物治疗主动脉粥样硬化性斑块的患者从而降低卒中的风险是合理的选择。

外科的主动脉弓内膜切除术已经尝试性应用于因为动脉粥样硬化导致栓塞的患者身上,早期病例报道了其成功。然而 3404 例患者经历了心脏的手术,其中 8% 的患者经食管超声提示有≥5mm 的斑块,由外科医生决定的主动脉内膜切除术有 16%。不幸的是动脉内膜切除术的围术期卒中率是未行此手术的 3 倍——35% *vs.* 12%($P < 0.000 1$)。血管内支架置入提供了潜在的优势,它可以保护严重受损的主动脉段阻止其进一步栓塞,但是动脉粥样硬化性斑块的治疗需要融合脱脂加置入支架两个过程。此外,血管内的操作本身就会导致周围血管栓塞。因此没有证据证实给有突出斑块的患者预防性的做动脉内膜切除或血管内支架置入是合理的。

第 41 章
孕期心血管疾病药物治疗的选择

Pharmacologic Options for Treating Cardiovascular Disease During Pregnancy

Sharon C. Reimold and Lisa W. Forbess

李　毅　王贺阳　译

妊娠可以引起全身血容量增加和治疗药物的药动学改变。另外，心血管病的治疗可能通过胎盘屏障而影响胎儿或通过母乳喂养而影响新生儿。对于妊娠或哺乳期患者，医生在诊治过程中应特别注意血流动力学和治疗药物药动学的相关改变，这样才能在受孕、生产及产后早期各个阶段做出合理、安全的治疗决定。

妊娠过程中，人绒毛膜促生长催乳素的增加可以引起红细胞水平升高。而雌激素水平的升高则可激活肾素-血管紧张素系统，后者可进一步引起水钠潴留，导致胞外容量增加。上述两种改变可使孕期的血容量增加基线值的 30%～50%，是从受孕 3 个月后即开始，至 9 个月后方逐渐恢复正常。由于胞外容量的增加在比例上要大于红细胞，因此，会产生"孕期贫血"。补铁治疗可以部分纠正这种"生理性贫血"。

妊娠期间，心血管系统会自行调整以适应增加的血流动力学负荷。左右心室的舒张期容积会有小幅的扩大，进而提高每搏量，心率同时也会有所加快，最终得以提高心排血量。雌激素可以改善主动脉顺应性，降低收缩期的血管阻力，因此降低左室射血时的阻力。收缩期血管阻力的下降还得益于其他因素，妊娠相关激素的激活、前列腺素外周血水平的增加、心房钠脲肽及内皮一氧化氮的合成，此外还有孕期子宫内低阻力的胎盘循环系统，均可使收缩期血管阻力下降。收缩压在孕期前 3 个月开始下降，至孕中期达到最低点，于生产前逐渐恢复至正常水平。舒张压的下降幅度比收缩压更大，因此还会出现脉压差增加。血压下降在孕期中间 3 个月最为明显，因此在进行心血管病药物治疗时要特别留意。

药物药动学的改变是由于孕期中胃肠道和肾功能发生了变化。胃肠道动力的下降可引起胃肠道吸收作用的延迟和减弱，而且这种动力下降在整个胃肠道的分布是非常不均匀的。脂肪组织的增加及母亲肝酶活性的下降将不利于某些药物的体内代谢。另外，心脏射血的血流分布在受孕期间也会发生改变，大部分血液分布于子宫，以保证胚胎的生长和发育，肾的血流量也会增加，肾小球滤过滤会提高30%～80%。因此，妊娠期间药物的清除速率要高于非妊娠期。妊娠期间代谢因素对药物剂量的影响，详见表 41-1。

还需要考虑的一点就是药物通过胎盘屏障的能力。在妊娠初期，胎儿的血脑屏障尚未成形，因此，通过胎盘屏障的药物将会对胎儿全身都造成影响，尤其是中枢神经系统。一些药物因此具有显著的不良反应，如致死、发育不良、异常生长等。孕期药物安全性的评价是至关重要的，但来自患者的临床数据却非常有限。目前对孕期药物安全性的推荐常常外推自已有的动物研究数据。《孕期和哺乳期的药物使用：胎儿和新生儿风险参考指南》是对内科医生接诊怀孕患者非常有帮助的参考书。表 41-2 列举了心内科常用药物在孕期和哺乳期使用时的常见风险。

高 血 压

对妊娠期间高血压治疗的详细讨论，请参见第 39 章。

水 肿

外周水肿在孕期非常多见，并且患者不一定具有基础的心血管病变。常规的利尿药治疗并不适用于孕妇，如果不能耐受水肿，加压袜子将是不错的选择。这种袜子同样有利于改善静脉淤血，对有静脉血栓病史的患者更为有益。利尿药在孕妇患者中的使用要非常保守,因为这会改变正常生理性的血容量扩张。当发生充血性心力衰竭、肾炎、肝硬化或先兆子痫时,可以酌情使用襻利尿药。总的来说,利尿药不是降血压的一线用药,且只在与抗肾上腺、扩血管药物联合使用时才推荐使用。尽管呋塞米能通过胎盘屏障,并且引起胎儿产尿增加,但它仍是利尿药的常用药物。虽然呋塞米能随乳汁分泌,但对新生儿并无有不利影响。噻嗪类利尿药同样可以通过胎盘屏障,并可引起胎儿心动过缓、溶血性贫血和低钠血症。尽管噻嗪类利尿药已被用于抑制母乳合成,但美国儿科协会仍认为其使用与母乳喂养并不冲突。关于保钾利尿药使用的证据尚不充分,但已有研究显示螺内酯对男性的性别发育有不良影响,而美国儿科协会则同样认为其使用与母乳喂养并不冲突。

表 41-1　孕期中影响药动学的因素

各大系统的改变	改变的影响
胃肠道活动	因雌激素升高导致胃肠道活动和吸收功能减弱
肝酶活性	肝酶活性下降导致孕期代谢变慢
血容量扩张及脂肪组织增加	这种增加导致蛋白结合活性改变以及某些药物的血液分布变化(如地高辛)
肾血流量增加	肾小球率过滤增加导致药物的清除速率加快
心脏泵血使用分配改变	心脏泵血中供给子宫的比例增大,对胎儿-胎盘系统的影响取决于某种药物是否能够通过胎盘屏障并移行于胎儿组织

表 41-2　心脏药物对胎儿和新生儿的危险

药物	胎盘通过性	风险等级*	对胎儿影响	哺乳相关风险
腺苷	?	C_M	未报道有不良反应	无数据
阿替普酶	否	C_M	出血风险,对胎儿危害的数据有限	可接受
胺碘酮	是	C_M	甲状腺功能减退、早产、张力减退、囟门扩大	无
氨氯地平	未知	C_M	无研究	无数据
阿加曲班	未知	B_M	无人类数据,口服吸收差提示危险低	未知
阿司匹林	是	C_M/D,后 3 个月,全剂量	出血风险	潜在毒性
阿替洛尔	是	D_M	出生低体重	有
阿托伐他汀	?	X_M	无数据	无数据,有潜在毒性
波生坦	?	X_M	无数据	潜在毒性
卡托普利	是	D_M	中后期 6 个月使用有致畸毒性;可导致肾衰竭和颅骨发育不全,可能是由于胎儿低血压及肾血流不足	有
卡维地洛	?	C_M/D,如果在中后期 6 个月使用	无人类数据	未知
氯吡格雷	?	B_M	无人类数据	未知
达比加群	?	C	无人类数据	未知
达那肝素	?	B_M	无人类数据	未知
洋地黄	是	C	出生低体重	有
地尔硫䓬	是	C_M	无充分人类研究	有
多非利特	?	C_M	无人类数据;动物研究显示 2~4 倍人体剂量时有致畸毒性	未知
决奈达隆	?	X	无人类数据;动物研究显示人体最大剂量时有致畸毒性	未知
依那普利	是	D_M	中后期 6 个月使用有致畸毒性;可导致肾衰竭和颅骨发育不全,可能是由于胎儿低血压及肾血流不足	有

续表

药物	胎盘通过性	风险等级*	对胎儿影响	哺乳相关风险
依诺肝素	否	B_M	血小板减少症、出血	有
依普利酮	?	B_M	无数据	无数据
依前列醇	?	B_M	无数据	或可接受
磺达肝素	?	B_M	无人类数据	未知
呋塞米	是	C_M	钠、钾、血糖下降	有
肼屈嗪	是	C_M	类狼疮综合征	有
氢氯噻嗪	是	D_M	钠、钾、血糖下降	有,抑制分娩
伊洛前列素	?	C_M	无人类数据,动物研究提示有致畸毒性	无数据
异丙肾上腺素	?	C_M	心动过速,无充分的人群研究	无数据
拉贝洛尔	是	C_M/D_M	生长延迟	有
利多卡因	是	C_M	心动过缓以及中枢神经系统毒性	无数据
氯沙坦	?	C_M/D,中后期6个月	同卡托普利	或可接受
美托洛尔	是	B_M	无明显风险,无长期随访数据	有
美西律	是	C_M	心动过缓、小婴儿、阿普加评分低、低血糖	有
硝苯地平	是	C_M	无充分人类数据,谨慎使用	有
硝酸甘油	?	B/C	无充分人类数据	无数据
普拉格雷	?	B	无人类数据	无数据
普鲁卡因胺	是	C_M	无	有
普萘洛尔	是	C_M	生长延迟、早熟、低血糖、心动过缓、呼吸抑制	有
奎尼丁	是	C_M	血小板减少	有
西地那非	?	B_M	无人类数据	无数据
硝普钠	是	C_M	潜在毒性,无充分人群研究	无
螺内酯	?	C_M	人类数据有限,动物研究提示有致畸毒性(男性女性化,大鼠生殖异常)	数据有限,或可接受
链激酶	是	C_M	无充分人类数据	无数据
托拉塞米	?	B_M	无致畸毒性	未知
肝素	否	C_M	血小板减少症,急性疼痛	有
维拉帕米	是	C_M	无充分人群研究	有
华法林	是	D_M	流产、出血	有

* M 表示这是生产厂家标定的危险等级

表中 ? 等同于"未知"

B级风险. 动物研究没有显示胎儿风险,但尚无在孕妇中开展的对照研究;或者是即便有动物研究显示存在不良反应(生育力下降除外),但对照研究并没有在孕期前3个月的妇女中确认存在这种不良反应,也没有证据表明这种风险存在于孕期其他阶段

C级风险. 动物研究显示对胎儿有不良反应,但尚无在孕妇中开展的对照研究;或是在动物和妇女中均无相关研究。只有在对胎儿的获益令其有充分理由承担该风险时才可使用此药物

D级风险. 有明确证据显示对人类胎儿存在危害,但尽管如此,也可在孕妇得到获益时酌情使用,例如当孕妇生命垂危而又没有更安全有效的药物可供选择时

X级风险. 动物或人群研究显示可导致胎儿异常,和(或)各种市场调查或用药经验显示其对人或胎儿存在危害。除此之外,弊大于利

心 瓣 膜 病

由于孕期心脏扩大,大多数女性都会发生轻度的二尖瓣、三尖瓣反流。这种反流只比生理性的稍微明显一点儿,并不会引起症状也不需要特殊治疗。之前因器质性心脏病而已经存在主动脉或二尖瓣反流的患者将更能适应妊娠,因为妊娠期间的收缩期阻力下降相当于是天然的血管扩张药。但尽管如此,妊娠期间循环负荷的加重将使伴有严重主动脉或二尖瓣反流的患者非常难以应对。对于这部分患者,可以积极尝试在妊娠前进行瓣膜修补或置换。ACEI(血管紧张素转化酶抑制药)和 ARBs(血管紧张素受体拮抗药)药物在非妊娠的伴有严重二尖瓣或主动脉反流的患者中经常被用来降低后负荷。但这两种药物在跨过胎盘屏障后均会升至毒性水平;其主要影响泌尿生殖道的发育,同时也会导致其他异常(表 41-2)。尽管有限的数据表明 ACEI 和 ARBs 在受孕后的头 3 个月可能是无害的,但目前尚无确凿证据支持其在此阶段的安全性,因此在受孕前应随时在适合的时机停用该药物,且在整个妊娠期间避免使用。在妊娠期间,肼屈嗪和硝酸盐类药物可作为 ACEI 和 ARBs 的替代品。对于有症状的患者,治疗措施包括卧床、限盐、硝酸盐类药物、地高辛及必要时应用襻利尿药。对有症状的患者在阵痛和分娩期间进行血流动力学监测是有利的,同时硬膜外麻醉也可以顺利进行。

轻到中度的主动脉狭窄患者在妊娠期间不会出现明显的心血管并发症。然而,严重的主动脉狭窄对受孕的耐受性较差,可能会因病住院,发生房性心律失常、充血性心力衰竭及早产。胎儿的情况也会受此影响,早产、宫内发育迟缓及新生儿呼吸窘迫综合征的发生率升高。针对有症状的主动脉狭窄,内科治疗手段局限于卧床和利尿药。内科治疗效果不明显的患者必须进行手术治疗,或者行姑息性的气囊瓣膜成形术;后者可以降低流产的发生风险,是比较受青睐的一种治疗选择。目前为止已有很多在受孕期间行主动脉瓣膜置换术的成功案例,但不幸的是,胎儿的死亡率却会因此最高上升至 30%。在分娩过程中,硬膜外麻醉的实施必须非常谨慎,因其可能会引起低血压和反射性的心动过速,所以比较推荐在分娩过程中行侵入性的血流动力学监测。经阴道分娩一般在第二产程需要辅助措施,而剖腹产则需进行全身麻醉。产后出血对患有严重主动脉狭窄

的妇女是灾难性的,因此必须得到最积极的处理。

风湿性二尖瓣狭窄的患者在妊娠期间会最先表现出症状。由于心率加快,舒张充盈期缩短,左室内压力会因此升高。这些改变可能会导致心房扩张,进而可能引起呼吸困难和心房颤动。β受体阻滞药可以降低心率,延长心室充盈时间,使左心房充盈压降低。高选择性的 β_1 受体阻滞药不干扰 β_2 介导的子宫松弛,更推荐使用。心房颤动患者很难耐受怀孕,对于血流动力学不稳定的患者,要进行心脏复律。快速转复至窦律可以降低心房压,改善充血症状,但复律前也应充分考虑发生血栓并发症的风险。

因凝血因子 Ⅰ、Ⅱ、Ⅶ、Ⅷ、Ⅸ 和 Ⅹ 在妊娠期间明显升高,使孕妇处于高凝状态,这使得二尖瓣狭窄的患者在即便不合并心房颤动的情况下,也具有很高的血栓栓塞风险。在 3 位无心房颤动受孕患者中都曾报道过明显的左心房血栓:一位患者曾发生左中大脑动脉卒中,一位患者有三尖瓣口的部分狭窄,另一位患者有进行性加重的心力衰竭。对于需要接受治疗的心房颤动患者,β受体阻滞药和地高辛可以安全的控制心室率,如果效果仍不理想,还可以加用维拉帕米。尽管静脉应用可能会发生低血压,但维拉帕米没有致畸性作用,是相对安全的一个药物。地尔硫䓬的用药数据相对较少,但密歇根医疗补助方案调查研究显示地尔硫䓬会引起充血性的心功能不全。短期应用地尔硫䓬是有效且安全的,另外,对于此类患者必须进行充分的抗凝治疗,以及尽早复律。为明确排除左心房血栓的存在,应行经食管超声检查。

在受孕 3 个月内(此阶段开始出现容量扩张)即出现症状的三尖瓣狭窄患者可能不会耐受妊娠。在有经验的中心行经皮瓣膜成形术或口角开大术已在很多患者中得到验证并证实取得了满意的效果,但该治疗应避免在受孕的前 3 个月进行,以防止胎儿在器官形成阶段接受辐射,同时该治疗应仅限于药物治疗无效的患者。只有不适合行经皮瓣膜成形术的三尖瓣狭窄患者才可考虑进行三尖瓣外科手术,因其对母亲和胎儿均具有较大风险。一篇综述回顾了 161 例孕妇接受心外科手术的结果,数据显示孕妇的死亡率为 9%,而胎儿的死亡率更高达 29%。因此辅助第二产程的经阴道生产是比较推荐的,剖腹产仅在有相应产科指征时应用。在行硬膜外麻醉时,推荐应用侵入性的血流动力学监测。另外,β受体阻滞药和利尿药也可在分娩中用于降低左房充盈压。分娩后子宫出血的自体回输可能会增加左心房

充盈压（约 10mmHg），导致肺水肿的突然发生。

独立存在的肺动脉瓣狭窄，即便很严重，也可以很好的耐受妊娠。尽管有关孕期合并独立肺动脉狭窄的报道较少，但该情况似乎对母亲和胎儿并无不利影响。对于有症状的患者，可行气囊瓣膜成形术。肺动脉狭窄一般多见于更复杂的充血性心力衰竭患者，相关情况详见第 42 章。

孕期血栓栓塞性疾病

孕期抗凝治疗可以预防和治疗机械性心瓣膜病患者发生静脉栓塞，以及反复发生晚期妊娠丢失的妇女出现相应的并发症。由于凝血因子合成增加及获得性的产生对内源性抗凝的活化蛋白 C 的抵抗，孕期表现为明显的高凝状态。此外，孕期过程中蛋白 S、蛋白 C 的辅助因子及纤维蛋白溶解均会有所下降。这种血栓前状态，再加之因子宫扩大而导致的下肢静脉回流受阻，使孕期中发生深静脉血栓的风险明显增加。怀孕妇女发生静脉栓塞的风险是非妊娠妇女的 5～6 倍，而肺栓塞持续是美国孕妇死亡的主要原因。在既往发生过反复流产、先兆子痫、宫内发育迟缓、胎盘早剥及与胎盘微血管栓塞有关的死产的妇女中，有 2/3 的妇女会发生获得性或遗传性的血栓栓塞。遗传性的血栓形成倾向包括 V 因子和凝血酶原基因 20210A 突变，抗凝血酶-Ⅲ、蛋白 C 和 S 缺失、异纤维蛋白原血症及高同型半胱氨酸血症。获得性疾病包括抗心磷脂抗体及狼疮抗凝药的应用。孕期血栓栓塞风险的程度依据不同的引起血栓形成倾向的基础疾病而定。由于血栓形成倾向可见于约 20% 的正常受孕者，因此建议对于反复流产、妊娠晚期流产及不明原因流产的妇女进行相关筛检。尽管具体的抗凝方案目前尚存争论，但明确的是对于有风险者应注意预防，对于高风险者应进行抗凝治疗。

目前已有的抗凝治疗和预防药物包括普通肝素、低分子肝素、类肝素类、香豆素衍生物及阿司匹林。直接的凝血酶抑制药，如水蛭素，可以直接通过胎盘，但其在受孕患者中的作用尚未得到评估。在探讨孕期抗凝治疗方案时，有两点必须得到充分考虑，即致畸性和出血。普通肝素和低分子肝素均不能通过胎盘因此不会产生上述不良反应。很多研究显示，普通肝素和低分子肝素对于胎儿是安全的。相反的，香豆素可以通过胎盘，并可能导致胎盘出血或致胎儿畸形。香豆素对胎儿的作用在受孕后前 3

个月最为明显，可以表现为华法林胚胎病、自发流产及其他胎儿病理改变。胎儿的华法林胚胎病包括鼻发育不全、鼻梁塌陷、上呼吸道梗阻和（或）点状骨骺。除此之外，还有包括小头畸形、视神经萎缩、脑积水在内的中枢神经系统病变，以及自发性流产、死产及新生儿夭折。华法林胎儿病最危险的患病时期是受孕后第 6～12 周。而与之不同的是，中枢神经系统发病、发展危险期则可贯穿整个孕期。一项队列研究的结果就表明，在孕期第 4～9 个月接受香豆素治疗的孕妇，胎儿神经系统发育障碍的发生率明显升高。孕妇持续接受香豆素类药物治疗，可以导致胎儿出现大脑微出血，以及大脑发育异常。达比加群是一种新型的可逆性凝血酶直接抑制药，作为心房颤动患者华法林的替代药物，其在孕期中的作用和安全性尚未得到研究验证。

一项针对患有机械性心瓣膜病的孕期妇女接受抗凝治疗的系统性综述报道，在 1234 例孕妇患者中华法林胎儿病的发病率高达 6.4%。如能在怀孕 6 周之内停用华法林并改用肝素，并且在未来 12 周内继续应用肝素，则可以完全消除华法林胎儿病的患病风险。但是，孕期阶段服用华法林可将瓣膜血栓栓塞的发生率降至 3.9%，而在孕 6～12 周使用肝素替代则会升至 9.2%。在同一阶段，使用华法林时自发流产的发生率高达 33.9%，而如能在前 6 周内改用肝素治疗则仅为 14.7%。值得注意的是，有 46.7% 的受试患者安装了第一代的人工瓣膜，主要是球笼瓣或者 Bjork-Shiley 斜碟瓣，仅 1.7% 的患者安装了更新一代的双叶瓣。因此作者总结认为，在最初 3 个月内改用肝素抗凝可以消除华法林胎儿病，减少自发性流产，但却增加孕妇发生瓣膜血栓形成继而引发血栓栓塞的风险。

在临床实践中，孕期使用华法林的情况各不相同。很多临床医生，尤其是在美国，都在整个孕期中避免使用华法林。其他国家的许多医生有可能在孕期前 3 个月后酌情使用，但会在 36 周后停用，以避免在怀孕后期和分娩阶段造成母亲和胎儿的出血。有些学者甚至还建议在血栓栓塞高危人群，以及安装第一代机械瓣膜、心房颤动、严重左心功能不全的患者中，应在 0～6 周和 12～35 周使用华法林，甚至在整个孕期中维持使用。这些患者的 INR 值水平被建议维持在 2.5～3.5。还有人建议在上述抗凝方案基础上加用低剂量的阿司匹林，因为有研究显示尽管其可增加出血风险，但会降低瓣膜血栓形成的风险。

如果孕妇在产程伊始就开始积极的抗凝治疗，那么就必须应用新鲜的冷冻血浆。华法林通常在产后第一天就开始恢复使用。依据产妇接受抗凝治疗的具体指征，有时还需要联合静脉应用肝素直至华法林起效。华法林对于哺乳期妇女是安全的，并且不会改变新生儿的凝血机制。美国儿科协会将华法林和双香豆素定义为哺乳期妇女的安全用药。

肝素被广泛用于治疗孕期相关的血栓疾病。其潜在的并发症包括出血、血小板减少症和骨质疏松。长期接受肝素治疗的女性中有接近 1/3 的患者出现明显的骨质疏松。尽管血小板减少症的发生率较低，但仍会出现在约 10% 的患者中。在未怀孕的接受肝素治疗的患者中仅有 3% 可能发生肝素诱导血小板减少症，这种疾病是由免疫球蛋白 G 介导的，且往往使得已经存在的静脉血栓栓塞或新的动脉血栓继续发展，这种情况是肝素治疗的严重并发症，因此在肝素治疗过程中需要监测血小板计数。通过皮下注射或静脉给药，可以在孕期中进行长期的肝素治疗。如进行皮下注射，需要每 8～12h 给予 10 000～20 000U。目前，肝素的具体给药剂量建议结合患者的风险程度而定。在孕期中肝素给药剂量应实时调整，如需预防瓣膜修补相关的血栓形成时，则需要给予大剂量皮下注射。最近的 ACC/AHA/ESC（美国心脏协会/美国心脏联合会/欧洲心脏协会）指南认为，对于带有机械性心脏瓣膜的女性患者，其肝素治疗的目标是使 APTT 延长为正常值的 2～3 倍。Elkayam 在其 1992 发表的一篇综述中建议肝素治疗应使患者的 APTT 时间延长至正常值的 2.5 倍，并且每 8h 监测一次并决定是否应该追加肝素剂量，以预防降至亚治疗水平。应在出现分娩指征前 24h 停用皮下注射肝素，之后改经静脉给药直至分娩前 4～6h。

对于皮下注射肝素效果不佳者，可以持续经静脉给药。置入一种半永久的输液线路是一种可行的选择。目前已有小型的输液泵，内部预装有肝素的药筒。进行这种治疗需要监测 APTT 并且随时根据实际情况调整用量。

由于低分子肝素相比较普通肝素具有多项优势，其现已成为很多内科医生预防和治疗孕期妇女静脉血栓栓塞，或处置带有机械性心脏瓣膜女性患者的青睐药物。低分子肝素的生物利用度高达 92%，而这一数值在普通肝素仅为 30%，同时低分子肝素还具有更长的半衰期。除此之外，低分子还具有更可预判的抗凝效果，血小板减少症、骨质疏

松、出血等用药并发症的发生率也更低。

关于孕期中低分子肝素的应用目前已经进行了多项研究。一项研究观察了 486 例孕妇使用低分子肝素后的情况，仅发现 1 例患者出现了骨质疏松。治疗过程中仅 3 例患者发生了血栓栓塞事件，其中有 2.7% 的患者出现了伴轻微出血的过敏反应。对处于孕期的血栓栓塞高危患者，一般每天会给予 2 次低分子肝素以预防血栓形成。依诺肝素最常用的给药方案是每日 2 次，每次 1mg/kg，同时还需根据母亲体重和肾小球清除率的不断增加做具体调整。达肝素可每 12h 按 100U/kg 给药。在孕期使用低分子肝素过程中，建议每 2 周检测 1 次 Ⅹa 因子水平，抽血需在当日最后一次给药后 4～6h 进行；低分子肝素的给药剂量应根据检测结果做适当调整。需要明确的是，监测 Ⅹa 因子的原因是因为孕期过程中不断变化的药动学。

装有机械性心脏瓣膜的患者如果发生妊娠会给抗凝治疗带来很大的难题。妊娠妇女本身具有很高的血栓栓塞风险，为 7.5～23%。最常见的事件是瓣膜血栓形成，其相关的病死率高达 40%。最危险的患者因素包括高龄、装有像 Bjork-Shiley 或 Starr-Edwards 球笼瓣那样具有高剖面的机械性双叶瓣，以及伴有心房颤动或左室功能不全。

由于生产商和美国食品和药品监督管理局在 2001 年 7 月因安全问题做出过相关警告，肝素在装有人工心脏瓣膜患者受孕期间的应用一直存在争议。在 2004 年，FDA 特别指出低分子肝素在装有机械性人工心脏瓣膜的妊娠女性患者中尚未得到充分的研究。有一些个案报道或系列报道观察了低分子肝素在装有机械性人工心脏瓣膜的妊娠女性患者中的疗效，其中一些发现即便在充分抗 Ⅹa 水平的情况下，治疗仍然失败了。进一步的总结发现，许多出现在低分子肝素治疗过程中的血栓并发症是因为药物剂量不足、缺少监测，或抗 Ⅹa 因子水平处于亚治疗状态。一项随机非盲临床研究计划在受孕的装有机械性人工心脏瓣膜的患者中比较依诺肝素联合华法林与普通肝素的疗效，但在仅纳入 12 例患者时，依诺肝素组就已因瓣膜血栓形成发生 2 例死亡病例，故而提前终止了研究。抗 Ⅹa 因子水平低于推荐的 0.3～1.0U/ml 同样可以使受孕患者处于高危状态。Oran 和同时同样回顾总结了装有人工心脏瓣膜的妇女在受孕期间接受低分子肝素治疗后，自身和胎儿发生并发症的情况。在 81 例孕妇患者中，有 7 例发生了血栓瓣膜形成，总的血栓栓塞率达

到了 12.4％（81 例患者中有 10 例出现）。尽管如此，在这 10 例患者中，有 9 例都接受了固定剂量的低分子肝素治疗。在 51 例进行了抗 Ⅹa 因子水平监测的患者中，仅有 1 例发生了血栓栓塞并发症，同时活产的比例达到了 87.7％。2008 年美国胸科医师协会对机械心脏瓣膜患者推荐了以下 4 种可行方案：①孕期期间即时调整剂量的低分子肝素治疗，每日 2 次（Ⅰ,C），调整依据是在皮下注射后 4h 抗 Ⅹa 因子水平达到生产商推荐的 1～1.2 U/ml 的峰值（Ⅱ,C）；②孕期期间即时调整剂量的肝素治疗，每 12h 1 次皮下注射，将 APTT 水平控制在正常值的至少两倍，或将抗 Ⅹa 因子水平维持在 0.35～0.70U/ml（Ⅰ,C）；③肝素或低分子肝素使用到 13 周时改用华法林替代，至生产前再恢复使用肝素或低分子肝素；④在血栓栓塞高危的妇女中，包括那些在二尖瓣位置置入老一代心脏瓣膜或者有过血栓栓塞病史的患者，在综合考虑潜在风险和获益后，推荐在整个孕期中使用维生素 K 拮抗药直至临产前，并在产程中改用肝素或低分子肝素（Ⅱ,C）。推荐的 INR 水平是 3.0，范围波动为 2.5～3.5。对于血栓栓塞高危的妇女，同时还推荐使用低剂量的阿司匹林（75～100mg）。2008 年 ACC/AHA 指南推荐在孕期的后 6 个月时，在肝素或华法林的基础上加用低剂量阿司匹林（Ⅱ,A）。在一篇关于如何在孕期处理人工心脏瓣膜的综述分析中，Elkayam 和 Bitar 进一步修改完善了第七届 ACCP 的专家共识，他们将患者区分为高危和低危，并支持通过肝素活性水平而非峰值水平来进行监测。对于高危患者，肝素治疗应使 APTT 维持在正常值的 2.5～3.5 倍，低分子肝素应调整以抗 Ⅹa 因子水平达到 0.70U/ml。对于低危患者，肝素治疗应使 APTT 维持在正常值的 2～3 倍，低分子肝素应调整以使抗 Ⅹa 因子水平达到 0.60U/ml。

溶栓

尽管妊娠被认为是溶栓治疗的绝对禁忌证，在一些情况下还是会使用溶栓药物，例如髂静脉的血栓形成、急性心肌梗死、严重的肺栓塞、卒中、肾静脉栓塞及人工瓣膜血栓形成。溶栓药物，例如链激酶和组织型纤溶酶激活物（tPA），已经用于伴有血流动力学不稳定或右室衰竭的急性心肌梗死和肺栓塞。这些药物已经开始在孕期前 3 个月内使用且并未导致明显的发育异常，也没有已知的致先天缺陷作用。但是，这些溶栓药物同样具有以下风险，包括出血、外周栓塞、早产、胎儿死亡，个别情况下还会出现胎盘早剥及新生儿颅内出血。但尽管如此，总的看来，获益还是大于风险。高分子量的 tPA 可以防止药物进入胎盘，而链激酶虽可少量进入胎盘但其纤溶活性却微乎其微。

缺血性心脏病

在妊娠期间有多种机制可以引起孕妇发生不稳定型心绞痛或急性心肌梗死，包括自发性的冠脉夹层，冠状动脉粥样硬化性心脏病（CAD），以及服用可卡因。患有 CAD 的孕妇往往都伴有相关的危险因素，例如糖尿病、高血压、吸烟、脂代谢紊乱，或者冠心病早发家族史。由于胎儿在母亲死亡后很快也会死亡，所以急性心肌梗死的进展往往导致引起一尸两命。在怀孕晚期急性心肌梗死相关的死亡率最高，但这也可能与这一时期血流动力学需求增加有关。为保证此类患者的最优化生产方案，往往需要心内科、产科、儿科及麻醉科医生的通力合作和共同协商。

总的来说，对于妊娠患者的心肌梗死治疗方案与非妊娠患者基本相同。由于溶栓治疗的相关风险，直接经皮冠状动脉成形术（PCI）被推荐为一线治疗的首选方案。但溶栓治疗和 PCI 都曾在妊娠患者中成功实施。血管造影术可以帮助我们明确发病原因，例如区分是夹层还是栓塞。尽管造影剂和辐射对胎儿的影响令人担忧，但就辐射来说可以通过防护措施加以削减。根据手术的复杂程度不同，预计的辐射量应波动在不足 0.01～0.1Gy。冠状动脉支架或许会用来治疗夹层和粥样硬化病变。对于氯吡格雷或 Ⅱb/Ⅲa 类血小板拮抗药，其在孕妇中治疗的相关数据目前仍非常有限，但存在一些显示成功使用这些药物的散在病例报道。尽管如此，我们仍应意识到这些药物可能带来母亲和胎儿的出血风险增加，同时药物洗脱支架在孕妇患者中的安全性目前仍不清楚。需要在孕期进行长期的双联抗血小板治疗是非常有问题的，因此推荐使用裸金属支架。在孕期进行冠状动脉旁路移植术对胎儿是非常危险的，其死亡率高达 20％，而孕妇本身的死亡率则与非妊娠患者相近。

孕期的抗心绞痛治疗包括 β 受体阻滞药，钙离子通道阻滞药（CCBs），肝素和硝酸盐类药物。β 受体阻滞药的相关用药风险在前文已有叙述（表 40-2）。孕期使用硝酸甘油的相关报道比较有限，尤其

是在受孕后前 3 个月。经皮吸收的硝酸甘油贴片已
被用作缓解子宫收缩,但低血压和头痛是其常见的
不良反应,这些不良反应同样常见于非妊娠患者。

　　CCBs 被用来治疗高血压、心律失常和心肌缺
血。需要特别指出的是,尽管地尔硫䓬已经成功被
用于治疗心肌缺血,但动物研究显示其对胎儿可能
具有不良作用。维拉帕米有可能引起孕妇出现低血
压,但总的来说对孕妇还有胎儿都是安全的,可即便
如此,其更多的还是被用于治疗室上性心律失常;另
外,硝苯地平已被用于在孕期治疗高血压。美国儿
科协会认为前面提到的钙离子通道拮抗药与哺乳并
不冲突。尚无研究关注氨氯地平在怀孕和生产阶段
的应用。

　　之前的指南建议在妊娠期间避免使用阿司匹
林,因为其具有使动脉导管提前关闭的潜在风险。
然而,Imperiale 进行的荟萃分析结果及一项大型随
机对照研究(孕期低剂量应用阿司匹林研究,
CLASP)均表明妊娠期间每日 60～150mg 的阿司匹
林并不会增加孕妇和胎儿的不良反应风险。高剂量
应用阿司匹林(325～650mg/d)在妊娠期间则是应
该绝对避免的,因其可导致出血、心血管中隔缺损、
宫内发育迟缓及动脉导管提前关闭,后者可引起新
生儿持续的肺动脉高压。低剂量应用阿司匹林对抗
磷脂抗体阳性的患者可能会带来获益,因为此类患
者具有很高的风险出现先兆子痫、反复孕晚期流产
及人工瓣膜血栓。在孕妇患者中,我们推荐在明确
患有梗阻性冠心病的患者中应用低剂量阿司匹林。
低浓度的阿司匹林可随乳汁分泌,但尚无研究显示
阿司匹林对接受母乳喂养的新生儿有任何不良反
应,尽管如此,我们必须意识到确实存在这种潜在风
险。美国儿科协会建议在分娩生产阶段谨慎使用阿
司匹林。冠心病患者的降脂药物治疗是完整独立的
一部分,将在下面详细介绍。

脂代谢紊乱

　　越来越多的年轻女性被诊断患有脂代谢紊乱。
具有严重的高脂血症,以及诸如高血压、糖尿病、冠
心病早发家族史等其他心脏危险因子的患者应该接
受降脂治疗,以降低发生心脏事件的风险。关于孕
期使用他汀类药物的研究数据很少,但有动物研究
显示高剂量的氟伐他汀和阿托伐他汀可能会引起发
育异常。洛伐他汀和辛伐他汀在售后监察阶段共报
道了 134 例接受不同剂量治疗的受孕患者,结果显

示与非妊娠患者并无明显差异,但由于样本量较小,
所以其结论只能明确排除高于正常 3～4 倍的不良
反应。由于他汀类药物在孕期使用的获益和风险都
尚不清楚,所以目前的建议是在妊娠前就停用此类
药物,以避免其进入胎盘。

　　胆酸螯合剂,例如考来烯胺和考来替泊,被用于
治疗Ⅱa 型高脂血症,其主要表现为低密度脂蛋白
(LDL)升高。尽管针对此类药物对胎儿作用的研究
数据不多,但由于其不被吸收,所以可能并不会有致
畸作用。然而,由于此类药物可以使孕妇对脂溶性
维生素的吸收减少,所以其理论上对胎儿还是有一
定影响的。由于缺少证据,所以目前的指南还是建
议在孕期避免使用此列药物。尚无研究探讨哺乳阶
段此类药物的应用,但有观点认为其在哺乳期是可
以使用的。

　　关于孕期使用烟酸类药物、吉非贝齐、非诺贝特
或者依折麦布,目前几乎没有相关研究信息。动物
研究显示高剂量的吉非贝齐、非诺贝特或者依折麦
布对胎儿是有毒性作用的。总的来说,停药降脂药
并不会给孕妇带来危险;由于缺乏对胎儿影响的相
关数据,所以上述降脂药均应在妊娠前停药,并在整
个孕期避免使用。

心 力 衰 竭

　　围生期心肌病是指在排除其他引起心力衰竭的
可能原因的前提下,在孕期最后 1 个月至分娩后 6
个月期间出现的扩张性心肌病。该病超声心动图的
诊断标准包括左室射血分数<45%,或缩短分数<
30%,以及左室舒张末内径>2.7cm/m²。这一疾病
的死亡率根据其严重程度不同,为 9%～50%,常见
的死因为心力衰竭、心律失常及血栓栓塞。围生期
心肌病的结局往往好于与怀孕无关的特发型扩张性
心肌病,前者近 50% 的患者可以有左室功能及临
床症状的明显改善,而后者仅有 10%。围生期心肌
病的远期结局大相径庭,有些患者可以恢复到正常
心脏大小及心功能,有些患者则持续存在心脏扩大
和(或)心功能不全,还有些患者则可能死于此病或
不得不接受心脏移植。

　　对围生期心肌病的治疗与其他原因导致的充血
性心力衰竭十分类似,最基本的是卧床休息及限盐
限水,药物治疗主要包括地高辛、利尿药及减轻后负
荷。地高辛常被用于治疗孕期出现的室上性心动过
速,临近分娩时因生物利用度升高其每日给药剂量

可高达 0.25~0.5mg。地高辛对孕妇和胎儿都是安全的，并且也可以在哺乳期应用。利尿药的使用应比较保守以避免胎儿供血的明显减少，常用药物为呋塞米。螺内酯会扰乱胎儿内分泌系统并导致生殖道发育不全，因此应避免使用。目前尚无使用依普利酮的有关数据。

减轻后负荷对许多心力衰竭患者都是有益的，但对于孕妇患者来说应在分娩前避免使用 ACEI 或 ARB 类药物，因其均有致畸性不良反应。尽管在乳汁中可以检测到低浓度的 ACEI 类药物，但卡托普利和依那普利都被美国儿科协会认为是可以在哺乳期使用的药物。肼屈嗪，加用硝酸盐类药物或单用，都是孕期舒张血管的有效治疗方案。目前已有大量的在孕妇患者中使用肼屈嗪的经验，且并无证据显示其对孕妇和胎儿有不良作用，尽管如此，有研究显示服用肼屈嗪的孕妇有较高比例发生类狼疮样综合征。尽管在母乳中有少量分泌，肼屈嗪可安全用于哺乳期妇女。服药初始剂量一般为 10mg 每日 3~4 次，之后可逐渐增至 50mg 每日 3~4 次。在合并有心律失常的患者中，可考虑加用 β 受体阻滞药。但是，由于 β 受体阻滞药可能会导致新生儿低体重，同时 β 受体阻滞药是改善心力衰竭的远期预后，所以目前不建议在分娩后马上开始使用该药。目前尚无关于卡维地络在孕妇患者中应用的研究数据，其更多是用于孕妇分娩后。奈西立肽在孕妇及分娩患者中应用的数据目前尚无研究涉及。

围生期心肌病患者发生血栓栓塞的比例高达 53%。因此对于围生期心肌病患者，尤其是射血分数低于 35% 的患者，推荐进行抗凝治疗。在妊娠期间，肝素或低分子肝素较华法林更优，而在分娩后则可开始改为华法林抗凝。

对于血流动力学不稳定的患者，最优先的是通过血管收缩药物和必要的机械辅助装置重建母体的循环。如果母体的心排血量不足以供给胎儿，或对孕妇的支持性治疗将给胎儿带来额外的风险，则建议立即进行分娩。孕妇一般在孕期的最后 1 个月才发生围生期心肌病，这种情况是有利于胎儿分娩和存活的。在分娩后，治疗药物中应增加可耐受剂量的 β 受体阻滞药和 ACEI 类药物。心脏移植也已被成功施治于生产后的患者。

已有心肌病的妇女妊娠后可能会面临一系列的不良后果，包括心功能恶化、心脏移植，甚至死亡。Elkayam 及其同事向心脏病学专家调查并评估此类患者的结局。研究者总共收集了 44 例患者，共计发生了 60 人次的受孕，并将受试患者按怀孕前左室射血分数高于($n=28$)或低于($n=16$)50% 将其分为两组。超声心动图的结果显示，在妊娠后两组患者的射血分数都出现了下降。但心力衰竭症状的恶化更多见于妊娠前已有心功能不全的患者，发生率为 44%，而在妊娠前心功能正常的患者中仅为 21%。在持续存在心功能不全的患者中，还有 3 例患者死亡。妊娠期间血容量的扩张使心脏收缩能力的下降更容易显现出来。尽管在心功能正常的患者中罕有死亡病例出现，但还是有相当的风险出现持续且显著的心功能下降。在此类患者中，约有 20% 会发生左室心功能不全，其中 50% 患者的心功能不全又将是持续性的。因此，已有扩张型心肌病的患者，应通过最安全和有效的避孕措施，竭力避免妊娠。对于准备妊娠的上述患者，应避免使用 ACEI 或 ARB 类药物，因其具有致畸性，应使用硝酸异山梨酯和肼屈嗪联合治疗。在怀孕前测定基线 BNP 水平将有助于后期心功能的监测，同时应在药物调整后 3 个月复查超声心动图。早期终止意外妊娠是可以考虑的，尤其是在伴有持续性左心功能不全的妇女患者中。

心律失常

心律失常在妊娠期间十分常见，从窦性心动过速、房性期前收缩、室性前期收缩到室性心动过速都有可能发生。孕期中首次心律失常发作会十分明显。另外，妊娠将使已有的心律失常在孕期进一步恶化。孕期血容量扩张将使心律失常更加明显，心房的扩大将进一步增加其易激性，引发心房颤动或室上性心动过速。无论是否处于孕期，贫血、甲状腺功能紊乱及外源性刺激物如可待因、拟交感神经胺类和乙醇，都会引发心律失常。但在少数情况下，上述刺激仅使处于孕期的人出现心律失常。

病理性的窦性心动过速在妊娠患者中时有发生。有些患者在并未合并甲状腺疾病、贫血、心力衰竭或感染的情况下，出现了高于孕期心率上限的窦性心动过速。这可能与孕妇焦虑、交感紧张有关。此类患者可能在低活动负荷下出现呼吸困难，但经适当扩容、补盐后就可以缓解。β 受体阻滞药也是治疗此种症状的有效方法，但应仅在严重时使用，因为轻度发作本身并无明显的危害和影响。

房性期前收缩也许会有伴随症状，但一般不需治疗。如发生室上性心动过速，则应先尝试迷走刺激法，如无效则可静脉应用腺苷，3~6mg 静脉推注对终止发作非常有效。腺苷的半衰期很短,因此此孕期使用十分安全,对于胎儿也未见有不良作用。除腺苷外,β 受体阻滞药和维拉帕米也可终止室上性心动过速发作。

一些患者会反复发生室上性心动过速,此时要求使用抑制性的抗心律失常药物。在除外预计综合征的情况下,可以选用房室结传导抑制药。地高辛已被广泛应用于妊娠妇女中并且未见明显不良反应,但因其在循环中扩布范围增加,所以需要提高剂量至 $0.25 \sim 0.5$ mg/d。β 受体阻滞药和维拉帕米也可用来终止反复发作的室上性心动过速。

妊娠将使心房颤动和心房扑动进一步恶化。对于具有器质性心脏病变的患者而言,心房颤动和心房扑动的恶化将导致急性的血流动力学失代偿。对于未合并低血压、胸部不适以及呼吸困难的患者,可使用房室结传导抑制药如地高辛、β 受体阻滞药、地尔硫䓬或维拉帕米控制心室率。对于需要转律的患者,传统和现代药物均可使用。使用经验最丰富的药物就是奎尼丁,已在临床应用 50 余年。奎尼丁可能会导致孕妇出现恶心、呕吐、腹泻、轻度头痛及耳鸣。心脏方面的不良反应包括低血压、扭转型室性心动过速或猝死。奎尼丁可以通过胎盘,在母体和胎儿血清中的浓度相近。尽管有报道称其会引起新生儿血小板减少,但该药仍被认为是孕期的安全药物。尽管高剂量的奎尼丁有催产作用,但并不会导致流产。奎尼丁可以随乳汁分泌,但并不会影响乳儿。

普鲁卡因胺同样被用于治疗房性或室性心律失常,且不会导致发育异常。尽管随乳汁分泌,但普鲁卡因胺及其主要代谢产物乙酰普鲁卡因胺均无短期不良反应。该药物对于儿童抗核抗体以及类狼疮综合征的远期影响目前尚不清楚。

氟卡尼和普罗帕酮,两种经典 I c 类抗心律失常药,可以有效控制室性或室上性心动过速,且在孕期具有相对较高的安全性。氟卡尼的用药经验多于普罗帕酮,因其已被成功用于治疗新生儿心动过速。根据 CAST 研究结果意见,所有 I 类抗心律失常药均不得用于既往心肌梗死或心肌病患者,因其会明显增加死亡风险。索他洛尔是非选择性 β 受体阻滞药,为 II 类抗心律失常药,被普遍认为可以在孕期安全使用。索他洛尔已被在孕期用于治疗高血压,并且是治疗胎儿心动过速的一线或二线药物。索他洛尔最令人担忧的地方是其对孕妇和胎儿的致心律失常风险。伊布利特和多非利特是经典的 III 类抗心律失常药,在非妊娠患者中常被用于心房颤动和心房扑动的快速复律。但在妊娠患者中尚无此两种药物的相关报道,因此应避免使用,且动物研究显示多非利特具有致畸毒性。胺碘酮在美国得到越来越多的青睐,这是因为其具有超越其他种类药物的优越疗效,同时又很好地降低了致心律失常的风险。该药已被广泛地用于心房颤动和心房扑动的复律、窦性心律的维持及对室性心动过速的治疗。需要注意的是,胺碘酮因含碘所以会增加血清中碘浓度。过高的血碘水平会导致新生儿出现甲状腺功能减退,因此孕期中仅在严重或威胁生命的紧急时刻才推荐使用胺碘酮。尽管许多妊娠妇女都会出现室性期前收缩,但很少发展为持续或非持续性的室性心动过速。对于室性心动过速,首先应该评估患者是否合并有器质性心脏病。如不合并器质性心脏病,则室性心动过速致死和致残的风险均很小,用 β 受体阻滞药治疗即可。如合并有器质性心脏病,如右室发育不全、肥厚型心肌病、冠心病、围生期心肌病或长 QT 综合征,则此类患者具有更高的发生恶性心律失常的风险。

对于不影响血流动力学的室性心动过速,应首先给予利多卡因或普鲁卡因胺。利多卡因同时也是一种局部麻醉药,其可以通过胎盘,很快出现在胎儿的循环中。高剂量时,可对新生儿有显著的中枢神经系统抑制作用。尽管如此,其仍是室性心动过速相对安全适合的治疗药物。除非出现严重或威胁生命的紧急情况,否则孕期都应避免使用胺碘酮。I c 类药物氟卡尼或普罗帕酮禁止应用于具有器质性心脏病的患者。某些此类患者不得不接受长期的抑制性抗心律失常药物治疗或置入装置治疗,具体方式取决于患者的基础疾病。新一代的置入装置更小且可埋置于前胸部,在孕期患者中实施手术,应注意将辐射量控制到最小。

比较罕见的情况下,需要进行心肺复苏,但对于孕妇而言,胸外按压很难起效。使患者左侧卧将有助于外周血液回流。如果心脏停搏发生在胎儿具有生存能力之前,则抢救终点应放在母亲的复苏上;而如果发生在这一节点之后,则应注意同时复苏母亲和胎儿,即在复苏同时通过剖宫产快速进行分娩。

马方综合征

马方综合征是发生在原纤维蛋白基因的突变所引起的常染色体显性遗传疾病。此病患者可出现眼睛、肌肉骨骼或心脏异常。最常见的心血管方面的异常包括二尖瓣黏液瘤病,其可导致二尖瓣反流、主动脉瓣反流及主动脉根部扩大。马方综合征患者在受孕期间具有非常高的风险发生主动脉夹层。其中风险最高的是在妊娠前即有主动脉根部扩张(>4cm)的患者。如根部直径扩张>4.5cm,则推荐在妊娠前行择期手术治疗。即便是没有这种严重扩张情况的马方综合征患者,其受孕期间发生主动脉夹层的风险也远高于正常,应被充分告知。

使用β受体阻滞药可以减轻主动脉根部扩张程度,缓解主动脉反流,同时也能降低孕期发生主动脉夹层的风险,因此推荐在整个孕期坚持服用。对于此病患者,孕前充分告知是非常重要的,借此可以检测评估孕妇风险,并制订最优的治疗方案,将风险控制在可接受范围内。

肺动脉高压

患有明显肺动脉高压的患者在孕期具有相当高的风险出现致残、死亡或胎儿死亡。死亡的风险贯穿整个孕期,同时延伸到产后数周。艾森门格综合征患者怀孕后孕期死亡率高达36%～39%。孕期血容量的扩张以及收缩期血管阻力的降低将使左向右分流更加明显,从而导致发绀进一步加重(见第42章)。原发性肺动脉高压患者妊娠期间同样有很高的死亡风险,最近的病例系列报道显示为30%～40%,而以往的研究甚至显示高达50%。此类患者的死亡多见于产后早期,多由肺动脉高压危象引起,这其中主要表现为原发性的肺动脉栓塞、进展性的右室功能不全、心律失常及猝死。对这一疾病所致孕妇高死亡率的充分认识,使得医生向该病患者积极建议避孕、输卵管结扎,如已经妊娠,则应尽早终止。

近些年来,通过加强孕前告知,以及在妊娠、分娩及产后过程中各学科的联合处置,该病患者妊娠后的死亡率已经降至25%。对于坚持妊娠的该病患者,尽早及延长的卧床休息是十分重要的,补氧也对患者有益。在药物治疗方面,应给予抗凝药物,因原发性肺动脉栓塞是孕妇死亡的主要原因之一。抗凝药应在整个孕期包括产后早期持续应用,可选用肝素或低分子肝素,但对于可供选择的用药方案尚无专家委员会给出建议,对于分娩的时机和方式及配合的抗凝方案也没有达成一致意见。可以口服磷酸二酯酶抑制药西地那非或他达拉非、前列环素、前列环素类似物伊洛前列素及曲罗尼尔可经喷雾、皮下或静脉给药。上述治疗被多项病例报道证实可以

在受孕、分娩及产后成功用于肺动脉高压患者。内皮缩血管肽受体拮抗药(波生坦、西他生坦和安贝生坦)禁用于受孕患者,因动物研究显示其具有致畸性毒性。

症状恶化通常出现在孕期的中间和后3个月,提示需要住院治疗。当出现疲乏、劳力性呼吸困难、晕厥、胸痛、心悸、咳嗽、咯血及下肢水肿时,应及时至医院就诊。过早的胎膜破裂是经常发生的,应提前做好准备。对于肺动脉高压患者,应在妊娠和分娩过程中着力防止肺血管阻力的进一步增加,以及维持右心的前负荷与收缩力。分娩的方式目前尚有争议,有人建议在硬膜外麻醉下经阴道分娩,保守的在产科指征指导下行剖宫产,因其致死和致残率均较高。也有人建议在孕期中间或后3个月行剖宫产,以避免孕晚期出现的心排血量显著增加及顺产时屏力对血流动力学的影响。应供氧以尽可能改善低氧血症,同时还应给予NO吸入、静脉或吸入应用前列腺环素,以此降低肺血管阻力。肺动脉高压孕妇在产后数周死亡风险最高,因此建议在产后于重症监护室进行监护。

Kiely及其同事在2002—2009年纳入并随访了9例注册登记患者的10次妊娠过程,报道了多学科方法的应用效果。对于WHO分级Ⅲ级而尚未接受治疗的患者,给予伊洛前列素吸入治疗。而对于WHO分级Ⅱ级的患者,则在孕期的中间3个月给予伊洛前列素吸入治疗。如果患者病情恶化,则应通过胃肠外途径给予前列环素,近年来大多数患者也使用西地那非、低分子肝素抗凝贯穿于整个孕期,并且每4周评估1次直至第28周,之后2周再行1次评估,最后是每周进行1次评估。在孕34周时于硬膜外麻醉下行剖宫产,同时行心电、血氧、动脉及中心静脉压监测。患者在生产后7d内进行严密监护。研究结果显示,没有胎儿死亡发生,且仅出现1例孕妇死亡。该名孕妇在孕后4周违反医嘱拒不接受药物治疗,且在临床症状加重的情况下仍拒绝住院。

预防性抗生素治疗

美国心脏病协会建议,除非是感染高危患者,否则不建议在各种牙科、呼吸科、胃肠道及泌尿生殖道操作时预防性使用抗生素来避免感染性心内膜炎的发生。2007年美国心脏病协会建议仅在下列心内膜炎高危患者中预防性使用抗生素,即置入人工心脏瓣膜;有既往心内膜炎病史;手术形成的肺内分流

旁路；未修复的先天性发绀性心脏病；6 个月内即将接受人工材料或装置治疗的先天性心脏病，无论是通过手术还是导管介入；在原有装置或人工路径旁修复先天性缺陷的残余缺陷；既往有心脏移植及心脏瓣膜病病史。

极少数的感染性心内膜炎病例与分娩有关。分娩后细菌感染是不常见的，有报道称仅为 1% ～ 5%，而牙科操作后可达到 60% ～ 90%。因此在 1998 年的美国心脏病协会建议中，并不推荐在经阴道或腹部生产中预防性应用抗生素，除非怀疑有菌血症或活动性感染。对于感染高危患者，可以在经阴道生产中选择性使用抗生素。许多学者并不同意这一观点，认为在并发症发生后才使用抗生素将使感染高危患者承受更大的风险。更进一步的，最近的报道称分娩后感染的发生率高达 14% ～ 19%。另外，一项最近的综述指出，在孕期中合并心内膜感染，将使胎儿和孕妇的死亡率高达 15% 和 22%。由于近年来心内膜炎发生率升高，抗生素造价低廉，以及心内膜的致畸性和致死性，许多研究机构都推荐在装有人工心脏瓣膜或患有先天性心脏疾病的患者中，在分娩前预防性使用抗生素。经典的用药方案是在剖宫产开始时或开始后 30min 内给予阿莫西林 2.0mg 肌内注射，或经静脉给药后再加用 1.5mg/kg 庆大霉素；分娩 6h 后再给予 1g 阿莫西林肌内注射，或静脉用药，或 2g 口服。对青霉素过敏的患者，可静脉使用万古霉素 1.0g。对于中度危险患者，可以单用 2g 阿莫西林或 1g 万古霉素。行业医师同样应该认识到预防性使用抗生素的弊端：经费考虑，皮肤菌群有可能被耐药的葡萄球菌取代，以及可能在胎儿发生耐药的细菌感染，这些因素在制订治疗指南时都应加以考虑。

第 42 章
成人先天性心脏病护理

Care for Adults with Congenital Heart Disease

Michael J. Landzberg,Giuseppe Martucci,and Mary Mullen

李 悦 译

　　成人先天性心脏病仍是一类特殊且极具挑战性的疾病。先天性心脏病患者需要终身护理和随访。在美国,约 100 万成人患有先天性心脏病,急剧增加的患者数量已经超过当地儿科数量。患病群体中有年轻人及年长者,其中有的未经过治疗,有的采取非手术治疗,如体-肺动脉或腔静脉-肺动脉分流术,有的经外科手术治疗和经导管治疗但不确定是否有残留(表 42-1)。

表 42-1　姑息手术和修复手术

名称	手术过程	适应证	远期并发症
姑息手术			
Blalock-Taussig 分流术	分离锁骨下动脉与左肺动脉或右肺动脉吻合	法洛四联症、单心室或肺动脉狭窄	肺血管疾病、肺动脉扭曲、心室容量超负荷、心室功能下降
Waterston 分流术	升主动脉与右肺动脉吻合	法洛四联症、单心室或肺动脉狭窄	同 Blalock-Taussig 分流术
Potts 分流术	升主动脉右肺动脉吻合	法洛四联症、单心室或肺动脉狭窄	同 Blalock-Taussig 分流术
经典 Glenn 吻合术	上腔静脉右肺动脉断端吻合	生理性单心室	肺动静脉瘘、发绀
双向 Glenn 吻合术	上腔静脉右肺动脉断侧吻合	生理性单心室	发绀
Repair 修复手术			
Mustard procedure	心房内板障血流改道术	完全性大动脉转位	心律失常、右心室功能下降、心房板障瘘、腔静脉/肺静脉阻塞、心房容量异常
Senning operation	心房内板障血流改道术	完全性大动脉反转	同 mustard
Rastelli operation	心室内通道重建右心室-肺动脉导管成形术	完全性大动脉反转合并室间隔缺损,左心室流出道梗阻	导管梗阻、心肌功能障碍、心律失常
Fontan procedure	心房-肺动脉或腔静脉-肺动脉吻合,连接隔绝的体循环肺循环	三尖瓣闭锁、生理性单心室	心律失常、血栓形成、蛋白丢失性肠病、心房变形、容量异常、板障瘘
Ross operation	自体肺动脉瓣置换主动脉瓣,肺动脉瓣同种异体移植	主动脉缩窄、主动脉反流	肺动脉反流、肺动脉瓣梗阻、主动脉反流
Konno operation	主动脉心室成形术	隧道型主动脉瓣下狭窄	主动脉瓣下狭窄再形成

续表

名称	手术过程	适应证	远期并发症
动脉解剖纠正手术	主动脉连接左心室、肺动脉连接右心室、纠正解剖畸形，并移植冠状动脉。	完全性大动脉反转	瓣上肺动脉狭窄、瓣上主动脉狭窄、新生主动脉弓根部扩张
Damus-Kaye-Stansel-operation	动脉水平修复，不用冠状动脉移植	右心室双流出道（Taussig-Bing 型主动脉瓣下狭窄、完全性大动脉转位、冠状动脉不适合移植）	自体主动脉反流、冠状动脉憩室血栓形成
Takeuchi procedure	肺动脉通道成形术	左冠状动脉异常起源于肺动脉	通道狭窄或瘘、肺动脉瓣上狭窄

临床观察发现，成人先天性心脏病复杂性持续增加。随着复杂畸形患者（如法洛四联症、单心室、大动脉转位）生存率提高，患者人群年龄中位数大幅上移，而这些患者需要更仔细护理，更多的医疗资源，需要普通和专业医护工作者更多的理解和关怀。长期心房、心室和肺动脉血管容量异常促使常见并发症和心血管疾病高发，包括心血管相关的心律失常、心力衰竭、肺动脉血管畸形和血栓，常见病如糖尿病、慢性肾功能不全和肥胖症。儿科医生、成人心脏病学家、介入心脏病学家、心外科医生和内科医生相互协作，在成人先天性心脏病专业医生和诊疗中心辅助下提出成人先天性心脏病诊疗指南，对成功治疗不同地区成人先天性心脏病患者十分重要。

医护人员注意问题

心内膜炎

尽管心内膜炎抗生素治疗方案和诊断策略都在进步，许多成年先天性心脏病患者仍有患感染性心内膜炎风险。风险源于心脏结构破坏引起血液湍流或异常游离组织面使得微生物易于生长。暂存的细菌促使纤维蛋白或血小板网状组织定植于心内膜或修复组织面。未修复破损处如室间隔缺损、狭窄或反流的瓣膜，易受到高速流动的血液损伤。感染性心内膜炎在低压力损伤中极少出现，如轻微肺动脉狭窄或继发型房间隔缺损。两者经外科修复后，心内膜炎风险可大幅下降、不变或由于放置人工瓣膜、导管而增高。一项 30 年随访研究明确了先天性心脏病术后患感染性心内膜炎风险，主动脉瓣狭窄患者术后 30 年感染性心内膜炎发病率最高，为 20.6%，动脉导管未闭、继发性房间隔缺损及肺动脉瓣狭窄患者均未发病。

成人先天性心脏病患者感染性心内膜炎临床表现各不相同，若存在明确的微生物感染指征或典型临床表现如发热、体重下降、盗汗、片状出血、Janeway 损伤或 Osler 结节应高度怀疑感染性心内膜炎。诊断不明确的患者结合临床标准和超声心动图有助于评估。经胸壁超声心动图可观察到疣状赘生物、脓肿、新瓣膜裂开或瓣膜反流。经食管超声心动图对确定疣状赘生物更具敏感性且可增加诊断的准确性。急性感染性心内膜炎患者微生物指标未表现之前可应用抗生素进行经验性治疗。一般细菌性病原体活动性或可疑感染的治疗在第 43 章中讨论。

患者和医护工作者应该就降低感染性心内膜炎患病率进行培训。如改善所有患者牙龈健康或者对指定患者按照已有指南预防性使用抗生素防止口腔、胃肠道及泌尿生殖道感染发生。心脏学家经常会被询问为降低心内膜炎发病率关闭小面积室间隔缺损或动脉导管的必要性。在现代抗生素时代，不提倡为降低或消除亚急性细菌性心内膜炎患病风险，对血流动力学上没有意义的小面积室间隔缺损和动脉导管未闭进行外科或介入修补。

左向右分流：一般原则

左向右分流的先天性心脏病患者体循环动脉血向静脉血分流使得血容量超载及充血相关症状出现，这对医护工作者造成挑战。分流取决于动静脉循环之间异常通路及血液流向这些通路的不同阻力。分流方向和范围取决于最接近异常通路下游的腔室或血管的容量和阻力。衰老、压力、心力衰竭和某些高代谢疾病可引起血管或心室顺应性降低、压力上升和体循环血管阻力增加，进而引起左向右分流增加。分流减少可见于体循环阻力下降时,如妊娠、败血症和内分泌疾病。当血压降低和外周血管循环阻力增加时急性容量降低的后果会被掩盖,准确评估慢性分流应就纠正上述异常。不论血管内分流的种类和范围,甚至典型的左向右分流,心脏周期任何阶段都有可能发生右向左分流。因此,应积极预防右向左分流,严格筛选并仔细护理尽量减少血管内导管介入干预。

发　　绀

发绀,血红蛋白数量的减少或异常血红蛋白增加使皮肤和黏膜呈暗紫色。潜在的病理机制、皮肤色素沉着程度、角质化和毛细血管密度决定发绀程度。此外,血液学参数的改变、心血管、肺和肾功能的改变也会影响发绀程度。持续发绀会影响各个器官系统,形成后遗症。

总体上,当动脉血氧饱和度低于85%时会出现发绀,皮肤色素沉着的患者只有在氧饱和度非常低时才可被发现发绀。临床上多数先天性心脏病患者出现发绀由于从右到左的血管内分流使得静脉血液进入体循环系统,常见于肺动脉血流受阻或肺血管阻力增加。肺血管阻力增加可暂时存在,其他功能性因素可对其造成二次刺激,如缺氧、乙酰胆碱、PGE_1、PGI_2内皮素抵抗、磷酸二酯酶抑制或一氧化氮。小动脉肌层增厚、内膜增生、肺泡动脉数量减少可导致稳定肺血管阻力增加。先天性心脏病患者成年期可出现发绀,包括未手术病变,如严重的法洛四联症和其变异型、三尖瓣下移、修复过或行姑息性手术的单心室患者。此外,未经治疗的左向右分流患者出现阻力增加或者艾森门格综合征时应及时逆转分流加以治疗。

主要发绀器官并发症

肌肉骨骼变化

杵状指是中枢性发绀的重要体现。甲床变平,使指(趾)端背面的皮肤与指(趾)甲所构成的基底角不能形成160°。杵状指是肥大性骨关节病的一种,肥大性骨关节病其他临床表现包括骨膜骨赘形成和关节肿。杵状指严重程度取决于发绀程度,不同机制引起的发绀仅可在特定区域被发现。病理组织学检查发现血管壁的膨胀和增生、血管床增加、动静脉桥接增加。此外,同时存在骨吸收增多和骨膜增厚。

血液学变化

发绀患者的动脉氧含量通过心排血量、血红蛋白浓度和2,3-二磷酸甘油酸水平的代偿变化维持。组织缺氧刺激红细胞生成素增加,进而引起红细胞数量和血容量增加,改善血红蛋白携氧能力,然而,血细胞比容的极度增加可导致高黏血症。这种综合征可表现为头痛、视觉变化、轻度麻木、疲劳、肌肉骨骼症状。微小红细胞的可塑变形性降低导致血液黏度的增加可导致铁缺乏。铁储存量减少影响组织氧的输送,氧合血红蛋白解离曲线右移。

发绀可分为两种,代偿性红细胞增多和非代偿性红细胞增多。代偿性红细胞增多是铁过多,血容量和血细胞比容稳定,器官功能正常,没有血液黏滞性过高相关症状。非代偿性红细胞增多是由于铁缺乏,血细胞比容不断增高,通常由于阵发性的、可校正的脱水、右向左分流或肺阻力急剧增加、心力衰竭、感染和中枢神经系统事件。这些患者有高黏血症的症状,可采用放血疗法,但这将导致更严重的铁缺乏。

成人先天性心脏病患者感染性心内膜炎临床表现各不相同,若存在明确的微生物感染指征或典型临床表现如发热、体重下降、盗汗、片状出血、Janeway损害及Osler结节,应高度怀疑感染性心内膜炎。诊断不明确的患者结合临床诊断标准和超声心动图有助于评估。经胸壁超声心动图可观察到疣状赘生物、脓肿、人工瓣膜撕裂或瓣膜反流。经食管超声心动图对确定疣状赘生物更具敏感性且可增加诊断的准确性。急性感染性心内膜炎患者可在微生物指标检出之前应用抗生素进行经验性治疗。常见的细菌性病原体感染或疑似感染的治疗将在第43章中讨论。

应对患者和医护工作者进行健康教育从而降低感染性心内膜炎的发病风险,包括改善患者牙龈健康和根据指南对行口腔、消化道及泌尿生殖道操作的患者预防性应用抗生素。心脏病学家经常被问及是否有必要为降低心内膜炎发病率而闭合较小室间隔缺损或动脉导管。在现代抗生素时代,不提倡为降低或消除亚急性细菌性心内膜炎患病风险,而对小面积且无明显血流动力学改变的室间隔缺损和动脉导管进行外科或介入修补。

左向右分流:主要原则

左向右分流的先天性心脏病病患者体循环动脉血向静脉血分流使体循环容量超负荷引起充血性心力衰竭相关症状。分流取决于动静脉循环之间存在异常通路及这些通路中血流的压力差异。分流方向和程度取决于最接近异常通路下游的腔室或血管的容量和阻力。血管或心室顺应性降低、室内压力增高和由衰老、压力、心力衰竭及某些高代谢疾病引起的体循环血管阻力增加，可引起左向右分流增加。分流减少可见于体循环阻力下降如妊娠、败血症和内分泌疾病等。急性容量不足时可表现为血压下降与外周血管循环阻力增加，可使分流的诊断难度增加，一旦上述症状被纠正，慢性分流即不难判断。不论血管内分流的性质和程度，即使左向右分流为主，心脏周期任何阶段仍有可能发生右向左分流。因此，应积极预防右向左分流，严格筛选并仔细护理，尽量减少血管内静脉注射药物。

纠正影响因素，同时补充铁储量仍是目前主要的治疗方法。等容放血治疗仅用于血细胞比容超过 $65\%\sim70\%$ 且在充分水化及潜在诱发因素被纠正之后，偶尔应用在手术或介入治疗之前。不建议对无症状的孤立代偿性血细胞比容升高的患者进行等容放血治疗。虽然，发绀患者补充铁储量可升高血清血红蛋白含量，改善生活质量，尚未有指南推荐通过放血疗法来恢复血红蛋白比积下降到 65% 以下。

发绀型先天性心脏病患者围术期出血风险增加，该人群中许多止血异常病例已经被报道，包括凝血酶原时间延长、血小板减少症、血小板聚集受损、血小板寿命缩短。在某些患者中，慢性心力衰竭引起肝淤血使维生素 K 依赖凝血因子缺乏。发绀患者使用抗凝及抗血小板药物备受争议，然而，没有数据来支持出血风险增加与抗凝治疗有关。如果伴有心房颤动或机械人工心脏瓣膜，推荐长期抗凝治疗。

肾改变

发绀型先天性心脏病患者肾功能异常较常见。尿检结果显示，肾小球疾病已经发生在高达 1/3 的成人发绀型先天性心脏病患者中。相关的肾病变表现为肾小球结构改变，包括局灶性肾小球硬化、肾小球系膜细胞增生、充血和肾功能紊乱。已经证明发绀型患者肾小球滤过率（GFR）降低、蛋白尿和尿异常。长期使用利尿药或心室功能受损可能与肾功能异常相关。为减少伴随的急性肾功能不全风险，建议在给药时保证药物充分水化，在评估肾小球滤过率后给予相应计量的药物治疗。

痛风与发绀型心脏病密切相关。已发现发绀型患者血尿酸水平升高由尿酸排泄分数下降而不是尿酸生成增加导致。对发绀型患者急性痛风性关节炎对症处理的基本用药包括秋水仙碱（$0.5\sim0.6\text{mg}/1\sim2\text{h}$ 口服）和糖皮质激素（$40\sim60\text{mg}/\text{d}$ 口服）。非甾体消炎药对肾功能具有潜在危害，因此一般不作

为一线药物。复发时需要用别嘌呤醇维持治疗（100mg/d 或隔日口服），在肾功能急剧恶化时，建议减少别嘌醇用量，而不是停用。

心肺运动

部分发绀型患者在修补后仍持续存在心室功能下降，原因尚不清楚。影响因素包括修补时的年龄、发绀程度以及压力或容量负荷过重。继发于发绀的心室功能障碍机制可能涉及心肌缺氧，氧气需求量增加，由红细胞增多症所致的冠状动脉灌注改变，最终造成心肌坏死和纤维化。

一般来说，应采取增加血氧含量的措施，包括通过增加血细胞比容提高携氧能力、血氧饱和度降低时吸氧、二氧化碳分压水平升高时改善通气功能，这需要合理的选择改善容量状态的方案。组织灌注和氧摄取情况有助于测定全身混合性静脉血中氧含量。这两种能造成深层脱水所致组织灌注减少和系统性心室功能衰竭所致耗氧量增加的异常，可能会导致全身混合性静脉血中氧含量降低。在心内分流的状况下，这些改变会引起急性或慢性发绀加重。因此，根据临床情况，患者可能需要扩容或利尿。

在肺血管阻力增加时，应采用降低肺血管阻力的方法来增加肺血流量。可行的措施包括吸氧、纠正酸中毒，使用特定的肺部血管舒张药如一氧化氮、内皮素拮抗药、PDE 拮抗药、吸入性或注射用前列腺素。虽然没有长期研究数据支持，但家庭氧疗已经被用来改善肺血管病变不可逆患者的肺血流量。目前完成试验的治疗方案包括持续应用前列环素Ⅳ和持续吸入一氧化氮。通过随机对照研究已经证实，内皮素拮抗药与内皮素受体拮抗药口服联合应用，可改善有症状艾森门格综合征患者的功能状态和血流动力学情况。指南对此类药物在艾森门格综合征患者中的应用进行了探讨，并且支持对这些患者进行补充或联合应用晚期肺动脉高压治疗的研究。

发绀可能会随心室功能改善而减轻。在心排血量改善和混合静脉血氧饱和度提高时这种情况会出现。此外，有心内分流的患者中应用血管紧张素转化酶（ACE）抑制药也能最大限度地改善心功能，特别是在有房室瓣膜反流的患者中药物可以降低后负荷提高排血量。在危重病患者中，应用异丙肾上腺素、多巴酚丁胺、米力农、硝普钠这 4 种药物可能有效，虽然尚未有对这些药物效果的正式研究。

乘坐商务舱时，发绀患者对氧分压的降低更为敏感。然而，近期队列研究得出相反结论，称患者的

不良反应与乘坐飞机无关。与高海拔地区原住居民类似,先天性发绀型心脏病患者对急性缺氧的通气反应下降,经外科手术纠正发绀后,这种反应恢复正常。如果患者必须乘坐飞机,我们建议飞行之前将发绀控制到最低程度。提早到达机场、起飞前充足的休息、适量的营养物质和糖类能够降低代谢产物和代谢压力。建议有症状患者使用商务舱中的辅助供氧设备。

妊　娠

被治愈或处于缓解阶段的患有先天性心脏病的育龄女性的数量不断增加,她们的生育问题令人担忧。目前,这些患者的处理原则是专业咨询和计划分娩。为这些患者提供建议时,医生必须熟知妊娠阶段存在心肌损伤的生理机制及筛查心肌损害基因的最新指南。理想的关怀应由专家组成的综合中心提供,该团队包括心内科医生、产科医生、麻醉师、超声心电师及遗传学者。

孕期血流动力学改变可能对先天性心脏病患者有重要意义。产前阶段,血容量、每搏量及心率的增加导致心排血量的增加。激素影响下血管阻力的降低加重了右向左分流。妊娠时的生理性贫血可加重原有的组织供氧不足。分娩阵痛、子宫收缩、感觉缺失和失血可引起的血流动力学改变。

既往的研究对先天性心脏病患者的妊娠结局及后代情况做了详细记录。然而,现有的关于先天性心脏病患者妊娠风险及成功率的数据均未设置对照。随新治疗方法出现,这些结果也可能随之改变。研究者一直致力于研究针对先天性心脏病患者妊娠相并发症危险分层的工具。一项妊娠期心脏病的回顾性队列研究中入组了 276 名孕妇,其中 221 名孕妇患有心脏病且于 1986 年到 1994 年间在 3 个机构中接受产科护理。通过多变量分析,研究者提出了5 个母体心脏事件的独立危险因素,包括:①既往心脏事件;②既往心律失常;③NYHA 分级 Ⅱ 级以上或产前检查出现基线水平的发绀;④左心功能障碍;⑤心肌功能障碍。母体心脏功能 NYHA 分级 Ⅱ 级以上或首诊发绀可独立预测新生儿并发症,如早产、呼吸窘迫综合征及低体重。此外,这两组中更大比例的孕妇以流产结局。独立大样本先天性心脏病分析显示,当母体右室功能障碍、严重三尖瓣反流或人工瓣膜时,孕妇围生期风险增加(来源于特定妊娠数据库及相似危险程度评估)。值得注意的是,上述数

据不包括重度肺动脉高压患者。尽管有现代高级肺动脉高压治疗手段,大多数收治严重固定性肺动脉高压(原发性或继发性,有或无心脏内分流)患者的机构对该治疗抑制母体发病率和死亡率存在争议。功能性参数,如运动耐力、心率变异性,可能会进一步预测这些人群中母体的结局。

建议

如果可能,患有先天性心脏病育龄女性应接受综合预评估,包括心室功能测定、左心功能障碍评估、右向左分流检查、心律失常检测及功能测定。对目前药物分析时,应识别其孕期禁忌证,尤其是华法林和血管紧张素转化酶抑制药。基因咨询包括染色体组型检查或针对 22 号染色体微缺失的荧光杂交(FISH)检查,这些检查不仅应用于已发现基因缺陷患者,更应用于先天性心脏病患者。建议患者在妊娠 16～20 周时做胎儿心脏超声,这样可能早期识别潜在胎儿心脏畸形。

患者应该在整个孕期定期监测,结合熟知先天性心脏病关怀的产科医师、母胎医学临床医生及麻醉科医师。我们至少每 3 个月为妊娠患者进行一次评估。应该研究引起发绀的原因,迅速治疗心力衰竭。如果必要,在阵痛和分娩时可以采取措施,包括通过早期硬膜外麻醉控制疼痛,避免体循环阻力改变,辅助供氧及通过技术设计降低液体容量。是否采取心脏监护、肺动脉导管及缩短第二产程应基于对个人情况的评估。在产后 48h(偶尔延长至产后数周),应该提高警觉,尤其注意液体量控制、血流动力学改变、肺血管阻力及潜在血栓栓塞风险。右向左分流患者产后 3 个月应用抗凝治疗预防血栓形成的并发症存在争议。美国心脏学会(AHA)指南不建议对非复杂经阴分娩及剖宫产患者进行预防性心内膜炎治疗,然而,许多机构实际操作中并不遵循指南。

非心脏手术

心血管医生常常需帮助治疗经非心脏手术的先天性心脏病患者,针对不同的患者及手术,他们的建议必须具有个体特异性。一项回顾性队列研究入组了 276 例(成人及儿童)经非心脏手术治疗的先天性心脏病患者围术期的发病率及死亡率。并发症的主要危险因素包括发绀、充血性心力衰竭(CHF)及一般健康状况不佳。对有艾森门格综合征患者进行非

心脏手术治疗与并发症风险增加有关。

建议

心血管医生应积极参与围术期患者的治疗决策。麻醉诱导方案具有维持氧饱和度的功能，因此，该方案应用于维持心室血流动力学稳定时心脏负荷情况。对分流术患者管理的基本宗旨是避免体循环血管阻力骤升或骤降，因其对分流及系统灌注有重要影响。

应特别警惕并避免深静脉血栓形成及反常栓塞，并且所有静脉注射装置应严格依照护理原则避免气体或颗粒物形成栓塞。适度应用术前镇静及术后镇痛，且不降低全身的静脉阻力药物。由于血容量减少会导致分流增加，动脉氧饱和度降低，应密切监护患者体位血压波动，防止发绀。严格防控术后失血并监测血细胞比容。按照美国心脏病协会指南，应用抗生素预防亚急性感染性心内膜炎，术后当晚应考虑在重症监护室观察。潜在性肺血流量显著改变的，应给予静脉、吸入性肺血管扩张药，并准备体外膜肺氧合、心室辅助装置及器官移植治疗。

心率失常的管理

成人先天性心脏病患者由于长期容量负荷过重、心室后负荷增加、手术瘢痕和心室肌病，导致房性及室性心律失常风险增加。房间隔缺损及法洛四联症引起心律失常将在后文提及。已有许多风险评估策略来判断冠心病患者急性快速性心律失常和猝死风险。程序性心室刺激的先天性心脏病病人的选择组已被用于判断严重心律失常风险增高及降低。然而，对于发生心律失常总的建议仍要考虑到已知的基础解剖、缺损部的解剖和生理、既往手术史、心室功能和运动能力。

管理策略包括抗心律失常药物、经导管射频消融、手术、起搏器或置入遥控监测，对于致死性心律失常、负性肌力作用或症状性心动过缓，需要安置心脏起搏器。导管射频消融治疗已被成功地应用于心律失常合并冠心病的治疗，并在某些患者中可免于使用抗心律失常药物。同样，在心脏手术修补缺损的同时行左或右侧迷宫手术可明显减少房性心律失常发生率。从某种程度上来说，尽管起搏技术日益普及，通过预防性心房或心室起搏，来消除心律失常和改善心房或心室功能仍需深入研究。

参加锻炼和体育运动

成人先天性心脏病治愈者经常提出锻炼的限制和益处的问题。一项调查成年人在三级转诊诊所的冠心病表现出相当大的混乱，适当的运动水平，对现有的心脏病变有益。关于运动耐量，气体交换参数，并锻炼心肺反应有相似结果的几个队列研究：与年龄和性别匹配的对照组相比，基线功能参数显著降低，他们似乎随着时间的推移恶化，与生活质量和生存质量下降相关。到目前为止，成人先天性心脏病是产生功能丧失多种并发症的范例。

严重的左心室功能障碍患者身体训练的研究已经表明，监督下的运动调节可以增加耗氧量的峰值、提高心排血量、降低静息心率、增加骨骼肌血流量、延缓运动中乳酸积累、提高健康意识，尽管最近的随机对照研究质疑较多。从这些数据外推表明，成人先天性心脏病患者可能受益于定期的有氧环境，这可能改善周围肌肉功能和减少血管炎症，从而降低心肌负荷和增加心肌功能。术后运动训练已被证明对儿童心脏术后是有益的，能改善他们的健康水平。然而，成人先天性心脏病患者运动康复计划的安全性和实用性需要进一步研究证明。

成人先天性心脏病的体能训练和运动参与的建议是在不断演变的，关于这方面的记载很少有数据显示。常规的限制性指南可以从美国心脏病学院／美国心脏病学会的指南和共识声明中推测。成年患者的经验表明剧烈运动是最受限制已经表现出了极大潜力。这些措施包括严重的全身性心室流出道梗阻，严重的肺动脉高压（近全身肺动脉压），4～4.5cm 或更大的主动脉根部扩张，单支冠状动脉或冠状动脉稳定性梗阻，持续或运动诱发的室性心律失常，全身性或肺心衰竭，或低于 70％ 的氧饱和度。在其他情况下，给定标记的个体差异，我们推荐的目标是锻炼人群与预期水平的剧烈运动在生理监测下再现运动前的评估。这应包括经皮血氧饱和度的测量，最大摄氧量，无氧阈，Ve／VCO$_2$，锻炼的持续时间，观察心电图心律失常或心肌缺血，和跨瓣梯度的超声心动图评价，心室功能和肺动脉压力。并讨论患者和家庭成员参与运动的风险和目标。

移植

成人先天性心脏病移植医学独特的方面，患者与一个组合的解剖可插管连接，全身和肺血管的流入和流出的来源，过去的手术 residuae 之前胸骨切

开术和开胸手术,高度致敏的个体免疫抑制的挑战
多器官系统疾病,和创伤后压力与终身医疗。供考
虑的适应证包括在年轻人和老年人的生活质量和生
存的平衡。

特定先天性心脏病病变患者的治疗指南

房间隔缺损

房间隔缺损(ASDs)是先天性的缺陷,使得左心
房和右心房相通(图 42-1)。它们通常分为孔型、原
发孔型、静脉窦及冠状静脉窦缺损。2-ASDs 包含约
10％的先天性心脏畸形和占房间隔缺损超过 75％。
胚胎发育的缺陷,出现原发隔发育异常,胚胎发育的
缺陷,起源于原发隔发育异常,导致未能覆盖卵圆
窝。在其最好的情况下,孔型(1-ASDs)是一种心内
膜垫缺损,总是与 AV 心脏瓣膜畸形有关,特别是二
尖瓣前瓣叶。静脉窦缺损位于上腔静脉入口(SVC)
至右心房,并且经常有异常的右上肺静脉与上腔静
脉入口-右心房交界处回流。它们包括 10％所有房
间隔缺损,并与其他房间隔缺损相比,如果置之不
理,那么静脉窦型更常伴有肺血管阻力升高。房间
隔缺损的最常见的类型是"无顶冠状静脉窦缺损",
这将导致冠状静脉窦和左心房之间的相连。

生理学上,房间隔缺损的分流方向和分流量取
决于房间隔缺损的大小,各自的右向和左向心室依
从性,还有下游的动脉血管阻力。通常,生理学参数
是这样的从左向右分流。随着时间的推移,从左向
右分流导致容量超负荷,最终造成右心室扩张。我
们主要依靠通过超声心动图在生理上确定右室容量
负荷过度,而不是主要依靠以导管插入术为基础的
重要分流文档(肺循环流量/体循环流量≥1.5),作
为血流动力学上存在显著分流的证据,虽然此评估
方法在预测临床发病率方面的优势尚未被证实。对
房间隔缺损患者施行常规导管插入术以测定心脏内
分流并没有表明,并因此,给出了一个第三类建议
(避免)。经食管超声心动图和磁共振成像在进一步
确定缺陷的位置、大小、右室容积和相关的异常如异
常的肺静脉引流等方面是有用的。

大量分流(Qp/Qs>1.5~2.0)增加呼吸困难、
慢性心力衰竭、房性心律失常,还有一般较少出现的
肺动脉高压或反常栓塞等发生的风险。随着患者年
龄增长,与衰老、系统性高血压、糖尿病、肥胖和缺血
性心脏病相关的左室顺应性下降可能会导致分流量

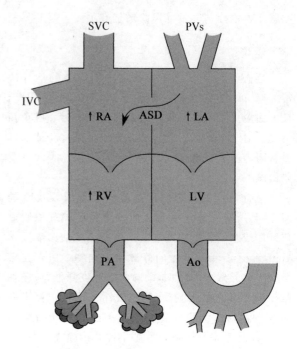

图 42-1　房间隔缺损(ASD)病理生理
心房分流量与心室顺应性相关。由于右心室
充盈阻力较低,左向右分流可导致右心内径增加。
Ao. 主动脉弓;IVC. 下腔静脉;LA. 左心房;LV.
左心室;PA. 肺动脉;PVs. 肺静脉;RA. 右心房;
RV. 右心室;SVC. 上腔静脉

增加。在评估任何房间隔缺损的重要性之前应该对
所有影响分流的次要因素进行医学上的最小化处
理。不建议对孤立的 2 型房间隔缺损进行心内膜炎
预防,有 2 型房间隔缺损甚至存在中等程度心脏内
分流的患者对怀孕耐受良好。可能会有争论关于在
分娩前是否有必要解决这种缺陷,以及是否有必要
在理论上减少由此缺陷所致的罕见反常栓塞风险,
我们不建议没有血流动力学指示的房间隔缺损
封堵。

通过房间隔缺损封堵,由左向右大量分流的有
症状患者似乎症状发生减少,较少发生房性心律失
常且右室功能改善。虽然手术修补或缝合关闭房间
隔缺损-无论是否通过微创方法,均可能造成显著的
并发症,但仍然是公认最安全和最有效的心脏外科
手术。年龄增长,并发症还有肺动脉高压的出现增
加了手术死亡率。随着对房间隔缺损的封堵,伴有
左向右分流的有症状的患者的症状减轻、房性心律
失常的发生率降低并且右室功能得到改善。不管是
否采用微创手术,通过手术修补或者进行一期缝合
关闭房间隔缺损尽管在目前来说是最安全、有效的

成人心脏外科手术手段，但是之后的并发症也不容忽视。随着年龄的增长、医疗上的并发症及肺动脉高压的发生都成为引起术后死亡增加的独立危险因素。手术的成功率一般是一致的，但是对于手术后的患者可通过心脏超声检测到一个微小的、但是持续存在的 7%～8% 的分流。经过心肺转流术后发生严重的或者轻微的神经精神系统的并发症的患者多集中在做经导管封堵术的人群上。

在 1959 年，Hufnagel 和 Gillespie 首次采用开胸手术在房间隔置入一种装置——一个塑料按钮以完成房间隔缺损修补。在 1974 年 King 和 Mills 首次才在心内应用双伞形装置。1983 年设备被 Rashkind 重新设计成一个类似带钩的单盘，后来改为更灵活的双盘。Lock 和其同事改变导线配置以允许在设备操作臂上的跨节点操作，制成第一个现代翻盖品种的封堵设备。随后的设备演变（例如，Cardioseal-Starflex；NMT 医疗，波士顿，MA）综合了设备操作臂合金（MP35N）上的改变以允许 MRI 兼容性，在每只操作臂上增加第二个弹簧以减少和置换装置介导的心脏压力并减少设备配置文件，在中心连接处放置镍钛记忆合金微弹簧，在臂与臂之间连成网络以允许自动调节和最大缺陷闭合，并创造出有可吸收潜力的设备（例如，BioSTAR；NMT Medical）。然而，在美国，双伞型设备并没有受到 FDA 批准用于房间隔缺损患者的封堵，而这个结果导致 NMT 医疗（这个设备的制造商）正在进行的一个在卵圆孔未闭患者置入这个设备封堵手术的随即对照试验的手术的停止。因此，这种未被临床认可的双伞型仅适用于经过特殊的医患间讨论后认可的小到中等大小的（<12～14mm 最大伸展孔径）房间隔缺损。

Amplatzer Septal Occluder（ASO）（AGA Medical，Plymouth，MN）和 Gore Helex Septal Occluder（W. L. Gore&Associates，Flagstaff，AZ）这两种装置被 FDA 批准用于经导管闭合 2 型所有年龄组的 ASD 患者，包括儿童。ASO 设备由 0.004～0.00075 英尺（1 英尺＝0.305m）镍钛记忆合金丝网构成，被紧密编织成两个圆盘（左心房之盘大于右心房），用一个 3～4mm 粗的连接腰带将 2 个盘分开，并将 3 个涤纶补片缝到盘和连接腰处，以分别增加促凝性。丝网可拉伸成单线配置，允许在导管输送系统内运输，尽管因为镍钛记忆合金具有记忆特性，在原始形态上改革成了具有可展开的形态。Helex 设备由一个亲水膨胀聚四氯乙烯帘子构成放在一个 0.012 英尺的镍钛合金线框上，简单卷了以下形成反向和同

向螺旋盘的形式，可以放在房间隔任意一侧。类似于 ASO 设备，Helex 设备可拉伸成单线窗帘样配置以允许其在狭窄的导管输送系统内运输，这就需要较长的股静脉-左心房鞘；此装置用一系列推拉和捏的演习动作重组了其反向螺旋形状。ASO 设备和 Helex 设备都可以在最终展开和从各自的输送系统释放之前用相对简单的方法全部回收。虽然可行，但放置后取回可能是非常困难的，设备的栓塞往往可以给患者带来死亡的风险。因此 FDA 的要求，在实现独立置入状态之前，运营商必须在自己的机构采取监督。

对于那些已批准和调查的封堵设备来尝试封堵 2 型 ASDs，从股静脉通路可以很容易越过房间隔，虽然有时颈内静脉或肝静脉通路也可能被使用放置一个大口径的短或稍长的导向保护套使压缩膨胀装置在所需的位置精密释放（图 42-2）。大多数间隔封堵设备被设计为锁定或附加的对立结构，使得它可以接合在围绕中心孔的组织边缘的心脏壁上。心脏内超声应用的增加支持了三通的常规应用，两者都在适当放置设备操作臂及成功封堵缺口方面提供很大帮助。

虽然在某些中心专家认为应用其他置入物包括 Helex 间隔封堵器和未经临床认可的双伞型装置的结果是相同的，但 ASO 设备的临床应用是最多的。位于中心位置的缺陷完全成功的闭合率通常达到

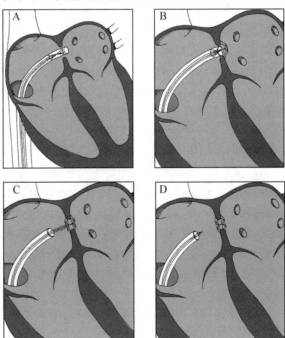

图 42-2　经导管原型技术治疗房间隔缺损

95％左右,同时有不到 1％～7％的并发症发生率和 0 的死亡率。40 岁以下的患者有在 6 个月内通过置入设备使右室扩大恢复到正常的可能,虽然在所有年龄组患者大多数存在中度至大量左向右心内分流($Qp/Qs > 1.5$)和肺血管阻力低于 3～5 个指示单位(尽管可能存在肺动脉高压),但在右心室大小、功能、敏感性提高和测量的功能容量方面均显示出相似的益处。近来,器械相关的血栓形成和心房穿孔受到人们的重视,但是属少见。研究数据支持推荐应用抗血小板药物的理论,典型的介入术后的治疗方案:应用阿司匹林 81～325mg/d 至少 6 个月,同时加或不加氯吡格雷(75mg/d)持续 2～3 个月。抗生素预防应用建议是,进行牙科工操作或"污染手术"推荐至少使用 6 个月,或者直到 TTE 上未见赘生物。

建议

对于超声心动图显示右心室的容量超负荷(一般为 $Qp/Qs \geq 1.5$),合并未发现原因的心脏病理改变,如肺动脉瓣反流(PR)、三尖瓣反流或异常肺静脉反流,建议对 ASDs 行封堵。我们没有常规地将 Qp/Qs 的测量作为是否封堵 ASDs 的决定因素。外科手术是现代心脏外科手术最成功的治疗选择,尽管它有很多并发症。此外,<36mm(典型地 <32mm)二孔型 ASDs 虽然合并显著的舒张功能障碍和充血性容量增加,但仍是最适合封堵的。具有自主中心定位的蘑菇形 ASO 封堵器仍然是全球最流行的,适合中到大 2-ASDs,这已成为治疗的标准。镍过敏,封堵器血栓形成和封堵器与心脏之间相互作用,证据显示的早期和晚期器械侵蚀和残余舒张异常,提示我们需要重视更加隐蔽、标准的、可吸收装置。

卵圆孔未闭

卵圆孔是左右心房之间瓣膜之间的通道,在子宫内,它允许含氧血液从胎盘优先供应左心和上半身的灌注。出生后不久,由于肺血管阻力下降,LA 的压力高于 RA 压力,导致卵圆孔功能性关闭。大多数的患者出现上述过程导致纤维化和瘢痕直至关闭,然而,约 25％的人群,永久性关闭并没有发生,进而出现卵圆孔未闭。卵圆孔未闭的存在与特发性卒中和 TIA、偏头痛(特别是有先兆的)、低氧血症、减压病、阻塞性睡眠呼吸暂停和老年痴呆症等相关性备受争议。尽管对卒中的治疗被广泛认可,然而伴有卵圆孔未闭的脑卒中和反常性血栓(PPE)的卵

圆孔未闭治疗仍然是有争议的,因为这些栓塞事件的原因和病史仍不清楚。虽然提出用临床特征(如,多个前栓塞事件或血液高凝状态存在发生于主动脉)或超声心动图特征(如,大量右至左分流,房间隔瘤或活动房间隔、存在突出的腔静脉瓣)来识别复发的高危患者,但在很大程度上是未经证实的。为了试图得到最有意义的数据来指导实施足够说服力的关于不同和不受控制的性质的一系列的药物治疗和经皮卵圆孔关闭术的随机对照试验,我们对经导管治疗的器械的研究进行了系统回顾和混合分析。结果表明,与药物治疗相比,经皮卵圆孔未闭治疗可以预防 2/3 的复发性血栓栓塞事件,每年减少 4％的不良事件。这些结果为正在进行的和完成的随机对照试验奠定了基础,以便评估卵圆孔未闭封堵治疗效果,而且还可以通过对短期和长期的药物治疗的比较选出最适合伴有推测的反常栓塞的年轻人群的最佳药物治疗。

在对正在进行的和完成大量的实验和对神经系统疾病治疗的经皮卵圆孔封堵术的评估上,许多因素导致了实验拖延和结果不精确。随着设计严密性,这种环境彻底的转移,为实施心脏分流引发疾病的经皮 PFO 封堵术和其他治疗比较的随机对照实验打下了基础。规模最大的此类实验比如,通过对卵圆孔未闭(封闭-1)的研究,在由于起源不明血块可能栓塞到任何血管的卒中或 TIA 患者对 STAR-Flex 间隔封堵系统评估,试验纳入 80 多个中心随即对照试验的 1600 多例(神经学家 investigatorships)在影像检查证实卒中或 TIA 的患者对封堵器(cardioSEAL-STARFlex)与严格最佳药物治疗的对比进行了评估,它充分证实经皮 PFO 封堵术与药物治疗的优越性,将硬性神经病学终点时间的评估作为主要预后的标准。试验纳入 80 多中心 RCT 1600 多例患者来评估封堵器(cardioSEAL-STARFlex)与严格最佳药物治疗,观察影像检查证实卒中或 TIA 患者,评估相似神经病学硬终点作为主要终点,能充分证实经皮 PFO 封堵术的优越性。CLOSURE-1 的研究结果表明,单纯卵圆孔封堵术不联合抗血小板治疗,与最佳药物治疗(2/3 以上患者使用阿司匹林单独治疗)相比,未减少再卒中(每年 1.5％)或 TIA(每年 1.5％)事件发生率。最重要的是,此项研究的隐源性卒中患者中,可以找到病因来解释脑血管复发事件。CLOSURE-1 研究结果强调定义年轻患者隐源性卒中的困难性和寻找并治疗病因的必要性。其他经皮卵圆孔封堵术的试验仍在进行中。

鉴于上述研究结果,我们强烈推荐如下。

(1)反复、强化查找 PFO 患者 TIA 及卒中病因,寻找卵圆孔未闭患者血清高凝证据并积极处理。

(2)针对隐源性卒中与 PFO 不明原因的相关性,实施患者教育,强调已有的随机对照数据,个体化复发危险因素。

(3)招募符合条件患者,设计进一步的随机对照试验,以评价治疗的安全性和有效性。

卵圆孔未闭和低氧血症

卵圆孔未闭患者在右心房压力过高时,可能导致病理性右向左分流。右心房压力增高可见于慢性右侧充盈或容积改变,可来自右心室梗死、肺栓塞、胸腔手术、脊柱和胸廓畸形或由斜卧位改为直立位时,右心室充盈急剧下降(斜卧呼吸-直立性低氧血症综合征)。我们对几百个卵圆孔未闭患者行封堵治疗后,使其几乎都得到了短期和中期的改善(图42-3)。然而,卵圆孔未闭封堵术在此类患者的长期疗效需要进一步研究。

卵圆孔未闭与偏头痛

偏头痛综合征与卵圆孔未闭的潜在联系在过去的几十年里似乎已得到结论。最初心脏病学家主要关注的是近期行 PFO 封堵术后患者出现的移植后偏头痛与其原有神经症状类似。确切的发病率尚未统计,但足以引起人们重置置入不同的封堵装置所带来的风险。理论上全身麻醉、外周茶酚胺含量升高、金属微粒栓子和凝血微团栓子等都与偏头痛发生有关。近期的一项大型对照试验未得出偏头痛和卵圆孔未闭之间有相关性的结论。

尽管目前研究众多,随机对照、安慰剂对照(假手术)试验比较 PFO 封堵与 SEAL-STARFlex 联合短期抗血小板治疗与最佳药物偏头痛治疗抵抗性偏头痛——StarFlex 技术干预偏头痛研究(MIST)发现 PFO 封堵术并不能在主要终点事件——终止头痛发作上取得优势。其他研究仍在持续,目前,不推荐有偏头痛症状的患者在无分流况下行卵圆孔封堵术,期待进一步开展随机对照试验进行研究。

推荐

卵圆孔未闭在正常人群中发病率约为 25%,关闭反常血栓相关的卵圆孔未闭仍有争议。反复寻找常见症状基础病因,积极纠正卒中危险因素。目前,经导管行 PFO 封堵术仅推荐用于与伴有斜卧呼吸-直立性低氧血症 PFO 患者,这些患者存在右向左血流分流但不伴有右侧心力衰竭症状。

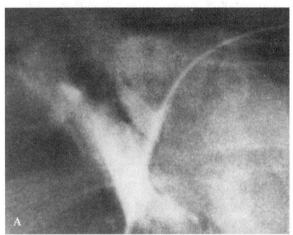
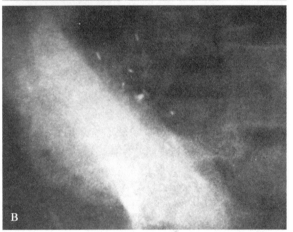

图 42-3　A. 经右心房注射后,卵圆孔内的内径比值(低氧血症),导丝经由左侧肺静脉进入。开胸后,患者不能继续工作,主要由静息状态血氧饱和度决定(仰卧位 100% 直立位 82%);B. 右心房造影显示,经伞盖式封堵后房间隔缺损引起的分流被阻断,卵圆孔未闭封堵后,患者可正常工作同时携带手指血氧仪(仰卧位 100%,直立位 100%)

二叶式主动脉瓣

二叶式主动脉瓣是非儿童患者最常见的先天性心脏病,18 岁以上的成人发病率为 1%~2%,这可能与左侧梗阻性病变有关,如主动脉缩窄,尤其是伴有主动脉瓣融合时。即使不存在阻塞性梯度或者反流,主动脉根部也会呈渐进性病理性扩张,伴或不伴剥离。瓣膜病变在二叶式主动脉瓣与右无冠脉瓣交界处融合中更常见。二叶式主动脉瓣狭窄与年龄的增长及纤维钙化疾病有关,但不是独立因素。主动脉关闭不全常见于年轻患者,心内膜炎、囊性中央坏死或主动脉根部扩张可引起血流动力学变化。建议成年二叶式主动脉瓣患者均行心内膜炎预防治疗。

虽然在先天性心脏病的第一和第二自然史中主要讲述了婴幼儿和儿童的二叶式主动脉瓣疾病的病程和治疗方法，然而，二叶式主动脉瓣疾病的自然史和在非小儿患者人群中的干预标准缺乏很好的定义。心室功能保留偶尔无症状的猝死患者，阻塞程度较轻，则无法从成人获得钙化狭窄的自然史和干预研究中做出推断。猝死可发生在心室功能保留的无症状患者和中度梗阻患者中，因此不能根据钙化狭窄的二叶式主动脉瓣成年患者的自然史和治疗方案推断可能风险。

外科主动脉瓣膜置换术是治疗主动脉根部手术的首选。自体肺动脉瓣置换主动脉瓣，同种移植物置换肺动脉瓣，增加了手术的复杂程度（Ross 手术），与标准同种移植物、组织、人工瓣膜置换相比，对术者和其团队技术经验要求更高。ROSS 手术是一种临床疗效好的矫治主动脉瓣疾病的手术方法，尽管可能发生短期及长期并发症。

与治疗老年钙化性主动脉瓣狭窄不同，儿童二叶式主动脉瓣狭窄多采取球囊主动脉瓣成形术（BAV）姑息治疗。两项研究都肯定了在非钙化主动脉瓣狭窄中青年患者中 BAV 的效用。BAV 术前和术后，瓣膜钙化的患者主动脉压力梯度都表现出上升趋势，并且与无瓣膜钙化的患者相比，无不良事件生存率较低。球囊扩张引起的主动脉瓣反流加重是少见的 BAV 的不良后遗症，并不影响瓣膜成形术成功的潜力。

二叶主动脉瓣、主动脉狭窄或关闭不全的患者采取经导管主动脉瓣置入术（TAVI）有重要研究价值，具体机制尚不明确，尤其是主动脉根部扩张引起的主动脉瓣狭窄或反流。此类患者未纳入大型随机对照试验。

推荐

上述研究支持中青年非钙化主动脉狭窄患者应用主动脉球囊扩张术治疗。这项手术能够有效缓解并延长外科干预的时间窗，不显著增加心脏疾病发病率，无严重并发症。在行主动脉球囊扩张术（BAV）期间，可即刻识别由球囊诱发的瓣膜尖撕脱等少见并发症，并允许有效和及时的手术治疗。外科手术仍为钙化性疾病、伴主动脉根扩张（＞4.5cm）非钙化疾病或中度至重度的瓣膜反流患者的治疗方式。40 岁以下有症状的成年患者如伴有

以下改变可以选择经球囊主动脉瓣成形术，包括轻度钙化的二叶主动脉瓣、主动脉瓣压力＞60mmHg且心室功能正常或压力＜60mmHg 心室功能障碍的患者。尽管已治疗瓣膜疾病，仍有必要终身评估升主动脉情况。经导管主动脉瓣置入术（TAVI）对于二叶式主动脉瓣膜病变、主动脉瓣狭窄或关闭不全，或涉及主动脉根部扩大其他先天性心脏病的风险和效用需要进一步研究。

肺动脉狭窄

虽然肺动脉分支和瓣膜下梗阻可能导致肺动脉狭窄，但肺动脉瓣狭窄仍然是最常见的病因，超过10% 的先天性心脏病患者伴有肺动脉瓣狭窄。成年患者临床表现与狭窄程度和右心室功能相关，可从无症状到明显疲劳和呼吸困难。

先天性心脏病自然史第一次和第二次研究将肺动脉狭窄分为以下 3 类：轻度（右心室收缩压≤50mmHg）、中度（右心室收缩压 50～100mmHg）和重度（右心室收缩压＞100mmHg）。鉴于成年人肺动脉狭窄（VPS）的自然史尚不明确，目前判定治疗的标准主要取决于症状发展、从儿童自然史的推断和降低干预风险。

外科开放性瓣膜切开术是最初始的治疗方法，目前对非发育不良型肺动脉瓣狭窄患者（VPS）可选择球囊肺动脉瓣成形术（BPV）（图 42-4）。许多单中心小样本研究（4～53 例患者）结果显示，13～55 岁患者使用标准单一、双球囊技术达到球囊/环比值1.1～1.4 时，肺动脉瓣压力梯度减低。上述研究平均随访 0.5～6.9 年。与儿科研究结果相比，成人围术期并发症和术后再狭窄发生率较低。虽然有手术治疗心脏压塞、严重流出道梗阻、围术期脓毒症和术后弥漫性肺水肿的个例报道，但无论根据经验还是大样本观察，因流出道痉挛致血流动力学障碍而需治疗（requiring therapy）情况并不常见。

迅速放气简便膨胀可使老年人和基础心排血量低者避免长时间心排血量减少。虽然随访 30 年结果表明，行瓣膜介入治疗缓解疲劳症状会降低右心室功能，但 BPV 术后再狭窄通常程度较轻。

建议

鉴于经球囊肺动脉瓣成形术不良反应较少，推荐适用于以下情况：肺动脉瓣压差＞40mmHg 且右心室功能正常；压差低、心排血量减少且右心室收缩功能异常或右心室舒张末压≥12mmHg；未经手术治疗或术后复发的 VPS 患者。再狭窄对右心室功

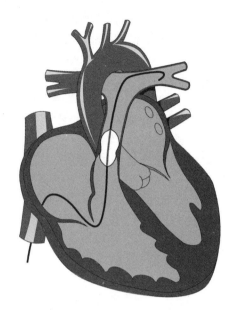

图 42-4　球囊肺动脉瓣成形术

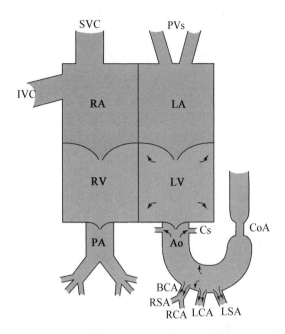

图 42-5　主动脉缩窄相关生理学

主动脉降部狭窄,远端至左侧锁骨下动脉。近腔血管壁增厚,导致发生动脉粥样硬化,血管夹层或破裂及心室肥厚。Ao. 主动脉;CoA. 缩窄;IVC. 下腔静脉;LA. 左心房;LV. 左心室;PA. 肺动脉;PVs. 肺静脉;RA. 右心房;RV. 右心室;SVC. 上腔静脉

能的潜在影响仍需长期随访。

主动脉缩窄

　　主动脉缩窄,即降主动脉在动脉导管开口处和左锁骨下动脉开口处之间狭窄,见于 5%～10% 先天性心脏病患者。40%～80% 主动脉缩窄患者伴有二叶式主动脉瓣,最常见的是瓣膜融合。

　　临床常见成年主动脉缩窄患者,压差多超过 20 mmHg,其发生进展性左心功能不全、顽固性高血压、脑血管和冠状动脉过早粥样硬化,以及主动脉/冠状动脉/脑血管夹层或破裂风险很高,尤其在妊娠、手术或介入治疗期间(图 42-5)。超声心动图和磁共振扫描用于确诊主动脉缩窄,并进一步细致观察其他解剖结构、脑血管异常和左心室肥厚。

　　由于梯度波扩增与心动周期(心室动脉耦合)中射血期心肌和血管应力的联合作用,看似轻微的跨狭窄段压差影响却很大。我们认为手术修复适应证包括:①静息压差≥20～25mmHg 且左心室功能正常;②压差较小但左心室功能异常,且升主动脉明显扩张或严重主动脉瓣膜病;③系统性高血压,需强效治疗维持正常血压;④腹部或下肢低灌注症状。端端吻合术或旁路修复术一直是先天性主动脉缩窄修复的常规方法,手术效果好且围术期死亡率≤2%。对于原修复术后复发狭窄者,尽管围术期发生脊髓缺血性损伤和侧支血管出血风险较低,但也需特殊关注。虽然再次手术发生死亡、截瘫和晚期动脉瘤形成风险<2%,但仍有 20% 修复手术患者发生晚期术后并发症,包括主动脉瘤形成和复发性主动脉缩窄。目前发现,术后晚期系统性高血压复发率与手术年龄呈负相关。我们需不断关注患者是否存在后遗症,包括主动脉和全身容量血管顺应性差、脑动脉瘤、主动脉扩张或夹层及全身动脉或冠状动脉过早粥样硬化。我们建议患者每年检查 1 次,尤其注意下肢或冠状动脉缺血及脑动脉瘤症状。此外,我们建议每 3～5 年行无创磁共振成像检查,如果出现动脉瘤或再狭窄,应缩短间隔时间,也要根据患者病史及体格检查选择运动试验。

　　主动脉缩窄患者手术治疗成功后,出现血管弹性异常和血管炎性介质升高,应用雷米普利治疗后这些标志物恢复正常。这些发现促使临床上应用 ACEI 或 ARB 类药物治疗主动脉缩窄术后并发系统性高血压者。但这些药物对长期预后的影响还有待进一步研究。

　　目前认为,无论儿童还是成年人,球囊扩张术或支架置入术都是外科矫正术后复发或持续性主动脉缩窄的首选治疗。此外,一些随访超过 15 年的研究发现,球囊扩张术和支架置入术也是先天性主动脉

缩窄患者手术矫正治疗的有效方法。目前认为儿童和成人外科矫正术后复发或持续性主动脉缩窄的最佳治疗是球囊扩张术或支架置入术。而且一些研究中心随访长达 15 年后,认为球囊扩张术和支架置入术是先天主动脉缩窄患者手术矫正治疗的有效方法。早期研究强调低复发率和高成功率(>80%),其术后压力阶差减少 50% 以上或血管造影狭窄部位管腔直径增加 30% 以上,残余压力阶差≤20mmHg 伴降压治疗减少。球囊直径选择主动脉缩窄段直径的 3～4 倍,而不超过血管直径 150%。可能的并发症包括手术操作死亡(0.7%),围术期卒中(0.6%),罕见的需手术干预的透壁(0.7%)或内膜下(1.6%)夹层以及术后动脉瘤(7%～12%)。高龄及合并二尖瓣主动脉瓣疾病的患者并发症发生率越高。使用较小、非扩张的主动脉球囊辅助支架置入术,理论上可降低夹层和主动脉壁破裂的风险。对病灶的预扩张可以评估血管顺应性、提供最优的

支架定位方案(图 42-6)。我们应该注意避免把在儿童群体中得到的结论应用于成年人,尤其主动脉缩窄时电生理作用加强,顺应性的改变以及动脉导管近端血管壁的动脉粥样硬化程度增加时。对于想保留生育能力及主要从事体力劳动的主动脉缩窄患者,外科手术与经导管球囊扩张和支架置入方式修补的安全性有待进一步证实。手术适应证、手术技巧、随访及预后疗效评估的标准化仍是许多研究受限的主要因素。当伴有主动脉扩张或动脉瘤时,外科手术与血管内介入治疗尚不确定哪种方案更加合理。根据大型单中心研究对预后的评估结合最新发布的先天性心脏病介入注册数据显示(包括改善儿童和成人先天性心脏病治疗国家心血管数据中心,先天性心血管病介入研究联盟,先天性心脏导管项目成果在内),进一步规范手术适应证、手术操作、加强随访,能更好地评估导管介入治疗和手术治疗的疗效和安全性。

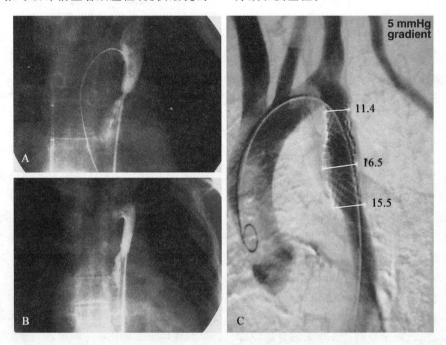

图 42-6　未诊断的主动脉缩窄(80mm 收缩峰值)导致左心衰竭和冠状动脉与脑血管粥样硬化早期形成

　　A. 原始球囊扩张和支架置入术;B. 远端分离随后置入第二个支架;C. 整段超过 5mmHg 时标记

推荐

　　对于所有成人先天性或复发性主动脉缩窄患者如合并血压升高≥20mmHg,或≤20mmHg 但伴左心室射血功能下降或有症状的左侧心力衰竭、冠脉缺血、下肢跛行等患者,我们推荐球囊辅助支架置入

术或单纯球囊扩张治疗,这是一种有效的替代疗法。目前,根据治疗本身结果和长期的标准化随访来定义导管治疗和外科手术治疗适应证的标准一直备受期待。我们考虑到常年随访和检测的必要性,建议至少每 3～5 年应进行无创影像学检测来评估主动

脉缩窄修复术后对全身动脉和左心室的影响。主动脉缩窄伴主动脉扩张患者的最佳管理策略仍未确定。

法洛四联症

法洛四联症是最常见的可以存活到成年的发绀型先天性心脏病,美国大约每年有 2000 例患者存活到成年。基于目前对法洛四联症的了解,这种病变更适合归为单纯或者联合异常所导致的疾病,即圆锥间隔、右室流出道漏斗部、间隔部的发育不良或移位。这种结构的改变导致右心室流出道梗阻(肺动脉狭窄),进而导致右心室肥厚、室间隔缺损。主动脉瓣环与圆锥间隔紧邻且相对,若其中一个移位就会导致另一个移位,实际上,主动脉瓣环常向后下移位并骑跨于室间隔上(图 42-7)。

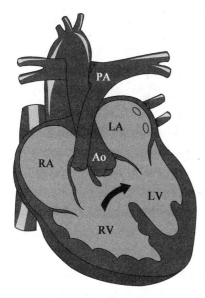

图 42-7　法洛四联症

Ao. 主动脉;LA. 左心房;LV.
左心室;PA. 肺动脉;RA. 右心房;
RV. 右心室

间隔发育不全和偏斜程度决定了右心室流出道侵入的严重程度,也与室间隔缺损的外科手术分级有关。轻度右心室流出道梗阻以左向右分流为主;中度最常见,存在双向分流及发绀;重度梗阻(肺动脉闭锁)时发绀是必然的,其主肺动脉并行导致肺动脉血流持续增加。

患有法洛四联症或肺动脉闭锁,主肺动脉并行的患者的肺血管网大部分或全部由各种侧支血管组成,无论是可能缺失的中央肺动脉还是单个或多个

近端分支肺动脉及肺血管系统的亚段。这些侧支血管尤其是位于肺段的侧支常常保留着狭窄和异常的血管壁,造成血供不足或过剩。

尽管法洛四联症常常在儿童期确诊和修补,但也可发生在曾经接受姑息手术或未手术的成人患者。在过去,依据成功完全修补的策略,患者被实施全身-肺动脉血管分流术(中央沃特斯顿、波茨、经典或改良体肺分流术;见表 42-1)。分流术后残留并发症包括肺动脉扭曲、肺血管疾病、高血压和周围肺动脉狭窄。法洛四联症的完全修补包括闭合已存在的所有异常分流、解除右室流出道梗阻(伴或不伴跨肺动脉环形切口或修补)及封堵室间隔缺损。术后残留病灶包括残留的室间隔缺损,右心室流出道梗阻和肺动脉瓣反流。

法洛四联症修补术后长期随访的数据显示了首次手术后可优质长期存活,其 32 年的生存率为 86%,同期对照组人群为 96%。法洛四联症修补术后最好的结果为室间隔缺损封堵后,右心室流出道梗阻基本完全解除,严重的肺动脉瓣反流和右心室功能减低情况消失。最近更多的多中心数据显示这类患者 35 年的生存率超过了 90%。

尽管大部分患者术后恢复良好的功能,但仍有一些患者存在运动受限,右心室或左心室衰竭(表 42-2),右心室流出道梗阻或动脉瘤(< 29%),或心律失常(<33%)及猝死(1%~3%)。虽然近来有数据显示法洛四联症手术后具有较长的生存率,但新生儿和婴幼儿手术的数据仍不足以评估远期结果。

法洛四联症修补术后最普遍的死亡风险为心源性猝死(SCD),未得到改善的逐渐恶化的心肌功能障碍会引起心律失常导致早产儿死亡。这些风险已经大部分被单中心队列研究,并被多中心联合评估的大量新近可靠数据所证实。值得注意的是,大多数研究都没有考虑评估即刻手术的风险(见下文)并且排除了术后即刻和一年内死亡的患者,而这部分人往往数量庞大,可占手术患者的 10%~30%。单中心的队列研究仍建议年龄稍大时修补,之前存在或不存在姑息分流术,放射线成像/心胸比例,存在右心室流出道补片,右心室收缩压增加和左心室功能障碍作为不良预后的电生理学标志物。多中心的试验已经强调修补年龄偏大,存在肺动脉瓣反流,大龄患者,既往行姑息手术和放射线成像/心胸比例增大作为不良预后的独立危险因子,电生理学不稳定和左心室功能障碍也是手术的特异性指标。

表 42-2　法洛四联症手术修补后心室功能障碍的原因

左侧心力衰竭	右侧心力衰竭
·残余主-肺动脉分流	·右心室流出道梗阻、肺
·室间隔缺损补片边缘残余	动脉瓣狭窄、肺动脉瓣
分流	上狭窄肺、动脉分支狭
·主动脉瓣关闭不全	窄、肺血管疾病
·心律失常	·肺动脉反流
·结扎异常起源的冠状动脉	·三尖瓣狭窄
·心肌保护	·房间隔缺损
	·心律失常
	·左侧心力衰竭
	·心肌保护

就手术之后的存活时间而言,已经被认为是法洛四联症修补术后的死亡风险预测指标,最近单中心的队列研究证实猝死的风险在术后 10 年、20 年、25 年和 35 年分别增加了 1.2%、2.2%、4% 和 6%,到手术后的 25 年内每年死亡风险上升 0.72%,此后每年增加 0.94%。

法洛四联症修补手术后功能恶化的风险最近正用 NYHA 功能状态进行研究,NYHA 功能分级作为一种功能评判的标准有其主观局限性。单中心队列研究评估中右心室流出道补丁修复和跨环补丁修复具有和心源性死亡相近的恶化风险。最近更多的单中心队列研究用 MRI 计算右心室和左心室功能,为修补年龄偏大,左心室射血分数和右心室射血分数减低的患者作为应用 NYHA 心功分级的临床分级恶化的指标,这证实了早期关于法洛四联症患者左心室功能的报道。值得注意的是,在这个单中心对列研究中显示,肺动脉反流系数及右心室舒张内径与右心室的功能状态并不完全一致。最近一些相似的研究也对肺动脉反流可能作为潜在的负性预测因子提出质疑,而这些研究包括另外的单中心队列研究及外科手术的随即对照试验,他们认为对于成年人肺动脉反流伴有法洛四联症的患者,如果同时伴有肺动脉瓣动脉瘤及运动失调,且 MRI 证实的右心室内径增大及右心室射血分数降低,心电图 QRS 间期延长,都是使心功能恶化的独立危险因素,它们能使成人法洛四联症肺动脉瓣置换术后右心室功能的改善不明显。

做过修补术的患者房性心律失常(窦房结功能失调、心房扑动、心房颤动)的发生率升高至 20%~30%,而这一情况的发生和陈旧性瘢痕、既往手术次数、动脉收缩压、心房增大或者是心室功能失调引起

的血流动力学不稳定有关。急诊介入手术经常被推荐用于伴有心室或者心房功能失调的患者。射频消融与最有效的药物治疗相比,对反复发作及持续性心房扑动控制的效果是一样的,而且两种治疗方案经常联合起来应用。在过去的 20 年中,迟发性完全性心脏传导阻滞的发生率已经达到 4%。能够引起迟发的完全性心脏传导阻滞的最大危险就是患者在修补术的围术期中出现了完全性心脏传导阻滞。对于有症状的患者施行肺动脉瓣置换术常作为治疗的手段,但是一些研究者发现对于伴有严重右心室扩大及功能失调的患者,肺动脉瓣置换术并不能使右心室功能得到完全恢复。这些研究已经得到几个中心提倡在患者出现症状前就进行置换术以便维持右心室结构力学,然而,目前对于介入治疗的最佳时间还没有明确的规定。最近这些调查者提出在这些肺动脉反流伴法洛四联症患者中肺动脉瓣反流是引起右心室容量超负荷的根本原因,并且与右心室大小、一些后期恶性心脏事件例如死亡、恶性室性心律失常、心力衰竭等有着密不可分的关系,原发性肺动脉反流对心肌的影响:收缩-舒张末期的 Z 评分系统评估的心室扩大及功能异常和正在增加的心肌纤维化。直到那些预测因子被恰当的确定,我们现在推荐采用对肺动脉反流伴法洛四联症的患者进行监测包括连续 MRI 检测来评估右心室前向血流及反流量、心室功能及瘢痕组织、其他的组织上异常。这需要将功能的评估(心肺运动试验)、心电图,以及对于充足的潜在预测数据的积累有帮助的心律参数联合起来。

被研究的瓣膜,包括 Edwards Sapien 经导管心脏瓣膜(Edwards Lifesciences, Irvine, CA),经 FDA 批准的经皮导管心脏瓣膜,例如 Melody 经导管心脏瓣膜(Medtronic, Minneapolis, MN)已经被充分地应用了。这个 Melody 系统运用的是人造生物瓣膜(牛颈静脉瓣)安装在一个可膨胀的球囊的铂铱支架上,而它的送递主要通过一个 22-fr 系统,它需要用 22cm×4cm 球囊内球囊的鞘管传递。三根心包线将 Edwards Sapien 经导管将心脏瓣膜固定在一个 14mm 长的不锈钢支架里,该支架的 2/3 被编织层覆盖。通过 24Fr 或 26Fr 的鞘管传送。直径 23~26mm 或者扩张后 23cm×3cm~26cm×3cm 的高压球囊都可以应用。

到目前为止,经导管肺动脉瓣置入的试验应用最广泛的是 Melody 瓣(美敦力),该瓣膜在一些有经验的中心已被论证有较高的程序性成功率,主要体

现在令人鼓舞的短期瓣功能和 RV、LV 功能指标及耐受能力的改善。我们期待长期随访来更好地阐明这项技术的获益与风险，因为该技术要被广泛地应用在 CHD 中。限制 Melody 瓣的置换术。在相对可接受的直径内，目前的人道主义获批在反流的动脉内放置的 Melody 瓣是受限，但却令人鼓舞。

TOF 修复手术后，患者可能有高达 25% 的复发率或在右心室流出道的任何水平残余梗阻的发生率。在成人中，无论伴有或不伴有导管/同种移植的位置，使用球囊扩张和球囊辅助装置支架置入为先天的和术后的右心室流出道狭窄提供了基本的治疗方法。球囊扩张和球囊辅助装置支架置入在肺血管系统近端和远端肺血管的成功率中观察到成人和儿童相似。肺动脉和右心室流出道扩张是最常用的介入手术在导管室（图 42-8）。一个联合低-高压球囊扩张策略能够解除肺外周血管梗阻的成功率可达 75%，在预扩张血管直径中可确定增加 50% 以上，增加 20% 以上受损肺的流量，或减少 20% 以上收缩

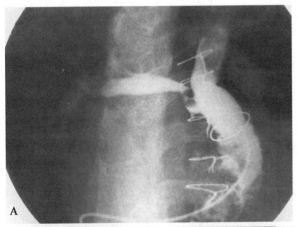

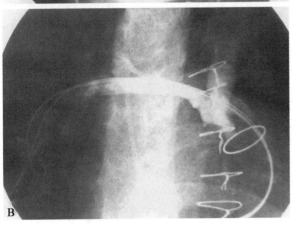

图 42-8　高压力的球囊扩张术术后右肺动脉狭窄

A. 导致梯度消除，造影血管口径增加；B. 并且肺脏核素显像示流量不平衡

期右室/主动脉压力率。对出现扭结或强反冲的扩张血管（近端肺动脉分支）进行腔内支架置入术的改进，能够取得 90% 以上的原始程序成功率。支架置入无论伴有狭窄瓣膜的同种移植或导管带瓣移植都必须通过潜在增加的肺动脉瓣膜关闭不全进行调和。可能出现管道或血管破裂并发症，动脉瘤形成，高血流再灌注水肿。已经很少与球囊过大相关（< 1% 每个病的发病率），特别是钙化导管或移植，术后肺动脉平均压 40mmHg 或更多。当不需要其他手术时和当肺动脉主干或分支严重阻塞时，球囊扩张或支架置入术仍然是被选择的手术程序。我们已经对存在孤立的外周肺动脉狭窄或获得性慢性远端栓塞性肺动脉高压的成年患者扩展了这些扩张技术（图 42-9）。大多数患者极度疲劳并被委托要进行评价肺移植。最常遇到的并发症是早期肺段扩张后肺血流恢复后进展性的短暂性再灌注肺水肿。在 3～4 年后的随访发现，幸存者的运动耐量改善。血管形成旋管、血管闭塞装置、覆膜支架均已用于伴有 TOF 的成人，以消除残余主动脉分流或全身动脉-肺动脉分流和二重主动脉肺动脉侧支血管。

建议

延长生存期仍是成人法洛四联症修补术后所面临的巨大挑战，其远期风险包括以下病情的进展：①右心室中央及周边流出道梗阻；②肺动脉瓣反流；③右心室扩大及瘢痕形成；④间隔部、主-肺动脉残余反流或侧支水平；⑤伴有潜在的心脏传导阻滞的传导障碍疾病；⑥房性心律失常；⑦室性心律失常；⑧猝死。此类患者每年需复诊、体检、血气分析、心电图及定期运动气体交换参数检测。同时我们建议每 2～3 年行 24h 动态心电监测或每 3～5 年行心脏超声或 MRI 检查，而对于既往有器质性、节律异常、功能性心脏疾病史的患者上述检查周期应适当缩短。对于 MRI 或超声提示的 QRS 时限延长、功能下降、右心室收缩末期及舒张末期容积增加、左右心室射血分数下降，均为心血管疾病发病率及死亡率增加的危险因素，提示应及早干预。当不必要行其他手术时，我们认为首选球囊扩张或支架置入术以消除残余反流或额外血流通路。对于外科瓣膜置换手术及右心室重构，经皮肺动脉瓣置换术尚存争议，部分专业的中心提供了较为支持的结果并给予高度的期待。尽管电生理技术使心源性猝死高风险人群获益，但在成人法洛四联症患者中普及该技术仍较难实现，从而诊断心源性猝死的发生率低于实际发生率。通过临床经验和多中心研究结果得出的危险

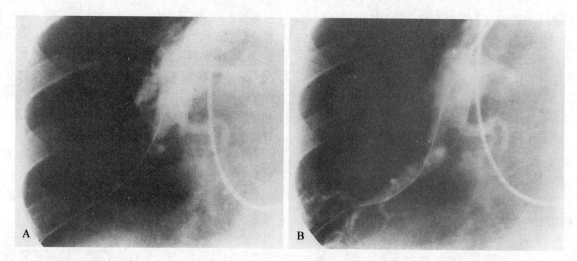

图 42-9　7mm 球囊扩张前(A)后(B)的右下叶段血管

平均中心肺动脉血管压力从 60mmHg 降至 40mmHg。扩张 15min 后,可识别再灌注肺水肿

分级有助于判定此类人群置入式除颤器作为初级和二级预防恰当的时机。

动脉导管未闭

动脉导管连接降主动脉及肺动脉主干和左肺动脉分支处。新生儿中 0.07% 尚未闭合,占冠心病全部病例的 5%～10%。解剖学上,动脉导管大小、形态各异,或许形成钙化或动脉瘤。相关血管阻力和生理结构限制的差异决定了血液分流的程度和性质,典型表现是左向右分流(图 42-10)。成人动脉导管未闭通常无症状,但在左心室容量负荷增加时可产生症状。左上肢胸骨-锁骨下闻及连续低调杂音时应怀疑动脉导管未闭。当存在可证实的分流且无法用其他原因解释的左心室扩大或功能障碍时,建议采取介入手段闭合动脉导管。

心内膜炎仍是其恒定的危险因素(每年0.5%～1.0%),尽管在抗生素预防亚心内膜炎的时代里这一点仍备受争议。随着年龄增长,左心功能不全的发生率增加,尽管幼年期手术封堵安全且相对简单,但手术需要全身麻醉、开胸及良好的术后恢复。在成人,由于动脉导管未闭的解剖学特征使手术闭合术变得更加复杂,包括钙化、脆性、动脉瘤样扩张及可能合并多器官合并症。Portsman 及其同事研发了一个经动脉导管封堵 PDA 的装置。如今,随着PDA 封堵装置不断问世,最常用的经导管 PDA 封堵术是 Amplatzer 伞状封堵器、弹簧圈栓塞。弹簧圈栓塞因其花费较低、简易及高效已成为最理想的PDA 封堵装置。对于缺损最小直径<2～3mm 的我

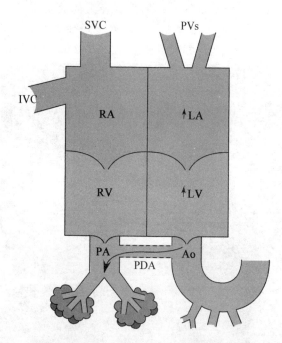

图 42-10　动脉导管未必(PDA)病理生理改变

血管内分流由相关的肺动脉血管床的阻力决定。除非有肺血管病变存在,血流通常是左向右分流引起左心室扩张。Ao. 主动脉;IVC. 下腔静脉;LA. 左心房;LV. 左心室;PA. 肺动脉;RA. 右心房;RV. 右心室;SVC. 上腔静脉

们倾向于选择弹簧圈,而缺损最小直径>3mm 的则选择伞状封堵器。

临床中,我们对伴随左心室扩大或功能不全的PDA 进行封堵,若无残余血流证据则患者可离开导管室,术后应用抗生素 6 个月预防细菌性心内膜炎。

建议

尽管在抗生素应用时代细菌性心内膜炎的风险未知,对于成人合并左心室扩大或功能不全的PDA,我们建议经导管 PDA 封堵,包括弹簧圈栓塞(PDA 直径<3mm)和伞状封堵器(直径>3mm)。

室间隔缺损

孤立室间隔缺损是儿童中最常见的先天性缺损,而由于其在婴儿或儿童期可自发或经手术闭合,因而在成人中比较少见。根据间隔部的部位,其解剖学分类分为膜周、肺动脉下、动静脉交通型及肌部缺损(图 42-11)。心内分流的性质和程度取决于相对压力的差异、心室顺应性和容量及 VSD 的解剖学限制。对于伴随肺循环血量过度,典型表现为肺/体循环血量比率>1.5~2.0 及左室容积负荷过大而不伴肺血管抵抗、尤其 <7~8Wood units/m² 或 280~430 dynes/(sec·cm⁵)无反应性肺血管舒张的患者建议性 VSD 封堵从而改善呼吸困难和运动耐力等症状。对于肺/体循环血流比<1.5~2,但明显左心衰竭的患者也建议行 VSD 封堵术。在成人仍

有一些小的缺损可以自发闭锁,故我们建议成人持续非血流动力学障碍的 VSDs 每 2 年进行 1 次体检,每 3 年行超声心动图监测动脉反流、心律失常及 SBE 的风险。进入肺循环的血流或压力过度可能会触发肺动脉高压的进展,从而导致压力逆转、发绀以及艾森门格综合征。

应用导管介入技术置入 FDA 批准双伞封堵器治疗先天性 VSD、术后残余缺损,降低外科修补手术风险和复杂性。目前,多数肌部 VSD 封堵器置入在远离主动脉瓣的位置,这与膜周部 VSD 和心肌梗死后室间隔穿孔不同。

导管介入治疗需要术者经验丰富以降低手术相关死亡率,也是目前实验室中的技术难点(图 42-12)。通常导丝经房间隔穿刺到达左心房和左心室围绕在室间隔缺损处,有时需要在动脉中后退,尤其是在伴有术后残余缺损的法洛四联症患者身上。漂浮导管经由缺损最宽阔位置穿过,根据缺损位置导丝可经对侧股静脉或颈静脉进入。根据球囊扩张缺损中央区选择不同型号的封堵器。弯曲的鞘管经由

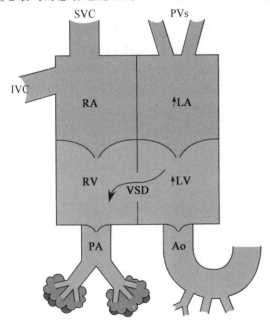

图 42-11　室间隔(VSD)缺损病理生理改变

心室内血液分流由心室收缩能力及少部分受心室充盈决定。除了右心室心功能增强或是严重的肺动脉高压及血管疾病存在,血液分流方向通常是左向右分流,伴有左室腔增加。Ao. 主动脉;IVC. 下腔静脉;LA. 左心房;LV. 左心室;PA. 肺动脉;RA. 右心房;RV. 右心室;SVC. 上腔静脉

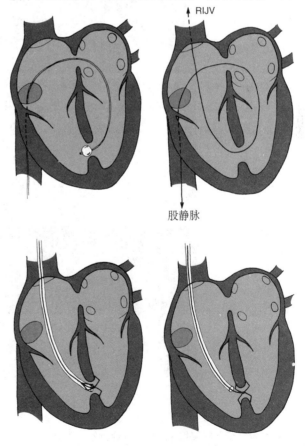

图 42-12　室间隔缺损封堵术

RIJV. 右侧颈内静脉

导丝从心脏左侧送至缺损处,然后释放封堵器。鞘管频繁地以锐角穿过室间隔,这使得手术过程中封堵器荧光定位更加困难。应用 TEE 可辅助封堵器更精确封闭室间隔缺损。

回顾分析 170 例经术前评估高风险室间隔缺损患者应用导管封堵过程中及术后短期获益,手术成功率高,99%的患者被成功置入封堵器,术后临床症状显著缓解。约 20%的患者有可能发生封堵器相关的不良反应,多数患者可以耐受这些不良反应,并可以适当的忠告相似的患者和家人。

心肌梗死后室间隔穿孔

尽管手术技术提高后,成人心肌梗死后室间隔穿孔短期及中期死亡率显著下降,手术风险仍然存在,穿孔位置,右心室或左心室功能障碍,多器官功

能衰竭,恢复期术前准备不充分等因素均有可能增加手术风险。双伞封堵器 1990 年 2 月开始应用于临床,目前使用较多的是 cardioSEAL 和 cardioSE-AL-STARFlex,但是只有 cardioSEAL 获批准用于治疗心肌梗死后室间隔穿孔。原发的急性室间隔穿孔后可形成典型瘢痕带,瘢痕中心有湖状坏死组织(18~21mm)。更大的间隔缺损或者封堵术后边缘裂开形成缺损(8~25mm)可以通过最大扩张球囊修补(图 42-13)。尽管手术成功率与手术技术及封堵器选择有关,目前尚未遇到解剖结构或程序上不适合封堵器置入的病例。目前,单中心经导管封堵心肌梗死后室间隔穿孔机遇与挑战并存。我们期待一个更积极的手术策略,应用更大封堵器经导管治疗、积极的联合药物治疗与手术治疗,改善高风险患者远期预后。

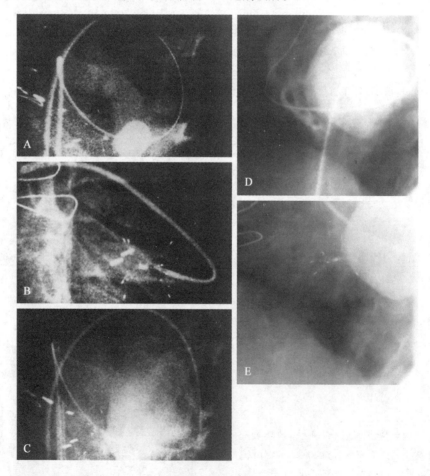

图 42-13 球囊扩张

A. 在心肌梗死后,患者需要手术修补在最初手术修补室间隔破裂(VSR)术后残留的中央及边缘的坏死部分;B. 翻盖封堵器的应用导致中度急性血管造影分流的减少;C. 但患者出现明显的 NY 心功能Ⅲ级的相关症状;D. 分流可被完全阻断;E. 在心肌梗死后出现室间隔破裂的部分患者残余分流

室间隔膜周部缺损封堵

单中心和多中心研究均报道了应用美国 AGA 公司专门设计的 Amplatzer 封堵器治疗室间隔膜周部缺损。Amplatzer 封堵器治疗经验有限,适应证尚未确定,另外仍存在完全心脏传导阻滞、半月瓣或房室瓣反流等不良反应。因此,仍需要进一步研究。

建议

先天性或者术后存留室间隔缺损患者治疗首选双伞结构 cardioSEAL 封堵器在远离主动脉瓣处封堵,可降低复杂病变患者手术风险。目前,由于缺少大型封堵器,心肌梗死后室间隔穿孔患者应采取手术治疗与药物联合方案,首次手术修补穿孔术后立即经导管封堵残留缺损。由于受技术水平限制,仅有少数中心可以施行经导管封堵室间隔缺损或心肌梗死后室间隔穿孔。

术后残余缺损、分流、开窗术

弹簧圈封堵器使手术风险高或不宜手术的成人和儿童患者成功避免以下风险:①残余主动脉-肺动脉分流;②体静脉肺动脉分流或者肺动脉体静脉分流;③心房间分流或 Fontan 开窗术;④上腔静脉或下腔静脉连接于左心耳;⑤冠状动脉瘘;⑥肺动静脉畸形;⑦心脏瓣周漏(图 42-14)。

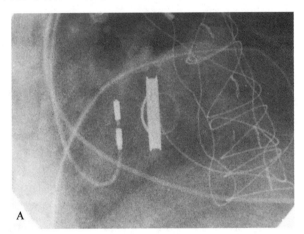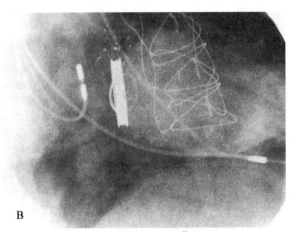

图 42-14　A. 二尖瓣关闭不全导致左侧动脉系统压力增高,缺氧;B. 通过换瓣后上述症状消除

人们逐渐意识到先天性心脏病患者青春期发病和干预治疗和青春期之后的发病和干预治疗存在互相依赖,先天性心脏病医生需联合管理、研究各年龄阶层先天性心脏病患者的转归。这种治疗环境的改变使得先天性心脏病治疗迎来新的时代,结合生理学和病理学精确评估患者预后,以及转归后进行药物和机械干预。成人先天性心脏病治疗应注重医护人员的专业教育与培训,为我国成人先天性心脏病患者提供稳定的医疗环境和长期满意的医疗服。

第 43 章
感染性心内膜炎的预防和治疗

Prevention and Treatment of Infective Endocarditis

Amy B. Stancoven and Gail E. Peterson

曲新凯　戴锦杰　译

概　述

1885 年，William Osler 通过临床观察、尸检和少量病例，引入了感染性心内膜炎（IE）的概念。即使在现代，我们对这种疾病的了解也仅限于传统的认知和少量的病例。关于 IE 的研究一直进展不大，原因主要包括：它是一种罕见疾病、患者存在多种易感因素、疾病表现的异质性和患者的差异性，以及存在各种引发感染的不同微生物等。针对 IE，只有一系列小的随机试验，但没有大规模随机试验来证实预防和治疗策略的有效性，所以，目前的临床指南主要来自专家的经验和意见共识，而非循证医学的证据。

诊　断

对 IE 新的诊断标准首先由 Duke 大学的 Durack 及其同事们于 1994 年提出，并在 20 世纪得到了一些改进和完善。诊断标准包括：微生物感染的证据、超声心动图及其他临床依据，例如是否有静脉注射毒品之类的诱发因素等。Duke 标准的特异性、敏感性在临床应用中得到了证实，老的标准没有考虑心脏超声的作用，因此，新标准与老标准相比存在优势。

随着流行病学的发展和对疾病过程了解的进一步深入，人们提出了改良的 Duke 标准，改进标准包括金黄色葡萄球菌菌血症、立克次体血清学指标等。改进后的 Duke 标准对 IE 的诊断提供了一个框架，但临床医生仍然需要结合临床表现，对疑似的 IE 患者进行评估。

超声心动图在心内膜炎诊断和治疗中的作用

超声心动图能够清晰看到心脏的解剖结构，有助于 IE 的早期诊断并发现相关并发症。并发症最显著的表现就是赘生物的形成（图 43-1A）。在 IE 的确诊患者中，赘生物的发生率高达 67％～87％。赘生物通常发生于血流高速湍流后在侧旁形成的低压区内，常伴有血流动力学或解剖上的异常。感染微生物入侵后，会破坏心脏结构并导致脓肿。脓肿好发于主动脉根部和二尖瓣，也会扩展到房间隔、室间隔、右心室流出道等，破坏瓣膜结构或形成窦道。彩色多普勒超声会在瓣周看到回声异常的区域。脓肿在瓣周扩展，造成组织坏死并最终导致穿孔。如患者存在人工瓣膜，会导致瓣周开裂及瓣周漏（图 43-1C）。超声心动图还有助于筛选那些高危并发症的患者。高危并发症包括＞1cm 的赘生物、严重的左心系统瓣膜反流、脓肿及动脉瘤形成、瓣膜穿孔或开裂、主动脉瓣关闭不全基础上的二尖瓣关闭不全、肺动脉高压及心功能不全等。

经胸超声心动图（TTE）是无创性检查，很容易进行操作且不需要麻醉，然而，其主要问题是，对于 10％～15％的成人来说，由于组织的干扰和空气中的衰减，会导致图像质量及分辨率较差。而与此相对应的经食管超声心动图（TEE）是侵入性检查，但具有较高的检测能力。有时心内膜炎赘生物较小或并发症较轻，需要 TEE 这样足够的灵敏度的方法才能识别。表 43-1 提示了 TTE 和 TEE 不同的敏感性和特异性。尽管现在成像技术不断提高，TTE 的诊断价值仍不如 TEE 敏感。

对于临床上怀疑 IE 的患者，应该迅速进行超声心动图评估，而采取何种形式的超声检查则取决于疑似心内膜炎可能性的高低，例如，对于中度或高度疑似 IE 的患者,一开始就可以直接行 TEE 检查。基于 Markvo 模型,Heidenreich 及其团队认为对于中度以上疑似 IE 的患者,直接行 TEE 检查是非常

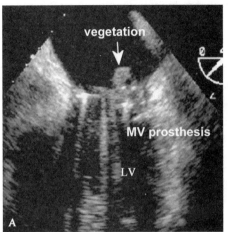

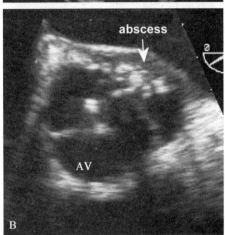

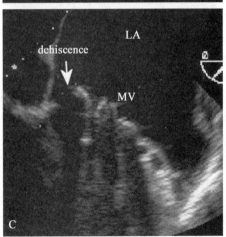

图 43-1 参照 Duke 标准,感染性心内膜炎患者的超声表现

A. 二尖瓣人工瓣上的赘生物;B. 主动脉瓣周脓肿;C. 二尖瓣人工瓣开裂。AV. 主动脉瓣;LA. 左心房;LV. 左心室

表 43-1 提示可能有感染性心内膜炎的临床表现

新发杂音或瓣膜异常
不明原因的栓塞
不明原因的脓毒血症
发热伴有以下情况
• 心内置入人工装置
• IE 病史
• IE 倾向
　• 瓣膜性心脏病或先天性心脏病
　• 静脉吸毒
　• 免疫功能减退
• 新发传导阻滞
• 心力衰竭的表现
• 血培养为典型的 IE 致病菌或慢性发热
• 肺渗出或栓塞的证据
• 无明确起源的肾、脾或脊柱脓肿

表 43-2 哪些情况下 TEE 由于 TTE

人工心脏瓣膜
心内设备(起搏器,ICD)
高度疑似感染 IE 的患者
• 新发的金葡菌感染或真菌感染,新的房室传导阻滞,发绀型的先天性心脏病,体循环和肺循环分流,抗菌药物反应不佳
中度疑似感染 IE 的患者
• 不明原因的革兰阳性球菌感染,导管相关的金黄色葡萄球菌血症,静脉吸毒伴有发热或菌血症
符合改良 Duke 标准的疑似 IE
TTE 成像不清楚

有价值的,比如那些有 IE 易感条件或者菌血症依据的患者,而只有那些 IE 概率极低的患者才建议行 TTE 检查。对于导管相关的金黄色葡萄球菌导致的 IE,一系列证据都证实了 TEE 在诊断及指导治疗上是非常有效的。表 43-1 罗列了临床上可能怀疑到 IE 的一些线索。由于临床上感染性心内膜炎发病的概率很低,单单凭超声心动图的发现来筛查患者并无意义,还应结合相应的临床线索或证据,包括血管炎、血管栓塞、存有中心静脉通路、存在人工瓣膜、静脉注射毒品史及血培养阳性等。

表 43-2 中罗列了其他一些 TEE 优于 TTE 的情况,主要包括一些高危的并发症,如瓣周脓肿蔓延及穿孔、心力衰竭、新发心脏传导阻滞、持续发热及治疗期间仍出现菌血症等。当患者体内存在人工瓣膜或心内置入装置时,也应该优先选择 TEE,因为在

表 43-1　超声诊断感染性心内膜炎的敏感性和特异性

	TTE		TEE	
	敏感性（%）	特异性（%）	敏感性（%）	特异性（%）
自身瓣膜心内膜炎	55~84	62~98	87~94	91~100
人工瓣心内膜炎	17~45	100	92	97
脓肿	28~36	99	75~87	95

这些情况下，TTE 的灵敏度过低（<25%）。超过 50% 的人工瓣患者合并金黄色葡萄球菌感染可能是心内膜炎，这需要通过 TEE 进行综合评估。当患者参照改良的 Duke 标准疑似患有 IE 时，诊断的下一步通常就是 TEE 检查。如图 43-2 的树状图所示，当患者疑似有 IE，而最初的 TEE 不能确诊时，应该观察 7~10d，这时仍怀疑 IE，那么则要再次行 TEE 检查。确诊 IE 的患者在手术治疗后也需要再次行 TTE 检查，TTE 的检查数据，包括瓣膜的形态功能、心室的大小及收缩功能都将作为患者新的基线，以供将来参考。

由于超声心动图检查的结果可能存在假阳性或假阴性，所以超声检查必须要与临床表现相结合进行分析。造成假阴性的原因可能是赘生物过小，超出了超声的分辨率、赘生物脱落引起栓塞、严重钙化的瓣膜或人工瓣的声学衰减导致了漏诊。假阳性的原因包括严重的黏液瘤引起的瓣膜病变、腱索断裂、无菌性的血栓性心内膜炎、Libman-Sacks 心内膜炎、心脏肿瘤、Lambl 赘生物发生于 70%~90% 的成人心脏瓣膜中（主动脉瓣纤维样赘生物）。心脏的成像方法的进展很多，包括三维超声 TEE、计算机断层扫描 CT 及磁共振（MR）等。它们对感染性心内膜炎的评估作用与价值正在不断探索中。

抗生素治疗

抗生素治疗的根据是微生物的药敏试验，这决定了所使用抗生素的种类和途径。抗生素治疗的原则包括必须选择杀菌药物、足够长的疗程、足够大的剂量，这样才能达到治疗所需的血药浓度。自体瓣膜心内膜炎（NVE）患者一般选择 4 周的疗程，而那些容易复发或引起并发症的高危患者，如人工瓣膜心内膜炎患者（PVE），其疗程至少为 6 周。对于接受外科手术的患者，其术后的抗生素治疗应该从瓣膜置换术后重新计算，即治疗时间从手术干预之日起计算，而治疗疗程则取决于细菌培养的结果。而对于一些特定的自体瓣膜感染性心内膜炎患者，例

如高敏感性草绿色链球菌感染、对甲氧西林敏感的金黄色葡萄球菌所致的单纯的右心心内膜炎，为期 2 周的抗生素治疗往往就能取得较好的效果，治愈率较高，而且通常不会复发。邻贫养菌、德纳菌属及部分草绿色链球菌，这些细菌生物特性较难描述，对抗生素也较为的不敏感，青霉素平均抑制浓度 >0.5mg/ml，则采用的抗生素治疗方案需参考肠球菌心内膜炎的治疗方案。表 43-2、表 43-3 及参考文献中都列举了常见的导致 IE 的细菌及相应的抗生素的治疗方案。

一旦患者确诊为感染性心内膜炎（IE），应该立即开始抗生素治疗。对于那些高度疑似 IE 的患者，如换瓣术后的患者出现发热、心力衰竭及新发的传导阻滞，又譬如患者既有发热又有新发的病理性杂音及心力衰竭，这些患者也应该接受经验性的抗生素治疗。在开始治疗前，应该每隔 1h 做血培养，共 3 次。经验性治疗的方案需考虑到患者是否既往接受过抗生素治疗、是否是人工瓣膜、是否有近期手术史等。如果有上述情况，抗生素的选择应该涵盖早期人工瓣膜心内膜炎可能的细菌。此外，当地的流行病学资料和细菌的抗生素耐药性对治疗方案的选择也非常有用。

在门诊进行静脉抗生素治疗（OPAT）在现代医学中已经十分安全并有效，但对于感染性心内膜炎患者必须谨慎使用，并且仅仅适用于一些特定的患者。例如，对于那些自体瓣膜心内膜炎且感染细菌为青霉素敏感的草绿色链球菌的患者，可以在门诊进行第一次为期 2 周的静脉抗生素诊断性治疗。否则，患者则应当住院观察直至病情稳定，这一般需要 2 周左右。之后，如果患者并发症的发生率很低（主要是心力衰竭和栓塞），临床状况稳定，没有心力衰竭、肾功能损害和神经体征，超声心动图检查也没有高危风险的发现，则可考虑门诊静脉抗生素治疗。进行门诊治疗还需要足够的社会支持，护士需要每天输液，而医生每隔 1~2 周也应该对患者进行检查，评估 IE 的并发症。

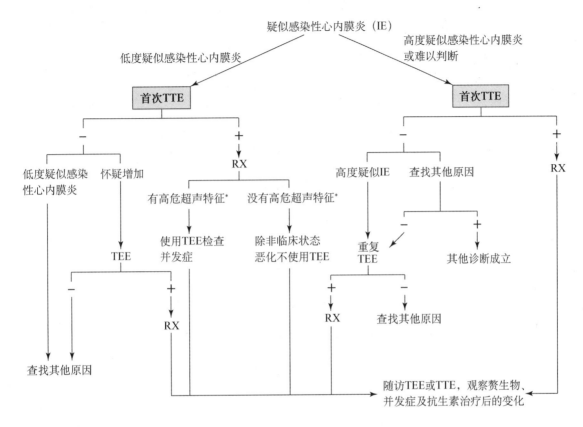

图 43-2　超声心动图在 IE 诊断时的应用

超声心动图的高危表现有大的或活动的赘生物,瓣膜关闭不全,炎症在瓣周延展,或继发心功能不全。+ 例.一位患者有发热和已知的心脏杂音,但没有 IE 的其他表现;‡ 例.患者有人工瓣膜、先天性心脏病、既往心内膜炎、新发杂音、心力衰竭或其他心内膜炎的征象;IE. 感染性心内膜炎;RX. 抗生素治疗;TEE. 经食管心脏超声;TTE. 经胸心脏超声

表 43-2　感染性心内炎的抗生素治疗

微生物	自体瓣膜	人工瓣膜	注意事项
青霉素敏感的草绿色链球菌或牛链球菌,最小抑菌浓度≤0.12μg/ml	青霉素静脉滴注,每日 4~6 次,总量 1200 万~1800 万 U,持续 4 周 或 头孢曲松静脉滴注/肌内注射,每天 1 次,每次 2g,持续 4 周 或 万古霉素静脉滴注,每日 2 次,总量 30mg/(kg·d)(总量每天不超过 2g),持续 4 周	青霉素静脉滴注,每日 4~6 次或持续,总量 2400 万 U,持续 6 周 或 头孢曲松静脉滴注/肌内注射,每天 1 次,每次 2g,持续 6 周,加或不加庆大霉素静脉滴注/肌内注射,每天 1 次,每次 3mg/(kg·d),持续 2 周 或 万古霉素静脉滴注,每日 2 次,总量 30mg/(kg·d)(总量每天不超过 2g),持续 6 周	青霉素加庆大霉素静脉滴注/肌内注射,每天 1 次,每次 3mg/(kg·d),持续 2 周 或头孢曲松加庆大霉素静脉滴注/肌内注射,每天 1 次,每次 3mg/(kg·d),持续 2 周 可以作为替代方案,在一些对庆大霉素毒性比较耐受且病情较为简单的患者中应用

续表

微生物	自体瓣膜	人工瓣膜	注意事项
青霉素略有耐药的草绿色链球菌或牛链球菌,最小抑菌浓度>0.12μg/ml<0.5μg/ml	青霉素静脉滴注,每日 4~6 次或持续,总量 2400 万 U,持续 4 周 或 头孢曲松静脉滴注/肌内注射,每天 1 次,每次 2g,持续 4 周,加庆大霉素静脉滴注/肌内注射,每天 1 次,每次 3mg/(kg·d),持续 2 周, 或 万古霉素静脉滴注,每日 2 次,总量 30mg/(kg·d)(总量每天不超过 2g),持续 4 周	青霉素静脉滴注,每日 4~6 次或持续,总量 2400 万 U,持续 6 周 或 头孢曲松静脉滴注/肌内注射,每天 1 次,每次 2g,持续 6 周,加庆大霉素静脉滴注/肌内注射,每天 1 次,每次 3mg/(kg·d),持续 2 周, 或 万古霉素静脉滴注,每日 2 次,总量 30mg/(kg·d)(总量每天不超过 2g),持续 6 周	最小抑菌浓度>0.5μg/ml,需考虑肠球菌心内膜炎 万古霉素仅用于不能耐受青霉素和头孢曲松的患者
苯唑西林敏感的金黄色葡萄球菌	萘夫西林或苯唑西林静脉滴注,每日 4~6 次,总量 2400 万 U,持续 4 周,每天 12g,持续 6 周 加(可选)庆大霉素静脉滴注/肌内注射,每天 2~3 次,总量 3mg/(kg·d),持续 3~5d	萘夫西林或苯唑西林静脉滴注,每日 4~6 次,总量 2400 万 U,持续 4 周,每天 12g,持续 6 周 加利福平静脉滴注或口服,每日 3 次,总量 900mg/d,持续 6 周 加庆大霉素静脉滴注/肌内注射,每天 2~3 次,总量 3mg/(kg·d),持续 2 周	对于不太复杂的右心 IE,萘夫西林或苯唑西林治疗 2 周 加(可选)庆大霉素静脉滴注/肌内注射,每天 2~3 次,总量 3mg/(kg·d) 如果对 β 内酰胺类不过敏,可使用头孢唑林静脉滴注,每日 3 次,总量 6g/d,持续 6 周 加(可选)庆大霉素静脉滴注/肌内注射,每天 2~3 次,总量 3mg/(kg·d),持续 3~5d 如果有 β 内酰胺类过敏史,使用万古霉素,剂量参考苯唑西林耐药菌
苯唑西林耐药的金黄色葡萄球菌	万古霉素静脉滴注,每日 2 次,总量 30mg/(kg·d),持续至少 6 周	万古霉素静脉滴注,每日 2 次,总量 30mg/(kg·d),持续至少 6 周 加利福平静脉滴注或口服,每日 3 次,总量 900mg/d,持续至少 6 周 加庆大霉素静脉滴注/肌内注射,每天 2~3 次,总量 3mg/(kg·d),持续 2 周	
HACEK 细菌群(嗜血杆菌、放线杆菌、心杆菌、艾肯军及金杆菌)	头孢曲松静脉滴注/肌内注射,每天 1 次,每次 2g,持续 4 周 或 氨苄西林/舒巴坦静脉滴注,每天 4 次,总量 12g/d,持续 4 周 或 环丙沙星每天 2 次,口服总量 1000mg/d,静脉滴注总量 800mg/d,持续 4 周	方案同左(自体瓣膜 HACEK 菌群感染),但疗程延长至 6 周	可由头孢噻肟或另一个第三代或第四代头孢代替 只有患者对氨苄青霉素及头孢菌素不能耐受时,才考虑喹诺酮类药物进行治疗

万古霉素的剂量和滴速应该根据调整,以便在输液的 1h 后达到峰值浓度 30~45μg/ml,谷值浓度为 10~14μg/ml。如果血药浓度过低的话,一天用量超过 2g 也是可行的

庆大霉素的剂量也需要进行调节,当每日 3 次用药时,峰值浓度 3~4μg/ml,谷值浓度<1μg/ml。可以根据列线图推算每次剂量

表 43-3　肠球菌心内膜炎推荐使用的抗生素

微生物	自体瓣膜或人工瓣膜	注意事项
对青霉素、庆大霉素、万古霉素敏感的肠球菌	氨苄西林静脉滴注,每天 6 次,总量 12g/d 或 青霉素静脉滴注,每天 6 次或持续,总量 1800 万～3000 万 U/d,持续 4～6 周 加庆大霉素静脉滴注/肌内注射,每天 3 次,总量 3mg/(kg·d),持续 4～6 周 或 万古霉素静脉滴注,每日 2 次,总量 30mg/(kg·d),持续 6 周 加庆大霉素静脉滴注/肌内注射,每天 3 次,总量 3mg/(kg·d),持续 6 周	自体瓣膜,如症状<3 个月,疗程为 4 周;如症状>3 个月,疗程为 6 周 人工瓣膜疗程为 6 周 万古霉素仅适用于不能耐受氨苄西林或青霉素的患者
对青霉素、链霉素、万古霉素敏感,但对庆大霉素耐药的肠球菌	氨苄西林静脉滴注,每天 6 次,总量 12g/d 或 青霉素静脉滴注,每天 6 次或持续,总量 2400 万 U/d,持续 4～6 周 加链霉素静脉滴注/肌内注射,每天 2 次,总量 15mg/(kg·d),持续 4～6 周 或 万古霉素静脉滴注,每日 2 次,总量 30mg/(kg·d),持续 6 周 加链霉素静脉滴注/肌内注射,每天 3 次,总量 15mg/(kg·d),持续 6 周	自体瓣膜,如症状<3 个月,疗程为 4 周;如症状>3 个月,疗程为 6 周 人工瓣膜疗程为 6 周 万古霉素仅适用于不能耐受氨苄西林或青霉素的患者
对氨基糖苷类、万古霉素敏感,但对青霉素耐药的肠球菌	氨苄西林/舒巴坦静脉滴注,每天 4 次,总量 12g/d,持续 6 周 加庆大霉素静脉滴注/肌内注射,每天 3 次,总量 3mg/(kg·d),持续 6 周 或 万古霉素静脉滴注,每日 2 次,总量 30mg/(kg·d),持续 6 周 加庆大霉素静脉滴注/肌内注射,每天 3 次,总量 3mg/(kg·d),持续 6 周	如果变为庆大霉素耐药的话,使用氨苄西林/舒巴坦需>6 周 万古霉素仅适用于不能耐受氨苄西林/舒巴坦的患者 如果存在青霉素耐药,则使用万古霉素加庆大霉素的方案 推荐咨询传染病学专家
对青霉素、氨基糖苷类、万古霉素都耐药的肠球菌	屎肠球菌 利奈唑胺静脉滴注/口服,每天 2 次,总量 1200mg/d,持续>8 周 或奎奴普丁-达福普丁静脉滴注,每天 3 次,总量 22.5mg/(kg·d),持续>8 周 粪肠球菌 亚胺培南-西司他汀钠静脉滴注,每天 4 次,总量 2g/d,持续至少 8 周 加氨苄西林静脉滴注,每天 6 次,总量 12g/d,持续至少 8 周 或 头孢曲松静脉滴注,每天 2 次,总量 4g/d,持续至少 8 周 或 加氨苄西林静脉滴注,每天 6 次,总量 12g/d,持续至少 8 周	推荐咨询传染病学专家 仅仅使用抗生素治疗治愈率<50%,可能需要瓣膜置换才能痊愈

　　万古霉素的剂量和滴速应该根据具体情况调整,以便在输液的 1h 后达到峰值浓度 30～45μg/ml,谷值浓度为 10～14μg/ml。如果血药浓度过低的话,一天用量超过 2g 也是可行的

　　庆大霉素的剂量也需要进行调节,当每日 3 次用药时,峰值浓度 3～4μg/ml,谷值浓度<1μg/ml。可以根据列线图推算每次剂量

细菌对于抗生素的耐药性这一问题日益得到关注。不断有新的耐药细菌出现,尤其是对多种抗生素耐药的肠球菌和葡萄球菌。在某些出现耐药细菌的情况下,抗生素治疗可能需要延长到 8 周,还可能需要外科手术治疗才能痊愈。达托霉素是一种治疗耐药葡萄球菌很有前途的抗生素,早期的研究证实,与标准的治疗方案相比,达托霉素对金黄色葡萄球菌的疗效是非劣效性的。单独或联合使用达托霉素的治疗方案,其范围有望扩展到其他革兰阳性菌导致的 IE,但不包括右心的自体瓣膜感染性心内膜炎。

对于静脉吸食毒品的患者,抗生素的选择需要根据毒品的种类进行调整。葡萄球菌是吸毒人群心内膜炎最常见的病原菌,但往往还伴有其他不常见病原体的混合感染。静脉吸食戊唑辛(类似于吗啡)的人容易感染假单胞菌,静脉吸食棕色海洛因溶入柠檬汁的人容易感染念珠菌。如果那些有基础心脏疾病或左心 IE 的高危人群静脉吸食毒品的话,链球菌和肠球菌感染的风险也很大。

血培养阴性最可能的原因就是已经使用了抗生素治疗。如果出现这种情况而又高度怀疑 IE 的话,可以暂停抗生素治疗 3d 左右再做血培养,这样往往容易捕获到新生长出来的病原体。但在某些情况下,如患者已经出现心力衰竭、新发传导阻滞或栓塞的话,应该立即进行经验性的抗生素治疗。表 43-4 推荐了对血培养阴性的心内膜炎患者所采用的抗生素治疗方案(表 43-4)。

识别临床预后较差的患者

尽管在临床上,诊断的技术和手术方法都有了长足的进步。但自 1950 年以来,感染性心内膜炎 IE 的死亡率并没有明显的改善。目前的一系列统计结果认为,住院患者的死亡率为 15%~20%。之所以 IE 的预后缺乏改善,很大程度上是由于 IE 流行病学变化的结果。矛盾的是,医学技术在不断进步,IE 以前是一种亚急性的疾病,而现在随着老年人、血液透析病人、人工心脏设备置入、吸毒者这些高危人群不断增多,IE 成为了这些人群的一种急性侵袭性疾病。而且可以预见,左心系统 IE 的预后往往是很差的。一个国际多中心的队列研究表明,年龄、人工瓣膜置入、肺水肿、二尖瓣赘生物、瓣周漏、金黄色葡萄球菌或凝固酶阴性的葡萄球菌感染是住院期间死亡的危险因子。

表 43-4   血培养阴性的感染性心内膜炎推荐使用的抗生素,包括巴尔通体

微生物	自体瓣膜	人工瓣膜	注意事项
血培养阴性的感染性心内膜炎	氨苄西林/舒巴坦静脉滴注,每天 4 次,总量 12g/d,持续 4~6 周 加庆大霉素静脉滴注/肌内注射,每天 3 次,总量 3mg/(kg·d),持续 4~6 周 或 万古霉素静脉滴注,每日 2 次,总量 30mg/(kg·d),持续 4~6 周 加庆大霉素静脉滴注/肌内注射,每天 3 次,总量 3mg/(kg·d),持续 4~6 周 加环丙沙星每天 2 次,口服总量 1000mg/d,静脉滴注总量 800mg/d,持续4~6 周	早期(<1 年) 万古霉素静脉滴注,每日 2 次,总量 30mg/(kg·d),持续 6 周 加庆大霉素静脉滴注/肌内注射,每天 3 次,总量 3mg/(kg·d),持续 2 周 加头孢吡肟静脉滴注,每天 3 次,总量 6g/d,持续 6 周 加利福平静脉滴注或口服,每日 3 次,总量 900mg/d,持续 6 周 晚期(>1 年) 方案与左侧自体瓣膜血培养阴性相同	推荐咨询传染病学专家 万古霉素仅适用于不能耐受青霉素的患者
怀疑巴尔通体,血培养阴性	头孢曲松静脉滴注/肌内注射,每天 1 次,每次 2g,持续 6 周 加庆大霉素静脉滴注/肌内注射,每天 3 次,总量 3mg/(kg·d),持续 2 周 加或不加多西环素静脉滴注/口服,每天 2 次,总量 200mg,持续 6 周	推荐咨询传染病学专家	推荐咨询传染病学专家

续表

微生物	自体瓣膜	人工瓣膜	注意事项
明确巴尔通体,血培养阳性	多西环素静脉滴注/口服,每天 2 次,总量 200mg,持续 6 周 加庆大霉素静脉滴注/肌内注射,每天 3 次,总量 3mg/(kg·d),持续 2 周		推荐咨询传染病学专家 当没有庆大霉素时,建议使用利福平静脉滴注或口服,每日 2 次,总量 600mg/d

万古霉素的剂量和滴速应该根据具体情况调整,以便在输液的 1h 后达到峰值浓度 $30\sim45\mu g/ml$,谷值浓度为 $10\sim14\mu g/ml$。如果血药浓度过低的话,一天用量超过 2g 也是可行的

庆大霉素的剂量也需要进行调节,当每日 3 次用药时,峰值浓度 $3\sim4\mu g/ml$,谷值浓度 $<1\mu g/ml$。可以根据列线图推算每次剂量

美国的人口存在老龄化问题。通常老年人体质较弱,是各种疾病的易感人群。近年来,老年人感染心内膜炎的数量也在不断增加。一般而言,老年人 IE 的并发症发生比例是一般人群的 4~6 倍。老年人感染心内膜炎的死亡率较高,为 17%~28%。与年轻人相比,感染心内膜炎的老年人诸如脓肿之类的并发症比率也较高。这一方面与老年人容易感染心内膜炎,发病率较高及细菌的毒力较高有关。另一方面,随着医疗水平的发展,老年人接受介入手术较多,更容易发生菌血症。最近有一个临床研究提示,对老年人心内膜炎患者进行早期手术干预是降低住院死亡率的独立相关因素。同时统计数据也提示,与年轻人相比,老年人接受手术的比率相对较低。

在过去的 10 年中,血液透析患者罹患感染性心内膜炎 IE 的比率大幅增加。一般而言,长期血透患者患瓣膜疾病的概率是普通人群的 5 倍,而其发生 IE 的概率则是普通人的 50~70 倍。Duke 数据库的数据资料分析提示,过去的 10 年中,血透的患者罹患 IE 的比例呈增加的趋势。同时,血液透析患者感染心内膜炎也与金黄色葡萄球菌密切相关。由于现在病原体变得更具有侵袭力,加上原有基础疾病的关系,血液透析患者感染性心内膜炎的住院期间和 1 年内的死亡率分别为 23%~52% 和 38%~65%。与预后差有关的危险因素还包括了高龄、大的赘生物、糖尿病所引起的终末期肾病、入院时发热、白细胞计数升高、多瓣膜感染心内膜炎、二尖瓣环钙化或二尖瓣重度关闭不全基础上引起的 IE、主动脉瓣重度关闭不全基础上的主动脉瓣 IE、血培养阴性。

血透患者合并 IE 在治疗上常常使用万古霉素,因为万古霉素被认为对 MSSA(甲氧西林敏感的金黄色葡萄球菌)有效。但万古霉素杀菌缓慢,且难以穿透细菌的细胞壁,对 MSSA 的活性不如 β 内酰胺类。此外,过度使用万古霉素会导致耐药病原体的产生。当患者体内置有中心导管时,应立刻将导管拔除。因为在保留留置导管的同时想治愈患者几乎是不可能的。

人工心脏装置,包括人工瓣膜和置入式心脏设备的应用也日渐增多,这也与感染性心内膜炎的发病率增多相关。据最近的统计报道,人工瓣膜心内膜炎占到了 IE 的 20%,其主要感染的细菌是金黄色葡萄球菌。与自体瓣膜心内膜炎 NVE 相比,人工瓣膜心内膜炎 PVE 的死亡率较高(PVE 23%~28%,NVE 10%~17%)。如果感染性心内膜炎和心脏置入设备有关,需要将此设备从体内移出。一个有体内置入心脏设备的患者并发有金黄色葡萄球菌菌血症时,往往是与置入设备相关的,并且需要高度怀疑感染性心内膜炎。

静脉吸食毒品也是罹患 IE 的高危因素。在吸毒人群中,IE 的发病率每年高达 710/10 万人,而这一数字在普通人群仅为 5~7.9/10 万人。静脉吸毒的人往往易患右心系统的 IE,因此住院期间的死亡率较低(<5%),其赘生物也较小(<20mm)。然而,一旦吸毒人群感染左心系统的 IE,其死亡率会上升到 20%~30%,而金黄色葡萄球菌往往是常见的感染细菌。对于感染艾滋病的人群,如果没有静脉吸毒的话,感染性心内膜炎并不常见。但是,当艾滋病患者同时静脉吸毒时,患 IE 的风险就会变得很高。尽管仅艾滋病感染并不和 IE 的预后不良相关,但严重的 HIV 感染(CD4 水平低于 200 细胞/μl)则和死亡率增高相关。

手术治疗与复杂的感染性心内膜炎

复杂的感染性心内膜炎包括心力衰竭、脓肿、栓塞和人工瓣膜感染，这往往需要手术治疗和药物治疗相结合（图 43-3）。外科手术治疗的目的主要有如下几个：①用瓣膜修补或置换来纠正瓣膜功能的异常；②控制感染；③预防栓塞并发症。IE 的患者中，有 20％～50％ 的患者在早期接受了手术。另外的人群中有 20％～40％ 在抗生素治疗后接受了手术。二尖瓣 IE 的手术率最高。从公开发表的资料来看，IE 手术的死亡率为 5％～25％，5 年和 10 年的存活率分别为 75％ 和 61％。相比而言，其他手术的死亡率要比 IE 低得多。美国心脏协会 AHA 和欧洲心脏病协会 ESC 都公布了 IE 手术的相关指南。这两份指南大致相符，但在一些细节上存在差异（表 43-5）。ESC 指南对 IE 手术的时机做了进一步说明。

表 43-5　AHA 和 ESC 关于感染性心内膜炎手术治疗的建议

建议	手术时机*	适应证†	证据级别‡
心力衰竭			
严重的急性主动脉瓣或二尖瓣反流、梗阻或瘘引起的肺水肿或休克	急诊手术	I	B
严重的急性主动脉瓣或二尖瓣反流、梗阻或瘘引起的持续心力衰竭，或超声证实血流动力学差	限期手术	I	B
主动脉瓣、二尖瓣或人工瓣开裂后引起的严重反流，无心力衰竭	择期手术	IIa	B
严重三闭引起的右侧心力衰竭，药物治疗效果不佳	限期/择期手术	IIa	C
感染控制不佳			
局部感染（脓肿、假性动脉瘤、瘘、赘生物扩大、心脏阻滞）	限期手术	I	B
持续发热及血培养阳性大于 7～10d，除外心外原因	限期手术	I	B
真菌或耐药菌感染	限期/择期手术	I	B
又金黄色葡萄球菌或革兰阴性杆菌引起的人工瓣膜感染	限期/择期手术	IIa	C
预防栓塞			
主动脉瓣、二尖瓣或人工瓣膜大的赘生物，正规药物治疗后，仍有栓塞事件	限期手术	I / IIa	B/C
主动脉瓣、二尖瓣或人工瓣膜有大的赘生物，伴有其他并发症（心力衰竭、持续感染、栓塞）	限期手术	I	C
主动脉瓣、二尖瓣或人工瓣膜有单个大的（＞15mm）活动的赘生物	限期手术	IIb	C
三尖瓣持续性赘生物及反复肺栓塞（＞20mm）	限期/择期手术	IIa	C

斜体字为 ESC 推荐

* 急诊手术指 24h 内手术；限期手术指在几天内手术；择期手术指抗生素治疗 1～2 周后手术

† 适应证：I 类．建议应该实行；IIa．建议是合理的；IIb．建议是可考虑的

‡ 证据级别：A．大规模数据及评估支持，证据充分；B．证据有限；C．证据非常有限

决定是否需要手术并没有绝对指征，而是建立在一系列临床评估的基础上所做的决定。这些评价指标包括治疗后的血培养结果以及超声心电图的发现。尚没有随机临床研究比较单独手术和药物治疗之间的优劣。有一项研究对合并心力衰竭的 IE 患者进行了仔细的配对，结果发现 6 个月时手术组的死亡率较单独药物治疗组减少了 50％。但也有人认为试验偏向于手术组，存在生存者偏差（即部分不好或死亡的数据未被纳入统计），其数据应该被谨慎和更加客观地解读。最近有一项国际多中心的临床研究，入选了 619 例早期接受手术的感染性心内膜炎患者，并与药物治疗组进行了匹配，同时也校正了生存者偏差。早期手术定义为住院期间诊断为 IE 后即进行手术，结果发现，手术组的死亡率下降，绝对风险下降 5.9％。亚组分析提示，有强手术指征而接受手术的患者更能获益，如金黄色葡萄球菌感染、栓塞病史和卒中史等。ENDOVAL 研究是一个关于感染性心内膜炎患者早期手术的研究，也是第

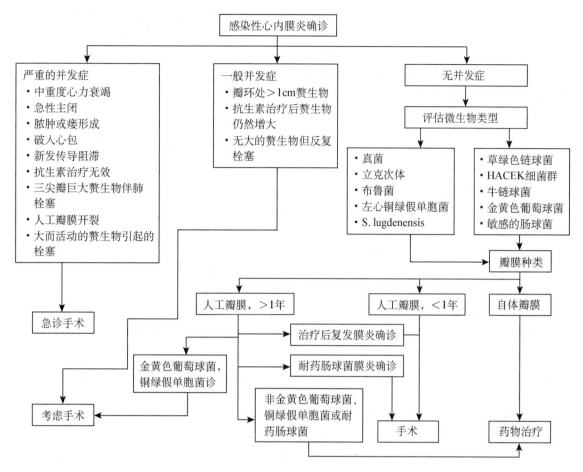

图 43-3　手术治疗的适应证选择

一个相关的前瞻性的随机对照试验。后续的 EASE 研究比较的是早期手术和传统治疗的区别，目前正在评价自体瓣膜心内膜炎、严重的左心瓣膜反流和巨大赘生物患者在术后 48h 内的住院死亡率和栓塞事件的发生率（试验编号：NCT00750373）。EASE 研究的初步结果，其研究终点主要是 6 周内患者的死亡率和栓塞事件发生率，结果早期手术组较传统治疗组相比体现了巨大的优越性（终点事件手术 3% vs 传统治疗 23%，P=0.14）。

在手术治疗前，40 岁以上的男性、绝经后的女性及冠心病的高危人群都应该接受冠状动脉造影检查。但应该尤其小心主动脉瓣有较大赘生物的患者，如果他们的心率允许，可以进行冠脉 CT 检查来评估冠状动脉的解剖结构。同时，所有有神经系统症状体征的患者也应在术前进行脑 CT 的检查，明确病变的范围及是否有出血。手术的结果还取决于许多因素，包括术前的准备情况、手术时机、手术技巧和术后管理。死亡率增高的预测因子包括纽约心功能分级（NYHA）较高、老年及肾功能衰竭。患有

侵袭性疾病或金黄色葡萄球菌感染也增加手术的死亡率。

在急性期进行手术干预，尤其是当感染未得到控制时，在感染区域置入人工材料风险极高，可导致手术失败和 IE 的复发。一些学者报道称，在 IE 的急性期手术与人工瓣膜的持续性心内膜炎或心内膜炎早期复发密切相关。与之相反的是，另一些学者发现上述结论并不存在，特别是二尖瓣病变。随着手术经验的丰富和手术结果的好转，目前的趋势是，越来越多的 IE 患者接受了早期手术。手术的最终结果似乎与手术前抗生素治疗的疗程和强度关系不大。然而重要的是，手术清创时足够杀菌浓度的抗生素能够消灭进入血液循环中的细菌。一般情况下，患者需要择期外科手术时，往往预示着一般情况的改善，而与之相应的是，早期手术往往预示着患者情况恶化而不得不立即手术。

手术方式的选择需要兼顾短期和长远的效果。二尖瓣感染性心内膜炎时，如果条件允许，应该尽量行二尖瓣修复术，因为修复术的死亡率（0～9%）远

低于二尖瓣置换的死亡率(5％～25％)，同时感染的复发率也低。二尖瓣修复 10 年生存率为 80％，而二尖瓣置换的 10 年生存率为 61％。对于主动脉瓣而言，瓣膜置换似乎是一个更好的选择，这可以减少 IE 的复发，但主动脉瓣膜置换的远期并发症却较多。瓣膜置换还可以改善感染所引起的瓣周损伤。

心力衰竭

心力衰竭是 IE 常见的死亡原因，这通常与 IE 所引起的瓣膜功能不全相关，如瓣膜破坏、瓣膜穿孔或感染的腱索断裂等因素，也可能是感染后形成瘘导致的心内分流。少见情况下，赘生物堵塞也会造成心力衰竭。感染性心内膜炎并发急性主动脉瓣关闭不全尤为凶险，因为在大多数情况下，患者不能耐受，从而导致心力衰竭迅速恶化。心力衰竭的发生率增加也与感染的病原体相关，如金黄色葡萄球菌、溶血性链球菌 A、B、C、F、G 和肺炎链球菌。心力衰竭可在患者治疗过程中的任何时段内发生，所以应该对患者进行常规的心力衰竭症状和体征的评估。

一些观察性研究提示，心力衰竭与单纯药物治疗的预后不良相关，同时手术的风险也更高。没有心力衰竭时，IE 的死亡率为 6％～11％，而 IE 合并心力衰竭的死亡率则高达 11％～35％。早期一些观察性研究提示，与非手术治疗相比，手术患者失代偿心力衰竭所致的死亡率较低。对于 IE 合并心力衰竭的患者，尚没有随机对照研究比较手术治疗和药物治疗的效果，而现有的观察研究可能也存在治疗偏差。Vikram 和他团队的研究给出了 IE 合并心力衰竭手术治疗获益比较有说服力的证据，他们使用倾向性分析来避免选择偏差。结果发现，左心系统自体瓣膜感染性心内膜炎合并中重度心力衰竭的患者，手术治疗与非手术治疗相比死亡率显著减少(HR:0.22,95％ CI:0.08～0.53)，而轻度心力衰竭或没有心力衰竭的患者则手术无获益。这一研究结果与国际心内膜炎协会(ICE)最近的研究结果不同。ICE 的研究分析提示，尽管与药物治疗组相比，早期手术治疗组可能使患者获益，但在亚组分析中，早期手术并没有使 IE 合并心力衰竭的患者获益。但 ICE 的分析也存在局限性，如没有将心力衰竭的严重程度和持续时间分类，因此将轻度心力衰竭的患者一样纳入统计，从而减少了手术的获益。中重度心力衰竭是手术治疗的 I 类指征，占到了 IE 手术治疗的大多数(22％～71％)。在可能的情况下，应该在患者的病情进展为难治性心力衰竭前进行手术，

因为术后的死亡率与心力衰竭的严重程度密切相关。在病程早期进行手术能降低死亡率，这一获益最为显著。没有证据支持给予额外的抗生素治疗并推迟手术能改善预后。IE 急性期外科手术后可能存在感染复发的可能性(2％～7％)，但远远低于疾病发展为难治性心力衰竭后的死亡率。

脓肿

心脏脓肿或感染在瓣叶下扩展，在自体瓣膜心内膜炎患者中发生率为 8％～40％，而人工瓣膜的脓肿发生率为 30％～100％，常见区域为主动脉瓣区。瓣周感染在生物瓣置换术后第一年更为常见，而机械瓣发生感染与术后的时间无关。

脓肿的危险预测因子包括主动脉瓣周感染、静脉吸毒及新发的房室或束支传导阻滞，这说明感染已经蔓延到传导系统。新发房室传导阻滞或束支阻滞对脓肿的阳性预测价值为 77％，但相对而言灵敏度较低，为 42％。室内传导阻滞(束支阻滞或分支阻滞)对预后的判断也有意义。伴有束支阻滞的患者死亡率为 31％，而不伴束支阻滞的患者死亡率则为 15％。金黄色葡萄球菌感染的 IE 患者更容易发生瓣周脓肿蔓延，当自体瓣膜心内膜炎患者发生感染不易控制或急性血流动力学恶化时应高度怀疑此病情。所有的人工瓣膜心内膜炎如涉及主动脉瓣，都是脓肿的高危患者，应该行食管超声仔细进行评估。

将抗菌药物送至瓣周组织比较困难，因此，脓肿患者仅靠单纯药物治疗的死亡率高达 75％甚至更高。脓肿形成后，手术治疗成为了首选。在大多数情况下，如果手术过程顺利，能够完全切除脓腔，恢复正常的血流动力学，脓肿患者手术的死亡率与无脓肿患者相比并不存在显著差异。术前脓肿并不是早期手术后死亡或再感染的预测因子。只有极少数的脓肿患者可以选择单纯药物治疗，但他们必须频繁的定期随访食管超声，从而密切观察病情的进展。单纯药物治疗的禁忌包括心脏传导阻滞、严重或进行性恶化的瓣膜关闭不全、人工瓣膜开裂等。如果在药物治疗中出现上述问题，应该及早进行手术干预。

主动脉心腔瘘是主动脉瓣脓肿一个极少见的并发症，总的发生率为 1.7％，在一个人工瓣膜心内膜炎的研究数据中(n＝76)，其发生率为 5.8％。虽然并不是每个患者都会做食管超声检查，但食管超声能发现 97％的瘘，而经胸超声仅能发现 53％的瘘，这些患者中的 87％接受了外科手术。主动脉心腔

瘘的预后很差,住院期间死亡率 42%,而且容易引发心力衰竭,需要急诊手术治疗。

栓塞事件

在前瞻性研究中,感染性心内膜炎患者发生临床栓塞事件的比例为 40%~50%。卒中占到这些栓塞事件的 50%~65%,占 IE 发病率和死亡率的 50%。大多数的卒中患者在抗生素治疗前就已明确诊断,而那些"可预防的卒中"主要定义为早期发生或治疗后发生的卒中。值得一提的是,一旦抗生素治疗开始后,栓塞的发生频率会急剧下降。

表 43-6 罗列了 IE 导致栓塞的临床表现、细菌培养及超声检查的相关性。超声所能提供的栓塞的危险因素包括赘生物的大小、形态和位置。一项荟萃分析研究囊括了 10 个研究中的 738 例 IE 患者,其中 37%,即 323 例患者的赘生物直径超过了 10mm。与直径较小的赘生物患者相比,其栓塞的风险增加 3 倍。研究人员也发现,金黄色葡萄球菌所引起的 IE 患者,出现有明显症状的脑栓塞的比例增加。另有数据表明,赘生物生于二尖瓣,特别是二尖瓣前叶,患者的栓塞和卒中的发生率也会增高(20%~32% 二尖瓣 IE vs 11%~15% 主动脉瓣 IE)。赘生物的生长形态也和栓塞事件相关。当患者有无症状的栓子,但脑胸腹 CT 联合扫描发现有栓子,或当赘生物很大(>15mm)且活动度大时,栓塞事件的发生率就非常的高(83%)。

表 43-6　栓塞的危险因素

临床表现	病原体	超声表现
栓塞前兆	金黄色葡萄球菌	二尖瓣感染
症状持续时间短	念珠菌	人工瓣膜感染
高龄	贫养细菌	瓣周扩散
房颤	HACEK 细菌群	治疗后赘生物仍然增大
		赘生物数量
		赘生物大小与活动度(>10mm)

HACEK. 细菌群(嗜血杆菌、放线菌、心杆菌、艾肯菌及金氏杆菌)

目前的指南仍然建议,在抗生素治疗后仍发生栓塞事件才考虑手术治疗。但不少专家建议早期进行预防式的外科干预。目前支持这一主张的证据相对不多。有一项针对栓塞与手术适应证的前瞻性研究,发现如果在 IE 诊断确立后的 7d 内手术,患者的死亡率和栓塞事件的发生率较低,但两组间的赘生物大小与活动度同样存在显著差异。如果患者同时存在其他的手术适应证,诸如明显的瓣膜反流或心力衰竭时,医生比较容易做出手术干预的决定,因为通过手术可以同时解决两个问题。同样,当一个患者的赘生物持续存在,同时通过临床、细菌学及超声检查提示患者发生重复栓塞的概率很高时,医生也会倾向于考虑手术干预。当 IE 患者的赘生物较大而且活动度较高,但没有栓塞证据时,是否需要手术干预目前仍无定论。当然,如果目标仅仅是降低栓塞事件的话,手术最好早期进行。药物治疗后的第一到第二周内栓塞的概率也会显著降低。

一旦发生过卒中,则手术体外循环时的神经系统损伤的风险就会增高。那些有短暂脑缺血 TIA 发作史或无症状卒中史的患者,体外循环时发生神经系统损伤的风险很低,因此,不应该顾忌此风险而推迟手术。但患者一旦发生有症状的脑缺血,其下一步的手术时机的选择就存在很大争论。最新的一些研究数据提示,在末次脑卒中后的 72h 以后手术,神经系统后遗症的比例仅为 3%~6%,而且患者的长期预后也是不错的。因此,一旦患者出现了心力衰竭、感染不受控制、反复发生栓塞等情况,即有紧急限期手术的指征时,手术不应该推迟。而当患者出现脑出血时,神经系统的损害会严重得多,手术时机的选择也应该更加谨慎,一般选择在脑出血 1 个月后再进行手术。在某些情况下,治疗方案的选择应该由心外科医生、神经科医生和传染病专家共同决定。

如果患者的头颅 CT 明确诊断脑出血,应该对其行脑血管造影检查。因为这些患者中的 10%~50% 有细菌性动脉瘤破裂(MA)。IE 患者中的 1.2%~5% 会发生细菌性动脉瘤,可能是由于赘生物栓塞滋养血管造成的,其后感染会扩散到内膜和血管壁。细菌性动脉瘤破裂会显著增加患者的死亡率,有细菌性动脉瘤但未破裂的患者死亡率可增加

30％左右,而相应的动脉瘤破裂患者的死亡率则增加 80％。细菌性动脉瘤最常见的位置是脑动脉分支,但有时四肢动脉和内脏动脉也会发生。当患者没有症状和体征时,并不能通过常规筛查发现或预测细菌性动脉瘤。而一旦患者出现细菌性动脉瘤的临床症状,如局灶性神经功能损害或严重头痛时,第一步就应该做磁共振血管造影检查(MRA)。常规的血管造影对明确诊断也是一种选择,尤其当无创检查不能明确诊断时,可以选择有创检查。

一旦确诊患者颅内细菌性动脉瘤,就应该进行进一步的血管造影检查。如果存在动脉瘤破裂扩大或出血,应该马上进行修复手术。血管内介入是一种微创手术,可以将病灶结扎或切除。心脏手术则应该推迟到脑血血管手术后 2 周进行。但如果患者仅仅是单个细菌性动脉瘤且被完全修复,体外循环时出血风险较低时,可以考虑将心脏手术的时间提前。颅内细菌性动脉瘤往往可以通过药物治疗痊愈,而颅外细菌性动脉瘤更容易破裂,所以一旦发现应尽早干预。颅外动脉瘤破裂的症状包括大量腹泻(MA 破裂入肠)、血尿或血压升高(肾 MA 破裂)。

在动物模型中,服用阿司匹林可以降低赘生物的大小和栓塞的发生。但最近的一项随机临床研究提示,口服阿司匹林的心内膜炎患者并没有减少栓塞率或有其他方面的获益。值得警惕的是,这项研究中口服阿司匹林的患者出血并发症的发生率反而较高。因此专家们不推荐 IE 患者口服阿司匹林来减少栓塞,但有其他指征而口服阿司匹林的患者则可以继续用药。抗凝治疗的风险和获益将在下一节有关人工瓣膜的内容中予以讨论。

人工瓣膜感染

人工瓣膜感染心内膜炎的后果可能是灾难性的。与自体瓣膜相比,人工瓣膜感染心内膜炎更容易累及瓣周,尤其是早期的人工瓣膜心内膜炎,而心力衰竭、持续发热、传导阻滞等并发症的发生率也高得多。人工瓣膜心内膜炎住院期间的死亡率为 13％～25％,而远期死亡率则高达 29％～48％。早期的人工瓣膜心内膜炎定义为换瓣术后 1 年内发生,死亡率特别高,容易出现瓣周累及和血流动力学紊乱。

人工瓣膜心内膜炎在换瓣手术术后 3 个月内发生率最高,术后 6 个月内发病率都维持高位,12 个月后趋于稳定,发病率每年下降 0.3％～0.8％。术后第 1 年,机械瓣感染的风险更大,而 1 年以后,生物瓣感染的概率逐渐增加,因此术后 5 年两种瓣膜

感染的概率整体而言不存在差异。人工瓣膜患者院内感染菌血症是人工瓣膜心内膜炎的高危因素,心内膜炎的发病率达 11％。

抗凝治疗目前仍有争议。目前所能取得共识的就是,那些原本不需要抗凝治疗的心内膜炎患者接受抗凝治疗并无获益。对于机械瓣置换术后感染心内膜炎的患者,大多数专家都建议继续维持原有的抗凝治疗,但问题是,那些高危人群,如感染金黄色葡萄球菌的患者,在治疗的前 2 周内栓塞风险很高。是否继续抗凝治疗受到了质疑。在急性期如需继续抗凝,应该停止口服抗凝药而以静脉注射普通肝素替代。

通过对一些临床观察和研究的分析,专家们发现了一些仅仅靠单独药物治疗预后不佳的人工瓣膜心内膜炎患者。当患者出现因瓣膜功能不全出现病理性杂音或中重度心力衰竭、药物治疗后仍持续发热超过 10d、新发传导阻滞、心脏超声发现脓肿或人工瓣膜开裂等并发症和死亡的高危迹象时,这类患者对单纯药物治疗不可能有好的反应。用手术的方法治疗这些高危患者能够显著提高患者的生存率,而相应的复发率和再次住院率也会下降。金黄色葡萄球菌与人工瓣膜心内膜炎患者死亡率增加特别相关,其患者的死亡率在 28％～82％。金黄色葡萄球菌感染的人工瓣膜心内膜炎患者不管是否已经出现了心脏并发症,手术治疗能够改善预后。人工瓣膜心内膜炎患者的手术指征并不是绝对的,而应该仔细的评估患者手术的风险获益比,例如,如果患者是换瓣术后较长时间后才出现的心内膜炎,感染细菌是草绿色链球菌、HACEK 菌群(嗜血杆菌、放线杆菌、心杆菌、艾肯军及金杆菌)或肠球菌,且感染没有累及瓣周或引起瓣膜功能不全,现有的临床研究仍支持使用单纯药物治疗。在药物治疗的同时,还需要对患者进行严密观察和密切随访。

心脏置入设备感染

心脏置入设备感染(CDI)现在变得越来越多,引起的 IE 发病率和死亡率也逐年上升。根据报道,其发病率为 1％～5.6％,而 10％～15％的心脏置入设备感染和置入式心内导线有关。这类感染目前被分类为置入设备心内膜炎。虽然还没有做过全面的研究统计,但置入式心脏除颤仪 ICD 发生感染性心内膜炎的比率为 0.8％～1.5％。对医保人口的统计发现,从 1990 年到 1999 年,每 1000 例接受相关治疗的患者中,CDI 的发生率从 0.94 例上升至 2.11

例,相对增加了124%。这既和越来越多的人接受置入式心脏设备治疗有关,也和设备置入后的高危期相关。随着现在置入式除颤仪和双心室同步化起搏器越来越多,可以预见,心脏置入设备感染也会进一步增加。

心脏置入设备感染(CDI)日益受到重视,一旦发生,标准的做法就是去除整个置入装置,静脉抗生素治疗和重新置入装置。一旦置入设备感染引起心内膜炎或其他并发症,应该根据药敏试验进行为期4~6周的抗生素治疗。心脏设备心内膜炎的诊断标准可以参考改良后的 Duke 标准中的起搏器导线这一项,还需要包括肺栓塞的症状和囊袋感染的体征。此外,如果一个有心脏置入装置的患者有典型的右心或左心系统心内膜炎的症状和体征,如新发杂音、反复或持续性菌血症(药物治疗后仍持续,>4d)及典型的病原体、镜下血尿等,在鉴别诊断时仍应该高度怀疑心内膜炎。疑似心内膜炎的患者首先应该做食管超声检查,因为心内导管赘生物经食管超声比经胸心超声显示得更为清晰。然而,在临床上,食管超声阴性并不能排除患者 CDI 的可能性,尤其是患者有菌血症又不能发现其他细菌来源时。如果患者有菌血症,CDI 较为局限且没有并发症时,应在去除置入装置后继续接受10~14d 的抗生素治疗。金黄色葡萄球菌和表皮葡萄球菌是常见的感染微生物。在诊断后需要即刻进行经验性的抗生素治疗,再根据细菌培养和药敏的结果调整抗生素。

如果患者的心脏置入设备不能被完全去除,那么心内膜炎的复发率和其后的死亡率会很高。所以 CDI 患者应该完全去除置入设备并接受抗生素治疗。在去除设备时可以使用锁针、护套或激光等方法,完全去除的成功率达95%。以前的指南建议如果赘生物>1cm 时,需要开胸手术来去除置入设备。然而,已经有学者报道了在患者有 7cm 赘生物,但仍经皮去除置入装置且没有并发症的病例。在经皮去除心内导线后,患者应该复查超声排除左、右心分流,尤其是赘生物比较大时。去除置入物后,应对导线、装置及其他部件进行细菌培养。当患者使用的是心外膜电极时,或存在左右心分流,亦或导线上的赘生物较大且活动度也大时,可考虑开放式手术。起搏器依赖的患者需要置入临时起搏器,新的导线应放置于感染导线的同侧近端。大多数医生认为在去除原有心脏设备7~10d 后,连续血培养阴性,方可在对侧重新置入设备。

预防工作能有效减少 CDI 的发生。早期发热、

置入前使用临时起搏器和早期再次手术都会增加感染的风险。感染往往在设备置入时即发生,但症状体征是亚临床或迟发的。一项关于起搏器术前随机预防性使用抗生素的荟萃研究提示,预防使用抗生素能起到保护作用。在置入心脏设备前使用抗生素应被视作标准流程。

长期预后与随访

感染性心内膜炎的患者即使在住院期间存活下来,也会存在长期的并发症,包括导致心脏感染的基础疾病、进行性的心脏瓣膜损害及感染后不得不进行的人工瓣膜置换。复发定义为 IE 治愈后6个月内同种病原微生物导致的感染,发生率为3%左右。再发是指不同的病原微生物或初始感染治愈6个月后再发的心内膜炎,发生于2.5%~12.3%的患者。另外需要指出的是,男性和老年人无复发生存率较低。

20%~47%的患者在药物治疗后还是需要置换瓣膜,这通常发生于最初1~2年的随访中。不管是在 IE 的急性期或是在接下来的随访中接受换瓣手术,患者都不得不面对人工瓣膜的诸多并发症,包括瓣膜退行性变、出血、血栓栓塞、感染复发等。从目前发表的文章来看,患者的长期死亡率和住院期间的存活率差异很大。10年生存率为48%~80%。高龄和感染复发是随访期间患者死亡的显著危险预测因子。

当患者结束抗生素治疗后,所有用于治疗的静脉留置装置都应该及时拔除。抗生素治疗结束后,还应该进行血培养检测5~7d 证实治疗的有效性。患者还需要复查经胸超声来评估残存瓣膜的损伤程度,或评估瓣膜修复或置换手术后的血流动力学状态。在接受牙医治疗前,患者还需要预防性使用抗生素,因为其心内膜炎复发的风险很高。必要时,患者需要定期随访和评估心力衰竭的严重程度和瓣膜损伤的进展。

预　　防

2/3的感染性心内膜炎(53%~70%)之前有基础的心脏疾病,但对于 IE 的预防,目前并没有前瞻性的随机对照研究结果。历史上,AHA 曾经利用容易引起 IE 的细菌制作 IE 的动物模型,来证实抗生素预防 IE 是否有效。然而,预防性使用抗生素来预防 IE 一直存在争议。2007年,AHA 修改了其关于 IE 预防的指南,这也从侧面反映了实验数据的匮

乏。2007 年，AHA 预防 IE 指南提出，大多数人的日常生活中，菌血症感染导致 IE 的风险就很高，包括刷牙、牙科治疗及其他医学操作等，而其中只有极少数的 IE 病例是可以预防的。抗生素相关的风险和不良反应也可能抵消其获益。维护口腔健康比牙科手术前预防性使用抗生素似乎更为重要。

修订后的 2007 版 AHA IE 预防指南指出，只有 IE 风险极高的患者才在牙科手术术前考虑使用抗生素，包括牙龈或根尖的操作及口腔黏膜穿孔等，只有这些患者才能在预防性使用抗生素中获益（表 43-7）。预防性使用抗生素主要是针对草绿色链球菌。指南还建议高危患者在接受侵入性呼吸道操作时或感染累及皮肤肌肉骨骼时预防性使用抗生素。接受常规胃肠道或泌尿生殖道检查的患者不推荐预防性使用抗生素来预防 IE。

一些研究者对 2007 版的预防指南中的一些修改持有不同观点，包括国家健康和临床研究所和 ESC 发布的指南与此都存在着轻微差异。最近的 Cochrane 回顾研究指出，没有证据证实预防性使用抗生素对预防 IE 有益，但回顾仅仅包括了一个 349 例病例的随机对照研究。也有人认为，现实中使用抗生素的不良反应风险很低，除非有证据证实预防性使用抗生素是无效的，否则就应该在严格管理的前提下继续使用抗生素。从另一个角度而言，这也部分打消了患者的一些疑虑。需要有更有说服力的前瞻性随机对照研究来确认预防使用抗生素对 IE 的预防作用。研究的困难在于患者的发病诱发因素和基础的心脏情况各不相同，需要足够大的样本量才能得出有意义的结论。

表 43-7　高危人群在牙科操作时预防性使用抗生素预防感染性心内膜炎的建议

基础心脏情况	预防性抗生素治疗方案	青霉素过敏患者预防性抗生素治疗方案
使用人工瓣膜或人工材料行瓣膜修复的患者 既往有心内膜炎病史的患者 未纠正的发绀型先天性心脏病（包括姑息性分流）患者 完全纠正的先天性心脏病，心内置入人工材料，术后 6 个月内 修复后的先天性心脏病，但仍有残余异常，且相邻部位有心内置入的人工材料或设备 心脏移植术后的瓣膜病变	口服：阿莫西林 2g 无法口服者 　氨苄青霉素肌内注射/静脉滴注，2g 头孢唑林或头孢曲松肌内注射/静脉滴注，1g	口服：头孢氨苄 2g，或其他等剂量或等效第一代或第二代头孢，或克林霉素 600mg，或阿奇霉素或克拉霉素 500mg 无法口服者 头孢唑林或头孢曲松静脉滴注，1g 克林霉素静脉滴注，600mg

抗生素应在操作前 30～60min 单次给药
若果患者刚刚有青霉素或氨苄西林的过敏反应，避免使用头孢菌素
接受抗凝治疗的患者避免使用肌内注射

未来展望

确认患者的临床预后是否不良仍存在困难。一些研究者试图研究心脏相关的生化标志物与不良事件之间的关系，如心肌酶、脑钠肽等。这些研究可能会有阳性结果，值得进一步深入探索。

在 IE 的治疗方面，未来的方向可能包括新的预防和治疗性药物。正如前面所提到的，达妥霉素能够杀灭多重耐药的细菌。新的抗原、单克隆抗体和免疫球蛋白等治疗方法可以用来治疗和预防金黄色葡萄球菌引起的菌血症和感染，但作用有限。新药 Pagibaximab 是一种针对革兰阳性细菌细胞壁磷酸酯成分的单克隆抗体，在低体重新生儿预防金黄色葡萄球菌感染的研究中表现出了其有效性（临床试验，NCT00646399）。

对于 IE，我们在观念和认识上也要转变。为了更好地治疗患者并改善其预后，我们需要更充分的证据，这也要求我们掌握更新更先进的信息技术。不同国家的研究者们正在朝这方面努力，他们分享研究数据，成立国际心内膜炎联盟（ICE），并竭力促成国际多中心的关于 IE 的前瞻性研究。第一步准备将所有数据归类为一个单一的数据库，并对其进行回顾性分析研究。第二步是设计一个前瞻性的队列研究（ICE-PCS）。建立一个大的全球性的 IE 患者数据库，包括患者的临床、超声和微生物资料，并对

数据进行标准化处理。ICE-PCS 入选了 4794 例患者，包括 28 个国家的 64 个中心，入选标准按照 Duke 标准。多中心的跨国研究提供了一个全球性的 IE 病例数据，而不是以往单中心的少量数据。ICE 的研究者们还在继续进行一个特定项目的研究并在收录患者，这一研究被称作 ICE-Plus，主要目的是识别并发症的高危人群，并探讨对这些患者进行预防性治疗是否能获益。研究者们希望通过这些信息设计进一步的关于治疗的随机对照研究，并通过研究提供充分证据，决定 IE 的治疗策略。

结　论

尽管我们对感染性心内膜炎的认识不断加深，诊断和治疗的方法也取得了长足的进步，但在过去的 50 年中，疾病的整体死亡率变化不大。使用全球性数据库，如 ICE，可以增加对疾病的了解，确定人群罹患 IE 及相关并发症的风险，加强研究人员之间的交流协作，探讨新的治疗和预防策略。

感谢 Christopher H. Cabell 博士对本章节早期版本的指导和贡献。

第 44 章
心包疾病的治疗

Treatment of Pericardial Disease

Brian D. Hoit

曾 勇 译

心包疾病的治疗通常比较简单有效,然而一些情况也会令医生和患者感到棘手。首先,心包疾病的患者临床上可以没有明显症状,通常因其他疾病就诊时意外发现,因此容易造成漏诊。虽然心包病可以独立存在,但是它有时会与一些其他系统性疾病混杂在一起,从而被系统性疾病的其他临床表现所掩盖。其次,尽管欧洲心脏协会(ESC)已提出心包疾病的诊治指南,但目前大部分数据仍来自小规模、非随机对照试验,缺乏等级为 A 类的随机对照试验的结果供临床医生选择合适的治疗方案(表 44-1),目前临床医生的临床决策很大程度依赖于临床经验。最后,治疗选择方面,虽然在轻度或重度心包疾病患者中如何规范的选择非特异性抗感染治疗、心包引流术、心包切除术等常用的治疗方法已达成共识,然而对于症状介于两者之间患者的治疗,目前仍然缺乏可靠的临床研究数据。由于在心包疾病治疗中存在明显的主观性,本章着重介绍心包疾病的治疗方法。

表 44-1　欧洲学会心脏病指南中心包疾病的诊断和治疗

	指征等级	证据等级
急性心包炎		
非甾体消炎药	I	B
秋水仙碱 *	II a	B
系统性激素治疗 †	II a	B
慢性心包炎		
球囊心包开窗术或心包切除术 ‡	II b	B
复发性心包炎		
秋水仙碱	I	B
系统性激素治疗 §	II a	C
心包切除术 ¶	II a	B
心包积液		
心脏压塞下进行心包穿刺引流	I	B
少量积液下进行心包穿刺引流	II a	B
分析积液性质		
心包积液和血液中进行细胞学检查	I	B
结核菌的 PCR、ADA、IF-γ、酶素检查	I	B
PCR,病毒原位杂交	II a	B
PCR,病毒原位杂交	II b	B
心包积液化学检查(比重、蛋白、LDH、糖)	II b	B

续表

	指征等级	证据等级
心包炎的特殊类型		
结核性心包炎的激素治疗	Ⅱb	A
心脏压塞和大量对透析治疗无反应积液的心包穿刺引流	Ⅱa	B
肿瘤性心包积液的心包穿刺引流	Ⅰ	B
疑似肿瘤性心包积液的诊断性心包穿刺引流	Ⅱa	B
肿瘤性心包积液心包内灌注细胞毒性硬化剂	Ⅱa	B
放疗敏感性肿瘤的控制心包积液的放射治疗	Ⅱa	B
恶性积液的经皮球囊心包开窗术	Ⅱa	B
引流恶性积液的胸膜心包开窗术	Ⅱb	C
对饮食治疗和心包穿刺治疗抵抗的乳糜积液的手术治疗	Ⅰ	B
既发于黏液水肿的甲状腺激素治疗	Ⅰ	B

ADA. 腺苷脱氨酶；IF-γ. 干扰素-γ；LDH. 乳酸脱氢酶；PCR. 聚合酶链反应

* 对于初次发作和预防复发

† 对于结缔组织疾病相关的、自体反应和尿毒症积液

‡ 对于频繁且有症状的复发

§ 对于全身情况差的复发性心包炎

¶ 对内科治疗抵抗的发作频繁且有症状的复发性心包炎

急性心包炎

急性纤维性心包炎主要表现为典型的胸痛，特征性的心包摩擦音和特异性心电图改变。为查出病因并预防心脏压塞的发生，患者通常需要住院治疗，尤其是那些伴有中到大量心包积液，以及合并高危因素如发热、亚急性起病、使用免疫抑制药、近期外伤史、口服抗凝药及阿司匹林或非甾体消炎药或者是心肌心包炎的患者。密切的随访很重要。需评估排查系统性疾病后，来明确引起心包疾病的原因。比如，对于一个年轻且既往健康的患者，此次初发病毒感染症状、伴典型胸痛的症状，并出现心包摩擦音的体征，就不必进行过多的筛查。尽管聚合酶链反应和免疫组化方法可以帮助检查病原学的分类，但是大部分病毒性心包炎均是在病毒活跃很久后发病的，所以并不一定需要特异性病因诊断和抗病毒治疗。近期一项纳入300例患者的前瞻性研究验证了这个结论，研究对254例低风险的患者进行门诊随访，未进行病因筛查，只进行经验性的阿司匹林治疗（每6～8h 800mg，维持7～10d），研究结果证实这种治疗方法花费合理并且效果安全，在治疗过程未出现心脏压塞的发生，且大部分低风险病例均在平均随访38个月后确诊为病毒性心包炎或非特异性心包炎。

对于急性心包炎，口服 NSAIDs 通常有治疗作用，如乙酰水杨酸（650mg 每 3h 或 4h 1 次）或布洛芬（300～800mg 每 6h 1 次），疗程 7～10d。因吲哚美辛可减少冠脉血流，故应避免使用。尤其对于那些高风险或需要长期治疗的患者，为预防消化道出血需使用 H₂受体阻滞药或质子泵抑制药。在 NSAIDs 药物中，选择性环氧化酶（COX）-2 抑制药胃肠道反应较少，但是有研究发现其与心血管事件发生相关。并且在急性心包炎患者中，COX-2 抑制药并未得到相关研究数据的支持。

一些总结性资料、专家共识及部分临床研究建议急性期患者使用秋水仙碱，给予或不给予 2mg 的负荷量，然后以 1mg/d 的剂量维持治疗 3 个月，可以预防病情复发。在 ESC 指南中，它属于Ⅱa 类推荐。秋水仙碱的不良反应包括轻微的腹泻、恶心、腹痛，一般情况下并不需要停药。大剂量秋水仙碱常见的不良反应包括转氨酶升高、脱发；骨髓抑制、肝毒性、肌肉毒性少见；无精子症罕见。在伴有严重肾功能不全、消化道疾病、肝功能异常、心脏疾病、恶病质患者及孕妇中，禁用秋水仙碱。

通常治疗 1～2d 后胸痛症状可减轻，心包摩擦音和 ST 段抬高均可较前好转。经验表明大部分轻症特发性心包炎和病毒性心包炎患者治疗 1 周即可，但是关于合理的疗程目前仍有争议。在一项关于秋水仙碱治疗急性心包炎的随机对照试验中，

0.5～1mg/d 的秋水仙碱作为正规治疗的辅助治疗药物,治疗 3 个月可以明显减少心包炎的复发率(18个月后,10.7% *vs* 32.3%),并且减少 72h 的症状持续发生率(11.7% *vs* 36.7%)。一些患者需要类固醇类治疗 1 周(泼尼松 60～80mg/d)来控制疼痛,然后逐渐减量。激素类药物可以促进病毒繁殖,导致停药后症状反复,故除了一些特异的指征之外,如结缔组织病、自身免疫性心包炎、尿毒症性心包炎等,应慎重使用类固醇类药物。在这种情况下,秋水仙碱的使用变得很重要。在使用激素之前,应排除结核和化脓性心包炎。心包内灌注氟羟泼尼松龙(300mg/m²)可以有效避免系统性不良反应,且有效。心包炎患者如出现系统性疾病其中的一项,如败血症、尿毒症、结缔组织病、肿瘤,也应该在治疗原发病的基础上进行辅助和支持治疗。

复发性心包炎

复发性急性心包炎令临床医生和患者都颇感头痛,该病伴有或不伴有心包积液,有时会伴有胸腔积液或肺实质的病变。缺乏阳性体格检查结果的非典型特征增加了患者诊断和治疗的难度,需要密切的随访,同时给予患者必要的心理辅导。复发的时间不定,长则可达数年。复发通常与抗感染药物的停药或减量相关。

治疗上,尽管 NSAIDs 对复发性心包炎有效,但仍可能需加用糖皮质激素。越来越多的研究认为在使用糖皮质激素治疗前,使用秋水仙碱(0.5mg 每天2 次,6～12 个月疗程后逐渐减量)和 NSAIDs 药物联合治疗可以显著减轻症状的持续时间,并减少 18个月复发率(24% *vs* 50.6%)。很多正在进行的多中心双盲随机试验可能会进一步证实秋水仙碱在心包炎治疗和预防中的作用。

开始服用激素后,激素的依赖性和不良反应成为潜在的问题。通常大剂量的泼尼松(60～80mg/d)治疗 4 周,3 个月后逐渐减量。由于大剂量激素的不良反应,必要时会将激素改为最低的有效剂量来作为一个治疗疗程的开始,同时与非甾体消炎药或秋水仙碱联合治疗。对于每当激素减量至 5～20mg/d 病情就开始反复的复杂患者,以最低有效剂量维持数周后再逐渐减量(每 2～6 周减量 1～2.5mg),在减量过程中同时需要服用秋水仙碱(起始剂量为 0.5～0.6mg)。心包内注射氟羟泼尼松龙(300mg/m²)被认为可以减轻复发性自身免疫性心

包炎患者的症状。咪唑硫嘌呤(50～100mg/d)也被用来防止病情反复。尽管在复发性心包炎的治疗中,心包切除术在一些病例中起到了较好的治疗效果,但事实上,心包切除术仅能缩短复发时间,而不能终止复发。因此,心包切除术一般用于内科治疗明确无效的患者。

近期一项关于 100 例复发性心包炎患者的回顾性非随机性研究对使用大剂量糖皮质激素的治疗方法产生了质疑。患者使用低剂量泼尼松[0.2～0.5mg/(kg·d)]或大剂量泼尼松[1mg/(kg·d)],疗程为 4 周,之后缓慢减量。使用大剂量泼尼松的患者与使用低剂量泼尼松的患者相比,更容易出现严重的不良反应(23.5% *vs* 2%),复发率(64.7% *vs* 32.6%)及住院率(31.4% *vs* 8.2%)更高。指南建议服用激素的同时需要进行抗骨质疏松治疗(钙1500mg/d 维生素 D 800IU/d),男性和绝经后女性需要加服双磷酸盐来防止骨质流失。绝经后女性需要的起始剂量应>5mg/d,并长期治疗。

心包积液和心脏压塞

在未发生心脏压塞和可疑化脓性心包炎时,并无心包引流的指征。持续大量原因未明的心包积液,尤其是怀疑有结核菌感染或持续 3 个月以上时需做心包穿刺。怀疑有恶性肿瘤或全身性疾病时,需进行心包引流和心包活检。然而大量心包积液(舒张期无回声区超过 20mm)常规引流只有较低的诊断率和治疗获益。图 44-1 显示了中到大量心包积液的处理方法。

心脏压塞为一项临床诊断,仅心脏超声提示心脏压塞并不是心包穿刺的指征。无心室塌陷具有很好的阴性预测价值,但阳性预测率并不高(58%)。尽管右心静脉异常血流(如收缩期血流为主和呼吸相舒张期反流)有较高的阳性预测率和较高的阴性预测率(分别为 82% 和 88%),但 1/3 以上的患者中并没有评估这些指标。

抽出一小部分心包积液(最多 50ml)就可以明显降低心包腔内压力,故此方法可明显改善患者的临床症状和血流动力学。在伴有其他心脏疾病或合并缩窄(如渗出性缩窄性心包炎)的情况下需要抽出所有心包内积液,才能使心包、动脉、心室舒张压、动脉压和心排血量恢复正常(图 44-1)。静脉压<10cmH₂O,血压正常,无奇脉,尤其是特发性或病毒性心包炎,或者是对某种特殊治疗如甲状腺激素有

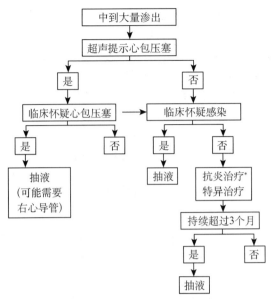

图 44-1　中到大量心包积液处理流程
* 如有心包炎的证据需抗感染治疗

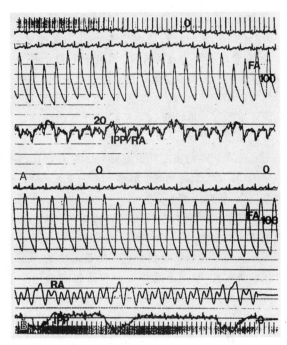

FIGURE 44-2　Hemodynamic record from a patient with cardiac tamponade before (A) and after (B) pericardiocentesis. A, Pulsus paradoxus is evident from the femoral artery (FA) pressure tracing. Note the absent Y descent on the right atrial (RA) tracing and the equal and elevated RA and pericardial pressures (IPP). B, After removal of pericardial fl uid, pericardial and RA pressures decrease and the pulsus paradoxus disappears. (Courtesy Noble O. Fowler, MD. From Hoit BD. Pericardial disease and pericardial heart disease. In O'Rourke RA, editor: Steins' internal medicine, 5th ed, St. Louis, Mosby-Year Book, 1998, p 273.)

较好的治疗反应的轻度或低压力填塞不需要心包穿刺。在一些极端情况如超急性心脏压塞，常为心脏外伤导致，需要即刻心包穿刺，然而，需要心包穿刺治疗的大部分病例介于这两种情况之间。可经皮使用穿刺针或球囊导管，或剑突下入路的胸腔镜或开胸手术切开。

为尽可能保证医疗安全，有经验的医疗工作者一般会在 X 线片、超声心动图、血流动力学监测辅助下进行心包穿刺，紧急情况除外。监测心率、血压是最基本的要求，有创监测血流动力学和监测心包内压力对诊断也有帮助，尤其是对于有疑问的病例。并不是所有学者都推荐通过针尖监测局部 ECG 变化，如使用该方法需要保证设备均位于等电位线。穿刺心包引流操作简便、可靠，同时可进行细致的血流动力学监测（表 44-2）。在二维超声引导下穿刺保障了操作的安全性（图 44-2）。在过去的 21 年内的 1127 例患者心包穿刺引流术的主要并发症发生率为 1.2%。注射生理盐水或少量对比剂可以辅助心脏超声指导下或透视下心包穿刺（图 44-3）。除非大量心包内出血，一般来自心包的血液是不凝的。

当穿刺引流出心包内液体后，可通过导丝将一个 6～8F 的导管放置于心包腔内，并保留负压吸引。使用导管引流心包积液可尽可能减少心脏损伤，并可监测心包内压力，同时也可以心包内给药，帮助预防心包积液的复发。一项为期近 4 年的前瞻性研究发现，超过 3～5d 的引流有降低积液复发率的倾向。

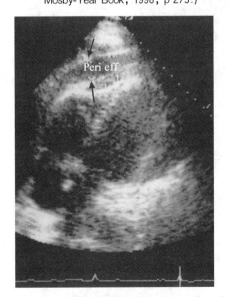

图 44-3　急性心包积液并发的经腔内血管重建心肌的二维超声心动图，局部包裹性积液用心包穿刺针直径定位

一般来说,心包内积液每天<25ml 之后可停止引流。尽管心包穿刺术有较好的耐受性,但也有肺水肿、循环衰竭、急性右侧心力衰竭和急性左侧心力衰竭等并发症的报道。需要密切监护患者的情况,尤其是那些引流为血性积液的患者,即使有心包内引流管,同样可能复发压塞。可以通过导管给予肝素和纤维蛋白溶解剂来预防凝血,患者需要在 ICU 观察 24h。

心包穿刺术的主要并发症有冠脉血管损伤和心肌穿孔(易发生于薄壁的静脉和右心室)、肺损伤、消化道损伤、低血压和心律失常。

尽管心包穿刺术可有效缓解病情,其他方法包括经球囊心包切开术,剑突下心包开窗术,或通过手术建立胸膜心包窗和腹膜心包窗也是需要的。一项回顾性研究发现,对于恶性心包积液患者心包穿刺注射硬化剂是一种有效的治疗方法。然而,相比于心包穿刺引流,剑突下心包开窗术有更高的安全性和有效性。

开放性手术的优点是:引流充分、可对心包组织进行组织病理学和微生物学检测、可排空分隔的积液、可避免因心包穿刺过程中由穿刺针产生的损伤。选择何种治疗方式取决于医疗机构的条件、操作者的经验、心包积液的原因、是否需要组织学诊断以及患者的预期。在已知病因的情况下,心包穿刺引流术是最合适的治疗方法;当心脏压塞但病因未明时,手术心包积液引流术则是合适的治疗选择。当局部的心包积液<1cm,或发现有纤维蛋白和黏附物时,不提倡心包穿刺术(图 44-4)。外科手术如剑突下心包开窗术,胸腔镜下引流术可在局麻下进行且死亡率低。如不考虑获取积液的方法,应检查心包积液的红细胞比容、细胞计数、葡萄糖、细菌革兰染色、抗酸染色、真菌涂片、病毒、细菌和真菌培养及细胞学。根据临床的客观条件,怀疑有结核病的患者应检测积液的细胞学分类、肿瘤标志物和糖链抗原(怀疑恶性疾病时)、腺嘌呤脱氨酶、干扰素-γ、心包溶酶体酶以及进行 PCR 分析。

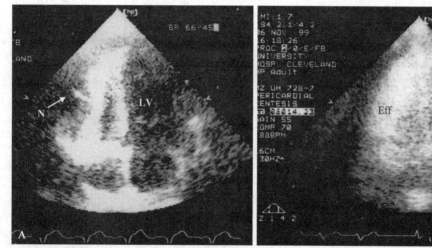
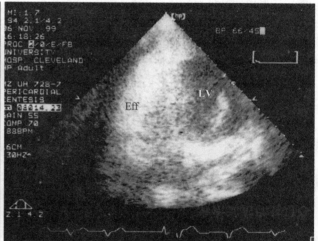

图 44-4　超声心动图成像可以直接定位心包内进针的位置(A)或通过注射造影剂来产生心包内对比效果成像

表 44-2　心包引流方法的优点和缺点

方法	优点	缺点
心包穿刺引流	可获得血流动力学参数 显著缓解症状,尤其是在无血凝块出现的情况下 术后痛苦少	无法取得组织学标本 可能再次出现积液 可能不能充足引流,尤其是积液为局限性时
心包开窗术(剑突下或球囊)	可移除血凝块和局限性心包积液 手术操作较简单	移除可能会不完整 胸膜心包窗反复闭合
外科手术引流	完全引流 更少的再发积液,心包缩窄(全部心包切除) 可得到心包组织 减少因盲穿造成的损伤	手术程序 无法取得血流动力学参数 住院时间长,术后疼痛

用血液、血浆、右旋糖酐、盐水进行扩容是一项有效的临时性措施。一项研究评估了心包积液患者扩容治疗的有效性,该研究纳入 49 例大量心包积液并从血流动力学上符合心脏压塞的患者,10min 静脉输入 500ml 生理盐水,47% 的患者心排血量指数增加了至少 10%,22% 的患者心排血量指数未发生变化,31% 的患者心排血量指数下降。扩容可显著增加患者心包内压力、右心房内压力、右心室舒张末期压力,收缩压 <100mmHg 会对扩容治疗反应较好。心包积液或心包穿刺术后可引发迷走神经反射,需要使用阿托品治疗(1mg 静脉注射),正压气道通气会减少静脉回心血量应避免使用。

反复的心包积液需要反复进行心包穿刺术、硬化疗法、外科手术下心包开窗术或心包切除术。当患者预期寿命 >1 年时,可选择部分心包切除术。胸膜心包开窗术可以为心包积液的重吸收提供一个大空间,适用于恶性积液患者。透析患者可选择心包切除术,病情较严重患者可选择使用球囊导管进行心包开窗术。

缩窄性心包炎

缩窄性心包炎是由于增厚钙化的心包限制了心室舒张期充盈的一种病理状态。大多数急性心包炎都可以发展为缩窄性心包炎,最常见的病因依次为特发性心包炎、心脏外伤和心脏手术、纵隔放射,感染性疾病如结核病(发展中国家很常见的病因),肿瘤如肺癌和乳腺癌、肾衰竭和结缔组织疾病。通常认为心包厚度正常即可除外缩窄性心包炎,但一项包含 143 例由手术证实为缩窄性心包炎患者的研究表明,28% 的患者 CT 显示心包厚度正常,且 18% 的患者的组织病理学检查为正常心包。

缩窄性心包炎的发生率较过去有所降低,然而创伤所致的,如心脏外科术后数周至数月后的亚急性缩窄性心包炎较过去有所增加。这些患者心包钙化并不常见。美国梅奥诊所对 212 例缩窄性心包炎患者中未行心包剥脱术的 36 例患者平均随访 8 周,发现提示这些患者心包缩窄的超声相关指标均有改善。一些无明显临床症状但怀疑有隐性缩窄性心包炎的患者,需进行运动试验、最大氧气消耗值的测定,以及颈静脉压和肝功能等测定。颈静脉压升高、需要利尿治疗、肝功能不全和运动耐量减低均为手术治疗的指征。

对于缩窄性心包炎,心包切除术的治疗效果较确切,而早期缩窄(隐性和心功能 I 级)或手术高风险(30% ~ 40% vs 6% ~ 19%)的患者则获益较低。严重、进展性(心功能 IV 级)缩窄性心包炎并不推荐手术治疗。由于一些缩窄性心包炎可以不经手术治疗而自发缓解,故对于一些血流动力学稳定的亚急性缩窄性心包炎患者可以先尝试给予 2 ~ 3 个月的药物非手术治疗,直到明确这种缩窄性不可恢复。在心包切除术后,可能需要数月来减轻症状,使心脏压力恢复正常,如果在疾病发展至慢性之前进行手术治疗可能会恢复的更快。心包钙化可与发病率很低的结核性心包炎病程慢性迁移相伴随。可以根据情况选择心包完全剥除术或心包扩大剥除术。一项研究通过逐步逻辑回归得出长期预后是由 3 个变量决定的:年龄、NYHA 心功能分级和放射所致因素。另一项研究则得出年龄、肾功能、肺动脉高压、左心室功能不全及低钠血症是预后差的预测因素。

通过胸骨正中开胸行心包剥除术已被广泛开展,也有一些外科医生更喜欢通过胸廓入路进行手术。尽管死亡率有所下降,但目前仍维持在 6% ~ 19%,心包钙化严重程度及心外膜受累会导致死亡率进一步升高。严重缩窄性心包炎患者进行心包剥除术后,可能出现左心室收缩功能不全。尽管左心室功能不全需要数月的治疗,通常最终会恢复正常。在特殊选择性的患者中,可以考虑行原位移植。

缩窄性心包炎的内科治疗效果虽然有限,但仍很重要。在一些患者中,缩窄性心包炎可以自行好转,或对 NSAIDS 药物、激素或抗生素等治疗有较好的反应。在其他的患者中,内科治疗为辅助治疗手段。抗特殊病原体的治疗,如抗结核菌素药物,需要在手术前开始服用,术后继续治疗。术前的利尿可以降低颈静脉压、减轻水肿和腹腔积液。术后如尿少则应利尿。心包剥除术后中心静脉压需要数周到数月的时间恢复正常,左心室射血分数会在术后下降,数月后恢复正常。在过渡期,可使用地高辛、利尿药和血管扩张药物。发生心房颤动时,对于由于高风险而不适合心包剥除术的患者可使用利尿药和地高辛。

预防心包缩窄的方法包括合理的治疗急性心包炎和充分的心包引流。灌注纤溶剂有预防作用,而灌注皮质醇则通常无效。

特殊病因心包炎的治疗

化脓性心包炎

由于心脏外科手术和介入手术的增加,院内感染所致的菌群的改变,以及免疫系统受损患者生存期的延长,化脓性心包炎的细菌谱也发生了改变。细菌性心包炎的治疗包括手术探查、引流及抗感染治疗。发病过程中,急性心包炎常无明显症状,心包受累常常被忽视,直到发生了全身感染。对于化脓性感染的患者,应积极做超声心动图检查,当怀疑化脓性心包炎时应进行心包探查。由于会加重缩窄,故应尽量避免使用含有碘酒成分的液体进行心包灌注。可使用纤溶剂来处理纤维状的附着物,分解化脓性分泌物,预防缩窄性心包炎。

分枝杆菌和真菌性心包炎

在发展中国家,结核病是引发心包炎的常见原因,在美国则不常见,然而,随着 HIV 感染的增加,其发病率也在增加。结核性心包炎是由原发性肺结核的血行播散或纵隔结核感染淋巴结破溃造成的。因此经常缺乏典型症状和肺结核的影像表现。伴有干酪样坏死和单核细胞浸润的纤维素性心包炎常会造成心脏压塞,同时伴有明显的容量和血流动力学异常,而黏附期会减轻压塞的症状,最终约有 50% 的患者由致密钙化黏附物造成临床缩窄症状。

可以依据组织学、分枝杆菌的培养、心外结核病或抗结核治疗有效诊断结核性心包炎。检测心包积液的结核杆菌 DNA 浓度、高腺苷脱氨酶活性、溶酶体及干扰素 γ 可作为辅助检查方法。结核性心包炎诊断的金标准为心包积液(敏感性53%~75%)或心包活检(敏感性 10%~64%)中检测到结核杆菌。疑似病例为:确诊为心外结核病患者出现原因未明的心包炎、心包积液以淋巴细胞为主且伴有高腺苷脱氨酶,并且抗结核治疗有效的患者。可疑病例为:结核接触史和 PPD 试验阳性患者,尽管后者的敏感度和特异性并不理想。增强核磁可用于早期诊断。

在抗感染治疗前,需要进行充分引流和积液培养。需要在超声引导下进行剑突下穿刺引流。一些学者建议所有的结核性心包炎患者应尽早进行心包剥除术,急性期内科治疗未出现心脏压塞症状的患者长期预后好。药物的联合治疗,以及激素治疗对结核性心包炎有效,非典型性分枝杆菌感染对治疗无效。结核性心包炎患者的给药方案为:异烟肼(5mg/kg 最大量 300mg)、利福平(10mg/kg 最大量 600mg)、吡嗪酰胺[15~30mg/(kg·d)至 3g]、乙胺丁醇(5~25mg/kg 最大量 2.5 g)治疗 2 个月,之后为异烟肼和利福平治疗 6 个月,HIV 感染的患者需要进行为期 9 个月的短期化学治疗。当心包积液在治疗过程中持续或反复出现时,可以使用激素[泼尼松 1~2mg/(kg·d)]治疗,可显著降低发病率和死亡率,但目前缺乏其预防心包缩窄的证据。复发性心包积液患者可进行心包切除术。

由于 50% 的患者需要进行心包剥除术,故需要观察患者有无心包缩窄的症状。1~2 个月症状恶化、心包变厚或出现缩窄症状的患者需要进行紧急心包剥除。对那些出现渗出性缩窄性心包炎并出现血流动力学变化的患者,需要在数周的药物治疗后进行心包剥除术。持续的低血压预示可能出现了结核性肾上腺功能不全。

深部真菌感染性心包炎,如组织胞浆菌或球孢子菌,可为免疫性,也可以自发缓解,或者在特殊药物治疗后缓解。很少需要两性霉素 B(共需 2.5g)、伊曲康唑(200~400mg/d)、酮康唑(200~400mg/d)、氟康唑(200~400mg/d)的治疗。播散性的感染需要进行手术减压和特殊抗真菌或抗微生物感染,如白色念珠菌、曲霉属真菌、放线菌和诺卡菌属。

HIV 相关感染

HIV 感染为心包疾病一个重要原因,在门诊 HIV 患者中,心包积液者数量不多,且常无明显症状。但是在晚期住院患者中,大量心包积液和压塞是常见症状。HIV 患者出现了症状性的大量心包积液需要积极治疗,2/3 的患者是有明确病因的。1/3 出现心脏压塞的患者是由分枝杆菌引起。

恶性肿瘤性心包炎

在住院患者中,恶性肿瘤一直为心包疾病发生的首要原因,大部分为肺癌、乳腺癌、黑色素瘤、淋巴瘤和急性白血病。很多患者无明显症状,在尸检中偶尔发现。但对于可引起症状的患者,会进展为心脏压塞,心包会增厚,并出现缩窄症状;渗出性缩窄性心包炎并不常见。

几乎在所有的患者中,如出现大量难治性渗出性心包积液,或有压塞症状时,需穿刺引流。具体方法取决于患者预期的寿命和医疗条件。心包穿刺术的复发率较高,并且无法取到组织学标本。硬化剂如四环素(500～1000mg,在 20ml 无菌生理盐水中)可减少复发,用于预后差的患者。然而硬化治疗较痛苦,且不改善预后,并不优于放置导管。部分心包剥除是最有效的治疗方法,但只适用于很少的患者。气囊心包开窗术减轻了患者不适感和降低了手术风险,可能会替代对于症状严重且预后差的患者实施的剑突下心包开窗术。放射治疗和心包内灌注 P32 胶体,为一种放射性磷的悬浮液,为控制心包渗出的有效方法,操作较方便且无毒性。

心肌梗死相关心包炎并发心肌梗死和心包损伤后综合征

再灌注前期,心肌梗死后的前几天常发生心包炎,占心肌梗死患者的 28%～43%,但只有 7% 的患者有临床症状。如今由于透壁心梗的发生率减低,故心包炎不常见。心包受累与梗死面积相关,发生心包受累的患者预后较差。一个重要的临床问题是心肌梗死患者心包炎的严重程度影响患者的抗凝治疗。在心肌梗死后 2～3d 后出现的心包摩擦音,如不伴有心包积液渗出,并不影响临床治疗决策,但在这之后的心包炎,或伴有心包积液渗出或心脏压塞的心包炎,为抗凝治疗的禁忌证。除了接受系统性抗凝或发生心脏破裂的患者,很少发生心脏压塞。溶栓治疗会有灾难性的后果。

由心外膜外伤导致的心包炎或心包积液渗出共同造成心包损伤后综合征(PPIS),包括了心肌梗死后综合征或心包切开术后综合征。PPIS 主要表现为刺激性心包事件和心包炎,有复发趋势,发热或其他系统感染的症状。心包切开术后综合征的临床表现和病程与心肌梗死后综合征相似。最常见为术后数天到数周后主诉胸痛。与心肌梗死后心包炎相比,心脏手术后迟发的心包炎相比于术后早期即发生心包炎更常见。心包切除术后综合征约在 1/3 的术后 7d 内出现心包积液渗出的患者中出现。损伤后心包炎综合征的治疗包括 ASA、NSAIDS、秋水仙碱具有预防作用,必要的时候可进行短期的激素治疗,但无预防作用。心包内灌注曲安奈德有潜在的治疗作用,需要进一步研究支持。

研究证实,秋水仙碱具有显著减低心脏术后 PPIS 发生率的作用。在一项关于秋水仙碱预防心包切除术后综合征的大规模多中心研究中(COPPS),360 例手术后 3d 的患者被随机分配至服用 30d 秋水仙碱或 30d 安慰剂的两组中。主要研究结果为 12 个月后心包切除术后综合征的发生情况。与安慰剂组相比,秋水仙碱显著降低了 12 个月后心包切除术后综合征的发生率(9% vs. 21%)。主要不良反应为胃肠道不耐受,两组间无显著性差异。

对于发展为 PPIS 的患者,一线治疗是服用阿司匹林;如治疗效果不佳,在无明显禁忌证的情况下,可考虑使用 NSAIDS 类药物如布洛芬。对于有急性心肌梗死心包炎患者,建议使用阿司匹林,而考虑抗感染治疗会影响瘢痕形成,故不建议使用其他 NSAIDS 类药物。对于有抗凝治疗需要的患者,阿司匹林也为首选。在服用阿司匹林或其他 NSAIDS 药物同时需要进行胃黏膜的保护。

当患者对阿司匹林、NSAIDs 或秋水仙碱反应不佳时,短期的激素治疗往往有效。泼尼松常以 60mg/d 作为起始剂量。当患者症状消失或改善,开始减量激素,刚开始快速减量,每 3d 减 5mg,直到 20mg/d,然后缓慢减量。如心包炎复发,将激素剂量增加至最小有效剂量,维持数周后再次减量。

对于复发或持续发生自身反应性心包炎伴渗出(不局限于 PPIS),心包穿刺引流同时进行心包内曲安奈德灌注治疗(300 mg/m²)是除了全身性治疗外的另一治疗方法,可减少全身治疗的不良反应。但由于数据有限,这种治疗方法需要进一步研究。

放射相关心包炎

放疗后早期发生急性心包炎不常见,更像是由于放射对肿瘤的影响所导致而不是对心包的直接作用。因此放疗不应因此被终止,只需要减低剂量。另一种心包损伤通常在 1 年内延迟发生,可表现为急性心包炎、心包渗出,常伴有不同程度的心脏压塞。心包对放射治疗的反应常为纤维性炎症,常伴有渗出。尽管急性病灶常会在 2 年内好转,且无并发症,而缩窄性或渗出-缩窄性心包炎可在多年后发生。

在渗出期,鉴别诊断包括肿瘤复发,由于心包积液常可找到恶性肿瘤的证据,故对心包积液进行化验有助于鉴别诊断。如仍然难以确诊,需进行活检尤其是心包活检。渗出可能是由于放疗导致甲状腺功能减退所致。

急性放射后心包炎可被作为急性特发性心包炎进行对症治疗。由于可自发缓解,对血流动力学影响不明显的心包渗出可进行非手术治疗,然而,对于那些有大量心包、复发性心包积液的患者,需要进行心包剥除术。组织学可鉴别是继发于放疗的限制型心肌病心内膜心肌纤维化还是缩窄性心包炎,缩窄性心包炎需要心包剥除术。

外伤性心包疾病

钝性和穿透性外伤是心包炎的重要原因,尤其是对于年轻人。慢性缩窄性心包炎、复发性心包渗出、复发性急性心包炎为较常见的外伤性并发症。尽管外伤性心包炎常被其他外伤所掩盖并且常可以自行恢复,而心包受累却可能致命。超声心动图可快速准确的诊断心包积血及明确受伤位置。不能成功修补造成心脏压塞的损伤与预后差密切相关。外伤数周或数年后可偶发缩窄性心包炎。

乳糜性心包积液

乳糜性心包积液渗出常在外伤或术后损伤胸导管所致,或由肿瘤堵塞胸导管所致(继发性乳糜性心包积液),较为少见的是特发性乳糜性心包积液(首发性乳糜性心包积液)。对富含中链三酰甘油饮食和心包穿刺术治疗无反应的患者需要进行胸导管结扎和心包切除术。对于不适合进行治疗的患者,可置入带瓣心包腹膜导管。

肾衰竭患者的心包疾病

合并有心包炎伴有尿毒症和透析治疗的患者可能会无明显临床症状。肾源性心包疾病的临床表现可为急性纤维性心包炎、心包渗出、心脏压塞,典型的缩窄性心包炎少见。

尽管对于血流动力学变化不大的疾病透析治疗为一个公认的治疗方法,而对于持续或复发性大量心包积液患者,如何选择合适的治疗方法却是一直有争议的。心脏压塞为心包引流的指征,大量持续性慢性渗出为心包穿刺术的指征。非手术性治疗,如增加透析次数及 NSAIDS,可在非危重患者中有作用。有学者提出可以使用心包内灌注激素类药物(曲安奈德 50mg 每 6 小时,2~3d),但仍缺乏随机对照试验数据的支持。如需要穿刺引流,需

要在心包内保留置入导管 2~3d。透析相关渗出性心包炎对增加透析次数和局部肝素化治疗或改为腹膜透析等治疗反应较好。难治性渗出可进行心包剥除术。

黏液水肿心包疾病

心包渗出液中有时包含胆固醇,这发生于 1/3 黏液性水肿的患者中。渗出缓慢进行可至大量,直到进行甲状腺激素替代治疗后可缓慢缓解。由于黏液性渗出很少造成心脏压塞,故一般不需要心包引流。

结缔组织相关的心包疾病

心包炎可出现于结缔组织疾病,表现为急性或慢性心包炎,伴有或不伴有积液渗出。尽管可以出现心脏压塞、渗出性缩窄性心包炎和缩窄性心包炎等并发症,大部分患者为亚临床表现,有些甚至仅在尸检中得到证实。在无心脏压塞和继发感染的情况下,可使用 NSAIDS 和激素治疗。

心包疾病和妊娠

约 40% 的孕妇在妊娠后期会出现小至中度的心包渗出,而当出现大量渗出时需考虑其他疾病所引起。大部分孕期的心包疾病的治疗与非孕妇相同。然而,秋水仙碱为禁用药,大剂量的 ASA 也会造成导管的提前闭合。大量的压塞性渗出和疑似感染病例,可进行心包穿刺术,超声心动图避免了放射损伤。

药物和医源性心包疾病

很多药物和毒物会导致药物性狼疮,过敏特异性反应,心包激惹或出血而造成心包疾病(表 44-3)。医源性心包疾病可由可预期或不可预期的诊断性或治疗性原因所造成,应根据不同的原因来采取不同的治疗方式。房间隔穿刺所致心包积液需要紧急心包穿刺,冠脉导丝损伤动脉一般只需要把导丝退出并后续仔细观察。介入治疗中冠脉的横断性损伤可能需要一个覆膜支架或灌注球囊。在心肌活检和起搏器置入术后需要进行常规的超声心动图检查。

表 44-3 可引发心包疾病的药物和毒物

引发狼疮的药物	过敏或一些特殊的反应	心包刺激/出血
普鲁卡因胺妥卡尼	青霉素,磺胺类药物	抗凝药
肼屈嗪	头孢菌素类	溶栓
甲基多巴	链霉素	
苯妥英钠	阿拉伯呋喃糖胞苷（ARA-C）	心包接触
利血平	米诺地尔	四环素
美沙拉嗪	普拉洛尔	滑石
异烟肼	噻嗪类	石棉
倍他洛尔	胺碘酮	有机硅
	环磷酰胺,硫唑嘌呤	
	蒽环类药物	
	阿洛酮糖腺苷	
	氟尿嘧啶	
	甲氨蝶呤	
	环孢素	
	麦角新碱,麦角灵药物	
	色甘酸钠	
	卡马西平	
	氯氮平	
	链激酶	
	保泰松	
	多柔比星	
	聚合物烟雾吸入	
	疫苗(天花,黄热病)	
	GM-CSF 细胞因子(IL-2, IF-α)	
	血清病,蝎子蜇	

GM-CSF. 粒细胞巨噬细胞集落刺激因子；IF-α. 干扰素-α；IL-2. 白介素 2

心包炎的抗凝治疗

　　急性心包炎的抗凝治疗需要仔细权衡利弊,尽管已有一些证据来帮助决定如何抗凝。一般情况下,在数天内,急性心包炎对 NSAIDs 治疗有反应,在这个时期在低血栓风险患者中禁用抗凝治疗;对于有高血栓风险的患者在等待临床治疗反应时,可使用肝素。发生不明原因的渗出需要警惕出血。

第 45 章
自体瓣膜性心脏病手术和器械治疗的最佳时机

Optimal Timing of Surgical and Mechanical Intervention in Native Valvular Heart Disease

Melanie S. Sulistio, Edmund A. Bermudez, and William H. Gaasch

张瑶俊　朱　灏　译

概　述

　　孤立性自体心脏瓣膜功能不全的患者选择外科手术治疗的最佳时机取决于很多因素。临床症状可以反映出瓣膜病变对心室大小和功能影响所导致的血流动力学负荷;轻度病变对心室收缩功能几乎没有影响,一般也不会有临床症状。然而,随着病变严重程度进展,其对血流动力学的影响也随之显现,主要表现为心室重构和心功能减弱,最后极可能会产生心血管临床症状。如果未能及时治疗,随后即可能导致持续的心功能不全和循环衰竭。因此,自体心脏瓣膜病干预治疗的最佳时机取决于病变的严重程度、心功能状态和临床症状,而这能很好地避免发生不可逆的心功能异常,以及降低心血管疾病的发病率和死亡率。

　　技术的进步提高了无创性检查对瓣膜功能评价的精确程度。其中,超声心动图被认为是评价瓣膜病变的基石。通过多参数分析定性和定量评价心脏大小及心功能状态以明确心脏瓣膜疾病对血流动力学的影响。但在某些情况下,瓣膜疾病的严重程度无法准确判别或与其临床症状不符时,使用心导管检查术这一有创性血流动力学检查方法将有助于明确病变的严重程度。尽管如此,仅凭靠病变的严重程度并不能决定是否需行外科矫正治疗。

　　器械干预是心脏瓣膜疾病矫正治疗的重要方法。做出外科矫正治疗建议的决定通常较为复杂,需要考虑手术本身的风险和与病患个体化状况相关的人工心脏瓣膜风险。因此,器械干预治疗的方式选择经皮介入还是外科手术,选择修补还是置换,都会影响最佳干预时机的抉择。

主动脉瓣狭窄

严重程度的评估

　　主动脉瓣狭窄的严重程度可以通过无创的超声心动图或有创的心导管检查评价,这两种方法都可以准确评价瓣膜面积和跨主动脉瓣压力阶差,然而,考虑到操作的简便性和相对的精确性,超声心动图被作为评价主动脉瓣狭窄及其随访的首选方式。对几乎所有患者而言,这一经胸评价方法所提供的血流动力学数据足以评价狭窄程度并指导相应治疗策略的选择,同时也可以轻松获取主动脉瓣的形态学信息(比如形状、钙化程度和瓣叶数量),以及评价心功能状态和心室肥厚。

　　病变的严重程度通常根据主动脉瓣面积(aortic valve area,AVA)和平均跨瓣膜压力阶差(mean transvalvular gradient)分类。超声心动图检查使用多普勒技术测得主动脉瓣的平均跨瓣膜压力阶差,再利用连续性方程计算出主动脉瓣面积。

$$AVA = \frac{\pi(D/2)^2 \times V_{IVOT}}{V_{AV}}$$

　　在这个方程式中,D 是左心室流出道(left ventricular outflow tract,LVOT)的直径,V_{IVOT} 是通过脉冲多普勒所测量的左心室流出道的血流速度,V_{AV} 是通过连续波多普勒所测量的经过主动脉瓣的最大流速。因此主动脉瓣面积测量的精确度取决于上述因素测量的精确度,而这些数据的测量很大程度上取决于超声医师的主观判断。通过经食管超声(transesophageal echocardiography,TEE)检查,可以直接获得主动脉瓣的平面几何信息,然而,当测量时探头位于瓣环和瓣叶结合处且更靠近瓣环而不是瓣叶尖时,主动脉瓣的面积往往会被高估。

使用心导管检查时,可以使用 Gorlin 所推导出的公式计算瓣膜口面积(orifice area)的方法。

$$AVA = \frac{CO/SEP(HR)}{44.3\sqrt{MG}}$$

这里的 AVA 表示主动脉瓣面积(cm^2),CO 是心排血量(ml/min),SEP 是收缩期的射血时间(s),HR 是心室率(次/分),MG 是平均跨瓣膜压力阶差(mm-Hg)。心排血量的精确测量取决于热稀释法、Fick 计算法和血管造影技术的合理使用。热稀释法应用于低血流状态、严重的三尖瓣关闭不全和心律失常时精确度会有所下降。而 Fick 计算法则需要精确测量耗氧量,除此以外,传感器的位置和测量的时机也是影响主动脉瓣面积测量精确度的重要变量。

超声心动图和心导管检查测量主动脉瓣面积都需要血流相关的数据,并且当存在低血流状态(比如低心排血量)或低跨瓣膜压力阶差时,测量结果往往较真实情况偏小。而在心导管检查过程中,瓣膜阻力(valve resistance)的测量可能有助于减少这些情况所带来的误差影响,这是因为瓣膜阻力在血流变化的过程中改变不大。高瓣膜阻力[>250dynes(s·cm)]通常见于相当严重的主动脉瓣狭窄,在这种情况下,

心导管或联合超声心动图检查时使用多巴酚丁胺将有益于鉴别假性和真性主动脉瓣狭窄。另一方面,血流量的增加,比如主动脉瓣反流,将会提高主动脉跨瓣膜压力阶差和流速峰值,无量纲速度指数(dimensionless velocity index,DVI)可用于此种情况。

$$DVI = \frac{VTI_{lVOT}}{VTI_{AV}}$$

在这个公式中,左心室流出道和主动脉瓣的速度时间积分(velocity-time integral,VTI)是利用多普勒技术的连续性方程所计算得出的速度随时间变化的总和。血流增加可见于主动脉瓣反流,会同时成比例的影响左心室流出道和主动脉瓣,因此尽管血流增加,DVI 的数值却保持不变。DVI 指数<0.25 提示严重的主动脉瓣狭窄。这一标准对于评价人工心脏瓣膜和人工心脏瓣膜-患者不匹配(PPM)同样有相当的价值。

当心排血量正常时,严重的主动脉瓣狭窄通常表现为平均跨瓣膜压差>40mmHg。通过心脏超声检查,这与跨主动脉瓣的流速峰值超过 4.0~4.5m/s 是相对应的。除此以外,严重的主动脉瓣狭窄还可表现为瓣膜面积<1.0cm^2。轻度、中度和重度主动脉瓣狭窄的定义详见表 45-1。

表 45-1　主动脉瓣狭窄的严重程度分级

严重程度	轻度	中度	重度	极重度
多普勒喷射速度(m/s)	<3.0	3.0~4.0	>4.0	>5.0
平均跨瓣膜压力阶差(mmHg)	<25	25~40	>40	>60
主动脉瓣面积(cm^2)	>1.5	1.0~1.5	<1.0	<0.6

有时,有创和无创检查方法对严重程度的评价不尽相同。除了因为各种技术方法的原理不同外,"压力恢复"现象也可能是产生差异的原因。在狭窄部位的远端,血流的动能会以压力的形式"恢复",这一现象常见于狭窄的升主动脉处。在这些情况下,超声心动图所得出的流速相比于心导管检查时会更高,瓣膜面积会显得更小。Garcia 和他的同事给出了一个计算方程,这个方程考虑了血流经过狭窄的主动脉瓣时的能量丢失和人体体表面积等因素,可以解决多普勒超声和心导管检查所得出的主动脉瓣面积的差异。这一计算方法引入了"能量丢失系数(energy loss coefficient,ELCo)"这一概念,同时使用多普勒超声测量的主动脉瓣面积,其计算结果与心导管检查所得出的有效孔径面积(EOA$_{cath}$)相关度良好,尤其是当与多普勒超声测量

的有效孔径面积相差较大时(EOA$_{Dop}$),其原因被认为是与"压力恢复"现象相关。理论上来讲,当升主动脉非常小时(直径<3.0cm),结合无创和有创检查方法将有助于提供更精确的检查结果。然而,这一方程尚未通过临床大规模研究显示出其优势。并且根据现有的指南标准,对于存在症状急需干预治疗的患者,其临床应用仍存在争议,因此,这一方程主要用于学术研究。在这一计算方法成为主流之前,仍需更多地以临床结局为导向的研究加以证明。不过这一概念仍有助于我们理解不同检测方法的结果差异。

总的来说,超声心动图和心导管检查计算的跨瓣膜压力阶差和瓣膜面积的结果相关性尚可,因此在绝大部分的情况下,仅仅使用超声心动图即可评价主动脉瓣狭窄的严重程度。因此,除非

无创检查的结果是模棱两可的,否则心导管检查只适用于接受主动脉瓣膜外科手术之前需确认冠心病的患者。

外科治疗的时机

有症状的患者

根据患者病史,主动脉瓣严重狭窄的手术时机通常很清晰。一旦出现心力衰竭(heart failure,HF)、心绞痛或者晕厥等症状,通常预示着预后不佳。一项研究表明,合并有心力衰竭而未接受外科矫治的患者,经过内科治疗后 2 年的生存率只有 50%。但目前尚无随机临床试验研究比较有症状患者的内科药物治疗和外科矫治的预后。但观察性数据一致表明,主动脉瓣置换术可以明显地提高总体生存率和改善患者症状。因此,目前普遍认为合并有严重主动脉瓣狭窄的有症状患者应该接受外科矫治手术。

手术的临床结局和风险与左心室(left ventricular,LV)功能相关。后负荷过重又被称为"后负荷不匹配",被认为是大部分心功能不全的初始原因,而这一现象在瓣膜置换术后可以得到纠正。在那些有严重左心室功能减低的患者中,手术后症状和左心室功能不全也许不能完全改善。尽管如此,主动脉瓣置换术的手术风险仍然是可以接受的,而且大部分患者的心功能状态得到了改善。在一项研究中,对于严重的左心室射血分数减低的患者,冠心病的存在与术后死亡率的升高相关。近期的另一项对86 例患者的小规模研究表明,预后的预测因子不仅包括左心室功能不全存在与否,而且还包括其严重程度,并且还指出那些左心室射血分数<40%的患者预后更差。研究同时发现,合并有充盈限制、肺动脉收缩压力≥45mmHg 都是预后不佳的标志。因此,手术前应当充分考虑左心室功能不全的严重程度以及其继发效应如肺动脉高压。

低跨瓣膜压力阶差的主动脉瓣狭窄

严重的主动脉瓣狭窄(AVA<1.0cm^2)伴有低跨瓣膜压力阶差(平均压力阶差<30~40mmHg)的患者在出现严重左心室功能不全时可能会选择药物治疗。这种差异常发生于低流速的跨瓣膜血流,常见于收缩功能障碍、后负荷过重或两者皆有的情况。在那些真正合并有严重狭窄的患者中,使用低剂量的多巴酚丁胺通常就能增加血流、增加跨瓣膜压力阶差而瓣膜面积很少改变或者不改变。相反,假性狭窄可能与心室功能不全所致的瓣膜开放的力量不足相关。在这种情况下,多巴酚丁胺能增加瓣膜开放,随之可见的是跨瓣膜血流的增加而跨瓣膜压力阶差不改变或很少改变,使得有效瓣膜面积增大。多巴酚丁胺的使用也能够为左心室收缩储备功能提供很多重要信息。对于缺乏收缩储备功能的患者,不管使用药物或手术治疗通常都预示着预后不佳,而缺乏收缩储备功能是指使用多巴酚丁胺后每搏输出量并没有增加超过 20%。然而最近的研究表明,对于这些患者,虽然手术死亡率比左心室功能正常的患者更高,但是那些选择瓣膜置换术的患者预后要好于单纯药物治疗的患者。这在一定程度上表明外科手术可用于低血流、低跨瓣膜压力阶差并缺乏收缩力储备的主动脉瓣狭窄患者。尽管如此,每个患者仍需根据个体化的手术风险获益比进行慎重选择。

老年患者

老年患者最常见的是主动脉瓣狭窄合并钙化,其手术的适应证相对于年轻患者来说基本相同。尽管高龄已经被证实与预后相关,但它并非是手术的禁忌证,因为绝大部分老年患者手术后都可以获得较好的预后。例如,在一项对 1100 例 80 岁以上接受主动脉瓣置换术的患者的大型回顾性研究中,30d心血管死亡率和全因死亡率分别是 4%和 6.6%。总的来说,接受手术的患者术后的生活质量要好于年龄匹配的对照控制组患者。

选择就医的老年患者由于其瓣膜病变解剖学的特性,常常需要考虑更多的外科治疗策略。例如,老年女性的主动脉流出道较为狭窄,需要的主动脉瓣环尺寸也较小,因此常需行瓣环扩大以便置入更大的人工心脏瓣膜,有时候甚至需要使用复合移植物。而且,严重的钙化非常常见,这常常需要行广泛彻底的清除。患者的合并症以及治疗意愿和期望值也必须考虑在内。

无症状患者

对无症状的严重主动脉瓣狭窄患者行主动脉瓣置换术,目前仍存在一定的争议。2006 年 ACC/AHA 指南提出,如果合并有左心室收缩功能障碍或因为其他指征而需行胸骨切开术[例如冠状动脉旁路移植术(coronary artery bypass grafting,CABG)]时,无症状的严重狭窄患者行主动脉瓣置换术是 Ⅰ类推荐。指南同时也提出,如果存在运动检测结果异常或有很大可能快速进展、检查结果极度严重[定义为主动脉瓣面积<0.6cm^2,平均跨瓣膜压力阶差(mean gradient,MG)>60mmHg,压力速度(pressure velocity,PV)>5.0m/s],预期的手术死亡率≤

1.0%时,无症状的严重狭窄患者行主动脉瓣置换术是Ⅱb类推荐。已有证据表明,运动试验可用于对无症状但有严重狭窄的患者进行危险分层。运动试验不适用于有明确症状的主动脉瓣狭窄患者,但在医生的严密监督下,可用于发现运动诱发的相关症状和不耐受现象。运动如果诱发出低血压通常预示着预后不良。在一项研究中,66 例无症状的严重主动脉瓣狭窄患者,他们都没有合并冠脉造影提示的冠心病,在平均 15 个月的随访过程中,4 例患者猝死,并且发现这 4 例患者均存在运动负荷试验异常。同样,疾病的进展被认为与预后不佳有关,尤其是多普勒流速>0.3m/s 或者瓣膜面积平均每年下降超过 0.1cm²,因此,无症状的严重狭窄患者应当保持定期检查。

自从 2006 年这些指南发布以来,新的研究数据表明对无症状的严重主动脉瓣狭窄患者可以考虑进行手术治疗。正是因为在被研究的人群中非手术治疗组的死亡率和不良事件发生率升高以及主动脉瓣置换术组的围术期死亡率减少,主动脉瓣置换术也逐渐获得更好的风险/收益比。与之佐证的是,一项研究表明 30d 围术期死亡率为 0,除了 1 例住院期间由于食管穿孔而死亡的患者(0.5%)。然而,除了手术本身的风险以外,还需要考虑置入人工心脏瓣膜的长期风险。人工心脏瓣膜的置入被认为与严重的年并发症发生率相关,也应该纳入考虑并个体化评估,因此,根据患者症状来指导是否行手术治疗是最好的方法。对于无症状但有高危特征的患者,如果医疗机构有很好的手术条件,或患者能够配合人工心脏瓣膜置入的所有防范措施,医师应当至少为其考虑手术治疗。

总体方法

经皮介入治疗的作用

主动脉瓣狭窄的经皮介入治疗已经在本书的第 47 章中讨论。其中将会讨论多种技术,但是读者应该理解的是经导管主动脉瓣置入术(transcatheter aortic valve implantation,TAVI)适合那些本就考虑外科手术治疗的患者。所有的有症状的严重主动脉瓣狭窄的患者都应该接受手术矫治(框 45-1)。通过对大量有症状患者治疗中,主动脉瓣置换术已经被证实能显著改善患者术后的发病率和死亡率。一般来说,仅有中度主动脉瓣狭窄却有类似于主动脉瓣狭窄所产生的症状的患者,通常不需要手术干预,而需要寻找导致症状的其他原因。至于有症状的严重

主动脉瓣狭窄患者或者疾病进展迅速的患者,如果可能的话,应当通过运动试验加以筛选。如果医疗机构能够确保手术效果非常好,或者患者有非常严重的主动脉瓣狭窄,应当考虑尽早安排手术。如果尽早手术不是最佳选择,那么这些高风险的患者应当根据病情进展密切随访。图 45-1 给出了主动脉瓣狭窄处理的流程图。

框 45-1 主动脉瓣狭窄患者行主动脉瓣置换术的建议

适应证

患者有严重的主动脉瓣狭窄和症状(心绞痛,晕厥或心力衰竭)

中或重度主动脉瓣狭窄患者需要行冠状动脉旁路移植术、主动脉手术或其他心脏瓣膜手术

可能的适应证

无症状的严重主动脉瓣狭窄患者,同时至少符合下列中的一条*

射血分数<50%

活动时血流动力学不稳定(例如低血压)

室性心律失常

非常有可能进展的疾病

当手术死亡率<1.0%时的极度严重狭窄[主动脉瓣面积(AVA)<0.6cm²,平均跨瓣膜压差(MG)>60mmHg,压力速度(PV)>5.0m/s]

---

* 主动脉瓣置换术并不适用于对于无症状且不符合上述条件的患者预防猝死

二尖瓣狭窄

严重程度的评估

超声心动图是评价二尖瓣狭窄和严重程度的首选方法。二维图像上很容易可见典型的前瓣叶凸起,也可见其他重要的评价二尖瓣狭窄的形态学特征。使用多普勒技术可利用 Bernoulli 方程测量跨二尖瓣压力阶差,同时可以通过测量收缩压的压力阶差半降时间和连续性方程计算二尖瓣面积(mitral valve area,MVA)。这种方法测量出的瓣膜面积与心导管检查所得出的结果相关性良好。压力阶差半降时间的测量不可用于原本就存在或者二尖瓣切开术后立即产生的严重二尖瓣瓣反流。因为异常的心房和心室顺应性会影响二尖瓣面积的计算。其他可用于计算二尖瓣面积的方法包括等速表面积法(proximal isovelocity surface area,PISA),对于图像采集良好并且图像采集于瓣叶尖位置时,直接平面几何法也是一种很好的选择。当测量位于接近瓣环

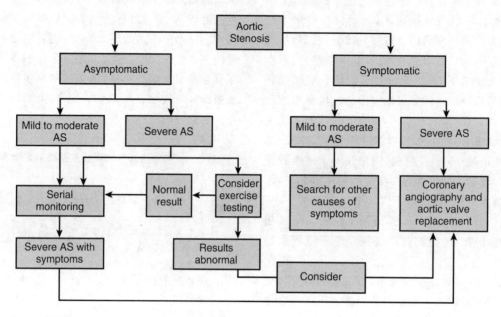

FIGURE 45-1　Algorithm for the timing of surgery in patients with aortic stenosis（AS）.

时可能会错误增加瓣膜面积。最近,等速表面积法被认为并非首选方法,因为它很难达到结果再现的一致性,但这往往多见于合并反流的病变。肺动脉压也应该被测量用于辅助血流动力学评估。

　　二尖瓣的形态学评估可以提供重要的信息,可以指导器械介入治疗类型的选择(例如经皮球囊二尖瓣成形术、外科分离术、瓣膜置换术)。超声心动图可以评估瓣叶的活动性、厚度、钙化和瓣膜下结构的增厚。当瓣叶活动性相对较好、没有钙化、瓣膜下结构增厚不明显时,经皮球囊二尖瓣成形术(percutaneous mitral balloon valvuloplasty,PBMV)基本可以成功,这是一种安全有效的非外科手术方法。Wilkins 和他的同事提出了一种超声心动图的评分系统,可以有效预测手术成功率,包括以下这些因素,见框 45-2。瓣叶瓣环连合处的钙化程度有助于确定最合适使用经皮球囊二尖瓣成形术的患者。分数越高提示疾病越严重,预示着经皮球囊二尖瓣成形术的成功率更低。最近,一种相似的评分系统也被提出,以用于预测经皮球囊二尖瓣成形术后发生严重二尖瓣反流(mitral regurgitation,MR)的可能性。当患者合并有严重的二尖瓣畸形时(分数>10),预测严重二尖瓣反流的敏感性和特异性是82％和91％。最后,更高的这些超声形态学评分也与更高的住院费用相关。

框 45-2　二尖瓣解剖学的超声心动图分类

瓣叶活动性

1. 瓣叶具有高度活动性,仅限于瓣叶尖部
2. 中等程度的瓣叶活动性,适用于瓣叶基底部
3. 瓣叶在收缩期前移,主要位于基底部
4. 收缩期瓣叶移动不明显或不移动

瓣膜增厚

1. 瓣叶几乎正常(4～5mm)
2. 中度瓣叶增厚,边缘显著增厚
3. 整个瓣叶增厚(5～8mm)
4. 所有的瓣叶组织显著增厚(>8～10mm)

瓣膜下增厚

1. 瓣膜下腱索结构的轻度增厚
2. 增厚的腱索长度占 1/3
3. 增厚的腱索长度占 2/3
4. 增厚的腱索长度延长至乳头肌

瓣膜钙化

1. 单独一处位置的回声强度增加
2. 散在的高亮区域局限于瓣叶边缘
3. 高亮区域延伸至瓣叶中段
4. 高亮区域延伸至大部分瓣叶组织

　　当无创性检查的结果模棱两可或者与临床表现不一致时可以使用心导管检查测量血流动力学数据。通过跨二尖瓣压力阶差的测量,二尖瓣面积可以使用 Gorlin 流体力学公式计算得出。肺动脉压力

和阻力通常可用于评估二尖瓣狭窄对肺动脉循环血流动力学的影响。当肺动脉球囊阻塞或使用楔压作为左心房压力的代替时,尽管有相位延迟的调整,跨二尖瓣压力阶差仍可能被高估。因此房间隔穿刺更适合确定压力阶差,尤其适用于楔压的准确性存疑时。左心室造影术可用于评估是否存在严重的二尖瓣关闭不全,假如需要行外科干预治疗通常也会行冠脉造影检查。

静息状态下的二尖瓣面积和平均跨瓣膜压力阶差可被用于二尖瓣狭窄严重程度的分类(表 45-2)。但是,时常可以发现患者的症状与基础或静息状态下狭窄的严重程度不相符合。或者,测量结果可能显示出严重的二尖瓣狭窄而患者没有任何症状。在这些情况下,需要在运动或多巴酚丁胺试验时使用心导管术测量血流动力学,联合应用超声心动图有助于解释二尖瓣狭窄的生理负荷。这种"不明的"严重程度背后的原因是多重的:舒张期充盈程度高度依赖于心率;当静息时二尖瓣狭窄程度显示为中度时,如果出现心动过速,那么跨瓣膜压力阶差就会更加严重。另外,一些人合并有房室顺应性减低,也是其中一种潜在的原因。如果平均跨二尖瓣压力阶差升高明显($>5mmHg$)或者肺毛细血管楔压升高明显($>25mmHg$),或者出现肺动脉高压情况(收缩压$>60mmHg$),并且瓣膜形态合适,应当考虑经皮介入治疗。因此,在运动下评估严重程度将有助于解决瓣膜病变严重性与临床症状不符的情况,也有助于制订器械治疗方案。

表 45-2　二尖瓣狭窄严重程度的分级

严重程度	二尖瓣面积(cm^2)	跨瓣膜压力阶差($mmHg$)	肺动脉压	症状	心电图特点	治疗
轻度	>1.8	$2\sim4$	正常	通常没有	S_2 到 S$>120ms$,P_2 正常	预防感染性心内膜炎
中度	$1.2\sim1.6$	$4\sim9$	正常	心功能 I～II 级	S_2 到开瓣音 $100\sim120ms$,P_2正常	预防感染性心内膜炎,利尿药
中-重度	$1.0\sim1.2$	$10\sim15$	轻度肺动脉高压	心功能 II～III 级	S_2 到开瓣音 $80\sim100ms$,P_2亢进	预防感染性心内膜炎,球囊二尖瓣成形术或外科手术
重度	<1.0	>15	轻-重度肺动脉高压	心功能 III～IV 级	S_2到开瓣音$<80ms$,P_2亢进,右侧心力衰竭症状	预防感染性心内膜炎,球囊二尖瓣成形术或外科手术

总体方法

经皮二尖瓣球囊瓣膜成形术

二尖瓣狭窄的瓣膜成形术详见本书第 46 章。这里主要阐述方法和适应证。

对于无症状患者,通常不会选择经皮介入治疗,除非血流动力学异常合并有至少中度的狭窄(图 45-2)。因此,如果静息状态下存在肺动脉高压($>50mmHg$)或运动试验表现出不能耐受,能诱发出肺动脉高压($>60mmHg$)或高肺动脉毛细血管楔压($>25mmHg$),应当考虑经皮二尖瓣球囊成形术,尽管目前尚无支持这一方法的确证性数据。

有症状的中度或者重度二尖瓣狭窄患者(二尖瓣面积$<1.2cm^2$),如果瓣膜形态支持,并且排除严重的二尖瓣关闭不全和左心房栓子,通常考虑需要行经皮二尖瓣成形术(图 45-3 和图 45-4)。如果在静息下观察到有症状的二尖瓣狭窄患者只存在轻度血流动力学改变,应当使用运动试验以进一步评估在运动过程中不良血流动力学事件的发生。如果观察到肺动脉高压或者肺动脉毛细血管楔压过高,应当考虑左心室功能障碍。如果观察到显著的跨二尖瓣压差升高,应当考虑经皮二尖瓣球囊成形术。当患者症状严重时[纽约心功能分级(New York Heart Association,NYHA)III～IV级],且病情不支持经皮介入治疗时,推荐采用二尖瓣外科手术治疗。合并严重二尖瓣关闭不全(3～4＋级)或者瓣膜严重钙化常预示围术期不良事件风险高和预后不佳。

如果存在左心房或者左心耳血栓,而病情支持经皮二尖瓣球囊成形术,建议先使用抗凝药物,然后考虑尝试经皮二尖瓣球囊成形术。抗凝治疗数月后,超声心动图确认血栓已溶解或机化,则可进行经皮介入治疗。

　　外科手术方法用于不支持或不能采用经皮二尖瓣球囊成形术时。通常采用开胸二尖瓣置换术

(表 45-3)。高风险的患者可以考虑经皮二尖瓣球囊成形术,即使他们不是经皮介入治疗的最佳适应人群。再狭窄的发生可以采用重复经皮二尖瓣球囊成形术或二尖瓣置换术,但是不管选择哪一种方法,都需要考虑患者的合并症以及瓣膜形态特点。

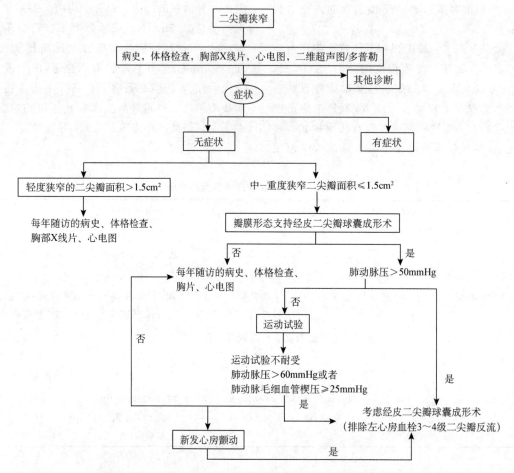

图 45-2　无症状的二尖瓣狭窄患者管理策略

表 45-3　二尖瓣狭窄的器械治疗

术式	适应证	禁忌证	优势	劣势
球囊成形术	有症状;二尖瓣面积<1.5cm²;瓣膜分数好 肺动脉高压;二尖瓣面积<1.5cm²;瓣膜分数好 有症状或者肺动脉高压合并有外科手术高风险及任意瓣膜分数	二尖瓣面积>1.5cm² 左心房栓子,中度及以上的二尖瓣反流	经皮	不适用于较差的瓣膜形态

续表

术式	适应证	禁忌证	优势	劣势
开胸手术	有症状;二尖瓣面积<1.5cm²;肺动脉高压合并二尖瓣面积<1.5cm²	二尖瓣面积>1.5cm²	避免使用人工心脏瓣膜	存在手术风险和适用性较有限
二尖瓣修补术	有症状;二尖瓣面积<1.5cm²;肺动脉高压合并二尖瓣面积<1.5cm²	二尖瓣面积>1.5cm²	可用于不能行球囊成形术和二尖瓣修补术的情况	手术相关风险和人工心脏瓣膜相关风险

主动脉瓣关闭不全

严重程度的评估

主动脉瓣关闭不全的严重程度可以通过多普勒超声评估。彩色血流和频谱多普勒图像可以提供测定关闭不全严重程度的基础信息,整合这两种方法可以得到更好的一致结果。这些信息通常包括主动脉瓣、主动脉和左心室心腔大小和功能的二维评价结果。

瓣膜反流的彩色血流图像提供了评估严重程度的重要线索,但仅使用左心室收缩期彩色血流的长度来测量严重程度具有一定的局限性。经胸骨旁测量的彩色血流的长度和面积是反流严重程度更可靠的指标。此外,流颈的宽度超过 6mm,其大小有助于评估反流的严重程度。流颈宽度是指任意彩色血流束中最窄的中央血流部分,它本质上是主动脉瓣反流时主动脉瓣水平测量的最小血流束大小。测量所得的宽度或面积越大,反映反流程度越严重。支持严重主动脉瓣反流的征象包括主动脉反流信号的压力半降时间缩短,降主动脉的全舒张期反流和中度以上的左心室扩大。超声心动图诊断严重主动脉瓣反流的参数详见表 45-4。

表 45-4　主动脉瓣反流的超声心动图等级

参数	轻度	轻-中度	中度	重度
主动脉瓣反流的特异性表现	中央射流宽度<左心室流出道的 25% 流颈<0.3cm* 降主动脉在舒张早期没有或少量反流		比轻度的表现更明显,但没有达到重度的标准	中央射流宽度≥左心室流出道的 65% 流颈>0.6cm*
支持的征象	压力半降时间≥500ms 正常左心室大小†	中间值		压力半降时间<200ms 降主动脉舒张期反流 中度或更高程度的左心室扩大‡
定量参数§				
反流量(ml/每搏)¶	<30	30～44	45～59	≥60
反流分数(%)	<30	30～39	40～49	≥50
有效反流孔面积(cm²)¶	<0.10	0.10～0.19	0.20～0.29	≥0.30

注:当分析孤立的非正常血流时应该谨慎

* 以 50～60cm/s 的 Nyquist 限制速度

† 左心室大小仅适用于慢性病变;正常的二维测量;左心室短轴径<2.8cm/m²

‡ 缺乏其他的左心室扩张的病因

§ 定量参数有助于将中度反流组再细分为轻-中度和中-重度

¶ 考虑体型大小

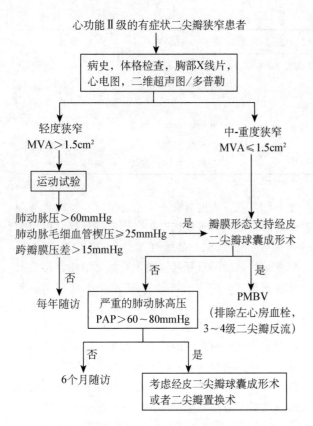

图 45-3　二尖瓣狭窄合并轻度症状患者的管理策略

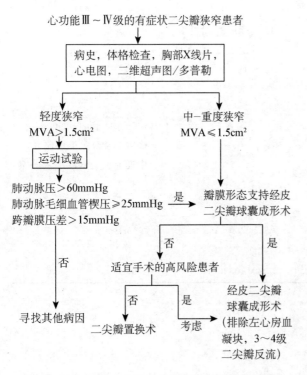

图 45-4　中-重度症状的二尖瓣狭窄患者的管理策略

上述的测量方法是反流严重程度的定量或者半定量评价方法。还可以应用血流汇聚法或者等速表面积法，但是相比于应用在二尖瓣关闭不全，等速表面积法（proximal isovelocity surface area，PISA）用于主动脉瓣关闭不全的经验相当少。正如前面章节所提到的，这一方法仍有待证实，然而，利用这一方法，可以计算得出反流孔径的大小，从而用于评估反流量的大小和严重程度。另一种相似的流量评估方法是计算和比较通过主动脉瓣的每搏量（例如左心室流出的时间速度积分）和二尖瓣或肺动脉瓣的每搏量。

心脏磁共振成像作为另一种主动脉反流影像学评估的方法，其优点包括高度精确的左心室流量、重量、射血分数的评估，可以对反流流量和血流做出很好的评价，也能提供很好的主动脉和主动脉根图像。任何心脏磁共振检查都具有典型的局限性，包括：不能使用于置入埋藏式自动心脏复律除颤器或起搏器的患者，检查耗时长，不能用于幽闭恐惧症患者，专业性要求高。

当无创性检查不能提供可靠结果时，心导管检查可用于评估患者血流动力学状况。通过与主动脉显像相比，在心脏舒张期时左心室显像的持续情况可用于对反流严重程度的定性分析（表 45-5）。定量左心室造影术可用于计算反流量和反流分数。通过造影测量舒张末期和收缩末期体积计算得出总心搏量。总心搏量减去前向心搏量即可得到反流量，而前向心搏量主要通过热稀释法或 Fick 心排血量技术获得。进一步用反流量除以总心搏量得出反流分数，反流分数高于 50% 与严重主动脉瓣关闭不全相关。外科手术治疗前应先行冠脉造影评估合并有冠心病高危情况的冠脉动脉狭窄程度。

在很多情况下，还可以通过运动试验和负荷超声心动图等方法来评价疾病严重程度。因为症状往往对是否采取有创性治疗起着决定性作用。通过运动试验，则可以反映出不佳的心功能状态，也可以诱发出久坐不动患者的症状。此外，运动试验评价结果也可以为将来进一步的研究对比患者的功能情况是否稳定提供一种基线参考。高风险患者组也可以通过这种方式识别，包括了肺动脉高压（肺动脉收缩压＞60mmHg）、左心室功能异常、二尖瓣反流恶化。对于静息状态下疾病程度与症状不符合的患者，运动试验有助于检出这些患者在运动过程中所出现肺动脉压力升高或反流程度加重。

表 45-5　心导管检查的主动脉瓣反流的定性分级

等级	描述
1+	收缩时不完全的或微弱的左心室显影
2+	微弱的或完全的左心室显影,但在每次收缩时都不完全清晰
3+	渐进性显影使得左心室显示的密度与主动脉根部相同
4+	左心室显影在第一和第二收缩期时高于主动脉根部

外科手术干预治疗的时机

与其他心脏瓣膜病相似,指南的建议很大程度上是根据相对较少人群的观测数据所得出的,因为尚没有前瞻性和充分有力的临床试验证据。尽管如此,已有可靠数据表明可以根据症状、左心室的功能和大小、是否存在重度关闭不全等来选择外科手术治疗。尽管在一些特定的病患中瓣膜修复术已取得一定治疗经验,但是绝大多数的主动脉瓣关闭不全患者主要行主动脉瓣膜置换术。

左心室功能正常的有症状患者

严重主动脉瓣关闭不全患者的预后被证明与心力衰竭症状有关。在一项纳入了 246 名重度或中-重度关闭不全患者的研究中,纽约心功能分级Ⅲ或Ⅳ级的患者年死亡率为 25%,而心功能Ⅱ级的患者年死亡率为 6%。经手术治疗的患者具有更低的心血管死亡率。在其他的研究中,合并有严重心力衰竭或心绞痛症状者的患者经非手术治疗显示出较高的年死亡率(>10%)。

主动脉瓣手术可用于心功能Ⅲ、Ⅳ级或有心力衰竭存在但左心室功能正常的患者,然而,当症状较轻时,很难分辨症状是否来源于心脏,对于这样的患者运动试验将有助于鉴别。当左心室显著扩大时(舒张末期>75mm)或当左心室射血分数处于临界时(50%~55%),即使是症状较轻,也应该考虑手术矫治。

上述情况主要适用于慢性主动脉瓣关闭不全的患者。急性主动脉瓣关闭不全的患者常常因为症状进展快而就医,例如出现肺水肿或心源性休克,并且这些患者心动过速时的左心室收缩功能和左心室大小往往表现为正常。在这些情况下,代偿机制往往是不够的,如果不能立即手术干预治疗则预后不佳。因此几乎所有的有症状的重度主动脉瓣关闭不全患者,不论急性还是慢性,都应该考虑手术矫治。

左心室功能异常的有症状患者

不管左心室功能状态,有症状的重度主动脉瓣关闭不全患者行手术矫治,通常可以改善症状。在一项对有症状患者的研究中,其术前平均左心室射血分数为 45%,经手术治疗后绝大部分患者症状减轻并且左心室功能增强(平均左心室射血分数为59%)。同样的,轻度或中度左心室功能异常的有症状患者也可从主动脉瓣手术中获益。相关研究已经表明合并有重度左心室功能异常或心功能Ⅳ级的患者死亡率明显升高和术后完全的功能恢复可能性较低。这些患者由于存在不可逆转的心室功能异常,往往存在治疗管理困难的问题。尽管这类患者围术期风险较高,主动脉瓣手术通常比单纯药物治疗更好。梅奥诊所的一项研究纳入了 450例因慢性主动脉瓣关闭不全而行主动脉瓣手术治疗的患者,其中约 10% 的患者左心室射血分数>35%,其手术死亡率高达 14%。然而,术后左心室射血分数却升高了 4.9%,并且大部分患者延长了生存时间且心力衰竭没有明显进展。最近,克利夫兰诊所公布了在 1972—1999 年行主动脉瓣置换术患者的临床结果,其中特别包含了合并有重度左心室功能不全(左心室射血分数<30%)的患者。在早期,左心室功能异常的患者死亡率明显高于匹配的控制组。然而,这些患者的住院死亡率从 1975年最初的 50% 降低到了 1985 年 0。进一步发现从1985 年后合并有左心室功能异常患者的生存曲线与控制组不合并严重左心室功能异常的患者相当。因此,尽管目前尚无随机对照临床试验,外科手术仍应被推荐,并认为可以给这类患者带来获益。根据最近的数据,外科手术的良好预后能明显降低这类高危人群的风险,但仍需更多的数据加以证明。手术矫治前必须进行一段时间的强化药物治疗以缓解临床和心力衰竭症状。

无症状患者

对于无症状的重度主动脉瓣反流特别是左心室收缩功能正常的患者,外科手术治疗仍存有争议。经超声心动图所测得左心室收缩和舒张末期容积大小可被用于指导是否需要进行外科干预治疗。严重的左心室扩大(左心室舒张末期直径>75mm)或收缩功能不全(收缩末期直径>55mm)常提示为高危人群,如果不进行手术治疗,其不良事件的发生率将明显增加。虽然缺乏大规模研究评估无症状重度主动脉瓣关闭不全的患者接受手术治疗的预后情况,但传统观点认为左心室射血分数和收缩末期直径是外科矫正术后生存率和左心室功能的重要预测因子。因此,在无症状患者中,左心室射血分数＞50％或收缩末期直径＞55mm 常提示需要行主动脉瓣膜置换术。不过,左心室中重度扩大的患者(左心室舒张末期直径＞70～75mm)接受非手术治疗的预后也尚可,这表明单纯的左心室舒张末期大小无助于主动脉瓣膜置换术的确定。

对于严重的主动脉关闭不全但尚未达到外科手术指征或仍无症状的患者,我们需要对其进行连续监测。伴有射血分数下降的患者是潜在的高危人群,对于这类患者进行规律监测也是必要的。另外,有些患者在发生心脏收缩功能不全前并没有前驱症状,因此,除了一系列对临床症状评估的随访,对于适合行外科手术的患者,心脏超声的客观评价有助于为那些合并左心室功能异常的无症状患者提供确定性的证据。

总体方法

一种行之有效的指导重度慢性主动脉瓣关闭不全患者外科手术选择的方法已经基本建立(图 45-5)。实际上,对于有症状的(心功能分级 III 或 IV 级),或左心室功能不全的患者无论有无症状都应接受主动脉瓣膜矫正手术。对于不伴有静息左心室功能不全的无症状患者和那些没有达到矫正手术标准的患者进行连续的无创监测是必要的。

二尖瓣关闭不全

严重程度的评估

当使用超声心动图评估二尖瓣关闭不全严重程度时,建议综合性的方法。联合应用二维彩色血流、频谱多普勒超声检查方法和定量参数,有助于更精确且可重复的识别严重二尖瓣反流。当经胸廓的成像不清晰或需要进一步成像来安排手术时,经食管超声评估被认为是有益的。二尖瓣反流具体支持参数的应用可见表 45-6,但需注意的是二尖瓣反流的严重程度还取决于患者的血容量和血压状况。

二维超声成像往往可以为二尖瓣关闭不全的慢性改变和病因提供线索,从而协助评估二尖瓣关闭不全的严重程度。在急性二尖瓣反流时,代偿机制尚未发生,心室大小可以是正常的。在慢性二尖瓣反流中,会出现左心室和左心房扩大。另外,二维超声成像也可以判断二尖瓣反流的常见病因,如风湿病、退行性变或功能性改变等。

彩色血流多普勒的参数也有助于二尖瓣反流严重程度的分级。但由于反流束面积评价缺乏准确性,特别是在反流束是偏心时,因此彩色血流多普勒超声不能单独作为判断二尖瓣反流严重程度的方法。然而,当大量反流束到达左心房后部并且进入肺静脉时,常提示重度二尖瓣反流。流颈的测量结果可提供关于严重程度评估更加特异的指征,特别是当测量结果在长轴视角上超过 0.6～0.8cm 时。临床医生应该避免在心尖二腔观视角观察,因为流颈在接合缘上可能存在假性增宽。虽然中心性或偏心性的流颈束易于测量,但是该技术仍需要解决诸如多股射流等基础问题。另外,使用彩色血流多普勒超声评价急性二尖瓣反流仍具挑战。这主要由于左心房和左心室的压力差异相对较小,以及彩色血流束很小且常被误认为轻度反流。在这种情况下,病史、体格检查和二维超声成像将是至关重要的,并且有助于阐明急性二尖瓣反流的病因,例如连枷状瓣叶。

频谱多普勒超声检查能为诊断重度二尖瓣反流提供重要的辅助信息。多个肺静脉都发现有肺静脉收缩期反流是血流动力学意义上严重二尖瓣反流的特异性标志。这一发现在急性或亚急性二尖瓣反流中比慢性二尖瓣反流更为可靠。在重度二尖瓣反流中,二尖瓣 E 峰的流速大于 A 峰,通常超过 1.2cm/s。A 峰主导的图像几乎可以排除重度二尖瓣关闭不全。另一个支持二尖瓣关闭不全的征象是连续波多普勒的采样,可见早期达高峰的三角形高密度二尖瓣关闭不全影。

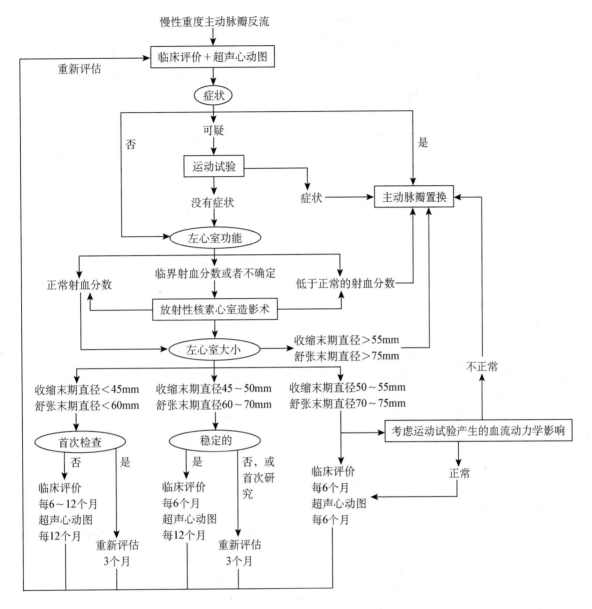

图 45-5　主动脉瓣反流的手术时机

表 45-6　二尖瓣反流的超声心动图分级

	轻度	轻-中度	中度	重度
严重程度的特异性表现	中心射流＜4cm² 或＜左心房面积 20％* 流颈宽度＜0.3cm 血流汇聚很小或没有†		比轻度的表现严重，但没有达到重度的标准	流颈宽度＞7cm 伴有巨大中心反流束（面积＞左心房面积的 40％）或伴有任意大小的撞击室壁的血流束及左心房涡流* 巨大的血流汇聚† 肺静脉收缩期反流 明显的二尖瓣瓣叶连枷形成或乳头肌断裂

续表

	轻度	轻-中度	中度	重度
支持表现	收缩期主导的肺静脉血流 A 峰主导的二尖瓣血流 低密度呈抛物线的连续 　波‡ 多普勒二尖瓣反流表现 正常左心室大小¶		比轻度的表现 严重,但没 有达到重度 的标准	高密度的三角形连续波¶ 多普勒二尖瓣反流束¶ E 峰主导的二尖瓣反流(>1.2m/s)§¶ 左心室和左心房大小扩大,特别是合并有 　左心室功能正常时
定量参数§¶				
反流量(ml/ 　次心跳)	<30	30～44	49～59	≥60
反流分数(%)	<30	30～39	40～49	≥50
有效反流孔面 　积(cm²)**	<0.20	0.20～0.29	0.30～0.39	≥0.4

解释孤立的容量异常时需要谨慎

*尼奎斯特界值 50～60cm/s

†最小的和较大的血流汇集,分别被定义为汇集血流半径<0.4cm 和中心射流≤0.9cm,基线变化在尼奎斯特界值 40cm/s。偏心血流分界线更高,并且要进行角度矫正

‡通常病程>50 年或心室舒张功能受损,不伴有二尖瓣狭窄,或其他的升高左心房压力的原因

§没有其他病因引起左心室和左心房扩大,没有急性二尖瓣反流。左心室大小只用于慢性损害;正常二维测量:左心室短轴≤2.8cm/m²,左心室舒张末期容积≤82ml/m²,最大左心房前后径≤2.8cm/m²,左心房容积≤36ml/m²。如图所示,量化参数可以帮助把中度二尖瓣反流组分为轻中度和中重度

**考虑体表面积

　　定量分析可用于二尖瓣关闭不全严重程度的评估。使用与上述评价主动脉瓣反流相似的方法,可以计算反流量、反流分数和反流孔面积。已有研究已经确认了这种方法在评估二尖瓣关闭不全严重程度上的有效性。PISA 算法先前已被证实可用于评估反流和计算有效反流面积(有效反流面积≥0.4cm² 即被认为是重度二尖瓣反流)。但是正如 Biner 和他的同事所发现的那样,由于存在较高的观察者间的变异性,PISA 算法的应用程度正逐渐下降。另一方面,随着三维超声的出现,值得注意的是,PISA 算法所依赖的"半球近端血流汇集"假设并非一直存在。实际上,在功能性二尖瓣反流中,血流汇集更接近椭圆形。随着 3D 超声更加简便的应用,反流量可以被更加精确的评估,而不需要先行几何假设。

　　如果临床症状与无创检查结果不同或者模棱两可时,需行心导管检查评估血流动力学。半定量和定量方法都可用于评估重度二尖瓣关闭不全,定性的分级方法可见表 45-7。使用与评价主动脉瓣关闭不全相似的方法,可以计算出反流量和反流分数。当反流分数超过 50% 时即意味着重度二尖瓣关闭

不全。

表 45-7　心导管检查的二尖瓣反流的定性分级

等级	描述
1+	造影剂进入左心房而没有完全的心房显影
2+	左心房完全显影,但是没有左心室显影明显
3+	左心房完全显影,且与左心室显影程度相当
4+	早期可见左心房显影比左心室显影程度更加明显,通常还可见肺静脉显影

　　另一种新兴的评估二尖瓣关闭不全的方法是运动超声心动图。三种不同的情况可以运用运动超声心动图。在相对缺乏运动的无症状患者中,运动超声心动图可以发现因患者缺乏运动所掩盖的症状。运动超声心动图还可以揭示一些高危因素,以决定是否需要考虑手术。这些高危因素可以是肺动脉压力升高(肺动脉收缩压>60mmHg),也可以是室壁运动异常进展及随之而来的左心室功能不全。一些症状超过其二尖瓣反流严重程度的患者同样需要行

运动超声心动图检查以评估运动时反流是否加重。运动时二尖瓣反流加重亦可见于其他情况下的缺血性二尖瓣反流。在一项小型研究中发现,出现运动后肺动脉压升高或二尖瓣反流加重(以"反流量"定量化严重程度)与无临床症状事件发生率减少有关。总而言之,在上述情况中,如患者能够耐受,应该考虑运动超声心动图检查。

干预治疗的时机

与其他瓣膜疾病相似的是,二尖瓣关闭不全也缺乏大规模的随机研究,因此,关于手术最佳时机的建议很大程度上取决于预后相关的预测因子的观察性研究数据。

重度二尖瓣关闭不全的病因可能影响预后。原发性瓣叶异常的患者行外科干预治疗后常有较好的预后,但是继发性二尖瓣关闭不全患者的预后主要取决于基础疾病的进展。下文将围绕起源于器质性瓣叶功能不全的慢性二尖瓣关闭不全进行讨论,之后的章节将着眼于功能性缺血性二尖瓣反流。

有症状患者

同其他心脏瓣膜病一样,症状的出现是关键性因素。有症状的重度慢性二尖瓣关闭不全患者应该考虑行外科干预手术,然而,由于二尖瓣反流的血流动力学特性,这种评估通常是令人困惑的。如前所述,二尖瓣反流的程度取决于患者的状态。在高血压或高血容量的情况下,症状可能只是暂时的。虽然没有研究提及这种特殊情形,但考虑到近期的一些支持对无症状患者行早期手术治疗的研究数据,可以推断在重度二尖瓣反流中即使只出现一过性的症状,也应考虑立即行手术治疗。

无症状型患者

对于手术时机的选择,除了病因和症状外,仍有3个因素应考虑在内:①出现左心室收缩功能不全;②出现其他高危因素;③患者将要行的手术类型。无症状的患者左心室射血分数<60%是二尖瓣手术的指征。对于左心室射血分数达到60%或更高的患者,应该在考虑手术前注意一些额外的高危因素,例如左心室收缩末径<40mm,新发的心房颤动或肺动脉高压。另外,手术类型和手术中心的专业能力也是决策的关键因素。目前,二尖瓣置换术的开展已经越来越少了,主要是由于人工置入心脏瓣膜后随之而来的器械相关问题(如抗凝)和二尖瓣组织切除术后潜在的左心室收缩功能下降。现在临床上更倾向于二尖瓣修复术和瓣膜下组织的保留术。当可

行后一种手术类型时,尤其是在经验丰富的手术中心,即便没有症状、没有左心室功能不全、没有严重的高危因素,只要修复术的预期手术成功率>90%,都应该考虑手术治疗。

瓣膜修复和置换的可行性可以通过超声心动图评估,无论是经胸还是经食管超声。当仅出现瓣叶或瓣环的局限性钙化、一个瓣叶的局限性脱垂、单纯的瓣环扩张或瓣膜穿孔时,瓣膜修复术通常是可行的。另一方面,如果发现广泛钙化,严重脱垂,感染或瓣膜下组织增厚,则需要考虑瓣膜置换术。

其实,关于手术最佳时机的争论一直没有停过。2005 年,一个队列研究表明,无症状的器质性二尖瓣反流患者的死亡率比先前报道的高。特别是对于有效反流面积$>40mm^2$的患者,全因死亡风险明显升高。此后不久,Rosenhek 和他的同事公布了一项研究,其中纳入 132 例无症状的重度二尖瓣反流患者,研究表明这些患者的死亡率与奥地利统计局所提供的奥地利人寿命统计表相似。Rosenhek 坚称只要无症状的重度二尖瓣反流患者坚持遵照指南来考虑手术治疗方案,其临床预后是很好的,同时Rosenhek 也认为早期行手术治疗是没有必要的,而这也可能是因为手术本身的风险。近来,有一项研究 1996－2005 年共纳入 447 例无症状器质性重度二尖瓣反流并接受早期手术,无论患者是否满足传统手术标准,例如左心室功能不全、有症状或有高危因素。与传统治疗组对比并一起进行随访研究,发现早期手术组 7 年无事件生存率对比传统治疗组有显著的提高,同时表明早期手术对这类患者是获益的。鉴于无症状的重度二尖瓣反流患者是否需要早期进行手术治疗尚未达成共识,因此,对于具体情况的评价是必要的,尤其需要考虑在不同医疗机构中行修复术或置换术的可能性以及不同医疗机构现有的手术水平。

经皮二尖瓣修复术作为一种治疗选择已经初露一线曙光,但是仍处于临床试验阶段。类似于先前应用于外科手术的 Alfieri 缝合法(双孔成形或称缘对缘技术),经皮方法的目标是通过置入一个有轻微残留反流的夹子来实现前后瓣叶的缘对缘的接合。基于一项最近研究,当患者合并有中重度二尖瓣反流(3～4＋),伴有或不伴有临床症状,伴有功能性或退行性二尖瓣反流,左心室射血分数<60%或左心室收缩末径>45mm 时,应考虑接受这种手术。这类患者的原发性瓣膜反流束是起源于二尖瓣前叶中间部分(A2)和后叶中间部分(P_2)的不良闭合所引

起的,并且继发性的反流束在临床上可以忽略,同时患者必须能够行经中隔导管术。

总体方法

决定是否行外科手术取决于有无症状、左心室的大小和功能、有无高危因素和手术类型。如果选择手术,则瓣膜修复优于瓣膜置换;如果需要实施瓣膜置换,更倾向于保留瓣下结构。当超声心动图发现左心室功能不全时,无论患者有无症状都适合手

术治疗。当患者存在严重的左心室功能不全时,如修复术可行,则二尖瓣外科手术治疗是合理的,但是如试图行瓣膜置换术,则是否能行二尖瓣外科手术治疗是存疑的。在无症状患者出现心房颤动或肺动脉高压时,特别是当可行瓣膜修复术时,应尽早行手术治疗。否则通常主张利用无创性检查的方法密切观察,以合理考虑是否早期行手术治疗,当然这也这取决于外科手术的预后和瓣膜修复的可行性(图 45-6)。

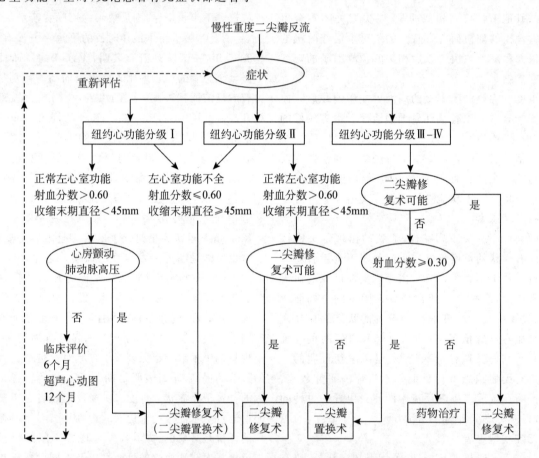

图 45-6　二尖瓣反流患者的手术时机和选择管理策略

功能性(缺血性)二尖瓣反流

缺血可造成一系列二尖瓣的病理改变,包括功能性二尖瓣反流(瓣叶和瓣膜组织结构正常),乳头肌断裂或梗死。近年来,对功能性缺血性二尖瓣反流的管理方法尤为受到关注,而且这是有原因的。有研究表明,相比于其他病因引起的二尖瓣反流以及仅有缺血但不伴二尖瓣反流的情况,缺血性的二尖瓣反流预示着更高的死亡率。一些研究已经表明对缺血性二尖瓣反流行外科干预治疗可降低死亡率。尽管二尖瓣反流手术技术得到了提高,手术术

后的管理也有了长足的进步,但绝大多数证据表明没有明确的获益。同样值得注意的是,对于行冠脉搭桥术(CABG)的患者而言,同时行二尖瓣修复或置换术,与仅进行血运重建(CABG)相比增加了手术风险。一些调查关于为什么二尖瓣手术缺乏重要获益的研究仍在进行中。当前关注的焦点主要集中在由于缺血引起的特殊解剖结构改变,如左心室重构引起的乳头肌功能失调。用于瓣环成形术的新型瓣环即将出现,这种小型的瓣环可用于限制性二尖瓣成形术或腱索断裂。所有的这些方法都可能成为

潜在的治疗方案。除非有更多的研究证明，否则不能充分说明二尖瓣手术减少功能性缺血性二尖瓣反流患者的死亡率。

右侧瓣膜疾病

三尖瓣疾病

对成人而言，重度三尖瓣关闭不全多由原发的瓣叶结构异常或功能异常（瓣叶正常但伴有瓣环扩张）引起。原发性瓣叶异常可分为先天性异常（例如 Ebstein 畸形、三尖瓣裂和双孔三尖瓣）和获得性异常（包括心内膜炎、类癌性心脏病、风湿性心脏病和外伤）。功能异常包括右心室发育异常，原发或继发的肺动脉高压，房间隔缺损和肺静脉异位引流。超声心动图是最好的右侧瓣膜疾病评估方法，它可以对严重程度进行系统评估。特别是在超声心动图中检出如下情况均提示重度的三尖瓣关闭不全：频谱多普勒探测到早期达高峰的三角形高密度三尖瓣反流影、收缩期肝静脉反流、较大的流颈宽度（＞0.7cm）、右心房室扩大、下腔静脉增宽。

虽然标准做法是用 2D 超声心动图和多普勒成像来评价心脏瓣膜病变，但现越来越多的证据显示 3D 超声心动图有更多优势，尤其是在观察三尖瓣时。另外，2D 超声心动图同一时间只能看到三片瓣叶中的两片，而 3D 可以同时显示全部三叶。三尖瓣环是椭圆、马鞍形的，因此，它很难通过单独的线性测量方法定量分析，而 3D 超声能为研究瓣环及其病理提供更好的信息。因此，这预示着 3D 影像技术不仅可以更好地认识三尖瓣的病理，而且可以促进三尖瓣病变治疗方案的发展。

当患者只有三尖瓣疾病或合并有其他瓣膜疾病时，重度三尖瓣关闭不全可能是预后不佳的重要标志。一项 4 年内纳入超过 5000 例主要为男性患者的回顾性研究中，与生存率降低有关的是三尖瓣反流严重程度的增加，而不是患者的左心室射血分数和肺动脉压力，并且独立于患者的年龄、右心室大小和下腔静脉增宽。没有三尖瓣反流患者的一年生存率为 91%，而有重度三尖瓣反流的患者仅为 64%。当右侧心力衰竭和三尖瓣关闭不全是由于左侧心脏疾病所导致时，特别是由于二尖瓣狭窄时，改善三尖瓣关闭不全将有赖于手术或经皮治疗二尖瓣狭窄。但是，仅仅对二尖瓣狭窄行球囊瓣成形术并不能彻底解决三尖瓣关闭不全。因此，在

对二尖瓣狭窄行外科矫正治疗的同时行三尖瓣瓣环成形术是合适的，特别是当三尖瓣环直径＞3.5cm 时。

手术干预治疗的时机很严格，单纯的三尖瓣关闭不全是否行手术治疗仍存在争议。然而，当药物治疗难以控制症状时，外科手术治疗是合理的。当计划行外科治疗时，一般也会行三尖瓣瓣环成形术，然而，当瓣叶异常或严重病变时，瓣膜置换术则被认为是有必要的。

严重的三尖瓣狭窄相对少见，一般继发于风湿性心脏病，通常表现为同时存在瓣膜狭窄和反流，而患者的临床状态通常决定治疗策略的制订。尽管可以使用球囊瓣膜成形术，但却可能导致严重的三尖瓣反流。因此，生物瓣膜置换通常是必要的。

肺动脉瓣疾病

成人获得性肺动脉瓣膜疾病是罕见的，大多数病变源于先天性瓣膜畸形。青少年和年纪较小的成人肺动脉狭窄一般选择经皮介入治疗，并且适用于跨肺动脉瓣压力阶差峰值＞30mmHg 的有症状的患者或者跨肺动脉瓣压力阶差＞40mmHg 的无症状患者，或右心室到肺动脉压力阶差峰值达 30～39mmHg 的患者。严重的肺动脉关闭不全可发生于 Fallot 四联征外科修复后。经皮肺动脉瓣治疗即将进入试验阶段。但仍需进一步试验以允许经皮肺动脉瓣手术用于治疗肺动脉瓣关闭不全。尽管在不可逆的右心室功能不全发生之前行瓣膜置换术是最佳的，但是肺动脉瓣的生物瓣膜置换手术时机依然有争议。

未 来 方 向

越来越多的临床数据表明循环生物标志物可用于帮助预测心脏瓣膜疾病干预治疗的恰当时机。利钠肽不仅可以帮助诊断心力衰竭，同时也是预后的独立预测因子。在瓣膜疾病中，利钠肽可以反映左心室壁负荷。临床上，合并有主动脉瓣狭窄和二尖瓣关闭不全的患者，血浆中的 B 型利钠肽水平与心脏瓣膜疾病的严重程度和心功能分级相平行。另有临床数据表明 B 型利钠肽的测量有助于辨别主动脉狭窄患者的前驱症状和临床恶化，而且可以预测无症状患者的生存率和手术效果。虽然临床数据仍不完善，但利钠肽的测量可以补充性地指导心脏瓣膜病手术干预治疗时机的选择。

随着无创的成像技术不断发展，新的数据很快可以支持这些技术来进一步参与决定心脏瓣膜疾病的治疗。心脏磁共振能够评估心脏纤维化程度，可能会成为评估主动脉瓣置换术后效果的预测性工具；同样，3D超声心动图将从几何角度评估瓣膜病变，提供更定量更直接的有效测量方法。另外，3D超声心动图是一种很好的成像方式，可用于干预治疗的术前和术后的快速实时评估。

第 46 章
心脏瓣膜病的外科治疗

Surgery for Valvular Heart Disease

Matthias Peltz

关 强 译

概 述

对于瓣膜疾病,虽然药物治疗在早期瓣膜疾病进展缓慢的情况下可以明显改善症状,但外科手术治疗对于晚期心脏瓣膜病患,仍然是最为主要的治疗手段。

在 1923 年埃利奥特-卡特勒发明二尖瓣闭式扩张术之前,瓣膜性心脏病自然发展多以逐渐性心力衰竭及死亡为结局。即使卡特勒的手术结果并不完美,但是他首次展示可以通过外科手术操作来纠正病变瓣膜的生理功能,改善疾病的自然结局。25 年后德怀特-哈肯,查尔斯-贝利等以其完善的瓣膜技术证明,心脏瓣膜病的外科手术可以常规开展并且耐久性高。

随着临床体外循环机的发明(John Gibbons,1953)和人工瓣膜出现长期进展(最早应用于降主动脉,随后在心内),全层的瓣膜病变才可以通过外科手术进行矫正。爱德华兹-斯塔尔球笼型瓣膜是第一个被广泛使用并且高度成功的人工瓣膜,随着它的出现,现代心脏瓣膜外科才逐渐发展。

其他的瓣膜外科里程碑的发明还包括异体生物瓣膜、带瓣膜的主动脉根部置换、二尖瓣成形技术的开展、微创技术在 20 世纪 90 年代末的出现及最近导管技术的发展(表 46-1)。

表 46-1 瓣膜外科历史集锦

年代	发明者	技术
1914	Tuffier	封闭的主动脉瓣膜切开术(数据)
1923	Culter	闭式二尖瓣瓣膜切开术(重度)
1925	Soutter	闭式二尖瓣瓣膜切开术(数据)
1948	Harken,Bailey	闭式二尖瓣瓣膜切开术首先大规模开展
1952	Hufnagel	降主动脉置换术(球笼瓣膜),第一个主动脉手术
1953	Gibbons	体外循环机
1956	Murray	降主动脉置换(移植)
1956	Lillehei	直视二尖瓣交界切开术
1956	Lillehei	第一个开放的二尖瓣成形手术(二尖瓣关闭不全)
1960	Braunwald	人工机械瓣膜的二尖瓣置换术(聚氨酯)
1960	Harken	人工机械瓣膜的主动脉瓣置换术(球笼型)
1961	Starr	可长期生存的人工机械瓣膜的主动脉瓣置换术(球笼型)
1962	Ross,Barrett-Boyes	主动脉瓣瓣膜移植
1965	Carpentier	猪生物瓣膜主动脉瓣置换术
1967	Ross	自体主动脉瓣移植
1968	Carpentier	人工成形环

续表

年代	发明者	技术
1968	Bentall	主动脉根部替换术（带瓣人工血管）
1970s	Carpentier	二尖瓣修复功能的方法
1983	Yacoub	主动脉根部置换术（重建）
1992	David	主动脉根部置换术（部分）
1996	Cosgrove,Gundry	微创主动脉和二尖瓣手术（直视下）
1996	Carpentier,Chitwood	微创二尖瓣手术（腔镜辅助）
1998	Carpentier	微创二尖瓣手术（机器人）
2002	Cribier	经导管主动脉瓣置入术

　　目前,对于晚期瓣膜疾病的外科手术长短期疗效收益均佳,这其中包括那些具有严重心功能不全、高龄、肺动脉高压及其他合并症的患者。随着外科手术技巧的进步;心肌保护技术的提高,围术期护理的改善,高风险病例的手术死亡率明显逐渐减低。近年来微创手术的发展和围术期护理的也减少了住院时间和术后恢复时间。精巧的修复技术和人工瓣膜的发展带来了更好的长期预后,同时降低了再次手术和血栓栓塞并发症发生概率。随着主动脉疾病和二尖瓣疾病的介入治疗技术的发展,介入技术可以为患者提供首要治疗方案而不是首要选择外科治疗,这些内容将在第47章中讨论。

总　　论

流行病学

　　每年约有 100 000 例美国患者接受心脏瓣膜手术,心脏瓣膜的总体手术量在持续增长。随着瓣膜介入技术的逐渐发展,除冠状动脉手术量外,大多数心脏病中心都报道了瓣膜手术所占比例越来越大(图 46-1)。最常见的手术是伴有或不伴有冠状动脉旁路移植(CABG)的主动脉瓣置换术(AVR)。此外,二尖瓣成形因其具有纠正三尖瓣反流的重要意义,其手术量也在逐渐增长。肺动脉瓣手术是相当罕见的成人手术,通常只见于长期的先天性心脏病或类癌性心脏病。肺动脉瓣手术不在本章讨论。

适应证

　　在第45章中讨论的瓣膜手术时机,不同瓣膜的手术适应证将分别讨论,总体分类来说,适应证分为原发性和继发性。传统上说,手术的主要指征是出现症状,最明显的症状是左侧或右侧心力衰竭或全心力衰竭,但也包括心绞痛、晕厥和心律失常等。随着超声心动图的广泛应用和手术结局的改善,超声心动图(扩张或功能障碍)的结论已经成为越来越多的无症状或轻度症状患者手术的主要指征。最新的手术适应证已扩大到包括一些心室功能和大小均正常的无症状患者。

　　许多没有明确的手术指征的瓣膜病患者,在具备另一个心脏外科手术指征时,例如冠状动脉旁路移植手术,其他瓣膜手术,或主动脉外科手术,建议术中联合瓣膜手术治疗。这种手术的重要性是低于其首要手术的,通常作为伴随的手术,而伴随手术的瓣膜的修复或置换叶可以减缓其余瓣膜狭窄或关闭不全的程度。基于心脏瓣膜病变的自然病程的理解,外科干预的目的主要是防止心力衰竭和预防后期再次手术的出现。

术前评估

　　心脏瓣膜手术的患者需要彻底的术前评估和优化,以确保最佳的结果。

病史和体格检查

　　详细的病史和体格检查是最基本必需的。除了仔细辨别心脏瓣膜病的症状,重要的是要确定既往是否有心悸或心律失常的病史,是否有高危因素或冠心病病史(CAD),是否有脑卒中或短暂性脑缺血发作病史(TIA);是否有肺、肝、肾疾病或胃肠道(GI)出血病史;是否有外周血管疾病病史;是否低凝或高凝状态,以及近期是否有感染情况等。体格检查除了谨慎心肺听诊,还包括良好的口腔科检查,颈内静脉压力评估,颈动脉杂音和周围脉搏检查,是否肝大及评估做旁路移植的动静脉血管条件等。

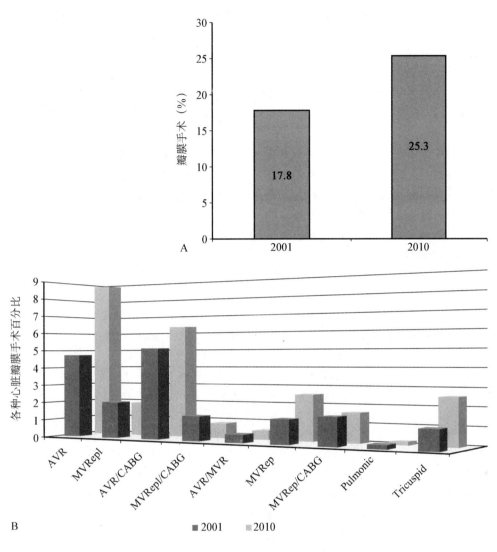

图 46-1　瓣膜手术统计

在 2001 和 2010 年瓣膜手术占所有心脏手术的比例。具体的瓣膜手术占所有瓣膜手术的比例。
AVR. ;CABG. 冠状动脉旁路移植术;MVRep. 二尖瓣修复;MVRepl. 二尖瓣置换术;Pulmonic. 肺动脉
瓣程序;Tricuspid. 三尖瓣程序

ECG 检查

ECG 检查应准确记录基线节律,是否有束支传导阻滞,ST 段及 T 波改变等,这些对术中及术后具有重要意义。胸部 X 线检查,除了鉴别心肺疾病诊断外,还提供了大量有用的信息,包括设计微创手术切口和评估主动脉瓣膜及瓣环的病理性钙化情况的局部解剖细节。这些细节都可以显著的影响手术的决策、手术时间及假体的选择。

超声心动图:几乎所有拟行手术的患者都经过明确的经胸超声心动图诊断,常常还需要经食管超声心动图补充检查。通过 UCG 检查仔细辨别瓣膜病变对手术规划及对患者讲解术中可能出现的问题有着重要的意义,超声除了测量狭窄或关闭不全的程度外,往往还可以确定具体病因。目前,测算二尖瓣反流的定量方法均被推荐应用(包括近侧等速表面结法 PISA 法;有效流口面积 ERO;血流会聚法 RV)。此外其他瓣膜也均应仔细探查,以除外多瓣膜疾病。评估双心室功能显然有着重要意义,但是同样重要的还包括评估心室尺寸及心室肥大、心室流出道梗阻情况及评估肺动脉压力等。其他重要的病变,还包括心房扩张、血栓形成、卵圆孔未闭、罕见的永存左上腔静脉。对于推迟冠状动脉造影的年轻患者,对冠状动脉开口的超声探查还是具有重要意义的。

有些患者的既往超声心动图对主要的瓣膜病变已有明确判断，但仍需要在术前 1 个月内重新评估心室及瓣膜功能，因为瓣膜病变有时进展很快。对于一些手术指征比较模糊的患者，例如低度的主动脉狭窄合并左心室功能不全，负荷状态的超声心动图往往可以提供有用的信息。

心导管检查

对于大多数接受瓣膜手术的患者，超声心动图检查可以提供完整的血流动力学表现，然而，心室导管检查能够更精确的描述血流动力学细节，尤其是瓣膜狭窄程度和肺动脉高压的程度。反流性瓣膜的造影检查相比超声心动图，不能提供额外的有用信息，往往还低估偏心性反流。

随着超声心动图的进步，对于既往有明确冠心病病史或者有高危险因素的患者，术前的心导管检查主要为冠脉造影。无冠心病危险因素的患者术前应行冠脉造影检查的年龄阈值通常为男性 40 岁，女性 50 岁，但有些人会建议对 35 岁以上的男性进行常规冠状动脉造影检查。拟行瓣膜手术的患者的患有冠心病概率对于二尖瓣退行性病变为 1% 左右，而在主动脉钙化病变为 50% 以上。

主动脉瓣狭窄的患者是否需要进行双侧的血流动力学检查仍然是一个具有争议的具体问题。大多数的外科医师往往是通过超声心动图来确定，只有对于不明确的病例才考虑应用心导管检查明确血流动力学。目前一项研究，提出应更加注意对逆行插管对主动脉狭窄的患者造成栓塞的真正风险，建议将心导管检查作为一种选择性的术前检查方案。

其他术前检查

对于瓣膜病患者，虽然超声心动图仍然是术前检查的主要项目，但心脏磁共振成像（MRI）仍提供了良好的解剖和生理数据。但是 MRI 检查的具体实行指征目前还没有确定。头部 CT 和 MRI 检查对于之前患有脑血管意外（CVA）或者对于患有感染性心内膜炎的患者排除颅内真菌性动脉瘤有明确实际意义。术前怀疑有颈动脉狭窄可行颈动脉超声检查。胸部 CT 扫描可以更精确的明确心脏和胸壁之间的结构，对于微创手术有所帮助。

动态心电图监测对于术前怀疑有心房颤动的患者是有意义的，可以明确术中是否需要联合心房颤动手术。

以呼吸困难为首发症状的患者，很难确定到底是心脏还是肺部造成的症状和体征，以及确定二者造成症状的不同程度。肺功能检查有助于明确这些问题，并且通过肺功能医生可以判读患者从瓣膜手术中得到的预期收益。

手术方法

对于急性主动脉瓣关闭不全的患者是否需要紧急行主动脉瓣置换，对于患有感染性心内膜炎是否需考虑行单纯的二尖瓣修复术，瓣膜手术前均应考虑出最优化的手术设计。对于高危险因素的病例，这些工作可以有效地简化手术操作和提高术后疗效。即使是最紧急的患者，例如由乳头肌断裂造成的二尖瓣急性关闭不全，术前也应有充足的时间应用正性肌力药物和主动脉球囊反搏建立稳定的循环状态，如果这些都没有提前准备，显然其紧急处置不当的。

在处理相对非紧急的病患时，要尽可能地在术前选择出最优的手术方案，在保证病患"安全收益"的情况下，又不能丧失完美修复患者的机会。对于失代偿性心力衰竭患者可以从门诊或住院时积极利尿及其他药物获得效益。而老年人或体弱的患者则可以从术前物理治疗或营养支持中获益。术前积极控制心率可以有效地控制心率，甚至完成室上性心动过速或心房颤动的复律，术前戒烟计划和肺功能锻炼对手术有所帮助。血液透析的患者通常在术前几天接受更积极的透析治疗。使用华法林的患者术前应该至少停止 4～5d，而对于那些需要强效抗凝的患者，术前于门诊应用低分子肝素替代治疗。另一方面，目前对于冠心病患者术前服用的阿司匹林，目前的建议是继续服用。

对于有明显肺动脉高压和心功能不全的高风险的患者，进行充分手术前准备和最优手术选择，是非常重要的。术前降低肺动脉压力能够明显的改善手术结果。

手术入路选择

胸骨正中入路

胸骨正中切口仍然是大多数瓣膜手术患者的主要方法。胸骨正中切口联合搭桥手术的唯一可行入路，此入路方式可以探查所有的重要心血管结构，各瓣膜通常暴露良好。对于正常体型的患者，胸骨正中入路通过一个有限的胸骨正中切口（12～18cm）可以达到术后良好的美容效果。在心包切开后，可以探查主要的心内结构和重要的血管结构，特别是主动脉外超声探查可以排除明显的钙化斑块或粥样硬化斑块，这些细节可能会影响主动脉阻断插管的方式。

微创入路

在过去的 10 年中，外科医生已经在考虑微创入路替代胸骨正中入路，这种替代入路的目的是减少创伤，同时能够提供更好的美容效果（图 46-2）。此类切口通常为 5～10cm，包括胸廓小切口入路（前位、侧位和腋窝位）和部分胸骨切开入路（上位和下位）等。微创入路通过途径，又可分为腔镜直视下手术和通过机器人辅助手术，手术操作是通过小切口直视下进行操作，体外循环插管可以通过此切口或外周动脉建立。腔镜下的二尖瓣手术，是通过中央一个小切口及一个或多个腔镜切口来操作的，体外循环的管路大多经外周血管建立。心内瓣膜结构是通过显示器显示的，手术操作通过专门的腔镜手术器械完成。机器人二尖瓣手术和腔镜手术类似。但是成像仪器集成到机器人手术设备（达芬奇外科手术系统），而具体操纵则从一个单独的控制台通过外科医生遥控机械臂完成。一些外科医生已经在使用这种技术来完成内镜手术了。

微创入路的主要优点是提高美容效果，其他潜在的优点包括因为减少损伤带来的更少疼痛、更短的手术时间、更少的出血等。所有的微创方法均能保证至少部分胸骨完好，从而保持胸壁的完整性，减少了伤口裂开和呼吸道并发症的发生率。微创方法的技术要求更高，需要更多的手术技巧和手术，包括由于微创手术缺少触觉反馈增加的手术难度，改良的插管技术，改良的心肌保护和排气技巧。掌握微创手术需要学习曲线，并且通常需要更长的时间来练习，然而，如果有足够的经验和技巧，微创瓣膜手术的手术结果可与传统手术以媲美，甚至更优（图 46-2）。

目前主动脉瓣置换的微创手术广泛采用经上部胸骨切口入路的方式，已成为许多中心的单独主动脉瓣置换的标准方法。目前已有临床试验支持这种入路的有效性和安全性，但是此种微创式的临床优势意义是否已经超越美容效果还是有所争议的。目前腔镜和机器人辅助的二尖瓣手术目前还主要是在各心脏病中心进行。并且，已知的这些临床试验仅是支持微创手术的安全性和有效性，但并没有明确的证实微创手术的临床预后相比常规结果更好。

人工瓣膜

现在的人工瓣膜是近半个世纪的工程学、生物学、化学和临床医学研究的成果。这种人工瓣膜的

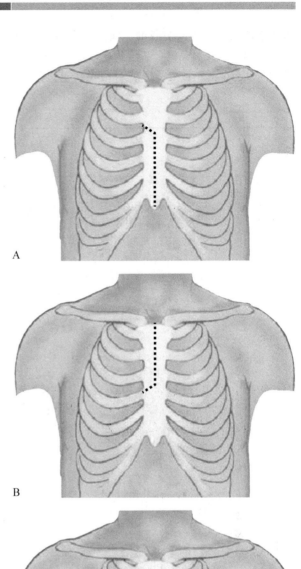

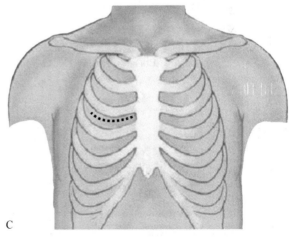

图 46-2　微创瓣膜手术切口

A. 低位胸骨切口；B. 高位胸骨切口；C. 右侧胸小切口

设计目的是尽可能的提供的血流动力，增加耐用性并且减少并发症。尽管如此，想要制造一种没有任何阻碍血流，无反流，可终身应用，并且没有并发问题的人工瓣膜也是极其困难的，这种瓣膜设计很可能永远无法实现。实际上，患者和医生面临着往往

需要平衡每一个人工瓣膜的优缺点。表 46-2 和表 46-3 指出的是目前美国食品药品管理局(FDA)已批准的人工瓣膜,和每类瓣膜相对的优缺点,图 46-3 展示的是目前最广泛应用的瓣膜,瓣环成形装置将在之后的二尖瓣修复章节详述。

表 46-2　FDA 批准和美国销售的人造心脏瓣膜

型号	名称	制造商	准许年限	尺寸(mm) 主动脉瓣	二尖瓣	模型
机械瓣膜						
球笼型	Starr-Edwards	Edwards Lifesciences	1966	21~31		2007 年弃用
倾碟型	Medtronic Hall	Medtronic	1977	20~31	23~33	2010 年弃用
双叶型	St. Jude Medical	St. Jude Medical	1977	17~31	17~33	Masters HP,
	CarboMedics	Sorin Group	1993	16~31	16~33	Optiform, TopHat
	On-X	On-X Life Technologies	2001	19~29	23~33	Conform-X
	Open Pivot	Medtronic	2000	16~31	16~33	AP, AP360
生物瓣膜						
带支架猪瓣	Carpentier-Edwards	Edwards Lifesciences	1975	19~31	25~35	SAV;Duraflex
	Hancock Ⅰ	Medtronic	1989	21~29	25~33	Ultra Ⅱ
	Hancock Ⅱ	Medtronic	1999	21~29	25~33	
	Mosaic	Medtronic	2000	19~29	25~33	Ultra
	Biocor	St. Jude Medical	2005	19~29	25~35	Supra
	Epic	St. Jude Medical	2007	19~29	27~33	
带支架牛心包瓣	Carpentier-Edwards Perimount	Edwards Lifesciences	1991 (A) 2000 (M)	19~29	25~33	Standard, Theon, Plus, Magna, Magna Ease
不带支架猪瓣	Freestyle	Medtronic	1997	19~29	NA	
	Prima Plus	Edwards Lifesciences	2001	21~29	NA	
	Toronto SPV	St. Jude Medical	1997	21~29	NA	
不带支架马心包瓣	3F	Medtronic	2008	21~29	NA	
瓣膜移植		CryoLife, LifeNet	NA	Varies	Varies	
成形环						
全环						
刚性/半刚性	Carpentier-Edwards Classic	Edwards Lifesciences	1968	26~40	26~40	二尖瓣和三尖瓣有不同
	Carpentier-Edwards Physio	Edwards Lifesciences	1993	24~40		
	CarboMedics AnnuloFlo	Sorin Group	1997	26-30		
	Seguin	St. Jude Medical	1997	24~40		
	Edwards MC3	Edwards Lifesciences	2002		26~36	仅限三尖瓣
	Carpentier-McCarthy-Adams IMR ETlogix	Edwards Lifesciences	2003	24~34		
	Geoform	Edwards Lifesciences	2003	26~32		

续表

型号	名称	制造商	准许年限	尺寸(mm) 主动脉瓣	二尖瓣	模型
软性	Duran	Medtronic	1989	25～35	*	
	CarboMedics AnnuloFlex	Sorin Group	1999	26～30		
	Tailor	St. Jude Medical	2000	25～35		
部分环						
刚性/半刚性	Colvin-Galloway Future	Medtronic	2001	26～38		
软性	Cosgrove-Edwards	Edwards Lifesciences	1993	26～38	*	
	Duran	Medtronic	1989	25～35		通过切除完整环的前
	CarboMedics AnnuloFlex	Sorin Group	1999	26～30		部分形成不全环
	Tailor	St. Jude Medical	2000	25～35		

A. 主动脉；FDA. 美国食品和药品管理局；M. 二尖瓣；NA. 不可应用

表 46-3　瓣膜特性

	机械瓣膜	带支架瓣膜	不带支架瓣膜	同种瓣膜移植	自体瓣膜移植
抗凝要求	+	++	+++	+++	+++
抗血栓栓塞	+	++	+++?	+++	+++
耐久性	+++	++	++?	++	+++
操作简便性	+++	+++	++	++	+
血流动力学表现	++	+	+++	+++	+++
抗感染性	+	+	++?	+++	+++
瓣膜杂音	++	+++	+++	+++	+++

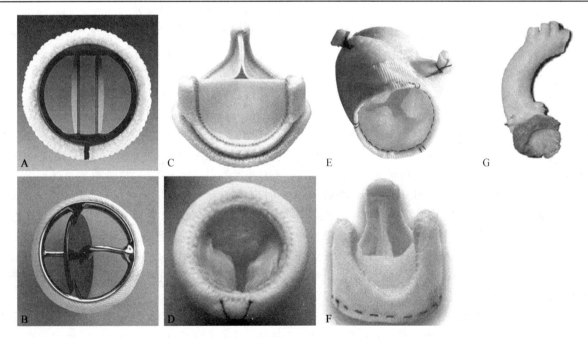

图 46-3　瓣膜

A. 双叶机械瓣膜；B. 倾盘机械瓣膜；C. 牛心包主动脉瓣；D. 带支架的猪生物瓣膜；E. 无支架猪全根瓣膜；
F. 无支架猪生物瓣膜；G. 瓣膜移植的带瓣主动脉根部

人工瓣膜的主要区别是其血流动力学特征和瓣膜相关并发症的发生率。美国胸外科学会(STS)和美国胸外科协会（AATS)于 1992 年公布了瓣膜相关并发症的定义标准,明确了 6 个具体的非致命性的瓣膜相关并发症:①器质性的瓣膜退行性变;②非器质性的瓣膜退行性变;③瓣膜血栓形成;④栓子脱落;⑤出血;⑥瓣膜手术相关的感染性心内膜炎(框46-1)。表中与时间相关的并发症通常是线性化率表示的(血栓形成、栓塞、出血等),或由病变性的并发症以精确计算后的结果表示(结构瓣膜变性、心内膜炎等)。随着越来越多的老年患者接受瓣膜手术,很明显,精确计算的方法有可能高估这些并发症的发生率,因为其没有排除其他原因死亡的病例。目前以 grunkemeier 等累积计算发病率的方法因其和治疗方案的选择关联性更大而变得更加普遍。

框 46-1　瓣膜相关并发症

瓣膜结构退变:除外瓣膜手术导致狭窄;因感染或血栓形成导致瓣膜反流,任何导致瓣膜的固有功能异常的变化,如瓣膜磨损、钙化、瓣叶撕裂等

非结构性功能异常:除外瓣膜本身的任何功能异常,不包括血栓形成和感染,如瓣膜肉芽增生,瓣周漏,不合适的尺寸或定位,残余漏或梗阻,临床上重要的溶血性贫血等

瓣膜血栓形成:没有明确感染下,任何血栓,附着在手术瓣膜上或其附近,并能够影响血流动力学或妨碍瓣膜功能

栓塞:不存在感染情况下,任何术后立即出现的栓塞。神经系统事件包括由于外周栓子栓塞外周血管出现的,任何新鲜的、暂时性的或永久性的神经系统损伤。一般除外术后即刻出现神经功能性损伤及心肌梗死

出血事件:不管是否应用抗凝药或抗血小板药物,任何可以导致死亡、住院或永久性损伤或需要输血的内部或外部出血

瓣膜相关的感染性心内膜炎:基于临床标准的涉及瓣膜操作的感染性心内膜炎。与活动性感染性心内膜炎相关的疾病如瓣膜血栓形成,血栓栓塞相关的出血事件或瓣周漏,也属于这一范畴,但不包括在其他类别的发病率

机械瓣膜

机械瓣膜一般具有良好的血流动力学,良好的耐久性和易于置入的优点。但是同时还存在需要终身抗凝和瓣膜噪声等缺点。在过去的 10 年中,机械瓣膜的主导地位逐渐被不断改良的生物瓣膜和二尖瓣修复技术所取代。

机械瓣膜主要有 3 种类型:①笼球型瓣膜;②侧倾碟型瓣膜;③双叶型瓣膜。其中笼球型瓣膜的代表,斯塔尔爱德华兹阀,它由钛环和硅胶球构成,目前为止其基本保持不变,仍留在市场上,直到 2007 年前后才停用。尽管有辉煌的历史和优良的耐久性,该瓣膜也逐渐被其他具有更好的栓塞和血流动力学表现的新型机械瓣膜所逐渐替代。在侧倾碟型瓣膜如美敦力霍尔瓣膜(美敦力公司,明尼阿波利斯,MN),于 1977 年引入临床,在 2010 年停用,其瓣膜的硅胶球被倾斜扁盘替代,以保证在收缩期瓣膜的持续开放,这样的设计相比笼球型瓣膜能够增加中央血流和改善血流动力学及抗血栓效果。圣尤达机械瓣膜(圣尤达医疗公司,明尼苏达州圣保罗市)是由圣犹达公司于 1977 年制造的第一个双叶型机械瓣膜。此种瓣膜目前已拥有超过 1 000 000 次置入,仍是目前世界上应用最多的瓣膜。它以热解碳纤维制造,每叶瓣膜都在瓣环的圈内一个固定范围内旋转。其他几家公司经营类似的热解碳双叶瓣膜,但各家公司有不同的优势,如在高碳纯度(On-X 类瓣膜)、枢轴设计(美敦力开放支点类瓣膜)和瓣叶和支点固定于超级环内的技术(超级环类瓣膜 Carbomedics)。

许多长期的研究已经评估了目前可用的机械瓣膜的绝对和相对性能,目前几个主要的研究结果也均被发表。目前市场上销售的机械瓣膜的结构性退变率是非常低的,然而,各个研究对于瓣膜的血栓栓塞症发生率(0.5%～4%)、血栓形成率(0～0.5%)和出血并发症概率(0.5%～4%)有很大的不同,此外,这些概率普遍在二尖瓣置换上相比主动脉瓣置换上发生率要高。机械瓣膜仍存在概率较低再手术情况(5%～10%在 15～20 年),主要是因为感染性心内膜炎、血栓、非结构性的心功能障碍,如血管翳增生及瓣周漏等。

Grunkemeier 和 Wu 等对目前应用最多的两类机械瓣膜的并发症进行了荟萃分析,瓣膜类型为圣犹达机械瓣膜和 Carbomedics 机械瓣膜,发现二者在主动脉瓣上和二尖瓣上有着相似的血栓栓塞率(主动脉瓣 1.6%,二尖瓣 2%～2.5%)和出血概率(主动脉瓣1.5%,二尖瓣 1.3%～1.4%)。此外,

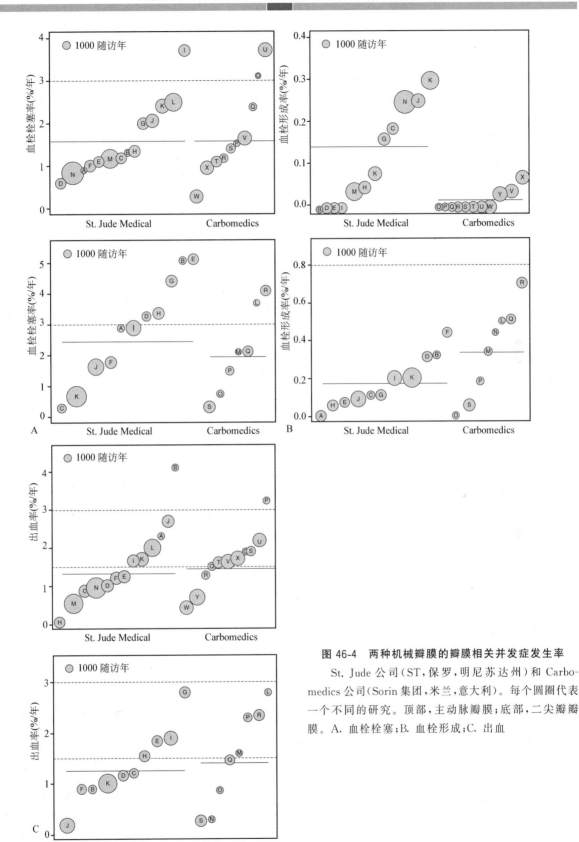

图 46-4　两种机械瓣膜的瓣膜相关并发症发生率

St. Jude 公司（ST，保罗，明尼苏达州）和 Carbomedics 公司（Sorin 集团，米兰，意大利）。每个圆圈代表一个不同的研究。顶部，主动脉瓣膜；底部，二尖瓣瓣膜。A. 血栓栓塞；B. 血栓形成；C. 出血

Carbomedics 机械瓣膜在主动脉的位置有着较低的血栓发生率(0.02％ *vs.* 0.15％)，在二尖瓣位置有较高的发生率(0.33％ *vs.* 0.17％；表 46-4，图 46-4)。目前一些回顾性研究表明，美敦力-霍尔机械瓣膜相比其他双叶瓣膜具有更高的长期并发症的发生率，而另一个小量的随机试验的结果无明显区别。ON-X 的新型瓣膜的数据也相似，但到目前为止没有确凿的数据证实此种新型瓣膜更为优越。双叶机械瓣膜和美敦力-霍尔侧倾瓣膜术后国际标准化比值(INR)在主动脉瓣上建议是 2～3，而在二尖瓣上建议是2.5～3.5。所有行机械瓣膜置换后的患者均建议术后口服低剂量的阿司匹林(75～100mg)。对于血栓风险高的患者例如术前心房颤动、高凝状态或左心室功能不全的患者可以考虑更强的抗凝和术后全治疗量的阿司匹林治疗。氯吡格雷主要是适于不可耐受阿司匹林的患者或者是在高强度抗凝治基础上出现血栓事件的患者。华法林的抗凝治疗目前有更多的选择余地，例如新型口服直接凝血酶抑制药达比加群、新兴的 Xa 因子抑制药和 AVR 后应用阿司匹林和氯吡格雷双联抗血小板治疗等。目前有一项针对 On-X 瓣膜的随机试验，旨在比较在 MVR 和低危的 AVR 上足量的术后抗凝和低强度的术后抗凝的二者差异，此试验同时也是为了评价对于低危的 AVR 的低强度抗凝疗效，目前此项试验还是缺乏时间验证。

表 46-4　总体事件发生率和事件发生危险比率的比较

事件	瓣膜	总体事件发生率			
		发生率(％/年)	*P* 值*	HR⁺	95％ CI
主动脉瓣					
血栓栓塞	St. Jude	1.58	＜0.001	1.06	0.68～1.66
	CarboMedics	1.59	＜0.001		
瓣膜血栓形成	St. Jude	0.14	0.005	0.16	0.05～0.56
	CarboMedics	0.02	0.777		
出血	St. Jude	1.32	＜0.001	1.06	0.66～1.70
	CarboMedics	1.45	＜0.001		
二尖瓣					
血栓栓塞	St. Jude	2.45	＜0.001	0.72	0.38～1.38
	CarboMedics	1.95	＜0.001		
瓣膜血栓形成	St. Jude	0.17	0.111	1.94	0.98～3.84
	CarboMedics	0.33	0.03		
出血	St. Jude	1.26	＜0.001	1.1	0.60～2.00
	CarboMedics	1.41	＜0.001		

带支架的生物瓣膜

第一个带支架的生物瓣膜是由 Carpentier 和汉考克于 1969 年发明的。他们由一个布覆盖的固定性或半固定性的瓣环和猪主动脉瓣叶连接而成，之后的牛心包也可以做类似的瓣膜结构。生物瓣膜的主要技术的发展是依靠戊二醛固定技术的发展。戊二醛固定技术，可以联合胶原纤维和活细胞组织，这种方法会增加瓣膜组织的耐久性并降低其抗原刺激性。这种技术很快成熟，但是戊二醛固定的缺点是置入后发生的瓣膜钙化，这是大多数生物瓣膜退行性变的原因。除了瓣膜丧失其活动性，这些瓣膜上的钙化点还可以逐渐成为脆弱点，甚至导致瓣膜撕裂。过去 30 年的研究已经极大地改进了保存技术。低或无压力固定技术使得生物瓣膜的耐久性显著提高，这结果导致了在过去 10 年中机械瓣膜应用逐渐减少而生物瓣膜门槛逐渐减低的戏剧性转变。

美国在最常用的生物瓣膜是 Carpentier-Edwards 牛心包瓣(爱德华兹生物科技公司，尔湾镇，加州)，它采用最新的迭代设计，采用大瓣环构成，目的在于通过大瓣环最大限度的提高实际血流动力学。猪瓣膜目前在美国市场销售的包括 Carpentier-Edwards 猪瓣(爱德华兹 Lifesciences)、Hancock 瓣膜(Ⅰ，Ⅱ，和 Mo)和 Mosaic 瓣膜(美敦力)，以及最近批准的 BIOCOR 瓣膜(圣犹达医疗)和 MitroFlow 瓣膜(索林集团)。这些生物瓣膜在二尖瓣和主动脉瓣上的耐久性表现还在进一步研究之中。

无支架生物瓣膜

研发无支架生物瓣膜主要目的是提供一个相似

的血流动力学,同时保持了原有瓣膜方便易用的瓣架结构。去除原有的瓣架结构可以允许一个更大的阀门被插入,但一定程度上增加了手术的难度。无支架瓣膜可以通过多种技术进行置入,冠状动脉开口下置换,瓣膜通常可以固定在主动脉根部。这通常需要两种缝合线:瓣环近端的缝合线和远端固定瓣膜连合主动脉窦的远端缝合线。此外,无支架生物瓣膜还通常需要应用懂啊部分主动脉根部置换技术或全根置换的技术。全根技术通常需要冠状动脉移植术。无论使用哪种技术,无支架瓣膜置入技术比带支架瓣膜技术更具挑战性。一旦无支架瓣膜被置入,瓣膜都显示出良好的血流动力学表现,而且有证据表明,他们能够促进改善左心室肥厚。这种技术挑战和缺乏数据支持限制了无支架瓣膜在 20 世纪 90 年代的应用和引进。即使如此,一些中心都采用无支架瓣膜作为主动脉瓣膜置换的选择方案,例如在较小的主动脉瓣环上的主动脉瓣置换。

目前,4 种无支架主动脉瓣膜在美国临床获得应用。美敦力 Freestyle 瓣膜和爱德华 Prima Plus 瓣膜都是以带冠状动脉的全猪主动脉根部和布料覆盖的瓣环组成。这两种瓣膜均可以被用作全主动脉根部置换或冠脉开口下置换。多伦多无支架 SPV 瓣膜(圣犹大医疗)是专为冠状动脉开口下置入设计的。美敦力 3F 瓣膜是马心包瓣膜,只需要缝合固定住连接的主动脉壁,不需要二次缝合。

瓣膜移植

人体瓣膜移植于 20 世纪 60 年代由罗斯和巴雷特兄弟首先在主动脉瓣上开始应用。早期的各种瓣膜保存技术已被冷冻保存替换。瓣膜移植具有许多无支架瓣膜的优点,包括良好的血流动力学表现,它们也可以被用来作为全根或冠状动脉开口下置换。瓣膜移植有更大的抵抗感染效果,因此,通常可以考虑应用于心内膜炎患者。瓣膜移植的主要限制为瓣膜的可用性和瓣膜的存储技术。然而,目前瓣膜移植的应用似乎呈下降趋势,最新的数据表明,瓣膜移植的耐久性没有明显优于现代生物瓣膜。瓣膜移植后有逐渐钙化的趋势,这使得接受了全根部置换的患者二次手术变得非常困难。

由于二尖瓣缺乏规律的几何形状以及二尖瓣退变速度较快,二尖瓣移植也没有获得明显突破。二尖瓣修复技术和生物瓣膜的改进也减少了二尖瓣移植的应用。

术后护理

心脏瓣膜手术患者的术后护理必须根据患者的具体情况而定。术后即刻期主要为维持足够的心排血量和监测术后出血量。对于许多瓣膜手术患者,麻醉管理的目的是允许在到达 ICU(重症监护病房)的 1~6h,一旦血流动力学稳定和止血效果好便可以拔管。

越来越多的患者术后有心室功能下降的表现,所以,患者将在正性肌力的支持下进入 ICU。对于大多数患者的药物支持,可以在第一个 24h 左右停止,但这个过程中,偶尔有心功能恢复较差的患者需要持续药物支持。

一旦患者有肺动脉高压,必须仔细维护右心室功能,此时右心室往往因心肌顿抑变得脆弱。此时治疗策略包括避免低氧和高碳酸血症、避免应用 α 受体激动药及使用肺血管扩张药如米力农等,在严重的情况下,可吸入一氧化氮。

严重左心室肥厚和舒张功能不全的患者术后需要仔细注意术后血流动力学。这些患者往往需要积极的容量复苏,需要比预期更高的心内充盈压力来维持足够的每搏量。偶尔出现严重心室肥厚的患者可发展为流出道梗阻,即所谓的自杀性心室。除了为了保持足够的预负荷正性肌力药物应尽量避免外,外周血管收缩药也应使用以保持全身血管压力。如果需要应用起搏器,房室结起搏是首选的,因为通常肥厚的心室会从心房收缩中获益。

在接下来的几天时间内,治疗策略主要会专注于利尿、管理心律、重新调整心脏和非心脏药物,促进肺部引流,鼓励活动,适当抗凝等。瓣膜病患者的术后心房颤动的发生率比冠心病患者要高。术前预防性方案已被提出,但没有被广泛使用。术后心房颤动的治疗方案各个中心均不完全相同,但一般都包括 β 受体阻滞药、钙通道阻滞药、胺碘酮和不常用的地高辛等。短暂的传导阻滞并不少见,所以大多数外科医生术中放置临时起搏导线。大部分的情况下,这将解决组织水肿和纠正电解质紊乱。但是,有时候也需要置入永久性心脏起搏器。起搏器的置入时机通常较难把握,通常可以考虑术后等待 5~7d,观察心脏节律是否有恢复的迹象。

所有的机械瓣膜患者,大多数二尖瓣修复的患者,心房颤动的患者,术后应早期抗凝治疗。通常术后不久即可服用华法林抗凝,一些外科医生因考虑出血和心脏压塞的风险,而不愿以静脉肝素过渡治疗。至少,行二尖瓣机械瓣置换的患者应被认为早期具有高血栓风险,如果术后几天内此类患者 INR 未达到治疗范围,应尽快接受静脉肝素治疗。大多数中心对于二尖瓣修复术后仍采用抗凝治疗,然而另一些大规模中心采用选择性的抗凝治疗,具体是对于年轻、窦性心律及心室功能正常的患者,术后仅单独使用阿司匹林治疗。另一个争议是主动脉生物瓣置换的患者是否应行抗凝治疗。一项数据表明,大多数此类患者在没有抗凝指征的情况下普遍没有接受抗凝治疗。

瓣膜修复或无支架瓣膜置的患者通常于出院前接受术后超声心动图复查。出院前的关于预防性应用抗生素和术后规律抗凝治疗对患者的术后康复也是非常重要的。

主动脉瓣膜外科

概述

AVR 是最常用的瓣膜手术。它已被证明是一种在所有年龄组中均有效的治疗方法,包括高龄(年龄＞90 岁)。主动脉瓣狭窄最常见的病因是瓣膜退行性钙化病变、风湿性疾病及先天性的二瓣化狭窄。单纯主动脉瓣关闭不全最常见的原因包括主动脉环扩张和主动脉根部扩张、瓣膜相关的感染性心内膜炎、主动脉夹层和风湿性疾病等。手术指征取决于患者的病理生理状况和症状。人工瓣膜的选择是比较困难的,主要取决于患者的临床效果和生活方式。对于高风险患者,瓣膜手术的早期和晚期结果均较好。

适应证

主动脉狭窄和复杂的主动脉瓣疾病

单纯的主动脉瓣狭窄和复杂主动脉瓣疾病的手术指征目前已被确立,具体详见第 45 章,主动脉瓣手术的适应证。目前 I 类适应证包括有重度的左心室功能障碍的症状或体征,以及具有其他的心脏手术指征。中度主动脉瓣狭窄同时拟行 CABG 的患者,建议接受 AVR(Ⅱa),以期降低进展型主动脉狭窄早期二次手术的风险。轻度主动脉瓣狭窄的患者在行 CABG 时,是否需行瓣膜手术,目前也是具有争议的,但还是建议应考虑行瓣膜手术,尤其是对进展性病变的高风险患者,如有严重钙化病变的患者。其他可能有争议的适应证还包括对于重度主动脉狭窄(瓣口面积＜0.6cm²),但无症状且心室功能正常的患者,还有那些有可能快速进展的高风险患者。

最近的数据表明,对于左心室功能不全的患者(射血分数＜30%),精心挑选的手术患者效果较好。

主动脉关闭不全

主动脉关闭不全的自然史,使主动脉瓣膜手术时机选择比较困难。临床上,患者可以保持无症状表现,直到突然出现明显的心室功能损害。I 类手术适应证包有括症状的重度主动脉关闭不全和伴有左心室功能不全的无症状重度关闭不全。对于无症状左心室功能正常但严重扩张的患者(舒张末期和收缩末期尺寸分别大于 75mm 和 55mm)也建议手术治疗(Ⅱa)。中重度的关闭不全,应考虑该在 CABG 或行其他瓣膜手术时予以矫正。

主动脉瓣置换

外科技术要点

主动脉瓣膜置换的操作步骤已被明确建立(图 46-5A)。因为通常在远端主动脉和右心房完成体外循环插管,术前常规主动脉 CT 扫描也越来越多。在主动脉阻断后,心肌保护的高钾停搏液,可以通过以下方式灌注,在主动脉根部顺行灌注或逆行经冠状窦灌注,或两者均用的方式。此时,通常予以全身或局部亚低温辅助停跳。在主动脉近端做切口,并检查瓣膜。清理一个高度钙化性主动脉瓣环是一个极大的挑战,必须注意仔细去除所有的钙化斑块,同时保持足够的瓣环组织,清除掉落的松散的钙化斑块,可以引起栓塞。钙化有可能会继续侵袭到主动脉壁,这时可能需要行局部主动脉内膜切除术。

一旦瓣环是彻底清理,就可以用缝线固定瓣膜。具体缝合技术,带垫片还是不带垫片,间断缝合还是连续缝合,外翻缝合或内翻缝合,环上缝合还是环内缝合,不同的外科医生有不同的习惯。机械瓣膜和生物瓣膜的缝合技术之间没有明显区别。冠状动脉开口下置入无支架瓣膜和瓣膜移植,需要两次缝合以固定瓣膜主体和主动脉壁。瓣膜大小的选择,通常考虑应用可以顺利置入的最大瓣膜。如果瓣环较小,外科医生可以用补片扩大瓣环,以置入更大的瓣膜或考虑选择使用无支架瓣膜。

之后以缝线闭合主动脉切口,排尽主动脉内气体,去除阻断钳。撤出体外循环,肝素与鱼精蛋白中和,去除套管。胸骨闭合前放置临时心外膜起搏导线和胸腔引流管。

当病变合并主动脉根部病变(扩张、钙化),或者外科医生选择无支架瓣膜,又或者拟行全主动脉根部移植时,应考虑行主动脉根部置换及冠状动脉旁路移植术(Bentall 手术过程)。主动脉切口从升主动脉环处切开,如果需要可以从远段切开,注意保护冠状动脉开口。再将连接人工血管的机械瓣膜或支架生物瓣膜、无支架瓣膜（猪主动脉根部）或者带瓣膜的异体主动脉根部,分别和近端的瓣环处和远端的主动脉壁缝合。冠状动脉分别与冠状开口逐一吻合。

　　肺动脉瓣移植或罗斯手术通常是用患者自身的肺动脉瓣或肺动脉行主动脉根部置换(图 46-5B)。除了应注意加固瓣环和主动脉窦管交界处连接以防止后期扩张,瓣膜的置入过程于其他的根部置换相类似。肺动脉瓣移植通常是用以重建右心室流出道的。

瓣膜选择

　　给予接受 AVR 的患者选择合适的瓣膜是一种对患者有显著的长期后果的复杂决策。如表 46-3 指出,现有的替代瓣膜的各项参数有显著差异,如是否抗凝,血栓栓塞发生率,耐久性,操作简便性,血流动力学性能,抗感染能力等。虽然普遍上以患者年龄为主要的选择标准,但是最终选择应是针对患者的具体情况,考虑多种因素,如伴随疾病,特别是那些影响寿命的伴随疾病,一般的生活方式和体力活动,外科医生的专业知识等,最终结合患者的自身意愿具体选择瓣膜。

　　瓣膜选择的主要标准是患者年龄。老年患者预期寿命较低且往往体力活动较少。年轻的患者,由于活动量和生存期较长,对假体的耐用性和血流动力学性能要求更高。瓣膜置入的年龄一直被公认为影响生物瓣膜钙化和瓣膜耐久性的主要因素。一个对 Carpentier-Edwards 心包瓣膜长达 15 年的长期随访证实置入年龄和结构性瓣膜退变之间有很高的相关性(图 46-6)。传统意义上,选择生物瓣膜的年龄门槛一般为 65～70 岁,实际上 65 岁以上的老年患者因结构性瓣膜功能不全二次手术的发生率才不足 10%。鉴于现代生物瓣膜的耐久性好,对于中老年患者置入机械瓣膜是不常见的一种选择。事实上一些患者术前已经有应用华法林的指征,例如术前心房颤动,但这并不是必须应用机械瓣膜的明确指征。由于两个机械瓣膜的血栓栓塞和出血风险比一个机械瓣膜要高,所以即使患者已经置入了一个机械瓣膜,也不能要求第二个置入瓣膜必须为机械瓣膜。65 岁以上患者的假体选择比较复杂且有争议。这些患者通常接受机械瓣膜。然而,由于在生物瓣膜耐久性的提高和更换瓣膜手术风险的降低,更多小于 65 岁的患者选择接受生物瓣膜,其中甚至包括 50 岁以下的患者。育龄妇女情况特殊,往往会选择一个生物瓣膜避免华法林的致畸作用,且需要被告知有再次手术的风险。

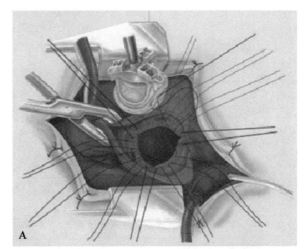

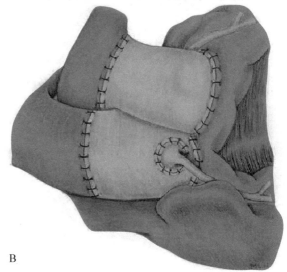

图 46-5　主动脉瓣置换术的手术方法

　　A. 不带支架的生物瓣膜;B. ROSS 术(肺动脉瓣置换术)手术。患者的肺动脉瓣和根转运到主动脉的位置,取而代之的是一个同种。图显示的是外科医生站在患者右侧所看到的一个完整的手术过程。患者的头部在左边,脚在右边。在图的底部,上腔静脉和右心耳汇合。从患者的右侧到左侧看,远端为肺动脉和主动脉吻合,近端为肺动脉与主动脉瓣环吻合,右冠状动脉已行重建,左冠状动脉位于此平面之后,不可显示

　　由于减少了瓣环支架和大部分的瓣膜材料,无支架瓣膜的置入尺寸比有支架瓣膜更大,例如多伦多 SPV 瓣膜,美敦力 Freestyle 瓣膜和爱德华 Prima Plus 瓣膜等。无支架瓣膜的最常用的置入尺寸是 25～29mm,而大多数支架瓣膜的置入尺寸为 21～25mm。此外,尺寸匹配无支架瓣膜的血流动力学表现优于支架瓣膜,特别是对于小瓣环的患者,这些差异在大量运动和高负荷循环下表现更明显。这些较

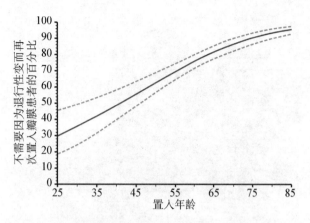

图 46-6   结构退行性瓣膜病变与年龄的关系(SVD)

好的血流动力学的表现使得对于年轻患者更建议选择无支架瓣膜,尤其是对于活动量大考虑应用生物瓣膜的患者,然而,无支架瓣膜良好血流动力学表现是否能真正转化为临床收益,这个问题仍然存在争议。虽然美敦力 Freestyle 瓣膜的 10 年随访结果表现非常好,但是其随访年限短,还不足以证明该瓣膜具有良好的耐久性。还有人提出无支架瓣膜有可能改善左心室心肌肥厚,但这些收益是否能改善患者的生存期仍是不清楚的。另有一些数据表明无支架瓣膜,可以减少血栓栓塞的发生率。尽管有这些数据支持,无支架瓣膜的具体使用标准仍不明确,目前主要是由于外科医生的偏好而选择使用。

主动脉瓣瓣膜移植手术量最近几年有所下降。类似无支架瓣膜,瓣膜移植具有良好的血流动力学表现和抗血栓栓塞抗感染能力。然而,最近的数据表明,其耐久性没有明显优于带支架生物瓣膜。除了没有耐久性的优势,其受用范围窄和严格的储存条件,也限制了瓣膜移植的常规使用,虽然瓣膜移植的抗感染能力强,很适合心内膜炎的患者。

肺动脉瓣移植和 ROSS 手术,应用患者自己的肺动脉瓣替换主动脉瓣。其优点是接近母体自然的血流动力学表现和优良耐久性;其缺点是手术技术复杂、对同种移植手术难度要求高。从 ROSS 手术国际注册处的数据来看,该术式从 20 世纪 90 年代中期到 90 年代末达到顶峰,但之后手术量有所下降。目前该手术主要适用于儿童患者和 20~30 岁无其他手术选择余地的年轻患者,几个心脏病中心均证实其手术效果良好。

瓣膜不匹配

人工瓣膜的不匹配(PPM)仍然是目前争论的话题。严格地说,它被定义为人工置入瓣膜相对于患

者尺寸较小,术后仍然存在主动脉瓣的相对狭窄而造成一系列的并发症或存在潜在危险的一种情况。最通用的测量标准是人工心脏瓣膜的有效开口面积指数(EOA index,EOAI),EOAI = 有效开口面积(EOA)/体表面积(BSA)。高达 10% 的瓣膜患者有重度 PPM,(EOAI≤0.65cm^2/m^2),70% 的瓣膜患者术后有中度 PPM。有些医生主张 PPM 与临床左心室肥厚逆转和早期晚期心脏事件不相关联,而其他人主要是 Pibarot 和他的同事则极力主张 PPM 能够显著影响左心室肥厚逆转,手术死亡率,晚期功能状态,心力衰竭发生率和总死亡率。

外科医生经常试图置入最大的瓣膜,有人提出应通过改进外科技术和瓣膜选择避免 PPM,具体的手术策略包括主动脉瓣环扩大术和使用无支架或人工机械瓣膜。瓣环扩大的反对者则认为,这些手术策略额外的增加了手术的复杂性和风险性,有可能带来不利,尤其是当外科医生不熟悉这些手术操作时。

主动脉瓣修复

特定的主动脉瓣关闭不全的患者可能适用于主动脉瓣修复术,虽然这些手术很少进行。偶尔有患者因孤立的瓣叶穿孔(医源性、愈合性心内膜炎造成)或瓣叶脱垂考虑行瓣膜修复术,术中可以在穿孔处和脱垂段行心包片修补。在一些心脏病中心,因非钙化的风湿性心脏病而造成瓣叶收缩且瓣叶活动度好的患者,可以用心包片行瓣叶延长术,而先天性二瓣化患者和主动脉狭窄的患者也可以行主动脉修复术。这通常需要切除多余的瓣叶和粘连的褶皱组织。

具有正常瓣叶的主动脉瓣关闭不全继发主动脉根部扩张的患者可以接受一个保留主动脉瓣的主动脉根部替换手术,以避免瓣膜置换。这些术式由 Yacoub 和 David 首创。虽然在技术上很困难,但如果恰当地选择患者,在有经验的心脏病中心进行手术,术后效果非常良好。

结局

早期结果

AVR 的手术死亡率持续下降。据 2010 年美国心胸外科协会的数据,对于心功能较差的高龄患者,单独主动脉置换的手术死亡率为 3%,AVR 联合 CABG 手术死亡率为 4.5%。心功能较好的年轻健康患者手术死亡率,预测仅为 1%(STS 风险计算器)。有意思的是,高龄患者与心功能较差的患者因主动脉瓣狭窄而行主动脉瓣置换,其手术效果极好,

考虑可能是术后立即减少了左心室负荷的原因。但是 AVR 还是存在风险因素的,包括年龄、女性、左心室功能差、Ⅳ级心力衰竭、冠心病、肾衰竭、心内膜炎、急诊手术及二次手术等。手术死亡最常见的原因是心力衰竭和卒中。布朗及其同事总结近 10 年来,AVR 术后死亡和卒中发生率的变化趋势(图 46-7)。

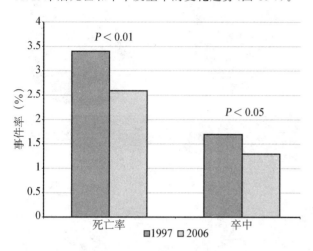

图 46-7 2006 年比 1997 年主动脉瓣置换术后(AVR)改善死亡率和卒中率

主动脉瓣手术后最常见的并发症类似其他心脏手术,包括脑卒中(1%～4%),深部胸骨伤口感染(1%～2%),出血(1%～3%),心肌梗死(1%～5%)。由于主动脉瓣手术术中牵拉右冠瓣和无冠瓣连合附近的束支和水肿压迫,导致短暂的传导阻滞也并不少见。传导阻滞通常在 5～6d 恢复。术后完全性心脏传导阻滞的风险为 3%～5%。

晚期结果

AVR 的长期生存率取决于患者的特点及合并症。年轻患者的 10 年生存率为 85% 左右,身体素质较好、左心功能不全、Ⅳ级充血性心力衰竭(CHF)的老年 CAD 患者的 10 年生存率为 40%。低风险的高龄患者的 AVR 术后生存率和无瓣膜瓣病变的同龄人相类似。对于 AVR 术后患者,约 40% 的死亡是与瓣膜相关的,另外 20% 死亡于非瓣膜性心脏病相关。当除外年龄和其他危险因素后,机械瓣膜和生物瓣膜之间的 AVR 死亡率没有显著差异。

二次手术主要取决于瓣膜状况和患者年龄。即使这两方面都没与问题,每年现代机械瓣膜仍有 0.5%～1% 的再手术率,二次手术的主要原因为感染性心内膜炎、血管翳增生、血栓形成等。70 岁以上的主动脉生物瓣置换术后高龄患者,15 年内接近 100% 的免于二次手术,但 50 岁以下的患者则只有 50% 免于二次手术。

二尖瓣膜外科学

概述

尽管主动脉瓣膜手术是最常见的瓣膜手术(图 46-1B),在过去的 10 年二尖瓣手术领域进展迅速。风湿性心脏病的发病率有下降的趋势,经皮球囊二尖瓣成形术的技术也逐渐改进,这些进展使得二尖瓣狭窄的手术数量明显下降。与此同时,随着修复技术的成熟,二尖瓣修复术的数量在过去的 10 年中几乎增长了 1 倍(图 46-1B)。对二尖瓣修复技术收益的更深刻理解,促成了这一趋势,目前 MV 修复术现在是单独的二尖瓣疾病中最常见的术式(图 46-8)。其他原因还包括:①扩大手术干预指征,包括了无症状和正常心室的患者;②基于病理生理,临床过程和二尖瓣手术在缺血性二尖瓣疾病的角色更深理解;③对心脏功能不佳的单纯二尖瓣或伴随二尖瓣病变修复率的明显改善,单纯的二尖瓣修复率目前已接近 70%。

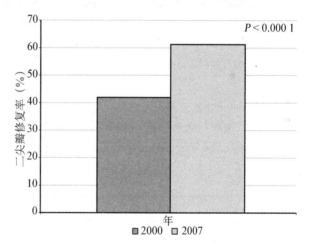

图 46-8 二尖瓣手术趋势变化
2007 年,二尖瓣修复已成为最常见的二尖瓣手术

解剖

MV 的外科解剖图 46-9 显示。瓣叶分为八段:后叶分为三区,P1 区、P2 区和 P3 区,在解剖上分为不同的扇形分区;每个前叶对应后叶分区分为 A1 区、A2 区和 A3 区;以及前外侧联合区(AC)和后内侧联合区(PC)有小而明显的扇贝形瓣叶。二尖瓣装置包括乳头肌和腱索,腱索进一步细分Ⅰ级腱索,附着于瓣叶边缘;Ⅱ级腱索,附着于瓣膜叶下部心室面;第Ⅲ级腱索,附着于瓣环,靠近心室壁。

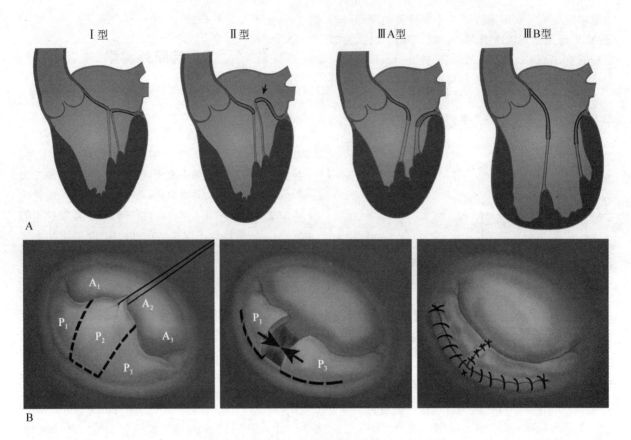

Ⅰ型　　　Ⅱ型　　　ⅢA型　　　ⅢB型

图 46-9　二尖瓣修复原则

二尖瓣关闭不全的 Carpentier 功能分类。B. 对 P2 脱垂,行后叶楔形切除滑动成形术;A. 前叶、P 后叶

Carpentier 功能分类

虽然二尖瓣功能不全分类分类已经提出了几个分类方法,但是只有根据病理生理三要素,病因、病变和功能不全而分类的二尖瓣关闭不全 Carpentier 功能分类才是最有意义的(表 46-5)。每一个病因,是否退变、风湿、缺血心肌病扩张或心内膜炎病变

表 46-5　二尖瓣关闭不全的卡彭铁尔功能分型

功能障碍	瓣叶运动	病变	常见病因
Ⅰ 型	正常	瓣环扩张	扩张型心肌病
		瓣叶穿孔	缺血性(基于梗死)
			感染性心内膜炎
Ⅱ 型	增加(脱垂)	腱索延长	退行性
			感染性心内膜炎
		腱索断裂	缺血(乳头肌梗死)
		乳头肌延长	
		乳头肌断裂	
Ⅲ 型			
A	限制 心脏收缩或舒张期	瓣叶增粗回缩	风湿性
B	限制 收缩期	瓣下组织增厚缩窄	扩张型心肌病
		乳头肌移位	缺血性
		瓣环钙化	

等,造成单一或多发的瓣环、瓣叶及二尖瓣装置的病变。这些病变通过改变瓣膜运动引起特定心功能障碍(图 46-9A)。对于正常的瓣膜组织,瓣叶在瓣口处汇合,形成一个连接形成的平面,瓣叶边缘始终保持在瓣环平面以下。

在 Carpentier Ⅰ型中,瓣叶运动正常。瓣膜的关闭不全导致瓣环扩大,阻碍瓣叶汇合或者造成瓣叶穿孔。Ⅱ型功能障碍造成瓣叶脱垂,部分瓣叶边缘上升到瓣环平面以上进入左心房,阻碍瓣叶汇合,导致叶脱垂和Ⅱ型功能障碍最常见的病因是退行性变造成的腱索伸长或断裂。Ⅲ型功能障碍,明显限制瓣叶运动,此时一侧或两侧的瓣膜边缘被牵扯到瓣环平面以下进入左心室,防止瓣叶回升到瓣环平面以上,同时阻碍了收缩期瓣叶的关闭。在收缩期和舒张期均可限制瓣叶运动,导致瓣膜和瓣下病理改变(风湿性纤维化);这种病变类型称为ⅢA型功能障碍。Ⅲ型功能障碍更常见的类型是,由异常的心室几何形状或功能改变导致乳头肌移位,从而将其他正常瓣叶牵拉到左心室内,这种类型被称为ⅢB型功能障碍,通常由前壁心肌梗死(缺血性)或严重的心室扩张。由于缺乏结构性的瓣膜病变,Ⅰ型和ⅢB功能障碍(除瓣叶穿孔外)被称为功能性二尖瓣关闭不全。

围术期评估

高质量的超声心动图是二尖瓣疾病患者极其重要的术前评价。经食管超声心动图(TEE)可以检查所有重要的解剖结构和生理改变。二尖瓣狭窄和二尖瓣关闭不全的分度标准可能已经明确,但更多的定量评价二尖瓣病变(PISA,ERO,RV)更为有实用价值,尤其是对于功能性二尖瓣关闭不全患者(类型Ⅰ和Ⅲ)。功能障碍的特定类型(类型Ⅰ、Ⅱ、ⅢA或ⅢB)应通过仔细评估每个瓣叶的术前运动来确定。患者病因通常可以结合病史、体格检查、超声心动图来明确。区分细节的病变是不太重要的,如区分腱索断裂还是腱索延长,因为瓣膜修复的成功性和手术技术的选择主要决定于病因和功能障碍的类型。广泛的二尖瓣环钙化是一个重要的发现,因为它以显著地增加了手术过程的复杂性。其他超声心动图的特点,如心房和心室的尺寸,心室功能,肺动脉压和其他瓣膜状态,仍然是至关重要的。

适应证

二尖瓣关闭不全

随着 MR 手术的结果已经逐渐改善,二尖瓣关闭不全的外科干预指征也逐渐扩大,Ⅰ类的手术指征包括有症状或者左心室功能不全的重度二尖瓣关闭不全。最近数据表明,只要认识到了瓣膜修复的合理手术风险,对无症状或者左心室功能正常的重度 MR 也建议(Ⅱa)手术治疗。由于风湿性二尖瓣病变的修复手术成功率较低,手术通常延迟,直到患者出现症状或有左心室功能不全的表现。

左心室功能差和Ⅲ~Ⅳ级心力衰竭一度被认为二尖瓣修复手术的绝对禁忌证。这是基于疏忽患者早期和晚期的预后统计,尤其是对实施了不保留腱索的瓣膜置换术的患者,预后较差。它的理论基础是"开放的"瓣膜导致了一个低负荷循环(左心房)。显然,这个概念现在被认为是错误的,很显然,MR会导致容量负荷过重,增加心室壁的压力。严重的心室功能不再是 MV 手术的绝对禁忌证。从Bolling 和其他数据表明,重度的左心室功能不全患者可以接受较小尺寸的二尖瓣成形术,早期预后好。但是此类术式长期的结果仍是未知的;因此它仍然是一个Ⅱb类指征。

二尖瓣狭窄

二尖瓣狭窄的手术指征是比较窄的,这其中有几个原因:①二尖瓣病因通常是风湿性心脏病,一般均有一个缓慢且更容易预测的自然病史;②只有一小部分比例的患者是适合二尖瓣修复术,因此二尖瓣修复的患者需要额外考虑瓣膜置换的风险;③瓣膜活动度好的患者,可以行经皮二尖瓣球囊成形术(PBMV),避免外科手术治疗。目前接受手术的适应证包括:无法行或因考虑血栓不建议行 PBMV 的中至重度二尖瓣狭窄;重度的二尖瓣关闭不全等。此外,在右侧心力衰竭的出现前,还应考虑有轻度症状的重度肺动脉高压患者。

二尖瓣修复

手术原则

在过去的 35 年中,Carpentier 等逐渐确立了二尖瓣修复技术的一些基本原则。他们开始认为,理论上,只要应用合适的方法,只要具有足量的、柔软的、非钙化的瓣叶组织,任何瓣膜都可以修复,基于前面描述的病理生理原则。修复成功的可能性主要取决于外科医生的经验和对维修的复杂性,而这些又取决于病因,功能障碍的分型,病变的部位和类型。手术的复杂难度可以从一个简单瓣环成形术到一个涉及多个瓣叶分区的复杂巴洛瓣膜修复术。即使每个患者情况不同,但是一般来说,修复前叶的功能比修复后叶功能难度更大,风湿性瓣膜病变相比退行性瓣膜病变更具挑战性。

在任何修复的第一步都是通过经食管超声对瓣膜精确而系统的分析(图 46-9B)。此分析的主要目标是确定 8 个瓣叶分区的每个病变类型的功能障碍。使用一个神经钩器械向上挑起瓣叶边缘来检查瓣叶,确定瓣叶运动是正常型的(Ⅰ型)、过渡型的(Ⅱ型)还是限制型的(Ⅲ型)的。瓣环分别单独评估,包括瓣环尺寸,对称性和任何钙化病变。一旦瓣膜分析完成,就已经确定了手术计划。具体修复技术的选择取决于之前的瓣膜分析和功能障碍的类型。

成形手术

瓣膜成形环置入几乎是所有二尖瓣修复手术中必不可少的一部操作。当然,侵袭了瓣叶主体的感染性心内膜炎不适合应用成形环。不用成形环的瓣膜成形技术(只使用缝线缝合或心包修补),因其手术结果比成形环相差很多,这在现代二尖瓣修复技术领域没有位置。

成形环的主要目的包括恢复瓣环尺寸,稳定瓣环,减少缝合张力,使各瓣叶汇合,并形成一个符合生理的瓣叶对合平面。符合生理的瓣叶平面则是维持瓣膜修复术耐久性的关键。成形术环通常是由一个硅或金属构成核心心,应用的材料决定了它的刚度(弹性或刚性,半刚性);被覆涤纶或聚酯布料,通过缝线固定。成形环种类繁多,按尺寸、刚度、形状分型,但它们大致可分为重塑或非重塑两类。重塑成形环的主要目的旨在恢复瓣环正常尺寸和生理形状("D型"或"肾型"),相比非重塑成形环则是限制了瓣环周径。很多医生,尤其是遵循 carpentierian 修复原则的医师,认为在所有瓣膜修复手术室中均应适用一个完整的重塑成形环(例如 Carpentier-Edwards)以确保修复的长期效果。其他部分医生更喜欢偏软或全软的成型环(例如,Cosgrove-Edwards Band)。然而,现在大多数外科医生承认,重塑成形环在Ⅲ B 型 MR 的表现比继发缺血性疾病或扩张型心肌病更优异。瓣环的尺寸通常决定于前叶和瓣叶联合处的高度和前后叶中点的距离。退行性疾病和Ⅱ型功能障碍患者通常会在选择 32～40mm 的成形环,而Ⅲ B 型功能障碍和缺血性心肌病一般选择尺寸较小 24～30mm 的成形环。

在外科手术中,尤其是老年患者和有冠心病的患者,二尖瓣瓣环钙化并不罕见。无论是对于瓣膜修复还是瓣膜置换来说,瓣环钙化均是严重的技术

挑战。瓣环钙化可以阻碍固定成形环,限制和扭曲瓣叶活动;在严重的情况下,它可能会侵袭瓣环下心室心肌。理想的情况下,所有的瓣环钙化应在瓣环重建和成形环置入前就已经清除了。这通常是在后叶瓣环的散在钙化结节,但如果钙化侵袭到瓣叶联合区或钙化侵袭更深更分散,这种情况的手术极具挑战性。Carpentier 曾演示过将完整的瓣膜钙化区域全部切除,随后行重建房室交界区,手术结果顺利。然而,许多外科医生仍然对这种方法保持意见,因为它有可能会导致房室破裂,这通常是一个致命的并发症。

瓣叶脱垂修复技术(Ⅱ型)

瓣叶脱垂可以通过修复瓣叶或瓣下结构来纠正。具体修复方法的选择取决于具体的脱垂部分,而不是病变类型(腱索断裂或腱索延长)。修复技术最终的目标是给予瓣叶足够运动量,来支持维持瓣叶汇合。

后叶脱垂通常是采用切除脱垂段和邻近的非脱垂段的手术方式(图 46-9B)。这通常涉及到脱垂的 P2 区楔形切除。如果切除比较小,可以简单折叠,切除邻近的边缘。这里通常考虑滑动瓣膜成形术。将其余的 P1 和 P3 区靠近瓣环处部分切开,然后在 P2 区切口处重新缝合连接,伸展 P1 和 P3 区覆盖缺损处,可降低缝合张力。滑动成形技术的有两个优势。①它避免了折叠过多的瓣叶造成较大的间隙,从而避免扭曲旋支动脉。②通过切开和重新缝合 P1 和 P3 区的过程中,外科医生可以减少后叶的高度。Barlow 病变的患者,后叶过高可以导致收缩期前向运动(SAM 征),收缩期将前叶推向左心室造成梗阻。

前叶脱垂可以通过切除脱垂瓣叶或重建瓣下结构来纠正。三角形切除邻近瓣叶,可以纠正小范围的瓣叶脱垂,特别适合有较多的增生病变,如 Barlow 病。然而,必须限制前叶的切除范围,以避免剩余的瓣叶不能良好对合。如果增生的组织不存在或存在大面积突出,这时需要重建瓣下结构。腱索转移,分离正常Ⅱ级腱索,分别连接的瓣前叶主体和脱垂瓣段的边缘。如果没有合适的腱索可用,可以选择人工腱索。使用 Goretex 线将人工腱索分别缝合固定于乳头肌和瓣叶脱垂段。腱索缩短技术,通常将过长的腱索端包埋于乳头肌一侧,这种技术已逐渐被舍弃,目前回顾性研究表明,腱索缩短技术的耐用性较低。

修复瓣叶连合区脱垂是极具挑战性的手术。可

以在后叶应用类似滑动成形技术,但必须注意避免瓣膜变形。对脱垂的连合区,也可以应用和前叶类似的腱索支持技术。

限制瓣叶技术(Ⅲ型)

ⅢA 型功能障碍患者,病因通常为风湿性疾病。因纤维会逐渐加重,瓣下结构变厚融合,瓣叶收缩融合,特别是后叶,此时瓣叶的运动受到明显限制。只要有足够柔韧的瓣叶组织可用,瓣膜修复术可以有良好的长期效果,但除了几个瓣膜心脏病中心外,这种修复手术相对还是缺乏经验的。恢复瓣叶运动,可以切除二级腱索的融合边缘。扩大瓣膜口径,尤其是对后叶,可切开瓣环,用戊二醛固定后的自体心包进行修补,重建瓣环。单纯的风湿性二尖瓣狭窄患者或风湿性二尖瓣狭窄联合二尖瓣关闭不全的患者,需要行开放二尖瓣手术治疗。靠近瓣环几毫米范围的熔合区瓣叶需要劈开,相互融合病变的腱索需要沿乳头肌方向劈开。

ⅢB 型功能障碍患者,通常有缺血性心脏病或扩张型心肌病引发。此类患者,有结构正常的瓣叶,但瓣叶活动由于乳头位移位被限制,而乳头肌移位通常是心室扩张或室壁运动异常造成的。这需要重建对合平面,恢复瓣叶正常运动。瓣膜的最终前后尺寸必须小于原尺寸以保证瓣叶位于的环平面以下。

此时,可以采用一个精简的瓣环成形术。需要精细测量中间联合区的尺寸和前叶的高度,再选择一个比测量值小于 2~4mm 的成形环。最近推出的专为ⅢB 型病变推出了新型成形环,包括专门为缺血性心肌病二尖瓣关闭不全设计的 Carpentier-Mc-Carthy-Adams ET-Logix 成形环和为心肌病设计的 Geoform 环。它们被均以降低的前后尺寸为设计思路,旨在能够获得最大瓣口面积的同时使得瓣叶完美对合。

虽然单独置入成形环够在修补术中纠正绝大多数的ⅡB 型病变,但其他的辅助技巧也是必须具备的。切除瓣叶的二级腱索,特别是前叶,可增加瓣叶的活动性和纠正因严重瓣叶挛缩造成血流的“曲棍球棒效应”。偶尔,后叶扇贝区域中间会有突出的裂隙,瓣叶活动限制会导致裂隙张开,闭合这些裂隙可以防止残余反流。其他技术,如被报道过的乳头肌重新固定和后叶扩大技术,并不具备能广泛适用性。

其他技术

缘对缘缝合技术或 Alfieri 技术是指将前后叶边缘缝合到一起,通常选择在 A₂ 区－P₂ 区,从而创建一个双孔的二尖瓣。该技术能利用其他正常瓣叶的腱索纠正瓣叶脱垂,但是,此种方法降低了有效瓣口面积。这种修复方法的耐久性还没有被长期数据证实,而且目前已有数据证实,不放置成形环应用双孔法的早期结果较差,对于缺血性 MR 应用双孔法早期结果也不理想。基于二尖瓣钳夹技术(Mitra-Clip 技术)的支持,该术式还通过经皮介入的方法实施。

二尖瓣置换

目前的询证依据支持在尽可能下行二尖瓣修复手术,外科医生修复技巧也逐渐熟练,这两者均影响了二尖瓣置换的手术量。即使如此,随着瓣膜手术总量的增加,二尖瓣置换的总体手术量还是呈上升趋势。有些瓣膜置换术是不可修复的,例如风湿性心脏病严重钙化,心内膜炎伴有广泛的瓣叶破坏,心肌梗死后的乳头肌断裂。目前已更换的二尖瓣瓣膜手术,有一部分是可以被有经验的外科医生行二尖瓣修复的。特别是,许多外科医生对于单纯的后叶脱垂都能修复瓣膜,但当遇到的前叶脱垂时却只能采用瓣膜置换方案。其实,对有经验的外科医生来说,90% 以上的退行性瓣膜都是可以修复的。

保留腱索的二尖瓣置换术

在 MV 置换手术早期,整个瓣膜,包括瓣叶和腱索在瓣膜置入前都是要被切除的。然而在 20 世纪 70 年代末 80 年代初,才逐渐意识到二尖瓣装置是心室整体功能的一个重要组成部分,破坏二尖瓣装置的做法经常减少术后的左心室功能。于是,腱索保留技术被采用,现有的数据也证实腱索保留技术在左心室功能保护方面更优秀。

保留腱索的术式中,后叶几乎总是原封不动。前叶腱索装置也可以保留,切除的部分椭圆形前叶,将剩余附着腱索的瓣叶边缘重新连接到前叶瓣环。偶尔,因为广泛的风湿性纤维化、严重钙化或心内膜炎,不可能保留腱索。在这些情况下,可以采用人工 Goretex 线重建乳头肌到瓣环连续性。

二尖瓣的实际置换过程是类似于一个人工的主动脉瓣置换手术,可以使用各种缝合方法进行:间断或连续、外翻或内翻等。类似于 AVR,彻底清创瓣环钙化是防止瓣周漏的重要措施,但一定要小心操作,避免房室传导受阻等致命并发症的发生。

瓣膜选择

结局在二尖瓣位置上,瓣膜假体的选择要比主动脉瓣相对容易。二尖瓣的瓣膜选择仅限于的机械瓣膜或带支架生物瓣膜（猪或心包）。虽然二尖瓣生物瓣膜的耐久性有了显著的提高，但这不足以证明可以对中年人可以常规使用生物瓣膜。年龄＜65岁的患者通常选择机械瓣膜，65岁及以上的患者应考虑生物瓣膜。最近的趋势表明，随着年龄门槛逐渐缩小，越来越多的患者正在选择生物瓣膜（图46-10）。CAD患者，LV功能较差，或患有影响预期寿命合并症的患者可能是生物瓣膜的适合人群。年轻患者不能或不愿服用华法林，也可以考虑生物瓣膜，但是患者需要了解再次手术的风险。最后，对所有年龄段的患者来说，只要有可能，更建议考虑瓣膜修复。

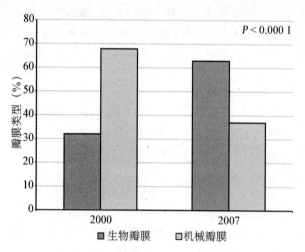

图 46-10　趋势在二尖瓣置换术

2000—2007年生物瓣膜置换成了最常见的人工二尖瓣的选择（Data from Gammie JS, Sheng S, Griffith BP, et al. Trends in mitral valve surgery in the United States: results from the Society of Thoracic Surgeons Adult Cardiac Surgery Database. Ann Thorac Surg 2009;87:1431-1439.）

结局

早期结果

二尖瓣的手术风险主要取决于患者的个人身体条件和手术情况。年轻，体健的退行性变的患者接受修复手术的手术死亡率仅可能为1%，而健康状况差的高龄患者因心内膜炎病变急诊手术的死亡率则可能高达50%。单纯的二尖瓣修复或置换总手术死亡率为分别为1.4%和5.9%。二尖瓣修复联合CABG的死亡率为5%，同样二尖瓣置换联合CABG的手术死亡率为8.9%。在最近的一项研究中从新英格兰北方心血管病研究组，确定10个变量

为患者死亡的独立危险因素:性别、年龄、糖尿病、CAD、之前CVA、肌酐水平升高、心功能Ⅳ级（NYHA）、CHF和行瓣膜置换。心室功能，既往心脏手术史和肺动脉高压，也能增加手术风险。此外，Enriquez-Sarano等还提出二尖瓣修复相对二尖瓣置换更能保护左心室功能。

在大多数的二尖瓣手术主要发病率仍然很低，总体卒中的发生率仅为2%～3%。深部胸骨伤口感染和术后持续出血发生率也和其他瓣膜手术类似，为2%～5%。二尖瓣手术是术后心房颤动的一个重要的危险因素，总体出现术后心房颤动的比例约为50%。因传导阻滞需要置入永久性心脏起搏器发生率约为3%。

晚期结果

二尖瓣手术的晚期结果在很大程度上取决于疾病病因和手术方式的选择（修复或更换）。因退行性变而行二尖瓣修复的健康患者的长期预后结果是和年龄相关的，类似于同龄人的正常预后。一些研究已经证明对退行性和风湿性病因的瓣膜修复可以改善长期预后。Moss人最近使用倾向评分的方法来证实瓣膜修复相对置换可改善远期生存率[相对危险（RR）0.52]。缺血性病因的长期预后比非缺血性病因相差较低。长期预后额外的预测因子还包括心功能分级（NYHA）、年龄和伴随的CAD。晚期死亡的主要原因包括心脏衰竭、血栓栓塞、卒中、心内膜炎、抗凝相关出血和心肌梗死等。二尖瓣手术长期术后患者的心功能表现良好，大多数研究报道90%的患者可以达到NYHA Ⅰ或Ⅱ级。MV修复的耐久性是和疾病病因最直接相关的，退行性变的瓣膜修复的长期效果良好（图46-11）。Carpentier等报道其瓣膜修复后随访20年的结果，再次手术的整体发生率仅为每年0.4%。97%的孤立后叶脱垂不需要再次手术，而前叶或双叶脱垂各有86%和83%的患者不需要再次手术。即使在有经验的中心，风湿性瓣膜的修复结果也不是很好。Carpentier等报道术后每年有1.9%～2.7%的患者需要再次手术，而术后20年内不需二次手术的患者仅占46%～65%，是否需要二次手术主要取决于最初的功能分型，是Ⅱ型瓣叶脱垂还是Ⅲ型瓣叶受限。

类似AVR，是否需要二次手术主要取决于二尖瓣置换的瓣膜类型和患者年龄。虽然对结构退行性瓣膜病变（SVD）行机械瓣膜置换是极为罕见的，但是也应考虑二次手术的问题。二次手术常见原因有瓣膜相关心内膜炎、瓣膜肉芽增生和血栓形成，二次

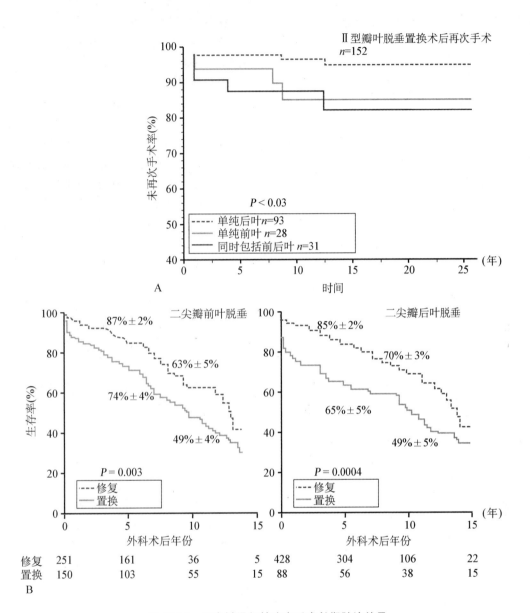

图 46-11 二尖瓣退行性病变手术长期随访结果

A. 对 Ⅱ 型 MR，行二尖瓣修复术后的免于再次手术率（Carpentier 经验 87）；B. 二尖瓣前叶后叶
病变的二尖瓣修复或置换的长期生存率

手术线性率类似于其他房室瓣膜，每年约为 1%。生物瓣膜耐久性在二尖瓣上没有在主动脉瓣上表现好，大概是因为二尖瓣生物瓣膜在心脏收缩期收到更多的力量冲击。更多最近的数据表明，二尖瓣生物瓣膜结构推行性变和其他瓣膜类似。二尖瓣生物瓣膜对高龄患者耐久性保持良好，术后 10 年内，接受了 Carpentier-Edwards 生物瓣膜置换的 70 岁以上的患者 100% 免于 SVD。对年轻患者耐久性能明显变差，8～10 年，60 岁以下的患者只有 60%～80% 的患者避免了 SVD 的发生。有趣的是，Ruel 等

报道显示，最初的瓣膜的选择似乎并没有影响患者的长期预后。

三尖瓣膜外科学

概述

因为大多数的三尖瓣功能障碍是导致左心病变，孤立的三尖瓣手术是比较少见的。一般需要手术矫正的单纯三尖瓣病变包括先天性异常，如 Ebstein 畸形；右心室扩张导致原发性肺动脉高压；心脏创伤，如以下心内膜心肌活检和心内膜炎造成的创伤。大多数的三尖瓣手术是在与其他瓣膜手术同时进行，通常联合 MV 修复或置换。有意思的是，根据 STS 数据库报道，三尖瓣手术量在最近几年明显增加。

适应证

三尖瓣手术的适应证因病变原发性或继发性有所不同。具体的这些适应证还没有像主动脉瓣和二尖瓣一样被确定下来。三尖瓣狭窄的病因几乎都是风湿性病变，很少是单独的三尖瓣狭窄，通常有伴随二尖瓣病变。重度的三尖瓣关闭不全被视为单独的三尖瓣手术Ⅱa类指征，如果还联合了其他瓣膜的手术，则可以适当的放宽三尖瓣手术指征。在过去，即使是中度的单纯三尖瓣关闭不全也是不干预的，但是认为搁置三尖瓣是有可能纠正左心病变和降低肺动脉压力的。但最近的数据表明，这并不一定发生，大多数中度 TR 患者还是应接受瓣环成形术。Dreyfus 报道表明，单独的三尖瓣病变，即使在没有明显的关闭不全，接受瓣环成形术。另一方面，Yilmaz 等进行一项研究，对二尖瓣合并三尖瓣病变的患者采用了二尖瓣修复三尖瓣继续观察的治疗方案，而且目前该研究的近期数据结果很好。

手术技巧

入路

三尖瓣手术操作经常出现多瓣膜手术中。一般采用经胸骨正中切口。体外循环插管通常在升主动脉和腔静脉下方，该程序可以完全停搏的条件下进行，也可以在体外循环下心脏不停搏下进行，这时通常是在复温时间内进行的操作。

瓣膜修复成形

绝大多数的 TR 患者是Ⅰ型或ⅢB型的功能障碍，瓣叶没有病理改变，所谓的功能性关闭不全，可以通过单纯的三尖瓣成形术矫正。瓣角成形术的技术，如分瓣术（bicuspidization 切除后叶），在很大程度上被抛弃了。缝合成形技术，如 Devega 环缩术已流行，因为他们操作方便，然而，从绝大多数的数据看，人工瓣环成形术要优于其他技术。许多外科医生，采用二尖瓣成形环行三尖瓣成形修复。目前已有一些专为三尖瓣设计的成形环，如 Edwards MC3，此类成形环的进展和使用频率越来越高。

Ⅱ型和Ⅲ型功能障碍的三尖瓣很少进行瓣膜修复。合并 Ebstein 畸形的三尖瓣患者可以接受由 Carpentier 等创立的修复技术。类似二尖瓣修复，因心内膜炎和创伤造成的退行性改变或局部损伤可以通过局部瓣叶切除和重建来修复。

瓣膜置换

患者三尖瓣置换术通常伴有广泛的瓣叶损伤，广泛损伤常因各种病因形成，如风湿性疾病、感染性心内膜炎或活检创伤等。生物瓣膜和机械瓣膜之间的权衡与其他瓣膜相似，但目前这方面的数据仍较少。在过去，因为三尖瓣低血流速度导致高血栓率的问题，外科医生一般倾向于避免机械瓣膜，然而，目前的数据证实双叶机械瓣膜表现更好。虽然三尖瓣生物瓣膜结构退变率比在二尖瓣发生率低，但是瓣膜肉芽增生的发生率似乎更高，大概是三尖瓣瓣膜组织相关。大多数患者的三尖瓣生物瓣膜寿命受限于患者年龄和基础疾病。机械瓣膜适合于年轻健康的患者或者需要合并放置机械瓣膜的患者。

置入的技术类似于二尖瓣置换术。沿房室间隔的瓣膜缝线必须缝在表面上，以避免损伤在科赫三角附近的传导系统。机械瓣膜置入患者在出手术室前往往需要放置永久心外膜起搏导线。

结局

单纯的三尖瓣手术，手术死亡率一般都很高，$10\% \sim 25\%$。因为许多这些患者，患有复杂疾病和先天性右心脏病。对合并二尖瓣手术的三尖瓣修复手术所附加的手术风险是明确有限的。手术病死率似乎较高，但可能是由于 TR 往往合并着严重的心肺疾病。一个主要的早期发病风险是完整的心脏传导阻滞，需要心脏起搏器干预。

特殊注意事项

多瓣膜疾病

许多行瓣膜手术的患者有多个瓣膜功能障碍。偶尔，两个或两个以上的原发性瓣膜功能障碍并存，且都有手术指征，如晚期风湿性心脏病。更多的是，原发性瓣膜功能障碍和继发性瓣膜功能障碍并存，优先处理原发性的瓣膜功能障碍。当主动脉瓣是原发性的瓣膜膜功能障碍时，主动脉瓣病变可以直接引起继发的房室瓣反流，单独解决主动脉瓣膜功能障碍后房室瓣膜反流就可以得到纠正。然而当房室隔瓣膜为原发性瓣膜障碍时，不足以直接引发继发性的瓣膜障碍，单独纠正原发性瓣膜障碍不能解决继发的主动脉瓣膜障碍，在这种情况下，主动脉瓣膜病变需要单独处理。

二尖瓣和三尖瓣手术

三尖瓣关闭不全常与二尖瓣病变合并。传统上这种反流可以不纠正，因为它被认为是"功能性反流，"纠正二尖瓣反流就可以矫正三尖瓣反流。最近有研究挑战了这一思想，该数据表明未矫正三尖瓣功能的患者在长期的症状表现和生存期上有较差结果。在二尖瓣手术时未处理的轻度或中度三尖瓣关闭不全，也可能在后续期间出现关闭不全加重。根据长期随访，未进行三尖瓣修复的患者术后有明显较高的关闭不全加重和充血性心力衰竭的发生率。目前没有证据能够表明右侧心力衰竭可以对此做出解释。这种情况下的矫正三尖瓣的二次手术其死亡率非常高甚可以达到 30%。

主动脉瓣和二尖瓣手术

原发性主动脉瓣膜病的患者有时伴有继发二尖瓣瓣膜病，主动脉瓣风湿性疾病的患者中，如果有中度的二尖瓣狭窄或关闭不全的话，就有明确的二尖瓣修复或置换的指征。在主动脉退行性变的患者中，二尖瓣继发病变并不少见，大概是由于左心室扩张和压力超负荷的结果。重度的二尖瓣关闭不全是瓣膜修复的明确指征，但对于大多数轻中度二尖瓣关闭不全，由于目前这种情况的手术指征有所混淆可选择暂不处理。在过去，认为如果患者进行主动脉瓣合并二尖瓣手术应该选择二尖瓣瓣膜置换术，而不是瓣膜修复。鉴于目前的结果，二尖瓣修复技术的进步，这种方案可能有所改变。二尖瓣病变还是应尽可能的考虑瓣膜修复。Gillinov 等，已经提出通过瓣膜修复手术改善了该类型患者的长期预后。

二次手术

20 世纪 80～90 年代，心脏瓣膜手术的成功和长期结果的改善，导致了世界范围内数以百万计的患者接受了瓣膜手术而得以存活。这些患者的年龄增加，一部分患者因瓣膜相关并发症或原发的瓣膜疾病进展需要再次瓣膜手术。

与第一次手术相比，由于心包粘连二次瓣膜手术更为复杂，而且往往合并先天性的心功能不全和肺动脉高压。二次手术的死亡风险高于第一次手术，虽然近几年这一风险已经有所下降，目前一些大心脏病中心报道死亡率不到 5%。

手术适应证略有不同，如果二次的手术指征达到第一次手术时的程度，那么二次手术的死亡风险就有可能超过手术收益。决定瓣膜再手术的主要考虑因素是缓解症状而不是延长寿命。在某些情况下再次手术有利于患者生存的，如年轻患者出现 SVD，还有致命性的瓣膜疾病，如感染性心内膜炎。

需要再次手术的患者都存在特殊的技术挑战。这些患者往往药物治疗直到疾病晚期，没有非手术治疗可供选择，手术是最后出路的时候。所以，许多患者有 LV 功能不全，严重损害或虚弱的身体状态，较多的高龄合并症。这些患者术前必须接受详细检查，因为即使是很小的失误可以导致一个致命的灾难。术前需要行心导管检查，以确定冠状动脉解剖和测量肺动脉压力。CT 在确定胸骨下心腔和血管的解剖关系有很大的作用；胸骨再入可能被认为是如此危险，替代手术或经导管的方法是必需的。因为许多患者同时合并多个瓣膜功能障碍，所以术前必须应用超声心动图评价各个心脏瓣膜。术前应充分了解既往心脏手术的细节，因为既往的手术难点，或并发症有可能影响整个手术计划。对于老年患者，因为有可能需要紧急建立外周体外循环来抢救，所以外周血管疾病筛查是必要的。

瓣膜修复或置换的原则与原发性瓣膜手术相似。当瓣膜是可修复的，仍然是首选的瓣膜修复。如果瓣膜容易修复，即使之前的瓣膜修复手术失败也不建议直接考虑瓣膜置换，还是应尽量修复。如果需要人工瓣膜置换术，瓣膜的选择应该衡量抗凝的风险与生物瓣膜退行性再手术的可能性和风险。有时，外科医生可以选择应用一个生物瓣膜替换一个机械瓣膜，使得患者可以避免抗凝治疗且不用再考虑如果检查出现 SVD 则需再次手术的风险。

感染性心内膜炎

虽然药物治疗仍然是细菌性心内膜炎绝大多数情况下的主要治疗方法，手术治疗在处理复杂病变时也起到了救命的关键作用。对心内膜炎外科治疗的详细讨论超出了本章讨论范围。

不管血培养物性是否阳性，超声心动图的特征性病变都是感染性心内膜炎诊断依据（见第 43 章）。大多数情况，TEE 最敏感和特异性的诊断方法，它是在大多数情况下，评估手术指征的重要标准。威胁生命的感染性心内膜炎是需要紧急手术的明确指征。其他的手术时机选择还不明确，虽然早期手术一般效果更好，例外的是需要考虑脑栓塞的存在，早期手术有较高的卒中延长出血的风险。右心系统的感染性心内膜炎的普遍手术门槛相对较高。

手术治疗的原则是所有受感染的组织清创、引流脓肿及血流动力学障碍矫正。清创后,如果瓣环受到影响,则在可以操作的情况下进行重建和修复。在主动脉根部脓肿通常需全根置换,瓣膜的选择通常取决于外科医生的偏好。同种异体和自体更能抵抗感染,但彻底的清创和后续的抗生素治疗也非常重要。不论任何类型的人工瓣膜,新置入瓣膜感染是非常罕见的。

缺血性心脏病

缺血性心脏病和瓣膜病常见并存,使手术决策和管理更为复杂。虽然在大多数患者中,晚期疾病的患者有一种疾病占主导地位。治疗方案取决于哪些疾病主导临床症状。

心脏瓣膜手术中附带性冠状动脉疾病

具有冠心病高危因素例如高龄的患者,心脏瓣膜手术术前需要进行冠脉造影筛查,这是因为合并冠心病可以明显地降低瓣膜手术的长期预后。此外,CAD 的存在会导致心脏停搏液在冠脉内分布不均匀,增加了心肌保护难度。心内膜下区是心急保护效果最差的区域,也是术中最容易出现缺血损伤的位置,特别对于有 LV 肥厚的患者。患者心功能差,合并 CAD 可能促进了心功能不全;MRI 检查此时对确定缺血或梗死心肌有帮助,还能够帮助规划冠脉旁路移植。

对于临界的冠脉病变,大多数医生会选择在心脏瓣膜手术的时联合行 CABG 术(近端冠状动脉狭窄>70%或左主冠状动脉狭窄>50%)。经典术式是将乳内动脉移植到左前降支,同时将静脉移植吻合其他血管。虽然,相比单纯瓣膜手术,瓣膜手术合并 CABG 具有较高的围术期死亡率,但是没有任何证据表明,联合 CABG 直接增加了瓣膜手术的死亡风险。如果危重冠状动脉病变不行旁路移植术,患者则会面临更大的风险,围术期心肌梗死。

使用经皮冠状动脉血运重建术是外科手术一种替代的策略,可以用于处理合并冠心病。血运重建前允许短时间的缺血和体外循环时间快速操作瓣膜。这种方法,瓣膜手术的经皮介入治疗和抗血小板治疗是重要的考虑因素。

冠状动脉旁路移植术中附带瓣膜疾病

随着超声心动图检查在心血管疾病治疗的普遍使用,非瓣膜性心脏手术术前检查发现附属的瓣膜疾病概率明显增加,尤其是冠状动脉手术。如果瓣膜病是真正附带疾病,患者通常是无临床症状的。

任何无症状瓣膜患者的瓣膜手术指征(见先前讨论),也适用于此种情况的患者,总体来说就是重度的狭窄和重度的关闭不全需要手术矫正。

对于中度瓣膜关闭不全和狭窄的患者,必须衡量联合瓣膜手术的风险和如不处理瓣膜病变进展需要再次手术的风险。如果不及时治疗,疾病可能进展,患者有可能在将来需要面临更高风险的二次手术。另一个重要的考虑因素是瓣膜是否可以修复,或者需要更换。可修复的可修阀门的阈值进行干预,但当瓣膜的功能障碍是不可修复时,应考虑瓣膜置换。如果进行了瓣膜置换,还应考虑瓣膜相关并发症的风险。年龄也是需要考虑的因素,年轻的患者一般需要更积极的治疗,高龄患者的中度病变往往可以忽略。

冠心病合并主动脉瓣狭窄的处理

主动脉狭窄是 CABG 最常见的附带瓣膜疾病。老年人冠状动脉旁路移植术中经常遇到轻度到中度的主动脉狭窄。文献表明,主动脉狭窄的发展速度每年为 5～10mmHg,而瓣膜退行性变的面积减少速度每年约 $0.1cm^2$。因此,年轻的患者和那些预期生存超过 5 岁的老年患者,应考虑处理合并中度的主动脉狭窄,因为这在将来有可能进展为有明显症状的 AS。在 CABG 是同期联合瓣膜置换手术基本不增加死亡率,但是对 CABG 术后的患者再次行主动脉瓣手术则会提高死亡风险。这些因素都促使大多数血运重建指南建议将 CABG 术合并中度的主动脉狭窄作为外科干预的 I 级 B 类证据,如果超声提示有严重的瓣膜钙化或严重限制瓣叶运动存在,这也提示病变侵袭性强,需要考虑处理主动脉病变,甚至是对于轻度的主动脉狭窄(压差<25mmHg)。

冠状动脉旁路移植术患者的二尖瓣关闭不全

虽然,偶尔退行性变性或风湿性二尖瓣关闭不全会在拟行冠状动脉旁路移植术的患者中发现,但对于在绝大多数患者,潜在的病因是缺血性心脏病。我们对缺血性心脏病的理解在过去的 10 年中有了显著的改善。尽管其机制复杂,缺血最终造成乳头肌移位,从而限制瓣叶的运动(ⅢB 型功能障碍)。

重度缺血性二尖瓣关闭不全一直被认为是联合行二尖瓣手术的 I 类证据。对于中度缺血性二尖瓣关闭不全的策略,一直是有争议的。从 20 世纪 90 年代初的数据表明,可以忽视 CABG 中的中度缺血性 MR,而最近的数据强烈支持,在大多数患者,中度缺血性的 MR(3+)需要合并瓣膜修复。Aklog 等也提出 CABG 对中度 MR 矫正不可靠,

CABG 术后仍有 90％的患者有 2＋以上的 MR（图 46-12A）。其他的研究也证实，通过对比术前超声，CABG 可以明确降低缺血性 MR 的程度。Ak-

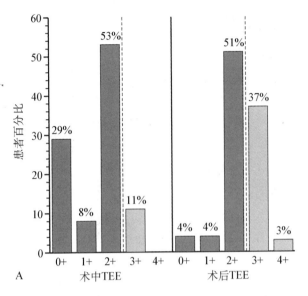

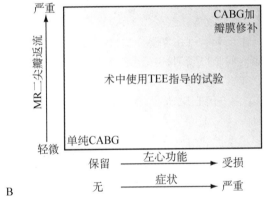

图 46-12 冠状动脉旁路移植术（CABG）合并缺血性二尖瓣反流（MR）

A. 数据显示单独 CABG 不矫正的中度缺血性 MR，术中经食管超声心动图（TEE）提示改善缺血性 MR。术前，患者均为 3＋的 MRB 并且单独进行 CABG 术。B.CABG 合并缺血性 MR 的手术时机选择；LV. 左心室；TTE. 经胸超声心动图

log 等也表明联合二尖瓣环成形术可以更低的手术风险。术中修复 2～3 度以上的 MR 是极具挑战性的，特别是对于老年人和合并症患者，手术风险明显增加。鉴于缺血性 MR 的指征均是慢性的生理改变，如心功能不全、AF、左心房扩大，术中激发试验是重要的，尤其是对于临界病变的策略选择（图 46-12B）。缺血性 MR 的最佳手术选择仍是不明确的。目前由美国国家卫生研究院（NIH）开展的随机临床试验，正在比较二尖瓣修复和二尖瓣置换对缺血性 MR 的治疗效果。

心房颤动

心房颤动外科治疗是基于迷宫术，这是由 Cox 在 20 世纪 80 年代创立的。手术结果是对 80％～90％的 AF 患者有效。它需要在环绕流入心房的周围静脉做环形切开缝合，以阻断异常心房传导（参见第 20 章）。经典的迷宫手术涉及复杂的心房切口，手术时间长，并发症发生率高。基于此原因，迷宫手术尽管有效，但并没有被外科医生广泛采用。

最近在心房颤动手术发展迅速，相比过去的"切和缝"操作，现代医疗技术改善，使外科医生可以很容易对其周围的肺静脉进行消融，同时不增加的手术难度和并发症的发生率。目前有几个可用的设备包括射频、冷冻、激光、微波和超声。医生可以通过不做外科切口，处理肺静脉。和原来的切割方法对比，这些方法已被证明是确实有效的。虽然该手术的重点是肺静脉隔离，外科医生还可以通过消融技术模仿一个完整的迷宫手术，这比单纯地肺静脉隔断有更高疗效。使用专用的消融器械，可以单纯的行心房颤动消融术，也可以在体外循环建立前进行，还有可以与二尖瓣修复手术同时进行。现代设备比较简单，不需要多专业的外科手术技巧，也没有过度地延长手术时间。既往有心房颤动病史而又拟行瓣膜手术的患者，是心房颤动治疗的绝对标准，另外，MV 术中还需要进行左心耳切除封闭术。

第 47 章
心脏瓣膜疾病的经皮治疗

Percutaneous Treatment for Valvular Heart Disease

Steven R. Bailey

贺勇 译

概　述

每年,有成千上万的患者因出现心脏瓣膜病相关症状或心肌功能障碍进展的证据前来就医。主动脉瓣狭窄在老年人中是最常见的瓣膜病,在 65 岁以上的人群中发病率为 1%～2%,而 85 岁以上者发病率超过 4%。现今主动脉瓣狭窄患者在出现心绞痛、心力衰竭或晕厥前通常不会被转诊去行外科瓣膜置换术。这些症状,虽然长时间可以不表现出来,但往往出现在疾病晚期,而且经常发生在有多个合并症的老年患者身上。1986 年,Cribier 及同事将主动脉球囊成形术(PABV)作为一种初始的经皮治疗方法来治疗高危或因有多种合并症而不能行外科手术的患者。

二尖瓣(MV)疾病,过去常常是风湿性二尖瓣狭窄,现在更多的是退行性瓣膜疾病,如黏液瘤样变瓣膜、心肌缺血或心脏扩张所致的功能性二尖瓣反流(MR)。新的经皮治疗方法已开发出致力于二尖瓣叶病变的治疗,二尖瓣环缩或经皮瓣膜置换。

本章内容侧重于新发展起来的治疗成人主动脉和二尖瓣病变的经皮技术。同时也对当前的一些结果进行评估,以确定经皮器械的临床作用。

经皮主动脉瓣置入术

在老年人中,外科主动脉瓣置换术(AVR)占60%～70%的所有瓣膜手术,并且这也是成人最常见的心脏瓣膜手术。外科 AVR 围术期死亡风险为3%～4%,如与冠状动脉旁路移植术(CABG)同时进行则增加至 5.5%～6.8%。遗憾的是,有相当数量的可能受益于 AVR 患者要么没有被转诊到外科

或没有接受手术。欧洲心脏中心的一项调查发现,31.8%的有症状的严重的单瓣膜病患者没有接受干预,最常见的原因是合并症使患者外科手术风险增高。

虽然外科 AVR 是唯一显示可以降低主动脉瓣狭窄死亡率的操作,但 PABV 已被证明可以改善短期症状,减少发病。接受 PABV 的患者卒中风险<0.5%,中度和重度主动脉瓣关闭不全不到 1%。获益持续时间难以预测,但通常不到 1 年,需要再次手术限制了其手术量。基于这些考虑,美国心脏病学会(ACC)/美国心脏协会(AHA)指南将其列为 Ⅱ b适应证。

冠状动脉和血管内支架技术的出现引发了人们对血管腔内疗法新的兴趣,它表明用于主动脉的大直径支架可以经皮输送。Andersen 及其同事发表了他们使用腔内瓣膜的经验。这些结果促进了基于导管技术的经皮心脏瓣膜置换术(PHVR)这一新兴领域的出现,早期的工作是由 Paniagua 和同事报道的经血管(股动脉或腋动脉)和经心尖置入人工瓣膜来治疗主动脉瓣狭窄。这些技术,即所谓的经导管主动脉瓣置入(TAVI),可以在本身病变的主动脉瓣中置入人工心脏瓣膜,而不需要打开心脏的外科手术或体外循环。

当代经皮主动脉瓣膜

爱德华兹 SAPIEN 瓣膜

爱德华兹 SAPIEN 经导管心脏瓣膜(Edwards Lifesciences,Irvine,CA)是第一个在人体试验中使用的经皮瓣膜系统。它是一种球膨装置,由牛心包瓣膜装载在球囊上,外面套以机械压缩的不锈钢支

架(图 47-1)。目前这种瓣膜有直径 23mm 和 26mm 两种规格,分别需用 22Fr 和 24Fr 的输送导管。这些瓣膜适合于直径为 18～25mm 的主动脉瓣环。由于这些导管直径大,经股动脉途径要求最小血管直径分别为 7mm 和 8mm。最近,钴铬合金的应用使器械有所改进,支架梁变得更薄,从而将输送鞘减小到 18Fr。输送系统的改进还包括用一个较长的血管鞘以更好地帮助把器械输送至降主动脉,提高器械在升主动脉的可操作性及使用更大直径的瓣膜。这有望扩大接受这种治疗的患者群,同时改善了短期预后并减少了并发症。

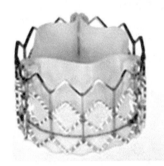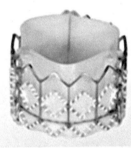

图 47-1 Edwards Sapien 经皮心脏瓣膜和经导管心脏瓣膜(Edwards Lifesciences, Irvine, CA)

这一球囊扩张式钴铬合金框架带着一个瓣膜,目前有 23～26mm 大小可以选择

美敦力 CoreValve ReValving 系统

CoreValve(Medtronic, Minneapolis, MN)是将猪心包瓣膜缝入自膨镍钛合金支架内(图 47-2)。输送导管直径已经从最初的 25Fr 减少到目前的 18Fr。瓣膜的直径目前有 26mm 和 29mm,分别适用于直径 20～24mm 和 24～27mm 的主动脉瓣环。更小的输送导管允许髂股动脉直径 6mm 以上的患者经股动脉途径置入瓣膜,也使更多女性患者能接受此类治疗。随着术者经验的增加,与早期的 CoreValve 相比,新一代的 CoreValve PHV 显示了更低的主要不良心脑血管事件及更高的首次手术成功率。

经导管主动脉瓣置入前患者
评估与影像检查

TAVI 是目前用于需要主动脉瓣置换,但由于合并症而开胸手术风险高或不适合外科手术的症状性严重主动脉瓣钙化狭窄患者。

在临床实践中的一个新变化是建立多专业团队

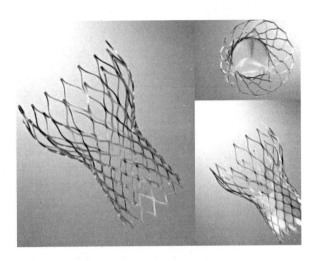

图 47-2 Medtronic(Minneapolis, MN)CoreValve 自膨式主动脉生物瓣膜系统

评估 TAVI 术前患者。这个团队通常包括一名心脏病专家、心胸和血管外科医师、影像专家、麻醉师、老年医学和物理治疗专家。图 47-3 是推荐的 TAVI 患者评估流程。

在有症状的患者,主动脉瓣狭窄的严重程度量化仍然是依据多普勒超声心动图技术标准定义的主动脉瓣区面积(AVA)<1 cm²(<0.6cm²/m²)或平均跨瓣压差>40mmHg。对于 TAVI,目前的研究要求 AVA<0.8cm²。超声心动图对评估主动脉瓣解剖和形态也是非常重要的。比如,超声心动图看见二叶式主动脉瓣被认为是 TAVI 的一个禁忌,因为这种情况下,进行主动脉瓣球囊扩张成形术(PABV)时可能发生更严重的主动脉瓣关闭不全,瓣膜释放后形态不对称概率较高。

评价左心室(LV)的大小和功能是 TAVI 术前筛查患者的关键步骤。心腔内血栓是 TAVI 强烈的禁忌证。心尖部心肌梗死与心尖变薄可能是经心尖途径的禁忌,因为它容易造成左心室撕裂和假性室壁瘤的形成。原发性重度二瓣反流(MR)也是 TAVI 的排除标准。如果考虑到严重主动脉瓣狭窄对 MR 有贡献,介入医生可以进行主动脉瓣成形术,随后重新评估 MR 的严重程度。很多患者,LV 功能可能在瓣膜成形术后随着 MR 减轻而改善,那么,患者可以作为 TAVI 的候选人。此外,单独行 TAVI 术的策略可能适合于许多外科双瓣置换手术风险较大而存在禁忌的患者。

评估一个患者的手术风险在临床上仍然是具有挑战性的。目前,定义高风险最常用的是心胸外科学会(STS)风险评分>10 和 EuroSCORE>20。不幸的是,这些评分不包括拟行 TAVI 患者的一些重要的,增加并发症风险的变量,比如小血管、冠状动脉开口处斑块、瓷化的主动脉、肝硬化、纵隔放疗史、既往接受过胸骨切开术、曾患纵隔炎、胸壁畸形、肺功能严重受损和体质虚弱。

经皮主动脉瓣置入

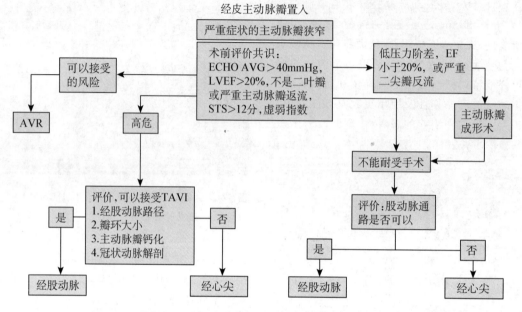

图 47-3　接受经导管主动脉瓣膜置入的症状性主动脉狭窄患者评估

AVG. 主动脉压力阶差;AVR. 主动脉瓣膜置换;ECHO. 超声心动图;EF. 射血分数;LVEF. 左心室射血分数;STS. SE 段;TAVI. 经导管主动脉瓣置入

STS 评分明显低估了心脏手术后真正的死亡率,但对于行主动脉瓣置换术(AVR)的高风险患者,它更紧密地反映了手术的死亡率和 30d 死亡率。EuroSCORE 高估了 AVR 的死亡风险,特别是对于高危患者,其高估程度最大。因此,建议高危患者不能仅依据 EuroSCORE 就被推荐行 TAVI,因为它已被证明没有足够的甄别和校正的能力。新的针对高危患者特定的评分方法可能会更好地判断 TAVI 患者的预后。

临床判断仍然是患者选择的关键。TAVI 目前专门针对高危者,使其合并症不会影响术后恢复。心力衰竭失代偿且严重左心功能减退,伴有严重瓣膜病变并卧床不起,或预期寿命不到 1 年的患者,不应该接受这种手术。接受 TAVI 的患者术前应处于稳定状态。

对于临床状况有望改善或稳定的患者,在考虑 TAVI 之前应优化药物治疗,可能的情况下,还可采取球囊瓣膜成形术来改善临床状况和心室功能。此外,应该通过冠状动脉造影来评估冠状动脉解剖,因为不能经皮介入治疗解决的严重冠状动脉病变可能是 TAVI 的相对禁忌证。

TAVI 所获得的血流动力学结果已被证明与外科主动脉瓣置换术相当或优于外科手术。

入路评估

血管入路的解剖是手术成功和潜在并发症的最重要决定因素之一。更大的 24Fr 鞘管要求最小血管直径为 7mm 和 8mm 甚至更小,18Fr 鞘管要求最小血管直径 6mm。血管入路评估还应考虑到广泛钙化,大的粥样斑块及严重迂曲等问题,所有这一切都可能阻碍大号鞘管推送到腹主动脉。

目前有几个影像技术可用于评估入路血管和主动脉:血管造影增强计算机断层扫描(CT)和血管内超声(IVUS)。传统的腹主动脉造影在临床上用于评价主动脉及其分支,其图像质量良好,但它往往需要高达 150ml(2~2.5ml/kg)的对比剂。利用数字减影血管造影常常获得更好的图像,而对比剂用量更少(20~40ml)。应参照猪尾导管定标,采用定量冠状动脉造影(QCA)来测量血管直径。

详细的 CT 分析非常重要,因为它可以发现钙化或扭曲等入路血管的问题。血管造影往往不能很好地检测到钙化。CT 图像的特点是轴向、纵向和三维成像。非增强 CT 往往是钙化定量分析的关键,最好通过纵向和轴向界面观察。显著钙化,特别是在长的节段,不允许绷直血管让器械输送顺利通过。主动脉远端内、外髂动脉分叉处严重钙化值得注意,因为它不允许扩张或移位。CT 存在严重钙化可能导致患者不能选择经股动脉途径,这是选择其他替代入路(腋动脉或经心尖)的最常见原因之一。胸部 CT 也对制订经心尖途径手术计划有帮助,它可以观察心尖与胸壁的关系,评估进入 LV 流出道的角度。

当血管造影及 CT 不一致时,IVUS 就是测量管腔直径的好方法。不幸的是,这项技术在检测和分析钙化程度方面并不太好。

广泛的主动脉动脉粥样硬化,瓷化主动脉或存在大而活动并突出的主动脉粥样斑块的患者在手术过程中发生神经系统事件的风险高。动脉粥样硬化的碎片也可从钙化的主动脉瓣本身或从周围血管上脱落栓塞至脑部,造成缺血性卒中。TAVI 术后监测显示无症状脑血管栓塞发生率很高(高达 85%),但有临床表现的少得多,约为 3%。由于栓塞病变和事件的风险,栓塞保护装置目前正在开发中,但他们是否会降低卒中的风险仍有待确定。如果存在主动脉瘤,在推送输送系统时可能不会有问题,但它们的存在增加了斑块或血栓脱落的危险,因此可能导致并发症。

主动脉瓣环的测量

主动脉瓣环的形状是椭圆形而不是圆形的,冠状直径大于矢状直径。二维超声心动图不是最好的方法,因为它只能从一个维度测量主动脉瓣环,低估了其大小。因为经食管超声心动图(TEE)对主动脉瓣环测量的低估,作为围术期的参考,磁共振成像(MRI)和 CT 测量主动脉瓣环已被证明比 TEE 更准确。最近的一项研究使用经胸超声心动图(TTE),TEE,CT 对 187 例拟行 TAVI 的患者的主动脉瓣环进行评估,结果发现不同技术测量的相关性很强,然而,所有的测量方法差异最大达 3mm。观察者之间和观察者自身的变异是 TEE 比 CT 更好,而且依据 TEE 测量的瓣环值行 TAVI 是安全的且并发症少。

经导管主动脉瓣置入术

原先爱德华兹 SAPIEN TAVI 经皮瓣膜置入系统是基于前向方式的,它需要房间隔穿刺,瓣膜通过 MV 和 LV 置入人主动脉瓣环原来瓣膜所在的水平。尽管有效,但这一技术可以导致包括急性 MV 反流和心室穿孔的并发症。目前,7 种输送或置入的途径已被用于 TAVI 置入:①股静脉;②股动脉;③锁骨下动脉;④腋动脉;⑤颈总动脉;⑥升主动脉;⑦开胸直接通过心尖(经心尖途径)。

简化的经主动脉逆行技术的出现成为 TAVI 能更广泛应用的关键,并且它是最常用的技术。经标准动脉插管技术和基线主动脉造影后,使用 14Fr 外鞘及预置血管缝合技术有助于更广泛地推广这种操作。用 0.035 英寸(1 英寸=2.54cm)导丝引导导管跨过主动脉瓣,得到基线跨瓣压差。然后用 0.035 英寸,270cm 的加硬导丝,在头端预塑一个夸张的大环,通过导管进入 LV。夸张的大环可以最大限度地减少左心室损伤或心律失常的风险。通过这非常坚硬的钢丝,通常用 23mm 的球囊进行主动脉瓣预扩张,这时,快速心脏起搏可以防止气球扩张时被血流冲走。球囊扩张瓣膜成型术成功后,顺序扩张并选用合适的外鞘交换 14Fr 外鞘(18~24Fr),使瓣膜输送系统可以通过。用不透 X 线的标记和超声成像指导将瓣膜跨过主动脉瓣环。在快速右心室起搏下,用球囊将瓣膜扩张,或撤回限鞘(自膨式)并确认瓣膜扩张充分。Sapien 瓣膜置入及快速心室起搏图示见图 47-4。重复进行血流动力学评估,主动脉造影明确位置是否适当,冠状动脉是否显影及瓣周漏的严重程度分级。图 47-5 所示的是一个在主动脉位置扩张的 SAPIEN 瓣膜。如果放置部位不理想,CoreValve 可以在释放之前稍微重新定位。

患者结局

如果将置入瓣膜定义为技术成功,手术的成功率已稳步上升,从最初经静脉途径的 82% 到更当代系列的 95% 以上。看来,当患者选择适当,TAVI 是一个可重复和可靠的操作。如前面提到的,在最近一篇包括 80 多篇已发表的文章,2356 例置入爱德华兹 Lifesciences 和美敦力经胸心脏瓣膜(THVs)患者的综述中,30d 生存率是 89%,两种瓣膜类似。正如预期的那样,存活率继续在提高,据当代的报道记录 30d 的生存率为 93%~95%。至目前为止,文献主要是注册研究,其纳入标准,研究终点和随访时间不同。注册研究提供了评估技术演变和生成研究假设的机会,但它们缺乏严谨的随机试验来给出可供比较的结果。

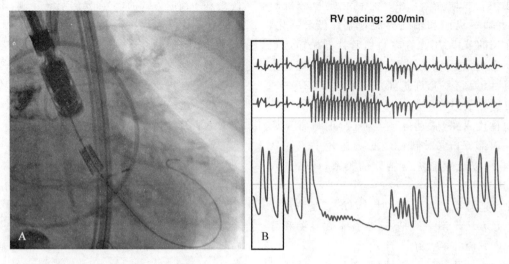

RV pacing: 200/min

图 47-4　A. Edwards Sapien 经导管瓣膜(Edwards Lifesciences, Irvine, CA)在主动脉瓣环水平置入
展示;B. 快速心室(右心室)起搏

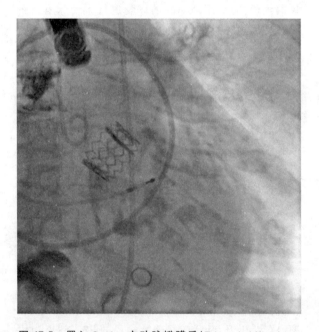

图 47-5　置入 Sapien 主动脉瓣膜后(Edwards Lifescienc-
es, Irvine, CA)

　　根据经导管主动脉瓣安置队列 B 试验(PART-
NER)的结果(图 47-6),我们现在能够更好地了解与
单纯药物治疗相比,TAVI 术后结局。患者只有当
外科手术被拒绝时才能进入随机组,因为基于一组
通用的标准认定的禁忌风险需要多个临床中心,超
过 2 名以上的高级外科医生达成共识。这个研究所
处的时期是第一代器械运用时,大多数术者 TAVI
的经验也限于初期。尽管有这些不利因素,手术组
的 30d 死亡率也很低,为 6.4%。

　　在 PARTNER Ⅰ B 研究中,非手术患者(那些没
有接受 TAVI)结局很差,只有 50% 存活 1 年。在这
项研究中最重要的发现是使用 Sapien 瓣膜接受经皮
TAVI 的患者,1 年的生存率绝对值显著改善了
20%。值得注意的是,生存曲线在 1 年继续分离,这
表明 TAVI 组获益的持续。

　　最近发表的一个研究随机对比评价了高风险
的手术患者接受传统 AVR 手术和接受使用 SAPI-
EN 瓣膜的 TAVI 术(图 47-7)。这项前瞻性研究有
25 个中心参加,699 例严重主动脉瓣狭窄的高风险
患者(平均年龄 84.1 岁),平均 STS 评分 11.8(lo-
gistic EuroSCORE 29.3;表 47-1)随机分为 AVR 手
术组或 SAPIEN 瓣膜 TAVI 组。患者心功能均大
于纽约心功能分级 Ⅱ 级。手术死亡率由当地入选
单位的外科医生和心脏病专家独立预测,并且纳入
研究的患者估计的 STS 评分达 10 分或 10 分以上。
此外,LV 射血分数(LVEF)必须＞20%,没有二叶
式主动脉瓣或重度主动脉瓣关闭不全。1 年时,两
组的死亡率相近(AVR 组 26.8% vs TAVI 组
24.2%)。第二组患者接受经心尖置入;与手术
AVR 组相比,在 30d 和 1 年时,这些患者表现出预
后更差的趋势,这的确引起了对经心尖置入术中事
件的一些担心。其中一个最重要的问题是术中及
晚期卒中。这可能反映了手术或技术方面的问题,
或它可能反映了患者人群本身的复杂性。使用
CoreValve 和 Sapien XT 的低外科手术风险患者的
随机评估研究于 2011 年在美国开始入组。

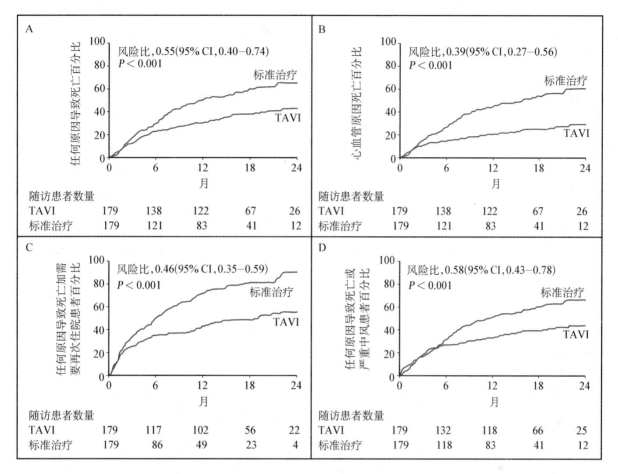

图 47-6　主要终点和其他选择性终点的时间-事件曲线

主动脉经导管瓣膜置入（PARTNER）队列 B 试验。CI. 可信区间；TAVI. 经导管主动脉瓣置入

表 47-1　30d 和 1 年神经性事件（N = 699）

预后	30 天			1 年		
[n（%）]	TAVR（n = 348）	AVR（n = 351）	P VALUE	TAVR（n = 348）	AVR（n = 351）	P
所有卒中或 TIA	19(5.5)	8(2.4)	0.04	27(8.3)	13(4.3)	0.04
TIA	3(0.9)	1(0.3)	0.33	7(2.3)	4(1.5)	0.47
所有卒中	16(4.6)	8(2.4)	0.12	20(6.0)	10(3.2)	0.08
严重卒中	13(3.8)	7(2.1)	0.20	17(5.1)	8(2.4)	0.07
小卒中	3(0.9)	1(0.3)	0.34	3(0.9)	2(0.7)	0.84
死亡/严重卒中	24(6.9)	28(8.2)	0.52	92(26.5)	93(28.0)	0.68

TIA. 一过性缺血发作

据报道,高风险患者人群 1 年的晚期生存率为 69%～85%,这可能主要反映有潜在的合并症的重病患者接受了 TAVI 术而不是外科主动脉瓣换瓣手术。多因素研究表明,logistic EuroSCORE,STS 评分、年龄、肝病、严重二尖瓣反流、贫血、既往卒中史、肺部疾病、肾衰竭都是所有预测 TAVI 术后晚期死亡的因素。

在这组疾病人群中,改善功能,而不是降低死亡率,可能是更重要的临床终点。减轻症状和持续改善运动耐量已在大多数已发表的系列中报道了。通常,TAVI 术后,NYHA 心功能分级从基线的Ⅲ到Ⅳ级提高至Ⅰ～Ⅱ级。目前尚不清楚,哪些有合并症

主要终点:
1年全因死亡率

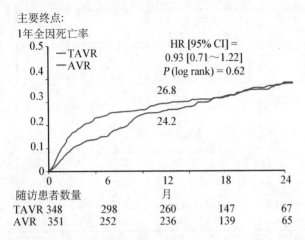

随访患者数量

TAVR 348	298	260	147	67
AVR 351	252	236	139	65

图 47-7　经导管主动脉瓣置入后全因死亡率(PARTNER)队列 A 试验

AVR. 主动脉瓣膜置换;CI. 可信区间;HR. 危险比;TAVR. 经导管主动脉瓣置换

的老年患者将从 TAVI 得到显著的症状和临床获益。正如在患者选择这部分提到的,这些关键的问题需要多学科来评估这些复杂的患者。

新的入路

经心尖途径仍然在这个患者人群中起着重要的作用。接受经心尖 TAVI 的患者通常有更多的并发症,更困难的血管通路,更小尺寸主动脉瓣环。这个方法可能有特殊的并发症,包括心尖入路处室壁瘤形成、器械栓塞及瓣周漏。

新的应用

早期的经验是在瓣中瓣置入中积累起来的,或者说是在退化的外科生物瓣里经皮置入 Sapien 和 CoreValve 瓣膜。与本身退行性主动脉狭窄,外科生物瓣便于定位及瓣周密封,可保护房室传导系统和左主干开口。不幸的是,并不是所有的外科瓣膜都是适合瓣中瓣置入。它们可能会影响冠状动脉开口,难以成像,或仅仅是因为太小不能瓣中瓣置入。例如,一个广泛使用的 21mm 外科生物瓣内部直径为 17mm,这意味着即使是目前最小的 THV 会膨胀不良导致中度狭窄。

假设 TAVI 效果不充分,就像经皮冠状动脉支架,可以允许重复瓣中瓣置入术。虽然在紧急情况下已有重复置入的例子,但明显缺乏这一方面的经验。

潜在并发症

当 TAVI 已经进入到临床实践中,对栓塞发生率的关注随之增加。与第一代 Sapien TAVI 系统比较,"Sapien 主动脉生物瓣欧洲结果"(SOURCE)注册登记(自我报道和非裁决事件)报道的卒中发生率为 2.4%,而监控更为严格的 PARTNER B 研究报道大的卒中率为 5%。文献中的卒中率相差很大,报道的发生率为 0~10%。经颅多普勒证明,术中卒中往往是由于病变主动脉或主动脉瓣中的脆性物质栓塞所致。经弥散加权 MRI 检查发现的新的脑部病灶,文献报道可见于 58%~91% 接受 TAVI 的患者,尽管这些研究结果似乎并不与临床神经功能障碍相关。减少卒中的实验方法包括改进导管和使用滤器。采用直径更小、创伤更少的导管、改良操作技术和选择低风险的患者似乎使术中卒中的风险下降了。然而,不是所有的卒中都是粥样物质栓塞。其他可能的因素包括瓣膜血栓、心房颤动、抗凝治疗的导致出血性卒中或抗凝中止。在缺乏数据的情况下,对瓣膜血栓预防的标准方法是长期服用阿司匹林和 1~3 个月的氯吡格雷,或存在额外的风险的情况下,如心房颤动,使用华法林或达比加群。

在冠状动脉开口处,把 THV 打开一个网眼看起来总的耐受性良好,至少在急性期是这样的,然而,在很少的情况下,THV 可能会使本身的瓣膜发生位移造成冠状动脉闭塞。成功的处理可能需要暂时的心肺支持,以及经皮或外科手术血运重建。左主干闭塞的危险因素包括低位冠状动脉开口、浅主动脉窦、本身瓣膜体积大和置入体的设计特点。合并冠状动脉疾病是常见的,并且对 TAVI 手术结局和晚期生存率都造成负面影响。迄今为止的临床研究表明,接受 TAVI 的患者,大多数冠状动脉疾病可以采用非手术治疗。

因为房室传导系统走行于主动脉瓣下室间隔内,所以可能遭受损伤,这与新出现的左束支阻滞或完全性心脏传导阻滞有关。外科 AVR 3%~18% 需要安置永久起搏器。据报道,TAVI 有 3%~36% 需新置入起搏器,然而,这很难去比较,因为当前 TAVI 患者代表一个特别高风险组,而且各地对起搏器置入的指征把握不一。在 PARTNER 研究中,TAVI 组和手术组在 30d 需要永久性起搏器置入的无统计学差异(3.8% *vs* 3.6%;1 年时,5.7% 和 5%)。我们所见报道里,CoreValve 瓣膜的 9%~36% 的新置入起搏器率明显地高于爱德华兹生命科学的 3%~12%,

大概是因为 CoreValve 经常更多地延伸到 LV 流出道。新发心脏传导阻滞的其他危险因素包括高龄，原有的右束支传导阻滞或房室延迟以有瓣膜直径过大。

下一代主动脉瓣治疗

随着第一代瓣膜的成功，我们越来越清楚，经皮心脏瓣膜设计仍然需要改进。下一代 TAVI 直径将小于 18Fr，通过能力提高，更容易通过狭窄的主动脉瓣，同轴性更好，可重新定位，如果有必要，即使在初次释放后仍有机会再捕获或取出。一些符合这些标准的新一代瓣膜正在早期评估中，本节将予以综述。表 47-2 中列出的瓣膜迄今已置入人体。

表 47-2　现有应用于人类置入的经皮主动脉瓣膜治疗研究

公司	瓣膜名称	瓣膜位置	瓣膜种类
Medtronic	CoreValve ReValving System	主动脉	猪
Direct Flow Medical	Direct Flow Medical Valve	主动脉	马
Edwards Lifesciences	Edwards Sapien, Sapien XT, Cribier Edwards, and Percutaneous Heart Valve Technologies	主动脉	马
Medtronic	Melody Valve	主动脉	牛
Sadra	Lotus Valve	主动脉	牛
Unknown	Paniagua Heart Valve	主动脉	未知

Direct Flow 瓣膜（direct flow medical，Santa Rosa，CA）不同于其他经皮瓣膜，它没有金属成分。这种经皮瓣膜（图 47-8）包括加以聚酯的两个可膨胀管状袖口，内含有牛心包瓣（图 47-8）。该瓣膜的设计是定位于主动脉瓣环下，固定在原瓣膜尖远端上方。用生理盐水扩张位于左心室流出道的第一个袖口释放瓣膜，它立即可以发挥功能并使血流动力学在整个释放过程中稳定，所以快速起搏并不需要。释放后，用超声心动图再评估瓣膜功能、瓣周漏及瓣膜位置。如果瓣膜位置不理想，或者是出现瓣周漏，瓣膜可以收拢、重新定位或撤回，而且操作可以重复进行。如果瓣膜位置良好，血流动力学功能可以接受，则用一种快速固化的水溶性环氧树脂膨胀介质替代生理盐水，以使快速分离。目前该瓣膜在体应用现状是在欧洲的两个中心，有 31 例患者中参加，其中，只有 22 例患者在这个可行性研究接受了置入。由于技术原因，9 例患者未置入瓣膜，2 例患者术后死亡（1 例心肌梗死和 1 例心力衰竭），18 例患者置入瓣膜并从医院出院。经胸超声心动图测量主动脉跨瓣压差约 20 mmHg，有效瓣口面积 1.5 cm²。术后随访 6 个月，2 例患者死亡（1 例死于呼吸道疾病，1 例不明原因死亡），其余 16 例患者（72%）都是稳定 24 个月以上，NYHA 心功能 I 或 II 级，瓣周漏 I 级或小于 I 级。欧洲一个使用 18 Fr 系统的研究计划在不久启动，16Fr 系统也正在开发之中。

Lotus 瓣（Sadra/Boston Scientific，Boston，MA）是一个包括镍钛合金自膨胀环附带牛心包瓣膜及供指引和置入的输送系统的经皮系统（图 47-8）。这种第二代瓣膜释放时可以不需要快速起搏。通过外径密封使瓣周漏最小化。尽管它刚开始时富有弹性，但最终膨胀成一个坚硬的构架，但在最终与输送装置分离前的任何时间，瓣膜都可以收回到输送鞘内。第一次临床应用 Lotus 瓣是于 2007 年 7 月在德国进行的，10 例患者接受了可行性试验以评估该器械。4 例患者持续随访，随访时间最长 24 个月以上。随访显示瓣膜面积＞1.5 cm² 而且压力阶差＜20 mmHg。目前正在计划进行一个更大的临床试验。

心脏瓣膜技术公司的瓣膜（Heart Leaflet Technologies，Maple Grove，MN）是用戊二醛交联的三叶式猪心包瓣装配在超弹性镍钛丝支架上（图 47-8）。此外，编织的聚酯里衬使瓣膜反流最小化，它采用一个特殊的装置允许前向血流通过，从而减少了快速心室起搏的需要。

JenaValve 公司（JenaValve，Munich，Germany）开发的经心尖和经股动脉瓣膜使用的是自膨镍钛合金支架和牛心包瓣膜（图 47-8）。Jenaclip 的一个设计独特是用一体化的触角捕捉，或钳夹瓣叶，以避免潜在的冠状动脉血流阻塞。该瓣膜具备 19～27mm 的各种尺寸，高度 30mm。经心尖途径的系统也在开发中，并且两套系统都可以在心脏跳动时释放瓣

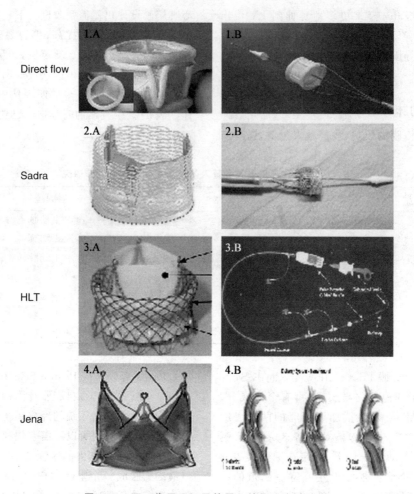

图 47-8　下一代用于经导管置入的经皮主动脉瓣

膜,无须体外循环或快速起搏。截至目前,Jena-Valve 的经心尖装置的第一次人体试验正在实施阶段。

经心尖瓣膜

Engager(原 Embracer 瓣膜,Medtronic)是专用于心尖输送系统(图 47-9),该系统采用自膨式镍钛合金支架,3 个相连的杆及牛心包瓣叶构成第二支撑架,附着于自膨胀镍钛支架上,在该装置的 LV 流出道侧有带倒刺的固定钩。一涤纶裙边与牛心包瓣叶相连。首次人体试验已完成 20 例,即将进行更广泛的人体试验(www. clinicaltrials. gov 编号 nct00677638)。

经皮二尖瓣治疗

风湿性二尖瓣狭窄的流行为手术治疗带来挑战。封闭式和开放式分离术用于瓣膜置换术前来争取减少瓣膜狭窄程度。25 年前引进用于风湿性二尖瓣狭窄的治疗二尖瓣球囊成形术是模拟手术治疗的腔内技术。这种经皮球囊治疗成为二尖瓣疾病经皮治疗发展之旅的第一步。近年来,采用改良的房间隔缺损及卵圆孔未闭(PFO)封堵器械,对外科瓣膜置入术后瓣周漏经皮封堵被证明是有潜力的,尽管作用有限。二尖瓣反流,作为退行性瓣膜病或功能性病因的结果,需要外科瓣膜修复或置换。手术瓣膜技术的进展,让患者受益于创伤更小的手术操作,而无须开胸或体外循环,对此大家兴趣很浓。

从这些外科手术策略演化而来的新的经皮方法产生了大量的新技术。这些经皮二尖瓣修复器械的分类可根据其针对的二尖瓣各个部分及其组件来划分。在这里,重要的是要记得二尖瓣是由多个组件构成的:前瓣和后瓣、瓣下器(腱索和乳头肌)、纤维瓣环、左心房和左心室腔。个体化来讲,这些组件每一个都可能是潜在减轻二尖瓣反流的治疗靶点。表47-3 简要回顾了目前正在开发和评估的用于二尖瓣反流的经皮治疗方法。

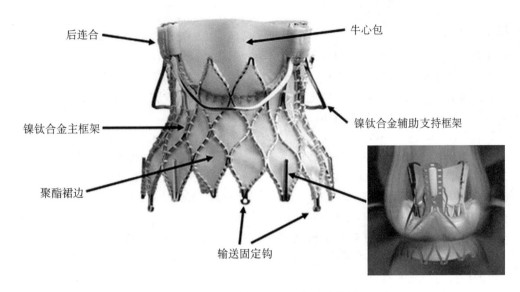

后连合

牛心包

镍钛合金主框架

镍钛合金辅助支持框架

聚酯裙边

输送固定钩

图 47-9 美敦力 Engager 经心尖瓣膜

表 47-3 现有经皮二尖瓣修复方法研究：有针对性治疗和设备纲要

治疗部位	治疗方法	设备	状态
瓣叶	边缘-至边缘（瓣叶皱褶）	MitraClip	随机试验数据已发布
		MitraFlex	临床前研发
	空间占据（瓣叶接合）	Percu-Pro System	I 期试验
	瓣叶消融	ThermoCool	动物模型
瓣环	非直接瓣环成形术	—	
	冠状窦方法，同时窦部形态重塑	Monarc	人体首次结果；正在进行可行性研究
		Carillon	人体首次结果；可行性研究结束
		Viacor	人体首次结果；可行性研究进行中
	非对称方法	St. Jude	动物模型
		NIH-Cerclage technology	动物模型
直接瓣环成形术	经皮机械卷紧	Mitralign	人体首次结果
		Accucinch GDS	人体首次结果
		Millipede ring system	临床前研发
	经皮能量介导卷紧	QuantumCor	动物模型
		ReCor	临床前研发
	杂交	Mitral solutions	临床前研发
		MiCardia	临床前研发
键索置入	经心尖	—	—
	人工键索	NeoChord，MitraFlex	临床前研发
	经心尖-穿间隔	—	—
	人工键索	Babic	临床前研发
左心室	左心室（和二尖瓣环）重构	Mardil-BACE	临时人体置入
瓣膜置入	右侧胸部小切口	EndoValve-Hermann prosthesis	动物模型
	经心尖	Lutter prosthesis	动物模型
	经间隔	CardiaQ prosthesis	临床前研发

FIH. 第一次人体试验；MA. 二尖瓣环；NIH. 美国国立卫生研究院

瓣叶修复的方法

手术可以实现复杂的瓣叶和腱索修复,但这样的事情经皮方法难以启及,但已被用来治疗一个单一组件的病变。目前,由 Maisano 和同事最先描述的模拟双孔手术修复的经皮瓣叶对瓣叶技术已经开发出来。在手术过程中,二尖瓣瓣叶的游离缘在中间($A_2 \sim P_2$ 段)被缝合在一起,形成两个分离的较小的孔。在手术的过程中,可以置入成形环,这似乎减少了更严重的二尖瓣反流患者再次手术的需要。

MitraClip 装置(Evalve,Abbot Vascular)在动物模型中证明安全有效,并且已被用于经仔细挑选的患者。该操作是在经食管超声指导下完成的,它采用了独特的经间隔导管输送系统,使金属夹抓住并钳夹二尖瓣的两个游离缘(图 47-10)。经食管超声用于指导置入和评估效果。如果初始位置不满意,可以移除夹子或重新定位。此外,为使二尖瓣反流的最大限度地减轻,在第一个夹子相邻的处可再置入另一个夹子。这种手术后,临床上尚还未发现显著的二尖瓣狭窄,但已注意到有轻微的二尖瓣跨瓣压差的增加,只是从(1.7 ± 0.9)mmHg 增加到(4.1 ± 2.2)mmHg($P < 0.001$)。由于担心产生二尖瓣狭窄,置入超过一个以上夹子之前,会非常仔细评估二尖瓣跨瓣压差。

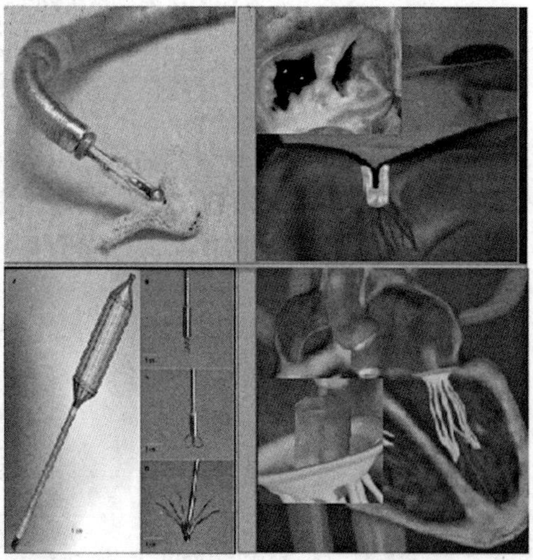

二尖瓣
钳夹术

Percu-pro

图 47-10　经导管瓣叶至瓣叶的二尖瓣治疗方法

"瓣膜边缘到边缘的腔内修复随机研究"(EVEREST Ⅱ)中的病例限于功能性二尖瓣反流。在 EVEREST 注册登记的超声子研究中,37 例患者中

的 8 例是正常瓣叶形态合并功能性二尖瓣反流,术后他们二尖瓣反流和左心室重构的减轻与退行性病变组相似。

关键的 EVEREST Ⅱ 研究随机将 279 例中心实验室评估的 3 级或 3 级以上的二尖瓣反流患者,不论症状情况如何,以 2∶1 方式分为 MitraClip 置入组或手术二尖瓣修复/置换组。主要疗效终点是存活,1 年时免于因瓣膜功能障碍,3 级或以上的二尖瓣反流需手术治疗,这在经皮组为 55.2%,而手术组为 73%($P < 0.001$);在 2 年时,经皮组为 51.7%,而手术组为 66.3%($P < 0.001$)。在实际治疗方案中,剔除入组后未接受钳夹置入术的患者($n = 20$),1 年时经皮组为 67.4%,手术组为 73.0%($P < 0.67$);2 年时,经皮组为 62.7%,手术组为 66.3%($P < 0.67$)。这一发现表明,如果钳夹可以成功地进行,复合终点的结果与二尖瓣外科手术类似。如果器械治疗失败,早期即可发现,晚期钳夹失败较少见,需要外科手术(图 47-11)。一个外科手术高风险(采用 STS 风险评估工具估计 30d 死亡率 > 12%)的高危患者注册登记也已完成并正在长期随访阶段。

关于 MitraClip 经皮边缘到边缘的操作问题仍未解决。虽然 2 年的耐久性已可以确定,但尚无比较长期的耐久性数据。潜在的最终需要手术来修复的晚期慢性瓣叶损伤仍是关注点。然而,这些令人信服的数据已经足以让 MitraClip 在欧洲上市,并且在不久的将来有望提交给美国食品和药物管理局(FDA)专门小组。

使用一个环缩圈行二尖瓣环成形术常常是二尖瓣手术修复术的常规操作。一些经皮器械将冠状静脉窦向二尖瓣环靠近,试图以此模拟手术成形效果。冠状窦及其主要支流,心大静脉,一定程度上平行于二尖瓣环后侧部分。心外膜冠状静脉系统是最容易通过颈内静脉入路进入,因为冠状静脉窦直接汇入右心房。经皮的方法一般采用通过颈内静脉或锁骨下静脉入路进入右心房,并对冠状静脉窦插管。各种重构的器械(图 47-12)可以进入冠状窦,其目的是使邻近二尖瓣环后份向前份移位,从而改善二尖瓣叶的互相接合。

冠状窦的方法使用透视介导下的静脉途径,因为其简单故而吸引人。不幸的是,它有许多潜在的大的局限性。首先,冠状窦与二尖瓣环的解剖关系是高度变异的,奇怪的是,很早期的数据表明,术前影像学评估不能预测冠状窦瓣环成形术的获益,其次是超过 50% 的患者冠状动脉回旋支走行于心大静脉之下,可

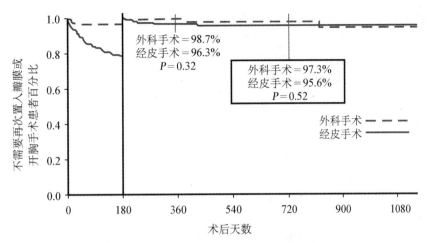

图 47-11　血管内瓣膜边缘至边缘修复研究标志性分析(EVEREST II)

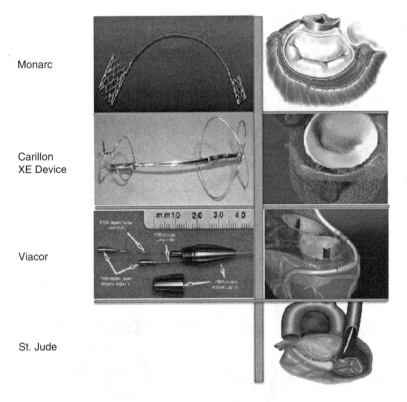

图 47-12　经皮二尖瓣环成形术方法

以发生冠状动脉受压导致缺血和梗死。常常在心室功能下降和功能性二尖瓣反流的患者，用冠状静脉窦放置双心室起搏电极会产生同样的问题。

爱德华兹 Lifesciences Monarc 经静脉瓣环成形装置由支架样的锚放于心大静脉里，用带有生物可降解垫片的桥联部分连接到位于近端冠状窦口的第二锚。自膨胀架被压缩在一个经颈静脉置入的输送鞘里。一旦定位，回撤鞘让镍钛合金锚膨胀开来固定装置。装置的张力使系统能够急剧地降低冠状窦的尺寸。在几周后，垫片溶解，缩短桥联部分，使两个锚更接近，这样就可能缩短冠状窦。Monarc 冠状窦装置是固定在前室间静脉，对左心室有轻微影响。

Carillon 二尖瓣轮廓系统(Cardiac Dimensions，Kirkland，WA)，也是一个间接瓣环成形装置，使用手动调节张力的导线相连两个自膨胀镍钛锚，可以立即缩短冠状静脉窦。使用超声心动图或血管造影成像,在最终释放装置之前可以调整张力。初步可行性研究表明,由于锚的滑动移位,瓣环尺寸的缩小和二尖瓣反流的减轻程度有限。Carillon XE 是一种改良的装置,用于多中心临床研究 AMADEUS 中,该研究评价了 SR34006 与华法林或双香豆素类抗凝药比较在心房颤动患者中的疗效。在 43 例患者中,有 30 例被永久性地放入这种装置,失败的情况是二尖瓣反流减轻不明显或冠状动脉受压。新一代改型的 Carillon XE2 用在了有 36 例患者的经导管置入 Carillon 二尖瓣环成形术(TITAN)试验中,该试验于 2011 年恢复招募患者。

Viacor(Wilmington,MA)经皮经静脉二尖瓣环成形装置代表了第三种间接冠状窦二尖瓣环成形术(图 47-12)。使用输送导管,经锁骨下切口在冠状静脉窦内置入弯折的金属杆,金属杆使瓣环后份向前方偏移。金属杆交换可能需要新的手术入路。但概念证明临时置入有效,在随后的经皮经静脉二尖瓣环成形装置减少二尖瓣反流安全和疗效的可行性试验(PTOLEMY)中,19 例患者中的 13 例二尖瓣反流

至少暂时减少了一级,但在 27 例患者中只有 19 例实现了永久性置入。

室重塑

正如上面所讨论的,冠状静脉窦和心大静脉与二尖瓣环之间关系的变异制造了重大的挑战。锚,无论是在心房或心室,已经发展到减少其直径直接重塑这些腔室及减少二尖瓣环直径(图 47-13)。使用一个锚置于冠状静脉窦,第二个锚位于右心房,作为一种可以给二尖瓣环施加更多牵引力的方法,已进行了相关评估。

圣犹达医疗(Minneapolis,MN)的系统是由 4 个螺旋锚,2 个装载间隔器,1 条系绳及 1 个锁扣装置构成。远端的一对锚通过冠状窦在后瓣叶附近进入左心室心肌内;锚近端的一对锚通过右心房进入后中三角部。双锚由一缆绳连接可使二尖瓣环后中份缩小,并可通过一自动回卷式镍钛记忆合结构锁定。在动物模型中已经对此进行了概念证明。

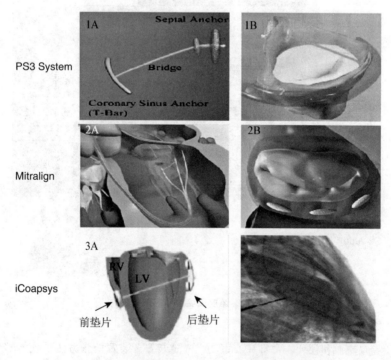

图 47-13　经皮二尖瓣经静脉瓣环成形术器械

直接瓣环成形术

模拟外科瓣环成形手术的直接二尖瓣环修正是一个有吸引力的方法。开发系统通过导管置入瓣环成形环的尝试令人沮丧,其定位和固定证明并不可

靠(图 47-14)。

据报道,对环后份手术缝合折叠,在不置入环的情况下也可产生疗效。另有方法提出应用经导管射频消融瓣环,通过胶原收缩使瓣环缩小(Quantum-Cor,Lake Forest,CA)。一个用能量重塑瓣环的系

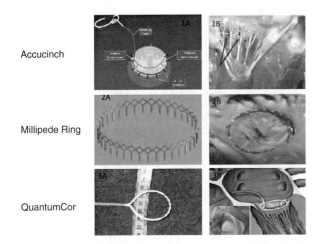

图 47-14 应用经皮治疗直接瓣环成形术

统叫作 ReCor 装置（ReCor，Paris，France），它提供了环绕或垂直于输送导管杆的高强度聚焦超声，导致组织加热和二尖瓣环的胶原蛋白收缩。这两个能量输送系统的局限性主要是缺乏精确的能量传递，包括可能发生的二尖瓣环狭窄形成和穿孔或其他损坏相邻结构的损伤，尽管这些似乎更多是理论性的，因为它们没有在动物模型评估中报道过。

Mitralign 经皮瓣环成形系统（Mitralign，Tewksbury，MA）使用指引导管从两乳头肌之间通过（图 47-13）到达瓣下的二尖瓣 P_2 扇贝区。Accucinch 系统（Guided Delivery Systems，Santa Clara，CA）采用经心室入路放置锚于内侧或外侧乳头肌。后瓣环从三角区到三角区被环缩（图 47-14），据称可以改善二尖瓣反流；该装置确实报道了但未发表第一次人体试验结果。Millipede 系统（Millipede，Ann Arbor，MI）是通过经房间隔穿刺的方法或利用微创技术放置一个新颖的可重新定位和回收的环（图 47-14），该环带有一套独特的附件系统。

心室重塑

iCoapsys 装置（Myocor，Maple Grove，MN）旨在重塑左心室来减少二尖瓣反流（图 47-13）。这种经皮装置是经剑突下心包途径的外鞘置入。它使用一个复杂的定位系统，两个固定垫片放置在左心室的表面，一前一后。穿刺左心室让缆绳连接两个垫片，并拉紧缆绳使垫片靠拢。当左心室的前后径缩小时，二尖瓣环的前后尺寸也缩小，以增加瓣叶的闭合，减少腱索的束缚，提高左心室的功能。

BACE 系统（Mardil，Morrisville，NC）需要一个小的经胸切口，在心脏不停搏时置入。一个带有内置式可膨胀腔的硅带沿房室沟放置在二尖瓣环上。这种二尖瓣环重塑使瓣叶更好地闭合，并可在置入后遥控调整。在动物模型中显示没有冠状动脉压迫，概念证明是在 15 例患者上完成的（未发表数据）。

腱索置入

经导管和经皮腱索手术正在研发，包括腱索断离和腱索置入。目前有 3 个装置正在开发：经心尖途径的 MitraFlex（TransCardiac Therapeutics，Atlanta，GA）和 Neochord（NeoChord，Minnetonka，MN；图 47-15）和经心尖穿间隔的 Babic（Belgrade，Serbia）。MitraFlex 和 Neochord 装置在左心室心肌内放置一个锚，另一经心尖放于瓣叶上，这两个锚通过一合成的"腱索"相连。在 Babic 装置，两个连续缝合轨道从左心室穿刺部通过目标瓣叶穿刺处，然后经穿间隔路径外置。将垫子放于外置的静脉缝合上，并从心外膜端收紧引导线使其固定在瓣叶的心房侧。然后用一聚合物管插入瓣叶和游离心肌壁之间，并由一个可调旋钮固定于心外膜表面。

二尖瓣置换术

经皮方法的目标是达到与外科手术媲美的结果。由于外科二尖瓣修复术经常不可行，且二尖瓣需要更换，经皮二尖瓣置换可能发挥作用（图 47-16）。要完成一个经皮二尖瓣输送，必须克服几个艰巨的障碍。①环的不对称形状使制备装置有很大难度；②需设计一系列固定装置来治疗不同病因的二尖瓣反流；③由于保留了本身的瓣膜组织可能造成左心室流出道梗阻；④瓣膜置入手术发生的瓣周漏可能仍然是一个显著的问题。

目前 3 个器械处于不同研发阶段。EndoValve-Herrmann 人工瓣（EndoValve，Princeton，NJ）目前的设计是通过右胸小切口从左心房不停搏置入的。这种可折叠，保留瓣膜的镍钛合金结构使用专门设计的夹具附着于本身的瓣膜上，在释放前可以重新定位。在二尖瓣反流的动物模型中已经证明了其可行性，完全经皮版本正在开发。镍钛合金支架瓣膜，Lutter 人工瓣膜（Bonn，Germany），已经在猪模型经心尖置入，CardiAQ 穿间隔人工瓣膜（CardiAQ Valve Technologies，Winchester，MA）也处于临床前开发。鉴于这些系统的复杂性，在进行任何临床研究之前，我们预期需要进一步的改进。

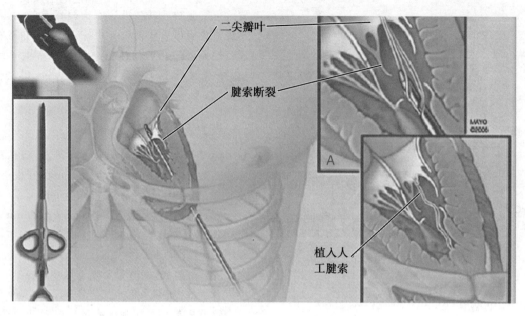

二尖瓣叶

腱索断裂

植入人
工腱索

图 47-15　小切口经皮二尖瓣健索重建

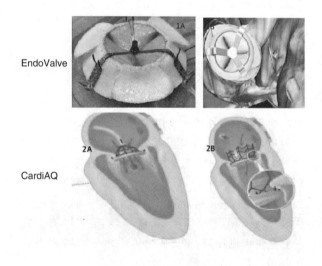

EndoValve

CardiAQ

图 47-16　经皮二尖瓣置换

总　　结

对主动脉瓣置换和二尖瓣修复的经皮方法的临床评价仍然局限于样本相对小的案例经验,以及各自领域内的一个关键的随机试验。目前,对于不能手术的患者经导管主动脉瓣置换的临床作用已经确立。最近的数据表明,对高危外科手术患者,TAVI同样可能是一个临床选择。

基于初始的数据和早期的临床使用,经皮边缘修复是有前景的。虽然这种技术在一般人群中的应用仍有待明确。随着更多的器械进入人体试验评估,新的经皮修复和置换技术其机会肯定是可以期待的。

第 48 章

HIV 相关性心血管疾病的临床表现、发病机制及治疗策略

Manifestations，Mechanisms，and Treatment of HIV-Associated Cardiovascular Disease

David C. Lange，Eric A. Secemsky，Jennifer E. Ho，and Priscilla Y. Hsue

徐迎佳 译

概　述

截至 2008 年,全世界大约有 3300 万人类免疫缺陷病毒(HIV)携带者,其中有接近 140 万人居住在北美洲。早在 20 世纪 90 年代中期,高效抗反转录病毒疗法(HAART)的引入显著地降低了因 HIV 而致病及死亡的人数。在美国,一项针对门诊 HIV 患者的研究选择了 1255 例至少有一次 CD4$^+$ 细胞计数低于 100 个/μl 的 HIV 感染者,他们在每 100 例患者/年的死亡率由 1995 年的 29.4％降至 1997 年第二季度的 8.8％。这一时期恰好是蛋白酶抑制药推广应用的时期。另一项同期的欧洲队列研究入选了 4270 例 CD4$^+$ 计数低于 500 个/μl 的患者,每 100 例患者/年的死亡率在 1995 年中期至 1997 年末这一时期内由 23.3％降至 4.1％。这些研究显示不仅 HIV 患者死亡率在下降,同时因强烈的抗反转录病毒疗法而引起的机会性感染也在减少。近期有更多的研究继续证明了 HAART 疗法降低 HIV 感染者死亡率的疗效。

随着抗 HIV 治疗的发展和 HIV 感染者预期寿命的延长,新的问题也随之而来。有新的证据显示,成功接收长期抗反转录治疗的 HIV 感染者,尽管 CD4$^+$ 细胞数量已经恢复,体内也检测不到 HIV 病毒的存在,但其寿命仍然短于未感染者。另外值得注意的是,CD4$^+$ 高于 200 个/μl 的 HIV 阳性患者死于其他非 AIDS 死因的风险甚至高于获得性免疫缺陷综合征(AIDS)本身。这其中,在 HIV 患者中过早出现的心血管疾病已经成为一个突出的问题。研究发现,与对照组的非感染者相比,HIV 阳性患者出现冠脉粥样硬化事件及心因性死亡的比例都有上升。同时,HIV 阳性患者出现高脂血症、高血压、高血糖症等代谢异常也更为普遍。目前认为这种过早出现的心血管疾病是在 HIV 感染的前提下多种因素共同作用的结果。HIV 感染导致的机体免疫应答改变和慢性炎症状态,以及抗反转录病毒治疗的不良反应等因素都参与了心血管疾病的加速发展过程。

抗反转录病毒疗法

HIV 复制如果不加以有效控制,将增加感染者患心血管疾病及其他非 AIDS 并发症的风险。HAART 通常采用多种药物相结合的方法,包括蛋白酶抑制药,非核苷反转录酶抑制药两者其一或联合应用。这种疗法也是目前抑制 HIV 复制的最常用治疗方案。国际艾滋病协会美国分会指南建议无症状的 HIV 感染者如果 CD4$^+$ 计数低于 350 个/μl 就应该开始 HAART 治疗,高于 350 个/μl 的患者视个体情况决定是否进行治疗。有以下情况的患者应该考虑早期 HAART 干预:心血管疾病高危人群、高病毒负荷(＞100 000 拷贝/ml)、CD4$^+$ 计数快速下降(每年下降＞100/μl)、活动性乙肝或丙肝感染或出现 HIV 相关性肾病。目前仍不知道在 CD4$^+$ 计数还较多时进行早期 HAART 治疗是否会增加高危人群患心血管疾病的风险。

是否进行 HAART 治疗主要取决于 HIV 的基因型和耐药模式,然而,心血管高危患者还应该考虑药物间相互作用以及代谢不良反应的影响。新型抗反转录药物如整合酶抑制药和病毒通道抑制药,因为相较于

传统药物更小的心血管不良反应,或许可以被考虑应用于心血管高危患者的抗病毒治疗当中。

蛋白酶抑制药

蛋白酶抑制药(PIs)是 HIV 治疗中应用最为广泛的抗反转录病毒药物,在表 48-1 中列举了这些药物重要的药物相互作用和不良反应。蛋白酶抑制药结合于 HIV-1 蛋白酶的位点,抑制病毒多聚体蛋白裂解为功能性蛋白的过程,从而使 HIV 拷贝成为不

成熟、无感染性的病毒颗粒。蛋白酶抑制药不良反应较多,包括糖脂代谢失调、肝毒性、胃肠道不适、性功能障碍和出血风险增加。这些严重的不良反应经常使得治疗被迫中断。

另外,因为所有蛋白酶抑制药都会抑制细胞色素酶 P450 3A4,所以它们会和很多心血管药物产生相互作用。有报道指出,同时应用蛋白酶抑制药和他汀类药物如辛伐他汀可能造成横纹肌溶解,因为它们都需要通过细胞色素酶 P450 3A4 代谢。

表 48-1　蛋白酶抑制药

通用名	心脏/代谢影响	常见不良反应	重要的药物相互作用
安普那韦	高血糖,三酰甘油↑,QT 间期↑	乳酸中毒,眶周及外周神经麻痹,皮疹,恶心,腹泻	洛伐他汀,辛伐他汀,苄普地尔
阿扎那韦	PR 间期↑	乳酸中毒,高胆红素血症	质子泵抑制药,苄普地尔
地瑞那韦/利托那韦	LDL↑,三酰甘油↑,高血糖,心率↓,心肌梗死,脂肪再分布	胃肠道不良反应,嗜中性白细胞减少症,ALT/AST↑	洛伐他汀,辛伐他汀,咪达唑仑,利福平,西地那非(用于肺动脉高压的计量)
福沙那韦	血糖↑,三酰甘油↑	同安普那韦	氟卡尼,普罗帕酮,洛伐他汀,辛伐他汀
茚地那韦	高血糖,脂肪再分布,心肌梗死,三酰甘油↑,QT 间期↑	眼,口,皮肤干燥;肾结石,高胆红素血症,嗜中性白细胞减少症,甲沟炎,血管炎	
洛匹那韦/利托那韦	LDL↑,三酰甘油↑,高血糖,体重下降,动脉纤维化,PR 间期↑,心率↓,心肌梗死,脂肪再分布,QT 间期延长	胰腺炎,胃肠道反应常见但轻微	见利托那韦
奈非那韦	脂肪再分布,高血糖/低血糖,LDL↑,QT 间期↑	肾结石,比其他蛋白酶抑制药有更多腹泻症状	胺碘酮奎尼丁,洛伐他汀,辛伐他汀,阿托伐他汀
利托那韦	LDL↑,三酰甘油↑,晕厥,PR 间期↑,心率↓,心肌梗死,QT 间期↑	胰腺炎,味觉改变	同奈非那韦,苄普地尔,氯氮平,雌二醇,氟卡尼,美沙酮,普罗帕酮
沙奎那韦	脂肪再分布,高血糖	味觉改变	
替拉那韦/利托那韦	LDL↑,三酰甘油↑高血糖	皮疹,胃肠道不良反应,ALT/AST↑,肌痛	洛伐他汀,辛伐他汀,西地那非(用于肺动脉高压的计量)

核苷/核苷酸反转录酶抑制药

核苷/核苷酸反转录酶抑制药(NRTIs)是带有结构缺陷的病毒核苷酸类似物。一旦与病毒 DNA 结合,它们就将提前终止病毒 DNA 链的合成,从而抑制病毒复制。不同于蛋白酶抑制药,核苷酸反转录酶抑制药的患者耐受性较好,且不会干扰

CYP450 系统,然而,它们却有线粒体毒性,临床上表现为外周神经病、肌病、乳酸中毒、脂肪肝、胰腺炎和脂肪代谢障碍。表 48-2 列举了几种核苷酸反转录酶抑制药的计量和常见的不良反应。

非核苷酸反转录酶抑制药

非核苷酸反转录酶抑制药(NNRTIs)通过直接

结合于反转录酶来阻断 DNA 延长的过程。非核苷酸反转录酶抑制药拥有较好的抗病毒效能和良好的耐受性，其低毒性和与核苷酸反转录酶抑制药不存在交叉耐药的特点使其成为 HAART 疗法的重要组成部分。最常被报道的不良反应有皮疹，肝酶升高和脂肪再分布。表 48-2 列举了几种非核苷酸反转录酶抑制药的计量和常见的不良反应。

表 48-2　核苷/核苷酸反转录酶抑制药和非核苷酸反转录酶抑制药

通用名	心脏/代谢效应	常见不良反应
NRTIs		
阿巴卡韦（ABC）	三酰甘油↑,心肌梗死,脂肪再分布	4％出现超敏反应
地达诺新（ddl）	高血糖	15％有外周神经病,视神经炎,罕有胰腺炎
恩曲他滨	三酰甘油↑,高血糖	停用可能加重乙型肝炎
恩替卡韦	高血糖,外周性水肿	ALT/AST↑,头痛,疲劳,眩晕,胃肠道不适,血尿
拉米夫定（3TC）	脂肪再分布	通常耐受良好
司他夫定（D4T）	无	外周神经病,CD4$^+$计数<50 个/μl 的患者风险更大
替诺福韦	三酰甘油↑,高血糖	恶心,通常耐受良好
扎西他滨（ddc）	无	高概率出现外周神经病,口腔溃疡,因毒性强烈而少用
齐多夫定（AZT）	无	恶心,头痛,疲劳,贫血,嗜中性白细胞下降,神经病,肌病
NRTIs 合剂		
ABC/3TC	同 ABC	同 ABC
ATZ/3TC	无	同 AZT
AZT/3TC/ABC	同 AZT,ABC	同 AZT,ABC
依法韦仑/恩曲他滨/富马酸替诺福韦酯	同依法韦仑/恩曲他滨/富马酸替诺福韦酯	同依法韦仑/恩曲他滨/富马酸替诺福韦酯单独应用
恩曲他滨/富马酸替诺福韦酯	同恩曲他滨/富马酸替诺福韦酯	同恩曲他滨/富马酸替诺福韦酯
NNRTIs		
地拉夫定	脂肪再分布	皮疹,ALT/AST↑
依法韦仑	三酰甘油↑,高血糖	皮疹,中枢神经系统症状(失眠)
依曲韦林	高血糖,LDL↑,三酰甘油↑,高血压	皮疹,恶心,ALT/AST↑,神经病
奈韦拉平	无	皮疹,肝炎

融合抑制药

融合抑制药如恩夫韦地是新一代的抗反转录病毒药物，它通过阻止病毒构象的改变来阻碍病毒与宿主细胞的融合。由于恩夫韦地价格昂贵且需要注射给药，所以通常只提供给其他抗反转录病毒疗法失败的患者。另一种融合抑制药马拉韦罗通过口服给药，它的机制则是阻断 CD4$^+$ 细胞的 CCR5 受体来阻碍融合过程。虽然短期实验证实马拉韦罗拥有良好的抗病毒功效和安全性，心血管不良反应也较小，但阻断 CCR5 受体的长期影响尚不清楚。

整合酶抑制药

整合酶抑制药如雷特格韦是另一种新一代抗反转录病毒药物，通过抑制 HIV-1 整合酶，阻止 HIV-1 病毒 DNA 插入宿主细胞的基因组起到抗病毒作用。雷特格韦被证实安全有效，但耐药性的产生也相对较快。雷特格韦最常见的不良反应包括头痛、易疲劳和恶心，但不存在长期的与治疗相关的心血管及代谢改变。

联合制剂

为了改善 HAART 疗法大量服用药片的缺点，

联合制剂应运而生。这些联合制剂有 atripla(依法韦仑/恩曲他滨/富马酸替诺福韦酯),卡贝兹(齐多夫定/拉米夫定),epzicom(阿巴卡韦/拉米夫定),三协唯(阿巴卡韦/齐多夫定/拉米夫定),特鲁瓦达(恩曲他滨/富马酸替诺福韦酯)。这些药物的不良反应通常和其单一组分的不良反应相似。回顾性研究发现使用联合制剂的 HAART 疗法耐受性更好,可能是因为联合制剂减少了药片服用量,减小了不良反应且提升了治疗的依从性。

HIV 感染和抗反转录病毒治疗对代谢的影响

　　HIV 疾病和抗反转录病毒治疗与包括高脂血症、胰岛素抵抗、高血压等一系列不同的代谢改变都有关系。然而,因为 HIV 感染、抗反转录病毒治疗和心血管疾病危险因素之间的关系十分复杂,学术界对此知之甚少。在未接收治疗的 HIV 感染者中,CD4$^+$ 细胞计数低下往往伴随着血总胆固醇、高密度脂蛋白胆固醇的降低和三酰甘油水平的上升。排除机体成分改变的影响,蛋白酶抑制药可诱发 HIV 患者产生高脂血症和胰岛素抵抗。不同的蛋白酶抑制药对脂类代谢的影响也不尽相同。譬如,利托那韦能提高三酰甘油水平并轻微降低高密度脂蛋白(HDL)胆固醇含量,但它对低密度脂蛋白(LDL)胆固醇没有影响。英地那韦不影响脂蛋白水平,却会诱发胰岛素抵抗。洛匹那韦/利托那韦会使三酰甘油上升,而对 HDL 和 LDL 胆固醇没有影响,也不会引起胰岛素抵抗。值得一提的是这些实验都试图孤立药物不良反应的影响,所以用药时间相对较短且加入了 HIV 阴性对照组。阿扎那韦很可能是对三酰甘油水平影响最小的抗反转录病毒药物。新一代的抗反转录病毒药物即整合酶抑制药和 CCR5 抑制药,使用者并不会表现出明显的脂肪代谢异常。

　　在 2003 年,一项多中心 AIDS 队列研究将一群接受了更长期治疗的 HIV 感染者纳入其中,以便使我们对 HIV 疾病及其治疗所引起的脂质改变有一个更为清晰的了解。在此项研究中,50 例 HIV 患者分别提供了他们在 HIV 感染前、接受 HAART 治疗前(两者之间平均间隔 7.8 年)和治疗期间的 4 次随访的血样。如图 48-1 所示,患者总胆固醇和 LDL 胆固醇水平在 HIV 疾病发作后有所下降,在接受 HAART 治疗后恢复到感染前水平,甚至更高。但 HDL 胆固醇水平在感染后就显著下降且不再回复。

三酰甘油在治疗过程中仅测量过一次,结果是上升的。另一项针对蛋白酶抑制药对 HIV 患者脂质水平影响的研究显示,这些药物提升了患者的总胆固醇及 LDL 胆固醇水平达 20%～60%,而三酰甘油的水平甚至增加了 1 倍以上。用其他种类的药物如 NNRTI 类的奈韦拉平、依法韦仑或 NRTI 类的阿巴卡韦等替代蛋白酶抑制药能降低患者 LDL 胆固醇和三酰甘油水平,同时提升 HDL 胆固醇含量。

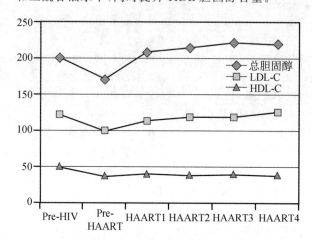

图 48-1　该数据揭示了 HIV 患者在 HIV 病毒血滑转化期前以及高效抗反转录病治疗前的血脂水平以及治疗后第 1 次访问,第 2 次访问,第 3 次访问,第 4 次访问时分别的血脂水平

高血压

　　据报道,HIV 患者中有多达 1/3 的人出现了高血压。一些研究指出 NNRTIs 和 PIs 可能与之相关,然而也有研究者对此持反对意见。通常认为,HIV 相关性高血压与胰岛素抵抗和代谢综合征有关。遗憾的是,关于 HIV 或 HAART 相关性高血压对患者长期影响的研究仍属空白。因此,大多数指南都建议对包括高血压在内的心血管疾病高危因素进行积极的控制。然而,目前高血压在决定患者是否启动或更改 HAART 治疗方案方面,仍然不是一个首要的考虑因素。

脂肪代谢障碍和代谢综合征

　　HIV 相关性脂肪再分布,又被称为脂肪代谢障碍或脂肪萎缩,是一种以面部和四肢脂肪选择性减少为特点的症状,伴有或不伴有颈部、颈背部区域、腹部和躯干的脂肪堆积。HIV 患者出现脂肪代谢障碍与患者的代谢异常如胰岛素抵抗、糖耐量受损、三酰甘油和 LDL 胆固醇水平上升以及高血压有关。

接受 1～2 年联合 HAART 治疗的患者中有
20%～35%出现明显的脂肪代谢障碍症状。抗反转
录病毒治疗的类型和持续时间与脂肪代谢障碍的产
生和严重程度密切相关。应用一种 PIs 和两种 NR-
TIs 的联合治疗，特别是应用了司他夫定和地达诺
新的方案最容易引起严重的脂肪代谢障碍。据报
道，单纯运动锻炼或同时服用二甲双胍都可以改善
脂肪代谢障碍患者的体脂分布情况。注射合成填充
物对 HIV 患者的外形美观有一定帮助，但并不能改
善患者代谢情况。一项对 HIV 感染者的横向研究
显示司他夫定和洛匹那韦/利托那韦与患者代谢综
合征的产生有关。另一项研究指出在未经治疗的
HIV 患者中启动 HAART 疗程可能与代谢综合征
的产生有关，进而提高患心血管疾病的风险。

HIV 阳性患者的心血管疾病筛查

尽管目前已经发展出多种多变量模型来评估普
通人群患冠状动脉性心脏病（CHD）的风险，但这些
模型在 HIV 感染者中仍未经过验证。最常用的弗
雷明汉风险评分似乎低估了 HIV 阳性患者中吸烟
人群的 CHD 风险，但建立一套独特的针对 HIV 患
者的模型却很难，因为目前仍不清楚有哪些 HIV
特有的危险因素或暴露因素与 CHD 的发展有关。
一套由抗 HIV 药物相关性不良事件数据库（DAD）
研究小组提供的 HIV 专用 CHD 风险预测模型结合
了 PI 暴露因素和其他传统的 CHD 危险因素。这套
模型在初步的研究中显示出相当的准确性。例如，
在这项实验观察的 33 594 人/年中，出现了 157 次
CHD 事件。DAD 方程预测了 153 次事件，接受者
操作特性曲线下方的面积为 0.78（95% CI：0.75～
0.82）。美国传染病协会/HIV 医学协会建议开始
HAART 前，以及 4～6 周内进行快速血脂和血糖检
测，同时建议常规测量体重及体型改变。

与多变量 CHD 风险预测模型类似，在 HIV 阳
性人群中尚未建立起敏感且特异的运动检测及药物
耐量检测系统。一般来说，目前这些风险分层工具
仍然还出自针对普通人群的指南。同样，未来依然
需要更深入的研究来明确 CHD 的替代指标（如颈动
脉内-中膜厚度）、炎症生化指标（如高敏感 C 反应蛋
白，hs-CRP）和载脂蛋白 B100 等在 HIV 感染者
CHD 早期检测中的地位，以解决目前尚未得到证实
的一系列问题。一项研究通过分析 HIV 感染者发
现升高的 CRP 水平以及 HIV 都是增加心肌梗死风

险的独立因素。

HIV 感染与心肌梗死

1998 年报道了第 1 例在两个接受过 PIs 治疗的
年轻 HIV 感染者中出现冠状动脉疾病的情况。时
至今日，在 HIV 患者是否存在更高的冠状动脉事件
风险，以及这种风险的增加和 HAART 治疗是否相
关等问题上，仍然存在很多争论。

国外一项回顾性研究选入了 36 766 例曾于
1993－2001 年在越南战征医疗设施接受过治疗的
HIV 患者，结果发现，在平均 40 个月的观察期内，接
受 HAART 治疗的患者心脑血管不良事件的风险
并没有增加。同样，有人通过对 80 项临床随机对照
试验进行 META 分析后，仍然没有证据显示服用
PIs 的患者会比用 NRTIs 的患者有更高的风险。
但必须要指出，在这些试验中患者只接受了 1 年的
治疗，病例样本数也较少。

然而，在 HIV 非住院患者的研究（HOPS）中发
现，随着 PIS 的使用，患者人群出现心肌梗死的频率
增高了：使用 PIs 组的 3247 例患者有 19 例出现心肌
梗死，而在 2425 例不使用 PIs 的患者只有 2 例出现
心肌梗死。DAD 研究小组选取了 23 468 例平均接
受过抗反转录病毒治疗 1.9 年的患者，平均每人随
访 1.6 年，结果证明长期接受联合抗反转录病毒治
疗的患者，患心肌梗死的风险比其他人高。那些接
受了 6 年以上 PIs 治疗的患者尤其如此。但这个结
论不能很好解释患者血脂异常的问题。DAD 研究
的进一步数据显示，PIS 茚地那韦、洛匹那韦/利托
那韦和 NRITs 地达诺新、阿巴卡韦等几种药物会增
加使用者心肌梗死的风险。

在法国医院 HIV 数据库上，34 976 例患者在平
均 33 个月的随访期内，有 60 例被诊断出心肌梗死。
在这项研究中，服用 PIs 的患者患心肌梗死的风险
显著高于未服用者，相对风险系数 2.56。而服用了
30 个月以上 PIs 的患者相较于服用少于 18 个月的
患者，相对风险系数高达 3.6。在北加州凯撒长期医
疗护理项目的数据库里，4159 例 HIV 患者在平均
4.1 年的随访期内，一共记录在案的 72 例冠脉事
件，包括 47 例心肌梗死。患者服用 PIs 的平均时间
是 2.8 年。出现冠脉不良事件的比例，服 PIs 者与
未服 PIs 者相似。但是，HIV 患者在 1000 人·年中
出现 6.5 次冠脉事件，远高于非感染者的 3.8 次。
阿巴卡韦相关的心肌毒性是近期争论的焦点。不同

的观察研究对阿巴卡韦是否增加心肌梗死风险方面结论不一。试验结果的差异很可能是因为试验设计不同,随访时间短,对照组缺乏对 HAART 有限的数据了解。

与之截然不同的是,在抗反转录病毒疗法管理策略(SMART)的研究中,5472 例患者被随机分配至病毒抑制策略组(持续进行 HAART)和治疗——巩固策略组(间断进行 HAART)。结果显示持续HAART 组和间断 HAART 组相比,无论是致命还是非致命性心血管疾病的风险都较低。更令人吃惊的是,初治患者在 HAART 启动后血管内皮功能得到了提升,似乎提示我们短期的 HAART 疗法实际上降低了心血管疾病的风险。

总的来说,这些研究一方面提示短期内HAART 由于对病毒复制的抑制,对心血管功能有一定益处;但另一方面,长期治疗以后,由于脂肪代谢异常,胰岛素抵抗等不良反应对心血管不利的影响,这些益处也被抵消了。这些数据也提供了证据支持了关于 HIV 自身也能增加 CHD 风险的猜想。这些研究指出服用 PIs 的 HIV 患者患心肌梗死的风险更高,服用时间越长,风险越大。尽管这些试验中冠脉事件的比例相对较低,但也许会随 HIV 患者群的年龄增大而变高。目前还需要更多长期随访研究来深入探讨 HIV 治疗与心血管病风险之间潜在的关系。

HIV 患者中冠状动脉疾病的临床特点

表 48-3 列出了 7 项临床病例报道的结果。在总共 334 例患者中,225(67%)例表现为急性心肌梗死。女性在所有患者中只占 31(9%)例。发生心肌梗死时,HIV 患者平均年龄比 HIV 阴性人群要年轻8—11 岁,这进一步肯定了 HIV 及其治疗参与了在心肌梗死的发病过程。这些报道中接受 PIs 治疗的患者比例为 49%～71%。每项研究中,都有超过50% 的患者在冠脉事件发生时正在吸烟。

在报道时患者的平均 HDL 胆固醇非常低,为28～35mg/dl。这明显低于那些没有冠脉疾病的 HIV阳性患者,也低于 HIV 阴性的冠脉疾病患者。HIV阳性冠脉疾病患者的平均 LDL 胆固醇水平高于未感染的患者,但并不低于无冠脉疾病的 HIV 阳性患者。在法国的研究中,HIV 阳性冠脉疾病患者的 LDL 胆固醇水平比没有冠脉疾病的 HIV 患者高很多。

正如我们所预计的那样,由于 HIV 冠脉疾病患者年龄较轻,所以以单支病变最为常见,急性冠脉综合征发作时心肌梗死血栓溶解(TIMI)危险评分较低,因此这类患者预后较好。如表 48-3 所示,试验中198 例患者只有 9 人(4.8%)院内死亡。这些患者通常行冠脉血管成形术或支架术,当场疗效显著,但术后再狭窄率似乎要高于非 HIV 感染者。这可能和HIV 阳性患者粥样硬化病变的病理特点与非感染者不同有关,详见下文。在一项研究中,HIV 阳性冠脉疾病患者术后再狭窄率达 52%(15/29),远高于 HIV 阴性患者的 14%(3/21),再狭窄的患者都接受了经皮冠脉介入和药物洗脱支架(DES)置入。在另一项试验中,14 例 HIV 冠脉疾病患者术后有 6 例需要进行靶血管血运重建(43%),非感染对照组 38例只有 4 例再狭窄(11%)。无论球囊扩展还是支架置入,HIV 阳性患者的再狭窄率都更高,故 HIV 患者更应该考虑使用 DES,以减少支架置入术后狭窄的发生。对照随访 1 年期间,HIV 患者比未感染者会更频繁地再发急性冠脉综合征。

冠脉旁路移植后 HIV 阳性患者的预后随访资料目前较少。一项随访中,37 例接受过冠脉旁路移植术的 HIV 患者,术后 3 年无事件生存率为 84%,值得一提的是这些旁路移植的患者平均年龄仅 44岁。在一项评估接受过凯撒健康系统治疗的患者的研究中,发现接受心胸手术的 HIV 患者出现并发症的概率较非感染患者低(5.3% *vs* 26.3%)。目前并没有针对冠脉搭桥术后 HIV 患者的大型随访研究,也没有关于 HIV 患者接受旁路移植术后移植通畅率的报道。

HIV 感染在冠心病病因学中的作用

尽管尸检结果各异,但总体而言,HIV 患者的动脉粥样硬化斑块和普通人群相比,似乎在病理学上表现出了一定差异。一项尸体解剖研究显示,在年轻 HIV-1 感染者中提早出现的动脉粥样硬化病变,既表现出了典型的动脉粥样硬化性冠心病的特点,又具有与心脏移植术患者的血管损伤相似的特点。另一项尸体解剖研究揭示 HIV 相关性动脉粥样硬化患者存在异常的平滑肌细胞和弹力纤维的增生,使患者血管内产生广泛的环形腔内凸起。这可能是 HIV 阳性患者血管再狭窄率较高的原因。

HIV 患者过早出现动脉粥样硬化的内在机制是多因素共同作用的结果:病毒直接影响,$CD4^+$ 细胞抑制,HAART 疗法造成的代谢改变以及宿主的免疫应答反应都可能参与其中。

表 48-3　HIV 患者冠心病的临床特点

研究	病例数	年龄（岁）	目前吸烟	CD4$^+$ 计数 （个/μl）	PI 使用率	存在心肌梗死者	单支病变
David 等	16	43 *	81％	234（74～731）*	69％	8/16(50％)	NR
Matetzky 等	24	47±9	58％	318±210	71％	全有	5/21(24％)
Escaut 等	17	46±6	71％	272±185	65％	11/17(65％)	9/17(53％)
Mehta 等	129$^+$	42±10	NR	313±209	NR	109/129(77％)	26/76(34％)
Ambrose 等	51	48±9	55％	426±290	59％	34/51(67％)	21/45(47％)
Varriale 等	29	46±10	55％	＞500in 18/29	66％	全有	NR
Hsue 等	68	50±8	68％	341（3～4360）*	49％	37/68(54％)	20/56(36％)

* 中位数，其他数值为平均数

$^+$ 从前 25％患者绘制

HIV 患者冠状动脉疾病高危因素的应对措施

　　虽然目前没有直接的证据证实处理 HIV 阳性患者的慢性心脏病高危因素能改善他们的预后，但由既往处理未感染人群的传统高危因素的观察结果看来，针对性地进行预防对 HIV 患者而言是有必要的。

　　吸烟是 HIV 感染者中最常见，也是最易改变的高危因素。据报道某些地区 HIV 患者的吸烟率高达 70％～80％，并且和其他人相比，HIV 患者更难戒烟。在某些试验中试验者尝试了不同的措施来帮助 HIV 患者戒烟，包括护士的干预，为低收入 HIV 患者提供手机以方便他们进行咨询等。吸烟与 HIV 患者的许多并发症有关，包括动脉粥样硬化和肺部疾病，这应当引起 HIV 患者的主治医生的高度重视。

　　至于 HAART 相关性高脂血症的评估和管理，美国传染病协会（IDSA）和成人 AIDS 临床试验组（AACTG）都为此发布了专用的指南，这些指南很大程度上是基于国家胆固醇教育计划成人治疗小组Ⅲ（NCEPATPⅢ）的指南制订的。指南倡议应该根据患者的弗拉明翰 10 年风险评分来制定个性化的胆固醇控制目标。图 48-2 展示了处理 HIV 患者高脂血症的一般流程。在开始 HIV 患者的降脂治疗之前，一定要牢记几个特殊的药物相互反应。在那些服用 PIs 和 NNRTIs 的患者中更是如此，因为这些药物都会与 CYP450 代谢通路产生相互作用。一般来说，所有 PIs 及 NNRTI 类的地拉韦啶会抑制 CYP3A4 酶。然而，其他 NNRTI 类药物包括奈韦拉平和依法韦仑都能诱导 CYP3A4 酶产生。由于普伐他汀不通过 CYP3A4 进行代谢，所以它是降低所有包括那些正在进行 HAART 治疗的 HIV 患者 LDL 的一线药物。与之相反，在使用 PIs 的同时应禁用辛伐他汀和洛伐他汀，若联合应用则这两者的血清浓度会急剧上升，曾有因此产生横纹肌溶解甚至死亡的病例报道。普伐他汀的其他一线替代药物有阿托伐他汀和瑞舒伐他汀，它们血清浓度上升的程度比辛伐他汀和洛伐他汀要小，在应用于 HIV 患者时要注意减小剂量。氟伐他汀通过 CYP2C9 代谢，可作为二线药物使用。

　　贝特类药物例如吉非罗齐或微粒化非诺贝特可用于治疗 HIV 阳性患者的高三酰甘油血症。剂量方面，吉非罗齐 600mg 每日 2 次，微粒化非诺贝特每日给药 54～160mg。血三酰甘油超过 500mg/dl 建议开始治疗。烟酸不建议用于使用 PIs 或出现脂肪代谢障碍的 HIV 患者，它可能会导致或加重胰岛素抵抗。胆汁螯合树脂不建议用于 HIV 阳性患者。当其他降脂治疗达到最大耐受剂量时，可加入依泽替米贝作为有效的辅助降脂治疗。单独使用依泽替米贝的降脂活性适中。补充 ω-3 脂肪酸对于正在进行 HAART 治疗的 HIV 阳性患者来说是一种安全有效的降低三酰甘油的方式，但有的研究指出这会升高患者 LDL 胆固醇水平。目前不清楚 LDL 的升高是否会减弱补充 ω-3 脂肪酸给心血管所带来的益处。图 48-2 展示了处理 HIV 患者高三酰甘油血症的一般流程。

　　高三酰甘油血症经常会伴随着代谢综合征的其他异常：低 HDL 胆固醇，剩余脂蛋白增加，LDL 颗粒变小，腹型肥胖，高血压，胰岛素抵抗和葡萄糖不耐受（一种易引起炎症和血栓的状态）。治疗代谢综合征的首要目标是减肥，推荐的方法有节食和运动。

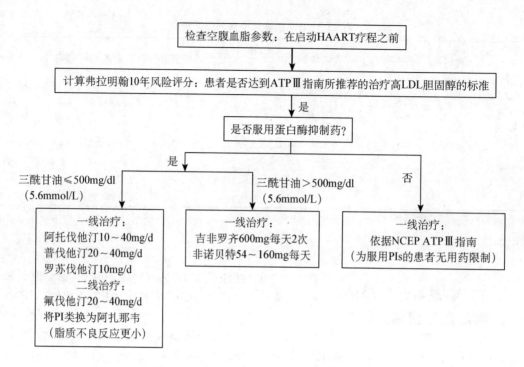

图 48-2　艾滋病患者血脂异常的处理方式

即使只是体重的适量下降也能改善血脂异常、高血压、葡萄糖不耐受和炎症与血栓标志物的水平。因此减轻体重很可能对降低肥胖 HIV 感染者的心血管风险有益。

如上所述,高血压在接受 HAART 治疗的患者中是很常见的。常规使用的降压药——血管紧张素转化酶抑制药(ACEI)、醛固酮受体阻断药(ARBs)、β受体阻滞药和噻嗪类利尿药都可以安全地应用于接受 HAART 治疗的患者上。但是,许多二氢吡啶类和非二氢吡啶类钙通道阻滞药(CCBs)需通过CYP450 系统代谢,所以这些药物在那些服用 PIs 的患者身上要慎用。最后,和 HIV 阴性患者一样,根据美国心脏协会(AHA)的指南,HIV 患者也可以考虑使用阿司匹林进行冠脉疾病的一级预防。

HIV 中的心肌损害

目前我们已经认识到,HIV 病毒是扩张型心肌病(DCM)的一种重要病因。一旦被确诊为 HIV 相关的 DCM,则患者预后极差,其死亡风险是未感染HIV 的先天性 DCM 患者的 4 倍。HIV 相关性DCM 的病因中,以心肌炎和 HIV-1 感染的研究最为深入,其他病因还有营养缺乏、自身免疫因子、免疫激活、HAART 的毒性和其他病毒包括柯萨奇病毒 B3 和巨细胞病毒(CMV)的合并感染。

在抗反转录病毒疗法出现之前,一项研究随机选择了一群 HIV 患者,通过超声心动图检测发现其中 15% 的患者患有全左心室功能障碍。在几乎所有患者的心肌活检中都发现了由亲心性病毒感染导致的心肌炎。在某项 HIV 患者的尸检研究中,71 例患者中超过 50% 确诊了心肌炎,有 10% 患者出现了双心室扩大。

齐多夫定,又称叠氮胸苷或者更通俗地称为AZT,可能会导致骨骼肌的线粒体肌病,而它的这种不良反应也可能累及心肌。在转基因小鼠身上的试验结果显示,AZT 会引起心肌细胞线粒体超微结构的广泛破坏,同时会抑制心肌线粒体 DNA 的复制。关于 AZT 的临床研究形形色色,它是否与左心室功能障碍有关目前仍然没有统一的结论。

许多微生物,例如单纯疱疹病毒、CMV、结核分枝杆菌、胞内鸟型分枝杆菌、新型隐球菌、弓形虫及荚膜组织胞质菌等都能使 HIV 感染者出现心肌炎和心包炎。在一项尸体解剖研究中,182 例 HIV 感染者中有 21(12%)人存在心脏弓形虫病。另一项开展于 HAART 出现之前的尸体解剖研究记录显示死于 AIDS 的患者中有 40%～52% 患有心肌炎。这些患者中 80% 以上没有找到具体的病原体,剩下的病例由上述病原体导致。

HAART 疗法的引入似乎影响了 HIV 相关性

DCM 的病程，患者死于心力衰竭的比例呈现下降趋势。在一项开始于 1999 年的研究中，入选的 105 例流动 HIV 患者中心肌收缩障碍发病率很低（3%），没有患者发展为终末期 DCM。一项对比接受 HAART 治疗与接受 NRTIs 治疗的 HIV 患者的回顾性研究显示，接受 HAART 治疗的患者出现全心损害的比例较低。一项研究通过观察暂无症状的 HIV 感染者的超声心电图得出，舒张功能障碍和左心室质量指数都与 HIV 感染独立相关。另一项超声心动图研究显示 HIV 感染者收缩期、舒张期功能障碍和肺动脉高压的患病率都较高。

关于 HIV 患者 DCM 的治疗还没有深入的研究，但这是正在进行的 HIV-HEART 大型研究中的热点研究领域。根据在 HIV 阴性人群中的研究结果推测，使用利尿药；通过给可耐受患者服用 ACEI 类或 ARBs 类药物来降低后负荷；使用 β 受体阻滞药、醛固酮受体拮抗药、肼屈嗪和硝酸酯类；置入复律除颤器和（或）心脏再同步化等措施都可能对 HIV 患者有益，尽管这些干预措施还没有在 HIV 感染人群上进行过专门的研究。如上所述，HIV 患者还应该考虑停止摄入可能致病的物质，例如乙醇、可卡因、冰毒及 NRTI 药物。HIV 感染者中只有一小部分被文献报道的 DCM 病例与左心室辅助设备置入或心脏移植有关。

HIV 感染者的心包疾病

HIV 感染者可能会发生心包炎并伴有大量渗出，且心脏压塞并不罕见。在 HAART 引入之前，无症状的 AIDS 患者（定义为 CD4$^+$ <200 个/μl）发生心包渗出的比例为每年 11%。出现心包渗出的 AIDS 患者生存期要明显短于未渗出者。相比之下，目前的研究显示 HIV 患者心包渗出的患病率明显下降。HIV 患者心包渗出的病因尚不明确。病例报道描述了各种瘤性和感染性的并发症如卡波西肉瘤、细菌性心包炎、淋巴瘤、分枝杆菌和 CMV 感染。但这些病例报道中的患者通常都是因为急性疾病而就医的住院患者，可能不能代表大多数 HIV 心包渗出患者，而他们中的许多人是无症状的。

HIV 患者的心包积液培养经常呈阴性结果。关于心包炎病原体的病例报道，例如结核分枝杆菌、葡萄球菌、新隐球菌、单纯疱疹病毒等都是孤立的。HIV 阳性患者心包积液的治疗与评估和非感染者相似，疑似时需行超声心动图和心包穿刺术。

HIV 相关性肺动脉高压

在 HAART 出现之前，HIV 相关的有症状的肺动脉高压发病率为 1%～2%。然而，经由超声心动图诊断的肺动脉收缩压（PASPs）无症状升高的患病率可能要高得多。一项近期的研究发现约 35% 的 HIV 阳性患者 PASPs >30mmHg，而这一比例在非感染者中只有 7.7%。在 82% 的 HIV 感染者中，HIV 是唯一的肺动脉高压危险因素，这表明 HIV 作为肺动脉高压的相关因素，和其他次要因素之间的关系是非常独立的。此外，和非 HIV 感染者的肺动脉高压相比，HIV 相关性肺动脉高压死亡率更高，病程进展更加迅速（中位生存期接近 6 个月）。

HIV 相关性肺动脉高压病因不明，并且可能是多因素的。相关因素可能包括内皮素-1——一种强烈的血管收缩药的水平升高，而这可能由 HIV 蛋白介导。其余还包括糖蛋白 120、炎症标志物循环的增加及自身免疫反应等。

HIV 相关性肺动脉高压的治疗包括 HAART 在其中的地位都不明确。虽然在一项无对照组的研究中波生坦对改善 HIV 患者的心力衰竭及血流动力学的临床表现有一定作用，但肺血管舒张药在 HIV 相关性肺动脉高压治疗中的地位仍然没有进行过深入的研究，波生坦在那些服用 PIs 类药物患者上的建议剂量是 62.5mg 每天或隔天服用，而不是通常剂量的 125mg 每天 2 次。至今仍然没有试验来研究 HIV 感染者如何使用选择性内皮素受体拮抗药（安倍生坦或西塔生坦），也没有对照试验研究 HIV 相关性肺动脉高压中西地那非的应用。小型前瞻性试验证实使用环前列腺素类似物有助于改善 HIV 相关性肺动脉高压的血流动力学情况。最后，一项回顾性分析连续回顾了 77 例病例后得出 HAART 无助于改善 HIV 相关性肺动脉高压的血流动力学参数。

脑血管疾病

尽管有高达 40% 的 AIDS 患者似乎存在神经系统并发症，但 HIV 阳性患者缺血性卒中和颅内出血的患病率仍相对较低。一项队列研究估计脑血管疾病患病率为 1.9%，年发病率为 216 例每 100 000 人·年。脑血管疾病似乎在感染后期，免疫状况更加低下时开始变得常见。DAD 研究显示结合心血管和脑血管疾病事件为终点的发病率为 5.7 每 100 人·年，接受 HAART 治疗时间越长风险越高。而在另一项研究中 HAART 并不会改变患者患脑血管疾病的风险。

心内膜炎及其他心脏疾病

HIV 似乎不会改变细菌性心内膜炎的患病风险，只要危险因素相似，HIV 感染者的患病率与对照组的患病率也是相似的。HIV 感染者细菌性心内膜炎的诊断与处理和未感染 HIV 的患者并没有不同。心脏恶性肿瘤，如卡波西肉瘤和恶性淋巴瘤在 HIV 患者中是很罕见的。最后，据报道许多 HIV 阳性患者存在 QT 间期延长，这可能与心肌炎、心肌病、自主神经病和 PIs 的使用有关。

总　结

随着成年 HIV 感染者数量的增加及预期寿命的延长，HIV 感染者特有的心血管并发症已经成为一个越来越重要的卫生问题。虽然关于这些问题的研究仍在继续，内科医生在治疗感染 HIV 的患者时还是应该时刻警惕 HIV 相关性心血管并发症特别是动脉粥样硬化，同时对于所有的危险因素都应当积极地处理。

第 49 章
心血管疾病康复

Rehabilitation of the Patient with Cardiovascular Disease

Jonathan N. Myers and Victor F. Froelicher

赵志敬 译

1970 年以前,患者在心肌梗死(myocardial infarction,MI)后需要严格卧床至少 6 周,当时的主流观点认为这是心肌完全康复的必要条件。人们通常认为,MI 后患者再也无法回归到正常的工作和娱乐生活。我们所说的"心脏康复"过程应该使患者在体能、心理和社会功能方面都恢复到最佳状态。

40 多年来,大量的研究数据不仅证明了早期活动可使患者获益,还昭示了严格卧床休息所造成的巨大不良影响;只要换成垂坐位就可减轻仰卧位所带来的不良影响。因此,心脏康复的适应证及应用范围得以不断扩展。随着心血管(cardiovascular,CV)疾病治疗的进展,越来越多的数据支持二级预防,从而使心脏康复的适用范围不断拓展,不仅包括 MI 后患者(ST 段抬高和非 ST 段抬高),还包括了心脏移植患者、经皮冠状动脉介入治疗(percutaneous coronary interventions,PCI)患者(包括支架和球囊成形术)、慢性心力衰竭患者(chronic heart failure,CHF)置入式心脏复律装置(implantable cardioversion devices,ICDs)术后患者以及起搏器置入患者。

此外,目前普遍认为运动只是心脏康复的内容之一:心脏康复应当包括预防心血管功能失调、改善心脏功能状况、减轻症状、患者教育、减少危险因素、辅助患者回归正常生活及心理支持。心脏康复的社会效益是降低卫生保健支出,它可以通过减少治疗时间、减少用药、预防早期伤残、保持患者的生产能力来减少患者对社会的需求。在文中值得一提的是,综合分析各项随机化运动康复试验可表明,进行心脏康复会降低 CV 性死亡(定义为致死性再梗死或心源性猝死)率为 20%～25%。对 1970—1990 年的临床试验重新进行 Meta 分析后发现,心脏康复能降低 25%～30%的死亡率,可以与溶栓治疗等急性 MI 主要治疗进展的死亡率获益相媲美。

卧床的生理影响

卧床会造成不良生理影响的临床数据自 20 世纪 60 年代晚期开始陆续发表,这极大地促进了心脏康复的发展,同时凸显了心脏康复的益处。目前普遍认为,卧床除了会降低机体功能,还会引起不良的血流动力学改变、立位耐力不良、血栓形成风险,以及心脏大小和功能的异常。当前,医生会鼓励心脏事件患者尽早开始体力活动。简单地让患者进行直立和早期活动就可以对抗长期卧床的不良生理反应,同时还能使患者切实地感受到疾病的康复并增加自信心。

体 能 训 练

数以百计的研究均表明,好动的人群与喜静的人群相比,具有更强的运动能力,而规律的运动可以增强工作能力。一般来讲,CV 疾病患者都能同等的从运动训练中获益。在有 CV 和无 CV 的患者中,尽管确实存在某些明显的差异,但是运动训练的反应机制是相似的。运动训练后患者运动能力的改善幅度差异很大,但通常为 5%～25%,当然,也有人报道说改善幅度可达 50%。评价训练反应最好的指标是 VO_2 峰值的变化,其变化幅度与患者的基础体能状况密切相关,但同时也受年龄、运动训练类型、运动训练频次和运动训练强度的影响。

运动训练的生理获益可分为以下几个部分:形态学改变、血流动力学改变及代谢改变(框 49-1)。许多动物试验均证实,运动训练可引起显著的形态学改变,包括心肌增厚进而改善心功能、冠状动脉增粗、心肌毛细血管/纤维比率增加。但是,很难在人体试验中证实这些变化的存在。运动训练在人体所能观察到的主要形态学改变可能就是心脏体积的增加。值得一提的是,尽管诸多研究均证实了年轻、健康人群会出现这种适应性改变,但这种改变却不大可能发生在年龄较大的人群(>40 岁) 或 CV 患者中。运动训练的血流动力学改变包括减低静息和次极量运动时的心率。对于冠状动脉疾病(coronary artery disease,CAD) 患者,这会降低日常活动时的心肌耗氧量。运动训练引起的另一个血流动力学改变是降低血压、增加血容量、增加最大心排血量,后者可增加 VO_2 峰值。

框 49-1   体能训练后人体生理适应性改变

形态学适应性改变
心肌增厚(通常只存在于年轻、健康人群)
血流动力学适应性改变
血容量增加
舒张期末容积增加
每搏量增加
心排血量增加
次极量运动心率降低
代谢适应性改变
线粒体体积和数量增加
肌肉糖原储备增加
脂肪利用增加
乳酸清除增强
需氧代谢酶增加
最大氧摄取量增加

心脏病患者进行运动训练最主要的生理效应部位是骨骼肌。通过增加线粒体体积和数量、毛细血管密度及氧化酶含量,使骨骼肌代谢能力得以增强。这一系列适应性改变可以增加组织灌注和氧摄取量。更为重要的是,运动训练几乎对所有的 CV 疾病危险因素都有改善作用,包括血压、肥胖、胰岛素抵抗、炎症反应、体能下降和脂代谢异常。尽管康复治疗对任一危险因素的作用效果可能并不显著,但针对所有危险因子的总体获益却可能十分明显。

运动训练生理获益新观念

运动训练对冠状动脉脉管系统的影响很早就引起了广泛的关注。尽管普遍不认同"运动训练可能逆转人体动脉粥样硬化进程"的假设,但是近 20 年

来开展的多项试验均证实,运动训练联合多学科危险因素管理可改善 CAD 患者的心肌灌注。通过核素扫描可间接证明这一点,而造影则可直接证实这一结论。由于绝大多数研究在运动训练之外都进行了多学科危险因素的管理——饮食控制、戒烟、减压治疗、危险因素的药物治疗,因此无法明确运动训练的独立效果。

关于运动训练通过何种机制改善心肌灌注目前仍存在争论。当前普遍认为,在动物试验中运动可改变冠状动脉血流,而这一现象不太可能发生在人体试验。以下 3 种机制有可能与运动训练改善心肌灌注有关:①动脉粥样硬化病变直接消退;②侧支血管形成;③通过血流介导或血管内源刺激引起心外膜血管血流动力学改变。许多试验均发现,高强度运动训练联合危险因素管理可轻度增大 CAD 患者的血管管腔,且该差异有统计学意义,但却鲜有研究能证实运动训练会促进人体侧支血管形成。有趣的是,虽然血管管腔增大的幅度很轻微,但是却能显著降低心脏事件再住院率。这表明运动训练联合危险因素管理虽不会使管腔显著增大,但可使斑块更为稳定。

非常多的研究均证明,运动训练可改善内皮功能,进而增加外周和冠状动脉血流,这是 CAD 患者运动训练后典型的病理生理改变。目前已确定,心外膜血管管腔直径会因机械刺激(血流相关性)和内源性或药物刺激而快速改变。Hambrecht 及同事研究了运动训练对心室功能减低患者的影响,发现与对照组相比,试验组输注乙酰胆碱时下肢血流明显增加。运动训练改善血流的原因在于增加了内皮依赖性舒血管物质的含量,包括增加基础 NO 合成。随后的系列试验发现,CAD 患者心外膜血管和阻力血管的内皮依赖性舒血管物质均增加。经过 4 周的运动训练,与不运动的对照组相比,试验组冠状动脉血流储备增加了 29%。

另外许多试验也证实了上述结果,表明运动训练会显著影响血管内皮的舒张功能。运动训练对内皮动力学的影响是未来进行个体深入研究的重要靶点,包括 CV 疾病患者或无 CV 疾病的个体。

心肌梗死后心脏康复

卫生保健经济情况的变化对心脏康复的实施影响巨大。住院日在缩短,计划进展不断加速,许多传统意义上的"心脏康复"已经发生了改变。报销模式

在美国州与州之间以及不同方案之间差异极大。医患交流及患者监护时间不断缩短,不能完成充分的患者教育,因此就需要更多的家庭或社区等院外康复计划。传统的心脏康复包括以下阶段:阶段Ⅰ包括冠状动脉疾病监护及院内护理,发生在心脏事件后最初的几天;阶段Ⅱ涉及恢复期、门诊康复计划或家庭康复计划;阶段Ⅲ通常包括长期的社区或家庭康复。每个康复计划的具体细节通常由个体需求及临床状况决定。

心肌梗死相关伤残

在美国,CV 疾病是导致个体运动受限和残疾工人福利的主要原因。事实上,社会保障事物管理局发放的伤残补助金将近 1/5 来源于 CAD。不仅如此,对社会经济的总体影响应包括:社会保障福利、社会救济、残疾保险、失业补偿、纳税丧失和 CV 疾病导致的生产能力下降。立足于经济学观点,有必要使 CAD 患者尽快尽可能地康复,回归到有报酬的工作中去。此外,减轻心脏疾病对患者心理的不良影响也是非常重要的,包括减轻抑郁、帮助患者尽快回归到发病之前相应的家庭和社会角色中。

理论上讲,应当依据临床状况而不是生理评估来确定患者是否恢复工作、驾驶和性生活。应该根据冠状动脉事件的后果(如缺血、CHF 症状或心律失常)、患者职业或娱乐活动的特性,以及出院前运动试验的结果做出决策。通常来讲,如果患者再次极量运动试验中无不良反应,并且达到≥5 代谢当量(metabolic equivalents,METs),那么在日常活动中就不会遇到任何困难。能够完成症状限制性运动试验,而且运动能力可达到目标活动的需求时,患者才能从事费力的工作或参加相应的娱乐活动。

影响患者回归工作的因素包括:年龄、工作史、心脏损伤程度、疾病的财政补偿、雇主对患者活动能力的要求、雇佣终止,还有最重要的一点是患者对临床状况的感知。康复团队努力培养积极的氛围及患者良好的感知,会有利于进行适宜的职业调整。医生的态度也对患者回归工作有巨大的影响,鼓励的效果非常明显。

心血管事件后院内运动训练

心血管事件后即刻开始心脏康复的首要目的在于对抗心血管功能失调所带来的不良反应,其次才是促进适应性训练。这也是开始患者教育和心理支持的最佳时机。在 MI 或旁路移植手术后最初的 3～5d

开展上述康复措施是至关重要的,已有充足的文献和试验研究证实了稳定患者在心血管事件后早期进行体力活动和患者教育的安全性和有效性。适宜在早期进行的运动包括:床边垂坐、全关节运动、自理进而在陪同下进行院内活动,最后可攀爬一段楼梯。

患者教育

应当在体力活动之前就开始患者教育,患者此时会缺乏自信,需要通过教育使之确信体力活动是安全的。急性期阶段的患者教育通常包括心血管监护或遥测系统、心脏康复计划、心脏相关症状和常规诊断治疗措施。应当让患者知道疾病的限制、改善的潜力及应该注意的事项,此外,必须根据患者的心理状况制订个体化的方案。MI 的严重程度是判断临床状况最主要的依据,除此之外还要参考患者的病史。

出院前的运动试验

在当前的医疗实践中,大多数患者会在出院前进行血管造影检查。如果没有进行介入检查,那么出院前的运动试验可以提供大量有益的信息,包括确定运动能力、开具运动处方,以及评估药物或介入治疗的必要性。它还可以在心理层面对患者的恢复形成有益的影响,并以此开始康复过程。运动试验被认为是门诊心脏康复训练的第一个步骤;当然,也可以在 PCI 或外科手术恢复之后,稍晚些再进行运动试验。

是否应当在出院前进行极量的运动试验,以及 ST 段抬高型 MI 患者(ST-segment elevation MI,STEMI)是否应进行运动试验,目前仍有争议。现有数据表明,大多数 MI 后患者可以安全地进行极量或近极量运动试验,其中包括 STEMI 和非 STEMI 患者。出院前通常会进行次极量运动试验,但是所采用的目标"次极量"终点却差异很大。通常在不超过 5 METs 时或者 Borg 自感运动评分为 16 时终止运动试验。次极量目标心率也被用作运动试验的终点,例如服用 β 受体阻滞药患者的目标心率就是 110 次/分。对于大多数 MI 恢复期患者,应根据其受损的运动耐力适当地调整运动试验方案,个体化的坡度方案或 Naughton 方案都是更为可取的运动方案。此后,如果想要将体力恢复到正常,可进行症状和体征限制性运动试验。

有关出院前运动试验预后价值的试验研究有很多。Meta 分析和丹麦急性 MI 研究(danish trial in acute myocardial infarction,DANAMI-2)的近期结果均显示,与 ST 段压低或其他的运动试验数据相比,患者的运动能力是更好的风险预测因子,然而,在未服用地高辛的男性患者以及静息心电图(electrocardiograms,ECG)未显示广泛坏死的患者中,ST段压低者可能存在更高的风险。ST段压低≥2.0mm合并临床症状或异常的血流动力学反应可作为临床判定指标,可能有助于确定高危患者,该类患者需考虑进行心导管检查并有可能需要血运重建。

门诊心脏康复

可通过多种途径进行门诊康复。通常会在出院后的1～2周开始康复计划,可能持续1～4个月。患者大多会参加成组的运动训练课程,每周3次;不过,经常会依据患者个体的总体目标、功能状况、保险赔付、与医院或诊所的距离和个人承诺调整运动训练的频次。头几次运动训练课程通常会重点进行热身和降温活动,有氧运动量不太大。推荐在出院后大约6个月进行症状限制性极量运动试验,以确定患者适宜的活动量。

赔付模式的改变对门诊康复训练的影响要远远高于其他因素。在许多情况下,只有少数的运动训练或患者教育课程在赔付范围内。当前,门诊康复已更多地转变为家庭康复。许多随机试验证实了患者在康复期间可以很快并且安全地恢复工作,而参与康复会促进这个过程。DeBusk及同事早在20世纪80年代就率先开展了家庭康复计划,该计划通过电话或者微处理器开展无监护的或有监护的家庭康复。当前,家庭康复被广为应用,与更传统的康复方式相比,具有相似的安全性和有效性。

门诊康复的其他内容

近些年,在运动康复之外,心脏康复计划已经发生了很大转变,进入了更为宽泛的二级预防中心。赔付模式发生了转变,事实证明多学科危险因素干预可以改善临床预后,近期研究发现更大范围的患者可以从心脏康复中获益—比如高龄患者、CHF或外周血管疾病患者,以及瓣膜术后患者、心脏移植患者或心脏再同步化治疗患者,这些都促使心脏康复向新的模式发展。促进这一转变发生的原因还包括:医生以往并不能特别有效地帮助患者达到危险因素控制目标,而多学科二级预防的多种方法已被证实可帮助很大一部分患者达到循证医学治疗指南的要求。此外,当前最适于进行心脏康复的患者通常会有多种亚临床和临床疾病,目前已经调整了康复计划以纳入多病种患者。后一种方法被称为包容

性慢性疾病模式或简单地称为慢性疾病管理,已被证实可以节约成本,并能减少人员、计划和设施的浪费。

心脏康复应当是全面降低CV危险因素的初级方法,事实上二级预防已被纳入美国心脏协会(American Heart Association,AHA)、美国卫生保健政策研究所临床实践指南和美国心血管和肺病康复协会等指南中,这一点是非常重要的。近期,AHA康复和二级预防核心内容专家共识制订了明确的循证医学危险因素管理目标,包括血脂、血压、体重、戒烟、糖尿病管理和体力活动(框49-2)。该模式构建了一个完善的系统,包括适当的分类、教育、生活方式干预以及长期随访。

心脏康复的安全性

大量的试验均证实了门诊心脏康复的安全性。Van Camp 和 Peterson 随机收集了167个心脏康复中心的数据,纳入51 000余例患者,运动时间＞2000000h。随访4年以上,仅有21例心脏复苏,其中3例未成功,还有8例MI。相当于每运动1000000h会诱发8.9例心搏骤停,3.4例MI,死亡1.3例患者。令人吃惊的是,ECG监护并不能降低并发症的发生率,这表明没必要在遥测方面进行额外的投入。密歇根州 William Beaumont 医院进行了一项16年的随访试验,292 254h的阶段Ⅱ和阶段Ⅲ康复运动被记录在案。在此期间,只出现了5例主要CV并发症,相当于每运动58 451h发生1例。这与AHA发布的事件率非常接近,AHA相关研究的心脏康复平均事件率为每运动62 000h发生1例。尽管心脏事件率发生率很低,但还是要配备接受过体外自动除颤仪使用训练的合格医务人员,在事件发生时做出及时的抢救。

门诊心脏康复监测

目前认为,只有少部分患者在运动训练时需要进行连续的ECG监护。这种改变是为了降低康复训练成本,而且,研究发现大多数患者可以在没有监护的条件下安全地进行运动训练。此外,尚未发现某种预测因子可用于确定是否应进行ECG监测,进而降低患者运动训练的风险。ECG监测可能有助于了解运动处方的依从性,增加患者独立运动的自信。也可以依据临床判断在合适的患者中间断应用ECG监测。尽管目前的指南未做特殊要求,框49-3还是列出了康复课程中可能适合进行ECG监测的几种情况。

框 49-2　心脏康复及二级预防计划核心内容

血脂管理
- 短期:持续评估及干预血脂水平,目标值为 LDL<100 mg/dl
- 长期:LDL<100mg/dl;次要目标包括 HDL>40mg/dl 和三酰甘油<200mg/dl

血压管理
- 短期:持续评估及干预血压水平,目标值为收缩压<140mmHg 和舒张压<90mmHg;心力衰竭、糖尿病和肾衰竭患者,收缩压<130mmHg 和舒张压<85mmHg
- 长期:目标值为收缩压<140mmHg 和舒张压<90mmHg;心力衰竭、糖尿病和肾衰竭患者,收缩压<130mmHg 和舒张压<85mmHg

戒烟
- 短期:患者表明戒烟的意愿,最初是做出戒烟的决定(意图),随后确定戒烟的日期(准备)。最后患者将戒烟并停用一切烟草制品(行动);患者会坚持按照处方服药治疗,会遵照医生建议的方案,一旦发生复吸,会尽快重新开始戒烟计划
- 长期:戒烟开始后,在 12 个月内患者完全戒烟并停用一切烟草制品

体重管理
- BMI>25kg/m² 和(或)腰围>40 英寸(102cm)的男性患者,腰围>35 英寸(89cm)的女性患者,建议应减轻体重
- 依据相关危险因素,为患者制订个体化、合理的短期和长期体重目标(例如,患者在 6 个月内应以 1~2lb/周的速度至少减轻 10% 的体重)
- 短期:持续评估及干预体重水平,直到达到目标体重。让患者就地参与减肥课程,或提供专业的营养减肥计划使患者达到目标体重
- 长期:患者应坚持控制饮食和运动训练以保持目标体重

糖尿病管理
- 短期:制订可长期坚持的食谱和体重控制方案,包括运动、口服降糖药物、胰岛素治疗及严格控制其他危险因素。应与承担患者卫生保健的基层机构合作,提供并监督患者进行药物治疗
- 长期:目标应当是使空腹血糖恢复正常(80~110mg/dl 或 HbA1c<7.0),减少糖尿病相关并发症,降低相关性肥胖、高血压(<130/85mmHg)和高脂血症
- 对于无糖尿病史但空腹血糖>110mg/dl 的患者,委托承担患者卫生保健的基层机构进一步评估和治疗

体力活动建议
- 增加体力活动,包括每天 20~30min 中等强度体力活动,≥5d/周;增加日常活动,如远离入口停车、爬≥2 段楼梯而不是乘坐电梯、工作间隙步行 15min
- 患者应更多参与家务、职业和娱乐活动
- 改善社会-心理状况、减轻压力、鼓励功能独立、预防伤残及增强自理能力对于达到既定目标都是十分重要的

BMI. 体重指数;HbA1c. 糖化血红蛋白;HDL. 高密度脂蛋白;LDL. 低密度脂蛋白

框 49-3　康复课程中适于进行心电图监测的状况

1. 患者缺乏独立运动的自信
2. 左心室功能显著降低(射血分数<30%)
3. 静息时存在严重的室性心律失常
4. 运动诱发或加重室性心律失常
5. 运动时收缩压降低
6. 心源性猝死存活者
7. 心肌梗死合并心力衰竭、心源性休克和(或)严重室性心律失常
8. 严重的冠状动脉疾病且运动诱发显著缺血
9. 因体力或智力受损而无法自我监测运动强度的患者

维持训练

在院外进行维持训练有助于保持训练适应能力和预防临床事件或症状复发。患者从有监护的运动训练进展到维持训练所需的时间存在很大的差异,与赔付状况、患者稳定性、运动能力和个体需求相关,但是极少超过 12 周。重要的是要让患者知道如何监测自己的运动强度以及了解可能出现的症状,患者必须掌握所患疾病的基础知识,还要理解服用处方药物的必要性。如果需要为患者提供工作和活动方面的建议,那么,了解各种活动大致的能量需求是很有帮助的(表 49-1)。适宜的建议可以帮助患者在功能限制和恢复工作、进行娱乐活动之间寻求平衡。

表 49-1　各种职业和娱乐活动的能量消耗

	职业	娱乐
1~2 METs	案头工作,自动驾驶,打字	直立,步行(1 mph),扑克牌,缝纫,编织
2~3 METs	汽车维修,少量家务,调酒	平地步行(2 mph),平地骑车(5 mph),除草机修剪草坪,台球,保龄球,沙狐球,木工活(轻松的),开汽艇,高尔夫球(电瓶车),划独木舟(2.5 mph),骑马(散步),弹钢琴和演奏其他乐器
3~4METs	砌砖,泥瓦活,推独轮车(轻负荷),机器安装,焊接(中等负荷),擦玻璃	步行(3~3.5 mph),骑自行车(8 mph),乒乓球,高尔夫球(携带球具),跳舞,羽毛球(单打),网球(双打),清扫落叶,锄草,大多数健美操
4~5 METs	挖掘或铲不深的地面	快步走(4 mph),骑自行车(10 mph),划独木舟(4 mph),骑马,溪流捕鱼,滑冰或旱冰(9 mph)
6~7 METs	铲土(10 lb),背 50~75 lb 物品,使用沉重的电动工具	快速步行(5 mph),骑自行车(11 mph),羽毛球(比赛)和网球(单打),劈木柴,铲雪,草坪割草,民族舞,低速高山滑雪,长距离滑雪(2.5 mph),滑水
7~8 METs	挖沟,背 80 lb 物品,锯硬木	慢跑(5 mph),骑自行车(12 mph),骑马(飞驰),快速高山滑雪,篮球,登山,冰球,划独木舟(5 mph),触身式橄榄球,板球
8~9 METs	挪动或推动物品＞75 lb	跑步(5.5 mph),骑自行车(13 mph),长距离滑雪(4 mph),铲土(14 lb),捆干草,壁球(友谊赛),手球(友谊赛),筑篱笆,篮球(高强度)
10+ METs	铲土＞16 lb,背负全套消防设备登梯	跑步:6 mph＝10 METs;7 mph＝11.5 METs;8 mph＝13.5 METs;9 mph＝15 METs;10 mph＝16 METs,长距离滑雪(5+ mph),手球(比赛),壁球(比赛)

METs. 代谢当量;mph. 英里/h(1mph＝1.609 344km/h)

在维持训练之前进行运动试验有助于开具院外运动处方,确认该患者运动训练的安全性并能评估未来心脏事件的风险。患者通常需要自己负担这一阶段运动训练的费用,因为大多数的医疗保险都没有涵盖它。

门诊康复运动处方

运动处方定义为针对患者提供的系统性和个体化体力活动方案。"个体化"是指建立针对特定个体的策略,使患者更好地恢复工作或者正常生活、降低未来心脏事件的危险因素及使患者最大限度地保持积极的生活方式。制订符合患者个体需求的合理运动处方是有充分的试验依据的,但如何制订有效的运动计划也是需要技巧的。没有哪一种方案是适合所有患者的最佳方案,即使对于某位患者也没有在任何阶段都适用的方案;患者的运动能力、职业需求和个人预期各不相同,并且会随着时间的改变而不断变化。因此,制订合理运动处方的技巧在于医生或运动生理学家具有综合病理生理、社会心理和职业因素的能力,使运动处方即能

够符合患者的需求,也能达到现实的目标。最后一点也是很重要的,就是应当选择患者喜欢的运动来制订方案,这样在正规康复计划结束后患者能更容易地坚持下去。

运动处方原则

训练能够使机体慢慢适应运动的需求。评价训练效果最好的指标就是 VO_2 峰值增加,然而并不是所有的医疗机构都配备有气体交换装置,而且康复的功效也可以通过许多其他的方法来评价。例如,康复训练后部分患者可以更好地、更长时间地从事次极量活动,独立活动、持续工作或者和朋友们打高尔夫球。所有这些对于某位患者可能是重要的康复目标,但是此时 VO_2 峰值的变化却可能很小。

运动处方的主要内容包括频次、强度、时间、方式及进展的速度。通常来讲,这些原则即适用于心脏病患者,又适用于健康成年人,然而,应用方法却不尽相同。如果患者坚持动力性运动 15~60min,3~5 次/周,强度为最大运动能力的 50%~80%,通常会提高 VO_2 峰值。动力性运动是指大肌群的节律

性运动,如运动平板步行、踏车、划船、踏步和臂力训练。强烈推荐在心脏康复训练时进行短时间的热身和降温。

制订运动处方的技巧大多体现在个体化运动强度的设定上。运动强度通常用最大运动能力的百分比来表述,最大运动能力可以用绝对值表示,如工作负荷或瓦特,也可以采用 最大心率、最大氧摄取量或者运动感知评分来表示。运动强度在最大氧摄取量为 40%～85% 时会有明显获益,通常相当于最大心率的 50%～90%。不过,能让患者坚持到特定时间的运动强度是因人而异的。对于大多数患者,最适宜的康复运动强度是最大运动能力的 50%～70%。对于特定的患者,自然应当根据运动目标、健康状况、距离心肌梗死或外科手术的时间、症状和最初的体能状况来确定实际的运动量处方。

训练是一种普遍现象,并不存在某个确定的阈值能够保证患者会获益,因此,只要患者能够安全地进行运动训练,就不必非要像以往那样死板地设定运动强度。此外,患者对运动的耐受能力每天都可能发生改变。其他的一些因素也能影响患者对运动的反应,比如时刻、环境、距离服药的时间等,因此运动处方也应当做出相应的调整。设定 ±10% 的运动强度窗口值范围是有效的解决方法。

分级运动试验是运动处方安全性和有效性的基础。为了确定合适的训练强度,必须在极量或症状限制性运动试验中测定氧摄取量或其估计值。由于心率容易测量且与氧摄取量线性相关,它已经成为在运动课程中估测训练强度的标准方法。最有效的方法被称为心率储备。最大心率和静息心率的差值被乘以某个百分比,上述计算所获得的数值再与静息心率相加。图 49-1 举了一个典型的例子,假设运动处方为心率储备的 60%,详细说明了如何计算目标心率。这种方法也被称为 Karvonen 公式,它在窦性节律时是可靠的,因为它能够准确地测定静息心率和最大心率。应参照患者的最大 MET 值、运动感知和症状来估算目标运动心率。

抗阻运动

CV 疾病患者存在禁忌证时,目前普遍推荐将抗阻运动纳入康复计划。已证实有监护的抗阻运动可以提高肌肉力量、耐力、功能和独立性,同时可减少伤残。美国卫生保健政策研究所回顾了包含抗阻运动的心脏康复研究,所有研究均显示抗阻运动可提高肌肉力量和耐力。上述研究中未出现临床症状、

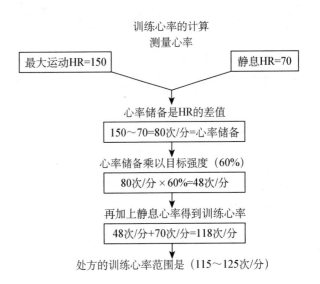

图 49-1 依据心率(HR)开具康复训练运动处方的流程图

血流动力学异常、心脏节律异常和 CV 并发症,这表明临床表现稳定的患者进行康复训练时纳入抗阻运动是安全的。

心脏康复计划中的抗阻运动通常推荐多次重复、低阻力的方案。有代表性的方案如下,10～15 次一组,采用 8～10 种不同的姿势或运动,涉及多组上肢和下肢肌群。指导原则是,从单次最大(one-repetition maximum,1-RM)重量的 40%～50% 开始,逐渐加大到 1-RM 的 50%～70%。应当有节律地进行抗阻运动,速率为慢速到中速,患者的呼吸模式应当始终保持在正常范围。抗阻运动应每周进行 2～3d,运动前应充分伸展主要的肌群。将抗阻运动放在充分热身的有氧训练之后是最为常用的方案。

运动训练禁忌证

在开始运动康复前应当充分了解运动训练的适应证和禁忌证(框 49-4)。绝对禁忌证包括不稳定型心绞痛、主动脉夹层、完全性心脏传导阻滞、未控制的高血压、失代偿性心力衰竭、未控制的心律失常、血栓性静脉炎和其他无法进行运动的合并症。相对禁忌证包括频发室性期前收缩、已控制的心律失常、间歇性跛行、代谢紊乱和中度贫血或肺部疾病。研究显示,如果排除了这些禁忌证,心脏康复运动相关并发症发生率极低,由于有了快速除颤的保障,严重事件更是极为罕见。

框 49-4　院内及门诊心脏康复临床适应证和禁忌证

适应证

- 药物治疗后稳定型心肌梗死
- 稳定型心绞痛
- 冠状动脉旁路移植术
- 经皮冠状动脉腔内成形术或其他导管手术
- 代偿性心力衰竭
- 心肌病
- 心脏或其他器官移植
- 其他心脏手术,包括瓣膜和起搏器、心脏除颤器置入
- 外周血管疾病
- 不适于进行手术干预的高危心血管疾病
- 心源性猝死综合征
- 终末期肾疾病
- 有冠状动脉疾病风险,诊断为糖尿病、血脂异常、高血压、肥胖或其他疾病
- 经医生推荐或康复团队认可,能从系统运动训练和(或)患者教育中获益的患者

禁忌证

- 不稳定型心绞痛
- 静息收缩压＞200mmHg 或舒张压＞110mmHg
- 直立时血压下降＞20mmHg 伴有症状
- 中到重度主动脉瓣狭窄
- 急性系统性疾病或发热
- 未控制的房性或室性心律失常
- 未控制的心动过速(＞120 次/分)
- 失代偿性心力衰竭
- 三度心脏传导阻滞(无起搏器)
- 心包炎或心肌炎活动期
- 近期栓塞
- 血栓性静脉炎
- 静息 ST 段异常(＞2mm)
- 未控制的糖尿病
- 无法进行运动的骨科疾病
- 其他代谢性异常,如甲状腺炎、低钾血、高钾血或血容量减低

慢性心力衰竭患者的康复

直到 20 世纪 80 年代晚期,仍有许多研究者将稳定的 CHF 作为运动训练的禁忌证。当前认为,CHF 患者可以从心脏康复训练中显著获益。近 20 年来的随机试验表明,CHF 患者主要的运动生理适应大多发生在骨骼肌,而不是心脏。

虽然 CHF 患者的临床康复计划与前文提到的 MI 后患者相似,但有几点重要的不同之处还是值得

一提的。患者的临床表现必须稳定,存在严重的劳力性呼吸困难、外周水肿或其他右心功能不全表现时不能进行康复训练,只有上述症状控制后才能开始训练。与左心室功能正常的患者相比,CHF 患者在运动过程中发生并发症的可能性会更高。大量的药物都可能影响患者对运动训练的反应,其中包括血管活性药物、抗心律失常药物、正性肌力药物和 β 受体阻滞药物。CHF 患者的运动能力会显著低于冠状动脉疾病患者。CHF 患者的许多血流动力学异常都会降低运动能力,包括心率反应减弱、心排血量分布异常、动脉舒缩功能异常、骨骼肌细胞代谢异常、体循环和肺循环阻力增加以及通气功能异常,后者会增加呼吸耗能并引起劳力性呼吸困难。然而研究发现,许多异常都能通过运动训练得以改善。

大多数临床表现稳定的左心室功能降低患者和运动耐力下降的患者都适于进行运动训练。通常需要排除存在右侧心力衰竭症状和体征的患者或者在运动前对他们进行强化治疗。在开始运动训练前进行运动试验是非常重要的,可确保训练的安全性。还需要排除心律异常、劳力性低血压或有其他不稳定状况的患者。无效通气测定对这类患者特别有益,因为可以有效评估患者普遍存在的通气异常。对于这类患者,由于发生恶性心律失常的可能性比 CAD 患者更高,通常会建议在运动期间进行 ECG 监护。应注意患者每日的体重变化、心律状况和症状。

越来越多的终末期心力衰竭患者接受了心脏移植,当前约有 3/4 的心脏移植患者存活期超过 5 年。近期发布了一些有关运动训练对心脏移植患者疗效的研究报道。这些研究证实,运动训练会引起 VO_2 峰值增加、静息和次极量运动时心率下降及通气功能改善。运动训练可改善心脏功能、改变骨骼肌代谢并增强体力,最终改善患者的运动耐力。

心脏康复后存活患者 Meta 分析

心脏康复的总体获益已被广泛认同,综合性的回顾分析也支持这种观点。由于没有单中心的研究具有足够的效力能证实死亡率方面的差异,所以进行了一系列的 Meta 分析来评估心脏康复对致死性和非致死性事件的影响。O'Connor 及同事对 22 项心脏康复随机试验进行了 Meta 分析,纳入了 4554 例患者。他们发现总体死亡风险下降了 20%,CV 死亡率下降 22%,非致死性再梗死的风险下降 25%。Oldridge 及同事进行了相近的 Meta 分析,纳入 10 项随机试验和 4347 例患者,也报道了相似的

全因和 CV 死亡率下降。上述研究的总体优势比提示运动训练组全因死亡率下降 24%，同时 CV 死亡率下降 25%。这些分析的不足之处在于患者治疗不统一以及不同试验的非运动训练的其他干预会使试验结果出现偏倚。无论如何，这两项 Meta 分析都被广为引用，并在很大程度上肯定了心脏康复的效果。

　　Taylor 及同事对 20 世纪 70～80 年代的冠心病康复试验进行了最新的 Meta 分析，另一项 Meta 分析则纳入了 2003 年以前所有的试验。共有 48 项试验、8940 例患者符合纳入标准。与常规护理相比，心脏康复可降低全因死亡率（优势比，0.80）和心脏死亡率（优势比，0.74）。此外，参与心脏康复可进一步降低胆固醇、三酰甘油和收缩压，不过两组的非致死性再梗死率或再血管化率无统计学差异。更重要的是，康复对死亡率的影响不受 CHF、康复类型、运动干预强度、随访时间、试验质控或发布日期的影响。

　　早在 20 世纪 80 年代就已经开始报道心脏运动康复对 MI 后患者死亡率的影响，而 CHF 患者的 Meta 分析结果最近才公布。直到 20 世纪 80 年代年代晚期，还是普遍认为应限制 CHF 患者的活动，主要的原因是不了解运动训练的安全性及其对心肌重构的影响。20 世纪 90 年代年间，大量试验证实 CHF 患者进行运动训练是安全的，几项里程碑式的试验更是采用了先进的影像学技术评估运动训练对左心室重构的影响。

　　20 世纪 90 年代年代开展了一项欧洲多中心协作研究（ExTraMATCH 研究），评估运动训练对 CHF 患者的影响。该 Meta 分析纳入有对照的运动试验，设计目标是评估运动训练对死亡率和住院事件的影响。有 9 项研究符合纳入标准，共纳入 395 例运动训练患者以及 406 例对照组。平均随访 705d，研究发现运动训练可降低 35% 死亡率，死亡或入院的复合终点也降低 28%。更重要的是，试验证实任何亚组都能从运动训练中获益，包括高龄患者、运动能力或心室功能严重减低患者、特殊类型 CHF 患者、特殊运动训练患者或不同性别患者。更新的对照试验 Meta 分析纳入了 3647 例 CHF 患者，发现运动训练组与常规护理组在死亡率方面无统计学差异，但是运动训练组 CHF 相关住院率下降 28%。

心脏康复发展前景

　　MI 后患者早期进行渐进性活动目前已成为医疗常规。尽管 CV 疾病有许多新疗法，但心脏康复仍旧是降低发病率和死亡率的重要手段。对照试验荟萃分析已证实，康复训练降低死亡率的效果与最佳药物治疗相近。不仅如此，心脏康复已经由单纯地注重复杂的技术逐渐转向人文关怀，并在两者之间寻求平衡。心脏康复计划也为患者监护、使患者在介入术后保持稳定提供了理想的环境。心脏康复和二级预防计划已经成为 CV 疾病多因素二级预防的基石，而且现有数据表明心脏康复可减少医疗花费。

小　　结

　　医学已经发生变革，既关注技术效果也关注疗效。卫生经济学家和立法者正在重新评估各项医疗措施的价值。尽管心脏康复的实施方法也随之发生了改变，但各项试验均肯定了心脏康复的价值。当前的经济环境已经使心脏康复发生了改变，包括直接 ECG 监护减少、住院时间缩短和家庭康复计划更迅猛地发展，MI 和其他心脏事件治疗的不断进展已使发病率逐渐降低。有关 CV 疾病治疗的疗效、安全性和技术发展的数据显示，心脏康复已经发生转变，与以往相比更为广泛的患者可以从中获益。例如，稳定的 CHF 患者曾一度被排除在心脏康复之外，但目前却被认为是获益最多的人群之一。起搏器术后、心脏移植术后、PCI 术后、旁路移植术后、瓣膜术后和跛行患者目前成为了康复人群的重要组成部分。尽管心脏康复有诸多的好处，但是大多数合适的患者（80%～90%）却没有进行康复训练。部分原因在于主流心脏病学仍旧认为心脏康复没有冠状动脉介入治疗重要，还有一个原因是没有认真推广。如何将心脏康复推广到更高比例的可获益患者人群，仍旧是本领域重要的挑战之一。

　　最后，公共卫生保健信息已发生改变，认为无论患者"体能"状况如何，进行体力"活动"都会获益。这使得心脏康复的重心由发病率、死亡率和运动能力向保持积极的生活方式和提高患者应对体力挑战的能力而转变，无论该挑战是来自职业或娱乐活动。鼓励患者将体力活动作为日常生活方式的一部分，这是卫生工作者没有意识到的一项重要工作。心脏康复为卫生工作者提供了独一无二的宣教健康行为方式的机会和场地，这对于改善预后和总体健康状况都十分重要。

第 3 章

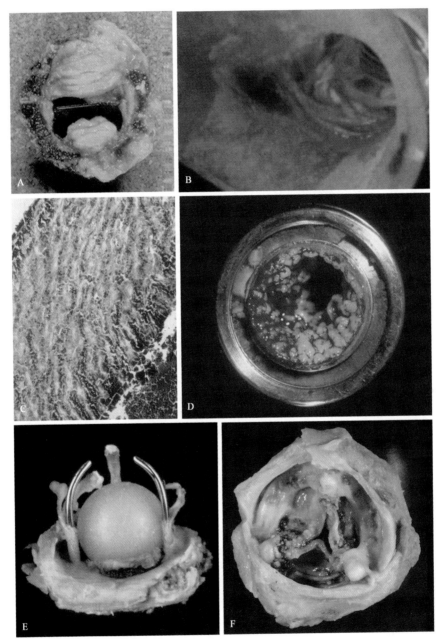

FIGURE 3-5　Common cardiovascular medical device complications: thrombus, infection, and durability limitations. A, Thrombus on a mechanical heart valve. B, Thrombus in a left ventricular assist device (LVAD). C, Infection associated with a synthetic vascular graft. Photomicrograph showing dark blue bacteria and acute infl ammatory cells (hematoxylin and eosin; x40). D, Fungal infection in an LVAD conduit. E, Cloth wear on a clothcovered ball-in-cage valve. F, Calcifi cation of a bioprosthetic heart valve. (B, From Fyfe B, Schoen FJ: Pathologic a-nalysis of 34 explanted Symbion ventricular assist devices and 10 explanted Jarvik-7 total artifi cial hearts. Cardiovasc Pathol 1993;2:187-197. D, From Schoen FJ, Edwards WD: Pathology of cardiovascular interventions, including endovascular therapies, revascularization, vascular replacement, cardiac assist/replacement, arrhythmia control and repaired congenital heart disease. In Silver MD, Gotlieb AI, Schoen FJ (eds):Cardiovascular pathology, 3rd ed. Philadelphia,2001, WB Saunders, p 678.)

第 7 章

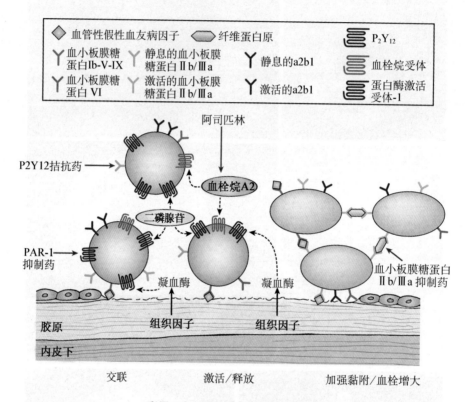

彩图 7-9　血小板介导的血栓形成

GP Ib 和 vWF 相互作用捕捉血小板,使 GP VI 和胶原相互作用成为可能,这会促发整合素到高亲和状态并导致释放 ADP 和 TXA$_2$,分别结合到 P$_2$Y$_{12}$ 和凝血酶受体上。TF 促发局部凝血酶形成,通过与 PAR-1 受体结合激活血小板

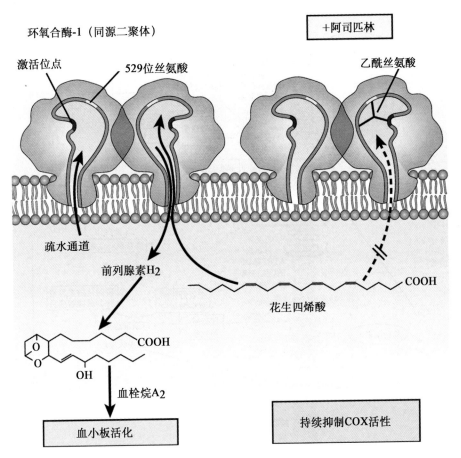

环氧合酶-1（同源二聚体）

＋阿司匹林

激活位点　529位丝氨酸

乙酰丝氨酸

疏水通道

前列腺素H₂

花生四烯酸

COOH

COOH

OH

血栓烷A₂

血小板活化

持续抑制COX活性

彩图 7-11　阿司匹林抑制环氧合酶的机制

　　靶酶是血小板环氧合酶 1(platelet cyclooxygenase 1,COX-1)COX-1 的底物,花生四烯酸,转化为前列腺素 H₂(PGH₂),最终通过血栓素合成酶转化成血栓素 A₂(TXA₂)。阿司匹林通过在阻断催化口袋下 COX-1 通道和乙酰化 529 位置丝氨酸残基不可逆抑制 COX-1

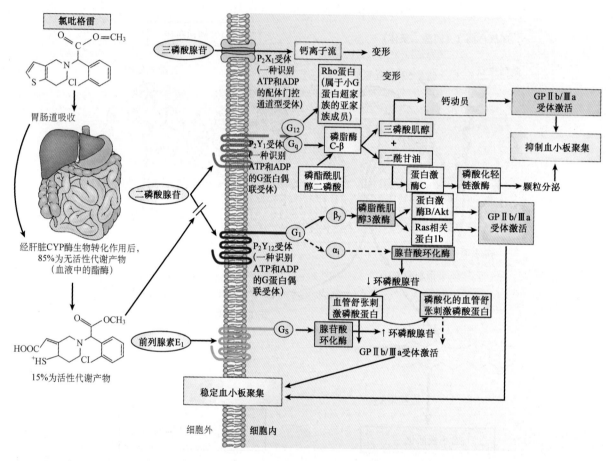

彩图 7-12　P₂ 受体和氯吡格雷的作用机制

氯吡格雷是前体药，口服应用。约 85% 的前体药物经血中的酯酶水解成无活性的羧酸衍生物，仅 15% 的前体药物经肝 CYP450 系统代谢产生有活性的代谢产物。活性代谢产物不可逆地抑制 ADP P_2Y_{12} 受体。激活 P_2X_1 和 P_2Y_1 受体引起血小板形态的改变，会促发轻微和短暂的血小板聚集。P_2X_1 介导细胞外钙内流，使用 ATP 作为一激动药。ADP 与 G_q-偶联的 P_2Y_1 受体结合导致磷脂酶 C(PLC)激活，由磷脂酰肌醇磷酸(PIP_2)产生二酰甘油(DAG)和三磷酸肌醇(IP_3)。DAG 激活蛋白激酶 C(PKC)，导致肌球蛋白轻链的磷酸化(MLCK-P)；IP_3 引起细胞内钙动员。P_2Y_1 受体与另一糖蛋白偶联，导致血小板形态变化。ADP 结合到 G_i-偶联的 P_2Y_{12} 受体解放 G_i 蛋白的 α_i 和 β_γ 亚单位引起血小板聚集的稳定。α_i 亚单位引起腺苷酸环化酶(AC)抑制，降低 cAMP 水平。反过来减弱 cAMP-介导的血管舒张刺激磷蛋白(VASP-P)磷酸化。VASP-P 调节糖蛋白(GP)Ⅱb/Ⅲa 受体激活。β_γ 亚单位激活磷脂酰肌醇 3 激酶(PI3K)，通过激酶激活途径引起 GPⅡb/Ⅲa 受体激活。前列腺素 E_1(PGE₁)激活 AC，增加 cAMP 水平和 VASP-P 状态。实线箭头表示激活，虚线箭头表示抑制

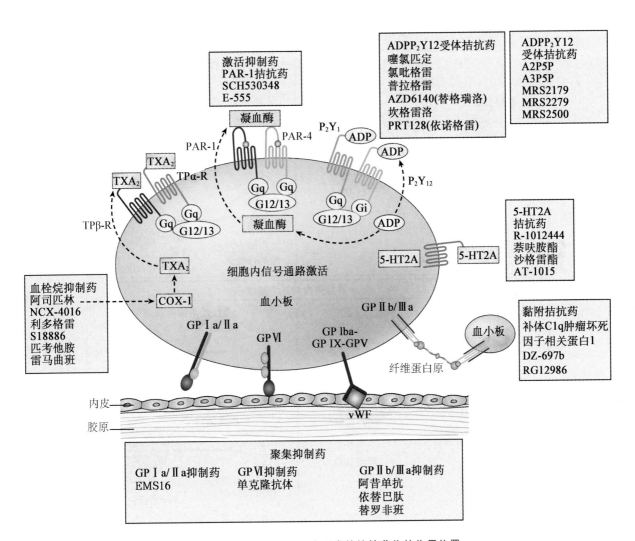

彩图 7-13　目前已有和正在研发的抗栓药物的作用位置

血小板通过糖蛋白(glycoprotein, GP)受体与暴露的细胞外基质蛋白(胶原和 vWF)结合,黏附到内皮细胞发生在血管损伤位置。血小板激活通过复杂的细胞内信号过程,引起大量激动剂的产生和释放,包括血栓素 A_2(thromboxane A_2, TXA_2)和二磷腺苷(adenosine diphosphate, ADP),局部形成凝血酶。这些因子和它们各自的 G-蛋白偶联的受体相结合,旁分泌和自分泌激活血小板。进而,增强各自的活性(P_2Y_{12} 受体信号调节凝血酶产生)。大多数血小板整合素 GP Ⅱ b/Ⅲ a 受体通过构象形状变化和结合纤维蛋白原和 vWF 介导血小板活化的最后共同通路,导致血小板聚集,这些相互作用的最终结果是通过血小板-血小板与纤维蛋白相互作用形成凝血块。目前已有和正在研制的治疗方法抑制血小板激活相关的血小板受体、整合素和蛋白的药物包括血栓素抑制药、ADP 受体拮抗药、GP Ⅱ b/Ⅲ a 抑制药、新的蛋白酶激活受体拮抗药和黏附拮抗药。可逆作用制剂用括号表示。TP.血栓素受体;5-HT2A.5-羟色胺 2A 受体

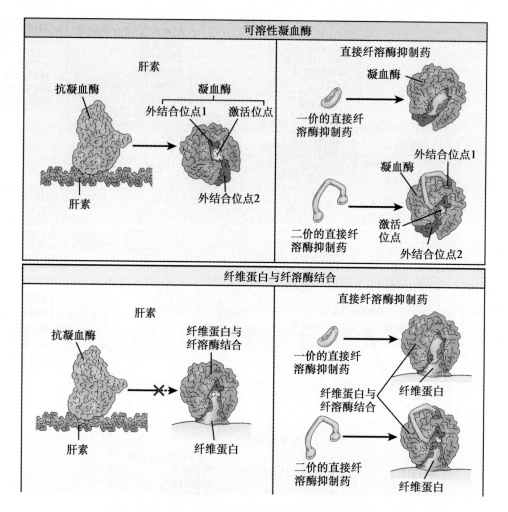

彩图 7-15   与肝素比较直接凝血酶的作用机制

没有肝素时,凝血酶被抗凝血酶失活相对低,在肝素引起构象改变后,抗凝血酶与凝血酶活性部位不可逆结合并抑制其活性。因此,肝素的抗凝活性与形成肝素-凝血酶-抗凝血酶的三元复合物的能力。直接凝血酶抑制药(direct thrombin inhibitors,DTIs)不依赖于抗凝血酶,直接与凝血酶分子作用。虽然二价 DTIs 同时结合位点 1 和活性位置,但是这类药物中的单价药物仅与酶的活性位置相互作用。在图中,肝素-抗凝血酶复合物不能与纤维蛋白结合的凝血酶结合,但是鉴于它们的作用机制,DTIs 不仅能与溶解状态的凝血酶结合并激活还与纤维蛋白结合的凝血酶(如血凝块中)结合并激活

第 16 章

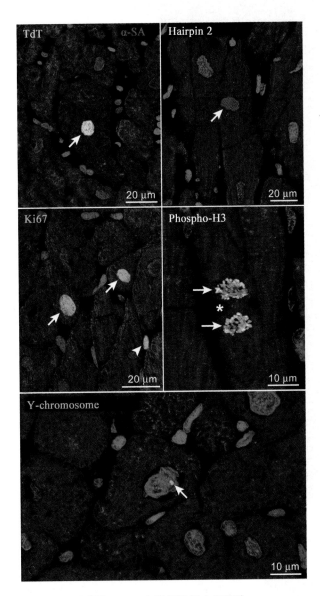

彩图 16-1　心肌细胞死亡和再生

A. TdT（左侧，箭头）和 Hairpin 2（右，箭头）标记的人类心肌细胞细胞核，分别处于凋亡和坏死阶段；B. 细胞周期蛋白 Ki67（箭头）和 Phospho-H3（箭头）分别阳性的心肌细胞细胞核，分别代表复制（左侧）和分裂（右侧）阶段；星号表示心肌细胞胞质部位，心肌细胞胞质被 α-肌动蛋白染色（α-SA，红色）；C. 在移植的女性供体心脏中新生的男性心肌细胞，由 Y 染色体定位确认（淡蓝色圆点；箭头）

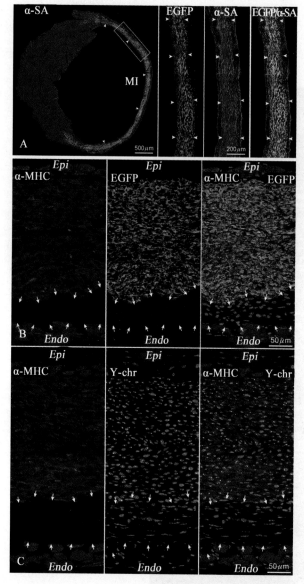

彩图 16-3 造血干细胞(HSC)转分化

A. 注射到梗死心脏边界区来自于小鼠的 c-kit 阳性造血干细胞,其增强型绿色荧光蛋白(EGFP)处于 α-MHC 启动子调控之下。包括在大横切面中的区域在相邻的图中以更高的放大倍数显示。新生的 EGFP 阳性(绿色),α 肌动蛋白阳性(红色)的心肌细胞部分替代了坏死的心肌。Epi. 心外膜;Endo. 心内膜。B. 注射到梗死心脏边界区来自于小鼠的 c-kit 阳性造血干细胞,其 EGFP 处于广泛存在的 β 肌动蛋白启动子调控之下。在透壁梗死区(左),很大一部分细胞被 α-肌球蛋白重链(α-MHC,红色)阳性的心肌细胞所替代,新生的心肌细胞为 EGFP 阳性(中心,绿色)。C. 注射到梗死心脏边界区来自于男性的 c-kit 阳性造血干细胞。在透壁梗死区(左),很大一部分细胞被 α-肌球蛋白重链(α-MHC,红色)阳性的心肌细胞所替代,新生的心肌细胞携带有 Y 染色体(中心,核中白点)。在这3个例子中,再生的心肌细胞分化于造血干细胞

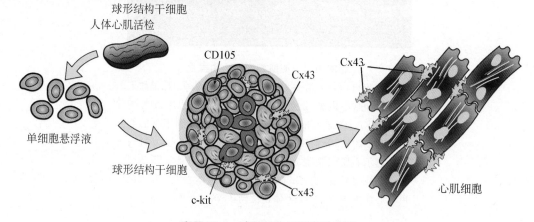

彩图 16-4 球形结构干细胞示意图

离解心脏组织成单细胞悬浮液,并将细胞铺板。随着时间的推移,它们形成表面为分化细胞,核心为原始分裂细胞的三维结构。Cx43. 连接蛋白 43

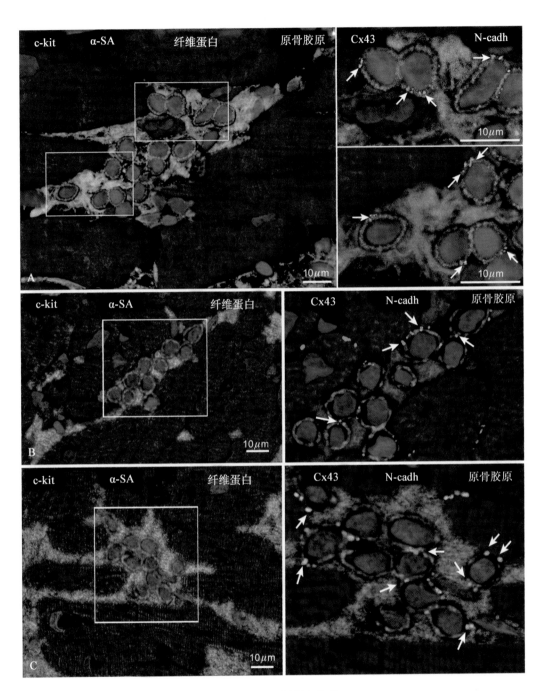

彩图 16-5　心肌干细胞池

　　A. c-kit 阳性的细胞群(绿色),分布在纤维连接蛋白(白色)中,位于心肌间质。矩形区域中包含的部分在相邻图中以更高倍显示。连接蛋白 43(Cx43;黄色箭头)和 N-钙黏蛋白(N-cadh;亮蓝色,底部箭头)在 c-kit 阳性的细胞、心肌细胞(α-SA,红色)和成纤维细胞[前胶原(procoll);洋红色]中被标记到;B 和 C. 心肌干细胞池的另外两个例子

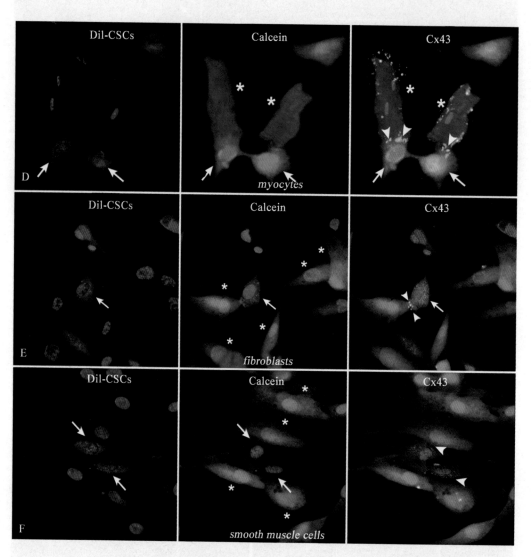

彩图 16-5 染料示踪技术(续)

D. DiI 标记(左;红色箭头)和钙黄绿素标记(中心;绿色箭头)的人 CSCs 与获得绿色荧光(中心;绿色星号)的未标记成年大鼠心肌细胞共培养。在 CSCs 和心肌细胞的偶合间检测到了 Cx43(右;箭头);E. DiI 标记(左;红色箭头)的人 CSCs 与钙黄绿素标记(中心;绿色星号)的人成纤维细胞共培养,连同 DiI 的红色荧光(右;红-绿箭头)。在 CSCs 和成纤维胞间(右;箭头)表达有 Cx43(白色);F. DiI 标记(左;红色箭头)的人 CSCs 和钙黄绿素标记(中心;绿色星号)的人平滑肌细胞共培养。在 CSCs(箭头;中心)中未检测到钙黄绿素的绿色荧光。Cx43(白色)在 CSCs 和平滑肌细胞之间不表达。DiI,1,1'-双 18 烷基-3,3,3',3'-4 甲基吲哚羰花青碘化物

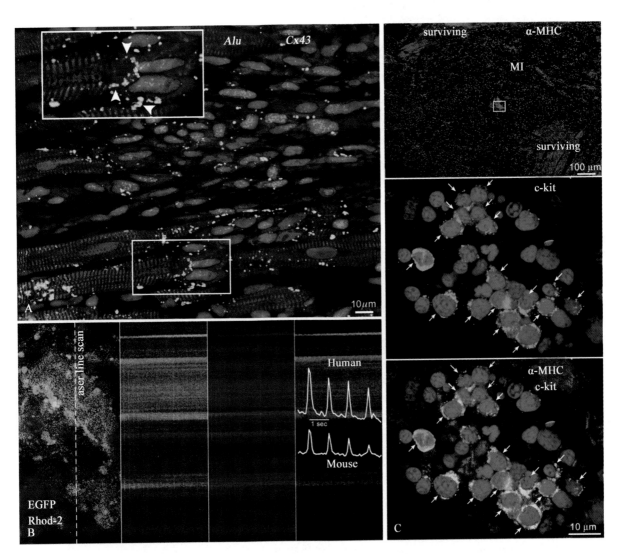

彩图 16-6　新生心肌细胞功能与结构的整合

　　A. 在冠状动脉结扎及注射人心脏干细胞(CSCs)3 周之后的心肌再生。连接蛋白 43(Cx43,黄色)出现在人体心肌细胞之间(α-SA,红色;Alu,绿色)和多余的大鼠心肌细胞(α-SA,红色;Alu-阴性)之间。插图可见更高的放大倍率。
B. 增强型绿色荧光蛋白(EGFP)阳性人体心肌细胞和 EGFP 阴性小鼠心肌细胞钙瞬变的双光子显微镜和激光扫描成像(钙指示剂 Rhod-2,红色)。注意到人(EGFP 阳性)和鼠(EGFP 阴性)心肌细胞之间同步的钙瞬变。C. 急性心肌梗死后心肌再生的区域。矩形区域所包含部分在下图中以更高倍数显示。可见 c-kit 阳性 CSCs 群(绿色,箭头)有时表达心肌肌球蛋白(α-MHC,红色)

第 21 章

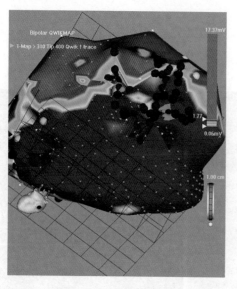

彩图 21-10　瘢痕相关室性心动过速的线性消融
红色为心肌瘢痕（低压），紫色为正常心肌（正常电压）。左心室基质处可见两条射频消融线（红点），从瘢痕深处延伸至正常心肌的边缘区

第 37 章

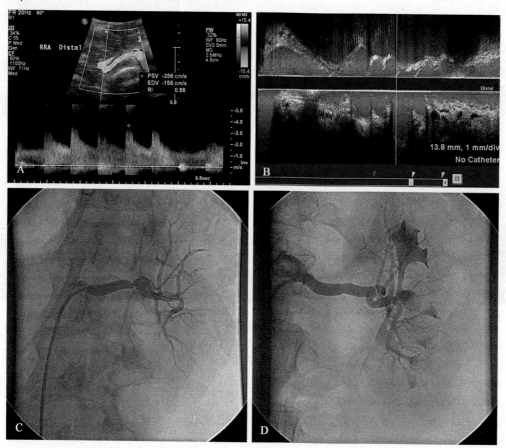

FIGURE 37-3　A, Right renal artery(RRA)stenosis as a result of fi bromuscular dysplasia(FMD)demonstrated by color-enhanced renal artery duplex ultrasonography. The area of turbulence and stenosis is in the distal segment of the artery, in contrast to the ostial location of atherosclerotic lesions. B, RRA stenosis as a result of medial fi broplasia demonstrated by intravascular ultrasound. The black void in the artery lumen represents the catheter-related artifact. The bright border of the arterial wall has the characteristic beaded appearance of FMD. C, Intimal variant of FMD before percutaneous transluminal renal angioplasty. The lesion is a focal stenosis in the distal left renal artery. D, Intimal FMD in the same patient following percutaneous transluminal renal angioplasty.

第 38 章

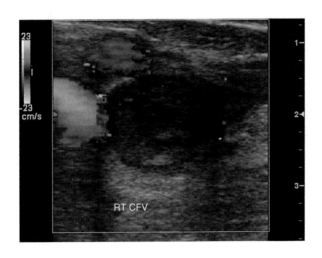

彩图 38-2　彩色多普勒超声影像显示右侧股总静脉无血
流充盈(RT CFV),符合深静脉血栓的诊断

第 46 章

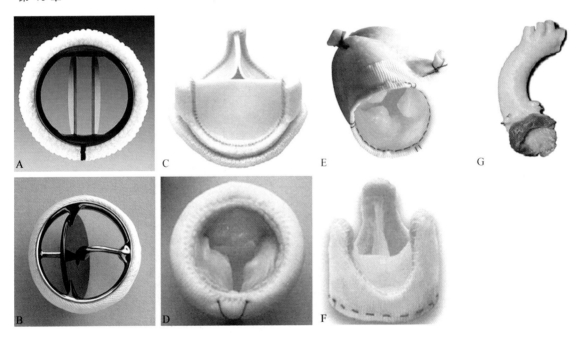

彩图 46-3　瓣膜

A. 双叶机械瓣膜;B. 倾盘机械瓣膜;C. 牛心包主动脉瓣;D. 带支架的猪生物瓣膜;E. 无支架猪全根瓣膜;
F. 无支架猪生物瓣膜;G. 瓣膜移植的带瓣主动脉根部

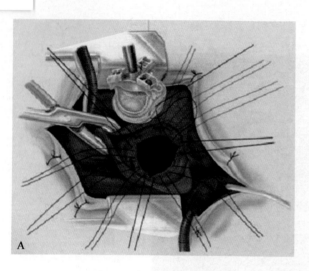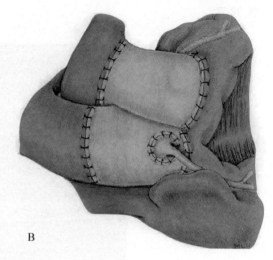

彩图 46-5　主动脉瓣置换术的手术方法

A. 不带支架的生物瓣膜;B. ROSS 术(肺动脉瓣置换术)手术。患者的肺动脉瓣和根转运到主动脉的位置,取而代之的是一个同种。图显示的是外科医生站在患者右侧所看到的一个完整的手术过程。患者的头部在左边,脚在右边。在图的底部,上腔静脉和右心耳汇合。从患者的右侧到左侧看,远端为肺动脉和主动脉吻合,近端为肺动脉与主动脉瓣环吻合,右冠状动脉已行重建,左冠状动脉位于此平面之后,不可显示

第 47 章

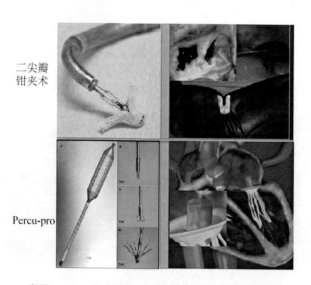

彩图 47-10　经导管瓣叶至瓣叶的二尖瓣治疗方法

Monarc

Carillon
XE Device

Viacor

St. Jude

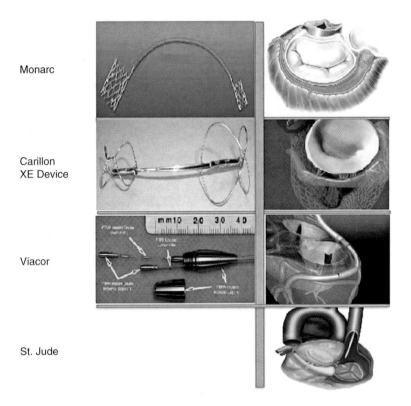

彩图 47-12　经皮二尖瓣环成形术方法

PS3 System

Mitralign

iCoapsys

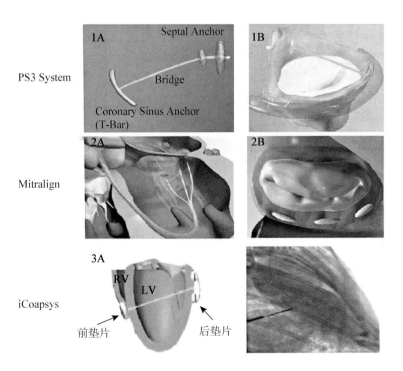

彩图 47-13　经皮二尖瓣经静脉瓣环成形术器械

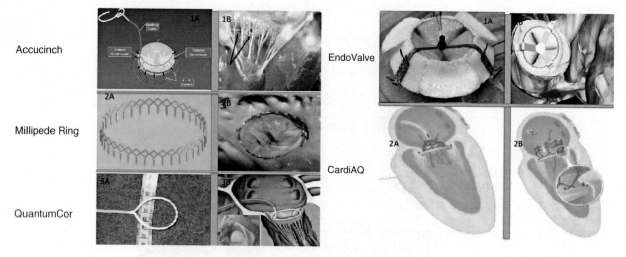

Accucinch
1A
1B
Millipede Ring
2A
2B
QuantumCor
3A
3B

彩图 47-14　应用经皮治疗直接瓣环成形术

EndoValve
1A
1B
CardiAQ
2A
2B

彩图 47-16　经皮二尖瓣置换

二尖瓣叶
腱索断裂
植入人
工腱索
A

彩图 47-15　小切口经皮二尖瓣健索重建

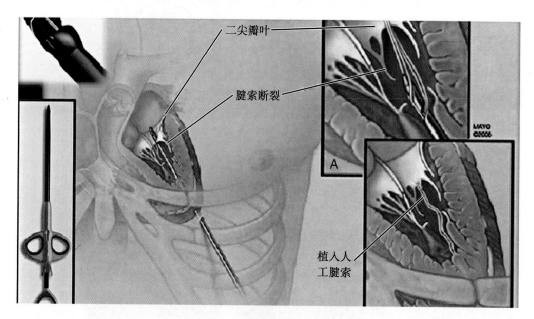